"十三五"国家重点出版物出版规划项目

中医学理论体系框架结构研究丛书

总主编　潘桂娟

中医学理论专论集成

中医基础理论

主编　陈　曦　张宇鹏

科学出版社

北　京

内 容 简 介

《中医学理论专论集成》,是"中医学理论体系框架结构研究丛书"四个系列之一。包含《中医基础理论》《临床诊治理论》《中药方剂理论》《针灸理论》和《养生理论》五个分卷。《中医学理论专论集成》,通过全面研读历代代表性医学论著,选取其中围绕某一概念或命题,较为精要地进行论证、阐述和辨析,且学术观点较为明确的章节或完整段落,按照中医学理论体系基本范畴进行分类;旨在全面展现中医经典与历代名家的原创性理论观点和独到临床体会,并对所选专论加以提要钩玄,力求要点突出,以促进读者对原文的理解和应用。

本书为《中医学理论专论集成》之"中医基础理论"分卷。书中选择历代代表性医学论著中阐释中医理论基本概念、重要命题的内容,将其纳入道法论、生命论、病因病机论、诊法论、辨证论和防治论等6个范畴,并阐释原文主旨。内容兼顾系统性、代表性和说理性。

本书有裨于中医药从业人员及多学科学者,深化中医基础理论认知,增进临床思辨能力,启发中医科研思路。

图书在版编目(CIP)数据

中医学理论专论集成. 中医基础理论 / 陈曦,张宇鹏主编. —北京:科学出版社,2022.3

(中医学理论体系框架结构研究丛书 / 潘桂娟总主编)

"十三五"国家重点出版物出版规划项目

ISBN 978-7-03-070775-8

Ⅰ.①中… Ⅱ.①陈… ②张… Ⅲ.①中医医学基础 Ⅳ.①R2

中国版本图书馆 CIP 数据核字(2021)第 243261 号

责任编辑:鲍 燕 曹丽英 / 责任校对:申晓焕
责任印制:肖 兴 / 封面设计:黄华斌

科 学 出 版 社 出版

北京东黄城根北街 16 号
邮政编码:100717
http://www.sciencep.com

北京汇瑞嘉合文化发展有限公司 印刷

科学出版社发行 各地新华书店经销

*

2022 年 3 月第 一 版 开本:787×1092 1/16
2022 年 3 月第一次印刷 印张:68
字数:1 613 000

定价:368.00 元

(如有印装质量问题,我社负责调换)

中医学理论体系框架结构研究丛书
编撰委员会

2013 年国家重点基础研究发展计划（973 计划）

"中医理论体系框架结构研究" 项目

咨询专家

（按姓氏笔画排序）

马继兴	王永炎	王庆国	王振国	王新佩	邓中甲
石学敏	朱 江	刘 力	刘长林	刘保延	严世芸
严季澜	李 冀	李振吉	李德新	肖鲁伟	吴勉华
余瀛鳌	张廷模	张伯礼	张学文	张登本	陆广莘
陈凯先	周永学	郑洪新	孟庆云	赵吉平	赵百孝
姚乃礼	贺兴东	顾植山	高学敏	郭子光	黄璐琦
曹洪欣	梁繁荣				

中医学理论专论集成·中医基础理论

编 委 会

总主编简介

潘桂娟，1953 年 4 月出生。中国中医科学院中医基础理论研究所二级研究员，医学博士，中医基础理论专业博士研究生导师、博士后合作导师。享受国务院政府特殊津贴。2013 年国家重点基础研究发展计划（973 计划）"中医理论体系框架结构研究"项目首席科学家。现任国家中医药管理局重点研究室（中医学理论体系结构与内涵研究室）主任，中国中医科学院中医基础理论研究所首席专家；兼任世界中医药学会联合会痰证学专业委员会副会长。曾任中国中医科学院中医基础理论研究所所长（2002～2013），国家中医药管理局中医基础理论重点学科带头人（2003～2021），中国哲学史学会中医哲学专业委员会会长，中国生物医学工程学会理事兼中医药工程分会主任委员，中华中医药学会中医基础理论分会副主任委员等。主持完成国家 973 计划项目、国家科技重大专项、科技部及行业重点项目等多项。

自 1987 年以来的主要研究方向及代表著作：①中医学理论体系框架结构与内涵研究（2005 年迄今）：主编"中医学理论体系框架结构研究丛书"（合计 8 部），合作主编《中华医学百科全书·中医药学·中医基础理论》《中医理论现代发展战略研究报告》。②中医历代名家学术研究（2009 年迄今）：主编《中医历代名家学术研究集成》（上、中、下）、"中医历代名家学术研究丛书"（102 种）。③中医痰证诊治理论研究（1993 年迄今）：主编《中医痰病研究与临床》《中医痰证医论医案集成》（6 册）、"中医痰证学研究丛书"（7 种）。④日本汉方医学史研究（1987 年迄今）：撰著《日本汉方医学》，为国内外第一部系统研究日本汉医起源、兴盛与沉浮的医学史专著。上述著作，有 4 部属于国家重点图书出版规划项目，1 部属于国家重点出版工程项目，3 部获得国家出版基金资助，1 部获中华中医药学会学术著作奖。以第一作者或通讯作者，发表研究方向相关论文 100 余篇。

在 2013 年 973 计划项目中，重点负责研究思路与方法的创建、中医学理论体系框架结构的系统研究暨中医学理论概念体系建构。

主 编 简 介

　　陈　曦，1979 年 12 月出生，中国中医科学院中医基础理论研究所副研究员；医学博士，中医基础理论专业硕士研究生导师。现任中国中医科学院中医基础理论研究所中医经典与学术流派研究室主任。兼任国家 973 计划项目："中医理论体系框架结构研究"项目办公室主任、国家中医药管理局重点研究室（中医理论体系结构与内涵研究室）学术秘书、国家中医药管理局中医基础理论重点学科学术秘书。现任中国哲学史学会中医哲学专业委员会常务理事，世界中医药学会联合会痰证学专业委员会常务委员等。主要从事中医学理论体系研究、《黄帝内经》气化理论研究、中医各家学说研究及痰证诊治研究等。出版专著《〈黄帝内经〉气化理论研究》。参编"中医学理论体系框架结构研究丛书"（常务副总主编）、《中医历代名家学术研究集成》（常务副主编）；"中医历代名家学术研究丛书"（常务副主编），编著《张志聪》《唐容川》《张仲景》《曹颖甫》分册。参编《中华医学百科全书·中医药学·中医基础理论》（编委）、国家卫生和计划生育委员会"十三五"规划教材、全国高等中医药院校研究生教材《中医基础理论专论》（编委）等多部。作为第一作者发表研究方向相关论文 20 余篇。作为第一完成人，获得中国中医科学院科学技术奖二等奖 1 项。在 2013 年 973 计划项目中，任"中医基础理论框架结构研究"课题负责人，协助项目首席科学家完成项目申报、具体组织实施和成果总结出版。

　　张宇鹏，1975 年 1 月出生。中国中医科学院中医基础理论研究所研究员，医学学士，中医基础理论专业硕士研究生导师。现任中国中医科学院中医基础理论研究所藏象学研究室副主任。兼任中国哲学史学会中医哲学专业委员会常务理事，中国中医药信息研究会干支象数医学研究分会常务理事。主要从事中医基础理论与中医原创思维的研究。主持国家社会科学基金项目"秦汉时期学术流变与中医理论的发生学研究"等课题。出版专著《藏象新论——中医藏象学的核心观念与理论范式研究》；参编"中医学理论体系框架结构研究丛书"（常务副总主编）、《中医历代名家学术研究集成》（常务副主编）；"中医历代名家学术研究丛书"（常务副主编），编著《孙一奎》分册。参编《中华医学百科全书·中医药学·中医基础理论卷》（副主编）。发表研究方向相关论文 30 余篇。作为第一完成人，获得中国中医科学院科学技术奖三等奖 1 项。协助 2013 年 973 计划"中医理论体系框架结构研究"项目首席科学家，完成项目申报、具体组织实施和成果总结出版。

总　序

　　适逢国家"十四五"规划开局之年，在实施中国中医科学院"1125 工程"、全面推进做大做强中国中医科学院的关键阶段，欣闻我院中医基础理论研究所潘桂娟研究员，牵头主持编纂的"中医学理论体系框架结构研究丛书"（以下简称"丛书"）即将付梓，我谨表示由衷祝贺和欣慰！

　　千百年来，中医药学术在中华民族以及其他国家和地区的养生保健、防病治病方面发挥了重要作用。当前，"遵循中医药发展规律，传承精华，守正创新"，已经成为中医药事业发展的主旋律。我一直倡导，要不忘本来，加强中医药文化与理论自信，充分尊重中医药的历史地位，不断强化中医药"道统"思维，巩固中医药主体意识，以正确的世界观和方法论，看待中医药的学术地位和原创性医学科学价值，实现对中医学理论的"文化自觉"。

　　中国中医科学院中医基础理论研究所，是专门从事中医理论研究的中央级科研院所。近 20 年来，基于国家中医药管理局"中医基础理论"重点学科、"中医学理论体系结构与内涵"重点研究室建设规划，以及 2005 年度国家 973 计划课题研究任务，在中医学理论研究与建设方面取得了卓有成效的进展和成果。2013 年，科技部组织 973 计划"中医理论体系框架研究"项目申报，《项目指南》要求："研究中医理论起源的思想文化及科学基础，分析和揭示中医理论形成与发展的内在规律；研究构建结构合理、层次清晰、概念明确、表述规范，能够指导临床、体现学科内在规律的中医学理论体系框架。"时任中国中医科学院中医基础理论研究所所长潘桂娟研究员，牵头组织国内 8 家高等中医药院校、科研院所参与申报并获得立项。这是新中国成立以来，首次对中医学理论体系开展的规模较大的、系统深入的整理与研究，可谓意义重大，势在必行。

　　"框架"概念，来自于心理学而拓展于认知语言学。潘桂娟研究员是中医药领域首倡采用框架研究方法，梳理和阐明中医学理论体系的学者。本丛书即是其研究团队在该领域多年思考、探索和实践的重要成果。同时，在项目研究和丛书编撰过程中，还广泛听取了行业内外专家的意见和建议，凝聚了代表性学者的智慧和共识。

　　本丛书基于"框架研究"的视角，从时间维度梳理中医学理论的学术源流，深入发掘历代文献中具有实践指导性的理论阐述；从空间维度进一步明晰中医学理论体系框架的内在层次与结构。在此思路引导下，丛书通过诠释基本概念、构建概念体系，提取和阐释指导古今临床实践的重要论断，辑录和提要历代典籍中理论意涵深刻的精辟篇章，精选和评介中医诊治现代疾病代表性的理论创见，进而丰富与完善了中医学理论体系的框架结构与内涵，是一部具有较高学术价值的中医学理论研究系列著作。丛书内容既充分反映了中医学理论的原创特色、与时俱进和开放发展，也更加符合现代科学知识体系的表述特征。

中医学理论的"道统"思维非常重要，要梳理其脉络与系统，持续研究和建设贯穿中医思维，切合临床实际，可溯源、可传承、可发展的中医学理论体系。本丛书的编撰完成，体现了中国中医科学院"国家队"的责任与担当，是中国中医科学院在中医学理论传承与创新方面新的标志性成果；有助于培养具有坚定中医信念、深厚中医理论和临床素养的科研、临床和教学人才，对于"继承好、发展好、利用好"中医药具有重要理论贡献，必将在中医药学术发展进程中发挥其独特价值与深远影响！

值此书出版之际，谨此略叙铭感，爰以为序。

中国工程院院士

中国中医科学院院长

2021 年 11 月 16 日   于北京

总　前　言

中医学理论体系，起源于中国原创思维，奠基于长期临床实践；建构于中医经典，发展于历代医家的学术创新。中医学理论体系，充分地展现了中华民族的自然观、生命观、健康观、疾病观；全面地、具体地回答了人类养生保健、防病治病的基本问题，有效地指导了历代医家的临床实践；形成了众多体现原创性与实用性的概念术语、理论命题及相关理论阐释，是中国优秀传统文化与医疗实践相结合的集中体现。

中医学理论体系，是历经长期学术积淀，包含历代医家思想的庞大知识体系。由于种种原因，古今皆缺乏对中医学理论体系的系统化整理与研究。中医学理论体系的整体建设和集成创新研究滞后，不利于对中医学理论内涵、科学价值与思维模式的全面、深刻认知，不利于中医学术界树立"文化自觉"与"理论自信"，进而影响中医理论的健康传承和实际运用，严重制约中医学术自主创新和主体发展，影响中医药在现代卫生保健事业中发挥应有的作用。开展中医学理论体系的系统化深入研究，是实现中医药学术"传承好、发展好、利用好"的基本前提。

中医学理论体系研究，是中国中医科学院中医基础理论研究所 1985 年建所之际确立的主要研究方向。2003 年以来，研究所将中医学理论体系的系统研究与建设，作为本所国家中医药管理局"中医基础理论重点学科"和"中医学理论体系结构与内涵重点研究室"建设规划的主要内容；并基于国家 973 计划课题"中医学理论体系框架结构与内涵研究"（2005～2010）、国家传染病防治科技重大专项"重大传染病中医药应急救治能力建设"（2008～2012）、科技部基础性工作专项子课题"古代医家学术思想与诊疗经验研究"（2009～2014）等重大项目，开展了对中医经典与各家学说、中医学基本理论和临床病证诊治理论的全面系统研究，为后续研究工作的深化与展开，奠定了坚实的研究基础，并开展了方法学的前期探索和实践。

2012 年，科技部组织 973 计划"中医理论体系框架研究"项目申报，时任中国中医科学院中医基础理论研究所所长的潘桂娟研究员，带领陈曦副研究员、张宇鹏副研究员，共同讨论确定了研究目标、拟解决的关键科学问题和主要研究内容，形成项目研究方案；经咨询项目相关学科和领域资深专家，加以修改后，提请项目申报合作单位：北京中医药大学、安徽中医药大学、陕西中医药大学、辽宁中医药大学、成都中医药大学、中国中医科学院针灸研究所和中医临床基础医学研究所等 8 所高等中医药院校和科研机构，进行充分交流和论证；2012 年 3 月参与项目申报，于同年 10 月获得立项，项目名称：中医理论体系框架结构研究。项目设置 6 项课题：①中医理论起源、形成与发展的内在规律研究；②常见现代疾病中医诊疗理论框架结构研究；③中医理论体系框架结构的系统研究（含中医基础理论框架结构研究）；④中医临床各科诊疗理论框架结构研究；⑤中药方剂理论框架结构研究；⑥中医针灸理论框架结构研究。

研究团队成员 110 余名，来自中医基础理论、中医诊断学、中医临床基础、中药学、方剂学、针灸学、中医医史文献学科，及中医内科、外科、妇科、儿科、五官科和骨伤科等临床学科。其中，包括国家级重点学科带头人 2 名，国家中医药管理局重点学科带头人 4 名，国家中医药管理局重点研究室主任 2 名。

依据《2013 年度国家 973 项目指南》"研究中医理论起源的思想文化及科学基础，分析和揭示中医理论形成与发展的内在规律；研究构建结构合理、层次清晰、概念明确、表述规范，能够指导临床、体现学科内在规律的中医学理论体系框架"的具体要求，本项目拟解决的关键科学问题，是探索并确定中医学理论体系框架结构研究的思路与方法；界定中医学理论体系的基本范畴，构建系统、全面、规范的概念体系，展现中医学理论体系的内在深层结构和主要内涵；全面发掘、系统整理和深入阐释历代中医理论命题与专论，更加突出中医理论思维的原创特色及其指导临床实践的重要作用。通过项目研究，构建符合《指南》要求的中医学理论体系框架，全面、深入地阐明其主要内涵，使中医学理论体系在整体上得到完善，增强系统性和实用性。本项研究，参考古今代表性文献 2316 种。

框架，是指人们用来认识和阐释外在客观世界的认知结构。中医学理论体系框架，是对中医理论体系的主要内容，经理性认识提炼后，形成的纲要性表述；反映了中医理论体系各范畴的内在层次、结构与特征，以及各范畴之间的相互关联性和秩序性。项目提出，中医学理论体系的核心观念是气、阴阳、五行，诠释主题是生命认知与健康调护，主体内容是道法、生命、养生、疾病、诊法、辨证、防治、中药、方剂、针灸等基本理论范畴；中医学理论体系框架结构的表现形式是概念体系，命题与专论是对概念体系的支撑与补充。通过本项目研究，比较系统地阐明了中医学理论体系的整体框架、内在结构和丰富内涵。项目还总结了中医理论形成与发展内在规律，阐明了中医思维方式是中医理论得以生生不息的根本，中医经典理论是主导中医理论持续发展的主线，历代医家学者是实现中医理论继承创新的主体，临床实践是中医理论形成发展的源头活水；中医学理论体系形成和发展于开放性的历史进程，充分体现了科学与人文交融的特征。

项目提出中医学理论体系框架结构的系统研究思路与方法。以"集成、归真、纳新"为基本原则，充分重视"理论源流研究"和"理论框架研究"的有机结合，对已有理论进行"自上而下"的梳理，对临床实践进行"自下而上"的升华。研究步骤包括：梳理学术源流，界定理论范畴；建立概念体系，诠释基本概念；诠释基本命题，提炼既有专论；明晰框架结构，阐释理论内涵等。

2017 年 11 月，本项目顺利通过科技部组织的专家验收，专家组评价要点："项目在研究思路方法及研究成果方面具有开创性，对同类研究有示范性，有重要的科学价值。与国内外同类研究比较，本项目的研究思路、方法及其研究成果，均处于本领域的领先水平。……研究形成的中医理论体系框架，能够充分彰显中医学的理论特色、丰富内涵、实践规律和实用价值。"

项目结题验收之后，项目研究团队根据专家建议，转入深化和凝练研究成果，并使之早日出版面世的艰辛工作之中。"中医学理论体系框架结构研究丛书"，是项目成果的主要载体，属于"十三五"国家重点出版物出版规划项目。本丛书包括《中医学理论大辞典》《中医学理论命题集成》《中医学理论专论集成》和《30 种现代疾病中医诊治综论》四个系列。前三个系列，承载本项目主体研究成果，阐明了中医学理论体系框架结构与主要内涵；系列四，是对运用中医学理论指导现代临床防治常见疾病实践的归纳与总结。

《中医学理论大辞典》，是古今第一部系统阐明中医学理论体系框架结构、主要内涵与历史发展的大型辞书。全书分为上、中、下三篇。上、中篇采用结构化编排形式，旨在全面、系统地呈现中医学理论体系道法、生命、养生、疾病、诊法、辨证、防治、中药、方剂和针灸等 10 个基本范畴的概念体系。下篇：按照不同历史时期，选择性设置与中医理论历史发展相关的医学人物、学术流派、医学论著、医事机构、医事制度、院校教材、国家标准和国家重点基础研究发展计划（973 计划）中医理论专题等栏目，下设具体条目，旨在全面地阐明中医理论发展的历史进程及主要成就。

《中医学理论命题集成》，是采用结构化编排、系统呈现中医理论重要论断，并阐释其理论内涵及临床运用的工具书。以中医学理论体系 10 个基本范畴为框架，选取中医经典和历代名医大家论著中的理论性论断，加以分类编排和阐释。本书重在阐明中医思维方式、基本原理和诊治思路，对临床实践有具体指导作用。

《中医学理论专论集成》，是集成代表性中医文献中阐释中医理论概念和命题的专门篇章或完整段落，采用结构化编排形成的工具书。本书包含《中医基础理论》《临床诊治理论》《中药方剂理论》《针灸理论》和《养生理论》五个分卷。书中收载了中医经典和历代名家的代表性理论观点及其阐释，按照中医学理论体系基本范畴进行分类，并对所选专论加以提要钩玄，力求要点突出；旨在比较全面地展现中医原创性理论和临床实践特色，以促进其现代理解和应用。

《30 种现代疾病中医诊治综论》，是对中医药治疗 30 种常见现代疾病理论认识的综合集成。书中围绕 30 种现代疾病，选择性收录具有代表性、实用性、创新性的中医临床诊疗观点或学说,分别纳入"诊治纲要""名家心法""医论选要"之中,并加以理论阐释和提要钩玄。旨在反映现代疾病中医诊治实践、理论进展及成果,增强中医临床思维和实践能力,促进中医临床疗效的提高。

自 2022 年起,本丛书将由科学出版社陆续出版。

时值丛书付梓之际,衷心感谢国家中医药管理局副局长、中国中医科学院院长黄璐琦院士,对中医学理论体系的研究与建设,及丛书编撰工作的高度重视与具体指导,并在百忙之中为丛书赐序勉励!

衷心感谢自 2005 年此项研究启动以来,中国中医科学院、中国中医科学院中医基础理论研究所各位领导,给予的关心与指导!

衷心感谢项目主管部门科学技术部基础司原副司长彭以祺先生,国家中医药管理局原副局长、973 计划中医理论专题专家组组长李振吉教授,国家中医药管理局原副局长李大宁先生,中国中医科学院原常务副院长刘保延研究员以及国家中医药管理局科技司、973 计划中医理论专题专家组办公室有关领导,为项目实施各环节的顺利运行,提供学术指导和规范管理!

衷心感谢本项目责任专家及参与项目论证的咨询专家(详见文前"咨询专家"名单),在项目申报、论证、实施、评估、总结、验收,以及丛书编撰过程中,提出宝贵意见和建议!

衷心感谢本项目及各课题承担单位和参加单位,为研究任务实施和丛书编撰提供的条件保障和大力支持!

衷心感谢科学出版社彭斌总经理、中医药分社社长曹丽英编审、编辑鲍燕博士,在丛书选题、策划及出版过程中的专业指导和悉心帮助!

衷心感谢丛书全体编写人员和审订专家,为丛书出版付出的智慧与辛劳!

"不忘本来才能开辟未来,善于继承才能更好创新。"中医学理论体系是中医药学术和事业传承与发展的根本。我们希望通过本丛书的出版,进一步讲清楚中医学理论体系的历史渊源、发展脉络、思维方式、基本理念、原创特色和应用价值,引起行业内外学者、科研、临床和教学人员对中医学理论研究与建设的高度重视和由衷兴趣,让原本沉寂于古今中医文献中的文字活起来,赋予其新的时代内涵、表达形式和应用价值,并不断补充、拓展与完善,持续增强其生命力、影响力和感召力。

限于研究团队精力和学力,书中错误不当之处,在所难免。希冀读者不吝指出,您的意见和建议将会成为我们后续研究工作的路径指引。

"中医学理论体系框架结构研究丛书"编委会

2021 年 11 月 16 日

凡　例

一、《中医学理论专论集成》，属于"中医学理论体系框架结构研究丛书"四个系列之一。本系列分为《中医基础理论》《临床诊治理论》《中药方剂理论》《针灸理论》和《养生理论》五个分卷。

二、《中医学理论专论集成·中医基础理论》，主要选择历代代表性医学论著中，观点明确、内容精要、流传较广的章节或完整段落，其内容重在阐释中医基础理论概念、命题及原理，或是阐发有关中医基础理论的独到理论见解和临床体会，并由编者对其要点加以提要钩玄，编纂而成。

三、本书选取文献的范围，以相关领域古代文献为主，兼顾现代论著。通过梳理阐发中医基础理论主要内涵的专门论述，选择其中具有一定学术影响和价值，或言之成理而自成一家之说者，作为本书选取资料的来源。

四、本书对选录的代表性中医基础理论专论，进行分析与类分；将中医基础理论划分为：道法论、生命论、病因病机论、诊法论、辨证论和防治论等 6 个基本范畴，提纲列目。各个范畴内，又据讨论主题不同，各析子目。子目设置，一般不多于 5 级，末级为专论标题；所录专论，各以时代为次。

五、专论标题之下为正文。所选医论，一般为原书中的章节或完整段落。如属节选，则在医论标题处右上标注※，以示区别。医论标题一般为原文标题，如为编者所加，则在医论标题处右上标注*，以示区别。对于所收专论原文，均比照底本加以校对，并注明出处。

六、每条专论之下设有【提要】，简明扼要地阐述主旨，以挈纲领。其中包括对专论中关键理论术语进行必要释义，或论述其中重要命题的学术渊源及理论内涵，并适当引申，加以扼要的理论阐释。

七、本书文后所列参考文献，分为"专论引用文献"和"提要参考文献"两部分。"专论引用文献"，为精选通行本或名家精校本。确实无法查找单行本者，则采用丛书本；原文献确已亡佚者，采用类书或综合性医书作为文献底本。"提要参考文献"，是撰写专论【提要】的参考和依据。

目 录

总序
总前言
凡例

第一篇　道　法　论

1　气论 ……………………………………………………………………………………… 3

　　《素问》　论太虚化生万物 …………………………………………………………… 3

　　《素问》　论形气互动 ………………………………………………………………… 3

　　《素问》　论天地气交 ………………………………………………………………… 3

　　《素问》　论气之运动 ………………………………………………………………… 4

　　《素问》　论气化即是"动" ………………………………………………………… 4

　　《素问》　论气之升降出入 …………………………………………………………… 4

　　《素问》　论神机气立 ………………………………………………………………… 5

　　《素问》　论气之运化 ………………………………………………………………… 5

　　《素问》　论气之运动特点 …………………………………………………………… 5

　　王　冰　论气之生化 ………………………………………………………………… 6

　　王　冰　论神机与气立 ……………………………………………………………… 6

　　王　冰　论化不可代时不可为 ……………………………………………………… 6

　　孙一奎　不知《易》者不足以言太医论 …………………………………………… 7

　　王肯堂　太虚图论 …………………………………………………………………… 7

　　章　楠　论一气旋转化生万物 ……………………………………………………… 8

　　周蕴石　祖气论 ……………………………………………………………………… 9

　　蒋星墀　出入说 ……………………………………………………………………… 9

2　阴阳论 …………………………………………………………………………………… 11

　　《素问》　论四时阴阳为万物根本 …………………………………………………… 11

　　《素问》　论阴阳为万物总纲 ………………………………………………………… 11

　　《素问》　论阴阳为万事之本 ………………………………………………………… 11

　　《素问》　论阴阳为生之本 …………………………………………………………… 12

　　《素问》　论阴阳二气的作用 ………………………………………………………… 12

《素问》　论阴阳之要阳密乃固 ··· 12

《素问》　论阴阳之升降出入 ·· 12

《素问》　论阴阳盛衰相随 ··· 13

《素问》　论阴阳变化及互藏 ·· 13

《素问》　论阴阳以象谓 ·· 13

《素问》　论阴阳离合分为三阴三阳 ··· 13

《素问》　论十二月阴阳气多少 ··· 14

《素问》　论一日阴阳变化 ··· 14

《素问》　论人身阴阳划分 ··· 14

《灵枢》　论阴道偶与阳道奇 ·· 15

《灵枢》　论阴阳消长与转化 ·· 15

《中藏经》　阴阳大要调神论 ·· 15

王　冰　论阴阳互根 ·· 16

王　冰　论阴阳运为 ·· 16

王　冰　论气味阴阳 ·· 16

王　冰　论三阴三阳开阖枢 ·· 17

陈无择　纪用备论 ·· 17

刘完素　《阴阳论》 ·· 17

周之干　论阴阳之义与治法 ·· 18

周之干　论少阴少阳为阴阳初入之枢 ··· 19

孙一奎　太极图抄引 ·· 19

王肯堂　阴阳图象论 ·· 20

赵献可　阴阳论 ·· 21

张介宾　太极图论 ·· 23

张介宾　论阳为生之本 ·· 24

张介宾　论真阴为真阳之本 ·· 24

张介宾　阴阳篇 ·· 25

张介宾　阴阳体象 ·· 26

李中梓　水火阴阳论 ·· 28

冯兆张　先后天阴阳论 ·· 28

尤在泾　阳气阴气 ·· 29

黄元御　阴阳变化 ·· 30

徐灵胎　阴阳升降论 ·· 30

周省吾　阴阳常变论 ·· 31

吴鞠通　阳大阴小论 ·· 32

吴鞠通　阴常有余阳常不足论 ·· 32

石寿棠　阴阳互根论 ·· 32

唐容川　人身阴阳 ·· 33

唐容川　气味阴阳 ·· 34

　　唐容川　两仪 ·· 34
　　周学海　三阴三阳名义一：论六经、五脏不能强合 ······· 35
　　周学海　三阴三阳名义二：直指本义起于分野 ············ 36
　　周学海　三阴三阳名义三：论六经、六气不能强合 ······· 37
　　顾植山　论三阴三阳的来源 ······························· 37

3　五行论 ··· 39

　　《素问》　论五时五行归属 ································· 39
　　《素问》　论四时五行及五行归属 ························ 39
　　《素问》　论五行时之胜 ································· 40
　　《素问》　论五行相克 ··································· 40
　　《素问》　论五行乘侮 ··································· 40
　　《素问》　论亢害承制 ··································· 41
　　刘温舒　论五行生死顺逆 ································· 41
　　刘温舒　五行胜复论 ····································· 42
　　刘完素　论土为万物之本，水为万物之元 ··············· 42
　　王　履　亢则害承乃制论 ································· 42
　　孙一奎　问五行金木水火土之义 ························· 44
　　孙一奎　土寄旺四季 ····································· 44
　　王肯堂　五行论 ··· 45
　　张介宾　五行生成数解 ··································· 46
　　张介宾　五行统论 ······································· 46
　　张志聪　十干化五行论 ··································· 48
　　尤在泾　五行问答 ······································· 48
　　黄元御　论五行 ··· 49
　　黄元御　五行生克 ······································· 50
　　黄元御　五味根原 ······································· 51
　　章　楠　论太极之廓为土 ································· 51
　　章　楠　论五行成质，而土贯四行 ······················ 53
　　章　楠　论五行相克 ····································· 53
　　余国佩　五行异体同源论 ································· 54
　　石寿棠　五行生克论 ····································· 55
　　郑寿全　五行说 ··· 56
　　周学海　承制生化论 ····································· 57
　　恽铁樵　五行为四时之代名词 ··························· 58
　　恽铁樵　五行相生之理 ··································· 58
　　恽铁樵　五行相克之理 ··································· 58
　　恽铁樵　五行六气为宾，四时为主 ······················ 59

4　象数论 ··· 60

　4.1　五运六气 ·· 60

4.1.1 五运六气统论 ··· 60
《素问》 论天度 ··· 60
《素问》 论运气周期 ··· 60
刘温舒 论十干 ·· 61
刘温舒 论十二支 ·· 61
朱丹溪 论学运气作用 ·· 62
汪 机 学五运六气纲领 ·· 63
汪 机 运气说 ·· 63
周之干 气运经络 ·· 64
王肯堂 运气总论 ·· 66
罗 美 为运为气五六说 ·· 67
冯兆张 运气论 ·· 68
陈士铎 三才并论篇 ··· 69
陈士铎 五运六气离合篇 ·· 70
尤在泾 六元正纪 ·· 70
何梦瑶 运气说 ·· 70
徐灵胎 司天运气论 ··· 71
黄庭镜 运气正误 ·· 72
唐大烈 司天运气赘言 ·· 73
吴鞠通 气运论 ·· 74
唐容川 地支 ·· 74
谢 观 五运六气说 ··· 75
4.1.2 五运 ·· 75
4.1.2.1 岁运 ··· 75
《素问》 论十干化运 ··· 75
《素问》 论五运太过不及 ··· 76
刘温舒 论五天之气 ··· 76
刘完素 五天之气 ·· 77
4.1.2.2 主运 ··· 77
《素问》 论五运阴阳 ··· 77
刘温舒 论岁中五运 ··· 77
4.1.2.3 客运 ··· 78
张介宾 五运客运图说 ·· 78
4.1.3 六气 ·· 79
4.1.3.1 主气 ··· 79
《素问》 论六气之本 ··· 79
《素问》 论六气生化 ··· 79
《素问》 论六气顺序 ··· 79
《素问》 论六气标本 ··· 80

《素问》　论主气六步 ······ 80

《素问》　论六气标木所从不同 ······ 81

《素问》　论六节分而化生万物 ······ 81

刘温舒　论六化 ······ 81

刘温舒　论四时气候 ······ 82

刘温舒　论交六气时日 ······ 83

刘温舒　论六气交接日刻 ······ 84

刘温舒　论主气 ······ 84

刘温舒　论胜复 ······ 85

王肯堂　六气本标中从化解 ······ 85

张志聪　亢则害，承乃制，制则生化 ······ 86

陈士铎　六气分门篇 ······ 86

黄元御　六气偏见 ······ 87

4.1.3.2　客气 ······ 87

《素问》　论司天之气 ······ 87

《素问》　论司天在泉及左右间气 ······ 88

《素问》　论六气司天 ······ 88

刘温舒　论天地六气 ······ 88

刘温舒　论客气 ······ 89

刘温舒　论六十年客气 ······ 90

冯兆张　论司天 ······ 90

陈士铎　六气独胜篇 ······ 91

4.1.4　运气相合 ······ 92

刘温舒　论天符 ······ 92

刘温舒　论岁会 ······ 93

刘温舒　论同天符同岁会 ······ 93

王肯堂　左右升降不前司天不迁正不退位解 ······ 94

4.2　九宫八风 ······ 96

《灵枢》　九宫八风 ······ 96

《灵枢》　论太一移宫 ······ 97

第二篇　生　命　论

1　天人相应论 ······ 101

1.1　人合天常 ······ 101

《素问》　论人气通于天气 ······ 101

《素问》　论天地生人 ······ 101

《素问》　论人以天地气生四时法成 ······ 101

《灵枢》　论天人相参 ······ 102

《灵枢》 论经脉应十二月 ……………………………………………… 102

《灵枢》 阴阳系日月 ……………………………………………………… 102

《中藏经》 人法于天地论 ……………………………………………… 103

陈无择 脏腑配天地论 …………………………………………………… 104

李东垣 天地阴阳生杀之理在升降浮沉之间论 ……………………… 105

刘完素 法明标本篇 ……………………………………………………… 105

王好古 人肖天地 ………………………………………………………… 106

周之干 论人合天地 ……………………………………………………… 106

孙一奎 问三才所同者于人身何以见之 ……………………………… 106

陈士铎 四时六气异同篇 ………………………………………………… 107

黄元御 六气从化 ………………………………………………………… 107

沈受益 人身一小天地亦有南北两极论 ……………………………… 108

石寿棠 人身一小天地论 ………………………………………………… 109

唐容川 人身八卦 ………………………………………………………… 109

1.2 人随气变 …………………………………………………………………… 111

《素问》 论人气随天气变化 …………………………………………… 111

《素问》 论脉随阴阳二气变化 ………………………………………… 111

《素问》 论气血随天气变化 …………………………………………… 111

《素问》 论经脉与气候相应 …………………………………………… 112

《素问》 论人气随季节变化 …………………………………………… 112

《灵枢》 论人气与天地同纪 …………………………………………… 112

《灵枢》 论病情随时间变化 …………………………………………… 113

《灵枢》 论寒暑对气血的影响 ………………………………………… 113

陈士铎 天人一气篇 ……………………………………………………… 113

尤在泾 四气 ……………………………………………………………… 114

周学海 辨人身气血盛衰时日篇 ……………………………………… 114

恽铁樵 气血运行以四时为法则 ……………………………………… 115

1.3 地土方宜 …………………………………………………………………… 115

《素问》 论高下阴阳二气不同 ………………………………………… 115

王肯堂 方月图说 ………………………………………………………… 116

李中梓 风土论 …………………………………………………………… 116

2 平人论 …………………………………………………………………………… 118

2.1 两精相搏 …………………………………………………………………… 118

《灵枢》 论人始生，先成精 …………………………………………… 118

褚 澄 精血 ……………………………………………………………… 118

褚 澄 受形 ……………………………………………………………… 119

刘完素 通明形气 ………………………………………………………… 119

朱丹溪 受胎论 …………………………………………………………… 120

俞新宇 发育论 …………………………………………………………… 120

俞新宇　孕成男女论……………………………………………………121

王肯堂　怀胎总论………………………………………………………121

王肯堂　胎前总论………………………………………………………122

冯兆张　论初诞…………………………………………………………123

《医宗金鉴》　胎孕之原………………………………………………124

《医宗金鉴》　分男女论………………………………………………124

《医宗金鉴》　双胎品胎………………………………………………125

沈又彭　受胎总论………………………………………………………125

2.2　生长壮老………………………………………………………………126

《素问》　论七八生长节律……………………………………………126

《灵枢》　论人体以十年为阶段的成长规律…………………………126

刘完素　论幼壮及老之血气盛衰………………………………………127

李今庸　《素问》女子"七七"男子"八八"解……………………127

2.3　小儿特征………………………………………………………………128

钱　乙　变蒸……………………………………………………………128

朱丹溪　慈幼论…………………………………………………………129

薛　铠　变蒸……………………………………………………………130

万　全　变蒸……………………………………………………………131

张生甫　小儿稚阳非纯阳………………………………………………132

匡调元　"纯阳之体"与"稚阴稚阳之体"…………………………132

匡调元　小儿"肝常有余、脾常不足"论……………………………133

2.4　老年特征………………………………………………………………134

陈　直　论老年形证脉候………………………………………………134

王　珪　论衰老…………………………………………………………134

朱丹溪　养老论…………………………………………………………135

3　禀赋体质论…………………………………………………………………137

3.1　禀赋………………………………………………………………………137

《灵枢》　论禀赋………………………………………………………137

《医学研悦》　论禀赋…………………………………………………137

张介宾　先天后天论……………………………………………………138

陈复正　赋禀……………………………………………………………139

章　楠　禀赋源流总论…………………………………………………139

3.2　体质………………………………………………………………………140

《灵枢》　论寿夭的判断………………………………………………140

《灵枢》　论人体质分类………………………………………………140

《灵枢》　论常人………………………………………………………141

《灵枢》　论勇怯不同…………………………………………………141

《灵枢》　论人体结构的差异…………………………………………141

《灵枢》　论人有肥、有膏、有肉……………………………………142

《灵枢》 论五形人 ··· 142

《灵枢》 论膏人、肉人、脂人与众人人血气多少 ········· 143

《灵枢》 论体质差异气血多少 ··· 143

《灵枢》 论五态人 ··· 144

《灵枢》 论气血多少 ··· 145

刘完素 元气与体质 ··· 145

章　楠 人身阴阳体用论 ··· 145

陆晋笙 论人生体气实分四种 ··· 146

匡调元 内因与体质 ··· 146

匡调元 病理体质分型学说 ··· 147

匡调元 五种病理体质形成机理述要 ··· 149

王　琦 体质类型的辨识 ··· 151

4　精气神形论 ·· 156

4.1　精 ·· 156

4.1.1　精之分类 ··· 156

周学海 论精分为四 ··· 156

4.1.2　先后天之精 ··· 157

《素问》 论精为身之本 ··· 157

《素问》 论后天之精的化生 ··· 157

《素问》 论精气生于胃 ··· 157

《素问》 论后天之精的作用 ··· 157

《素问》 论生殖之精 ··· 158

《素问》 论汗为水谷之精所化 ··· 158

《素问》 论脏腑之精为病 ··· 158

《灵枢》 论先天之精 ··· 159

4.1.3　血 ··· 159

《素问》 论血之功能 ··· 159

《灵枢》 论妇人脱血无须 ··· 159

《灵枢》 论血 ··· 160

张介宾 论在内为血在外为汗 ··· 160

张志聪 辩血 ··· 160

唐容川 血气所生 ··· 161

唐容川 论男女血气异同 ··· 161

任继学 生血之源的管见 ··· 163

4.1.4　津液 ··· 163

《灵枢》 论津与液 ··· 163

褚　澄 津润 ··· 164

吴鞠通 汗论 ··· 164

周学海 三焦水道膀胱津液论 ··· 165

刘渡舟　谈谈人体的"津液链" ·· 165

　4.1.5　天癸 ·· 167

　　　张介宾　论天癸为元气 ·· 167

　　　张介宾　论天癸非精血 ·· 167

　　　《医宗金鉴》　天癸月经之原 ·· 168

　　　唐容川　男女天癸 ·· 168

4.2　气 ·· 169

　4.2.1　气之分类 ·· 169

　　　《灵枢》　论一气六名 ·· 169

　　　《灵枢》　论人体清浊之气 ·· 169

　　　张志聪　辩气 ·· 170

　4.2.2　营气、卫气与宗气 ·· 170

　　　《素问》　论营卫气 ·· 170

　　　《灵枢》　论营卫生成与运行 ·· 171

　　　《灵枢》　论营卫气行不同 ·· 171

　　　《灵枢》　论一气分三隧 ·· 171

　　　《难经》　论营卫相随 ·· 172

　　　孙一奎　宗气营气卫气说 ·· 172

　　　张介宾　论营卫关系 ·· 173

　　　冯兆张　辨宗气卫气营气 ·· 173

　　　黄元御　营卫解 ·· 174

　　　莫枚士　原荣卫 ·· 174

　　　周学海　卫气、营气、宗气论 ·· 175

　　4.2.2.1　营气 ·· 175

　　　《灵枢》　营气 ·· 175

　　　王好古　清气为荣 ·· 176

　　　章　楠　营气流行 ·· 176

　　4.2.2.2　卫气 ·· 176

　　　《素问》　论阳气 ·· 176

　　　《灵枢》　论卫气之在身 ·· 177

　　　《灵枢》　卫气行 ·· 177

　　　王好古　浊气为卫 ·· 178

　　　罗　美　卫气论 ·· 178

　　　黄元御　卫气出入 ·· 179

　　4.2.2.3　宗气 ·· 179

　　　《素问》　论宗气 ·· 179

　　　《灵枢》　论宗气流行 ·· 180

　　　杨上善　论宗气 ·· 180

　　　章　楠　脉之宗气出于胃 ·· 180

张锡纯　论大气 ··· 181

4.2.3　元气 ·· 183

李东垣　论元气产生 ··· 183

李东垣　论元气六名 ··· 183

张介宾　论相火为元气之贼 ·· 183

张介宾　论元气为首务 ·· 184

李中梓　古今元气不同论 ··· 184

徐灵胎　元气存亡论 ··· 185

罗国纲　论人元气宜早培补 ·· 186

管相黄　古今元气不甚相远说 ·· 186

王清任　论元气即火，火即元气 ··· 187

张锡纯　论元气 ··· 187

张锡纯　元气诠 ··· 187

长尾藻城　元气 ·· 188

4.2.4　气化 ·· 188

《中藏经》　生成论 ··· 188

褚　澄　本气 ··· 189

李东垣　阴阳寿夭论 ··· 189

李东垣　阴阳升降论 ··· 190

朱丹溪　阳有余阴不足论 ··· 190

朱丹溪　相火论 ··· 191

周之干　论阴阳五行之生化 ·· 192

王肯堂　天有二火 ··· 193

张介宾　大宝论 ··· 193

张介宾　真阴论 ··· 195

喻　昌　大气论 ··· 197

冯兆张　盈虚 ··· 199

徐灵胎　君火相火论 ··· 199

陆晋笙　气化说 ··· 199

陆晋笙　以药治病关乎气化说 ·· 200

张锡纯　论肝之气化行于左 ·· 200

4.3　神 ··· 201

4.3.1　五脏藏神 ··· 201

《灵枢》　论本神 ·· 201

《灵枢》　论五脏藏神 ·· 202

张介宾　论神 ··· 202

黄元御　精神化生 ··· 202

黄元御　论精神魂魄 ··· 203

唐容川　五脏藏神 ··· 203

唐容川　论心藏神 ……………………………………………………204
　　　唐容川　论肝藏魂 ……………………………………………………204
　　　唐容川　论肺藏魄 ……………………………………………………204
　　　唐容川　论脾藏意 ……………………………………………………205
　　　唐容川　论肾藏志 ……………………………………………………205
　　4.3.2　情志 ……………………………………………………………205
　　　黄元御　五情缘起 ……………………………………………………205
　　　顾　锡　七情总论 ……………………………………………………206
　　　黄凯钧　七情皆听命于心 ……………………………………………206
　　　莫枚士　五志论 ………………………………………………………207
　　　周学海　五神论 ………………………………………………………208
　4.4　精气神关系 …………………………………………………………208
　　　李中梓　三奇论 ………………………………………………………208
　　　高士宗　气血 …………………………………………………………209
　　　周学海　气血精神论 …………………………………………………210
　　　周学海　气能生血，血能藏气 ………………………………………210

5　形体论 …………………………………………………………………212
　5.1　内景 …………………………………………………………………212
　　　孙一奎　人身内景说 …………………………………………………212
　　　赵献可　论脏腑内景 …………………………………………………213
　　　高士宗　部位 …………………………………………………………214
　　　何梦瑶　脏腑说 ………………………………………………………215
　　　石寿棠　望胸腹脏腑部位 ……………………………………………216
　5.2　肢体 …………………………………………………………………218
　　　《素问》　论四肢八溪之朝夕 ………………………………………218
　　　《灵枢》　论人体部位 ………………………………………………218
　　　黄元御　形体结聚 ……………………………………………………218
　　　刘昭纯　"四肢为诸阳之本"辨 ……………………………………219
　5.3　诸窍 …………………………………………………………………219
　　5.3.1　诸窍关联 ………………………………………………………219
　　　《灵枢》　论五脏内阅上七窍 ………………………………………219
　　　《灵枢》　论孔窍生理功能的基础 …………………………………220
　　　《灵枢》　论五官与脏腑的关联 ……………………………………220
　　　《难经》　论五脏气上关九窍 ………………………………………220
　　　李东垣　五脏之气交变论 ……………………………………………220
　　　张志聪　辩九窍 ………………………………………………………221
　　　张志聪　辩七门 ………………………………………………………221
　　　黄元御　五官开窍 ……………………………………………………222
　　　吴鞠通　九窍论 ………………………………………………………222

　　唐容川　论肾开窍于二阴 ……………………………………………………………223

　5.3.2　目 ………………………………………………………………………………223

　　《灵枢》　论眼之结构 …………………………………………………………………223

　　李东垣　诸脉者皆属于目论 …………………………………………………………223

　　倪维德　论目为血脉之宗 ……………………………………………………………224

　　《银海精微》　五轮八廓总论 ………………………………………………………225

　　《秘传眼科龙木论》　眼叙论 ………………………………………………………225

　　傅仁宇　五轮所属论 …………………………………………………………………226

　　傅仁宇　八廓所属论 …………………………………………………………………226

　　傅仁宇　目为至宝论 …………………………………………………………………227

　　汪　昂　论目 …………………………………………………………………………228

　　黄庭镜　五轮 …………………………………………………………………………229

　　黄庭镜　八廓 …………………………………………………………………………230

　5.3.3　咽喉口唇舌 ……………………………………………………………………231

　　《灵枢》　论咽喉 ……………………………………………………………………231

　　孙思邈　咽门论 ………………………………………………………………………231

　　孙思邈　舌论 …………………………………………………………………………231

　　孙思邈　喉咙论 ………………………………………………………………………232

　　杨士瀛　唇舌论 ………………………………………………………………………232

　　杨士瀛　咽喉论 ………………………………………………………………………232

　　郑梅涧　咽喉说 ………………………………………………………………………233

　5.3.4　耳 ………………………………………………………………………………233

　　杨士瀛　耳论 …………………………………………………………………………233

　　黄元御　论耳 …………………………………………………………………………234

　5.3.5　鼻 ………………………………………………………………………………234

　　杨士瀛　鼻论 …………………………………………………………………………234

　5.3.6　肛门 ……………………………………………………………………………235

　　孙思邈　肛门论 ………………………………………………………………………235

6　脏腑论 …………………………………………………………………………………236

　6.1　脏腑命名与分别 …………………………………………………………………236

　　《素问》　论十二官 …………………………………………………………………236

　　《素问》　论脏与腑之特性 …………………………………………………………236

　　《灵枢》　论脏腑相合 ………………………………………………………………237

　　《灵枢》　论脏腑各有畔界 …………………………………………………………238

　　《灵枢》　论脏与腑之功能与形态 …………………………………………………238

　　《难经》　论脏有六腑有五的划分 …………………………………………………238

　　王　冰　论形脏四形脏五 ……………………………………………………………239

　　孙一奎　问十二经脏腑命名之义 ……………………………………………………239

　　龚廷贤　脏腑论 ………………………………………………………………………239

张介宾　脏象别论 ·· 240

　　黄元御　脏腑生成 ·· 241

　　黄元御　论脏腑阴阳关系 ·· 241

　　张效霞　藏象之本义 ·· 242

6.2　五脏 ··· 243

　6.2.1　五脏统论 ·· 243

　　《素问》　论五脏之象 ·· 243

　　《素问》　论五脏与形色的联系 ·· 243

　　《素问》　论色味当五脏 ·· 244

　　《素问》　论五脏法时 ·· 244

　　《素问》　论五脏对应之五味、五恶、五液、五神、五体、五脉 ·········· 244

　　《素问》　论五脏主五体 ·· 244

　　《素问》　论脏有要害 ·· 245

　　《素问》　论五脏之道 ·· 245

　　《素问》　论五气化生五脏 ·· 246

　　《灵枢》　论五脏之候 ·· 246

　　《灵枢》　论五脏联系与作用 ·· 247

　　《灵枢》　论五脏五变 ·· 247

　　《难经》　论心肺独在膈上 ·· 247

　　《难经》　论五脏阴阳 ·· 247

　　《难经》　论五脏各有声、色、臭、味、液与五脏藏七神 ················ 248

　　王　冰　论五脏气象 ·· 248

　　汉东王先生　论五脏病相生刑克 ·· 248

　　杨士瀛　五脏所主论 ·· 249

　　周之干　论五脏分属阴阳与生克 ·· 250

　　李中梓　五脏论 ·· 250

　　何梦瑶　五脏配五行八卦说 ·· 251

　　何梦瑶　五脏生克说 ·· 252

　　恽铁樵　四时的五脏 ·· 253

　　任继学　五脏生理制约小议 ·· 253

　6.2.2　肝 ·· 254

　　《素问》　论肝 ·· 254

　　《难经》　论肝有两叶 ·· 254

　　王　纶　论肝为将军之官 ·· 254

　　李中梓　论肝 ·· 255

　　黄元御　论肝 ·· 256

　　唐容川　论肝为将军之官主谋虑 ·· 256

　6.2.3　心 ·· 256

　　《素问》　论心 ·· 256

《素问》　论心为五脏专精 ··· 257

《灵枢》　论任物为心 ·· 257

《灵枢》　论心形状与位置 ·· 257

李　梴　论心为君主之官 ··· 258

李中梓　论心 ·· 258

黄元御　论心 ·· 259

附：心包络 ·· 260

孙一奎　问心包络何以不得为脏 ·· 260

陈士铎　包络配腑篇 ··· 260

陈士铎　包络火篇 ·· 261

唐容川　论膻中为臣使之官主喜乐 ··· 261

6.2.4　脾 ··· 262

《素问》　论脾为胃行津液 ·· 262

《灵枢》　论脾与意 ··· 262

李　梴　论脾为仓廪之官 ··· 263

李中梓　后天根本论 ··· 263

李中梓　论脾 ·· 265

黄元御　太阴湿土 ··· 266

唐容川　论脾胃仓廪之官主出五味 ··· 266

6.2.5　肺 ··· 267

《素问》　论肺 ··· 267

李　梴　论肺为相傅之官 ··· 267

李中梓　论肺 ·· 268

唐容川　论肺为相傅之官主治节 ·· 268

张生甫　肺司呼吸气化为关主治之重要 ·· 269

6.2.6　肾 ··· 269

《素问》　论肾 ··· 269

李　梴　论肾为作强之官 ··· 269

李中梓　先天根本论 ··· 270

李中梓　论肾 ·· 271

徐灵胎　肾藏精论 ··· 272

章　楠　论少阳属肾 ··· 272

唐容川　论肾者，作强之官，伎巧出焉 ·· 273

附：命门 ·· 273

《难经》　论命门 ·· 273

李　梴　论命门 ·· 274

孙一奎　命门图说 ··· 274

孙一奎　原呼吸 ·· 276

赵献可　论命门 ·· 276

　　　张介宾　命门余义 ·· 278

　　　周省吾　命门说 ·· 280

6.3　六腑 ·· 281

　6.3.1　六腑统论 ·· 281

　　　《素问》　论仓廪之本 ······································ 281

　　　《素问》　论传化之府 ······································ 281

　　　《灵枢》　论六腑之候 ······································ 281

　　　《灵枢》　论肠胃之小大短长 ································ 282

　　　《难经》　论六腑 ·· 282

　　　《难经》　论七冲门 ·· 282

　6.3.2　胆 ·· 283

　　　李　梴　论胆 ·· 283

　　　陈士铎　胆腑命名篇 ·· 283

　　　陈士铎　胆木篇 ·· 284

　　　唐容川　论胆为中正之官主决断 ······························ 284

　　　牛东生　"凡十一脏，取决于胆也"疏证 ······················ 284

　6.3.3　胃 ·· 285

　　　《素问》　论五味入口藏于肠胃 ······························ 285

　　　《素问》　论胃为五脏之本 ·································· 285

　　　《素问》　论胃为水谷之海 ·································· 286

　　　《素问》　论五味入胃各归所喜 ······························ 286

　　　《灵枢》　论胃为五脏六腑之海 ······························ 286

　　　刘完素　论五脏六腑皆并受于脾胃 ····························· 286

　　　李　梴　论胃 ·· 287

　　　袁体庵　胃为生化之源记 ···································· 287

　6.3.4　大肠 ·· 288

　　　李　梴　论大肠 ·· 288

　　　陈士铎　大肠金篇 ·· 289

　　　唐容川　论大肠为传道之官出变化 ····························· 289

　6.3.5　小肠 ·· 290

　　　《灵枢》　论小肠位置 ······································ 290

　　　李　梴　论小肠 ·· 290

　　　陈士铎　小肠火篇 ·· 290

　　　唐容川　论小肠为受盛之官主化物 ····························· 291

　6.3.6　膀胱 ·· 291

　　　孙思邈　胞囊论 ·· 291

　　　李　梴　论膀胱 ·· 292

　　　唐容川　论膀胱为州都之官主藏津液 ··························· 292

　　　丁光迪　论膀胱的名实 ······································ 293

丁光迪 论膀胱藏津液 …………………………………………………………294

丁光迪 论膀胱气化 ……………………………………………………………294

6.3.7 三焦 ………………………………………………………………………296

《灵枢》 论三焦部位与功能 …………………………………………………296

《难经》 论三焦 …………………………………………………………………296

李 梴 论三焦为外腑 ……………………………………………………………297

李 梴 论三焦 ……………………………………………………………………297

赵献可 论三焦 ……………………………………………………………………298

张介宾 三焦包络命门辨 …………………………………………………………299

陈士铎 三焦火篇 …………………………………………………………………301

高士宗 三焦 ………………………………………………………………………302

郑寿全 三焦部位说 ………………………………………………………………302

张生甫 肾命为三焦之原 …………………………………………………………303

赵 棻 三焦之我见 ………………………………………………………………303

马继兴 "三焦有二"说的启示 …………………………………………………304

6.4 脏腑关联 …………………………………………………………………………306

《灵枢》 论脏腑相合 ……………………………………………………………306

王 冰 论肾者胃之关 ……………………………………………………………306

刘完素 论心肾既济与保养精神 …………………………………………………306

周之干 论心肾相交 ………………………………………………………………307

李 梴 论五脏穿凿 ………………………………………………………………308

李中梓 肾为先天本脾为后天本论 ………………………………………………308

李中梓 乙癸同源论 ………………………………………………………………309

汪绮石 心肾论 ……………………………………………………………………309

冯兆张 脏腑心肾贵贱论 …………………………………………………………310

石寿棠 论肾主地，肺主天 ………………………………………………………310

石寿棠 枢机论 ……………………………………………………………………311

章真如 乙癸同源与肾肝同治 ……………………………………………………312

6.5 奇恒之腑 …………………………………………………………………………313

《素问》 论奇恒之腑 ……………………………………………………………313

《素问》 论胞络 …………………………………………………………………313

王 冰 论胆与胞为奇恒之腑 ……………………………………………………313

张介宾 论子宫之胞与溲胞不同 …………………………………………………314

张志聪 奇恒之府论 ………………………………………………………………314

陈士铎 奇恒篇 ……………………………………………………………………314

周筱斋 从"子宫"的命名认识中医学解剖精确之处 …………………………315

7 经络论 ……………………………………………………………………………………317

7.1 经脉 ………………………………………………………………………………317

7.1.1 经脉统论 ………………………………………………………………………317

《素问》　论经脉表里 ……………………………………………………………… 317

《素问》　论经脉气血多少 …………………………………………………………… 317

《灵枢》　论经脉功用 ………………………………………………………………… 317

《灵枢》　论脉行顺逆 ………………………………………………………………… 318

《灵枢》　五十营 ……………………………………………………………………… 318

《难经》　论经络及流注 ……………………………………………………………… 318

《难经》　论经脉数十二脏腑数十一的原因 ………………………………………… 319

刘温舒　论手足经 …………………………………………………………………… 319

王好古　三阳气血多少 ……………………………………………………………… 320

孙一奎　手足经配合脏腑之义 ……………………………………………………… 320

陈士铎　经脉相行篇 ………………………………………………………………… 321

黄元御　论十二经脉循环于分布 …………………………………………………… 322

唐容川　六经六气 …………………………………………………………………… 323

7.1.2　肺手太阴之脉 ………………………………………………………………… 324

　　《灵枢》　论肺手太阴之脉循行 ………………………………………………… 324

7.1.3　大肠手阳明之脉 ……………………………………………………………… 324

　　《灵枢》　论大肠手阳明之脉循行 ……………………………………………… 324

7.1.4　胃足阳明之脉 ………………………………………………………………… 324

　　《素问》　论五脏六腑之海 ……………………………………………………… 324

　　《灵枢》　论胃足阳明之脉循行 ………………………………………………… 324

7.1.5　脾足太阴之脉 ………………………………………………………………… 325

　　《灵枢》　论脾足太阴之脉循行 ………………………………………………… 325

7.1.6　心手少阴之脉 ………………………………………………………………… 325

　　《灵枢》　论手少阴之脉循行 …………………………………………………… 325

7.1.7　小肠手太阳之脉 ……………………………………………………………… 325

　　《灵枢》　论小肠手太阳之脉循行 ……………………………………………… 325

7.1.8　膀胱足太阳之脉 ……………………………………………………………… 326

　　《灵枢》　论膀胱足太阳之脉循行 ……………………………………………… 326

7.1.9　肾足少阴之脉 ………………………………………………………………… 326

　　《灵枢》　论肾足少阴之脉循行 ………………………………………………… 326

7.1.10　心主手厥阴心包络之脉 ……………………………………………………… 326

　　《灵枢》　论心主手厥阴心包络之脉循行 ……………………………………… 326

7.1.11　三焦手少阳之脉 ……………………………………………………………… 326

　　《灵枢》　论三焦手少阳之脉循行 ……………………………………………… 326

7.1.12　胆足少阳之脉 ………………………………………………………………… 327

　　《灵枢》　论胆足少阳之脉循行 ………………………………………………… 327

7.1.13　肝足厥阴之脉 ………………………………………………………………… 327

　　《灵枢》　论肝足厥阴之脉循行 ………………………………………………… 327

7.2　十五络脉 …………………………………………………………………………… 327

《灵枢》 论络脉·····327

《灵枢》 论十五络脉·····328

喻 昌 络脉论·····329

周学海 络解·····330

7.3 奇经八脉·····330

7.3.1 奇经八脉统论·····330

《难经》 论奇经八脉不拘于十二经·····330

《难经》 论奇经八脉何起何继·····331

李时珍 奇经八脉总说·····331

李时珍 八脉·····331

7.3.2 冲脉·····332

《素问》 论冲脉为经脉之海·····332

《素问》 论冲脉·····332

《灵枢》 论冲脉·····332

《灵枢》 论冲脉·····333

李时珍 冲脉·····333

7.3.3 任脉·····334

《素问》 论任脉·····334

李时珍 任脉·····334

7.3.4 督脉·····335

《素问》 论督脉·····335

李时珍 督脉·····335

7.3.5 带脉·····336

李时珍 带脉·····336

7.3.6 跷脉·····337

《灵枢》 论跷脉·····337

李时珍 阳跷脉·····337

李时珍 阴跷脉·····337

7.3.7 维脉·····338

李时珍 阳维脉·····338

李时珍 阴维脉·····339

7.4 其他·····339

《素问》 皮部·····339

《灵枢》 经别·····340

《灵枢》 经筋·····341

《灵枢》 四海·····342

《灵枢》 气街·····342

张介宾 经筋·····343

第三篇　病因病机论

1　病因论 347
  1.1　病因统论 347
    《灵枢》　论百病始生 347
    《灵枢》　论百病所伤不同 347
    张仲景　论病之所由 347
    孙思邈　论治病略例 348
    寇宗奭　论病因 349
    陈无择　三因论 349
    王　珪　论病因有五 349
    张元素　三感之病 350
    陈实功　病有三因受病主治不同论 350
    汪绮石　虚症有六因 351
    莫枚士　原因 352
    程国彭　内伤外感致病十九字 352
  1.2　外感病因 352
    陈无择　外所因论 352
    王好古　论外感病因 353
    1.2.1　六淫邪气 353
      《素问》　论寒暑湿风等邪 353
      《素问》　论春风夏暑秋湿冬寒 353
      《素问》　论寒暑燥湿风 354
      《素问》　论风雨伤人 354
      张仲景　论外邪 354
      刘完素　论风热湿燥寒 355
      徐春甫　四气所伤论 355
      吴　谦　论六气 356
      何梦瑶　论六气 357
      余国佩　六气独重燥湿论 357
      1.2.1.1　风 358
        《素问》　论风为百病之长 358
        《素问》　论风善行而数变 358
        陈无择　论中风邪 359
        刘完素　诸风总论 359
        刘完素　论风主动 360
        刘完素　论风邪兼燥 360
        孙一奎　明风篇 361

冯兆张 论伤风 ·· 361

华岫云 论风邪 ·· 361

吴鞠通 风论 ·· 362

雷 丰 春伤于风大意 ·· 363

余国佩 风无定体论 ·· 363

1.2.1.2 寒 ·· 364

《素问》 论伤寒病热 ·· 364

王 冰 论伤寒最毒 ·· 364

陈无择 论中寒邪 ·· 364

王好古 论寒邪致病 ··· 365

雷 丰 冬伤于寒大意 ·· 365

雷 丰 论冬伤于寒春必病温大意 ······························ 366

1.2.1.3 暑 ·· 366

陈无择 论中暑邪 ·· 366

李东垣 暑邪致病 ·· 367

汪 昂 论暑邪 ·· 367

林珮琴 论暑为阳邪 ··· 367

程国彭 论伤暑 ·· 368

邵新甫 论暑邪 ·· 368

雷 丰 夏伤于暑大意 ·· 369

1.2.1.4 湿 ·· 369

陈无择 论中湿邪 ·· 369

虞 抟 湿热相生论 ·· 370

赵献可 湿论 ·· 370

张介宾 论湿 ·· 371

华岫云 论湿 ·· 371

杜铜峰 湿论 ·· 371

雷 丰 秋伤于湿大意 ·· 372

余国佩 湿气论 ·· 372

1.2.1.5 燥 ·· 373

刘完素 论燥邪为病 ··· 373

孙一奎 明燥篇 ·· 374

喻 昌 秋燥论 ·· 374

吴鞠通 燥气论 ·· 377

余国佩 燥气论 ·· 378

费伯雄 论秋燥 ·· 380

1.2.1.6 火热 ··· 380

《素问》 论热 ·· 380

《素问》 论热淫 ·· 381

《素问》　论火淫 ·· 381

余　霖　论疹为火之苗 ·· 381

1.2.2　时行温热疠气 ·· 381

张仲景　论时行 ·· 381

巢元方　论时气 ·· 382

巢元方　论时行 ·· 382

巢元方　论温病 ·· 382

巢元方　论疫疠 ·· 382

庞安时　天行温病论 ·· 383

吴又可　原病 ·· 383

吴又可　杂气论 ·· 384

吴又可　论温疫为病之由 ·· 385

吴又可　辨明伤寒时疫 ·· 386

喻　昌　详论温疫以破大惑 ·· 387

杨栗山　论阳毒阴毒 ·· 387

薛　雪　论三年化疫 ·· 388

邹滋九　论疫疠 ·· 388

李冠仙　论时邪 ·· 388

雷　丰　温疫不同论 ·· 390

周思哲　论瘟疫 ·· 390

1.3　内伤病因 ·· 391

《素问》　论内伤致病 ·· 391

《素问》　论内伤病因 ·· 391

陶弘景　论内伤病因 ·· 391

陈无择　内所因论 ·· 391

李东垣　脾胃虚实传变论 ·· 392

周之干　论内伤病因 ·· 392

余国佩　内伤大要论 ·· 393

1.3.1　饮食失宜 ·· 394

《素问》　论过食五味伤及五脏 ·· 394

《素问》　论过食五味伤及身体 ·· 395

《素问》　论过食肥甘 ·· 395

王　冰　五味以损 ·· 395

王　冰　论气增而久致夭 ·· 395

李东垣　饮食劳倦论 ·· 396

李东垣　脾胃虚实传变论 ·· 396

李东垣　论饮酒过伤 ·· 397

李东垣　饮食伤脾论 ·· 397

李东垣　饮食所伤论 ·· 397

罗天益 饮食自倍肠胃乃伤论 ··398

罗天益 食伤脾胃论 ··398

罗天益 饮伤脾胃论 ··399

王三才 饮食论 ··399

赵献可 伤饮食论 ··400

张介宾 论饮酒致病 ··402

张志聪 饮酒伤脾辩 ··402

1.3.2 劳逸失度 ··403

《中藏经》 劳伤论 ··403

李东垣 劳倦所伤论 ··403

王三才 男女论 ··404

张介宾 论劳倦致病 ··404

张介宾 论房劳致病 ··405

费伯雄 劳伤 ··405

1.3.3 七情内伤 ··406

《素问》 论情志过极致病 ··406

《素问》 论情志病因 ··406

《素问》 论情志影响五脏 ··406

《素问》 论形体与情志 ··406

《素问》 论情志致病 ··407

《灵枢》 论情志过度伤神 ··407

《灵枢》 论忧思伤心忿怒伤肝 ··407

陈自明 论情志过极病及月经 ··408

徐春甫 喜笑皆属于心火之过 ··408

徐春甫 恐分脏腑有四 ··408

徐春甫 妇人经闭属于心事不足思虑伤脾论 ································409

徐春甫 忿怒 ··409

徐春甫 悲哀 ··409

楼 英 怒 ··410

楼 英 喜笑不休 ··410

王肯堂 喜笑不休 ··410

龚居中 论暴怒 ··410

张介宾 论情志致病 ··411

张介宾 论因惊致病 ··412

张介宾 论五志之火 ··412

张介宾 论过喜致病 ··413

张介宾 论多怒致病 ··413

张介宾 论多思致病 ··414

张介宾 论淫欲邪思致病 ··414

张介宾　论惊恐 ……………………………………………………… 414

张介宾　论因恐致病 ………………………………………………… 415

冯兆张　七情论 …………………………………………………… 415

陈士铎　恼怒 ……………………………………………………… 416

吴　澄　怒郁 ……………………………………………………… 416

吴　澄　思郁 ……………………………………………………… 416

华岫云　论惊 ……………………………………………………… 417

何梦瑶　怒 ………………………………………………………… 417

顾　锡　论过怒 …………………………………………………… 418

顾　锡　论过喜 …………………………………………………… 418

顾　锡　论过思 …………………………………………………… 419

顾　锡　论过悲 …………………………………………………… 419

陈修园　大惊猝恐 ………………………………………………… 420

莫枚士　思虑致遗论 ……………………………………………… 420

1.4　继发病因 …………………………………………………………… 421

　1.4.1　痰浊 ……………………………………………………………… 421

巢元方　论因痰饮食不消 ………………………………………… 421

巢元方　论因痰结实 ……………………………………………… 421

巢元方　论膈痰致风厥头痛 ……………………………………… 421

巢元方　论因痰致癖 ……………………………………………… 421

徐春甫　不寐为痰火思虑所致 …………………………………… 422

吴　澄　积痰 ……………………………………………………… 422

吴　澄　多痰多疑 ………………………………………………… 422

刘全德　五积六聚总是气凝其痰血 ……………………………… 423

张山雷　论痰生外疡 ……………………………………………… 423

　1.4.2　水饮 ……………………………………………………………… 424

《圣济总录》　痰饮统论 …………………………………………… 424

严用和　痰饮论治 ………………………………………………… 424

董　宿　论痰饮为病 ……………………………………………… 425

尤在泾　论饮为病 ………………………………………………… 426

黄元御　痰饮 ……………………………………………………… 426

　1.4.3　瘀血 ……………………………………………………………… 426

《灵枢》　论瘀血致石瘕 …………………………………………… 426

张仲景　蓄血证 …………………………………………………… 427

张仲景　论瘀血致病脉证 ………………………………………… 427

张仲景　论瘀血可兼郁热 ………………………………………… 427

张仲景　论瘀血致腹痛 …………………………………………… 427

巢元方　论血冷相搏致瘀 ………………………………………… 428

《圣济总录》　论伤折腹中瘀血 …………………………………… 428

《圣济总录》 论妇人瘀血 ··428

陈自明 妇人腹中瘀血方论 ··428

傅　山 瘀血致崩 ···428

傅　山 产后瘀血致少腹疼 ··429

高鼓峰 论死血 ···429

王清任 论瘀血致小产 ··429

唐容川 瘀血 ···430

竹泉生 血瘀 ···432

竹泉生 血瘀随枯 ···432

1.5　不内外因 ···432

《素问》 论胎病致癫疾 ··432

《素问》 论境遇变化致病 ··433

《灵枢》 论跌仆坠堕 ···433

张介宾 诸虫 ···433

汪　昂 论诸虫 ···433

2　病机论 ···435

2.1　病机统论 ···435

《素问》 病机十九条 ···435

王　冰 论四因病机 ··436

刘完素 论六气病机 ··436

朱丹溪 审察病机无失气宜论 ··437

李中梓 知机论 ···438

高士宗 原病 ···439

2.2　基本病机 ···440

2.2.1　邪正盛衰 ···440

《素问》 论邪正盛衰 ···440

《灵枢》 论形气病气与邪正关系 ··440

张仲景 论少阳邪正相争 ···440

2.2.2　阴阳失调 ···441

《素问》 论阴阳偏胜致病 ··441

《素问》 论阴阳相胜失调 ··441

《素问》 论三阳三阴为病 ··442

《素问》 论阴阳偏盛 ···442

《素问》 论邪入阴阳 ···442

《素问》 论阴阳偏胜 ···442

《素问》 论阴阳交争 ···443

《素问》 论厥之阴阳 ···443

《素问》 论阴阳虚盛 ···443

《灵枢》 论阴阳偏盛影响气血 ··444

《灵枢》　论阴阳偏盛 ·· 444

《灵枢》　论痈疽的阴阳病机 ·· 444

《灵枢》　论重阴必阳重阳必阴 ·· 445

《难经》　论积聚与阴阳 ·· 445

《中藏经》　阳厥论 ·· 445

《中藏经》　阴厥论 ·· 446

《中藏经》　阴阳否格论 ·· 446

《中藏经》　从阴阳病机论寒热 ·· 446

刘完素　热总论 ·· 447

张丰青　阴阳离决精气乃绝论 ·· 448

邓兴学　阴阳气不相顺接浅析 ·· 448

刘渡舟　阴火的形成与证治 ·· 449

2.2.3　精气血津液病机 ··· 451

2.2.3.1　精病机 ··· 451

《灵枢》　论精病机 ·· 451

孙一奎　论"精气夺则虚" ·· 451

2.2.3.2　气病机 ··· 452

《素问》　论百病生于气 ·· 452

《素问》　论营气虚卫气实 ·· 452

《灵枢》　论气不足病机 ·· 452

《灵枢》　论气逆而乱 ·· 453

刘完素　论气厥与气郁病机 ·· 453

戴思恭　气属阳动作火论 ·· 453

周汝鸣　血营气卫论 ·· 454

吴　澄　郁论 ·· 455

2.2.3.3　血病机 ··· 456

《素问》　论荣卫病机 ·· 456

戴思恭　血属阴难成易亏论 ·· 456

吴澄　论失血病机 ··· 457

黄元御　血瘀 ·· 457

唐容川　阴阳水火气血论 ·· 458

2.2.3.4　津液病机 ··· 459

《素问》　论水肿 ··· 459

巢元方　论痰饮形成 ·· 460

《圣济总录》　痰饮统论 ·· 460

陈无择　痰饮叙论 ··· 461

杨士瀛　论痰涎病机 ·· 461

朱　佐　痰饮评 ·· 461

娄安道　痰证 ·· 462

王　纶　论生痰之源归于脾肾·····································462

缪希雍　论痰之所生···462

缪希雍　论饮证病机···463

刘全德　痰有十因··463

李　梴　论痰···464

徐春甫　论痰饮之病总属于脾···464

张介宾　论痰之本··464

喻　昌　痰饮论···465

喻　昌　痰饮留伏论···466

汪　昂　论除痰法··467

华岫云　论痰之病机···467

黄宫绣　痰···467

黄元御　痰饮根原··468

张秉成　论痰之源··468

费伯雄　痰饮···469

梁子材　痰饮···469

陈守真　痰证解···469

2.3　脏腑病机···470

2.3.1　五脏病机···470

《素问》　论四时五脏病机···470

《素问》　论五脏病机··470

《灵枢》　论邪与五脏··470

《灵枢》　论五脏病机··471

陈士铎　论五脏五行生克···471

郑寿全　五行本体受病相传为病·······································472

2.3.1.1　肝病机···473

刘完素　论诸风掉眩皆属于肝···473

张介宾　论肝邪···473

林珮琴　论肝气肝火肝风···474

陈修园　肝气···474

朱时进　目疾者肝火之因···474

2.3.1.2　心（含：心包络）病机······································475

《中藏经》　论心虚实寒热病机·······································475

《太平圣惠方》　论心病机···476

刘完素　论诸痛痒疮皆属于心···476

徐春甫　惊悸为心血不足···477

陈士铎　论心火为病···477

章虚谷　论心包络病机···478

李　漼　论心病机··478

2.3.1.3　脾病机·····479

《中藏经》　论脾脏虚实寒热病机·····479

《太平圣惠方》　论脾有余不足·····479

《圣济总录》　论脾虚·····480

《圣济总录》　论脾实·····480

刘完素　论诸湿肿满皆属于脾·····480

李东垣　脾胃虚实传变论·····481

李东垣　肺之脾胃虚论·····482

李东垣　脾胃虚则九窍不通论·····483

南　征　阴火新解·····484

2.3.1.4　肺病机·····484

《素问》　论肺热叶焦致痿·····484

《太平圣惠方》　论肺病机·····484

《圣济总录》　论肺虚·····485

《圣济总录》　论肺实·····485

刘完素　论肺与燥·····485

刘完素　论诸气膹郁病痿皆属于肺金·····485

傅仁宇　论肺经主病·····486

2.3.1.5　肾病机·····486

《素问》　论肾风·····486

《素问》　论肾与水肿的关系·····487

《素问》　论寒邪病机·····487

《中藏经》　论肾脏虚实寒热病机·····487

《太平圣惠方》　论肾脏虚实病机·····488

《圣济总录》　论肾虚病机·····488

《圣济总录》　论肾实病机·····489

钱　乙　论小儿肾虚·····489

刘完素　论诸寒收引皆属于肾·····489

吴　澄　论肾虚生痰病机·····490

2.3.2　六腑病机·····490

2.3.2.1　胆病机·····490

《灵枢》　论邪在胆逆在胃·····490

《太平圣惠方》　论胆虚冷病机·····490

《太平圣惠方》　论胆实热病机·····491

陈士铎　论胆病机·····491

2.3.2.2　胃病机·····491

《素问》　论胃不和则卧不安·····491

《圣济总录》　论胃虚冷病机·····492

《圣济总录》　论胃实热病机·····492

2.3.2.3 小肠病机 ··492

《太平圣惠方》 论小肠虚冷病机 ···························492

《太平圣惠方》 论小肠实热病机 ···························493

顾 锡 论小肠病机 ··493

2.3.2.4 大肠病机 ··493

《中藏经》 论大肠虚实寒热病机 ···························493

《普济方》 论大肠实热病机 ·······························493

顾 锡 论大肠病机 ··494

余 霖 热注大肠 ··494

2.3.2.5 膀胱病机 ··494

《太平圣惠方》 论膀胱虚冷病机 ···························494

《太平圣惠方》 论膀胱实热病机 ···························495

陈士铎 论膀胱病机 ··495

2.3.2.6 三焦病机 ··496

刘完素 论三消与脏腑 ··496

《普济方》 论三焦实热病机 ·······························496

《普济方》 论三焦虚寒病机 ·······························496

陈士铎 三焦病机 ··497

顾 锡 论三焦病机 ··497

2.3.3 脏腑同病病机 ··498

《素问》 论二阳之病发心脾 ·································498

《素问》 论鼻息不利发于心肺 ·······························498

《素问》 论脾胃病机 ··498

《素问》 论四肢不用病在脾胃 ·······························499

《素问》 论脏腑之热相移 ·····································499

《灵枢》 论胃肠寒热 ··499

《难经》 论邪在六腑及邪在五脏 ·······························499

寇宗奭 论脏腑病机 ··500

刘完素 论脏腑虚损 ··500

戴思恭 火岂君相五志俱有论 ·································500

绮 石 心肾不交论 ··501

《医学研悦》 论心肾不交 ·····································502

傅 山 论心肾不交 ··502

冯兆张 论心肾不交 ··502

2.3.4 奇恒之府病机 ··503

《素问》 论女子胞病机 ······································503

巢元方 论风邪入脑 ··503

《圣济总录》 论髓之虚实 ·····································503

2.4 经络病机 ··504

2.4.1　经脉病机 ···504
　《素问》　论六经病机 ···504
　《素问》　论六经之厥病机 ··504
　《素问》　论经络病机 ···504
　《素问》　论寒气与经脉 ··505
　尤在泾　论邪循经脉乘心病机 ··505
2.4.2　络脉病机 ···506
　《灵枢》　论孙络之积 ···506
　巢元方　论心痛经络病机 ···506
2.4.3　奇经八脉病机 ···506
　《素问》　论督脉病机 ···506
　王叔和　论奇经八脉病 ··507
　喻　昌　论奇经之病关乎营卫 ··507
　张锡纯　论冲脉病机 ···507

第四篇　诊　法　论

1　诊道论 ···511
1.1　诊察内容 ···511
　《素问》　论四诊合参 ···511
　《素问》　理色脉通神明 ··511
　《素问》　论能合色脉可以万全 ··511
　《素问》　诊有十度 ···512
　《灵枢》　论色脉相参 ···512
　《难经》　论四诊合参 ···513
　朱丹溪　治病先观形色然后察脉问证论 ···································513
　张介宾　论四诊合参 ···513
　喻　昌　申治病不疏五过之律 ··514
　喻　昌　合色脉论 ···514
　张　璐　色脉 ··515
　江涵暾　望闻问切论 ···517
　章　楠　望闻问切 ···517
　余国佩　望闻问切论 ···518
1.2　诊法原理 ···519
　《灵枢》　论司外揣内 ···519
　朱丹溪　能合色脉可以万全 ··519
　徐灵胎　症脉轻重论 ···520
2　望诊论 ···521
2.1　望诊统论 ···521

《灵枢》 论五色独决于明堂 …………………………………………………………521

蒋示吉 非时勿望论 …………………………………………………………………521

汪宏 五方望法相参 …………………………………………………………………522

汪宏 居养望法相参 …………………………………………………………………522

周学海 外诊撮要 ……………………………………………………………………523

2.2 全身望诊论 ………………………………………………………………………524

2.2.1 望神 ………………………………………………………………………524

《素问》 论察神的重要性 …………………………………………………………524

周之干 论神气 ………………………………………………………………………525

张介宾 神气存亡论 …………………………………………………………………525

喻昌 论望神 …………………………………………………………………………525

石寿棠 察神气 ………………………………………………………………………526

2.2.2 察色 ………………………………………………………………………526

《素问》 论五色 ……………………………………………………………………526

《素问》 论色诊要旨 ………………………………………………………………526

张仲景 论望色 ………………………………………………………………………527

《中藏经》 五色脉论 ………………………………………………………………527

赵佶 察色精微章 ……………………………………………………………………527

刘完素 察色论 ………………………………………………………………………529

孙一奎 望色 …………………………………………………………………………529

喻昌 望色论 …………………………………………………………………………530

陈士铎 论气色 ………………………………………………………………………531

张璐 论辨色法 ………………………………………………………………………532

章楠 验色辨生死 ……………………………………………………………………532

潘楫 统论色 …………………………………………………………………………533

蒋示吉 论平人色法 …………………………………………………………………533

蒋示吉 五色分病在皮脉肉筋骨论 …………………………………………………534

蒋示吉 望色分三因论 ………………………………………………………………535

蒋示吉 明部分论 ……………………………………………………………………535

蒋示吉 望色左右阴阳论 ……………………………………………………………535

蒋示吉 望色浮沉论 …………………………………………………………………536

蒋示吉 望色泽夭论 …………………………………………………………………537

蒋示吉 望色聚散论 …………………………………………………………………537

蒋示吉 望色上下逆从论 ……………………………………………………………538

蒋示吉 望色浅深论 …………………………………………………………………538

蒋示吉 望色虽不明泽而病亦不甚论 ………………………………………………539

蒋示吉 望色光体论 …………………………………………………………………539

蒋示吉 望色行走论 …………………………………………………………………540

蒋示吉 望色知新故疾论 ……………………………………………………………540

蒋示吉　望色随五时论 ·· 540

蒋示吉　望色胃气不死论 ·· 541

蒋示吉　望色随人论 ·· 541

石寿棠　察色 ·· 542

汪　宏　望诊阴阳总纲论 ·· 543

汪　宏　相气十法提纲 ·· 543

汪　宏　望色先知平人 ·· 544

张正昭　黄赤未必皆热，清白未必皆寒 ···································· 544

颜德馨　面色黧黑从瘀论治 ·· 545

2.2.3　望形体 ·· 546

《素问》　论形诊 ·· 546

《素问》　论形气之辨 ·· 546

《素问》　论形之肥瘦 ·· 546

《灵枢》　论形诊 ·· 546

《灵枢》　论形之肥瘦 ·· 547

《灵枢》　论肉之坚脆 ·· 547

林之瀚　论形气 ·· 548

2.2.4　望姿态 ·· 548

《素问》　论十二经所败之姿态 ·· 548

《素问》　论脏腑衰竭之姿态 ·· 549

张仲景　论望呼吸 ·· 549

李　梴　观形察色 ·· 549

王肯堂　察身 ·· 549

石寿棠　辨内病之外形变化 ·· 550

汪　宏　诊坐望法提纲 ·· 551

汪　宏　诊卧望法提纲 ·· 551

2.3　局部望诊 ·· 552

《素问》　论目之功能 ·· 552

《素问》　论目诊 ·· 552

《灵枢》　论诊鱼际脉络 ·· 552

王肯堂　察目 ·· 552

王肯堂　察鼻 ·· 553

王肯堂　察口唇 ·· 553

林之瀚　论腕诊法 ·· 553

蒋示吉　望部骨吉凶论 ·· 554

石寿棠　审形窍 ·· 554

汪　宏　睑色望法提纲 ·· 555

汪　宏　眼目形容提纲 ·· 556

汪　宏　眼目气色提纲 ·· 556

　　汪　宏　诊口形容提纲 ………………………………557

　　汪　宏　诊唇望法提纲 ………………………………557

　　汪　宏　牙齿望法提纲 ………………………………558

　　汪　宏　诊鼻望法提纲 ………………………………559

　　汪　宏　诊耳望法提纲 ………………………………559

　　汪　宏　诊头望法提纲 ………………………………560

　　汪　宏　诊腹望法提纲 ………………………………560

　　汪　宏　诊背望法提纲 ………………………………561

　　朱良春　望眼血管察肝炎轻重与转变 ……………561

　　朱良春　人中诊法 …………………………………562

2.4　舌诊 ……………………………………………………562

　2.4.1　舌诊统论 …………………………………………562

　　江涵暾　望舌 ………………………………………562

　　汪　宏　望舌诊法提纲 ……………………………563

　　周学海　舌质舌苔辨 ………………………………564

　　曹炳章　辨舌审内脏经脉之气化 …………………564

　　曹炳章　辨舌察脏腑之病理 ………………………565

　　曹炳章　观舌之心法 ………………………………566

　　张　震　舌象要略 …………………………………567

　　朱良春　"舌边白涎"诊法 …………………………568

　　李寿山　察舌脉辨瘀证 ……………………………568

　　章真如　舍舌从证与舍证从舌 ……………………569

　2.4.2　望舌质 ……………………………………………570

　　张　登　红色舌总论 ………………………………570

　　张　登　紫色舌总论 ………………………………572

　　杨云峰　验舌分虚实法 ……………………………572

　　杨云峰　验舌分阴阳法 ……………………………573

　　汪　宏　诊舌气色条目 ……………………………573

　　汪　宏　诊舌津液条目 ……………………………574

　　肖永林　绛舌小议 …………………………………575

　2.4.3　望舌苔 ……………………………………………576

　　成无己　舌上苔 ……………………………………576

　　李中梓　望舌 ………………………………………576

　　张　登　白胎舌总论 ………………………………577

　　张　登　黄胎舌总论 ………………………………578

　　张　登　黑胎舌总论 ………………………………580

　　张　登　灰色舌总论 ………………………………581

　　张　登　霉酱色胎舌总论 …………………………581

　　张　登　蓝色胎舌总论 ……………………………582

张　登　妊娠伤寒舌总论 ······················· 582

　　　　周学海　舌苔有根无根辨 ······················· 583

　　　　刘恒瑞　苔色变换吉凶总论 ····················· 583

　　　　龚士澄　腻苔说异 ····························· 584

　　　　柯梦笔　黄苔小议 ····························· 584

　2.5　小儿望诊 ···································· 585

　　　　万　全　望小儿虎口纹 ······················· 585

　　　　张介宾　论三关指纹不足凭 ····················· 585

　　　　刘弼臣　小儿头面部望诊经验口诀 ··············· 586

　　　　王鹏飞　望头顶"污垢" ······················ 587

　　　　王鹏飞　望上腭颜色 ························· 587

　　　　张奇文　对小儿应注意望诊 ····················· 588

　　　　梁宗翰　舌绛、指纹青新解 ····················· 589

3　闻诊 ··· 590

　　　　《素问》　论气衰神乱之声 ····················· 590

　　　　《素问》　论坏府之声 ······················· 590

　　　　张仲景　论语声呼吸 ························· 590

　　　　李东垣　辨气少气盛 ························· 590

　　　　孙一奎　闻声 ····························· 591

　　　　李中梓　论闻诊 ··························· 592

　　　　潘　楫　闻诊论声息 ························· 592

　　　　喻　昌　闻声论 ··························· 594

　　　　喻　昌　辨息论 ··························· 594

　　　　李延昰　声诊 ····························· 595

　　　　张志聪　音声言语论 ························· 596

　　　　张　璐　论辨声法 ························· 596

　　　　林之瀚　听音论 ··························· 597

　　　　石寿棠　闻声须察阴阳论 ····················· 597

　　　　周学海　论闻诊 ··························· 598

　　　　周学海　闻声法 ··························· 599

　　　　干祖望　论闻诊应用 ························· 600

4　问诊 ··· 601

　　　　《素问》　论问诊 ··························· 601

　　　　杨士瀛　当问得病之因 ······················· 601

　　　　孙一奎　问因 ····························· 601

　　　　李中梓　问诊 ····························· 602

　　　　张介宾　问寒热 ··························· 602

　　　　张介宾　问汗 ····························· 603

　　　　张介宾　问头身 ··························· 604

张介宾 问便 ……………………………………………………………………604

张介宾 问饮食 …………………………………………………………………605

张介宾 问胸 ……………………………………………………………………605

张介宾 问聋 ……………………………………………………………………606

张介宾 问渴 ……………………………………………………………………606

喻　昌 问病论 …………………………………………………………………606

李延昰 问情论 …………………………………………………………………607

何梦瑶 问寒热 …………………………………………………………………608

石寿棠 论问诊 …………………………………………………………………608

5　脉诊论 ………………………………………………………………………610

　5.1　脉诊统论 …………………………………………………………………610

　　5.1.1　诊脉原理 ……………………………………………………………610

　　《难经》 脉有阴阳之法 ………………………………………………………610

　　《难经》 脉分脏腑 ……………………………………………………………610

　　《难经》 根本枝叶 ……………………………………………………………610

　　王叔和 张仲景论脉 …………………………………………………………611

　　刘完素 原脉论 ………………………………………………………………611

　　孙一奎 脉义 …………………………………………………………………613

　　李延昰 冲阳太溪二脉论 ……………………………………………………614

　　5.1.2　诊脉要诀 ……………………………………………………………614

　　《素问》 论脉诊常以平旦 ……………………………………………………614

　　《素问》 论诊脉 ………………………………………………………………615

　　滑　寿 诊脉之道 ……………………………………………………………615

　　汪　机 矫世惑脉论 …………………………………………………………616

　　李中梓 诊贵提纲之说 ………………………………………………………618

　　张介宾 论脉统于表里寒热虚实六字为纲 …………………………………619

　　徐灵胎 诊脉决生死论 ………………………………………………………619

　　石寿棠 论脉象之常与变 ……………………………………………………620

　　5.1.3　诊脉部位 ……………………………………………………………621

　　《难经》 独取尺寸 ……………………………………………………………621

　　王叔和 分别三关境界脉候所主 ……………………………………………621

　　王叔和 辨尺寸阴阳荣卫度数 ………………………………………………622

　　王叔和 两手六脉所主五脏六腑阴阳逆顺 …………………………………622

　　孙思邈 论三部九候 …………………………………………………………623

　　齐德之 论三部所主脏腑 ……………………………………………………623

　　齐德之 论三部脉所主证候 …………………………………………………624

　　孙一奎 论诊法 ………………………………………………………………624

　　张介宾 论气口与人迎 ………………………………………………………625

　　张介宾 论命门之火不可偏诊于右尺 ………………………………………626

李中梓　脉位法天地五行之说 ……………………………………… 626

汪必昌　人迎气口之义 ……………………………………………… 627

5.1.4　诊脉方法 …………………………………………………… 627

《难经》　脉有轻重 ………………………………………………… 627

孙思邈　平脉大法 …………………………………………………… 627

赵　佶　持脉虚静章 ………………………………………………… 628

陈无择　论诊脉四要 ………………………………………………… 630

李延昰　调息已定然后诊脉论 ……………………………………… 630

张　璐　初诊久按不同说 …………………………………………… 631

汪必昌　脉之轻取与沉取 …………………………………………… 631

周学海　单诊总按不同 ……………………………………………… 632

周学海　论脉之位数形势 …………………………………………… 633

周学海　微甚兼独 …………………………………………………… 634

赵绍琴　论诊脉方法 ………………………………………………… 635

赵绍琴　浮、中、按、沉的取脉方法 ……………………………… 636

赵绍琴　诊脉测病性 ………………………………………………… 637

张　震　持脉之道 …………………………………………………… 637

张绚邦　脉诊指法技巧小议 ………………………………………… 638

5.2　平脉 ………………………………………………………………… 639

《素问》　论平人脉 ………………………………………………… 639

张仲景　论脉应四时 ………………………………………………… 639

王叔和　平脉视人大小长短男女逆顺法 …………………………… 639

孙思邈　诊五脏脉轻重法 …………………………………………… 640

王　冰　论权衡规矩 ………………………………………………… 640

刘温舒　论南北政脉应不同 ………………………………………… 640

吴　崑　脉有神机 …………………………………………………… 641

孙一奎　四时脉说 …………………………………………………… 641

李中梓　因形气以定诊之说 ………………………………………… 642

李中梓　老少脉异 …………………………………………………… 642

李中梓　脉以胃气为本 ……………………………………………… 642

张介宾　脉神 ………………………………………………………… 643

张介宾　胃气解 ……………………………………………………… 643

李延昰　脉无根有两说论 …………………………………………… 644

周学霆　平人脉歇止无妨论 ………………………………………… 644

唐大烈　妊娠阴脉小弱论 …………………………………………… 645

余国佩　察脉神气论 ………………………………………………… 645

石寿棠　论脉之刚柔、圆遏、神气 ………………………………… 646

石寿棠　论脉之圆象 ………………………………………………… 647

周学海　说神 ………………………………………………………… 647

5.3 病脉 ……………………………………………………………………… 648

《难经》 阴阳虚实 …………………………………………………… 648

《中藏经》 脉要论 …………………………………………………… 648

王叔和 脉形状指下秘决 …………………………………………… 649

王叔和 辨脉阴阳大法 ……………………………………………… 650

王叔和 从横逆顺伏匿脉 …………………………………………… 651

王叔和 辨灾怪恐怖杂脉 …………………………………………… 651

王叔和 迟疾短长杂脉法 …………………………………………… 652

王叔和 诊病将瘥难已脉 …………………………………………… 653

孙思邈 阴阳表里虚实 ……………………………………………… 653

孙思邈 诊四时相反脉 ……………………………………………… 654

朱 肱 问七表 ……………………………………………………… 654

朱 肱 问八里 ……………………………………………………… 655

陈无择 七表病脉 …………………………………………………… 655

陈无择 八里病脉 …………………………………………………… 656

陈无择 九道病脉 …………………………………………………… 656

李东垣 辨脉 ………………………………………………………… 657

朱丹溪 左大顺男右大顺女论 ……………………………………… 658

朱丹溪 涩脉论 ……………………………………………………… 658

朱丹溪 脉大必病进论 ……………………………………………… 659

危亦林 十怪脉 ……………………………………………………… 659

李时珍 浮（阳）………………………………………………………… 660

李时珍 沉（阴）………………………………………………………… 660

李时珍 迟（阴）………………………………………………………… 661

李时珍 数（阳）………………………………………………………… 661

李时珍 滑（阳中阴）…………………………………………………… 661

李时珍 涩（阴）………………………………………………………… 662

李时珍 虚（阴）………………………………………………………… 662

李时珍 实（阳）………………………………………………………… 663

李时珍 长（阳）………………………………………………………… 663

李时珍 短（阴）………………………………………………………… 663

李时珍 洪（阳）………………………………………………………… 664

李时珍 微（阴）………………………………………………………… 664

李时珍 紧（阳）………………………………………………………… 665

李时珍 缓（阴）………………………………………………………… 665

李时珍 芤（阳中阴）…………………………………………………… 665

李时珍 弦（阳中阴）…………………………………………………… 666

李时珍 革（阴）………………………………………………………… 666

李时珍 牢（阴中阳）…………………………………………………… 667

李时珍　濡（阴）·······························667

李时珍　弱（阴）·······························667

李时珍　散（阴）·······························668

李时珍　细（阴）·······························668

李时珍　伏（阴）·······························669

李时珍　动（阳）·······························669

李时珍　促（阳）·······························669

李时珍　结（阴）·······························670

李时珍　代（阴）·······························670

徐春甫　释丹溪"脉大必病进说"·······················671

吴　崑　上下有脉无脉论·····························671

张介宾　论代脉································672

张介宾　逆顺································672

李中梓　脉有相似宜辨·····························673

李中梓　脉有相反宜参·····························673

李中梓　革脉非变革之义···························674

李中梓　缓脉非病脉之说···························674

李中梓　脉有亢制·······························674

张　璐　脉象································674

蒋星墀　寸口跌阳紧脉不同论·························676

陆懋修　脉有力无力说·····························677

周学海　实洪实散虚洪虚散四脉辨·······················678

周学海　濡弱二脉辨·····························678

周学海　牢脉本义·······························679

周学海　弦脉反为吉象说···························680

周学海　浮脉反宜见于闭证说·························680

周学海　浮脉反不宜发散说···························681

周学海　数脉反不宜用清散说·························681

周学海　浮缓反不如弦涩说···························682

周学海　伏脉反因阳气将伸说·························682

周学海　代脉结脉反为阳气将舒伏气将发说···················683

周学海　虚实································683

周学海　滑涩动结促辨·····························684

周学海　滑涩似动结·····························684

周学海　促结涩代不同·····························684

周学海　喘躁驶三脉·····························685

周学海　诸脉总说·······························685

周学海　再论散脉虚实·····························687

周学海　脉弱非虚·······························687

彭子益　枯润二脉 …………………………………………………………………… 688

彭子益　微弱二脉 …………………………………………………………………… 688

彭子益　虚实二脉 …………………………………………………………………… 689

彭子益　松紧二脉 …………………………………………………………………… 689

柯雪帆　脉诊一得 …………………………………………………………………… 690

韩学信　论洪脉 ……………………………………………………………………… 690

王德安　数脉不尽主热 ……………………………………………………………… 691

雷声远　切脉必究脉象之理 ………………………………………………………… 691

徐光先　论促、结、代、疾四脉 …………………………………………………… 692

6　按诊论 …………………………………………………………………………… 693

《素问》　论尺肤诊部位 …………………………………………………………… 693

《灵枢》　论疾诊尺 ………………………………………………………………… 693

《灵枢》　按手足 …………………………………………………………………… 693

俞根初　按胸腹 ……………………………………………………………………… 694

夏奕钧　漫谈脐诊 …………………………………………………………………… 695

李翰卿　疑难重症首重腹诊 ………………………………………………………… 696

第五篇　辨　证　论

1　辨证统论 ………………………………………………………………………… 701

陈无择　论审病与审证 ……………………………………………………………… 701

王　珪　论证 ………………………………………………………………………… 701

李中梓　辨治大法论 ………………………………………………………………… 701

李中梓　别症论 ……………………………………………………………………… 702

徐灵胎　知病必先知症论 …………………………………………………………… 703

徐灵胎　病证不同论 ………………………………………………………………… 703

程国彭　入门看症诀 ………………………………………………………………… 704

江涵暾　表里虚实寒热辨 …………………………………………………………… 704

章　楠　论辨证论治 ………………………………………………………………… 705

莫枚士　论辨证六字纲要 …………………………………………………………… 705

方药中　辨证论治的基本精神 ……………………………………………………… 706

方药中　辨证论治在临床运用中的步骤和方法 …………………………………… 707

焦树德　什么是证 …………………………………………………………………… 709

焦树德　证、症、病的异同 ………………………………………………………… 710

焦树德　辨出主证和主证的特性 …………………………………………………… 711

焦树德　照顾兼证 …………………………………………………………………… 711

焦树德　注意证的转化与真假 ……………………………………………………… 711

干祖望　从侧面来认识辨证论治 …………………………………………………… 712

罗元恺　辨证的理论依据 …………………………………………………………… 713

吴化林　切忌不加辨证而施治 ·· 714

2　辨证八纲论 ·· 716
　　　寇宗奭　治病有八要 ··· 716
　　　孙一奎　证有寒热虚实表里气血 ························· 716
　　　张介宾　求本论 ··· 716
　　　张介宾　论二纲六变 ······································· 717
　　　张介宾　六变辩 ··· 717
　　　程国彭　寒热虚实表里阴阳辨 ··························· 718
　　　孔伯华　论两纲六要不能平列 ··························· 719
　　　干祖望　闲话八纲 ··· 720

　2.1　辨阴阳 ·· 721
　　　《素问》　论辨阴阳而施治 ································ 721
　　　《素问》　论辨阴阳而施针石 ··························· 722
　　　《素问》　论辨阴阳脉证及经脉 ······················· 722
　　　《素问》　辨阴阳寒热 ···································· 722
　　　《素问》　论五病所发 ···································· 722
　　　《素问》　论五邪所乱 ···································· 722
　　　《灵枢》　论辨阴阳 ······································ 723
　　　张仲景　辨阴阳 ··· 723
　　　朱肱　厥证当辨阴阳 ······································ 723
　　　王好古　举古人论阴证辨 ································· 724
　　　王履　阳虚阴盛阳盛阴虚论 ····························· 724
　　　袁班　治病须明阴阳虚实论 ····························· 725
　　　吴又可　论阳证似阴 ······································ 726
　　　喻昌　阴病论 ··· 727
　　　张志聪　阳证阴证辩 ······································ 728
　　　石寿棠　阴阳治法大要论 ································· 728

　2.2　辨虚实 ·· 729
　　　《素问》　论辨五实五虚 ································· 729
　　　《素问》　通评虚实论 ···································· 729
　　　《素问》　论虚实之要 ···································· 731
　　　张仲景　辨虚证实证 ······································ 731
　　　张仲景　由谵语郑声辨虚实 ····························· 731
　　　王叔和　辨虚实 ··· 732
　　　《中藏经》　虚实大要论 ································· 732
　　　杨士瀛　虚实分治论 ······································ 733
　　　张介宾　虚实篇 ··· 733
　　　沈明生　因病似虚因虚致病论 ··························· 734
　　　张志聪　邪正虚实辩 ······································ 735

徐灵胎　寒热虚实真假论 ……………………………………………… 736

刘仕廉　阴虚证论 ……………………………………………………… 736

刘仕廉　阳虚证论 ……………………………………………………… 737

莫枚士　病无纯虚论 …………………………………………………… 737

顾松园　论辨虚实寒热真假 …………………………………………… 738

周学海　虚实补泻论 …………………………………………………… 738

汪蕴谷　审虚实 ………………………………………………………… 739

2.3　辨寒热 ………………………………………………………………… 740

《灵枢》　辨胃肠寒热 ……………………………………………… 740

《灵枢》　辨胃寒胃热证 …………………………………………… 740

张仲景　辨寒热真假 …………………………………………………… 740

张仲景　辨胃中寒热 …………………………………………………… 740

张仲景　辨寒热 ………………………………………………………… 741

《中藏经》　寒热论 ………………………………………………… 741

李东垣　辨寒热 ………………………………………………………… 741

张介宾　辨寒热虚实 …………………………………………………… 742

张介宾　寒热篇 ………………………………………………………… 743

张介宾　寒热真假篇 …………………………………………………… 743

冯兆张　虚实寒热大小总论 …………………………………………… 744

杨栗山　寒热为治病大纲领辨 ………………………………………… 745

2.4　辨表里 ………………………………………………………………… 746

《素问》　凭脉辨表里 ……………………………………………… 746

张仲景　辨表里证 ……………………………………………………… 747

张仲景　论表证误下后辨表里缓急 …………………………………… 747

张介宾　表证篇 ………………………………………………………… 747

张介宾　里证篇 ………………………………………………………… 749

张介宾　表里辨 ………………………………………………………… 750

吴又可　似表非表，似里非里 ………………………………………… 750

徐灵胎　表里上下论 …………………………………………………… 751

3　辨脏腑病证论 ………………………………………………………………… 752

《素问》　论五脏病证 ……………………………………………… 752

《素问》　论五脏热病 ……………………………………………… 752

钱　乙　五脏所主 ……………………………………………………… 753

杨士瀛　五脏病证虚实论 ……………………………………………… 753

朱丹溪　五脏虚实 ……………………………………………………… 754

唐容川　论辨证须知脏腑 ……………………………………………… 755

3.1　肝胆病辨证 …………………………………………………………… 756

巢元方　肝病候 ………………………………………………………… 756

巢元方　胆病候 ………………………………………………………… 756

孙思邈　论肝气虚实辨证 ·· 756

　　　　严用和　肝胆虚实论治 ·· 756

　　　　张元素　论肝胆病辨证 ·· 757

　　　　唐容川　论肝胆病证 ·· 757

　3.2　心与小肠病辨证 ··· 758

　　　　巢元方　心病候 ·· 758

　　　　巢元方　小肠病候 ·· 758

　　　　孙思邈　论心气虚实辨证 ·· 758

　　　　严用和　心小肠虚实论治 ·· 759

　　　　张元素　论心与小肠病辨证 ··· 759

　　　　唐容川　论心病证 ·· 759

　3.3　脾胃病辨证 ·· 760

　　　　巢元方　脾病候 ·· 760

　　　　巢元方　胃病候 ·· 760

　　　　孙思邈　论脾气虚实辨证 ·· 760

　　　　严用和　脾胃虚实论治 ·· 760

　　　　张元素　论脾与胃病辨证 ·· 761

　　　　唐容川　论脾病证 ·· 761

　　　　唐容川　论胃病证 ·· 761

　3.4　肺与大肠病辨证 ··· 762

　　　　巢元方　肺病证候 ·· 762

　　　　巢元方　大肠病候 ·· 762

　　　　孙思邈　论肺气虚实辨证 ·· 762

　　　　严用和　肺大肠虚实论治 ·· 763

　　　　张元素　论肺与大肠病辨证 ··· 763

　　　　吴　澄　论肺虚证 ·· 763

　　　　唐容川　论肺病证 ·· 763

　3.5　肾与膀胱病辨证 ··· 764

　　　　巢元方　肾病候 ·· 764

　　　　巢元方　膀胱病候 ·· 764

　　　　孙思邈　论肾气虚实辨证 ·· 764

　　　　严用和　肾膀胱虚实论治 ·· 765

　　　　张元素　论肾与膀胱病辨证 ··· 765

4　经络辨证论 ··· 766

　　　　《灵枢》　论十二经脉病辨证 ··· 766

　　　　《灵枢》　十二经筋病辨证 ··· 767

　　　　王叔和　平奇经八脉病 ·· 768

　　　　陈无择　心痛诸经辨证 ·· 768

　　　　朱丹溪　十二经见证 ·· 769

　　　朱丹溪　痈疽当分经络论 ……………………………………………………770

5　气血津液辨证论 ……………………………………………………………771
　　　张仲景　四饮之辨 ………………………………………………………………771
　　　杨士瀛　血营气卫论 ……………………………………………………………771
　　　徐彦纯　论痰证有五 ……………………………………………………………772
　　　王　纶　丹溪治病不出乎气血痰郁 ……………………………………………772
　　　张介宾　论治血需察虚实 ………………………………………………………773
　　　张介宾　治血求其源 ……………………………………………………………773
　　　张介宾　治血当分轻重 …………………………………………………………774
　　　李用粹　论血证四证五法 ………………………………………………………774
　　　何梦瑶　气之病证 ………………………………………………………………774
　　　华岫云　辨气滞证 ………………………………………………………………775
　　　汪必昌　痰生百病八证辨 ………………………………………………………776
　　　汪必昌　饮生诸病五证辨 ………………………………………………………776
　　　朱时进　论因痰火致腹内窄狭 …………………………………………………777
　　　周学海　论痰饮分别 ……………………………………………………………777
　　　唐容川　辨瘀血证 ………………………………………………………………778

6　外感内伤辨证论 ……………………………………………………………780
　　　李　梴　内外伤辨 ………………………………………………………………780
　　　李　梴　内伤辨 …………………………………………………………………781
　　　李　梴　辨内外之火 ……………………………………………………………783
　　　顾松园　论外感内伤之别 ………………………………………………………784
　　　程国彭　伤寒主治四字论 ………………………………………………………784
　　　徐灵胎　内伤外感论 ……………………………………………………………785
　　　江涵暾　内伤外感杂治说 ………………………………………………………785
　　　石寿棠　辨内伤大要 ……………………………………………………………786
　　　郑钦安　外感说 …………………………………………………………………790
　　　郑钦安　内伤说 …………………………………………………………………790
　　　费伯雄　论内外之火 ……………………………………………………………791

7　伤寒六经辨证论 ……………………………………………………………792
　　　张仲景　辨六经证 ………………………………………………………………792
　　　陈无择　伤寒证治 ………………………………………………………………793
　　　张介宾　六经证 …………………………………………………………………793
　　　李　梴　论六经正病 ……………………………………………………………794
　　　叶天士　辨六经之要 ……………………………………………………………796
　　　陈修园　论六经提纲 ……………………………………………………………796
　　　程国彭　合病并病 ………………………………………………………………796
　　　吴坤安　六经本病 ………………………………………………………………797
　　　张锡纯　六经总论 ………………………………………………………………797

潘澄濂　六经辨证学说的意义和作用 ···798

8　温病瘟疫辨证论 ··801

　　叶天士　卫气营血看法 ···801

　　余　霖　论疫与伤寒似同而异 ···801

　　刘松峰　疫症繁多论 ···802

　　吴鞠通　论伤寒温病之辨 ···802

　　吴鞠通　论太阴温病初起寒温之辨 ···803

　　吴鞠通　论太阴温病轻重之辨 ···803

　　吴鞠通　论暑温与伤寒之辨 ···804

　　吴鞠通　论暑温与湿温之辨 ···804

　　吴鞠通　论阳明温病表里之辨 ···805

　　吴鞠通　论三焦辨证 ···805

　　吴鞠通　论阳明温病下清之辨 ···806

　　吴鞠通　论温病中焦湿证总纲 ···806

　　吴鞠通　论温病下焦证 ···807

　　吴鞠通　论温病下焦证热甚阴亏之辨 ···807

　　吴鞠通　论暑邪深入少阴厥阴之辨 ···807

　　雷　丰　温、瘟不同论 ···808

　　孔伯华　论卫气营血辨证、三焦辨证为辨病情深浅 ···································809

　　潘澄濂　卫气营血辨证在温热病学上的作用和意义 ···································809

　　潘澄濂　温病卫气营血辨证的传变规律 ···811

9　辨症状 ··813

　　张仲景　论疾病症状分类 ···813

　　陈自明　论口干与渴证不同 ···813

　　王　纶　发热论 ···813

　　李中梓　疑似之症须辨论 ···814

　　冯兆张　别症论 ···815

　　徐灵胎　脉症与病相反论 ···816

　　徐灵胎　病症不同论 ···816

　　徐灵胎　知病必先知症论 ···817

　　汪必昌　辨脾胃肠病诸症 ···817

　　汪必昌　辨肺病诸症 ···818

　　汪必昌　辨心病诸症 ···818

　　汪必昌　辨肾与膀胱病诸症 ···819

　　汪必昌　辨肢体痉疼活动不利诸症 ···819

　　汪必昌　辨寒热虚实真假诸症 ···820

　　汪必昌　辨呕吐噎膈反胃诸症 ···820

　　汪必昌　辨气血津液病诸症 ···821

　　汪必昌　辨大头瘟雷头风 ···821

汪必昌 辨神志异常诸症 …………………………………………………… 822

汪必昌 辨目鼻齿喉耳病诸症 ……………………………………………… 822

汪必昌 辨妇科病诸症 ……………………………………………………… 823

吴鞠通 看病须察兼症论 …………………………………………………… 823

雷 丰 夹证兼证论 ………………………………………………………… 824

朱时进 辨脾胃病诸症 ……………………………………………………… 824

朱时进 辨神志异常诸症 …………………………………………………… 825

朱时进 辨肺与大肠病诸症 ………………………………………………… 825

朱时进 辨寒热虚实真假诸症 ……………………………………………… 826

朱时进 辨气血津液病诸症 ………………………………………………… 827

10 辨预后 ………………………………………………………………………… 828

张仲景 厥阴寒证预后辨 …………………………………………………… 828

张仲景 厥阴虚寒证死候辨 ………………………………………………… 828

《中藏经》 生死要论 ……………………………………………………… 828

《中藏经》 脉病外内证决论 ……………………………………………… 829

冯兆张 验生死症诀大小总论 ……………………………………………… 829

徐灵胎 病有不愈不死虽愈必死论 ………………………………………… 830

唐容川 脉证死生论 ………………………………………………………… 831

第六篇 防 治 论

1 治未病论 ……………………………………………………………………… 835

《灵枢》 论治未病 ………………………………………………………… 835

《难经》 论治未病 ………………………………………………………… 835

张仲景 论治未病 …………………………………………………………… 835

罗天益 病宜早治 …………………………………………………………… 836

朱丹溪 不治已病治未病 …………………………………………………… 836

张介宾 病宜速治 …………………………………………………………… 837

吴又可 论客邪贵乎早治 …………………………………………………… 837

徐灵胎 防微论 ……………………………………………………………… 838

韦协梦 养身当却病于未形 ………………………………………………… 838

陆懋修 论治未病 …………………………………………………………… 839

郭谦亨 预防种种话扶正 …………………………………………………… 839

2 治则论 ………………………………………………………………………… 841

2.1 治则统论 ………………………………………………………………… 841

《素问》 论治则 …………………………………………………………… 841

《素问》 论内外治则 ……………………………………………………… 841

《素问》 论治当求属 ……………………………………………………… 841

缪希雍 论制方和剂治疗大法 ……………………………………………… 842

张介宾　论治篇 ··· 842

　　　徐灵胎　治病必分经络脏腑论 ··· 845

　　　徐灵胎　治病不必分经络脏腑论 ··· 846

　　　吴鞠通　治病法论 ··· 846

　　　周学海　用药须使邪有出路 ··· 846

　　　李济仁　中医治则契要 ·· 847

　　　申旭德　治病方法要精 ·· 848

2.2　治病求本 ··· 849

　　　王　冰　论治求其属 ··· 849

　　　王　冰　求属论治 ··· 849

　　　《圣济总录》　治神 ··· 849

　　　《圣济总录》　治病需察阴阳之本 ······································ 850

　　　朱丹溪　治病必求其本论 ··· 850

　　　朱丹溪　治病必求于本 ·· 851

　　　汪　宦　论火证求本并治 ··· 852

　　　张介宾　论治病求本 ··· 855

　　　张介宾　求本论 ··· 855

　　　李中梓　论治必求本 ··· 856

　　　冯兆张　诸病求源论 ··· 856

　　　李熙和　论治病求本 ··· 857

　　　徐灵胎　出奇制病论 ··· 858

　　　韦协梦　见血休治血，见痰休治痰 ······································ 859

　　　余国佩　行气活血求本论 ··· 859

　　　孔伯华　论治病必求其本 ··· 860

　　　李斯炽　治病求本 ··· 860

2.3　调整阴阳 ··· 861

　　　《素问》　论阴阳为治病之本 ··· 861

　　　《灵枢》　论调整阴阳 ·· 861

　　　李东垣　阴病治阳阳病治阴 ··· 861

　　　陆晋笙　治病不外阴阳 ·· 862

　　　陆懋修　论阴阳偏胜治法不同 ·· 863

2.4　扶正祛邪 ··· 864

　　　朱丹溪　病邪虽实胃气伤者勿使攻击论 ······························· 864

　　　刘　纯　论养正积自除 ·· 864

　　　徐春甫　攻邪补正有先后之序 ·· 865

　　　张介宾　论虚实攻补之法 ··· 865

　　　周学海　新病兼补久病专攻 ··· 866

　　　孔伯华　论祛邪与扶正 ·· 866

　　　袁世华　祛邪三要 ··· 866

2.5　补虚泻实 ·· 867

　　《难经》　论虚者补之，实者泻之，不虚不实，以经取之 ······················· 867

　　《难经》　论东方实，西方虚，泻南方，补北方 ·································· 868

　　《难经》　论损益 ·· 868

　　李东垣　说形气有余不足当补当泻之理 ··· 868

　　王　履　泻南方补北方论 ··· 869

　　冯兆张　治虚为去病之要 ··· 870

　　徐灵胎　攻补寒热同用论 ··· 871

　　张子琳　补泻有法，勿失四宜 ·· 871

2.6　标本缓急 ·· 872

　　《素问》　论标本之治 ··· 872

　　张仲景　论表里同病治之先后缓急 ·· 873

　　《圣济总录》　论治有标本 ·· 873

　　杨士瀛　治病当先救急 ·· 874

　　李东垣　标本阴阳论 ·· 874

　　缪希雍　论治阴阳诸虚病皆当以保护胃气为急 ······································ 874

　　张介宾　论治之缓急有无 ··· 875

　　张介宾　标本论 ·· 875

　　王三尊　论治病当以人之元气盛衰为本病为标 ······································ 876

　　徐灵胎　治病缓急论 ·· 876

　　徐灵胎　治病分合论 ·· 877

　　韦协梦　急则治其标 ·· 877

　　李翰卿　痼疾夹感新病治标重于治本 ··· 878

　　王启英　关于"治标""治本"之我见 ·· 878

2.7　三因制宜 ·· 879

　2.7.1　因时制宜 ·· 879

　　吴　崑　奉天时 ·· 879

　　缪希雍　脏气法时并四气所伤药随所感论 ··· 879

　　余国佩　医法顺时论 ·· 880

　　姚承济　因天时治外感有得 ·· 880

　2.7.2　因地制宜 ·· 881

　　《素问》　异法方宜论 ··· 881

　　《圣济总录》　治宜 ·· 882

　　徐灵胎　五方异治论 ·· 882

　2.7.3　因人制宜 ·· 882

　　李中梓　富贵贫贱治病有别论 ·· 882

　　徐灵胎　病同人异论 ·· 883

　　周学海　富贵贫贱攻补异宜其说有辨 ··· 883

2.8　治有逆从 ·· 884

《素问》　论逆从 ·· 884

　　　　《中藏经》　论六腑病所喜治则 ·· 884

　　　　《中藏经》　论五脏病所喜治则 ·· 885

　　　　王　冰　论治有逆从 ·· 885

　　　　李东垣　病有逆从治有反正论 ·· 885

　　　　缪希雍　论塞因塞用、通因通用、寒因热用、热因寒用、用热远热、用寒远寒 ······ 887

　　　　张介宾　反佐论 ··· 887

　　　　李中梓　用药须知《内经》之法论 ·· 888

　　　　韩葆贤　操与纵 ··· 889

　　　　周铭心　升因升用 ·· 889

　　　　尹锡泰　"通因通用"浅话 ·· 890

　2.9　因势利导 ··· 891

　　　　《素问》　论因势利导 ·· 891

　　　　李东垣　重明木郁则达之之理 ·· 891

　　　　朱应皆　木郁达之论 ·· 892

　　　　张正昭　漫谈因势利导 ··· 893

　2.10　同病异治与异病同治 ··· 894

　　　　《素问》　论同病异治 ·· 894

　　　　张介宾　论同病异治 ·· 894

　　　　陈士铎　论异病同治 ·· 894

　　　　陈士铎　论同病异治 ·· 895

　　　　徐灵胎　病同因别论 ·· 895

3　治法论 ··· 897

　3.1　治法统论 ··· 897

　　　　杨士瀛　论治分寒湿热燥 ·· 897

　　　　张元素　治法纲要 ·· 897

　　　　张从正　汗下吐三法该尽治病诠 ·· 898

　　　　王好古　三法五治论 ·· 899

　　　　汪　机　论治法 ··· 900

　　　　王应震　治法要诀 ·· 901

　　　　缪希雍　治法提纲 ·· 903

　　　　张介宾　治形论 ··· 903

　　　　李中梓　明治论 ··· 904

　　　　程国彭　医门八法 ·· 905

　　　　周学海　敛散升降四治说略 ··· 905

　　　　周仲瑛　论复合立法 ·· 906

　3.2　具体治法 ··· 907

　　3.2.1　解表法 ·· 907

　　　　张仲景　论微发汗祛风湿 ·· 907

张仲景 论汗法宜忌 ·······907

《圣济总录》 汗 ·······907

张从正 凡在表者皆可汗式 ·······908

张介宾 散略 ·······908

张介宾 寒中亦能散表 ·······909

汪 昂 论发表法 ·······909

戴天章 汗法 ·······910

程国彭 论汗法 ·······910

吴鞠通 六气当汗不当汗论 ·······912

蒲辅周 汗法：汗而勿伤 ·······913

李翰卿 汗法小议 ·······913

陈景河 论汗法 ·······914

皮袭休 暑当与汗"皆"出勿止 ·······916

刘渡舟 "汗法"小议 ·······917

3.2.2 补益法 ·······918

《圣济总录》 补益 ·······918

张子和 推原补法利害非轻说 ·······918

李东垣 损其肾者益其精 ·······920

刘 纯 论气无补法之误 ·······920

汪 机 补气论 ·······920

王肯堂 补精忌凉 ·······922

王肯堂 脾虚补肾 ·······922

张介宾 论虚损治法 ·······923

张介宾 补略 ·······924

张介宾 小儿补肾论 ·······924

张介宾 补中亦能散表 ·······925

张介宾 论肝无补法 ·······925

汪 昂 论补养法 ·······925

陈士铎 补泻阴阳篇 ·······926

冯兆张 补药得宜论 ·······926

冯兆张 论补须分气味缓急 ·······927

戴天章 补法 ·······928

程国彭 论补法 ·······929

韦协梦 用补须识其经，须得其法 ·······930

吴鞠通 补虚先去实论 ·······931

吴鞠通 俗传虚不受补论 ·······931

周学海 病后调补须兼散气破血 ·······931

周学海 发明欲补先泻夹泻于补之义 ·······932

蒲辅周 补法：补而勿滞 ·······933

叶心清　理虚大法贵在养阴清热 ·· 934

　　孙润斋　升陷须助真气 ··· 934

　　于沧江　补血必兼益气 ··· 934

　　匡调元　小儿补肾论 ··· 935

3.2.3　固涩法 ··· 936

　　周之干　涩 ·· 936

　　张介宾　固略 ·· 936

　　汪　昂　论收涩法 ·· 937

　　黄宫绣　温涩 ·· 937

　　张秉成　论收涩 ··· 937

3.2.4　温阳法 ··· 938

　　杨士瀛　论温法 ··· 938

　　张介宾　热略 ·· 938

　　汪　昂　论祛寒法 ·· 939

　　程国彭　论温法 ··· 939

　　蒲辅周　温法：温而勿燥 ·· 940

　　陈苏生　温阳四法 ·· 941

3.2.5　理气法 ··· 942

　　吴　崑　以气为主 ·· 942

　　缪希雍　论治气三法药各不同 ·· 942

　　汪　昂　论理气法 ·· 942

　　叶心清　调肝健脾乃治法之首 ·· 943

3.2.6　理血法 ··· 943

　　缪希雍　论治血三法药各不同 ·· 943

　　缪希雍　论治吐血三要 ·· 944

　　汪　昂　论理血法 ·· 944

　　程履新　论治血八法 ·· 945

　　吴鞠通　治血论 ··· 946

　　颜德馨　衡法学说 ·· 946

　　肖永林　凉血法作用辨 ·· 946

3.2.7　和解法 ··· 947

　　张介宾　和略 ·· 947

　　汪　昂　论和解法 ·· 948

　　戴天章　和法 ·· 948

　　程国彭　论和法 ··· 949

　　周学海　和解法说 ·· 950

　　蒲辅周　和法：和而勿泛 ·· 950

3.2.8　消导法 ··· 951

　　汪　昂　论消导法 ·· 951

秦之桢　宜消导论 ……………………………………………………… 951

程国彭　论消法 …………………………………………………………… 952

吴化林　软坚散结法小议 ……………………………………………… 953

3.2.9　祛痰饮法 ………………………………………………………… 954

徐彦纯　论治痰理气之说 ……………………………………………… 954

缪希雍　论痰饮药宜分治 ……………………………………………… 954

尤在泾　治痰七法 ………………………………………………………… 955

周学海　痰饮分治说 …………………………………………………… 955

3.2.10　祛湿法 …………………………………………………………… 956

杨士瀛　论治湿法 ……………………………………………………… 956

朱丹溪　泄泻从湿治有多法 …………………………………………… 957

贾真孙　治湿大法 ……………………………………………………… 958

汪　昂　论利湿法 ……………………………………………………… 958

余国佩　治湿法 ………………………………………………………… 958

任继学　治湿几法浅见 ………………………………………………… 959

3.2.11　涌吐法 …………………………………………………………… 960

《圣济总录》　吐 ……………………………………………………… 960

张从正　凡在上者皆可吐式 …………………………………………… 960

徐春甫　吐法治喉痹最效 ……………………………………………… 962

徐春甫　治哽用吐法最妙 ……………………………………………… 962

张介宾　吐法 …………………………………………………………… 962

程国彭　论吐法 ………………………………………………………… 963

蒲辅周　吐法：吐而勿缓 ……………………………………………… 964

刘海涵　以吐治急 ……………………………………………………… 964

3.2.12　泻下法 …………………………………………………………… 965

《圣济总录》　下法 …………………………………………………… 965

张从正　凡在下者皆可下式 …………………………………………… 965

汪　昂　论攻里法 ……………………………………………………… 967

戴天章　下法 …………………………………………………………… 967

程国彭　论下法 ………………………………………………………… 968

吴鞠通　论阳明温病下之不通五证 …………………………………… 970

蒲辅周　下法：下而勿损 ……………………………………………… 970

韦文贵　"眼科釜底抽薪"法 ………………………………………… 971

李翰卿　下法在伤寒和温病中的不同应用 …………………………… 971

陈国信　上病下治，便通衄止 ………………………………………… 972

庄步兴　下中寓有补意 ………………………………………………… 972

牟全胜　"伤寒下不嫌迟，温病下不厌早"小议 …………………… 972

姚树锦　因"世"制宜话通补 ………………………………………… 973

3.2.13　治风法 …………………………………………………………… 974

《圣济总录》　补虚治风···974

　　杨士瀛　论治风···974

　　汪　昂　论祛风法···975

　　张锡纯　论镇肝熄风法···975

　　张山雷　论肝阳宜于潜镇···976

3.2.14　清热法··978

　　虞　抟　燥热湿热不同论···978

　　张介宾　寒略···978

　　汪　昂　论泻火法···979

　　戴天章　清法···979

　　程国彭　论清法···980

　　蒲辅周　清法：寒而勿凝···981

　　孟澍江　论清法···982

3.2.15　润燥法··983

　　徐春甫　治燥以滋阴养血为本·······································983

　　汪　昂　论润燥法···983

　　余国佩　寒与燥同治论···984

　　张秉成　论润燥···985

3.2.16　开窍法··985

　　尤在泾　论开关法···985

　　何廉臣　开透法···985

　　张山雷　开关之方···989

3.2.17　其他治法···989

　　缪希雍　论心病从心医···989

　　张介宾　攻略···990

　　吴鞠通　治内伤须祝由论···990

　　张珍玉　通法俚言···991

　　刘炳凡　论通络法···992

　　孔庆余　简议"阳用为重"··994

　　汤年光　论轻可去实···995

　　葛武生　"补""宣"兼用可疗痼疾······························996

　　贾卜斋　脾贵在调，胃贵在养·······································996

　　赵川荣　调太阴以理阳明···997

　　王成德　阴虚宜调脾···998

　　魏雅君　柔肝小议···998

　　马继嗣　疏利三焦之谈···999

　　张太康　谈宣肺与肃肺二法··1000

　　董胡兴　利机枢，治虚损··1000

　　孙润斋　短话意治法··1001

余瀛鳌　临证"法治"与"意治" ………………………………………………… 1002

3.3　治疗禁忌 ………………………………………………………………………… 1003

李东垣　用药宜禁论 …………………………………………………………… 1003

李东垣　六经禁忌 ……………………………………………………………… 1004

徐春甫　治燥用风热药不可太过 …………………………………………… 1005

张介宾　论苦寒补阴之误 …………………………………………………… 1005

张介宾　论诸痛不宜补气 …………………………………………………… 1005

徐灵胎　病不可轻汗论 ……………………………………………………… 1006

徐灵胎　发汗不用燥药论 …………………………………………………… 1006

李翰卿　滋阴法的禁忌证 …………………………………………………… 1007

袁今奇　小议大病后暂不宜峻补 …………………………………………… 1007

李孔定　补不宜滞 ……………………………………………………………… 1008

冯怀坪　肝病不可妄用疏散 ………………………………………………… 1008

吴立文　青壮之年慎补阳 …………………………………………………… 1009

孙继芬　食补也能致病 ……………………………………………………… 1010

参考文献 ……………………………………………………………………………… 1011

第一篇

道法论

概　要

【道法论】　“道”是指一切事物的本原，是中国古代哲学的最高范畴。“法”是指体现道的根本法度。历代中医文献中，以“道”为专门论题的内容不多。本范畴展开的线索，依据宇宙产生之初的本体——气，剖判而为阴阳，运化为四时五行，并衍生出世间万物万象；而系统认知、运用万物万象及其相互联系，取象运数是最为适合的思维方式。故此，本范畴划分为四个部分，即气论、阴阳论、五行论和象数论。其中，气、阴阳、五行，是中国传统文化的根本概念，也是渗入中医基础理论的思想精髓，贯穿于中医学的自然观、生命观、人体观、疾病观以及诊疗思维等各个方面，故而将其统归于“道”的范畴。“法”是依据“道”而展开的具体规律和方法。在中医基础理论内，“法”是指取象运数的具体方式，本范畴主要阐述对后世影响至为深远的五运六气学说。

1
气　论

《素问》　论太虚化生万物※*

《太始天元册》文曰：太虚寥廓，肇基化元，万物资始，五运终天，布气真灵，总统坤元，九星悬朗，七曜周旋，曰阴曰阳，曰柔曰刚，幽显既位，寒暑弛张，生生化化，品物咸章。

——《素问·天元纪大论》

【提要】　本论主要阐述万物生化的基本过程。古人认识到宇宙间包藏着生生不息之机，认为气是万物生成的本原。"品物"，系《易传》"大哉乾元，万物资始"之物，亦即"云行雨施，品物流行"之物。"天以五运六气化生万物"之生化、极变的现象，是由于"万物资始"至"品物流行"之往复过程。

《素问》　论形气互动※*

夫变化之用，天垂象，地成形，七曜纬虚，五行丽地。地者，所以载生成之形类也。虚者，所以列应天之精气也。形精之动，犹根本之与枝叶也，仰观其象，虽远可知也。

——《素问·五运行大论》

【提要】　本论基于"浑天说"的观点，认为天地都是圆的，天包于地外，半边天在地上，半边天在地下，日月星辰都附在天上，随天周日旋转。古人从气化的视角对于天地变化进行分析，认为天布列了日月二十八宿等星象，地形成了有形的万物。天体散布在太空之中，形成了五行的规律，引导着地面万物的运动与变化。太空的虚阔，列示出精气凝聚之星象。地面万物与天之精气具有互动关系，如同根本与枝叶，其动态变化可以从天之精气表现出的现象而测知。

《素问》　论天地气交※*

帝曰：愿闻其用也。岐伯曰：言天者求之本，言地者求之位，言人者求之气交。帝曰：何谓气交？岐伯曰：上下之位，气交之中，人之居也。故曰：天枢之上，天气主之；天枢之下，地气主之；气交之分，人气从之，万物由之。此之谓也。

——《素问·六微旨大论》

【提要】　本论阐述人居天地之中，感受天地之气化而生。论中指出，谈论天气的变化，当推求于六气的本元；谈论地气的变化，当推求于六气相应五行之位；谈论人体的变化，当推求于气交。天气居于上位，地气居于下位，上下交互于气交之中，为人类所居之处。人气顺从天地之气的变化，万物也是在这一气化的场所而生。

《素问》　论气之运动※*

升已而降，降者谓天；降已而升，升者谓地。天气下降，气流于地；地气上升，气腾于天。故高下相召，升降相因，而变作矣。

——《素问·六微旨大论》

【提要】　本论阐述气象变化的根本原因是天地上下，阴阳二气，相互感召，认为气之升降，互为因果。张介宾说："召，犹招也。上者必降，下者必升，此天运循环之道也。阳必招阴，阴必招阳，此阴阳配合之理也。故高下相召，则有升降，有升降则强弱相因而变作矣。"（《类经·二十四卷·运气类·九、上下升降气有初中神机气立生死为用》）

《素问》　论气化即是"动"※*

岐伯曰：夫物之生从于化，物之极由乎变，变化之相薄，成败之所由也。故气有往复，用有迟速，四者之有，而化而变，风之来也。帝曰：迟速往复，风所由生，而化而变，故因盛衰之变耳。成败倚伏游乎中何也？岐伯曰：成败倚伏生乎动，动而不已则变作矣。

——《素问·六微旨大论》

【提要】　本论阐述"化"与"变"概念，揭示了事物变化有量与质的差异和渐进性。事物的新生，是从化而来；到了极点，由变而成；变和化的互相转化，乃是成败的根本原因。由于气有往来进退，作用有缓慢和迅速，有进退迟速，就产生了化和变，并发生了六气的变化。这种气化作用是根源于万物自身之中的，论中称之为"动"。

《素问》　论气之升降出入※*

岐伯曰：出入废则神机化灭，升降息则气立孤危。故非出入，则无以生长壮老已；非升降，则无以生长化收藏。是以升降出入，无器不有。故器者生化之宇，器散则分之，生化息矣。故无不出入，无不升降。化有小大，期有近远，四者之有，而贵常守，反常则灾害至矣。故曰：无形无患。此之谓也。

——《素问·六微旨大论》

【提要】　本论阐述气之升降出入是万物生化的根源，生化极变的过程是存在于万物中的普遍规律。论中揭示了在一定结构和秩序的形器由气合成之后，形与气的转化活动仍然在形器之内有序进行。所谓升降出入，就包含着形器之局部的形气转化活动，至少有部分升降出入是形器内形气转化活动所致。它们既是形器整体存在和正常生化的条件，同时也是促进形器散解毁坏的根源。因此说，升降出入是万物之生机，是一种普遍规律。如果这种规律发生太过不及，就会产生灾殃。

《素问》 论神机气立※*

岐伯曰：根于中者，命曰神机，神去则机息。根于外者，命曰气立，气止则化绝。故各有制，各有胜，各有生，各有成。故曰：不知年之所加，气之同异，不足以言生化。

——《素问·五常政大论》

【提要】 本论阐述万物生化的内源性动因，即"神机"和"气立"。根于事物内部的因素，犹如神之发机，名为神机；神去之后，则生化之机即停止。根源于事物外部的因素，犹如气化之所立，名曰气立；气止后，则生化断绝。所以万物各有所制，各有所胜，各有所生，各有所成。

《素问》 论气之运化※*

气始而生化，气散而有形，气布而繁育，气终而象变，其致一也。

——《素问·五常政大论》

【提要】 本论阐述气化的基本形式与过程，即万物受气而生化，气散而有形，气敷布而蕃殖，气终之时形象便发生变化。宇宙万物皆产生和湮灭于气化的过程之中，有形之物形只是短暂的，无形之气化确是长久的。万物虽形类不同，但这种从无到有再至无的气化规律却是一致的。

《素问》 论气之运动特点※*

岐伯曰：春气西行，夏气北行，秋气东行，冬气南行。故春气始于下，秋气始于上，夏气始于中，冬气始于标。春气始于左，秋气始于右，冬气始于后，夏气始于前。此四时正化之常。故至高之地，冬气常在，至下之地，春气常在，必谨察之。

——《素问·六元正纪大论》

【提要】 本论阐述气化所体现的时空运动规律。从四时来看，春属木，气生于东方，故春气自东而西行；夏属火，气生自南方，故夏气自南而北行；秋属金，气生于西方，故秋气自西而东行；冬属水，气生于北方，故冬气自北而南行。从五行方位来看，春气发生，自下而升，故始于下。秋气收敛，自上而降，故始于上。夏气长成，盛在气交，故始于中。标，意为万物生长之表象。冬气伏藏，由盛而杀，故始于标。以人体为中心来看，南面而立，左为东，右为西，后为北，前为南。春气生于东，故始于左；秋气生于西，故始于右；冬气生于北，故始于后；夏气生于南，故始于前。此外，由于地势高低不同，气化的效果也会有所差异，如王冰注：

"高山之巅，盛夏冰雪，污下川泽，严冬草生，常在之义明矣。"

❧ 王　冰　论气之生化[※] ❧

大气，谓造化之气，任持太虚者也。所以太虚不屈，地久天长者，盖由造化之气任持之也。气化而变，不任持之，则太虚之器亦败坏矣。夫落叶飞空，不疾而下，为其乘气，故势不得速焉。凡之有形，处地之上者，皆有生化之气任持之也。然器有大小不同，坏有迟速之异，及至气不任持，则大小之坏一也。

——唐·王冰《黄帝内经素问注·五运行大论》

【提要】　本论阐述万物之生存，皆由气之生化。一旦气化作用停止，事物也就消亡了。

❧ 王　冰　论神机与气立[※] ❧

诸有形之类，根于中者，生源系天，其所动静，皆神气为机发之主。故其所为也，物莫知之。是以神舍去，则机发动用之道息矣。根于外者，生源系地，故其所生长化成收藏，皆为造化之气所成立。故其所出也，亦物莫知之。是以气止息，则生化结成之道绝灭矣。其木火土金水，燥湿液坚柔，虽常性不易，及乎外物去，生气离，根化绝止，则其常体性颜色，皆必小变移其旧也。

——唐·王冰《黄帝内经素问注·五常政大论》

【提要】　本论阐述神机与气立的概念。作者认为，神机是万物产生的动因，气立是万物形成的基础。

❧ 王　冰　论化不可代时不可为[※] ❧

化，谓造化也。代大匠斫，犹伤其手，况造化之气，人能以力代之乎？夫生长收藏，各应四时之化，虽巧智者亦无能先时而致之，明非人力所及。由是观之，则物之生长收藏化，必待其时也。物之成败理乱，亦待其时也。物既有之，人亦宜然。或言力必可致而能待造化、违四时者，妄也。

——唐·王冰《黄帝内经素问注·五常政大论》

【提要】　本论阐述了人力不可替代气化生物的原因。作者认为化必待时，时至则万事皆成。《史记·乐书》说："化不时则不生。"时间是气化体现。自然状态下的时间过程和规律，包容着天地万物，朝向一个方向前进，永不休止，从不反顾。自然的时间条件层出不穷，永不重复。因此，面对天道和万物自然演进的规律和过程，人类只能赞辅，不可代行；只能顺随，不可逆反；只能融入，不可强对。如果做到与时偕行，变通趣时，就能获得主动，有所创造而达到预期的目的。

孙一奎 不知《易》者不足以言太医论

生生子曰：天地间非气不运，非理不宰，理气相合而不相离者也。何也？阴阳，气也；一气屈伸而为阴阳动静，理也。理者，太极也，本然之妙也。所以纪纲造化，根柢人物，流行古今，不言之蕴也。是故在造化，则有消息盈虚；在人身，则有虚实顺逆。有消息盈虚，则有范围之道；有虚实顺逆，则有调剂之宜。斯理也，难言也，包牺氏画之，文王象之，姬公爻之，尼父赞而翼之，黄帝问而岐伯陈之，越人难而诘释之，一也。但经于四圣则为《易》，立论于岐黄则为《灵》《素》，辨难于越人则为《难经》，书有二而理无二也。知理无二，则知《易》以道阴阳，而《素问》，而《灵枢》，而《难经》，皆非外阴阳而为教也。《易》理明，则可以范围天地，曲成民物，通知乎昼夜；《灵》《素》《难经》明，则可以节宣化机，拯理民物，调燮札瘥疵疠而登太和。故深于《易》者，必善于医；精于医者，必由通于《易》。术业有专攻，而理无二致也。斯理也，难言也，非独秉之智不能悟，亦非独秉之智不能言也。如唐祖师孙思邈者，其洞彻理气合一之旨者欤，其深于《易》而精于医者欤，其具独秉之智者欤。故曰：不知《易》者，不足以言太医。惟会理之精，故立论之确，即通之万世而无敝也。彼知医而不知《易》者，拘方之学，一隅之见也；以小道视医，以卜筮视《易》者，亦蠡测之识，窥豹之观也，恶足以语此。

——明·孙一奎《医旨绪余·上卷·四、不知〈易〉者不足以言太医论》

【提要】　本论阐述了医者须深刻理解《易》所反映的太极动静变化之理。作者认为，天地之间理、气不可分离。理与气本为一太极。阴阳即气，气之动静屈伸即为理。理体现出太极的玄妙变化，"在造化，则有消息盈虚；在人身，则有虚实顺逆"。这一宇宙间最为普遍的规律，难以用语言描述，所以"包牺氏画之，文王象之，姬公爻之，尼父赞而翼之，黄帝问而岐伯陈之，越人难而诘释之"，其阐释的内容都是易理。医理亦为易理，"深于《易》者，必善于医；精于医者，必由通于《易》"，为医者需洞彻理气合一之旨。

王肯堂 太虚图论

《太始天元册文》曰：太虚廖廓，肇基化元。太虚者何？太极也。由其本无者言之，曰太虚；由其自无之有者言之，曰太极。盖天地万物，莫不始于静而终于动，有是理而后有是气，有是气而后有是形。形有屈伸消长，而理与气无时或息。太极者，理气之冲漠无朕，包含万有者也。故天地清宁，万物化生，而太极不因是增；天地否塞，万物歇绝，而太极不因是息。自一而万，则万太极也；由万反一，仍一太极也。无乎在，无乎不在也。人生而静，阴阳五行与气俱赋。惟能清心宁欲，返朴还淳，则浑然太虚，客感无或干之。否则，阴阳偏陂，形气杂糅，而本始之理几于闭矣。故予首揭其义，以见夫太极之理先天而具，而人事则不能无待于补救也。是即医学之所由肇端也。

——明·王肯堂《医学穷源集·卷一·太虚图论》

【提要】　太虚即太极，因太虚空无一物为化生之先，故亦称为太极。太极自静而动，动而形成宇宙万物的发生态势，即理。理已成而后有气。自气理相合，而化生万物，无处不在，无时不运。这一思想源自南宋理学大家朱熹。太极散而为万物，万物之根本只一太极。人与万物都具备阴阳五行之气，是医学最根本的道理。阴阳五行的自然虚静状态，是维持人体健康的前提。

章 楠 论一气旋转化生万物

问曰：天五生土，地十成之，则太极之用尽而复归乎体，既归以后，则又动静生阴阳。然则五行既已成质，太极浑然之气，寓于形质之内，何以见又动而生阳，静而生阴耶？

答曰：若非又动而生阳，静而生阴，则物之小者，何以能大而又生子，人之幼者，何以能长而又生人乎？夫形质虽有生成消化之变迁，而生生之气何尝一息之或间哉。当知万物化生，虽出阴阳五行之陶冶，实由浑元一气之转旋，气凝而成质，质消还为气。气无形而质有形。有形者，后天万物也；无形者，先天太极也。先天后天，所以生化不息者，盖有主宰之理存乎其先也。朱子所谓性即理也，天以阴阳五行，化生万物，气以成形而理亦赋焉是已。此"天"字，指太极先天，为阴阳所从出，故云天以阴阳五行，非谓天地之天。天地为两仪，即阴阳也。后世浅见，或谓朱子所云性即理为非，而不知在天为理，赋物为性，同出而异名耳。自先天而降于后天，则为命，一如君命之下逮。故曰天命之谓性，盖言此理，自太极先天下降而赋于人则谓之性也。故朱子言命，犹令也；性，即理也。是以先天名理，后天名性命者，统先后天而言也。若论生化之迹，则气在形先，理又在气先。究其极，则本末一贯，而又难分先后也。形质虽万殊，而理气则一。是故有形生于无形，同出一本；先天转为后天，非二理也。故曰：民吾同胞，物吾与也。非喻言也，是实理也。

《易》曰：君子黄中通理，正位居体，美在其中，而畅于四支，发乎事业，美之至也。此表人为万物之灵，具太极五行之全体。众人或蔽于私，而不克全其所赋；惟君子禀中正土德，通达乎天赋之理，而克全太极之体也。孟子曰：万物皆备于我矣。以万物尽出于太极，而我具太极之全体，则万物之理，皆备于我矣。万物备于我，则美在中，而畅于四支，发乎事业，岂不美之至哉。夫黄者土色，中者土位，以土居太极中正之位，即为太极之体所在，而土实通乎主宰太极之理，故曰黄中通理也。自理而太极阴阳五行，以至于土，土又上通乎理，此即本末一贯之道也。人禀太极之气为命，理为气宰，故性为命之主也。由此观之，则土者，上彻先天，下贯后天，融会性命，而为太极之廓，万物之母，岂不重哉！

——清·章楠《医门棒喝·卷之一·太极五行发挥》

【提要】 本论阐述先天无形之太极化生万物，后天五行之土类似于太极，具有无限的生化能力。作者认为，太极寓于万物之中，动而生阳，静而生阴，万物生成皆自此始。尽管形质有生成湮灭的演变过程，但太极运化的生生之气，一息不止，此为万物之根本。气的生化规律即是理。理、气二者共同参与和决定了万物之生灭。人禀五行之气，各有偏颇。唯有中土之性，居太极之中位，显示出太极本体，具有平和的特征，表现出返璞归真的属性，本末一理。此外，还强调了土在五行之中的地位，为万物之母。

周蕴石 祖气论

夫氤氲鼓荡于大地之间者，孰推行是，孰发育是，无非一气为之橐籥而已。天以五行化生万物，人以五脏应之。天一水也，故两肾为先天之本；天五土也，故脾胃为后天所资。此东垣、丹溪之论，后人皆起而宗之。至汪氏苓友，独主一心，其言曰：万病皆起于心，五脏六腑皆系于心。天有日，则昼夜分、四时序、万物生；世有君，则尊卑定、贵贱明、兆姓治。心者，君主之官也，在天以日为主，在人以心为主。论凡数万言，直与前贤鼎立，其嘉惠来兹，岂浅鲜哉！特是三家之说，一指脾，一指肾，一指心，则犹是以有形之脏体言也。

夫气者，形之本也。人自赋形以后，阳曰气，阴曰血，而先天无形之气，则宰乎阴阳血气之先。修养家谓之祖气，即天地生生之气也。《纬书》之言曰：有生皆在气中，凡夫负阴抱阳，昆虫草木之属，莫不感此气而生。故气在则形存，气去则形坏。孔子曰：独子食于其死母者，少焉眴若，皆弃之而走。所爱其母者，非爱其形也，爱使其形者也。使其形者何也？气也。《生气通天论》曰：苍天之气清净，则志意治，顺之则阳气固。又曰：服天气而通神明。《灵》《素》之言，汪洋浩瀚，其要旨止归一气字。夫涕、唾、津、精、汗、血、液，七般灵物，皆属阴。阴者，死质也；气者，生阳也。方书中往往以血肉有情为炼石补天之具，不知吾身中生阳之气，既若存而若亡，则此块然者，亦渐邻于朽腐之乡，乃反恃此物之朽腐者以却病延年，不其难乎？是故治形必先治气，形特气之宫城；治气必先治心，心实气之主宰。先天之植此形者惟气，后天之帅此气者惟心，斗柄招太阳，径寸混三才三奇论之，祖气即子舆氏之言养气，求放心也。古人云：行医不识气，治病从何据？盖无此冲和不息之气，则心何由而藏神，脾何由而载物，肾何由而为蛰藏之本？《经》曰：知其要者，一言而终。其斯之谓欤。

——清·唐大烈《吴医汇讲·卷四·祖气论》

【提要】 历史上对于人身主宰的说法见仁见智，如文中提出李东垣、朱丹溪论以脾、肾为主，而汪苓友则主张以心为重。对此，作者提出了自己的看法，认为心、脾、肾都是人体出生之后的有形之脏，而重点强调气为形之本。"人自赋形以后，阳曰气，阴曰血，而先天无形之气，则宰乎阴阳血气之先，修养家谓之祖气，即天地生生之气也。"气是人身的主宰，如果没有气的存在，生命活动也就不复存在，因此作者反问道"心何由而藏神，脾何由而载物，肾何由而为蛰藏之本？"

蒋星墀 出入说

《素问·六微旨大论》：出入废则神机化灭，升降息则气立孤危。尝谓《伤寒》所论传经，即是出入精义。盖正气之出入，由厥阴而少阴、而太阴、而少阳、阳明以至太阳，循环往复。六淫之邪，则从太阳入，一步反归一步，至厥阴而极。此邪气进而正气退行，不复与外气相通。令韶张氏谓之逆传，养葵赵氏谓之郁证，即此义也。故开、阖、枢三者，乃其要旨。夫分言之，为出入，为升降，合言之，总不外乎一气而已矣。观东垣《脾胃论》浮沉补泻之图，以卯酉为道路，而归重于苍天之气。考其所订诸方，用升、柴、苓、泽等法，实即发源于长沙论中葛根、柴胡、五苓之意以引而伸之。所谓升之九天之上，降之九地之下。虽内伤外感殊科，而于气之升降出入，则总无以异耳。王氏曰：凡窍横者，皆有出入往来之气；窍竖者，皆有阴阳升降之气。盖人在气中，如鱼在水中，人不见气，如鱼不见水，上下九窍，外而八万四千毛孔，皆其门户也，气为之充周而布濩。虽有大风苛毒，莫之能害。是故邪之所凑，其气必虚。内陷者，有入而无出；下陷者，有降而无升。此升降出入四字，为一生之橐，百病之纲领。

——清·唐大烈《吴医汇讲·卷三·升降出入说》

【提要】 本论强调气对人体生命活动的重要意义。论中通过对六经气传、病传概念比较，提出正气与邪气的进退是发病的机理，而正邪的进退即一气之升降出入。进而阐明了升降出入四字，为一生之橐，百病之纲领。

2 阴 阳 论

《素问》 论四时阴阳为万物根本※※

夫四时阴阳者，万物之根本也。所以圣人春夏养阳，秋冬养阴，以从其根，故与万物沉浮于生长之门。逆其根，则伐其本，坏其真矣。故阴阳四时者，万物之终始也，死生之本也，逆之则灾害生，从之则苛疾不起，是谓得道。

——《素问·四气调神大论》

【提要】 本论阐述阴阳四时是万物生成的根本与变化的根源，故养生防病也应遵守这一基本规律。在春天和夏天应顺应保护人体阳气生发长养，秋天和冬天应保养辅助人体阴气的收敛闭藏。

《素问》 论阴阳为万物总纲※※

故曰：天地者，万物之上下也；阴阳者，血气之男女也；左右者，阴阳之道路也；水火者，阴阳之征兆也；阴阳者，万物之能始也。故曰：阴在内，阳之守也；阳在外，阴之使也。

——《素问·阴阳应象大论》

【提要】 本论概括说明了阴阳的重要性，指出阴阳统摄万物，是分析和归纳万事万物的总纲；宇宙万物的发生、发展、运动、变化和消亡，其根源皆在于阴阳的相互维系与变化。其于人体，五脏为阴，精气为阳；五脏在内为精气所居，精气在外，其仍根于五脏，五脏精气充足则卫外之阳气旺盛。

《素问》 论阴阳为万事之本※※

黄帝曰：阴阳者，天地之道也，万物之纲纪，变化之父母，生杀之本始，神明之府也。治病必求于本。

——《素问·阴阳应象大论》

【提要】 本论阐述阴阳对于万事万物的重要性，认为阴阳是宇宙间的根本规律，是万物生存的基本法则，是事物变化的根源，是生命产生与消亡的本原，是宇宙间生化的总动力。

《素问》 论阴阳为生之本※*

夫自古通天者，生之本，本于阴阳。天地之间，六合之内，其气九州、九窍、五脏、十二节，皆通乎天气。其生五，其气三，数犯此者，则邪气伤人，此寿命之本也。

——《素问·生气通天论》

【提要】 本论阐述人体之气与自然之气密切相关。古人认为天人均为一气所化，以通于天气为生命的根本。天地之间，六合之内，大如九州之域，小如人的九窍、五脏、十二节，都与天气相通。如果经常违背阴阳五行的变化规律，那么邪气就会伤害人体。

《素问》 论阴阳二气的作用※*

故积阳为天，积阴为地。阴静阳躁，阳生阴长，阳杀阴藏。阳化气，阴成形。寒极生热，热极生寒。寒气生浊，热气生清。清气在下，则生飧泄；浊气在上，则生䐜胀。此阴阳反作，病之逆从也。

——《素问·阴阳应象大论》

【提要】 本论类比天地阴阳，阐述人体疾病变化以阴阳为基本规律。人体阴阳清浊二气，如果出现了转化与升降的障碍，就会出现飧泄和䐜胀一类的病证。

《素问》 论阴阳之要阳密乃固※*

凡阴阳之要，阳密乃固。两者不和，若春无秋，若冬无夏，因而和之，是谓圣度。故阳强不能密，阴气乃绝；阴平阳秘，精神乃治；阴阳离决，精气乃绝。

——《素问·生气通天论》

【提要】 本论阐述阴阳的正常关系表现为阴平阳秘；阴阳关系发生了异常变化，自然界乃至于人体就会产生灾变和疾病。大凡阴阳之道，关键在于阳气致密固护于外而不泄。能使阴阳调和，是最好的养生法度。因此，人体须经常保持阴阳的协调，即在内的阴气和平，在外的阳气固秘。

《素问》 论阴阳之升降出入※*

故清阳为天，浊阴为地。地气上为云，天气下为雨；雨出地气，云出天气。故清阳出上窍，浊阴出下窍；清阳发腠理，浊阴走五脏；清阳实四肢，浊阴归六腑。

——《素问·阴阳应象大论》

【提要】 本论类比自然界阴阳二气的运动变化，阐述人体阴阳之气的升降运动与作用。人体清阳化生之气，如涕唾气液之类出于上窍；浊阴化生之气，如污秽溺便之类出于下窍。清阳之气通会于腠理，浊阴之精血内走于五脏。饮食所生之清阳充实于四肢，而浑浊者归六腑。如果出现了升降出入的运动失常，人体就会发生疾病。

《素问》 论阴阳盛衰相随※*

阴阳之气各有多少，故曰三阴三阳也。形有盛衰，谓五行之治，各有太过不及也。故其始也，有余而往，不足随之，不足而往，有余从之，知迎知随，气可与期。

——《素问·天元纪大论》

【提要】 本论阐释三阴三阳的气化作用不同，导致了逐年运气的太过与不及。根据不同年份气候、物候、人体等方面的表现，反映出太过不及作用的交替出现，且是能够预期的。

《素问》 论阴阳变化及互藏※*

天以阳生阴长，地以阳杀阴藏。天有阴阳，地亦有阴阳。故阳中有阴，阴中有阳。

——《素问·天元纪大论》

【提要】 本论阐释一年之中气化作用的时段与特点。岁半之前自大寒至小暑，天气主之，阳气发生，阴气长养，则万物生发繁茂；岁半之后，自小暑至小寒，地气主之，阳气肃杀，阴气凝敛，则万物蛰伏闭藏。阴阳的气化作用反映出阴阳互根互藏的特性。

《素问》 论阴阳以象谓※*

夫数之可数者，人中之阴阳也。然所合，数之可得者也。夫阴阳者，数之可十，推之可百，数之可千，推之可万。天地阴阳者，不以数推，以象之谓也。

——《素问·五运行大论》

【提要】 本论阐述阴阳具有很高的概括性，又具有无限可分性；指出天地阴阳本不可测，但抓住了阴阳表现于万物之象，即可明了天地变化之道。象与数存在密切的关系，无象则谈不到数，舍数则气化的规律无从体现。因此，需要认清象为主、数为用的关系。

《素问》 论阴阳离合分为三阴三阳※*

黄帝问曰：余闻天为阳，地为阴，日为阳，月为阴，大小月三百六十日成一岁，人亦应之。今三阴三阳，不应阴阳，其故何也？岐伯对曰：阴阳者，数之可十，推之可百，数之可千，推之可万，万之大不可胜数，然其要一也。

——《素问·阴阳离合论》

【提要】 本论阐述阴阳可以千变万化，无论是阴阳二分还是三分，都是产生于阴阳的离合运动。如杨上善说："言阴阳之理，大而无外，细入无间，毫末之形，并阴阳雕刻，故其数者不可胜数也。故阴中有阴，阳中有阳，阳中有阴，阴中有阳，然则混成同为一气，则要一也。"（《黄帝内经太素·卷第五（卷首缺）·人合·阴阳合》）

《素问》　论十二月阴阳气多少※※

正月太阳寅，寅太阳也，正月阳气出在上而阴气盛，阳未得自次也……正月阳气冻解，地气而出也……阳气万物盛上而跃……阳尽在上而阴气从下，下虚上实……少阳戌也，戌者心之所表也，九月阳气尽而阴气盛……阴气藏物也，物藏则不动……九月万物尽衰，草木毕落而堕，则气去阳而之阴，气盛而阳之下长……阳明者午也，五月盛阳之阴也，阳盛而阴气加之……五月盛阳之阴也，阳者衰于五月，而一阴气上，与阳始争……太阴子也，十一月万物气皆藏于中……阴盛而上走于阳明……少阴者申也，七月万物阳气皆伤……阴气在下，阳气在上，诸阳气浮，无所依从……万物阴阳不定未有主也，秋气始至，微霜始下，而方杀万物，阴阳内夺……厥阴者辰也，三月阳中之阴……三月一振，荣华万物。

——《素问·脉解》

【提要】　本论是以六经配合月份，并从四时阴阳变化来解释不同经脉发生的病变。太阳为三阳之首，配合正月（寅）；阳明为阳之极，配合五月（午）；少阳为阳之终，配合九月（戌）。太阴为阴中之至阴，配合十一月（子）；少阴为阴之初，配合七月（申）；厥阴为阴尽阳生，配合三月（辰）。有学者认为，其中暗合汉末出现的十二消息卦原理，反映出六经与四时阴阳变化的相应关系。

《素问》　论一日阴阳变化※※

平旦至日中，天之阳，阳中之阳也；日中至黄昏，天之阳，阳中之阴也；合夜至鸡鸣，天之阴，阴中之阴也；鸡鸣至平旦，天之阴，阴中之阳也。故人亦应之。

——《素问·金匮真言论》

【提要】　本论以一日阴阳变化，说明了阴阳具有相对可分特点。一日阴阳二气的运动变化与人体之气相关联，对于健康与疾病变化具有重要影响。

《素问》　论人身阴阳划分※※

夫言人之阴阳，则外为阳，内为阴。言人身之阴阳，则背为阳，腹为阴。言人身之脏腑中阴阳，则脏者为阴，腑者为阳。肝、心、脾、肺、肾五脏皆为阴，胆、胃、大肠、小肠、膀胱、三焦六腑皆为阳。所以欲知阴中之阴、阳中之阳者，何也？为冬病在阴，夏病在阳，春病在阴，秋病在阳，皆视其所在，为施针石也。故背为阳，阳中之阳，心也；背为阳，阳中之阴，肺也；腹为阴，阴中之阴，肾也；腹为阴，阴中之阳，肝也；腹为阴，阴中之至阴，脾也。此皆阴阳、表里、内外、雌雄相输应也，故以应天之阴阳也。

——《素问·金匮真言论》

【提要】　本论对人体各部分进行阴阳属性划分，阐述阴阳之中复有阴阳的原理。之所以划分阴阳属性，是因为阴阳是宇宙间最根本的规律之一。古人将自然万物纳入这一认识框架之中，并依据客观现象和规律建立其间的相互关联。医者也是依据这一认知方式，对人体健康与疾病做出分析和判断，进而对人体自身及与外界的各种关联，加以调整。

《灵枢》　论阴道偶与阳道奇※*

天地相感，寒暖相移，阴阳之道，孰少孰多。阴道偶，阳道奇。

——《灵枢·根结》

【提要】　本论阐释天地之间的相互感召、寒暖变换，是阴阳相移的结果。张介宾说："天地阴阳之道，有相感则有相移，有相移则有相胜，而孰少孰多，斯不齐矣。欲求其道，则阴阳有奇偶之分，奇者数之单，如一、三、五、七、九是也，偶者数之折，如二、四、六、八、十是也，奇得其清，偶得其浊，所以成阴阳之象数。"（《类经·九卷·经络类·三十、诸经根结开阖病刺》）

《灵枢》　论阴阳消长与转化※*

四时之变，寒暑之胜，重阴必阳，重阳必阴。故阴主寒，阳主热。故寒甚则热，热甚则寒。故曰寒生热，热生寒。此阴阳之变也。

——《灵枢·论疾诊尺》

【提要】　本论阐述阴阳消长与转化之理。阴盛至极则转变为阳，阳盛至极则转变为阴。

《中藏经》　阴阳大要调神论

天者，阳之宗；地者，阴之属。阳者，生之本；阴者，死之基。天地之间，阴阳辅佐者，人也。得其阳者生，得其阴者死。阳中之阳为高真，阴中之阴为幽鬼。故钟于阳者长，钟于阴者短。

多热者，阳之主；多寒者，阴之根。阳务其上，阴务其下；阳行也速，阴行也缓；阳之体轻，阴之体重。阴阳平，则天地和而人气宁；阴阳逆，则天地否而人气厥。故天地得其阳则炎炽，得其阴则寒凛。

阳始于子前，末于午后；阴始于午后，末于子前。阴阳盛衰，各在其时，更始更末，无有休息，人能从之亦智也。《金匮》曰：秋首养阳，春首养阴。阳勿外闭，阴勿外侵。火出于木，水生于金。水火通济，上下相寻。人能循此，永不湮沉，此之谓也。

呜呼！凡愚岂知是理？举止失宜，自致其罹。外以风寒暑湿，内以饥饱劳役为败。欺残正体，消亡正神，缚绊其身，死生告陈。

殊不知，脉有五死，气有五生。阴家脉重，阳家脉轻。阳病阴脉则不永，阴病阳脉则不成。阳候多语，阴症无声。多语者易济，无声者难荣。阳病则旦静，阴病则夜宁。阴阳运动，得时而行。阳虚则暮乱，阴虚则朝争。朝暮交错，其气厥横。死生致理，阴阳中明。

阴气下而不上曰断络，阳气上而不下曰绝经。阴中之邪曰浊，阳中之邪曰清。火来坎户，水到离扃。阴阳相应，方乃和平。

阴不足，则济之以水母；阳不足，则助之以火精。阴阳济等，各有攀陵。上通三寸，曰阳之神路；下通三寸，曰阴之鬼程。阴常宜损，阳常宜盈，居之中者，阴阳匀停。

是以阳中之阳，天仙赐号；阴中之阴，下鬼持名。顺阴者多消灭；顺阳者多长生。逢斯妙趣，无所不灵。

——六朝·佚名氏《中藏经·卷上·阴阳大要调神论》

【提要】 本论揭示了阴阳的本质及其运动规律，论述人体顺逆于阴阳变化的表现，提出调摄与治疗的基本法则。主要内容有四：其一，阐述阴阳是死生之本，得阳则生，得阴则死。其二，论述阴阳的本质、特性及其顺逆、盛衰的规律。其三，叙述阴病、阳病的脉象与证候。其四，阐明阴阳相应，方乃和平，但基于顺阴者多消灭，顺阳者多长生的认识，总结调摄与治疗的基本原则是阴常宜损，阳常宜盈。

王 冰 论阴阳互根※

阳气根于阴，阴气根于阳。无阴则阳无以生，无阳则阴无以化。全阴则阳气不极，全阳则阴气不穷。春食凉，夏食寒，以养于阳；秋食温，冬食热，以养于阴。滋苗者，必固其根；伐下者，必枯其上。故以斯调节，从顺其根。二气常存，盖由根固，百刻晓暮，食亦宜然。

——唐·王冰《黄帝内经素问注·四气调神大论》

【提要】 本论阐述阴阳互根，相辅相成，不可缺一的关系，以及人体在四季应"从顺其根"，有利于保养身中阴阳二气的基本原则。

王 冰 论阴阳运为※

万物假阳气温而生，因阴气寒而死。故知生杀本始，是阴阳之所运为也。

——唐·王冰《黄帝内经素问注·四气调神大论》

【提要】 本论阐述万物生灭的根源在于阴阳二气的作用，阳主生而阴主杀，二者是万物生灭的决定因素。

王 冰 论气味阴阳※

阳为气，气厚者为纯阳；阴为味，味厚者为纯阴。故味薄者，为阴中之阳；气薄者，为阳中之阴。

——唐·王冰《黄帝内经素问注·阴阳应象大论》

【提要】 本论基于阴阳的不同属性与可再分性，阐述了气味厚薄的阴阳属性。

王　冰　论三阴三阳开阖枢※

离，谓别离应用。阖，谓配合于阴。别离则正位于三阳，配合则表里而为脏腑矣。开阖枢，言三阳之气，多少不等，动用殊也。夫开者，所以司动静之机基。阖者，所以执禁固之权。枢者，所以主动转之微。由斯殊气之用，故此三变之焉。

——唐·王冰《黄帝内经素问注·阴阳离合论》

【提要】　本论阐述开、阖、枢的概念，认为三者描述了阴阳转化的不同阶段。

陈无择　纪用备论*

夫阴阳运五气，行乎天地之间，则神明为之纪，故有德化政令变眚之异；物类禀五行，孕于八方之内，则生灵赖其资，故有功能气味性用之殊。苟气运之失常，非药石则不疗，所谓功夺造化，恩备裁成者，无逾于药石也。故敷和、彰显、溽蒸、清洁、凄沧者，五气之德也；安魂、育神、益气、定魄、守志者，百药之功也；生荣、蕃茂、丰备、紧敛、清谧者，五气之化也；通润、悦怿、轻身、润泽、益精者，百药之能也；舒启、明曜、安静、劲切、凝肃者，五气之政也；开明、利脉、滑肤、坚肌、强骨者，百药之气也。风热湿燥寒者，五气之令也；酸苦甘辛咸者，百药之味也。顾兹气运，与万物虽种种不齐，其如成象效法，无相夺伦；一一主对，若合符契。至于胜复盛衰，不能相多；往来升降，不能相无；故各从其动而兴灾变，亦不相加也。于是有振发、销铄、骤注、肃杀、凛冽者，五气之变也；在药则有收敛、干焦、甜缓、敛涩、滋滑者，百药之性也。散落、燔焫、霜溃、苍陨、冰雪者，五气之眚也；在药则有鱿衄、溢汗、呕吐、涎涌、泄利者，百药之用也。德化者气之祥，功能者药之良；政令者气之章，气味者药之芳。

——宋·陈无择《三因极一病证方论·卷之二·纪用备论》

【提要】　本论阐释阴阳运五气，气行于天地之间，而展现神明的作用，创造万物。因气化有德、化、政、令、变、眚的不同，万物禀受五行不同之气化，导致功能、气味和性用的差异。因此，由于天地气化失常造成的疾患，能够借助具有不同气化偏性的药物进行治疗。

刘完素　《阴阳论》

论曰：天地者，阴阳之本也。阴阳者，天地之道也，万物之纲纪，变化之父母，生杀之本始，神明之府也。故阴阳不测谓之神，神用无方谓之圣。倘不知此，谓天自运乎，地自处乎，岂足以语造化之全功哉。大哉乾元，万物资始；至哉坤元，万物资生。所以天为阳，地为阴；水为阴，火为阳。阴阳者，男女之血气；水火者，阴阳之征兆。惟水火既济，血气变革，然后刚柔有体，而形质立焉。《经》所谓天覆地载，万物悉备，莫贵乎人。人禀天地之气生，四时之法成。故人生于地，悬命于天，人生有形，不离阴阳。盖人居天之下、地之上，气交之中。不明阴阳而望延年，未之有也。何则？苍天之气，不得无常也。气之不袭，是谓非常，非常则变矣。王注曰：且苍天布气，尚不越于五行，人在气中，岂不应于天道？《左传》曰：违天不祥。《系辞》云：一阴一阳之谓道。《老子》曰：万物负阴而抱阳。故偏阴偏阳谓之疾。夫言一身之中，外为阳，内为阴；气为阳，血为阴；背为阳，腹为阴；腑为阳，脏为阴。肝、心、脾、肺、肾五脏皆为阴，胃、大肠、小肠、膀胱、三焦六腑皆为阳。盖阳中有阴，阴中有阳，岂偏枯而为道哉。《经》所谓治病必求其本者，是明阴阳之大体，水火之高下，盛衰之补泻，远近之大小，阴阳之变通。夫如是，惟达道人可知也。

——金·刘完素《素问病机气宜保命集·卷上·阴阳论》

【提要】 本论阐述了阴阳学说的基本内容和应用。引用了《道德经》《左传》《内经》《易·系辞》等文献，揭示阴阳作为世界本原的作用和象征；指出阴阳是生命产生的根源，人在气中与天道相应；继而论述了人体阴阳的划分，以及诊疗疾病的基本规律，说明了养生防病皆当以顺应阴阳为依据。

周之干　论阴阳之义与治法※*

天为阳，地为阴，火为阳，水为阴。天地，阴阳之定位也；水火，阴阳之生化也。生化乱则体位伤，故水火有过不及之害，则天地不能无旱浸之灾。水火者其用，天地者其体，用伤则体害，一定之理也。

以人身而言，形，阴也。神，阳也。心肾，水火也。有形必有神。神气，体也。形血，用也。故病于形者，不能无害于神；病于神者，不能无害于形。盖气病伤血，血病必伤气。此不易之道也。但治之者，不可无先后标本轻重之分……阴阳之义：阳，天道也；阴，地道也。非天之阳，万物不生，地亦不凝。非地之阴，万物不成，天亦不灵。故天主健，无一息之停，使稍有滞，则失其健运之机，而万物屯矣。地主静，无一息之动，若稍不静，则失其凝静之气，而万物否矣。人身之阳，法天者也，苟失其流行之机，则百病生；人身之阴，法地者也，苟失其安养之义，则百害起。故阳生而阴长，阴生而阳旺。阴与阳一身之司命，不得偏废而或失也。

今之医者，或言阳为重，或言阴为要，均未得要重之故，各执其说而失轻重之机宜者多矣。夫言阳重者，乃天之阳，人身之真阳，而非壮火食气之亢阳也。亢阳者，如天之久旱酷暑，不可不急以甘霖清气以消其亢害，故丹溪有扶阴之义，黄柏、知母等苦寒之味，在所当用，扶阴正所以济阳也。言阴重者，乃地之阴，人身之真阴，而非坚凝寒结之浊阴也。浊阴者，如重阴凛冽之寒气，不得不藉皓日晴和之气以暖和之，先哲有扶阳之义，桂、附、干姜在所当用，扶阳正所以济阴也。盖火烈则水干，水盛则火灭，两相需而不得偏轻偏重者也。若为医者，重阴而害及真阳，重阳而害及真阴，误矣！故知天者可以扶阴，知地者可以扶阳，知天地之义，而成位乎中，方是救人之良医，而非食人之兽医矣！

——明·周之干《周慎斋遗书·卷一·阴阳脏腑》

【提要】 本论以水火、天地为喻，揭示阴阳的体用，阐述了人体形神、气血本为相辅相成，在疾病状态下会发生相互影响。作者认为，阴阳二者对于万物生长具有重要作用，在人体也是如此。其分别说明了人体阴阳二气的作用，如"人身之阳，法天者也，苟失其流行之机，则百病生；人身之阴，法地者也，苟失其安养之义，则百害起。"进而对人体的真阳与真阴的概念进行辨析，提出"人身之真阳，而非壮火食气之亢阳也"，又言"人身之真阴，而非坚凝寒结之浊阴也"。作者指出，医者应当对真阴真阳以及阴阳平和状态进行深入的理解，才能成为一名良医。

周之干　论少阴少阳为阴阳初入之枢 [※*]

三阴三阳十二经，有枢机焉。枢机有二：一者两肾中间一阳藏处，命门是也。命门三焦之本，呼吸之原，犹天之北辰，而人身之枢也。一者在少阴少阳。

少阴肾，天一所生，为三阴初入之处，少阴者，阴之枢也。由少阴而入，则为厥阴。由厥阴而进，则为太阴。太阴，阴之至也。阴极则阳生，阳之初生而始发，则从胆，胆为转阴至阳之地为少阳，是阳之枢也。由少阳而阳明，由阳明而太阳，太阳为阳之极，而又转入于阴，则少阴少阳，乃阴阳初入之枢。枢者、如门户之枢也。然阴必从阳，故三阴之出入，亦在少阳。阴之不利，由阳之不利，所以少阴以少阳为主也。欲其枢之利，非温暖之不可。盖寒则坚凝，热则流通也。亦有热而不能流通者，不能流通，则出入开阖，不如意而致疾矣。能开不能阖，则多泄泻之病；能阖不能开，则起膈噎闭结之虞。

疾之作，有害于先天，则从肾与膀胱起；有害于后天，则从脾胃起。起于脾胃，则土不生金而金坏，金坏则水衰，水衰则木枯，木枯则火炽，火炽则水益涸，水涸则龙火起，龙火起则雷火亦随之，龙雷并起，而一身三焦脏腑，无非火矣。此火之来，俱系枢之不利，寒之所致。若因火炽而更寒之，则火益烈而真元亡矣。故治之不但欲其肾之安，更不可不固膀胱之阳；不但欲其肝之润，更不可不疏胆之气。

——明·周之干《周慎斋遗书·卷一·阴阳脏腑》

【提要】　本论阐述人身枢机有二：一为先天真气所藏之命门，一为人身阴阳出入之少阴少阳。论中着重讨论了后者，认为采用温通的办法可以保持人体枢机功能正常，这样阴阳的开阖功能才能得以实现。此外，还讨论了先天和后天疾病病位和病程发展的不同。

孙一奎　太极图抄引

生生子曰：天地万物，本为一体。所谓一体者，太极之理在焉。故朱子曰：太极只是天地万物之理。在天地，统体一太极；在万物，万物各具一太极。即阴阳而在阴阳，即五行而在五行，即万物而在万物。夫五行异质，四时异气，皆不能外乎阴阳。阴阳异位，动静异时，皆不能离乎太极。人在大气中，亦万物中一物尔，故亦具此太极之理也。惟具此太极之理，则日用动静之间，皆当致夫中和，而不可须臾离也。医之为教，正示人节宣天地之气，而使之无过不及。攻是业者，不能寻绎太极之妙，岂知本之学哉！

——明·孙一奎《医旨绪余·上卷·一、太极图抄引》

【提要】　本论阐述天地万物均本太极而存在，四时五行之根本都源于阴阳的运化，即太极之理。太极运化，趋于中和，不可偏颇。人类生存在天地之间，也是万物之一，日用动静之间，时刻应以致中和的道理为准则，无太过不及。医学的目的是"正示人节宣天地之气"，应以此为首要的道理。

❖ 王肯堂 阴阳图象论 ❖

阴阳者何？气化是也。先天之气，浑浑噩噩，杳杳冥冥，无迹可见，无象可寻，而自然之化机，已充满而无亏。惟充满而无亏，斯生发而莫圉。先天者，理与气融；后天者，气与形附。太极剖而阴阳立，天地其最钜者也。阳性刚，阴性柔，划之为两仪，分之为四象。故程子曰：四象者，阴阳刚柔也。天生于动，动之始则阳生，动之极则阴生，故曰阴阳生天。地生于静，静之始则柔生，静之极则刚生，故曰刚柔生地。阴阳刚柔之中，又有太少之分。在天，太阳为日，太阴为月，少阳为星，少阴为辰。在地，太柔为水，太刚为火，少柔为土，少刚为石。仰观俯察，阴阳之能事见矣。由是而四方、五行、八卦、十干、十二支、二十四气、七十二候、三百六十五度、万有一千五百二十策，莫不阴阳刚柔，涔列而互用。或无形，或有形，其间屈伸往来，盈虚消息，进退抑扬，动静微显，清浊高下，低昂平陂，雨旸寒燠，昼夜昏旦，老少雌雄，行止语默，凹凸方圆，呼吸出纳，鬼曰归而神曰伸，朝为潮而夕为汐，无非二气之流露也，自可对待者言之。

六子肇于乾坤，而一一分峙其位，万物咸资幬载，而高厚各呈其能，一彼一此，无倚无偏。即细如蚕虱，暂如蜉蝣，亦皆辨阴阳于微渺之中。而自其流行者言之，一二二一，运转不穷，奇偶偶奇，嬗代无既。天有入地之星，地有摩天之岭。冬，阴也，而子中一阳生；夏，阳也，而午中一阴生。北方多夜之地，亦曜烛龙；东极易旦之方，终熟羊胛。水本阴，而沸井之焰时生；火本阳，而萧邱之烟不热。阳极阴生，阴极阳生。阳主生而阴主成，阴既屈而阳复兆，其循环不已也如此。是故飞潜动植，禽兽昆虫，或角或牙，或蹄或翼，纵生横生，有足无足，禀赋不同，种类各异，荣落有候，方隅有位。汉宫之荔扶乎，逾汶之貉鲜矣。是皆禀阴阳之气，各得一偏，而不能浑全者也。

人本一元之气，参两太之位，二五之精既具，万物之性皆备，头圆象天，足方象地，耳目以应日月，口鼻以应岳渎。天有四时，人有四肢，地有五方，人有五脏。得中和之气者为圣贤，得偏驳之气者为愚昧，此其大较已。而人之血气之应乎阴阳者，则更有说：一阳也，有太阳、阳明、少阳之分，是阳中之阴阳也；一阴也，有太阴、厥阴、少阴之别，是阴中之阴阳也。故背为阳而腹为阴，营为阴而卫为阳。各经分属阴阳，腑阳而脏阴。一脏自为阴阳，虚阳而实阳。阴阳有受于包胎者，有余与不足殊科。阴阳有限于方隅者，西北与东南异体。而五运六气之感召，或多阳而少阴，或少阳而多阴，或上阳而下阴，或下阳而上阴，背阳反阴，拒阴格阳，变生百端，莫可穷诘。

明哲之士，深悉夫盛衰消长之理，胜复承制之机，剂盈酌虚，大其裁成。天有淫邪而不侵，地有偏僻而不痼，人有疵疠而无夭札之患。粗工不知阴阳之大原，往往拘于一偏，胶柱而鼓琴，坐井而观天。故予次列阴阳图象，以为学者资焉。

——明·王肯堂《医学穷源集·卷一·阴阳图象论》

【提要】 本论阐述阴阳即是气化之本身。太极化为两仪，分为四象，屈伸往来，盈虚消息，即为阴阳二气所化生之过程。世间万物皆得阴阳之偏，而唯独人得阴阳之全气。除此之外，人体生命在形成过程中，还是受到先天禀赋、地理方位、运气条件的影响。

赵献可 阴阳论

阴阳之理，变化无穷，不可尽述，姑举其要者言之。

夫言阴阳者，或指天地，或指气血，或指乾坤，此对待之体。其实阳统乎阴，天包乎地，血随乎气。故圣人作《易》，于乾则曰大哉乾元，乃统天；于坤则曰至哉坤元，乃顺承天。古人善体《易》义，治血必先理气，血脱益气，故有补血不用四物汤之论。如血虚发热，立补血汤一方，以黄芪一两为君，当归四钱为臣。气药多而血药少，使阳生阴长。又如失血暴甚欲绝者，以独参汤一两顿煎服，纯用气药。斯时也，有形之血不能速生，几微之气所当急固，使无形生出有形。盖阴阳之妙，原根于无也。故曰：无，名天地之始。生死消长，阴阳之常度，岂人所能损益哉？圣人裁成天地之化，辅相天地之宜，每寓扶阳抑阴之微权。方复而先忧七日之来，未济而预有衣袽之备，防未然而治未病也。然生而老，老而病，病而死，人所不能免。但其间有寿夭长短之差，此岐黄之道所由始。

神农尝药，按阴阳而分寒热温凉、辛甘酸苦咸之辨。凡辛甘者属阳，温热者属阳；寒凉者属阴，酸苦者属阴。阳主生，阴主杀。司命者欲人远杀而就生，甘温者用之，辛热者用之，使其跻乎春风生长之域。一应苦寒者俱不用，不特苦寒不用，至于凉者亦少用。盖凉者，秋气也，万物逢秋风不长矣。或时当夏令，暑邪侵入，或过食炙煿辛热而成疾者，暂以苦寒一用，中病即止，终非济生之品。世之惯用寒凉者，闻余言而怪矣。幸思而试之，其利溥哉！若夫尊生之士，不须服食，不须导引，不须吐纳，能大明生死，几于道矣。生之门，死之户。不生则不死。上根顿悟无生，其次莫若寡欲，未必长生，亦可却病。反而求之，人之死，由于生；人之病，由于欲。上工治未病，下工治已病。已病矣，释其致病之根。由于不谨，急远房帏，绝嗜欲，庶几得之。世人服食以图长生，惑矣。甚者日服补药，以资纵欲，则惑之甚也。

天上地下，阴阳之定位。然地之气每交于上，天之气每交于下。故地天为泰，天地为否。圣人参赞天地，有转否为泰之道。如阳气下陷者，用味薄气轻之品，若柴胡、升麻之类，举而扬之，使地道左旋而升于九天之上；阴气不降者，用感秋气肃杀为主，若瞿麦、扁蓄之类，抑而降之，使天道右迁而入于九地之下。此东垣补中益气汤，万世无穷之利。不必降也，升清浊自降矣。

春秋昼夜，阴阳之门户。一岁春夏为阳，秋冬为阴；一月朔后为阳，望后为阴；一日昼为阳，夜为阴。又按十二时而分五脏之阴阳。医者全凭此，以明得病之根原，而施治疗之方术。

春夏秋冬，非今行夏之时，当依周正建子。冬至一阳生，夏至一阴生，此二至最为紧要。至者，极也。阴极生阳，绝处逢生，自无而有；阳极生阴，从有而无，阳变阴化之不同也。若春分秋分，不过从其中平分之耳。然其尤重者，独在冬至。故《易》曰：先王以至日闭关。"闭关"二字，须看得广。观《月令》云"是月斋戒、掩身，以待阴阳之所定"，则不止关市之门矣。

或问：冬至一阳生，当渐向暖和，何为腊月大寒，冰雪反盛？夏至一阴生，当渐向清凉，何为三伏溽暑，酷热反炽？亦有说乎？曰：此将来者进，成功者退，隐微之际，未易以明也。盖阳伏于下，逼阴于上，井水气蒸，而坚冰至也。阴盛于下，逼阳于上，井水寒，而雷电合也。今人病面红、口渴、烦燥、喘咳者，谁不曰火盛之极，抑孰知其为肾中阴寒所逼乎？以寒凉之药进而毙者，吾不知其几矣。冤哉冤哉。

朔望分阴阳者，初一日为死魄，阴极阳生，初三日而朏，十三日而几望，十五则盈矣；渐至二十以后，月廓空虚，海水东流。人身气血亦随之。女人之经水，期月而满，满则溢。阴极而少阳生，始能受孕。故望以前属阳。

阳病则昼重而夜轻，阳气与病气交旺也；阴病则昼轻而夜重，阴气与病气交旺也。若夫阳虚病则昼轻，阴虚病则夜轻，阴阳各归其分也。治之者既定其时，以证其病。若未发之时，当迎而夺之，如孙子之用兵，在山谷则塞渊泉，在水陆则把渡口；若正发之时，当避其锐锋；若势已杀，当击其惰归，恐旷日迟久，反生他患也。至于或昼或夜，时作时止，不时而动，是纯虚之症，又不拘于昼夜之定候，当广服补药，以养其正，如在平川广漠，当清野千里。又以十二时分配五脏六腑。自子至午，行阳之分；自午至亥。行阴之分。仲景云：少阴之病欲解时，从子至寅。乘此阳道方亨之时而投之，药易以入。故仲景《伤寒论》中，逐时分治，不可不考。

年、月、日、时，皆当各分阴阳，此其大略也。独甲子运气，《内经》虽备言之，往往不验。当时大挠作甲子，即以本年本月本日本时为始，统纪其数如此，未必能直推至上古甲子年甲子月日时为历元也。《内经》特明气运有如许之异，民病亦有如许之别如此。读《内经》者，不可执泥。譬如大明统历，选择已定。可信乎？不可信乎？

阳一而实，阴二而虚。盖阴之二，从阳一所分。故日秉全体，月有盈亏。人之初生，纯阳无阴，赖其母厥阴乳哺，而阴始生。是以男子至二八而精始通，六十四而精已绝；女子至二七而经始行，四十九而经已绝。人身之阴，止供三十年之受用。可见阳常有余，阴常不足；况嗜欲者多，节欲者少。故自幼至老，补阴之功一日不可缺。此"阴"字指阴精而言。不是泛言阴血。今之以四物汤补阴者误也。王节斋云：水虚成病者，十之八九；火虚成病者，十之一二。微得其意矣。褚侍中云：男子阴已耗而思色以降其精，则精不出而内败，小便道涩如淋。阳已痿而复竭之，则大小便牵痛，愈痛则愈便，愈便则愈痛。玩褚、王二公之言，阴中有水有火，水虚者固多，火衰者亦不少。未有精泄已虚，而元阳能独全者。况阴阳互为其根，议补阴者，须以阳为主，盖无阳则阴无以生也。

男子抱阳而负阴，女子抱阴而负阳。人身劈中分阴阳左右，男子右属火而为气，左属水而为血，女子右属水而左属火。凡人半肢风者，男子多患左，女子多患右，岂非水不能营耶？

此皆泛言阴阳之理，有根阴根阳之妙。不穷其根，阴阳或几乎息矣。谈阴阳者，俱曰气血是矣。讵知火为阳气之根，水为阴血之根。盍观之天地间，日为火之精，故气随之；月为水之精，故潮随之。然此阴阳水火，又同出一根。朝朝禀行，夜夜复命，周流而不息，相偶而不离。惟其同出一根而不相离也，故阴阳又各互为其根。阳根于阴，阴根于阳，无阳则阴无以生，无阴则阳无以化。从阳而引阴，从阴而引阳，各求其属而穷其根也。世人但知气血为阴阳，而不知水火为阴阳之根；能知水火为阴阳，而误认心肾为水火之真，此道之所以不明不行也。试观之天上，金木水火土五星见在，而日月二曜所以照临于天地间者，非真阴真阳乎？人身心肝脾肺肾五行俱存，而所以运行于五脏六腑之间者，何物乎？有无形之相火，行阳二十五度；无形之肾水，行阴二十五度。而其根则原于先天太极之真。此所以为真也，一属有形，俱为后天，而非真矣，非根矣。谓之根，如木之根而枝叶所由以生者也。

既有真阴真阳，何谓假阴假阳？曰：此似是而非，多以误人，不可不知。如人大热发燥，口渴舌燥，非阳证乎？余视其面色赤，此戴阳也。切其脉，尺弱而无力，寸、关豁大而无伦，此系阴盛于下，逼阳于上，假阳之证。余以假寒之药，从其性而折之，顷刻平矣。如人恶寒，身不离复衣，手足厥冷，非阴症乎？余视其面色滞，切其脉涩，按之细数而有力，此系假寒之证，寒在皮肤，热在骨髓。余以辛凉之剂，温而行之，一汗而愈。凡此皆因真气之不固，故假者得以乱其真。假阳者，不足而示之有余也；假阴者，有余而示之不足也。既已识其假矣，而无术以投其所欲，彼亦捍格而不入。《经》曰：伏其所主，而先其所因，其始则同，其终则异。

可使去邪，而归于正矣。

有偏阴偏阳者，此气禀也。太阳之人，虽冬月身不须绵，口常饮水，色欲无度，大便数日一行，芩、连、栀、柏、大黄、芒硝，恬不知怪；太阴之人，虽暑月不离复衣，食饮稍凉便觉腹痛泄泻，参、术、姜、桂，时不绝口，一有欲事，呻吟不已。此两等人者，各禀阴阳之一偏者也。与之谈医，各执其性之一偏而目为全体，常试而漫为之，虽与之言，必不见信。是则偏之为害，而误人多矣。今之为医者，鉴其偏之弊而制为不寒不热之方，举世宗之，以为医中王道。岂知人之受病，以偏得之，感于寒则偏于寒，感于热则偏于热。以不寒不热之剂投之，何以补其偏而救其弊哉？故以寒治热，以热治寒，此方士之绳墨也。然而苦寒频进，而积热弥炽，辛热比年，而沉寒益滋者，何耶？此不知阴阳之属也。《经》曰：诸寒之而热者取之阴，诸热之而寒者取之阳，所谓求其属也。斯理也，惟王太仆能穷之，注云：寒之不寒，是无水也；热之不热，是无火也。无水者，壮水之主，以镇阳光；无火者，益火之原，以消阴翳。启玄达至理于绳墨之外，而开万世医学之源也。

阴阳者，虚名也；水火者，实体也。寒热者，天下之淫气也。水火者，人之真元也。淫气凑疾，可以寒热药施之。真元致病，即以水火之真调之。然不求其属，投之不入。先天水火，原属同宫。火以水为主，水以火为原。故取之阴者，火中求水，其精不竭；取之阳者，水中寻火，其明不熄。斯大寒大热之病，得其平矣。偏寒偏热之士，不可与言也。至于高世立言之士，犹误认水火为心肾，无怪乎后人之懵懵也。

——明·赵献可《医贯·卷之一：玄元肤论·阴阳论》

【提要】　本论阐述阴阳学说及其临床应用。首先，作者以血病治气为例解释了阴阳对待的问题；又论述本草气味阴阳属性，强调了温阳药物能够保持生命生机。其次，阐明人体阴阳的密切关联性，类比自然阴阳四时的升降转化，且列举了多个病证，揭示正常人体阴阳的基本状态，及其与自然阴阳气化的相关性。再次，认为体质阴阳是由于先天气禀的不同，指出人体真阴真阳是命门水火，并强调了其重要性。最后，论述了对天癸涵义的理解，认为天癸是元阴元气。

张介宾　太极图论

太极者，天地万物之始也。《太始天元册》文曰：太虚廖廓，肇基化元。老子曰：无名天地之始，有名天地之母。孔子曰：易有太极，是生两仪。邵子曰：若论先天一事无，后天方要着工夫。由是观之，则太虚之初，廓然无象，自无而有，生化肇焉，化生于一，是名太极，太极动静而阴阳分。故天地只此动静，动静便是阴阳，阴阳便是太极，此外更无余事。朱子曰：太极分开，只是两个阴阳，阴气流行则为阳，阳气凝聚则为阴，消长进退，千变万化，做出天地间无限事来，以故无往而非阴阳，亦无往而非太极。

夫太极者，理而已矣。朱子曰：象数未形理已具。又曰：未有天地之先，毕竟先有此理。先儒曰：天下无理外之气，亦无气外之理。故理不可以离气，气不可以外理，理在气亦在，气行理亦行。夫既有此气，则不能无清浊而两仪以判；既有清浊，则不能无老少而四象以分。

故清阳为天，浊阴为地，动静有机，阴阳有变。由此而五行分焉，气候行焉，神鬼灵焉，方隅位焉。河洛布生成之定数，卦气存奇偶之化几。有死有生，造化之流行不息；有升有降，气运之消长无端。体象有常者可知，变化无穷者莫测。因而大以成大，小以成小，大之而立天地，小之而悉秋毫，浑然太极之理，无乎不在。所以万物之气皆天地，合之而为一天地；天地之气即万物，散之而为万天地。故不知一，不足以知万；不知万，不足以言医。理气阴阳之学，实医道开卷第一义，学人首当究心焉。

——明·张介宾《类经图翼·卷一·运气上·太极图论》

【提要】　本论阐述了太极的概念。作者认为，清阳为天，浊阴为地，动静有机，阴阳有变。五行分别、气候变化、方位归属等等一切规律，都是符合太极的道理。太极之理无处不在，大则天地，小则秋毫。太极之道，实为理气阴阳之学。

张介宾　论阳为生之本※*

阴阳二气，形莫大乎天地，明莫着乎日月。虽天地为对待之体，而地在天中，顺天之化；日月为对待之象，而月得日光，赖日以明。此阴阳之征兆，阴必以阳为主也。故阳长则阴消，阳退则阴进，阳来则物生，阳去则物死，所以阴邪之进退，皆由乎阳气之盛衰耳。故《生气通天》等论皆专重阳气，其义可知。又华元化曰：阳者生之本，阴者死之基。阴常宜损，阳常宜盈。顺阳者多长生，顺阴者多消灭。《中和集》曰：大修行人，分阴未尽则不仙；一切常人，分阳未尽则不死。亦皆以阳气为言。可见死生之本，全在阳气。故《周易》三百八十四爻，皆卷卷于扶阳抑阴者，盖恐其自消而剥，自剥而尽，而生道不几乎息矣。观圣贤虑始之心，相符若此，则本篇损益大义，又安能外乎是哉？

——明·张介宾《类经·二卷·阴阳类·二、法阴阳》

【提要】　本论阐述阴阳二气是万物之本，二者之中阳主动，是生化的动力所在，万物与人的生成皆有赖于阳气的推动作用。故作者指出，阴阳二气，阴必以阳为主；死生之本，全在阳气。

张介宾　论真阴为真阳之本※

真阴之义，即天一也，即坎水也，丹家谓之元精。《道书》曰：涕、唾、精、津、汗、血、液，七般灵物总属阴。又曰：四大一身皆属阴，不知何物是阳精？此阳精二字，专指神气为言，谓神必由精而生也。又《钟吕集》曰：真气为阳，真水为阴。阳藏水中，阴藏气中。气主于升，气中有真水；水主于降，水中有真气。真水乃真阴也，真气乃真阳也。凡此之说，皆深得阴阳之精义。

试以人之阳事验之。夫施而泄者，阴之精也；坚而热者，阳之气也。精去而阳痿，则阴之为阳，尤易见也。此即阴气自半之谓。故《本神》篇曰：五脏主藏精者也，不可伤。伤则失守而阴虚，阴虚则无气，无气则死矣。由此观之，可见真阴者，即真阳之本也。

夫水火皆宅于命门，拆之则二，合之则一，造化由此而生，万物由此而出。其在人身，为性命之根柢，为脏腑之化原。故许叔微云：补脾不若补肾。诚独见之玄谈，医家之宗旨也。后世有以苦寒为补阴者，伐阴者也，害莫甚矣，不可不为深察。

——明·张介宾《类经·二卷·阴阳类·二、法阴阳》

【提要】　本论阐述真阴的生理作用。作者认为，真阴是真阳之根本，阳气之所以具有发生的作用，全赖真阴为之基础。真阴、真阳均蕴藏于命门之中，是一而二、二而一的关系，共同构成了人身造化的本原。

张介宾　阴阳篇

凡诊病施治，必须先审阴阳，乃为医道之纲领。阴阳无谬，治焉有差？医道虽繁，而可以一言蔽之者，曰阴阳而已。故证有阴阳，脉有阴阳，药有阴阳。

以证而言，则表为阳，里为阴；热为阳，寒为阴；上为阳，下为阴；气为阳，血为阴；动为阳，静为阴；多言者为阳，无声者为阴；喜明者为阳，欲暗者为阴；阳微者不能呼，阴微者不能吸；阳病者不能俯，阴病者不能仰。以脉而言，则浮大滑数之类皆阳也，沉微细涩之类皆阴也。以药而言，则升散者为阳，敛降者为阴；辛热者为阳，苦寒者为阴；行气分者为阳，行血分者为阴；性动而走者为阳，性静而守者为阴。此皆医中之大法。至于阴中复有阳，阳中复有阴，疑似之间，辨须的确。此而不识，极易差讹，是又最为紧要，然总不离于前之数者。但两气相兼，则此少彼多，其中便有变化，一皆以理测之，自有显然可见者。若阳有余而更施阳治，则阳愈炽而阴愈消；阳不足而更用阴方，则阴愈盛而阳斯灭矣。设能明彻阴阳，则医理虽玄，思过半矣。

一、道产阴阳，原同一气。火为水之主，水即火之源，水火原不相离也。何以见之？如水为阴，火为阳，象分冰炭。何谓同原？盖火性本热，使火中无水，其热必极，热极则亡阴，而万物焦枯矣；水性本寒，使水中无火，其寒必极，寒极则亡阳，而万物寂灭矣。此水火之气，果可呼吸相离乎？其在人身，是即元阴元阳，所谓先天之元气也。欲得先天，当思根柢。命门为受生之窍，为水火之家，此即先天之北阙也。舍此他求，如涉海问津矣。学者宜识之。

一、凡人之阴阳，但知以气血、脏腑、寒热为言，此特后天有形之阴阳耳。至若先天无形之阴阳，则阳曰元阳，阴曰元阴。元阳者，即无形之火，以生以化，神机是也，性命系之，故亦曰元气。元阴者，即无形之水，以长以立，天癸是也，强弱系之，故亦曰元精。元精、元气者，即化生精气之元神也。生气通天，惟赖乎此。《经》曰："得神者昌，失神者亡"，即此之谓。今之人，多以后天劳欲戕及先天；今之医，只知有形邪气，不知无形元气。夫有形者，迹也，盛衰昭著，体认无难；无形者，神也，变幻倏忽，挽回非易。故《经》曰：粗守形，上守神。嗟乎！又安得有通神明而见无形者，与之共谈斯道哉。

一、天地阴阳之道，本贵和平，则气令调而万物生，此造化生成之理也。然阳为生之本，阴实死之基。故道家曰：分阴未尽则不仙，分阳未尽则不死。华元化曰：得其阳者生，得其阴者死。故凡欲保生重命者，尤当爱惜阳气，此即以生以化之元神，不可忽也。曩自刘河间出，以暑火立论，专用寒凉，伐此阳气，其害已甚，赖东垣先生论脾胃之火必须温养，然尚未能尽斥一偏之谬，而丹溪复出，又立阴虚火动之论，制补阴、大补等丸，俱以黄柏、知母为君，寒凉之弊又复盛行。夫先受其害者，既去而不返；后习而用者，犹迷而不悟。嗟乎！法高一尺，魔高一丈，若二子者，谓非轩岐之魔乎？余深悼之，故直削于此，实冀夫尽洗积陋，以苏生命之厄，诚不得不然也。观者其谅之察之，勿以诽谤先辈为责也。幸甚！

一、阴阳虚实。《经》曰：阳虚则外寒，阴虚则内热；阳盛则外热，阴盛则内寒。

一、《经》曰：阳气有余，为身热无汗。此言表邪之实也。又曰：阴气有余，为多汗身寒。此言阳气之虚也。仲景曰：发热恶寒发于阳，无热恶寒发于阴。又曰：极寒反汗出，身必冷如冰。此与经旨义相上下。

一、《经》曰：阴盛则阳病，阳盛则阴病；阳胜则热，阴盛则寒。

一、阴根于阳，阳根于阴。凡病有不可正治者，当从阳以引阴，从阴以引阳，各求其属而衰之。如求汗于血，生气于精，从阳引阴也；又如引火归源，纳气归肾，从阴引阳也。此即水中取火，火中取水之义。

一、阴之病也，来亦缓而去亦缓；阳之病也，来亦速而去亦速。阳生于热，热则舒缓；阴生于寒，寒则拳急。寒邪中于下，热邪中于上，饮食之邪中于中。

一、考之《中藏经》曰：阳病则旦静，阴病则夜宁；阳虚则暮乱，阴虚则朝争。盖阳虚喜阳助，所以朝轻而暮重；阴虚喜阴助，所以朝重而暮轻。此言阴阳之虚也。若实邪之候，则与此相反。凡阳邪盛者，必朝重暮轻；阴邪盛者，必朝轻暮重。此阳逢阳王，阴得阴强也。其有或昼或夜，时作时止，不时而动者，以正气不能主持，则阴阳胜负，交相错乱，当以培养正气为主，则阴阳将自和矣。但或水或火，宜因虚实以求之。

——明·张介宾《景岳全书·一卷·传忠录（上）·阴阳篇》

【提要】　本论阐述了对于阴阳的审识和把握，是医家临床实践的重要前提，作者称之为"医道纲领"，体现了阴阳学说对中医理论与临床的深刻影响。阴阳原本一气二分，本一而用二，阴阳之间密切不可分割，其在人即为元阴元阳，即为先天元气，根藏于命门，为生命之根柢。一般认为，人之阴阳常就后天阴阳而言，因为后天阴阳，如气血、脏腑、寒热等，多有形迹可见，而先天阴阳多无迹可寻。而作者指出元阳即元气，元阴即元精，此对生命具有重要意义。基于此，提出"阳为生之本，阴实死之基"，斥责过度戕伐元阳的做法。又选取了《内经》《伤寒论》和《中藏经》的内容，系统论述了阴阳病机和相应的治则治法。

张介宾　阴阳体象

《阴阳应象大论》曰：阴阳者，天地之道也，万物之纪纲，变化之父母，生杀之本始，神明之府也。

体象之道，自无而有者也。无者先天之气，有者后天之形。邵子曰：天依形，地附气；气以造形，形以寓气。是以开物者为先天，成物者为后天；无极而太极者先天，太极而阴阳者后天；数之生者先天，数之成者后天；无声无臭者先天，有体有象者后天。先天者太极之一气，后天者两仪之阴阳，阴阳分而天地立，是为体象之祖，而物之最大者也。由两仪而四象，由四象而五行。程子曰：四象者，阴阳刚柔也。阴阳生天，刚柔生地。朱子曰：天之四象，日月星辰是也；地之四象，水火土石是也。邵子曰：天生于动，地生于静。动之始则阳生，动之极则阴生；静之始则柔生，静之极则刚生。阴阳之中，又有阴阳，故有太阴太阳，少阴少阳；刚柔之中，又有刚柔，故有太刚太柔，少刚少柔。太阳为日，太阴为月，少阳为星，少阴为辰，日月星辰交而天体尽；太柔为水，太刚为火，少柔为土，少刚为石，水火土石交而地体尽。又曰：物之大者，莫若天地。天之大，阴阳尽之；地之大，刚柔尽之。阴阳尽而四时成，刚柔尽而四维成。四象既分，五行以出，而为水火木金土。五行之中，复有五行，阴根于阳，阳根于阴，阴阳相合，万象乃生。本乎阳者亲上，本乎阴者亲下。在天为风云雷雨，在地为河海山川，在方隅为东南西北，在气候为春夏秋冬。东有应木之苍龙，西有属金之白虎。南方赤鸟，得火气而飞升；北陆玄龟，得水性而潜地。人禀三才之中气，为万物之最灵，目能收万物之色，耳能收万物之声，鼻能收万物之气，口能收万物之味。故二五之气，无乎不具；万有之技，无乎不能。天之四象，人有耳目口鼻以应之；地之四象，人有气血骨肉以应之。三百六十骨节，以应周天之度数；一万三千五百息，以通昼夜之潮汐。故邵子曰：头圆象天，足方履地，面南背北，左东右西，直立两间之中，正居子午之位。又曰：天有四时，地有四方，人有四肢。指节可以观天，掌文可以察地。得气之清而正者，为圣为贤；得气之偏而浊者，为愚为不肖。近东南者多柔而仁，近西北者多刚而义，夷狄亦人而暴悍无礼，以地有偏正，气有纯驳，禀赋所使，不期而然。故左氏以民之善恶，本乎六气，谓阳禀多者刚而烈，阴禀多者懦而柔，躁戾者阳中之恶，狡险者阴中之乖。是以水性主动而偏则流，火性主急而偏则烈，木性多和而偏则柔，金性多刚而偏则狠，土性多静而偏则愚。至若禽兽草木，动植飞潜，无情有性，莫不皆然。禽兽横生，草木倒生，横生者首东尾西，倒生者枝天根地，亦皆有五气之殊，四方之异。以动者而言，得木气则角而仁柔，得金气则齿而刚利，火性者飞而亲上，水性者潜而就下，土性者静而喜藏。西北之虫，鳞甲而多蛰；东南之虫，羽毛而常腾。以植者而言，得东气者多长而秀，得南气者多茂而郁，斯二者春夏荣而秋冬落；得西气者多强而劲，得北气者多坚而曲，斯二者春夏落而秋冬荣。凡万物化生，总由二气。得乾道者，于人为男，于物为牡；得坤道者，于人为女，于物为牝。乾类属阳者多动，坤类属阴者多静。方隅岁月，气有不同，万物适值其气，随所受而成其性。气得中和，则天为至粹，地为至精，人为至德，飞为鸾凤，走为麒麟，介为龟龙，草为芝兰，木为松柏，石为金玉；气得偏驳，则天有至眚，地有至幽，人有至戾，飞有鸱枭，走有狼虎，介有虺蝎，草有毒吻，木有枳棘，石有礓砾，孰匪阴阳之体象。再自其形迹之有无而言，则昼夜旦暮，朔晦望弦，阴晴寒热，大小方圆，高下升降，左右后先，夫妇男女，言动语默，呼吸表里，浮沉出入，俯仰向背，血气脏腑，轻重粗细，前后头尾，皆体象之有形者也；又如动静幽显，盈虚消息，声音律吕，志意善恶，曰鬼曰神，曰魂曰魄，曰变曰化，曰微曰极，皆体象之无形者也。然有此必有彼，有对必有待。物各有父母，分牝牡于蜉蝣；物各一太极，包两仪于子粒。如蚊喙至微，能通血气；虮睛最眇，亦辨西东。用是而推，则至广至极，至微至精，随气而聚，触几而生，大不可量，小不可测，何莫非阴阳之至德，化工之精妙，亦岂可以造作而形容者欤！至若奇偶相衔，互藏其宅；一二同根，神化莫测。天为阳矣，而半体居于地下；地为阴矣，而五岳插于天中。高者为阳，而至高之地，冬气常在；下者为阴，而污下之地，春气常存。水本阴也，而温谷之泉能热；火本阳也，而萧丘之焰则寒。阴者宜暗，水则外暗而内明；阳体宜明，火则外明而内暗。声于东而应于西，形乎此而影乎彼。浴天光于水府，涵地影于月宫。阳居盛暑，而五月麋草死；阴极严寒，而仲冬荠麦生。此其变化之道，宁有纪极哉？第阴无阳不生，阳无阴不成，而阴阳之气，本同一体。《易》曰：大哉乾元，万物资始；至哉坤元，万物资生。夫始者天地之立心，生者天地之作用。惟其以无心之心，而成不用之用，此所以根出于一而化则无穷。故有是象则有是理，有是理则有是用。孰非吾道格致之学，所当默识心通者哉？余尝闻之滑伯仁云：至微者理也，至著者象也，体用一原，显微无间，得其理则象可得而推矣。使能启原而达流，因此而识彼，则万化之几，既在吾心，而左右逢原，头头是道矣。孰谓阴阳体象之理为迂远，而可置之无论哉？

——明·张介宾《类经图翼·一卷·运气（上）·阴阳体象》

【提要】 本论阐述阴阳是概括宇宙间万事万物运动变化的总纲。阴阳学说是中医学最基本的原理，也是贯穿于中医生理、病因、病机、诊治、治疗、预防、养生各范畴的一条主线，言医者必先以阴阳为始，这便是作者以阴阳开论的理由所在。关于阴阳的体象问题，作者根据《内经》及古人所言，分别以天地、五行、日月、星辰、水火、刚柔、风雨、河川、方位、四季、龙虎、玄龟、五官、血肉、骨节、肢节、性格、男女、脏腑、表里、音律、奇偶、山岳等为例论述了阴阳的体象，认为其非常广泛，难以尽言。然"用是而推，则至广至极，至微至精，随气而聚，触几而生，大不可量，小不可测。何莫非阴阳之至德，化工之精妙，亦岂可以造作而形容者欤！"

李中梓 水火阴阳论

天地造化之机，水火而已矣。宜平不宜偏，宜交不宜分。火性炎上，故宜使之下；水性就下，故宜使之上。水上火下，名之曰交。交则为既济，不交则为未济。交者生之象，不交者死之象也。故太旱物不生，火偏盛也；太涝物亦不生，水偏盛也。煦之以阳光，濡之以雨露，水火和平，物将蕃滋，自然之理也。人身之水火，即阴阳也，即气血也。无阳则阴无以生，无阴则阳无以化。然物不生于阴而生于阳，譬如春夏生而秋冬杀也。又如向日之草木易荣，潜阴之花卉善萎也。故气血俱要，而补气在补血之先；阴阳并需，而养阳在滋阴之上。是非昂水而抑水，不如是不得其平也。此其义即天尊地卑，夫倡妇随之旨也。若同天于地，夷夫于妇，反不得其平矣。又如雨旸均以生物，晴阳之日常多，阴晦之时常少也。俗医未克见此，而汲汲于滋阴，战战于温补，亦知秋冬之气，非所以生万物者乎？何不以天地之阴阳通之。

——明·李中梓《医宗必读·卷之一·水火阴阳论》

【提要】 本论阐述阴阳之间关系的三个问题：其一，阴阳宜平不宜偏，如天生万物，"煦之以阳光，濡之以雨露，水火和平，物将蕃滋，自然之理"；其二，阴阳宜交不宜分，水下火上，名为交济，为生之象；其三，物生于阳而不生于阴，强调了阳气的重要性。在临床实践上，论中提出"气血俱要，而补气在补血之先；阴阳并需，而养阳在滋阴之上"，具有一定理论和实践意义。

冯兆张 先后天阴阳论

人之元气，一太极也。太极动而生阳，静而生阴。阳动则为火，阴静则为水。水者，精也。精者，元气之体所以立也。火者，神也。神者，元气之用所以行也。阳动阴静，初生精神，次生魂魄意，以配五行。五行立而五性具，五性具而七情生矣。夫水者阴也，火者阳也，一为肾，一属命门。命门谓之神门，男子藏精，女子系胞，元气之根本，精神之所舍也。故肾命门为元气之原，而居至阴之下。左尺肾水之真阴，则生左关肝木，肝木则生左寸之心火；右尺命门火之元阳，则生右关脾土，脾土则生右寸之肺金。自下而生上，此先天之元气也。至于火生土，金生水，复自上而下，此后天之元气也。先天之元气，由无形以肇生五行；后天之元气，从有形之五行，以环运先天阴阳无形之气。阴阳合德，而生魂、魄、神、志、意之神，爰有喜、怒、忧、思、悲、恐、惊之情，此其性真之七情也。若过极，则反损先天阴阳之气。

后天阴阳有形之气，何以别之？受生之初，即禀母脾胃之谷气，以养其形。是脾胃之谷气，实始于先天无形之阴阳，而更化生乎后天有形之气血也。苟从饮食、劳役所伤，则损后天阴阳之气，而肾命门之真阴元阳不足，固不能为十二经之气血以立天元，脾胃之谷神不充，更不能为肾命门之真阴元阳以续命脉，而先后天厚薄之所由也。以先天元阴受伤，神多昏昧，至夜便多不安，及将睡时惊骇不寐，寐则怕人而不宁，心慌惊跳，神魂荡漾，此为神思间无形之火动也。治宜大补真阴，兼以安神，则火自降而神自清。然先天无形元阴之气不足，切不可用参、术、黄芪，惟地黄丸补真阴、真阳之属，可以填之。盖甘温但补五脏之阳气，而甘寒则补五脏之真阴。然用补阴药而不愈者，乃功之未到，而虚之未回，药非百数，功非岁月，则不能挽回也。然此惟不服药，便觉火动不安者，是其验也。

先天无形元气之阴者，即我肾水之母气，禀受元精之祖气也。其真阴之本体，则深藏于左肾之中；其真阴之妙用，则默运于精神之内，故曰无形也。苟有所伤其真阴，则令精神恍惚，夜卧不安，目则眊眊，羞明怕日，或恶人与火，喜静畏动，所喜所见皆阴也。此由父母多欲，素伤肾气，或因交感之际，偶从七情损其真阴，及至后天己之色欲、七情复不樽节，先后并伤，欲不虚荣疾病，焉可得乎？治疗之法，当温存内养，保其残败之阴，补益阴阳，助其生长之力。然阳火易救，阴水难求，故先天元阴之真水不足，自非岁月计功，不能斡旋。盖一星之火能应万顷之山，一杯之水难救车薪之火也。

——清·冯兆张《冯氏锦囊秘录·杂症大小合参·卷三·先后天阴阳论》

【提要】　本论阐述了人体先后天阴阳的生理作用及其病变表现。阴阳在人体的征象就是水火，亦即精与神。水与精属于肾，火与神属于命门，故命门也称之为神门，是元气之根本，精神之所舍。先天阴阳主要藏于命门，后天之元气藏于五脏而生化出七情。先天阴阳来源于父母，其滋养于父母的脾胃水谷精气；人身成形之后，由于饮食劳役损伤后天脾胃，同样会对先天阴阳造成影响，这是发病的基本原理。先天阴阳出现了问题，不能用一般的补养后天药物治疗，而应用滋养先天真阴、真阳的药物。此外，还强调了保养先天无形元气之阴，对于保持生命健康状态的重要作用。

尤在泾　阳气阴气

阳气者，精则养神，柔则养筋。盖阳之精如日，光明洞达，故养神；阳之柔如春景和畅，故养筋。

日月之行，不违其道；枢机之运，不离其位；阳气之动，不失其所。故曰：欲如运枢，起居如惊，神气乃浮。又曰：阳气者，若天与日，失其所则折寿而不彰。

阳气，天气也；阴气，地气也。天气不治，则地气上干矣。故曰：阳气者闭塞，地气者冒明。云雾出于地，而雨露降于天。地气不治，则天气不化矣。故曰：云雾不精，则上应白露不下。盖天地阴阳，本出一气，阳失则阴不能独成，阴失则阳不能独化，自然之道也。人与天地参，故肺气象天，病则多及二阴；大小肠象地，病则多及上窍。仲景以大黄甘草汤，治食已即吐；丹溪用吐法，治小便不通。岂非有见于此欤？

——清·尤在泾《医学读书记·卷上·阳气阴气》

【提要】　本论阐述阳气的作用，即精则养神，柔则养筋；还说明了阴阳本出一气，二者相对而成，不可分离的根本原理。根据阴阳上下相交的原理，人体肺气象天，病则多及二阴；大、小肠象地，病则多及上窍。治疗时，常可通过阴阳升降相成的原理，进而确立治法。

◆ 黄元御　阴阳变化 ◆

阴阳未判，一气混茫。气含阴阳，则有清浊，清则浮升，浊则沉降，自然之性也。升则为阳，降则为阴，阴阳异位，两仪分焉。清浊之间，是谓中气。中气者，阴阳升降之枢轴，所谓土也。

枢轴运动，清气左旋，升而化火，浊气右转，降而化水。化火则热，化水则寒。方其半升，未成火也，名之曰木。木之气温，升而不已，积温成热，而化火矣。方其半降，未成水也，名之曰金。金之气凉，降而不已，积凉成寒，而化水矣。

水、火、金、木，是名四象。四象即阴阳之升降，阴阳即中气之浮沉。分而名之，则曰四象；合而言之，不过阴阳。分而言之，则曰阴阳；合而言之，不过中气所变化耳。

四象轮旋，一年而周。阳升于岁半之前，阴降于岁半之后。阳之半升则为春，全升则为夏；阴之半降则为秋，全降则为冬。春生夏长，木火之气也，故春温而夏热。秋收冬藏，金水之气也，故秋凉而冬寒。土无专位，寄旺于四季之月各十八日，而其司令之时，则在六月之间。土合四象，是谓五行也。

——清·黄元御《四圣心源·卷一·天人解·阴阳变化》

【提要】　本论阐述了阴阳为一气之化，阴阳二者相互对待，升降沉浮相因。作者指出，清气上升，浊气下降，全依赖土气从中斡旋；由阴阳升降，化生出五行周流，五行即为阴阳与中气结合的产物。

◆ 徐灵胎　阴阳升降论 ◆

人身象天地。天之阳藏于地之中者，谓之元阳。元阳之外护者，谓之浮阳。浮阳则与时升降，若人之阳气则藏于肾中而四布于周身，惟元阳则固守于中而不离其位。故太极图中心白圈，即元阳也，始终不动。其分阴分阳，皆在白圈之外。故发汗之药，皆鼓动其浮阳，出于营卫之中，以泄其气耳。若元阳一动，则元气漓矣。是以发汗太甚，动其元阳，即有亡阳之患。病深之人，发喘呃逆，即有阳越之虞，其危皆在顷刻，必用参附及重镇之药，以坠安之。所以治元气虚弱之人，用升提发散之药，最防阳气散越，此第一关也。

至于阴气则不患其升而患其竭，竭则精液不布，干枯燥烈，廉泉玉英，毫无滋润，舌燥唇焦，皮肤粗槁。所谓天气不降，地气不升，孤阳无附，害不旋踵。《内经》云：阴精所奉其人寿。故阴气有余则上溉，阳气有余则下固。其人无病，病亦易愈，反此则危。故医人者，慎毋越其阳而竭其阴也。

——清·徐灵胎《医学源流论·卷上·经络脏腑·阴阳升降论》

【提要】 本论阐述人体阴阳二气各自的运动特点及其相互关系。作者认为，人体阳气分为元阳和浮阳两类。元阳即元气，不可有丝毫动摇，而浮阳则随自然四时而浮沉。人身阴气也须倍加固护，以防耗竭，竭则精液不布。"阴气有余则上溉，阳气有余则下固"，即是阴阳平和，维持人体健康状态的基础。

 周省吾 阴阳常变论

阴阳者，一气所分，宜平宜合，忌偏忌离。或为对待，或为流行，有会处，有分处，本相生，亦相克，天地万物无一可以去之，其理之精微，实非易言者也。考之医籍，或谓阴易亏而阳易亢，务以益阴为先；或谓阴主杀而阳主生，必以扶阳为重。若此之类，各有至理，而均非定论，何也？以未分常与变耳。试以四时昼夜核之，春夏为阳，秋冬为阴，两分焉而毫弗参差；夜则为阴，昼则为阳，总计焉而纤无多寡，此阴阳之常也。以大地之变论之，时或亢旱，即阳盛阴虚之象，必有待于甘霖；时或久阴，即阳衰阴盛之征，是有赖于皎日，此各执其说者，亦有至理也。以人之病论之，水亏火旺，非清凉无以救其燎原，既不可专以阳为重；气脱神霾，非温热无以消其阴翳，亦不可独以阴为先。非偏执之见，均非定论乎？

考之先儒，语其大纲，一动一静，互为其根，是为流行；分阴、分阳，两仪立焉，则为定位。言其体用，天以阳生万物，以阴成万物。惟两，故化合而后能遂也。以阳为用则尊阴，以阴为用则尊阳，随时变易，迭相为用也。阳不能独立，必得阴而后立，故阳以阴为基；阴不能自见，必待阳而后见，故阴以阳为唱。阴阳相生也，体性相须也，是以阳去则阴竭，阴尽则阳灭。顾阴之为道，利于从阳，不利于抗阳；阳之为性，宜于潜藏，不宜于发泄。若夫阳主进而阴主退，阳主息而阴主消，进而息者其气强，退而消者其气弱。阳刚温厚，居东南，主春夏，而以作长为事；阴柔严凝，居西北，主秋冬，而以敛藏为事。作长为生，敛藏为杀，似乎以阳为重，及观天不地不生，夫不妇不成，又谓元不生于元而生于贞，盖天地之化，不翕聚则不能发散，故不贞则无以为元，而非生生不穷之道也；又不必以阴为轻，则先儒之说未尝偏轻偏重也。故阴阳得其正，则平若权衡；阴阳失其和，则反如冰炭。自其变者而观之，阳主乎热，阴主乎寒，不可混而为一；自其不变者而观之，阴气流行即为阳，阳气凝聚即为阴，岂可分而为二。且阴阳互藏其宅，故伤其阳即及其阴，伤其阴亦即及其阳。阴阳消长无穷，故阳之退便是阴之生，阴之退便是阳之生。《内经》亦曰：阴阳之道，如环无端是也。如曰阳能生阴，阴则不能生阳，岂理也耶？且果谷草木，有生于春而成于秋者，亦有生于秋而成于春者，惟独阳则不生，独阴则不长耳。要之，论其常，则毫厘不可轻重；如其变，则刚柔大有悬殊。所以寒极则冻而死，暑极则热而毙，过则主乎杀也；晴明物亦荣，雨露物亦茂，和则主乎生也。惟今人之体，偏胜者多，在乎临证者，于向来偏执之说，毋低其短，善用其长可也。阴阳之理，非一言可以尽之也。

——清·唐大烈《吴医汇讲·卷十一·周省吾·阴阳常变论》

【提要】 阴阳本为一气所分，常常处于平和的状态。过于强调扶阳或滋阴，都是偏执的。阴阳只有常和变两种状态，常则为平，变则为病。阴阳二气互为根本，阴与阳各自的作用，都是建立在对方功能正常发挥的基础之上。这一点如王冰、张介宾等医家都有所论述，此不赘述。

吴鞠通 阳大阴小论

泰卦谓小往大来，否卦曰大往小来。可见阳大阴小，不待辨而自明矣，而人犹不知之。再观地球，阴也，地球之外皆阳也。地球较日轮犹小。试观日轮之在天下也，不及天万分之一，则天之大，为何如哉！天不如是之大，何以能包罗万象、化生万物哉！人亦天地之分也。内景五脏为地，外则天也。外形腹为阴，余皆阳也。阳不大，断不能生此身也，亦如天不极大，不能包地而化生万物也。是阳气本该大也，阴质本该小也。何云阳常有余、阴常不足？见痨病必与补阴，必使阳小阴大而后快于心哉？《经》谓劳者温之。盖温者，长养和煦之气，故能复其痨也，岂未之读耶？

——清·吴鞠通《医医病书·二十七、阳大阴小论》

【提要】 本论列举泰卦、否卦的卦象，以及对地球与太阳二者现象观察，阐述人体阳气在生命活动中具有重要的作用；指出对于某些特殊病证，如治疗痨病时应避免过用寒凉、戕伐阳气的治法，而应采用劳则温之，长计缓图为要。

吴鞠通 阴常有余阳常不足论

前人有"阳常有余、阴常不足"之论，创为补阴之说。不知阳本该大，阴本该小，前已论之矣。窃思阴苦有余，阳苦不足也。如一年三百六十日，除去夜分日光不照之阴一百八十日，昼分日光应照之阳实不足一百八十日也，盖有风云雨雪之蔽，非阳数较缺乎？一也。再，人附地而生，去天远，去地近，湿系阴邪，二也。君子恒少，小人恒多，三也。古来治世恒少，乱世恒多，四也。在上位恒少，在下位恒多，五也。故三教圣人未有不贵阳贱阴者，亦未有不扶阳抑阴者，更未有不尊君父而卑臣子者。阳畏其亢，藏者则吉。坤之初六曰：履霜坚冰至。圣人示戒之早如此，概可知矣。

——清·吴鞠通《医医病书·二十八、阴常有余阳常不足论》

【提要】 本论的立意同前，列举一年日照的天数、人与天地的距离远近、君子与小人的多少、世态的动乱、地位的高下众寡等方面，阐述人体阳气的可贵。

石寿棠 阴阳互根论*

《易》曰：太极生两仪，两仪生四象，四象生八卦，八卦相错，万物生焉。太极，阴含阳也；仪象，阳分阴也。阳不能自立，必得阴而后立，故阳以阴为基，而阴为阳之母；阴不能自见，必待阳而后见，故阴以阳为统，而阳为阴之父。根阴根阳，天人一理也。以定位言，则阳在上，阴在下，而对待之体立；以气化言，则阴上升，阳下降，而流行之用宏。

……试观一岁之间，夏至以后，酷暑炎蒸，若非阴气潜生，大雨时行，则大地皆成灰烬矣。阴气上升，其明证也。且阴气上升于天，得天之布濩，而阴气乃弥纶于无际。冬至以后，阴凝寒冱，若非阳气潜藏，水泉流动，则世人皆成僵冻矣。阳气下降，其明证也。且阳气下降于地，得地之酝酿，而阳气乃发育于无穷。独是阴气上升，而非自升，必得阳气乃升。地之阳，即天下降之阳，以阳助阴升，故不曰阳升，而曰阴升。阳气下降，而非虚降，必含阴气以降。天之阴，即地上升之阴，以阴随阳化，故不曰阴降，而曰阳降。若是阴阳互根，本是一气，特因升降而为二耳！

以人言之。人之阴升，脾胃水谷精微之气，上升于肺，如《经》所谓"饮入于胃，游溢精气，上输于脾，脾气散精，上输于肺"，是即水行天上也。气中有水，故曰阴升，然水不离乎气也。若非气水蒸腾，而为邪水上泛，则水溢高原，而肺胀、喘嗽诸证生矣。然气水既生于胃，必胃中水谷充满，而后阴气乃旺，经故曰：精气生于谷气。若胃气自病，则生化之源绝，安望阴升乎？且夫阴气非能自升，必藉阳气乃升。肾之真阳，即肺下降之阳。惟肺阳下归于肾，得肾之含纳，而阳气乃收藏不越。人之阳降，肺之阳气下降于肾，如天之阳气潜藏于地，是即火出地下也。水由气化，故曰阳降，然气不离乎水也。若非气水涵濡，而为燥阳下降，则金枯水竭，而劳咳、骨蒸诸证生矣。然则阳气不可虚降，必含阴气以降。肺之真阴，即脾、胃、肾上升之阴。惟脾、胃、肾之阴上升于肺，得肺之敷布，而阴气乃充周一身。《经》故曰：肾上连肺。又曰：无阳则阴无以生，无阴则阳无以化。

……然就二气而权衡之，阴承阳，阳统阴，阳气一分不到即病，阳气一分不尽不死，人自当以阳气为重。然阳气固重，阴气亦重，何也？人事与病，多致阴伤者也。《经》云：静则神藏，动则消亡。日用操劳，皆动机也，动则所生之少，不敌所耗之多；病亦动机也，动则六气皆从火化，化火则必伤阴，则又当以阴气为重。譬如行舟，行者气也，行之者水也，水足气始旺也。再譬诸灯，灯火，火也，油，水也，油足火始明也。气为血帅，血又为气航。此阳统阴而基于阴之理也。若无阴，则阳气亦无依而亡矣。（阴液脱者死，大肉脱者亦死。）故阴阳二字，不读曰阳阴，而读曰阴阳，其亦可以恍然悟矣！

——清·石寿棠《医原·卷上·阴阳互根论》

【提要】　本论阐述从定位来看阴阳表现为静态的上下关系，从生化来看阴阳表现为动态的升降关联，故阴阳二者互为根本。阴阳本是一股活泼灵动、生机无限之气，是由于其升降动态变化而为阴阳对待之象。从人体来看，饮食水谷的化生过程，便是符合清气上升、浊气下降的规律。如果这种气化升降出现问题，人体就会生病，如水溢高原，则发生肺胀、喘嗽。阴阳的升降之中，也蕴含着阴阳互根，如肺阳下归于肾，得肾阴之含纳，则阳气收藏而不僭越。在阴阳二者的关系中，论中强调了阳气与阴气的协调关系，即"阳统阴而基于阴之理"。

唐容川　人身阴阳*

天地只此阴阳，化生五运六气；人身秉此阴阳，乃生五脏六腑……凡人未生之前，男女媾精，而成此胎孕，即本天地水火之气而交媾也。既生之后，鼻息呼吸，得天之阳以养气；饮食五味，得天之阴以养血。是未生之前，既生之后，皆无不与天相通，而所以相通之故，则以人身之阴阳，实本于天地之阴阳而已……人身之阴阳互为功用，阳无阴则亡，阴无阳则脱，阴主藏精于内，而阴中之气，乃常亟起以应乎外。有如皮肤在外属阳，而在内之血液，必达于皮肤，以为毛与汗；气出口鼻为阳，而在下之水津，必出于孔窍，以为津与液。此即亟起应阳之一端也。又亟与极通，阴精生阳气，如太极之动而生阳也，故曰起亟。阳者阴之卫也，有阳卫于外，而阴乃固于中。譬之女子之胎，内有血衣是阴也，其外先有水衣包之，水衣包血衣，此即阳卫于外，阴乃得固之义。又如伤寒，邪入皮毛，继乃传经入里，盖因阳不卫外，是以阴不能固于其内，此可见阴阳交互之理……就人身而论之，则在外者，皮肉筋骨皆属阳；在内者，五脏六腑皆属阴。若就人身分而论之，则背象天覆为阳，督脉统之，而太阳经全司之；腹象地载为阴，任脉统之，而太阴经全司之。再以脏腑分论之，则五脏主藏为阴，六腑主泻为阳。夫外为阳，而有腹背之阴阳者，阳中有阴阳也；内为阴。而有脏腑之阴阳者，阴中有阴阳也。人必先明天地阴阳之理，而后知人身之气化。

——清·唐容川《中西汇通医经精义·上卷·人身阴阳》

【提要】 本论阐释人身五脏六腑的形成源自阴阳气化，故人体阴阳通于天地阴阳。阴阳二者互为功用，相辅相成。论中指出，基于天地气化和阴阳类分的原理，身体各部与脏腑经络均可进行阴阳归属。可见，阴阳气化学说是了解人体和自然的认知框架。

唐容川 气味阴阳*

人与万物同一天地，即同一阴阳。万物各禀天地之阴阳，以变化人身之阴阳。药之功用，于是乎著。天食人以五气，地食人以五味，气味即阴阳之分见者也……元素曰：清之清者发腠理，清之浊者实四肢；浊之浊者归六腑，浊之清者走五脏。附子气厚，为阳中之阳；大黄味厚，为阴中之阴；茯苓气薄，为阳中之阴，所以利小便，入手太阳，不离阳之体也。麻黄味薄，为阴中之阳，所以发汗，入手太阴，不离阴之体也。同气之物，或味不同；同味之物，或气不同。各有厚薄，故性用不等。李杲曰：味之薄者则通，酸苦咸平是也；味之厚者则泄，咸苦酸咸是也。气之厚者发热，辛甘温热是也。气之薄者渗泄，甘淡平凉是也。渗谓小汗，泄谓利小便。此是辨药之大法，一定而不移者也……宗奭曰：生物者气也，成物者味也。以奇生则成而偶，以偶生则成而奇。寒气坚，故其味咸，可用以软；热气软，故其味苦，可用以坚；风气散，故其味酸，可用以收；燥气收，故其味辛，可用以散。土者，冲气无所不和，故其味甘，可用以缓用药之道，总调之使平而已。宗奭此注，深得气味相反相成之性，学者察之。

——清·唐容川《中西汇通医经精义·下卷·气味阴阳》

【提要】 本论阐述药物气味禀受于天之五气，以阴阳属性为纲，气属阳，味属阴，并建立与皮肤腠理、四肢躯干和五脏六腑相对应关系。如此，药物即可明确其作用机制和位置。这是在中医理论的指导下，形成的对药物作用的独特认知方法。

唐容川 两仪*

太极动而生阳，静而生阴，于是乎化生两仪。两仪者，一阴一阳也。原无形象，今欲拟诸形容，则当作☯，左为阳，右为阴。以北为阳之初生，以南为阴之初起，有此两仪，而天地万物皆自此生。故《内经·阴阳应象论》曰：阴阳者，万物之纲纪，变化之父母，生杀之本始。积阳为天，积阴为地。阴静阳躁，阴生阳长。阳化气，阴化形。阴阳者，血气之男女也。左右者，阴阳之道路也。水火者，阴阳之征兆也。阴在内，阳之守，阳在外，阴之使也。

谨按：人身由一阴一阳，生出三阴三阳。三阴又分手足六经，合于坤之六爻；三阳亦分手足六经，合于乾之六爻。故人身一小天地，而天地只一阴阳。《内经》又曰：阳为气，阴为味，则辨药之性亦自此起。

《内经·生气通天论》曰：自古通天者，生之本，本于阴阳。阴者，藏精而起亟也。阳者，卫外而为固也。谨按：藏精、卫外，皆是言人身阴阳之功用，惟起亟二字，是言起于根源处。亟即古太极之极，言阳根于阴，阴根于阳，起于太极之义。中国圣人言两仪生于太极，明且确矣。

——清·唐容川《医易通说·上卷·两仪》

【提要】　本论阐述太极动而生阳、静而生阴的道理，认为人身十二经脉即为三阴三阳所化。

周学海　三阴三阳名义一：论六经、五脏不能强合

三阴三阳者，天之六气也，而人身之血气应焉。然血气之行于身也，周流而无定，而三阴三阳之在身也，有一定之部分，则何也？人身三阴三阳之名，因部位之分列而定名，非由气血之殊性以取义也。《素问》之叙阴阳离合也，曰：圣人南面而立，前曰广明，后曰太冲。太冲之地，名曰少阴；少阴之上，名曰太阳；中身而上，名曰广明；广明之下，名曰太阴；太阴之前，名曰阳明；厥阴之表，名曰少阳；太阴之后，名曰少阴；少阴之前，名曰厥阴。由此观之，三阴三阳以人身之部位而定名也，不昭昭乎？部位既定，由是经络血气之行于太阳之部者，命曰太阳经；行于少阳、阳明之部者，命曰少阳、阳明经；行于三阴之部者，命曰太阴、少阴、厥阴经。故膀胱为寒水之经，水，阴也，而曰太阳，以其行于太阳之部也，而小肠之为太阳无论矣。心为君火之经，火，阳也，而曰少阴，以其行于少阴之部也，而肾之为少阴可知矣。若血气之行于经脉者，则三阳之血气亦运行于三阴，三阴之血气亦运行于三阳，岂有阴阳截然画界者哉？是故经络之三阴三阳，以定人身前后、左右、表里部分之名者也，而血气之阴阳，仍各从其脏腑之本气求之。不得因其经之行于三阴，遂谓其脏之本气皆阴也；因其经之行于三阳，遂谓其腑之本气皆阳也。明乎此，则《金匮真言论》所谓心为太阳，肺为少阴，肾为太阴，肝为少阳，脾胃为至阴之旨，可以豁然矣。经络之三阴三阳，以其所行之部分表里言之也；脏腑之阴阳，以其脏腑之本气刚柔清浊言之也。明乎此，则肾为少阴，不必强合于君火；小肠为太阳，不必强合于寒水（余脏仿此）。与夫阳浊阴清，阴浊阳清，诸文之互异，亦无不可以豁然矣。故《阴阳离合论》曰：今三阴三阳不应阴阳，其故何也？正疑十二经之三阴三阳，不应脏腑之阴阳也。能知心、肝为阳，肺、肾为阴之为本义，即知十二经之三阴三阳之为借名矣。顾世人习于十二经之三阴三阳，转疑心、肝为阳，肺、肾、脾、胃六腑为阴，少见而可怪也。岂非徇末而忘本也乎？

——清·周学海《读医随笔·卷二上：形气类·三阴三阳名义一》

【提要】　本论阐述六经与五脏不能主观、刻板加以关联。作者认为，三阴三阳源于天之六气，人体气血与之相应。但人体三阴三阳的划分，却是由于部位的不同而界定。继而，列举了《素问·阴阳离合论》关于人体阴阳部位的划分规律，认为经脉的命名是先有确定的部位，继而才被命名的。所以，六经的三阴三阳，与脏腑血气的阴阳属性有着明显的差异。正如文中

所言："经络之三阴三阳，以其所行之部分表里言之也；脏腑之阴阳，以其脏腑之本气刚柔清浊言之也。"

周学海 三阴三阳名义二：直指本义起于分野

十二经之三阴三阳，其于脏腑不能执而强合也，前论详之矣。十二经之三阴三阳，其称名起于人身之分野，而分野则何为有三阴三阳也？曰：象于天地之义也。南面而立，阳明在前，阳之盛也，非燥气在前也；太阳在后，远而外之也，非寒气在后也；少阳在侧，前后之间也，非火气在侧也。三阴同法。只因分野、方位、表里以定名，非因风寒燥火暑湿六气以起义也。故人身之三阴三阳者，虚位也。

或曰：三阴三阳为虚位，而《内经》每言燥病即曰阳明，寒病即曰太阳，火病即曰少阳，土病即曰太阴，热病即曰少阴，风病即曰厥阴者，何也？曰：此假其名也。阳明即燥金病假名，不必在身之前也；金气通于肺，不专于胃与大肠之经矣。厥阴即风木病假名，不必在身之侧也；风气通于肝，不及于包络之经矣。太阳、少阳、太阴、少阴，俱同此义。此气病而假其名也，亦有经病而假其名者。胃经病曰足阳明，大肠经病曰手阳明，不必皆燥气为病也；肾经病曰足少阴，心经病曰手少阴，不必皆火气为病也。夫人之中于邪也，中于面则下阳明，中于项则下太阳，中于颊则下少阳。此所谓阳明、太阳、少阳者，皆以分野言，非以经络言也，非以六气言也。

邪之中人也，先中于皮毛分野之间，而经络脉管之中，未能即病也。脉管中血气不盛，则邪气渗入脉中矣。有渗入阳经者，有渗入阴经者，有邪已至于三阴之分野，而犹未渗入脉管者。经脉之气通于脏腑，其机至捷。邪入经脉，则其入于脏腑也，不可御矣。故阳经亦有里证，若邪至三阴分野，而未入脉管，是即三阴表证，犹可汗而愈也。昔人疑《伤寒论》只言足经，不及手经者，论中所称三阴三阳，只是分野也。足经分野大，故见证多，手经分野小，故见证少。若邪入于脉管之中，则气行有道，脉络相引，手经亦自有手经之病矣。故《伤寒论》有时及手经病证者，皆里证也。陶节庵曰：足之六经，盖受伤之方分境界也。张景岳曰：足经脉长而远，自上及下，遍络四体，故可按之以察周身之病；手经脉短而近，皆出入于足经之间，故伤寒但言足经，不及手经者。伤寒，表邪也，欲求外证，但当察之于周身，而周身上下脉络，惟足六经尽之耳！（周身者，躯壳也，对脏腑言。）张石顽曰：只传足经者，邪气在身，未入脏腑也；若入脏腑，则不得独在足经矣。呜呼！观于诸家之论，不亦可以恍然矣乎？独是邪在分野者，概于皮肤分肉之谓也，而病证竟分见某经，划然各有界畔者，何谓也？（《胀论》曰：五脏六腑各有界畔，其病各有形状。）曰：邪之来也，必有其道。如中于项，则下太阳，太阳分野，为邪所拥，则此分野中正气困矣；正气困，则不能与脉中之气升降迟速相应，邪虽未入脉中，而脉中之正气已为所累矣，故周身上下，皆独见太阳证也。累之日久，则里气亦虚，邪乃乘虚而内侵矣。总之，邪在分野，见证只在躯壳之外；邪入经脉，见证必及脏腑之中。其有未入经脉而遽见里证者，必是邪气直中三焦也；直中三焦，则其入脏腑也亦易矣。三焦者，内之分野也；三阴三阳者，外之分野也。分野者，卫之部也；经脉者，荣之道也。

——清·周学海《读医随笔·卷二上·形气类·三阴三阳名义二》

【提要】 本论基于人身分部，阐述了三阴三阳属性形成的原因，即"只因分野、方位、表里以定名，非因风寒燥火暑湿六气以起义也"。此外，作者还对邪气传入人体的途径进行了论述。

周学海 三阴三阳名义三：论六经、六气不能强合

《至真要论》曰：以名命气，以合命处，而言其病。名谓四象之名，即《阴阳离合论》所称三阴三阳之名也。气，风、寒、暑、湿、燥、火之六气也；处，人身十二经之部位也。由此观之，以天地四方之象，起三阴三阳之名，因即以其名加之六气，因即以其名加之人身，此不过借以分析气与处各有所属，俾得依类以言其病耳！言者，讨论之谓也。其不可以气之名、处之名，即指为病之实也，不昭昭乎？不但此也，以人身前、后、两侧之表里，分三阴三阳者，是固常说，熟于人口者也；又有以人身之形层，分三阴三阳者；又有以人之身形分三阳，三焦分三阴者。且也，少阳为一阳，厥阴为一阴，阳明为二阳，少阴为二阴，太阳为三阳，太阴为三阴。三阴为极表，一阴为极里，数由一而至三，即由里而达表也。而脉象之三阴三阳，其表里名义，则又不同。《素问》曰：鼓一阳曰钩，鼓一阴曰毛。夫钩、毛，皆浮之象也，而曰一阴一阳，是以一为极外矣。鼓者，谓脉之来而应指也，其脉来见于浮分，而其气属阳者，钩之脉也；脉来见于浮分，而其气属阴者，毛之脉也。气属阳者，来盛去衰也；气属阴者，来衰去盛，所谓秋日下肤，蛰虫将去也。由此推之，脉见于中分，其来盛者，谓之二阳，其去盛者，谓之二阴可知矣；脉见于沉分，其来盛者，谓之三阳，其去盛者，谓之三阴可知矣。明于斯义，则知一阳结谓之隔，决非手足少阳也；二阳结谓之消，决非手足阳明也；三阴、三阳结谓之喉痹，决非太阴、太阳也。故《脉经》引扁鹊言曰：出者为阳，入者为阴。脉来一出一入为平，再出一入为少阴，三出一入为太阴，四出一入为厥阴；再入一出为少阳，三入一出为阳明，四入一出为太阳。以出入之多少，分阴阳之太少，其义皎然而有征矣。其以出多为阴，入多为阳者，指病脉之反乎常数也。夫三阴三阳之所属众矣，引之可十，推之可百；引之可千，推之可万。独未闻有以脉之浮沉出入，分属三阴三阳者，而求之经文，确有此义，故纵言及之，以质之有道者。明乎此，则知三阴三阳之名，随处可称而不可互相牵合者也。黄坤载曰：小肠属太阳者，火从水化也；胃属阳明者，湿从燥化也；肾属少阴者，寒从热化也；肺属太阴者，燥从湿化也；少阳、厥阴，木火同化也。是以六气强合六经者谬矣。张隐庵曰：《伤寒论》治六气之全书也，是以六经牵合六气也。

——清·周学海《读医随笔·卷二上·形气类·三阴三阳名义三》

【提要】 本论阐述三阴三阳属性的普遍性，如分类六气、划分人身部位、划分脉象表里、划分脉象来去出入等很多方面，但在分析三阴三阳属性的方法上，要避免牵强拟造，如以六经强合六气等，都是不符合实际的。

顾植山 论三阴三阳的来源※*

阴阳的两仪在太极图中呈现的是动态的两种象态，不是两个物质。过程中间不断地由少到多、由衰到盛是阳象，由盛到衰是阴象。现在教科书从阴阳两个物质的相互关系角度去讨论，这是哲学的意义，不是它的本意。"太极生两仪"的本意是两种象态。

更重要的是，太极图不是静态的，它是一个动态的。原来画的太极图是静态的，所以那个

太极图是哲学概念的。现在从自然形成的太极图中可以看到太极是动态的。太极运动一开一阖，老子把它叫"橐"。《黄帝内经》的"阴阳离合论"里面具体地描述了太极的阴阳开阖运动产生了三阴三阳，所以三阴三阳是由开阖枢形成的，《黄帝内经》明确地描述了三阴三阳的时空方位。"六气"怎么来的？就是根据这个方位形成的，就是开阖枢产生的六气。

开阖枢本来是阴阳的三种动态，古人认为六气化生万物，跟"三生万物"是一个概念，因为三生万物，三阴三阳，一分阴阳就变成六气。

——无锡市龙砂医学流派研究所《五运六气：打开〈黄帝内经〉的钥匙·顾植山：五运六气探源》

【提要】 本论阐述阴阳为太极动态之象，三阴三阳为太极开阖运动所产生，是自然气化开阖枢三种阶段产生六气，继而六气化生万物。

3 五 行 论

《素问》 论五时五行归属※*

东方青色，入通于肝，开窍于目，藏精于肝，其病发惊骇。其味酸，其类草木，其畜鸡，其谷麦，其应四时，上为岁星，是以春气在头也。其音角，其数八，是以知病之在筋也，其臭臊。

南方赤色，入通于心，开窍于耳，藏精于心，故病在五脏。其味苦，其类火，其畜羊，其谷黍，其应四时，上为荧惑星，是以知病之在脉也。其音徵，其数七，其臭焦。

中央黄色，入通于脾，开窍于口，藏精于脾，故病在舌本。其味甘，其类土，其畜牛，其谷稷，其应四时上为镇星，是以知病在肉也。其音宫，其数五，其臭香。

西方白色，入通于肺，开窍于鼻，藏精于肺，故病在背。其味辛，其类金，其畜马，其谷稻，其应四时，上为太白星，是以知病之在皮毛也。其音商，其数九，其臭腥。

北方黑色，入通于肾，开窍于二阴，藏精于肾，故病在溪。其味咸，其类水，其畜彘，其谷豆，其应四时，上为辰星，是以知病之在骨也。其音羽，其数六，其臭腐。

——《素问·金匮真言论》

【提要】 本论基于五行学说对事物进行归类，并分别叙述它们与五脏的关系，以及疾病的变化，是五行学说具体应用于医学的重要内容。

《素问》 论四时五行及五行归属※*

天有四时五行，以生长收藏，以生寒暑燥湿风。人有五脏化五气，以生喜怒悲忧恐。

……东方生风，风生木，木生酸，酸生肝，肝生筋，筋生心，肝主目。其在天为玄，在人为道，在地为化。化生五味，道生智，玄生神。神在天为风，在地为木，在体为筋，在脏为肝，在色为苍，在音为角，在声为呼，在变动为握，在窍为目，在味为酸，在志为怒。怒伤肝，悲胜怒；风伤筋，燥胜风；酸伤筋，辛胜酸。

南方生热，热生火，火生苦，苦生心，心生血，血生脾，心主舌。其在天为热，在地为火，在体为脉，在脏为心，在色为赤，在音为徵，在声为笑，在变动为忧，在窍为舌，在味为苦，在志为喜，喜伤心，恐胜喜；热伤气，寒胜热，苦伤气，咸胜苦。

中央生湿，湿生土，土生甘，甘生脾，脾生肉，肉生肺，脾主口。其在天为湿，在地为土，在体为肉，在脏为脾，在色为黄，在音为宫，在声为歌，在变动为哕，在窍为口，在味为甘，在志为思。思伤脾，怒胜思；湿伤肉，风胜湿；甘伤肉，酸胜甘。

西方生燥，燥生金，金生辛，辛生肺，肺生皮毛，皮毛生肾，肺主鼻。其在天为燥，在地为金，在体为皮毛，在脏为肺，在色为白，在音为商，在声为哭，在变动为咳，在窍为鼻，在味为辛，在志为忧。忧伤肺，喜胜忧；热伤皮毛，寒胜热；辛伤皮毛，苦胜辛。

北方生寒，寒生水，水生咸，咸生肾，肾生骨髓，髓生肝，肾主耳。其在天为寒，在地为水，在体为骨，在脏为肾，在色为黑，在音为羽，在声为呻，在变动为栗，在窍为耳，在味为咸，在志为恐。恐伤肾，思胜恐；寒伤血，燥胜寒；咸伤血，甘胜咸。

——《素问·阴阳应象大论》

【提要】　本论阐述古人对自然界四时万物以及人体生命现象的认识，是五行学说在医学上的具体应用。论中连续使用了许多"生"字和"在"字，读之令人感到它好像一幅自然界各种联系和制约过程的总图解。

《素问》　论五行时之胜※*

五气更立，各有所胜，盛虚之变，此其常也……春胜长夏，长夏胜冬，冬胜夏，夏胜秋，秋胜春，所谓得五行时之胜，各以气命其脏。

——《素问·六节脏象论》

【提要】　本论阐述五行之气更迭主时，互有胜克，产生气化盛衰的现象。时令之气通于五行属性相关的脏腑，是天人相应规律在五行层面上的反映。

《素问》　论五行相克※*

木得金而伐，火得水而灭，土得木而达，金得火而缺，水得土而绝，万物尽然，不可胜竭。

——《素问·宝命全形论》

【提要】　本论阐述五行之间相互依存和制约的规律。木得金则被伐，火得水则熄灭，土得木则通达，金得火则破缺，水得土则被制，万事万物各具五行之理，无不各有克胜，不胜枚举。

《素问》　论五行乘侮※*

气有余，则制己所胜而侮所不胜；其不及，则己所不胜，侮而乘之，己所胜，轻而侮之。侮反受邪，侮而受邪，寡于畏也。

——《素问·五运行大论》

【提要】　本论阐述五行之间制侮关系的客观依据。以五运之气为例，五运之气各有太过不及，亦即各有盛衰。"气有余"，即指值年之岁运太过。从自然气候变化来说，岁运太过之年在气候变化，除了本身气候偏盛之外，它还要影响它所胜的气候和它所不胜的气候。从人体脏腑之间的关系来说也是一样，如人体脾湿偏盛时，它不仅在临床上表现为脾湿偏盛的症状，如腹满、泄泻等，它还要影响到肾，在临床上出现小便不利、浮肿等症状，也可以影响到肝，在临床上出现肝区疼痛、眩晕甚至肢体拘急等症状。

"其不及"，是指值年岁运不及。从自然气候变化来说，岁运不及之年在气候变化上除了本身气候偏衰之外，它还要影响到它所不胜的气候和它所胜的气候。从人体脏腑之间的关系来说也是一样，例如人体脾气虚衰的情况下，它不仅表现为脾虚症状，如纳少、便溏、消瘦等，它还要影响到肝，在临床上出现肝区疼痛、出血、失眠等，也可以影响到肾，在临床上出现腰痛、尿少、浮肿等症状，这也叫作"其不及，则己所不胜，侮而乘之，己所胜，轻而侮之"。

侮，指以下犯上。例如，木本应克土，但如果木不及不能克土，土反过来影响了木，使木出现了反常，这就叫"侮"。"侮反受邪"，意即本身反受己所胜者之侮而出现反常。例如，前述之木反受土侮而发病，即属"侮反受邪"。"寡于畏也"句中之"寡"，指失去；"畏"，即正常的克制。意即"侮反受邪"的原因，是由于失去了正常的克制所致。

《素问》 论亢害承制[※※]

亢则害，承乃制。制则生化，外列盛衰；害则败乱，生化大病。

——《素问·六微旨大论》

【提要】 本论阐述六气之间相互承制，既说明了六气变化的制约关系，又包含了一定哲理。亢害承制，是不以人的意志为转移的客观规律，其实质反映了五行间的生克制化关系。只要人们认识了这一客观规律，就可以采取相应的措施，谨防其害。

刘温舒 论五行生死顺逆

五行相生相克，其理昭然。十干，十二支，五运六气，岁月日时，皆自此立，更相为用。在天则为气，寒、暑、燥、湿、风；在地则成形，金、木、水、火、土；形气相感而化生万物，此造化生成之大纪也。原其妙用，可谓无穷矣。

木主于东，应春。木之为言，触也，冒也，阳气触动冒地而生也。水流趋东，以生木也。木上发而复下，乃自然之质也。火主于南，应夏。火之为言，化也，燬也。阳在上，阴在下，燬然盛而变化万物也。钻木作火，木所生也。然火无正体，体本木焉。出以应物，尽而复入，乃自然之理也。金主于西，应秋。金之为言，禁也。阴气始，禁止万物而擘敛。披沙拣金，土所生也。生于土而别于土，乃自然之形也。水主于北，应冬。水之为言，润也。阴气濡润，任养万物也。水西而东，金所生也。水流曲折，顺而下达，乃自然之性也。土主于中央，兼位西南，应于长夏。土之为言，吐也。含吐万物，将生者出，将死者归，为万物家。故长于夏末，火所生也。土或胜水，水乃反一，自然之义也。

其相克者，子能为母复仇也。木克土，土之子金，反克木；木之子火，反克金；金之子水，反克火；火之子土，反克水；水之子木，反克土也。互能相生，乃其始也；互能相克，乃其终也。皆出乎天之性也。强可攻弱，土得木而达；实可胜虚，水得土而绝；阴可消阳，火得水而灭；烈可敌刚，金得火而缺；坚可制柔，木得金而伐。故五者流行而更转，顺则相生，逆则相克，如是各各为用，以成其道而已。

——宋·刘温舒《素问入式运气论奥·论五行生死顺逆》

【提要】 本论阐述五行名称的由来、生化特征、所应方位及相生关系。可贵的是，作者指出五行相克不仅是相互克制，更强调了五行之间克制作用起到的积极效果。这一点，对于后世深化对五行学说的理解具有重要价值。

刘温舒 五行胜复论*

先生之论五行也，成象而丽乎天，为五星；成形而镇乎地，为五岳；其精而藏乎内为五脏；其神而运乎外为五官；以至德为五常；和为五味，彰为五色，发为五声；其植物五谷、五果为异宜；其动物五畜、五虫为异类。

盖天数五，地数五，五位相得而各有合，变化之所以成也，鬼神之所以行也。是故天一地六，合于北方而为水，而丙辛主之；地二天七，合于南方而为火，而戊癸主之；天三地八，合于东方而为木，而丁壬主之；地四天九，合于西方而为金，而乙庚主之；天五地十，合于中央而为土，而甲己主之。此五者或以叁天，或以两地。两地者，火也，金也，生于阴而成于阳；叁天者，水也，木也，土也，生于奇而成为偶。

——宋·刘温舒《素问入式运气论奥·五行胜复论》

【提要】 本论阐述从五行学说看待自然界的图景，以及五行与《河图》生成数和方位的关系。与阴阳学说一样，五行学说是万事万物的分类框架和认知结构，如在天之五星，在地之五岳，在精主五脏，在神主五官，在德为五常，和为五色，彰为五色，发为五声，在植物为五谷、五果，在动物为五畜、五虫。此外，还论述了五行生成数的基本规律，讨论了叁天两地的基本概念。

刘完素 论土为万物之本，水为万物之元**

夫土为万物之本，水为万物之元，水土合德，以阴居阴，同处乎下，以立地气。万物根于地，是故水土湿寒。若燥热阳实，则地之气不立，万物之根索泽，而枝叶枯矣。《五常政大论》曰：根于中者，命曰神机。是为动物，根本在于中也。根本者，脾、胃、肾也。

——金·刘完素《三消论》

【提要】 元，即肇始。太一生水，故水为万物之元。五行之中，只有土能够承载和孕育万物，故土为万物之本。所以从人体来讲，土为脾胃，水为肾，因而此三脏为人身之根本。

王 履 亢则害承乃制论*

尝观夫阴阳五行之在天地间也，高者抑之，下者举之，强者折之，弱者济之，盖莫或使然，而自不能不然也。不如是，则高者愈高，下者愈下，强者愈强，弱者愈弱，而乖乱之政日以极矣。天地其能位乎？虽然高也，下也，弱与强也，亦莫或使然，而自不能不然也。故易也者，造化之不可常也。惟其不可常，故神化莫能以测，莫测，故不息也，可常则息矣。"亢则害，承乃制"者，其莫或使然，而自不能不然者欤？

夫太仆、河间已发挥者，兹不赘及。其未悉之旨，请推而陈之。夫自"显明之右"止"君火治之"十五句，言六节所治之位也。自"相火之下"止"阴精承之"十二句，言地理之应乎岁气也。"亢则害，承乃制"二句，言抑其过也。"制生则化"止"生化大病"四句，言有制之常与无制之变也。承，犹随也。然不言随而曰承者，以下言之，则有上奉之象，故曰承。虽谓之承，而有防之之义存焉。亢者，过极也；害者，害物也；制者，克胜之也。然所承也，其不亢，则随之而已，故虽承而不见；既亢，则克胜以平之，"承"斯见矣。然而迎之不知其所来，迹之不知其所止，固若有不可必者；然可必者，常存乎杳冥恍惚之中，而莫之或欺也。

河间曰：己亢过极，则反似胜己之化。似也者，其可以形质求哉？故后篇厥阴所至为风生，终为肃；少阴所至为热生，终为寒之类。其为风生、为热生者，亢也；其为肃，为寒者制也。又水发而为雹雪，土发而飘骤之类，其水发、土发者，亢也；其雹雪、飘骤者，制也。若然者，盖造化之常不能以无亢，亦不能以无制焉耳。夫前后二篇，所主虽有岁气、运气之殊，然"亢则害，承乃制"之道，盖无往而不然也。惟其无往而不然，故求之于人，则五脏更相平也。一脏不平，所不胜平之，非既亢而克胜之乎？姑以心火而言，其不亢，则肾水虽心火之所畏，亦不过防之而已；一或有亢，即起而克胜之矣。余脏皆然。

"制生则化"当作"制则生化"。盖传写之误，而释之读之者不觉，求之不通，遂并遗四句而弗取。殊不知上二句止言亢而害，害而制耳；此四句，乃害与制之外之余意也。苟或遗之，则无以见经旨之周悉矣。"制则生化"，正与下文"害则败乱"相对，辞理俱顺，不劳曲说而自通。"制则生化"者，言有所制，则六气不至于亢而为平，平则万物生，生而变化无穷矣。化为生之盛，故生先于化也。"外列盛衰"者，言六气分布主治，迭为盛衰，昭然可见，故曰外列。"害则败乱，生化大病"者，言既亢为害而无所制，则败坏乖乱之政行矣。败坏乖乱之政行，则其变极矣，其灾甚矣，万物其有不病者乎？生化，指所生所化者言，谓万物也；以变极而灾甚，故曰大病。上"生化"以造化之用言，下"生化"以万物言。

以人论之，制则生化犹元气周流，滋营一身，凡五脏、六腑、四肢、百骸、九窍，皆借焉以为动静云为之主；生化大病犹邪气恣横，正气耗散，凡五脏、六腑、四肢、百骸、九窍，举不能遂其运用之常也。或以"害"为自害，或以"承"为承袭，或以"生"为自无而有，"化"为自有而无，或以二"生化"为一意，或以"大病"为喻造化之机息，此数者皆非也。

且夫人之气也，固亦有亢而自制者。苟亢而不能自制，则汤液、针石、导引之法以为之助。若天地之气，其亢而自制者，固复于平，亢而不制者，其孰助哉？虽然，造化之道，苟变至于极，则亦终必自反而复其常矣。学者能本之太仆、河间而参之此论，则造化枢纽之详，亦庶矣乎。

然张戴人《治法心要》则曰：假令水为母，木为子，当春旺之时，冬令犹在，即水亢也。水亢极，则木令不至矣。木者，继冬而承水也。水既亢，则害其所承矣，所以木无权也。木无权，则无以制土。土既旺，则水乃受制也。土者，继长夏之令也，水受土制，热克其寒也，变而为湿，此其权也。又如火为母，土为子，当长夏之时，暄令犹在，即火亢也，火既亢极，则湿令不至矣。湿者，继夏而承火也，火既亢，则害其所承矣，所以湿无权也。湿无权，则无以制水，水既旺，则火乃受制也。水者，严冬之令也。火受水制，寒克其热也，变而为土湿，土斯得其权也。斯言也，推之愈详而违经愈远矣。或曰：心要者，他人成之，盖得于所闻之讹耳。

——元·王履《医经溯洄集·卷一·亢则害承乃制论》

【提要】 本论对《素问·六微旨大论》中"亢害承制"理论，做了极为精辟的阐发。主要说明两个问题：其一，自然界一切事物都是在不断运动和不断变化的；其二，在天地万物无时不在运动，但始终遵守一个规律，即都必须相互协调和相互平衡。如果违反了这个规律，万物生机就会紊乱，人体就会产生疾病，甚至丧失生命。因此，"亢害承制"规律是事物生成和败乱的关键。作者将这一规律结合人体生命健康与疾病及治疗进行解释，其见解是十分深刻的。

孙一奎 问五行金木水火土之义

生生子曰：夫五行者，一水、二火、三木、四金、五土，咸有所也。何以然？《素问》运气曰：水之为言润也（阴气濡润，任养万物也），火之为言化也（阳在上，阴在下，毁然盛而化生万物也），木之为言触也（阳气触动，冒地而生也），金之为言禁也（阴气始，禁止万物而揪敛），土之为言吐也（含吐万物，将生者出，将死者归，为万物家）。水生于一，《灵枢经》曰：太一者，水之尊号。一，数之始也。天地未分，万物未成之初，莫不先见于水，先地之母，后万物之源。以今验之，则草木子实未就，人虫胎卵胚胎皆水也，故天一生水。一，阳数也；子，北方水之位也。子者，阳生之初，故水曰一。地二生火；二，阴数也；午，南方火之位也。午者，阴生之初，故火曰二。天三生木；三，奇之数；木居东，东亦阳也，故木曰三。地四生金；四，偶之数；金居西，西亦阴也，故金曰四。天五生土；五者，奇之数，亦阳也；土应西南长夏，故土曰五。以上下左右合而观之，卒莫不有一定之理，而人身应之。午位居上，故火旺于午，在人以心应之，故心居上。子位居下，水旺于子，在人以肾应之，故肾居下。卯位居左，木旺于卯，在人以肝应之，故肝居左。酉位居右，金旺于酉，在人以肺应之，故肺居右。中者，土位，土居未，在人以脾胃应之，故脾胃居中。此五行不易之定位也（观五行一定之理，则火不在下部，尤可见矣）。

——明·孙一奎《医旨绪余·上卷·十五、问五行金木水火土之义》

【提要】 本论阐述五行的作用特征，并以人体为例，说明五脏的五行方位属性，认为心火居午位，肾水居子位，肝木居卯位，肺金居酉位，脾胃属土居未位。

孙一奎 土寄旺四季※

问：五行土无定体，寄旺四季各一十八日，何长夏一月土又独主之？生生子曰：朱子云：天有春夏秋冬，地有木火金水，人有仁义礼智，皆以四者相为用也。论岁气流行之序，一岁之中，有春夏秋冬四时，木火金水各主一时，以行其气，虽不言土，而土在四季中矣。土又独主长夏一月者，盖长夏建未，未位西南，乃土正旺之地。顾五行之理，顺而相生，无少间断，彼冬之水，生春之木，春之木，生夏之火，夏火正炽，曷能使其生金，徒有伤之而已。火旺则土相，故以土继之，是火生土，而土生秋金，秋金生冬水，冬水复生春木，乃可生生无穷。《礼运》曰：播五行于四时。周子亦曰：五行顺布，四时行焉。是四时之内，固备五行之气也。由是而土独主于长夏也。

——明·孙一奎《医旨绪余·上卷·十八、问五行土无定体寄旺四季各一十八日何长夏一月土又独主之》

【提要】 本论从两个方面阐述了五行中土的特殊性。其一，从五行四时的对应来讲，土旺于四季，土气蕴含于其余四气之中，成为四时运行的内在动力；其二，土主长夏为五季之一，其方位在西南。

王肯堂 五行论

天地非阴阳不化生，阴阳非五行不统备。五行者，阴阳之精气，积而成形成象者也。《河图》之序，天一生水，地六成之；地二生火，天七成之；天三生木，地八成之；地四生金，天九成之；天五生土，地十成之。五行始于水者，万物之生，皆由一点真水以为化原。观于胎化卵育之际，可悟其理。土虽后生，而土即地也，地有生成五行之德，则土不为后矣。序次既立，盛衰自分。《六元正纪》云：寒化一，寒化六，灾三宫，灾五宫，其数莫不由之。惟土言五而不言十者，天地之数始于一而终于九，故不言成数也。以五方言之，则东木、南火、西金、北水、中土。以四时言之，则春木、夏火、秋金、冬水，土寄王于四季之月。以十干言之，甲乙木、丙丁火、戊己土、庚辛金、壬癸水。以十二支言之，寅卯木、巳午火、申酉金、亥子水、辰戌丑未土。五之而阴阳分位，十之而阴阳各配。故精浮于上，则为五星；化行于天，则为六气。以至五帝、五神、五德、五典、五谷、五果、五音、五色、五臭、五味，无非应乎五行者。其相生之序，则水生木，木生火，火生土，土生金，金生水。其相克之序，则水克火，火克金，金克木，木克土，土克水。是以天地之造化无穷，阴阳之运行不过也。夫生克之理，人所共知，而生中有克、克中相成之义，未易明也。如水本生木，而水盛木漂，木盛水涸；木本生火，而木盛火遏，火盛木烬；火本生土，而火盛土热，土盛火灭；土本生金，而土盛金埋，金盛土竭；金本生水，而金盛水涩，水盛金溺，相生反以相贼。水性泛溢，土克之而堤防成，水始安澜；火性炎熇，水克之而既济见，火无猖獗；木性卷曲，金克之而栋梁兴，木无樗散；金性顽钝，火克之而钟鼎作，金无沙砾；土性漫衍，木克之而华实盈，土无旷废，相克转以相成。生克循环，机缄日辟，而其中又有互藏并育之妙焉。如金能生水，而水亦产金；水能生木，而木中有水；木能生火，而火中有木；火能生土，而土亦生火；土能生金，而金亦兼土，是母生子，子反哺之义也。他如甘泉具于土中，阴火然于海藻。黄金成于丹砂，汞铅炼于果实，烟焰发于钻燧，一行各呈其材，而五行互彰其用，子母相养，祖孙一气，己所生者生之，己所克者亦生之，克己与生己者亦无不有以生之。顺其则者，五行之性情；变而化者，五行之作用也。人之脏腑应乎五行，偶有偏胜，当复中和。苟不深察其生克相资、交互相养之理，而以水济水，以火胜火，吾恐其毒世而祸民也已！

——明·王肯堂《医学穷源集·卷一·五行论》

【提要】　本论阐述五行学说的若干基本原理。其一，阐释了阴阳和五行的关系，并举例河图之序，认为"万物之生，皆由一点真水以为化原"。其二，依据五行学说对万事万物的分类，论述五行相生相克的规律。其三，对五行生中有克，克中有生的特殊情况进行了分析，说明临床实践需要"深察其生克相资、交互相养之理"，不能将生与克的作用完全对立，五行之间的相互克制也有积极作用。

张介宾　五行生成数解

五行之理，原出自然，天地生成，莫不有数。圣人察《河图》而推定之，其序曰：天一生水，地六成之；地二生火，天七成之；天三生木，地八成之；地四生金，天九成之；天五生土，地十成之。夫五行各具形质，而惟水火最为轻清，乃为造化之初。故天以一奇生水，地以二偶生火。若以物理论之，亦必水火为先，以小验大，以今验古，可知之矣。如草木未实，胎卵未生，莫不先由于水，而后成形，是水为万物之先，故水数一。化生已兆，必分阴阳，既有天一之阳水，必有地二之阴火，故火次之，其数则二。阴阳既合，必有发生，水气生木，故木次之，其数则三。既有发生，必有收杀，燥气生金，故金次之，其数则四。至若天五生土，地十成之，似乎土生最后；而戴廷槐曰：有地即有土矣。若土生在后，则天三之木，地四之金，将何所附？且水火木金，无不赖土，土岂后生者哉？然土之所以言五与十者，盖以五为全数之中，十为成数之极。中者言土之不偏而总统乎四方，极者言物之归宿而包藏乎万有，皆非所以言后也。

再以方位阴阳之理合之亦然。如水王于子，子者阳生之初，一者阳起之数，故水曰一。火王于午，午者阴生之初，二者阴起之数，故火曰二。木王东方，东者阳也，三者奇数亦阳也，故木曰三。金王西方，西者阴也，四者偶数亦阴也，故金曰四。土王中宫而统乎四维，五为数中，故土曰五。此五行生数之祖，先有生数而后有成数，乃成一阴一阳生成之道，此天地自然之理也。

虽《河图》列五行之次序，而实以分五行之阴阳；阴阳既有次序，气数必有盛衰。如《六元正纪大论》云：寒化一、寒化六、灾一宫、灾三宫之类，皆由此数而定。岐伯曰：太过者其数成，不及者其数生，土常以生也。谓如甲、丙、戊、庚、壬五太之年为太过，其数应于成；乙、丁、己、辛、癸五少之年为不及，其数应于生。惟土之常以生数者，盖五为数之中，土居位之中，而兼乎四方之气，故土数常应于中也。虽易系有天十成之之谓，而《三部九候论》曰：天地之数，始于一，终于九焉。此所以土不待十而后成也。先圣察生成之数以求运气者，盖欲因数以占夫气化之盛衰，而示人以法阴阳、和术数、先岁气、合天和也。其所以关于生道者非浅，观者其毋忽之。

——明·张介宾《类经图翼·卷一·运气上·五行生成数解》

【提要】　本论解释水火在五行之中最为重要的原因，阐述了五行相生的秩序、原理与五行方位，认为五行生成数的规律，反映了自然气化的盛衰。

张介宾　五行统论*

五行者，水火木金土也。五行即阴阳之质，阴阳即五行之气，气非质不立，质非气不行。行也者，所以行阴阳之气也。朱子曰：五行质具于地而气行于天。其实元初，只一太极，一分为二，二分为四。天得一个四，地得一个四，又各有一个太极行乎其中，便是两其五行而已。故河洛图书具阴阳之象，分左、右、中、前、后以列五行生成之数焉。先儒曰：天地者，阴阳对待之定体；一二三四五六七八九十者，阴阳流行之次序。对待非流行不能变化，流行非对待不能自行，此五行所以流行于天地中而为用也。故大挠察天地之阴阳，立十干、十二支以着日月之象。十干以应日，天之五行也，甲阳乙阴为木，丙阳丁阴为火，戊阳己阴为土，庚阳辛阴为金，壬阳癸阴为水；十二支以应月，地之五行也，子阳亥阴曰水，午阳巳阴曰火，寅阳卯阴曰木，申阳酉阴曰金，辰戌阳丑未阴曰土。干支出而六甲成，运气分而时序定。

　　……又如五行气数之异，阴阳之辨，亦有所不同者。若以气言时之序，则曰木火土金水，如木当春令为阳稚，火当夏令为阳盛，金当秋令为阴稚，水当冬令为阴盛，是木火为阳，金水为阴也。若以数言生之序，则曰水火木金土，如天一生水为阳稚，天三生木为阳盛，地二生火为阴稚，地四生金为阴盛，是水木为阳，而火金为阴也。此外如《洛书》《乐律》、刘向、班固等义，序各不同，无非变化之道，而运用之机，亦无过生克之理耳。故自其相生者言，则水以生木，木以生火，火以生土，土以生金，金以生水。自其相克者言，则水能克火，火能克金，金能克木，木能克土，土能克水。自其胜复者言，则凡有所胜，必有所败，有所败，必有所复，母之败也，子必救之。如水之太过，火受伤矣，火之子土，出而制焉；火之太过，金受伤矣，金之子水，出而制焉；金之太过，木受伤矣，木之子火，出而制焉；木之太过，土受伤矣，土之子金，出而制焉；土之太过，水受伤矣，水之子木，出而制焉。盖造化之几，不可无生，亦不可无制。无生则发育无由，无制则亢而为害。生克循环，营运不息，而天地之道，斯无穷已。

　　第人知夫生之为生，而不知生中有克；知克之为克，而不知克中有用；知五之为五，而不知五者之中，五五二十五，而复有互藏之妙焉。所谓生中有克者，如木以生火，火胜则木乃灰烬；火以生土，土胜则火为扑灭；土以生金，金胜则土无发生；金以生水，水胜则金为沉溺；水以生木，木胜则水为壅滞。此其所以相生者，实亦有所相残也。所谓克中之用者，如火之炎炽，得水克而成既济之功；金之顽钝，得火克而成炼之器；木之曲直，得金克而成芟削之材；土之旷墁，得木克而见发生之化；水之泛滥，得土克而成堤障之用。此其所以相克者，实又所以相成也。而五常之德亦然，如木德为仁，金德为义，火德为礼，水德为智，土德为信。仁或失于柔，故以义断之；义或失于刚，故以礼节之；礼或失于拘，故以智通之；智或失于诈，故以信正之。是皆生克反用之道也。所谓五者之中有互藏者，如木之有津，木中水也；土之有泉，土中水也；金之有液，金中水也；火之熔物，火中水也。夫水为造化之原，万物之生，其初皆水，而五行之中，一无水之不可也。火之互藏，木钻之而见，金击之而见，石凿之而见；惟是水中之火，人多不知，而油能生火，酒能生火，雨大生雷，湿多成热，皆是也。且火为阳生之本，虽若无形，而实无往不在，凡属气化之物，非火不足以生，故五行之中，一无火之不可也。土之互藏，木非土不长，火非土不荣，金非土不生，水非土不蓄，万物生成，无不赖土，而五行之中，一无土之不可也。木之互藏，生于水，植于土，荣于火，成于金。凡发生之气，其化在木。即以人生而言，所衣所食皆木也，得木则生，失木则死，故曰人生于寅，寅者阳木之位也。由人而推，则凡动植之类，何非阳气？而又何非木化？此五行万物之中，一无木之不可也。金之互藏，产于山石，生诸土也；淘于河沙，隐诸水也；草有汞，木有镴，藏于木也；散可结，柔可刚，化于火也。然金之为用，坚而不毁，故《易》曰：乾为金。

　　　　　　　　　　　　——明·张介宾《类经图翼·卷一·运气（上）·五行统论》

【提要】 本论阐述五行与阴阳的密切关系，指出五行为阴阳二气运行所产生。通过列举朱熹与前人的说法作为引证，指出阴阳不流行为五行则不能变化，五行不对待为阴阳则不能流行。时令、生数、洛书、乐律等均反映阴阳五行属性，尽管表现形式不同，但均符合生克制化规律。所以说"盖造化之几，不可无生，亦不可无制。无生则发育无由，无制则亢而为害。生克循环，营运不息"。进而，论中又从生中有克，克中有用、五行互藏等角度，进一步丰富了五行学说的基本理论。

张志聪　十干化五行论*

岐伯论五行之化，始于五方之天象：丹赤色，火之气也，牛女在癸度，经于牛女戊分，戊癸合而化火也；黅黄色，土之气也，心尾在甲度，经于心尾己分，甲己合而化土也；苍青色，水之气也，危室在壬度，柳鬼在丁度，丁壬合而化水也；素白色，金之气也，亢氐在乙度，昴毕在庚度，乙庚合而化金也；玄黑色，水之气也，张翼在丙度，娄胃在辛度，丙辛合而化水也。夫丹、黅、苍、素、玄，天之五气也。（丹、黅、苍、素、玄，天之五色也；青、黄、赤、白、黑，地之五色也。在天之五色，化生地之五色。）金木水火土，地之五行也。天之十干，经于五方之分，阴阳配合而化生五气。天之五气，化生地之五行，所谓在天成象，在地成形。五行之中，有二火。在地为木，在天为风；在地为火，在天为热；在地为土，在天为湿，在地为金，在天为燥；在地为水，在天为寒；在地为火，在天为暑。是地之五行，化生天之六气，此天地之阴阳交相生化者也。故曰：寒、暑、燥、湿、风、火，天之阴阳也，三阴三阳上奉之；木、火、土、金、水、火，地之阴阳也，生、长、化、收、藏下应之。三阴三阳者，子午为少阴君火，丑未为太阴湿土，寅申为少阳相火，卯酉为阳明燥金，辰戌为太阳寒水，巳亥为厥阴风木。是天之十干，化生地之五行，地之十二支，上承天之六气。后人不参究上古圣经，不明天地阴阳之化运，有以逢辰则化之说者，有以制克则化之说者，此皆技术家之迂论也。

——清·张志聪《侣山堂类辩·卷上·十干化五行论》

【提要】 本论阐述《内经》提出的"五气经天"化生五行的规律，认为天地阴阳交感，上为三阴三阳木火土金水火，下为万物生长化收藏，天地相交而万物之所由生。

尤在泾　五行问答

客曰：五行生克之说，非圣人之言也，秦汉术士之所伪撰也。

余曰：于何据也？曰：《易》言八卦，而未及五行，《洪范》言五行，而未及生克，是以知其为无据之言也。

曰：子曷不观诸《河图》《洛书》乎？《河图》之数：一、六居下，水也；二、七居上，火也；三、八居左，木也；四、九居右，金也；五、十居中，土也。洛书之数：戴九、履一。一，水之生数也；一之右七，七，火之成数也；七之右为九，九，金之成数也；九之右为三，三，木之成数也；五居于中，五，土之成数也。夫《河图》逆而左旋，以次相生；《洛书》顺而右转，以次相克。克者反顺，生者反逆，此造化之妙也。且《河图》左旋相生，而其对待则皆相克；《洛书》右转相克，而其对待则皆相生。是以生机恒寓于消落之中，而生气每藏于盛长之内。生而无克，则有进无退而气易尽；克而无生，则消者不长而机以穷。生也，克也，天地自然之理，莫如其然，而不得不然者也。子又何疑焉？

曰：《河图》《洛书》，古未必有此，亦秦汉人所撰，以神其说者乎！曰：《易》不云乎，河出图，洛出书。圣人则之，何子之不察也？且五行生克，天地之数也；《河图》《洛书》、亦天地之数也。未有图、书以前，天地之数，昭然已备；即图、书至今不出，而图、书之象，昭然亦备。图、书可假，天地之数不可假也。夏之暑，肇于春之温；冬之寒，始于秋之凉。气之默运然也。一阳转而土膏僭动，天气肃而海水西盛，杲日出而霜露立消，凉风至而万木凋落，象之显呈也。而又何疑于图焉？

曰：水生于天者也，岂生于金乎？方诸取水，月为水母，月亦生于金乎？水生木，未有木生于江湖波涛者！水辅土以生木，而专归之水可乎？曰：天者，乾之体也；月者，金之精也；坤也者，万物皆致养焉。五行皆不能离土而生，独木然也哉！

曰：岱石出水，汉井出烟，是土生火也；海中阴晦，波如火燃，是水生火也；火热而水干，是火反克水也；水冲而土溃，是水反克土也；丛灶燎原，火亦克木；锄圃耕田，金亦克土。生克之道，不亦乱而无序乎？曰：河图、洛书，水上，火下，木东，金西；天地之位，前南，后北，左东，右西。其序秩然而不可紊乱者也。其序秩然不可紊乱，则其生、其克，亦循序旋转而不可紊乱者也。若深井有火，高原出泉，则二气相更之妙耳！火燃水干，水冲土溃，则盛衰胜复之常耳！是以穷五行之变则可，以为是即五行之事则不可。且所谓相克者，不过制其太过，而使归于平，非斩绝灭竭之谓也。又以抑其浮盛，而使还于根，以为生发之兆，虽相克而实相成也。若金斫、土掩、火燃、水冲，此立尽之数，岂足语造化生成之妙哉！

——清·尤在泾《医学读书记·卷下·五行问答》

【提要】 本论阐述五行学说历史久远，其本质是自然季节互相更替，需要从象的层面进行理解。作者以河图之五行相生和洛书五行相克为例，说明"生机恒寓于消落之中，而生气每藏于盛长之内"，即生与克本身就是相辅相成的。

◆ 黄元御 论五行※*

太真剖判，离而为两，各有专精，是名阴阳。清阳升天，浊阴归地，升天成象，降地成形，清则气化，浊则质生。《素问·阴阳应象论》：在天为玄，在地为化，玄生五神，化生五味。神在天为风，在地为木，在天为热，在地为火，在天为湿，在地为土，在天为燥，在地为金，在天为寒，在地为水。五气分治，是为五行……五行之理，相生以气，非相生以质，《谭子》所谓形不灵而气灵也。地之木火土金水者，五行之质也；天之风热湿燥寒者，五行之气也。天气盛于东南，地气盛于西北。东南者，生长之位；西北者，收藏之位。阳主生长，阴主收藏。阳生于东而长于南，阴收于西而藏于北。阳之方生则为春，三阳在上，故春之气温；既长则为夏，六阳在上，故夏之气热；阴之方收则为秋，三阴在上，故秋之气凉；既藏则为冬，六阴在上，故冬之气寒。天气一日而四周，将寒则凉，将热则温，故寒生东方之温，温生南方之热，热生中央之湿，湿生西方之凉，凉生北方之寒。其相生全是气化，非木之质生火，火之质生土，土之质生金，金之质生水，水之质生木也，成质则不能生矣。相克者，制其太过也。

木气过散，则土不坚，故敛之以收气；火气过炎，则金不肃，故聚之以藏气；土气过湿，则水不升，故散之以风气；金气过收，则木不达，故温之以热气；水气过润，则火不降，故燥之以土气。水升则火降，火降则金肃，金肃则木荣，木荣则土燥，土燥则水升。相生则无不及，相克则无太过，生则见变化之妙，克则见制伏之巧，亦克以气而不克以质也。前人据五行形质而论生克，逝其远矣。

《尚书·洪范》：木曰曲直，金曰从革，火曰炎上，水曰润下，土爰稼穑，此五行之性也。曲直作酸，炎上作苦，从革作辛，稼穑作甘，润下作咸，此五行之味也。盖水宜浮而火宜沉，木宜升而金宜降，土居中皇，是为四象转运之机。润下者，水气之不浮也，炎上者，火气之不沉也。直则木升，曲者，木气之不升也。从则金降，革者，金气之不降也。甘者，稼穑之正位，平则不见，不平则见，甘味之见者，土气之不运也。五气堙郁，而后五味以生，五脏乃病。升水木而降火金，其权在土，土气不运，则四维莫转，此五味郁生之原也。善乎！庚桑子之言：草郁则为腐，树郁则为蠹，人郁则为病。阳性动而阴性止，动则运而止则郁。阳盛而生病者，千百之一；阴盛而生病者，尽人皆是。此凡物之大情也。

——清·黄元御《素灵微蕴·卷一·脏象解》

【提要】 本论提出了一个重要命题——"五行之理，相生以气，非相生以质"，是从气化角度提出的深刻认识。这一观点与之前张介宾的认识不谋而合。五行规律源自四时季节更替之象，若"据五行形质而论生克，逝其远矣"。此外，作者还阐释了中土在人体的斡旋作用，认为中土是其他四脏升降的枢纽；中土不运，则郁而生病。

黄元御 五行生克

五行之理，有生有克。木生火，火生土，土生金，金生水，水生木，木克土，土克水，水克火，火克金，金克木。其相生相克，皆以气而不以质也，成质则不能生克矣。

盖天地之位，北寒、南热、东温、西凉。阳升于东，则温气成春，升于南，则热气成夏；阴降于西，则凉气成秋，降于北，则寒气成冬。春之温生夏之热，夏之热生秋之凉，秋之凉生冬之寒，冬之寒生春之温。土为四象之母，实生四象，曰火生土者，以其寄宫在六月火令之后，六月湿盛，湿为土气也。其实水火交蒸，乃生湿气，六月之时，火在土上，水在土下，寒热相逼，是以湿动。湿者，水火之中气。土寄位于西南，南热而西凉，故曰火生土，土生金也。

相克者，制其太过也。木性发散，敛之以金气，则木不过散；火性升炎，伏之以水气，则火不过炎；土性濡湿，疏之以木气，则土不过湿；金性收敛，温之以火气，则金不过收；水性降润，渗之以土气，则水不过润，皆气化自然之妙也。

——清·黄元御《四圣心源·卷一·天人解·五行生克》

【提要】 本论阐述五行生克的基本原理，同时也说明五行之间尽管存在相克，但相克也为相用，与此前论述基本相同。作者指出"其相生相克，皆以气而不以质也，成质则不能生克矣"，道出了五行实质为气化。

黄元御 五味根原

木曰曲直,曲直作酸。火曰炎上,炎上作苦。金曰从革,从革作辛。水曰润下,润下作咸。土爰稼穑,稼穑作甘。火性炎上,上炎则作苦。水性润下,下润则作咸。

木性升发,直则升,而曲则不升,郁而不升,是以作酸。金性降敛,从则降而革则不降,滞而不降,是以作辛。使坎离交姤,龙虎回环,则火下炎而不苦,水上润而不咸,木直升而不酸,金从降而不辛。金木者,水火所由以升降也。木直则肾水随木而左升,金从则心火随金而右降。木曲而不直,故肾水下润,金革而不从,故心火上炎。而交济水火,升降金木之权,总在于土。土者,水火金木之中气,左旋则化木火,右转则化金水,实四象之父母也。不苦、不咸、不酸、不辛,是以味甘。己土不升,则水木下陷,而作酸咸;戊土不降,则火金上逆,而作苦辛。缘土主五味,四象之酸苦辛咸,皆土气之中郁也。四象之内,各含土气,土郁则传于四脏,而作诸味。调和五脏之原,职在中宫也。

——清·黄元御《四圣心源·卷一·天人解·五味根原》

【提要】 本论阐述五行特性及所主之味,强调了金、木二者升降对于水火交融的意义,进而说明肝肺气机升降对于心肾相交的影响。作者认为,肝、肺、心、肾之间的气机流行,斡旋之权在中土脾胃,中土左旋与右降引发了其余四脏的生理功能。脾胃之气郁滞,则全身气机升降无权,其余四脏也由此受病。因此,作者提出"调和五味之原,职在中宫"。

章 楠 论太极之廓为土[**]

太极为五行之廓,其理显而易见,土为太极之廓,其理微而难知,无怪乎骇人耳目也。夫太极为五行之廓者,生物之道也;土为太极之廓者,成物之道也。以无形赅有形,则太极为五行之廓;以有形赅无形,则土为太极之廓矣。理气有回环,故生成有顺逆耳。

试观太极动静,而生阴阳;阴阳相交,而分四象;四象互交,而成八卦,八卦交易,而成六十四卦,则阴阳变化之道尽矣。何故又以四象加土,而称五行? 为因六十四卦,备论阴阳变化之用而略乎体。惟五行,则阴阳体用俱赅,而万物生成之道,尽在其中。何以见之? 盖五行者,即太极之一气化而为五:⊕,流行不息,故名五行。五气流行,生成万物,故物物禀五行之气,而物物具一太极。太极无形,以无形之气生有形之物,则太极为五行之廓。及其成物,则无形之气寓于有形之中,则土为太极之廓矣。自无形而至有形,则分为亿万太极,而莫可数计。自有形而归无形,则仍为一个太极,而浑然难名。此太极神化之妙用也。

然则五行有形,而太极无形。无形寓于有形之中,何故独以土为太极之廓乎? 盖水火木金,各得一偏之气,故各应东西南北,各主春夏秋冬。惟土则通贯四行而居中,故独为太极之廓也。万物由五行化生,而四行皆禀气于土,则土所以又为万物之母也。良以阴阳虽判,而太极之体,即具阴阳之中;四象虽分,而太极之体,即具四象之内。所以加土称五行者,以表土中即太极之体所在也。是故五行相生,循环无间者,以太极浑然之气流行乎中也。浑然之气无形,而土居四象之中,通贯四气,以显太极之用。故其成物,则土为太极之廓,而浑然之气即寓于中矣。若夫天一生水,至五而生土者,此表阴阳生成之道,以数之奇偶相配也。若仅作先后次序解,则失其旨矣。试思五行相生，自水生木而至土，土生金，金又生水，如环无端，孰为先后乎。盖奇数为阳，偶数为阴，生数尽于五，成数尽于十，十之后，仍起于一，循环无间，故阴阳生成一道，周流不已也。

　　所云天者，太极先天，浑然不可名状。太极动而生阳，阳者一也，为气。气中含水，阳生阴也，故曰天一生水，即太极静而生阴也。一既生水，阴阳判矣。阳气上浮为天，阴精下凝为地，名后天也。阴精下凝而含火气，故曰地二生火。夫生数尽于五，则成数始于六。生于阳者成于阴，生于阴者成于阳。故天一生水，地六成之。而六为老阴，老者，谓其为阴之母也。阴生阳，老生少。故地二生火，天七成之。而七为少阳，阳又生阴。故天三生木，地八成之。而八为少阴，阴又生阳，而少者老矣。故地四生金，天九成之。而九为老阳，盖一阳生于太极，故至九而老。一生水，水为阴之母，而成于六，故六为老阴。老生少，故八为少阴。天一之阳，如芽始萌，至七如少壮，至九如老干，亦如人物之老而成实也。阳动则阴随，故一阳动而水即生，良以阴阳互根于太极，故太极动而生阳。动极而静，阴已生矣。阴阳相生，则四象具而配四时，以成造化。造化既成，生理周矣，必返乎本。故天五生土，地十成之，是返太极之本体也。余故言八卦但明阴阳之用，而五行则阴阳体用俱赅，万物生成之道尽在其中。由是而知水、火、木、金之能生成万物者，全赖土之融洽乎中也。土之所以能融洽四气者，以土中有太极之体在也。是故阳数尽于九，阴数尽于十，则仍归太极之体。既归以后，则又动而生阳，静而生阴，循环不息，故万物生化无尽也。

　　试观《洛书》象止于九，表阳成之数也；《河图》象止于十，表阴成之数也。阴阳生成之数全，则太极之用尽而复归乎体也。故十之后，仍起于一，一即十，十即一也。百千万亿，亦即一也。一者，乾之元阳也；七者，乾之少阳也；九者，乾之老阳也。故乾卦☰有奇。《洛书》体圆以象天，故曰乾为天。六者，坤之母阴也；八者，坤之少阴也；十者，坤之至阴也。故坤卦☷有偶。《河图》体方以象地，故曰坤为地。而元阳育于至阴之中，故言十即一，一即十也。而十后起一者，即太极再动而生阳也，亦即复卦☷之一元动于至阴之下也。自复而至乾卦☰者，表重阳之象也。《经》曰重阳必阴，故乾以后而变为姤☰，阳极则阴生，太极动极而静也。自姤而至坤卦☷者，表重阴之象也。《经》曰：重阴必阳。故坤以后而仍为复，阴极则阳生，太极静极而动也。斯阴阳进退消长，即太极之一动一静也。是故返而究之，则☰止有三，三止有一。奇中有偶，偶中有奇，奇偶合璧，无非一个太极，浑然不可名状者也。

　　太极初判而为阴阳，卦象乾南坤北，称为先天八卦。谓此卦体即是太极，太极在天地之先，故名先天。非谓乾坤为先天也。阴阳交而生水火，卦象离南坎北，称为后天八卦。谓此卦象成于天地交泰以后也。自天一生水，至天五生土，而五行始生，则太极为五行之廓。自天五生土，至地十成之，则五行成质，水、火、木、金各主一方，土贯四行而居中，则太极浑然之气，寓于形质之内。岂非土反为太极之廓乎。形质既成而为物，故物物具五行太极，而分为亿万无数之太极。生理既周，必返乎本，则形质消散，而浑然之气，复归大冶，仍为一个太极。呜呼！此太极之神化岂不微乎妙哉。或泛泛于文字间，而未悟其理，无怪乎一闻土为太极之廓，则骇然以余言为悖理也。

　　或又谓天一生水，故万物先生水。竟将天一之一字，作第一之一会矣。而不知水从气出，太极动而生阳，阳气动而水始小。一者为奇是阳也，非第一之谓也。试观春夏阳亢欲雨，必先发雷，秋冬阳降无雷，亦必地气动而燠暖，则云腾而雨，又如人之怒极，则悲泪随至，皆为阳动水生之征，亦为格物之道也。

——清·章楠《医门棒喝·卷之一·太极五行发挥》

【提要】　本论阐述土为太极之廓的原理。作者类比太极的先天生化作用，提出土为生成后天万物的基础，认为无形之生化关乎太极，有形之化成重在中土。太极阴阳、四象八卦等，都是对生化规律的描述。当"土"融入其中，四象即变为五行，五行有质可附，万物由此生成。土之所以成为太极之廓，是由于五行除中土之外，均为偏气，只有土"通贯四行而居中"，可"为万物之母"。故其余四行功能的正常发挥，均得益于土蕴藏生化之功，如作者所说"水、火、木、金之能生成万物者，全赖土之融洽乎中也。土之所以能融洽四气者，以土中有太极之体在也"。

章　楠　论五行成质，而土贯四行※＊

问曰：数起于一，止于十，故天干之数十。而地支有十二，何也？

答曰：此表阴阳五行相生相成之理也。天一生水，地六成之。则生者始于天，故曰天干；成者始于地，故曰地支。干者，杆也；支者，枝也。谓始生杆，而终成枝也。盖甲为阳木，阳生阴，故乙为阴木。阴生阳而木生火，故丙为阳火；阳生阴，故丁为阴火。阴生阳而火生土，故戊为阳土；阳生阴，故己为阴土。阴生阳而土生金，故庚为阳金；阳生阴，故辛为阴金。阴生阳而金生水，故壬为阳水；阳生阴，故癸为阴水。阴水又生甲之阳木。故天干十也，水火木金，性各相反，以土居中，融洽四气，使五行相生。相生者，谓彼此和协其生气，若相养相助之意也；非谓木必从水生，火必从木生也。若以木必从水生，则木固生于土，如水过盛，木反萎矣；若以火必从木生，则石中之火，又从何来？此别有妙理，非片楮能尽。余于《六气论》中，言水火遍满世界，已发其端，请格物者试思之。若五行始生，本太极一气所化；及五行成质，而土贯四行。如亥子水也，贯以丑土，乃成寅卯木；贯以辰土，乃成巳午火；贯以未土，乃成申酉金；贯以戌土，乃成亥子水。故地支有十二也，以是见五行之相生相成，实由土之融贯使然，已不可执泥木从水生、火从木生之说，而况更有妙理具于中乎！夫天一生水，地二生火，可见火固非从木生也。地二生火，亦不过言其发现之序，犹未明其所以然之妙理也。若土之能融贯四行者，以土中即太极之体所在，益可见五行由太极一气所化也。

——清·章楠《医门棒喝·卷之一·太极五行发挥》

【提要】　本论阐述五行相生的关键，在于太极一气和土贯四行。土之运化作用于太极类似，"土之能融贯四行者，以土中即太极之体所在，益可见五行由太极一气所化也。"

章　楠　论五行相克※＊

问曰：五行相生，谓由太极之一气流行，然又相克者，何也？

答曰：相生者，各以生气相助也。克者，制也。五行相生不息，倘无节制，则但有发泄而无归藏，则生气竭矣。故水火木金，各相节制。而春夏秋冬，自成生长收藏之造化，然赖土之一行，融洽乎中，以成四行之功。故土旺于四季而为春夏秋冬交接之过脉也。假如木生火，火太过，不但克金，木亦自焚。《阴符经》所谓"火生于木，祸发必克"是也。水能制火以生木，故火太过，则当益水以济之，余可隅反矣。所以水火木金，各偏一气，全赖土气通贯融洽，使之相生相制，以归于平，则无偏胜之害。稍或参差，即有太过不及，而胜复之变出焉。五行参差，则阴阳偏驳，而天地生亢害之灾，人物婴非常之疾。故《内经》论五行胜复之道甚详，又曰："必先岁气，毋伐天和"，教人防患于预也。

——清·章楠《医门棒喝·卷之一·太极五行发挥》

【提要】　本论阐述五行之间相互克制关系具有一定节度，金木水火之气的偏性依赖于土气通贯融洽，使之相生相制，以归于平。五行生克作用一旦太过不及，便会产生异常变化，在天地间造成自然灾害，在人体就会发生各种疾病。

余国佩　五行异体同源论

万物先奇而后偶，偶则二奇也，再加一奇，便曰三才，又增一曰四象，再加一奇，即是五行。五行即是五奇，虽异名而实同源。紫阳真人曰：道自虚无生一气，便从一气产阴阳；阴阳再合成三体，三体重生万物昌。不但五行异体同源，万物皆禀一气也。道家抱一守一，皆深得五行之源，万物之祖者也。能知其一，一任千变万化，皆可一以贯之矣。余前论燥湿为六气之提纲，然燥湿二气实只一气，借升降之机以分别为二也。天之气属燥，燥虽属阳而能降，降则属阴而主阖。阳阖于内，阴必现于外。故冬令虽寒而物反干燥，阴中显阳也。阳内阴外象乎坎。阳降极必升，地之气随升，故曰地主升。地之气属湿，湿虽属阴而能升，升则属阳而主辟，阳辟于外，阴必伏于内。故夏令虽热而物反多霉湿，阳中显阴也。阴内阳外象乎离。阴升极必降，天之气随降，故曰天主降。不外一气之运化，随升降而异名，变化无端。阴阳互宅，无非先天真一之气所化耳。此气失常则偏，偏则病。若能察其偏阴偏阳，随其阴阳而治之，无不立愈。至人知此先天一气执而守之，不但不病，且可长生。吁！知此气者鲜矣。

或曰：五行明明有五，东曰木，西曰金，南曰火，北曰水，中曰土，子论皆属一气亦有说乎？余曰：试举目前可睹者言之。天地是先天一气所化。天之气属阳，故曰一，天一生水者，水从天降也。水之澄汀在下，浊者为土，土即是地，土生植者曰草木，是为地毛，古称无生植之地曰"不毛"是也。土之坚者曰石，古人谓石为地骨。石之最坚者即为金。独火藏于木石水土金之中，动则火出。故钻木取火，击石取火，戛金取火，掘土亦可取火，煤炭之类皆能生火，江湖水动处亦多有火海为火谷，及油酒之为水类均能发火。即此可见，五行皆生于天成于地，而天地者即太极中一气所化也，推原其本又何有东西南北中之分耶？及其化风于四方，即此一气所变。此气本太和之气，太偏方能为病耳。火从地升，故曰地二生火。木生火者，言其一端耳。天有日之阳火、星之阴火；人有相火、君火。触物而生，感情而动，有位之相火也；寂然不动，感而遂通者，无定之君火也。然种种之火均虚空一点，真阳以为之母，静则安位不见，动则随处发生。自然之火能生物，星日之火也；击动之火能伤物，地上所取之火也。人身亦然，相火安位不动则不病，心旌引动则为病。人之内伤，不外君火引动相火，煎熬真阴，阴虚则病，阴尽则死，相火无依附，同君火均去而人死矣。但君火非指腔内肉团心之火，乃本性灵明无定之火，在人身为真阳，亦即天地之真阳也。人之初生，藉此真阳附于形躯以为生生之本。知之而能不妄动，终日守而保之，则无病而延寿，否则渐耗真阴，阴虚则阳浮而为种种之病。内伤之症，虽有五脏之劳、七情之伤，皆不外妄动之火煎耗形躯之阴，色欲之伤亦出心动，故保身之道惟培植后天之阴精以招摄先天之真阳。如阳燧之取火，方诸之取水，借此有形以招无形，能招无形之阳，常主静以守之，即是却病延年之道。人身虽有五脏六腑之名，不外囫囵一个形躯，皆后天之阴物，亦与地之土木火金水同一理。形躯本父母之精血凝结而成，故人象地，犹水之澄汀在下，其浊者凝聚为土而成地体也。包地之外皆天之燥气，人身亦然。不但人与地，内湿外燥，一切飞潜动植，无不皆然。故盈天地之间，不外燥湿二物，此二物又皆禀先天真一之气，故曰五行异体同源也。

——清·余国佩《医理·五行异体同源论》

【提要】　本论阐述五行尽管分为木火土金水五个要素，但其本质实由太极一气所化。此外，作者还对君火与相火的区分，以及相火为病进行了理论探讨。

石寿棠　五行生克论*

水木火土金五行生克，一阴阳升降之旋相为宫也。生为长养，即为阴升；克为制化，即是阳降。然必阴先升而后阳乃降，亦必阳能降而后阴转升。五行不克则不生，如有妻而无夫也。乃相生之道，人皆知之，相克之道，人多不察，请详言之……然则五行之生，虽五脏之阴递升而生，实肾之阳助肾之阴递升而生。阴之升，天统之而地承之也。五行之克，虽五脏之阳递降而克，实肺之阳统肺之阴递降而克。阳之降，地承之而天统之也。生固为生，克亦为生，生克二者，非即阴升阳降，循环而不穷者哉？

然而生克又不可太过也，太过则非真阴真阳升降以为生，而为邪水邪火升降以为害也。

木赖水生，水泛则木浮，木浮则火湿，火湿则土困，土困则金埋，金埋则水愈泛，五内有水而无火，则泻利、肿满、诸湿病生矣。火赖水克，水盛则火灭，火灭则金寒，金寒则木湿，木湿则土困，土困则水滥，水滥则火愈灭，五内有水而无火，则泻利、肿满、诸湿病生矣。火赖木生，木盛则自焚，火焚则土燥，土燥则金枯，金枯则水涸，水涸则木愈焚，五内有火而无水，则风、劳、蛊、膈、三消，诸燥病生矣。土赖木克，木强则土弱，土弱则水泛，水泛则火衰，真火衰则虚火旺，阳无以生，阴无由化，阴不化则金燥，金燥则木愈强，火既亏而水亦亏，土无火必滥，则痞满、肿胀、泄泻诸湿病生；土无水必干，则蛊、膈、三消诸燥病又相继而生矣。土赖火生，火炎则土燥，土燥则金熔，金熔则水亏，水亏则木炽，木炽则火愈炎，五内有火而无水，则谵狂、膈消，诸燥病生矣。金赖火克，火炎则金燥，金燥则木炽，木炽则土焦，土焦则水涸，水涸则火愈炽，五内有火而无水，则肺痈、肺痿、咳血，诸燥病亦生矣。金赖土生，土重则金埋，金埋则水泛，水泛则木浮，木浮则火困，火困则土杂，五内交困于水火，则痞满、胀痛燥湿诸病，又杂沓而生矣。水赖土克，土燥则水竭，水竭则火炎，火炎则金烁，金烁则木枯，木枯则土愈燥，五内有火而无水，则膈消、窘迫、下利，诸燥病生矣。水赖金生，金寒则水冷，水冷则木滥，木滥则火湿，火湿则土困，土困则金埋，金埋则水愈冷，五内有水而无火，则喘嗽、肿胀、泻利，诸湿病生矣。木赖金克，金亢则木削，木削则土陷，土陷则水亏，水亏则火炎，火炎则金愈亢，五内有火而无水，则劳咳、咽痛、窘迫、下利，诸燥病生矣。

生克一有太过，则克固为克，生亦为克。且人身真阴真阳，只有此数，凡见太过，实由不及。太过不及，则为浊阴、为燥阳，浊阴则不为阴而为水，燥阳则不为阳而为火。五行生克不外水火，生克太过不及为病，亦不外水火。水流湿，火就燥。故水火二气，为五行之生成；燥湿二气，为百病之纲领。

阴阳以气言，水火以形言。坎为水，水色黑，黑属阴，然水外暗而内明，空灵活泼，实为阴中之阳，故坎中满。离为火，火色赤，赤属阳，然火外明而内暗，且返本归根，则其色黑，实为阳中之阴，故离中虚。以形质言，水、火质虚，木、金、土质实，是水、火又为木、金、土之先天矣。火有形无质，必依附于物乃有质，水虽有质而极虚，故论五行生成之序，则水一、火二、木三、金四、土五；论五行生克之序，则生始于水，克始于金。知五行气质、阴阳生克，乃知天人一贯道理，玩集中各论自明。

——清·石寿棠《医原·卷上·五行生克论》

【提要】　本论阐述阴气欲升而阳气欲降，升降之间即成五行，五行规律即是阴升阳降，循环无穷。论中还论及五行生克关系，以及五行、五脏之间的相互影响，揭示燥湿二气为百病之纲领。

郑寿全　五行说

天地化生五行，故有青、黄、赤、白、黑之说焉。肝青象木，主东方春令。肺白象金，主西方秋令。心赤象火，主南方夏令。肾黑象水，主北方冬令。脾黄象土，主中央湿令。五行各司一气，各主一经，各有生克制化。《内经》云：肝布于左，肺布于右，心布于表，肾布于里，脾为四方之使。历代注家俱在方位上论，而不在一气上论，五行之实义渐不明矣，予特直解之。

夫人身与天地无异。天地以五行之气塞满乾坤，人身以五脏之气塞满周身，何也？骨本肾，而周身无处非骨。筋本属肝，而周身无处非筋。血本属心，而周身无处非血。肌肉本属脾，而周身无处非肌肉。皮毛本属肺，而周身无处非皮毛。以此推之，五行原是一块，并非专以左肝、右肺、心表、肾里、脾中为主。盖以左肝、右肺、心表、肾里、脾中者，是就五行立极之处言之也。若执五方以求五行，而五行之义便失，以五行作一块论五行，而五行之义即彰。五行不出二气之中，二气即在五行之内。二气乃人身立极主宰，即生五行，又以五行为归。

然五行之要在中土，火无土不潜藏，木无土不植立，金无土不化生，水无土不停蓄，故曰：土为万物之母。后天之四象咸赖焉，不独后天之四象赖之，而先天立极之二气实赖之也。故《经》云：无先天而后天不立，无后天而先天亦不生。后天专重脾胃，人日饮食，水谷入脾胃，化生精血，长养神气，以助先天之二气。二气旺，脾胃运行之机即旺。二气衰，脾胃运行之机即衰。然脾胃旺，二气始能旺，脾胃衰，二气亦立衰。先后互赖，有分之无可分，合之不胜合者也。至于用药机关，即在这后天脾土上。仲景故立建中、理中二法。因外邪闭其营卫，伤及中气者，建中汤为最。因内寒湿气伤及中气者，理中汤如神。内外两法，真千古治病金针，医家准则。惜人之不解耳。况一切甘温苦寒之品，下喉一刻即入中宫，甘温从阳者，赖之以行。苦寒从阴者，赖之以运，故曰：中也者，上下之枢机也。后贤李东垣立补中汤，以治劳役伤脾，是套建中汤之法也，亦可遵从。俗语云：百病从口入，是伤中之意也。予谓凡治一切阴虚、阳虚，务在中宫上用力。以上三法皆可变通，但阴虚阳虚，辨认不可不澈，上卷辨认法，切切熟记。

——清·郑寿全《医理真传·卷四：杂问·五行说》

【提要】 本论阐述五行一气周流的观点，强调了脾胃为五行之中、后天之内最为重要者，具有生化先后天二气的作用。临床治疗中要重视以脾胃功能调整作为根本之法。

周学海 承制生化论*

天地一倾轧之宇也，阴阳一摩荡之气也，五行一倚伏之数也，万物一推移之象也，四时一更代之纪也。此之谓日新，此之谓不息。不制则不生，不胜则不复，而天地之机息矣，人物之类灭矣。其机不激则不动，不动则钝而不灵，而阴阳五行积于无用之地矣，天地万物有不摧裂破坏者乎？

……天下无一物不备五行，四时无一刻不备五行之气，但有多寡之数，盛衰之宜。一或运行有差，则胜者亢，而不胜者害矣。其所以不终于害者，以有制之者也。其制也，非制于既亢之后也。火承以水，则火自有所涵而不越；水承以土，则水自有所防而不滥；土承以木，则土自有所动而不郁；木承以金，则木自有所裁而不横；金承以火，则金自有所成而不顽。承者，隐制于未然，斯不待其亢而害，消于不觉矣。至于制之云者，世皆以为抑其生之过，而不知制者，正以助其生之机也。木得金制，则不致横溢而力专于火矣；火得水制，则不致涣散而精聚于土矣。此言生也。木亢不成火，以其湿也，得金制之，则木燥而火成矣；火亢不成土，以其燥也，得水制之，则火湿而土成矣。此言化也。制也者，万物之所以成始而成终也，既防亢害之后，而又开生化之先，其诸乾坤合辟、阴阳不测之妙乎！明斯义也，其于病气胜复倚伏之机，治法气味合和之道，豁然贯通矣乎！

……天地之气，有常有变。风，其性升，其体寒，其用温，其化燥；寒，其性敛，其体湿，其用寒，其化风；暑，湿热之合也，生于郁，体用俱同湿热，其化风燥；湿，其性重，其体热，其用湿，其化寒；燥，其性降，其体风，其用燥，其化火；火，其性散，其体燥，其用热，其化湿。此顺化也，亦曰传化。更有对化，即湿极化燥、寒极化热是也。对化有虚有实。传化是气机更代之常，对化是气机愤激之变，故必极而后化也。又有兼化，亦虚化之类也。又有合化，如风合热而化燥，寒合湿而化热，亦实化之类也。五行之气，金木皆有燥，水土皆有湿，但金燥而敛，风燥而散，土湿而热，水湿而寒，火则能燥能湿，其燥者木亢而水不交也，其湿者土郁而木畅也。故火得风而焰长，以器掩之，而器即润矣。此五行生化之性情也。

……五行之气，有亢而后有制，有制而后有生有化，此自然之数也。故业医者，必讲求亢害承制生化六字，而善用之，于是每遇一病，可以逆而制之，亦可顺而导之，调其气使之平，而生化之常复矣。试更以经义证之。《经》曰：木得金而伐，火得水而灭，土得木而达，金得火而缺，水得土而绝。此五行之相制也。又曰：木郁达之，火郁发之，土郁夺之，金郁泄之，水郁折之。然调其义，过者折之，以其畏也，所谓泻之。又曰：折其郁气，资其化源，无翼其胜，无赞其复。迎而夺之，恶得无虚；随而济之，恶得无实。又曰：佐以所利，资以所生，是谓得气。此五胜、五郁之治法也。故木位之主，其泻以酸，其补以辛，而厥阴遂先酸后辛矣；火位之主，其泻以甘，其补以咸，而少阴、少阳遂先甘后咸矣。土、金、水仿此。先用泻者，制其胜也；后用补者，安其复也。

——清·周学海《读医随笔·卷一·证治总论·承制生化论》

【提要】 本论阐述"亢害承制生化"是五行运动的基本规律，也是业医者所应掌握的关键理论。五行之间的基本关系，就是"有亢而后有制，有制而后有生有化"，既防亢害之后，又开生化之先。继而介绍了顺化、对化、兼化、合化等概念的定义。

恽铁樵 五行为四时之代名词

《内经》言五行配以五脏，其来源本于天之四时。脏有五而时仅四，故以六月为长夏，以配脾。何以言之？五行木生火，非谓榆柳枣杏可以钻燧取火也。如谓木生火是钻燧取火之意，则石亦能生火，是不仅木生火矣。金生水，亦非谓金能生水也。金类手触之而润，乃空气凝结。古人虽愚，不至认此为金生之水。火生土，亦非谓灰烬。土生金，亦非调矿质。水生木，亦非木浞水而荣之谓。盖如此解释，均属牵强。《内经》认定人类生老病死，皆受四时寒暑之支配，故以四时为全书之总骨干。四时有风寒暑湿之变化，则立六气之说，以目之于天，四时有生长收藏之变化，则立五行之说，以属之于地。五行六气，皆所以说明四时者也。今姑置六气而言五行。春为发陈，乃万物向荣之候，此时植物之生意最若，则用木字以代表春季。夏日溽暑，骄阳若火，则以火字代表夏季。秋时万木黄落，有肃杀之气，比之兵革，则以金字代表秋季。金，兵也。冬令冱寒，惟水亦寒，冬为夏之对，水为火之对，故以水字代表冬季。夏至一阴生，其时为一岁之中央，其气候多湿，故以土字代表长夏。

——民国·恽铁樵《群经见智录·五行为四时之代名词》

【提要】 本论阐述五行实质为四时气化之意象，认为人类的一切生命现象，都受四时寒暑的影响。

恽铁樵 五行相生之理

其云木生火者，谓春既尽，夏当来，夏从春生也。火生土者，谓夏之季月为长夏。长夏从夏生也。土生金者，谓长夏尽为秋，秋从长夏来也。金生水者，秋尽为冬日也。水生木者，冬尽则为春也。春主生，所以能成生之功者，实拜冬日秘藏之赐。夏主长，所以能成长之功者，拜春日发陈之赐。秋主收，所以能成收之功，拜夏日长养之赐。冬主藏所以能成藏之功，拜秋日成实之赐。故曰相生也。

——民国·恽铁樵《群经见智录·五行相生之理》

【提要】 本论阐述五行相生就是五时竞相递嬗，前一季是后一季生化的基础，故曰相生。

恽铁樵 五行相克之理

春行秋令，勾萌乍达，肃杀之气加之，春之功用败矣。夏行冬令，严寒折盛热，闭不得发，长养之功隳矣。秋行夏令，收束不得，发泄无余，秀不实矣。冬见长夏郁蒸之气，寒水不冰，当收反泄，盖藏竭矣。长夏为夏至阴生之候，行春令，则阳亢不和矣。故曰克也。其春行冬令，为至而未至，谓春气当至而不至也；春行夏令，为未至而至，谓夏气未当至而先至也。夏、秋、冬三时同。未至而至为有余，至而不至为不足，虽能病人，犹贤于克贼，不为克也。顾虽不克，其气则有偏胜，胜之甚者，必有反应。偏胜为胜，反应为复，故言胜复。敷和、升明、备化、审平、静顺，为平气；委和、伏明、卑监、从革、涸流，为不足；发生、赫曦、敦阜、坚成、流衍，为有余。有余、不足，皆能为病，遇所不胜之气则甚，病甚复遇克贼则死。《天元纪》以下七篇，皆言此也。是故五行相克云者，换言之，即春行秋令，即当生长之时见肃杀之气，以本气当受克耳。余三时同。五行之在术数巫祝口中，诚不免荒诞，然古代亦必有说，特吾侪不知耳。其在《内经》，当如此解释为长也。

——民国·恽铁樵《群经见智录·五行相克之理》

【提要】　本论阐述五行相克，是从四时对冲的关系来确定的。相克与季节时气的当至不至与至而未至，造成气候的胜复不同。气候的胜复一般不会对人体疾病状态有很大的影响。而当五行之气化出现相克的状况时，就会产生病甚乃至病死的危重情况。

◈ 恽铁樵　五行六气为宾，四时为主 ◈

《内经》言：在天为六气，在地为五行，在人为五脏六腑，在药为五味，见之于面者五色，证之以耳者五声，其在食物有五谷、五畜、五臭，在地有五方，在天有五星，在时有五声、六律。凡此种种，自当以天、地、人为主，其他各种皆俘色揣称以为配合，由四时推论而得者。然若据此以攻击《内经》，如谓"水何以生咸？咸何能生肾？"则未为知言，以此非《内经》之破绽也。声、色、五味、谷、畜等为宾，六气、五脏、五行为主。若进而求六气、五行之所从来，则四时为主，六气、五行、五脏犹是宾也。以故《天元纪》以下七篇，皆以甲子为言，是即四时为全书总骨干之证据。今试证之病证。

——民国·恽铁樵《群经见智录·五行六气为宾　四时为主》

【提要】　本论阐述四时是五行、六气和五脏等的自然基础，也是贯穿《内经》全书的主干。

4
象 数 论

4.1 五运六气

4.1.1 五运六气统论

◀《素问》 论天度※*▶

天为阳，地为阴；日为阳，月为阴。行有分纪，周有道理，日行一度，月行十三度而有奇焉。故大小月三百六十五日而成岁，积气余而盈闰矣。立端于始，表正于中，推余于终，而天度毕矣。

——《素问·六节脏象论》

【提要】 本论阐述运气学说的历法背景。农历以月球的运行来计算月份，而以太阳的运行来计算节气；每运行十五度为一节气，计十五日左右；每月相当两个节气，但月份稍有不足，节气则稍有盈余；两个节气约余一日弱，积三年约余一个月强，所以三年内必有一个闰月，约十九年有七个闰月，在不断调整中保持节气与月份的一致。

◀《素问》 论运气周期※*▶

天以六为节，地以五为制。周天气者，六期为一备；终地纪者，五岁为一周。君火以明，相火以位。五六相合，而七百二十气为一纪，凡三十岁；千四百四十气，凡六十岁，而为一周，不及太过，斯皆见矣。

——《素问·天元纪大论》

【提要】 本论阐述运气一个甲子的时间周期。论中包含三个问题：其一，运气六节五制的划分。王冰注："六节，谓六气之分。五制，谓五位之分。位应一岁，气统一年。"张介宾注："天数五，而五阴五阳，故为十干。地数六，而六阴六阳，故为十二支。然天干之五，必得地支之六为节；地支之六，必得天干之五为制。而后六甲成，岁气备。"（《类经·二十三卷·运气类·三、天元纪》) 其二, 火有君火和相火之分, 但君火不主岁气, 凡火主岁之年, 由相火代宣火令, 所以说"君火以名, 相火以位"。王冰注："君火在相火之右, 但立名于君位, 不立岁气, 故天之六气, 不偶其气以行, 君火之政, 守位而奉天之命, 以宣行火令尔。以名奉天, 故曰君火以名。守位禀命, 故云相火以位。"其三, 每五日为一候, 三候为一气。如立春、雨水、惊蛰、春分等, 一年共二十四气。七百二十气, 是三十年的气数。一千四百四十气共六十年, 而成运气一周。

❀ 刘温舒　论十干 ❀

天气始于甲干, 地气始于子支者, 乃圣人究乎阴阳重轻之用也。著名以彰其德, 立号以表其事。由是甲子相合, 然后成其纪。远可布于岁, 而统六十年。近可推于日, 而明十二时。岁运之盈虚, 气令之早晏, 万物生死, 将今验古, 咸得而知之, 非特是也。将考其细, 而知人未萌之祸福, 明其用而察病向往之死生, 则精微之义可谓大矣哉。

是以东方甲乙, 南方丙丁, 西方庚辛, 北方壬癸, 中央戊己, 五行之位也。

盖甲乙其位木, 行春之令。甲乃阳内而阴尚包之, 草木始甲而出也; 乙者阳过中, 然未得正方, 尚乙屈也。又云: 乙, 轧也。万物皆解孚甲, 自抽轧而出之。

丙丁, 其位火, 行夏之令。丙乃阳上而阴下, 阴内而阳外; 丁阳其强, 适能与阴气相丁。又云: 丙炳也, 万物皆炳然著见而强也。

戊己, 其位土, 行周四季。戊, 阳土也, 万物生而出之, 万物伐而入之; 己, 阴土也, 无所为而得己者也。又云: 戊, 茂也; 己, 起也。土行四季之末, 万物含秀者, 抑屈而起也。

庚辛, 其位金, 行秋之令。庚乃阴干, 阳更而续者也; 辛乃阳在下阴在上, 阴干阳极于此。庚, 更故也。而辛, 新也。庚辛皆金, 金味辛, 物成而后有味。又云: 万物肃然, 更茂实新成。

壬癸, 其位水, 行冬之令。壬乃阳既受胎阴壬之, 乃阳生之位。壬而为胎, 与子同意; 癸者, 揆也。天令至此, 万物闭藏, 怀妊于其下, 揆然萌芽。

天之道也, 以为日名焉。故《经》曰"天有十日, 日六竟而周甲"者, 此也。乃天地之数。故甲、丙、戊、庚、壬为阳, 乙、丁、己、辛、癸为阴, 五行各一阴一阳, 故有十日也。

——宋·刘温舒《素问入式运气论奥·论十干》

【提要】　本论阐释十天干的定义, 认为天干代表了万物由生到灭, 再到生之轮回过程的文字象形, 反映了天地气化的奥秘。天干与四时、方位相配, 具有时空的属性特征, 成为五运的理论基础。

❀ 刘温舒　论十二支 ❀

清阳为天, 五行彰而十干立。浊阴为地, 八方定而十二支分。运移气迁, 岁岁而盈虚应纪。上升下降, 物物而变化可期。所以支干配合, 共臻妙用矣。

子者, 北方至阴, 寒水之位, 而一阳肇生之始。故阴极则阳生。壬而为胎, 子之为子, 此十一月之辰也。

至丑, 阴尚执而纽之。又: 丑, 阴也, 助也。谓十月终始之际, 以结纽为名焉。

寅，正月也，阳以在上，阴以在下，人始见之时，故律管飞灰以候之，可以述事之始也。又寅，演也，律也，谓物之津涂也。

卯者，日升之时也。又卯，茂也。言二月阳气盛而孳茂也。

辰者，阳以过半。三月之时，物尽震而长。又谓：辰，言震也。

巳者，四月正阳而无阴也。自子至巳，阳之位。阳于是当。又巳，起也。物毕尽而起。

午者，阳尚未屈，阴始生而为主。又云：午，长也，大也。物至五月，皆满长大矣。

未，六月，木已重而成矣。又云：未，味也。物成而有味，与辛同意。

申者，七月之辰，申阳所为，而已阴至于申，上下通而人始见。白露叶落，乃成其候也。可以述阴事以成之。又云：申，身也，言物体皆成。

酉者，日入之时，乃阴正八月也，又云：酉，緒也。万物皆緒缩收敛。

九月，戌，阳未既也，然不用事。潜藏于戌土中，乃乾位戌，为天门故也，又云：戌，灭也，万物皆衰灭矣。

十月，亥，纯阴也。又：亥，劾也。言阴气劾杀万物。

此地之道，故以此名月焉。甲之干，乃天之五行，一阴一阳言之。子之支，以地方隅言之。故子、寅、午、申为阳，卯、巳、酉、亥为阴。土居四维，王在四季之末，土有四，辰、戌为阳，丑、未为阴，故其数不同也。合而言之，十配十二，共成六十日，复六六而成岁。故《经》曰"天以六六之节而成一岁"，此之谓也。

十二支，亦曰十二律，亦曰十二辰。其辰有属者，乃位中所临二十八宿之主星禽也。故当其星与宿之禽，同为所属故也。而星禽又有正副焉。如尾、火、虎，箕、水、豹皆在寅，亢、金、龙，角、木、蛟皆在辰，虎龙为正，余皆此例。火虎、金龙者，又以七曜纪之。今所谓密日者，乃七曜之名号。以太阳值日则日密，是随日宿而言也。二者虽于《素问》无所明，亦阴阳之奥义，故随文略以举之尔。

——宋·刘温舒《素问入式运气论奥·论十二支》

【提要】　本论阐释了十二地支的定义，认为地支代表了阳气从地下上升至地面，再到地下整个过程的文字象形，反映了受天气影响，地表产生阳气升降的自然现象。

朱丹溪　论学运气作用※*

论曰：五运六气，《内经》备论，诸方所略，其理奥妙，未易造入，愿发明焉。曰：学医之初，且须识病机、知变化，论人形而处治。若便工于气运，恐流于马宗素之徒而云某生人于某日，病为某经，用某药治之之类也。人之脏腑，外应天地，司气司运，八风动静之变，人气应焉，岂不切当。苟不知此，为医未造其理，何以调之？杨太受常云：五运六气，须每日候之，记其风雨冥晦。而有应时作病者，有伏气后时而病者，有故病冲而动者，体认纯熟，久则自能造其至极。

——明·刘纯《医经小学·医之可法为问》

【提要】　本论阐述了学习运气学说的前提，是熟悉掌握中医基本理论。运气学说对于临床实践能够起到锦上添花的指导作用，但医者应具备基本的临床辨治能力，方能准确合理加以运用。

汪　机　学五运六气纲领

或问：五运六气，《内经》讲论诸方所略，其理奥妙，未易造入，原发明焉，丹溪朱先生曰：学医之初，宜须先识病机，知变化，论人形而处治。若便攻于运气，恐流于马宗素之徒，而云某生人某日，病于某经，用某药治之之类也。

又问：人之五脏六腑，外应天地，司气、司运、八风动静之变，人气应焉，岂不切当？苟不知此，为医未造其理，何以调之。曰：杨太受尝曰：（云云）五运六气须每日候之，记其风雨晦明，而有应时作病者，有伏气后时而病者，有故病冲而动者，体认纯熟，久久自然造其至极。

《运气提纲》（丁元吉氏撰）曰：提纲之作一本《内经》及刘温舒《论奥》，语约而事义多者，复注其下，正注不足则旁注，易见者，但旁注，旨深者，列为图，名目用墨沫之。

经论阴之所在脉不应，兼三阴而言，非独指少阴。王太仆于太阴、厥阴下注以少阴，近其位致然，反遗本气，左右不以位取，人所向义亦牵合，故启马宗素诸书皆随君火所在言之，此丹溪所谓失经意之类，今不从。

《伤寒论》所载不应脉及交反脉图悉误，程德斋精华歆亦然，今并考正之。

——明·汪机《运气易览·学五运六气纲领》

【提要】　本论阐述学习运气学说需要经常体认实际气候情况，掌握其运动变化的客观规律。同时指出，初学者需要辨别一些偏离运气学说精神的内容，不为所惑。

汪　机　运气说

五运六气之说，不见于儒者之六经，而见于医家之《素问》。夫《素问》乃古书，虽未必皆黄帝、岐伯之言，然秦火已前，春秋战国之际，有如和缓秦越人辈，虽甚精于医，其察天地五行之用，未能若是精密也。则其言虽不尽出于黄帝岐伯，其旨亦必有所从受矣。

且夫寒、湿、暑、燥、风、火者，天之阴阳，三阴三阳上奉之；木、火、土、金、水者，地之阴阳，生长化收藏下应之。而五运行于其间，则五行之化气也。天数终于五，六居之；地数终六，七居之，戊己土也，化气必以五六，故甲己化土而居于其首；土生金，故乙庚次之；金生水，故丙辛次之；水生木，故丁壬次之；木生火，故戊癸次之，此化气之序也。地之三阴三阳，亦五行耳，而火独有二，五行之妙理也。盖木旺于东，火旺于南，金旺于西，水旺于北，而土旺于四维。戊附于戌而在乾，己附于辰而在巽，而未之对冲在丑，故辰戌丑未寄旺之位也。未在西南，其卦为坤，其时为长夏，以其处四时之中，《吕氏月令》为之中央。

假如太角（壬木）之化为启拆而变为摧拉，太徵（戊火）之化为暄燠而变为炎烈，正化之为变者然也。少角（丁木）木气不足，清胜而热复；少徵（火癸）火气不足，寒胜而雨复，邪化之为复者然也。寒甚而为阳焰，是为火郁；热甚而为凄清，是为金郁，抑而不伸者然也。水郁而发则为冰雹，土郁而发则为飘骤，郁而怒起者然也。风淫所甚则克太阴，热淫所胜则克阳明，凌其所胜者然也。相火之下，水气承之，湿土之下，风气承之，极则有反者然也。然摧拉之变不应，普天悉皆大风。炎烈之变不应，薄海悉皆燔灼。清气之胜不应，宇宙无不明洁。雨气之复不应，山泽无不蒸溽。郁也、发也、淫也、承也，其理皆然。

凡此者，其应非有候，其至非有期，是以可知而不可必也。其应非有候，则有不时而应者矣。其至非有时，则有卒然而至者矣。是故千里之远，其变相似者有之。百里之近，其变不同者亦有之。即其时当其处，随其变而占焉，则吉凶可知。况《素问》所以论天地之气化者，将以观其变而救民之疾也。夫大而天地，小而人之一身，五行之气皆在焉。天地之气，有常无变，则人亦和平而无灾。天地之气，变而失常，则疾疠之所从出也。是故木气胜，则肝以实病，脾以虚病。火气胜，则心以实病，肺以虚病。此医者所能致察，儒者不得其详也。至于官天地、理阴阳、顺五行，使冬无愆阳，夏无伏阴，秋无苦雨，春无凄风，和平之气，行于两间，国无水旱之灾，民无妖孽之疾，此儒者所当致察，医宗未必能知也。《素问》亦略言之矣。

五行之精，是为五纬，与运气相应，有岁星、有畏星，以此察其行之逆顺，而占其吉凶。然必曰德者福之，过者罪之。则是运气之和平，而为休祥，有德者召之也；运气之乖戾，而为疾清，有过者致之也。虽然其说略而未详，吾儒之经则详矣。《洪范》《九畴》，始于五行，中于皇极，终于五福、六极。圣人建极于上，以顺五行之用，是以天下之民，有五福而无六极。有五福皆可以康谧矣，无六极皆免于疾病矣，此其道。固有行乎运气之外者，是谓大顺。成周之时尝见之，由庚之诗作而阴阳得由其道，华黍之诗作而四时不失其和，由仪之诗作而万物各得其宜，此建（皇极）顺五行，使民有五福，而无六极之验矣。是故《素问》方伎之书，《洪范》则圣人经世之大法也。知有《素问》不知有《洪范》，方伎之流也；知有《洪范》不知有《素问》，儒者何病焉。

——明·汪机《运气易览·运气说》

【提要】　本论阐述有关运气学说正确理解与运用的四个基本问题。作者首先指出运气学说产生的年代久远，其基本思想渊源有自；其次，对三阴三阳的秩序和规律进行了介绍，描述了气化作用具有的特定表现，具备郁、发、淫、承不同的机制；再次，作者认为尽管运气的格局是固定的，但是不同地域的气候是千差万别的，不能拘泥于固定程式，机械推算；最后，阐述了五运六气能够直接影响人体健康状态，如当年木气偏胜，则肝以实病，脾以虚病。这些问题，都是为医者所应充分理解和认真对待的。

周之干　气运经络

气运之理，非一言能尽，大端要知五运属地，六气属天。故五运有过不及，而生病多在有形之血肉筋骨；六气之有过不及，而生病多在无形之气。其过与不及，则会主气客气、主运客运之五行生制旺衰而论。如主克客，客克主，或运克气，气克运，或一克三，三克一，其生化之异，亦如克之彼此多寡也。其间又有主客运气，相助相解之不同，太过不及平气之不一。总之，当其位值其时则正，非其位违其时则邪。如政恒其德，无过不及，则虽克我者亦同化。如不恒其德，则有过有不及，有余而往，不足随之，随往随动，动则成败倚伏生焉。有胜则必有复，则虽我克我生者，亦必来复。既有胜复则病生，病之浅深、轻重、生死之期，则再察其人之本原，或相需，或相背，以定其止发。至于用药，又当详当时气运中，何运何气为害伤人，然后定夺，不得豫以一定之法，该其细也。（王肯山曰：运气之详载于书传者，所谓一定之法也，但亦只明其大略而已。至于气化迁流则有常变之殊，盛衰之别，先后之异，真伪之杂。细微反复之间，未经一一指示，神明变通之道，全在学者深思而自得之，勿为纸上陈言所印定则善矣。慎斋谓须详当时气运中，何运何气为病伤人，当时二字大宜着眼，慎勿草草混过。）

《经》曰：寒暑燥湿风火，天之阴阳也，三阴三阳上奉之；木火土金水，地之阴阳也，生长化收藏下应之。三阴三阳者，六气也，地也而本乎天；生长化收藏，五运也，天也而本乎地。辰戌年，太阳奉寒；寅申年，少阳奉暑；卯酉年，阳明奉燥；丑未年，太阴奉湿；巳亥年，厥阴奉风；子午年，少阴奉火。本乎天者，始于天而还复于天，故曰上奉。甲己之年化应土，乙庚之年收应金，丙辛之年藏应水，丁壬之年生应木，戊癸之年长应火，本乎地而还应于地，故曰下应。总之，五运六气，本一气也，而有阴阳升降，相生相制之义。故有天干地支十与十二之殊，亦遂有水火木金土，风寒暑湿燥火五与六之别，其实不过一气，升降上下于天地之间，循环而无端耳！

《天元纪》曰：所以欲知天地之阴阳者，应天之气，动而不息，故五岁而右迁；应地之气，静而守位，故六期而环会。盖五运起于甲，终于癸，甲与己合为土，乙与庚合为金，丙与辛合为水，丁与壬合为木，戊与癸合为火。每岁一运，五岁则金木水火土五行，每岁一迁，由左而之右，所谓地道右旋也。六气则子午为君火，丑未为湿土，寅申为相火，卯酉为燥金，辰戌为寒水，巳亥为风木，本于天而流行于地，地位乎中，乘天之运，以为运行气化者也，故六运循环而定位也。然六气本天也，五运本地也。本在地则用在天，故动而不息；本在天则用在地，故静而守位，此五运六气阴阳天地体用互为动静也。

故知体而不知用，知用而不知体，则于五运六气之动静，犹未明也。未明五六相需动静之机，则治病用药多差矣。凡五岁之中，当辨其过与不及之殊，五六相生、相克、比和之别，则体用分明，强弱了了，生死病安之道，即五年十年之内，俱可预期也。能预期者，能预推五年、十年之气化也。六气定，五运迁，人身之气血盛衰生死，亦随之转流而无差也。若其人真元完固无损者，则能不随之而转流。故人贵保元，而治病者亦以保元气为首务也。人病时行之证，是感一时之气也。如子午年君火司天，则人必多暑伤者矣。然暑气虽一，而人之禀气不同，则受病亦异。人但知医病，未知医天。六气在外则为天，在内则为人中之天。即知医天，恐亦不能医人中之天也，医云乎哉！

五运六气俱右旋，倘迁入地而左旋则为逆，所谓子能令母实也。如辰戌年寒水司天，司天者在天也，湿土在泉，在泉者在地也。初气少阳相火，右旋而成燥金，上升于天至寒水，倘寒水而化燥金则实，金实则左迁至湿土，入地而逆转矣，能无病乎？故辰戌年有湿土之病，当以润药治之。盖润者水也，水行则湿土得流，有生金之功，无实金之弊矣。此天逆而入地，药顺而违天也。司天主一年天气，如子午年，君火司天，则一年之天气，无非君火司事。丑未年湿土司天，则一年之天气，无非湿土司事。除司天外，其左右间则为客气矣。分上下半年者，不过上半年为天气之升，下半年为地气之降，在泉者地气用事也。总之，子午丑未岁，则本乎天者君火也，湿土也；本乎地者燥金也，寒水也。本乎天者气也，本乎地者血也。故子午年气病当清，血病当润；丑未年气病当燥，血病当温也。余以类推。

凡人一身，自首至足，皆有经络联之，无断而不接之处，但其中有五行之别。凡五行经络，遇其所生则为根，遇其所克则隐伏，遇其所属则为表为枝。如肺脉起自中焦，中者土也，土生金，故起于此。其络循胃口，胃亦土也。譬如瓜藤然，其老根则本也，其节遇土，复生小根，遇木则生枝果。肺络大肠，大肠为金之表，如木之枝；肺为金之里，如木之本。人之首，人之根本，故五脏经络皆倒垂，粗者为经，细者为络。

——明·周之干《周慎斋遗书·气运经络》

【提要】 本论从临床运用的角度，就如何准确理解五运六气学说，较之前代提出了不少新颖见解。如其认为"五运有过不及，而生病多在有形之血肉筋骨；六气之有过不及，而生病多在无形之气"。从临床实际来看，五运所伤多为脏腑相关的疾病，而六气致病确实多首先伤及气分，引起外感为因的系列病证。再如，作者认为除了五运六气对人体的影响之外，人体自身的禀赋和体质特点，也是影响疾病发生、发展的重要因素。如"人病时行之证，是感一时之气也……然暑气虽一，而人之禀气不同，则受病亦异"。再者，论中提出了根据运气格局用药的基本规则，以及司天主全年气化而非王冰所论仅"主上半年"的新观点，使得司天、在泉概念更为合乎逻辑。

◆ 王肯堂 运气总论* ◆

《经》曰：得其要者，一言而终；不知其要，流散无穷。然则欲穷运气之说，当求至简至要之方矣。《经》曰：有余而往，不足随之；不足而往，有余从之。言气运之迭为消长也。未至而至，此谓太过，则薄其所不胜，而乘其所胜，命曰气淫。至而不至，此谓不及，则所胜妄行，而所生受病，所不胜薄之，命曰气迫。

太过、不及之外，复有平气之纪，盖太过有制，不及得助也。然太过之岁，其气专一，即非有制，而施其正化，不必致疾。惟亢则害，斯承乃制耳。不及之岁，胜己者来兼化，其气较弱，又且驳杂不纯，其生变也较太过之岁为多。和则为化为政，气之常也；不和则为胜为复，气之变也。胜甚则复甚，胜微则复微。岁运太过，则运星北越，畏星失色而兼其母气相得，则各行以道。不及，则包兼其所不胜。太者之至，徐而常；少者之至，暴而亡……谓司天主上半年，在泉主下半年，中运主三气、四气之交也……六气之胜，则所胜者伤，脏气应焉，复亦如之。胜复之作，动不当位，或后时而至，衰盛异也。寒暑温凉，盛衰之用，其在四维，差凡三十度也。胜气未尽，复而再胜；复气未尽，胜而再复，必相当而后已。五郁之见，皆有先兆。土郁之发，云横天山，蜉蝣生灭，其气四；金郁之发，山泽焦枯，土凝霜卤，其气五；水郁之发，太虚深玄，气犹麻散，微见而隐，色黑微黄；木郁之发，长川草偃，柔叶呈阴，松吟高山，虎啸岩岫；火郁之发，华发水凝，山川冰雪，焰阳午泽，其气四。木发无时，水随火也。然此亦惟五运之郁如是。若兼齐二化，及六气之胜复，则不能拘定。盖胜气多属前三气，复气多属后三气。或亦有待主客之气而发者，所谓当其时则甚也。胜为本年天度之灾变，其机难测；复则可操券而待矣。主客之气，虽胜无复，时过则已，谓六步之转换也。运气相临，不期而至，验之之法，无过天星、脉应、物产、气候数者。水曰辰星，火曰荧惑，木曰岁星，金曰太白，土曰镇星，气盛则明，衰则暗。厥阴之至其脉弦，少阴之至其脉钩，太阴之至其脉沉，少阳之至大而浮，阳明之至短而涩，太阳之至大而长。至而至者，和；至而不至，来气不及；未至而至，来气有余也……

六气之化，配乎五运，故少阴不司岁运之气化，亦以君火为万化之本，尊无不统，不屑屑于纪岁也。然六步之中，未尝不分司其事。第热之与火，微分浅深。少阴所至，为暄，为舒荣，为形见，为热生，为飞羽。少阳所至，为炎暑，为行出，为蕃鲜，为火生，为薄翼。君位臣则顺，臣位君则逆。君火以明，相火以位，为稍异焉耳。即此以观生克制化之理，盈余消息之几，可微会而得。若求其病之迹象与证之繁琐，当更考本《经》原文，而潜心探索之，尺幅之中未能遍及也。

——明·王肯堂《医学穷源集·卷二·运气总论》

【提要】　本论集中阐述胜复郁发的基本规律，认为六气之中"胜气多属前三气，复气多属后三气"，有胜则多有复。运气变化难以预期，但是可以从天星、脉应、物产、气候等现象测知。此外，还论述了六气之中少阴不司气化的原因，但理由似乎牵强。

罗　美　为运为气五六说

自阴阳二气交易鼓舞，以化生五行为万物，而三才之成，全奠其中。然所谓阴阳交易鼓舞者，二而已矣。二而有无息之用，万而仰致一之道。以譬明之。五行为铜，二气为炭，此生生之本。由于交易鼓舞之妙，从无而有，从有而生也。乃五行者，不明所自，请得言之。

天一生水，阳始交于阴也。地二生火，阴始交于阳也。得阳而生火，得阴而生水。此阴阳定交之始。故所生二子，仍肖父母。是以乾道成男，坤道成女，道本斯矣。然以二气之鼓舞言之，则水火生而万类之胚胎具也。故曰水火者，阴阳之征兆也。自兹而天三生木，地四生金，则阴阳既交，而互生互长，万类成形。而坚定成形为木，坚定为金，生矣成矣。故曰金木者，生成之终始也。然而能终之始之，必有为之先者，而使二气为之鼓之舞之，则造化之藏用自成炉鞴，非中宫奠其元气，曷能不渝。此土之庞厚，为天五而居中。天五者，非以次而为五，乃摄四而为五也，地之十承焉者耳。由斯言之，天地之施生，定于五行；盈天地之物生，莫非五行；四时之更，莫非五行；五方之位，莫非五行。而五者之运，行于天地之间，为天为地，为人为物，为形为气，有一不在运中者乎。

至于所以为六者，亦自有说。本然二气三分而六，因阴阳之气，有初中末，有少壮老，其气各有盛衰，故各分而为三，是以为六也。以六乘五，以五成六，于是五行物类之生成消杀，恒乘于六气之进退盛衰。故六气者，所以节宣五运而成其化育者也。无一物不成于六气之中，无一时不被六气之化，岂止五运六气为加临之说乎。是以帝问而岐伯曰：五运阴阳者，天地之道也，万物之纲纪，变化之父母，生杀之本始，神明之府。又曰：阴阳之气，各终期日，非独主时也。今观于甲子，而阴阳之纪以立，于是岁立。

而年月日时阴阳之气各立，无非五六者，请更言之。时一日有十二。十二者，阴阳两从六也。以五乘六，故五日一周甲子为一候也。一周甲子，气亦一周矣。故可以为候，此小周也。推之为七十二，而大周矣。此从时而起者也。日者，甲乙至癸为旬日，天数五，故二五为小周。以五加六，故六十日为备一周。又历六甲子，为大一周成岁矣。此以日为起者也。月者，历十二辰恒主。今以纪时，又用五行以纪六气，而四时始备。凡五岁一周，历三十年而备周。此以日为起者也。岁者，十二年一纪，六十岁一周。此一周者，又合年月之大而周之也。以五加六，小者为小周，大者为大周。然应天之气，动而不息，故五气而右迁。应地之气，静而守位，故六期而环会。此五运六气，主岁之常期，起于天地之自为六气也。由日时月而言，为阴阳生物之合气；由五运六气主岁而言，为阴阳成物之分气。有分有合，有从合而分，有从分而合，此之所谓必以三合为治也。然而天主动，为五行之主，故运居其中而常先。地主静，六气以不迁为会。故司天在泉，各有其故。要而言之，合气以专生物，分气以节成物。三合为治，人在气交之中，内禀其合气，而尝外应其交气。此岁气五运之加临，何时而可废之也。其未可验者，南北刚柔，阴阳向背，未可一齐。岐伯亦列其如是焉耳，使后之学者，通天地之秘，而行其活法，未尝印板文也。至后世加临寻病，而又不能知三合相交所乘临之盛衰，而懵为钤法，贻笑千古耳。

——清·罗美《内经博议·卷之·天道部·为运为气五六说》

【提要】 本论阐述运气学说基本原理，提出了合气与分气的概念。作者认为，人在天地之中，时刻受到五运六气的影响。五运六气与日月时，都是阴阳二气变化的度量。而"由日时月而言，为阴阳生物之合气；由五运六气主岁而言，为阴阳成物之分气……合气以专生物，分气以节成物"。人在气交之中，"内禀其合气，而尝外应其交气"，受到各种因素的干扰，五运六气的复杂格局，正是为了应对这种情况、把握气候变化规律而产生的。在运用中，需要根据实际气候条件综合进行考虑，避免拘泥推算。

冯兆张 运气论

五运有太过有不及。太过者，甲丙戊庚壬五阳干也；不及者，乙丁己辛癸五阴干也。王冰曰：苍天布气，尚不越乎五行，人在气中，岂不应乎天道？故随气运阴阳之盛衰，理之自然也。《经》曰：不知年之所加，气之盛衰，虚实之所起，不可以为工。虽然运气之理，亦不可泥。又有内外两因，随时感触，虽当太过之运，亦有不足之时；不及之运，亦多有余之患。倘专泥运气，能无实实虚虚，损不足而益有余乎？况岁气之在天地，亦有气常之时，故冬有非常之温，夏有非时之寒，春有非时之燥，秋有非时之暖，犯之者病。又如春气西行，秋气东行，夏气北行，冬气南行。卑下之地，春气常行，高阜之境，冬气常在。天不足西北而多风，地不满东南而多湿。百里之内，晴雨不同，千里之外，寒暄各别。方土不齐，而病亦因之。虽然，西北固浓，安能人人皆实？东南固薄，安能人人皆虚？且如久旱则亢阳，久雨则亢阴，阳盛人耐秋冬而不耐春夏，喜阴寒而恶阳暄，阴盛人耐春夏而不耐秋冬，喜晴明而恶阴雨，此乃天气变常。人禀各异，又为法外之遗也。善言运气者，随机观变，方得古人未发之旨。

缪仲醇曰：五运六气者，虚位也。岁有是气至则算，无是气至则不算，既无其气，焉得有其药乎？无益于治疗，有误乎来学。将以施之治病，譬如指算法之稀奇，谓事物之实有，岂不误哉！其云：必先岁气者，谓此年多肖雨，民病多湿，药类用二木，苦寒以燥之，佐以风药，风能胜湿，此即必先岁气之谓也。其云：毋伐天和者，即春夏养阴，秋冬养阳，春夏禁用麻黄、桂枝，秋冬禁用石膏、知母、芩、连、芍药，此即毋伐天和之谓。然尚有舍时从症之时也。谓"不明五运六气，检遍方书何济"者，正指后人不明五运六气之所以，而误于方册所载，依而用之，动辄成过，则虽检遍方书，亦何益哉！故张仲景、华元化、越人、叔和，并未尝载有是说，即六经治法之中，亦并无一字及之。且见性理所载，元儒草庐吴氏《天之气运》之中亦备载之，益信其为天运气数之法，而非独医家治疗之书也。况传流既久，天地人物气化转薄，亦难可以同年而语矣。故宜知之者，以明天气岁气立法之常也；不可执之者，以处天气岁气法外之变也。天有寒暄早晚不同，人有盛衰时刻迥别，岂可以干支司岁，一定之数，以定无穷时刻盛衰之受哉！

——清·冯兆张《冯氏锦囊秘录·杂症大小合参·卷一·运气论》

【提要】　本论对运气学说的客观性和准确性持怀疑态度，认为运气学说反映的是运气之常，甚至引用缪希雍的论说，认为不"可以干支司岁，一定之数，以定无穷时刻盛衰之受"。究其实，二人只道出运气学说不可拘泥推算之一面，而置运气学说亢害承制之圆机活法于不顾，实为可叹。

陈士铎　三才并论篇

鬼臾区间曰：五运之会，以司六气。六气之变，以害五脏。是五运之阴阳，即万物之纲纪，变化之父母，生杀之本始也。夫子何以教区乎？岐伯曰：子言是也。臾区退而作《天元纪》各论，以广五运六气之义。岐伯曰：臾区之言大而肆乎。虽然执臾区之论，概治五脏之病，是得一而失一也。臾区曰；何谓乎？岐伯曰：五运者，五行也。谈五运即阐五行也。然五行止有五，五运变成六，明者视六犹五也。昧者眩六为千矣。臾区曰：弟子之言非欤？岐伯曰：子言是也，臾区曰：弟子言是夫子有后言，请亟焚之。岐伯曰：医道之大也，得子言，大乃显。然而医道又微也，执子言微乃隐。余所以有后言也。虽然余之后言，正显子言之大也。臾区曰：请悉言之。岐伯曰：五运乘阴阳而变迁，五脏因阴阳而变动。执五运以治病，未必有合也；舍五运以治病，未必相离也；遗五运以立言，则医理缺其半；统五运以立言，则医道该其全。予故称子言之大而肆也。鬼臾区曰：请言缺半之理。岐伯曰：阴阳之气，有盈有虚。男女之形，有强有弱。盈者，虚之兆；虚者，盈之机。盖两相伏也。强者弱之媒，弱者强之福。盖两相倚也。合天地人以治邪，不可止执五运以治邪也；合天地人以扶正，不可止执五运以扶正也。鬼臾区曰：医道合天地人者，始无弊乎？岐伯曰：人之阴阳，与天地相合也。阳极生阴，阴极生阳，未尝异也。世疑阴多于阳，阴有群阴，阳无二阳，谁知阳有二阳乎？有阳之阳，有阴之阳，君火为阳之阳，相火为阴之阳。人有君火、相火而天地亦有之，始成其为天，成其为地也。使天地无君火，万物何以昭苏；天地无相火，万物何以震动。天地之君火，日之气也；天地之相火，雷之气也。雷出于地而轰于天，日临于天而照于地。盖上下相合，人亦何独不然。合天地人以治病则得其全，执五运以治病则缺其半矣。鬼臾区稽首而叹曰：大哉！圣人之言乎。区无以测师矣。

陈士铎曰：六气即五行之论，知五行即知六气矣。世不知五运即不知五行也。不知五行，即不知六气矣。

——清·陈士铎《外经微言·卷六·三才并论篇》

【提要】　本论阐述五运六气的变化，仅是造成人体发病的因素之一，在临床实践中应当综合考虑天、地、人诸方面的原因。正如文中所言"执五运以治病，未必有合也；舍五运以治病，未必相离也；遗五运以立言，则医理缺其半；统五运以立言，则医道该其全"，"合天地人以治邪，不可止执五运以治邪也；合天地人以扶正，不可止执五运以扶正也。"此外还对君相二火的概念与作用进行了辨析。

陈士铎 五运六气离合篇

鬼臾区问曰：五运与六气并讲，人以为异，奈何？岐伯曰：五运非六气则阴阳难化，六气非五运则疾病不成，二者合而不离也。夫寒暑湿燥风火，此六气也；金木水火土，此五运也。六气分为六，五运分为五，何不可者。讵知六气可分，而五运不可分也。盖病成于六气，可指为寒暑湿燥风火；病成于五运，不可指为金木水火土。以金病必兼水，水病必兼木，木病必兼火，火病必兼土，土病必兼金也。且有金病而木亦病，木病而土亦病，土病而水亦病，水病而火亦病，火病而金亦病也。故六气可分门以论症，五运终难拘岁以分门。诚以六气随五运以为转移，五脏因六气为变乱，此分之不可分也。鬼臾区曰：然则何以治六气乎？岐伯曰：五运之盛衰，随五脏之盛衰为强弱，五脏盛而六气不能衰，五脏强而六气不能弱。逢司天在泉之年，寒暑湿燥风火有病有不病者，正五脏强而不弱也。所以五脏盛者，何畏运气之侵哉。鬼臾曰：善。

陈士铎曰：六气之病因五脏之不调也，五脏之不调即五行之不正也，调五行即调六气矣。

——清·陈士铎《外经微言·卷六·五运六气离合篇》

【提要】 本论阐述五运与六气对人体的不同影响。六气可单独致病，五运则必相兼为病。作者认为，尽管人生于天地之间，受到五运六气的影响，若五脏功能正常，亦即人体内的五行五脏气化正常，则运气就不会影响人体而致病。

尤在泾 六元正纪

《素问·六元正纪大论》分列六十年运气、病治之纪，统论六气司天、在泉之政，可谓详且尽矣。然而验之于事，合之于时，往往不能相符。且也一年之间，九州之内，有东南旱干而西北淫雨者，有西北焦槁而东南大水者，则九州分野，上应九宫，为地气之不齐也。且有宋元丰四年，岁在辛酉，涸流之纪，而河决大水，则气化胜复之异，胡源所谓岁水不及，侮而乘之者土也。土不务德，故以湿胜寒，时则有泉涌河衍，涸流生鱼。其变为骤注，为霖溃。名为少羽，而实与太宫之岁同者是也。是故五运六气之理，不可不知也，亦不易知也。而况古今度数之有差等，天人感召之有休咎。执而泥之，刻舟而求剑者也；废而弃之，亡筌而求鱼者也。非沉潜之士，而具圆机之智者，乌足以语此。

——清·尤在泾《医学读书记·卷上·六元正纪》

【提要】 本论阐述运气格局推算结果与实际气候条件不同的原因，说明"五运六气之理，不可不知也，亦不易知也"。一方面肯定了运气学说不可拘泥于格局推算，另一方面认为其能够对临床防病治病提供重要指导。

何梦瑶 运气说

运气之说，拘牵不通，固为有识者所不信。然其大指，在详举六气有许多变幻，寒中有热，热中有寒，邪正交错，蕃变纷纭，莫可纪极。一以明人之病源，一以例人之病情耳。明人之病源者，言人感六气而生病，欲人细推所感之气，其中有无夹杂他气，当兼治也。例人之病情者，天地之气变幻无定，则人身之气亦变幻无定，而病情不可以一律拘也。如冬月固属寒气司令，然亦有客热加临，故冬月亦有温时，所谓非时之暖也。人于冬月病外感，则未知为感寒而病欤？抑感非时之温而病欤？是其源所当察也。寒气在上，则阳伏地中，故土上凛烈，而井泉温暖。以验人身，则外感于寒，而内郁为热也，是其情之有可例也。此言运气者之大指。取其大者，略其烦碎，弃其纰谬，而实实体验于人身，是在善读书者耳。

——清·何梦瑶《医碥·卷一·杂症·运气说》

【提要】　本论阐述对待运气学说的客观态度。作者认为，运气学说的指导作用有二：一以明人之病源，一以例人之病情。意即为医者提示致病因素兼夹邪气的属性，提示病机发展趋势。作者强调，天有非时之气，不可拘泥于干支推算之固定，这是符合运气学说基本精神的。

徐灵胎　司天运气论

邪说之外，有欺人之学，有耳食之学。何谓欺人之学？好为高谈奇论，以骇人听闻，或剿袭前人之语，以示渊博，彼亦自知其为全然不解，但量他人亦莫之能深考也。此为欺人之学。何谓耳食之学？或窃听他人之说，或偶阅先古之书，略记数语，自信为已得其秘，大言不惭，以此动众。所谓道听途说是也。如近人所谈司天运气之类是也。彼所谓司天运气者，以为何气司天，则是年民当何病。假如厥阴司天，风气主之，则是年之病，皆当作风治。此等议论，所谓耳食也。盖司天运气之说，黄帝不过言天人相应之理如此，其应验先候于脉。凡遇少阴司天，则两手寸口不应。厥阴司天，则右寸不应。太阴司天，则左寸不应。若在泉，则尺脉不应，亦如之。若脉不当其位则病，相反者死，此诊脉之一法也。至于病，则必观是年岁气胜与不胜。如厥阴司天，风淫所胜，民病心痛、胁满等症。倘是年风淫虽胜，而民另生他病，则不得亦指为风淫之病也。若是年风淫不胜，则又不当从风治矣。《经》又云：相火之下，水气乘之。水位之下，火气承之。五气之胜皆然。此乃亢则害，承乃制之理。即使果胜，亦有相克者乘之，更与司天之气相反矣。又云：初气终三气，天气主之，胜之常也；四气尽终气，地气主之，复之常也。有胜则复，无胜则否，则岁半以前属司天，岁半以后又属在泉，其中又有胜不胜之殊，其病更无定矣。又云：厥阴司天，左少阴，右太阳，谓之左间、右间。六气皆有左右间，每间主六十日，是一岁之中，复有六气循环作主矣。其外又有南政、北政之反其位，天符、岁会、三合之不齐，太过、不及之异气，欲辨明分晰，终年不能尽其蕴。当时圣人不过言天地之气，运行旋转如此耳。至于人之得病，则岂能一一与之尽合？一岁之中，不许有一人生他病乎？故《内经》治岁气胜复，亦不分所以得病之因。总之，见病治病，如风淫于内，则治以辛凉，六气皆有简便易守之法。又云：治诸胜复，寒者热之，热者寒之，温者清之，清者温之，无问其数，以平为期。何等划一。凡运气之道，言其深者，圣人有所不能知，及施之实用，则平正通达，人人易晓。但不若今之医者所云，何气司天，则生何病，正与《内经》圆机活法相背耳。

——清·徐灵胎《医学源流论·卷下·治法·司天运气论》

【提要】　本论反映了作者对运气学说的精深理解，认为运气之理为常人所难识，但据运气脉应，亢害承制，胜复郁发的规律，对临床实践有一定的指导意义。同时还反映作者反对拘泥推算运气格局、不能根据实际气候条件而论治的错误做法。

黄庭镜　运气正误

太极肇分而有阴阳，阴阳变化而有干支。天干配合则为五运，地支对冲则为六气。五运者，木火土金水也。六气者，风火暑湿燥寒也。天道始于甲，地道始于子，天地相并，故曰甲子。天德终于癸，地德终于亥，道德已成，故曰癸亥。其中历数相因，有主运焉，有客运焉，有主气焉，有客气焉。主运主气万世不易，客运客气每岁迭迁。请申其说。

甲乙东方木也，丙丁南方火也，戊己中央土也，庚辛西方金也，壬癸北方水也。木为初之运，火为二，土为三，金为四，水为五。诗曰：大寒木运始行初，清明前三火运居，芒种后三土运到，立秋后六金运施，立冬后九水运伏，周而复始万年如。此主运也。

甲与己合而化土，乙与庚合而化金，丙与辛合而化水，丁与壬合而化木，戊与癸合而化火。甲己之岁，土运统之，乙庚之岁，金运统之，丙辛之岁，水运统之，丁壬之岁，木运统之，戊癸之岁，火运统之。诗曰：甲己化土乙庚金，丙辛为水木丁壬，戊癸火乡名五运，五运生生岁首寻。此客运也。假如甲己年，甲为土运，正月建丙寅，火生土，初之运即土也。土生金，二之运即金也。金生水，三之运即水也。水生木，四之运即木也。木生火，五之运即火也。每一运主旺七十二日，此天干在上为阳，所以主乎运也。寅卯属春，木也。巳午属火，夏也。辰戌丑未属四季，土也。申酉属秋，金也。亥子属水，冬也。

初之气为风，二为火，三为暑，四为湿，五为燥，终为寒。诗曰：大寒厥阴气之初，春分二气少阴居，小满少阳为三气，大暑太阴四气徂，秋分阳明气位五，小雪太阳六气都。此主气也。子对午为少阴君火，丑对未为太阴湿土，寅对申为少阳相火，卯对酉为阳明燥金，辰对戌为太阳寒水，巳对亥为厥阴风木。

子午之岁君火主之，丑未之岁湿土主之，寅申之岁相火主之，卯酉之岁燥金主之，辰戌之岁寒水主之，巳亥之岁风木主之。诗曰：子午燥金在泉壤，君火对待先居上。丑未寒水地中行，湿土司天靖风浪。寅申相火孕生机，下喜风木相摩荡，卯酉辰戌巳亥年，司天在泉应交换。此客气也。假如子午年，少阴君火司天，阳明燥金司地。上者右行，太阴湿土为天之左间，厥阴风木为天之右间，所以面南而命其位也。下者左行，太阳寒水为地之左间，少阳相火为地之右间，所以面北而命其位也。一气在下，一气在上，二气在右，二气在左。地之左间为初之气，天之右间为二之气，司天为三之气，天之左间为四之气，地之右间为五之气，司地为终之气。每一气主旺六十日，此地在下为阴，所以主乎气也。

人禀阴阳之精而囿于两间，所具脏腑应乎气运，气运相得则和，不相得则逆。客运加于主运之上，主气临于客气之下，天时所以不齐，民病所由生也。从其气运，调其主客，无使伤渗，何疾弗克。虽然，前说乃魏晋后数学人亿中，犹推卜星舆等书，人以是受病有之，医以是克病，愚窃以为未然。且夫天地之间，物理有常有变，运气所主者常也，异于所主者皆变也。常则如本位，变则无所不至，而各有所占，故其候有从逆、淫郁、胜复、太过、不及。如厥阴风木用事，惠风和畅，草木荣茂，此之谓从；天气明洁，燥而无风，此之谓逆；太虚沉霾，流水不冰，此之谓淫；大风折木，云物混扰，此之谓郁；山泽焦枯，草木黄落，谓之胜；大暑燔燎，虹螮为灾，谓之复；山崩地震，昏埃时作，谓之太过；阴森无时，密云昼布，谓之不及。往往数里之隔，一日之内，气候不齐，而所应全异，随其所应，疾病因之，法当杂合以治，勿问运气。况运气各主一时，当其时则为主、为司天，非其时而有其气，则为客。客气既行，主气伏而不见为在泉。益宜体会天时。天时胜，则舍人之病而从天之时；人病胜，则舍天之时而从人之病。

用热远热，用寒远寒。《经》曰："必先岁气，毋伐天和"是也。即春夏养阴，秋冬养阳之义。故又曰：不知年之所加，气之盛衰，不可以为工。区区年月干支，配合对冲，天下皆同，四时不变之候，遽谓通达运气，彼人有病，演禽检历，而决其死生，何异以管窥天、以蠡测海矣！其不胶定运气，而运气默契元中者，差可以谈太极阴阳变化无穷之妙。

——清·黄庭镜《目经大成·卷之一·运气正误》

【提要】　本论阐述灵活运用运气学说的基本原则。作者认为，人生于天地之间，其脏腑与气运相应。人体是否发病，取决于人体气化与运气是否相合，不相合则会造成疾病。但运气有常有变，存在从逆、淫郁、胜复、太过、不及诸种不同情况，一般医者难以掌握其精妙的变化。所以在治疗时，需要掌握并分析运气条件与人体禀赋之间的相互关系，进而才能准确把握病机。

唐大烈　司天运气赘言

《内经·气交变大论》详言岁运，《六元正纪大论》详言司天在泉，而今似有不验者，何欤？盖岁运已分太少，而一岁之中，再分为五运；五运之中，又分主客；主客之中，又分太少司天在泉；再与间气分而为六；六气之中，又分主客；是每候中必有岁运与司天、在泉，及主运、客运、主气、客气六者矣。角、徵、宫、商、羽，与风、火、湿、燥、寒，杂合于一时，变化靡穷。无怪执岁运之说者，司天在泉不验；执司天在泉之说者，岁运不验；执五运六气之说者，岁运与司天在泉皆不验。几疑古圣贤书为不可尽信矣。

不知五运六气，《经》文虽逐一分言，而未及合参之理；然《天元纪》《六微旨》二篇，论至天符、岁会，则参合而言。如天符乃岁运与司天相会，奉天行令而主半年，譬之相辅也，故曰执法也。故中其病者，危而速也。岁会乃岁运与年辰相会，犹为平气，而主一年，譬之方伯也，故曰行令也。故中其病者，徐而持也。至于太乙天符，则司天、岁运、年辰三者会合，偏盛极焉。故中其病者，暴而死也。

吾侪在医喻医，如一方中纯寒、纯热，其性自偏，服之未有不验者。其非天符、岁会之年，五行错杂，犹之一方中苦辛相制，寒热杂陈，则气味皆轻，自不觉其利害耳。天符、岁会如此，可知五运六气亦须参合以类推矣。《内经》未言及此者，提其纲而略其目也。然余更有说者，《经》言中执法者，其病速而危；中行令者，其病徐而持；中贵人者，其病暴而死。曰中、曰其，乃指偏胜之时，即中此偏胜之邪，于是其病如斯，非泛言其年得病，无论风、寒、暑、湿、燥、火，一概如此断也。况偏胜之时，虽必有其邪，亦非举世之人而尽中之也。或起居不慎，或寒暖失宜，凡属外感皆然。再壮者气行则散，怯者着而为病，则是中其邪者，本非常有，何谓《经》文之不验耶？愚意以为运气之说如此。抑更有释天符太乙之说者，谓非一年之病皆然，当以得病之一日为言，如戊子日亦称天符，戊午日即为太乙，似乎近理，而与中、其二字，究隔一层，仍当作值其日而中其邪，或合以其年其日而中其邪，如此推之，窃谓断无不验者。

——清·唐大烈《吴医汇讲·卷七·司天运气赘言》

【提要】　本论阐述运气相合的复杂性，以及天符、岁会、太乙天符等概念，说明运气格局各因素之间所反映的复杂气候因素，是导致人体发生疾病的重要原因之一。

吴鞠通　气运论

五运六气之理，天地运行自然之道。宋人疑为伪书者，盖未体验也。《内经》论气运诸篇，当与大《易》《月令》参看，与大《易》相为表里者也。统言之，天地阴阳，一气之流行也。分言之，则有两仪、四时、五行、六气、七政、八风，相为流行，对待制化，以化生万物者也。在天原未伤人，在人之气体有偏，触其相克之气而病。如阳虚者，易伤湿、燥、寒之阴邪；阴虚者，易伤风、火、暑之阳邪也。精通气运之理，有先知之妙。时时体验，其气之已至未至，太过不及；何者为胜气，何者为中气，何者为复气，何者为化气；再用有者求之，无者求之，微者责之，盛者责之之功，临症自有准的。今人概不之讲，梦梦处方，张冠李戴，民命何堪！

——清·吴鞠通《医医病书·二、气运论》

【提要】　本论阐述五运六气反映天地阴阳气化，是万物形成的基础，对人体具有重要的影响作用。正气存内，邪不可干。五运六气之所以能够对人体造成影响而致病，其前提是人体自身的气化有偏颇，触其相克之气。此外，作者认为，对于实际的运气变化，需要每日观测，分析其胜复变迁的情况，临证时才能将其作为参考。

唐容川　地支*

地支十二辰，或谓起于斗柄所指，非也。盖先有十二辰，然后视斗柄所指以为月建，非先有斗柄，乃定十二辰也。若以斗柄起义，则每日斗移一度，周天三百六十五度，划分为四方可也，为八方可也，何必定为十二辰哉。盖创立十二辰之始，因日与月会，每年大约十二会而一周天。虽间有闰月，然闰为闰余，每年十二月乃其常度也。故将三百六十五度划分为十二方，以纪日月会合之舍次，名之曰十二地支。盖天体浑圆，难于分析，惟地有方圆，易于剖判，故就地球六面分为十二支。"支"即古"枝"字，谓如树枝分析也。既分为十二支，譬如一树，南枝向暖，北枝向寒，于是有阴阳之定位焉，有对待之化气焉，有六合之义，有三合之义焉。

何谓阴阳之定位？盖以十二支分为四方，以配《洛书》十数者是也。亥、子、丑配北方一六水位，主冬令。寅、卯、辰配东方三八木位，主春令。巳、午、未配南方二七火位，主夏令。申、酉、戌配西方四九金位主秋令。平分则为十二分，流行则为十二月，而一年四序气化尽矣。惟土无定位，独旺于四季。非有他义，亦以《洛书》之四方各得五数，故在地支之四隅各配中土，四时之季，土各旺一十八日，皆本于《洛书》十数之义也。

后人又有以十二支配《河图》九数者，然与九数之气化位次参差不齐，知《河图》九数与地支各别，不能强相配合。

守潜按：十二支配九数，别亥六子一丑，六一八合十五也；寅八卯三辰，八三四合十五也，巳四午九未，四九二合十五也；申二酉七戌，二七六合十五也。

——清·唐容川《医易通说·上卷·地支》

【提要】　本论阐述了十二地支的天文依据，即"十二辰之始，因日与月会，每年大约十二会而一周天"。十二地支方位配属的基础，是《洛书》，即亥、子、丑配北方一六水位，主冬令；寅、卯、辰配东方三八木位，主春令；巳、午、未配南方二七火位，主夏令；申、酉、戌配西方四九金位，主秋令。

❧ 谢 观 五运六气说 ❧

中国医学，至宋而新说肇兴，非得已也。盖万事万物，必有一理存乎其间，必得其理，然后可以应用于无穷。古代专门授受之医学，魏晋而后，既已浸失其传，其为后人所辑存者，皆不免于残阙不完。夫古代之医学，即使尽存于今，其理亦未必可据；况其所存者，又皆残阙不具之说乎？然学术之真，必存于事物，后世解剖之学，既已绝迹；（偶有其事不得云学，见后。）形下之学，又日湮晦，欲明医理，果何所据以资推求哉？于是冥心探索，其说转遁入于虚无，而五运六气之说兴矣。

五运六气之说，非后世医家所臆造也，而缪仲淳极攻之。其曰：五运六气之说，其起于汉魏之后乎？张仲景汉末人，其书不载也；华元化三国人，其书亦不载也。前之则越人无其文，后之则叔和解其说。今之医者，学无原本，侈口而谈，动云五运六气，将以施之治病，譬犹指算法之精，为事物之实，岂有不误哉。其言卓然不惑，可谓豪杰之士。然以五行配五脏，今古文家皆有之。（今文家说同《素问》。古文家则曰：脾木也，肺火也，心土也，肝金也，肾水也。）六气之说，亦明见左氏，安得尽指为虚诬。盖中国自西周以前，本为阴阳五行之世界，东周以后，其说渐破，至汉遂成强弩之末，魏晋而降，玄学大兴，而其说摧陷廓清殆尽矣。夫在古代，礼乐兵刑，政教之形质也；阴阳五行，政教之魂神也。然后世儒者，多言礼乐兵刑，而罕谈阴阳五行者。何也？以人心变动，恒先乎事物。（欧人新婚后，夫妇相偕出游，乃野蛮之世，掠夺得妇，以避女党之反攻。今掠夺得妇之俗久变，而新婚夫妇相偕出游之风仍在，此其一例也。）而阴阳五行之说，不足以范围后世之人心故也。医家则何以异此？张仲景之《伤寒》，自言撰用《五行大论》（见《论集》），而《素问》一书，魏晋后医家亦皆诵习勿替，然卒不言五运六气之说者。明堂之图、针灸之法、本草之经、脉学之诀，犹儒家之有礼乐兵刑；五运六气之论，犹儒家之有阴阳五行也。然当解剖之学既已废绝，形下之学又日湮晦之时，而欲求一说使足以包括一切，则舍五运六气之论固莫属矣。

——民国·谢观《中国医学源流论·五运六气说》

【提要】 本论阐述近时运气学说兴起的学术背景，类比儒家学术，认为运气学说为中医学之"神魂"，突出其重要的理论与实践价值。

4.1.2 五运

4.1.2.1 岁运

❧ 《素问》 论十干化运※* ❧

甲己之岁，土运统之；乙庚之岁，金运统之；丙辛之岁，水运统之；丁壬之岁，木运统之；戊癸之岁，火运统之。

——《素问·天元纪大论》

【提要】 本论阐述十干化五运的基本规律。甲己、乙庚、丙辛、丁壬、戊癸等，统称"天干"。其次序是甲、乙、丙、丁、戊、己、庚、辛、壬、癸，共十个，所以天干又称"十干"或"十天干"。"甲己之岁"，即在年干上逢甲逢己之年，计 12 年。"土运统之"，即这十二年在五运中属土运主事；在气候变化上，湿的特点比较明显。"乙庚之岁"，即在年干上逢乙逢庚之年，计 12 年。"金运统之"，即这十二年在五运中属金运主事；在气候变化上，以燥的特点比较明显。"丙辛之岁"，即在年干上逢丙逢辛之岁计 12 年。"水运统之"，即这十二年在五运中属水运主事；在气候变化上，寒的特点比较明显。"丁壬之岁"，即在年干上逢丁逢壬之年计 12 年。"木运统之"，即这十二年在五运中属木运主事；在气候变化上，风的特点比较明一显。"戊癸之岁"，即在年干上逢戊逢癸之岁，计 12 年。"火运统之"，即这十二年在五运中属火运主事；在气候变化上，火的特点比较明显。

《素问》 论五运太过不及

运太过则其至先，运不及则其至后，此候之常也……太过者当其时，不及者归其己胜也。

——《素问·六元正纪大论》

【提要】 本论阐述岁运太过、不及的气候变化差异。"运有余，其至先"，指岁运太过之年，其气候变化常先天时而至，也就是未至而至。例如，春季的时令还没有到，但气候已比较温暖，就属于未至而至。"运不及，其至后"指岁运不及之年，其气候变化常后天时而至，也就是至而不至。例如，春天的时令已到，而气候还十分寒冷，就属于至而不至。岁运太过之年，一般气候与季节相应；岁运不及之年，气候易与季节不相应，而出现己所不胜的气候与物候变化。例如，在四季表现为春应温而反凉，在全年气化方面，如木运不及，多易为燥金所胜，出现类似于金运之年的气候和物候特征。

刘温舒 论五天之气

天地支干，相错而立于八方，各有定位。星宿环列，垂象于其上，而各有分野。故太古占天望气，以书于册，垂示后人，在精义以考之，而后可明也。盖天分五气，地列五行，五气分流，散于其上，经于列宿，下合方隅，则命之以为五运。丹天之气，经于牛、女、奎、壁四宿之上，下临戊癸之位，立为火运。黅天之气，经于心、尾、角、轸四宿之上，下临甲己之位，立为土运。素天之气，经于亢、氐、昴、毕四宿之上，下临乙庚之位，立为金运。玄天之气，经于张、翼、娄、胃四宿之上，下临丙辛之位，立为水运。苍天之气，经于危、室、柳、鬼四宿之上，下临丁壬之位，立为木运。此五气所经，二十八宿与十二分位相临，则灼然可见，因此以经五天，而立五运也。戊为天门，乾之位也；己为地户，巽之位也。自房至毕十四宿，为阳，主昼；自昴至心，十四宿，为阴，主夜。通一日也。

——宋·刘温舒《素问入式运气论奥·论五天之气》

【提要】 本论阐述古人所观察到的五气经天现象，是岁运的客观依据。天有五运，地有五行。五运之气表现的天象，可能是在古人观天过程之中发现的，根据长期总结加以记录，并提炼出相应的五气运行规律。目前，尚未有明确的证据证明该说法的科学性，姑存疑待考。

刘完素 五天之气

凡五运者，乃五天之气也，皆主一年。太过来早，不及乘之；不及来晚，太过从之。即太过先至十三日，不及后至十三日也，皆在大寒交司日前后也。昔垂象以示于伏羲，圣人占候，视其五色之气，彰列虚空，圣机测天意以立气，而为五行。以五气终始之际，配名刚柔，而以立十干；次以十二支为定位，立成二十八宿，命曰五气经天矣。故《太始天元玉册》曰：丹天之气，经于牛女戊分；黅天之气，经于心尾己分；苍天之气，经于危室柳鬼壬分；素天之气，经于亢氐昴毕庚分；玄天之气，经于张翼娄胃辛分。所谓戊己分者，曰奎壁角轸，则天地之门户之所。其道矣，从卯辰巳午未申，行阳度二十五，半周天也；从酉戌亥子丑寅，行阴度二十五，半周天也。自胃至房十四宿，为阳，主昼；自昴至心十四宿，为阴，主夜。一日乃百刻之度也。

——金·刘完素《新刊图解素问要旨论·卷一·（新添）五天之气》

【提要】 本论阐述岁运的形成原理和作用，以及根据运气太过、不及判断实际气候先后之至，当以大寒节为判定基点。

4.1.2.2 主运

《素问》 论五运阴阳※*

故物生谓之化，物极谓之变，阴阳不测谓之神，神用无方谓之圣。夫变化之为用也，在天为玄，在人为道，在地为化，化生五味，道生智，玄生神。神在天为风，在地为木；在天为热，在地为火；在天为湿，在地为土；在天为燥，在地为金；在天为寒，在地为水。故在天为气，在地成形，形气相感而化生万物矣。然天地者，万物之上下也；左右者，阴阳之道路也；水火者，阴阳之征兆也；金木者，生成之终始也。气有多少，形有盛衰，上下相召，而损益彰矣。

——《素问·天元纪大论》

【提要】 本论阐述五运阴阳与万物生化的关系，提出一年中五气运化现象体现出自然界基本规律，是万物生长毁灭的根本和变化的原因等。论中揭示了万事万物都是形与气相互作用而成，即所谓"形气相感而化生万物"。同时，指出宇宙间一切事物的发展与变化根源，在于阴阳二气不断自主发生变化所引起的；由于气化作用随时间而变化，所以万物品类各殊。

刘温舒 论岁中五运

地之六位，则分主于四时，天之五运，亦相生而终岁度。在《素问》篇中，止见于《六元正纪大论》，每十岁一司天，文中云初、终、正而已。此则是一岁主运也。每运各主七十三日零五刻，总五运之数，则三百六十五日二十五刻共成一岁。盖将当年年干起，一岁中通主三百六十五日，大运为主。

将岁之主运，上下因之，而名太少五音也。若当年是木，合自大角而下生之，故曰初正。大角木生少徵火，少徵火生大宫土，大宫土生少商金，少商金生大羽水，则为终；若当年少宫为大运，则上下因之，少宫土上乃见火，故曰大徵，大徵火上乃见木，故曰少角，则主运自少角起故初，而至少羽水为终矣。木为初之运，大寒日交，火为二之运，春分后十三日交。土为三之运，小满后二十五日交。金为四之运，大暑后三十七日交。水为五之运，秋分后四十九日交。此乃一岁之主运，有太少之异也。

按《天元玉册》"截法"中，又有岁之客运，行于主运之上，与六气主客之法同。故《玉册》曰：岁中客运者，常以应干前二干为初运。申子辰岁，大寒日寅初交；亥卯未岁，大寒日亥初交；寅午戌岁，大寒日巳初交。

此五运相生而终岁度也，然于《经》未见其用。以六气言之，则运亦当有主客，以行天令。盖五行之运，一主其气，岂四而无用，不行生化者乎？然当年大运乃通主一岁，如司天通主上半年之法。《玄珠》指此以谓六元环周，言《素问》隐一音也。按《天元玉册》"截法"，言五运之客，互主一岁，则《经》所载者，乃逐年之主运也明。当以《玉册》为法，则其义通。《玄珠》之说，《补注》亦不取之。

——宋·刘温舒《素问入式运气论奥·论岁中五运》

【提要】 本论阐述岁中主运的运行规律，符合太少五音相生的规律。此原理在《内经》中未见明确表述。后世亦有学者认为《内经》刻意忽略五客运，旨在突出主客气。

4.1.2.3 客运

张介宾 五运客运图说

客运者，亦一年五步，每步各得七十三日零五刻。假如甲己之年为土运，甲属阳土为太宫，己属阴土为少宫。故甲年则太宫为初运；太生少，故少商为二运；少又生太，故太羽为三运；太又生少，故少角为四运；少又生太，故太徵为终运。己年则少宫阴土为初运，少宫生太商为二运，太商生少羽为三运，少羽生太角为四运，太角生少徵为终运。太少互生，凡十年一主令而竟天干也。但主运则必春始于角而冬终于羽，客运则以本年中运为初运而以次相生，此主运客运之所以有异也。夫五运六气者，无非天地之气候。六气有司天在泉以主岁，五运有大运以主岁；六气有主客气以主岁时，五运亦有主客运以行天令。《运气全书》云：地之六位则分主于四时，天之五运亦相生而终岁度。《天元玉册》"截法"中亦有岁之客运，行于主运之上，与六气主客之法同。虽本经未有明言，而运气生化之理，在所必至，当以《天元玉册》为法。

——《类经图翼·卷二·运气（下）·五运客运图说》

【提要】 本论阐述了客运的概念和推算方法。据今人王玉川考证，五运与六气原为两个不同的学说，二者融合成为新的理论，必然要对原有的内容进行取舍。因此，《素问》选择了以主客六气为岁中气候变化规律，而对于主客运的介绍相对简略，甚至若有若无，进而推测"五运学说在《素问》七篇大论的运气学说体系中，实际上仅仅保留着主岁大运的作用……后世的医家，不了解运气学说的历史，把《素问》运气学说抛弃了的五运客主加临的方法，重新抬了出来，这实在是辜负了《素问》作者的一片苦心"。（王玉川《运气探秘》）

4.1.3　六气

4.1.3.1　主气

《素问》　论六气之本※*

厥阴之上，风气主之；少阴之上，热气主之；太阴之上，湿气主之；少阳之上，相火主之；阳明之上，燥气主之；太阳之上，寒气主之。所谓本也，是谓六元。

——《素问·天元纪大论》

【提要】　本论阐释六气之本"风、寒、暑、湿、燥、火"与六气之标"三阴三阳"在运气格局中的对应关系。子午少阴君火，丑未太阴湿土，寅申少阳相火，卯酉阳明燥金，辰戌太阳寒水，巳亥厥阴风木。在这种配合中，年支是代表各个年份的符号，三阴三阳是代表气候变化的符号。它们的客观基础都是六气本身。

《素问》　论六气生化※*

燥以干之，暑以蒸之，风以动之，湿以润之，寒以坚之，火以温之。故风寒在下，燥热在上，湿气在中，火游行其间，寒暑六入，故令虚而生化也。故燥胜则地干，暑胜则地热，风胜则地动，湿胜则地泥，寒胜则地裂，火胜则地固矣。

——《素问·五运行大论》

【提要】　本论阐述风、寒、暑、湿、燥、火六气的作用，及其与物化现象的关系。六气的命名是根据其作用于万物产生的物候表现而确定，六者之间相互配合、相互制约。由于在天之六气的正常作用下，自然界才产生了万物的生、长、化、收、藏现象。

《素问》　论六气顺序※*

上下有位，左右有纪。故少阳之右，阳明治之；阳明之右，太阳治之；太阳之右，厥阴治之；厥阴之右，少阴治之；少阴之右，太阴治之；太阴之右，少阳治之；此所谓气之标，盖南面而待也。故曰：因天之序，盛衰之时，移光定位，正立而待之。此之谓也。

——《素问·六微旨大论》

【提要】　本论阐述三阴三阳六气的气化秩序。按照阴阳学说，阴阳之间总是消长进退，循环运转，阳极阴生，阴极阳生，由阳入阴，由阴出阳。因此，三阴三阳的运转，总是按一阳（少阳）、二阳（阳明）、三阳（太阳）、一阴（厥阴）、二阴（少阴）、三阴（太阴）、一阳（少阳）这样的次序进行，周而复始，如环无端。此外，六气的变化与日光对地面的照射密切相关。因此，通过观察日光照射地面物体的投影移动变化情况，就可以测知六气的进退盛衰情况。这也就是说，前述的三阴三阳位置及其运转次序并不是主观臆测的，而完全是根据日光在地面上的投影的移动变化情况实测得出的。

《素问》 论六气标本※*

少阳之上，火气治之，中见厥阴。阳明之上，燥气治之，中见太阴。太阳之上，寒气治之，中见少阴。厥阴之上，风气治之，中见少阳。少阴之上，热气治之，中见太阳。太阴之上，湿气治之，中见阳明。本标不同，气应异象。

——《素问·六微旨大论》

【提要】 本论阐释了六气中的标、本、中气概念。所谓"标"，就是标识或标志。所谓"本"，就是本气。所谓"中气"，就是"中见之气"。质言之，也就是在本气之中可以见到的气。标、本、中气之间，三阴三阳为标。这是因为三阴三阳本身只是作为一个标识或标志，分列以之代表六气。厥阴代表风，少阴代表热，太阴代表湿，少阳代表火，阳明代表燥，太阳代表寒。六气为本，这是因为风、热、火、湿、燥、寒本身，才是六气变化的本气。风就是风气，热就是热气，火就是火气，湿就是湿气，燥就是燥气，寒就是寒气。中气，是与本气相关或相反的气。少阳火的中气为厥阴风，阳明燥的中气为太阴湿，太阳寒的中气为少阴热。反之也是一样，厥阴风的中气为少阳火，少阴热的中气为太阳寒，太阴湿的中气为阳明燥。为什么本气之中又可以出现与之相关或相反的中见之气呢？

原因之一：六气变化到了一定限度，常可向相反方面转化。例如，热可以向寒方面转化，寒也可以向热的方面转化，所以"少阴之上，热气治之，中见太阳"，"太阳之上，寒气治之，中见少阴"。湿可以向燥方面转化，燥也可以向湿方面转化，所以"太阴之上，湿气主之，中见阳明"，"阳明之上，燥气治之，中见太阴"。风，可以转化为热，火借风威；火，可以转化为风，热极生风。所以"厥阴之上，风气治之，中见少阳"，"少阳之上，火气治之，中见厥阴"。

原因之二：六气本身也有个盛衰和有余不及的问题。热气有余是热，热气不及便是寒；寒气有余是寒，寒气不及便是热。所以，"少阴之上，热气治之，中见太阳"，"太阳之上，寒气治之，中见少阴"。燥气有余是燥，燥气不及便是湿；湿气有余是湿，湿气不及便是燥。所以，"阳明之上，燥气治之，中见太阴"，"太阴之上，湿气治之，中见阳明"。

标本中气问题，从阴阳概念来说，就是阴阳之间不但要注意到阴阳本身的特点，还要注意到它们之间的相互转化；从表里概念来说，要注意到表里本身的特点，还要注意到它们之间的相互出入，可以由表入里，也可以由里达表。这也就是一般所说的"太阳与少阴为表里，阳明与太阴为表里，少阳与厥阴为表里"。不管是推测气候变化抑或是分析疾病转变，都要从整体恒动的观点来加以认识。这就是标本中气提法的实质所在。

《素问》 论主气六步※*

显明之右，君火之位也。君火之右，退行一步，相火治之，复行一步，土气治之。复行一步，金气治之。复行一步，水气治之。复行一步，木气治之。复行一步，君火治之。相火之下，水气承之；水位之下，土气承之；土位之下，风气承之；风位之下，金气承之；金位之下，火气承之；君火之下，阴精承之。

——《素问·六微旨大论》

【提要】　本论阐述六步循环运转顺序，即根据自然界中风、君火、相火、湿、燥、寒的客观存在，及其与一年中各个季节的相应关系情况，把一年分成六个节段，亦即六步，每步六十日而有奇。如是循环运转，周而复始，如环无端，年年如此。这是古人对自然界气候变化在一年中的客观表现，及其与物化现象之间的相应关系的总结。

《素问》　论六气标本所从不同**

帝曰：六气标本所从不同奈何？岐伯曰：气有从本者，有从标本者，有不从标本者也。帝曰：愿卒闻之。岐伯曰：少阳太阴从本，少阴太阳从本从标，阳明厥阴不从标本，从乎中也。故从本者化生于本，从标本者有标本之化，从中者以中气为化也。

——《素问·至真要大论》

【提要】　本论阐述六气的变化规律及其相互关系，体现了三阴三阳与六气之间的承制关系。标、本、中气理论，概括了六气对人体病机影响的规律，在中医病因病机及辨证论治方面，具有一定指导意义。阴阳同气互根及转化规律，是形成六气与三阴三阳从化关系的原因。标本中气从化关系，实际上也就是六气之间的气化关系，体现了六气气化之间三组承制关系。即：燥湿调和，水火既济，风火相助，从而维持着六气的自我调节机制。

《素问》　论六节分而化生万物**

风行于地，所谓本也，余气同法。本乎天者，天之气也，本乎地者，地之气也，天地合气，六节分而万物化生矣。故曰：谨候气宜，无失病机。此之谓也。

——《素问·至真要大论》

【提要】　本论阐述六气推动着自然界的气化活动，从气候上来说就有了风、火、湿、燥、寒的季节气候特点，从物候上来说也就自然有了生、长、化、收、藏的生命活动现象。作为医生，在分析病机时，必须认真从自然环境和季节气候的特点及其变化规律出发，来辨析疾病的病位、病性以及治疗上的选方用药、饮食宜忌等。要准确及时地查明病机，从而据此论治，因人、因时、因地制宜。"谨候气宜，无失病机"，把气候变化和人体疾病密切联系起来，和诊断治疗密切联系起来，和预防疾病密切联系起来。

刘温舒　论六化

五行施形于地，为化日用，相生相制，为万物之宗元。推而上之，则其气化百度，何可量也。是以感之于人则形体具，而为神机之枢；达之于天则寒暑运，而为生化之原。由是上圣造其微，而《内经》作。故论曰"在地成形，在天为气"也。然行有五，气有六，以分君火、相火之化六气。化者，谓寒、暑、燥、湿、风、火也，乃天之元气，然后三阴三阳上奉之，谓之标本之论，俱在下文。六气皆有一化，举大概也，寻明其性而已。

木之化风，主于春，春之为言蠢也。阳气蠢动，故风所以鼓舞万物为天号令。君火之化热，主春末夏初，行暄淑之令，而不行炎暑，应君之德也；相火之化暑，主于夏，夏之为言大也，与午同意，炎暑乃行。金之化清与燥，主于秋，秋之为言揪也。与金同意，清凉乃行，白露清气也。金属庚辛，辛为丙妇，带火之气，故燥。《难经》曰"辛，商也，丙之柔"，则金燥之化可明矣。久雨霖霪，西风而晴，燥之兆也。西风而雨，燥湿争也，而乃自晴。水之化寒，主于冬，冬之为言终也，严凛乃行。土之化湿与雨，主于长夏，夏谓六月也。土生于火，长在夏中，既长而王。土润溽，暑湿化行也。盖湿则土生，干则土死。泉出地中，湿化信矣。《经》曰"地气上为云，天气下为雨；雨出地气，云出天气"，则土雨之化见矣。同为一岁之令，巡还而治之也。

夫四时寒暄之序，加以六气司化之令，则岁岁各异。凡春温、夏热、秋凉，冬寒，皆天地之正气也。其客行于主位，则自有逆、顺、淫、胜之异。由是气候不一，岂可一定而论之。

阴阳四时之气候，则始于仲月，而盛于季月。故《经》曰：差三十度而有奇。又言：气令盛衰之用，其在四维。故阳之动始于温而盛于暑；阴之动始于清而盛于寒。春夏秋冬各有差其分者，此之谓也。四维者，辰戌丑未四季月也。盖春气始于二月，盛温于三月。夏气始于五月，盛暑于六月。秋气始于八月，胜凉于九月。冬气始于十一月，寒盛于十二月。以此见之，则气差明矣。然五月夏至阴气生而反大热，十二月冬至阳气生而反大寒者，盖气自下生，则推而上之也。故阴生则阳上而愈热，阳生则阴上而愈寒。以今验之，夏井清凉，冬井温和，则可知也。是所谓岁之常矣。

——宋·刘温舒《素问入式运气论奥·论六化》

【提要】 本论阐述六气之化的气候与物候现象，六气周流循环形成了一年的气化过程。作者认为，六气变化有主客、常变之不同，同时由于气化作用的发生及其对万物的影响从时间过程上存在一定的延迟性，所以才会有物候表现的延后。这些都是正常的六气气化表现。

◈ 刘温舒 论四时气候 ◈

日月运行而四时成，以其有常也。故圣人立法以步之，阴阳相错而万物生，以其无穷也。故圣人指物以候之。其六气终始、早晏，五运太少、盈虚，原之以至理，考之以至数，而垂示万古，无有差忒也。《经》曰：五日谓之候，三候谓之气，六气谓之时，四时谓之岁。又曰：日为阳，月为阴，行有分纪，周有道理。日行一度，月行十三度而有奇焉。故大小月三百六十五日而成岁，积气余而盈闰矣。《经》云：日常于昼夜行天之一度，则一日也。共三百六十五日四分之一而周天度，乃成一岁。常五日一候应之，故三候成一气，即十五日也。三气成一节，节谓立春、春分、立夏、夏至、立秋、秋分、立冬、冬至，此八节也。三八二十四气而分主四时，一岁成矣。

春秋言分者，以六气言之，二月半初气终，而交二之气；八月半四气尽，而交五之气。若以四时之令言之，则阴阳寒暄之气，到此可分之时也。昼夜分为五十刻，亦阴阳之中分也。故《经》曰"分则气异"，此之谓也。

冬夏言至者，以六气言之，则五月半司天之气至其所在，十一月半在泉之气至其所在。以四时之令言之，阴阳至此极致之时也。夏至日长不过六十刻，阳至此而极；冬至日短不过四十刻，阴至此而极。皆天候之未变，故《经》曰"至则气同"，此之谓也。

天自西而东转其日月，五行循天，从东而西转。故《白虎通》曰：天左旋，日月五星右行。日月、五星在天为阴，故右行，犹臣对君也。日则昼夜行天之一度，月则昼夜行天之十三度有奇者，谓复行一度之中作十九分，分之得七。大率月行疾速，终以二十七日，月行一周天。是将十三度及十九分之七数，总之则二十九日计行天三百八十七度有奇。计月行疾之数，比日行迟之数则二十九日。日方行天二十九度，月已先行一周天三百六十五度，外又行天之二十二度，反少七度而不及日也。阴阳家说，谓日月之行自有前后迟速不等，故无常准，则有大小月尽之异也。本三百六十五日四分度之一，即二十五刻，当为一岁。自除岁外之余，则有三百六十日。又除小月所少之六日，则只有三百五十四日而成一岁，通少十一日二十五刻，乃盈闰为十二月之制。则有立首之气，气乃三候之至。月半示斗建之方，乃十二辰之方也。闰月之纪，则无立气建方，皆他气。但依历以八节见之，推其所余乃成闰，天度毕矣。故《经》曰"立端于始，表正于中。推余于终，而天度毕矣"者，此之谓也。

观天之杳冥，岂复有度乎？乃日月行一日之处，指二十八宿为证，而记之曰度。故《经》曰：星辰者，所以制日月之行也。制，谓制度也。天亦无候，以风、雨、霜、露、草、木之类应期，可验而测之。曰候，言一候之日，亦五运之气相生而值之，即五日也。如环之无端，周而复始。《书》曰"期三百六旬有六日，以闰月定四时成岁"，即其义也。医工之流，不可不知。《经》曰：不知年之所加，气之盛衰，虚实之所起，不可以为工矣。

——宋·刘温舒《素问入式运气论奥·论四时气候》

【提要】　本论对日、候、气、时、岁等概念，以及二分二至命名的道理做出了解释；又从历法推算的角度，对积气盈闰的原理加以阐发。

刘温舒　论交六气时日

阴阳相遘，分六位而寒暑弛张；日月推移，运四时而气令更变。故《经》曰"显明之右，君火之位"，显明谓之日，即卯位也。"君火之右，退行一步，相火治之；复行一步，土气治之；复行一步，金气治之；复行一步，水气治之；复行一步，木气治之"者，乃六气之主位也。

自十二月中气大寒日，交木之初气；次至二月中气春分日，交君火之二气；次至四月中气小满日，交相火之三气；次至六月中气大暑日，交土之四气；次至八月中气秋分日，交金之五气；次至十月中气小雪日，交水之六气。每气各主六十日八十七刻半，总之乃三百六十五日二十五刻，共一周岁也。

若岁外之余及小月之日，则不及也。但推之历日，依节令交气，此乃地之阴阳，所谓静而守位者也，常为每岁之主气。寒、暑、燥、湿、风、火者，乃六气之常纪。气应之不同者，又有天之阴阳，所谓动而不息，自司天、在泉左右四间是也。输行而居其上，名之曰客气。客气乃行岁中之天命，天命所至，则又有寒、暑、燥、湿、风、火之化；主气则当只奉客之天命，客胜则从，主胜则逆，二者有胜而无复矣。

——宋·刘温舒《素问入式运气论奥·论交六气时日》

【提要】　本论阐述六气交接时日，认为从大寒开始，每气各主六十日八十七刻半，总之乃三百六十五日二十五刻，共一周岁。同时，说明在二十四节气系统中，依据 4 个节气基本对应一气，是固定不变的。此外，还比较探讨了客气的特征，以及主气、客气关系对气化的影响。

刘温舒　论六气交接日刻*

夫日一昼一夜十二时，当均分于一日。故上智设铜壶，贮水漏下浮箭，箭分百刻以度之。虽日月晦明，终不能逃。是以一日之中，有百刻之候也。

夫六气通主一岁，则气主六十日八十七刻半，乃知交气之时有早晏也。故立此图以明之。冬夏，日有长短之异，则昼夜互相推移，而日出入时刻不同，然终于百刻矣。其气交之刻，则不能移也。

甲子之岁：初之气，始于漏水下一刻，终于八十七刻半，子正之中也；二之气，复始于八十七刻六分，终于七十五刻，戌正四刻也；三之气，复始于七十六刻，终于六十二刻半，酉正之中也；四之气，复始于六十二刻六分，终于五十刻，未正四刻也；五之气，复始于五十一刻，终于三十七刻半，午正之中也；六之气，复始于三十七刻六分，终于二十五刻，辰正四刻也。此之谓一周天之岁度，余刻交入乙丑岁之初气矣。如此而转至戊辰年初之气，复始于漏水下一刻，则四岁而一小周也。故"申、子、辰，气会同"者，此也。

巳、酉、丑初之气，俱起于二十六刻。寅、午、戌初之气，俱起于五十一刻。亥、卯、未初之气，俱起于七十六刻。气皆起于同刻，故谓之三合者，义由此也。以十五小周为一大周，则六十年也。

——宋·刘温舒《素问入式运气论奥·论日刻》

【提要】　本论阐述由于不同年份地支不同，主气六步交接时刻也存在差异。六气交接时刻，主要用于判断气候物候到来时间的早晚。

刘温舒　论主气

地气静而守位，则春温、夏暑、秋凉、冬寒，为岁岁之常令，四时为六气之所主也。厥阴木为初气者，方春气之始生也。木生火，故少阴君火，少阳相火次之。火生土，故太阴土次之。土生金，故阳明金次之。金生水，故太阳水次之。皆相生而布其令，莫不咸有绪焉。

木为初气，主春分前六十日有奇，自斗建丑正至卯之中。天度至此，风气乃行也。君火为二气，主春分后六十日有奇，自斗建卯正至巳之中。天度至此，暄淑乃行也。相火为三气，主夏至前后各三十日有奇。自斗建巳正至未之中。天度至此，炎热乃行也。土为四气，主秋分前六十日有奇。自斗建未正至酉之中。天度至此，云雨乃行，湿蒸乃作也。金为五气，主秋分后六十日有奇。自斗建酉正至亥之中。天度至此，清气乃行，万物皆燥也。水为六气，主冬至前后各三十日有奇。自斗建亥正至丑之中。天度至此，寒气乃行也。

六位旋相主气，以成一岁，则天之六气，每岁转居与其上，以行天令者也。其交日时，前以具载矣。

——宋·刘温舒《素问入式运气论奥·论主气》

【提要】　本论阐释一岁之中六气循环流行的基本秩序和物候共性特征。

❦ 刘温舒　论胜复 ❧

运有盛衰，气有虚实，更相迎随，以司岁也。故《经》曰"有余而往，不足随之，不足而往，有余从之"者，此也。故运互有大小，胜复之变作矣。太过则先天时化，以气胜实，故不胜者受邪；不及则后天时化，以气衰虚，故胜己者来克，被克之后，毕待时而复也。行复于所胜，则己不可前，故待得时，则子当王，然后子为母复仇也。如木运少角岁，金清化来胜，则子火为复，反热化胜金。火运少徵岁，水寒化来胜，则子土为复，反湿化胜水。土运少宫岁，木风化来胜，则子金为复，反清化胜水。金运少商岁，火热化来胜，则子水为复，反寒化胜火。水运少羽岁，土湿化来胜，则子木为复，反风化胜土。故言胜复同者，此也。

《玄珠》论六气，有正化、对化之司。若正司化令之实甚，则胜而不复；对司化令之虚微，则胜而有复。胜甚则复甚，胜微则复微，所谓邪气化日也，如是气不相得，则邪气中人而疾病矣。然天地之气亦行胜复。故《经》曰：初气终三气，天气主之，胜之常也。四气尽终气，地气主之，复之常也。盖胜至则复，复已而胜，故无常气乃止。复而不胜，则是生气已绝，故曰伤生也。

又岁气太过，则不胜者受邪，若得其实，而又欺侮其所不胜己者；运不及，所胜者来克，乘气之虚，又为不胜己者凌侮，如是必受邪，以原非胜己之气，必自伤也。故《经》曰"侮反受邪"，此之谓也。五行之变，如是不一，则在气候以别之矣。

——宋·刘温舒《素问入式运气论奥·论胜复》

【提要】　本论举例说明主运太过、不及的胜复规律、六气正化、对化的胜复规律，以及天地之气的胜复规律。胜复是气化的正常机制，有胜应有复；若不能及时产生复气，自然界往往会形成灾害、发生疫病。

❦ 王肯堂　六气本标中从化解 ❧

少阳、太阴从本，少阴、太阳从本、从标，阳明、厥阴不从标本，从中气也。《至真要大论》云：夫少阳、太阴从本者，以少阳本火而标阳，太阴本湿而标阴，标本同气，故当从本。不言中气者，少阳之中，厥阴木也，木火同气，木从火化矣；太阴之中，阳明燥也，土金相生，燥从湿化矣，故不从中也。少阴、太阳从本、从标者，以少阴本热而标阴，太阳本寒而标阳，标本异气，故或从本，或从标。不言中者，少阴之中，太阳水也，太阳之中，少阴火也，同于本则异于标，同于标则异于本，故不从也。至阳明、厥阴不从标本，从乎中者，以阳明之中，太阴湿土也，亦燥从湿化矣；厥阴之中，少阳火也，亦以木从火化矣，故不从标本而从中气也。归六气于火湿，总万象于阴阳，是诚顺时诊疾之大法矣。

夫百病之起，有生于本者，有生于标者，有生于中气者，有取本而得者，有取标而得者，有取中气而得者，有取标本而得者，有逆取而得者，有从取而得者，而总以治本为急务。惟中满及大小便不利，则不论标本而先治之，外此未闻焉。是故病发而有余，先治其本，固其脏气之虚者，客病虽强，不能伤其真元，诚为至当不易之法。惟病发而不足，则先治其标，亦以客邪易退，脏气可徐徐而复，故先标而后本也。谨察间甚，以意调之，间者并行，甚者独行，遵经施治，自无谬误。世之医者，动曰急则治其标，胡弗取《灵》《素》而详观之也。

——明·王肯堂《医学穷源集·卷二·六气本标中从化解（附治病标本说）》

【提要】　本论阐释六气本标中从化的基本规律和原因，以及依据从标、从本灵活处治的基本原则。

❖ 张志聪　亢则害，承乃制，制则生化 ❖

帝曰：愿闻地理之应六节气位何如？岐伯曰：显明之右，君火之位也；君火之右，退行一步，相火治之（以臣受君，故曰退行一步）；复行一步，土气治之；复行一步，金气治之；复行一步，水气治之，复行一步，木气治之，复行一步，君火治之。相火之下，水气治之；水位之下，土气承之；土位以下，风气承之；风位之下，金气承之；金位之下，火气承之；君火之下，阴精承之。帝曰：何也？岐伯曰：亢则害，承乃制，制生则化。

此论地之六节，以应四时之六气也。天道左旋，地道右转，故曰显明之右。显明者，寅正之时，日方显而明，故曰"显明"，乃厥阴风木所主之时也。君火之位乃二之气，少阴所主之六十日也；相火之位乃三之气，少阳所主之六十日也；土气之位乃四之气，太阴所主之六十日也；金气之位乃五之气，阳明所主之六十日也；水气之位乃终之气，太阳所主之六十日也。复行一步，木气治之者，周而复始也（复言水气，以便接前岁之金制水生）。步者，六十日为一步，以主时之气纪步也。治，主也；承者，下承上也。盖以主时之气在上，而行过之气在下也。如四之气，太阴湿土主气而无承制，则土亢矣，少生气则不及矣。有木制火生于下，则土化而和平矣。又如初之气乃厥阴风木主气，如无承制，则木盛矣，少生气则不及矣。有金制水生于前，则木化而和平矣。化者，即天地阴阳之造化，若太过不及，则有灾眚之变，而不能化生万物，故曰"制生则化"，谓有制而有生则化矣。元人王安道谓"改制则生化"为是，盖亦不明经义者也。此总论五行生克之道，可一言以蔽者，奈何前人倔规矩而改错，雕镂深刻，议论纷更。所谓道在迩而求诸远，事在易而求诸难，非惟求之不得，且使迩者易者，反可黄可黑矣。

——清·张志聪《侣山堂类辩·卷上·亢则害承乃制制则生化》

【提要】　本论对《内经》"制生则化"概念进行辨析，认为承制是化生的必要条件，只有制才能生而后化，故后人改为"制则生化"将"生化"二字并列的说法是错误的。这一说法对保持经文原貌有一定意义。

❖ 陈士铎　六气分门篇 ❖

雷公问于岐伯曰：五运六气合而不离，统言之可也，何鬼臾区分言之多乎？岐伯曰：五运不可分，六气不可合。雷公曰：其不可合者何也？岐伯曰：六气之中有暑火之异也。雷公曰：暑火皆火也，何分乎？岐伯曰：火不一也。暑，外火；火，内火也。雷公曰：等火耳，火与火相合而相应也，奈何异视之？岐伯曰：内火之动，必得外火之引；外火之侵，必得内火之召也。似可合以立论，而终不可合以分门者，内火与外火异也。盖外火，君火也；内火，相火也。君火即暑，相火即火；暑乃阳火，火乃阴火。火性不同，乌可不区而别乎？六气为阴阳，分三阴三阳也。三阴三阳中分阳火阴火者，分君相之二火也。五行概言火而不分君相，六气分言火而各配支干，二火分配而暑与火各司其权，各成其病矣，故必宜分言之也。臾区之说非私言也，实闻予论而推广之。雷公曰：予昧矣，请示世之不知二火者。

陈士铎曰：五行止有一火，六气乃有二火，有二火乃分配支干矣。支干虽分，而君相二火实因六气而异，言之于不可异而异者，异之于阴阳之二火也。

——清·陈士铎《外经微言·卷六·六气分门篇》

【提要】　本论对六气中的暑气与火气进行了比较分析。作者认为，暑气为外火、君火，火气为内火、相火，二者既有区别，可单独为病，又可相互引动而发病。

黄元御　六气偏见

人之六气，不病则不见，凡一经病，则一经之气见。平人六气调和，无风、无火、无湿、无燥、无热、无寒，故一气不至独见，病则或风，或火，或湿，或燥，或寒，或热，六气不相交济，是以一气独见。如厥阴病则风盛，少阴病则热盛，少阳病则暑盛，太阴病则湿盛，阳明病则燥盛，太阳病则寒盛也。以此气之偏盛，定缘彼气之偏虚。如厥阴风盛者，土金之虚也。少阴热盛、少阳暑盛者，金水之虚也。太阴湿盛者，水木之虚也。阳明燥盛者，木火之虚也。太阳寒盛者，火土之虚也。以六气之性，实则克其所胜而侮所不胜，虚则己所不胜乘之，而己所能胜者亦来侮之也。

究之一气之偏盛，亦缘于虚。厥阴能生，则阳气左升而木荣，其风盛者，生意之不遂也。少阴能长，则君火显达而上清，其热盛者，长气之不旺也。阳明能收，则阴气右降而金肃，其燥盛者，收令之失政也。太阳能藏，则相火闭蛰而下暖，其寒盛者，藏气之不行也。土为四维之中气，木火之能生长者，太阴己土之阳升也，金水之能收藏者，阳明戊土之阴降也。中气旺则戊己转运而土和，中气衰则脾胃湿盛而不运。

土生于火而火灭于水，土燥则克水，土湿则水气泛滥，侮土而灭火。水泛土湿，木气不达，则生意盘塞，但能贼土，不能生火以培土，此土气所以困败也。血藏于肝而化于脾，太阴土燥，则肝血枯而胆火炎，未尝不病。但足太阴脾以湿土主令，足阳明胃从燥金化气，湿为本气而燥为化气，是以燥气不敌湿气之旺。阴易盛而阳易衰，土燥为病者，除阳明伤寒承气证外不多见，一切内外感伤杂病，尽缘土湿也。

——清·黄元御《四圣心源·卷二·六气解·六气偏见》

【提要】　本论通过对六气偏盛、偏衰的阐述，重新认识了"虚"的概念，认为"虚"非虚实之虚，而为不正之义，包括太过与不及两种含义。此外，还阐释了脾胃为病影响其他脏腑的病机变化。

4.1.3.2　客气

《素问》　论司天之气※*

子午之岁，上见少阴；丑未之岁，上见太阴；寅申之岁，上见少阳；卯酉之岁，上见阳明；辰戌之岁，上见太阳；巳亥之岁，上见厥阴。

——《素问·天元纪大论》

【提要】　本论阐述了司天是由地支配属三阴三阳六气而确定的。子午、丑未、寅申、卯酉、辰戌、巳亥等，统称"地支"。运气学说以地支作为符号并把它与三阴三阳、年岁直接联系起来，以子午代表少阴君火司天，以丑未代表太阴湿土司天，以寅申代表少阳相火司天，以卯酉代表阳明燥金司天，以辰戌代表太阳寒水司天，以巳亥代表厥阴风木司天。司天是影响全年的气候因素，运气学说以三阴三阳为符号，来标识地支所属年份气候变化的特点。

《素问》　论司天在泉及左右间气※*

帝曰：善。论言天地者，万物之上下；左右者，阴阳之道路；未知其所谓也？岐伯曰：所谓上下者，岁上下见阴阳之所在也。左右者，诸上见厥阴，左少阴，右太阳；见少阴，左太阴，右厥阴；见太阴，左少阳，右少阴；见少阳，左阳明，右太阴；见阳明，左太阳，右少阳；见太阳，左厥阴，右阳明；所谓面北而命其位，言其见也。

帝曰：何谓下？岐伯曰：厥阴在上，则少阳在下，左阳明，右太阴；少阴在上，则阳明在下，左太阳，右少阳；太阴在上，则太阳在下，左厥阴，右阳明；少阳在上，则厥阴在下，左少阴，右太阳；阳明在上，则少阴在下，左太阴，右厥阴；太阳在上，则太阴在下，左少阳，右少阴。所谓面南而命其位，言其见也。

——《素问·五运行大论》

【提要】　本论阐述司天、在泉和四间气的具体推算方法，及三阴三阳循环运转情况，同时也强调了运气推算中"常"和"变"的问题。研究和运用运气学说，固然是要重视它的具体测算方法，但却不能机械地生搬硬套。沈括《梦溪笔谈·象数一》曾明确指出："医家有五运六气之术，大则候天地之变，寒暑风雨，水旱螟蝗；小则人之众疾，亦随气运盛衰。今人不知所用而胶于定法，故其术皆不验……大凡物理有常有变。运气所主者，常也；异夫所主者，皆变也。常则为本气，变则无所不至。"阐明了对于运气的运算，必须要明常知变。这一认识是完全正确的。

《素问》　论六气司天※*

厥阴司天，其化以风；少阴司天，其化以热；太阴司天，其化以湿；少阳司天，其化以火；阳明司天，其化以燥；太阳司天，其化以寒。以所临脏位，命其病者也。

——《素问·至真要大论》

【提要】　本论阐述六气司天所产生的气化作用及其特征。中医学认为，自然气候变化对人体脏腑活动具有重要影响。因此，基于运气学说，将季节气候变化与人体发病联系在一起，对疾病命名、病性、病位等进行界定，是辨证论治的重要理论基础。

刘温舒　论天地六气

《经》曰：天地合气，六节分而万物化生矣。然地列五行者，言其用也。分支于十二，自五行阴阳之气，以布八方。盖天气降而下，则地气迁而上，咸备五行之化气，然后和其用。观万物未尝不因天地之气而化生之也。

地之气静而常，天之气动而变。其六气之源则同，六气之绪则异，何哉？盖天之气，始于少阴，而终于厥阴。《经》曰"少阴所谓标，厥阴所谓终"是也。地之气，始于厥阴木，而终于太阳水。《经》曰"显明之右，君火之位"者，其绪是也。然不同之绪，乃天真地元二气，相因而成焉。

故天之六元气，反合地十二支，以五行正化、对化为其绪。则少阴司子午，太阴司丑未；少阳司寅申，阳明司卯酉；太阳司辰戌，厥阴司巳亥；天气始终之因，如是而已。

地之六气，反合天之四时，风热暑湿燥寒为其绪，则厥阴风木主春，少阴君火主春末夏初；少阳相火主夏，太阴湿土主长夏；阳明燥金主秋，太阳寒水主冬。地气终始之因，如是而已。

《经》曰"天有阴阳，地亦有阴阳"者，乃上下相临也。天气动而不息，故五岁而右迁，应地气静而守位。天气不加于君火，则五岁而余一气，右迁相火之上，以君火不立岁故也。地之纪，五岁一周；天之纪，六期一备。五岁一周，则五行之气遍；六期一备，则六气之位周。与干加支之绪小同。取阴阳相错，上下相乘，毕其纪之之意也。以五六相合，故三十年以纪之，则六十年矣。

——宋·刘温舒《素问入式运气论奥·论天地六气》

【提要】　本论对主、客气做了比较分析，认为天气为客气，由地支合化而确定；地气为主气，由四时而确定。

刘温舒　论客气

六气分上、下、左、右而行天令，十二支分节令、时日，而司地化。上下相召，而寒、暑、燥、湿、风、火与四时之气不同者，盖相临不一，而使然也。六气司于十二支者，有正对之化也。然厥阴所以司巳亥者，何也？谓：厥阴，木也。木生于亥，故正化于亥，对化于巳也。虽有卯为正木之分，乃阳明金对化也，所以从生而顺于巳也。少阴所以司于子午者，何也？谓：少阴为君火尊位，所以正得南方离位，故正化于午，对化于子也。太阴所以司于丑未者，何也？谓：太阴为土，土属中宫，寄于坤位西南，居未分也。故正化于未，对化于丑也。少阳所以司寅申者，何也？谓：少阳相火，位卑于君火也。虽有午位，君火居之。火生于寅，故正化于寅，对化于申也。太阳所以司于辰戌者，何也？太阳为水，虽有子位以居君火对化。水乃伏土中，即六戊，天门戌是也。六己，地户辰是也。故水惟土用，正化于戌，对化于辰也。故《玄珠》之说已详矣。莫不各有因焉。此天之阴阳和地之十二支，动而不息者也。

但将年律起当年司天，数至者为司天，相对一气为在泉，余气为左右间用。在泉后一气为初之气，主六十日八十七刻半。至司天为三之气，主上半年，自大寒日后，通主上半年也。至在泉为六气，主下半年，自大暑日后，通主下半年也。少阴子为首顺行，又常为太过。司天太过不及亦间数，则与十干起运图上下相合也。故《经》曰"岁半以前，天气主之。岁半以后，地气主之"者，此也。天之六气，客。将此客气，布于地之六气步位之上，则有气化之异矣。《经》曰"上下有位，左右有纪"者，谓司天曰上，位在南方。则面北立，左右乃左西右东也。在泉曰下，位在北方。则面南立，左右乃左东右西也。故上下异，而左右殊。《六微旨论》曰

"少阳之右，阳明治之"之绪者，乃南面而立，以阅气之至也。非论上下左右之位，而与"显明之右，君火治之"之意同。谓面南视之，指位而言也。

——宋·刘温舒《素问入式运气论奥·论客气》

【提要】　本论对客气之正对化规律进行了解释，对司天、在泉以及方位的概念进行了比较和阐述。

刘温舒　论六十年客气

司天、在泉、四间气，纪步各主六十日八十七刻半。客行天令，居于主气之上。故有温、凉、寒、暑、朦、瞑、明、晦，风、雨、霜、雪，电、雹、雷、霆不同之化。其春温、夏暑、秋凉、冬寒，四时之正令，岂能全为运与气所夺，则当其时自有微甚之变矣。

布此六十年客气旁通，列于主位之下者，使知其气所在之大法也。其天符、岁会、平气、支干、逆顺、气与运、相生相克、客胜、主胜、灾化、分野、交时先后、淫胜、郁复、嘉祥、灾变，各个不同，则《经》与《玄珠》皆备见之。

审天时，占气候，若符契之相合也。而六气极则过亢，灾害生矣。故气极则反，由是所乘之气居下以乘之。《经》所谓"相火之下，水气乘之"者是也。又有中见之气从之，《经》所谓"少阳之上，火气治之，中见厥阴"是也。盖阳极则阴生，斯五行相济之妙用也。其中见者，乃手足经六合脏腑相乘之化者是也。在天地间，则气自应之矣。

——宋·刘温舒《素问入式运气论奥·论六十年客气》

【提要】　本论阐述五运六气是气化规律的基本格局，但是气化有常有变，有"天符、岁会、平气、支干、逆顺、气与运、相生相克、客胜、主胜、灾化、分野、交时先后、淫胜、郁复、嘉祥、灾变，各个不同"，故应当"审天时，占气候，若符契之相合也"。五运六气影响人体，在人身表现为"手足经六合脏腑相乘之化者"，临床应注意观察，积极防治。

冯兆张　论司天

司天主上半年六个月，在泉主下半年六个月。子午（少阴君火司天，阳明燥金在泉）、卯酉（阳明燥金司天，少阴君火在泉）、辰戌（太阳寒水司天，太阴湿土在泉）、丑未（太阴湿土司天，太阳寒水在泉）、寅申（少阳相火司天，厥阴风木在泉）、巳亥（厥阴风木司天，少阳相火在泉）。

歌诀曰：子午少阴君火天，阳明燥金应在泉，丑未太阴湿土上，太阳寒水两连绵，寅申少阳相火旺，厥阴风木地中联，卯酉却与子午倒，辰戌巳亥亦皆然。

凡应天为天符，如木运之岁上见厥阴，火运之岁上见少阴、少阳，土运之岁上见太阴，金运之岁上见阳明，水运之岁上见太阳。盖此五者，司天与运气相会，天气下降，如合符运，故名天符。更凡承岁为岁直，如木运之岁，岁当亥卯；火运之岁，岁当寅午；土运之岁，岁当辰戌丑未；金运之岁，岁当巳酉；水运之岁，岁当申子。此五者，岁之所直，故曰承岁，为岁直。更凡火运之岁，上见少阴，年辰临午；土运之岁，上见太阴，年辰临丑未；金运之岁，上见阳明，年辰临酉。此三者，乃天气运气，与年辰俱会，故云三合为治。然岁直又为岁位，三合亦为天符。《六微旨大论》曰"天符岁会，曰太一天符"，谓天运与岁俱会也。凡天符中之己丑、己未、戊午、乙酉，岁会中之戊午、己丑、己未、乙酉，皆天符岁会相同，并名曰太一天符也。太一者，至尊无二之称也。三者分之贵贱，则天符之岁，犹之执法之臣，法不可假。故邪中执法，其病速而危。如戊子日，戊为火运，子为火气，亦是天符，此日得病者因半。岁会之岁，犹之行令之臣，当有主之者在。故邪中行令，其病徐而持。如甲辰，甲为土运，辰为土支，乃岁会也。年月日时，同太一天符之岁，犹之君主之贵人也。故邪中贵人者，其病暴而死。如戊午日，戊为火运，午为火支，又为火气，即太一天符，此日病者死。

——清·冯兆张《冯氏锦囊秘录·杂症大小合参·卷二·论司天》

【提要】 本论不仅对司天进行了介绍，而且对天符、岁会、太乙天符等运气相合概念进行定义和举例说明。

陈士铎 六气独胜篇

雍父问曰：天地之气，阴阳尽之乎？岐伯曰：阴阳足以包天地之气也。虽然阴阳之中变化错杂，未可以一言尽也。雍父曰：请言其变。岐伯曰：六气尽之矣。雍父曰：六气是公之已言也，请言所未言。岐伯曰：六气之中，有余不足，胜复去留，奥区言之矣，尚有一端未言也。遇司天在泉之年，不随天地之气转移，实有其故，不可不论。雍父曰：请悉论之。岐伯曰：辰戌之岁，太阳司天，而天柱不能窒抑之，此肝气之胜也。巳亥之岁，厥阴司天，而天蓬不能窒抑之，此心气之胜也。丑未之岁，太阴司天，而天蓬不能窒抑之，此包络之气胜也。子午之岁，少阴司天，而天冲不能窒抑之，此脾气之胜也。寅申之岁，少阳司天，而天英不能窒抑之，此肺气之胜也。卯酉之岁，阳明司天，而天芮不能窒抑之，此肾气之胜也。雍父曰：司天之胜，予知之矣。请言在泉之胜。岐伯曰：丑未之岁，太阳在泉，而地晶不能窒抑之，此肝胆之气胜也。寅申之岁，厥阴在泉，而地玄不能窒抑之，此心与小肠之气胜也。辰戌之岁，太阴在泉，而地玄不能窒抑之，此包络三焦之气胜也。卯酉之岁，少阴在泉，而地苍不能窒抑之，此脾胃之气胜也。巳亥之岁，少阳在泉，而地彤不能窒抑之，此肺与大肠之气胜也，子午之岁，阳明在泉，而地阜不能窒抑之，此肾与膀胱之气胜也。雍父曰：予闻顺天地之气者昌，逆天地之气者亡，今不为天地所窒抑，是逆天地矣，不夭而独存，何也？岐伯曰：顺之昌者，顺天地之正气也；逆之亡者，逆天地之邪气也。顺可逆而逆可顺乎？雍父曰：同是人也，何以能独胜乎？岐伯曰：人之强弱不同，纵欲与节欲异也。雍父曰：善。

陈士铎曰：天蓬、地玄，独有二者，正分其阴阳也。阴阳同而神亦同者，正显其顺逆也，可见宜顺不宜逆矣。

——清·陈士铎《外经微言·卷六·六气独胜篇》

【提要】 本论阐述司天、在泉受到中运的克制影响，引起的脏腑气化失常的现象与规律。

4.1.4　运气相合

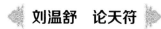

刘温舒　论天符

　　阴阳交遘，上下临御，而后有淫胜郁复之变，此大法也。司天者，司之为言，值也，主行天之令，上之位也。岁运者，运之为言，动也，主天地之间，人、物化生之气，中之位也。在泉者，主地之化，行乎地中，下之位也。一岁之中，有此上、中、下三气各行化令，而气偶符会而同者则通其化，虽无克复之变，则有中病徐暴之异。是谓当年之中，司天之气与中气运同者，命曰天符。符之为言，合也。天符共十二年，而十二年之中，又有与当年十二律五行同者，又是岁会，命曰太一天符。太一者，所以尊之之号也。谓一者天会，二者岁会，三者运会，止有四年，不论阴年阳年，皆曰天符。故《经》曰：天符为执法，岁会为行令，太一天符为贵人。邪之中人，则执法者，其病速而危；行令者，其病徐而持；贵人者，其病暴而死。盖以气令，故中人则深矣。岁会干律同，而非天令，则所言行令者。注曰：象方伯，无执法之权，故无素害病，但执持而已。

——宋·刘温舒《素问入式运气论奥·论天符》

　　【提要】　本论阐述天符和太乙天符的概念。天符，指该年岁运的五行属性与司天之气的五行属性相同，这样的年份叫天符年。符，合的意思。如《素问·六微旨大论》云："帝曰：土运之岁，上见太阴；火运之岁，上见少阳、少阴；金运之岁，上见阳明；木运之岁，上见厥阴；水运之岁，上见太阳，奈何？岐伯曰：天之与会也，故《天元册》曰天符。"土运、火运等指岁运；上，即当年的司天之气。"土运之岁，上见太阴"，即己丑、己未年，岁运土运与司天的太阴湿土之气同化，故此二年称为天符年。天符年，在六十年中有十二年。即：己丑、己未，岁运是土运、司天是太阴湿土；戊寅、戊申、戊子、戊午，岁运是火运、司天是少阳相火、少阴君火；丁巳、丁亥，岁运是木运，司天是厥阴风木；丙辰、丙戌，岁运是水运，司天是太阳寒水；乙卯、乙酉，岁运是金运，

　　太乙天符，又称太一天符，指既是天符年、又是岁会年的年份。即该年岁运的五行属性与司天之气的五行属性及年支的五行方位属性相同的年份。《素问·六微旨大论》云："天符岁会何如？岐伯曰：太一天符之会也。"在六十年中，太乙天符年有四年，即戊午、乙酉、己丑、己未年。太乙天符是指岁运与司天之气、岁支之气的五行属性三者会合主令，即《素问·天元纪大论》所说的"二合为治"。例如，戊午年，戊为火运，午为少阴君火司天，年支午的五行方位属性为火，这既是岁运（火）与司天之气（火）同气的天符年，又是岁运（火）与岁支（火）同气居于南方正位的岁会年。乙酉年，乙为金运，酉为阳明燥金司天，既是岁运与司天之气同气的天符，又是岁运与岁支同居西方正位的岁会。己丑、己未年，己为土运，丑未为太阴湿土司天，丑未又为土居之正位，故此二年，岁运少宫与司天之气及岁支土位相合。以上四年，司天、岁运、岁支三者的五行属性同类会合，故均为太乙天符年。司天是阳明燥金。上述十二年岁运的五行属性与客气司天的五行属性相同，故称为"天符年"，因而《素问·天元纪大论》云："应天为天符"。

刘温舒　论岁会

夫当年十干建运，与年辰十二律、五行相会，故曰岁会，气之平也。则不以阴年阳年，乃是取四时正中之月为四值承岁，子、午、卯、酉是也。而土无正位，各寄王于四季之末一十八日有奇，则通论承岁，辰、戌、丑、未是也。以上共八年。

外有四年：壬寅皆木，庚申皆金，是二阳年。癸巳皆火，辛亥皆水，是二阴年，亦是运与年辰相会而不为岁会者，谓不当四年正中之令故也。除二阳年，则癸巳、辛亥二阴年，虽不名岁会，亦上下五行相佐，皆为平气之岁。物生脉应，皆必合期，无先后矣。岁会八年中，内四年与司天气同，已入太一天符也。余并见前论中。

——宋·刘温舒《素问入式运气论奥·论岁会》

【提要】　本论阐述岁会的概念。岁会，指该年岁运的五行属性与该年年支的五行方位属性相同，这样的年份，叫做岁会年。《素问·六微旨大论》云："木运临卯，火运临午，土运临四季，金运临酉，水运临子，所谓岁会，气之平也。"所谓"临"，就是本运加临本气。例如，丁卯年，丁干的岁运为木运，卯的五行方位属性是东方属木的正位，故称"木运临卯"。岁会年，在六十年中有八年。甲辰、甲戌、己丑、己未、乙酉、丁卯、戊午、丙子。其中，己丑、己未、乙酉、戊午四年即属岁会年，又属天符年，因此单纯是岁会的年份，实际上只有四年。岁会之年气候变化较平缓。其原因与方位有关，如木运遇年支卯、寅卯属木而卯居正东方，大运与年支五行同属，恰当五方正位的年岁，故称之谓岁会年。

刘温舒　论同天符同岁会

六气循环，互司天地，太过不及，随于阴阳，制而为准。上中下气，输有符合。天符岁会，前已载之。运气与在泉，合其气化，阳年曰同天符，阴年曰同岁会。故六十年中，太一天符四年，天符十二年，岁会八年，同天符六年，同岁会六年。五者离而言之，共三十六年；和而言之，止有二十六年。经言二十四岁者，不言岁会也。不可不审。如是则通，变行有多少，病行有微甚，生死有早晏，按经推步，诚可知矣。

——宋·刘温舒《素问入式运气论奥·论同天符同岁会》

【提要】　本论阐述同天符、同岁会的概念。

同天符，是指凡逢阳干之年，太过岁运的五行属性与客气在泉之气的五行属性相同，为同天符年。《素问·六元正纪大论》云："太过而同天化者三……甲辰、甲戌太宫，下加太阴；壬寅、壬申太角，下加厥阴；庚子、庚午太商，下加阳明，如是者三。"又说："加者何谓？岐伯曰：太过而加同天符。"就是说，在六十年中，岁运太过之年的五行属性与客气在泉的五行属性相合的年份，有甲辰、甲戌、壬寅、壬申、庚子、庚午六年。甲辰、甲戌，甲为太宫用事，岁运属土运太过，而客气的在泉之气又是太阴湿土，于是，太过的土运与在泉之湿气相合而同化。壬寅、壬申年，壬为阳木太角用事，岁运是木运太过，而客气的在泉之气是厥阴风木，故太过的木运与在泉之风气相合而同化，共同作用。庚子、庚午年，庚为阳金太商用事，岁运是金运太过，而客气的在泉之气是阳明燥金，故太过的金运与燥气共同作用、相合而同化。可见在六十年中，同天符年有甲辰、甲戌、壬寅、壬申、庚子、庚午六年。在这六年中，甲辰、甲戌年，既属同天符，又属岁会，因此，单纯属于同天符年的年份只有四年。

同岁会，是指凡逢阴干之年，不及的岁运与客气的在泉之气五行属性相同的年份，为同岁会年。如《素问·六元正纪大论》："不及而同地化者亦三……癸巳、癸亥少徵，下加少阳。辛丑、辛未少羽，下加太阳。癸卯、癸酉少徵，下加少阴，如是者三。"又云："不及而加同岁会也。"可见，在六十年中，同岁会年有癸巳、癸亥、辛丑、辛未、癸卯、癸酉六年。其中，癸卯、癸酉、癸巳、癸亥是阴干之年，岁运为火运不及，而客气的在泉之气分别是少阴君火（热）和少阳相火（暑）在泉，不及的岁运的五行属性（火）与在泉之气的五行属性相同而同化。辛丑、辛未年，岁运为水运不及，丑未年是太阳寒水在泉，不及的岁运（水）与在泉之气的五行属性相同而同化。上述六年，均是不及的岁运与客气的在泉之气相合而同化，故是同岁会之年。自然界实际的气候变化，当是它们共同作用的结果和表现。

王肯堂 左右升降不前司天不迁正不退位解

旧岁在泉之右间，必升为新岁司天之左间。辰戌岁木欲升，而金窒抑之，则木郁而不前，病在肝。巳亥岁君火当升，丑未岁相火当升，而水窒抑之，则火郁而不前，病在心与包络。子午岁土欲升，而木抑之，病在脾。寅申岁金欲升，而火抑之，病在肺。卯酉岁水欲升，而土抑之，病在肾。及病之未发，即所在之经刺以舒之，药饵调之，须用其法。旧岁司天之右间，必降为新岁在泉之左间。丑未岁木欲降，而金窒抑之则木郁，当克金以扶木，治在手太阴、手阳明。寅申岁君火当降，辰戌岁相火当降，而水窒之则火郁，当克水以救火，治在足少阴、足太阳。卯酉岁土欲降，而木窒之则土郁，当克木以扶土，治在足厥阴、足少阳。巳亥岁金欲降，而火窒之则金郁，当克火以存金，治在心包络、手少阳。子午岁水欲降，而土抑之则水郁，当克土以扶水，治在足太阴、足阳明。折其所胜，以舒本经之郁。升之不前，亦非一端，或天星窒之，或中运胜之，或阴年气衰，司天未得迁正，即左间未得升天。降之不下，亦非一端，或地星窒之，或中运胜之，或去岁司天之气有余不退，即右间不得降地。更有升降俱不前者，前则胜己者布其化，后则郁极而发，已复大肆其威，即气交之变，各各不同，灾有微甚也。（汤批：按《内经》云：气交多主司天在泉之交，而未及在泉复交司天之交。以愚观之，左不升天，其变应主三气、四气之交；右不降地，其变应主终气、初气之交。以升天者在四气，降地者在初气故也。）非特左右间有升降不前也，司天亦有不迁正、不退位之患，辰戌年太阳司天，至大寒，交巳亥年厥阴司天，乃太阳不退位而复布，即厥阴不得迁正。至子午年，厥阴复布，则少阴不迁正。丑未年，少阴复布，则太阴不迁正。寅申年，太阴复布，则少阳不迁正。卯酉年，少阳复布，则阳明不迁正。辰戌年，阳明复布，则太阳不迁正。不迁正者，本年司天之气有郁，其过不尽在旧司天也，当泻新司天之郁以通之。不退位者，旧司天之气有余，其过不尽在新司天也，当折旧司天之气有余以退之。二法不同，各有精义。若在泉迁正、退位之化，即地产物应可验而得之。然天尊地卑，在泉之气总不若司天权重，故《经》未悉言也。（"五运失守三年化疫图"略）

五运失守之说，即前不退位、不迁正之义也。不退位、不迁正，病即见于本年者，其患浅，调之即已，故五运不为失守。若刚柔孤立，岁运气衰，郁极而发，三年化为疫疠。积之久，则中之者深。岁序再易，邪化大行，粗工不知，呼寒呼热。究之本年运气，又复不侔，遂谓运气之说未足凭信。不知病已受于三年前也。假如甲子阳年，土运太过，子午则少阴司天，阳明在泉，阳明属卯酉，甲与己合，则己卯为甲子在泉之化。如上年癸亥司天之气有余者，年虽交得甲子，厥阴犹尚治天，甲未得位，地已迁正，阳明己卯在泉，以癸亥之司天，临甲子之在泉，则上癸下己，不相奉和。癸己相会，土运大虚，反受木胜，即非太过。土运既窒，黄钟不应，木既胜而金来复，而本年司天少阴之气忽至，则木反助火而金微，木邪过甚，而甲己之土皆失守矣，后三年化成土疫。晚至丁卯，早至丙寅。大小善恶，推其司天在泉之气，与太一所居之宫。土疫将至，恐伤水脏，当先补肾，次泄脾气。又如甲至子合，司天已交，而下地己卯未得迁正，旧岁癸亥在泉之戊寅少阳不退位，甲戊不合，即土运非过，木乃乘虚而胜之，即有金复，三年之后，亦化土疠，治与土疫同。假如丙寅阳年，水运太过，寅申则少阳司天，厥阴在泉，厥阴属巳亥，丙与辛合，则辛巳为丙寅在泉之化，如旧岁乙丑司天之气有余者，年虽交得丙寅，太阴尚犹治天，丙未得位，地已迁正，厥阴辛巳在泉。以乙丑之司天，临丙寅之在泉，上乙下辛，地不奉天，乙辛相会，水运大虚，反受土胜，即非太过。太簇之管，太羽不应，土胜而雨化，木复即风，后三年化成水疫。晚至己巳，蚤至戊辰。甚则速，微则徐。水疫将至，恐伤火脏，当先补心，次泄肾气。又如丙至寅合，司天已交，下地辛巳未得迁正，上年在泉之庚辰太阳不退位，丙庚不合，即水运小虚，或有胜复，三年化为水疠，治如水疫。假如庚辰阳年，在泉为乙未，旧岁己卯天数有余，阳明犹尚治天，地已迁正，乙未太阴司地，天己卯而地乙未，乙己相会，金运太虚，反受火胜，即非太阳。姑洗之管，太商不应，火胜水复，三年化为金疫，速徐同前。金疫将至，恐伤木脏，当先补肝，次泄肺气。又如庚至辰应，司天已交，下地乙未未得迁正，上年在泉之甲午不退，庚甲不合，金运小虚，有小胜或无复，后三年化为金疠，治如金疫。假如壬午年，在泉为丁酉，旧岁辛巳天数有余，厥阴犹尚治天，地已迁正，丁酉阳明司地，天辛巳而地丁酉，辛丁相会，木运大虚，反受金胜，即非太过。蕤宾之管，太角不应，金胜火复，三年化为木疫。木疫将至，恐伤土脏，当先补脾，次泄肝气。又如壬至午应。司天已交，下地丁酉未得迁正，上年在泉之丙申不退，壬丙不合，木运小虚，有小胜小复，后三年化为木疠，状如木疫，治法同。假如戊申年，在泉为癸亥，旧岁丁未天数有余，太阴犹尚治天，地已迁正，癸亥厥阴在泉，天丁未而地癸亥，丁癸相会，火运大虚，反受水胜。夷则之管，上徵不应，三年化为火疫。火疫将至，恐伤金脏，当先补肺，次泄火气。又如戊至申应，治天交司，下地癸亥未得迁正，上年在泉之壬戌太阳不退，戊壬不合，火运小虚，有小胜或无复，后三年化为火疠，治如火疫。盖上干为刚，下干为柔，上干失位，柔地独主，其气不正，故有邪犯。下干失守，天运孤立，柔不附刚，亦足致戾也。夫阳年为太过，太过者气盛。《经》曰：气有余，则制己所胜而侮所不胜。其不及，则己所不胜，侮而乘之；己所胜，轻而侮之。太过之与不及，若是其悬殊也！一经上下失守，反为大虚，敌得乘之，郁为疫疠。五太如此，五少可知。阳年若此，阴年可知。虽气有微甚，差有浅深，或太过而反虚，或不及而得位，各随其年之气候，而静而验之：刚柔失位，则律吕异音；刚柔将合。则音律先同。明哲之士，固可豫决于先几也。

——明·王肯堂《医学穷源集·卷二·左右升降不前司天不迁正不退位解》

【提要】 本论对不迁正、不退位，以及三年化疫规律，进行了详细介绍。不迁正、不退位的运气格局《内经》称之为"刚柔失守"，包括两种情况：一是上年司天之气有余，使本年司天之气不得迁正，则在泉之气孤立无配，也就是本年司天在泉的刚柔配合，失去了正常的秩序，便属于刚柔失守；另一种情况是，上年在泉之气有余不退位，使本年在泉之气不得迁正，则司天之气孤立无配，为本年司天在泉刚柔配合失去了正常的秩序，也属于刚柔失守。刚柔失守则造成天运变化失常，三年左右就要变为较大的疫气。审察其天运的变化规律，及差异的微甚，差异微的疫气微，三年左右乃至，差异甚的疫气甚，也在三年左右疫气至。

4.2 九 宫 八 风

《灵枢》 九宫八风

太一常以冬至之日，居叶蛰之宫四十六日，明日居天留四十六日，明日居仓门四十六日，明日居阴洛四十五日，明日居天宫四十六日，明日居玄委四十六日，明日居仓果四十六日，明日居新洛四十五日，明日复居叶蛰之宫，曰冬至矣。

太一日游，以冬至之日，居叶蛰之宫，数所在日，从一处至九日，复返于一。常如是无已，终而复始。

太一移日，天必应之以风雨，以其日风雨则吉，岁美民安少病矣。先之则多雨，后之则多旱。

太一在冬至之日有变，占在君；太一在春分之日有变，占在相；太一在中宫之日有变，占在吏；太一在秋分之日有变，占在将；太一在夏至之日有变，占在百姓。所谓有变者，太一居五宫之日，疾风折树木，扬沙石。各以其所主占贵贱，因视风所从来而占之。风从其所居之乡来为实风，主生，长养万物；从其冲后来为虚风，伤人者也，主杀，主害者。谨候虚风而避之，故圣人曰：避虚邪之道，如避矢石然，邪弗能害，此之谓也。

是故太一入徙，立于中宫，乃朝八风，以占吉凶也。风从南方来，名曰大弱风，其伤人也，内舍于心，外在于脉，气主热。风从西南方来，名曰谋风，其伤人也，内舍于脾，外在于肌，其气主为弱。风从西方来，名曰刚风，其伤人也，内舍于肺，外在于皮肤，其气主为燥。风从西北方来，名曰折风，其伤人也，内舍于小肠，外在于手太阳脉，脉绝则溢，脉闭则结不通，善暴死。风从北方来，名曰大刚风，其伤人也，内舍于肾，外在于骨与肩背之膂筋，其气主为寒也。风从东北方来，名曰凶风，其伤人也，内舍于大肠，外在于两胁腋骨下及肢节。风从东方来，名曰婴儿风，其伤人也，内舍于肝，外在于筋纽，其气主为身湿。风从东南方来，名曰弱风，其伤人也，内舍于胃，外在肌肉，其气主体重。此八风皆从其虚之乡来，乃能病人。三虚相搏，则为暴病卒死。两实一虚，病则为淋露寒热。犯其两湿之地，则为痿。故圣人避风，如避矢石焉。其有三虚而偏中于邪风，则为击仆偏枯矣。

——《灵枢·九宫八风》

【提要】 本论阐述九宫八风理论模型的推演规则及其预示的病证特征。《黄帝内经》中有关九宫八风的记载，主要见于《灵枢经》的《岁露》和《九宫八风》。其他，如《素问》的《上古天真论》《金匮真言论》《移精变气论》《玉版论要》《脉要精微论》《八正神明论》《针解篇》《示从容论》《阴阳类论》等篇都有涉及。论中从人与天地密切相应的观念出发，根据天体的运行规律，提出了九宫图说。其推测方法是：确立中央和四正、四隅的九个方位，用以测定"四立""二分""二至"八个节气循序交换的日期，从而推知八方气候变化的正常或异常，及对人体的不利影响，示人预防疾病，有所依据。

《灵枢》 论太一移宫※*

正月朔日，太一居天留之宫，其日西北风，不雨，人多死矣。正月朔日，平旦北风，春，民多死。正月朔日，平旦北风行，民病多者，十有三也。正月朔日，日中北风，夏，民多死。正月朔日，夕时北风，秋，民多死。终日北风，大病死者十有六。正月朔日，风从南方来，命曰旱乡，从西方来，命曰白骨，将国有殃，人多死亡。正月朔日，风从东方来，发屋，扬沙石，国有大灾也。正月朔日，风从东南方行，春有死亡。正月朔日，天和温不风，籴贱，民不病；天寒而风，籴贵，民多病。此所谓候岁之风，残伤人者也。二月丑不风，民多心腹病；三月戌不温，民多寒热；四月巳不暑，民多瘅病；十月申不寒，民多暴死。诸所谓风者，皆发屋，折树木，扬沙石起毫毛，发腠理者也。

——《灵枢·岁露论》

【提要】 本论基于九宫方位，根据风所从来的方向与时间的关系，判定灾病可能发生的状况。九宫八风模型，是与阴阳五行学说有关的候风、候气之说。通过考察不同季节风的方位变换和冷暖强弱阴阳气化消长，来模拟或预测自然、社会及人体的基本运动规律。九宫八风理论模型的产生，与天文历法、观象授时有关，建立这一模型是作为占卜的工具。在医学上，《灵枢·九宫八风》等篇对于八风的内容多有涉及，这与古人希冀借助外在工具，推断自然气化，占卜人体状态的根本思维有关。在此基础上，古人通过不断地观察，总结出八风变换与人体疾病发生的规律，进一步将九宫八风的相关内容融入医学之中，从气化思维的角度，丰富了《黄帝内经》对疾病与预防的认识，同时也为养生防病理论提供了重要的参考和依据。

第二篇

生命论

概　要

　　【生命论】　　"生"是指人体具有生生不息的自我繁衍能力，具备自我调整和自我痊愈以求适应和延续的能力；"夫人生于地，悬命于天；天地合气，命之曰人"，此即为"命"，实指秉受于自然或者父母的禀赋，并对整个生命活动历程具有重要影响。基于对生命整体、内在机理，以及人体内外各种生命活动与现象关联性的认知，本范畴划分为七项内容：天人相应论、两精相搏论、精气神形论、生长壮老论、禀赋体质论、脏腑论和经络论。"天人相应论"是认知生命及其演化的基本前提，反映了生命过程无时无刻不与自然界发生联系和互动。"两精相搏"旨在说明生命个体始于两性的交感与和合，以及胚胎演变与性别分化等孕育基本过程。中医学对生命认知呈现整体性倾向。"精气神形论"是对生命活动现象与基本结构的整体概括，四者相互联系和影响，其中以神为主导。"生长壮老论"展现了生命的时间过程，每个阶段都有其特点，生长壮老已是每个生命体都必须经历的环节，此过程不可逆转。"禀赋体质论"阐述了由于受到先天气化和父母气血禀赋的差异所造成的影响，导致了生命个体都有其独特的气血阴阳特性、情志性格和疾病易感性。人体的一切活力和现象都是脏腑与经络功能的外现，二者是生命个体最为重要的内在机能活动。其中，"脏腑论"与"经络论"阐述了五脏与六腑各自的生理功能及其配属关系，通过经络"内属于腑脏，外络于肢节"的作用，脏腑、经络、腧穴、身形、官窍等全身组织和器官共同组成一个相互协调、相互为用的有机整体，以完成人体统一的机能活动。这种机能活动随着自然社会环境变化可进行自我调节，以维系机体内外环境的相对平衡和稳定，维持人体的正常生命活动。

1

天人相应论

1.1 人 合 天 常

《素问》 论人气通于天气※*

天地通于肺，地气通于嗌，风气通于肝，雷气通于心，谷气通于脾，雨气通于肾。六经为川，肠胃为海，九窍为水注之气。以天地为之阴阳，阳之汗，以天地之雨名之；阳之气，以天地之疾风名之。暴气象雷，逆气象阳。

——《素问·阴阳应象大论》

【提要】 本论根据天人合一的观念，运用比象的方法，阐述人体与自然界相通应的原理。

《素问》 论天地生人※*

天食人以五气，地食人以五味。五气入鼻，藏于心肺，上使五色修明，音声能彰；五味入口，藏于肠胃，味有所藏，以养五气，气和而生，津液相成，神乃自生。

——《素问·六节脏象论》

【提要】 本论阐述天地所生气味对人体生存的重要意义。风、暑、湿、燥、寒五气由鼻吸入，贮藏于心肺，其气上升，使面部五色明润，声音洪亮。酸、苦、甘、辛、咸五味入于口中，贮藏于肠胃，经消化吸收，五味精微内注五脏，以养五脏之气，脏气和谐而具备生化机能，津液随之生成，神气也就在此基础上自然产生了。气味反映了事物本质的属性，本论是为中药气味学说的理论基础。

《素问》 论人以天地气生四时法成※*

天覆地载，万物悉备，莫贵于人，人以天地之气生，四时之法成……夫人生于地，悬命于天，天地合气，命之曰人。人能应四时者，天地为之父母；知万物者，谓之天子。天有阴阳，人有十二节；天有寒暑，人有虚实。

——《素问·宝命全形论》

【提要】　本论阐述人生于天地之间，与天地相应。张介宾注："春应肝而养生，夏应心而养长，长夏应脾而养化，秋应肺而养收，冬应肾而养藏，故以四时之法成。"（《类经·十九卷·针刺类·九、宝命全形必先治神五虚勿近五实勿远》）人成形于地而命赋于天，地气和天气综合作用才有人的生命活动。人能适应四时阴阳的变化，则天之阳气、地之阴精就养育于人。

《灵枢》　论天人相参 ※*

足太阳外合清水，内属于膀胱，而通水道焉。足少阳外合于渭水，内属于胆。足阳明外合于海水，内属于胃。足太阴外合于湖水，内属于脾。足少阴外合于汝水，内属于肾。足厥阴外合于渑水，内属于肝。手太阳外合于淮水，内属于小肠，而水道出焉。手少阳外合于漯水，内属于三焦。手阳明外合于江水，内属于大肠。手太阴外合于河水，内属于肺。手少阴外合济水，内属于心。手心主外合于漳水，内属于心包。凡此五脏六腑十二经水者，外有源泉而内有所禀，此皆内外相贯，如环无端，人经亦然。故天为阳，地为阴，腰以上为天，腰以下为地。故海以北者为阴，湖以北者为阴中之阴；漳以南者为阳，河以北至漳者为阳中之阴；漯以南至江者，为阳中之太阳，此一隅之阴阳也，所以人与天地相参也。

——《灵枢·经水》

【提要】　本论采用比喻的方法，以自然界十二水的大小、深浅、远近，阐述人体十二经气血多少和循行内外、营灌全身的作用，体现出天人合一的基本观念。

《灵枢》　论经脉应十二月 ※*

经脉十二者，以应十二月。十二月者，分为四时。四时者，春秋冬夏，其气各异，营卫相随，阴阳已和，清浊不相干，如是则顺之而治。

——《灵枢·五乱》

【提要】　本论阐述人身十二经脉与十二个月相应，则经脉功能就可得以正常发挥。十二个月分四季，营卫之气与之内外相随，运行有序，阴阳协调，清浊的升降互不相干，这就适应了自然气化的规律，进而维持经脉功能正常。

《灵枢》　阴阳系日月

黄帝曰：余闻天为阳，地为阴，日为阳，月为阴，其合之于人，奈何？岐伯曰：腰以上为天，腰以下为地；故天为阳，地为阴。故足之十二经脉，以应为十二月，月生于水，故在下者为阴；手之十指，以应十日，日主火，故在上者为阳。

黄帝曰：合之于脉，奈何？岐伯曰：寅者，正月之生阳也，主左足之少阳；未者六月，主右足之少阳。卯者二月，主左足之太阳；午者五月，主右足之太阳。辰者三月，主左足之阳明；巳者四月，主右足之阳明。此两阳合于前，故曰阳明。申者，七月之生阴也，主右足之少阴；丑者十二月，主左足之少阴。酉者八月，主右足之太阴；子者十一月，主左足之太阴。戌者九月，主右足之厥阴；亥者十月，主左足之厥阴。此两阴交尽，故曰厥阴。

甲主左手之少阳，己主右手之少阳；乙主左手之太阳，戊主右手之太阳；丙主左手之阳明，丁主右手之阳明。此两火并合，故为阳明。庚主右手之少阴，癸主左手之少阴；辛主右手之太阴，壬主左手之太阴。

故足之阳者，阴中之少阳也；足之阴者，阴中之太阴也。手之阳者，阳中之太阳也；手之阴者，阳中之少阴也。腰以上者为阳，腰以下者为阴。

其于五脏也，心为阳中之太阳，肺为阴中之少阴，肝为阴中少阳，脾为阴中之至阴，肾为阴中之太阴。

黄帝曰：以治之奈何？岐伯曰：正月、二月、三月，人气在左，无刺左足之阳；四月、五月、六月，人气在右，无刺右足之阳；七月、八月、九月，人气在右，无刺右足之阴；十月、十一月、十二月，人气在左，无刺左足之阴。

黄帝曰：五行以东方为甲乙木主春。春者，苍色，主肝。肝者，足厥阴也。今乃以甲为左手之少阳，不合于数，何也？岐伯曰：此天地之阴阳也，非四时五行之以次行也。且夫阴阳者，有名而无形。故数之可十，离之可百，散之可千，推之可万，此之谓也。

——《灵枢·阴阳系日月》

【提要】　本论以天人相应的视角阐述人体与日、月、天干、地支相对应所表现的阴阳属性。论中手的十经与足的十二经分别与日序、月序相互对应，从天地四时的阴阳消长来应合这些经脉脉气的衰旺，也就是说明各经脉的衰旺与时序间的联系，由此出发而联系临床针刺。提醒人们在治疗时，考虑人体经脉气血衰旺的自然变化。这种重视时序自然变化对人体经脉气血的影响的观点，在针刺技术上逐步发展为后世的子午流注针法，此观点符合天人相应的总精神。但在具体运用时，若过分强调这一方面，而忽略具体病证的辨证论治，也是片面的。

《中藏经》　人法于天地论

人者，上禀天，下委地；阳以辅之，阴以佐之。天地顺则人气泰，天地逆则人气否。

是以天地有四时五行，寒暄动静。其变也，喜为雨，怒为风，结为霜，张为虹，此天地之常也。人有四肢五脏，呼吸寤寐。精气流散，行为荣，张为气，发为声，此人之常也。

阳施于形，阴慎于精，天地之同也。失其守则蒸热发，否而寒生，结作瘿瘤，陷作痈疽，盛而为喘，减而为枯，彰于面部，见于形体。天地通塞，一如此矣。

故五纬盈亏，星辰差忒，日月交蚀，彗孛飞走，乃天地之灾怪也；寒暄不时，则天地之蒸否也；土起石立，则天地之痈疽也；暴风疾雨，则天地之喘乏也；江河竭耗，则天地之枯焦也。鉴者决之以药，济之以针，化之以道，佐之以事。故形体有可救之病，天地有可去之灾。

人之危厄死生，禀于天地。阴之病也，来亦缓而去亦缓；阳之病也，来亦速而去亦速。阳生于热，热而舒缓；阴生于寒，寒则拳急。寒邪中于下，热邪中于上，饮食之邪中于中。

人之动止，本乎天地。知人者有验于天，知天者必有验于人。天合于人，人法于天。见天地逆从，则知人衰盛。人有百病，病有百候，候有百变，皆天地阴阳逆从而生。苟能穷究乎此，如其神耳！

——六朝·佚名氏《中藏经·卷上·人法于天地论》

【提要】　本论基于人与天地相应的思想，概要地论述了人与自然的关系，阐明了知人验天、知天验人的主旨。主要内容包括三个方面：其一，人禀天、委地而有形神的基本认识，论述人体气机能够调适取决于天地之气是否顺逆。其二，采用类比的方法，阐明天与人的正常和异常变化。其三，进一步论述了人之危厄、死生、动止都与天地相应，因此，可以见天地逆从，则知人衰盛。

陈无择　脏腑配天地论

韩子曰：形而上者谓之天，形而下者谓之地，介于其两间者谓之人。人受天地之中以生，莫不禀二气以成形。是以六气纬空，五行丽地，人则默而象之。

故足厥阴肝居于巳，手厥阴右肾居于亥，巳亥为天地之门户，故风木化焉。足少阴肾居于子，手少阴心居于午，子午得天地之正中，故君火位焉。足太阴脾居于未，手太阴肺居于丑，丑未为归藏之标本，故湿土守焉。足少阳胆居于寅，手少阳三焦居于申，寅申握生化之始终，故相火丽焉。足阳明胃居于酉，手阳明大肠居于卯，卯酉为日月之道路，故燥金行焉。足太阳膀胱居于辰，手太阳小肠居于戌，辰戌为七政之魁罡，故寒水注焉。此三才应奉，二气相须，不刊之说，如指诸掌。

至于五行六气，第相资生，亦莫不有自然之序。如厥阴风木生少阴君火，君火生太阴湿土，湿土生少阳相火，相火生阳明燥金，燥金生太阳寒水，顺天道而右旋，所谓运行也。

或问君火生土，土复能生相火，火复生金，其义何在？此生成之道也。相火既已发焰，晕晕灰灭，非土不成，未见虚空能聚火，金在矿，非火不能出。所以《河图》火七居西室，金九居南室，盖互显其成能也，若以一性而推之，无所不备。故木焚则为火，绞则为水；石击则为火，熔则为水。洲澶之内，江河竞注；大海之中，火光常起，此皆性之本有也，又何疑土中火、火中金。夫木火土金水，此乃常度，人皆知之；至于风暑湿燥寒，谓之揆度，鲜有能明其状者。故以木比风，以火比暑，以土比湿，以金比燥，以水比寒，仍以上下二气而配手足三阴三阳，则谓之奇度。又况五行各各不同，有正气，有太过，有不及。天地气化既然，人之脏腑亦然，感而为病，或外邪，或本气，或禀赋，必当推类，随三度而调之。非究心明道之士，孰能与此。

——宋·陈无择《三因极一病证方论·卷之二·脏腑配天地论》

【提要】　本论从天人相应的视角，阐释了人秉天地之气而生，人体脏腑经脉与天地六气的运动变化相应的规律。论中指出，五行有正气和太过、不及的不同程度，人体脏腑感受自然之气而致诸多疾病，或由外邪，或由本气，或由禀赋，需要多方面综合考虑分析。

李东垣　天地阴阳生杀之理在升降浮沉之间论

《阴阳应象论》云：天以阳生阴长，地以阳杀阴藏。然岁以春为首，正，正也；寅，引也。少阳之气始于泉下，引阴升而在天地人之上，即天之分，百谷草木皆甲坼于此时也。至立夏少阴之火炽于太虚，则草木盛茂，垂枝布叶，乃阳之用，阴之体，此所谓天以阳生阴长。《经》言"岁半以前，天气主之"，在乎升浮也。至秋而太阴之运，初自天而下逐，阴降而彻地，则金振燥令，风厉霜飞，品物咸殒，其枝独在，若乎毫毛。至冬则少阴之气，复伏于泉下，水冰地坼，万类周密，阴之用，阳之体也，此所谓地以阳杀阴藏。《经》言岁"半以后，地气主之"，在乎降沉也。

至于春气温和，夏气暑热，秋气清凉，冬气冷冽，此则正气之序也。故曰：履端于始，序则不愆。升已而降，降已而升，如环无端，运化万物，其实一气也。设或阴阳错综、胜复之变，自此而起，万物之中，人一也。呼吸升降，效象天地，准绳阴阳。盖胃为水谷之海，饮食入胃，而精气先输脾归肺，上行春夏之令，以滋养周身，乃清气为天者也。升已而下输膀胱，行秋冬之令，为传化糟粕转味而出，乃浊阴为地者也。

若夫顺四时之气，起居有时，以避寒暑，饮食有节，及不暴喜怒以颐神志，常欲四时均平而无偏胜则安。不然损伤脾，真气下溜，或下泄而久不能升，是有秋冬而无春夏，乃生长之用，陷于殒杀之气，而百病皆起，或久升而不降亦病焉。于此求之，则知履端之义矣。

——金·李东垣《脾胃论·卷下·天地阴阳生杀之理在升降浮沉之间论》

【提要】　本论基于对四时气候循环往复和物候特征的描述，阐述了人体自身气化也具有四时周流的规律。如饮食入胃，输精于肺而上行，如同春夏的气化特点；升已而降，下输膀胱，如同秋冬的气化特点。人体气化流行顺畅，则能够保持健康状态。一旦损伤脾胃，真气下流，便是春夏之时反行秋冬之气，这样"有秋冬而无春夏，乃生长之用，陷于殒杀之气，而百病皆起"。反之亦然。

刘完素　法明标本篇

夫大道始生于一气，一气分别清浊，升降而为二仪。天为阳，地为阴，其二也。天地阴阳各分三等，而太少不同，故有三阴三阳之六气也。天非纯阳，而亦有三阴；地非纯阴，而亦有三阳。是故天地各有三阴三阳，而为十二矣。

天之阴阳，应人之手；地之阴阳，应人之足，以应手足三阴三阳十二经脉也。故《经》曰：岁半之前，天气主之；岁半之后，地气主之。又《经》曰：身半之上，天气主之；身半之下，地气主之。然正谓脐以上应春夏，脐以下应秋冬。然春为天中之阳，夏为天中之阴，秋为地中之阳，冬为地中之阴。故《经》曰：天以阳生，地以阴长，地以阳杀阴藏。是以明其春生、夏长、秋收、冬藏之令也。是知寅卯辰为手三阳，巳午未为手三阴，申酉戌为足三阳，亥子丑为足三阴也。天地阴阳，其运以平为期，各无盛衰，则无胜复淫治灾眚之变。人之手足三阴三阳十二经脉亦然。和平各无盛衰，则无疾病；不和，则病由生也。

——金·刘完素《新刊图解素问要旨论·卷第七·法明标本篇》

【提要】　本论阐述了天地之间的万物均为一气所化，在人体一气分为手足三阴三阳六气，以应十二经脉。十二经脉各无盛衰则无疾病，不和则病由生。

王好古　人肖天地

且天地之形如卵，横卧于东、南、西、北者，自然之势也。血气运行故始于手太阴，终于足厥阴。帝曰：地之为下否乎？岐伯曰：地为人之下，太虚之中也。曰：冯乎？曰：大气举之也。是地如卵黄在其中矣！又曰：地者，所以载生成之形类也。《易》曰：坤厚载物，德合无疆。信乎天之包地，形如卵焉。故人首之上，为天之天；足之下，为地之天。人之浮于地之上，如地之浮于太虚之中也。地之西始于寅，终于丑；血之东根于辛，纳于乙，相随往来不息，独缺于乾巽，为天地之门户也。启玄子云：戊土属乾，己土属巽。《遁甲》曰：六戊为天门，六己为地户。此之谓也。《经》云：天地者，万物之上下；左右者，阴阳之道路；气血者，父母也；父母者，天地也。血气周流于十二经，总包六子于其中，六气，五行是也。无形者包有形，而天总包地也。天左行而西，气随之；百川并进而东，血随之。

——元·王好古《此事难知·卷上·人肖天地》

【提要】　本论类比天地之形状及方位，阐释了人体血气运行始于手太阴，终于足厥阴，认为五行六气对气血的运行状态存在深刻的影响。

周之干　论人合天地※＊

医道必欲明天地之道者，盖人生天地间，无处不与天地合也。即人之有病，犹天之阴阳不得其宜也。故人因饮食思虑、劳碌淫逸而生病者，人中之天自为病也。因五运六气外感而成病者，天中之人外伤而为害也。凡因天而病者实也，虽虚而必先实；因人自病者虚也，虽实而必先虚。虚实明而用药始无误矣。以天之风寒暑湿燥火之期，合之人身金木水火土之虚实，察天识病，见病思天，天时有犯无犯，犯之或轻或重，无不明显，而后以药治之，无不宜矣。盖药气俱偏，而用得其当，以治人病之偏者方自全也。

——明·周之干《周慎斋遗书·卷一·阴阳脏腑》

【提要】　本论阐述天地阴阳与人之密切关系。人之有病，犹天之阴阳不得其宜。饮食思虑，劳碌淫逸，如同外界环境对人体的不良影响。外感六淫之邪气而发病需考察自然界五运六气的状态。论中强调了人体正气对发病的影响，指出邪之所凑，其气必虚。只有辨明虚实而用药始无误。因此，在临床中，不仅要察天之虚实而识病，又要分析病情时关注天气的变化，方能周全。

孙一奎　问三才所同者于人身何以见之

生生子曰：人之与天地万物同者，同此理气也。朱子曰：人之与物，本天地之一气，同天地之一体也。故能与天地并立而为三才。《皇极经世》曰：天有四时，地有四支。四支各有脉也，一脉三部，一部三候，以应天数。神统于心，气统于肾，形统于首，形气交而神主其中，三才之道也。撄宁生《厄言》曰：天地非大气鼓鞴，则寒暑不能以时，潮汐不能以讯，霜露冰雪不能以其候。人身非此气鼓鞴，则津液不得行，呼吸不得息，血脉不得流通，糟粕不得传送也。《内经·阴阳应象大论》曰：天气通于肺，地气通于嗌，风气通于肝，雷气通于心，谷气通于脾，雨气通于肾。六经为川，肠胃为海，九窍为水注之气。《厄言》曰：人首尊而足卑。天地奠位也，脾肺相为母子，山泽通气也。肝胆主怒与动，雷风之相薄也。心高肾下，水火不相射也。此人之所以与天地参而为三也。

　　　　　　　　——明·孙一奎《医旨绪余·上卷·五、问三才所同者于人身何以见之》

　　【提要】　作者先后引用邵雍《皇极经世》、滑寿《撄宁生厄言》及《内经》之说，论证了人与天地万物同禀一气，人体亦体现出天地人三才的结构。

陈士铎　四时六气异同篇

　　天老问曰：五脏合五时，六经应六气，然《诊要经终篇》以六气应五脏而终于六经，《四时刺逆从论》以六经应四时而终于五脏，《诊要篇》以经脉之生于五脏而外合于六经，《四时刺逆从论》以经脉本于六气而外连于五脏，何也？岐伯曰：人身之脉气，上通天，下合地，未可一言尽也，故彼此错言之耳。天老曰：章句同而意旨异，不善读之，吾恐执而不通也。岐伯曰：医统天地人以立论，不知天，何知地，不知地，何知人。脉气循于皮肉筋骨之间，内合五行，外合六气，安得一言而尽乎，不得不分之以归于一也。天老曰：请问归一之旨。岐伯曰：五时之合五脏也，即六气之合五脏也；六气之应六经也，即五时之应六经也。知其同，何难知异哉。天老曰：善。

　　陈士铎曰：何尝异，何必求同；何尝同，不妨言异。人惟善求之可耳。

　　　　　　　　　　——清·陈士铎《外经微言·卷七·四时六气异同篇》

　　【提要】　本论阐述人身之脉气，上通于天，下合于地。作者认为，脉气循于皮肉筋骨之间，内合五行，外合六气；五时、六气合于五脏，同时外应六经。

黄元御　六气从化

　　天有六气，地有五行。六气者，风、热、暑、湿、燥、寒，五行者，木、火、土、金、水。在天成象，在地成形，六气乃五行之魂，五行即六气之魄。人为天地之中气，秉天气而生六腑，秉地气而生五脏。六气五行，皆备于人身。内伤者，病于人气之偏；外感者，因天地之气偏，而人气感之。

　　内外感伤，总此六气。其在天者，初之气，厥阴风木也，在人则肝之经应之。二之气，少阴君火也，在人则心之经应之。三之气，少阳相火也，在人则三焦之经应之。四之气，太阴湿土也，在人则脾之经应之。五之气，阳明燥金也，在人则大肠之经应之。六之气，太阳寒水也，在人则膀胱之经应之。

天人同气也，经有十二，六气统焉。足厥阴以风木主令，手厥阴火也，从母化气而为风。手少阳以相火主令，足少阳木也，从子化气而为暑。手少阴以君火主令，足少阴水也，从妻化气而为热。足太阳以寒水主令，手太阳火也，从夫化气而为寒。足太阴以湿土主令，手太阴金也，从母化气而为湿。手阳明以燥金主令，足阳明土也，从子化气而为燥。

盖癸水上升，而化丁火，故手少阴以君火司气，而足少阴癸水在从化之例。丙火下降，而化壬水，故足太阳以寒水当权，而手太阳丙火在奉令之条。木之化火也，木气方盛，而火气初萌，母强子弱，故手厥阴以相火而化气于风木。火气既旺，而木气已虚，子壮母衰，故足少阳以甲木而化气于相火。土之化金也，土气方盛，而金气初萌，母强子弱，故手太阴以辛金而化气于湿土。金气方旺，而土气已虚，子壮母衰，故足阳明以戊土而化气于燥金。母气用事，子弱未能司权，则子从母化，子气用事，母虚不能当令，则母从子化，所谓将来者进，成功者退，自然之理也。

——清·黄元御《四圣心源·卷二：六气解·六气从化》

【提要】 本论阐述了天之六气在人身分别对应肝经、心经、三焦经、脾经、大肠经和膀胱经，并从气化的角度对三阴三阳之标本从化予以说明。

沈受益　人身一小天地亦有南北两极论

按周天三百六十五度四分度之一，其间日月星辰之周流循环而不息者，有南北两极以为枢纽。二极居其所，而众星共之，星动而极不动，动主于静也。

《灵枢·五十营》篇曰：人经脉上下、左右、前后二十八脉，以应二十八宿，一呼气行三寸，一吸气行三寸，一万三千五百息，气行五十营于身，水下百刻，日行二十八宿，漏水皆尽，脉终矣。

夫人之营卫运行，无极以统之，焉得常周不休。心主与命门，即人身之南极北极也。心者，神之舍也。神藏不露而无为，五脏六腑之运行，莫不以心为君主，故《经》言"主明则下安"，"主不明则十二官危"。心之元神，即天之南极也。命门一点，为生气之原，藏于两肾中间，以为十二经脉之根本，必须锁钥闭固，即《经》所云"阴平阳秘，精气乃治"。肾之元气，即天之北极也。天之南极，入地三十六度，而位乎南，下为阴而南为阳，居阴位之阳也。人之心君位乎腹之上，腹为阴而上为阳，亦居阴位之阳。天之北极，出地三十六度，而位乎北，上为阳而北为阴，居阳位之阴也。人之命门，位乎背之下，背为阳而下为阴，亦居阳位之阴。

天之二极，对待以为中枢，而后运行不息；人之心君与命门，亦必神气相合，而后营卫得以周流不息。顾静者，动之根也，心为十二官之君主，而主乎静定，命门为十二经脉之根本，而主乎秘密，是即两极之居其所而不动也。

——清·唐大烈《吴医汇讲·卷四·人身一小天地亦有南北两极论》

【提要】 本论类比南北二极，阐述人体心与命门的重要性。心之元神为人身南极，命门之元气为人身北极。从人体部位来看，心处于阴中之阳，命门居于阳中之阴。心与命门，神气相合，周流不息。心为十二官之君主，而主乎静定；命门为十二经脉之根本，而主乎秘密。因此，二者静而守位，是保持人体健康状态的前提。

石寿棠 人身一小天地论*

人禀阴阳五行之气，以生于天地间，无处不与天地合。人之有病，犹天地阴阳之不得其宜。故欲知人，必先知天地。《易》曰：立天之道，曰阴与阳；立地之道，曰柔与刚。盖刚柔之质，即阴阳之气所凝结。故程子曰：凡有气，莫非天；凡有形，莫非地。又曰：地气不上腾，则天气不下降；天气降而至于地，地中生物，皆天气也。朱子曰：地居天中央不动，不是在下。（天之包地，如鸟卵之含黄。天大地小，表里皆水。地名地球。天圆，而地亦圆。曰地方者，谓地之德方，静而承天者也。）使天有一息之停，则地须陷下。此天包乎地之义也。以人言之，膈膜以上，肺与心与心包络，象天；膈膜以下，肝、胆、脾、胃、小肠、大肠、肾、三焦、膀胱，象地。《经》云：天枢（脐穴）以上，天气主之；天枢以下，地气主之。是以天枢居腹之中间者言之也。余以膈膜上下分天地者，以气之轻清者为天，气之重浊者为地言之也。然膈膜以下，主之者地气，而统之以运行者，实皆天气。匪直此也，凡皮肤、肌肉、经络、筋骨、脏腑之有形质而凝静者，皆象地，皆属阴；而皮肤、肌肉、经络、筋骨、脏腑之有空窍以运行者，皆象天，皆属阳。精（两神相抟，合而成形，常先身生，是谓精）、津（腠理发泄，汗出溱溱，是谓津）、涕（泪也）、唾（口液也）、气（上焦开发，宣五谷味，熏肤，泽毛，若雾露之溉，是谓气）、血（中焦受气取汁，变化而赤，是谓血）、液（谷入气满，淖泽注于骨，骨属屈伸，泄泽，补益脑髓，皮肤润泽，是谓液），犹天地之有月与水也；阳气，犹天地之有日与火也。故曰人身一小天地……人之身，肺为华盖，居于至高，一呼一吸，与天气相通，体极轻虚，用主肃降，肺固人之天也。不独肺之本脏为天，凡脏腑间经络及内外空窍之能通气者，皆莫非天。虽各脏腑之经络空窍，有各脏腑之本气以运行，如七政本天之运行一般，而要皆随肺气以运行，皆为肺气所贯通，肺固人之宗动天也，故曰肺主天气。肺气故名宗气，又名大气。地居天中，人在气中，天包乎地，气包乎质，天地与人，同一理也。夫在天则有日，在人则有心，心系于肺，犹日系于天；天为阳，日为阳之精，肺气为阳，心为阴中之太阳。天行健，一日一夜，周三百六十五度四分度之一，又进过一度，日行稍迟，一日一夜，周三百六十五度四分度之一，因天进一度，则日为退一度。人身肺之宗气，统心之营气，一日一夜，五十度周于身。每日自寅始，至丑终，终而复始，七日行足，方与天合度。故《易》曰：七日来复，以见天心。盖营气之行，必随宗气以行，所以十二经脉，首从肺起，每日寅时，百脉上朝于肺（人生于寅），肺主天气，其明证也。

——清·石寿棠《医原·卷上·人身一小天地论》

【提要】 本论阐述人以阴阳五行之气而生，人之生病如同天地阴阳不得其宜。从人体来看，膈膜以上为天，天气清轻；膈膜以下为地，地气重浊。此外，作者还阐述了宗气的概念，认为肺为人身天气，统摄一身之气；肺气又名宗气和大气，统领心之营气，所以十二经脉首从肺起，每日寅时，百脉上朝于肺。

唐容川 人身八卦

以八卦配人身：乾为首，坤为腹，震为足，巽为股，坎为耳，离为目，艮为手，兑为口。《易·系辞》此章近取诸身，实吾《医易通说》之根源。能将此章发明，则医道思过半矣。

乾，天也，阳也。首居上法天，鼻通呼吸以受生气，人之与天相通，全在于鼻。凡植物之头皆在下，本地亲下也。动物之头皆在上，本天亲上也。三阳经皆聚于头，故头面独不畏寒。头上之发全属太阳经，太阳象天，全包人身，而头上发际有如天顶。仲景《伤寒论》太阳病，先言脉浮，以见太阳如天，包于身外也。次言头痛，以见头为太阳所总司。用药升散，皆是乾为首之义。

坤为腹，三阴经皆会于腹也。腹非指大小肠，乃指腹中油网，西医名为腹统膜。在腹内为油网，生连于外，包筋连皮为肌肉，属于脾土。脾旺则膏油与肌肉无不肥厚。乾为首而统皮毛，坤为腹而主肌肉，二者相连，如地配天。观仲景桂枝汤解肌，必用大枣、甘草，并食热粥，填补腹中之膜油，益知肌肉是由腹外达矣。

震卦一阳在下，人身阳气自下而生，故是象震。人生三焦主少阳，乃肾水中之阳，发于命门。命门之膜，下为丹田气海，又下生筋，直抵足跟。下焦阳旺，其足乃温。仲景少阴经证，下利清谷，手足厥冷者，用四逆汤、白通汤，皆以附子为主，以生足下之阳。白通加猪胆汁人尿汤，尤合震卦二阴在上一阳在下之旨。震阳在人身即魂气也。黄坤载天魂汤，温养下焦，亦颇有理。巽卦阴生于下，阳应于上，配厥阴肝经，主血脉。脉中之膜，生出周身之膜。膜生筋，筋之大者下行于股。凡股胫焦削肿痛，皆属肝经。肝主血脉，股内尤属血分。

坎水配肾，肾开窍于耳，耳之中心有薄翳一层，包裹阳气，为听宫。耳窍外通，与空气相接，外边有声响，击动空气，则耳内薄翳应之，故能辨音。耳外空而内含阳气，是坎之中满之象。若耳内薄翳戳破，则一点阳气外散，坎之中爻见夺，不能辨声音矣。气虚耳鸣，则宜补肾，以复坎中之爻。然中爻之阳，又赖两爻之阴以封蛰之。设阴虚阳动，亦能耳鸣，宜滋肾阴。至于少阳经风火壅塞耳聋鸣者，是火扰其阴，不能成坎卦外阴内阳之象，须清火以还其阴爻，则耳自清澈。

离卦配心火，心中之神，昼出于目则醒，夜归于心则寐。神随天日以为昼夜，而目随醒睡以司光暗。眸子内阴而阳光外发，合于离体。眼科多主退火，是抑离阳之太过也。然亦有阳光不足，不能远视者。目闭则离火内敛不用。若睡中多梦，是目不用于外，而反用于内，皆离火妄动，心神不安之故。

艮为手。艮与震对观，震阳在下故配足，艮阳在上故配手。震阳是地下有雷声，一阳来复之阳也，故属下焦而主足。艮阳是春阳出于地以发生万物，冒土而出之阳也。故属胃经，乃胆中清阳上升，入胃外达于手。小儿胃中有食积则手心热，亦是一验。

兑上缺，象口，兑金属肺。肺气出于口。兑为泽，主津液，如天之露泽。口之为用，全在津液。时方甘露饮，治口干舌燥，是益兑上爻之阴也。霍乱口干，理中汤加人参、花粉，则合于兑卦之全体。

虽《内经》、仲景书未尝及《易》，然《易》通医，此章即是明文。其余为"心病、为耳痛""勿药有喜""艮其背""臀无肤"，皆通于医。在圣人借医明《易》，而余则因《易》知医。本此意以读书，或亦一隅之助耳。

——清·唐容川《医易通说·下卷·人身八卦》

【提要】 本论从医易相通的视角，阐述人体各部位与自然的通应关系，且以八卦配人身加以论述。作者认为，乾为首之义，含鼻通呼吸以受生气，三阳经皆聚于头，头上之发全属太阳经；坤为腹之义，含三阴经皆会于腹，坤为腹而主肌肉；震为足之义，为人生三焦主少阳，乃肾水中之阳，发于命门；坎为耳之义，为肾开窍于耳，耳外空而内含阳气；离为目之义，为心中之神，昼出于目则醒，夜归于心则寐；艮为手之义，以与震对观，震阳在下故配足，艮阳在上故配手。

1.2　人随气变

《素问》　论人气随天气变化※※

正月二月，天气始方，地气始发，人气在肝。三月四月天气正方，地气定发，人气在脾。五月六月天气盛，地气高，人气在头。七月八月阴气始杀，人气在肺。九月十月阴气始冰，地气始闭，人气在心。十一月十二月冰复，地气合，人气在肾。

——《素问·诊要经终论》

【提要】　本论依据天人相应的原理，阐述自然界的阴阳盛衰和寒暑更移与人体的关系；并指出不同时令、气候分别对应于人的不同脏腑和部位，即认为天气、地气、人气紧密关联，以示在诊治疾病中，应注意这些变化。

《素问》　论脉随阴阳二气变化※※

万物之外，六合之内，天地之变，阴阳之应，彼春之暖，为夏之暑，彼秋之忿，为冬之怒。四变之动，脉与之上下，以春应中规，夏应中矩，秋应中衡，冬应中权。是故冬至四十五日，阳气微上，阴气微下；夏至四十五日，阴气微上，阳气微下。阴阳有时，与脉为期，期而相失，知脉所分，分之有期，故知死时。微妙在脉，不可不察。察之有纪，从阴阳始。始之有经，从五行生。生之有度，四时为宜。补泻勿失，与天地如一。得一之情，以知死生。是故声合五音，色合五行，脉合阴阳。

——《素问·脉要精微论》

【提要】　本论阐述人体脉象与阴阳四时的变化相应。伴随四时气候的推移，脉象也随之而升降浮沉。春脉如规之象，夏脉如矩之象，秋脉如秤衡之象，冬脉如秤权之象。冬至到立春的四十五天，阳气微升，阴气微降；夏至到立秋的四十五天，阴气微升，阳气微降。四时阴阳的升降，是有一定的时间和规律的，人体脉象的变化亦与之相应。脉象变化与四时阴阳不相适应，即是病态。四时阴阳变化之微妙，都在脉上有所反映。

《素问》　论气血随天气变化※※

是故天温日明，则人血淖液而卫气浮，故血易泻，气易行；天寒日阴，则人血凝泣而卫气沉。月始生，则血气始精，卫气始行；月郭满，则血气实，肌肉坚；月郭空，则肌肉减，经络虚，卫气去，形独居。是以因天时而调血气也。

——《素问·八正神明论》

【提要】 本论阐述天地阴阳变化，影响人体气血虚实和针刺补泻的关系。"日"当做"曰"。人体血液的流畅和滋润作用，随天气寒温而变化；气血流利充实之状态、卫气之运行和肌肉之强弱，亦随月郭虚实而推移。所以，用针治病，要随天时的变化而调治其血气。

《素问》 论经脉与气候相应※*

夫圣人之起度数，必应于天地；故天有宿度，地有经水，人有经脉。天地温和，则经水安静；天寒地冻，则经水凝泣；天暑地热，则经水沸溢；卒风暴起，则经水波涌而陇起。

——《素问·离合真邪论》

【提要】 本论阐述人体经脉随气候变化的规律。天有二十八宿之度，人有十二经脉以应于天；地有十二经水，人有十二经脉以应于地。在天地气候温暖的时候，则经水亦安静；天气寒冷大地封冻的时候，则经水凝结；暑天酷热，大地热气上蒸，则经水亦沸腾满溢；在突然大风骤起的时候，则经水亦波涛汹涌。

《素问》 论人气随季节变化※*

是故春气在经脉，夏气在孙络；长夏气在肌肉，秋气在皮肤，冬气在骨髓中……春者天气始开，地气始泄，冻解冰释，水行经通，故人气在脉。夏者经满气溢，入孙络受血，皮肤充实。长夏者经络皆盛，内溢肌中。秋者天气始收，腠理闭塞，皮肤引急。冬者盖藏，血气在中，内着骨髓，通于五脏。

——《素问·四时刺逆从论》

【提要】 本论阐述体气血随四时变化。春时主生，天地之气开泄，水流气行，故人气在脉；夏时主长，经盛气满，故溢入孙络而皮肤充实。长夏主化，经脉络脉皆盛，内溢肌肉。秋时主收，人的腠理闭塞，所以皮肤收引缩急。冬时主藏，气血在中，内着骨髓，通于五脏。

《灵枢》 论人气与天地同纪※*

日中而阳陇为重阳，夜半而阴陇为重阴。故太阴主内，太阳主外，各行二十五度，分为昼夜。夜半为阴陇，夜半后而为阴衰，平旦阴尽而阳受气矣。日中而阳陇，日西而阳衰，日入阳尽而阴受气矣。夜半而大会，万民皆卧，命曰合阴，平旦阴尽而阳受气。如是无已，与天地同纪。

——《灵枢·营卫生会》

【提要】 本论阐述营卫之生会，与自然阳气盛衰相应。卫气和营气都是由水谷精微所化，但其循行规律有一定的区别。营气行于脉中，按十二经脉的顺序运行，依次往返，昼夜共五十次。卫气行于脉外，白天行于阳二十五周次，夜间行于阴也是二十五周次。在整个运行中，二者时时保持密切联系，并有几次相互会和。

《灵枢》 论病情随时间变化※※

黄帝曰：愿闻四时之气。岐伯曰：春生，夏长，秋收，冬藏，是气之常也，人亦应之，以一日分为四时，朝则为春，日中为夏，日入为秋，夜半为冬。朝则人气始生，病气衰，故旦慧；日中人气长，长则胜邪，故安；夕则人气始衰，邪气始生，故加；夜半人气入脏，邪气独居于身，故甚也。

——《灵枢·顺气一日分为四时》

【提要】 本论阐述疾病的旦慧、昼安、夕加、夜甚的现象及其原理。以一昼夜来分四时，早晨就像春天，中午就像夏天，傍晚就像秋天，夜半时就像冬天。早晨人体阳气升发，机能逐渐活跃，邪气衰退，所以病人在早晨感到清爽；中午，人体阳气逐渐隆盛，正能压邪，所以病情安静；傍晚，人的阳气开始收敛，机能渐渐衰退，邪气就相应的开始增强，所以病情加重；到了夜半，人的阳气闭藏于内脏，邪气却乘机大振，所以疾病就显得深重。

《灵枢》 论寒暑对气血的影响※※

阴阳者，寒暑也，热则滋雨而在上，根荄少汁。人气在外，皮肤缓，腠理开，血气减，汗大泄，皮淖泽。寒则地冻水冰，人气在中，皮肤致，腠理闭，汗不出，血气强，肉坚涩。

——《灵枢·刺节真邪》

【提要】 本论类比植物润枯、天寒地冻等自然现象，阐述气候寒温对于人体气血的影响。

陈士铎 天人一气篇

大挠问于岐伯曰：天有转移，人气随天而转移，其故何也？岐伯曰：天之转移，阴阳之气也。人之气亦阴阳之气也。安得不随天气为转移乎。大挠曰：天之气分春夏秋冬，人之气恶能分四序哉？天之气配日月支干，人之气恶能配两曜一旬十二时哉？岐伯曰：公泥于甲子以论天也。天不可测而可测，人亦不可测而可测也。天之气有春、夏、秋、冬，人之气有喜、怒、哀、乐，未尝无四序也。天之气有日、月，人之气有水、火，未尝无两曜也。天之气有甲、乙、丙、丁、戊、己、庚、辛、壬、癸，人之气有阳跷、阴跷、带、冲、任、督、阳维、阴维、命门、胞络、未尝无一旬也。天之气有子、丑、寅、卯、辰、巳、午、未、申、酉、戌、亥，人之气有心、肝、脾、肺、肾、心包、胆、胃、膀胱、三焦、大小肠，未尝无十二时也。天有气，人即有气以应之。天人何殊乎？

大挠曰：天之气万古如斯，人之气何故多变动乎？岐伯曰：人气之变动，因乎人，亦因乎天也。春宜温而寒，则春行冬令矣。春宜温而热，则春行夏令矣。春宜温而凉，则春行秋令矣。夏宜热而温，则夏行春令也。夏宜热而凉，则夏行秋令也。夏宜热而寒，则夏行冬令也。秋宜凉而热，非秋行夏令乎？秋宜凉而温，非秋行春令乎？秋宜凉而寒，非秋行冬令乎？冬宜寒而温，是冬行春令矣。冬宜寒而热，是冬行夏令矣。冬宜寒而凉，是冬行秋令矣。倒行逆施，在天既变动若此，欲人脏腑中不随天变动，必不得之数矣。

大挠曰：天气变动，人气随天而转移，宜尽人皆如是矣。何以有变，有不变也？岐伯曰：人气随天而变者，常也。人气不随天而变者，非常也。大挠曰：人气不随天气而变，此正人守其常也。天师谓非常者，予不得其旨，请言其变。岐伯曰：宜变而不变，常也。而余谓非常者，以其异于常人也。斯人也，必平日固守元阳，未丧其真阴者也。阴阳不调，随天气之变动，彼自行其阴阳之正令，故能不变耳。大挠曰：彼变动者何以治之？岐伯曰：有余者泻之，不足者补之，郁则达之，热则寒之，寒则温之，如此而已。

陈士铎曰：天人合一，安能变乎。说得合一之旨。

——清·陈士铎《外经微言·卷六·天人一气篇》

【提要】　本论阐述人体阴阳之气随天气而变化。天之四气，相应于人之喜怒哀乐；天有日月，应人之水火；天有十干，人有奇经八脉和命门、包络；天有十二地支，人有十二脏腑。人体阴阳的变化不能适应天气变化时，容易造成疾病。

尤在泾　四气

春气，少阳初升之气。阳方升而被抑，生气不达，则脏气内败，犹木郁则腐也。故曰：逆春气，则少阳不生，肝气内变。

夏为盛长之气，心为太阳之藏。夏气不长，则心气不充，不充则内空若洞也。故曰：逆夏气，则太阳不长，心气内洞。

秋气应收而反泄，秋真气不敛，燥反乘之，则清肃之化转为郁燠之化也。故曰：逆秋气，则太阴不收，肺气焦满。焦满，犹烦满也。

冬气应藏而不藏，则少阴之经气不归，而肾中之藏气独沉。左氏所谓乱气张脉，外强中干是也。故曰：逆冬气，则少阴不藏，肾气独沉。

——清·尤在泾《医学读书记·卷上·四气》

【提要】　本论阐述人体脏腑功能无法与四时相适应，便会产生疾病。春气为少阳，若生气不达，则肝气内变；夏气为太阳，若长气不充，则心气内变；秋气为太阴，若真气不敛，则肺气焦满；冬气为少阴，若经气不归，肾气独沉。

周学海　辨人身气血盛衰时日篇*

气阳而应日，血阴而应月。故暑则气泄，寒则气敛；日中则气壮，日下则气衰。所谓日中得病夜半愈，夜半得病日中愈者，阴阳乘除故也。月生人血渐盛，月死人血渐减。凡病在血分及失血诸证，有血盛邪无所容而病退者，有血减邪失所附而病亦退者。若夫精神之复，必在生明之候矣。故仲景于疟疾曰：以月一日发，当十五日愈。设不瘥，当月尽解。疟为卫邪入荣之病，故以晦朔决瘥剧之期也。昔尝患暑下血，以月满得病，血止后，神明不复，至次月朔日，顿见爽朗矣。世俗谓：久病以朔望病势增损定吉凶。岂诬也哉。

——清·周学海《形色外诊简摩·卷上·形诊生形类·辨人身气血盛衰时日篇》

【提要】　本论阐述人身气血阴阳状态与寒暑、日月盛衰相对应，故疾病状态下人身精神之复，必在日月生明之候。

恽铁樵　气血运行以四时为法则

春风，夏热，长夏湿，秋燥，冬寒，此不难索解也。肝风，心热，脾湿，肺燥，肾寒，此无从索解者也。何则？心肝脾肺肾，同是血肉，何得有寒热燥湿之分？而《内经》所以言此者，则以人之五脏配合四时之五气，故五脏之燥湿寒热，直谓之假定的可也。《内经》盖认定人为四时之产物，而又赖四时以生活者。大地苟无四时寒暑之变化，则动植不生；有四时寒暑，然后有生物。是人为四时之产物，乃确实之真理，放诸四海而准者也。天食人以五气，地食人以五味。气与味，皆四时为之。是人资四时以生，乃确实之真理，放诸四海而准者也。惟其如此，则人与四时自然息息相通。人身气血之运行，自然以四时为法则，而莫或违背。此为《内经》之基础，无丝毫含糊假借者。基础既正确，然后本此推论，则委曲悉当。

——民国·恽铁樵《群经见智录·卷一·四时为主第九·气血运行以四时为法则》

【提要】　本论阐述人资四时以生。作者认为"大地苟无四时寒暑之变化，则动植不生；有四时寒暑，然后有生物。"人身气血之运行，当以四时为法则。

1.3　地土方宜

《素问》　论高下阴阳二气不同※※

阴阳之气，高下之理，太少之异也。东南方，阳也，阳者其精降于下，故右热而左温。西北方，阴也，阴者其精奉于上，故左寒而右凉。是以地有高下，气有温凉。高者气寒，下者气热，故适寒凉者胀，之温热者疮，下之则胀已，汗之则疮已，此腠理开闭之常，太少之异耳。

——《素问·五常政大论》

【提要】　本论阐述由于地理有高下的不同，阴阳之气有多有少，所以气温有寒热的差异，由此带来人体所患病证的不同，且治则各异。气候寒凉处，易受寒邪而发生胀病；气候温热处，易受热邪而发生疮疡。用通下法则，胀病可以治愈；用发汗法则，疮病可以治愈。

王肯堂　方月图说

《经》曰：天不足西北，左寒而右凉；地不满东南，右热而左温。高者气寒，下者气热。崇高则阴气治之，污下则阳气治之。阳胜者先天，阴胜者后天。此地理之常，生化之道也。

王氏以中原之地剖为三分，以南北言，其一者自汉蜀江至南海，二者自汉江至平遥县，三者自平遥北山至蕃界北海。南方大热，中分寒热兼半，北分大寒。南北分外，寒热尤极，大热之分其寒微，大寒之分其热微。以东西言之，其一者自洴源县西至沙州，二者自开封县西至洴源，三者自开封县东至沧海也。东分大温，中分温凉兼半，西分大凉。大温之分，其寒五分之二；大凉之分，其热五分之二；温凉分外，温凉尤极，变为大暄大寒也。以气候验之，自开封至洴源，气候正与历候同。自开封东行校之，每一百里，秋气至晚一日，春气至早一日。自洴源西行校之，每四十里，春气发晚一日，秋气至早一日。南行、北行，莫不皆然。愚谓气候道里之说，未必尽准，而崇卑高下地里之偏胜，天气亦因而异其化，则有确不可易者。以中宫之寒，见于坎宫则为不及，见于离宫则为太过。中宫之热，见于坎宫则为太过，见于离宫则为不及。温凉如之，四隅从同。故每宫之地，分为小九宫，其寒热温凉之辨，义亦相通。即一郡一县，高下悬殊，何独不然。

要而言之，西北多山，东南多水。西北多燥，东南多湿。高山多雪，平川多雨。高山多寒，平川多热。五行偏治，六气淫胜，有由来矣。他如东方鱼盐之域，滨海傍水，民食鱼而嗜咸。西方沙石之域，水土刚强，民陵居而多风。北方地高陵居，风寒冰冽，民乐野处而乳食。南方地下水土弱，雾露之所聚，民嗜酸而食。方域既殊，赋禀各别，性情囿于嗜好，血气安于习俗，而疾病之中人因之。然西北之地未尝无水，东南之地未尝无山。南方多热，不无水土偏寒之方。北方多寒，不无气候偏温之邑。况一山之巅，面南则热，面北则寒。一水之涯，阳方则温，阴方则凉。小而验诸数十里之近，大而征诸万余里之遥，其象不同，其义则一。

关津之所樊界，山谷之所阻隔，封疆之所剖划，道里之所毗连，皆所以分畛域而异风土也。世之医士，足不出乎州郡，而欲以身历之境著书立说，播之天下，传之后世，以一概百，以近概远，吾未见其有济于世也。故不稔运气之说，则临事无定识。不明方隅之理，则拘墟而鲜通。学运气之学者，惟即方隅之不同，以求其与运气之相合，庶无谬举也夫！

——明·王肯堂《医学穷源集·卷二·方月图说·附：山川方隅气候不同论》

【提要】　本论阐述中原地区的地理情况，其意在于说明不同地域气候差异对人之体质的影响。此外，还强调了运气条件受地域的影响，实际应用须二者合参，不可拘泥于干支推算的格局。

李中梓　风土论

盖闻一病而治各不同者，地势使然也。五方之气不齐，而粗工杂合以治，岂知大体者哉。寿苍生者，不分畛域，有事四方，男子之常，奈之何不亟为究也。

东方之域，今之南直、浙江、山东、福建是也。于象为木，于时为春，天地之所始生也，禀东方之风气者多风。鱼盐之地，滨海傍水，其民食鱼而嗜咸，其利丰，故安其处。其味美，故恣其食。鱼者，假湿热而生，令人热中。盐入肾，肾属水，水制火，火属心，心主血，盐胜血，令人发热而阴伤。其民黑色而疏理，其病皆为痈疡，宜培土之基以御邪风，其治宜砭石。故砭石者，亦从东方来。

西方之域，今之陕西、四川是也。于象为金，于时为秋，天地之所收引也，禀西方之风气者多燥。地方高阜，陵居而多风，金气肃杀，水土刚强，其民不衣布帛，衣褐荐，食酥酪，形体脂肥，肤腠封闭，血气充实，故外邪不能伤。其病也，皆因七情、饮食、男女之过，其治宜毒药峻攻，可使遄已。故毒药者，亦从西方来。

北方之域，今之北直、山西是也。于象为水，于时为冬，天地之所闭藏也，禀北方之风气者多寒。地高陵居，风寒冰冽，其民乐野处而乳食，其病多寒中，宜益火之源，以消阴翳。其治宜灸焫，故灸焫者，亦从北方来。

南方之域，今之江西、两广、云、贵是也。于象为火，于是为夏，天地之所长养也，禀南方之风气者多热。其地卑下，水土孱弱，雾露所聚，岚瘴乘人，其民嗜酸，食不芬香，阳盛之处，故多赤色。味酸主敛，故皆致理。热气内伤，湿气外薄，加之嗜酸，肝经受损，故病挛痹，宜壮水之主，以制阳光。其治宜微针，故九针者，亦从南方来。

中央之域，今之河南、湖广是也。于象为土，于时为长夏，天地之所以生万物也，禀中央之风气者多湿。其地平以湿，四方辐辏，万物交归，故民食杂而不劳。《阴阳应象大论》篇曰"地之湿气，感则害皮肉筋脉。故其病多痿弱、气逆及寒热"也，当扶木之主以制土邪，其治宜导引按跷。故导引按跷者，亦从中央出也。

丹溪曰：西北之地多风寒，故患外感者居多。东南之地本卑湿，故患湿热者恒众。盖北方高阜，天不足西北而多风，南方卑下，地不满东南而多湿。方土之候，各有不齐，所生之病，多随土著。西方气厚，饮食倍常，居室俭素，元气不戕。一有疾病，辄用疏利，其病如脱。若夫东南体质柔脆，腠理不密，饮食色欲，与西北迥别，概用疏利，不几于操刃杀人耶。虽然西北固厚，安能人人皆实，东南固薄，安得人人皆虚，必观其人，因症而药，斯无一偏之弊耳。倘盈虚消息之故茫然，而欲强勉图功，不亦远乎？

——明·李中梓《删补颐生微论·卷之二·风土论》

【提要】 本论基于《素问·异法方宜论》加以发挥，依据五行学说，从地理位置、气候特点、气味阴阳、发病特征、适应治则、治疗手段等方面，阐述地域影响人体体质与发病的规律，及其调整原则与治疗手段。

2 平 人 论

2.1 两 精 相 搏

《灵枢》 论人始生，先成精※*

人始生，先成精，精成而脑髓生，骨为干，脉为营，筋为纲，肉为墙，皮肤坚而毛发长，谷入于胃，脉道以通，血气乃行。

——《灵枢·经脉》

【提要】 本论阐述人体的始生发育过程。人在孕育初起，先由男女之精媾和而成的，然后由精发育而生脑髓，以后逐渐形成人体，以骨为支柱，以脉道营藏血气灌溉周身，以坚劲的筋力约束骨骼，以肉为墙卫护内在的脏腑、筋骨、血脉，到皮肤坚韧之后毛发生长，人形即成。

褚 澄 精血

饮食五味，养髓、骨、肉、血、肌、肤、毛、发。男子为阳，阳中必有阴，阴之中数八，故一八而阳精升，二八而阳精溢。女子为阴，阴中必有阳，阳之中数七，故一七而阴血升，二七而阴血溢。阳精阴血，皆饮食五味之实秀也。方其升也，智虑开明，齿牙更始，发黄者黑，筋弱者强。即其溢也，凡充身、肢体、手足、耳目之余，虽针芥之沥，无有不下。凡子形肖父母者，以其精血尝于父母之身，无所不历也。是以父一肢废则子一肢不肖其父，母一目亏则一目不肖其母。

然雌鸟牝兽，无天癸而成胎者，何也？鸟兽精血，往来尾间也。精未通而御女以通其精，则五体有不满之处，异日有难状之疾。阴已痿而思色以降其精，则精不出，内败小便道涩而为淋；精已耗而复竭之，则大小便道牵疼，愈疼则愈欲大小便，愈便则愈疼。女人天癸既至，逾十年无男子合则不调，未逾十年思男子合亦不调；不调则旧血不出，新血误行，或溃而入骨，或变而之肿，或虽合而难以。合男子多则沥枯虚人，产乳众则血枯杀人，观其精血，思过半矣。

——南齐·褚澄《褚氏遗书·精血》

【提要】　本论阐述精血对于人体生长发育的重要性。作者认为，阴血能够使人智虑开明，齿牙更始，发黄者黑，筋弱者强，全身各部，无处不到。人体之精，适时而动则有利于身体健康；若不当施泻，或用之过度，都会发生疾病。

褚　澄　受形

男女之合，二情交畅，阴血先至，阳精后冲，血开裹精，精入为骨，而男形成矣；阳精先入，阴血后参，精开裹血，血入居本，而女形成矣。阳气聚面，故男子面重，溺死者必伏；阴气聚背，故女子背重，溺死者必仰。走兽溺死者，伏仰皆然。阴阳均至，非男非女之身；精血散分，骈胎、品胎之兆。父少母老，产女必羸；母壮父衰，生男必弱。古之良工，首察乎此，补羸女先养血壮脾，补弱男则壮脾节色；羸女宜及时而嫁，弱男宜待壮而婚。此疾外所务之本，不可不察也。

——南齐·褚澄《褚氏遗书·受形》

【提要】　本论阐释男女精血相合、产生生命及分为男女两性的基本过程。男女两性的阴阳属性，个体体质禀赋，源自父精母血。此外，论中还提出男女虚损补益治法的不同，及优生优育的原则。

刘完素　通明形气*

夫人之始生者，禀天地之阴阳，假父母之精血，交感凝结，以为胞胎矣。

先生右肾则为男，以外精内血，阴为里也。先生左肾则为女，以外血内精，阳为里也。其次肾生脾，脾生肝，肝生肺，肺生心。然脏为阴，故始于肾水而终于心火，以生其胜己也。其次自心生小肠，小肠生大肠，大肠生胆，胆生胃，胃生膀胱。然腑为阳，故始于小肠火而终于膀胱水也，以生其己胜矣。脏腑一定，自膀胱生三元，三元生三焦，三焦生八脉，八脉生十二经，十二经生十二络，十二络生一百八十孙络，一百八十孙络生一百八十缠络，一百八十缠络生三万六千系络，三万六千系络生三百六十五骨，三百六十五骨生五百筋脉，五百筋脉生六百五十五穴，六百五十五穴生八万四千毛窍。胎完气足，灵光入体，则与母分解，而生为人也。然当十月满足而生者，期之常也。或不然者，盖由灵光早晚之届也。自生之气，随其变蒸，而生其神智，爪发满也。然神者气之余也，智者意之余也，爪者筋之余也，发者血之余也，齿者骨之余也，皆发于生育之后，故言余也。

逮夫从道受生谓之性，所以任物谓之心，心有所忆谓之意，意有所思谓之志，事无不周谓之智，智周万物谓之虑，动以营身谓之魂，静以镇身谓之魄，思虑不得谓之神，冥然变化谓之灵，流行骨肉谓之血，保形养气谓之精，气清而快谓之营，气浊而迟谓之卫，众象备见谓之形，块然有阈谓之质，形貌可测谓之体，大小有分谓之躯，总括百骸谓之身。

——金·刘完素《新刊图解素问要旨论·卷第六·通明形气篇》

【提要】　本论阐述人之胚胎到出生，以及精神毕具的发育过程。作者认为，人乃禀天地之阴阳，假父母之精血，交感凝结而成；阐明了脏腑相生，以及三焦、奇经八脉、十二经脉、络脉、筋骨、穴位和毛窍次第相生的秩序；在形体皆备之后，神气自生；并辨析了性、心、意、志、智、虑、魂、魄、神、灵、血、精、营、卫、形、质、体、躯、身等概念涵义，可谓细致完备。

朱丹溪　受胎论

成胎以精血之后，先分男女者，褚澄之论，愚切惑焉。后阅李东垣之方，有曰：经水断后一二日，血海始净，精胜其血，感者成男；四五日后，血脉已旺，精不胜血，感者成女。此确论也。

《易》曰：乾道成男，坤道成女。夫乾坤，阴阳之情性也；左右，阴阳之道路也；男女，阴阳之仪象也。父精母血，因感而会，精之施也。血能摄精成其子，此万物资始于乾元也；血成其胞，此万物资生于坤元也。

阴阳交媾，胎孕乃凝，所藏之处，名曰子宫。一系在下，上有两岐，一达于左，一达于右。精胜其血，则阳为之主，受气于左子宫而男形成；精不胜血，则阴为之主，受气于右子宫而女形成。

或曰：分男分女，吾知之矣。男不可为父，女不可为母，与男女之兼形者，又若何而分之耶？余曰：男不可为父，得阳气之亏者也；女不可为母，得阴气之塞者也。兼形者，由阴为驳气所乘而成，其类不一。以女函男有二：一则遇男为妻，遇女为夫；一则可妻而不可夫。其有女具男之全者，此又驳之甚者。

或曰：驳气所乘，独见于阴，而所乘之形，又若是之不同耶？予曰：阴体虚，驳气易于乘也。驳气所乘，阴阳相混，无所为主，不可属左，不可属右，受气于两岐之间，随所得驳气之轻重而成形。故所兼之形，有不可得而同也。

——元·朱丹溪《格致余论·受胎论》

【提要】　本论阐述和发挥了李东垣提出的有关男女两性形成的机理。作者认为，父精母血相互交会，血能摄精，就成为生命的起始。胎孕交会之处为子宫，精胜血为男，血胜精为女。此外，还论述了不宜婚配生育的若干情况。

俞新宇　发育论

予尝谓男女受天地之全，阳施阴化，妙合自然，犹春气鼓荡万类，一伸葭管之灰，即枯荄磽土，勾萌毕达。所以然者，得阴阳之和而成充气之体也。造物独不全于人乎？盖由男精病于斫丧，女血苦于阻遏，日损日亏，奚嗣之望。故发育之理不薪于人，人自薪于发育耳。是以男莫先于聚精，精聚则神全，神全则本立；女莫先于调气，气调则血附，血附则经平，二者既得其理，发必中的，而生育矣。故云：女不孕，咎于经不调；交不孕，咎于精不射。然未达鼓琴之说欲成音响者，必先操缦以和其弦。一有不调，曲不成声，盖亦以其不可偏胜也。嗣育一端何以异此？今人不归咎于精血之不充，而谓数奇之不偶，皆不知本者也。

——明·俞新宇、王肯堂《胤产全书·卷二·发育论》

【提要】　本论阐述男女两性生育的基本原理，以及聚精、调气对于男女生育的重要作用。此外，还对男女孕育不成的疾病状态和调整原则进行说明。

俞新宇　孕成男女论

男女之分，亦皆有说，月候方住一日、三日、五日交会者成男，双日者成女。又云：阴气先至者成男，阳气先至者成女，又云：阴气先至者成男，阳气先至者成女，盖阴阳配合，二气交感。若阴血先至，阳精后冲，纵气来乘，血开裹精，阴外阳内则成坎卦而成男；若阳精先入，阴血后参，两傍横气来助，精开裹血，阴内阳外则象离卦而为女。故《脉诀》云：夫乘妻兮纵气露，妻乘夫兮横气助，子乘母兮逆气参，母乘子兮顺气护。《易》曰：乾道成男，坤道成女。乾坤，阴阳之性情也；左右，阴阳之道路也；男女，阴阳之仪象也。父精母血因感而会，精之泄，阳之施也；血能摄之，阴之化也。精成其骨，此万物之资始于乾元也；血成其胞，万物之资，生于坤元也。阴阳交媾，胎孕乃凝，胎之所居，名曰子宫，一系其下，上有两歧，一达于左，一达于右，精胜其血，及刚日阳时感者，则阳为之主，受气于左子宫，而男形成；精不胜血，及柔日阴时感者，则阴为之主，受气于右子宫，而女形成。是知男女之分已定，于万物资始，乾元之际，阴阳交媾之时，昧者不悟，妄有转女为男之法，是不明感交之理矣。

————明·俞新宇、王肯堂《胤产全书·卷二·孕成男女论》

【提要】　本论阐述孕育胎儿基本过程，以及性别差异的原因，认为阴阳精血盛衰和作用先后在男女两性生成过程中起到引导作用。

王肯堂　怀胎总论

乾道成男，坤道成女。男为阳，女为阴；气属阳，血属阴；男多气，女多血。阳清轻而阴重浊，气无形而血有形也。气无形故充满于中，血有形故流溢于外。然是血也，以其初而言，即先天真一之水。女子十四而天癸至，自此而始，如潮汐之不愆其期，然后血脉调和，病无由生，一失其期，而生育亦因以窒矣。故治女病以调经为先。善调经者，以顺气为主，气顺则经自调，经调则血常足。

是以月事既止，新血复生，一交媾而胚胎即结。血少精多，则精裹血而成男，血多精少，则血裹精而成女。欲得子者，以月事初止，三日之内，新血始生而气清，交感成胎者必男也；三日之后，新血渐多而气浊，交感成胎者必女也。有交感于三日之外而亦生男者，必其平日血虚不盛也；有交感于三日之内而亦生女者，必其平素血气大盛也。其又有血气足而月事又调，宜乎成胎而久不生育者，必男子精气不稠，或精寒不相交结，非女子之病；其有男子精血素充而又无子者，必女子子宫寒不能摄精，非男子之病。盖女子尺脉常盛，若沉细而迟，则知子宫之寒，或子宫不寒而亦无子，必其血不足，或痰有余也。

然血之不足，痰之有余，视其形之肥瘦而已。盖瘦人多血虚，血虚则不能凝精；肥人多湿痰，湿或流注于下焦，则痰血混淆，而化气不清，亦不能凝精也。肥人、瘦人而亦有子者，又何也？盖瘦人多血虚，道其常也。若月事既调，而无热症，则血常滋润而不枯，是以能生育也。

肥人多湿痰，亦道其常也。或肌肉不甚浮白，饮食无厚味，则湿痰亦少血气犹清，故能生育也。由是观之，则女子之血所以宰生化之机也；方其未成胎也，此血周流不息，应期而至，及其已成胎也。此血荣养于内以护发胎。

凡初孕即头眩恶心，其或呕吐，厌饮食而常思酸者，乃足厥阴肝经养胎也。肝主风，故头眩；肝有余，故恶心呕吐；肝胜脾，故厌饮食；肝喜酸，故思酸也。过此则诸经轮次养胎，七八月间两足浮肿，乃足太阴脾养胎也，脾主四肢，故足浮肿也。盖脾本足之阴经，胎气下堕，故见于足也。每一月则一经养之，十月则十经养之，十月足而产焉。其余二经，则又养于既产之后而化血为乳，乳亦血也。而其色白，盖胸前部位属太阴肺经，乃西方金色本白，血从而来，故变赤为白也。夫血皆资饮食以生者也，故既产而饮食倍于平日，以产后属阳明胃经养之，胃能化饮食，饮食能生血，血既足则化为乳。此特论胎前产后之事，原其本于血，归功于十二经。若胎产调理，又各具于诸症条中。

妇人脉常欲涩弱于男子，尺盛而右手大，是其常也。反此是逆。

——明·王肯堂《胎产证治·怀胎总论》

【提要】 本论阐述阴血在女子孕育过程中的重要性，认为"女子之血所以宰生化之机"；同时对孕期人体出现的诸多变化，从经脉养胎的作用加以解释。

王肯堂 胎前总论

如一两月经水不通，无病似病，呵欠倦怠，神思昏昏，手足软弱，其脉滑大而匀，或尺脉独动者，乃孕脉也。《经》云：阴搏阳别，谓之有子。搏者阴脉逼近于下，别者阳脉别出于上，阴中见阳，即滑脉是也。脉滑而动，是阴施阳化，须当有子。又少阴脉动甚者孕子也。手少阴属心，足少阴属肾，心主血，肾主精，精血交会则有娠。又，三部脉浮沉正等，无病而经不至者妊也。《脉经》云：左尺脉浮洪者男胎也，右尺脉浮洪者女胎也，两尺俱洪者为两男，俱沉实者为两女。

一月如露珠，足厥阴肝经养之。盖胎者血之始成，而肝则血之所藏，造化之相为合也。然受气之始，则足少阴肾经也。天一生水，得气最先，故男子先生左肾，女子先生右肾，而妇人右肾，亦以系胎，为胞之根蒂也。足厥阴养胎，多有恶心呕逆，盖肝常有余，本不能容物，有娠则肝气为胎所碍，故恶心呕逆。过此则别经养胎矣，以平肝顺气为主，君白芍以平肝，佐枳壳、砂仁、陈皮、苏子、乌药以顺气，藿香、白蔻、竹茹以止呕逆。或瘦人多热，更加芩、连。

二月如桃花瓣，足少阳胆经养之。此时腹中或动或不动，若吐逆思酸，则有孕明矣。以安胎为主，白术、黄芩为君，呕逆加陈皮、香附、枳壳、茯苓、芍药。

三月如蚕茧，手厥阴心包络养之。其脉滑疾，重按则不散，男女未有定形，宜用变女为男法。明雄精一块，重三四两者，以绛囊佩左胁下。是月相火所主，胎最易堕，慎之慎之。以白术补脾为主，黄芩清热，芎、归、芍补血，不问有病无病，即以五味为丸服。胎有可疑者，用验胎法以川芎末，一钱。五更时艾汤调服。微动为胎，若连服不动为血凝。

四月男女已分，男思酸味，女思淡味，始受水精以成血脉，手少阳三焦养之。其左脉疾者为男，右脉疾者为女，左右俱疾当主二男。

五月，足太阴脾经养之。脾主四季，五月之时，儿四肢皆成，其脉重手按之不散，但疾不滑者，五月胎也。

六月，足阳明胃经养之。脉喜洪长，迟涩防堕。

五月、六月胎不安者，或腹微痛，或腰痛，或饮食不美，用安胎饮，八物去苓，加黄芩、陈皮、苏梗、砂仁，或固胎饮，八物去茯苓，加黄芩，血虚痛加阿胶，痛者加砂仁。

七月，手太阴肺经养之。男向左胁动，女向右胁动，脉实大牢强者生，细小微弱者死，滑疾者儿将生也。若暴下恶水多者，其胎必堕，宜预防之，须频服安胎饮。

八月，手阳明大肠经养之。脉实大弦紧者生，沉细微弱者死。如胎不安者，单用砂仁末，但非八九月，不可多服。

九月，足少阴肾经养之。用达生散：大腹皮（钱半）、黄芩、白术、当归（各一钱）、人参、紫苏、甘草（各五分）。春加川芎，夏加黄芩，秋加泽泻，冬加砂仁，气虚倍参、术。气实加香附、陈皮，血虚倍加当归、生地，性急加柴胡，腹痛加木香，胎动加苏梗、地黄，渴加麦冬。

十月，五脏六腑俱备，纳天地之气于丹田，自当正产。当归、川芎、黄芩、白术、香附（各一钱）、甘草（二分）

——明·王肯堂《胎产证治·胎前总论》

【提要】　本论阐述孕期十月胚胎的逐月形态、滋养的经脉，母体正常的脉象、症状表现、调理方法等。

◆ 冯兆张　论初诞 ◆

夫天地肇分，阴阳始成，禀五行而具体，合四时以成形。一身象备一天，九脏类诸九有。父之精白而轻清，母之血黑而重浊，故阳胎气则轻清九分，阴时气则重浊十分。盖阴气不胜其阳则成男，阳气不胜其阴则成女。

妊娠十月各有所主，一月如珠露，二月绽似桃花，三月男女始分。男子先生左胁、左眼、左肾，女则反之。四月形体全；五月筋骨成；六月毛发生；七月游其魂，能动左手；八月游其魄，能动右手，而脏腑具；九月三转动，谷气入胃；十月满足神备而生。然究其实，则止二百七十日，实为定论。于中虚计一月，以应十月数也。故《经》曰：九九为上，八八次之，七七又次之。凡人之生，禀受二仪之气，会合三才之道。若三才各得其九，则三九二十七，即二百七十日而生，血气充足，精神纯实，相貌皆全，智性具通。八八者，三八二十四，即二百四十日而生。七七者，三才各得其七，三七二十一，即二百一十日而生。逾十月而生者，谓之太过。七八月而产者，谓之不及。太过者，血气荫之有余；不及者，血气养之不足。

大抵人得中道，乃即纯粹，阴阳得所，刚柔兼济，气血俱和，百脉相顺，心智明通，精神全备，脏腑充实，形体壮健。观其颅囟，斯可知矣。未周之儿，颅囟坚合，睛黑神情，口方背浓，骨粗臀满，肚软脐深，茎小卵大，齿细发润，声洪睡稳，气壮声清，形紧色紫，此乃受气得中者也。如二三周囟尚解开，手足挛缩，齿发未生，膝如鹤节，或五岁不行，手细脊瘦，色白形萎，气怯声浊，此皆受气不足者也。受气有六，筋、骨、肉、血、精、气是也。筋实则多力；骨实则早行立；血实则形瘦多发；肉实则少病；精实则灵利，多语笑而不怕寒暑；气实少发而体肥。然有外肥里虚，面白色，腹中气响，呕吐乳食，或便青粪，头大囟开，此乃胎气最弱，调理失宜，多变慢惊。

——清·冯兆张《冯氏锦囊秘录·杂症大小合参·卷三·论初诞》

【提要】 本论阐述生命个体生成和生长发育的基本过程，提出胎育及三岁以前各阶段生长状态的评判依据。作者认为，男女两性的生成，是阴阳二气的作用，并逐一论述了胚胎发育十月身体生长的特征。通过对筋、骨、肉、血、精、气观察，提出鉴别健康与发育不良小儿的方法。

《医宗金鉴》 胎孕之原

天癸先天生身气，精血后天化成形。男子二八天癸至，属阳应日精日盈。女子二七天癸至，属阴应月血月通。男女媾精乃有子，干道男成坤女成。

注：天癸乃父母所赋，先天生身之真气也。精血水谷所化，后天成形之本也。男子二八，先天肾气盛，天癸至，与后天所生之精会合而盈。然男子属阳，阳应日，故精盛而日举也。女子二七，先天肾气实，天癸至，与后天所生之血会合而盛。然女子属阴，阴应月，故血盛而月下也。所以至期男女媾，其先天真气，后天精血，阴阳会和，乃能有子也。当此阴阳会合时，阳盛自然成男，是乾道成男也。阴盛自然成女，是坤道自然成女也。

——清·吴谦《医宗金鉴·编辑妇科心法要诀·嗣育门·胎孕之原》

【提要】 本论阐述胎孕源自先天之天癸和后天之精血水谷，指出男女两性发育成熟后，精血相合，胎儿自然形成的规律。

《医宗金鉴》 分男女论

精血先后分男女，或以奇偶少多分，或以子宫左右定，是皆不晓个中因，欲识此中真消息，乾道阳男坤女阴。

注：分男女之说，先贤有以血先至，裹精则成男；精先至，裹血则成女。精血散分并裹则为骈胎、品胎之原者；有以月水尽后一、三、五日成男，二、四、六日成女，与夫经水断后一、二日成男，四、五日成女者；有以受气于左子宫成男，受气于右子宫成女者，皆各执一见，殊为不晓此中因也。盖独男独女之胎，可以日数论。骈胎、品胎，或男或女，亦可以日数论乎？稽之史载，一产三子、四子，有半男半女，或男多女少，男少女多者，则一、三、五日为男，二、四、六日为女之说，不可凭矣！抑岂有一日受男，而二日复受女之理乎？丹田，命门也，在男子曰精室，在女子曰子宫，形如合钵，并无两歧可分，曰左右，则是有两子宫矣。此说尤属不经。然则何以定之？亦惟以会合天人，阳盛乾道成男，阴盛坤道成女，斯足为确论耳。

——清·吴谦《医宗金鉴·编辑妇科心法要诀·嗣育门·分男女论》

【提要】 本论阐述男女两性形成的机理，并对历史上各家之见进行辨析，认为"阳盛乾道成男，阴盛坤道成女"，是两性分别最根本依据。

《医宗金鉴》 双胎品胎

古以双胎精气盛，不成男女或兼形，阴阳变常驳气盛，事之所有理难明。

注：古以双胎，乃精气有余，歧而分之，血因分而摄之故也。若男同孕者，刚日阳时也；女同孕者，柔日阴时也；男女同孕者，刚日阴时，或柔日阳时也。其他或有不成男女，男不可为父，女不可为母，与男女之兼形者，又皆阴阳变常，驳气所感，事之所有，理之所无，莫可稽考者也。

——清·吴谦《医宗金鉴·编辑妇科心法要诀·嗣育门·双胎品胎》

【提要】 本论阐述双男胎、双女胎及男女胎分别的形成机理，指出双胎及多胎形成，与父母精血充旺而分歧有关；而性别之分与受孕日时的阴阳属性有关。

沈又彭 受胎总论

李东璧曰：《易》云"男女媾精，万物化生；乾道成男，坤道成女"。褚澄言：血先至裹精则生男；精先至裹血则生女；阴阳均至，非男非女之身；精血散分，骈胎品胎之兆。《道藏》言：月水无后，一、三、五日成男，二、四、六日成女。东垣言：血海始净，一、二日成男，三、四日成女。《圣济》言：因气而左动，阳资之则成男；因气而右动，阴资之则成女。丹溪乃非褚氏而是东垣，主《圣济》左右之说立论，归于子宫左右之系，可谓悉矣。

窃谓褚氏未可非，东垣亦未尽是也。盖褚氏以气血之先后言，道藏以日数之奇偶言，东垣以女血之盈亏言，《圣济》、丹溪以子宫之左右言。各执一见，会而通之，理自得矣。盖独男、独女，可以日数论，骈胎、品胎，亦可以日数论乎？史载一产三子、四子，有半男、半女，或男多、女少，或男少、女多，则一、三、五日为男，二、四、六日为女之说，岂其然哉？褚氏、《圣济》、丹溪，主精血子宫左右之论为有见，而《道藏》、东垣日数之论为可疑矣。王叔和《脉经》以脉之左右浮沉，辨所生之男女；高阳生《脉诀》以脉之纵横逆顺，别骈品之胎形。恐臆度之见，非确论也。

王孟英按：《阅微草堂笔记》云：夫胎者，两精相搏，翕合而成者也。媾合之际，其情既洽，其精乃至。阳精至而阴精不至，阴精至而阳精不至，皆不能成；皆至矣，时有先后，则先至者气散不摄，亦不能成。不先不后，两精并至，阳先冲而阴包之，则阳居中为主而成男；阴先冲而阳包之，则阴居中为主而成女。此生化自然之妙，非人力所能为。故有一合即成者，有千百合而终不成者，愚夫妇所知能，圣人有所不知能，此之谓矣。端恪后人沈君辛甫云：胎脉辨别处，诚医者所当知。若受妊之始，竭以得男，何缘得女，生化之际，初无一定。诸家议论虽奇，无关损益，置之可也。

——清·沈又彭《沈氏女科辑要·卷上·第十一节·受胎总论》

【提要】 本论辨析了历代关于人体孕育的不同描述，阐述胎孕形成得自于男女两精并至，阳先冲而阴包之，则阳居中为主而成男；阴先冲而阳包之，则阴居中为主而成女。

2.2　生 长 壮 老

《素问》　论七八生长节律[*]

女子七岁，肾气盛，齿更发长。二七，而天癸至，任脉通，太冲脉盛，月事以时下，故有子。三七，肾气平均，故真牙生而长极。四七，筋骨坚，发长极，身体盛壮。五七，阳明脉衰，面始焦，发始堕。六七，三阳脉衰于上，面皆焦，发始白。七七，任脉虚，太冲脉衰少，天癸竭，地道不通，故形坏而无子也。

丈夫八岁，肾气实，发长齿更。二八，肾气盛，天癸至，精气溢泻，阴阳和，故能有子。三八，肾气平均，筋骨劲强，故真牙生而长极。四八，筋骨隆盛，肌肉满壮。五八，肾气衰，发堕齿槁。六八，阳气衰竭于上，面焦，发鬓颁白。七八，肝气衰，筋不能动，天癸竭，精少，肾脏衰，形体皆极。八八，则齿发去。

——《素问·上古天真论》

【提要】　本论阐述人体肾气对生长发育与生殖的关系。所论男女生长发育的几个阶段，基本上是符合实际的，具有重要学术价值。文中提出的"肾者主水，受五脏六腑之精而藏之，故五脏盛，乃能泻"的理论，指出了肾藏先天之精，必赖后天之精的充养；而肾气的盛衰，又能影响五脏六腑的功能活动。这种先后天之精的相互为用、相互依存的脾肾两脏的内在关系，以及肾与全身各脏器之间的关系，对中医学基础理论与临床各科的发展，有着极为重要的意义。

肾气的盛衰，还关系到人体性机能活动和生殖能力。这一理论对后世临床医学的发展，有着深远的影响。例如，冲任二脉与月经及生殖的关系，为后世妇科学的发展奠定了理论基础。临床对男子阳痿、遗精及女子不孕等病证从肾治疗，也是以这一理论为依据的。文中还提到肾与齿、发的关系，肝与筋的关系等。这种肾主骨，齿为骨之余，其华在发，以及肝主筋的理论，是脏象理论的主要内容。至于"道者，身年虽寿，能生子也"的论述，主要是以此来强调肾气在养生防病，延年益寿中的重要作用。

关于七七、八八，为生长发育的基数问题，诸家注解不一，现选录于下，以供研究。

王冰："老阳之数极于九，少阳之数次于七，女子为少阴之气，故以少阳之数偶之，明阴阳气和乃能生成其形体，故七岁肾气盛，齿更发长。老阴之数极于十，少阴之数次于八，男子为少阳之气，故以少阴数合之。《易》系辞曰：'天九地十，则其数也'"。

张介宾："七为少阳数，女本阴体而得阳数者，阴中有阳也……愚按：男子属阳，当合阳一致，女子属阴，当合阴数。而今女反合七，男反合八何也？盖天地万物之道，惟阴阳二气而已，阴阳作合，原不相离，所以阳中必有阴，阴中必有阳，儒家谓之互根，道家谓之颠倒，皆所以发明此理也。"（《类经·三卷·脏象类·十三、有子无子女尽七七男尽八八》）

《灵枢》　论人体以十年为阶段的成长规律[※]

人生十岁，五脏始定，血气已通，其气在下，故好走；二十岁，血气始盛肌肉方长，故好趋；三十岁，五脏大定，肌肉坚固，血脉盛满，故好步；四十岁，五脏六腑十二经脉，皆大盛以平定，腠理始疏，荣华颓落，发颇斑白，平盛不摇，故好坐；五十岁，肝气始衰，肝叶始薄，胆汁始减，目始不明；六十岁，心气始衰，若忧悲，血气懈惰，故好卧；七十岁，脾气虚，皮肤枯；八十岁，肺气衰，魄离，故言善误；九十岁，肾气焦，四脏经脉空虚；百岁，五脏皆虚，神气皆去，形骸独居而终矣。

——《灵枢·天年》

【提要】　本论阐述从出生到百岁这一段生命过程中，以十年为一阶段，在生理上、体态上、性格上的表现与变化。可见，自五十岁始，人体脏腑衰老以肝、心、脾、肺、肾为序，次递发生，终将形存而神去。

刘完素　论幼壮及老之血气盛衰※*

人之生也，自幼而至壮，自壮而老，血气盛衰，其各不同，不可一概治之。

六岁至十六岁者，和气如春，日渐滋长，内无思想之患，外无爱慕之劳，血气未成，不胜寒暑。和之违也，肤腠疏薄，易受感冒。和之伤也，父母爱之，食饮过伤。其治之之道，节饮食，适寒暑，宜防微杜渐，行巡尉之法，用养性之药，以全其真。

二十岁至五十岁，和气如夏，精神鼎盛，内有思想之患，外有爱慕之劳，血气方刚，不畏寒暑。和之违也，劳伤筋骨，冒犯八邪。和之伤也，以酒为浆，醉以入房。其治之之道，辨八邪，分劳佚，行守令之法，宜治病之药，当减其毒，以全其真。

五十岁至七十岁者，和气如秋，精耗血衰，血气凝泣，思虑无穷，形体伤惫。和之违也，百骸疏漏，风邪易乘。和之伤也，风雨晦明，饮食迟进。其治之之道，顺神养精，调腑和脏，行宪曹之权，施赈济之法，守令内恤，巡尉外护，宜保命之药，以全其真。

七十岁至百岁者，和气如冬，五脏空洞，犹蜕之蝉，精神浮荡，筋骨沮弛。和之违也，触物易伤，衣饮厚薄。和之伤也，大寒振栗，大暑煎熻。其治之之道，餐精华，处奥庭，行相傅之道，燮理阴阳，周流和气，宜延年之药，以全其真。夫如是，则调御中节，治疗得宜，阴阳协和，荣卫流畅。凡厥有生，同跻寿域矣乎。

——金·刘完素《素问病机气宜保命集·卷下·附：《素问》元气五行稽考》

【提要】　本论阐述人体生命从六岁始，以十年为周期的生命阶段规律，详细描述了各阶段的生理特征、病患特点及其保养方式方法。

李今庸　《素问》女子"七七"男子"八八"解*

本节论述人体生长发育和衰老的一般规律。所论人的生长发展，女子以"七"为准，男子以"八"为准；而论人的天癸绝竭，女子则以"七七"为期，男子则以"八八"为期。历代《素问》家于此，或置而未释，或释而未当，唯王冰注谓"老阳之数极于九，少阳之数次于七，女子为少阴之气，故以少阳数偶之"；"老阴之数极于十，少阴之数次于八，男子为少阳之气，故以少阴数合之"，其见解颇为精辟。然谓"老阴之数极于十"以"十"为"老阴"则欠妥，且对"女子七七""男子八八"之义亦遗而未释。这里本《素问》之义于王冰之注而进一步阐释之。

《灵枢·根结》说："阴道偶，阳道奇。"所谓"偶"即"双数"，二、四、六、八、十是也；所谓"奇"，即"单数"，一、三、五、七九是也。一、三、五、七、九等数为"奇"，属阳；二、四、六、八、十等数为"偶"，属阴。阴阳奇偶之数，为一切数字变化的基础，是计算世界万物的根本。在这十个根本数字里，一、二、三、四、五等前五数为生数，六、七、八、九、十等后五数为成数，故男女阴阳多少之数不用前五数而用后五数。其数虽有"十"，然"天地之至数"则是"始于一终于九"（见《三部九候论》），盖"十"已转化为大数，"九"为老阳之数，"七"为少阳之数，"八"为少阴之数，"六"为老阴之数，根据"阳数进，阴数退"的规律，女子属阴，其幼年为少阴之气，故以少阳数偶之，而以"七"为准；男子属阳，其幼年为少阳之气，故以少阴数合之，而以"八"为准，此阴阳气和乃能生成其形体也。然人的天癸绝竭，女子何乃以"七七"为期、男子何乃以"八八"为期？《周易·系辞下》说："天数五，地数五，五位相得而各有合天数二十有五，地数二十凡天地之数，五十有五，此所以成变化而行鬼神也。"天数、五的一、三、五、七、九等数加起来，为二十五个；地数五的二、四、六、八、十等数加起来，为三十个。天数二十五，地数三十，二者加起来共为五十五。女子属阴，其衰年为老阴之气，当合老阴之数，阴数退，故于天地之数"五十有五"中减去"六"而得"四十九岁"的"七七"之数；男子属阳，其衰年为老阳之气，当合老阳之数，阳数进，故于天地之数"五十有五"中增加"九"，而得"六十四岁"的"八八"之数，此生气告绝阴阳气不合而形体衰毁也。

——李今庸《读古医书随笔·〈素问〉女子"七七"男子"八八"解》

【提要】　本论对男女生长发育"七""八"之数进行阐释。作者根据"阳数进，阴数退"的规律，认为女子属阴，其幼年为少阴之气，故以少阳数偶之，而以"七"为准；男子属阳，其幼年为少阳之气，故以少阴数合之，而以"八"为准。女子属阴，其衰年为老阴之气，当合老阴之数，阴数退，故于天地之数"五十有五"中减去"六"而得"四十九岁"的"七七"之数；男子属阳，其衰年为老阳之气，当合老阳之数，阳数进，故于天地之数"五十有五"中增加"九"，而得"六十四岁"的"八八"之数。

2.3　小 儿 特 征

钱 乙 变蒸

小儿在母腹中，乃生骨气，五脏六腑，成而未全。自生之后，即长骨脉，五脏六腑之神智也。变者，易也。（《巢源》云：上多变气。）又生变蒸者，自内而长，自下而上，又身热，故以生之日后，三十二日一变。变每毕，即情性有异于前。何者？长生腑脏智意故也。何谓三十二日十段而上之，十日百段。三十二日计三百二十段，为一遍，亦曰一蒸。骨之余气，自脑分入龈中，作三十二齿。而齿牙有不及三十二数者，由变不足其常也。或二十八日，即至长二十八齿，以下仿此，但不过三十二之数也。凡一周遍，乃发虚热，诸病如是。十周则小蒸毕也。计三百二十日生骨气，乃全而未壮也。故初三十二日一变，生肾生志。六十四日再变生膀胱。其发耳与尻冷。肾与膀胱俱主于水，水数一，故先变。生之九十六日三变，生心喜。一百二十八日四变，生小肠。其发汗出而微惊。心为火，火数二，一百六十日五变，生肝哭。一百九十二日六变，生胆。其发目不开而赤。肝主木，木数三。二百二十四日七变，生肺声。二百五十六日八变，生大肠。其发肤热而汗或不汗。肺属金，金数四。二百八十八日九变，生脾智。三百二十日十变，生胃，其发不食，肠痛而吐乳。此后，乃齿生，能言知喜怒，故云始全也。太仓云：气入四肢，长碎骨于十变。后六十四日长其经脉，手足受血，故手能持物，足能行立也。《经》云：变且蒸，谓蒸毕而足一岁之日也。师曰：不汗而热者，发其汗，大吐者，微下，不可余治，是以小儿须变蒸。蜕齿者，如花之易苗。所谓不及三十二齿，由变之不及。齿当与变日相合也，年壮而视齿方明。

——宋·钱乙《小儿药证直诀·卷上·脉证治法·变蒸》

【提要】　变蒸，是古代医家用来解释婴幼儿生长发育规律的一种学说。古人认为，两岁以内的小儿，生长发育特别迅速，每隔一段时间即有一定的变化。如：智慧逐渐增长，表情逐渐活泼，身体逐渐增高，筋骨逐渐坚强。在此期间有一个变化和蒸腾的过程。针对这种过程，前人提出了"变蒸"学说。大多数医家对于变蒸学说持肯定意见，如钱乙、薛己、万全等，他们肯定了变蒸的基本理论，并提出了伴随着变蒸产生的婴幼儿生长发育的变化。如本论认为，小儿每次变蒸都会伴随着脏腑功能的明显进步。同时，多数文献还认为在变蒸的同时，会出现某些症状，如发热、微惊、耳冷、尻冷、不欲食、脉乱等。某些医家对不出现症状者，还用"暗变蒸"的理论来解释。如徐春甫在《古今医统大全·变蒸》中说："亦有胎气禀实，当其变蒸之候，皆无形证，自然一一变易知觉，此为暗变蒸也。"

朱丹溪　慈幼论*

人生十六岁以前，血气俱盛，如日方升，如月将圆。惟阴长不足，肠胃尚脆而窄，养之之道，不可不谨。童子不衣裳帛，前哲格言具在人耳。裳，下体之服。帛，温软甚于布也。盖下体主阴，得寒凉则阴易长，得温暖则阴暗消。是以下体不与帛绢夹厚温暖之服，恐妨阴气，实为确论。血气俱盛，食物易消，故食无时。然肠胃尚脆而窄，若稠黏干硬，酸咸甜辣，一切鱼肉、木果、湿面、烧炙、煨炒，但是发热难化之物，皆宜禁绝。只与干柿、熟菜、白粥，非惟无病，且不纵口，可以养德。此外生栗味咸，干柿性凉，可为养阴之助。然栗大补，柿大涩，俱为难化，亦宜少与。妇人无知，惟务姑息，畏其啼哭，无所不与，积成痼疾，虽悔何及。所以富贵骄养，有子多病，迨至成人，筋骨柔弱，有疾则不能忌口以自养，居丧则不能食素以尽礼。小节不谨，大义亦亏。可不慎欤！

至于乳子之母，尤宜谨节。饮食下咽，乳汁便通；情欲动中，乳脉便应；病气到乳，汁必凝滞。儿得此乳，疾病立至。不吐则泻，不疮则热。或为口糜，或为惊搐，或为夜啼，或为腹痛。病之初来，其溺必甚少，便须询问，随证调治。母安亦安，可消患于未形也。夫饮食之择，犹是小可。乳母禀受之厚薄，情性之缓急，骨相之坚脆，德行之善恶，儿能速肖，尤为关系。

或曰：可以已矣！曰：未也。古之胎教，具在方册，愚不必赘。若夫胎孕致病，事起茫昧，人多玩忽，医所不知。儿之在胎，与母同体，得热则俱热，得寒则俱寒，病则俱病，安则俱安。母之饮食起居，尤当慎密。

——元·朱丹溪《格致余论·慈幼论》

【提要】 本论阐述人在 16 岁之前，血气俱盛，阴长不足，肠胃脆窄的身体状态，从衣物穿着和饮食起居等方面提出了若干摄养方法。作者特别强调了乳母情志状态对乳儿具有影响。如"乳母禀受之厚薄，情性之缓急，骨相之坚脆，德行之善恶，儿能速肖"，因此，"母之饮食起居，尤当慎密"。

薛铠 变蒸

巢氏云：小儿变蒸者，以长气血也，变者上气，蒸者体热。仲阳云：变者，易也。又云：变蒸者，自内而长，自下而上，又身热。故每变毕，即觉性情有异于前，何者？长生脏腑、意智故也。何谓三十二日长骨添精神？人有三百六十五骨以象天数，以应期岁，以分十二经络。自初生至三十二日一变，生癸属足少阴经，肾藏精与志。六十四日二变一蒸，生壬属足太阳经膀胱腑，其发耳与骬冷，肾与膀胱合，俱主于水，天一生水，地六成之。至九十六日三变，生丁属手少阴经心，心藏神。其性为喜。至一百二十八日四变二蒸，生丙属手太阳经小肠腑，其发汗出而微惊。心与小肠合为火，地二生火，天七成之。至一百六十日五变，生乙属足厥阴经，肝藏魂，喜哭。至一百九十二日六变三蒸，生甲属足少阳经胆腑，其发目不闭（一作开）而赤。肝与胆合主木，天三生木，地八成之。至二百二十四日七变，生辛属手太阴经，肺藏魄，主声。至二百五十六日八变四蒸，生庚属手阳明经大肠腑，其发肤热而汗或不汗。肺与大肠合主金，地四生金，天九成之。至二百八十八日九变，生己属足太阴经，脾藏意与智。至三百二十日十变五蒸，生戊属足阳明经胃腑，其发不食、腹痛而吐乳。脾与胃主土，天五生土，地十成之。又手厥阴经心包络为脏，手少阳经三焦为腑。此一脏一腑俱无状，故不变而不蒸也。前十变五蒸，乃天地之数以生成之。此后如生齿能言知喜怒，故云"始全"也。太仓云：气入四肢，长碎骨于十变后六十四日为一大蒸，计三百八十四日，长其经脉，手受血故能持物，足受血故能行立。《经》云：变且蒸，谓蒸毕而足一岁之日有余也。师曰：不汗而热者，发其汗；大吐者微止，不可别治。又六十四日为二大蒸，计四百四十八日。又六十四日为三大蒸，计五百一十二日，至五百七十六日，变蒸既毕，儿乃成人也。

变者生五脏也，蒸者养六腑也；变者上气，蒸者发热。每经一变一蒸，情态即异。轻则发热微汗，其状似惊；重则壮热脉乱而数，或汗或吐，或烦啼躁渴。轻者五日解，重者七八日解，其候与伤寒相似。亦有变蒸之余，续感寒邪者，但变蒸则耳冷骬冷，上唇发泡如浊珠。若寒邪搏之，则寒热交争，腹中作痛，而啼叫之声，日夜不绝。变者，易也。蒸于肝，则目眩微赤；蒸于肺，则嚏咳毛耸。凡五脏六腑筋脉骨，循环各有证应，其治法平和者解表之，实热者微利之，可服紫霜丸、黑散子、柴胡汤。有寒无热并吐泻、不乳、多啼者，当归散、调气散主之。变蒸之外，小儿体貌情态，自然平和。大抵人得中和之道，以为纯粹，阴阳得所，刚柔兼济，气血和而百脉顺。所以心智益通，精神俱备，脏腑充实，形体固壮，齿细发黑，声洪睡稳。此乃受气充足，禀性得中而无疾尔。前症盖小儿所不免者，虽勿药亦可也。前药峻烈，非惟脏腑之不胜，抑且反伤气血。余常见一小儿，至一变发热有痰，投抱龙丸一粒，卒至不救，观此可验。慎之慎之！其有不热不惊，略无症候而暗变者，盖受胎气壮实故也。

——明·薛铠、薛己《保婴撮要·卷一·变蒸》

【提要】　本论除了阐述变蒸的基本过程，还对变蒸过程中可能出现的诸多症状进行辨析，并提出了相应的治疗方法。此外，对小儿的正常状态也进行了描述。

万　全　变　蒸

变蒸非病也，乃儿长生之次第也。儿生之后，凡三十二日一变，变则发热，昏睡不乳，似病非病也。恐人不知，误疑为热而汗下之。诛伐无过，名曰大惑。或误以变蒸得于胎病中者。

或曰：儿之生也，初无变蒸，既生之后，当以三十二日一变，至于三百八十四日之后，又无变者何也？曰：初无变蒸者，藏诸用，阴之阖也；中有变者，显诸仁，阳之辟也；终无变者，阴阳阖辟之机成，故不复蒸也。故儿之初生，语其皮肉，则未实也；语其筋骨，则未坚也；语其肠胃，则谷气未充也；语其神智，则未发开也。只是一块血肉耳。至于三百八十四日，然后脏腑气足，经络脉满，谷肉果菜，以渐而食，方成人也。

或曰：变蒸之日，必以三十二日者何也？曰：《易传》云：生生之谓易。易者，变易也。不变不易，不足以见天地生物之心。人有五脏六腑，以配手足十二经络。腑属阳，以配阳卦三十二；脏属阴，以配阴卦三十二。取其一脏一腑，各以三十二日一小变，六十四日一大变。阳卦之爻，一百九十二，合岁并闰月，凡三百八十四爻，所以变蒸一期之日，三百八十四，以应六十四卦爻之数也。

或曰：三十二日一小变，六十四日一大变。所生者何物也？所生之物，亦有说欤？曰：形既生矣，复何生也？所生者，五脏之知觉运动也。故初生三十二日一变，生足少阴肾癸水，肾之精也；六十四日二变，生足太阳膀胱壬水，而肾之一脏一腑成矣。此天一生水也。水之精为瞳子，此后始能认人矣。九十六日三变，生手少阴心丁火，一百二十八日四变，生手太阳小肠丙火，而心与小肠一脏一腑之气足矣。此地二生火也。火之精为神，此后能嬉笑矣。一百六十日五变，生足厥阴肝乙木，一百九十二日六变，生足少阳胆甲木，而肝与胆一脏一腑，受气足而神合矣。此天三生木也。木之精为筋，此后能坐矣。二百二十四日七变，生手太阴肺辛金，二百五十六日八变，生手阳明大肠庚金，而肺与太阳一脏一腑之气足矣。此地四生金也。金之精为声。此后始能习人语矣。二百八十八日九变，生足太阴脾己土，三百二十日十变，生足阳明胃戊土，乃脾胃一脏一腑之气足矣。此天五生土也。土之精为肉，脾胃主四肢，此后能匍匐矣。三百五十二日十一变，生手厥阴心包络，三百八十四日十二变，生手少阳三焦配肾，肾主骨髓，自此能坐、能立、能行矣。

变蒸已足，形神俱全矣。正如蚕之眠，不如是不足成人矣。凡一变之过，则筋骨手足以渐而坚，知觉运动以渐而发，日异而月不同。曰变者，变易也；曰蒸者，发热也。祖训云：变蒸虽是胎病，非胎热胎毒可比矣。此少阴生长之气，发育万物者。儿之强者，虽有是病不觉，气弱者始见。如变后形体渐长，知识渐增，反为无病儿也，故无治也。古方黑子散，姑置之可也，其间或有未及期而发热者，或有变过热留而不除者，抑或他故，须详察之。如昏睡不乳，则不须治，待其自退。

——明·万全《幼科发挥·卷之一·变蒸》

【提要】 本论阐述变蒸基本过程及各阶段的特征性表现，认为辨蒸的目的在于促进五脏之知觉运动发育。

张生甫 小儿稚阳非纯阳

吾不解夫世之业儿科者，目小儿为纯阳之体，相率传为定论。不思小儿脏腑娇嫩，筋骨柔弱，气血未充，所谓阳者，真稚阳耳。道家谓赤子始生，纯阴属坤，自一岁以至三岁，长元气六十四铢，一阳生乎复卦，五岁二阳生乎临卦，八岁三阳生乎泰卦，十岁四阳生乎太壮，十三岁五阳生乎央卦，其元气各以次递长，直至十六岁，六阳生乎乾卦，共长元气三百八十四铢，方全纯阳之体。《经》谓：二八肾气盛，天癸至，精气溢泻是也。今何于幼稚之时，辄谓纯阳之体？此说一倡，小儿受其害者不知凡几。每遇外感内伤等证，寒凉不已，恣意克伐，幼稚之阳，剥削殆尽，所以往往变为虚寒慢惊者有之。前哲有鉴于此，故制逐寒荡惊等汤，急用桂、附、炮姜回阳者，良有以也。不然，其堪妄投大热阳药，尚能起病而不增变乎？则业是道者，亦可知所返矣。

——民国·张生甫《医学达变·小儿稚阳非纯阳》

【提要】 本论阐述小儿非纯阳之体而应是稚阳之体，应时刻加以顾护。作者认为，小儿脏腑娇嫩，筋骨柔弱，气血未充，故为稚阳，并从道家元气学说进行佐证。临床上也应考虑小儿阳气柔嫩的生理，不能过用寒凉，恣意克伐。

匡调元 "纯阳之体"与"稚阴稚阳之体"

这是中医学关于小儿体质特征的二种主要学说，历来争论较多。"纯阳"说最早见于我国第一部儿科学专著《颅囟经》中，称："凡孩子三岁以内，呼为纯阳，元气未散。"钱乙《小儿药证直诀》说："小儿纯阳，无烦益火。"方贤《奇效良方》则将小儿在七八岁以前时称为纯阳，说："古云男子七岁曰齔，生其原阳之气；女子八岁曰齔，其阴阳方成。故未满髫齔之年，呼为纯阳。"万全《育要家秘》说："小儿纯阳之气，嫌于无阴。"刘完素《河间六书》说："大概小儿病者纯阳，热多冷少也。"徐灵胎在《医学源流论》中说："盖小儿纯阳之体，最宜清凉"；在《慎疾刍言·小儿》中又说："小儿之疾，热与痰二端而已。盖纯阳之体，日抱怀中，衣服加暖，又褓褓之类，皆用火烘，内外俱热，热则生风，风火相煽，乳食不歇，则必生痰。"叶天士《临证指南医案》亦强调："褓褓小儿，体属纯阳，所患热病最多。"倡言"纯阳之体"者认为小儿处在生长发育旺盛时期，禀少阳生发之气，"体禀纯阳"，罹病之后，多易于热化。因此，在治疗上偏重于寒凉药物之应用，而力避辛温之品，因恐温药动阴助热化火。

但有不少学者不同意"纯阳"之说，认为若此说只见其阳，无视其阴，则与祖国医学阴阳学说相违背，如果只有阳没有阴，则"孤阴不生，独阳不长"，小儿决不会生机蓬勃，更不会迅速发育。因此，余梦塘《保赤存真》中提出了"稚阴稚阳"之说。他认为："真阴有虚，真阳岂有无虑……此又不可徒执纯阳之论也。"罗整齐《鳊溪论选》也说："小儿年幼，阴气未充，故曰纯阳，原非阳气之有余也，特稚阳耳！稚阳之阳，其阳几何？"吴鞠通《温病条辨·解儿难》说："俗传小儿纯阳，此丹灶家言，谓其未曾破身耳，非盛阳之谓。小儿，稚阳未充，稚阴未长者也。"吴氏认为小儿"脏腑薄，藩篱疏，易于传变，肌肤嫩，神气怯，易于感触。"这是符合小儿脏腑生理病理的实际情况的。对于这点，古籍中也有不少极好的论述，如《诸病源候论》说："小儿始生，肌肤未成"，"小儿脏腑之气软弱多虚"。张子和《儒门事亲》说："小儿初生之时，肠胃绵脆，易饥易饱，易虚易实，易寒易热。"王肯堂《幼科证治准绳》说："盖小儿初生襁褓，未有七情六欲，只是形体脆弱，血气未定，脏腑精神未完。"基于这种观点，他们在治疗上则常以温补为主，故陈士铎《石室秘录》说："小儿之病，虚者十之九，实者十之一，故药宜补为先。"陈复正《幼幼集成》说："至云小儿阳火有余，不知火之有余，实由水之不足。"由此可见，小儿气血未充，脏腑软弱，无论生理机能、物质代谢还是形态结构都没有达到完善的境地，而是形气未足、处于逐步成熟的过程中，因此在治疗时注意扶正的一面是有理有据的。

我们论小儿体质特征取"稚阴稚阳"之说，此说不仅在理论上比较全面，而且能更好地指导临床实践。同时，我们认为所谓稚者，即尚未成熟之意，稚阴稚阳者，阴阳均见不足。因此，"稚阴稚阳"之说不仅适用于新生儿时期，而且适用于整个幼年期。从理论上讲甚至直到青春发育期终了之前均是适用的，只是随着年龄的增长而阴阳、脏腑、气血日趋完善，其"稚"的程度，日益减少而已。

——匡调元《中医体质病理学·第三章：体质生理学·一、年龄体质学》

【提要】　本论对小儿为"纯阳之体"抑或"稚阴稚阳之体"两种观点进行辨析，认为后者符合儿童体质实际特点，能够为临床实践提供指导。

匡调元　小儿"肝常有余、脾常不足"论

《幼科发挥》称："云肝常有余，脾常不足者，此即是本脏之气也。盖肝乃少阳之气，儿之初生，如木方萌，乃少阳生长之气，以渐而壮，故有余也。肠胃脆薄，谷气未充，此脾所以不足也。"

由于小儿脏腑尚未完臻，胃肠道的机能较低，消化酶的活力较弱，饮食一有不调，容易超过胃肠的耐受能力及适应能力，易引起消化及营养紊乱，而肠壁通透性、肝脏屏障功能较弱，因此对外来刺激的抵抗能力较差，易寒易热，易虚易实，这确是小儿病理上的一个特点。虽然五脏六腑均嫌娇弱，但相比之下以脾胃脆弱尤为突出。小儿原已胃小，而发育快，对营养要求较高，故易饮易饱，如果喂养不当，饮食不洁则常常可导致消化不良，或为呕吐，或为腹泻。故小儿消化系统疾病极为多见。若于既病之后，不善调理，或本来即系营养不良，以致骨弱肌瘦，为积为疳。这种情况中医即称为"脾气不足"。

至于小儿"肝气有余"与中枢神经系统的发育未臻完善有关。小儿脑皮层发育较弱，神经细胞的分化不全，以及神经纤维的髓鞘形成不全，故小儿皮质下中枢的发育占优势，皮层的抑制活动是低下的，因此，小儿的兴奋性高，并易出现效应。加上小儿抵抗力差，易受外邪侵袭，或伤于饮食而发热。发热既高，往往引起抽风搐搦之证。中医认为"诸风掉眩，皆属于肝"，故从病机而论此该属"肝气有余"。此等情况在临床上确是常见的。故"肝常有余，脾常不足"

论对于小儿临床治疗和防病工作具有指导意义。

此外，小儿之肺尤为娇嫩。呼吸道黏膜比较薄，腺体分泌较少，故易干燥，加之人肺是暴露在体表的内脏，无时无刻不与外界空气接触，风寒暑湿燥火六淫之邪随时可以入侵犯肺。小儿腠理细弱而多汗，易受寒热之侵，（皮毛与肺互为表里）亦常传邪至肺。每当秋冬季节小儿肺炎几占住院病儿之一半，是为明证。

——匡调元《中医体质病理学·第三章：体质生理学·一、年龄体质学》

【提要】　本论从病机上阐述小儿体质"肝常有余""脾常不足""肺脏娇嫩"的特点。

2.4　老年特征

陈　直　论老年形证脉候※

《上古天真论》曰：女子之数七，丈夫之数八。女子七七四十九，任脉虚，冲脉衰，天癸竭。地道不通。丈夫八八六十四，五脏皆衰，筋骨解堕，天癸尽，脉弱形枯。女子过六十之期，丈夫逾七十之年，越天常数。上寿之人，若衣食丰备，子孙勤养，承顺慈亲，参行孝礼，能调其饮食，适其寒温，上合神灵，下契人理，此顺天之道也。

高年之人，形羸气弱，理自当然。其有丈夫、女子，年逾七十，面色红润，形气康强，饮食不退，尚多秘热者，此理何哉？且年老之人，痿瘁为常，今反此者，非真阳血海气壮也。但诊左右手脉，须大紧数，此老人延永之兆也。老人真气已衰，此得虚阳气盛，充于肌体，则两手脉大，饮食倍进，双脸常红，精神强健，此皆虚阳气所助也。须时有烦渴膈热，大腑秘结，但随时以平常汤药，微微消解，三五日间，自然平复。常得虚阳气存，自然饮食得进，此天假其寿也。切不得为有小热，频用转泻之药通利，苦冷之药疏解。若虚阳气退，复归真体，则形气尪羸，脏腑衰弱，多生冷疾，无由补复。

若是从来无虚阳之气，一向惫乏之人，全在斟量汤剂，常加温补，调停饘粥，以为养治，此养老之先也。

——宋·陈直《寿亲养老新书·卷之一·形证脉候》

【提要】　本论阐述老年之人气血特点、养生原则和用药法度。

王　珪　论衰老*

少壮既往，岁不我与。孔子曰：及其老也，血气既衰，戒之在得。盖因马念车，因车念盖，未得之虑得之，既得之虑失之，趑趄嗫嚅而不决，寤寐惊悸而不安。

夫二五之精，妙合而凝，两肾中间，白膜之内，一点动气，大如箸头，鼓舞变化，开阖周身，熏蒸三焦，消化水谷，外御六淫，内当万虑，昼夜无停，八面受攻。由是神随物化，气逐神消，荣卫告衰，七窍反常，啼号无泪，笑如雨流，鼻不嚏而出涕，耳无声而蝉鸣，吃食口干，寐则涎溢，溲不利而自遗，便不通而或泄。由是真阴妄行，脉络疏涩，昼则对人瞌睡，夜则独卧惺惺。故使之导引按摩以通彻滞固，漱津咽液以灌溉焦枯。若叩齿集神而不能敛念，一曝十寒而徒延岁月。虽云老者非肉不饱，肥则生风；非人不暖，暖则多淫。侥幸补药者，如油尽添油，灯焰高而速灭。老子云：以其厚生，所以伤生也。况有明修礼貌，暗伏奸雄。曲蘖腐其肠胃，脂粉惑其清真。孤阳独盛，水谷易消。自恃饮啖过人，恣造欺天之罪。宿缘既尽，恶报临头。其或厌饫沉酣，身居勤俭，志益贪婪，方聚长毛之毡，忽作女子之梦。宋齐丘《化书》云：悭贪者化为狗，暴勇者化为虎。虽然身未迁谢，业已成行矣。

——元·王珪《泰定养生主论·卷之二·论衰老》

【提要】　本论阐述人体衰老源于命门动气受到内外多种因素侵害而致亏损。为此，须集神敛念，是养生之大关键。

朱丹溪　养老论

人生至六十、七十以后，精血俱耗，平居无事，已有热证。何者？头昏，目眵，肌痒，溺数，鼻涕，牙落，涎多，寐少，足弱，耳聩，健忘，眩运，肠燥，面垢，发脱，眼花，久坐兀睡，未风先寒，食则易饥，笑则有泪，但是老境，无不有此。

或曰：《局方》乌附丹剂，多与老人为宜，岂非以其年老气弱下虚，理宜温补？今子皆以为热，乌附丹剂将不可施之老人耶？余晓之曰：奚止乌附丹剂不可妄用，至于好酒腻肉，湿面油汁，烧炙煨炒，辛辣甜滑，皆在所忌。

或曰：子何愚之甚耶？甘旨养老，经训具在。为子为妇，甘旨不及，孝道便亏。而吾子之言若是，其将有说以通之乎？愿闻其略。予愀然应之曰：正所谓道并行而不悖者，请详言之。古者井田之法行，乡闾之教兴，人知礼让，比屋可封。肉食不及幼壮，五十才方食肉。强壮恣饕，比及五十，疾已蜂起。气耗血竭，筋柔骨痿，肠胃壅阏，涎沫充溢，而况人身之阴难成易亏，六、七十后阴不足以配阳，孤阳几欲飞越，因天生胃气尚尔留连，又藉水谷之阴，故羁縻而定耳！所陈前证，皆是血少。《内经》曰：肾恶燥。乌附丹剂，非燥而何？夫血少之人，若防风、半夏、苍术、香附，但是燥剂且不敢多，况乌附丹剂乎？

或者又曰：一部《局方》，悉是温热养阳，吾子之言，无乃谬妄乎？予曰：《局方》用燥剂，为劫湿病也。湿得燥，则豁然而收。《局方》用暖剂，为劫虚病也。补肾不如补脾，脾得温则易化而食味进，下虽暂虚，亦可少回。《内经》治法，亦许用劫，正是此意。盖为质厚而病浅者设，此亦儒者用权之意。若以为经常之法，岂不大误！彼老年之人，质虽厚，此时亦近乎薄，病虽浅，其本亦易以拨，而可以劫药取速效乎？若夫形肥者血少，形瘦者气实，间或可用劫药者，设或失手，何以取救？吾宁稍迟，计出万全，岂不美乎？乌附丹剂其不可轻饵也明矣。至于饮食，尤当谨节。夫老人内虚脾弱，阴亏性急。内虚胃热则易饥而思食，脾弱难化则食已而再饱，阴虚难降则气郁而成痰。至于视听言动，皆成废懒。百不如意，怒火易炽。虽有孝子顺孙，亦是动辄扼腕。况未必孝顺乎！所以物性之热者，炭火制作者，气之香辣者，味之甘腻者，其不可食也明矣。虽然肠胃坚厚，福气深壮者，世俗观之，何妨奉养，纵口固快一时，积久必为灾害。由是观之，多不如少，少不如绝，爽口作疾，厚味措毒，前哲格言，犹在人耳，可不慎欤！

或曰：如子之言，殆将绝而不与，于汝安乎？予曰：君子爱人以德，小人爱人以姑息。况施于所尊者哉。惟饮与食，将以养生，不以致疾。若以所养转为所害，恐非君子之所谓孝与敬也。然则，如之何则可？曰：好生恶死，好安恶病，人之常情。为子为孙，必先开之以义理，晓之以物性，旁譬曲喻，陈说利害，意诚辞确，一切以敬慎行之，又次之以身先之，必将有所感悟，而无捍格之逆矣。吾子所谓绝而不与，施于有病之时，尤是孝道。若无病之时，量酌可否？以时而进，某物不食，某物代之，又何伤于孝道乎？若夫平居闲话，素无开导诱掖之言，及至饥肠已鸣，馋涎已动，饮食在前，馨香扑鼻，其可禁乎？《经》曰：以饮食忠养之。"忠"之一字，恐与此意合，请勿易看过。

予事老母，固有愧于古者，然母年逾七旬，素多痰饮，至此不作。节养有道，自谓有术。只因大便燥结时，以新牛乳、猪脂和糜粥中进之，虽以暂时滑利，终是腻物积多。次年夏时，郁为粘痰，发为胁疮。连日作楚，寐兴陨获。为之子者，置身无地，因此苦思而得节养之说。时进参、术等补胃、补血之药，随天令加减，遂得大腑不燥，面色莹洁，虽觉瘦弱，终是无病。老境得安，职此之由也。因成一方，用参、术为君，牛膝、芍药为臣，陈皮、茯苓为佐。春加川芎；夏加五味、黄芩、麦门冬；冬加当归身，倍生姜。一日或一帖或二帖，听其小水才觉短少，便进此药。小水之长如旧，即是却病捷法。后到东阳，因闻老何安人性聪敏，七十以后稍觉不快，便却粥数日，单进人参汤数帖而止。后九十余无疾而卒。以其偶同，故笔之以求是正。

——元·朱丹溪《格致余论·养老论》

【提要】　本论阐述老人的生理特点是精血俱耗且内有热证，阴不足以配阳，孤阳几欲飞越。老人的脏腑气血状态，容易造成内虚胃热，易饥而思食；脾弱难化，食已而再饱；阴虚难降，气郁而成痰。

3

禀赋体质论

3.1 禀　　赋

《灵枢》　论禀赋※＊

黄帝问于岐伯曰：愿闻人之始生，何气筑为基，何立而为楯，何失而死，何得而生？岐伯曰：以母为基，以父为楯；失神者死，得神者生也。

黄帝曰：何者为神？岐伯曰：血气已和，荣卫已通，五脏已成，神气舍心，魂魄毕具，乃成为人。

黄帝曰：人之寿夭各不同，或夭寿，或卒死，或病久，愿闻其道。岐伯曰：五脏坚固，血脉和调，肌肉解利，皮肤致密，营卫之行，不失其常，呼吸微徐，气以度行，六腑化谷，津液布扬，各如其常，故能长久。

黄帝曰：人之寿百岁而死，何以致之？岐伯曰：使道隧以长，基墙高以方，通调营卫，三部三里，起骨高肉满，百岁乃得终。

——《灵枢·天年》

【提要】　本论阐述父母给予的先天禀赋，对生命个体形成与生长的重要影响；进而论述了人的形成和生长衰老的过程，重点指出了寿命的长短与血气的盛衰、脏器的强弱、皮肤、肌肉以及营卫运行正常与否等密切相关。"以母为基，以父为楯"：基，基础。楯，栏槛。《说文》段注："栏槛者，今之阑干是也，纵曰槛，横曰楯。"引申有捍卫和遮蔽的意思。"以母为基，以父为楯"，是形容人体胚胎的形成，全赖父精母血，阴阳两性结合而成。阴血为基础，阳气为外卫，阴阳互用，从而促成了胚胎的发育生长。

《医学研悦》　论禀赋

儿在母腹，一月胚，二月胎，三月血脉，四月形体，五月能动，六月筋骨成，七月毛发生，八月脏腑俱，九月谷神入胃，十月百神附而奔生，生下作啼声。两月便能笑识人，三月任脉生，能反复；五六月尻骨成，能独坐；七八月掌骨成，能匍匐；十个月髋骨成，能独立；十二个月为期，膝骨成，乃能移步。此理之常。

不如是者，身不得其平矣。其有不足之症，皆从所禀而来。如肺气不足，则皮脆怯寒，毛发不生。如心气不足，则血不华色，面无光采。脾气不足，则肌肉不生，手足如削。肝气不足，则筋不束骨，机关不利。此受胎禀之偏，各随脏气而见有若此。

若筋实则多力，骨实则早行，血实则形瘦，发黑而密。肉实则病少，精实则伶俐，语笑早而不惮风寒，气实则发少而体肥。此又受胎气之充足者也。

又云：父强母弱，生女必赢；父弱母强，生男必弱。其有颅囟坚合，精黑神清，口方持厚，骨粗臂满，脐深肚软，茎小卵大，齿细发润，声洪稳睡者，此由禀赋得中，气血平和者也。以故听声观形，可知虚实寿夭。

——明·李盛春，等《医学研悦·治杂症验方·附小儿形症研阅卷之八·论禀赋》

【提要】 本论阐述先天禀赋的重要性，指出小儿很多病证多与先天禀赋不足有关。人之禀赋强为先天充足，禀赋弱为先天不足。人体成形于母腹，若母体虚弱，或妊娠期失于调摄，以致先天不足，禀赋薄弱，可出现骨软萎弱，形体消瘦、发育迟缓等病证，俗称"童子痨"。小儿之痨病虽说得之于母体，但与父精不旺也有密切关系。小儿在出生前，以强壮父母之体，重视孕期保健为主；出生后则应针对具体情况，及时调补脾肾为上。

张介宾 先天后天论

人生于地，悬命于天，此人之制命于天也；栽者培之，倾者覆之，此天之制命于人也。天本无二，而以此观之，则有天之天者，谓生我之天，生于无而由乎天也；有人之天者，谓成我之天，成于有而由乎我也。生者在前，成者在后，而先天后天之义，于斯见矣。故以人之禀赋言，则先天强厚者多寿；先天薄弱者多夭。后天培养者，寿者更寿，后天斫削者，夭者更夭。

若夫骨骼者，先天也；肌肉者，后天也；精神者，先天也；容貌者，后天也。颜色之有辨也，苍者寿而妖者夭。嫩中有苍者吉，苍中有嫩者凶。声音之有辨也，充者寿而怯者夭。虽细而长者吉，虽洪而促者凶。形体之有辨也，坚者寿而脆者夭。身虽赢瘦而动作能耐者吉，体虽强盛而精神易困者凶。动静有辨也，静者寿而躁者夭。性虽若急而急中有和者吉，阳虽若厚而阴中蕴薄者凶。至若少长之辨，初虽绵弱而渐长渐坚者，晚成之征也。气质之辨，少年华丽而易盈易满者，早凋之兆也。是故两天俱得其全者，耆艾无疑也。先后俱失其守者，夭促弗卜也。

若以人之作用言，则先天之强者不可恃，恃则并失其强矣；后天之弱者当知慎，慎则人能胜天矣。所谓慎者，慎情志可以保心神，慎寒暑可以保肺气，慎酒色可以保肝肾，慎劳倦饮食可以保脾胃。惟乐可以养生，欲乐者莫如为善。惟福可以保生，祈福者切勿欺天。但使表里无亏，则邪疾何由而犯？而两天之权不在我乎？故广成子曰：毋劳尔形，毋摇尔精，乃可以长生。至矣哉，两言尽之矣！勿以此为易而忽之。

——明·张介宾《景岳全书·二卷·传忠录（中）·先天后天论》

【提要】 本论阐述先天禀赋和后天培养的关系，认为通过辨颜色、辨声音、辨形体、辨动静、辨少长、辨气质，能够对人体禀赋强弱进行判断。因此，养生当时刻注意固护，避免戕伐先天之禀赋与后天之形体。作者认为"先天之强者不可恃，恃则并失其强矣；后天之弱者当知慎，慎则人能胜天"，并提出了慎情志、慎寒暑、慎酒色、慎劳倦饮食等保养方法。

陈复正　赋禀

夫人之生也，秉两大以成形，藉阴阳而赋命，是故头圆象天，足方象地，五行运于内，二曜明于外。乃至精神魂魄，知觉灵明，何者非阴阳之造就，与气化相盛衰。然天地之气化有古今，斯赋禀由之分厚薄。上古元气浑庞，太和洋溢，八风正而寒暑调，六气匀而雨旸若，人情敦茂，物类昌明，当是之时，有情无情悉归于厚，非物之厚，由气厚也；及开辟既久，人物繁植，发泄过伤，攘窃天元，雕残太朴，世风渐下，人性浇漓，故水旱有不时之扰，流灾有比户之侵，生物不蕃，民用日促。值此之际，有知无知咸归于薄，非物之薄，由气薄也。

然则今之受气于父母者，其不能不薄也可知矣。况有膏藜异养，贵贱殊形，医术称仁，顾可视为不经之务。夫膏粱者，形乐气散，心荡神浮，口厌甘肥，身安华屋，颐养过厚，身质娇柔，而且珠翠盈前，娆妍列侍，纵熊罴之叶梦，难桂柏以参天。复有痴由贪起，利令智昏者；有雪案萤窗，刿心喷血者；有粟陈贯朽，握算持筹，不觉形衰气痿者；有志高命蹇，妄念钻营，以致心倦神疲者。凡此耗本伤元，胚胎之植，安保其深根固蒂也！乃若藜藿之家，形劳志一，愿足心安，守盎廪瓶仓，对荆钗布裙，乃其神志无伤，反得胎婴自固，以此较彼，得失判然矣。若夫怒伤元气，劳役形骸，迅雷烈风，严寒酷暑，日月薄蚀，病体初安，醉饱伤神，落红未净，胎孕之由斯愈薄，实又成于人所不觉者。故今之禀受，十有九虚，究其所因，多半率由于是。

业斯道者，当知气化厚薄，人事浇醇，因以察其胎元之受于父母者之盛衰坚脆，庶几近焉。若但以上古成方，而治今时薄弱，胶柱鼓瑟，究归无当，泥而不通，未可以言达于理也。

——清·陈复正《幼幼集成·卷一·赋禀》

【提要】　本论阐述禀赋形成的影响因素，以及后天戕伐禀赋生气的发病原因。作者认为，气化厚薄与社会风尚决定了禀赋的强弱，并结合当时人们禀赋受损的各种情况进行论述；其认为寻常百姓之家，形劳志一，愿足心安的生活状况，对保养禀赋，胎婴健壮颇有益处。

章　楠　禀赋源流总论

六合之内，所贵者人；人所重者，性命也。有性命而后有道德，有道德而后有功业，则性命岂不重哉。而保卫性命者，医也。其为医者，不知禀赋源流，何以保卫性命乎？夫性者，灵也；命者，气也。一灵乘阴阳五行之气，生于天地之中，具太极之体，而与天地万物同根，故配天地为三才。而一身阴阳气血之生化，与天地生化万物无异也。灵无形而气有形，自无而至有者为生，有形之气成质，而灵主于中也；自有而至无者为死，形质消化为气，而灵归造化也。其生其死，造化为机枢，民可使由之，不可使知之。必悟道而后知机，知机则顺其气化之迁流，而一灵固无变易也。故曰：朝闻道，夕死可矣。能知生之机，即知死之理。故曰：未知生，焉知死也。然既同其一灵，同根一气，而有智愚贤不肖之殊、强弱寿夭之异，何也？同具一灵者，性相近也；贤愚不一者，习相远也；寿夭不同者，气化之厚薄也。夫习染之害灵，犹尘之污镜，尘积日厚，则明镜日昏，至于暗昧无光，名为下愚不移者。是故灵明，则禀气清；灵昏，则禀气浊；灵强，则禀气厚；灵弱，则禀气薄。此贤愚寿夭所由分，不独人也，而万物皆然。孟子曰：志一则动气，气一则动志。夫心之所之谓之志，是心气出于一本也。故心能使气，而气能动心。所以习染之恶，最为昧灵；而气化之乖，亦甚害灵。是故儒圣之设教也，荡涤恶习以全其灵；医圣之设教也，斡旋气化以保其灵，二者相资，不可缺也。然教法垂于先圣，而能否保全其灵，又在各人之心志，而无关于外者。若欲斡旋气化以保灵，要必先明始生之理，故首列禀赋源流，而论其大略如此。

——清·章楠《灵素节注类编·卷一·禀赋源流总论》

【提要】　本论阐述人之生命生于天地之间，秉受阴阳五行之气，先后天多种因素能够影响人体，产生不同的生命状态，即"同具一灵者，性相近也；贤愚不一者，习相远也；寿夭不同者，气化之厚薄也"。论中的"灵"就是生命的原始禀赋，是生命不同类型的生理基础。作者认为，"灵明，则禀气清；灵昏，则禀气浊；灵强，则禀气厚；灵弱，则禀气薄，此贤愚寿夭所由分，不独人也，而万物皆然"。

3.2　体　　质

《灵枢》　论寿夭的判断※※

形与气相任则寿，不相任则夭。皮与肉相果则寿，不相果则夭。血气经络胜形则寿，不胜形则夭……形充而皮肤缓者则寿，形充而皮肤急者则夭，形充而脉坚大者顺也，形充而脉小以弱者气衰，衰则危矣。若形充而颧不起者骨小，骨小则夭矣。形充而大肉䐃坚而有分者肉坚，肉坚则寿矣；形充而大肉无分理不坚者肉脆，肉脆则夭矣。此天之生命，所以立形定气而视寿夭者，必明乎此立形定气，而后以临病人，决生死。

——《灵枢·寿夭刚柔》

【提要】　本论主要从形体缓急、气之盛衰、骨骼大小、肌肉坚脆、皮肤厚薄情况，来论述如何判断寿命的长短。寿夭刚柔，是人的禀赋不同所造成的，所以体质有坚强衰弱的区别，寿命也有长短的不同。作为医生，必须懂得立形定气的道理，然后可以从临床决定生死。

《灵枢》　论人体质分类※※

年质壮大，血气充盈，肤革坚固，因加以邪，刺此者，深而留之，此肥人也。广肩腋，项肉薄，厚皮而黑色，唇临临然，其血黑以浊，其气涩以迟。其为人也，贪于取与。刺此者，深而留之，多益其数也……瘦人者，皮薄色少，肉廉廉然，薄唇轻言，其血清气滑，易脱于气，易损于血。刺此者，浅而疾之……刺壮士真骨，坚肉缓节，监监然，此人重则气涩血浊。刺此者，深而留之，多益其数；劲则气滑血清，刺此者，浅而疾之……婴儿者，其肉脆，血少气弱，刺此者，以豪针，浅刺而疾发针，日再可也。

——《灵枢·逆顺肥瘦》

【提要】　本论阐述壮年人、瘦人、婴儿不同体质类型的生理特征，以及针刺时的注意事项。

《灵枢》　论常人※*

人之血气精神者，所以奉生而周于性命者也。经脉者，所以行血气而营阴阳、濡筋骨，利关节者也。卫气者，所以温分肉，充皮肤，肥腠理，司开阖者也。志意者，所以御精神，收魂魄，适寒温，和喜怒者也。是故血和则经脉流行，营复阴阳，筋骨劲强，关节清利矣。卫气和则分肉解利，皮肤调柔，腠理致密矣。志意和则精神专直，魂魄不散，悔怒不起，五脏不受邪矣。寒温和则六腑化谷，风痹不作，经脉通利，肢节得安矣。此人之常平也。五脏者，所以藏精神血气魂魄者也。六腑者，所以化水谷而行津液者也。此人之所以具受于天也，无愚智贤不肖，无以相倚也。

——《灵枢·本脏》

【提要】　本论阐述正常人体血、气、精、神、脏、腑等的生理功能。认为五脏贮藏精神气血魂魄，六腑传化水谷运行津液。而这些功能，都是禀受于先天，"愚智贤不肖，无以相倚也"。

《灵枢》　论勇怯不同※*

勇士者，目深以固，长衡直扬，三焦理横，其心端直，其肝大以坚，其胆满以傍，怒则气盛而胸张，肝举而胆横，眦裂而目扬，毛起而面苍，此勇士之由然者也……怯士者，目大而不减，阴阳相失，其焦理纵，𩩲𩨗短而小，肝系缓，其胆不满而纵，肠胃挺，胁下空，虽方大怒，气不能满其胸，肝肺虽举，气衰复下，故不能久怒，此怯士之所由然者也。

——《灵枢·论勇》

【提要】　本论从内因的角度，论述了人的勇怯与脏腑及气机强弱盛衰的关系。

《灵枢》　论人体结构的差异※*

筋骨之强弱，肌肉之坚脆，皮肤之厚薄，腠理之疏密，各不同。

——《灵枢·论痛》

【提要】　本论说明人的筋骨、肌肉、皮肤、腠理以及肠胃之厚薄坚脆不同。

《灵枢》 论人有肥、有膏、有肉※*

黄帝曰：何以度知其肥瘦？伯高曰：人有肥、有膏、有肉。黄帝曰：别此奈何？伯高曰：腘肉坚，皮满者，肥。腘肉不坚，皮缓者，膏。皮肉不相离者，肉。

黄帝曰：身之寒温何如？伯高：膏者其肉淖，而粗理者身寒，细理者身热。脂者其肉坚，细理者热，粗理者寒。

黄帝曰：其肥瘦大小奈何？伯高曰：膏者，多气而皮纵缓，故能纵腹垂腴。肉者，身体容大。脂者，其身收小。

黄帝曰：三者之气血多少何如？伯高曰：膏者多气，多气者热，热者耐寒。肉者多血，则充形，充形则平。脂者，其血清，气滑少，故不能大。此别于众人者也。

黄帝曰：众人奈何？伯高曰：众人皮肉脂膏不能相加也，血与气不能相多，故其形不小不大，各自称其身，命曰众人。

黄帝曰：善。治之奈何？伯高曰：必先别其三形，血之多少，气之清浊，而后调之，治无失常经。是故膏人，纵腹垂腴；肉人者，上下容大；脂人者，虽脂不能大者。

——《灵枢·卫气失常》

【提要】 本论阐述人的体型有肥瘦大小、年龄有老壮少小之不同，指出在辨证和治疗时要因人制宜；且人体类型有脂、膏、肉之不同，在治疗时要分别对待。

《灵枢》 论五形人※*

木形之人，比于上角，似于苍帝。其为人苍色，小头，长面大肩，背直身，小手足，好有才，劳心，少力，多忧劳于事。能春夏不能秋冬，感而病生，足厥阴佗佗然。大角之人，比于左足少阳，少阳之上遗遗然。左角之人，比于右足少阳，少阳之下随随然。钛角之人，比于右足少阳，少阳之上推推然。判角之人，比于左足少阳，少阳之下栝栝然。

火形之人，比于上徵，似于赤帝。其为人赤色广䏌，锐面小头，好肩背髀腹，小手足，行安地，疾心行摇肩，背肉满。有气轻财，少信多虑，见事明，好颜急心，不寿暴死。能春夏不能秋冬，秋冬感而病生，手少阴核核然。质徵之人，比于左手太阳，太阳之上肌肌然。少徵之人，比于右手太阳，太阳之下慆慆然。右徵之人比于右手太阳，太阳之上鲛鲛然。质判之人，比于左手太阳，太阳之下支支颐颐然。

土形之人，比于上宫，似于上古黄帝。其为人黄色，圆面、大头，美肩背，大腹，美股胫，小手足，多肉，上下相称，行安地，举足浮，安心，好利人，不喜权势，善附人也。能秋冬不能春夏，春夏感而病生。足太阴敦敦然。大宫之人，比于左足阳明，阳明之上婉婉然。加宫之人，比于左足阳明，阳明之下坎坎然。少宫之人，比于右足阳明，阳明之上枢枢然。左宫之人，比于右足阳明，阳明之下兀兀然。

金形之人，比于上商，似于白帝。其为人方面白色，小头，小肩背，小腹，小手足，如骨发踵外，骨轻，身清廉，急心，静悍，善为吏。能秋冬不能春夏，春夏感而病生。手太阴敦敦然，钛商之人，比于左手阳明，阳明之上廉廉然。右商之人，比于左手阳明，阳明之下脱脱然。右商之人，比于右手阳明，阳明之上监监然。少商之人，比于右手阳明，阳明之下严严然。

水形之人，比于上羽，似于黑帝。其为人黑色，面不平，大头，廉颐，小肩，大腹，动手足，发行摇身，下尻长，背延延然，不敬畏，善欺绐人，戮死。能秋冬不能春夏，春夏感而病生。足少阴汗汗然。大羽之人，比于右足太阳，太阳之上颇颇然。少羽之人，比于左足太阳，太阳之下纡纡然。众之为人，比于右足太阳，太阳之下洁洁然。桎之为人，比于左足太阳，太阳之上安安然。是故五形之人二十五变者，众之所以相欺者是也。

——《灵枢·阴阳二十五人》

【提要】 本论根据人之禀赋不同，运用阴阳五行学说，结合五色、五音，归纳分述了二十五种人的不同体质特征，并指出了肤色、体形、性格及时令适应性的差异。

《灵枢》 论膏人、肉人、脂人与众人人血气多少※※

黄帝曰：其肥瘦大小奈何？伯高曰：膏者，多气而皮纵缓，故能纵腹垂腴。肉者，身体容大。脂者，其身收小。

黄帝曰：三者之气血多少何如？伯高曰：膏者多气，多气者热，热者耐寒。肉者多血则充形，充形则平。脂者，其血清，气滑少，故不能大。此别于众人者也。

黄帝曰：众人奈何？伯高曰：众人皮肉脂膏，不能相加也，血与气不能相多，故其形不小不大，各自称其身，命曰众人。

——《灵枢·卫气失常》

【提要】 本论阐述了膏人、肉人、脂人和"众人（一般人）"4种不同体质类型，及其在气血多少方面的差异。

《灵枢》 论体质差异气血多少※※

足阳明之上，血气盛则髯美长；血少气多则髯短，故气少血多则髯少，血气皆少则无髯，两吻多画。足阳明之下，血气盛则下毛美长至胸；血多气少则下毛美短至脐，行则善高举足，足趾少肉，足善寒；血少气多则肉而善瘃；血气皆少则无毛，有则稀枯悴，善痿厥足痹。

足少阳之上，气血盛则通髯美长；血多气少则通髯美短，血少气多则少髯，血气皆少则无须，感于寒湿则善痹，骨痛爪枯也。足少阳之下，血气盛则胫毛美长，外踝肥；血多气少则胫毛美短，外踝皮坚而厚，血少气多则胻毛少，外踝皮薄而软；血气皆少则无毛，外踝瘦无肉。

足太阳之上，血气盛则美眉，眉有毫毛；血多气少则恶眉，面多少理；血少气多则面多肉，血气和则美色。足太阳之下，血气盛则肉满，踵坚；气少血多则瘦，跟空；血气皆少则喜转筋，踵下痛。

手阳明之上，血气盛则髭美，血少气多则髭恶，血气皆少则无髭。手阳明之下，血气盛则腋下毛美，手鱼肉以温；气血皆少则手瘦以寒。

手少阴之上，血气盛则眉美以长，耳色美；血气皆少则耳焦恶色。手少阳之下，血气盛则手卷多肉以温；血气皆少则寒以瘦，气少血多则瘦以多脉。

手太阳之上，血气盛则多须，面多肉以平；血气皆少则面瘦恶色。手太阳之下，血气盛则掌肉充满，血气皆少则掌瘦以寒。

——《灵枢·阴阳二十五人》

【提要】　本论阐述不同体质类型个体的气血多少特点，以此作为针刺疗法的依据和标准。

《灵枢》　论五态人 ※*

太阴之人，贪而不仁，下齐湛湛，好内而恶出，心和而不发，不务于时，动而后之，此太阴之人也。

少阴之人，小贪而贼心，见人有亡，常若有得，好伤好害，见人有荣，乃反愠怒，心疾而无恩，此少阴之人也。

太阳之人，居处于于，好言大事，无能而虚说，志发于四野，举措不顾是非，为事如常自用，事虽败而常无悔，此太阳之人也。

少阳之人，谛好自责，有小小官，则高自宜，好为外交而不内附，此少阳之人也。

阴阳和平之人，居处安静，无为惧惧，无为欣欣，婉然从物，或与不争，与时变化，尊则谦谦，谭而不治，是谓至治。

……

太阴之人，多阴而无阳，其阴血浊，其卫气涩，阴阳不和，缓筋而厚皮，不之疾泻，不能移之。

少阴之人，多阴少阳，小胃而大肠，六腑不调，其阳明脉小而太阳脉大，必审调之，其血易脱，其气易败也。

太阳之人，多阳而少阴，必谨调之，无脱其阴，而泻其阳，阳重脱者易狂，阴阳皆脱者，暴死不知人也。

少阳之人，多阳少阴，经小而络大，血在中而气外，实阴而虚阳，独泻其络脉，则强气脱而疾，中气不足，病不起也。

阴阳和平之人，其阴阳之气和，血脉调，谨诊其阴阳，视其邪正，安容仪，审有余不足，盛则泻之，虚则补之，不盛不虚，以经取之。此所以调阴阳，别五态之人者也。

……

太阴之人，其状黮黮然黑色，念然下意，临临然长大，腘然未偻，此太阴之人也。

少阴之人，其状清然窃然，固以阴贼，立而躁崄，行而似伏，此少阴之人也。

太阳之人，其状轩轩储储，反身折腘，此太阳之人也。

少阳之人，其状立则好仰，行则好摇，其两臂两肘则常出于背，此少阳之人也。

阴阳和平之人，其状委委然，随随然，颙颙然，愉愉然，暶暶然，豆豆然，众人皆曰君子，此阴阳和平之人也。

——《灵枢·通天》

【提要】　本论根据禀赋不同，将人划分为太阴、少阴、太阳、少阳、阴阳平和等五种不同类型，并分别描述了其意识、性格特征。人的素质，有阴阳气血偏多偏少之分，而这种差异，皆出自天然禀赋。

《灵枢》　论气血多少※*

是故圣人视其颜色，黄赤者多热气，青白者少热气，黑色者多血少气。美眉者，太阳多血；通髯极须者，少阳多血；美须者，阳明多血。此其时然也。

夫人之常数，太阳常多血少气，少阳常多气少血，阳明常多血多气，厥阴常多气少血，少阴常多血少气，太阴常多血少气。此天之常数也。

——《灵枢·五音五味》

【提要】　本论阐述了通过观察人的容颜和气色的变化，可以测知体内经脉气血的盛衰，反映了"司外揣内"的原理，是望诊的理论基础；并就人体六经气血多少进行了介绍。

刘完素　元气与体质※*

珞琭子云：天元一气，定侯伯之迁荣。盖论元气也。许员曰：木瘦，金方，火尖，水肥，土厚。盖论五行以元气为根，富贵寿夭系之。由有尫羸而寿考，亦有壮盛而暴亡。元气固藏则尫羸而无害，及其散漫则壮盛而愈危。是以元气为根本，五行为枝叶。夫元气者，兑之位也，元始之祖，先天地生，圆而无隙，寂而不动，感而遂通，虚而生神，乾体成焉。乾为天，天一生水。故一水、二火、三木、四金、五土，五行形焉。

——金·刘完素《素问病机气宜保命集·卷下·附：《素问》元气五行稽考》

【提要】　本论阐述"木瘦、金方、火尖、水肥、土厚"五种体质的分类法，认为元气是人体五行属性的决定因素，是寿夭富贵的基础，故而人身应以元气为根本。

章　楠　人身阴阳体用论

人生与天地同根，阴阳之理，原无二致，但各具一形。若不察其体用偏胜、厚薄之异，焉能识其迁流变化，以至疾病之因？故不可不究其源而详辨之。

当人赋形之初，一灵孕乎太极，而主宰于中，所谓性也；太极者，浑然一气，所谓命也。太极动而生阳，静而生阴，阴阳既判，太极泯焉而不见。虽不可见，而实不离阴阳之中，乃为阴阳之体耳。阴阳动而为寒热，变而为血气，动而变者，皆阴阳之用也。阴阳之体，兆于赋形之先，故名先天。阴阳之用，以成血气形质，故名后天。原其体则浑然而莫可形容，论其用则迁流变化，生生不穷。以其生化迁流，而有屈伸进退。故人禀质，各有偏胜强弱之殊，或有阳胜阴弱者、或有阴盛于阳者、或有阴阳两弱者、或有阴阳俱盛者。如《内经》云"太阳""少阳""太阴""少阴"等人，推而广之，类难悉数。以阴阳之用，变化万殊，故赋形各异。若究其体，则浑然者固无不同。以故用虽偏胜，而仍各遂生生之道也。体有厚薄，则用有强弱，而寿夭不齐；体有清浊，则用有明昧，而贤愚不一。是以变化参差，莫可穷尽也。

——清·章楠《医门棒喝·卷之一·人身阴阳体用论》

【提要】　本论提出四种体质特征，即"人禀质，各有偏胜强弱之殊，或有阳胜阴弱者，或有阴盛于阳者，或有阴阳两弱者，或有阴阳俱盛者"。其生理基础在于气血形质的不同，而根本在于"阴阳之用，变化万殊"。

陆晋笙　论人生体气实分四种[*]

《礼记·月令篇》："中央土，其虫倮。"注曰："人为倮虫之长。"《素问·五常政大论》篇："倮虫静。"注曰："倮虫谓人及虾蟆之类。"盖湿热生虫，人亦倮虫之一，而为湿热所生而成者矣。湿也，水也，阴液也，不类而类者也。热也，火也，阳气也，不类而类者也。是湿热体，气平者无病，太过则病，偏胜亦病，其状面色深黄，润而有光，唇色红紫而不枯燥，舌质红，舌液多，舌苔厚腻而黄，或罩深黑色于上，大便时溏时结，而深黄气臭，小便黄，此其据也。若湿从热化，偏于燥热之体气，其状，面色干苍有光，唇色深红，或紫而燥，舌质深红，扪之糙，舌形瘦，舌涎少，舌苔色深黄而薄，或带红，大便干燥，色深黄气臭，小便短赤，此其据也。若热从湿化，偏于寒湿之体气，其状面色㿠白，或晦黄，唇色淡白，或带淡黑，舌质淡，舌形胖，舌涎多，舌苔薄而润，或罩淡黑色于上，大便溏薄，色淡黄气腥腐，小便清长，此其据也。若燥热而阴损及阳，寒湿而阳损及阴，则变为寒燥体气，其状面色痿白而发干，唇色淡白而枯燥，舌质淡，扪之涩，舌形瘦，舌涎少，舌苔薄白而不润，大便干结而色淡，气不臭，小便清而短少，此其据也。惟其偏胜之能成病也，故必燥湿得中而为润，寒热得中而为温，斯为无病。医家必须于此四种体气，先为辨别，盖因嗽、疟、泻、痢、风、劳、鼓、膈等等之为病，寒、热、痛、痹、汗、吐、痉、晕等等之为证，只能察邪之所在，属何脏何腑，为血为气，是经是络，而不能别寒热燥湿，以其尽能致病耳。

——清·陆晋笙《景景室医稿杂存·论人生体气实分四种》

【提要】　本论以《内经》理论为据，指出人为倮虫，其性为湿，由湿热之太过、不及，将人的体质分为四种类型，并对其生理特征表现加以详细的比较和分析。作者还根据人之体质特征，将发病趋势分为四类：湿从热化、热从湿化、燥热而阴损及阳与寒湿而阳损及阴。

匡调元　内因与体质

没有原因的疾病是没有的。一般病因可分成二大类，一类是引起疾病的来自外界环境的原始病因，即外因；一类是机体本身内部存在的发病原因，即内因。医学史上对于疾病过程中外因与内因的相互关系问题争论比较多，并出现过所谓"唯外因论"和"唯条件论"等片面观点。我们认为要正确地认识疾病过程，对内因的正确理解是极为重要的。有的病理学教科书认为："大致说来，内因可能包括两个方面，一方面是机体受到致病因素的作用而遭到损伤，这是机体对致病因素的感受性；另一方面为机体具有防御致病因素的能力，亦就是通常说的抵抗力。"

我们认为发生疾病的内因在很大程度上应是指人本身所具有的一切特征的综合，包括代谢的、结构的和机能的特殊性，即体质。体质的强弱决定感受不感受外因，具体的体质条件决定着发病类型。《素问·评热病论》篇说："邪之所凑，其气必虚。"这里的"气"，指正气而言。

正气可理解为体质健壮而无虚；正气虚即体质虚弱而有偏盛偏衰，给外邪以可乘之隙，因此可能发生疾病。如《灵枢·百病始生》篇说："风雨寒热，不得虚，邪不能独伤人。卒然逢疾风暴雨而不病者，盖无虚，故邪不能独伤人。"中医学认为感受外邪能否发病决定于体质。如《灵枢·五变》曾以斧斤伐木为喻论体质，从理论上说明了六淫为病的道理，同时又论证了同样的病因，在不同体质的人身上可以发生不同类型的疾病。"黄帝问于少俞曰：余闻百疾之始期也，必生于风雨寒暑，循毫毛而入腠理，或复还，或留止，或为风肿汗出，或为消瘅，或为寒热，或为留痹，或为积聚，奇邪淫溢，不可胜数，愿闻其故。夫同时得病，或病此，或病彼，意者天之为人生风乎，何其异也？""黄帝曰：一时遇风，同时得病，其病各异，愿闻其故。少俞曰：善乎哉问！请论以比匠人。匠人磨斧斤，砺刀，削斫材木。木之阴阳，尚有坚脆，坚者不入，脆者皮弛，至其交节，而缺斤斧焉。夫一木之中，坚脆不同，坚者则刚，脆者易伤，况其材木之不同，皮之厚薄，汁之多少，而各异耶。夫木之蚤花先生叶者，遇春霜烈风，则花落而叶萎；久曝大旱，则脆木薄皮者，枝条汁少而叶萎；久阴淫雨，则皮薄多汁者，皮溃而漉；卒风暴起，则刚脆之木，枝折杌伤；秋霜疾风，则刚脆之木根摇而叶落。凡此五者，各有所伤，况于人乎！"容易感受什么外邪，感邪后将发什么类型和性质的病，在相当程度上亦决定于体质。如《五变》指出："肉不坚，腠理疏，则善病风。""五脏皆柔弱者，善病消瘅。""小骨弱肉者，善病寒热。""粗理而肉不坚者，善病痹。""皮肤薄而不泽，肉不坚而淖泽。如此则肠胃恶，恶则邪气留止，积聚乃伤。脾胃之间，寒温不次，邪气稍至，蓄积留止，大聚乃起。"由此可见，所谓内因，在很大程度应是指体质状态。当然我们决不因为强调了疾病过程中体质的作用而否定外因的作用。众所周知，没有结核杆菌，无论如何亦不可能患结核病。这是事物的一个方面。但是即使人体中有了结核杆菌，亦不一定就患结核病；即使患了结核病，其临床类型与发病经过亦绝不是人人都一样。这是事物的又一方面。我们认为不恰当地过分地强调任何一个方面，都是片面的。应该将两者辩证地结合起来，在疾病发生、发展的各个阶段找出影响全局的主导环节，为防治疾病指出正确方向。

　　另一种内因亦具有决定性意义，即某些遗传基因的缺陷并不是在出生时或出生不久即表现出来的，而是要到成年以后，甚至二三十岁时才发生明显的临床症状，如遗传性小脑性运动失调症（Marrie 型）等，这亦是一种内因发病的特殊形式。这一类病可以称之为"体质性疾病"。

——匡调元《中医体质病理学·第四章：体质病理学·一、体质病因学·（一）内因与体质》

　　【提要】　本论阐述人体体质与发病的内在联系，指出疾病产生的内外两种因素需要辩证看待，罹患同一邪气而发病各有不同，体质起到十分关键的影响作用。

匡调元　病理体质分型学说

　　传统的西方体质人类学与《灵枢》都没有提出过病理体质及其分型问题。笔者于 1977 年根据中医临床诊疗的实践经验将人类体质分成六大类型。其中一型为正常体质，五型为病理体质。如表所示（编者按：下表改为文字）。

　　正常质：体壮力强，面色润泽，胃纳佳，耐寒暑，口微干，二便调，脉有力，舌象正。

　　晦涩质：肤色晦滞，口唇色暗，眼眶暗黑，肌肤甲错，丝缕斑痕，痞闷作胀，脉沉湿缓，舌质青紫。

腻滞质：体形肥胖，中脘痞满，口甜黏，身重如裹，大便不实，口干不饮，胸满昏眩，脉濡或滑，舌苔腻。

燥红质：形弱消瘦，口燥咽干，内热便秘，尿黄短少，饮不解渴，少眠心焦，五心烦热，喜凉饮，耳鸣聋，脉细眩数，舌红少苔或无苔。

迟冷质：形体白胖，面色不华，形寒怕冷，唇淡口和，四肢冷，肌冷自汗，大便稀溏，夜尿清长，毛发易落，耳鸣聋，喜热饮，脉沉无力，舌淡胖，嫩齿印。

倦㿠质：面色㿠白，气短懒言，乏力晕眩，心悸健忘，脱肛感，动辄汗出，子宫下坠感，手易麻，月经淡少，脉细弱，无力，舌质淡。

对上文分型作以下几点说明。

（1）我们这个分类法与医学史上所有分类法都不同，它不是按单个指标作为分型依据的，而是综合性的。是参照中医临床辨证论治的实践经验分型的。中医辨证一向强调审阴阳，察脏气，详参形证脉色，辨而治之。上述体质的分型是以其临床所见宏观的形证脉色之特征为依据的，是以临床机能变化为主，结合体形结构与代谢特征分型的。在生理情况下，应用这种分型可以及早采取措施，纠正某些不良倾向性，以增强体质，预防疾病。在病理情下，应用这种分型进行辨质，就能够在错综复杂的病情中辨别出患者的体质特征，如能参照用药之体质宜忌便能获得更全面的诊断和更恰当的治疗。因此，我们提出，这种体质辨证是与八纲辨证、六经辨证、脏腑辨证、卫气营血辨证、三焦辨证等密切相关而又有区别的辨证纲领。我们认为上述体质辨证丰富了中医临床辨证之内容，是来自临床实践，又能为临床实践所验证的。这一点也是本文体质分型的优点与特点。

（2）《内经》说："阴阳者，天地之道也，万物之纲纪，变化之父母，生杀之本始，神明之府也。治病必求其本。""本于阴阳。"张景岳说："凡诊病施治，必须先审阴阳，乃为医道之总纲，阴阳无谬，治焉有差，医道虽繁，而可以一言蔽之者，曰阴阳而已。"所以体质亦有阴阳之别。燥红质属阴易亏，迟冷质属阳易衰，倦㿠质乃阴阳两虚。

（3）中医八纲辨证中有虚实项。体质亦有偏盛偏衰之倾向，有余者偏盛，如晦涩质、腻滞质；不足者偏衰，如燥红质、迟冷质、倦㿠质。这种分型对发病以后正邪相争的类型及论治原则是相应的；偏盛者易实常宜泻，偏衰者易虚常宜补。

（4）中医理论认为气和血是人体生命活动的动力和源泉，它既是脏腑功能的反映，又是脏腑活动的产物，人体生理活动与病理变化无不涉及气血。因此，人类体质必将在气血上反映出来。中医理论又认为"气为血帅，血为气母"，二者是相互依存的，所以体质类型亦在二者之相互关系中反映出来。晦涩质与倦㿠质即和气血功能失常有关。

痰与湿（内湿）是脏腑病理变化的产物，亦是脏腑疾病的临床表现，但它的产生与形成和肺、脾、肾三脏之功能有密切关系。腻滞质的形成与痰湿有关，是一种比较特殊的类型；发病后多为虚实夹杂，以实为主的见证，临床上并不少见。

（5）在以上论述中，我们的提法是"易亏""易衰""易阻""易虚"和"易盛"，这是表明在生理情况下的体质类型，并未进入病理状态。"易"，表示这种体质在发病前是一种潜在的倾向性，如大便易秘易溏，人易倦，舌苔易腻等。此等表现一般并不算病态。当一旦得病后，则上述表现常可转甚，同时兼见其他特征，此时，即转为"已亏""已衰""已阻""已虚"和"已盛"了。我们遵循辩证唯物主义的原理来认识生理与病理过程，认为二者之间没有不可逾越的鸿沟，二者是可以转化的，量的变化到一定程度即可引起质的变化。正常生理情况下的体质可以视为一种潜在因素，一旦生病，这种潜在倾向性即将结合着病理变化而显现出来。

（6）必须指出：任何分型都是带有模式性的，临床所见往往不是单一的类型，而有交错与夹杂，正如《素问·阴阳离合论》所说："阴阳者数之可十，推之可百，数之可千，推之可万，万之大，不可胜数，然其要一也。阴阳之变，其在人者，亦数之可数。"体质亦然，就临床所见，阳虚者可以夹湿，阴虚者亦可以夹湿。湿者可以寒化呈寒湿之象，亦可以热化，而现湿热之征。血瘀可以因于寒，亦可以因于热。如此等等，都可以交叉出现。但总的说来，当不出上述六大类型。

（7）上述体质类型必定具有微观的代谢、机能和结构上的特殊根据，是有规律可循的。这将是体质病理学今后必须深入研究的任务。

（8）确定每个人的体质类型之后能够预测此人在一定情境中，可能对既知病因作出什么反应及其在病程中的倾向性。研究个体体质学的目的在于揭示人类个体之间在正常生活过程中及患病时产生差异性的规律。掌握这些规律不仅有利于人类的健康，而且能为长远地改造人类自身的体质提供理论根据及具体措施。

——匡调元《中医体质病理学·第四章：体质病理学·三、病理体质诊断学·
（二）病理体质分型学说》

【提要】　本论将人体体质分为六大类型，其中一种为正常体质，其余五种为病理体质，分别阐述其临床特征，并对其分型依据、治疗原则等进行理论说明。作者特别强调，"在以上论述中，我们的提法是易亏、易衰、易阻、易虚和易盛，这是表明在生理情况下的体质类型，并未进入病理状态。易，表示这种体质在发病前是一种潜在的倾向性……一旦生病，这种潜在倾向性即将结合着病理变化而显现出来。"

匡调元　五种病理体质形成机理述要

如从个体发生的胚胎学、生理学与生物学的角度而论，则体质首先与个体之先天禀赋有密切关系。但既生之后，体质将随年龄增长而改变。每个人在不同年龄期的体质是不同的。

除地域、禀赋及年龄能直接影响体质形成外，诸如性别、营养、七情、房劳、疾病、生活习惯等都能对个体体质产生一定的影响，此等因素将结合五种病理体质之形成机理一同加以讨论。

1. 燥红质　主要是因阴、精、津、液不足而引起的整个机体津液不足，干枯不润而化燥化热。它可以由于禀赋不足，或因父母嗜欲无度，或因老年得子，亲代阴精素来不足，则子代所受必亏。我们见到有些幼儿经常唇红舌燥，便秘尿赤，心烦夜啼等现象。既长之后，青春期及成年期后，则以色欲房劳伤精为重要原因。这是燥红质形成的主要原因。亦可由于偏食辛燥，或由于企求长生不老而误服金石，用药偏温，久服增气，补阳燥剂，偏助相火而损真阴，每可形成燥红质。精神情绪刺激亦属常见，浮沉世间而不得志，志郁而伤阴化火，五心烦热，焦急善怒。内燥之生，与肺、胃及肾有较密切之关系。因为津化于气，气生于阴、肺气不足，则水阴不能四布而成燥，多属虚。胃与大肠为阳明燥金之腑，主津液。胃肠实热之邪，每易灼伤津液而致燥，多属实。石寿棠《医原》认为"内燥起于肺、胃、肾，胃为重，肾为尤重。盖肺为敷布精液之源，胃为生化精液之本，肾为敷布生化之根砥"。他还认为内伤于燥也可以是阴血虚的结果，因为阴血虚则营养无资亦可以是气结的结果，因为气结血亦结，血结则营养不周而成内燥。我们认为无论先天因素，还是后天因素，当以肾阴为根本。

由于阴液既亏，则内不能溉养脏腑，外不能濡润腠理孔窍，以致皮肤憔悴，毛发枯焦，口唇燥裂，舌上无津，口渴咽燥，大便秘结而小便赤少。如果进一步发展到血燥津枯，不能濡养筋骨，则可致关节伸屈不利。这些都可以是内燥的结果。由于阴液亏损，"阴虚则内热"，故见五心烦热。热甚而不及时纠正，可以化火。血热妄行而为衄，燥红质者鼻衄、倒经之类是比较多见的。

2. 迟冷质　主要是由于元阳不足而引起整个机体代谢下降、精力衰退、热量不足而化寒。亦可由于先天禀赋不足，元阳素亏所致。我们也常见到小儿形寒，体弱无力，蜷缩少动，夜尿频频，大便溏稀等症，多现于"五迟"之体。既长之后，可因偏食寒凉而致。在临床上累见脾胃虚寒之小儿，追溯生活习惯，常有嗜冰糕史。也有由于药误者，笔者曾为此请教过名老中医，曾称小儿误服苦寒药过量者，可见肾阳不足，命门火衰。苦寒之品，压抑阳长之气，日后有致肾虚不育者。青春期及成年之后，则以色欲房劳伤精为最重要。因气由精化，精不足则气不足，气不足则寒从中生。临床种种寒象接踵而至。

3. 腻滞质　主要是由于脏腑功能低下，体内水谷津液运化机能受阻而使某些代谢产物在体内积聚所致。腻滞质亦与先天禀赋有关，在临床上亦可见到哺乳期婴儿舌苔常常厚腻者。幼儿饮食不节或不洁，伤及脾胃，可因脾阳久伤，失于健运者，由此而升降失调，不能为胃行其津液，以至聚而成湿者，屡见不鲜。小儿嗜冷饮伤及脾阳而成湿者，亦是常见的。酒家多湿是众所周知的。久居湿地及阴寒之地，亦能伤人阳气而至内湿停滞。石寿棠《医原》论内湿病机，极为精审。他认为内伤于湿者，可以是阳气虚的结果，因为阳气虚则蒸运无力而成内湿，亦可以是思虑过度而气结的后果，因为气结则枢转不灵而成内湿。就脏腑功能而论，则"内湿起于肺脾肾，脾为重，肾为尤重。盖肺为通调水津之源，脾为散输水津之本，肾又为通调散输之枢纽"。这些论述对阐明腻滞质之形成机理是极为重要的。

4. 倦㿠质　主要是由气血两虚而导致全身脏腑器官兴奋性低下，对内外环境的适应能力降低。倦㿠质之形成以后天因素为多。营养不良，饮食不节，暴饮暴食，或生冷无忌往往伤及脾胃而致中气不足。此在小儿与成人都较常见。李东垣《脾胃论》说："元气之充足，皆由脾胃之气无所伤，而后能滋养元气。若胃气之本弱，饮食自倍，则脾胃之气既伤，而元气亦不能充，而诸病之所由生也。"精神因素及操劳过度亦能影响脾胃功能而伤及元气。《脾胃论》又说："喜怒不节，起居不时，有所劳伤，皆损元气，元气衰败心火旺，心火旺则乘其脾土。"脾主四肢，故困热懒言，动作喘乏，表热自汗，心烦不安。此外，肺主一身之气，故伤及肺功能的因素都能伤气。气与血同源相关，凡累及气的病因，几乎都能累及血。气不摄血，可引起失血，因此血亦虚。脾胃不仅主中气，而且为血液生化之源，生化无权可引起少血。脾气不足，脾不统血亦可以引起失血。血为气母，血少气亦少。此外，精血同源。色欲房劳伤，先耗其精，精不化气，然后气亦受累而不足。房劳失精，常致脾肾阳虚，使水谷精微不能充分吸收转运，往往可以引起气血两虚。在妇女，月经不调，均可因失血而形成倦㿠质。

5. 晦涩质　主要是由于气血运行不畅而导致全身脏腑气机郁滞，严重的气机失调可使全身或局部的组织产生明显的代谢障碍，原因是复杂的，多样的。日本文献中明确记载血瘀证是有遗传倾向的。其他如跌扑损伤而恶血内停；寒凝瘀血而血脉不畅；情志激动而血菀于上，病久入深而营卫行涩，经络阻滞而不通；妇女经产之时往往易成血瘀倾向。王清任《医林改错》

倡气虚血瘀之说。唐容川《血证论》则认为在于阴阳之偏盛偏衰，阴虚则火旺，迫血外溢而成瘀；阳虚则气衰，无以统血，血不行而亦瘀。我们从临床上还观察到幼儿期晦涩质少见，而老年期较为常见，此与导致衰老的因素亦有密切关系。

在论述体质形成原理时必须强调体质之可变性。因为人体内之阴阳、气血、精神、津液及脏腑功能经常处于动态变化之中。先天遗传因素固属重要，但后天摄生亦不容忽视。有人见到在生长发育过程中染色体数目改变的实例。年龄、营养、起居、疾病、药物，甚至遗传工程都能使体质类型发生改变。六种体质之间亦可以互变。当然，体质的改变不是一朝一夕可以达到的。因为体质之形成是以长期的代谢类型与方式的特殊性为基础，要改变是相当困难的。但如果掌握了体质改变的条件与规律，那么就可能有效地改变病理体质为正常质，从而达到防病治病和延年益寿的目的。

　　——匡调元《中医体质病理学·第四章：体质病理学·四、病理体质形成原理略探·
（四）五种病理体质形成机理述要》

【提要】　本论分别阐述燥红质、迟冷质、腻滞质、倦㿠质、晦涩质五种病理体质形成的机理，认为人体体质受先后天多种因素影响，在一定条件下可以发生变化，为临床有效地改变病理体质为正常质，从而达到防病治病和延年益寿的目的提供理论参考。

◈ 王　琦　体质类型的辨识 ◈

辨析体质类型，主要是依据不同体质在形态结构、生理功能及心理活动等3个方面的特征，经过综合分析，将其归为不同体质类型的思维与实践过程。常见的中医体质类型主要分为平和质（Ａ型）、气虚质（Ｂ型）、阳虚质（Ｃ型）、阴虚质（Ｄ型）、痰湿质（Ｅ型）、湿热质（Ｆ型）、血瘀质（Ｇ型）、气郁质（Ｈ型）、特禀质（Ｉ型）9种，本处对9种基本中医体质类型的辨识进行归纳。

1. 平和质（Ａ型）

定义：先天禀赋良好，后天调养得当，以体态适中、面色红润、精力充沛、脏腑功能状态强健壮实为主要特征的一种体质状态。

成因：先天禀赋良好，后天调养得当。

特征：①形体特征：体形匀称健壮。②心理特征：性格随和开朗。③常见表现：面色、肤色润泽，头发稠密有光泽，目光有神，鼻色明润，嗅觉通利，味觉正常，唇色红润，精力充沛，不易疲劳，耐受寒热，睡眠安和，胃纳良好，二便正常，舌色淡红，苔薄白，脉和有神。④对外界环境适应能力：对自然环境和社会环境适应能力较强。⑤发病倾向：平素患病较少。

体质分析：平和质先天禀赋良好，后天调养得当，故其神、色、形、态、局部特征等方面表现良好，性格随和开朗，平素患病较少，对外界环境适应能力较强。

2. 气虚质（Ｂ型）

定义：由于一身之气不足，以气息低弱、脏腑功能状态低下为主要特征的体质状态。

成因：先天禀赋不足，后天失养，如孕育时父母体弱、早产、人工喂养不当、偏食厌食，或因病后气亏、年老气弱等。

特征：①形体特征：肌肉松软。②心理特征：性格内向、情绪不稳定、胆小不喜欢冒险。③常见表现：主项：平素气短懒言，语音低怯，精神不振，肢体容易疲乏，易出汗，舌淡红胖嫩、边有齿痕，脉象虚缓。副项：面色萎黄或淡白，目光少神，口淡，唇色少华，毛发不泽，头晕，健忘，大便正常，或虽便秘但不结硬，或大便不成形，便后仍觉未尽，小便正常或偏多。④对外界环境适应能力：不耐受寒邪、风邪、暑邪。⑤发病倾向：平素体质虚弱，卫表不固易患感冒；或病后抗病能力弱，易迁延不愈；易患内脏下垂、虚劳等病。

体质分析：由于一身之气不足，脏腑功能衰退，故出现气短懒言，语音低怯，精神不振，目光少神；气虚不能推动营血上荣，则头晕，健忘，唇色少华，舌淡红；卫气虚弱，不能固护肤表，故易出汗；脾气亏虚，则口淡，肌肉松软，肢体疲乏，大便不成形，便后仍觉未尽；脾虚气血不充则舌胖嫩边有齿痕；气血生化乏源，机体失养，则面色萎黄，毛发不泽；气虚推动无力，则便秘而不结硬；气化无权，水津直趋膀胱，则小便偏多；气虚鼓动血行之力不足，则脉象虚缓。

气虚阳弱故性格内向，情绪不稳定，胆小不喜欢冒险；气虚卫外失固，故不耐受寒邪、风邪、暑邪，易患感冒；气虚升举无力故多见内脏下垂、虚劳，或病后迁延不愈。

3. 阳虚质（C型）

定义：由于阳气不足，失于温煦，以形寒肢冷等虚寒现象为主要特征的体质状态。

成因：先天不足，或后天失养。如孕育时父母体弱、或年长受孕，早产，或年老阳衰等。

特征：①形体特征：多形体白胖，肌肉松软。②心理特征：性格多沉静、内向。③常见表现：主项：平素畏冷，手足不温，喜热饮食，精神不振，睡眠偏多，舌淡胖嫩边有齿痕，苔润，脉象沉迟。副项：面色㿠白，目胞晦黯，口唇色淡，毛发易落，易出汗，大便溏薄，小便清长。④对外界环境适应能力：不耐受寒邪、耐夏不耐冬，易感湿邪。⑤发病倾向：发病多为寒证，或易从寒化，易病痰饮肿胀泄泻、阳痿。

体质分析：由于阳气亏虚，机体失却温煦，故形体白胖，肌肉松软，平素畏冷，手足不温，面色㿠白，目胞晦黯，口唇色淡；阳虚神失温养，则精神不振，睡眠偏多；阳气亏虚，肌腠不固，则毛发易落，易出汗；阳气不能蒸腾、气化水液，则见大便溏薄，小便清长，舌淡胖嫩边有齿痕，苔润；阳虚鼓动无力，则脉象沉迟；阳虚水湿不化，则口淡不渴；阳虚不能温化和蒸腾津液上承，则喜热饮食。

阳虚阴盛故性格沉静、内向，发病多为寒证，或易寒化，不耐受寒邪，耐夏不耐冬；阳虚失于温化故易感湿邪，易病痰饮、肿胀泄泻；阳虚易至阳弱则多见阳痿。

4. 阴虚质（D型）

定义：由于体内津液精血等阴液亏少，以阴虚内热等表现为主要特征的体质状态。

成因：先天不足，如孕育时父母体弱，或年长受孕，早产等，或后天失养，纵欲耗精，积劳阴亏，或曾患出血性疾病等。

特征：①形体特征：体形瘦长。②心理特征：性情急躁，外向好动，活泼。③常见表现：主项：手足心热，平素易口燥咽干，鼻微干，口渴喜冷饮，大便干燥，舌红少津少苔。副项：面色潮红，有烘热感，两目干涩，视物模糊唇红微干，皮肤偏干，易生皱纹，眩晕耳鸣，睡眠差，小便短，脉象细弦或数。④发病倾向：平素易患有阴亏燥热的病变，或病后易表现为阴亏症状。⑤对外界环境适应能力：平素不耐热邪，耐冬不耐夏；不耐受燥邪。

体质分析：阴液亏少，机体失却濡润滋养，故体形瘦长，平素易口燥咽干，鼻微干，大便干燥，小便短，眩晕耳鸣，两目干涩，视物模糊，皮肤偏干，易生皱纹，舌少津少苔，脉细；同时由于阴不制阳，阳热之气相对偏旺而生内热故表现为一派虚火内扰的证候，可见手足心热，口渴喜冷饮，面色潮红，有烘热感，唇红微干，睡眠差，舌红脉数等。

阴亏燥热内盛故性情急躁，外向好动，活泼；阴虚失于滋润，故平素易患有阴亏燥热的病变，或病后易表现为阴亏症状，平素不耐热邪，耐冬不耐夏，不耐受燥邪。

5. 痰湿质（E 型）

定义：由于水液内停而痰湿凝聚，以黏滞重浊为主要特征的体质状态。

成因：先天遗传，或后天过食肥甘。

特征：①形体特征：体形肥胖，腹部肥满松软。②心理特征：性格偏温和，稳重恭谦，和达，多善于忍耐。③常见表现：主项：面部皮肤油脂较多，多汗且黏，胸闷，痰多。副项：面色黄胖而黯，眼胞微浮，容易困倦，平素舌体胖大，舌苔白腻，口黏腻或甜，身重不爽，脉滑，喜食肥甘，大便正常或不实，小便不多或微浑。④发病倾向：易患消渴、中风、胸痹等病证。⑤对外界环境适应能力：对梅雨季节及潮湿环境适应能力差，易患湿证。

体质分析：痰湿泛于肌肤，则见体形肥胖，腹部肥满松软，面色黄胖而黯，眼胞微浮，面部皮肤油脂较多，多汗且黏；"肺为贮痰之器"痰浊停肺，肺失宣降，则胸闷，痰多；"脾为生痰之源"，故痰湿质者多喜食肥甘；痰湿困脾，阻滞气机，困遏清阳，则容易困倦，身重不爽；痰浊上泛于口，则口黏腻或甜；脾湿内阻，运化失健则大便不实，小便微浑；水湿不运则小便不多。舌体胖大，舌苔白腻，脉滑，为痰湿内阻之象。

痰湿内盛，阳气内困，不易升发故性格偏温和，稳重恭谦，和达，多善于忍耐；痰湿内阻易患消渴、中风、胸痹等病证；痰湿内盛，同气相求，对梅雨季节及湿环境适应能力差，易患湿证。

6. 湿热质（F 型）

定义：以湿热内蕴为主要特征的体质状态。

成因：先天禀赋，或久居湿地，喜食肥甘，或长期饮酒，湿热内蕴。

特征：①形体特征：形体偏胖。②常见表现：主项：平素面垢油光，易生痤疮粉刺，舌质偏红苔黄腻，容易口苦口干，身重困倦。副项：心烦懈怠，眼筋红赤，大便燥结，或黏滞，小便短赤，男易阴囊潮湿，女易带下量多，脉象多见滑数。③心理特征：性格多急躁易怒。④发病倾向：易患疮疖、黄疸、火热等病证。⑤对外界环境适应能力：对湿环境或气温偏高，尤其夏末秋初，湿热交蒸气候较难适应。

体质分析：湿热泛于肌肤，则见形体偏胖，平素面垢油光，易生痤疮粉刺；湿热郁蒸，胆气上溢，则口苦口干；湿热内阻，阳气被遏，则身重困倦热灼血络，则眼筋红赤；热重于湿，则大便燥结；湿重于热，则大便黏滞；湿热循肝经下注，则阴囊潮湿，或带下量多。小便短赤，质偏红苔黄腻，脉象滑数，为湿热内蕴之象。

湿热郁于肝胆则性格急躁易怒，易患黄疸、火热等病证；湿热郁于肌肤则易患疮疖；湿热内盛之体，对湿环境或气温偏高，尤其夏末秋初，湿热交蒸气候较难适应。

7. 血瘀质（G 型）

定义：体内有血液运行不畅的潜在倾向或瘀血内阻的病理基础，以血瘀表现为主要特征的体质状态。

成因：先天禀赋，或后天损伤，忧郁气滞，久病入络。

特征：①形体特征：瘦人居多。②心理特征：性格内郁，心情不快易烦，急躁健忘。③常见表现：主项：平素面色晦黯，皮肤偏黯或色素沉着，容易出现瘀斑，易患疼痛，口唇黯淡或紫，舌质黯有瘀点，或片状瘀斑，舌下静脉曲张，脉象细涩或结代。副项：眼眶黯黑，鼻部黯滞，发易脱落，肌肤干或甲错，女性多见痛经、闭经、或经色紫黑有块、崩漏。④发病倾向：易患出血癥瘕、中风、胸痹等病。⑤对外界环境适应能力：不耐受风邪、寒邪。

体质分析：血行不畅，气血不能濡养机体，则形体消瘦，发易脱落，肌肤干或甲错；不通则痛故易患疼痛，女性多见痛经；血行瘀滞，则血色变紫变黑，故见面色晦黯，皮肤偏黯，口唇黯淡或紫，眼眶黯黑，鼻部黯滞；脉络瘀阻，则见皮肤色素沉着，容易出现瘀斑，妇女闭经，舌质黯有点、片状瘀斑，舌下静脉曲张，脉象细涩或结代；血液瘀积不散而凝结成块，则见经色紫黑有块；血不循经而溢出脉外，则见崩漏。

瘀血内阻，气血不畅故性格内郁，心情不快易烦，急躁健忘，不耐受风邪、寒邪；瘀血内阻，血不循经，外溢易患出血、中风；瘀血内阻则易患癥瘕、胸痹等病。

8. 气郁质（H型）

定义：由于长期情志不畅气机郁滞而形成的以性格内向不稳定、忧郁脆弱，敏感多疑为主要表现的体质状态。

成因：先天遗传，或因精神刺激，暴受惊恐，所欲不遂，忧郁思虑等。

特征：①形体特征：形体偏瘦。②心理特征：性格内向不稳定，忧郁脆弱，敏感多疑。③常见表现：主项：平素忧郁面貌，神情多烦闷不乐。副项：胸胁胀满，或走窜疼痛，多伴善太息，或嗳气呃逆，或咽间有异物感，或乳房胀痛，睡眠较差，食欲减退，惊悸怔忡，健忘，痰多，大便偏干，小便正常，舌淡红，苔薄白，脉象弦细。④发病倾向：易患郁证、脏躁、百合病、不寐、梅核气、惊恐等病证。⑤对外界环境适应能力：对精神刺激适应能力较差，不喜欢阴雨天气。

体质分析：肝性喜条达而恶抑郁，长期情志不畅，肝失疏泄，故平素忧郁面貌，神情多烦闷不乐；气机郁滞，经气不利，故胸胁胀满，或走窜疼痛，多伴善太息，或乳房胀痛；肝气横逆犯胃，胃气上逆则见嗳气呃逆；肝气郁结，气不行津，津聚为痰，或气郁化火，灼津为痰，肝气夹痰循经上行，搏结于咽喉，可见咽间有异物感，痰多；气机郁滞，脾胃纳运失司，故见食欲减退；肝藏魂，心藏神，气郁化火，热扰神魂，则睡眠较差，惊悸怔忡，健忘；气郁化火，耗伤气阴，则形体消瘦，大便偏干；舌淡红，苔薄白，脉象弦细，为气郁之象。

情志内郁不畅，故性格内向不稳定，忧郁脆弱，敏感多疑，易患郁证脏躁、百合病不寐、梅核气、惊恐等病证，对精神刺激适应能力较差，不喜欢阴雨天气。

9. 特禀质（I型）

定义：由于先天禀赋不足和禀赋遗传等因素造成的一种特殊体质。包括先天性、遗传性的生理缺陷与疾病，过敏反应等。

成因：先天禀赋不足、遗传等，或环境因素、药物因素等。

特征：①形体特征：无特殊，或有畸形，或有先天生理缺陷。②心理特征：因禀质特异情况而不同。③常见表现：遗传性疾病有垂直遗传，先天性、家族性特征；胎传性疾病为母体影响胎儿个体生长发育及相关疾病特征。④发病倾向：过敏体质者易药物过敏，易患花粉症；遗传疾病如血友病、先天愚型及中医所称"五迟""五软""解颅"等；胎传疾病如胎寒、胎热、胎惊、胎肥、胎痛、胎弱等。⑤对外界环境适应能力：适应能力差如过敏体质者对过敏季节适应能力差，易引发宿疾。

　　体质分析：由于先天禀赋不足、遗传等因素，或环境因素，药物因素等的不同影响，故特禀质的形体特征、心理特征、常见表现、发病倾向等方面存在诸多差异，病机各异。

　　　　　　　　——王琦《中医体质学 2008·第七章、体质辨识·第三节、体质类型的辨识》

　　【提要】　本论阐述九种体质辨识的具体方法，分别从定义、成因、特征、体质分析等方面展开论述，具有一定的理论与临床意义。

4

精气神形论

4.1　精

4.1.1　精之分类

◆ 周学海　论精分为四 ※*

精之以精、血、津、液，列为四者，何也？《本神》曰：五脏主藏精者也，故统谓之精。

夫血者，水谷之精微，得命门真火蒸化，以生长肌肉、皮毛者也。凡人身筋骨、肌肉、皮肤、毛发有形者，皆血类也。精者，血之精微所成，生气之所依也。生气者，卫气之根，即命门真火是也，精竭则生气绝矣。髓与脑，皆精之类也。津亦水谷所化，其浊者为血，清者为津，以润脏腑、肌肉、脉络，使气血得以周行通利而不滞者此也。凡气血中，不可无此，无此则槁涩不行矣。发于外者，泪、唾、汗，皆其类也。小便，其糟粕也。液者，淖而极厚，不与气同奔逸者也。亦水谷所化，藏于骨节筋会之间，以利屈伸者。其外出于孔窍，曰涕、曰涎，皆其类也。四者各有功用，而体亦不同。血之质最重浊；津之质最轻清；而液者清而晶莹，厚而凝结，是重而不浊者也；精者合血与津液之精华，极清极厚，而又极灵者也，是神之宅也。西医谓精中有三物：一曰虫，能蠕动者，男女交媾，即此虫与女精合而成形也；一曰珠，极细极明而中空，精平方一寸，约有珠五百颗；一曰白汁，极明而淖，珠与虫皆藏汁中。汁与珠二者，其于交媾结形，不知何用也？西医徒恃窥测，而不能明理，虽曰征实，然未免滞于象矣！

四者之在人身也，血为最多，精为最重，而津之用为最大也。内之脏腑筋骨，外之皮肤毫毛，即夫精也、血也、液也，莫不赖津以濡之，乃能各成其体而不敝。

——清·周学海《读医随笔·卷一·证治总论·气血精神论》

【提要】　本论阐述广义之精，将其分为精、血、津、液四类，分别对其概念、生成、作用进行了探讨。此外，还对四者的特性进行比较分析，强调津在濡养形体方向的关键作用。

4.1.2　先后天之精

◀《素问》　论精为身之本※*▶

夫精者，身之本也。故藏于精者，春不病温。夏暑汗不出者，秋成风疟。

——《素问·金匮真言论》

【提要】　本论阐述精气是生命活动的根本。精，泛指构成人体和维持生命活动的一切精微。精，包括先天之精和后天之精。禀受于父母，充实于水谷，归藏于肾者，谓之先天之精；由饮食物经脾胃所化生的精，称为水谷之精，即后天之精。精气内藏而不妄泄，春天就不会得温热病；夏暑阳盛，如果不能排汗散热，到秋天就会酿成风疟病。

◀《素问》　论后天之精的化生※*▶

食气入胃，散精于肝，淫气于筋。食气入胃，浊气归心，淫筋于脉。脉气流经，经气归于肺，肺朝百脉，输精于皮毛。毛脉合精，行气于府。府精神明，留于四脏，气归于权衡。权衡以平，气口成寸，以决死生。饮入于胃，游溢精气，上输于脾；脾气散精，上归于肺；通调水道，下输膀胱。水精四布，五经并行。

——《素问·经脉别论》

【提要】　本论阐述饮食入胃以后，化生人体后天之精的基本过程，以及在这一过程中，肝、心、脾、肺诸脏的重要作用。

◀《素问》　论精气生于胃※*▶

阴气虚则阳气入，阳气入则胃不和；胃不和，则精气竭；精气竭，则不营其四肢也。

——《素问·厥论》

【提要】　本论从热厥发病过程，阐述精气充实四肢的原理。阴气虚于下则阳气入乘，阳气入则胃气受扰而不和。脾主为胃行其津液，胃不和则脾气亦衰，水谷不得化生精微，则精气竭绝而不能营养于四肢。

◀《素问》　论后天之精的作用※*▶

味归形，形归气，气归精，精归化，精食气，形食味，化生精，气生形，味伤形，气伤精，精化为气，气伤于味。

——《素问·阴阳应象大论》

【提要】　"归"是生成或依赖之意，"化"是化生或生化之意。"食"是仰求或依靠之意。

"味"指五味，即饮食之意。"形"指形体而言。"气"指功能或活动能力，"精"指后天之精微。本论说明天地间的气味在正常情况下，可以转化为人的形体，而形体的生成又赖气化的功能，气化功能又是由于精所产生，而精又是饮食经气化所产生。即"味归形，形归气，气归精，精归化。"人体的精依靠气化而产生，形体依靠饮食而滋养，通过气化作用可生精，再经过气化以滋养形体，即"精食气，形食味，化生精，气生形。"这是两对意义相同的重叠句，形食味即味归形，气生形即形归气，化生精即气归精，精食气即精归化。味归形，但如果在不正常的情况下，则饮食太过可伤形体，故曰味伤形，气归精，但是机能活动太旺盛亦可伤精，即是气伤精。精可以产生功能，但功能也可因为饮食太过而受损伤。

《素问》　论生殖之精※*

女子……二七而天癸至，任脉通，太冲脉盛，月事以时下，故有子……丈夫……二八，肾气盛，天癸至，精气溢泻，阴阳和，故能有子。

——《素问·上古天真论》

【提要】　本论阐述女子"二七"、男子"二八"之时，若先天之精无缺陷，后天之精能资养，肾中所藏之精充盛，肾气充沛，天癸则按时而至。天癸，是肾精、肾气充盈到一定程度时体内产生的一种促进生殖器官发育成熟、维持生殖机能的精微之气。肾精的一部分在天癸的作用下，可化为生殖之精以施泄。

《素问》　论汗为水谷之精所化※*

人所以汗出者，皆生于谷，谷生于精。今邪气交争于骨肉而得汗者，是邪却而精胜也……汗者，精气也。

——《素问·评热病论》

【提要】　本论阐述人之出汗来自于水谷所化精气。王冰注："言谷气化为精，精气胜乃为汗。"张介宾注："谷气内盛则生精，精气外达则为汗。"（《类经·十五卷·疾病类·四十三、阴阳交》）又张志聪注："水谷之精由肾脏精气之所化，所谓谷生于精也。"肾脏精气，指能生脾土的命火，义亦可通。

《素问》　论脏腑之精为病※*

五精所并：精气并于心则喜疾病，并于肺则悲，并于肝则忧，并于脾则畏，并于肾则恐。是谓五并，虚而相并者也。

——《素问·宣明五气》

【提要】　本论阐述五脏精气偏盛于一脏及其偏胜的原因。心虚而余脏之精气皆并之，故善喜。肺虚而余脏精气并之，则善悲。肝虚而余脏精气并之，则善忧。脾虚而余脏精气并之，则善畏。肾虚而余脏精气并之，则善恐。

《灵枢》　论先天之精[※]

两神相搏，合而成形，常先身生，是谓精。

——《灵枢·决气》

【提要】　本论阐述先天之精禀受于父母，是形成胚胎的来源。古人通过对生殖繁衍过程的观察和体验，认识到男女生殖之精相结合能产生新的生命个体。《灵枢·天年》认为，人之始生，"以母为基，以父为楯"。父母的生殖之精相合，孕育了生命，转化为子代的先天之精。如《灵枢·本神》说："生之来，谓之精。"

4.1.3　血

《素问》　论血之功能^{※*}

故人卧血归于肝，肝受血而能视，足受血而能步，掌受血而能握，指受血而能摄。

——《素问·五脏生成》

【提要】　本论阐述人体必须依靠血的滋养和调节，才能发挥正常功能。当人睡眠时，血归藏于肝。王冰注："肝藏血，心行之，人动则血运于诸经，人静则血归于肝藏。何者？肝主血海故也。"肝得血而濡养于目，则能视物。张介宾注："肝开窍于目，肝得血则神聚于目，故能视。"（《类经·八卷·经络类·二十一、诸脉髓筋血气溪谷所属》）手足得血之濡养，就能拿取和行走。吴崑注："人之所以能步、能握、能摄者，虽系于筋，若无血以养筋，则痿弱无力，足不能步，掌不能握，指不能摄矣。"

《灵枢》　论妇人脱血无须^{※*}

冲脉、任脉皆起于胞中，上循背里，为经络之海；其浮而外者，循腹右上行，会于咽喉，别而络唇口。血气盛则充肤热肉，血独盛者淡渗皮肤，生毫毛。今妇人之生，有余于气，不足于血，以其数脱血也，冲任之脉，不荣口唇，故须不生焉。

——《灵枢·五音五味》

【提要】　本论阐述妇人不生胡须的生理特点，还论述了营血具有温煦濡养肌肤的作用，血独盛则渗灌到皮肤中而生毫毛。妇女的生理特征是气有余血不足，其原因是每月均有月经排出，冲任之脉的血气，不能营养口唇，所以妇女不生胡须。

《灵枢》 论血[※]

肠胃受谷，上焦出气，以温分肉，而养骨节，通腠理。中焦出气如露，上注谿谷，而渗孙脉，津液和调，变化而赤为血。血和则孙脉先满溢，乃注于络脉，皆盈，乃注于经脉。阴阳已张，因息乃行。行有经纪，周有道理，与天合同，不得休止。

——《灵枢·痈疽》

【提要】 本论阐述血的生化和运行过程。肠胃受纳饮食后，化生精气，各走其道。营气出于中焦，分泌津液，流注于溪谷之间，逐渐渗入细小的孙络，津液和调，再通过心肺的气化作用，就变成红色的血液。血行和顺，首先充满孙络，再注入络脉；络脉都充满了，便注入经脉。营卫气血既已充盛，便随着呼吸而运行全身。

张介宾 论在内为血在外为汗

方书多言血与汗异名而同类。丹溪因之，遂有"在内为血，在外为汗"之论。似乎血即是汗，汗即是血矣。岂知血与汗之由来，有不可以同类并言者。《经》云：心主血，血生于心。又云：肾主五液，入心为汗。又云：汗者，心之液。此言汗为心之液，而非曰心之血。血生于心，统于脾，藏于肝，而其原则自水谷之精气，受于中焦，变化取汁，和调于五脏，洒陈于六腑，以奉生身者也。若夫汗则为人身之津液，因腠理疏，皮毛不能外卫，风、暑、湿、热之邪干之，则蒸然发出，津津而为汗。是汗乃身之阳气所化，故曰阳加于阴，谓之汗。当云在内为气，在外为汗。此可以气言，而不可以血类也。庸有在外之汗，而可以在内之血混言之乎？人之一身，有涕、泪、涎、唾、便、溺，皆属一水之化，而发于九窍之中。故鼻之所出曰涕，目之所出曰泪，口之所出曰唾、曰涎，二阴之所出曰便、溺，而皮毛之所泄则曰汗。汗可以血类之，则涕、泪、唾、涎、便、溺，亦可以血言之矣！

——明·张介宾《质疑录·论在内为血在外为汗》

【提要】 本论依据血、汗生成与功用的不同，对前人"血汗异名而同类"的观点进行辨析。作者认为，血、汗二者生成途径不同，血生于心，统于脾，藏于肝，源自水谷之精气，受于中焦，变化取汁，和调于五脏，洒陈于六腑，以奉生身；汗为人身之津液，因腠理疏，皮毛不能外卫，风、暑、湿、热之邪干之，则蒸然发出，津津而为汗。故当云"在内为气，在外为汗"。

张志聪 辩血

《经》云：营气之道，内谷为宝。谷入于胃，乃传之肺，流溢于中，布散于外，精专者行于经隧。是血乃中焦之汁，流溢于中以为精，奉心化赤而为血。冲脉与少阴之大络，起于肾上，循背里，为经络之海。其浮而外者，循腹右上行，至胸中而散，充肤热肉，渗皮肤，生毫毛，男子上唇口而生髭须，女子月事以时下。此流溢于中之血，半随冲任而行于经络，半散于脉外而充于肤腠皮毛。卧则归于肝脏，是以热入血室，刺肝之期门。卧出而风吹之，则为血痹。此散于皮肤肌腠，故曰布散于外，乃肝脏所主之血也。故妇人之生，有余于气，不足于血，以其月事，数脱于血也（时俗皆谓男子血不足，女子血有余）。此血或因表邪太盛，迫其妄行，以致吐衄者；有因肝火盛者，有因暴怒，肝气逆而吐者，吐则必多，虽多不死，盖有余之散血也。又心下包络之血亦多，此从冲任通于心包，为经络之血者，乃少阴所主之血也。如留积于心下，胸中必胀，所吐亦多，而或有成块者，此因焦劳所致。治法宜引血归经。若屡吐不止，或咳嗽而成劳怯，或伤肾脏之原，而后成虚脱，所谓下厥上竭，为难治也。其精专者，行于经隧，心主之血也。中焦蒸水谷之津液，化而为血，独行于经隧，以奉生身，莫贵于此。荣行脉中，如机械之环转，一丝不续，乃回则不转，而穿壤判矣。是以有吐数口而卒死者，非有伤于血，乃神气之不续也；有因咳嗽而夹痰带血者，肺脏之血也；有因腹满而便血、唾血者，此因脾伤而不能统摄其血也。学者先当审其血气生始出入之源流，分别表里受病之因证，或补或清，以各经所主之药治之，未有不中于窍却者矣。近时以吐血多者，谓从胃出，以阳明为多血多气耳！不知阳明之所谓多血多气者，以血气之生于阳明也，而太阳、太阴、厥阴，亦主多血，非独阳明。试观剖诸兽腹中，心下夹脊包络中多血，肝内多血，心中有血，脾中有血，肺中有血，肾中有血，胃实未尝有血，而可谓多乎?

——清·张志聪《侣山堂类辩·卷上·辩血》

【提要】 本论阐述人体之血生成、输布、生理作用、基本病机及治疗原则。基于对血的认识，作者提出辨识血病需要判别表里受病之因以及出血部位，再以各经所主之药加以治疗，多能获效。

唐容川 血气所生*

盖心属离卦，内阴爻坎之水也，外阳爻则离本卦之火也。惟其以水济火，乃发光明而成离象，是以灌膏则燎盛，抽薪则焰息，薪膏有汁液，火得之而后燃，即是以水济火之明验矣。人身心象离卦，必在下胞中，肾阴之水津，循冲任上入于胃，合饮食所化之汁，上腾于肺部，以入于心，此汁得心火之化，遂变为赤色，是为血……水交于火即化为血，合为离中含阴之象也。水生于肾中，入于胞室，是为天癸水。循冲任上行入胃，则津液充足，濡化谷食，谷化为汁，其中仍有天癸之水气在也。此汁上入于心，是为水交于火，得心火化之，变为赤血。此所谓水入于经，其血乃成也。血之支派，散走内外，循环无端，而其总统则在任脉，既化为血，即循任脉而下入于胞中，与肾气天癸之水合，男子化精髓，女子月信下，胥由于此矣。

——清·唐容川《中西汇通医经精义·上卷·血气所生》

【提要】 本论以心脏取象"离"卦为水火既济的象征，阐述血液生成的基本过程。作者认为，肾中阴液循冲任二脉上升于胃，合饮食所化之精微，蒸腾于肺部，进入到心，得心火之化，变为红色，乃成为血。此外，还讨论了天癸与血的关系，认为化源血液的肾中阴液，即有天癸之水气。

唐容川 论男女血气异同※

世谓：男子主气，女子主血。因谓男子血贵，女子血贱，并谓男子之血，与女子不同，而不知皆同也。其不同者，女子有月信，男子无月信，只此不同而已矣。

夫同是血也，何以女子有月信，而男子无月信哉？盖女子主血，血属阴而下行。其行也，气运之而行也。女子以血为主，未尝不赖气以运血。气即水化，前论已详。气血交会之所，在脐下胞室之中。男子谓之丹田，女子谓之血室，则肝肾所司，气与血之总会。气生于水而化水，男子以气为主，故血入丹田，亦从水化，而变为水，以其内为血所化，故非清水，而极浓极稠，是谓之肾精。女子之气，亦仍能复化为水。然女子以血为主，故其气在血室之内，皆从血化，而变为血，是谓之月信。但其血中仍有气化之水液，故月信亦名信水。且行经前后，均有淡色之水。是女子之血分，未尝不借气分之水，以引动而运行之也。知此，则知男子之精属气、属水，而其中未尝无血、无火；且知女子之经，属血、属火，而其中未尝无气、无水。是以男子精薄，则为血虚；女子经病，则为气滞也。

问曰：男子主气，女子主血，其中变化，诚如兹之所云矣。而女子何以必行经，男子何以不行经？答曰，经血者，血之余也。夫新生旧除，天地自然之理。故月有盈亏，海有朝汐。女子之血，除旧生新，是满则溢，盈必亏之道。女子每月则行经一度，盖所以泄血之余也。血主阴而下行，所以从下泄而为经血也。至于男子，虽无经可验，然亦必泄其余。男子以气为主，气主阳而上行，故血余不从下泄而随气上行，循冲、任脉，上绕唇颐，生为髭须。是髭须者，即所以泄血之余也。所以女子有月信，上遂无髭须；男子有髭须，下遂无月信。所主不同，升降各异，只此分别而已矣。义出《内经》，非创论也。世谓男女血迥不同，岂知变化之道哉。夫必明气血水火变化运行之道，始可治气血水火所生之病。女子要血循其常，男子亦要血循其常。若血失常道，即为血不循经。在女子虽无崩带，亦不受胎；男子虽无吐衄，亦不荣体。至失常之至，则女子未有不崩带，男子未有不吐衄者也。故女子血贵调经，男子亦贵调血，但男子吐衄乃上行之血，女子崩带乃下行之血，不可例论耳。然使女子吐衄，则亦与男子无殊；男子下血，则亦与崩带无异。故是书原非妇科，而于月经胎产尤为详悉，诚欲人触类引伸，于治血庶尽神欤。

又曰：女子胞中之血，每月一换，除旧生新。旧血即是瘀血，此血不去，便阻化机。凡为医者，皆知破血通经矣。独于男女吐衄之证，便不知去瘀生新之法。抑思瘀血不行，则新血断无生理，观月信之去旧生新，可以知之。即疮科治溃，亦必先化腐而后生肌，腐肉不化则新血亦断无生理。且如有脓管者，必烂开腐肉，取去脓管而后止。治失血者，不去瘀而求补血，何异治疮者不化腐而求生肌哉。然又非去瘀是一事，生新另是一事也。盖瘀血去则新血已生，新血生而瘀血自去。其间初无间隔，即如月信下行，是瘀去也。此时新血已萌动于血海之中，故受孕焉。非月信已下多时，然后另生新血也。知此，则知以去瘀为生新之法，并知以生新为去瘀之法。

生血之机有如此者，而生血之原，则又在于脾胃。《经》云：中焦受气取汁，变化而赤，是为血。今且举一可见者言之，妇人乳汁，即脾胃饮食所化，乃中焦受气所取之汁。妇人乳汁则月水不行，以此汁既从乳出，便不下行变血矣。至于断乳之后，则此汁变化而赤，仍下行而为经血。人皆知催乳须补脾胃，而不知滋血尤须补脾胃，盖血即乳也。知催乳法，便可知补血法。但调治脾胃，须分阴阳。李杲后重脾胃者，但知宜补脾阳，而不知滋养脾阴。脾阳不足，水谷固不化。脾阴不足，水谷仍不化也。譬如釜中煮饭，釜底无火固不熟，釜中无水亦不熟也。予亲见脾不思食者，用温药而反减，用凉药而反快。予亲见催乳者，用芪、术、鹿茸而乳多。又亲见催乳者，用芪、术、鹿茸而乳转少，则以有宜不宜耳。是故宜补脾阳者，虽干姜、附子，转能生津；宜补脾阴者，虽知母、石膏，反能开胃。补脾阳法，前人已备言之。独于补脾阴，古少发明者，予特标出，俾知一阴一阳，未可偏废。补脾阴以开胃进食，乃吾临证悟出，而借《伤寒论》"存津液"三字为据，此外固无证据也。书既成，后得泰西洋人医法五种，内言胃之化谷，乃胃汁化之，并有甜肉汁、苦胆汁，皆入肠胃化谷。所谓汁者，即予所谓津液也。西医论脏腑，多言物而遗理。如此条者，实指其物，而尚不与理相背，适足以证予所论，故并志之。

——清·唐容川《血证论·卷一·男女异同论》

【提要】 本论阐述男女两性之血的功用差异：男子血化为须，女子血化为月信和乳汁，并解释其原因。此外，作者还提出祛瘀生新和滋补脾胃为血证治疗的根本方法，对临床具有理论参考意义。

任继学 生血之源的管见

人出生后，造血之源究竟是来源于心、脾、肝，还是来源于肾和髓的问题，至今尚未很好地加以澄清。因此个别不了解中医的学者，就造血之源是本乎心与脾，而有不正确的看法。笔者为了纠正对上述问题的不正确看法，特对中医的造血之源提出管见，供同道们斧正。

中医认为由胚胎至初生前，血液生成之源是由心、脾完成的，即古人所谓"血生化于脾总统于心"也。盖人生后它的造血过程是："中焦受气取汁、变化而赤是谓血"。此处中焦是指脾胃而言，就是说饮食入胃，经过胃的腐熟、消化、分解，转化出水谷精微物质，借脾的转输之功渗入营血。其浊气（精微）归心，再由心运送至肾，即肾受五脏之精而藏之，肾精得脾胃之精充养，则肾精充足，精足则生髓，髓得命火之温润，相火之温化，则精髓生化出赤液而为血，血之所以色赤是因为火色赤使然。故李中梓曰："血之源头，在乎肾；气之源头，在乎脾。"林珮琴亦曰："禀水谷之精华，出于中焦，以调和五脏、洒陈六腑者，血也。生化于脾，宣布于肺，统于心，藏于肝，化精于肾。"黄宫绣曰："肾中之水……泌其津液，注之于脉……周流一身为血，则是肾中之水实为养命之源、生命之本。"即是上述之义。因而在临床上治疗血虚病、血泣病，主要关键在于补脾益肾、益气养血，同时也应注意治本病"补不在水而在火"。所以药用紫河车、鹿角胶、龟甲胶、白术、茯苓、牛髓、鹿骨髓、巴戟肉、白何首乌、山茱萸肉、仙茅、熟地黄、黄精之类治之，就是上述道理。

——夏洪生《北方医话·生血之源的管见》

【提要】 本论阐述人体血液化生的基础，认为"肾受五脏之精而藏之，肾精得脾胃之精充养，则肾精充足，精足则生髓，髓得命火之温润，相火之温化，则精髓生化出赤液而为血"。据此认为"补不在水而在火"，提出"补脾益肾、益气养血"的治疗原则，用药也多以补益精血的阳药为主，对于临床具有实际意义。

4.1.4 津液

《灵枢》 论津与液※※

水谷皆入于口，其味有五，各注其海，津液各走其道，故三焦出气，以温肌肉，充皮肤，为其津，其流而不行者为液……五谷之津液，和合而为膏者，内渗入于骨空，补益脑髓，而下流于阴股。

——《灵枢·五癃津液别》

【提要】　本论阐述津、液、膏的生成与作用。五味所化生的精微，分别注入相应的脏器及人体四海，以营养全身。食物所化之津液，分别沿一定的道路布散。经由三焦布散的精气，可以温润肌肉，充养皮肤，叫做津。张介宾说："此津液有辨也。宗气积于上焦，营气出于中焦，卫气出于下焦，达于表者，阳之气也。故三焦出气以温肌肉，充皮肤，而为其津，津属阳也。营于里者，阴之气也，故周流于血脉之间，而不散行于外，注于脏腑，益于精髓，而为之液，液属阴也。"（《类经·十六卷·疾病类·五十八、五癃津液别》）

褚　澄　津润

天地定位，而水位乎中，天地通气，而水气蒸达，土润膏滋，云兴雨降，而百物生化。人肖天地，亦有水焉，在上为痰，伏皮为血，在下为精，从毛窍出为汗，从腹肠出为泻，从疮口出为水。痰尽死，精竭死，汗枯死，泻极死。水从疮口出不止，干即死。

至于血充目则视明，充耳则听聪，充四肢则举动强，充肌肤则身色白。溃则黑，去则黄；外热则赤，内热则上蒸喉；或下蒸大肠，为小窍。喉有窍则咳血，杀人；肠有窍则便血，杀人。便血犹可止，咳血不易医。喉不停物，毫发必咳，血渗入喉，愈渗愈咳，愈咳愈渗。饮溲溺则百不一死，服寒凉则百不一生。血虽阴类，运之者，其和阳乎。

——南齐·褚澄《褚氏遗书·津润》

【提要】　本论阐述广义之"津"对于人体生理功能正常发挥的重要性。作者认为，自然界的水液具有"水气蒸达，土润膏滋，云兴雨降，而百物生化"的作用。类比于人体，津可分为有痰、血、精、汗四类。此外，作者还对失血类病证进行了较为详细的描述，特别强调了阳气运化对于血证治疗的作用。

吴鞠通　汗论

汗也者，合阳气阴精蒸化而出者也。《内经》云：人之汗，以天地之雨名之。盖汗之为物，以阳气为运用，以阴精为材料。阴精有余，阳气不足，则汗不能自出，不出则死；阳气有余，阴精不足，多能自出，再发则痉，痉亦死；或熏灼而不出，不出亦死也。其有阴精有余，阳气不足，又为寒邪肃杀之气所搏，不能自出者，必用辛温味薄急走之药，以运用其阳气，仲景之治伤寒是也。《伤寒》一书，始终以救阳气为主。其有阳气有余，阴精不足，又为温热升发之气所烁，而汗自出，或不出者，必用辛凉以止其自出之汗，用甘凉、甘润培养其阴精为材料，以为正汗之地，本论之治温热是也。本论始终以救阴精为主。此伤寒所以不可不发汗，温热病断不可发汗之大较也。唐宋以来，多昧于此，是以人各著一伤寒书，而病温热者之祸亟矣。鸣呼！天道欤？抑人事欤？

——清·吴鞠通《温病条辨·卷四：杂说·汗论》

【提要】　本论阐述汗为阳气与阴精蒸化而形成，阴与阳两个方面任何一方出现问题，都会造成汗多、汗少的临床表现。论中还提出，《伤寒论》所论多为汗不能自出之证，故强调以救阳气为主；而《温病条辨》所论多为汗出过多之证，故重视以挽救阴精为要。

周学海　三焦水道膀胱津液论

陈修园曰：《经》云三焦者，决渎之官，水道出焉。膀胱者，州都之官，津液藏焉，气化则能出矣。此数语，向来注家皆误。不知津液为汗之源，膀胱气化则能出汗，故仲景发汗取之太阳。水道，为行水之道。三焦得职，则小水通调。须知外出为膀胱之津液，下出为三焦之水道也。故凡淋沥等证，皆热结膀胱所致，而治者却不重在膀胱，而重在三焦。按此说本于张隐庵，乍读似新奇可喜，而实违经背理之甚者也。

夫下出为三焦之水道，是矣；外出为膀胱之津液，则非也。三焦者，水所行之道，非水所藏之府也。汗与小便，俱由三焦经过。故汗多则小便少者，水在三焦，即为热气蒸动，泄于膜外，达于皮肤，而不待传入膀胱也。非既入膀胱，复外出而为汗也。气化则能出者，膀胱无下口，必借三焦之气化，有以转动之，使之俯仰而倾出也，故曰"能"也。其曰水、曰津液云者，水在三焦，气味清淡，犹是本质，发而为汗则味咸，传为小便则气臊，是已受变于人气矣，故皆可以津液名之。非汗为膀胱之津液，小便为三焦之水也。乃汗与小便皆三焦之水，而外出、下出者也。发汗取之太阳者，太阳主表，以其经，非其腑也。

——清·周学海《读医随笔·卷二上·形气类·三焦水道膀胱津液论》

【提要】　本论对张志聪、陈修园有关人体水液运行观点进行了辨析，强调了三焦气化在水液代谢中的作用。作者认为，汗液非膀胱气化而生，而是水在三焦为热气蒸动，达于皮外。与汗液一样，人体尿液的产生，是借三焦之气化而出，而非从膀胱之窍。

刘渡舟　谈谈人体的"津液链"*

中医学认为人体内有一种比较重要的物质叫津液。实际上它包括了血液、精液、髓液、汗液、唾液……它们皆可统称之为津液。津液是个相互联结又能相互转化的有机体好像一条链子联在一起。所以，我把它叫做津液链。

津液的来源，是从饮食分解出来的，例如，《灵枢·邪气》说："五谷入于胃，其糟粕、津液宗气分为三隧。"可见饮食变成津液而带有原始物质的含义。严格地讲，津与液还有分别，《灵枢·决气》说："何谓津……腠理发泄，汗出溱溱是谓津；何为液……谷入气满，淖泽注入骨，骨属屈伸，泄泽，补益脑髓，皮肤润泽是谓液。"古人认为津液中体轻的可外走腠理以为汗；津液中体浊的可内渗入骨空而为髓，所以津在外而为阳，液在内而为阴用以区分它们的不同功用。

津液虽属阴液之类，但不能离开阳气的蒸化，具体地说，它必藉脾气的运化、肾气的主宰、肺气的敷布和三焦阳气的温煦和流通。

《医医病书》说："窃谓津液虽属阴类，而犹未离乎阳气者也，何以言之？《内经》云：三焦出气，以温肌肉，充皮肤为其津，其流而不行者为液。岂非液则流而不行，津则随气而行者乎……验之于口气呵水，愈足征气津不相离矣。"它说明了阳能化阴，气能化津，以体现气津并行，相得益彰的机制。

津液是从饮食分解出来的一种物质。至于饮食消化的过程和形成津液的具体形态，考《医医病书》说得比较详尽。它说："凡人饮食盖有三化：一曰火化，烹煮熟烂；二曰口化，细嚼缓咽；三曰胃化，蒸变传化。二化得力（指火化与口化），不劳于胃……胃化及毕，乃传于脾传脾之物，悉成乳糜。"

它具体分析了饮食消化所具备的各种条件和进行中的各个程序，说得比较确切。并且明确地指出由胃传脾的津液，是呈乳糜之状，其色白而质稠。它的话补充了《内经》的不足，是津液学说一个新发展。正是由于"乳糜"状津液这个原始材料，才能进步变生血液、精液和髓液，从而形成一条津液链以反映它们的衍进和生化。

先说血液。血，是人体赖以生存的重要物质。《素问·五脏生成》说："肝受血而能视，足受血而能步。"可见人体的组织器官离不开血液滋养。但是，血是由津液所变生，而系于津液链中的各个环节。

津液变生血液，见于《灵枢·痈疽》。它说："肠胃受谷，津液和调，变化而赤为血。"而《灵枢·营卫生会》亦说："中焦亦并胃中，出上焦之后，此所受气者，泌糟粕，蒸津液，化其精微，上注于肺脉，乃化而为血。"清朝人尤怡在所著的《金匮翼》里也说："盖三焦者，水谷之道路，气脉之所终始也。若三焦调适，气脉平均，则能宜通水液，行入于经，化而为血，灌溉周身。"

由此可见，血液是由津液中的精微分子所化生。因此，可以肯定地说津液为血液之母，而为临床滋液以生血的治法奠定了理论基础。

津液不但能生血，而又能化生精和髓。大家知道，精分先天和后天。先天之精禀自父母，是与生俱来的种物质。后天之精，指离开母体以后，藉助饮食的荣养而从"乳糜"的液体中不断补充和合而成。《灵枢·五癃津液别》说："五谷之津液，和合而为膏者内渗于骨空，补益脑髓。"文中指的"和合而为膏"的"膏"，可以体会它比"乳糜"的液体而更为稠厚。我认为实际上指的是精液，也就是从"乳糜"的津液进步变成精液，然后渗入骨空，或者补益，或者去滋生髓液，而形成精又生髓的链式反应。

如果反过来从病症上去证明上述的道理，《灵枢·五癃津液别》又说："阴阳不和，则使液溢而下流于阴，髓液皆减而下，下过度则虚，虚故腰背痛而胫酸。"它说明了男女房室过度，伤了肾精，精液流溢过度，势必致使髓液减少（因为精生髓），乃发生腰痛和膝胫酸楚。这同肾精亏损的见证很相似。

津液除化生血液、精液、髓液以外，又能内滋脏腑，变成脏腑之液。它有节制阳气灌溉脏腑，以维系在一起。

根据津液链的结构与联系，精血之间，髓血之间，髓精之间就有一荣同荣、一枯同枯的关系。例如：血虚则精必减，精虚则血必亏，精虚而髓必干，髓干则血不荣，这是因为它们有"同源"的内在联系，才有互相"转化"的物质条件。为此，津液链的学说不但突出了津液之间的联系性，同时，也反映了津液的整体观，而有助于中医理论的发展。

明朝人李中梓所著的《医宗必读》中载有《乙癸同源论》文。他认为肝肾所以同治是由于它们有"同源"的关系。肝藏雷火，肾藏龙火，皆赖于水的潜涵而方能安居于下。根据这个道理，李氏把下焦的水作为"肝肾同源"的物质基础看待，从而在临床上提出肝肾可以同治的理论观点。先辈之言，我们未可非议，但他确未提到津液之间的链式关系，对精、血、髓、液实来源于津液的理论和它们之间相互转化的内核，说得似明似暗而不够确切，令人读之不免有美中不足之感。

——王庆国《刘渡舟医论医话 100 则·学术思想·谈谈人体的"津液链"》

【提要】　本论系统阐述了津的概念、化生过程和生理作用，以及津与精、血、髓、液的"同源"关系。

4.1.5　天癸

张介宾　论天癸为元气[※※]

天癸之义，诸家俱即以精血为解；然详玩本篇（编者按：指《素问·上古天真论》）谓女子二七天癸至，月事以时下，男子二八天癸至，精气溢泻，是皆天癸在先，而后精血继之。分明先至后至，各有其义，焉得谓天癸即精血，精血即天癸？本末混淆，殊失之矣。

夫癸者，天之水，干名也。干者支之阳，阳所以言气；癸者壬之偶，偶所以言阴。故天癸者，言天一之阴气耳，气化为水，因名天癸，此先圣命名之精而诸贤所未察者。其在人身，是为元阴，亦曰元气。人之未生，则此气蕴于父母。是为先天之元气；人之既生，则此气化于吾身，是为后天之元气。第气之初生，真阴甚微，及其既盛，精血乃王，故女必二七、男必二八而后天癸至。天癸既至，在女子则月事以时下，在男子则精气溢泻，盖必阴气足而后精血化耳。阴气阴精，譬之云雨，云者阴精之气也，雨者阴气之精也。未有云雾不布而雨雪至者，亦未有云雾不浓而雨雪足者。然则精生于气，而天癸者，其即天一之气乎，可无疑矣。列子曰：有生者，有生生者；有形者，有形形者。其斯之谓。

——明·张介宾《类经·三卷·脏象类·十三、有子无子女尽七七男尽八八》

【提要】　本论阐述天癸蕴于父母为先天元气，是促进人体生长发育的重要条件。

张介宾　论天癸非精血

天癸之义，诸家俱以精血为解，是不详《内经》之旨也。玩《本经》云：女子二七天癸至，月事以时下；男子二八天癸至，精气溢泻。则是天癸在先，而后精血继之，天癸非即精血之谓明矣。天癸者，天一所生之真水，在人身是谓元阴，即曰元气。人之未生，此气蕴于父母，谓之先天元气；人之既生，此气化于吾身，谓之后天元气。但气之初生，真阴甚微，及其既盛，精血乃旺。然必真阴足而后精血化，是真阴在精血之先精，血在真阴之后。不然女子四十九，男子六十四，而天癸俱绝，其周身之精血，何以仍运行于荣卫之中，而未尝见其涸竭也？则知天癸非精血明矣。其以精血即为天癸者，王太仆、陈良甫以下之谬论也。

——明·张介宾《质疑录·论天癸非精血》

【提要】　本论阐述天癸并非人体精血，而是天一真水，又称为先天真阴。人体精血均由先天真阴所化。

《医宗金鉴》 天癸月经之原

先天天癸始父母，后天精血水谷生，女子二七天癸至，任通冲盛月事行。

注：先天天癸，谓肾间之动气，乃禀自父母，资其始也；后天精血，谓水谷之所化，得之形成之后，资其生也。《经》曰：女子一七而肾气盛，谓肾间动气盛也。二七而天癸至，谓先天癸水中之动气，至于女子胞中也。冲为血海，任主胞胎，冲任皆起于胞中，所以任脉通，太冲脉盛，月事以时下，故能有子也。

——清·吴谦《医宗金鉴·编辑妇科心法要诀·调经门·天癸月经之原》

【提要】　本论阐述天癸为先天所生，即为肾间动气，禀自父母；后天精血为水谷所化，生于后天，滋养形体。女子七岁、十四岁发育开始，天癸始进入胞中。由于冲任二脉均起于胞中，此时任脉通、太冲脉盛，月事以时下。故冲为血海，任主保胎。

唐容川 男女天癸*

"女子二七而天癸至。"七为阳数，八为阴数，离为女，坎为男，皆阴阳互换之道，故男阳而得阴数。女阴而得阳数。女子七岁更齿，二七而天癸至。天癸者，天一所生之癸水，乃肾中一阳之气化，而为液也。至者谓肾气化水，至于胞中也。

"任脉通，太冲脉盛，月事以时下。"人身总统阴阳者，只是任督两脉。任居前面，属胃属心，主后天；督居背脊，属肾，主先天。二脉交会，则在胞中，胞居大肠之前，膀胱之后，乃是油膜中一个夹室。此胞之膜，上连网油，又上则归于背脊中间，是为肾中之系，即命门也。督脉贯之，为先天阳气之根源，气即水也。西法于水中取气，凡人口鼻之气，著物皆化为水。而肾中天一阳气所生之水则为癸水至者，癸水发于肾系之中，下入网油，而至于胞中也。此是督脉所司，先天肾中之阳，交于胞中。是水非血也，属先天之气分；其属后天血分者，则为冲任两脉。冲任丽于阳明，属后天，主奉心化血。阳明饮食所化之精汁，上归于肺，奉心火之化则色赤为血。既化成血，则由冲任两脉导引而下行，以入胞宫，与天癸之水会合。所谓任脉通者，盖任脉起于胞中，天一阳气所化之癸水，既从督脉下入胞中，则后天任脉，感阳气而通畅。其丽于任脉者，为太冲脉亦得天癸之阳，而所化之阴血更加盛满，于是阴血循冲任亦下入胞中，与癸水会合，则为经血，每月一行，是为月事。故曰月事以时下。女子属阴，以血为主，天癸之水气亦从血化，皆为赤色，其实中有水液也。督脉癸水之阳不足，则经迟经滞；冲任之阴血不足，则经淡经枯。

"男子二八，肾气盛，天癸至。"男女虽有不同，而其先天皆主肾，后天皆主胃。男子二八，先天肾中生阳之气，所化癸水亦至胞中。女子之胞名血海、名子宫，以其行经孕子也。男子之胞名丹田，名气海、名精室，以其为呼吸之根，藏精之所也。胞乃先后天交会之所，先天督脉肾阳所化之水，既至胞中，则后天冲任奉心所化之血，与水相应，而冲任通畅，亦下胞中，为阴与阳应、气与血交。女子以血为主，则水从血化而为经；男子以气为主，则血从水化而为精；精清者血不足，精不射者气不足，精少者，气血均不足。

"阴阳和，故有子。"此又统男女言之，天癸水为阳，冲任之血为阴，和者谓会于胞中，合同而化也。女和则经行，男和则精溢，故能生育而有子。今人不知此理，而妄行服药，以求有子，能无误乎。

——清·唐容川《中西汇通医经精义·上卷·男女天癸》

【提要】 本论阐述男女两性在发育起始阶段的生理机制。天癸为肾中阳气所化，分别至男子丹田、女子血海，化精化血，推进了人体生长发育。

4.2 气

4.2.1 气之分类

《灵枢》 论一气六名※*

黄帝曰：余闻人有精、气、津、液、血、脉，余意以为一气耳，今乃辨为六名，余不知其所以然。岐伯曰：两神相搏，合而成形，常先身生，是谓精。何谓气？岐伯曰：上焦开发，宣五谷味，熏肤、充身、泽毛，若雾露之溉，是谓气。何谓津？岐伯曰：腠理发泄，汗出溱溱，是谓津。何谓液？岐伯曰：谷入气满，淖泽注于骨，骨属屈伸，泄泽，补益脑髓，皮肤润泽，是谓液。何谓血？岐伯曰：中焦受气取汁，变化而赤，是谓血。何谓脉？岐伯曰：壅遏营气，令无所避，是谓脉。

——《灵枢·决气》

【提要】 本论阐述一气六名，分别介绍了精、气、津、液、血、脉各自的定义和生理作用。男女交合之后，可以产生新生命，在形体出现之前形成精。上焦将饮食精微宣发布散到全身各部，以温煦皮肤，充实形体，润泽毛发，像雾露灌溉着各种生物一样，就形成了气。肌腠疏泄，流出大量的汗液，汗液就是津。水谷入胃以后，化生精微，向全身布散，使全身精气充满，渗润骨髓，使骨骼关节屈伸自如，流泄润泽于脑，以补益脑髓，渗润皮肤，使皮肤滑润，渗润于骨、脑和皮肤的精微，称为液。中焦脾胃消化了饮食物，其中之精微，经气化作用变成红色液体，是为血。限制营血，使其不向外流溢的管道，就是脉。

《灵枢》 论人体清浊之气※*

黄帝曰：愿闻人气之清浊。岐伯曰：受谷者浊，受气者清。清者注阴，浊者注阳。浊而清者，上出于咽；清而浊者，则下行。清浊相干，命曰乱气。

黄帝曰：夫阴清而阳浊，浊者有清，清者有浊，清浊别之奈何？岐伯曰：气之大别，清者上注于肺，浊者下走于胃。胃之清气，上出于口；肺之浊气，下注于经，内积于海。

黄帝曰：诸阳皆浊，何阳浊甚乎？岐伯曰：手太阳独受阳之浊，手太阴独受阴之清，其清者上走空窍，其浊者下行诸经。诸阴皆清，足太阴独受其浊。

黄帝曰：治之奈何？岐伯曰：清者其气滑，浊者其气涩，此气之常也。故刺阴者，深而留之；刺阳者，浅而疾之；清浊相干者，以数调之也。

——《灵枢·阴阳清浊》

【提要】　本论阐述人体清气、浊气在性质与分布等方面的区别，以此指导临床针刺阴经和阳经时的不同操作方法。

张志聪　辩气

或曰：人秉阴阳水火而生，总属一气血耳！余观《伤寒论注》疏，子以皮肤肌腠、五脏六腑，各有所主之气，恐于阴阳之理相背欤！曰：子不明阴阳离合之道，合则为一，离则有三。太阳之气，生于膀胱，而主于肤表。少阳之气，生于肾脏，而通于肌腠，故《灵枢经》曰：三焦膀胱者，腠理毫毛其应。盖太阳之气主皮毛，三焦之气充肌腠。此太少之气，由下焦之所生。若夫阳明之气，乃水谷之悍气，别走阳明，即行阳行阴之卫气，由中焦之所生。此三阳之气各有别也。三阴者，五脏之气也。肺气主皮毛，脾气主肌肉，心气通血脉，肝气主筋，肾气主骨，此五脏之气，各有所主也。夫气生于精，阳生于阴。胃腑主化生水谷之精，是以荣卫二气生于阳明；膀胱者，州都之官，精（编者按：《素问·灵兰秘典论》作"津"）液藏焉，而太阳之气，生于膀胱。肾为水脏，受五脏之精而藏之，故少阳之气，发于肾脏。水谷入胃，津液各走其道，五脏主藏精者也。是三阴之气，生于五脏之精。故欲养神气者，先当守其精焉。夫一阴一阳者，先天之道也；分而为三阴三阳者，后天之道也。子不明阴阳之离合，血气之生始，是谓失道。

客曰：三阴三阳，敬闻命矣。请言其合也？曰：所谓合者，乃先天之一气，上通于肺，合宗气而司呼吸者也。夫有生之后，皆属后天，故藉中焦水谷之精，以养先天之精气，复借先天之元气，以化水谷之精微，中、下二焦，互相资益。故论先后天之精气者，养生之道也；分三阴三阳者，治病之法也。如邪在皮肤，则伤太阳之气，或有伤于肺；邪在肌腠，则伤少阳、阳明，或有伤于脾；邪中少阴，则有急下、急温之标本；邪中厥阴，则有或寒、或热之阴阳。此在天之六气，伤人之三阴三阳，犹恐其不能分理，而可以一气论乎？若谓正气虚者，补中、下二焦之元气，以御六淫之邪，则可。

——清·张志聪《侣山堂类辩·卷上·辩气》

【提要】　本论阐述人体之气的三阴三阳分类。从阴阳离合的道理来看，尽管三阴三阳统称为气，但在理论阐释上和临床实际中，诸气之间的差异还是比较明显的。太阳少阳之气，由下焦所生；阳明之气，由中焦所生；而三阴之气，生于五脏之精。作者认为，先天之气与后天之气具有的相辅相成的关系，即"藉中焦水谷之精，以养先天之精气；复藉先天之元气，以化水谷之精微"。在临床上，只有将一气分为三阴三阳，才能准确分析病情，切中用药。

4.2.2　营气、卫气与宗气

《素问》　论营卫气※＊

荣者，水谷之精气也，和调于五脏，洒陈于六腑，乃能入于脉也。故循脉上下，贯五脏，络六腑也。卫者，水谷之悍气也。其气慓疾滑利，不能入于脉也。故循皮肤之中，分肉之间，熏于肓膜，散于胸腹。

——《素问·痹论》

【提要】　本论阐述荣卫二气的生成、循行与作用。荣是水谷所化的精气，能够调和营养于五脏，散布精气于六腑，乃能行于经脉之中，故循经脉上下运行，贯通五脏，联络六腑，发挥其营养作用。卫是水谷所化的悍气，其气急疾滑利，不能入于脉中，故循行于皮肤之中，腠理之间，熏蒸于肓膜，散布于胸腹。荣卫循行周身，周而复始。

《灵枢》　论营卫生成与运行※*

人受气于谷，谷入于胃，以传与肺，五脏六腑，皆以受气，其清者为营，浊者为卫，营在脉中，卫在脉外，营周不休，五十度而复大会，阴阳相贯，如环无端。卫气行于阴二十五度，行于阳二十五度，分为昼夜，故气至阳而起，至阴而止。

——《灵枢·营卫生会》

【提要】　本论阐述营卫生成与运行的基本过程。人的精气，是依靠水谷精微化生的。饮食入胃，经消化吸收，其精微传注到肺；肺朝百脉，故五脏六腑都能得到营养；水谷化生的精微，其中清的叫营，浊的叫卫；营气行于脉中，卫气走在脉外，两者周流全身，不休止地运行，一昼夜各循行五十周，而后会合一次。这样按照十二经脉阴阳表里的承接顺序依次循行，终而复始，如环无端。卫气夜行于阴二十五周次，昼行于阳二十五周次，划分为昼夜各半，行至阳则人起，行至阴则人卧。

《灵枢》　论营卫气行不同※*

五脏者，所以藏精神魂魄者也。六腑者，所以受水谷而行化物者也。其气内干五脏，而外络肢节。其浮气之不循经者，为卫气；其精气之行于经者，为营气。阴阳相随，外内相贯，如环之无端。

——《灵枢·卫气》

【提要】　本论阐述人体营卫之气的循行不同。浮而在外不循行于经脉之中的气叫卫气，行于经脉之中的精气叫营气。卫行于脉外属阳，营行于脉中属阴，阴阳互相依随，内外互相贯通，有如圆环之无端，有如水之源远流长，运行不息。

《灵枢》　论一气分三隧※*

五谷入于胃也，其糟粕、津液、宗气分为三隧。故宗气积于胸中，出于喉咙，以贯心脉而行呼吸焉。营气者，泌其津液，注之于脉，化以为血，以荣四末，内注五脏六腑，以应刻数焉。卫气者，出其悍气之剽疾，而先行于四末分肉皮肤之间而不休者也。昼日行于阳，夜行于阴，常从足少阴之分间，行五脏六腑。

——《灵枢·邪客》

【提要】 本论阐述宗气、营气、卫气的定义和作用，并说明其共同来源。杨上善说："宗，总也。隧，道也。糟粕津液，浊秽下流，以为溲便。其清者宗气，积于胸中，名曰气海，其气贯于心肺，出入喉呢之中而行呼吸，一也。"(《黄帝内经太素·卷第十二（卷首缺）·营卫气·营卫气行》) 张介宾说："宗气，大气也。隧，道也。糟粕之道出于下焦，津液之道出于中焦，宗气之道出于上焦，故分为三隧。喉咙为肺之系而下贯于心，故通宗气而行呼吸。"(《类经·十八卷·疾病类·八十三、不卧多卧》)

《难经》 论营卫相随[※*]

营气之行，常与卫气相随不？然。经言：人受气于谷。谷入于胃，乃传于五脏六腑，五脏六腑皆受于气。其清者为营，浊者为卫，荣行脉中，卫行脉外，营周不息，五十而复大会。阴阳相贯，如环之无端，故知营卫相随也。

——《难经·三十难》

【提要】 本论阐述营行脉中、卫行脉外，二者相随而行的原理。

孙一奎 宗气营气卫气说[*]

生生子曰：宗气者，为言气之宗主也，此气抟于胸中，混混沌沌，人莫得而见其端倪，此其体也。及其行也，肺得之而为呼，肾得之而为吸，营得之而营于中，卫得之而卫于外。胸中，即膻中，膻中之分，父母居之，气之海也。三焦为气之父，故曰宗气出于上焦也。

营气者，为言营运谷气，入于经隧，达于脏腑，昼夜营周不休，始于手太阴，而终于手太阴，以应刻数焉，故曰营出中焦。又曰：营是营于中。又曰：营在脉中。（世谓营为血者，非也，营气化而为血耳。"中"字，非中焦之中，乃经隧中、脉络中也。《内经·痹论》云：营者，水谷之精气，和调于五脏，洒陈于六腑，乃能入于脉也。）

卫气者，为言护卫周身，温分肉，肥腠理，不使外邪侵犯也。始于足太阳，五十度而终于足太阳，故曰卫出下焦也。又曰：卫是卫于外。又曰：卫在脉外。（此外字，亦非纯言乎表，盖言行乎经隧之外也。《内经·痹论》篇云：卫气者，水谷之悍气，其气慓疾滑利，不能入于脉也，故循皮肤分肉之间，熏于肓膜，散于胸腹，逆其气则病，从其气则愈。）

生生子曰：人与天地，生生不息者，皆一气之流行尔。是气也，具于身中，名曰宗气，又曰大气。经营昼夜，无少间断，《灵》《素》载之，而后人莫之言也。后人只知有营卫，而不知营卫无宗气，曷能独循于经隧，行呼吸以应息数，而温分肉哉！此宗气者，当与营卫并称，以见三焦上中下皆此气而为之统宗也。《灵枢经·五味》篇曰：谷始入于胃，其精微者，先出于胃之两焦（中、下焦也），以溉五脏。别出两行，营卫之道。其大气之抟而不行者，积于胸中，命曰气海（大气即宗气，气海即膻中）。又《邪客》篇曰：五谷入于胃也，其糟粕（下焦）、津液（中焦）、宗气（上焦），分为三隧。故宗气积于胸中，出于喉咙，以贯心脉，而行呼吸焉（此出上焦为一隧也）。营气者，泌其津液，注之于脉，化以为血，以营四末，内注五脏六腑，以应刻数焉（此出中焦为一隧也）。卫气者，出其悍气之慓疾，而先行四末分肉皮肤之间，而不休者也。昼日行于阳，夜行于阴，常从足少阴之分间，行于五脏六腑（此出下焦为一隧也）。《营卫生会》篇：黄帝曰：愿闻营卫之所行，皆何道从来？岐伯曰：营出于中焦，卫出于下焦。《卫气篇》曰：其浮气之不循经者，为卫气，其精气之行于经者，为营气。

——明·孙一奎《医旨绪余·上卷·二十三、宗气营气卫气说》

【提要】 本论阐述和辨析宗气、营气和卫气间的相互关联。作者认为，三者之中，宗气是生命生生不息的根本，营卫二气的循行都需要依赖于宗气的周流不停，即"此宗气者，当与营卫并称，以见三焦上中下皆此气而为之统宗也"。

张介宾 论营卫关系※*

人身不过表里，表里不过阴阳，阴阳即营卫，营卫即血气。脏腑筋骨居于内，必赖营气以资之，经脉以疏之。皮毛分肉居于外，经之所不通，营之所不及。故赖卫气以呴之，孙络以濡之而后内而精髓，外而发肤，无弗得其养者，皆营卫之化也。然营气者，犹天之有宿度，地之有经水，出入有期，运行有序者也。卫气者，犹天之有清阳，地之有郁蒸，阴阳昼夜，随时而变者也。卫气属阳，乃出于下焦，下者必升，故其气自下而上，亦犹地气上为云也。营本属阴，乃自中焦而出于上焦，上者必降，故营气自上而下，亦犹天气降为雨也。虽卫主气而在外，然亦何尝无血。营主血而在内，然亦何尝无气。故营中未必无卫，卫中未必无营，但行于内者便谓之营，行于外者便谓之卫。此人身阴阳交感之道，分之则二，合之则一而已。

——明·张介宾《类经·八卷·经络类·二十三、营卫三焦》

【提要】 本论阐述营卫二气在人体中的作用及其相互关系。作者认为，营卫二气一阴一阳，体现了人体阴阳交感之道，相互包容，相互为助。

冯兆张 辨宗气卫气营气

《灵枢》曰：五脏者，所以藏精神魂魄者也；六腑者，所以受水谷而化行物者也。其气内于五脏，而外络支节。其浮气之不循经者为卫气，其精气之行于经者为营气，阴阳相随，内外相贯，如环之无端。故《经》曰：治病之道，气内为宝。真万世医旨之格言也。《灵枢》曰：审察卫气，为百病母。盖人身之中，惟气而已。宗气者，丹田先天之大气也，犹天地之有太极也。卫气者，建运周身之阳气也，犹太极之动而生阳也；营气者，根中守固之阴气也，犹太极之静而生阴也。天地间惟气以为升降，而水则从气者也。故天包水，水承地。一元之气升降于太虚之中，水不得而与也。故潮之往来，特随气耳，非潮自能然也。人身亦惟以气为主，而血则犹水，不可以血即为营气也。彼谓血即为营者，非《经》旨也。《灵枢·营卫生会》篇谓：营气化血，以奉生身。则营气始能化血，焉可以为营耶？故气而云宗者，元气之宗；气而云卫者，围表而捍外也；气而云营者，守营而固中也。宗气也，卫气也，营气也，可不细辨欤！

——清·冯兆张《冯氏锦囊秘录·杂症大小合参·卷一·辨宗气卫气营气》

【提要】　本论对宗气、营气和卫气进行了比较分析。作者作了一个比喻，将宗气比作太极，营气比作太极静而所生之阴，卫气比作太极动而所生之阳。进而论述了三者的生理功能，"故气而云宗者，元气之宗也；气而云卫者，围表而捍外也；气而云营者，守营而固中也"，其论述可谓十分形象。此外，作者还强调了营气与血的不同。

黄元御　营卫解*

人受气于谷，谷和于胃，以传于肺，精华氤氲，而生气血。其清者为营，浊者为卫。营行脉中，卫行脉外，一日一夜，周身五十。

脉中之血，其名曰营；血中之气，是曰营气；营气在脉，随宗气而行。谷精之化营气，其大气之抟而不行者，积于胸中，命曰宗气。宗气者，所以贯心肺而行呼吸。营气之行，一息往来。盖血之动，气鼓之也。人一呼脉再动，一吸脉再动，呼吸定息，脉五动，闰以太息，脉六动。一动脉行一寸，六动脉行六寸……

营气之行，常于平旦寅时，从手太阴之寸口始，以肺主气而朝百脉也。自手之太阴阳明，注足之阳明太阴，手之少阴太阳，注足之太阳少阴，手之厥阴少阳，注足之少阳厥阴，即经脉之行次也，终于两跷督任。周而复始，阴阳相贯，如环无端。昼夜五十周毕，明日寅时，又会于气口。此营气之度也。

卫气者，不随营气，而自行于脉外，昼行阳经二十五周，夜行阴脏二十五周。其行于阳也，常于平旦寅时，从足太阳之睛明始。睛明者，目之内眦……

阴阳一日一夜，各行二十五周而有奇分，在身得十分身之二，在脏得十分脏之二，合得十分之四。从房至毕十四舍，水下五十刻，日行半度，卫气出于阳则寤；从昴至心十四舍，水下五十刻，卫气入于阴则寐。人之所以卧起之时有早晏者，奇分不尽数也。此卫气之度也。

《三十难》言：营卫相随。盖相随之义，如日月之度，虽不同道，而并行不悖也。营自起于宗气，卫自起于睛明，营则阴阳相间，卫则夜阴昼阳。起止不同，道路各异，非同行于一经之谓也。

——清·黄元御《素灵微蕴·卷一·营卫解》

【提要】　本论阐述宗气、营气与卫气各自的定义、生成、循行和生理功能，又对《难经》"营卫相随"的涵义进行解释，即营卫并行周身，起止不同，道路各异。

莫枚士　原荣卫

人有三气。卫气出于上焦，荣气出于中焦，二者皆气也；二气合行于心肺之间，则积而为宗气。本无形质，必有所附丽以行。故荣行脉中，附丽于血；卫行脉外，附丽于津。惟血随荣气而行，故荣气伤则血瘀；津随卫气而行，故卫气衰则津停。治血以运化荣气为主，治津以温通卫气为主。知乎此，而荣血、卫气之说可以息矣。且也，血所以濡脉，津所以濡筋（伤寒汗后，四肢拘急，此津不濡筋之故）。而荣之行，自手太阴始，故《灵·经脉》篇序十二经以手太阴为端；卫之行，自足太阳始，故《灵·经筋》篇序十二经以足太阳为端。知乎此，而心荣、肺卫之说可以息矣。

——清·莫枚士《研经言·卷一·原荣卫》

【提要】　本论阐述营气与卫气的生理功能。营卫之气在人身的运行需要附于有形质的体液。营气附于血，行于脉中，具有濡养经脉的作用；卫气附于津，行于脉外，具有濡养筋骨的作用。故营气伤则血脉瘀阻，卫气伤则津液停。

周学海　卫气、营气、宗气论※*

卫气者，本于命门，达于三焦，以温肌肉、筋骨、皮肤，慓悍滑疾，而无所束者也。营气者，出于脾胃，以濡筋骨、肌肉、皮肤，充满推移于血脉之中而不动也。宗气者，营卫之所合也，出于肺，积于气海，行于气脉之中，动而以息往来者也。

是故卫气者，热气也。凡肌肉之所以能温，水谷之所以能化者，卫气之功用也。虚则病寒，实则病热。营气者，湿气也。凡经隧之所以滑利，发肤之所以充润者，营气之功用也。虚则皱揭槁涩，实则淖泽胕肿，光浮于外（《卫气失常》曰：营气沛然者，病在血脉）。宗气者，动气也。凡呼吸言语声音，以及肢体运动、筋力强弱者，宗气之功用也。虚则短促少气，实则喘喝胀满。

凡人之身，卫气不到则冷，荣气不到则枯，宗气不到则痿痹而不用。此三者，《内经》谓之"肉苛"，谓其枯槁缩瑟，而光彩不发也。故卫气有寒热病；营气有湿病、燥病；宗气有郁结病，有劳倦病。三气互为体用，有两得而无两离者也。

——清·周学海《读医随笔·卷一·证治总论·气血精神论》

【提要】　本论阐述营气、卫气和宗气各自的生理功能，以及疾病状态下患者的临床表现。卫气的功能是温煦，营气的功能是濡润，宗气的功能是推动；在临床表现方面，卫气不到则冷，荣气不到则枯，宗气不到则痿痹而不用。

4.2.2.1　营气

《灵枢》　营气*

黄帝曰：营气之道，内谷为宝。谷入于胃，乃传之肺，流溢于中，布散于外，精专者行于经隧，常营无已，终而复始，是谓天地之纪。故气从太阴出，注手阳明，上行注足阳明，下行至跗上，注大指间，与太阴合，上行抵髀。从脾注心中，循手少阴，出腋中臂，注小指，合手太阳，上行乘腋出𫐉内，注目内眦，上巅下项，合足太阳，循脊下尻，下行注小指之端，循足心注足少阴，上行注肾。从肾注心，外散于胸中，循心主脉出腋下臂，出两筋之间，入掌中，出中指之端，还注小指次指之端，合手少阳，上行注膻中，散于三焦，从三焦注胆，出胁注足少阳；下行至跗上，复从跗注大指间，合足厥阴，上行至肝。从肝上注肺，上循喉咙，入颃颡之窍，究于畜门。其支别者，上额循巅下项中，循脊入骶，是督脉也。络阴器，上过毛中，入脐中，上循腹里，入缺盆，下注肺中，复出太阴。此营气之所行也，逆顺之常也。

——《灵枢·营气》

【提要】　本论阐述营气的生成和循行情况，其输布始于手太阴经，流注次序与十二经脉一致，最后由肝入肺。其支别者，行于督、任二脉后，也注肺中，再从肺发出，开始再次的循环。马蒔说："此言营气之运行，一如宗气之所行也。"

王好古　清气为荣

清者，体之上也，阳也，火也。离中之阴降，午后一阴生，即心之生血，故曰：清气为荣。

——元·王好古《此事难知·卷上·清气为荣》

【提要】　本论阐述营气属阳中之阴，其本体为心生之血。

章　楠　营气流行*

此言"纳谷为宝"者，明营气由谷气而生，流行于上下表里者也。营气出中焦，手太阴肺脉亦起于中焦，故营气流行，始于手太阴，终于足厥阴，从肝复归于肺，常营无已，终而复始，昼夜五十周行于身，而无阴阳之分。其与卫气之行于脉外，昼行于阳、夜行于阴者不同。更可见前篇之论上焦宗气，云"行阳二十五度、行阴二十五度"者，是言宗气合营卫之气而行也。

盖谷气之清浊，由中焦而分，以行于营卫。宗气者，先天元阳之气，与谷气相合也。谷气出于胃，元阳之气出命蒂，其发源不同，而流行合一，此经之所以详细辨别也。营行脉中，故营气流行，与十二经脉相同，但十二经惟论经络贯注，其营卫之气血流行，则外而经络，内而脏腑，无不周遍。故此营气与十二经脉，各分篇而论，乃圣人精微之旨也。

——清·章楠《灵素节注类编·卷三·营卫经络总论·经解·营气流行》

【提要】　本论阐述营卫之气循行、营卫气与宗气来源的差异。营气循十二经脉而行，卫气行于脉外，昼行于阳，夜行于阴。尽管营气沿经络灌注，与经络循行不同的是，营气于表里内外、经络脏腑均能够到达。此外，还对营卫之气与宗气，从起源上进行了辨析，认为营卫气源于后天水谷化生，宗气源于先天元阳之气，由命门而生。

4.2.2.2　卫气

《素问》　论阳气※*

阳气者，若天与日，失其所，则折寿而不彰。故天运当以日光明。是故阳因而上，卫外者也……故阳气者，一日而主外。平旦人气生，日中而阳气隆，日西而阳气已虚，气门乃闭。

——《素问·生气通天论》

【提要】　本论以太阳对人类的影响作比拟，强调阳气在体内的重要作用，反映了古人对阳气的重视。人体卫气本于天之阳气。人体阳气藏于五脏，白天阳气由五脏发出，作为五脏精气的一部分，运行于体表，以卫外而为固；到了晚上，仍然要回到五脏，以藏精而起亟。明代张介宾对本论理解有独到之处，认为："天之阳气，惟日为本；天无此日，则昼夜无分，四时失序，万物不彰矣。其在于人，则自表自里，自上自下，亦惟此阳气而已。人而无阳，犹天之无日，欲保天年，其可得乎？《内经》一百六十二篇，天人大义，此其最要者也，不可不详察之。"（《类经·十三卷·疾病类·五、生气邪气皆本于阴阳》）并且以此为根据写出《大宝论》等名篇，深入阐述了人身阳气在生命中的重要性，提出"阳非有余"的观点，以此指导医疗实践，丰富了后世医学的内容。

《灵枢》　论卫气之在身※*

卫气之在身也，常然并脉循分肉，行有逆顺，阴阳相随，乃得天和，五脏更始，四时循序，五谷乃化。

——《灵枢·胀论》

【提要】　本论阐述卫气在人体内的循行规律。卫气常依傍着经脉而循行于分肉之间，其循行有逆顺之不同。营卫之气在脉内脉外相随顺，则与天地间阴阳的规律相合，五脏的经气输注运转，就像四季变化一样有一定次序。

《灵枢》　卫气行*

是故平旦阴尽，阳气出于目，目张则气上行于头，循项下足太阳，循背下至小趾之端。其散者，别于目锐眦，下手太阳，下至手小指之间外侧。其散者，别于目锐眦，下足少阳，注小趾次趾之间。以上循手少阳之分，侧下至小指之间。别者以上至耳前，合于颔脉，注足阳明，以下行至跗上，入五趾之间。其散者，从耳下下手阳明，入大指之间，入掌中。其至于足也，入足心，出内踝下，行阴分，复合于目，故为一周。

是故日行一舍，人气行一周与十分身之八；日行二舍，人气行二周于身与十分身之六；日行三舍，人气行于身五周与十分身之四；日行四舍，人气行于身七周与十分身之二；日行五舍，人气行于身九周；日行六舍，人气行于身十周与十分身之八；日行七舍，人气行于身十二周在身与十分身之六；日行十四舍，人气二十五周于身有奇分与十分身之四，阳尽于阴，阴受气矣。其始入于阴，常从足少阴注于肾，肾注于心，心注于肺，肺注于肝，肝注于脾，脾复注于肾为周。是故夜行一舍，人气行于阴脏一周与十分脏之八，亦如阳行之二十五周，而复合于目。阴阳一日一夜，合有奇分十分身之四，与十分脏之二，是故人之所以卧起之时有早晏者，奇分不尽故也。

……水下一刻，人气在太阳；水下二刻，人气在少阳；水下三刻，人气在阳明；水下四刻，人气在阴分。水下五刻，人气在太阳；水下六刻，人气在少阳；水下七刻，人气在阳明；水下八刻，人气在阴分。水下九刻，人气在太阳；水下十刻，人气在少阳；水下十一刻，人气在阳明；水下十二刻，人气在阴分。水下十三刻，人气在太阳；水下十四刻，人气在少阳；

水下十五刻，人气在阳明；水下十六刻，人气在阴分。水下十七刻，人气在太阳；水下十八刻，人气在少阳；水下十九刻，人气在阳明；水下二十刻，人气在阴分。水下二十一刻，人气在太阳；水下二十二刻，人气在少阳；水下二十三刻，人气在阳明；水下二十四刻，人气在阴分。水下二十五刻，人气在太阳，此半日之度也。从房至毕一十四舍，水下五十刻，日行半度，回行一舍，水下三刻与七分刻之四。大要曰：常以日之加于宿上也，人气在太阳。是故日行一舍，人气行三阳行与阴分，常如是无已，天与地同纪，纷纷盼盼，终而复始，一日一夜，水下百刻而尽矣。

——《灵枢·卫气行》

【提要】 本论阐述卫气之行，昼行于阳经，夜行于阴经，而一昼一夜为二十五度于周身；卫气有在阳在阴之时，治疗时应正当候其气而刺。论中所述卫气运行的情况，前后矛盾颇多，仅录之以说明卫气运行之大概。

王好古 浊气为卫

浊者，体之下也。阴也，水也。坎中之阳升，子后一阳生，即肾阳举而使之，故曰：浊气为卫。地之浊不升，地之清能升，六阳举而使之上也；天之清不降，天之浊能降，为六阴驱而使之下也。《经》曰：地气上为云，天气下为雨；雨出地气，云出天气。此之谓欤！

——元·王好古《此事难知·卷上·浊气为卫》

【提要】 本论阐述卫气属阴中之阳，其根本源于肾阳。

罗 美 卫气论

有问于予曰：卫气昼行阳夜行阴，其行皆以传经行度，此义不疑乎。

曰：有。轩岐本经本无误诠之文。独于论卫气，远引宿度，别列其所行之经络，若犹然营气行度者，然于气之慓悍不循经之说不合。而诸家未能洞悉其故，泥以行度为二十五周，是不可以不辨。

盖卫气者，即太阳之盛气，所以卫外而为固。其气则慓悍，不循经隧，内熏肓膜，外溢皮毛，其所出入，阴阳皆满，所以名卫。若待以次，而行阳行阴，则已有不卫者矣。要其气为纯阳之大气，半入经隧之中以和营，而半溢经隧之外以为卫，是即所谓体之充也。经文明言其出下焦，而人言为水谷之悍气。盖谓水谷之气，能出卫犹去脉，得食则高，而要非所以为卫之由也。唯其为下焦先天之本，故能出入阴阳而无所不至。《经》曰：平旦阴尽而阳受气，日入阳尽而阴受气。则常从足少阴入，其于阳，目张则气上行于头，以下六阳，入足心以下阴分，复合于目；于阴，则从少阴内注六阴。是以昼行阳二十五度，夜行阴亦二十五度。此若以经度分之，则卫将为一路之路，抑其未至而不卫者多矣。故言五十度者，尽昼夜十二时而言也。行阳二十五，极昼六时也；行阴二十五，极夜六时也。平旦阳动而动，即与阳俱出于目，以下六阳，然非不下阴分也。日入阴静而静，即与少阴同息于诸阴。以遍六阴，然非舍阳而去也。及夜半而大会于子中者，以肾气动少阳于子，故阴阳相见而会也。总之，其气为太阳有余之气，阳明溢满之气，而一本于下焦。故于太阳阳明之守气外，更有此慓悍以常护于脉外，日得以效用于阳，夜得以效用于阴。其行阳而卫于阳也，如列营然，卒乘居前，非谓中军无卫也。其行阴而亦为阴之卫也，如宿值然，戒严肘腋，非谓壁垒无军。要其昼夜二十五，各尽六时言之耳。必若循次而传，何谓之慓气？又何以名卫乎？

——清·罗美《内经博议·卫气论》

【提要】　本论对卫气之循行进行详细的解释。作者认为，《内经》提出的卫气循行规律存在错误，进而依据自身的认识和体会，予以纠正。本论提出，卫气为太阳之盛气，由于其出于下焦先天之本，所以卫外而为固。其特性是慓悍而不循经隧，内熏肓膜，外溢皮毛，能够出入阴阳表里，护卫人身。

黄元御　卫气出入

卫气，昼行阳经二十五周，夜行阴脏二十五周。

卫气之行也，常于平旦寅时，从足太阳之睛明始，睛明在目之内眦（足太阳之穴也）。平旦阳气出于目，目张则气上行于头，循项，下足太阳，至小指之端。别入目内眦，下手太阳，至小指之端。别入目锐眦，下足少阳，至小指次指之端。上循手少阳之分侧，下至名指之端。别入耳前，下足阳明，至中指之端。别入耳下，下手阳明，至次指之端。其至于足也，入足心，出内踝，下入足少阴经。阴跷者，足少阴之别，属于目内眦，自阴跷而复合于目，交于足太阳之睛明，是谓一周。如此者二十五周，日入阳尽，而阴受气矣，于是内入于阴脏。

其入于阴也，常从足少阴之经而注于肾，肾注于心，心注于肺，肺注于肝，肝注于脾，脾复注于肾，是谓一周。如此者二十五周，平旦阴尽而阳受气矣，于是外出于阳经。其出于阳也，常从肾至足少阴之经而复合于目。

卫气入于阴则寐，出于阳则寤，一日百刻，周身五十，此卫气之度也。

《难经》营卫相随之义，言营行脉中，卫行脉外，相附而行，非谓其同行于一经也。

——清·黄元御《四圣心源·卷一：天人解·卫气出入》

【提要】　本论基于《内经》《难经》等相关论述，阐明昼夜卫气循行的不同路线。

4.2.2.3　宗气

《素问》　论宗气※*

胃之大络，名曰虚里，贯鬲络肺，出于左乳下，其动应衣，脉宗气也。盛喘数绝者，则在病中；结而横，有积矣；绝不至曰死。乳之下其动应衣，宗气泄也。

——《素问·平人气象论》

【提要】 本论阐述通过胃络虚里其动应衣之表现,观察宗气盛衰。张志聪注:"此言五脏之脉,资生于胃,而胃气之通于五脏者,乃宗气也。宗气者,胃府水谷之所生,积于胸中,上出喉咙,以司呼吸,行于十二经隧之中,为脏腑经脉之宗,故曰宗气。"王冰注:"宗,尊也,主也。谓十二经脉之尊主也。"

《灵枢》 论宗气流行※*

宗气留于海,其下者注于气街,其上者走于息道。

——《灵枢·刺节真邪》

【提要】 本论阐述宗气循行三焦推动气化的功能。

杨上善 论宗气※*

谷入于胃,其气清者上注于肺,浊者下流于胃;胃之气上出于口,以为噫气;肺之宗气留积气海,乃胸间动气也。动气下者,注于气街,生肺脉者也。肺之清气积于海者,走于息道,以为呼吸也。

——唐·杨上善《黄帝内经太素·卷第二十二·九针之二·五邪刺》

【提要】 本论阐述宗气生成于胃,为气之清者、胸中动气,并对其循行与走息道为呼吸作用进行介绍。

章 楠 脉之宗气出于胃*

盖营气起于中焦而行脉中,营中血气,由胃中水谷精微之气生化,故脉之宗气出于胃。由胃之大络,贯膈络肺,出于左乳下,其动应衣者,即是脉之宗气也。盖以肾中所出元阳为祖气,与胃中谷气会合而聚于胸,名宗气,故胸名气海,统归肺脏权衡敷布,而分营卫阴阳。营为阴而行脉中,卫为阳而行脉外。卫为气,故肺所主;营为血,故心所主。胸中为卫之本,膻中为营之源也。若虚里之宗气,盛喘数绝者,乳下之动脉数甚,其病在中脘也;若痞结,而横且有形,则内有邪积矣;若其脉绝不至,则宗气竭而死。若其动甚震衣,是宗气不固而外泄也。上言其动震衣,但微动,此言宗气走泄,则大动矣。脉之宗气出于胃,故脉必以胃气为本,而弦钩毛石等脏气之象微现,以应四时气候,方为吉也。

——清·章楠《灵素节注类编·卷四上·四诊合参总论·经解·脉之宗气出于胃》

【提要】 本论阐述宗气的起源、构成、作用以及临床表现。脉之宗气起于胃,由胃中水谷精微以及肾中元阳祖气相合,聚于胸中,归于肺脏之生理功能,具有推进营卫运行的作用。虚里宗气的外在变化,对临床具有特征性的指示作用。

张锡纯　论大气^{※*}

　　大气者，充满胸中，以司肺呼吸之气也。人之一身，自飞门以至魄门，一气主之。然此气有发生之处，有培养之处，有积贮之处。天一生水，肾脏先成，而肾系命门之中（包肾之膜油，连于脊椎自下上数七节处），有气息息萌动，此乃乾元资始之气，《内经》所谓"少火生气"也。此气既由少火发生，以徐徐上达，培养于后天水谷之气，而磅礴之势；续贮于膺胸空旷之府，而盘据之根固。是大气者，原以元气为根本，以水谷之气为养料，以胸中之地为宅窟者也。夫均是气也，至胸中之气，独名为大气者，诚以其能撑持全身，为诸气之纲领，包举肺外，司呼吸之枢机，故郑而重之曰大气。夫大气者，内气也；呼吸之气，外气也。人觉有呼吸之外气与内气不相接续者，即大气虚而欲陷，不能紧紧包举肺外也。医者不知病因，犹误认为气郁不舒，而开通之。其剧者，呼吸将停，努力始能呼吸，犹误认为气逆作喘，而降下之，则陷者益陷，凶危立见矣。

　　其时作寒热者，盖胸中大气，即上焦阳气，其下陷之时非尽下陷也，亦非一陷而不升也。当其初陷之时，阳气郁而不畅则作寒；既陷之后，阳气蓄而欲宣则作热；迨阳气蓄极而通，仍复些些上达，则又微汗而热解。其咽干者，津液不能随气上潮也。其满闷者，因呼吸不利而自觉满闷也。其怔忡者，因心在膈上，原悬于大气之中，大气既陷，而心无所附丽也。其神昏健忘者，大气因下陷，不能上达于脑，而脑髓神经无所凭借也。其证多得之力小任重，或枵腹力作，或病后气力未复，勤于动作，或因泄泻日久，或服破气药太过，或气分虚极自下陷，种种病因不同。

　　而其脉象之微细迟弱，与胸中之短气，实与寒饮结胸相似。然诊其脉似寒凉，而询之果畏寒凉，且觉短气者，寒饮结胸也；诊其脉似寒凉，而询之不畏寒凉，惟觉短气者，大气下陷也。且即以短气论，而大气下陷之短气，与寒饮结胸之短气，亦自有辨。寒饮结胸短气，似觉有物压之；大气下陷短气，常觉上气与下气不相接续。临证者当细审之……

　　肺司呼吸，人之所共知也。而谓肺之所以能呼吸者，实赖胸中大气，不惟不业医者不知，即医家知者亦鲜，并方书亦罕言及。所以愚初习医时，亦未知有此气。迨临证细心体验，始确知于肺气呼吸之外，别有气贮于胸中，以司肺脏之呼吸。而此气且能撑持全身，振作精神，以及心思脑力、官骸动作，莫不赖乎此气。此气一虚，呼吸即觉不利，而且肢体酸懒，精神昏聩，脑力心思为之顿减。若其气虚而且陷，或下陷过甚者，其人即呼吸顿停，昏然罔觉。愚既实验得胸中有此积气与全身有至切之关系，而尚不知此气当名为何气。涉猎方书，亦无从考证。惟《金匮》"水气门"桂枝加黄芪汤下，有"大气一转，其气乃散"之语。后又见喻嘉言《医门法律》谓：五脏六腑，大经小络，昼夜循环不息，必赖胸中大气，斡旋其间。始知胸中所积之气，当名为大气。因忆向读《内经·热论》篇有"大气皆去，病日已矣"之语，王氏注大气为大邪之气也。若胸中之气，亦名为大气，仲景与喻氏果何所本？且二书中亦未尝言及下陷。于是复取《内经》，挨行逐句细细研究，乃知《内经》所谓大气，有指外感之气言者，有指胸中之气言者。且知《内经》之所谓宗气，亦即胸中之大气，并其下陷之说，《内经》亦尝言之。煌煌圣言，昭如日月，何数千年著述诸家，不为之大发明邪？

　　今试取《内经》之文释之。《灵枢·五味》篇曰：谷始入于胃，其精微者，先出于胃之两焦，以溉五脏，别出两行营卫之道，其大气之抟而不行者，积于胸中，命曰气海。出于肺，循喉咽，故呼则出，吸则入。天地之精气，其大数常出三入一，故谷不入半日则气衰，一日则气少矣。愚思肺悬胸中，下无透窍，胸中大气，包举肺外，上原不通于喉，亦并不通于咽，而曰"出于肺，循喉咽，呼则出，吸则入"者，盖谓大气能鼓动肺脏使之呼吸，而肺中之气，遂因之出入也。所谓"天地之精气，常出三入一"者，盖谓吸入之气，虽与胸中不相通，实能隔肺膜通过四分之一以养胸中大气，其余三分吐出，即换出脏腑中混浊之气，此气化之妙用也。然此篇专为五味养人而发，故第言饮食能养胸中大气，而实未发明大气之本源。愚尝思之，人未生时，皆由脐呼吸，其胸中原无大气，亦无需乎大气。迨胎气日盛，脐下元气渐充，遂息息上达胸中而为大气。大气渐满，能鼓动肺膜使之呼吸，即脱离母腹，由肺呼吸而通天地之气矣（西人谓肺之呼吸延髓主之，胸中大气实又为延髓之原动力）。

至大气即宗气者，亦尝深考《内经》而得之。《素问·平人气象论》曰：胃之大络名虚里，出于左乳下，其动应衣，脉宗气也。按：虚里之络，即胃输水谷之气于胸中，以养大气之道路。而其贯膈络肺之余，又出于左乳下为动脉。是此动脉，当为大气之余波，而曰宗气者，是宗气即大气，为其为生命之宗主，故又尊之曰宗气。其络所以名虚里者，因其贯膈络肺游行于胸中空虚之处也。

又《灵枢·邪客》篇曰：五谷入于胃，其糟粕、津液、宗气，分为三隧。故宗气积于胸中，出于喉咙，以贯心脉，而行呼吸焉。观此节经文，则宗气即为大气，不待诠解。且与《五味》篇同为伯高之言，非言出两人，而或有异同。且细审"以贯心脉，而行呼吸"之语，是大气不但为诸气之纲领，并可为周身血脉之纲领矣。至大气下陷之说，《内经》虽无明文，而其理实亦寓于《内经》中。《灵枢·五色》篇：雷公问曰：人无病卒死，何以知之？黄帝曰：大气入于脏腑者，不病而卒死。夫人之膈上，心肺皆脏，无所谓腑也。经既统言脏腑，指膈下脏腑可知。以膈上之大气，入于膈下之脏腑，非下陷乎？大气既陷，无气包举肺外，以鼓动其阖辟之机，则呼吸顿停，所以不病而猝死也。观乎此，则大气之关于人身者，何其重哉！

——民国·张锡纯《医学衷中参西录·前三期合编·第四卷·治大气下陷方·升陷汤》

【提要】　本论在经典著作及喻昌启发下，结合作者的经验体会，详细阐述了大气的作用、病机及大气下陷的辨证论治，发前人之所未发。大气即为胸中之阳气，是全身生理活动的支撑，为人身各气的总纲。大气的作用有四点：一是为诸气之纲领，为撑持全身的主气，此气一旦虚陷，则全身动摇孤危；二是司呼吸，肺虽为呼吸之脏，而"肺所以能呼吸者，实赖胸中大气"；三是大气为全身血脉之纲领，因此大气虚陷也可导致上下出血；四为大气有贯注营养头目耳窍的功能。

大气即为诸气之纲领，大气一虚，诸气失其统领而错乱妄行，则升降失常；气机既乱，则血液的循环，水液的输布，也随之而异常；更重要的是，心肺失去大气的支撑，呼吸不利更为其突出症状。故大气下陷的临床表现多种多样，论中共列举出其症状有十七种之多：一为呼吸短气，二为心悸怔忡，三为淋漓大汗，四为神昏健忘，五为身颤身动，六为寒热往来，七为心中满闷，八为努力呼吸似喘，九为咽干作渴，十为常常呵欠，十一为肢体痿废，十二为食后易饥，十三为两便不禁，十四为癃闭身肿，十五为张口呼气外出而气不上达、肛门下坠，十六为妇女下血不止，十七为经水逆行。

在症状鉴别诊断方面，论中提出了两点：其一，呼吸困难和喘的鉴别，大气下陷虽呼吸困难，甚至呼吸有声，但必不肩息（抬肩呼吸为肩息），其原因就在于呼气困难；而喘证无论内伤外感，其剧者必然肩息，原因在于吸气困难。其二，大气下陷和中气下陷的区别，大气下陷较中气下陷危险严重，中气下陷可发展为大气下陷；作者认为，李东垣平素注重脾胃，因此只知有中气下陷，而不知有大气下陷，但由于两者证治大同小异，故用补中益气汤治疗大气下陷证，"亦可奏效"。

最后，作者又对大气即宗气的观点进行了详实的考证。

4.2.3　元气

李东垣　论元气产生[※*]

元气之充足，皆由脾胃之气无所伤，而后能滋养元气；若胃气之本弱，饮食自倍，则脾胃之气既伤，而元气亦不能充，而诸病之所由生也。

——金·李东垣《脾胃论·脾胃虚实传变论》

【提要】　本论阐述脾胃与元气的关系，强调内伤脾胃元气，对后世影响极大，所谓"脾胃为后天之本"之说，实肇始于此。人身元气，由先天所生，后天所长。脾胃为滋养元气的本源。脾胃功能健旺，生化不绝，则元气充足。若饮食不节，劳役过度，七情所伤导致脾胃之气虚弱，生化无权，必然影响到元气的充养，从而产生内伤百病。由此可见，健康与否虽关乎元气，而根本在于脾胃。

李东垣　论元气六名[※*]

夫元气、谷气、荣气、清气、卫气、生发诸阳上升之气，此六者，皆饮食入胃，谷气上行，胃气之异名，其实一也。

——金·李东垣《内外伤辨惑论·论阴证阳证》

【提要】　本论阐述人身诸气莫不源于脾胃对饮食物的摄入、运化，对精微的吸收、输布，概之以"胃气"统之，强调了脾胃在人身诸气中的重要作用。如元气乃先天之所生，根基于肾；后天之所长，受育于脾，为人体生命活动的原动力。谷气与清气，均指脾胃运化而生成饮食物中的精微。营气行于血脉之内，来源于"水谷之精气"，即水谷中的精华部分，具有营养全身和化生血液的作用。卫气则散发于脉外，运行于皮肤、分肉之间，熏于肓膜，散于胸腹，来源于"水谷之悍气"，故具有"慓疾滑利"的特性，能温养全身，护卫肌表，维持体温。上升之气，大抵亦指脾对水谷精微的吸收和上输于心、肺、头目的精微。

张介宾　论相火为元气之贼

东垣一部《脾胃论》，俱以补中益气汤为主，无非培人后天元气之本。顾元气为生身之精气，而实祖于胃。故胃气有谷气、荣气、卫气、宗气、阳气之别名，要皆此元气之异称，而此气即《内经》所谓"少火生气"之气也。"少火生气"，即为真阳之气，乃生人立命之根。此火寄于肾、肝，名为相火。相火者，因君火不主令，而代君以行，故曰"相火以位"。则此火本非邪火，而何得云元气之贼？元气在两肾命门之中，随三焦相火以温分肉而充皮肤，蒸糟粕而化精微。是元气即相火之所化，而非贼元气之物。其贼元气者，乃壮火而非相火也。若谓相火为下焦包络之火，即指为元气之贼，而曰火与元气不两立，一胜则一负，则生元气者，更有何火耶？

——明·张介宾《质疑录·论相火为元气之贼》

【提要】 本论对"相火为元气之贼"的观点提出作者的看法，认为相火之本为元气，寄于肝肾，本非邪火。元气之贼应当为壮火，壮火食气，能够影响元气的正常生理功能。

张介宾 论元气为首务※※

气有外气，天地之六气也；有内气，人身之元气也。气失其和则为邪气，气得其和则为正气，亦曰真气。但真气所在，其义有三，曰上中下也。上者所受于天，以通呼吸者也；中者生于水谷，以养荣卫者也；下者气化于精，藏于命门，以为三焦之根本者也。故上有气海，曰膻中也，其治在肺；中有水谷气血之海，曰中气也，其治在脾胃；下有气海，曰丹田也，其治在肾。人之所赖，惟此气耳，气聚则生，气散则死，故帝曰"气内为宝"，此诚最重之辞，医家最切之旨也。即如本篇始末所言，及《终始》等篇，皆惓惓以精气重虚为念，先圣惜人元气至意，于此可见。奈何今之医家，但知见病治病，初不识人根本。凡天下之理，亦焉有根本受伤而能无败者？伐绝生机，其谁之咎？所以余之治人，既察其邪，必观其正，因而百不失一，存活无算。故于诸章之注，亦必以元气为首务，实本诸此篇，非亿见也。凡心存仁爱者，其毋忽于是焉。

——明·张介宾《类经·十二卷·论治类·十八、五过四德》

【提要】 本论阐述元气（即真气）在人体发挥着不可或缺的功能，即在上焦为呼吸之气，蕴藏于膻中，为肺所统摄；在中焦营卫之气，蕴藏于水谷之海，为脾胃所统摄；在下焦为精气，蕴藏于命门，为肾所统摄。因此，作者在临症时常以顾护人体元气为先，故"万无一失，存活无算"。

李中梓 古今元气不同论

善夫！古人有言曰：用古方疗今病，譬之拆旧料改新房，不再经匠氏之手，其可用乎？是有察于古今元气之不同也。尝考五帝之寿，咸逾百岁，三王之后，及百者鲜矣。夫人在气交之中，宛尔一小天地。当天地初开，气化浓密，则受气常强；及其久也，气化渐薄，则受气常弱。故东汉之世，仲景处方，辄以两计；宋元而后，东垣、丹溪，不过钱计而已。岂非深明造化，与时偕行者欤？今去朱李之世，又五百年，元气转薄，乃必然之理。所以抵当、承气日就减削，补中、归脾日就增多。临证施治，多事调养，专防克伐；多事温补，痛戒寒凉。此今时治法之变通也。

假令病宜用热，亦当先之以温；病宜用寒，亦当先之以清。纵有积宜消，必须先养胃气；

纵有邪宜祛，必须随时逐散，不得过剂，以伤气血。气血者，人之所赖以生者也。气血充盈，则百邪外御，病安从来？气血虚损，则诸邪辐辏，百病丛集。

嗟乎！世人之病，十有九虚；医师之药，百无一补。宁知投药少差，实则即虚，虚者即死，是死于医药，非死于疾病也。古语为之戒曰：病伤犹可疗，药伤最难医。故夫其难其慎，属诸司命，临症之顷，宜加战兢。若执成方，或矜家秘，惟知尽剂，不顾本元，惟知古法，不审时宜，皆读书而过，未窥元会运世之微者也。

——明·李中梓《医宗必读·卷之一·古今元气不同论》

【提要】　本论通过分析不同历史时期人身元气的盛衰差异，提出主张温补的学术观点，认为"临证施治，多事调养，专防克伐；多事温补，痛戒寒凉"。

徐灵胎　元气存亡论

养生者之言曰：天下之人，皆可以无死。斯言妄也，何则？人生自免乳哺以后，始而孩，既而长，既而壮，日胜一日。何以四十以后，饮食奉养如昔，而日且就衰？或者曰：嗜欲戕之也。则绝嗜欲，可以无死乎？或者曰：劳动贼之也。则戒劳动，可以无死乎？或者曰：思虑扰之也。则屏思虑，可以无死乎？果能绝嗜欲，戒劳动，减思虑，免于疾病夭札则有之，其老而眊，眊而死，犹然也。况乎四十以前，未尝无嗜欲、劳苦、思虑，然而日生日长。四十以后，虽无嗜欲劳苦思虑，然而日减日消。此其故何欤？

盖人之生也，顾夏虫而却笑，以为是物之生死，何其促也，而不知我实犹是耳。当其受生之时，已有定分焉。所谓定分者，元气也。视之不见，求之不得，附于气血之内，宰乎气血之先。其成形之时，已有定数。譬如置薪于火，始燃尚微，渐久则烈，薪力既尽，而火熄矣。其有久暂之殊者，则薪之坚脆异质也。故终身无病者，待元气之自尽而死，此所谓终其天年者也。至于疾病之人，若元气不伤，虽病甚不死；元气或伤，虽病轻亦死。而其中又有辨焉。有先伤元气而病者，此不可治者也；有因病而伤元气者，此不可不预防者也；亦有因误治而伤及元气者；亦有元气虽伤未甚，尚可保全之者，其等不一。故诊病决死生者，不视病之轻重，而视元气之存亡，则百不失一矣。

至所谓元气者，何所寄耶？五脏有五脏之真精，此元气之分体者也。而其根本所在，即《道经》所谓丹田，《难经》所谓命门，《内经》所谓"七节之旁，中有小心"，阴阳合辟存乎此，呼吸出入系乎此。无火而能令百体皆温，无水而能令五脏皆润。此中一线未绝，则生气一线未亡，皆赖此也。若夫有疾病而保全之法何如？盖元气虽自有所在，然实与脏腑相连属者也。寒热攻补，不得其道，则实其实而虚其虚，必有一脏大受其害。邪入于中，而精不能续，则元气无所附而伤矣。故人之一身，无处不宜谨护，而药不可轻试也。若夫预防之道，惟上工能虑在病前，不使其势已横而莫救，使元气克全，则自能托邪于外。若邪盛为害，则乘元气未动，与之背城而一决，勿使后事生悔，此神而明之之术也。若欲与造化争权，而令天下之人终不死，则无是理矣。

——清·徐灵胎《医学源流论·卷上：经络脏腑·元气存亡论》

【提要】　本论阐述元气对于人体健康与疾病的重要影响。人之元气自初生之时就已有其定数，是人体寿命长短的内在基础。元气在人身之中，藏于命门，"阴阳合辟存乎此，呼吸出入系乎此"。如果调养不当而损伤人体元气，就会导致多种疾病。因此，养生应以顾护元气为上。治疗疾病应在元气未伤的情况下，尽早采用正确的治疗方法，扶正祛邪，才能够保身长全。

罗国纲　论人元气宜早培补*

上古之时，气运浑厚，人心醇朴，故人之享寿，或耄耋、或期颐，且有百余岁者。而其后则不然，气运不同，浑噩之风日远。而人之生也，或数月而嬉笑，或童稚而灵慧，迨十余岁后，知识日开，六淫七情，无往而非斫丧之事，所以壮者日衰，少者易老，牙落发秃，腰膝疼痛，内伤咳嗽，喉烂身热，饮食不思，由是形容枯槁，坐以待毙。虽有良医，不可救援，而欲以寿终也难矣。人皆归之于数，而不知所以自致者不少也。譬之烛然，将一枝燃于静室无风之所，一枝燃于门外多风之地，而外者之易烬，不及内者之可以久延也。余年二十以前，体弱多病。二十以后，知看药书，至生病陨身之处，至再至三，谆谆恳恳，读之痛心，不觉毛骨悚然。凡一切损身耗神之事，毫不敢犯。并调养药饵，年常服之，所以目今七旬，未有老迈光景，大约得于保养之力者居多。夫人得于气运之薄，及先天之不足者，固无可如何；若能惜身重命，凡一切损身者戒之，益身者遵之，早为培补，后天人功，可以挽回造化，体旺而寿长也。尚其知之。

　　——清·罗国纲《罗氏会约医镜·卷之二·治法精要·一、论人元气宜早培补》

【提要】　本论阐述人体元气是有限的，且时常受到戕伐而致病，强调了保养元气对于人体保持健康长寿的重要性。

管相黄　古今元气不甚相远说

"五方风土异宜，古今元气不同"，医林每奉此二语为治病立方之要旨。以为西北高燥多寒，东南卑湿多热；高燥则筋骨劲强，卑湿则肌肉柔弱。此分形势之刚柔，非以判本原之强弱。故《内经·异法方宜论》《五常政大论》，圣人早为详言之。至古今元气不同，则愚窃有说焉。

皇古之世，寿称千百，荐绅先生难言之，或者书缺有间，未足征信欤？《尚书》载自帝尧以来，则皆彰彰可考，所谓元气之厚薄，必征诸寿数之短长，故古人之元气不可见，而古人之寿数有可稽。唐虞三代，已不闻有数百岁之人，观之孔、颜，尤明验也。仲师诞生于汉，为制方之祖，其用药也，不啻数倍于今，由其察脉真，审证确，任使精专，一汤日作数服，病愈或不终剂。盖有是病，必用是药，去疾务尽，断断然也，然非谓汉时气厚则可也。古者以百岁为上寿，七八九十者为老，递降而夭殇，自汉迄今，果有异欤？盖至诚无息，天地之体未有久而渐薄之理。惟天地无心于造物，人禀天地之气以生者，原各得此百年之用，而修短不齐者，人自有其厚薄耳，今古一辙也。不然，轩岐垂教，长沙祖述，岂专为一方一代而言哉？若谓今之人禀气日薄，则善乎徐洄溪有草木之性随之亦薄之论，此又不移至理也。自元气不同之说行，群以古法不宜于今，麻、桂虑其亡阳，姜、附畏其劫阴，柴、葛以升而代之，硝、黄以厉而制之，即偶然一用，不过数分，病则犹是也，药则不及矣，安能奏效乎？因是邪不去，正立亡，始之以谨慎爱之者，终之以因循害之也。故愚以为学者，当专务审证辨脉，既得证因之本，幸勿拘元气不同之见，当宗古人用药而稍减之。矫今人立方而增重之，庶几病气速除，生机不息矣。鼎也学识浅陋，有志未逮，书此以俟之。

——清·唐大烈《吴医汇讲·卷七·古今元气不甚相远说》

【提要】　本论认为元气古今未有不同，强调元气是决定人体体质的关键因素。基于此，认为古方亦能治疗今病，"当宗古人用药而稍减之，矫今人立方而增重之，庶几病气速除，生机不息矣"。

王清任　论元气即火，火即元气※*

元气即火，火即元气。此火乃人生命之源。食由胃入小肠，全仗元气蒸化，元气足则食易化，元气虚则食难化。

——清·王清任《医林改错·脏腑记叙》

【提要】　本论阐述元气为生命之根源，人体的生理活动均依赖元气功能的正常。作者将许多疾病都归之于元气虚衰不足，并以气虚立论予以诊治。如治半身不遂、瘫痪、抽风、难产等症，概以补益元气为法，或将补气与活血同用，正体现了元气乃生命之源的思想。

张锡纯　论元气※*

人之元气，根基于肾，萌芽于肝，培养于脾，积贮于胸中为大气，以斡旋全身。

——民国·张锡纯《医学衷中参西录·前三期合编·第四卷·治气血郁滞肢体疼痛方·
培脾舒肝汤》

【提要】　本论阐述元气与肝、脾、肾三脏相关，积贮于胸中即为"大气"，"胸中大气，即上焦阳气"，具有调节全身气机升降出入的重要功能。

张锡纯　元气诠

人之始生也，氤氲化醇，胚胎初结，中间点动气，似有脂膜绕护，乃先天资始之气，即气海（胸中为气海，藏后天之气；此气海在脐下，外当气海穴，藏先天之气）中之元气也。此元气得母荫育，渐渐充盛，以生督任二脉；又渐渐充盛，其气冲开督脉，由后上升，复通于任脉，由前下降（内炼者，所以务通督任以返先天），以生全身；迨至官骸脏腑皆备，肺能呼吸，遂接后天之根（后天生命之根在呼吸），而脱离母腹矣。特是同一元气也，其在先天之功用，与后天之功用迥殊。何者？元气在先天，来源有自，故输其有余，与督任之脉常通，以融贯全身，为十月养胎之用，其功用在于能施。元气在后天，来源既息，故保其所得，与督任之脉不通面坐镇中宫（以全身论，气海当为中宫），握百年寿命之根，其功用在于能敛。

夫地之中心有磁气，所以敛吸全球之气化，磁气即地之元气也。人身一小天地，由斯知人之元气，即天地间之磁气类也。其所以能镇摄全身之气化者，诚以全身之血脉皆含有铁锈，磁铁相恋，气化自固，此造化生成之妙也。然其气纯属先天，至精至微，不涉后天迹象；其气不但无形且并无质（空气扇之成风，电气阻以玻璃，皆是有质之验。惟磁气无质，触处透达，元气似磁气，故亦无质）。

故一切补助气分之药，皆不能有益于元气。若遇元气之衰惫欲涣散者，宜保护以收涩之品，以助其吸摄之力。是以拙著中所载病案，凡于元气之将脱者，必重用净萸肉四两，或来用他药以辅之，即危至极点，亦能挽回，胜于但知用参、芪、术者远矣。

——民国·张锡纯《医学衷中参西录·第五期·第一卷·元气诠》

【提要】 本论阐述元气的产生、作用以及元气欲脱治疗思路。元气为先天之真气藏于气海，循行于任督二脉，为全身气化之总枢。元气虚损时，不可采用补助气分之药，而应以顾护收涩之品为要，如山萸肉可挽回元气于欲脱。

长尾藻城 元气

元气之说，圣人之所不言也，大经莫有焉，盖自汉儒创也。下至唐宋大盛，遂为医之恒言，曰元气虚，曰元气衰，曰补元气。夫元气者，阴阳一元气也。天之所赋，人之所生，所谓先天之气也。是岂可虚衰者哉！亦岂可补乎哉！若夫随年齿而旺衰者，天地之道，万物之常也，非人力之所能挽回也矣。如其当强壮而衰弱者，则有所抑遏也；除其所抑遏者，则复其常矣。彼不辨之，妄以为虚衰而欲补之，可谓愚矣。又曰：行气则病自除。盖本之《素问》，曰：百病生于气。虽然，病之者毒也，毒乘之也。岂气特病乎？又气毒自除乎？说者不论及此，误矣。

——日·长尾藻城《先哲医话集·三、元气》

【提要】 元气之说起于汉代，但医界存在滥用的情况。作者认为，因为元气肇自先天，无法通过后天进行增补，元气虚衰也是自然过程，非人力所能挽回。论中又对"行气则病自除"的说法进行辨析，认为该说法具有一定的局限性，如为外感毒气乘于人体，应另当别论，辨证治疗。

4.2.4 气化

《中藏经》 生成论

阴阳者，天地之枢机；五行者，阴阳之终始。非阴阳则不能为天地，非五行则不能为阴阳。故人者，成于天地，败于阴阳也，由五行逆从而生焉。

天地有阴阳五行，人有血脉五脏。五行者，金、木、水、火、土也；五脏者，肺、肝、心、肾、脾也。金生水，水生木，木生火，火生土，土生金，则生成之道，循环无穷；肺生肾，肾生肝，肝生心，心生脾，脾生肺，上下荣养，无有休息。

故《金匮至真要论》云：心生血，血为肉之母；脾生肉，肉为血之舍；肺属气，气为骨之基；肾应骨，骨为筋之本；肝系筋，筋为血之源。五脏五行，相成相生，昼夜流转，无有始终。从之则吉，逆之则凶。

天地阴阳五行之道，中含于人。人得者，可以出阴阳之数，夺天地之机，悦五行之要，无终无始，神仙不死矣。

——六朝·佚名氏《中藏经·卷上·生成论》

【提要】　本论运用阴阳五行学说和天主生、地主成的理论，阐明天地阴阳五行之气化是人的生死盛衰的根本。主要讨论了三个问题：其一，说明人的生死与天地阴阳五行的关系；其二，用五行相生的规律论述五脏及气血筋骨肉相生相成的关系；其三，指出人能顺应天地阴阳五行之气化则可长生。

褚 澄　本气

天地之气，周于一年；人身之气，周于一日。人身阳气，以子中自左足而上，循左股、左手指、左臂、左脑，横过右脑、右肩、右臂手指、胁、足，则又入子中矣。阴气以午中自右手心通右肩、右臂、横过左肩、左臂、左胁、左足、外肾、右足、右胁，则又入午中矣。阳气所历，充满周流。阴气上不过脑，下遗指趾。

二气之行，昼夜不息，中外必偏。一为痰积壅塞，则疾生焉。疾证医候，统纪浩繁，详其本源，痰积虚耳。或痰聚上，或积留中，遏气之流，艰于流转，则上气逆上，下气郁下。脏腑失常，形骸受害。暨乎气本衰弱，运转艰迟，或有不周，血亦偏滞。风、湿、寒、暑，乘间袭之，所生痰疾，与痰积同。凡人之生热而汗，泄而易。二便顺利，则气之通。阳虚不能运阴气，无阴气以濡其阳，则阳独治而为热。阴虚不能运阳气，无阳气以和其阴，则阴独治而为厥。脾以养气，肺以通气，肾以泄气，心以役气。凡脏有五，肝独不与，在时为春，在常为仁，不养不通，不役不泄，而气常生。心虚则气入而为荡；肺虚则气入而为喘；肝虚则气入而目昏；肾虚则气入而腰疼；四虚气入，脾独不与，受食不化，气将日微。安能有余以入其虚？呜乎！此谓气之名理欤。

——南齐·褚澄《褚氏遗书·本气》

【提要】　本论阐述人体阴阳二气左升右降与周流全身的循行规律，指出阴阳二气的运转出现滞碍时，人体就会发病。作者认为，阴阳二气之间，始终存在动态平衡，相互为用。在五脏之中，肝脏为气化所生之本，心、脾、肺、肾四脏一旦虚损，导致气化出现障碍，就会发生相应的病证。

李东垣　阴阳寿夭论

《五常政大论》云：阴精所奉其人寿，阳精所降其人夭。夫阴精所奉者，上奉于阳，谓春夏生长之气也；阳精所降者，下降于阴，谓秋冬收藏之气也。且如地之伏阴，其精遇春而变动，升腾于上，即曰生发之气；升极而浮，即曰蕃秀之气。此六气右迁于天，乃天之清阳也。阳主生，故寿。天之元阳，其精遇秋而退，降坠于下，乃为收敛殒杀之气；降极而沉，是为闭藏之气，此五运左迁入地，乃地之浊阴也。阴主杀，故夭。

根于外者，名曰气立，气止则化绝；根于内者，名曰神机，神去则机息，皆不升而降也。

地气者，人之脾胃也。脾主五脏之气，肾主五脏之精，皆上奉于天，二者俱主生化以奉升浮，是知春生夏长皆从胃中出也。故动止饮食各得其所，必清必净，不令损胃之元气，下乘肾肝，及行秋冬殒杀之令，则亦合于天数耳。

——金·李东垣《脾胃论·卷下·阴阳寿夭论》

【提要】 本论据《内经》之说，从天地阴升阳降的气化规律，类比人体内脏腑气化的过程。作者认为，脾胃主五脏之气，肾主五脏之精，二者俱主生化以奉升浮。故"动止饮食各得其所，必清必净，不令损胃之元气，下乘肾肝，及行秋冬殒杀之令"。

李东垣 阴阳升降论

《易》曰：两仪生四象，乃天地气交，八卦是也。在人则清浊之气皆从脾胃出，荣气荣养周身，乃水谷之气味化之也。

清阳为天。（清阳成天。地气上为云，天气下为雨，水谷之精气也，气海也，七神也，元气也，父也。）清中清者，清肺以助天真，清阳出上窍（耳、目、鼻、口之七窍是也）。清中浊者，荣华腠理。清阳发腠理（毛窍也），清阳实四肢（真气充实四肢）。

浊阴为地。（垒阴成地。云出天气，雨出地气，五谷五味之精，是五味之化也，血荣也，维持神明也，血之府会也，母也。）浊中清者，荣养于神（降至中脘而为血，故曰心主血，心藏神），浊阴出下窍（前阴、膀胱之窍也）。浊中浊者，坚强骨髓。浊阴走五脏（散于五脏之血也，养血脉，润皮肤、肌肉、筋者是也，血生肉者此也），浊阴归六腑（谓毛脉合精，经气归于腑者是也）。

天气清静光明者也，藏德不止，故不下也。天明则日月不明，邪害空窍，阳气者闭塞，地气者冒明，云雾不精，则上应白露不下。交通不表，万物命故不施，不施则名木多死。恶气不发，风雨不节，白露不下，则菀藁不荣。贼风数至，暴雨数起，天地四时不相保，与道相失，则未央绝灭。唯圣人从之，故身无苛病，万物不失，生气不竭。

此说人之不避大寒伤形，大热伤气，四时节候变更之异气，及饮食失节，妄作劳役，心生好恶，皆令元气不行，气化为火，乃失生夭折之由耳。

——金·李东垣《脾胃论·卷下·阴阳升降论》

【提要】 本论基于《内经》清阳、浊阴之论，阐述"清阳发腠理，浊阴走五脏；清阳实四肢，浊阴归六腑"的原因。清者为阳，浊者为阴。清中之清为宗气，上出于口鼻；清中之浊为卫气，能够荣华腠理。浊中之清者为血，可以荣养神明；浊中之浊者为津液，能够坚强骨髓。

朱丹溪 阳有余阴不足论

人受天地之气以生，天之阳气为气，地之阴气为血，故气常有余，血常不足。何以言之？天地为万物父母。天，大也，为阳，而运于地之外；地，居天之中为阴，天之大气举之。日，实也，亦属阳，而运于月之外；月，缺也，属阴，禀日之光以为明者也。人身之阴气，其消长视月之盈缺，故人之生也，男子十六岁而精通，女子十四岁而经行。是有形之后，犹有待于乳哺水谷以养，阴气始成而可与阳气为配，以能成人。而为人之父母，古人必近三十、二十而后嫁娶。可见阴气之难于成，而古人之善于摄养也。《礼记》注曰：惟五十然后养阴者有以加。《内经》曰：年至四十，阴气自半，而起居衰矣。又曰：男子六十四岁而精绝，女子四十九岁而经断。夫以阴气之成，止供得三十年之视听言动，已先亏矣。人之情欲无涯，此难成易亏之阴气，若之何而可以供给也？《经》曰：阳者，天气也，主外；阴者，地气也，主内。故阳道实，阴道虚。又曰：至阴虚，天气绝；至阳盛，地气不足。观虚与盛之所在，非吾之过论。主闭藏者，肾也；司疏泄者，肝也。二脏皆有相火，而其系上属于心。心，君火也，为物所感则易动，心动则相火亦动，动则精自走，相火翕然而起，虽不交会，亦暗流而疏泄矣。所以圣贤只是教人收心养心，其旨深矣。天地以五行更迭衰旺而成四时，人之五脏六腑亦应之而衰旺。四月属巳，五月属午，为火大旺，火为肺金之夫，火旺则金衰。六月属未，为土大旺，土为水之夫，土旺则水衰。况肾水常藉肺金为母，以补助其不足，故《内经》谆谆于资其化源也。古人于夏，必独宿而淡味，兢兢业业于爱护也。保养金水二脏，正嫌火土之旺尔。《内经》曰：冬不藏精者，春必病温。十月属亥，十一月属子，正火气潜伏闭藏，以养其本然之真，而为来春发生升动之本。若于此时恣嗜欲以戕贼，至春升之际，下无根本，阳气轻浮，必有温热之病。夫夏月火土之旺，冬月火气之伏，此论一年之虚耳。若上弦前、下弦后，月廓月空，亦为一月之虚。大风大雾，虹霓飞电，暴寒暴热，日月薄蚀，忧愁忿怒，惊恐悲哀，醉饱劳倦，谋虑勤动，又皆为一日之虚。若病患初退，疮痍正作，尤不止于一日之虚。今日多有春末夏初，患头痛脚软，食少体热，仲景谓春夏剧、秋冬瘥而脉弦大者，正世俗所谓注夏病。若犯此四者之虚，似难免此。夫当壮年，便有老态，仰事俯育，一切隳坏，兴言至此，深可惊惧。古人谓不见所欲，使心不乱。夫以温柔之盛于体，声音之盛于耳，颜色之盛于目，馨香之盛于鼻，谁是铁汉，心不为之动也？善摄生者，于此五个月出居于外，苟值一月之虚，亦宜暂远帷幕，各自珍重，保全天和，期无负敬身之教。幸甚！

——元·朱丹溪《格致余论·阳有余阴不足论》

【提要】　本论根据"天人相应"理论，通过分析自然界天地日月的运行状况，阐述人体"阳多阴少"的结论。论中从自然界"阳常有余，阴常不足"现象，联系到人体生理变化加以推论，认为"气常有余，血常不足"。作者依据《内经》，并结合人体之阴精迟成而早竭的生理现象，来说明阴精的难成易亏。同时受到自然、社会等诸多环境的影响，导致相火妄动，损耗阴精。

❧ 朱丹溪　相火论 ❧

太极动而生阳，静而生阴。阳动而变，阴静而合，而生水、火、木、金、土，各一其性。惟火有二，曰君火，人火也；曰相火，天火也。火内阴而外阳，主乎动者也，故凡动皆属火。以名而言，形气相生，配于五行，故谓之君；以位而言，生于虚无，守位禀命，因其动而可见，故谓之相。天主生物，故恒于动；人有此生，亦恒于动。其所以恒于动，皆相火之为也。见于天者，出于龙雷，则木之气；出于海，则水之气也。具于人者，寄于肝肾二部，肝属木而肾属水也。胆者，肝之腑；膀胱者，肾之腑；心包络者，肾之配；三焦以焦言，而下焦司肝肾之分，皆阴而下者也。天非此火不能生物，人非此火不能有生。天之火虽出于木，而皆本乎地。故雷非伏，龙非蛰，海非附于地，则不能鸣，不能飞，不能波也。鸣也，飞也，波也，动而为火者也。肝肾之阴，悉具相火，人而同乎天也。

或曰：相火，天人之所同，何东垣以为元气之贼？又曰：火与元气不两立，一胜则一负。然则，如之何而可以使之无胜负也？曰：周子曰：神发知矣，五性感物而万事出，有知之后，五者之性为物所感，不能不动。谓之动者，即《内经》五火也。相火易起，五性厥阳之火相扇，则妄动矣。火起于妄，变化莫测，无时不有，煎熬真阴，阴虚则病，阴绝则死。君火之气，《经》以暑与湿言之；相火之气，《经》以火言之。盖表其暴悍酷烈，有甚于君火者也，故曰相火元气之贼。周子又曰：圣人定之以中正仁义而主静。朱子曰：必使道心常为一身之主，而人心每听命焉。此善处乎火者。人心听命乎道心，而又能主之以静。彼五火之动皆中节，相火惟有裨补造化，以为生生不息之运用耳，何贼之有？

或曰：《内经》相火，注曰少阴、少阳矣，未尝言及厥阴、太阳，而吾子言之何耶？曰：足太阳、少阴，东垣尝言之矣，治以炒柏，取其味辛能泻水中之火是也。戴人亦言：胆与三焦寻火治，肝和胞络都无异。此历指龙雷之火也。予亦备述天人之火皆生于动，如上文所云者，实推广二公之意。

或曰：《内经》言火不一，往往于六气中见之，言脏腑者未之见也。二公岂它有所据耶？子能为我言之乎？《经》曰：百病皆生于风、寒、暑、湿、燥、火之动而为变者。岐伯历举病机一十九条，而属火者五，此非相火之为病之出于脏腑者乎？考诸《内经》，少阳病为瘰疬，太阳病时眩仆，少阴病督、暴喑、郁冒、不知人，非诸热瞀瘛之属火乎？少阳病恶寒鼓栗，胆病振寒，少阴病洒淅恶寒、振栗，厥阴病洒淅振寒，非诸禁鼓栗，如丧神守之属火乎？少阳病呕逆，厥气上行，膀胱病冲头痛，太阳病厥气上冲胸，小腹控睾引腰脊上冲心，少阴病气上冲胸，呕逆，非诸逆冲上之属火乎？少阳病谵妄，太阳病谵妄，膀胱病狂颠，非诸躁狂越之属火乎？少阳病胕肿善惊，少阴病督热以酸，胕肿不能久立，非诸病胕肿，疼酸惊骇之属火乎？又《原病式》曰：诸风掉眩属于肝，火之动也；诸气膹郁病痿属于肺，火之升也；诸湿肿满属于脾，火之胜也；诸痛痒疮疡属于心，火之用也。是皆火之为病，出于脏腑者然也，注文未之发耳。以陈无择之通敏，且以暖炽论君火，日用之火言相火，而又不曾深及，宜乎后之人不无聋瞽也。悲夫！

——元·朱丹溪《格致余论·相火论》

【提要】　本论与前论密切相关，共同构成朱丹溪滋阴降火学说的理论基础。作者认为，心主火，心为君主之官，故谓之君火。相火则与君火相对而言，一方面，因其受心君的支配，相行君命，可辅佐君火发生作用，故称其为相火；其为人身动气，通过脏腑的功能活动和疾病表现出来。另一方面，相火反常妄动，则病变丛生，就成为危害生命的贼邪了。

周之干　论阴阳五行之生化※*

医之道，生道也。其生之道，不过阴阳五行生化之机宜也。得其序而和则生，失其序而离散则死，失其和而紊乱则病。察其所失，求其所和，则上医也。

阳者，天之道也，人之气也。阴者，地之道也，人之形也。其所以序而和者，人之脏腑、经络、皮肉、筋骨、表里、内外，无不得五行生化之和而相安也。大凡形质之失宜，莫不由气行之失序，故地之万物不生，皆天气寒热水旱之或过也。

人身之阴阳，即天地之形气，五脏六腑之流通，犹四时之相代。天之阴阳失，为相者燮而理之，则万物安；人身之阴阳五行失，医者调而治之，则百病除。良相良医，总在察阴阳五行生化之机宜而已。

——明·周之干《周慎斋遗书·卷一·阴阳脏腑》

【提要】 本论阐述阴阳五行生化的正常状态对于生命的重要性。阴阳五行的运动变化有其自然秩序，这种秩序不协调就会生病，出现了错乱就会导致死亡。

王肯堂 天有二火

问：《天元纪大论》云：寒暑燥湿风火，天之阴阳也，三阴三阳上奉之，木火土金水，地之阴阳也，生长化收藏下应之，暑亦火也，何火独有二乎？

答：君主不用事，相代之，故火有二也，固也。当看阴阳二字，阳燧对日而得火，天之阳火也；龙雷之火，天之阴火也；钻木击石而得火也，地之阳火也；石油之火，地之阴火也。丙丁君火，人之阳火也；三焦、心包络、命门相火，人之阴火也。阳火遇草而煤，得木而燔，可以湿伏，可以水灭；阴火不焚草木，而流金石，得湿愈焰，遇水益炽，以水折之，则光焰诣天，物穷方止，以火遂之，以灰扑之，则灼性自消，光焰自灭。故治阳火者利用正治，阴火者利用从治；阳火者利用降治，阴火者利用升治，均之内虚火动也。李杲主助阳，朱丹溪主助阴，各有攸当也。

——明·王肯堂《郁冈斋医学笔麈·卷下·天有二火》

【提要】 本论对阳火、阴火的概念和病机做了辨析，阐述正治与反治不同的治疗原则，认为在内虚火动的情况下，治阳火者利用正治，治阴火者利用从治；阳火者利用降治，阴火者利用升治。

张介宾 大宝论

为人不可不知医，以命为重也。而命之所系，惟阴与阳。不识阴阳，焉知医理？此阴阳之不可不论也。

夫阴阳之体，曰乾与坤；阴阳之用，曰水与火；阴阳之化，曰形与气。以生杀言，则阳主生，阴主杀；以寒热言，则热为阳，寒为阴。若其生化之机，则阳先阴后，阳施阴受。先天因气以化形，阳生阴也；后天因形以化气，阴生阳也。形即精也，精即水也；神即气也，气即火也。阴阳二气，最不宜偏，不偏则气和而生物，偏则气乖而杀物。《经》曰：阴平阳秘，精神乃治；阴阳离决，精气乃绝。此先王悯生民之夭厄，因创明医道，以垂惠万世者，在教人以察阴阳、保生气而已也。故《内经》于阴阳之理，惟恐人之不明，而切切谆谆，言之再四。奈何后学，犹未能明，余请先言其二，而后言其一。

夫二者阴也，后天之形也；一者阳也，先天之气也。神由气化，而气本乎天，所以发生吾身者,即真阳之气也;形以精成,而精生于气,所以成立吾身者,即真阴之气也。观《上古天真论》曰:女子二七而后天癸至,男子二八而后天癸至。非若阴生在后而阴成之难乎?又《阴阳应象大论》曰:人年四十而阴气自半也。非若阴衰在前而阴凋之易乎?所谓阴者,即吾之精而造吾之形也。夫无形则无患,有形必有毁。故人生全盛之数,惟二八之后,以至四旬之外,前后止二十余年而形体渐衰矣,此诚阴虚之象也。由此观之,即谓之阳道实、阴道虚,若无不可。故丹溪引日月之盈亏,以为阳常有余、阴常不足之论,而立补阴、大补等丸,以黄柏、知母为神丹,家传户用,其害孰甚?殊不知天癸之未至,本由乎气;而阴气之自半,亦由乎气。是形虽在阴,而气则仍从阳也。此死生之机,不可不辨。余所谓先言其二者,即此是也。

何谓其一?一即阳也,阳之为义大矣。夫阴以阳为主,所关于造化之原,而为性命之本者,惟斯而已。何以见之?姑举其最要者,有三义焉:一曰形气之辨,二曰寒热之辨,三曰水火之辨。

夫形气者,阳化气,阴成形,是形本属阴,而凡通体之温者,阳气也;一生之活者,阳气也;五官五脏之神明不测者,阳气也。及其既死,则身冷如冰,灵觉尽灭,形固存而气则去,此以阳脱在前,而阴留在后,是形气阴阳之辨也,非阴多于阳乎?

二曰寒热者,热为阳,寒为阴;春夏之暖为阳,秋冬之冷为阴。当长夏之暑,万国如炉,其时也,凡草木昆虫,咸苦煎炙,然愈热则愈繁,不热则不盛。及乎一夕风霜,即僵枯遍野。是热能生物,而过热者惟病;寒无生意,而过寒则伐尽。然则热无伤而寒可畏,此寒热阴阳之辨也,非寒强于热乎?

三曰水火者,水为阴,火为阳也。造化之权,全在水火,而水火之象有四,则日为太阳,火为少阳,水为太阴,月为少阴,此四象之真形而人所未达也。余言未竟,适一耽医之客过余者,闻而异之曰:月本太阴,火岂少阳?古无是说,何据云然?亦有所谓乎?曰:阳主乎外,阴主乎内,此阴阳之定位也;阳中无太阴,阴中无太阳,此阴阳之专主也。日丽乎天,此阳中之阳也,非太阳乎?月之在天,阳中之阴也,非少阴乎?水行于地,阴中之阴也,非太阴乎?火之在地,阴中之阳也,非少阳乎?此等大义,诚丹溪所未知,故引日月盈亏,以证阴阳虚实。亦焉知水大于月,独不虑阳之不足、阴之太过乎?客曰:阴阳太少之说,固若有理;至于水大于月,便谓阴之有余,则凡天下之火不少也,阳岂独在于日乎?曰:是更有妙理存也。夫阴阳之性,太者气刚,故日不可灭,水不可竭,此日为火之本,水为月之根也;少者气柔,故火有时息,月有时缺,此火是日之余,月是水之余也。惟其不灭者,方为真火;而时作时止者,岂即元阳?故惟真阳之火,乃能生物;而燎原之凡火,但能焦物病物。未闻有以烘炙而生物者,是安可以火喻日也?客曰:若如此言,则水诚太阴矣;然何以云天一生水?水非阴乎?又何以云水能生万物,水非生气乎?曰:此问更妙。夫天一者,天之一也,一即阳也,无一则止于六耳。故水之生物者,赖此一也;水之化气者,亦赖此一也。不观乎春夏之水,土得之而能生能长者,非有此一乎?秋冬之水,土得之而不生不长者,非无此一乎?不惟不生而自且为冻,是水亦死矣。可见水之所以生,水之所以行,孰非阳气所主?此水中有阳耳,非水即为阳也。客曰:然则生化之权,皆由阳气,彼言阳有余者,诚非谬也,而子反虑其不足,非过虑乎?曰:余为此论,正为此耳。惟恐人之不悟,故首言形气,次言寒热,此言水火,总欲辨明阳非有余,不可不顾之义。夫阳主生,阴主杀。凡阳气不充,则生意不广,而况于无阳乎?故阳惟畏其衰,阴惟畏其盛,非阴能自盛也,阳衰则阴盛矣。凡万物之生由乎阳,万物之死亦由乎阳,非阳能死物也，阳来则生，阳去则死矣。试以太阳证之，可得其象。夫日行南陆，在时为冬，斯时也，非无日也，第稍远耳，便见严寒难御之若此，万物凋零之若此。然则天地之和者，惟此日也；万物之生者，亦惟此日也。设无此日，则天地虽大，一寒质耳，岂非六合尽冰壶，乾坤皆地狱乎？人是小乾坤，得阳则生，失阳则死。阳衰者，即亡阳之渐也，恃强者，即致衰之兆也。可不畏哉！故伏羲作《易》，首制一爻，此立元阳之祖也。文王衍《易》，凡六十四卦，皆以阳喻君子，阴喻小人，此明阳气之德也。乾之象曰：大哉乾元，万物资始，乃统天。此言元贯四德，阳为发育之首也。坤之初六曰：履霜坚冰至。此虑阴之渐长，防其有妨化育也。大有之象曰：大有元亨，火在天上。此言阳德之亨，无所不照也。《系辞》曰：天地之大德曰生。此切重生生之本也。《内经》曰：凡阴阳之要，阳密乃固。此言阴之所恃者，惟阳为主也。又曰：阳气者若天与日，失其所则折寿而不彰，故天运当以日光明。此言天之运，人之命，元元根本，总在太阳无两也。凡此经训，盖自伏羲、黄帝、文王、岐伯、周公、孔子，六大圣人，千古相传，若出一口，岂果余之私虑哉？由此言之，可见天之大宝，只此一丸红日；人之大宝，只此一息真阳。孰谓阳常有余，而欲以苦寒之物，伐此阳气，欲保生者，可如是乎？客曰：至哉！余得闻所生之自矣。然既有其道，岂无其法，欲固此阳，计从安出？曰：但知根本，即其要也。曰：何为根本？曰：命门是也。曰：余闻土生万物，故脾胃为五脏六腑之本；子言命门，余未解也。曰：不观人之初生，生由脐带，脐接丹田，是为气海，即命门也。所谓命门者，先天之生我者，由此而受；后天之我生者，由此而栽。夫生之门即死之户，所以人之盛衰安危，皆系于此者，以其为生气之源，而气强则强，气衰则病，此虽至阴之地，而实元阳之宅。若彼脾胃者，乃后天水谷之本，犹属元阳之子耳。子欲知医，其母忽此所生之母焉。言难尽意，请再著《真阴论》以悉之何如？客忻然曰：愿再闻其义。

——明·张介宾《类经图翼·类经附翼卷三·求正录·大宝论》

【提要】　本篇为张介宾名论之一，对以"阳为主"的论点做了深刻的论证，不仅是中医学温补学说的理论说明，更可以看成对传统文化"抑阴扶阳"观念的切实理解。作者针对朱丹溪"阳常有余，阴常不足"的论点，认为阳非有余真阴不足，也是从阴阳之辨、水火之辨、形气之辨，最终得出了"天之大宝，只此一丸红日；人之大宝，只此一息真阳"的结论。

　　另外，本论尚涉及命门理论。作者认为，命门即"先天之生我者由此而受，后天之我生者由此而栽"，是谓先天后天立命之门户也。生之门，即死之户。命门为阳气之根，为精血之海，男子藏精，女子系胞。又，命门所藏之元精即阴中之水，元精所化之气即阴中之火。所以，作者说"命门者，为水火之腑，为阴阳之宅，为精气之海，为死生之窦"（《三焦包络命门辨》）。命门属于肾，其气与肾通，但又别为一脏。

◆ 张介宾　真阴论 ◆

　　凡物之死生，本由阳气；顾今人之病阴虚者十常八九，又何谓哉？不知此一阴字，正阳气之根也。盖阴不可以无阳，非气无以生形也；阳不可以无阴，非形无以载气也。故物之生也生于阳，物之成也成于阴，此所谓元阴、元阳，亦曰真精、真气也。前篇言阴阳之生杀者，以寒热言其性用也；此篇言阴阳之生成者，以气质言其形体也。性用操消长之权，形体系存亡之本。欲知所以死生者，须察乎阳，察阳者，察其衰与不衰；欲知所以存亡者，须察乎阴，察阴者，察其坏与不坏，此保生之要法也。

稽之前辈，殊有误者，不识真阴面目，每多矫强立言。自河间主火之说行，而丹溪以寒苦为补阴，举世宗之，莫能禁止。揆厥所由，盖以热证明显，人多易见，寒证隐微，人多不知，而且于虚火实火之间，尤为难辨。亦孰知实热为病者，十中不过三四；虚火为病者，十中尝见六七。夫实热者，凡火也，凡火之盛，元气本无所伤，故可以苦寒折之，信手任心，何难之有？然当热去即止，不可过用，过则必伤元气，况可误从为火乎？虚火者，真阴之亏也，真阴不足，又岂苦劣难堪之物，所能填补？矧沉寒之性，绝无生意，非惟不能补阴，抑且善败真火，若屡用之，多令人精寒无子，且未有不暗损寿元者，第阴性柔缓，而因循玩用，弗之觉耳。尝见多寿之人，无不慎节生冷，所以得全阳气；即有老人，亦喜凉者，正以元阳本足，故能受寒，非寒凉之寿之也。由此观之，足征余言之非谬矣。盖自余有知以来，目睹苦寒之害人者，已不可胜纪。此非时医之误，实二子传之而然，先王仁受之德遭敝于此，使刘朱之言不息，则轩岐之泽不彰，是诚斯道之大魔，亦生民之厄运也。

夫成德掩瑕，岂非君子？余独何心，敢议先辈？盖恐争之不力，终使后人犹豫，长梦不醒，贻害弥深。顾余之念，但知有轩岐，而不知有诸子；但知有好生，而不知有避讳，此言之不容已也。然言之不明，孰若无言，余请详言真阴之象、真阴之脏、真阴之用、真阴之病、真阴之治，以悉其义。

所谓真阴之象者，犹家宅也，犹器具也，犹妻妾也。所贵乎家宅者，所以蓄财也，无家宅则财必散矣；所贵乎器具者，所以保物也，无器具则物必毁矣；所贵乎妻妾者，所以助夫也，无妻妾则夫必荡矣。此阴以阳为主，阳以阴为根也。《经》曰：五脏者，主藏精者也，不可伤，伤则失守而阴虚，阴虚则无气，无气则死矣。非以精为真阴乎？又曰：形肉已脱，九候虽调犹死。非以形为真阴乎？观形质之坏与不坏，即真阴之伤与不伤，此真阴之象，不可不察也。

所谓真阴之脏者，凡五脏五液，各有所主，是五脏本皆属阴也；然《经》曰：肾者主水，受五脏六腑之精而藏之。故五液皆归乎精，而五精皆统乎肾。肾有精室，是曰命门，为天一所居，即真阴之腑。精藏于此，精即阴中之水也；气化于此，气即阴中之火也。命门居两肾之中，即人身之太极，由太极以生两仪，而水火具焉，消长系焉，故为受生之初，为性命之本。欲治真阴而舍命门，非其治也，此真阴之脏，不可不察也。

所谓真阴之用者，凡水火之功，缺一不可。命门之火，谓之元气；命门之水，谓之元精。五液充，则形体赖而强壮；五气治，则营卫赖以和调。此命门之水火，即十二脏之化源。故心赖之，则君主以明；肺赖之，则治节以行；脾胃赖之，济仓廪之富；肝胆赖之，资谋虑之本；膀胱赖之，则三焦气化；大小肠赖之，则传导自分。此虽云肾脏之伎巧，而实皆真阴之用，不可不察也。

所谓真阴之病者，凡阴气本无有余，阴病惟皆不足。即如阴胜于下者，原非阴盛，以命门之火衰也；阳胜于标者，原非阳盛，以命门之水亏也。水亏其源，则阴虚之病叠出；火衰其本，则阳虚之证迭生。如戴阳者，面赤如朱；格阳者，外热如火。或口渴咽焦，每引水以自救；或躁扰狂越，每欲卧于泥中。或五心烦热而消瘅骨蒸，或二便秘结而溺浆如汁。或为吐血衄血，或为咳嗽遗精。或斑黄无汗者，由津液之枯涸；或中风瘫痪者，以精血之败伤。凡此之类，有属无根之焰，有因火不归原，是皆阴不足以配阳，病在阴中之水也。又如火亏于下，则阳衰于上，或为神气之昏沉，或为动履之困倦，其有头目眩晕而七窍偏废者，有咽喉哽咽而呕恶气短者，皆上焦之阳虚也；有饮食不化而吞酸反胃者，有痞满隔塞而水泛为痰者，皆中焦之阳虚也；有清浊不分而肠鸣滑泄者，有阳痿精寒而脐腹多痛者，皆下焦之阳虚也。又或畏寒洒洒者，以火脏之阳虚，不能御寒也；或肌肉臌胀者，以土脏之阳虚，不能制水也；或拘挛痛痹者，以木脏之阳虚，不能营筋也；或寒嗽虚喘，身凉自汗者，以金脏之阳虚，不能保肺也；或精遗血泄，二便失禁，腰脊如折，骨痛之极者，以水脏之阳虚，精髓内竭也。凡此之类，或以阴强之反克，或由元气之被伤，皆阳不足以胜阴，病在阴中之火也。王太仆曰：寒之不寒，责其无水；热之不热，责其无火。无火无水，皆在命门，总曰阴虚之病，不可不察也。

所谓真阴之治者，凡乱有所由起，病有所由生，故治病必当求本。盖五脏之本，本在命门，神气之本，本在元精，此即真阴之谓也。王太仆曰：壮水之主，以制阳光；益火之源，以消阴翳。正此谓也。许学士曰：补脾不如补肾。亦此谓也。近惟我明薛立斋，独得其妙，而常用仲景八味丸，即益火之剂也；钱氏六味丸，即壮水之剂也。每以济人，多收奇效，诚然善矣；第真阴既虚，则不宜再泄，二方俱用茯苓、泽泻，渗利太过，即仲景《金匮》，亦为利水而设，虽曰于大补之中，加此何害，然未免减去补力，而奏功为难矣。使或阴气虽弱，未至大伤，或脏气微滞，而兼痰湿水邪者，则正宜用此；若精气大损，年力俱衰，真阴内乏，虚痰假火等证，即从纯补，犹嫌不足，若加渗利，如实漏卮矣。故当察微甚缓急，而用随其人，斯为尽善。余及中年，方悟补阴之理，因推广其义，用六味之意，而不用六味之方，活人应手之效，真有不能尽述者。

夫病变非一，何独重阴？有弗达者，必哂为谬，姑再陈之，以见其略。如寒邪中人，本为表证，而汗液之化，必由乎阴也；中风为病，身多偏枯，而筋脉之败，必由乎阴也。虚劳生火，非壮水何以救其燎原？泻泄正阴，非补肾何以固其门户？臌胀由乎水邪，主水者须求水脏；关格本乎阴虚，欲强阴舍阴不可。此数者，乃疾病中最大之纲领，明者觉之，可因斯而三反矣。故治水治火，皆从肾气，此正重在命门，而阳以阴为基也。老子曰：知其雄，守其雌。夫雄动而作，雌静而守，然动必归静，雄必归雌，此雄之不可不知，雌之不可不守也。邵子曰：三月春光留不住，春归春意难分付。凡言归者必归家，为问春家在何处？夫阳春有脚，能去能来，识其所归，则可藏可留，而长春在我矣。此二子之教我，真我之大宗师也。人能知雄之有雌，春之有家，则知真阴之为义矣。余因制二归丸方，愿与知本知音者共之。

——明·张介宾《类经图翼·类经附翼卷三·求正录·真阴论》

【提要】　本论从真阴之象、真阴之脏、真阴之用、真阴之病、真阴之治几个方面，对阴阳体用的不足之证做了详尽的论述和发挥。作者认为，真阴是藏于命门的元阴元阳，不仅来自先天，又必须赖后天滋养而壮盛。阴阳互根，精气同化，命门为根柢。真阴与命门的关系好比器与物，物之衰即器之虚，真阴不足即命门之虚衰也。作者在本论中以伤寒、中风、虚劳、泻痢、臌胀、关格为疾病中"最大纲领"，其治疗均须求诸命门真阴。

喻　昌　大气论

喻昌曰：天积气耳，地积形耳，人气以成形耳。惟气以成形，气聚则形存，气散则形亡。气之关于形也，岂不巨哉？然而身形之中，有营气、有卫气、有宗气、有脏腑之气、有经络之气，各为区分。其所以统摄营卫、脏腑、经络，而令充周无间，环流不息，通体节节皆灵者，全赖胸中大气，为之主持。

大气之说，《内经》尝一言之，黄帝问：地之为下否乎？岐伯曰：地为人之下，太虚之中者也。曰：冯乎？曰：大气举之也。可见太虚寥廓，而其气充周磅礴，足以包举地之积形，而四虚无著。然后寒、暑、燥、湿、风、火之气，六入地中而生其化。设非大气足以苞地于无外，地之震崩坠陷，且不可言。胡以巍然中处而永生其化耶？

人身亦然，五脏六腑，大经小络，昼夜循环不息，必赖胸中大气，斡旋其间。大气一衰，则出入废，升降息，神机化灭，气立孤危矣。如之何其可哉，《金匮》亦常一言之，曰：营卫相得，其气乃行；大气一转，其气乃散。见营卫两不和谐，气即痹而难通。必先令营卫相得，其气并行不悖，后乃俟胸中大气一转，其久病驳劣之气始散。然则大气之关于病机若此，后人不一表章，非缺典乎？或谓大气即膻中之气，所以膻中为心，主宣布政令，臣使之官。然而参之天运，膻中臣使，但可尽寒、暑、燥、湿、风、火六入之职，必如太虚中，空洞沕穆，无可名象，苞举地形，永奠厥中，始为大气。膻中既为臣使之官，有其职位矣，是未可言大气也。

或谓大气即宗气之别名，宗者尊也，主也，十二经脉，奉之为尊主也。讵知宗气与营气、卫气，分为三隧，既有隧之可言，即同六入地中之气，而非空洞无着之比矣。膻中之诊即心包络。宗气之诊在左乳下，原不与大气混诊也。然则大气于何而诊之？《内经》明明指出，而读者不察耳。其谓上附上，右外以候肺，内以候胸中者，正其诊也。肺主一身之气，而治节行焉。胸中苞举肺气于无外，故分其诊于右寸，主气之天部耳。

《金匮》独窥其微，举胸痹、心痛、短气，总发其义于一门。有谓气分心下坚大如盘，边如旋杯，水饮所作。形容水饮久积胸中不散，伤其氤氲之气，乃至心下坚大如盘，遮蔽大气不得透过，只从旁边辘转，如旋杯之状，正举空洞之位，水饮占据为言。其用桂枝去芍药，加麻黄、附子，以通胸中阳气者，阳主开，阳盛则有开无塞，而水饮之阴可见耳。其治胸痹心痛诸方，率以薤白白酒为君，亦通阳之义也。若胸中之阳不亏，可损其有余，则用枳术汤足矣。用枳必与术各半，可过损乎？识此以治胸中之病，宁不思过半乎？

人身神脏五，形脏四，合为九脏，而胸中居一焉。胸中虽不藏神，反为五神之主，孟子之善养浩然，原思之歌声若出金石，其得全于天，不受人损为何如。今人多暴其气而罔顾，迨病成，复损其气以求理。如本草云枳壳损胸中至高之气，亦有明言，何乃恣行无忌耶？总由未识胸中为生死第一关耳。特于辨息之余，补《大气论》以明之。

律一条

凡治病伤其胸中正气，致令痞塞痹痛者，此为医咎。虽自昔通弊，限于不知，今特著为戒律，不可获罪于冥冥矣。

——清·喻昌《医门法律·卷一·一明胸中大气之法·大气论（附律一条）》

【提要】 本论阐述胸中大气的生理功能和相关病证。大气能够统摄全身诸气，使之营运脏腑经络，环流不息，充周无间，灌养四肢百骸。大气充沛，则气血流通、脏腑和平，经脉无阻而邪不能害；不充则气血不畅，邪气凝聚而为病。张锡纯对大气下陷病证的认识和使用升陷汤的方法，虽说是受了李东垣的影响，但与受喻昌"大气论"的启发，也是分不开的。

冯兆张　盈虚

夫盈虚消息之理，可不默悟其机而保之，则长养化育之道得矣。盖人禀阴阳之气化，从无形而有形，皆生于虚也。故孕育之道，犹月满则亏，月亏乃盈，岂非生于虚哉！及至氤氲之气方凝，赖母气以煦之，血以濡之，渐得长养成形。离胞之后，更赖乳之血气滋培，肠胃渐充，继以饮食调养，先天无形之气，蓄之于内，后天有形之味，养之于外，魂、魄、神、志、意之五志既全，喜、怒、忧、思、悲、恐、惊之七情便有。迨至养之既极，则男子内蓄少阴八数之气，女子内蓄少阳七数之气，盛满于中，阴阳气和，精气盈益，始得生子。总莫非从无形阴阳之虚，而变化有形之实，及长养太极，则有形之实，仍归无形之虚。能悟其理，凝神保精，则天真长固，得尽天年。《经》所谓"从欲快志于虚无之守，故寿命无穷。"倘耗真竭精，则不能尽天度之数，而形神早坏矣。（张）陈至理，幸珍生者保之。

——清·冯兆张《冯氏锦囊秘录·杂症大小合参·卷二·盈虚》

【提要】　本论阐述生命个体滋养俱来源于气化。人禀阴阳气化而生，男女两精氤氲合化，赖母体滋养成为胎儿。出生之后，赖后天营养，先天之气在内为生长之基础，后天之气资助养长身体，至男女两性发育成熟之后则可生育。总的过程，是"从无形阴阳之虚，而变化有形之实，及长养太极，则有形之实，仍归无形之虚"。

徐灵胎　君火相火论

近世之论，心火谓之君火，肾火谓之相火，此说未安。盖心属火，而位居于上，又纯阳而为一身之主，名曰君火，无异议也。若肾中之火，则与心相远，乃水中之火也，与心火不类，名为相火，似属非宜。盖阴阳互藏其宅，心固有火，而肾中亦有火。心火为火中之火，肾火为水中之火，肾火守于下，心火守于上，而三焦火之道路，能引二火相交。心火动，而肾中之浮火亦随之。肾火动，而心中之浮火亦随之。亦有心火动而肾火不动，其患独在心。亦有肾火动而心火不动，其害独在肾。

故治火之法，必先审其何火，而后用药有定品。治心火，以苦寒；治肾火，以咸寒。若二脏之阴不足以配火，则又宜取二脏之阴药补之。若肾火飞越，又有回阳之法，反宜用温热，与治心火迥然不同。故五脏皆有火，而心肾二脏为易动，故治法宜详究也。若夫相火之说，则心胞之火能令人怔忡、面赤、烦躁、眩晕，此则在君火之旁，名为相火，似为确切。试以《内经》参之，自有真见也。

——清·徐灵胎《医学源流论·卷上·经络脏腑·君火相火论》

【提要】　本论阐述心火与肾火的关联性，以及君火与相火的定义。君火是心火，相火并非指肾火，而应是指心包之火。此外，还讨论了心肾之火为患的具体治法。

陆晋笙　气化说

混沌初开，气分阴阳，天气轻清，地气重凝，人物亦感气而生，三才并立。人类伊始，气化之也，两间既有人类，先由气化，继由形化，父精母血，子孽孙生，然必历十阅月，备受四时阴阳之气，而后免怀，是成胎全形，仍关气化也。免怀而后，鼻受天之气，口受地之味，其气所化，宗气、营、卫，分而为三。由是化津、化液、化精、化血，精复化气，以奉养生身，《内经》所谓"味归形，形归气，气归精，精归化，化生精，气生形"。精化为气者，是养生以尽天年，全恃气化也。若夫植物、动物，莫不受大地阴阳之气所化而生，与人受天地之气所生而成，正复相同，故以之治病，其中有息息相关之理焉。

——清·陆晋笙《景景室医稿杂存·气化说》

【提要】　本论阐述人体为自然气化而生，成形之后气化分为营、卫、宗气，化生精、血、津、液等精微，以奉生身。

陆晋笙　以药治病关乎气化说

万物并生于盈，天地间形形色色，无往而非四时阴阳之气所感化而成。春为风气、秋为燥气、冬为寒气、夏为热气、季夏为湿气。而又风即是气，气之凝聚者曰风，风之和缓者曰气，故书云："大块噫气，其名曰风。"人亦天地间万物之一，得春令之气以生肝胆，得夏令之气以生心小肠，得季夏之气以生脾胃，得秋令之气以生肺大肠，得冬令之气以生肾膀胱。四时之气，递嬗而全备，故胎必十月而始成。诞生以后，即吸受五气，得其和平以养生，而又吸受五气造乎偏颇以成病。病也者，不过寒热有所偏颇，燥湿不得和平耳。天地间金石、草木、鸟兽、鱼虫，亦得四时阴阳之气以生，惟皆偏而不纯，故取以为药，乃偏以治偏之法。以寒气之药化病气之热，以热气之药化病气之寒，以燥气之药化病气之湿，以湿气之药化病气之燥，而又以升气之药提气之下陷，以降气之药顺气之上冲，以散气之药达气之里结，以敛气之药收气之不摄，是皆偏以治偏，俾病气之偏者，仍归于和平而不复偏。我中华用气化以医病，其道本法乎天气地之变迁。病气药气之制伏，是药之所以能治病者。其原理本乎四时阴阳而来，乃贯彻天人一致之学。若离乎阴阳之气化而言治病，视人如器物然，纵解剖极细，何能攸往咸宜哉？

——清·陆晋笙《景景室医稿杂存·以药治病关乎气化说》

【提要】　本论阐述天地万物均是四时阴阳之气所感化而成。人体出生之后，受四时五气以养生，而气化之偏颇也常会引发人体疾病。此外，阐述了临床用药的原理，即"天地间金石草木鸟兽鱼虫，亦得四时阴阳之气以生，惟皆偏而不纯，故取以为药，乃偏以治偏之法"。

张锡纯　论肝之气化行于左※*

或问：西人谓脾居左、肝居右，今剖验家精详考察，确乎不误。子犹拘守旧说，谓肝仍主左者何也？答曰：脾左肝右之说，非始于西人，《淮南子》早言之，古籍犹在可考也。然脾虽居左，而其气化实先行于右，故脾脉诊于右关。肝虽居右，而其气化实先行于左，故肝脉诊于左关。此阴阳互根，刚柔错综之妙也。盖《内经》论脏腑，以发明其气化兼研究其性情为宗旨，至对于形迹之相，恒有简略不详者。至于西人，则但讲形迹，不讲气化；且但言脏腑之功用，而不言脏腑之性情。其意见直谓脏腑毫无性情，凡性之情发动，皆关于脑部，其理果可尽信乎？《内经》曰：肝者将军之官，谋虑出焉；胆者中正之官，决断出焉。盖肝为厥阴（厥者，逆也，尽也），阴尽阳生，胆即为肝中蕴蓄之阳（胆汁中函少阳之气），能畅达肝气，而决断其谋虑。故人之肝胆壮实者，必勇敢果断；肝胆虚弱者，必惧怯游移……

　　或问曰：聆子之论，《内经》论脏腑之处诚可信矣。至肝之气化，先行于左之说，果有确征可实指乎？答曰：人禀天地之灵秀以生，人身亦小天地也。欲明人身之气化，可先观天地之气化。夫天地一岁之气化始于春，一日之气化始于朝。春之气化从东来（观律管飞灰，是其明机），朝之气化随日自东上升。春者一岁之木令，朝者一日之木令也。肝脏属木，具有生发之气，于一岁则应春，于一日则应朝。其气化先行于左之理，固可于春之东来，日之东升，比例而得也，天地之东，即人身之左也。且即以此案论，左脉之微弱如是，投以补肝之剂，而脉即旋起，岂非肝与人身之左，相关甚切乎。

　　或又曰：肝之气化既先行于左矣，而其所以居右者何也？答曰：人之膈上属天，膈下属地。地道上右，其气化自西而东也；天道上左，其气化自东而西也。观于日在地中，自西而东；日在地外，自东而西，是明征也。肝居膈下，犹木根埋藏地中，以下袭水气，宜从地道上右之义，故居于右也；其气化透膈贯络，有如木之条达滋长，以上升氧气（化学家谓木能吸碳气吐氧气），宜从天道上左之义，故其气化先行于左。试观植物中，藤蔓之类，附物而生，必自右向左盘旋而上（惟金银藤之盘旋自左向右，乃植物之独异者），亦犹肝居右而其气化先行于左之理也（宜与第五期《衷中参西录》报驳左肝右脾者书参观）。

——民国·张锡纯《医学衷中参西录·前三期合编·第四卷·治气血郁滞肢体疼痛方·曲直汤》

　　【提要】　本论基于阴阳四时气之升降、太阳运动等自然现象，阐述脏象学说中"肝居于左"的说法，实质上是体现自然气化升降循环自左而起，而非脏器所在部位。

4.3　神

4.3.1　五脏藏神

《灵枢》　论本神※*

　　天之在我者德也，地之在我者气也，德流气薄而生者也。故生之来谓之精，两精相搏谓之神，随神往来者谓之魂，并精而出入者谓之魄，所以任物者谓之心，心有所忆谓之意，意之所存谓之志，因志而存变谓之思，因思而远慕谓之虑，因虑而处物谓之智。

——《灵枢·本神》

　　【提要】　本论阐述人之精、神、魂、魄、意、志、思、智、虑等精神活动的涵义，及其与养生的关系。论中认为适应四时气候的寒暖变化，避免一切情绪激动，安定日常生活，调和阴阳刚柔，人体就不受内外邪气的侵犯干扰而健康长寿。

《灵枢》 论五脏藏神※※

肝藏血，血舍魂，肝气虚则恐，实则怒。脾藏营，营舍意，脾气虚则四肢不用，五脏不安，实则腹胀、经溲不利。心藏脉，脉舍神，心气虚则悲，实则笑不休。肺藏气，气舍魄，肺气虚则鼻塞不利少气，实则喘喝胸盈仰息。肾藏精，精舍志，肾气虚则厥，实则胀，五脏不安。必审五脏之病形，以知其气之虚实，谨而调之也。

——《灵枢·本神》

【提要】 本论阐述五脏藏神及五脏虚实引起的异常情志表现。如肝气虚则恐惧，肝气盛则易怒。脾气虚则水谷之精不能布达，严重的可致四肢运动失灵，五脏不能安和；脾气壅实就会出现腹胀，二便不利，女子月经不行。心气虚则产生悲忧的情绪，心气实盛则大笑不止。肺气虚就会鼻塞，呼吸不利而气短；肺气壅实，就会出现胸满喘喝、仰面呼吸的症状。肾气虚衰就会出现手足厥冷，肾有实邪，会出现下腹胀满，并波及五脏都不得安和。

张介宾 论神※※

神者，灵明之化也；无非理气而已。理依气行，气从形见，凡理气所至，即阴阳之所居，阴阳所居，即神明之所在，故曰阴阳者，神明之府也。《天元纪大论》曰：阴阳不测之谓神。《气交变大论》曰：善言化言变者，通神明之理。《易》曰：知变化之道者，其知神之所为乎！是皆神之为义。

然万物之神，随象而应，人身之神，惟心所主。故本《经》曰：心藏神。又曰：心者，君主之官，神明出焉。此即吾身之元神也。外如魂魄志意、五神、五志之类，孰匪元神所化而统乎一心？是以心正则万神俱正，心邪则万神俱邪，迨其变态，莫可名状。如《八正神明论》曰：神乎神，耳不闻，目明心开而志先，慧然独悟，口弗能言，俱视独见，适若昏，昭然独明，若风吹云，故曰神。《淮南子》曰：或问神。曰：心。请闻之。曰：潜天而天，潜地而地，天地神明而不测者也。《黄庭经》曰：至道不烦诀存真，泥丸百节皆有神。《金丹大要》曰：心为一身君主，万神为之听命。以故虚灵知觉，作生作灭，随机应境，千变万化，瞬息千里，梦寝百般；又能逆料未来，推测祸福，大而天下国家，小而僻陋鳞隙，无所不至。然则神至心必至，心住神亦住。《邪客》篇曰：心者，五脏六腑之大主也，精神之所舍也。心伤则神去，神去则死矣。故曰：事其神者神去之，休其神者神居之。则凡治身者，太上养神，其次养形也。

——明·张介宾《类经·三卷·脏象类·九、本神》

【提要】 本论阐述了神的本质是阴阳神妙莫测的变化，在人体由心所主宰，如作者所说："心正则万神俱正，心邪则万神俱邪。"故养生必先养神。

黄元御 精神化生

肝血温升，升而不已，温化为热，则生心火；肺气清降，降而不已，清化为寒，则生肾水。水之寒者，五脏之悉凝也。阴极则阳生，故纯阴之中，又含阳气。火之热者，六腑之尽发也。阳极则阴生，故纯阳之中，又胎阴气。阴中有阳，则水温而精盈，阳中有阴，则气清而神旺。

神发于心，方其在肝，神未旺也，而已现其阳魂；精藏于肾，方其在肺，精未盈也，而先结其阴魄。《素问》：随神往来者，谓之魂；并精出入者，谓之魄。盖阳气方升，未能化神，先化其魂，阳气全升，则魂变而为神。魂者，神之初气，故随神而往来。阴气方降，未能生精，先生其魄，阴气全降，则魄变而为精。魄者，精之始基，故并精而出入也。

——清·黄元御《四圣心源·卷一·天人解·精神化生》

【提要】　本论阐述肝、心、肺、肾四脏间关系，并基于阴阳二气之升降说明了藏于四脏之神志的相互转化。

黄元御　论精神魂魄※*

五脏者，所以藏精神魂魄者也。《灵枢·本神》：肝藏血，血舍魂；心藏脉，脉舍神；脾藏营，营舍意；肺藏气，气舍魄；肾藏精，精舍志。五脏皆有神而藏之于心，五脏皆有精而藏之于肾。神为阳而精为阴，土居阴阳之交。魂者自阴而之阳，阳盛则生神；魄者自阳而之阴，阴盛则生精。血，阴也，而其中有阳，得木气之散，则阳升而气化。气，阳也，而其中有阴，得金气之收，则阴降而质结。盖阴浊而有质，阳清则有气。将结此质而质之魄先生，将化此气而气之魂先见。气之虚灵者，则为神，质之静凝者，则为精，神清而明，精浊而暗。古人以升魂为贵，降魄为贱，缘魂向阳而魄向阴也。物生于春夏，而死于秋冬；人之大凡，阳盛则壮，阴盛则老。及其死也，神魂去而精魄存，气虽亡而质仍在也；于此可悟阴阳之贵贱矣。

……五脏，阴也，五官，阳也，阳升于阴，阴降于阳。头上七窍，位为纯阳。阴性重浊，阳性清虚，清虚之极，神明出焉。五神发露，则开七窍。七窍者，神气之所游行而出入也。壮则阳旺而神清，浊阴沉降，故七窍灵通；老则阳衰而神散，浊阴填凑，故七窍晦塞。

——清·黄元御《素灵微蕴·卷一·脏象解》

【提要】　本论阐述精神魂魄气血之间的相互转化关系，认为"升魂为贵，降魄为贱"。

唐容川　五脏藏神*

人之所以灵于物者，以其秉五行之秀也。夫此灵秀之气，非空无所寄而已，实则藏于五脏之中，是为五脏之神。人死则其神脱离五脏，人病则五脏之神不安。知五神之所司，而后知五病之情状。

——清·唐容川《中西汇通医经精义·上卷·五脏所藏》

【提要】　本论阐述人之神气是区别于其他生物所独具的灵秀之气。神气分藏于五脏之中，人病则五神不安，人死则五神离体。

唐容川 论心藏神※*

人所以有知觉，神主之也。神是何物？浑言之，则两精相搏，谓之神；空言之，则变化不测谓之神；此皆放言高论，未能实指之也。吾且为之实指曰，神乃生于肾中之精气，而上归于心，合为离卦，中含坎水之象。惟其阴精内含，阳精外护心脏之火，所以光明朗润，而能烛物。盖神即心火，得肾阴济之，而心中湛然，神明出焉，故曰"心藏神"。心血不足则神烦，心火不足则神怯，风痰入心则神昏也。西医知心为生血回血之脏，而谓心不主知觉，主知觉者，是脑髓筋。又言脑后筋只主运动，脑前筋主知觉，又言脑筋有通于心者，彼不知髓实心之所用，而非髓能知觉也。盖髓为水之精，得心火照之而光见，故生知觉矣。古文思字从囟、从心，即以心火照脑髓之义，髓如月魄，心如日光，相照为明，此神之所以为用也。

——清·唐容川《中西汇通医经精义·上卷·五脏所藏》

【提要】 本论阐述心藏神即心火。作者认为，神生于肾中之精气，精气上归于心，神即心火，得肾阴相济，心中自然湛然光明。

唐容川 论肝藏魂※*

魂者阳之精，气之灵也。人身气为阳，血为阴，阳无阴不附，气无血不留。肝主血，而内含阳气，是之谓魂。究魂之根源，则生于坎水之一阳；推魂之功用，则发为乾金之元气。不藏于肺，而藏于肝者，阳潜于阴也；不藏于肾，而藏于肝者，阴出之阳也。昼则魂游于目而为视，夜则魂归于肝而为寐。魂不安者梦多，魂不强者虚怯。西医不知魂是何物，故不言及于梦，然西人知觉与华人同，试问彼夜寐恍惚，若有所见者，是何事物，因何缘故，则彼将哑然。盖魂非剖割所能探取，而梦非器具所能测量，故彼不知也。

——清·唐容川《中西汇通医经精义·上卷·五脏所藏》

【提要】 本论阐述肝藏之魂为肝血中所含的阳气，还分析了魂为何不藏于肺、不藏于肾的原因等。

唐容川 论肺藏魄※*

人身血肉块然，阴之质也。有是质，即有宰是质者，秉阴精之至灵，此之谓魄。肝主血，本阴也，而藏阳魂；肺主气，本阳也，而藏阴魄。阴生于阳也，实指其物，即肺中清华润泽之气。西医所谓肺中只有膜沫是也。惟其有此沫，则散为膏液，降为精血，阴质由是而成矣。魂主动，而魄主静。百合病恍惚不宁，魄受扰也。魇魔中恶，魄气所掩也。人死为鬼，魄气所变也。凡魂魄皆无形有象，变化莫测。西医剖割而不见，遂置弗道。夫谈医而不及魂魄，安知生死之说哉。

——清·唐容川《中西汇通医经精义·上卷·五脏所藏》

【提要】 本论阐述肺藏魄，认为魄是人身血肉之体的主宰、阴精之至灵，魄的实质是肺中清华润泽之气。魄主安静，若魄受影响，人体就会恍惚不宁，魇魔中恶。

唐容川　论脾藏意※*

旧注心之所忆谓之意，心火生脾土，故意藏于脾。按：脾主守中，能记忆也；又主运用，能思虑也，脾之藏意如此。脾阳不足，则思虑短少；脾阴不足，则记忆多忘。

——清·唐容川《中西汇通医经精义·上卷·五脏所藏》

【提要】　本论对脾藏意进行阐述，认为脾藏意源于心有所忆而心火生脾土。脾藏意之义有二：一指记忆，一指思虑。若脾脏为病，"脾阳不足，则思虑短少；脾阴不足，则记忆多忘。"

唐容川　论肾藏志※*

旧注心之所主谓之志，神生于精，志生于心，亦心肾交济之义。按：志者，专意而不移也。志本心之作用，而藏于肾中者，阳藏于阴中也。肾生精，为五脏之本；精生髓，为百骸之主，精髓充足，伎巧出焉，志之用也。又按：志，即古誌字，记也。事物所以不忘，赖此记性，记在何处，则在肾经，益肾生精，化为髓，而藏于脑中。凡事物经目入脑，经耳入脑，经心亦入脑，脑中之髓，即将事物印记不脱，久之要思其事物，则心一思之，而脑中之事物立现。盖心火阳光，如照相之镜也；脑髓阴汁，如留影之药也。光照于阳，而形附于阴，与心神一照，而事记髓中同义。西学留影妙矣，而西医则不知人身自有照影留声记事之妙质，虽剖割千万人，能得此理否！古思字，从囟、从心，囟者脑前也，以心神注囟，则得其事物矣。

《内经》又有五脏七神之说，云脾藏意与志，肾藏精与气，与此不同。然志须属肾，精、气、血三者，非神也。另条详注，不在此例。故从五神之说为是。

——清·唐容川《中西汇通医经精义·上卷·五脏所藏》

【提要】　本论阐述肾藏志的概念。志，谓专意不移，又谓记性不忘。作者认为，"神生于精，志生于心，亦心肾交济之义"。

4.3.2　情志

黄元御　五情缘起

肝之气风，其志为怒。心之气热，其志为喜。肺之气燥，其志为悲。肾之气寒，其志为恐。脾之气湿，其志为思。

盖阳升而化火则热，阴降而化水则寒。离火上热，泄而不藏，敛之以燥金，则火交于坎府，坎水下寒，藏而不泄，动之以风木，则水交于离宫。木生而火长，金收而水藏。当其半生，未能茂长，则郁勃而为怒，既长而神气畅达，是以喜也。当其半收，将至闭藏，则牢落而为悲，既藏而志意幽沦，是以恐也。

物情乐升而恶降，升为得位，降为失位。得位则喜，未得则怒，失位则恐，将失则悲，自然之性如此。其实总土气之回周而变化也。己土东升，则木火生长，戊土西降，则金水收藏，生长则为喜怒，收藏则为悲恐。若轮枢莫运，升降失职，喜怒不生，悲恐弗作，则土气凝滞，而生忧思。

心之志喜，故其声笑。笑者，气之升达而酣适也。肾之志恐，故其声呻。呻者，气之沉陷而幽怨也。肝之志怒，故其声呼。呼者，气方升而未达也。肺之志悲，故其声哭。哭者，气方沉而将陷也。脾之志忧，故其声歌。歌者，中气结郁，故长歌以泄怀也。

——清·黄元御《四圣心源·卷一·天人解·五情缘起》

【提要】 本论阐述五脏化生怒、喜、忧思、悲、恐五种情志及其相互关系，认为情志反映了人体内在气机升降运动特点，即"怒为气方升而未达，喜为气之升达而酣适，忧思为中气结郁，悲哭为气方沉而将陷，恐为气之沉陷而幽怨"。

顾 锡 七情总论

喜怒忧思悲恐惊，是为七情。然七情不越五志，心在志为喜，肝在志为怒，脾在志为思，肺在志为忧，肾在志为恐。悲属心包，附于心；惊属胆，附于肝。此七情之生于五志也。心怵惕思虑则伤神，脾忧愁不解则伤意，肝悲哀恸中则伤魂，肺喜乐无极则伤魄，肾盛怒不止则伤志，恐惧而不解则伤精。此五志之伤于七情。怒则气上，喜则气缓，悲则气消，恐则气下，惊则气乱，思则气结。此七情本经之形证也。怒伤肝，悲胜怒，喜伤心，恐胜喜，思伤脾，怒胜思，忧伤肺，喜胜忧，恐伤肾，思胜恐。此七情相胜之次第也。喜与悲忧相反，怒与惊恐相反，思则无有所反，乃土位建极于中州也。喜与怒相因，悲忧与惊恐相因，思则各有所因，乃土德寄旺于四时也。东垣云：治目不理脾胃，非其治也。其亦有鉴于此欤。但目之为病，由于六淫者易治，由于七情者难治。盖喜太过，则肾气乘矣，怒则肝气乘矣，悲则肺气乘矣，恐则脾气乘矣，忧则心气乘矣。一经自具一气，一经又各兼五气，五五二十五气，变化难穷，苟不得其要，终难获效。然七情中悲伤心胞，惊伤胆者，间或有之。喜伤心，忧伤肺者，绝少也。惟思伤脾、恐伤肾、怒伤肝者最多。诚能存养此心，使志意和平，精神澹定，悲怒不起，惊忧不扰，则天君泰然，百体从令，自然勿药有喜，何必乞灵于草根树皮哉。

——清·顾锡《银海指南·卷一·七情总论》

【提要】 本论阐述七情与五志的关系，认为七情生于五志，七情能够导致五志失常；七情异常表现出的症状各具特征，相互之间具有克制生化的关系。此外，作者认为眼部发生疾病，主要与思伤脾、恐伤肾、怒伤肝有关。因此，保持情志的稳定，对于维持人体健康状态至关重要。

黄凯钧 七情皆听命于心

人之病，不外乎三因：外因六淫，内因七情，与饥饱劳倦、跌扑为不内不外因。凡单感六淫，虽其人素弱，无甚大病。若兼伤七情，脏腑先虚，复感外邪，为病必重。故七情之伤，过于外感。夫七情之伤，各有所属。心为喜，肝为怒，脾为思，肺为忧，肾为恐，此为五志。尚有悲属肺，惊属心，共为七情。七情者，人不能免，惟不可过耳，过则伤矣。其伤虽分五脏，其实止一心耳。夫心为君主，其余各脏为臣，皆听命于君。惟君所使，臣下奉行而已。故善养生者，心常有主，如岳家军，撼之不动，主师既能镇定，各营孰敢轻动耶？又如张魏公在军，夜闻营中喧扰，魏公安卧不动，俄顷寂然，明日廉得首乱者一人斩之。一见主不动而孰敢动，一见众虽动而主为不动。心之于四脏亦然，在军则无乱，在人则无伤。至于不为饥饱劳役所困，人自易为，非比七情之难伏。若跌扑何待言？

——清·黄凯钧《友渔斋医话·第二种·橘旁杂论上卷·七情皆听命于心》

【提要】　本论阐述七情皆应发而中节，不可过度；七情致伤，较之外感为重，其所伤部位，首先犯心。心为君主之官，故养生当以养心为上。

莫枚士　五志论

人应乎天，天有元阳。元阳者升于春，春时阳半在下，阴半在上。阳气欲升而不能遽越，当旺而不能自如，则有雷霆以彰之。人应之，为事未遂，其志拂拂然，怒之象也。春应肝，故肝为怒。怒生于恨，成于愤。恨而不已，为怨、为愠、为恚；愤而不已，为奋、为发、为自强。

元阳者泄于夏，夏时盛阳在上，微阴在下。阳气盛满于己而若自得，轻易乎阴而不措意，则有炎暑以彰之。人应之，为事已遂，其志怡怡然，喜之象也。夏应心，故心为喜。喜生于盛，成于玩。盛而不已，为舒缓、为惰、为安；玩而不已，为狎侮、为慢、为自足。

元阳者平于中央，此时阴阳和匀。既筹及于阳之胜，又预计夫阳之败，则反覆以存其变焉。人应之，为思患而预防。又土为万物所归，和者偏者皆归之。春气温而极于季春，夏气热而极于季夏，秋气凉而极于季秋，冬气寒而极于季冬，静观以持其常焉。人应之，为阅历多而是非熟，二者思之象也。中央应脾，故脾为思。思生于先，成于后。先事而思，为慎、为戒、为畏、为自虚；后事而思，为乐、为慕、为智、为自矜。二者皆思之所为，如是则劳矣，故脾主劳。

元阳者收于秋，秋时阳半在上，阴半在下。阳气就衰而日受阴之剥，已退而日视阴之长，则有凄切之气以彰之。人应之，为事将败，其志殷殷然，忧之象也。秋应肺，故肺为忧。忧生于虑，成于悔。虑而不已，为拘、为愁、为不安；悔而不已，为悲哀、为哭、为自咎。

元阳者藏于冬，冬时微阳在下，盛阴在上。阳气避阴之方张而不出，防阴之灭己而自惧，于是乎水冰地坼，寒风冽凛，而阳气惟不树声色以避之。人应之，为事已败，其志惕惕然，恐之象也。冬应肾，故肾为恐。恐生于暇，成于怯。暇而不已，为退、为优游、为呻吟；怯而不已，为愧、为伏、为自馁。

——清·莫枚士《研经言·卷一·五志论》

【提要】　本论类比自然界元阳之气在五季中的升降浮沉运动，阐述怒、喜、思、忧、恐五种情志产生的内在原理、主要表现和基本变化。

周学海　五神论*

五神者，血气之性也。喜、怒、思、忧、恐，本于天命，人而无此，谓之大痴，其性死矣。然而神之病，其变不可测，而又最不易治，则其本末不可不知也。大抵神之充也，欲其调；神之调也，欲其静。

——清·周学海《读医随笔·卷一·证治总论·气血精神论》

【提要】　本论阐述喜、怒、思、忧、恐对于人体健康状态的生理意义，指出神之病的治疗相对复杂，平时对于神的调摄需要保持虚静。

4.4　精气神关系

李中梓　三奇论*

三奇者，《仙经》所谓人有三奇，精气神也。圣人治未病，则修炼尚矣。用冠篇首，仿启玄首叙天真之意也。玄玄秘密，固不形于纸上，而大意则不妨敷布，恐为旁门所乱耳。附修摄法二十五条，久习自有奇验，勿以易而忽之。

王太仆重次《内经》，移九卷《天真论》以冠篇首，其旨何居？有熊氏以绛宫玄府之秘，开灵兰金匮之先，分久视而拯夭札，安在不桴鼓应耶。今谈道者牛毛，成道者麟角，总未梦见《内经》者也。

《天真论》云：上古之人，其知道者，法于阴阳，和于术数，饮食有节，起居有常，不妄作劳，故能形与神俱，而尽终其天年。又曰：恬淡虚无，真气从之，精神内守，病安从来。

复有真人、至人、圣人、贤人之别，均之修炼，而深浅不齐，然精气与神，未有殊者也。余因之嗜道，详征仙典，博访异人，幸闻性命之奥，获起沉痼之疴，至神奇亦至简易，但明先天祖气，便为入道之门。夫是祖气，始于混沌未开，伏于无形无象，视之不可见，听之不可闻，生天生地，生人物者也。

老子曰：有物混成，先天地生，寂兮寥兮，独立而不改。周行而不殆，可以为天下母，吾不知其名，字之曰道者也。

《胎息经》云：气入身来谓之生，神去离形谓之死。知神气者，可以长生，固守虚无，以养神气。神行即气行，神往即气往。若欲长生，神气须注。

《仙经》曰：人在气中，如鱼在水中，鱼一刻无水即尽，人一刻无气即亡。又曰：神是性兮气是命，神不外驰气自定。又曰：阳气一分不尽则不死。

东垣曰：气乃神之祖，精乃气之子。气者，精神之根蒂也。

《悟真篇》云：道自虚无生一气，便从一气产阴阳。

玄同子曰：人未生时，受兹祖气，便能生育此身，然则招摄此气，岂不能长生耶？

白玉蟾曰：炼形见性凭君作，招气无门老不禁。招之者，非口鼻呼吸，非津液灌咽，非脐内存神，非丹田凝抱，非心下肾上，非两肾中间，非升坎填离，非通任会督，非阴蹻一关，非眉间一窍，非泥丸峰顶，非涌泉海底，非窍中极，非守阳根，非丹炉烹炼，非房中采取，故钟离曰：涕唾津精气血液，七般灵物总皆阴，若将此物为丹质，怎得飞神贯玉京。又曰：四大一身皆属阴，不知何物是阳精。

康节先生一口道破云：乾遇巽时观月窟，地逢雷处见天根，天根月窟间来往，三十六宫都是春。

此明明指出人身天地之正中，得诀下手，只须一香之顷。先天祖气忽然扯入，鼻孔如迎风之状。扯入一次即盗夺一次，三日之后当源源而来，七日来复，百日工毕。是斗柄招太阳，径寸混三才之大道也。无奈傍门邪术，讹传错教，非徒无益而又害之。

故袁了凡云：随守一处，皆可收心。苟失其宜，祸害立起。若夫虚劳内损，痼疾经年，虽扁仓神圣，望而却走。倘能积气开关，犹可回生起死。积气非呼吸为工，开关非搬运为力，简易而无繁赜之苦，自然而无勉强之劳，气足则庶气上腾，甘露下灌，三关开通，百骸畅遂，从前受病之根，斩刈无遗，嗣后真之气蒸嘘不已。余虽不敏，尝事于斯，以起奇疴。虽非久视之大道，实为却病之神工，否则与道相失，去死不远，而犹冀以草木生之，何怪其不相及也。王氏首揭天真之旨，其在斯乎。

——明·李中梓《删补颐生微论·卷之一·三奇论第一》

【提要】 本论阐述精、气、神三者在生命过程中的重要作用。作者认为，王冰次注《素问》，将《上古天真论》作为全书之首，具有独到认识，即强调了精、气、神三者的协调统一对于人体保持健康状态的积极意义。作者引证了《内经》《道德经》《胎息经》《陆地仙经》等诸多历史文献，旨在说明这一观点。

高士宗 气血

人之一身，皆气血之所循行。气非血不和，血非气不运，故曰气主煦之，血主濡之。气与血无处不有，今举其概。

肺主气，乃周身毛皮之大气，如天之无不覆也。《经》云：宗气上出于肺，以司呼吸，一呼一吸，内通于脏，故曰呼出心与肺，吸入肝与肾。又三焦出气，以温肌肉，膀胱津液随气化出于皮毛，故曰三焦膀胱者，腠理毫毛其应。又六脏六腑为十二经脉，荣气行于脉中，卫气行于脉外。由此观之，则五脏六腑，十二经脉，上下内外，游行环绕，无非一气周流，而健行不息，此人之所以生也。

然气为主，血为辅；气为重，血为轻。故血有不足，可以渐生；若气不立，即死矣。夫人周身毛窍，乃大气之环绕于外，而毛窍之内则有孙络，孙络之内则有横络，横络之内则有经焉。络与经，皆有血也。孙络、横络之血，起于胞中之血海，乃冲脉、任脉所主，其血则热肉充肤，淡渗皮毛。皮毛而外，肺气主之；皮毛之内，肝血主之。盖冲任之血，肝所主也。其经脉之血，则手厥阴心包主之，乃中焦取汁奉心化赤之血也。血海之血，行于络脉，男子络唇口而生髭须，女子月事以时下，皆此血也。心包之血，行于经隧，内养其筋，外荣于脉，皆奉心化赤之血也。血海之血，出多不死；心包之血，出多便死。是又络脉之血为轻，而经脉之血为重也。《经》云：阳络伤，则吐血；阴络伤，则便血。此血海之血也。一息不运，则机针穷；一丝不续，则霄壤判。此经脉之血也。血、气二者，乃医学之大纲，学者不可不察也！

——清·高士宗《医学真传·气血》

【提要】　本论阐述血气为医学之大纲的重要性。作者认为，人身正常功能的发挥，得益于周身经脉脏腑的一气周流。人身之血又可以分为孙络横络之血、经脉之血、冲任之血、血海之血、心包之血等，分别发挥不同的生理功能。

周学海　气血精神论*

医者，道之流也。道家以精、气、神，谓之三宝，不言血者，赅于精也。是故气有三：曰宗气也，荣气也，卫气也。精有四：曰精也，血也，津也，液也。神有五：曰神也，魂也，魄也，意与智也，志也，是五脏所藏。凡此十二者，为之大纲，而其变则通于天地万物，而不可以数纪……大气者，精之御也。精者，神之宅也。神者，气与精之华也。各生于五脏，而五脏之中，又各有所主。是故气之主，主于命门；精之主，主于肾；神之主，主于心，而复从于胆。

——清·周学海《读医随笔·卷一·证治总论·气血精神论》

【提要】　本论阐述了精、气、神的概念、分类与相互关系。其一，认为其与道家思想有渊源，医家将其进行细化，气分为三类：有宗气、荣气、卫气；将精分为四个含义：精、血、津、液；将神分为五种：神、魂、魄、意、智。其二，对精、气、神三者的关系提出辨析，认为上述三者均为生命要素，来源于五脏，"气之主，主于命门；精之主，主于肾；神之主，主于心，而复从于胆"。

周学海　气能生血，血能藏气

前贤谓气能生血，血不能生气，固矣。然血虽不能生气，气必赖血以藏之。所谓气生血者，即西医所谓化学中事也。人身有一种气，其性情功力能鼓动人身之血，由一丝一缕，化至十百千万，气之力止，而后血之数止焉。常见人之少气者，及因病伤气者，面色络色必淡，未尝有失血之症也。以其气力已怯，不能鼓化血汁耳！此一种气，即荣气也，发源于心，取资于脾胃，故曰心生血，脾统血。非心、脾之体，能生血、统血也，以其脏气之化力能如此也。

所谓血藏气者，气之性情慓悍滑疾，行而不止，散而不聚者也。若无以藏之，不竟行而竟散乎？惟血之质为气所恋，因以血为气之室，而相裹结不散矣。故人之暴脱血者，必元气浮动而暴喘；久脱血者，必阳气浮越而发热；病后血少者，时时欲喘欲呕，或稍劳动即兀兀欲呕，或身常发热。此皆血不足以维其气，以致气不能安其宅也。此其权主乎肝肾。肝之味酸，肾之味咸，酸咸之性，皆属于敛。血之所以能维气者，以其中有肝肾之敛性在也。故曰肝藏血，非肝之体能藏血也，以其性之敛故也。精由血化，藏气之力更强，故又必肾能纳气，而气始常定也。明乎此，则知气血相资之理，而所以治之者，思过半矣。血虚者，当益其气；气暴者，尤当滋其血也。

夫生血之气，荣气也。荣盛即血盛，荣衰即血衰，相依为命，不可离者也。藏于血之气，卫气也，宗气也。气亢则血耗，血少则气散，相辅而行，不可偏者也。荣气主湿，卫气主热，宗气主动。荣气不能自动，必借宗气之力以运之。卫气虽自有动力，而宗气若衰，热亦内陷。故人有五心烦热，骨蒸烦热者，宗气之力不能运热于外也；水停心下，困倦濡泄者，宗气之力不能运湿于外也。

——清·周学海《读医随笔·卷二上·形气类·气能生血血能藏气》

【提要】 本论阐述气血二者的相互关系。论中指出，营气能够鼓动人身之血发源于心，资生于脾胃。所谓血藏气，是指血为气所存蓄之处。血之所以具有这样的功能，是因为血中具有肝肾的收敛之性。此外，营气和卫气均有赖于宗气的推动作用，才能运布于全身，发挥相应功能。

5
形 体 论

5.1 内 景

◆ 孙一奎　人身内景说 ◆

咽之与喉有二窍，前后不同，喉在前，咽在后。

咽则因物而咽，以应地气，而为胃之系。下连胃管，为水谷之道路。自咽而入于胃，胃主腐熟水谷。其水谷精悍之气，自胃之上口出于贲门，输于脾，脾气散精，上归于心，淫精于脉，脉气流经，经气归于肺，肺朝百脉，输精于皮毛，毛脉合精，气行于腑，腑精神明，留于四脏，冲和百脉，颐养神气，利关节，通九窍，滋志意者也。其滓秽，则自胃之下口入于幽门，传于小肠，自小肠下口至于大肠上口，大小二肠相会为阑门。阑门者，阑约水谷以分别也。其水则渗灌入于膀胱。膀胱者，胞之室也，胞虚受水，而为藏水之室家也。其浊秽入于大肠，大肠一名回肠，以其回屈而受小肠之浊秽也。

喉主出纳，以应天气，而为肺之系。下接肺经，为喘息之道路。自喉咙而通于肺，肺下无窍而有空，行列分布。诸脏清浊之气，以为气管。大肠为肺之腑，肺色白，故大肠为白肠，主传送浊秽之气下行，而不使上干于心肺，所谓传泻行道之腑也。肺之下有心，心系有二，一则上与肺相通，一则自肺叶曲折向后，并脊膂细络相连，贯脊通髓，而与肾系相通。小肠为心之腑，心色赤，故小肠为赤肠，主引心火浊气下行，而不使上干于华盖，所谓容受之腑也。盖心通五脏系，而为五脏之主，有膈膜遮蔽浊气，不得上熏于心，所以真心不受邪凌犯；其所以致病者，心包络耳。心包络是心上漫脂之外有细筋如丝，与心肺相连者是也。心包络经自膻中散布，络绕于三焦；三焦其气通灌十二经络，上下往来，无有休息，自与心包络配合为表里，故俱有名而无合应。脾系在膈下，著右胁，上与胃膜相连。胃为脾之腑，脾色黄，故胃为黄肠，而为水谷之腑也。肝系在心肺下，著左胁，上贯膈，入肺中，与膈膜相连，而胆在肝短叶之间。胆为肝之腑，肝色青，故胆为青肠，而为清净之腑也。肾与脐对，形如石卵，而曲附脊膂，有系上通于心，所谓坎离相感，水火升降者，此也。膀胱为肾之府，肾色黑，故膀胱为黑肠，而为津液之腑也。

——明·孙一奎《医旨绪余·下卷·五十七、人身内景说》

【提要】　本论将人体内景分为咽与喉两个系统，论述了五脏与六腑的具体形态、位置和相互关系。论中阐明咽主地气，为胃之系，包括水谷消化的六腑；喉主天气，为肺之系，包括主持正常人体生理功能的五脏。

赵献可　论脏腑内景※＊

脏腑内景，各有区别。咽喉二窍，同出一脘，异途施化。喉在前主出，咽在后主吞。喉系坚空，连接肺本，为气息之路，呼吸出入，下通心肝之窍，以激诸脉之行，气之要道也。咽系柔空，下接胃本，为饮食之路，水谷同下，并归胃中，乃粮运之关津也。二道并行，各不相犯。盖饮食必历气口而下，气口有一会厌，当饮食方咽，会厌即垂，厥口乃闭，故水谷下咽，了不犯喉。言语呼吸，则会厌开张。当食言语，则水谷乘气，送入喉脘，遂呛而咳矣。喉下为肺，两叶白莹，谓之华盖，以复诸脏，虚如蜂窠，下无透窍，故吸之则满，呼之则虚。一吸一呼，本之有源，无有穷也，乃清浊之交运，人身之橐籥。肺之下为心，心有系络上系于肺。肺受清气，下乃灌注，其象尖长而圆，其色赤，其中窍数多寡各异，迥不相同。上通于舌，下无透窍。心之下有心包络，即膻中也。象如仰盂，心即居于其中，九重端拱，寂然不动。凡脾胃肝胆两肾膀胱，各有一系，系于包络之旁以通于心，此间有宗气，积于胸中，出于喉咙，以贯心脉而行呼吸，即如雾者是也。如外邪干犯，则犯包络。心不能犯，犯心即死矣。此下有膈膜，与脊胁周回相著，遮蔽浊气，使不得上熏心肺。膈膜之下有肝，肝有独叶者，有二三叶者。其系亦上络于心包，为血之海，上通于目，下亦无窍。肝短叶中，有胆附焉。胆有汁，藏而不泻，此喉之一窍也。施气运化，熏蒸流行，以成脉络者如此。咽至胃，长一尺六寸，通谓之咽门。咽下是膈膜，膈膜之下，有胃盛受饮食，而腐熟之。其左有脾，与胃同膜，而附其上，其色如马肝赤紫，其形如刀镰，闻声则动，动则磨胃，食乃消化。胃之左有小肠，后附脊膂，左环回周迭积，其注于回肠者，外附脐上，共盘十六曲。右有大肠，即回肠。当脐左，回周迭积而下，亦盘十六曲，广肠附脊，以受回肠。左环迭积，下辟乃出滓秽之路。广肠左侧为膀胱，乃津液之府。五味入胃，其津液上升，精者化为血脉，以成骨髓。津液之余，流入下部，得三焦之气施化，小肠渗出，膀胱渗入，而溲便注泄矣。凡胃中腐熟水谷，其精气自胃口之上口，曰贲门，传于肺，肺播于诸脉。其滓秽自胃之下口曰幽门，传于小肠，至小肠下口，曰阑门。泌别其汁，清者渗出小肠，而渗入膀胱。滓秽之物，则转入大肠。膀胱赤白莹净，上无所入之窍，止有下口，全假三焦之气化施行。气不能化，则闭格不通而为病矣。此咽之一窍，资生气血，转化糟粕，而出入如此。

——明·赵献可《医贯·卷之一：玄元肤论·〈内经〉十二官论》

【提要】　本论阐述人体内在脏腑结构与相互之间的关系。作者认为人体内景包括两大系统：一为喉系，其连接肺本，为气息之路，呼吸出入，下通心肝之窍，以激诸脉之行，气之要道，以行肌表脏腑者。喉系脏腑施气运化，熏蒸流行，以成脉络者如此。二为咽系，其下接胃，本为饮食之路，水谷同下，并归胃中，乃粮运之关津，以司六腑之出纳者。咽系脏腑资生气血，转化糟粕。此外，还论述了部位三焦的位置和功能。

高士宗 部位

部位者，头、面、胸、背、胁、腹、手、足，各有所属之部、所主之位也。

头为三阳之首，三阳者太阳也，自印堂，至额颅，上巅顶，从脑下项，皆足太阳经脉之部，故曰头为三阳之首也。两颧属肾，《刺热论》云：色荣颧骨，其热内连肾也。两目为肝之窍，而五脏精华皆注于目，故瞳神属肾，黑眼属肝，白眼属肺，内外眦肉属心，眼包属脾，两鼻为肺窍，而位居中央，又属乎脾。鼻内口鼻交通之处，则为颃颡，又为蓄门，乃肝、肺相交之部也。口为脾窍，内外唇肉，脾所主也。舌为心苗，齿为骨余，而齿龈则为牙床，又属乎胃。舌之下，腮之内，为廉泉、玉英，乃水液之上源也。耳为肾窍，又心亦开窍于耳。胃足阳明之脉，起于鼻交颏中，循鼻外，入齿中，挟口环唇。胆足少阳之脉，起于目锐眦，上抵头角，循耳后，入耳中，出走耳前。此头面之部位，各有所属也。

头面以下，前有咽喉，后有颈项。喉居右，咽居左。喉为气管而硬，咽为食管而软。咽喉之中，则为吭嗌；吭嗌之上，则为舌本。舌本居下腭之尽，而上腭之尽，则有小舌，所谓会厌也。太阴脾脉络舌本，少阴肾脉络舌本，阳阴胃脉络舌本。咽喉之外，则有动脉，居乎两旁，所谓人迎之脉，乃胃足阳明之脉也。人迎之下，锁骨空处，则为缺盆，肺所主也。又阳明经脉行身之前，自面部而至胸膈，皆阳明经脉所主也。缺盆之下，两乳之上，谓之膺中。膺中之中，谓之上膈，即上焦也。《经》云：上焦开发，宣五谷味，熏肤充身泽毛，若雾露之溉也。上膈而下，谓之膈中，即胸膈也。胸膈之间，谓之膻中；膻中，即心包络也。心包主血、主脉，横通四布。包络之下，即有胃络，两络相通，而横布于经脉之间。胸乃心主之宫城，而包络包乎心之外；肺为五脏之长，而盖乎心之上。心窝之下，谓之中焦。胃有三脘：上焦之旁，即上脘也；中焦之旁，即中脘也；下焦之旁，即下脘也。头面之下，后有颈项。项之中央，名为风府；项之两旁，名为风池。项下高耸大椎，乃脊骨之第一椎。自脊骨而下，至七节之两旁，名为鬲俞。《经》云"七节之旁，中有小心"，以明鬲俞之穴，乃心气之游行出入。而太阳经脉，行身之背。此胸背之部位，各有所属也。

胸膈之下，腹也。胸膈下侧，胁也。前胸后背，而胁则居胸背之间，行身之侧。胁之上为腋，胁之下为季胁。太阳行身之背，而主开；阳明行身之前，而主阖；少阳行身之侧，而主枢。舍开则不能阖，舍阖则不能开。舍枢则不能为开阖，是枢者乃开阖之关键也。大腹名为坤土；坤土，太阴之脾土也。大腹之上，下脘之间，为中土；中土，阳明之胃土也。大肠名回肠，盘旋于腹之左右。小肠居大肠之前，脐乃小肠之总结。而贴脐左右，乃冲脉所出。《经》云"冲脉于脐左右之动脉者"是也。脐之下，则为小腹。小腹两旁，名为少腹。小腹者，少阴水脏、膀胱水腑之所属也。少腹者，厥阴肝脏，胞中血海之所居也。血海居膀胱之外，名曰胞中，膀胱居血海之内，故曰：膀胱者，胞之室也。从小腹而入前阴，乃少阴、太阴、阳明三经之属。《经》云"肾开窍于前后二阴"，是前阴者，属少阴也。《经》云"前阴者，宗筋之所聚"，太阴、阳明之所合也。又阳明主润宗筋。是前阴又属太阴、阳明也。阴囊卵核，乃厥阴肝经之所属，故《经》云：厥阴病，则舌卷囊缩。舌卷，手厥阴；囊缩，足厥阴也。又云：厥阴气绝，则卵上缩而终。此胁腹之部位，各有所属也。

两手、两足曰四肢。两手之上，则有肘、腋；两足之上，则有腘、髀。两肘、两腋、两腘、两髀，名曰八谿。从臂至手，乃手太阴肺金所出，而兼手少阴、厥阴。此手之三阴，从胸走手也。从足至股，乃足太阴脾经所出，而兼足少阴、厥阴。此足之三阴，从足走胸也。夫手足三阴三阳十二经脉，交相通贯，行于周身。手之三阴，从胸走手；手之三阳，从手走头：是手三阴、三阳，而循行于手臂矣。足之三阳，从头走足；足之三阴，从足走胸：是足三阴、三阳，而循行于足股矣。此手足之部位，各有所属也。

《灵枢》十二经脉，行于周身，虽详言之，而医未之悉也。今举其概而约言之，手太阴肺脉，起于中焦，横出腋下，循臂内，出手大指次指，而交于手阳明之大肠。大肠之脉，起于手大指之次指，循臂外，入缺盆，上面，挟鼻孔，而交于足阳明胃脉。胃脉起于鼻頞中，至额颅，循喉咙，下膈，挟脐，入膝膑，下足跗，出足大趾，而交于足太阴之脾脉。脾脉起于足大趾，上膝股之前，入腹，上膈，连舌本，注心中，而交于手少阴之心脉。心脉起于心中，上肺，挟咽，出腋，下循臑内，抵掌骨，出小指之内，而交于手太阳之小肠。小肠之脉，起于手小指，出手踝，循臑外，交肩上，入耳中，至目内眦，而交于足太阳之膀胱。膀胱之脉，起于目内眦，从头下项脊，循背臀，下腿后，至足小趾外侧，而交于足少阴之肾脉。肾脉起于足小趾，循足心，上腘股，贯脊，上贯肝膈，入肺，挟舌本，注胸中，而交于手厥阴之心包。心包之脉，起于胸中，循胸，出胁，入肘，循臂，过掌中，循小指之次指，而交于手少阳之三焦。三焦脉起于手小指之次指，循手臂，出臂外，贯肘，上肩，入耳中，出耳前后，至目锐眦，而交于足少阳之胆脉。胆脉起于目锐眦，从耳后至肩，合缺盆，下胸中，过季胁，出膝，循足跗，出足大趾，而交于足厥阴之肝脉。肝脉起于足大趾丛毛之际，从腘股而上，过阴器，抵小腹，上入胸中，而交于手太阴之肺脉。是为十二经脉之一周，乃头面胸背手足，各有所属，而为周身之部位也。

——清·高士宗《医学真传·部位》

【提要】 本论阐述人体外形及内景中各部位之间具有十分紧密的内在联系，或为脏腑所属，或为经络相关。而脏腑、经络的属性，无非阴阳、五行、表里等，相互之间的关系也非常紧密。这样就把人体各个方面联系成为一个整体，对于临床辨识病机、见证处方，具有重要的指示意义。

何梦瑶 脏腑说

喉在咽前，其系坚空，连接肺本，为气息之路。呼吸出入，由肺橐籥。肺居胸上，覆诸脏腑，故称华盖。虚如蜂窠，下无透窍，吸气则满，呼气则虚。肺气上通鼻窍，故谓肺开窍于鼻也。肺下为心，心有系络，上系于肺。心中有窍，与肺不同。心气上通于舌，故谓心开窍于舌。（按：舌之腠理，即窍也。《原病式》注云：古知味，不可云无窍，但细微，不似耳目等窍之大耳。故守真曰：玄府者，玄微府也。脏腑、皮毛、骨肉、筋膜，无处不有，乃气出入升降之门路。以此推之，则心窍在舌，可默会矣。若泥耳目等窍求之，固矣。）心外有心包络，即膻中也。形如仰盂，以包裹此心，使邪不能犯。犯者，包络当之；若犯至心即死矣。脾、胃、肝、胆、肾、膀胱各有一系，系于包络之旁，以通于心。此三者，皆在膈上。膈者，隔也。有膜与脊胁周回相著，遮蔽膈下浊气，使不得上熏心肺。膈膜之下为肝，肝气上通于目，故谓肝开窍于目。肝叶中有胆，胆中有汁，藏而不泻。以上肺、心、心包络、肝、胆，皆从喉之一路而下者也。

咽在喉后，咽系柔空，下接胃本，为饮食之路，水谷由此入胃，与喉之气道不相犯。盖喉窍有一会厌覆之，如皮如膜发声则开，咽食则闭。故水谷下咽，了不犯喉。若当食而发声，则会厌忽开，食错入喉，喉不容物，遂呛而出矣。胃在膈膜之下，其上之左有脾，形如刀镰，能动而磨食使消化。脾气上通于口，故谓脾开窍于口也。胃之下口连小肠，小肠后附脊膂，前附脐之上，左环周回叠积，共盘十六曲。小肠之下口，右接大肠（亦名回肠），当脐左回周叠积，亦盘十六曲。其下为广肠，附脊左环叠积。其下名直肠，出肛门，为粪道。（广肠，即大肠下节之更大者。直肠，又广肠之末节耳。）广肠之左侧为膀胱，膀胱上无窍，只有下口出尿。饮食入胃，得脾消运，其精华之气，上升于肺。肺布之周身，以充血液，其余下入小肠。小肠受三焦之气化，泌别清浊，糟粕趋大肠以出，水饮渗入膀胱（小肠与膀胱，虽皆无窍相通，而得气运化，腠理可以渗灌），为尿以出。此全赖三焦气化施行，若气不施化，则闭塞不通而病矣。以上脾、胃、小肠、大肠、膀胱，皆从咽之一路而下者也。肾有两，形如豆，左右相对，而附于脊，各有二系，上系系于心，下系系于脊。肾气上通于耳，故谓肾开窍于耳也。

心、肺、脾、肝、肾为五脏。脏者，藏也，所藏惟精气，藏而不泻者也。胆、胃、大小肠、膀胱为腑，腑如库之贮物。胆所贮者汁，亦藏而不泻。余所贮者水谷，则泻而不藏。虽有泻、不泻之殊，而均有所贮，则均谓之腑。但胆所贮者乃精汁，与水谷之滓秽不同，故胆独名为清净之腑也。心属火，肾属水，肝属木，肺属金，脾属土。而小肠与心经脉相连，故从心属火；膀胱与肾经脉相连，故从肾属水；胆与肝经脉相连，故从肝属木；大肠与肺经脉相连，故从肺属金；胃与脾经脉相连，故从脾属土。而脏属阴，则配乙、丁、己、癸、辛之阴干。故肝称乙木，心称丁火，脾称己土，肾称癸水，肺称辛金。腑为阳，则配甲、丙、戊、庚、壬之阳干。故胆称甲木，小肠称丙火，胃称戊土，大肠称庚金，膀胱称壬水也。五脏五腑，两其五行而为十干止矣。而益以心包络与三焦为十二，何也？此千古所未明，而不可不言者，说见后篇。

——清·何梦瑶《医碥·卷一·杂症·脏腑说》

【提要】 本论关于人身内景的论述与前人大同小异。所不同者，是对脏与腑的概念、生理功能等加以辨析，并结合五行与地支阐述了人身十二脏腑经脉联系。

石寿棠 望胸腹脏腑部位[※*]

胸中为肺之府，膻中为心之府，正在心下，有膈膜，旁有胁肋，为肝胆之分野，此数者皆清气津液往来之所。其有胸痞者，湿阻气机也；胸痛者，水结气分也，或肺气壅遏也。正在心下，以及胁肋硬痛者，乃湿热、痰饮、蓄水与气搏结使然，非渣滓也。

胃为中土，西学云：胃横居膈下偏左，脘大向左，尾小向右（胃气故由右降）。胃上口名曰贲门，其纹密，故食物易入而难出，非呕吐不开；胃下口名曰幽门，下达小肠。小肠周回叠积，下抵小腹，小肠下口横接大肠。大肠分上、中、下三回，回长尺许。上回与小肠横接，名曰阑门，其口如唇，渣滓可入不可出，上回由右胯内旁倒行而上；中回横过胃底；下回至脾下，从左软胁斜落，下达广肠，以至魄门（魄门即肛门，与肺气贯通）。

肝居膈下胃上，左右两大叶，左小右大，右大故稍偏膈肉右方。《经》故曰"肝生于左"，不曰"肝藏于左"（《经》曰：肝生于左，肺藏于右）。凡肝有病，最为要害。肝叶撑张则胀，肝热血燥，经络凝滞不通，下部回血壅胀，即有水血溢于夹膜之里，渐渍渐深，终成蛊胀，肚大筋青不治。夫青筋，非筋也，血络也。青者，血燥而结也。此证多由怒郁伤肝所致。盖肝郁则热，热则燥，燥则血不流通而结，血结则不独血滞于中，即水饮亦无由吸摄，不能循其常道下输膀胱，故蛊胀多水。医者见水行水，不审水由肝血燥结所致，所以不效。《易》曰：山风蛊。艮为山，巽为风，艮上巽下则为蛊。古人取名为蛊，为其燥木克土，象类山风之义。

胆系肝右叶内，胆汁所以润肝而利肠也。肝性易燥，每取润于胆汁。凡人食后，小肠饱满，肠头上逼胆囊，胆汁渍入肠内，利传渣滓。胆有热，则上呕苦涎，热迫下行，则下泄青汁；胆受惊，亦泄青汁；肠有寒，渣滓不结，胆汁无所用事，亦致泻青。胆络凝滞，胆汁入血，又多生黄病。肝胆经脉，由胁肋下抵小腹，绕阴器，故少腹属厥阴经。肝经凝滞，则经脉结痛成疝；肝经血燥，则抽搐，燥甚则引舌与卵，故舌卷卵缩。

脾附于胃。西学谓脾居胃之左，在第九至十一肋骨之内，脾形如竖掌，与胃相连。胃脘大向左，故曰脾居胃之左。外丰圆向胁，内深窝向胃，故曰脐以上属太阴经。脾质甚软，可小可大，其用在集聚往来之血，为动脉宽间之地，经故曰脾统血。脾为胃行其津液，《经》故曰脾为之使。人有疟疾，恶寒战栗，血脉不行于外，即缩于内，无所归藏则聚于脾，聚于脾则脾胀大，脾胀大，故人脘胁胀闷。迨疟止血行，其胀自消。久久不已，脾不输精，水与血结，成为疟母。再久则湿去疟止，血燥成块，结于左肋，在体质壮者，人参鳖甲煎丸，取血肉飞走诸灵，通和血络；若湿未去而疟未止者，取蒋氏夜光丸，通络燥湿。然此皆利于实而不利于虚也。吾乡又多有痞块，亦生左肋下，世宗越人“肥气”之说，后人又妄制五积丸药，一派消削攻下，多致人于死。不知五积与疟母之推移不动者，皆由血络燥结所致，血燥而至于结块，则营气不得行于其间，故按之坚硬不痛。治法皆以润为主，或温润，或清润，视其人之寒热用之；再佐咸润以软之，辛润以通之；有湿者，佐苦辛以化之，自无不效之理。又脾络燥结，即有血水渗泄于下，蛊胀之源，间发于此。此由思虑伤脾所致，思则气结，气结则血亦结，结则血、水不循常道，而蛊成焉。蛊胀总不外肝、脾二经血络燥结所致。观此而蛊取山风之义，更可知矣。蛊胀末路，肌肉消瘦，皮肤干黑，青络暴露，皆燥象也，非有目所共睹者哉！

肾居脊骨第十四节陷中，（从上数下在十四节；从下数上，在第七节。《经》曰“七节之旁，中有小心”是也。）与精液总管相通，《经》故曰“肾藏精”。三焦经在右肾旁，化水而通水道，《经》故曰“肾主水”，“肾开窍于二阴”。肾与天枢穴通，故曰“当脐属少阴经”。膀胱在前阴交骨之里，西学谓膀胱内有精囊，有精、溺两管，内底有两小窍，斜与肾通。按男子精、溺管，至前阴会而为一，女子分而为二，此阳奇阴偶之义也。（女子外溺窍，经名廷孔。）《经》曰：膀胱者，州都之官，津液藏焉，气化则能出矣。夫所谓津者，溺是也；液者，日生之精是也。气化者，三焦之气化也。彼西学之说，尚与经义不悖。

脏腑部位体用如此，知此则知病之所在矣。

——清·石寿棠《医原·卷上·望病须察神气论》

【提要】　本论阐述脏腑内景、脏腑相互联系及其病变。五脏六腑毕陈于胸腹腔内，各有其固定的部位。胸为肺之腑，膻中为心所居，肝在膈下，左小右大，胆系肝右叶内，脾胃相连，脾居胃之左，肾在脊第十四节陷中，膀胱与之通，位于交骨之里，小肠叠积，大肠三回，均在小腹，而以阑门连接。其中，于肝脾辨伪鼓胀之理，略有发挥，足为临床辨证参考。

5.2 肢 体

《素问》 论四肢八溪之朝夕※*

诸脉者皆属于目,诸髓者皆属于脑,诸筋者皆属于节,诸血者皆属于心,诸气者皆属于肺,此四肢八溪之朝夕也。

——《素问·五脏生成》

【提要】 本论阐述脉、髓、筋、血、气的所主与流行。目为宗脉聚会之处。脑为髓海,故髓皆属之。筋连于骨节肌肉之间,故属于节。血居脉内,故诸血皆属于心。肺藏气,故诸气属肺。"朝夕",张介宾注:"朝夕者,言人之诸脉、髓、筋、血、气无不由此出入,而朝夕运行不离也。《邪客篇》曰:'人有八虚,皆机关之室,真气之所过,血络之所游',即此之谓。一曰:朝夕即潮汐之义,言人身气血往来,如海潮之消长,早曰潮,晚曰汐者,亦通。"(《类经·八卷·经络类·二十一、诸脉髓筋血气溪谷所属》)

《灵枢》 论人体部位※*

腰脊者,身之大关节也;肢胫者,人之管以趋翔也;茎垂者,身中之机,阴精之候,津液之道也。

——《灵枢·刺节真邪》

【提要】 本论阐述腰脊是人体内最大的关节,肢和胫是人体活动、行走的枢要所在。茎垂是宗筋所聚,为身中之枢机,精由此泄,溺由此出,故为阴精、津液的通道。

黄元御 形体结聚

肝主筋,其荣爪,心主脉,其荣色,脾主肉,其荣唇,肺主皮,其荣毛,肾主骨,其荣发。凡人之身,骨以立其体干,筋以束其关节,脉以通其营卫,肉以培其部分,皮以固其肌肤。

皮毛者,肺金之所生也,肺气盛则皮毛致密而润泽。肌肉者,脾土之所生也,脾气盛则肌肉丰满而充实。脉络者,心火之所生也,心气盛则脉络疏通而条达。筋膜者,肝木之所生也,肝气盛则筋膜滋荣而和畅。髓骨者,肾水之所生也,肾气盛则髓骨坚凝而轻利。五气皆备,形成而体具矣。

——清·黄元御《四圣心源·卷一:天人解·形体结聚》

【提要】 本论阐述人体的基本构成,"骨以立其体干,筋以束其关节,脉以通其营卫,肉以培其部分,皮以固其肌肤";继而说明上述五体与五脏的关系及其表现。

刘昭纯 "四肢为诸阳之本"辨

《素问·阳明脉解篇》曰:"四肢者,诸阳之本也。"古今注家,各持己见。王冰云:"阳受气于四肢,故四肢为诸阳之本。"高士宗云:"手之三阳,从手走头;足之三阳,从头走足。故四肢者,诸阳之本也。"近人有谓"本"为"末"之误者。余以为该句经文的"本"字可解作"标志""象征"等,即四肢为人体阳气的标志、象征,可以体现人体阳气的盛衰。换言之,人体阳气的盛衰,可验之于四肢。其证有三。

《灵枢·五变》篇云:"何以候骨之大小……少俞答曰:颧骨者,骨之本也。颧大则骨大,颧小则骨小。"张景岳注:"目下曰颧,周身骨骼大小可验于此也。"显然,此"本"字当解作"标志""象征",即言颧骨是周身骨骼的象征,此骨大,周身骨皆大;此骨小,周身骨皆小。此证一也。

《灵枢·经脉》篇说:"唇舌者,肌肉之本也。"《难经·二十四难》说:"口唇者,肌肉之本也",即以"本"字说明口唇是周身肌肉的标志、象征。此证二也。

《素问·六节脏象论》篇曰:"肺者,气之本。"明者自知,气生成多少,与先天之精气是否充足,饮食营养是否丰富,肺脾肾三脏的功能是否正常有密切关系,其中脾胃的受纳与运化功能尤为重要。故《灵枢·五味》篇曰:"谷不入,半日则气衰,一日则气少。"可知肺并非气之本源,亦非一身之气的根本所在。所以言肺为"气之本"者,除了指肺主呼吸以及宣发水谷之气的功能外,主要是因为肺的功能情况常常体现气的盛衰,亦即气的虚实首先表现在肺的功能上。此证三也。

再观《内经》对阳气与四肢关系的论述,诸如《素问·阴阳应象大论》篇曰:"清阳实四肢,浊阴归六腑",《素问·厥论》篇曰:"阳气日损,阴气独在,故手足为之寒也""阳气独盛,故手足为之热也",亦说明人体的阳气并非本源于四肢,而恰恰是四肢的寒热情况体现了人体阳气的盛衰。

——孙继芬《黄河医话·"四肢为诸阳之本"辨》

【提要】 本论提出四肢寒热为人体阳气盛衰标志的观点。

5.3 诸 窍

5.3.1 诸窍关联

《灵枢》 论五脏内阅上七窍※*

五脏常内阅于上七窍也。故肺气通于鼻,肺和则鼻能知臭香矣;心气通于舌,心和则舌能知五味矣;肝气通于目,肝和则目能辨五色矣;脾气通于口,脾和则口能知五谷矣;肾气通于耳,肾和则耳能闻五音矣。五脏不和则七窍不通,六腑不和则留为痈。

——《灵枢·脉度》

【提要】 本论阐述五脏精气，经由体内分别外通于面部的七窍。肺气外通于鼻，肺脏的功能正常，鼻就能辨别香臭；心气外通于舌，心脏的功能正常，舌就能辨别五味；肝气外通于目，肝脏的功能正常，目就能辨别五色；脾气外通于口，脾脏的功能正常，口就能辨别饮食的味道；肾气外通于耳，肾脏的功能正常，耳就能辨别五音。

《灵枢》 论孔窍生理功能的基础※※

十二经脉，三百六十五络，其血气皆上于面而走空窍。其精阳气上走于目而为睛，其别气走于耳而为听，其宗气上出于鼻而为臭，其浊气出于胃，走唇舌而为味。其气之津液皆上熏于面，而皮又厚，其肉坚，故天气甚寒不能胜之也。

——《灵枢·邪气脏腑病形》

【提要】 本论阐述诸窍功能得以正常发挥的气化原理。人体十二经脉，三百六十五络脉的血气，都上注于面而走七窍。其中，精阳之气，上注于目而能视物，旁行之气从两侧上行于耳而能听；宗气上通于鼻孔而能嗅，其谷气从胃上通唇舌而能辨别五味。而各种气所化的津液，都上行熏蒸于面部，且面部皮肤较厚，肌肉也坚实，故天气虽寒冷，也能够适应。

《灵枢》 论五官与脏腑的关联※※

鼻者，肺之官也；目者，肝之官也；口唇者，脾之官也；舌者，心之官也；耳者，肾之官也。

——《灵枢·五阅五使》

【提要】 本论阐述面部诸窍及其五脏所属，故五脏病证都可反映于五官。

《难经》 论五脏气上关九窍※※

五脏之气，于何发起，通于何许，可晓以不？然。五脏者，当上关于九窍也。故肺气通于鼻，鼻和则知香臭矣；肝气通于目，目和则知黑白矣；脾气通于口，口和则知谷味矣；心气通于舌，舌和则知五味矣；肾气通于耳，耳和则知五音矣。

——《难经·三十七难》

【提要】 本论阐述七窍与五脏的特殊联系。

李东垣 五脏之气交变论

《五脏别论》云：五气入鼻，藏于心肺。《难经》云：肺主鼻，鼻和则知香臭。洁古云：视听明而清凉，香臭辨而温暖。此内受天之气，而外利于九窍也。

夫三焦之窍开于喉，出于鼻，鼻乃肺之窍，此体也，其闻香臭者用也。心主五臭舍于鼻，盖九窍之用皆禀长生，为近心，长生于酉，酉者肺，故知臭为心之所用，而闻香臭也。耳者上通天气，肾之窍也，乃肾之体而为肺之用。盖肺长生于子，子乃肾之舍而肺居其中，而能听音声也。

一说声者天之阳，音者天之阴。在地为五律，在人为喉之窍，在口乃三焦之用。肺与心合而为言，出于口也，此口心之窍开于舌为体，三焦于肺为用，又不可不知也。

肝之窍通于目，离为火，能耀光而见物，故分别五色也，肝为之舍，肾主五精，鼻藏气于心肺，故曰主百脉而行阳道。《经》云：脱气者目盲，脱精者耳聋。心肺有病，而鼻为之不利。此明耳、目、口、鼻为清气所奉于天，而心劳胃损则受邪也。

——金·李东垣《脾胃论·卷下·五脏之气交变论》

【提要】　本论阐述五脏之气交变在于五官苗窍上的反映。如"视听明而清凉，香臭辨而温暖"，这是从外以知内的观察方法；"脱气者目盲，脱精者耳聋"，这是从内从知外的认知方法。心劳胃损过度又是导致这些病变的重要因素。

张志聪　辩九窍

《经》云：天气下降，气流于地；地气上升，气腾于天。天地交而生化万物。人秉天地阴阳之气而生，是以人之形身，应天地之日月、五星、山川、溪谷，而人之九窍，亦应地天之泰卦也。上三窍皆偶，下三窍皆奇，（肺、心、肝为阴中之阳，而开窍皆偶；脾、肾为阴中之至阴，而开窍皆奇。此天地炉锤之妙用也。）奇偶之间，名曰人中，盖以此中分人之上下阴阳也。肺开窍于鼻，心开窍于耳，肝开窍于目，脾开窍于口，肾开窍于二阴，（玉师曰：肾将两脏，故开窍于二阴。）是五脏五阴之气，通于九窍者也。六腑不和，则九窍为之不利，是六腑六阳之气，通于九窍者也。九窍为水注之气，是脏腑之津液，外注于九窍者也。阴中有阳，阳中有阴，阴阳交互，上下和平，水随气而运行于外，是天地交而九窍通也。若阴阳不和，则九窍闭塞，水道不行，则形气消索矣。

——清·张志聪《侣山堂类辩·卷上·辩九窍》

【提要】　本论阐述人体诸窍的脏腑所属及其生理功能。人体眼、耳、鼻三窍均为偶数，口、前后二阴三窍均为奇数，对应天之泰卦。上下三窍之间为人中，人身上下阴阳所分之处。肺开窍于鼻，心开窍于耳，肝开窍于目，脾开窍于口，肾开窍于二阴。诸窍的功能，能够反映脏腑功能的正常。

张志聪　辩七门

越人《四十四难》曰：唇为飞门，齿为户门，会厌为吸门，胃为贲门，太仓下口为幽门，大小肠会为阑门，下极为魄门，是谓七冲门。人但知饮食从飞门而入，糟粕从魄门而出。不知所谓门者，有开有阖，有旋转之枢，神气之有出有入，皆由此门。如曰吸门，必先呼出而后能吸入，有如辘轳之有升有降也。夫人之所以养生者，莫先乎饮食。如饮食不下，二便闭癃，多有因于气机不转。人但知降下而不知升提，有如辘轳之绳，西不能下，因东之碍而不升。故曰：将欲下之，必先举之。此之谓也。

开之曰：有碍于升者，有碍于降者，宜审别治之，又不可必其升而后降也。

——清·张志聪《侣山堂类辩·卷上·辩七门》

【提要】　本论阐述七冲门及其开阖功能。作者认为，临床治疗饮食不下、二便闭癃，不可专用通导下利之法，采用升提的办法常常能够产生意想不到的作用。所谓清气不升，浊气不降，将欲下之，必先举之。

◆ 黄元御　五官开窍 ◆

肝窍于目，心窍于舌，脾窍于口，肺窍于鼻，肾窍于耳。五脏之精气，开窍于头上，是谓五官。

手之三阳，自手走头，足之三阳，自头走足，头为手足六阳之所聚会。五脏阴也，阴极生阳，阳性清虚而亲上，清虚之极，神明出焉。五神发露，上开七窍，声色臭味，于此攸辨。

官窍者，神气之门户也。清阳上升，则七窍空灵，浊阴上逆，则五官窒塞。清升浊降，一定之位。人之少壮，清升而浊降，故上虚而下实；人之衰老，清陷而浊逆，故下虚而上实。七窍之空灵者，以其上虚，五官之窒塞者，以其上实。其实者，以其虚也；其虚者，以其实也。

——清·黄元御《四圣心源·卷一：天人解·五官开窍》

【提要】　本论阐述官窍为神气透发外现之处，声色臭味才能被人身所感知。

◆ 吴鞠通　九窍论 ◆

人身九窍，上窍七，下窍二；上窍为阳，下窍为阴，尽人而知之也。其中阴阳奇偶生成之妙谛，《内经》未言，兹特补而论之。

阳窍反用偶，阴窍反用奇。上窍统为阳，耳目视听，其气清为阳；鼻嗅口食，其气浊则阴也。耳听无形之声，为上窍阳中之至阳，中虚而形纵，两开相离甚远。目视有形之色，为上窍阳中之阴，中实而横，两开相离较近。鼻嗅无形之气，为上窍阴中之阳，虚而形纵，虽亦两窍，外则仍统于一。口食有形之五味，为上窍阴中之阴，中又虚又实，有出有纳，而形横，外虽一窍，而中仍二。合上窍观之，阳者偏，阴者正，土居中位也；阳者纵，阴者横，纵走气，而横走血，血阴而气阳也。虽曰七窍，实则八也。阳窍外阳（七数）而内阴（八数），外奇而内偶，阳生于七，成于八也。生数，阳也；成数，阴也。阳窍用成数，七、八成数也。下窍能生化之前阴，阴中之阳也；外虽一窍而内实二，阳窍用偶也。后阴但主出浊，为阴中之至阴，内外皆一而已，阴窍用奇也。合下窍观之，虽曰二窍，暗则三也。阴窍外阴（二数）而内阳（三数），外偶而内奇；阴窍用生数，二、三生数也。上窍明七，阳也；暗八，阴也。下窍明二，阴也；暗三，阳也。合上下窍而论之，明九，暗十一，十一者，一也；九为老，一为少，老成而少生也。九为阳数之终，一为阳数之始，始终上下，一阳气之循环也。开窍者运阳气也。妙谛无穷，一互字而已。但互中之互，最为难识。余尝叹曰：修身者，是字难；格致者，互字难。

——清·吴鞠通《温病条辨·卷四·杂说·九窍论》

【提要】　本论阐述九窍"阴阳奇偶生成"的内在机理。眼、耳、鼻三窍统为阳，其气清为阳；口及前后二阴统为阴，其气为浊。其理论意义仅此。

唐容川　论肾开窍于二阴※*

前阴是膀胱下口，主出溺。膀胱者，肾之府也。肾主水，化气化水，从前阴而出，故前阴为肾之窍。又前阴有精窍，与溺窍相附，而各不同。溺窍内通于膀胱，精窍则内通于胞室，女子受胎，男子藏精之所，尤为肾之所司。故前阴有病溺窍者，有病精窍者，不可不详辨也。

后阴是大肠下口，宜属于脾胃。然其体在下，以部位言之，凡在下者，皆肾所司。肾液充腴，则肛门不结；肾气充摄，则不脱肛。惟其二阴皆属肾窍，故《经》言"肾为胃关"，以饮食之质，皆从二阴出也。

——清·唐容川《中西汇通医经精义·上卷·五脏九窍》

【提要】　本论阐述肾开窍于前后二阴的原因。作者认为，前阴有精窍病和溺窍病两类不同；后阴在下，凡在下者，也当为肾所属司。

5.3.2　目

《灵枢》　论眼之结构※*

五脏六腑之精气，皆上注于目而为之精。精之窠为眼，骨之精为瞳子，筋之精为黑眼，血之精为络，其窠气之精为白眼，肌肉之精为约束裹撷。筋骨血气之精而与脉并为系，上属于脑，后出于项中……目者，五脏六腑之精也，营卫魂魄之所常营也，神气之所生也……目者，心使也。心者，神之舍也。

——《灵枢·大惑论》

【提要】　本论阐述五脏六腑之精气，均上注于眼部，从而产生精明视物的作用。目为脏腑精气汇聚之处，眼睛的视物功能，受心神支配。张介宾说："精神虽统于心，而外用则在目，故目为心之使，心为神之舍。"（《类经·十八卷·疾病类·八十一、神乱则惑、善忘、饥不嗜食》）本论为后世眼科诊疗理论的发展奠定重要基础。

李东垣　诸脉者皆属于目论

《阴阳应象论》云：诸脉者，皆属于目。目得血而能视，五脏六腑精气皆上注于目而为之精。精之窠为眼，骨之精为瞳子，筋之精为黑眼，血之精为络，气之精为白眼，肌肉之精则为约束，裹撷筋骨血气之精，而与脉并为系，上属于脑后，出于项中。故邪中于项，因逢其身之虚，其入深，则即随眼系入于脑则脑转，脑转则引目系急，目系急则目眩以转矣。邪中其精，其精所中，不相比也则精散，精散则视歧，故见两物。目者，五脏六腑之精，荣卫魂魄之所常营也，神气之所主也。故神劳则魂魄散，志意乱。是故瞳子黑眼发于阴，白眼赤脉发于阳。故阴阳合传而为精明也。目者，心之使也。心者，神之舍也。故神精乱而不转，卒然见非常之处，精神魂魄散不相得，故曰惑也。夫十二经脉、三百六十五络，其血气皆上走于面而走空窍。其清阳气上散于目而为精，其气走于耳而为听。因心事烦冗，饮食失节，劳役过度，致脾胃虚弱，心火大盛，则百脉沸腾，血脉逆行，邪害空窍，天明则日月不明矣。夫五脏六腑之精气，皆禀受于脾，上贯于目。脾者，诸阴之首也。目者，血脉之宗也。故脾虚则五脏之精气皆失所司，不能归明于目矣。心者，君火也，主人之神，宜静而安。相火化行其令。相火者，包络也，主百脉皆荣于目。既劳役运动，势乃妄行。又因邪气所并而损血脉，故诸病生焉。凡医者不理脾胃及养血安神，治标不治本，是不明正理也。

——金·李东垣《兰室秘藏·卷上·眼耳鼻门·诸脉者皆属于目论》

【提要】 本论对《内经》"诸脉者皆属于目"的命题进行阐释。目为心之精气出入之所，五脏六腑、十二经脉之血气皆上走于目。而精气和血气均来源于后天脾胃的滋养，为目病从脾胃论治提供了理论依据。

倪维德 论目为血脉之宗

《内经》曰：诸脉者，皆属于目，目得血而能视。《针经》曰：五脏六腑精气，皆上注于目而为之精。精之窠为眼，骨之精为黑眼，血之精为络，气之精为白眼，肌肉之精则为约束，裹撷筋骨，血气之精而与脉并为系，上属于脑，后出于项中。故邪中于项，因逢其身之虚，其入深，则随眼系入于脑则脑转，脑转则引目系急，目系急则目眩以转矣。邪中其精，其精所中，不相比也，则精散，精散则视歧，故见两物。目者，五脏六腑之精，荣卫魂魄之所常营也，神气之所生也。故神劳则魂魄散，志意乱。是故瞳子黑眼发于阴，白眼赤脉发于阳，故阴阳合传而为精明也。目者，心之使也；心者，神之舍也。故神精乱而不转，卒然见非常之处，精神魂魄，散不相得，故曰惑也。东垣曰：夫十二经脉，三百六十五络，其血气皆上走于面而走空窍，其清阳气上散于目而为精，其气走于耳而为听。因心烦事冗，饮食失节，劳役过度，致脾胃虚弱，心火太盛，则百脉沸腾，血脉逆行，邪害空窍，失明则日月不明矣。夫五脏六腑之精气，皆禀受于脾，上贯于目。脾者，诸阴之首也；目者，血脉之宗也。故脾虚则五脏之精气皆失所司，不能归明于目矣。心者，君火也，主人之神，宜静而安，相火化行其令。相火者，包络也，主百病，皆荣于目。既劳役运动，势乃妄行，又因邪气所并而损血脉，故诸病生焉。凡医者，不理脾胃，及养血安神，治标不治本，是不明正理也。

（按：此论目为脏腑血脉精气之宗，至为详悉。岂但世俗拘之于五轮八廓而已也。）

——元·倪维德《原机启微·附录·论目为血脉之宗》

【提要】 本论基于《内经》经文和东垣学说，阐述了目为脏腑血脉精气之宗，并对目病病机、目与心脾之关系，以及目病治疗的基本原则进行了介绍。

《银海精微》　五轮八廓总论

人有两眼，犹如天地之有两曜，视万物，察纤毫，何所不至。日月有一时之晦者，风云雷雨之所致也；眼之失明者，四气七情之所害也。大抵目为五脏之精华，一身之要系，故五脏分五轮，八卦名八廓。

五轮：肝属木曰风轮，在眼为乌睛；心属火曰血轮，在眼为二眦；脾属土曰肉轮，在眼为上下胞睑；肺属金曰气轮，在眼为白仁；肾属水曰水轮，在眼为瞳仁。

至若八廓无位有名，大肠之腑为天廓，脾胃之腑为地廓，命门之腑为火廓，肾之腑为水廓，肝之腑为风廓，小肠之腑为雷廓，胆之腑为山廓，膀胱之腑为泽廓。斯为眼目之根本，而又借血为之胞络。

或蕴积风热，或七情之气，郁结不散，上攻眼目，各随五脏所属而见，或肿而痛，羞涩多泪，或生障昏暗失明，其症七十有二。治之须究其源，因风则散之，热则清凉之，气结则调顺之，切不可轻用针刀钩割。偶得其愈，出乎侥幸。或有误而为者，则必为终身之患也。又不宜通用凉药，恐冰其血，凝而不流，亦成痼疾。用药当量人之老少，气体之虚实。又有肾虚者，亦令人眼目无光，或生冷翳，宜补暖下元，滋补肾水。北方患者，多是日冒风沙，夜卧热炕，二气交蒸，故使之用凉药，北方之人故与南方之人用药有不同也。疹痘之后，毒气郁结于肝而气不能泻，攻发于眼目，伤于瞳仁者，素无治法也。

——明·佚名氏《银海精微·卷上·五轮八廓总论》

【提要】　本论阐释了五轮八廓的概念。五轮，即"肝属木曰风轮，在眼为乌睛；心属火曰血轮，在眼为二眦；脾属土曰肉轮，在眼为上下胞睑；肺属金曰气轮，在眼为白仁；肾属水曰水轮，在眼为瞳仁"。八廓，即"大肠之腑为天廓，脾胃之腑为地廓，命门之腑为火廓，肾之腑为水廓，肝之腑为风廓，小肠之腑为雷廓，胆之腑为山廓，膀胱之腑为泽廓"。

《秘传眼科龙木论》　眼叙论

夫眼者，五脏之精明，一身之至宝，如天之有日月，其可不保护之。然骨之精为瞳子属肾，筋之精为黑眼属肝，血之精为络属心，气之精为白眼属肺，肉之精为约束属脾。裹撷筋骨血气之精，与脉并为之系。系上属于脑，后出于项中。故六淫外伤，五脏内郁，饮食房劳，远视悲泣，抄写雕镂，刺绣博奕，不避烟尘，刺血发汗，皆能病目，故方内有五轮、八廓、内外障等，各各不同。尤当分其所因及脏腑阴阳，不可混滥。如目决其面者为兑眦，属少阳；近鼻上为外眦，属太阳；下为内眦，属阳明。赤脉上下者，太阳病；从下上者，阳明病；从外走内者，少阳病。此三阳病，不可混也。睛色赤，病在心；色白，病在肺；色青，病在肝；色黑，病在肾；色黄，病在脾；色不可名者，病在胃中。此五脏三阳病，不可混也。仍叙三因于后。

——明·佚名氏《秘传眼科龙木论·卷之一·龙目总论·眼叙论》

【提要】　本论阐述眼部结构与五脏之间的关系，即"骨之精为瞳子属肾，筋之精为黑眼属肝，血之精为络属心，气之精为白眼属肺，肉之精为约束属脾"。由于多种原因导致的眼病，需要分别不同部位及其六经归属，还需要分别眼部不同颜色表现所反映的五脏归属。

傅仁宇 五轮所属论

夫目有五轮，属乎五脏。五轮者，皆五脏之精华所发。名之曰"轮"，其像如车轮圆转，运动之意也。上下眼胞，属乎脾土，应中央，戊己、辰戌、丑未也。脾主肉，故曰肉轮。脾土主乎运动，磨化水谷；外应目之两胞，动静相应。开则万用，如阳动之发生；闭则万寂，如阴静之收敛。象土能藏万物而主静，故脾一合，则万有寂然而思睡，藏纳归静之应也。目又有两锐角，为目大小眦，属心火，应南方，丙丁、巳午也。心主血，故曰血轮。人脏有大小二心，故目眦亦有大小二轮之别。其内白睛，则属肺金，应西方，庚辛、申酉也。金为五行中之最坚，故白睛亦坚于四轮。肺主气，故曰气轮。白睛内之青睛，则属肝木，应东方，甲乙、寅卯也。木在四时为春，春生万卉，其色青莹；目能鉴视，故目为肝木之窍，肝木主风，故曰风轮。青睛之内一点黑莹者，则为瞳神，属乎肾水，应北方，壬癸、亥子也。肾主水，故曰水轮。五轮之中，四轮不能视物，惟水轮普照无遗，神妙莫测。乃先天之精液，肇始之元灵，人身之至宝，犹夫天之日月也。是以人之瞳神损者，不能治矣。

——明·傅仁宇《审视瑶函·卷一·五轮所属论》

【提要】 本论阐述五轮的五脏所属及生理功能。五轮之中，水轮是最主要的，其源于先天之精液，肇始之元灵，为人身之至宝。

傅仁宇 八廓所属论

夫八廓应乎八卦。脉络经纬于脑，贯通脏腑，以达血气，往来滋养于目。廓者如城廓之谓，各有门路往来，即匡廓卫御之意也。

故乾居西北，络通大肠之腑，脏属于肺；肺与大肠相为脏腑，上连清纯，下输糟粕，为传送之官，故曰传送廓。坎正北方，络通膀胱之腑，脏属于肾；肾与膀胱相为脏腑，主水之化源，以输津液，故曰津液廓。艮位东北，络通三焦，脏配命门；命门与三焦相为脏腑，会合诸阴，分输百脉，故曰会阴廓。震正东方，络通胆之腑，脏属于肝；肝胆相为脏腑，皆主清净，不受秽浊，故曰清净廓。巽位东南，络通中焦之腑，脏配心胞；心胞与中焦相为脏腑，胞络营血，以滋养中焦，分气以化生，故曰养化廓。离属正南，络通小肠之腑，脏属于心；心与小肠相为脏腑，为诸阳受盛之胞，故曰胞阳廓。坤位西南，络通于胃之腑脏，属于脾；脾胃相为脏腑，土纳水谷以养生，故曰水谷廓。兑正西方，络通下焦之腑，脏配肾络；肾与下焦相为脏腑，关主阴精化生之源，故曰关泉廓。

脏腑之相配，古圣《内经》已有定法，而三焦独重肝肾二络者，此目之配法。盖目专窍于肝，而主于肾，故有二络之专主也。左目属阳，阳道顺行，故廓之经络法象，亦以顺行；右目属阴，阴道逆行，故廓之经络法象，亦以逆行。察乎二目两眦之分，则昭然可明阴阳顺逆之道矣。

——明·傅仁宇《审视瑶函·卷一·八廓所属论》

【提要】 本论依据后天八卦及方位，联系脏腑特性，阐述八廓的脏腑所属及生理功能，又提出"目专窍于肝，而主于肾"，对眼科治法具有提示意义。

傅仁宇 目为至宝论

大哉！目之为体，乃先天之空窍，肇始之元明，经络之精华，荣卫之膏液；故有金珠玉液之称，幽户神门之号。究其源，实阴阳蕴气之始，二五凝精之际，神哉空窍，列分左右，妙合先天；大玄既备，神物渐凝，精明其聚，普照无穷。稽诸古论，则曰：肺之精，腾结而为气轮；肝之精，腾结而为风轮；心之精，腾结而为血轮；脾之精，腾结而为肉轮；肾之精，腾结而为水轮。

气轮者，白睛是也。内应乎肺，肺为华盖，部位至高，主气之升降，少有怫郁，诸病生焉。血随气行，气若怫郁，金受火克而亡血；血亡则病变不测。金包在水外，水来克金，故气轮先赤。金又克木，是以其病渐及于风轮也。金色宜白，故白而光泽者顺也。

风轮者，白睛内之青睛是也。内应乎肝，肝在时为春，春生万卉，而肝开窍于目，肝木主风，故曰风轮。此轮清脆，内包膏汁，有涵养瞳神之功，其色宜青，故青莹者顺也。目有黄浊者，乃湿热之害。惟小儿之色最正，及长，食乎厚味，则泻其气，而色亦异矣。

血轮者，两目角大小眦红是也。内应于心，心主血，故曰血轮。夫火在目为神光，火衰则有昏暝之患，火盛则有焚燥之殃；虽有两心，而无正轮。心君主也，通于大眦，故大眦赤者，实火也。命门为小心，小心者相火也。相火行君之令，通于小眦。小眦赤者，虚火也。若心君之主拱默，则相火自然清宁矣。火色宜赤，惟红活为顺也。

肉轮者，脾土是也。脾主肉，故曰肉轮。夫土为五行之主，故四轮皆脾之包含。土性主静，其色宜黄，得血为润，故黄泽为顺也。华佗云：目形类丸。瞳神居中而独前，如日月之东南，而晦西北也。内有大络者五，乃心、肝、脾、肺、肾，各主一络。中络者六，膀胱、大、小肠、三焦、胆、包络，各主一络；外有旁枝细络，莫知其数，皆悬贯于脑，下达脏腑，通乎血气往来以滋于目。故凡病发，则目中有形色，丝络一一顾见而可验，方知何脏何腑之受病。外有二窍，以通其气，内包诸液，液出则为泪。中有神膏、神水、神光，真血、真气、真精，皆滋目之液也。神膏者，目内包涵之膏液，膏液如破，则黑稠水出是也。此膏由胆中渗润精汁，升发于上，积而成者，方能涵养瞳神；此膏一衰，则瞳神有损。神水者，由三焦而发源，先天真一之气所化，在目之内，虽不可见，若被物触损伤，则见黑膏之外，有似稠痰出者是也。即目上润泽之水，水衰则有火盛燥暴之患；水竭则有目轮大小之疾；耗涩则有昏眇之危。亏者多，盈者少，是以世无全精之目。神光者，谓目中自然能视之精华也。夫神光原于命门，通于胆，发于心，皆火之用事。神之在人也大矣，在足能行，在手能握，在舌能言，在鼻能嗅，在耳能听，在目能见，有莫知其所以然而然者。夫神源舍乎心，故发于心焉。神如游龙，变化不测，人能静之，抱元守一，岂独目之无病哉。真血者，即肝中升运于目，轻清之血，乃滋目经络之血也。此血非比肌肉间混浊易行之血，因其轻清上升于高而难得，故谓之真也。真气者，即目经络中往来生用之气，乃先天真一发生之元阳也。大宜和畅，少有郁滞，诸病生焉。真精者，乃先后二天元气所化之精汁，先起于肾，次施于胆，而后及乎瞳神也。凡此数者，一有所损，目病生矣。

大概目圆而长，外有坚壳数重，中则清脆，内包黑稠神膏一函。膏外则白稠神水，水以滋膏；水外则皆血，血以滋水，膏中一点黑莹，乃是肾胆所聚之精华。惟此一点，烛照鉴视，空阔无穷者，是曰瞳神。此水轮也。其妙有三：胆汁、肾气、心神也。五轮之中，四轮不能视物，惟瞳神乃照物者。风轮则有包卫含养之功，故凡风轮有损，瞳神不久留矣。此即唇亡齿寒，辅车相根据之意也。或曰：瞳神水乎？气乎？血乎？膏乎？曰非血、非气、非水、非膏，乃先天之气所生，后天之气所成，阴阳之妙蕴，水火之精华。血养水，水养膏，膏护瞳神，气为运用，神则维持，喻以日月，其理相同。而午前则小，午后则大，亦随天地阴阳之运用也。

大抵目窍于肝，生于肾，用于心，润于肺，藏于脾；有大有小，有圆有长，皆由人禀受之异也。男子右目不如左目之精华，女子左目不如右目之光彩，此各得其阴阳之定理也。然贤愚佞直，刚柔寿夭，皆验目而知之。物之丝发差别可以辨，物之毫忽轻重可以定，遇物即知，远射无遗，岂不为神哉之至宝乎。故古人曰：天无二曜，一物无所生；人无两目，一物无所见。诚哉是言也，思之甚可惊畏。夫人之精血有限，岂可妄自斫丧真元？一旦疾成始悔，究其因皆从耽酒恋色，嗜欲无穷，或痰火头风，哭泣太伤，思虑过度；风沙烟障，不知避戒；竭视劳瞻，而不知养息。或五味四气，六欲七情，不节之所致也。由微至著，而人不知省；及疾已成矣，仍仗血气之盛而不医，或泥巫祷灵而不治，遂成痼疾，悔怅无由。虽有金谷之富，台鼎之荣，即卢扁复生，亦不能疗。吁嗟！堂堂之躯，同于木之偶耳。《经》云：欲无其患，先制其微。尽言疾之初起，即当疗治也。制之之法，岂独药哉！内则清心寡欲，外则惜视缄光。尽心清则火息，欲寡则水生，惜视则目不劳，缄光则膏常润；脏腑之疾不起，眼目之患即不生，何目疾之有哉。孔子曰：目不视邪色。戒颜子曰：非礼勿视。皆所以正其视，养心神也。而孟夫子亦曰：胸中不正，则眸子眊焉。又曰：物交物，则引之而已矣。岂非目由心之所使，心为目之所诱乎。故老子又曰：含眼光，缄真气。还真子曰：目不著于物，则心无所用；心无所用，则神不驰；神不驰兮心自固。岂非心不正，由目之妄视乎！故古之圣贤，保之有方，守之有道，缄舌含光，清心塞听，以养天真。则存德养身，不但目之无病，而寿亦延纪矣。

——明·傅仁宇《审视瑶函·卷一·目为至宝论》

【提要】　本论阐述五轮结构，包括结构特征、脏腑关联、生理功能和疾病表现等。尤其在对肉轮的介绍中，作者还解释了神膏、神水、神光，真血、真气、真精等概念，足见中医学关于眼部功能、内在结构及发病机理认识之深刻。最后，作者总结了眼病的致病之因以及防治方法，认为"内则清心寡欲，外则惜视缄光"是最根本的预防原则。

汪　昂　论目

目有五轮，白精为气轮，属肺金，故独坚；青睛为风轮，属肝木，内包膏汁，涵养瞳神；目角大、小眦为血轮，大眦属心君火，大眦赤者为实火，小眦属心包相火，小眦赤者为虚火；两睑为肉轮，属脾土，土藏万物，故包四轮。

开、动为阳为应用，闭、静为阴则睡矣。目有中神膏，此由胆中渗润精汁积而成者，能涵养瞳神。有神水先天真气所化，润泽之水也。有神光原于命门，通于胆，发于心，是火之用也。有真血，肝中升出，滋目经络之血也。有真气，目之经络中往来，生用之气，先天之元气阳也。有真精，先后天元所化精汁，起于胃，施于胆而及瞳神也。

目有坚壳数重，真血滋神水，神水包神膏，膏中一点青莹，乃胆肾所聚之精华。惟此一点，鉴照万物，空阔无穷，为水轮，属肾水。人之邪正、寿夭、贵贱、皆可验目而得之，岂非人身之至宝乎。

——清·汪昂《医方集解·卷六·明目之剂》

【提要】　本论阐述目的结构及各部名称、目与脏腑之联系、目之视物功能得以发挥的生理基础，以及察目的诊断意义等。论中还对神膏、神水、神光、真血、真气、真精六个术语进行了解释。

黄庭镜　五轮

不尘子曰：目之为体，圆灵照耀，稽其元始，乃火蕴血，血化水，水养膏，膏护瞳神，气为运用，精华具萃，毫忽昭明，方以日月，定名曰轮。五行之迹，著于轮中，左阴右阳，顺逆旋转，名因之。

上下两胞为睑，属土，内应乎脾，轮曰肉。夫脾体阴而用阳，动则消磨水谷，静则收摄血气，动静决于睑。凡人烦劳欲得食，倦逸则思睡，此其征也。又土质敦厚，发育万物，故四轮皆渠涵养而开阖以时。

肉轮两角为眦，外决于面者为锐眦，近鼻者为内眦。眦头有肉如珠属火，内应乎心，轮曰血。心之外有小心，亦属火。本经曰：心，君火也，人火也，通于内眦；命门，相火也，天火也，通于锐眦。然相火代君行令，虽有两心，其轮则一。

白睛属金，应乎肺，轮曰气。气之周流，如环无端。金之刚劲，是轮独坚。造化之理，元妙如此。

气轮中之青睛，则属木应肝，轮曰风，世称神珠，至清至脆，不可磨涅，晶莹如小儿之目为正。今人黄浊者，不饮食郁气，即情欲耗血，非本色也。又木春生夏长，根枝连理，故人身筋系于肝，而相火亦寓焉。

风轮下一圈收放者为金井，井内黑水曰神膏，有如卵白涂以墨汁。膏中有珠，澄澈而软，状类水晶棋子，曰黄精，总名瞳神，均属乎肾。肾为水火真源，神光幽潜之所，四轮不能视物，惟此明察秋毫，轮曰水。

诗曰：肝木风轮乃青睛，肉轮黄土睑脾荣，水轮肾水瞳神黑，肺本金轮白气清，两眦血轮心火赤，五轮元自五行生。五行分演成八卦，轮廓兼并脏腑明。

要知脏应五轮，一归乎气。《经》曰"诸气膹郁，皆属于肺"是也。所以者何？肺位至高，外主皮毛，六气乘之，先发红肿，为眵为泪等，次第而起。且火居金上，气满则妄动，金受火克，气轮愈赤。金又围在水外，金能胜木，其病辄及风轮，风轮损，瞳神亦无用者，唇亡齿寒，辅车相依之理也。若夫情志自病，为祸或倍于六气，即传并亦不常。大概心主血，血在目为神火，过于思虑则扰攘而赤脉隐涩，脉粗不断，渐成努肉，所谓火生土也。再有激触，势必翳蚀，风火合病矣。脾主肉，骋其齿牙以杀生命，亦能暴发肿痛与疮疡、菌毒。《经》曰：饮食自倍，肠胃乃伤。盖一切飞潜动植，安得与气禀咸宜？但病属有形，可施攻伐，未若饥苦内伤，浸淫至于皮急残风，终身治而无效。肝主风，见义敢为，其人必善怒，怒则相火上腾，头痛发热，甚而障膜顿生，畏光多泪，绝似外感，但脉不浮数，时瘥时复。肺主气，抑郁不舒，不时悲哭，则形容憔悴，双睛陷而不润，金水相生，内外神膏多有因是而枯败者。肾主水，水热则沸，寒则冰，动辄乱明，静能照物，此脏由房劳致戾盲者万千。虽水木同位，别因亦常相牵损，只在神膏金井，绝无内外症。人如积气生精，炼精化气，年登耄耋，夜能读细书。倘未老昏花泣出，无故视而惑妄者，皆深病也。

统而言之，经曰：精液之体重浊，静而属阴；神气之体轻清，动而属阳。阴阳违和，而目本病矣。本病标现，详其始自何轮，得何色，在气在血，某虚某实，了然方寸，则乘侮制化之理不思而得，而逆顺隔夺之治，自尔不勉而中，旋乾转坤，直令人目光照耀如日月矣。爰合五行主属，象形会意曰五轮，以便呼名云。

——清·黄庭镜《目经大成·卷之一·五轮》

【提要】　本论阐述了五轮的结构特征、生理功能与疾病表现，其中观点与前人之说大同小异。

黄庭镜　八廓

不尘子曰：八廓备位八卦，脉络左右经纬，贯通脏腑以应乎八卦之象，又张小使大，开扩五轮之旨，故曰廓。

如乾为白珠，络通大肠之腑，脏属于肺。肺者相傅之官，治节出焉。大肠者传导之官，变化出焉。肺与大肠相为表里，主分疏泾渭，上运清纯，下输糟粕，曰行健廓。

坎为神膏，络通膀胱之腑，脏属于肾。肾者作强之官，技巧出焉。膀胱者州都之官，津液藏焉。肾与膀胱相为表里，主陶冶情气，气布出溺，情翕构精，曰宣化廓。

震为青睛，络通胆之腑，脏属于肝。肝者将军之官，谋虑出焉。胆者中正之官，决断出焉。肝胆相为表里，主鼓发生机，怒不可逢，邪莫能犯，曰靖镇廓。

离为内眦，络通小肠之腑，脏属于心。心者君主之官，神明出焉。小肠者受盛之官，化物出焉。心与小肠相为表里，主会通水火，下济上行，品物咸章，曰虚灵廓。

坤为下睑，络通胃之腑，脏属于脾。脾胃者仓廪之官，五味出焉。脾胃相为表里，主腐熟水谷，保合太和，司培元气，曰资生廓。

艮为上睑，络通命门，脏固脾属，脾命者，亭毒之官，性质委焉。脾命相为表里，主细缊化醇，生而无灭，予而无夺，曰育德廓。

巽为金井，经引髓海，络连肝膈。髓海水之源，肝膈木之寄也。肝膈与髓海相为表里，主血脉舒敛，舒则敷荣，敛生内照，曰定光廓。

兑为锐眦，经走膻中，络及肾脂。膻中火之帅，肾脂体之充也。膻中与肾脂相为表里，主宗气动息，动应无方，息乃贞固，曰成能廓。

诗曰：气轮行健始天工，水游神膏宣化同，育德上胞山在位，资生下睑地归功，青睛靖镇须雷动，内眦虚灵任火通，再益成能锐眦泽，定光金井静无风。

其中脏腑相配，一遵古人成法，而八廓命名及黜三焦，以髓海膻中另配肝肾脂膈者，此不尘之创见。盖目窍专于肝，目光主于肾，合有二络之分司也。抑且右目属阳，阳道顺行，右目病来速而去亦速；左目属阴，阴道逆行，左目病来迟而去亦迟。夫二目功效既法两仪，而八卦体用，一谐卦象自然之序，非强合也。人知身体小天地，则天地定位、山泽通气之道明；人知物理有制化，则雷风相搏、水火不相射之义得矣。勿谓八廓犹三焦，有名无实，而鄙夷其说；亦毋泥八廓即八卦，义精理微，而穿凿其论。

——清·黄庭镜《目经大成·卷之一·八廓》

【提要】 本论阐述八廓概念与定位。关于"八廓"的部位，《银海精微》《眼科龙木论》《审视瑶函》《医宗金鉴》等重要文献均有记述。但是，这些文献所述"八廓"部位存在明显的差异，有些"廓"与"轮"重叠。例如：《银海精微》称"膀胱之腑为泽廓"，在《眼科龙木论》则称"津液廓"，《审视瑶函》同《眼科龙木论》，但《医宗金鉴》称泽廓又名"清净廓"，属三焦并非膀胱；而《审视瑶函》"清净"与肝胆相联系，既非三焦亦非膀胱。由上可见，各家分歧较大。由于历史原因，八廓的临床应用较少，值得今后深入研究。

5.3.3 咽喉口唇舌

《灵枢》 论咽喉※*

咽喉者，水谷之道也。喉咙者，气之所以上下者也。会厌者，声音之户也。口唇者，音声之扇也。舌者，音声之机也。悬雍垂者，音声之关者也。颃颡者，分气之所泄也。横骨者，神气所使，主发舌者也。

——《灵枢·忧恚无言》

【提要】 本论阐述咽喉结构的位置和功能。咽部下通于胃，是受纳水谷必经之路。喉咙下通于肺，是呼吸气息出入上下的要道。会厌在咽喉之间，能开能阖，相当于发出声音的门户。口唇的开阖，好像是启发言语音声的门扇，舌是言语音声的枢机。悬雍垂，是发音成声的关键所在。颃颡，是口鼻互相通气的窍孔，分泌鼻涕和唾液从此而出。附于舌根的横骨，受意识所支配，为控制舌体运动的枢机。

孙思邈 咽门论

论曰：夫咽门者，应五脏六腑，往来神气，阴阳通塞之道也。喉咙胞囊舌者，并津液，调五味之气本也，不可不研乎。咽门者，肝胆之候也，其重十两，广二寸五分，至胃管长一尺六寸。主通五脏六腑津液神气，应十二时。若脏热，则咽门闭而气塞；若腑寒，则咽门破而声嘶，母姜酒主之。热则通之，寒则补之，若寒热调和，病不生矣。

——唐·孙思邈《备急千金要方·卷十二：胆腑·咽门论》

【提要】 本论阐释咽的生理作用，脏腑联系，形态特征、所生病证和治疗原则。

孙思邈 舌论

论曰：舌者，心主小肠之候也。舌重十两，长七寸，广二寸半，善用机衡，能调五味也。凡有所啖，若多咸则舌脉凝而变色，多食苦则舌皮槁而外毛焦枯，多食辛则舌筋急而爪枯干，多食酸则舌肉肥而唇揭，多食甘则舌根痛而外发落。又曰：心欲苦，肺欲辛，肝欲酸，脾欲甘，肾欲咸，此五味内合五脏之气也。若脏热则舌生疮，引唇揭赤；若腑寒则舌本缩，口噤唇青。

寒宜补之，热宜泻之，不寒不热，依脏腑调之。舌缩口噤唇青，升麻煎主之。

——唐·孙思邈《备急千金要方·卷十四：小肠腑·舌论》

【提要】　本论阐述舌的生理作用，脏腑联系，形态特征、所生病证和治疗原则。

孙思邈　喉咙论

论曰：喉咙者，脾胃之候也。重十二两，长一尺二寸，广二寸。其层围十二重，应十二时。主通利水谷之道，往来神气。若脏热，喉则肿塞，气不通，乌翣膏主之。若腑寒，喉则耿耿如物欲窒，痒痹涎唾。热则开之，寒则通之，不热不寒，依脏调之。

——唐·孙思邈《备急千金要方·卷十六：胃腑·喉咙论》

【提要】　本论阐述喉咙的生理作用，脏腑联系，形态特征、所生病证和治疗原则。

杨士瀛　唇舌论

心之所司者舌，脾之所司者唇，口是虽各有所司存，然心之气，未尝不通于脾，脾之气，未尝不通于心也。夫舌者，心之官，尝五味之秀，以荣养一身，资脾胃之脏，以分布水谷。故心之本脉系于舌根，脾之络脉系于舌旁。或风寒暑湿之所中伤，则舌缩卷不能言；或忧怒思恐之所郁闭，则舌肿满而不得息。心热则破裂生疮，脾闭则白苔如雪，舌之为病合心脾而主治之。故曰"心之气未尝不通于脾"者此也。口者，一身吐纳之都门，百物荣养之要道，节宣少舛，病必生焉。故热则苦，寒则咸，宿食则酸，烦躁则涩，虚则淡，疸则甘。脏气偏胜，则其味必偏应于口，咸、酸、甘、苦，非舌味之而谁欤？若夫上池津液出于舌端，心实主之也，津液流布，非胃而何？故曰"脾之气未尝不通于心"者此也。或问口臭一证，可得闻乎？曰：脏腑异气，燥腐不同，是气蕴积胸膈之间，挟热而冲发于口，人将掩鼻而过之。信夫！医不难于处方，惟难于识证，受病源流，懵不及究，律以古方，尝试一中，不几费人乎？此辨之不可不早。

——宋·杨士瀛《仁斋直指方论·卷二十一·唇舌·唇舌论》

【提要】　本论阐述唇舌与心脾两脏相通的脏腑联系、生理基础、经脉所过等，并对唇舌为病进行了分类介绍，提出了总的治疗原则。

杨士瀛　咽喉论

咽者，胃之系；喉者，肺气之所通。咽以咽物，喉以候气，理一而分殊也。自其风邪客于喉间，气郁而热，则壅遏而为咽疼。自其热气生于肺胃，风毒蕴隆则肿结而为喉痹。尸咽者，阴阳不和，脾肺壅盛，风热毒气，不能宣通，故令尸虫发动，上蚀于喉，或痒或疼，如蜃之候也。谷贼者，谷芒强涩，藏于米而误食之，滞于咽门，不能传化，故风热并聚，与血气搏，遂令肿刺，如喉嗌之生谷贼也。胃脘实热，熏炙上焦，发为白头赤根；固有咽疮之证，脏腑停寒，寒则气缩，如物窒碍于其间，亦有喉闭之证。至若悬痈生于上腭，虽不关于咽喉，所以暴肿者，抑亦热气使然也。咽喉悬痛，关要所系，病不急疗，皆能杀人。然则疗之将何如？曰：热则通之，寒则温之，不热不寒，依经调之，寒热和平，病不生矣。

——宋·杨士瀛《仁斋直指方论·卷二十一·咽喉·咽喉论》

【提要】 本论阐述咽喉与肺胃的脏腑联系和生理基础等，并对咽喉为病进行了分类介绍，提出了总的治疗原则。

郑梅涧 咽喉说

呼者因阳出，吸者随阴入，呼吸之间，肺经主之。喉咙以下言六脏，为手足之阴；咽门以下言六腑，为手足之阳。盖诸脏属阴为里，诸腑属阳为表。以脏者藏也，藏诸神流通也；腑者府库，主出纳水谷糟粕转输之谓也。自喉咙以下六脏，喉应天气乃肺之系也。以肺属金，乾为天，乾金也。故天气之道，其中空长，可以通气息。但喉咙与咽并行，其实两异，而人多惑之。盖喉咙为息道，咽中下水谷。其喉下接肺之气，一云喉中三窍者，非。果喉中具三窍，则水谷与气各从一窍而俱下，肺中、肺下无窍，何由传送水谷入于下焦？黄帝书云：肺为诸脏之华盖，藏真高之气于肺经也。故清阳出上窍，浊阴出下窍。若世人不知保元，风、寒、暑、湿、燥、火之六气，喜、怒、忧、思、悲、恐、惊之七情，役冒非理，百病生焉。病疡既成，须寻所自，若喉痹、乳蛾、缠喉风、喉闭、喉疮、风毒、热毒等症，当刺者则刺，不可乱医；宜吐者则吐，不可妄治。须识其标本，辨其虚实，而攻导之，不失其法，临症变通，功效立见，其患自安。至于虚损、劳瘦、咳伤、咽痛者，此乃真阴亏竭，金木不能相生，而龙雷之火奔腾，上灼火炎则金伤，金伤高源无以蒸吻布沤，而咳血、声哑、咽痛干紧之症作矣。吁！如症至此，不惟非法可治，且百无一生，可胜言哉！

——清·郑梅涧《重楼玉钥·卷上·咽喉说》

【提要】 本论将咽与喉二者比较而论，认为"喉咙为息道，咽中下水谷"，外感风、寒、暑、湿、燥、火之六气，内伤喜、怒、忧、思、悲、恐、惊之七情，是咽喉疾病的共同诱因。临证需要辨别虚实，随机变通处治。

5.3.4 耳

杨士瀛 耳论

耳属足少阴之经，肾家之寄窍于耳也。肾通乎耳，所主者精，精气调和，肾气充足，则耳闻而聪。若劳伤气血，风邪袭虚，使精脱肾惫，则耳转而聋。又有气厥而聋者，有扶风而聋者，有劳损而聋者。盖十二经脉，上络于耳，其阴阳诸经，适有交并，则脏气逆而为厥，厥气搏入于耳，是为厥聋，必有时乎眩晕之证。耳者，宗脉之所附。脉虚而风邪乘之，风入于耳之脉，使经气痞而不宣，是为风聋，必有时乎头痛之证。劳役伤于气血，淫欲耗其精元，瘦悴力疲，昏昏聩聩，是为劳聋。有能将适得所，血气和平，则其聋暂轻，其或日就劳伤，风邪停滞，则为久聋之证矣。外此，又有耳触风邪，与气相击，其声嘈嘈，眼或见光，谓之虚鸣。热气乘虚，随脉入耳，聚热不散，脓汁出焉，谓之脓耳。人耳间有津液，轻则不能为害，若风热搏之，津液结聝成核塞耳，亦令暴聋，谓之耵耳。前是数者，肾脉可推，风则浮而盛，热则洪而实，虚则涩而濡。风为之疏散，热为之清利，虚为之调养，邪气屏退，然后以通耳、调气、安肾之剂主之，于此得耳中三昧。

——宋·杨士瀛《仁斋直指方论·卷二十一·耳·耳论》

【提要】 本论阐述耳与肺的脏腑联系、生理基础、经脉所过等，并对耳病进行了分类介绍，提出了总的治疗原则。

黄元御 论耳※

耳病者，浊阴之上填也。阳性虚而阴性实，浊阴下降，耳窍乃虚，虚则清彻而灵通，以其冲而不盈也。目者，木火之终气；耳者，金水之始基。木火外明，故神清而善发；金水内虚，故气空而善内。凡大块之噫气，生物之息吹，有窍则声入，声入则籁发，非关声音之巨细也。

窾窍空洞，翕聚而鼓荡之，故声入而响达，譬之空谷传声，万壑皆振。声不传于崇山，而独振于空谷者，以其虚也。声之入也以其虚，而响之闻也以其灵，声入于听宫，而响达于灵府，是以无微而不闻也。

浊气一升，孔窍堵塞，则声入而不通矣。人之衰者，脾陷胃逆，清气不升，浊气不降，虚灵障蔽，重听不闻。阴日长而阳日消，窍日蔽而聪日损，气化自然之数也。然窍闭于天而灵开于人，达者于是，有却年还聪之术也。

——清·黄元御《四圣心源·卷八：七窍解·耳病根源》

【提要】 本论阐述耳窍的气化生理、闻声机制以及病因病机。作者认为，耳窍贵空虚而通于神气。若浊邪蒙蔽清窍，则耳为之不利。浊邪上犯与脾胃虚损密切相关，若清升浊降则耳窍灵开。

5.3.5 鼻

杨士瀛 鼻论

肺为气之主，通窍于鼻。鼻者，清气出入之道路也。阴阳升降，气血和平，则一呼一吸，营卫行焉。其或七情内蠹，六气外伤，则清浊不分，泥丸汩乱，诸证迭起矣。夫血之与气，相随而行。若脏腑生热，乘于血气，故热气迫血妄行，自鼻孔出，谓之鼻衄。热则津液中干，冷则髓涕流注，若风冷随气乘于鼻脑，则津液交涕，不能自收，谓之流涕。肺为风寒所伤，津液冷滞，鼻气不宣，香臭不闻，于是壅作鼻齆。冷气停聚，血脉阴凝，岁月淹延，转加壅结，于是变生息肉。或风邪入鼻，搏于正气，邪正相击，鼻道不通，则为鼻痛。或气血壅滞，上焦生热，邪热之气，留伏不散，则为鼻疮。叠是数证，七情六气，皆当究其感受之原。用药有序，痊愈可期；执方无权，迄未有所济也。外此，更有湿蜃一证，鼻烂汁臭，下部生疮。

——宋·杨士瀛《仁斋直指方论·卷二十一·耳·耳论》

【提要】　本论阐述鼻与肺的脏腑联系和生理基础等，并对鼻病进行了分类介绍，提出了基本治疗原则。

5.3.6　肛门

孙思邈　肛门论

论曰：肛门者，主大行道，肺、大肠候也，号为通事令史。重十二两，长一尺二寸，广二寸二分，应十二时。若脏伤热，则肛门闭塞，大行不通，或肿，缩入生疮。若腑伤寒，则肛门开，大行洞泄，肛门凸出，良久乃入。热则通之，寒则补之，虚实和平，依经调理。

——唐·孙思邈《备急千金要方·卷十八：大肠腑·肛门论》

【提要】　本论阐述肛门的生理作用，脏腑联系，形态特征、所生病证和治疗原则。

6

脏 腑 论

6.1　脏腑命名与分别

◀《素问》　论十二官※*▶

心者，君主之官也，神明出焉。肺者，相傅之官，治节出焉。肝者，将军之官，谋虑出焉。胆者，中正之官，决断出焉。膻中者，臣使之官，喜乐出焉。脾胃者，仓廪之官，五味出焉。大肠者，传道之官，变化出焉。小肠者，受盛之官，化物出焉。肾者，作强之官，伎巧出焉。三焦者，决渎之官，水道出焉。膀胱者，州都之官，津液藏焉，气化则能出矣。凡此十二官者，不得相失也。故主明则下安，以此养生则寿，殁世不殆，以为天下则大昌。主不明则十二官危，使道闭塞而不通，形乃大伤，以此养生则殃，以为天下者，其宗大危，戒之戒之！

————《素问·灵兰秘典论》

【提要】　本论以古代统治机构职能的分工，来比喻并说明各脏腑器官的职能和作用，论述脏象学说的基础。心为五脏六腑之大主，精神之所舍，为十二官中居于主导者，所以为君主之官。相为百官之长，具有协助君主燮理阴阳的作用。从人体而言，肺主气，心主血，血无气不行，肺于心有辅助作用，故称为相傅之官。《素问·奇病论》说："肝者，中之将也，取决于胆。"是故肝胆为表里，肝出谋发虑，而胆谓之决断，必须不偏不倚，故为中正之官。《灵枢·胀论》："膻中者，心主之宫城也。"贴近君主，如同内侍，故为臣使之官。脾胃为藏米谷之处，故为仓廪之官。大肠具传导输送糟粕之用，故为传道之官。小肠受胃之浊，水谷为分，至此化物，故为受盛之官。肾为伎巧出处，秦时有"匠作"之官，负责营造宫殿，臆测此即作强之官的来源。三焦通行人体上中下之气，具有开决沟渎之功，故为决渎之官。膀胱居下，三焦水液聚汇，如人身洲渚，故为州都之官。

◀《素问》　论脏与腑之特性※*▶

所谓五脏者，藏精气而不泻也，故满而不能实。六腑者，传化物而不藏，故实而不能满也。

所以然者，水谷入口，则胃实而肠虚；食下，则肠实而胃虚。故曰实而不满，满而不实也。

——《素问·五脏别论》

【提要】 本论对五脏与六腑的生理功能做了对比说明。所谓五脏，其功能是主贮藏精气，所以经常地保持精气饱满；六腑的功能，是将水谷加以传化，所以它有时显得充实，但却不能永远保持盛满。

《灵枢》 论脏腑相合※※

肺合大肠，大肠者，传道之府；心合小肠，小肠者，受盛之府；肝合胆，胆者，中精之府；脾合胃，胃者，五谷之府；肾合膀胱，膀胱者，津液之府也。

——《灵枢·本输》

【提要】 脏腑表里在生理上相互作用，是由各脏腑所属的经络相互联接、相互渗透所构成的。《素问·血气形志篇》云："足太阳与少阴为表里，少阳与厥阴为表里，阳明与太阴为表里，是为足之阴阳也。手太阳与少阴为表里，少阳与心主为表里，阳明与太阴为表里，是为手之阴阳也。"又《阴阳应象大论》说："论理人形，列别脏腑，端络经脉，会通六合，各从其经……外内之应皆有表里。"王冰释之曰："表里者，诸阳经脉皆为表，诸阴经脉皆为里。"《医经精义》曰："脏腑各有一经脉，游行出入，以布其化。"综上可知，人体的脏腑表里相关是阴阳、气血、津液、精、神、魂、意、志、上下升降、内外出入循行等生理活动的枢纽。其一，肺与大肠相合为表里，是说肺与大肠表里气化无阻，则肺有治节、肃降、通调水道、呼换清浊、推行营卫之功，施布津液外润皮毛，内而宣发大肠传道之力，以升清降浊，以保肺气清肃，则无喘咳、便秘、水肿、腹泻、胸满之患。其二，肝与胆相合为表里。《天年篇》又云："五十岁，肝气始衰，肝叶始薄，胆汁始减。"是说肝与胆相合，少阳升发之气内旋，则肝能藏血，疏泄功能畅达，以布胆汁，输送于胆。胆者，为贮藏胆汁之府，又借肝疏泄之力而排胆汁，施于小肠，以助消化水谷之用。此外，肝胆为相火释放之机，以助全身气化之能。即："凡十一藏，皆取决于胆。"肝胆相召，气化不郁，则无胁痛、胁胀、腹胀、嗳气、矢气、善怒、口苦咽干、目眩之疾。其三，脾与胃以膜相连，相合而为表里。脾与胃，一主升，一主降；一主纳，一主化；一主润，一主燥，为生身之本。位于五脏之中，是为气化上升下降、左旋右转的中轴。中轴不滞，则脾升运不停，胃纳降不止，化生津液，津液充足，以济胃燥，胃燥以济脾湿，脾胃相济，升降相因清者能升，浊者能降。其四，心与小肠相合为表里。心为君火之脏，小肠为相火之府。君火阴火也，相火阳火也。君相二火，即阴阳一气相通，通则心与小肠气化相接，接则心气内充，而行血液循环，输送精津以济全身内外生理之用，使小肠泌其别汁，分解水谷之能，清者入血，浊者从谷道而出，则无小便短赤、心烦少寐、口舌生疮、尿血等病。其五，肾与膀胱互为表里。肾为水脏，命门附焉，火寓其中。故张介宾说："肾为水火之宅"。而膀胱为水之府、寒水之经，水为万物之元。因此，肾中命火一动，则相火内生，相火一动，则温煦膀胱，津液内存，气化寓其津液之中，而津液在膀胱气化作用下，相火温升推动之力，则津液之清者由太阳经脉，随气运行周身，润皮肤，泽筋骨，补脑髓。其浊内聚膀胱，由溺窍排出体外。值得注意的是，经文中脏腑关系用的是"合"字，而并非现代常说的"相"表里。合，相互配合的意思；相，有交相、互相的意思。此外，《素问·调经论》还有"五脏者，得与六腑为表里"的说法。为，是的意思。如心与小肠相表里，实际说的是心为脏为里、小肠为腑为表，具有相互配合的关联性；并非心为小肠之里且为小肠之表。所以"相表里"的说法不准确。

◆《灵枢》　论脏腑各有畔界※※

夫胸腹，脏腑之郭也。膻中者，心主之宫城也；胃者，太仓也；咽喉、小肠者，传送也；胃之五窍者，闾里门户也；廉泉、玉英者，津液之道也。故五脏六腑者，各有畔界，其病各有形状。

——《灵枢·胀论》

【提要】　本论阐述脏腑在胸胁腹中，虽然所处相近，但各有畔界，故其所病各异。胸腹为脏腑的城郭，膻中是心脏的宫城，胃是贮存水谷的仓廪，咽部和小肠是食物传送的道路，消化道的咽门、贲门、幽门、阑门、魄门这五个关卡，称为胃的五窍，就如里巷中的门户一样。廉泉、玉英，是津液的通路。五脏六腑各有其固定的位置界线，它们的病状也有不同的表现。

◆《灵枢》　论脏与腑之功能与形态※※

五脏者，所以藏精神、血气、魂魄者也。六腑者，所以化水谷而行津液者也。此人之所以具受于天也，愚智贤不肖无以相倚也……五脏者，所以参天地，副阴阳，而连四时，化五节者也。五脏者，固有小大、高下、坚脆、端正、偏倾者；六腑亦有小大、长短、厚薄、结直、缓急。

——《灵枢·本脏》

【提要】　本论阐述脏腑的生理功能、特性与大小坚脆等不同状况。五脏贮藏精神气血魂魄，六腑传化水谷运行津液。五脏的机能，与天地自然相适应，与阴阳的类别相配合，与四时相连通，与五个季节的五行变化相适应。杨上善说："肺心居上，故参天也；肝脾肾在下，故参地也。肝心为牡，副阳也。脾肺肾为牝，副阴也。肝春、心夏、肺秋、肾冬，即连四时也。从五时而变，即化五节。节，时也。"（《黄帝内经太素·卷第六（卷首缺）·脏腑之一·五脏命分》）五脏本身有大小、高低、坚脆及端正与偏斜的区别；六腑也有大小、长短、厚薄、曲直、松缓和敛急的区别。

◆《难经》　论脏有六腑有五的划分※

《经》言"腑有五，脏有六"者，何也？然。六腑者，正有五腑也。五脏亦有六脏者，谓肾有两脏也。其左为肾，右为命门。命门者，谓精神之所舍也。男子以藏精，女子以系胞，其气与肾通，故言脏有六也。

腑有五者，何也？然。五脏各一腑，三焦亦是一腑，然不属于五脏，故言腑有五焉。

——《难经·三十九难》

【提要】　关于脏有六的问题，在《灵枢·经脉》中，六阴经所属除五脏外，尚有心包络亦作为一脏。在《素问·灵兰秘典论》中，十二官为六脏六腑，其中除五脏外，尚有"膻中"为臣使之官，与《灵枢》基本一致。本论以命门为六脏之一，是与《内经》不同的另一种说法。

王　冰　论形脏四形脏五※

形脏四者：一头角，二耳目，三口齿，四胸中也。形分为脏，故以名焉。神脏五者：一肝，二心，三脾，四肺，五肾也。神藏于内，故以名焉。所谓神脏者，肝藏魂，心藏神，脾藏意，肺藏魄，肾藏志也。

——唐·王冰《黄帝内经素问注·六节脏象论》

【提要】　本论阐述《内经》中提出的九脏含"形脏四、神脏五"的命题。后世医家关于形脏四，还有从其他角度的不同理解。如张志聪认为："五脏之神，由肠胃津液之所生也。胃主化水谷津液，大肠主津，小肠主液，膀胱者津液之所藏，故以四腑为形脏。"此说也可作为参考。

孙一奎　问十二经脏腑命名之义

生生子曰：此圣人观数于物而名之也。按《尔雅》曰：心，纤也。灵识纤微，无物不贯心也。《卮言》曰：心者，深也。为之君主，神明出焉，深居端拱，而相火代之以行事也。肺者，茷也。茷茷然而居乎其上，为五脏之华盖也。又云：肺，勃也，言其气勃郁也。脾者，裨也。所以为胃行水谷，而裨助乎四脏也。又脾属土，天高而地下，尊卑之义也。肾者，神也。神也者，妙万物而为言者也。为作强之官，技巧出焉，妙万物者也。又肾者，引也。肾属水，主引水气灌注诸脉也。肝者，干也。属木，象木枝干也。为将军之官，谋虑出焉，所以干事也。胃者，汇也。万物之所聚，故曰海也。肠者，畅也。实而不满，通畅胃气，去滓秽也。胆者，敢也。为中正之官，决断出焉，敢之义也。又曰：胆者，澹也。清净之府，无所受输，淡淡然也。膀胱者，脬之室也。室以藏物，犹包裹也。又曰：胞，靤也。空虚之言也。主以虚，承水沴也。包络者，以其包络于心，不使浊气熏蒸于心也。又名手心主者，以其主行心之事也。手，是言手经。三焦以焦言，犹三才也。三才之用，重于中焦。滑伯仁曰：三焦始于原气，用于中焦，散于膻中，上焦主内而不出，下焦主出而不内，其内其出，皆系中焦之腐熟，用于中焦之为义，其可见矣。

——明·孙一奎《医旨绪余·上卷·十九、问十二经脏腑命名之义》

【提要】　本论从训诂的角度进行对脏腑的名称诠释，并阐述五脏六腑各自的生理功能。

龚廷贤　脏腑论

心藏神，肾藏精，脾藏魂，胆藏魄。胃受物而化之，传气于肺，传血于肝，而传水谷于脬肠矣。肾北方，天乙水，故以藏精。精始为魂魄，乃精之所自出，是精气之佐使，而并其出入。水能生木，木为之子，故胆中藏魄。心南方，太虚火，用以藏神。生阳曰魂魄，乃神之所自出，是为神气之所弼，而随其出入。火能生土，土为之子，故脾中藏魂。人之一身，精神其主，而魂魄其使也。人之主也，精神魂魄，性之用也，血气水谷，形之用也。惟内外交相养，则精神强而魂魄盛。性者受之天，必有藏焉。心者神所藏，肾者精所藏，脾者魂所藏，胆者魄所藏，统其藏者，心也。故能发见于声臭言视之间，而不违其则者，所以灵也。形者资于地，必有腑焉。肺为传气之府，胃为化水谷之府，又为之脬肠，以流其渣滓浊秽。故天地之性，人为贵，岂若异端者之言魂魄哉！愚谓人之饮食入口，由胃管入于胃中，其滋味渗入五脏。其质入于小肠乃化之，则入于大肠，始分别清浊。渣滓浊者，结于广肠；津液清者，入于膀胱。膀胱乃津液之府也，至膀胱又分清浊，浊者入于溺中，其清者入于胆。胆引入于脾，脾散于五脏，为涎，为唾，为涕，为泪，为汗。其滋味渗入五脏，乃成五汁。五汁同归于脾，脾和乃化血，行于五脏五腑，而统之于肝；脾不和，乃化为痰。血生气于五脏五腑，而统之于肺。气血化精，统之于肾。精生神，统之于心。精藏二肾之间，谓之命门。神藏于心之中窍，为人之元气。气从肺管中出，鼻为呼吸也。

——明·龚廷贤《寿世保元·卷一·脏腑论》

【提要】 本论阐述水谷在脏腑中的传化过程，与前人所论基本相同。唯其对"脾藏魂""胆藏魄"的生理功能论述，与前人有所不同，仅从五行生克推导而出，临床依据有待研究。

张介宾 脏象别论

脏象之义，余所类于经文者不啻详矣。然经有所未及，而同中有不同，及有先同后异者，俱不可以不辨也。

夫人身之用，止此血气。虽五脏皆有气血，而其纲领，则肺出气也，肾纳气也。故肺为气之主，肾为气之本也。血者，水谷之精也，源源而来，而实生化于脾，总统于心，藏受于肝，宣布于肺，施泄于肾，而灌溉一身。所谓气主煦之，血主濡之，而血气为人之橐籥，是皆人之所同也。若其同中之不同者，则脏气各有强弱，禀赋各有阴阳。脏有强弱，则神志有辨也，颜色有辨也，声音有辨也，性情有辨也，筋骨有辨也，饮食有辨也，劳役有辨也，精血有辨也，勇怯有辨也，刚柔有辨也。强中强者，病其太过；弱中弱者，病其不及。因其外而察其内，无弗可知也。禀有阴阳，则或以阴脏喜温暖，而宜姜、桂之辛热；或以阳脏喜生冷，而宜芩、连之苦寒。或以平脏，热之则可阳，寒之则可阴也。有宜肥腻者，非润滑不可也；有宜清素者，惟膻腥是畏也。有气实不宜滞，有气虚不宜破者。有血实不宜涩，有血虚不宜泄者。有饮食之偏忌，有药饵之独碍者。有一脏之偏强，常致欺凌他脏者。有一脏之偏弱，每因受制多虞者。有素挟风邪者，必因多燥，多燥由于血也。有善病湿邪者，必因多寒，多寒由于气也。此固人人之有不同也。其有以一人之禀而先后之不同者，如以素禀阳刚而恃强无畏，纵嗜寒凉，及其久也，而阳气受伤，则阳变为阴矣。或以阴柔而素耽辛热，久之则阴日以涸，而阴变为阳矣。不惟饮食，情欲皆然。病有出入，朝暮变迁，满而更满，无不覆矣。损而又损，无不破矣。故曰：久而增气，物化之常也；气增而久，夭之由也。此在经文固已明言之矣。

夫不变者，常也；不常者，变也。人之气质有常变，医之病治有常变，欲知常变，非明四诊之全者不可也。设欲以一隙之偏见，而应无穷之变机，吾知其遗害于人者，多矣。故于此篇之义，尤不可以不深察。

——明·张介宾《景岳全书·二卷·传忠录（中）·脏象别论》

【提要】 本论从气与血两个方面，将五脏大体分作两类，即"肺为气之主，肾为气之本"，以及"（血）实生化于脾，总统于心，藏受于肝，宣布于肺，施泄于肾"。基于此，对体质、发病、治则等基本理论进行细致阐述，具有一定的新意。但论中亦有不完备之处，如缺少肝主调达气机，将血之施泄归于肾似也勉强。

黄元御 脏腑生成

人与天地相参也。阴阳肇基，爰有祖气。祖气者，人身之太极也。祖气初凝，美恶攸分，清浊纯杂，是不一致，厚薄完缺，亦非同伦，后日之灵蠢寿夭，贵贱贫富，悉于此判，所谓命秉于生初也。

祖气之内，含抱阴阳；阴阳之间，是谓中气。中者，土也。土分戊己，中气左旋，则为己土，中气右转，则为戊土。戊土为胃，己土为脾。己土上行，阴升而化阳，阳升于左则为肝，升于上则为心；戊土下行，阳降而化阴，阴降于右则为肺，降于下则为肾。肝属木而心属火，肺属金而肾属水。是人之五行也。

五行之中，各有阴阳，阴生五脏，阳生六腑。肾为癸水，膀胱为壬水，心为丁火，小肠为丙火，肝为乙木，胆为甲木，肺为辛金，大肠为庚金。五行各一，而火分君相，脏有心主相火之阴，腑有三焦相火之阳也。

——清·黄元御《四圣心源·卷一：天人解·脏腑生成》

【提要】 本论阐述五脏的气化生成过程，以及五脏六腑之间的阴阳配属。人之禀赋差异的原因，在于授受的祖气不同。祖气之内，分为阴阳二气对待流行，其中枢戊己之气化为脾胃两脏。脾升胃降，又生出左肝右肺，及其上升化生出心而下降化生出肾，是为人之五脏。从五行的生化关系来看，与前人天一生肾水的说法不同，体现了作者强调中气斡旋的作用。

黄元御 论脏腑阴阳关系※※

《列子》：属天者，清而散；属地者，浊而聚。腑禀天气，故泄而不藏；脏禀地气，故藏而不泄。《五脏别论》：五脏者，藏精气而不泄也，故满而不能实；六腑者，传化物而不藏也，故实而不能满。

阴阳互根，五脏阴也，而阳神藏焉，非五脏之藏，则阳神飞矣；六腑阳也，而阴精化焉，非六腑之化，则阴精竭矣。盖阴以吸阳，故神不上脱，阳以煦阴，故精不下流。阳盛之处而一阴已生，阴盛之处而一阳已化。故阳自至阴之位而升之，使阴不下走；阴自至阳之位而降之，使阳不上越。上下相包，阴平阳秘，是以难老。阴在内，阳之守也，阳在外，阴之卫也。阴能守则阳秘于内，阳能卫则阴固于外。阳如珠玉，阴如蚌璞，含珠于蚌，完玉以璞，而昧者不知，弃珠玉而珍蚌璞，是之谓倒置之民矣。

——清·黄元御《素灵微蕴·卷一·脏象解》

【提要】 本论阐述六腑象天气，五脏象地气，并从阴阳关系探讨了五脏与六腑之间相辅相成的关系。

张效霞 藏象之本义

详仅见有"藏象"一词的《素问·六节藏象论》一段经文，乃是承上文"天食人以五气，地食人以五味，五气入鼻，藏于心肺……五气入口，藏于肠胃，味有所藏，以养五气"而来，岐伯的回答主要涉及五本、五藏、五华、五充、五通。很显然，藏象之"藏，与脏通"（《康熙字典》），也就是五脏六腑的通称，这是"人体胸腹腔内的器官皆可称曰脏"在今本《内经》中之痕迹。对于"象"，若确如王冰所言并被当今学术界所公认的那样，是指外观可阅之身形，即：心之"象"在面、在血脉，肺之"象"在毛、在皮，肾之"象"在发、在骨，肝之"象"在爪、在筋，脾之"象"在唇四白、在肌，那么，每一脏后面紧接着的"为阳中之太阳，通于夏气""为阳中之少阴，通于秋气""为阴中之太阴，通于冬气""为阴中之少用，通于春气""此至阴之类，通于土气"，不都成了"不可阅"的多余之论了吗？因此，上述每脏后面的最后两句才是岐伯对"藏象何如"这设问的分别回答。换言之，即心之"象""为阳中之太阳，通于夏气"，肺之"象""为阳中之少阴，通于秋气"，肾之"象""为阴中之太阴，通于冬气"，肝之"象""为阴中之少阳，通于春气"。也就是诸脏所应的天地四时阴阳之"象"。由"此至阴之类，通于土气"来看，似乎已引进了"五行"归类，虽然其他四脏只字未提"五行"，但从将诸脏相应的"五华""五充"，作为讨论诸脏之"象"的论据并联系脏腑与形体官窍皆是五行归类的结果，亦可以把诸脏之"象"视为天地四时阴阳五行之"象"。

从《素问·六节藏象论》篇题及上下文关系来看，该篇是"首问六六之节，后又问藏象何如"（《黄帝内经素问注证发微》）而名篇的，即抽取前段"六六之节"的"六节"与后段"藏象何如"的"藏象"拼凑成一篇名。先以较大篇幅讲天度、气数，详陈"天以六六为节，地以九九制会"，然后又说 夫自古通天者，生之本，本于阴阳，其气九州九窍，皆通乎天气"，最后在讨论"天至广不可能至大不可量……天食人以五气，地食人以五味"的基础上才有"藏象何如"之发问。虽然林亿新校正疑该篇"自岐伯曰，明乎哉问也"至"可得闻乎"为王冰所增补，丹波元简亦云此"七百八十字，全然别是一家言"（《素问识》），纵然确乎如此，但王冰之所以如此为之的良苦用意，是让人明晓这样一个道理：《素问》通篇只此有"藏象"词，主要是出于总结五脏与四时用用五行关系的需要，别无其他深意。如果硬要说是对人体自身内外两个方面功能表现的陈述，则与上下文突兀不接。

关于"象"的含义，人们大都引用王冰在《素问·六节藏象论》中所作之注："象，谓所见于外，可阅者也。"而却忽视了王冰在《素问·五脏生成》"五脏之象，可以类推"一句下所作的另一个注："象，谓气象也。言五脏虽隐而不见，然其气象性用，犹可以物类推之。何者？肝象木而曲直，心象火而炎上，脾象土而安静，肺象金而刚决，肾象水而润下。夫如是皆大举宗兆，其中随事变化，象法傍通者，可以同类而推之尔。"明确指出藏象即为五行之"气象"。同时我们还注意到，首次将"藏象"作为一类目提出的滑寿解释其立意之缘由时说道："五脏以位，六腑以配，五行攸属，职司收分，具藏象钞。"(《读素问钞》)明·吴崑亦说："象，犹天象之象，可见者也。"(《内经素问吴注》)清·张志聪则说得更为明白："象者，像也。论脏腑之形象，以应天地之阴阳也"，"五脏在内，而气象见于外，以五行之理，可类而推之。"(《黄帝内经素问集注》)

综上所述，藏象的本义是指脏腑与天地四时阴阳五行相通相应的事物和现象，正如《素问·五运行大论》所言"天地阴阳者，不以数推，以象之谓也"。这样的藏象相应，很难说是"藏"支配"象"的关系，不只限于人体自身表里功能学，而是超越人体自我的，是"人与天地相参"这一贯穿中医理论体系之始终的永恒主题的具体体现。

　　　　——张效霞《脏腑真原·脏腑概念辨析·五、脏腑与藏象考辨·2、藏象之本义》

【提要】　本论阐述藏象的本义，源于自然气化之象，"指脏腑与天地四时阴阳五行相通相应的事物和现象"，体现了天人相应的核心理念。而非仅为内在脏腑与外在表现的关联。

6.2　五　　脏

6.2.1　五脏统论

《素问》　论五脏之象[※※]

心者，生之本，神之处也，其华在面，其充在血脉，为阳中之太阳，通于夏气。肺者，气之本，魄之处也，其华在毛，其充在皮，为阳中之太阴，通于秋气。肾者，主蛰，封藏之本，精之处也，其华在发，其充在骨，为阴中之少阴，通于冬气。肝者，罢极之本，魂之居也，其华在爪，其充在筋，以生血气，其味酸，其色苍，此为阳中之少阳，通于春气。

　　　　——《素问·六节脏象论》

【提要】　本论是对脏象学说的系统表述，说明了脏腑之功能、外在表现之象以及阴阳属性特点等。关于"凡十一脏取决于胆"，李东垣说："胆者，少阳春生之气，春气升则万化安，故胆气春升，则余脏安之，所以十一脏取决于胆也。"(《脾胃论·卷上·脾胃虚实传变论》)

《素问》　论五脏与形色的联系[※※]

心之合脉也，其荣色也，其主肾也。肺之合皮也，其荣毛也，其主心也。肝之合筋也，其荣爪也，其主肺也。脾之合肉也，其荣唇也，其主肝也。肾之合骨也，其荣发也，其主脾也。

　　　　——《素问·五脏生成》

【提要】　本论阐述五脏所合、所主与所荣。这种关系，在一定程度上可以反映内脏的健康状况。因而，通过对内脏的治疗，也可以相应地改善这些形体外表的状态。

《素问》 论色味当五脏^{※*}

色味当五脏：白当肺、辛，赤当心、苦，青当肝、酸，黄当脾、甘，黑当肾、咸。故白当皮，赤当脉，青当筋，黄当肉，黑当骨。

——《素问·五脏生成》

【提要】 本论阐述五味与五脏的关联，这种联系便于用五行理论分析四诊信息和解释病机。张志聪说："当，承也，值也。谓色味之应五脏者，色外而味内也。故曰'白当肺辛'，言辛生肺而肺生白也。此复结五脏死生之色，生于五脏之气，五脏神气生于五味也。"

《素问》 论五脏法时^{※*}

肝主春，足厥阴少阳主治，其日甲乙，肝苦急，急食甘以缓之。心主夏，手少阴太阳主治，其日丙丁，心苦缓，急食酸以收之。脾主长夏，足太阴阳明主治，其日戊己，脾苦湿，急食苦以燥之。肺主秋，手太阴阳明主治，其日庚辛，肺苦气上逆，急食苦以泄之。肾主冬，足少阴太阳主治，其日壬癸，肾苦燥，急食辛以润之。

——《素问·脏气法时论》

【提要】 本论阐述五脏与四时象通应、与经脉相连属，以及调理五脏之病适宜的气味。如肝属木，旺于春，肝与胆为表里，春天是足厥阴肝和足少阳胆主治的时间；甲乙属木，足少阳胆主甲木，足厥阴肝主乙木，所以肝胆旺日为甲乙；肝在志为怒，怒则气急，甘味能缓急，故宜急食甘以缓之。余类推。

《素问》 论五脏对应之五味、五恶、五液、五神、五体、五脉^{※*}

五味所入：酸入肝，辛入肺，苦入心，咸入肾，甘入脾，是谓五入。
五脏所恶：心恶热，肺恶燥，肝恶风，脾恶湿，肾恶寒，是谓五恶。
五脏化液：心为汗，肺为涕，肝为泪，脾为涎，肾为唾，是谓五液。
五脏所藏：心藏神，肺藏魄，肝藏魂，脾藏意，肾藏志，是谓五脏所藏。
五脏所主：心主脉，肺主皮，肝主筋，脾主肉，肾主骨，是谓五主。
五脉应象：肝脉弦，心脉钩，脾脉代，肺脉毛，肾脉石，是谓五脏之脉。

——《素问·宣明五气》

【提要】 本论阐述五脏之气与饮食气味、生理特性、化生津液、所藏神志、制其所主以及脉象的关系。

《素问》 论五脏主五体^{※*}

肺主身之皮毛，心主身之血脉，肝主身之筋膜，脾主身之肌肉，肾主身之骨髓。

——《素问·痿论》

【提要】　本论阐述五脏与五体的关系。肺主全身之皮毛，心主全身之血脉，肝主全身之筋膜，脾主全身之肌肉，肾主全身之骨髓。

《素问》　论脏有要害※*

脏有要害，不可不察，肝生于左，肺藏于右，心部于表，肾治于里，脾为之使，胃为之市。鬲肓之上，中有父母；七节之傍，中有小心。从之有福，逆之有咎。

——《素问·刺禁论》

【提要】　本论指出内脏的要害之处，并阐述肝、肺、心、肾、脾胃等重要脏腑的位置。要害，意指身体上容易致命的部位。"肝生于左，肺藏于右"，指人面南而立，左东右西的位置。肝主春，其气生，位居东方，故云肝生于左。肺主秋，其气降，居西方，故云肺藏于右。此指脏器之气化功能，非指脏器本体所在部位。心为阳中之阳，故布阳气于表。肾为阴中之阴，故主阴气于里。脾土旺于四季，主运水谷，以管四脏，故云脾为之使。胃主收纳五谷，如市之聚散。

"七节之傍，中有小心"。王冰注："小心为真心，神灵之官室。"马莳注："心在五椎之下，故背之中行有神道，开一寸五分为心俞，又开一寸五分为神堂，皆主于心藏神之义。然心之下有心包络，其形有黄脂裹心者，属手厥阴经，自五椎之下而推之，则包络当垂至第七节而止，故曰七节之傍，中有小心。盖心为君主，为大心，而包络为臣，为小心也。"吴崑注："此言七节，下部之第七节也，其旁乃两肾所系，左为肾，右为命门。命门者，相火也，相火代君行事，故曰小心。"张介宾注："人之脊骨共二十一节，自上而下当十四节之间，自下而上是为第七节。其两傍者乃肾俞穴，其中则命门外俞也。人生以阳气为本，阳在上者谓之君火，君火在心。阳在下者谓之相火，相火在命门，皆真阳之所在也，故曰七节之傍，中有小心。"（《类经·二十二卷·针刺类·六十四、刺害》）傍，通旁。按：此二句历代医家认识不一，今并存之以供参考。

《素问》　论五脏之道※*

夫心藏神，肺藏气，肝藏血，脾藏肉，肾藏志，而此成形。志意通，内连骨髓而成身形五脏。五脏之道，皆出于经隧，以行血气。血气不和，百病乃变化而生，是故守经隧焉。

——《素问·调经论》

【提要】　本论阐述五脏所藏以及守经隧的意义。五脏相互联系的道路，都是出于经脉，通过经脉以运行血气；人若血气不和，就会变化而发生各种疾病，所以必须保持经脉通畅，不失其常。张介宾注："隧，潜道也。经脉伏行，深而不见，故曰经隧。五脏在内，经隧在外，脉道相通，以行血气，血气不和，乃生百病，故但守经隧，则可以治五脏之病。"（《类经·十四卷·疾病类·十八、有余有五不足有五》）

《素问》 论五气化生五脏※*

东方生风，风生木，木生酸，酸生肝，肝生筋，筋生心。其在天为玄，在人为道，在地为化。化生五味，道生智，玄生神，化生气。神在天为风，在地为木，在体为筋，在气为柔，在脏为肝。其性为喧，其德为和，其用为动，其色为苍，其化为荣，其虫毛，其政为散，其令宣发，其变摧拉，其眚为陨，其味为酸，其志为怒。怒伤肝，悲胜怒；风伤肝，燥胜风；酸伤筋，辛胜酸。

南方生热，热生火，火生苦，苦生心，心生血，血生脾。其在天为热，在地为火，在体为脉，在气为息，在脏为心。其性为暑，其德为显，其用为躁，其色为赤，其化为茂，其虫羽，其政为明，其令郁蒸，其变炎烁，其眚燔炳，其味为苦，其志为喜。喜伤心，恐胜喜；热伤气，寒胜热；苦伤气，咸胜苦。

中央生湿，湿生土，土生甘，甘生脾，脾生肉，肉生肺。其在天为湿，在地为土，在体为肉，在气为充，在脏为脾。其性静兼，其德为濡，其用为化，其色为黄，其化为盈，其虫倮，其政为谧，其令云雨，其变动注，其眚淫溃，其味为甘，其志为思。思伤脾，怒胜思；湿伤肉，风胜湿；甘伤脾，酸胜甘。

西方生燥，燥生金，金生辛，辛生肺，肺生皮毛，皮毛生肾。其在天为燥，在地为金，在体为皮毛，在气为成，在脏为肺。其性为凉，其德为清，其用为固，其色为白，其化为敛，其虫介，其政为劲，其令雾露，其变肃杀，其眚苍落，其味为辛，其志为忧。忧伤肺，喜胜忧；热伤皮毛，寒胜热；辛伤皮毛，苦胜辛。

北方生寒，寒生水，水生咸，咸生肾，肾生骨髓，髓生肝。其在天为寒，在地为水，在体为骨，在气为坚，在脏为肾。其性为凛，其德为寒，其用为藏，其色为黑，其化为肃，其虫鳞，其政为静，其令霰雪，其变凝冽，其眚冰雹，其味为咸，其志为恐。恐伤肾，思胜恐；寒伤血，燥胜寒；咸伤血，甘胜咸。

五气更立，各有所先，非其位则邪，当其位则正。

——《素问·五运行大论》

【提要】　本论通过气化理论，将自然气候、物候与人体五脏、五色、五志、五味、五体等关联在一起，形成了系统的理论认识。本论蕴含着丰富的五行生克与脏象学说等内容，在《素问》其他篇章也有类似的内容，可并参。

《灵枢》 论五脏之候※*

五脏六腑者，肺为之盖，巨肩陷咽，候见其外……五脏六腑，心为之主，缺盆为之道，骷骨有余，以候䯏骬……肝者主为将，使之候外，欲知坚固，视目小大……脾者主为卫，使之迎粮，视唇舌好恶，以知吉凶……肾者主为外，使之远听，视耳好恶，以知其性。

——《灵枢·师传》

【提要】　本论阐述通过对身形局部形态的观察，测知内在脏气的盛衰常变的一般规律，反映出中医诊法的原则之一——司外揣内，进而说明人体内外的密切联系。

《灵枢》 论五脏联系与作用※*

五脏六腑，心为之主，耳为之听，目为之候，肺为之相，肝为之将，脾为之卫，肾为之主外。

——《灵枢·五癃津液别》

【提要】 本论阐述五脏之间的相互关系和作用。五脏六腑之中，心为主宰，其他脏器，都在心的支配下活动。耳的听声，目的视物，都听从于心。肺朝百脉而主治节，如同宰相的作用；肝主谋虑决断，犹如将军；脾主肌肉而保护整个身体，如卫士一样，肾主骨而支撑全身。

《灵枢》 论五脏五变※*

肝为牡脏，其色青，其时春，其日甲乙，其音角，其味酸。心为牡脏，其色赤，其时夏，其日丙丁，其音徵，其味苦。脾为牝脏，其色黄，其时长夏，其日戊己，其音宫，其味甘。肺为牝脏，其色白，其时秋，其日庚辛，其音商，其味辛。肾为牝脏，其色黑，其时冬，其日壬癸，其音羽，其味咸。是为五变。

——《灵枢·顺气一日分为四时》

【提要】 五变，是指五种变化。本论阐述五脏与色、时、音、味的关系。

《难经》 论心肺独在膈上※

五脏俱等，而心肺独在膈上者，何也？然。心者血，肺者气。血为荣，气为卫，相随上下，谓之荣卫。通行经络，营周于外，故令心肺独在膈上也。

——《难经·三十二难》

【提要】 本论阐述心主营血、肺主卫气，及上焦布敷营卫气血的重要作用。联系《难经·二十二难》中"气先病，血后病"之论，对后世温病学说的卫气营血辨证理论的建构，可能有一定的影响。

《难经》 论五脏阴阳※

肝青象木，肺白象金。肝得水而沉，木得水而浮。肺得水而浮，金得水而沉。其意何也？然。肝者，非为纯木也，乙角也，庚之柔。大言阴与阳，小言夫与妇。释其微阳，而吸其微阴之气，其意乐金，又行阴道多，故令肝得水而沉也。肺者，非为纯金也，辛商也，丙之柔。大言阴与阳，小言夫与妇。释其微阴，婚而就火，其意乐火，又行阳道多，故令肺得水而浮也。肺熟而复沉，肝熟而复浮者，何也？故知辛当归庚，乙当归甲也。

——《难经·三十三难》

【提要】　本论阐述肝、肺两脏的五行所属。对肝得木而沉、肺得水而浮、肺熟而复沉、肝熟而复浮的现象，作出解释。关于肺得水而浮、肝得水而沉等说，亦见于《白虎通·五行》。可见此说在汉代较为流行，不一定是医家的话。在医理方面也颇难说明问题。

《难经》　论五脏各有声、色、臭、味、液与五脏藏七神※

五脏各有声、色、臭、味、液，皆可晓知以不？然。《十变》言：肝色青，其臭臊，其味酸，其声呼，其液泣；心色赤，其臭焦，其味苦，其声言，其液汗；脾色黄，其臭香，其味甘，其声歌，其液涎；肺色白，其臭腥，其味辛，其声哭，其液涕；肾色黑，其臭腐，其味咸，其声呻，其液唾。是五脏声、色、臭、味、液也。

五脏有七神，各何所藏那？然。脏者，人之神气所舍藏也。故肝藏魂，肺藏魄，心藏神，脾藏意与智，肾藏精与志也。

——《难经·三十四难》

【提要】　本论阐述五脏与五声、五色、五臭、五味、五液的特殊联系，指出五脏为七神所藏，突出五脏与神的密切关系。五脏与声、色、臭、味、液的联系及五脏藏神等理论，是以五脏为中心，将人体孔窍感官功能与精神意识等，按五行属性联系起来，反映了统一整体的基本观点。

王　冰　论五脏气象※

象，谓气象也。言五脏虽隐而不见，然其气象性用，犹可以物类推之。何者？肝象木而曲直，心象火而炎上，脾象土而安静，肺象金而刚决，肾象水而润下。夫如是皆大举宗兆，其中随事变化，象法傍通者，可以同类而推之尔。

——唐·王冰《黄帝内经素问注·五脏生成》

【提要】　本论对五脏之象的概念和相关属性进行诠释，认为事物可以取五行之象而进行类推，由此能够建立五行及五脏与万事万物之间的相互联系。

汉东王先生　论五脏病相生刑克*

汉东王先生《家宝》论五脏相生刑克：肝属东方木，木生火，金能克之，旺在春三个月，能克于土，见秋而衰。以脾为妇，木为阳，脾为阴也。心属南方火，火生土，水能克之，旺在夏三个月，能克于金，见冬而衰。脾为中宫土，土生金，木能克之，旺在四季月，四立前后各十八日，能克于水。三月、六月、九月、十二月亦是旺也。肺属西方金，金生水，火能克之，旺在秋三个月，见春而衰，能克于木。肾属北方水，水生木，土能克之，旺在冬三个月，见夏而衰，能克于火。

——宋·刘昉《幼幼新书·第三卷·五脏病相生刑克》

【提要】　本论辑录前人关于五脏生克的论述，原文献及汉东王先生已不可考。作者基于五行生克规律，对五脏之间的相互关系做出阐释。其中"四立"即立春、立夏、立秋、立冬四个节气，分别位于农历三月、六月、九月、十二月，因脾旺于四季，故此四月亦归于脾脏主时。

杨士瀛　五脏所主论

夫在天之风，在地为木，在人为肝，惟肝则主风。在天之热（暄、暑、炽、燠，热之用也），在地为火，在人为心，惟心则主热。在天之湿，在地为土，在人为脾，惟脾则主湿。在天之燥，在地为金，在人为肺，惟肺则主燥。在天之寒，在地为水，在人为肾，惟肾则主寒。吁！此天地自然之气也。

气之恣伏，乘虚入人，而人不能克，百病之所由生。故风喜伤肝，热喜伤心，湿喜伤脾，燥喜伤肺，寒喜伤肾，而暑喜伤心包络（心包络曰膻中，在胸膈间。盖心主暑，故暑气伏于三焦膈胃之间）。其或风气之胜，木邪乘土，则脾病生焉。热气之胜，火邪乘金，则肺病生焉。湿气之胜，土邪乘水，则肾病生焉。燥气之胜，金邪乘木，则肝病生焉。寒气大来，心火亦为肾水所乘矣。左关为人迎，可以知风、寒、暑、湿、热、燥所从入之门。右关为气口，可以别脏气郁畅与食气聚散盈虚之候。若乃忧愁思虑，易耗心神；恚怒气逆，易损肝气；纵欲强志，肾之戕；形寒饮冷，肺之害；饥饱劳倦，脾之伤。外之六气相乘，内之七情相感，凡是数者，皆为五脏之邪。因其所主，而寻其某脏所受之处，则得之矣。

心主血，所藏者神，上应舌，外应诸掌，其声言，其色赤，其臭焦，其味苦，其液汗。肝主筋，所藏者魂，上应眼，外应爪甲，其声呼，其色青，其臭燥，其味酸，其液泣。肾主骨，所藏者精与志，上应耳，外应腰背，其声呻，其色黑，其臭腐，其味咸，其液唾（肾冷多唾，肾热多渴）。肺主气，所藏者精与志，上应鼻，外应皮毛，其声哭，其色白，其臭腥，其味辛，其液涕。脾主肌肉，所藏者意与智，上应口，外应四肢，其声歌，其色黄，其臭香，其味甘，其液涎。

故心肺在上，主脉气也。肝肾在下，藏精血也。脾居中州，又所以为精血脉气之养也。心之平脉浮大而散，肝之平脉弦细而长，肾之平脉沉濡而滑，肺之平脉短涩而浮，脾之平脉和缓而大。平者，五脏本然之正脉也。春弦、夏钩（叔和云：夏洪取火脉来盛之义）、秋毛、冬石，以其四时当旺者，象之木火金水，四时各旺七十有二日。土为季脉，每季之月寄旺一十八日。春则弦缓，夏则洪缓，秋则微缓，冬则沉缓。合四季而论，则亦七十有二日矣。春弦者，端直之状，细弱而长是也。夏钩者，浮大而散，来疾去迟是也。秋毛者，稀软之状，轻虚以浮是也。冬石者，沉濡而滑，举指来疾是也。土之脉，温浓气行乎脏腑之中，平和不可得见，其衰则现焉。所谓弦、钩、毛、石，盖应时而略见耳，其中须有谷神胃气之和。

若弦如张弓弦，钩如操带钩，毛如风吹毛，石来如夺索，去如弹石，此皆危脉也。此绝无胃气也。胃气亏绝，其能久乎？若夫春得金脉，夏得水脉，秋得火脉，冬得土脉，四季得木脉，其与心之脉克肺，肺之脉克肝，肝之脉克脾，脾之脉克肾，肾之脉克心，此皆贼邪也。一脏无气，况可以为人乎？然则诸腑之脉可得闻欤？曰：小肠微洪，大肠微涩，膀胱微沉，胃微缓而胆微弦急。此无他腑与脏合气，同气相求，斯有得其近似者矣。

抑古人所谓九脏者，又何如耶？曰：形脏四，一者头角，二者耳目，三者口齿，四者胸中。神脏五，在心藏神，在肝藏魂，在肾藏志，肺藏魄而脾藏意。然脏者，神之舍；色者，神之旗。

五脏已败，其色必夭，槁怪异常，夭必亡矣。抑犹有说焉。微迟、濡弱，其候虽不同，而为寒为虚一也。数实、长洪，其形虽不类，而为热为实一也。诸脉皆弦，吾知其病出于肝；诸脉皆缓，吾知其病出于脾；诸脉皆涩，吾知其病出于肺。脉皆浮洪，病不在心乎？脉皆沉滑，病不在肾乎？若合腑脏而观，假如数在左寸，数主热也，沉之而得，则热入于心；浮之而得，则热入小肠。迟在左尺，迟主寒也，沉之而得，则寒入于肾；浮之而得，则寒入膀胱。其余以此推之。噫！此通变法也。安得圆机之士与之论此哉！

——宋·杨士瀛《仁斋直指方论·卷一：总论·五脏所主论》

【提要】 本论以五脏为中心，依据五行生克规律，阐述五脏主时及其属性，五脏所伤的发病特点，以及情志内伤五脏的规律。继而论述了五脏所主、所藏、所应，声、色、臭、味、液等人体系统功能的关联性，以及五脏所对应的正常脉象、异常脉象和主病，内容较为详实，一本《内经》原旨。

周之干 论五脏分属阴阳与生克

五脏分属阴阳，阴阳全赖生克。故固肾者，不可以不保肺，肺者所以生肾也。扶脾者不可以不治肝，肝者所以克脾也。然扶脾即所以保肺，土能生金也；保肺即所以平肝，金能克木也。脾病即肺病，肝病即脾病。肝病当缓其中，盖肝气不可充，肝血不可亏，乃治肝之要诀也。

——明·周之干《周慎斋遗书·卷一·阴阳脏腑》

【提要】 本论基于五脏生克的规律，提出治疗五脏病证的原则，重点强调了调整肝脏功能的方法，认为"肝气不可充，肝血不可亏，乃治肝之要诀"；指出肝有病首先伤及肺脾两脏，继而遍及其他脏腑，故有"肝为五脏之贼"的说法。

李中梓 五脏论

肺者，相傅之官，治节出焉。肺者，气之本，魄之处也，为阳中之太阴，通于秋气。肺配胸中，与大肠为表里。其母脾土，其子肾水，其克肝木，其贼心火。其象金，其藏魄，其旺秋，其绝夏，其色白，其位西，其卦乾，其恶寒，其性义，其音商，其数九，其味辛，其臭腥，其华毛，其候鼻，其充皮，其液涕，其声哭，其气呬。其不足则太息，其有余则喘嗽。其平脉浮短，其贼脉洪，其死丙丁日。其畜马，其谷稻，上为太白星……

心者，君主之官，神明出焉。心者，生之本，神之变也，为阳中之太阳，通于夏气。主明则下安，以此养生则寿。主不明则十二官危，使道闭塞而不通，形乃大伤，以此养生则殃。心以膻中为腑，与小肠为表里。其母肝木，其子脾土，其克肺金，其贼肾水。其象火，其藏神，其旺夏，其绝冬，其色赤，其位南，其卦离，其恶热，其性礼，其音徵，其数七，其味苦，其臭焦，其华面，其候舌，其充血，其液汗，其声笑，其气呼。其不足则忧，其有余则笑不休。其平脉洪，其贼脉沉，其死壬癸日。其畜羊，其谷黍，上为荧惑星……

脾者，仓廪之官，五味出焉。脾者，仓廪之本，营之居也，此至阴之类，通于土气。脾以胃为腑，其母心火，其子肺金，其克肾水，其贼肝木。其象土，其藏意，其旺长夏及四季之末，其绝春，其色黄，其位中央，其卦坤，其恶湿，其性信，其音宫，其数五，其味甘，其臭香，其华在唇四白，其候口，其充肉，其液涎，其声歌，其气呵。其不足则少气，其有余胀满。其平脉缓，其贼脉弦，其死甲乙日，其畜牛，其谷稷，上为镇星……

肾者，作强之官，伎巧出焉。肾者，主蛰，封藏之本，精之处也，为阴中之少阴，通于冬气。肾以膀胱为腑，其母肺金，其子肝木，其克心火，其贼脾土。其象水，其藏志，其旺冬，其绝长夏及四季之末，其色黑，其位北，其卦坎，其恶燥，其性智，其音羽，其数六，其味咸，其臭腐，其华在发，其候耳，其充骨，其液津，其声呻，其气吹。其不足则厥，其有余则肠泄。其平脉沉，其贼脉缓，其死戊己日。其畜彘，其谷豆，上为辰星……

父母构精未有形象，先结河车，中间透起一茎如连蕊初生，乃脐带也。蕊中一点实，生身立命之原，即命门也。自此天一生水，先结两肾。夫命处于中，两肾左右开合，正如门中枨阑，故曰命门。盖一阳处于二阴之间，所以成乎坎也。

肝者，将军之官，谋虑出焉。肝者，罢极之本，魂之居也，为阳中之少阳，通于春气。肝以胆为腑，其母肾水，其子心火，其克脾土，其贼肺金。其象木，其藏魂，其旺春，其绝秋，其色青，其位东，其卦巽，其恶风，其性仁，其音角，其数八，其味酸，其臭膻，其华爪，其候目，其充筋，其液泣，其声呼，其气嘘。其不足则悲，其有余则怒。其平脉弦，其贼脉涩，其死庚辛日。其畜鸡，其谷麦，上为岁星。

——明·李中梓《删补颐生微论·卷之二·脏腑论》

【提要】 本论在《内经》五脏相关表述的基础上，进一步加以拓展，尤其对命门之论加以补充。作者认为，命门为生身立命之原，位于两肾中间，主司开合；命门之象为生命之阳气蕴藏于阴气之中，如同坎卦，人身脏腑由此而发生。

何梦瑶 五脏配五行八卦说

心肺位居膈上，而肺尤高，天之分也，故属乾金。肝肾位下，而肾尤下，为黄泉之分，故属坎水。坎外阴而内阳，阳气潜藏于黄泉之中。静极复动，故冬至而一阳生，惊蛰而雷出于地。肾水得命门之火所蒸，化气以上，肝受之而升腾，故肝于时为春，于象为木，于卦为震雷、巽风。（肝之怒而气盛如之。）阳气上升，至心而盛，阳盛则为火，故心属火。于卦为离。离，南方之卦也。圣人向明而治，心居肺下，乾卦之九五也。实为君主，神明出焉。离、乾中画之变也。兑、乾上画之变也。肺居心上，乾之上画也。上画变而为兑，于时为秋，于象为金，金性沉降，秋气敛肃，阳气升极而降，由肺而降，故肺又属兑金。（心火上炎，肾水下润，坎离之定位也。火在上而下降，水在下而上升，坎离之交媾也。肾水上升，由肝木之汲引，地道左旋而上于天也。心火下降，由肺金之敛抑，天道右旋而入于地也。）脾脏居中，为上下升降之枢纽。饮食入胃，脾为行运其气于上下内外，犹土之布化于四时，故属土。于卦为坤、为艮。金、木、土皆配两卦，而水、火各主一卦，故五行惟水火之用为独专也。

——清·何梦瑶《医碥·卷之一·杂症·五脏配五行八卦说》

【提要】 本论将五脏与后天八卦相配属，阐述肺象乾卦，肾象坎卦，肝象震卦和巽卦，心象离卦，肺象兑卦，脾象坤卦和艮卦的原因，并描述了五脏之间的相互位置和功能联系。

◆ 何梦瑶　五脏生克说 ◆

五脏生克，须实从气机病情讲明，若徒作五行套语，茫然不知的，实多致错误。今略著其概如下。

饮食入胃，脾为运行其精英之气，虽曰周布诸脏，实先上输于肺（气亲上也），肺先受其益，是为脾土生肺金。肺受脾之益，则气愈旺，化水下降，泽及百体，是为肺金生肾水。肾受肺之生，则水愈足，为命门之火所蒸，化气上升，肝先受其益，是为肾水生肝木。肝受肾之益，则气愈旺，上资心阳，发为光明，是为肝木生心火。脾之所以能运化饮食者，气也。气寒则凝滞而不行，得心火以温之，乃健运而不息，是为心火生脾土。此五脏相生之气机也。

肺在心上，心火上炎，肺受其伤，此为心火克肺金也。若由脾胃积热，或由肝肾相火，或由本经郁热，皆与心无涉。肾阴太盛，寒气上冲，心为之悸；或肾寒甚，而逼其龙火上乘，心为之烦，皆肾水克心火也。若饮水过多，停蓄不行，心火被逼不安而悸者，与肾无涉。脾气过燥，则肾水为其所涸而失润；或过湿，则肾水为其所壅而不流，皆脾土克肾水也。若他脏之燥，外感之湿，与脾无涉。肝木疏泄太过，则脾胃因之而气虚；或肝气郁结太甚，则脾胃因之而气滞，皆肝木克脾土也。若自致耗散，自致凝滞，及由他脏腑所致者，与肝无涉。

气有降则有升，无降则无升，纯降则不升，何则？浊阴从肺右降，则胸中旷若太虚，无有窒塞，清阳得以从肝左升，是谓有降有升。若浊阴壅满胸中，不肯下降，则肝气被遏，欲升不能，是谓无降无升（东垣谓饮食填太阴，为金克木，即此说）。肺金肃敛太过，有秋无春，是谓纯降不升。无降无升，纯降不升，皆肺金克肝木也。若肝木自沉，或因他脏之寒郁，与肺无涉。此五脏相克之病情也。不足，则欲其生；太过，则欲其克。故木疏土而脾滞以行，金得火而肺寒以解，肾得脾之健运而水无泛滥之虞，肝得金之敛抑而木无疏散之患。

人但知生之为生，而不知克之为生。心火偏胜，则克肺金，若肾水充足，则火有所制，不但不克金，且温脾以生金，余脏同此论之。此平人之无病，实由五脏互相克制，故不至偏胜为灾。即《经》所谓：亢则害（亢，太盛也；害，克也），承乃制（承，相承也。水之承金，如子之承父，火来克金，水乃制之也），制生化（火受水制，则不特不克金，且益土以生金。化，犹生也）。若已病之人，则火盛者，不但刑金，且复涸水，肝脾皆被焚灼矣。不治之，而望其自然承制，有此理乎？乃医者见其热极血瘀而舌黑也，热伏于内而外反寒慄也，谓黑为水色，寒慄为水象，是火极而反兼水化，乃金之子水，为母报火之仇，即亢害承制之理。其说虽本前人，终欠的当。

《医贯》曰：人皆曰水克火，予独曰水养火。盖水克火者，后天有形之水火也。水养火者，先天无形之水火也（先天水火，互相为根，故水养火，如灯得油而愈明也）。人皆曰金生水，予独曰水生金。盖肺气，夜卧则归藏于肾水之中，肾中火炎，则金为火刑而不能归；无火则水冷金寒，亦不能归。凡气从脐下逆奔而上者，肾虚不能纳气归元也。毋徒治肺，或壮水之主（此即承制之理，肾水心火一也），或益火之元（所谓水冷金寒用丙丁也，即制生化以克为生之理），金向水中生矣。人皆曰土克水，予独于水中补土。八味丸从水中补火，以蒸腐水谷是也（寻常土寒，止须补脾胃之阳。若命门火衰，犹釜底无薪，必须八味丸）。人皆曰木克土，予独升木以培土。盖木者，春生之气也，与胃气同出异名。当遂其发生之性，木气升发，即胃气升发也。及其发达既久，生意已竭，又当敛归水土之中，以为来春发生之本（明此则金之克木，正所以敛聚其生意，不使散也，亦以克为生之理），焉有伐之之理？此东垣《脾胃论》用升、柴以升木气，谆谆言之详也（土性中和，有升有降。郁而不升，虽曰木病，亦即土病。故升木即是培土。由是言之，若有升无降，则降金亦未始非培土矣）。

愚按：赵氏之说甚有理，诚能触类引伸，则五脏互相关系之故，无不了然矣。赵氏又论五行各有五，其说颇凿，未甚的当。予谓五脏无一脏无血液，是皆有水也；无一脏无气，是皆有火也；无一脏不发生，是皆有木也；无一脏不藏敛，是皆有金也。有气、有血、有发、有敛，是无一脏不和平，则皆有土也。知五脏各具五行，则其互相关涉之故，愈推愈觉无穷，而生克之妙，不愈可见哉。

——清·何梦瑶《医碥·卷之一·杂症·五脏生克说》

【提要】　本论阐述五脏关系，不能拘泥五行生克进行说理，而应结合人体气化，即饮食的消化输布的过程，以及实际出现的病机证候进行解释。作者还引用《医贯》的论述作为依据，提出了五脏之间相互克制，对于正常生理功能的发挥具有重要意义。

恽铁樵　四时的五脏

是故春生物授之夏，夏长物授之秋，秋成物授之冬，冬藏物以待春之再生。故四时之序，成功者退。母气既衰，子气代王。《内经》以肝属之春，以心属之夏，脾属之长夏，肺属之秋，肾属之冬。则肝当授气于心，心当授气于脾，脾当授气于肺，肺当授气于肾，肾当授气于肝。故《内经》之五脏，非血肉的五脏，乃四时的五脏。不明此理，则触处荆棘，《内经》无一语可通矣。然此事甚费解，不辞辞费，再述病情以明之。

——民国·恽铁樵《群经见智录·卷一·四时为主第九·四时的五脏》

【提要】　本论从对四时秩序及其规律的探讨切入，认为五脏之间的相生关系，如同四时递嬗，次第转化。作者指出"《内经》之五脏，非血肉的五脏，乃四时的五脏。"本论符合《内经》的基本思想，对于深入理解五脏关系的实质，具有重要启发意义。

任继学　五脏生理制约小议

人体内脏正常生理上的制约关系，可以维持生长变化之机。如肝得肺之阴精、津液以养其体，则阳气得润，动而不热，肝火不亢；得肺清阳收敛之气，则肝阳动而疏泄功能受约，使其发挥温柔和缓之力，以达上升下降之能，此谓"制则不横泄"。心得肾之阴精以养其体，则心阳得滋温柔动而不越，能推动血液循行于机体内外、上下、左右，此谓"制则不致涣散"，即心肾相交之意。脾得肝阳之气，以借其疏泄之机，促使脾阴得肝阳之宣动，而健运之机旋转，以运输水精上下循行，此谓"制而有动，动而不郁"。肺得心阳之煦，以济其用，则肺阴化气，呼吸得行，津液得布，营卫得以循行机体上下、内外，此谓"肺阴得制，则下降之令得行"。故制则生化。肾得脾阳之助，以填命火，则阳能化气，开合功能得利，水液代谢得畅，不能泛滥无归，此谓"制有所防而不滥"。

——夏洪生《北方医话·五脏生理制约小议》

【提要】　本论从五脏功能阴阳再分的角度，具体分析了相互克制的两脏之间出现相生效应的机理。

6.2.2　肝

《素问》　论肝※*

肝者，罢极之本，魂之居也；其华在爪，其充在筋，以生血气，其味酸，其色苍，此为阳中之少阳，通于春气。

——《素问·六节脏象论》

【提要】　本论阐述肝之功能、藏神，肝与肢体、气味、颜色、季节的关系。罢极，是指疲累劳乱。肝主筋，人的运动由乎筋力的盛衰，所以疲劳乏力，责之于肝。马莳注；"肝主筋，故劳倦罢极，以肝为本。"姚止庵注："罢与疲通，肝主筋，过劳则运用乏竭而困倦矣，故云罢极。"

《难经》　论肝有两叶※*

肝独有两叶，以何应也？然。肝者，东方木也。木者，春也。万物始生，其尚幼小，意无所亲，去太阴尚近，离太阳不远，犹有两心，故有两叶，亦应木叶也。

——《难经·四十一难》

【提要】　本论采用取象比类法，说明肝有两叶。这是古人认识事物常用的一种思维方法。亦称"类比法""类比推理"。

王　纶　论肝为将军之官※*

肝者，将军之官，谋虑出焉。（勇而能断，故曰将军。潜发未明，故谋虑出焉。）

罢极之本，魂所居也。（人身运动，皆筋力所为。肝养筋，故曰罢极之本。肝藏魂，魂者，神明之辅弼，故又曰肝为宰相。）

两分七叶，色象春木繁荣。（肝有二布叶，一小叶，左三右四，共七叶，分两行，如木甲坼之多叶也。叔和云：实梦山林树，虚看细草芒。）

四斤四两，沉重庚金吸射。（肝重四斤四两。《难》曰：肝得水而沉，木得水而浮，肺得水而浮，金得水而沉，其意何也？肝非纯木，乙与庚合而吸其微阴之气，其意乐金，故令肝得水而沉也。肺非纯金，辛与丙合而就火，其意乐火，故令肺得水而浮也。肺熟而复沉，肝熟而复浮者，何也？故辛当归庚，乙当归甲也。）

连膈膜而形有软坚。（肝之系者，自膈下着右胁肋上，贯膈入肺中，与膈膜相连也。筋脉皆肝所主。如青色。小理者，肝小，肝小则脏安，无胁下之病；粗理者，肝大，肝大则逼胃迫咽，苦膈中且胁下痛。广胸反骹者，肝高，肝高则上支贲切胁，俯为息贲；合胁兔骹者，肝下，肝下则逼胃胁下空，易受邪；胸胁好者，肝坚，肝坚则脏安难伤；胁骨弱者，肝脆，肝脆则善病消瘅易伤；膺腹好相得者，肝端正，肝端正则和利难伤；胁骨偏举者，肝偏倾，肝偏倾则胁下痛也。）

名血海而归于暮夜。（肝藏血，故名血海，血海有余，则常想其身大；不足，则常想其身狭小。昼则运行，眼受血能视，足受血能步，掌受血能握，指受血能摄，夜卧则血归于肝。如有谋虑不决，肝虚为他脏移热，则妄行于口鼻，或为便溺，乃肝不藏血也。又思色不遂，意淫于外，入房太甚，宗筋弛纵，发为筋痿，及为白淫。故《经》曰：筋痿者，生于肝，使内也。又转筋，亦肝所主也。）

——明·李梴《医学入门·内集·卷一·脏腑·脏腑条分》

【提要】 本论阐述肝为将军之官，主谋虑，为罢极之本，并对肝脏解剖形态、位置大小，主要生理功能和疾病进行说明。

❧ 李中梓　论肝※* ❧

肝者，将军之官，谋虑出焉。肝者，罢极之本，魂之居也，为阳中之少阳，通于春气。肝以胆为腑，其母肾水，其子心火，其克脾土，其贼肺金。其象木，其藏魂，其旺春，其绝秋，其色青，其位东，其卦巽，其恶风，其性仁，其音角，其数八，其味酸，其臭膻，其华爪，其候目，其充筋，其液泣，其声呼，其气嘘。其不足则悲，其有余则怒。其平脉弦，其贼脉涩，其死庚辛日。其畜鸡，其谷麦，上为岁星。

其见症也，头痛脱色，善洁，耳无闻，颊肿，肝逆面青，目赤肿痛，两胁下痛引小腹，胸痛胁肿，妇人小腹肿，腰痛不可俯仰，四肢满闷，挺长热，呕逆，睾疝暴痒，足逆寒胻，善瘛，遗溺淋溲，便难癃狐，疝癫冒眩，转筋阴缩，筋挛善恐，胸中喘，骂詈，血在胁下喘。

春胃微弦曰平，弦多胃少曰肝病，但弦无胃曰死。胃而有毛曰秋病，毛甚曰今病。脉来软弱，招招如揭长竿末梢，曰肝平；脉来盈实而滑，如循长竿，曰肝病；脉来急溢，颈如新张弓弦，曰肝死。真肝脉至，中外急如循刀刃责责然，如按琴瑟弦，色青白不泽，毛折乃死。足厥阴气绝，则筋缩引卵与舌卷。筋者，聚于阴器而络于舌本。故脉不荣即筋缩急，筋缩急即引卵与舌，故舌卷卵缩。此筋先死，庚日笃，辛日死。肝绝八日死。肝至悬绝，十八日死。

青欲如苍璧之泽，不欲如蓝。青如翠羽者生。青如草兹者死。恚怒气逆上而不下，则伤肝。实则梦山林大树，虚则梦细草苔藓。怒伤肝，悲胜怒；风伤筋，燥胜风；酸伤筋，辛胜酸。酸走筋，筋病毋多食酸。多食辛，则筋挛急而爪枯。

肝欲散，急食辛以散之，以辛补之，以酸泻之。肝苦急，急食甘以缓之。粳米、牛肉、枣、葵皆甘。

——明·李中梓《删补颐生微论·卷之二·脏腑论》

【提要】 本论综合了《内经》有关论述，对肝脏的生理功能与联系、病证表现、脉象及色诊特征、情志致病和饮食宜忌等，进行了详细的论述。

黄元御 论肝※

风者，厥阴木气之所化也，在天为风，在地为木，在人为肝。足厥阴以风木主令，手厥阴心主以相火而化气于风木，缘木实生火，风木方盛，子气初胎，而火令未旺也。

冬水闭藏，一得春风鼓动，阳从地起，生意乃萌。然土气不升，固赖木气以升之，而木气不达，实赖土气以达焉。盖厥阴肝木，生于肾水而长于脾土，水土温和，则肝木发荣，木静而风恬，水寒土湿，不能生长木气，则木郁而风生。

木以发达为性，己土湿陷，抑遏乙木发达之气，生意不遂，故郁怒而克脾土，风动而生疏泄，凡腹痛下利，亡汗失血之证，皆风木之疏泄也。肝藏血而华色，主筋而荣爪，风动则血耗而色枯，爪脆而筋急，凡眦黑唇青，爪断筋缩之证，皆风木之枯燥也。及其传化乘除，千变不穷。故风木者，五脏之贼，百病之长，凡病之起，无不因于木气之郁。以肝木主生，而人之生气不足者，十常八九，木气抑郁而不生，是以病也。

木为水火之中气，病则土木郁迫，水火不交，外燥而内湿，下寒而上热。手厥阴，火也，木气畅遂，则厥阴心主从令而化风，木气抑郁，则厥阴心主自现其本气。是以厥阴之病，下之则寒湿俱盛，上之则风热兼作，其气然也。

——清·黄元御《四圣心源·卷二：六气解·厥阴风木》

【提要】 本论阐述肝的生理特点、病机和临床表现。作者认为，肝脏为自然界厥阴风木之气所化，厥阴风木生于肾水而长于脾土；故"土气不升，固赖木气以升之；而木气不达，实赖土气以达"。木气以发生为主要特征，由于各种因素的影响，肝木时常处于郁滞的状态，而出现的各种病证，其主要病机为"病则土木郁迫，水火不交，外燥而内湿，下寒而上热"，表现在人身下部，即寒湿俱盛，在上部表现为风热兼作。

唐容川 论肝为将军之官主谋虑※*

凡人身之阴阳，阴主静，静则有守；阳主动，动则有为。肝为厥阴经，乃阴之尽也。故其性坚忍而有守。厥阴中见少阳，阴尽阳生；胆火居于肝中，阴中含阳。阳气发动，故能有为，谋虑从此而出，所以称为将军之官。故肝气横者，敢为狂乱；肝气虚者，每存惧怯。

——清·唐容川《中西医汇通医经精义·上卷·脏腑之官》

【提要】 本论对肝脏的阴阳属性及其所关联的生理特性进行辨析。

6.2.3 心

《素问》 论心※*

心者，生之本，神之变也；其华在面，其充在血脉，为阳中之太阳，通于夏气。

——《素问·六节脏象论》

【提要】　本论对心的功能、藏神，心与躯体、季节的关系，进行了详细阐述。生之本，指生命的根本。高士宗注："心为身之主，故为生之本。"心为神所居处，其荣华表现于面部，其充养在血脉，为阳中之太阳，与夏气相通。

《素问》　论心为五脏专精※※

夫心者，五脏之专精也，目者其窍也，华色者其荣也。是以人有德也，则气和于目；有亡，忧知于色。

—— 《素问·解精微论》

【提要】　本论阐述五脏之精气由心来统辖，目为专精之外窍。姚止庵注："目本肝之窍，然目之神，心之神也，故目亦其窍。"吴崑注："精专一于心，神发于目。"所以当人有所得的时候，则喜悦现于目；在失意的时候，则忧容见于色。

《灵枢》　论任物为心※※

所以任物者谓之心，心有所忆谓之意，意之所存谓之志，因志而存变谓之思，因思而远慕谓之虑，因虑而处物谓之智。

—— 《灵枢·本神》

【提要】　本论阐释了心在精神心理活动方面的重要作用，以及意、志、思、虑、智五种心理活动之间的联系和区别。马莳曰："所谓心、意、志、思、智、虑，举不外于一心焉耳，故凡所以任物者谓之心。"心有所追忆谓之意，意之久存谓之志，为适应事物的变化而实现志向，反复思考，谓之思，在思考的基础上，而估计未来变化，谓之虑。因深谋远虑而巧妙处理事物的，谓之智。

《灵枢》　论心形状与位置※※

心小则安，邪弗能伤，易伤以忧；心大则忧不能伤，易伤于邪。心高则满于肺中，悗而善忘，难开以言；心下则脏外，易伤于寒，易恐以言。心坚则脏安守固，心脆则善病消瘅热中。心端正则和利难伤，心偏倾则操持不一，无守司也……赤色小理者心小，粗理者心大。无髑骺者心高，髑骺小短举者心下。髑骺长者心下坚，髑骺弱小以薄者心脆。髑骺直下不举者心端正；髑骺倚一方者心偏倾也。

—— 《灵枢·本脏》

【提要】　本论指出心脏的大小、高下、坚脆、正偏与情志发病的关系。此外，从诊断的角度，谈到以色泽、肤纹、肌肉等外部表现测候脏腑状态的方法。

李 梃 论心为君主之官※*

心，君脏也，神明居焉。（心者，一身之主，君主之官。有血肉之心，形如未开莲花，居肺下肝上是也。有神明之心，神者，气血所化，生之本也，万物由之盛长，不著色象。谓有何有？谓无复存，主宰万事万物，虚灵不昧者是也。然形神亦恒相同。赤色小理者，心小，心小则安，邪弗能伤，易伤以忧；粗理者，心大，心大则忧不能伤，易伤于邪。无髑骬者，心高，心高则满于肺中，悗而善忘，难开以言。髑骬小短举者，心下，心下则脏外易伤于寒，易恐以言；髑骬长者，心坚，心坚则脏安守固；髑骬弱小以薄者，心脆，心脆则善病消瘅热中；髑骬直下不举者，心端正，心端正则和邪难伤；髑骬倚一方者，心偏倾，心偏倾则操持不一，无守司也。凡心之病，皆因忧愁思虑，而后邪得以入之。此圣人所以无心病也。）

七窍三毛，星应荧惑台斗。（荧惑，南岳火星。七孔以应北斗七星，三毛以应三台，故此心至诚，则帝宰无所不应之，此上智聪明之人也。中智五窍三毛，下智三窍一毛，常人二窍无毛，愚人一窍，下愚一小窍，无窍则神无出入之门。心应南方荧惑星，肝应东方岁星，脾应中岳镇星，肺应西方太白星，肾应北方辰星。）

十有二两，系通肺叶关元。（心重十二两，不论大小皆然，以同身寸法秤量故也。五脏系通于心，心通五脏系，心之系与五脏之系相连，输其血气，渗灌骨髓，故五脏有病，先干于心。其系上系于肺，其别者自肺两叶之中，向后通脊者肾，自肾而至于膀胱，与膀胱膜络并行而之溲溺处，乃关元下极部分。）

内主血而外应舌，盛则荣发华面。（人身动则血行于诸经，静则血藏于肝脏，故肝为血海，心乃内运行之，是心主血也。舌者心之苗，故外应舌。舌和则知五味。发者血之苗，血盛则发润，心荣色，其华在面。）

所恶热而所喜静，衰则懒语错言。（心本热，虚则寒耳。心恶热，肝恶风，脾恶湿，肺恶寒，肾恶燥。心静则安，心动则躁，延年不老，心静而已。人年六十，则心气衰而言多错忘。）

——明·李梃《医学入门·内集·卷一·脏腑·脏腑条分》

【提要】 本论阐述心为君主之官、主神明、生之本，心脏的解剖形态、位置大小，主要生理功能和疾病。

李中梓 论心※*

心者，君主之官，神明出焉。心者，生之本，神之变也，为阳中之太阳，通于夏气。主明则下安，以此养生则寿。主不明则十二官危，使道闭塞而不通，形乃大伤，以此养生则殃。心以膻中为腑，与小肠为表里。其母肝木，其子脾土，其克肺金，其贼肾水。其象火，其藏神，其旺夏，其绝冬，其色赤，其位南，其卦离，其恶热，其性礼，其音徵，其数七，其味苦，其臭焦，其华面，其候舌，其充血，其液汗，其声笑，其气呼。其不足则忧，其有余则笑不休。其平脉洪，其贼脉沉，其死壬癸日。其畜羊，其谷黍，上为荧惑星。

其见症也，消渴，两肾内痛，后廉腰背痛，浸淫善笑，善惊善忘，上咳吐，下气泄，眩仆身热，腹痛而悲。

夏胃微钩曰平，钩多胃少曰心病，但钩无胃曰死。胃而有石曰冬病，石甚曰今病。脉来累累如循琅玕，曰心平；脉来喘喘连属，其中微曲，曰心病；脉来前曲后倨，如操带钩，曰心死。真心脉至，坚而持，如循薏苡子累累然，色赤黑不泽，毛折乃死。

手少阴气绝则脉不通，脉不通则血不流，血不流则色泽去，故面黑如黧。此血先死，壬日笃，癸日死。心绝一日死，心至悬绝九日死。赤欲如帛裹朱，不欲如赭。赤如鸡冠者生，赤如衃血者死。忧愁思虑则伤心。实则梦忧惊恐怖，虚则梦烟火焰明。喜伤心，恐胜喜。热伤气，寒胜热。苦伤气，酸胜苦。苦走血，血病毋多食苦。多食咸则脉凝泣而变色。

心欲软，急食咸以软之，以咸补之，以甘泻之。心苦缓，急食酸以收之。犬肉、麻仁、李、韭皆酸。

——明·李中梓《删补颐生微论·卷之二·脏腑论》

【提要】　本论综合了《内经》有关内容，阐述心脏的生理功能与联系、病证表现、脉象及色诊特征、情志致病和饮食宜忌等。

黄元御　论心※

热者，少阴君火之所化也，在天为热，在地为火，在人为心。少阴以君火主令，手少阴心，火也；足少阴肾，水也；水火异气，而以君火统之，缘火位于上而生于下。坎中之阳，火之根也，坎阳升则上交离位而化火，火升于水。是以癸水化气于丁火，水化而为火，则寒从热化。故少阴之气，水火并统，而独以君火名也。

君火虽降于手，而实升于足。阳盛则手少阴主令于上，而癸水亦成温泉；阴盛则足少阴司气于下，而丁火遂为寒灰。以丁火虽司气化，而制胜之权，终在癸水。所恃者，生土以镇之。但土虽克水，而百病之作，率由土湿，湿则不能克水，而反被水侮。土能克水者，惟伤寒阳明承气一证，其余则寒水侮土者，十九不止。土溃则火败，故少阴一病，必寒水泛滥而火土俱负，其势然也。

至于上热者，此相火之逆也。火中有液，癸水之根；相火上逆，灾及宫城，心液消亡，是以热作。凡少阴病热，乃受累于相火，实非心家之过。而方其上热，必有下寒，以水火分离，而不交也。见心家之热，当顾及肾家之寒。盖水火本交，彼此相交，则为一气，不交则离析分崩，逆为冰炭。究之火不胜水，则上热不敌下寒之剧，不问可知也。

血根于心而藏于肝，气根于肾而藏于肺。心火上热，则清心家之血，肾水下寒，则暖肾家之气。故补肝之血则宜温，补心之血则宜清，补肺之气则宜凉，补肾之气则宜暖，此定法也。

——清·黄元御《四圣心源·卷二：六气解·少阴君火》

【提要】　本论阐述心的生理特点、基本病机及治则治法。作者认为，人身心脏为自然界少阴君火之气所化。从心肾坎离相交的原理出发，认为心之君火由坎中一阳化气生升。肾水上济心火，心火下交肾水，是人身气化机制之一。君火蕴含心液，心液受损则君火转为相火，变端百出。此外，作者还阐述了人身气血的根藏之处，以及补益气血的寒温原则，即"补肝之血则宜温，补心之血则宜清，补肺之气则宜凉，补肾之气则宜暖"。这些治疗原则对临床都有实际参考价值。

附：心包络

孙一奎 问心包络何以不得为脏

或有曰：《难经》言脏有六，心、肝、脾、肺、肾，五而已，余一脏乃右肾也。手厥阴心包络，既是十二经中之一经，与少阳为表里矣，乃不以包络为脏，而以右肾当之何也？生生子曰：心包络乃包心之脂膜，实不离乎心也。虽其经起止有二，余络出入屈折相同。观《灵枢·邪客》篇有：少阴无腧，心不病乎？岐伯曰：外经病而脏不病也。盖心者，五脏六腑之大主，精神之所舍，其脏坚固，邪弗能容。容之则心伤，心伤则神去，神去则死矣。故诸邪之在于心者，皆在于心之包络。包络者，心主之脉也，故独取其经于掌后锐骨之端，其余脉出入屈折，其行之疾徐，皆如手少阴心主之脉行也。非若右肾之有形质者比也。以其质无特形，是故不得为特脏也。

——明·孙一奎《医旨绪余·上卷·十六、问心包络何以不得为脏》

【提要】 本论阐述心包络不得为脏的原因。心包络为包心之脂膜，属于心脏的附属结构，无特殊形质。其功能是阻挡邪气犯心，代心受邪。

陈士铎 包络配腑篇

天老问于岐伯曰：天有六气，化生地之五行；地有五行，化生人之五脏。有五脏之阴，即宜有五腑之阳矣。何以脏止五，腑有七也？岐伯曰：心包络，腑也，性属阴，故与脏气相同，所以分配六腑也。天老曰：心包络既分配腑矣，是心包络即脏也。何不名脏而必别之为腑耶？岐伯曰：心包络非脏也。天老曰：非脏列于脏中，毋乃不可乎？岐伯曰：脏称五不称六，是不以脏予包络也。腑称六，不称七，是不以腑名包络也。天老曰：心包络，非脏、非腑，何以与三焦相合乎？岐伯曰：包络与三焦为表里，二经皆有名无形，五脏有形，与形相合，包络无形，故与无形相合也。天老曰：三焦为孤脏，既名为脏，岂合于包络乎？岐伯曰：三焦虽亦称脏，然孤而寡合，仍是腑非脏也。舍包络之气，实无可依，天然配合，非勉强附会也。天老曰：善。雷公曰：肺合大肠，心合小肠，肝合胆，脾合胃，肾合膀胱，此天合也。三焦与心包络相合，恐非天合矣。岐伯曰：包络非脏而与三焦合者，包络里、三焦表也。雷公曰：三焦腑也，何分表里乎？岐伯曰：三焦之气，本与肾亲。亲肾不合肾者，以肾有水气也。故不合肾而合于包络耳。雷公曰：包络之火气出于肾，三焦取火于肾，不胜取火于包络乎。岐伯曰：膀胱与肾为表里，则肾之火气必亲膀胱而疏三焦矣。包络得肾之火气，自成其腑，代心宣化，虽腑犹脏也。包络无他腑之附，得三焦之依而更亲，是以三焦乐为表，包络亦自安于里。孤者不孤，自合者永合也。雷公曰：善。

应龙问曰：包络腑也，三焦亦自成腑，何以为包络之使乎？岐伯曰：包络即膻中也，为心膜鬲，近于心宫，遮护君主，其位最亲，其权最重，故三焦奉令不敢后也。应龙曰：包络代心宣化，宜各脏腑皆奉令矣。何独使三焦乎？岐伯曰：各腑皆有表里，故不听包络之使；惟三焦无脏为表里，故包络可以使之。应龙曰：三焦何乐为包络使乎？岐伯曰：包络代心出治，腑与脏同三焦听使于包络，犹听使于心。故包络为里，三焦为表。岂勉强附会哉。应龙曰：善。

陈士铎曰：包络之合三焦，非无因之合也。包络之使三焦，因其合而使之也；然合者，仍合于心耳，非包络之司为合也。

——清·陈士铎《外经微言·二卷·包络配腑篇》

【提要】　本论对心包络的属性进行讨论，阐释了心包络不属脏与腑，但却与三焦相合而为表里的原因，即"包络代心出治，腑与脏同，三焦听使于包络，犹听使于心，故包络为里，三焦为表"。

陈士铎　包络火篇

少师曰：心包之火无异心火，其生克同乎？岐伯曰：言同则同，言异则异。心火生胃，心包之火不止生胃也。心火克肺，心包之火不止克肺也。少师曰：何谓也？岐伯曰：心包之火生胃，亦能死胃。胃土衰得心包之火而土生，胃火盛得心包之火而土败。土母既败，肺金之子何能生乎！少师曰：同一火也，何生克之异？岐伯曰：心火，阳火也，其势急而可避；心包之火，阴火也，其势缓而可亲。故心火之克肺，一时之刑；心包之克肺，实久远之害。害生于刑者，势急而患未大害；生于思者，势缓而患渐深也。少师曰：可救乎？岐伯曰：亦在制火之有余而已。少师曰：制之奈何？岐伯曰：心包阴火窃心之阳气以自养之，必得肾之阴气以自存。心欲温肾，肾欲润心，皆先交心包以通之。使肾水少衰，心又分其水气，肾且供心火之不足，安能分余惠以慰心包。心包干涸，毋怪其害胃土也。补肾水之枯，则水足灌心而化液，即足注心包而化津，此不救胃，正所以救胃也。少师曰：包络之火可泻乎？岐伯曰：胃土过旺，必泻心包之火。然心包之火可暂泻，而不可久泻也。心包逼近于心，泻包络则心火不宁矣。少师曰：然则奈何？岐天师曰：肝经之木，包络之母也。泻肝则心包络之火必衰矣。少师曰：肝亦心之母也，泻肝而心火不寒乎？岐天师曰：暂泻肝则包络损其焰，而不至于害心。即久泻肝则心君减其炎，亦不至于害包络，犹胜于直泻包络也。少师曰：诚若师言，泻肝经之木，可救急而不可图缓，请问善后之法？岐伯曰：水旺则火衰，既济之道也。安能舍补肾水别求泻火哉。少师曰：善。

陈士铎曰：包络之火为相火，相火宜补不宜泻也。宜补而用泻，必害心包矣。

——清·陈士铎《外经微言·卷四·包络火篇》

【提要】　本论阐述包络之火的属性、生理功能，心包之火与心火的功能差异与病机变化，并讨论了补肾水、泄肝气以暂泻心包之火的治疗方法。

唐容川　论膻中为臣使之官主喜乐[※*]

膻即胸前膈膜，周回连着胁脊，以遮浊气，膈膜名"膻"，而居膻之中者，则是心包络。旧注以膈为膻中，不知膈遮浊气，只是上焦一大膜耳，不能代心宣化，何得名臣使之官？惟心包络则相心布令，居于膻膈之中，故名膻中；属相火，又主血，以血济火，则和而不烈，故主喜乐。心忧者，包络之火不宣也；心过喜者，包络之火太盛也。西医言心上，半有夹膜裹之，即包络之谓也。但西医不知包络所司何事。

——清·唐容川《中西汇通医经精义·上卷·脏腑之官》

【提要】　本论阐述膻中与心包络不同，膻即"胸前膈膜，周回连着胁脊，以遮浊气，膈膜名膻"，而心包络居于膻中之中。此论观点是准确的。心包位于膈上，包裹于心，是心的外膜；络是膜上的血络（供给心的通道），故合称为心包络。心包作为心脏的外围组织，具有保护心脏的作用，又有"心主"之称。如《灵枢·邪客》："诸邪之在于心者，皆在于心之包络。包络者，心主之脉也。"将心包称为"心主"，也见于《内经》其他篇中。如：《灵枢·经水》："心主外合于漳水，内属于心包。"《素问·血气形志》："少阳与心主为表里……是手之阴阳也。"可见，心包有三个名称，即"心包""心包络""心主"。简言之，心包有三个名称，位于膈上，是心的外膜。膻中亦位于膈上，但在心包的外方，是心包的外围。如《灵枢·胀论》："膻中者，心主之宫城"。而心主即心包（如前所述），另从三焦经循行上看，《灵枢·经脉》："三焦、少阳之脉，入缺盆，布膻中，散络心包。"这说明三焦经先循行到膻中，然后才行至于心包。可见，膻中与心包在部位上是不同的。

6.2.4　脾

《素问》　论脾为胃行津液※*

四肢皆禀气于胃而不得至经，必因于脾乃得禀也。今脾病不能为胃行其津液，四肢不得禀水谷气，气日以衰，脉道不利，筋骨肌肉，皆无气以生，故不用焉……脾者，土也。治中央，常以四时长四脏，各十八日寄治，不得独主于时也。脾脏者，常著胃土之精也。土者，生万物而法天地，故上下至头足不得主时也……足太阴者，三阴也。其脉贯胃，属脾，络溢，故太阴为之行气于三阴。阳明者，表也，五脏六腑之海也，亦为之行气于三阳。脏腑各因其经而受气于阳明，故为胃行其津液。四肢不得禀水谷气，日以益衰，脉道不利，筋骨肌肉无气以生，故不用焉。

——《素问·太阴阳明论》

【提要】　本论阐述脾为胃行其津液、脾不主时及四肢不用的原因。胃为五脏六腑之海，但需脾为之行津液，而阳明之经又为之行气于三阳，表里相关，极其密切。欲补后天，必须脾胃兼顾，助胃气以保证后天营养之来源，健脾气以保证水谷精微的输布，二者缺一不可。因此，健脾和胃是培补后天的重要手段。

《灵枢》　论脾与意※*

脾愁忧而不解则伤意，意伤则悗乱，四肢不举，毛悴色夭，死于春……脾藏营，营舍意，脾气虚则四肢不用，五脏不安，实则腹胀，经溲不利。

——《灵枢·本神》

【提要】　本论阐述脾藏意功能失调所致病证的临床表现，以及脾气虚实的辨证分析。

李 梴　论脾为仓廪之官※*

脾镇黄庭，磨水谷以养四脏。（黄，脾色；庭，中也。脾居中脘一寸二分，上去心三寸六分，下去肾三寸六分，中间一寸二分，名曰黄庭。在天为太阳，在地为太阴，在人为中黄祖气。脾气壮，则能磨消水谷，以荣养四脏。）

职兼谏议，却生硬以辅心君。（脾本仓廪之官，五味出焉。饮食人之大欲，凡生冷坚硬之物，心所欲食，而脾不能化则不敢食，故又名谏议大夫。误食者，留而伤质，甚于伤气也。）

中理五气，运布于体面。（脾居于中，和合四象，中理五气，运布水谷精微，以润肌体而面肉滑泽。脾壮则臀肉肥满，脾绝则臀之大肉去矣。）

上应两眉，荣通乎口唇。（脾神上通两眉间，明堂穴内一寸。脾裹血，主藏荣，上通于口而知五味，其华在唇。黄色。小理者，脾小，脾小则脏安，难伤于邪；粗理者，脾大，脾大则苦凑肟而痛，不能疾行。揭唇者，脾高，脾高则肟引季胁而痛；唇下纵者，脾下，脾下则下加于大肠脏苦受邪。唇坚者，脾坚，脾坚则脏安难伤；唇大而不坚者，脾脆，脾脆则善病消瘅易伤。唇上下好者，脾端正，脾端正则和利难伤；唇偏举者，脾偏倾，脾偏倾则善胀善满也。）

扁似马蹄，广三寸而长有五寸。（形扁似马蹄，又如刀镰。）

膜连胃腑，重二斤（三两）而散膏半斤。（脾之有大络，其系自膈下正中，微着左胁于胃之上。与胃包络相附。其胃之包在脾之上，与胃相并，结络周回，漫脂遍布。上下有二系，上者贯膈入肺中，与肺系相并，而在肺系之后，其上即咽门也。咽下胃脘也，胃脘下，即胃之上口也，其处谓之贲门者也。水谷自此而入胃，以胃出谷气，传之于肺，肺在膈上，因曰贲门。其门膈膜相贴之间，亦漫脂相包也。若胃中水谷腐熟，则自幽门而传入于小肠，故言太仓之下口为幽门。散膏主裹血，各脏血脉皆其所主也。）

——明·李梴《医学入门·内集·卷一·脏腑·脏腑条分》

【提要】　本论阐述脾为仓廪之官，主谏议，脾裹血，主藏荣，脾脏的解剖形态和位置大小，脾的主要生理功能和疾病。

李中梓　后天根本论

夫人团地一声之后，命曰后天，而后天之根本，脾胃是也。脾胃属土，土为万物之母，故《易》曰：至哉坤元，万物资生。《经》曰：脾胃者，仓廪之官，五味出焉。又曰：食入于胃，散精于肝，淫气于筋。浊气归心，淫精于脉，脉气流经，气归于肺。饮入于胃，游溢精气，上输于脾，脾气散精，上归于肺，通调水道，下输膀胱，水精四布，五经并行，合于四时五脏阴阳，揆度以为常也。是知水谷入胃，洒陈于六腑而气至焉，和调于五脏而血生焉。行于百脉，畅于四肢，充于肌肉，而资之以为生者也。故曰：安谷则昌，绝谷则亡。一日不食则饥，七日不食则肠胃竭绝而死矣。人之有脾胃，犹兵家之有饷道也。饷道一绝，万众立散，脾胃一败，百病难施。上古圣人见土为后天之根本，故其著之脉者，曰四时皆以胃气为本，有胃气则生，无胃气则死。

是以伤寒当危困之候，诊冲阳以察胃气之有无。冲阳应手则回生有日，冲阳不应则坐而待毙矣。东垣先生深窥经旨，独著《脾胃论》以醒提聋聩。其言胃中元气盛，则能食而不伤；过时而不饥，脾胃俱旺；能食而肥，脾胃俱虚；不能食而瘦者，胃伏火邪于气分则能食，脾虚则肌肉削也。七情戕其内，六气攻其外，皆足以致虚，惟饮食与劳倦两端，其关尤巨。《经》曰：饮食自倍，肠胃乃伤。又曰：水谷之寒热，感则害人六腑。夫饮者，水也，无形之气也。《经》曰：因而大饮，则气逆，或为喘咳，或为饮癖，或为水肿，或为呕吐之类。食者，物也，有形之血也。《经》曰：因而饱食，经脉横解，肠癖为痔。或为胀满，或为积聚，或为诸痛，或为吐利之类，此所谓饮食伤也。《经》曰：有所劳倦，形气衰少，谷气不盛，上焦不行，下脘不通。胃气热，热气熏胸中，故内热。又曰：劳则气耗。劳则喘息汗出，内外皆越，故气耗矣。有所劳倦，皆损其气，气衰则虚火旺，旺则乘脾，脾主四肢，故困热无气以动，懒于语言，动作喘乏，表热自汗，心烦不安，此所谓劳倦伤也。盖人受水谷之气以生，所谓清气、营气、卫气，皆胃气之别名也。胃为水谷之海，五脏六腑，皆受灌输。若起居失度，饮食失节，未有不伤脾胃者也。脾胃一伤，元气必耗，心火独炎，心火即下焦阴火，心不主令，相火代之。火与元气，势不两立，一胜则一负，阴火上冲，气高而喘，身热而烦，脾胃之气下陷，谷气不得升浮，是春生之令不行，无阳以护其营卫，乃生寒热。《经》曰：劳者温之，损者温之。又曰：温能除大热。大忌苦寒，反伤脾胃，东垣于劳倦伤者，立补中益气汤，纯主甘温，兼行升发，使阳春一布，万物敷荣。易老于饮食伤者，立枳术丸，一补一攻，不取速化，但使胃强不复伤耳。此皆炎黄之忠荩，后进之标的也。罗谦甫善发其旨，故云脾虚食少，弗可攻伐，补之自能食，进是则更有法焉。东方之仇木宜安，恐木实则侮土而厥张也。西方之子金宜顾，恐子虚则窃母以自救也。若夫少火，实为生气之元，中央之土虚则补其母，故许学士云肾虚不能食化，譬如釜中水谷，下无火力，其何能熟耶？严用和云：房劳过度，真阳衰弱，不能上蒸脾土，以致饮食不消，须知补肾，肾气若壮，丹田火充上蒸脾土，土温自治矣。

愚尝统而论之，脾胃者，其坤顺之德，而有乾健之运。故坤德或惭，补土以培其卑监；乾健稍弛，益火以助其转运。此东垣、谦甫以补土立言，学士用和以壮火垂训。盖有见乎土强则出纳自如，火强则转输不息。火为土母，虚则补其母，治病之常经也。每见世俗，一遇脾胃虚滞，便投曲、卜、楂、芽、香、砂、枳、朴，甚而用黄连、山栀，以为脾胃良方，而夭枉者更仆难数矣。不知此皆实则泻子之法。因脾胃有积聚、有实火，元气未衰，邪气方张，用破气之剂，以泻肺金主气之脏，诚有功效。若虚而伐之则愈虚，虚而寒之，遏真火生化之元，有不败其气而夺其谷乎？最可异者，以参术为滞闷之品，畏之如砒鸠，独不闻《经》云"虚者补之""劳者温之"，又云"塞因塞用"乎？又不闻东垣云"脾胃之气，实则枳实、黄连泻之，虚则白术、陈皮补之"乎？又不闻丹溪云"实火可泻，芩连之属，虚火可补，参芪之属"乎？且饮食初伤，元气未败，或有湿热，黄连其选也。若病稍久，元气必虚，阳气不充，阴寒为祟，反服黄连，无异于入井而反下石耳。《经》曰：饮食劳倦，损伤脾胃，始受热中，末传寒中，则始宜清热，终宜温养，灼然有辨。故能辨虚实，善识寒温，医之能事竟矣。更有说者，圣人治未病，不治已病，则居恒无病之时，便当早为之。所观既济之象曰：君子以思患而预防之。随之象曰：君子以向晦入晏息。颐之象曰：君子以节饮食，岂非明饮食劳倦之足以伤生耶？养生家知劳倦之祸人也，亟于养气，行欲徐而稳，言欲定而恭，坐欲端而直，声欲低而和，常于动中习静，使此身常在太和元气中，久久自有圣贤气象。《长生秘典》曰：内劳神明，外劳形质，俱足夭折。惟房劳较甚，为其形与神交用，精与气均伤也。又曰：久立久坐，久行久卧，皆能伤人。（以上皆防劳倦。）元气胜谷气，其人瘦而寿；谷气胜元气，其人肥而夭。泰西水曰：饮食有三化，烹煮糜烂，名曰火化；细嚼缓咽，名曰口化；蒸变传送，名曰胃化。二化得力，不劳于胃。《医说》云：饮食到胃，俱以温和为妙。不问冷物热物，但细嚼缓咽，自然温矣。《秘典》曰：食饱之后，解带摸腹，伸腰徐行，作喷以通其秘，用呵以去其滞，令饮食下行，方可就坐。饱坐发痔，曲胸而坐成中满。醉后勿饮冷，饱余勿便卧。食后勿怒，怒后勿食。冷热之物，不宜互食。《尊生编》云：饮以养阳，食以养阴，食宜常少，亦勿令虚；不饥强食，不渴强饮，则脾劳发胀；朝勿令饥，夜勿令饱；淡食则多补，五辛善助火。《调食法》云：宁少毋食多，宁饥无食饱，宁迟毋食速，宁热毋食冷，宁零毋食顿，宁软毋食硬。此六者，调理脾虚之要法也。（以上皆言饮食。）语云：修养不如节劳，服药不如忌口。斯言虽鄙，颇切理要。诚能于此精勤，则土强而脏腑俱安，后天之根本不损，营卫冲和，有天命矣。

——明·李中梓《删补颐生微论·卷之一·后天根本论》

【提要】　本论承绪前人论述，阐述后天脾胃的生理功能、致病原因、治疗原则和保养经验，可以说是对脾胃学说主要观点的系统性集成。论中提出脾胃于人身之重要性，言"人之有脾胃，犹兵家之有饷道也，饷道一绝，万众立散，脾胃一败，百病难施"。又指出，人身疾病的发生，多由"七情戕其内，六气攻其外，皆足以致虚，惟饮食与劳倦两端，其关尤巨"。这些论述，对后世临床具有重要的指导意义。

李中梓　论脾※*

脾者，仓廪之官，五味出焉。脾者，仓廪之本，营之居也，此至阴之类，通于土气。脾以胃为腑，其母心火，其子肺金，其克肾水，其贼肝木。其象土，其藏意，其旺长夏及四季之末，其绝春，其色黄，其位中央，其卦坤，其恶湿，其性信，其音宫，其数五，其味甘，其臭香，其华在唇四白，其候口，其充肉，其液涎，其声歌，其气呵。其不足则少气，其有余胀满。其平脉缓，其贼脉弦，其死甲乙日，其畜牛，其谷稷，上为镇星。其见症也，五泄注下五色，大小便不通，面黄，舌本强痛，口甘，食即吐，食不下咽，怠惰嗜卧，抢心善饥善味，不嗜食，不化食，尻阴膝膈胻足背痛，烦闷，心下急痛有动气，按之若牢，当脐痛，心下痞，腹胀肠鸣，飧泄不化，足不收，行善瘛，脚下痛，九窍不通，溏泄水下，后出余气则快，饮食中满，食减善噫，形醉，皮肤润而短气肉痛，身体不能动摇，足胻肿若水。长夏胃微软弱曰平，弱多胃少曰脾病，但代无胃曰死，软弱有石曰冬病，弱甚曰今病。脉来和柔，相离如鸡践地，曰脾平；脉来实而盈数，如鸡举足，曰脾病；脉来坚锐，如鸟之啄，如乌之距，如屋之漏，如水之流，曰脾死。真脾脉至，弱而乍疏乍数，色黄青不泽，毛折乃死。足太阴气绝，则脉不荣其口唇。口唇者肌肉之本也，脉不荣则肌肉不滑泽，肌肉不滑泽则肉满，肉满则唇反，唇反则肉先死，甲日笃，乙日死。脾绝十二日死，脾至悬绝四日死。黄欲如罗裹雄黄，不欲如黄土。黄如蟹腹者生，黄如枳实者死。饮食劳倦则伤脾。实则梦欢歌快乐，虚则梦饮食相争。思伤脾，怒胜思。湿伤肉，风胜湿；甘伤肉，酸胜甘。甘走肉，肉病多食甘。多食酸，则肉胝而唇揭。脾欲缓，急食甘以缓之，以甘补之，以苦泻之。脾苦湿，急食咸以燥之。大豆、豕肉、栗、藿皆咸。

——明·李中梓《删补颐生微论·卷之二·脏腑论》

【提要】 本论综合了《内经》有关论述，阐述脾脏的生理功能与联系、病证表现、脉象及色诊特征、情志致病和饮食宜忌。

黄元御　太阴湿土

湿者，太阴土气之所化也。在天为湿，在地为土，在人为脾。太阴以湿土主令，辛金从而化湿；阳明以燥金主令，戊土从金而化燥。己土之湿为本气，戊土之燥为子气。故胃家之燥不敌脾家之湿，病则土燥者少而土湿者多也。

太阴主升，己土升则癸水与乙木皆升。土之所以升者，脾阳之发生也。阳虚则土湿而不升，己土不升则水木陷矣。火金在上，水木在下，火金降于戊土，水木升于己土。戊土不降则火金上逆，己土不升则水木下陷。其原总由于湿盛也。

《子华子》：阴阳交，则生湿。湿者，水火之中气，上湿则化火而为热，下湿则化水而为寒。然上亦有湿寒，下亦有湿热。湿旺气郁，津液不行。火盛者，熏蒸而生热痰；火衰者，泛滥而生寒饮。此湿寒之在上者。湿旺水郁，膀胱不利。火衰者，流溢而为白淫；火盛者，便涩而为赤浊。此湿热之在下者。便黄者，土色之下传；便赤者，木气之下陷。缘相火在水，一线阳根，温升而化乙木。木中温气，生火之母，升则上达而化火，陷则下郁而生热。木气不达，侵逼土位，以其郁热，传于己土，己土受之，于是浸淫于膀胱。五行之性，病则传其所胜，其势然也。

阴易盛而阳易衰，故湿气恒长而燥气恒消。阴盛则病，阳绝则死，理之至浅，未尝难知。后世庸愚，补阴助湿，泻火伐阳，病家无不夭枉于滋润，此古今之大祸也。

——清·黄元御《四圣心源·卷二：六气解·太阴湿土》

【提要】 本论阐述脾的生理功能、基本病机和治疗禁忌。作者认为，人身脾脏为自然界太阴湿土之气所化，并辨析了脾胃的升降关系及其生理作用。指出人体湿气为病，可分为上、下之不同，且各有寒湿、湿热之异，阐释了其中之病机。此外，还对"补阴助湿，泻火伐阳"的治法之误进行了批评。

唐容川　论脾胃仓廪之官主出五味[**]

各脏腑各名一官，惟脾胃两者合名一官，何也？盖胃主纳谷，脾主消谷，二者相合而后成功，故脾与胃，统称仓廪之官，言脾胃主消纳五谷也。而又云"五味出焉"者，盖五谷备具五味，一入胃中，即化为汁液，从脾之油膜散走达五脏。出焉者，出脾胃而达诸脏腑营卫也。胃不纳谷，则五味不入。胃属阳，宜燥之。脾不化谷，则五味不能达于各脏。脾属阴，宜滋之。

——清·唐容川《中西汇通医经精义·上卷·脏腑之官》

【提要】 本论阐述脾胃常并称仓廪之官的原因，指出脾胃的生理功能分别有胃喜润和脾喜燥之不同，二者生理功能的相互配合，能运化精微达于脏腑营卫。

6.2.5 肺

《素问》 论肺[※*]

肺者，气之本，魄之处也；其华在毛，其充在皮，为阳中之太阴，通于秋气。

——《素问·六节脏象论》

【提要】 本论阐述肺的功能、藏神，及其与身体、季节的关系。肺，是气的根本，为魄所居之处。《素问·五脏生成》曰："诸气者皆属于肺。"故言肺为气之本。王冰注："肺藏气，其神魄"，故言肺为魄之处。其荣华表现在毫毛，其充养的组织在皮肤。吴崑注："皮毛者，肺之外候，故其华在毛，其充在皮。"肺是阳中之太阴，与秋气相通。

李 梴 论肺为相傅之官[※*]

肺系喉管，而为气之宗。（肺系有二：一系上通喉咙，其中与心系相通。肺之系者，自膈正中微近左胁，居胃之上，并胃胞络及胃脘相连，贯膈与心肺相通，膈膜相缀也。一系自心入于肺两大叶之间，曲折向后，并脊膂细络相连，贯通脊髓，而与肾系相通。肾纳气，肺主气，肺主行荣卫，为相傅之官，治节出焉，为气之本也。相傅，如今之尚书。）

形似人肩，而为脏之盖。（形似人肩，又如磬悬于五脏之上，而为脏之华盖。）

三斤三两，空空相通；六叶两耳，脉脉朝会。（重三斤三两，六叶两耳，共八叶，下无窍，叶中有二十四空，行列分布诸脏清浊之气。脉气流经，经气归肺，肺朝百脉，输精于皮毛。毛脉合精，行气于腑，腑精神明，留于四脏，气归于权衡，权衡以平，气口成寸，以决死生。）

义配于心。（肺在德为义，心为礼，肝为仁，脾为信，肾为智，然皆统于心也。）

卦象乎兑。（肺在卦象兑。又曰肺气通而象乾，心象离，肝象震，脾象坤，肾象坎，胆象巽，胃象艮。以外象言之，则乾为左脚，坎为外肾，艮为右脚，震为右身，巽为右手，离为头顶，坤为左手，兑为左身。然人禀两仪而生，配合八卦，大概如此。其实一气流行，每子时自左脚心涌泉穴起，阳循左足腹胁手，而上至头顶囟门午位而止。午时自顶门循右手胁腹足，而下至右脚心而止。是坎离为阴阳消息，故后天图独言之。）

谷稻畜马，魄藏于中。（稻色白，为肺之谷。马善，斗象金，为肺之畜。并精出入谓之魄，乃精气之匡佐也。肺藏魄，肝藏魂。魂乃阳之精，魄乃阴之精。阳动而阴静，魂游而魄守，阴阳相济，魂魄相守；魂不游而魄不守，阴阳俱丧；魄不收而魂枯，阳亦消亡。阴阳宜常相济。故叔和云：魂将魄共连。凡人之梦寐，皆魂魄合而成者也。肺热则梦美女相依，或兵戈相竞；虚则梦涉水田。）

合皮荣毛，鼻应于外。（肺主皮毛，上荣于眉，开窍于鼻。白色。小理者，肺小，肺小则少饮，不病喘咳；粗理者，肺大，肺大则多饮，善病胸痹，喉痹逆气。巨肩反膺陷喉者，肺高，肺高则上气肩息咳；合腋张胁者，肺下，肺下则居贲迫肺，善胁下痛。好肩背厚者，肺坚，肺坚则不病咳上气；肩背薄者，肺脆，肺脆则苦病消瘅易伤；背膺厚者，肺端正，肺端正则和利难伤；肋偏疏者，肺偏倾，肺偏倾则胸偏痛也。）

——明·李梴《医学入门·内集·卷一·脏腑·脏腑条分》

【提要】　本论阐述肺为相傅之官，主治节，为气之本，以及肺脏的解剖形态、位置大小，主要生理功能和疾病。

李中梓　论肺※*

　　肺者，相傅之官，治节出焉。肺者，气之本，魄之处也，为阳中之太阴，通于秋气。肺配胸中，与大肠为表里。其母脾土，其子肾水，其克肝木，其贼心火。其象金，其藏魄，其旺秋，其绝夏，其色白，其位西，其卦乾，其恶寒，其性义，其音商，其数九，其味辛，其臭腥，其华毛，其候鼻，其充皮，其液涕，其声哭，其气呬。其不足则太息，其有余则喘嗽。其平脉浮短，其贼脉洪，其死丙丁日。其畜马，其谷稻，上为太白星。其见症也，善嚏，悲愁欲哭，洒淅寒热，缺盆中痛，腹痛，肩背痛，脐右少腹胀痛，小便数，溏泄，皮肤痛及麻木，喘，少气，颊上气见。秋胃微毛曰平，毛多胃少曰肺病，但毛无胃曰死。毛而有弦曰春病，弦甚曰今病。脉来厌厌聂聂，如落榆荚曰肺平；脉来不上不下，如循鸡羽，曰肺病；脉来如物之浮，如风吹毛，曰肺死。真肺脉至，大而虚，如以毛羽中人肤，色赤白不泽，毛折乃死。手太阴气绝则皮毛焦，皮毛焦则津液去，津液去则皮节伤，皮节伤则皮枯毛折，毛折者则毛先死，丙日笃，丁日死。肺绝三日死，肺至悬绝十二日死。白欲如白璧之泽，不欲如垩。白如豕膏者生，白如枯骨者死。形寒饮冷则伤肺。实则兵戈竞扰，虚则梦田野平原。忧伤肺，喜胜忧。热伤皮毛，寒胜热。辛伤皮毛，苦胜辛。辛走气，气病毋多食辛。多食苦，则皮肤槁而毛拔。肺欲收，急食酸以收之，以酸补之，以辛泻之。肺苦气上逆，急食苦以泄之。小麦、羊肉、杏、薤皆苦。

——明·李中梓《删补颐生微论·卷之二·脏腑论》

【提要】　本论综合了《内经》有关论述，阐述肺脏的生理功能与联系、病证表现、脉象及色诊特征、情志致病和饮食宜忌。

唐容川　论肺为相傅之官主治节※*

　　心为君主，肺在心外，以辅相之。心火恐其大过，则肺有清气以保护之，如师傅之辅助其君也，故称相傅之官。究其迹象，则因心血回入于肺，得肺气吹出，血中浊气，则复变红而返，入于心。在《内经》，乃营血与卫会于肺中之说，又即相傅之官所司职事也。西医则云回血返入肺中，吹出血中炭气，则紫色退而变为赤血，复入于心。肺是淘汰心血之物，此即《内经》肺为相傅之义。但中国不名炭气，只名浊气也。心火太过，则气有余而上逆下注；心火不足，则下泄，上为饮咳，皆不得其制节之故也。惟肺制心火，不使太过，节心火，不使不及，则上气下便，无不合度。

——清·唐容川《中西汇通医经精义·上卷·脏腑之官》

【提要】　本论结合西医的观点，认为肺是心中营血新陈代谢之处，故称之为"相傅之官"。心火的节制，主要依赖于肺中的清气。因此，心火太过和不及均会造成肺主治节的功能出现障碍而发生疾病。

张生甫 肺司呼吸气化为关主治之重要

《经》云：出入升降，无器不有。出入废则神机化灭，升降息则气立孤危。夫出入升降，在人即为呼吸，死生系之矣。然主呼吸之机能，司气化之枢纽，则在于肺。所以人有一时卒死不语，前哲用还魂汤主治者，以麻黄开肺，杏仁通降，甘草协调中气，中央运而四旁如。盖气闭一开，气化自行，则出入升降，枢机即复原状，气行血斯行，其人即苏。不用还魂之品，而寓还魂之妙者，谓非深窥此旨，具有卓识耶。故凡急症用辛皂通关散，吹鼻开窍取效者亦然。他如风温湿热，邪在肺胃，即宜宣肺清胃，则邪去病愈，乃有计不出此。或投抑遏误补，致邪无从宣泄，甚有上冲下迫，上冲即为咳喘失血，蕴热不清，下迫即为肠澼瘕泄，急重腹痛，每变坏证。倘能早知鉴及，云胡不瘳，讵至此哉。略举数端，以充其义，特为肺关主治重要之发明。

——张生甫《医学达变·肺司呼吸气化为关主治之重要》

【提要】 本论阐述人身气化枢纽在于肺。肺气郁痹的病证，气机一旦得以开泄，人体一身之气化即可运转，并举临床开肺气以起沉疴的常用治法加以佐证，对临床具有一定启发。

6.2.6 肾

《素问》 论肾※＊

肾者，主蛰，封藏之本，精之处也；其华在发，其充在骨，为阴中之少阴，通于冬气。

——《素问·六节脏象论》

【提要】 本论阐述肾的功能、所藏，及其与躯体、季节的关系。肾旺于冬，气主闭藏，又为藏精之处，故曰主蛰，封藏之本，精之处也。肾之华在发，发之生机系于肾气，发之营养在于精血。肾主骨髓，故其充养在骨。

李 梴 论肾为作强之官※＊

肾有两枚，左属水而右属火；重各九两，右主女而左主男。（左右两枚，共一斤二两，男以左肾为主，女以右肾为主。）

连胁系心贴脊膂兮，裹以脂膜，里白外紫如江豆兮，相合若环。（肾连胁下对脐，形如江豆，相并如环，曲贴脊膂膜中，里白外紫。两肾二系相通下行，其上则与心系通而为一，所谓坎北离南，水火相感者也。左右气常相通，静养极者，左右相合，则精不泄矣。）

以左言其概，位北水惟悭。（此条专言左肾天一生水，专一以悭为事，所以五脏俱有补泻，惟肾有补无泻。）

纳气收血化精，而为封藏之本。（左肾主纳气收血化精，司冬之令，专主收藏，故曰封藏之本。）

壮志造无成有，别号作强之官。（肾藏志，意之所存者谓之志。精完则志壮，志壮则精益完，故曰精志自相随。造无为有，男女交媾，造化形容。《经》曰：作强之官，伎巧出焉。言精志完而强于作用也。又，男曰作强，女曰伎巧。）

候在腰而充骨填髓。（肾之候在腰，其充在骨，诸髓皆属于脑，而肾实主之。叔和云：实梦腰难解，虚行溺水湄。）

窍于耳而荣发驻颜。（黑色。小理者，肾小，肾小则脏安难伤；粗理者，肾大，肾大则善病腰痛不可俯仰，易伤以邪。高耳者，肾高，肾高则苦背膂不可俯仰；耳后陷者，肾下，肾下则腰尻痛，或为狐疝。耳坚者，肾坚，肾坚则不病腰背痛；耳薄不坚者，肾脆，肾脆则善病消瘅易伤。耳好前居牙车者，肾端正，肾端正则和利难伤；耳偏高者，肾偏倾，肾偏倾则苦腰尻痛也。须发颜面皆肾脉所络，阳精盛注于外，则须发荣盛，面体光润。）

——明·李梴《医学入门·内集·卷一·脏腑·脏腑条分》

【提要】 本论阐述肾为作强之官、封藏之本、主纳气，收血化精，藏志，出伎巧，以及肾的解剖形态、位置大小，主要生理功能和疾病。

李中梓 先天根本论

夫玄黄未兆，天一之水先生；胚体未成，两肾之元先立。《仙经》曰：借问如何是玄牝，婴儿初生两肾。未有此身，先有两肾，故肾为脏腑之本，十二脉之根，呼吸之主，三焦之源，而人资之以始者也。故曰：肾水者，先天之根本也。而一点元阳则寓于两肾之间，是为命门。盖一阳居阴之间，所以位乎北而成乎坎也。人非此火，无以运行三焦，腐熟水谷。《内经》曰：少火生气。《仙经》曰：两肾中间一点明，逆为丹母顺为人。夫龙潜海底，龙起而火随之，元阳藏于坎府，运用应于离宫，此生人之命根也。乃知阳火之根本于地下，阴火之源本于天上。故曰水出高原，又曰火在水中。夫水火者，阴阳之征兆，天地之别名也。独阳不生，孤阴不长。天之用在于地下，地之用在于天上，则天地交通，水火混合而万物生焉。古之神圣察肾为先天根本，故其论脉者曰：人之有尺，犹树之有根；枝叶虽枯，根本将自生。伤寒危笃，寸口难稽，犹诊太溪以卜肾气。

夫精也者，水之华池。神倚之如鱼得水，气依之如雾覆渊。方其为婴孩也，未知牝牡之合，而勃然峻作，精之至也。纯纯全全，合于天方，溟溟清清，合于无沦。年十六而真精满，始能生子，精破之后，乾破而为离。真体已亏，不知节啬，则百脉空虚，不危何待。世有以固精采补者，是大不然。男女交接必扰其肾，外虽不漏，精已离宫，有真精数点，随阳之痿而溢出，如火之有烟焰，岂能复返于薪哉。是故贵寡欲，然损精伤神，是非一端。若目劳于视，精以视耗。耳劳于听，精以听耗；心劳于思，精以思耗；体劳于力，精以力耗，随事而节之，则精与日积矣。是故贵节劳。肾司闭藏，肝主疏泄，脏皆有相火，而其系上属于心，心君火也。怒伤肝而相火动，则疏泄者用事，而闭藏者不得其职，虽不交合，精已暗耗矣。是故贵息怒。油能动血，饮酒则身面俱赤，是扰其血也。数月不近色，精已凝厚，一夜大醉，精随薄矣。是故宜戒酒。

《内经》曰：精不足者，补之以味。然膏粱之味未必生精，恬淡之味最能益肾。《洪范》论味而稼穑作甘。世间之物，惟五谷得之味正。淡食五谷，大能养精。吴子野云：芡实本温平，不能大益人，而谓之水中丹者何也？人之食芡也，必枚啮而细嚼之，未有多嚼而亟咽者也。舌颊齿唇，终日嗫嚅，而芡无五味腴而不腻，是以致玉池之水转相灌注，积其功力，虽过乳石可也。以此知人能淡食而徐饱者，大有益于脾肾。《经》曰：胃为水谷气血之海，化荣卫而润宗筋。又曰：阴阳总宗筋之会，而阳明为之长。故胃强则肾克而精气旺，胃病则精伤而阳事衰也。

《灵枢》曰：生之来谓之精。此先天元生之精也。《素问》曰：食气入胃，散精于五脏。此水谷日生之精也。然日生之精皆从元精所化，而后分布其脏，盈溢则输之于肾，故曰五脏盛乃能泻。若饮食之精，遇一脏有邪，则一脏之食味，化之不全，不得与元精俱藏，而时自下矣。故肾之阴虚则不藏，肝之阳强则气不固，若遇阴邪客于窍，与所强之阳相感，则精脱而外淫矣。阳强者，非真阳之强，乃肝之相火强耳。夫五脏俱有火，惟相火之寄于肝者，善则发生，恶则为害，独甚于他火。其阴器既宗筋之所聚，乃强于作用，皆相火充其力也。若遇接内，得阴气与合，则三焦上下内外之火翕然而下，从百体玄府悉开，其滋生之精尽会于阴器以跃出，岂止肾所藏者而已哉。任恭惠公年老弥健，或问其故。曰：曾读《文选》"石韫玉而山辉，水含珠而川媚"，于斯一语，悟得葆精之道。故足于精者，百疚不生；穷于精者，万邪蜂起。

先哲洞窥根本，力勉图全。遇症之虚者，亟保北方，以厚生命之根。其于水火之间，又有分别。水不足者，壮水之主，以制阳光，八味丸是也；火不足者，益火之源，以消阴翳，八味丸是也。只于年力方刚，尺脉独实者，微加炒枯知母、黄柏，以抑其亢炎。昧者以为滋阴上剂，救水神方，不问虚实而概投之。不知知母多则肠胃滑，黄柏久则肠胃寒，阳气受贼，何以化营卫而润宗筋，将髓竭精枯，上呕下泄，而幽潜沉冤，尚忍言哉！此皆守河间有热无寒之论，丹溪阳常有余之说，贻祸如此其烈耳。致《求正录》云：刘朱之言不息，则轩岐之泽不彰，诚斯道之大魔，亦生民之厄运也。虽其言未免过激，然补偏救弊，为后学顶门下针，良有苦心也。古之至人，知金为水母，气为水源，坎可填离，舌水为活，绵绵纳咽，汩汩有声，会昆仑峰顶，山泽气通，则水源所发，混混乎不舍昼夜，水精所奉，洋洋乎为露为淋。故知气即水，水即气，因以明火即水，水即火也。水中有火，水出高原之义，不亦彰且著乎？

——明·李中梓《删补颐生微论·卷第一·先天根本论》

【提要】 本论阐述肾为先天之本的涵义，包括肾为脏腑之本、十二脉之根、呼吸之主和三焦之源等；并对肾精的生理功能，肾精亏损造成的疾病，保养肾精的方法与宜忌等有关肾的理论，进行了比较全面的论述。

李中梓 论肾

肾者，作强之官，伎巧出焉。肾者，主蛰，封藏之本，精之处也，为阴中之少阴，通于冬气。肾以膀胱为腑，其母肺金，其子肝木，其克心火，其贼脾土。其象水，其藏志，其旺冬，其绝长夏及四季之末，其色黑，其位北，其卦坎，其恶燥，其性智，其音羽，其数六，其味咸，其臭腐，其华在发，其候耳，其充骨，其液津，其声呻，其气吹。其不足则厥，其有余则肠泄。其平脉沉，其贼脉缓，其死戊己日。其畜彘，其谷豆，上为辰星。

其见症也，面如漆，肫中清，面黑如炭，口渴，咳唾多血，胸中满，大小腹痛，大便难，脐左、胁下、背肩、髀间痛，饥不欲食，心悬如饥，腹大胫肿，咳嗽，脊臀股后痛，脐下气逆，小腹急痛，泄，足痿厥下肿，足胻寒而逆，肠癖，阴下湿，四指黑，手指青厥，足下热，嗜卧，坐而欲起，冻疮下痢，善思善恐，四肢不收，四肢不举。

冬胃微石曰平，石多胃少曰肾病，但石无胃曰死。石而有钩曰夏病，钩甚曰今病。脉来喘喘累累如钩，按之而坚，曰肾平；脉来如引葛，按之益坚，曰肾病；脉来发如夺索，辟辟如弹石，曰肾死。真肾脉至，搏而绝如弹石辟辟然，色黄黑不泽，毛折乃死。足少阴气绝则骨枯，少阴者冬脉也，伏行而温于骨髓，故骨髓不温，即肉不着骨，骨肉不相亲，即肉濡而却。肉濡而却，故齿老而枯。发无润泽者，骨先死，戊日笃，己日死。肾绝四日死，肾至悬绝七日死。

黑欲如重漆色，不欲如炭色。黑如乌羽者生，黑如炲者死。久坐湿地，强力入水，则伤肾。实则梦腰脊解软，虚则梦涉水恐惧。恐伤肾，思胜恐。寒伤血，燥胜寒。咸伤血，甘胜咸。咸走骨，骨病毋多食咸。多食甘，则骨疼痛而齿落。

肾欲坚，急食苦以坚之，以苦补之，以咸泻之。肾苦燥，急食辛以润之。黄黍、鸡肉、桃、葱皆辛。

——明·李中梓《删补颐生微论·卷之二·脏腑论》

【提要】 本论综合了《内经》有关论述，阐述肾脏的生理功能与联系、病证表现、脉象及色诊特征、情志致病和饮食宜忌。

徐灵胎 肾藏精论

精藏于肾，人尽知之。至精何以生，何以藏，何以出？则人不知也。夫精，即肾中之脂膏也。有长存者，有日生者。肾中有藏精之处，充满不缺，如井中之水，日夜充盈，此长存者也。其欲动交媾所出之精，及有病而滑脱之精，乃日生者也。其精施去施生，不去亦不生，犹井中之水，日日汲之，不见其亏，终年不汲，不见其溢。《易》云：井道不可不革，故受之以革，其理然也。

曰：然则纵欲可无害乎？曰：是又不然。盖天下之理，总归自然。有肾气盛者，多欲无伤，肾气衰者，自当节养。《左传》云：女不可近乎？对曰：节之。若纵欲不节，如浅狭之井，汲之无度，则枯竭矣。曰：然则强壮之人而绝欲，则何如？曰：此亦无咎无誉，惟肾气略坚实耳。但必浮火不动，阴阳相守则可耳。若浮火日动而强制之，则反有害。盖精因火动而离其位，则必有头眩、目赤、身痒、腰疼、遗泄、偏坠等症，甚者或发痈疽，此强制之害也。故精之为物，欲动则生，不动则不生。能自然不动则有益，强制则有害，过用则衰竭。任其自然，而无所勉强，则保精之法也。老子云：天法道，道法自然。自然之道，乃长生之诀也。

——清·徐灵胎《医学源流论·卷上：经络脏腑·肾藏精论》

【提要】 本论阐述肾中所藏之精，有长存者，有日生者，长存类似于先天之精，日生类似于后天之肾精。后天肾精，欲动则生，不动则不生，应任其自然，而无所勉强，则为保精之法。

章 楠 论少阳属肾[※*]

脏腑各有功能所主，前篇《灵兰秘典》《六节脏象》等论，已详明矣，惟此言少阳属肾者，指生阳之气根于肾也。盖肾为坎象☵，二阴藏一阳于中，故阳气根于肾，出肝胆而行三焦，故肝脏称少阳，胆与三焦经称少阳，以其从脏出经，阳气初生，故名少也。气根于肾，而肾脉上肺系舌本，故云将两脏，谓少阳一气将肺肾两脏，如将之领兵也。三焦为决渎之官，而出水道，水由膀胱而泄，故云属膀胱，是三焦一腑，止膀胱为其下属，而无脏相合，故曰是孤之腑也。以其包罗五脏五腑之外，经脉不通于脏，是故六腑之所与合者，如此也。旧注解少阳即是三焦者，非也。夫肝、胆、三焦皆称少阳，乃独指三焦，岂理也哉？况三焦经脉称少阳者，与手厥阴为表里，无涉于肾，其言属肾，又作何解？其非更可见矣。

——清·章楠《灵素节注类编·卷二·阴阳脏腑总论·经解·脏腑合同气化》

【提要】　本论阐述"少阳属肾"的说法。作者将肾类比于坎卦，坎为一阳陷于二阴之中，此一阳即为生阳、少阳之气。其气出肝胆而行于三焦，因此肝、胆、三焦均称为少阳。

唐容川　论肾者，作强之官，伎巧出焉※*

西医云：人之才智，均出于脑髓；人之筋力，均出于脑气筋。究问脑髓何物，则西医不知也。盖髓者，肾精所生，精足则髓足；髓在骨内，髓足则骨强，所以能作强而才力过人也。精以生神，详见"心藏神"注。精足神强，自多伎巧。髓不足者力不强，精不足者智不多。西医论髓之法多，而治髓之法少，以不知髓是肾所生，是以无从施治也。中国近医则又知肾不知髓，反为西医所笑。不知古圣《内经》已有《髓海论》《骨空论》，又将肾与髓合论之。甚矣！古圣人千古莫及矣。

——清·唐容川《中西汇通医经精义·上卷·脏腑之官》

【提要】　本论阐述"肾主伎巧"的原理，即肾为肾精所生，骨内充髓，髓足则骨强，所以能才力过人。在病机上，髓不足者力不强，精不足者智不多。

附：命门

《难经》　论命门※

脏各有一耳，肾独有两者，何也？然。肾两者，非皆肾也。其左者为肾，右者为命门。命门者，诸神精之所舍，原气之所系也。男子以藏精，女子以系胞。故知肾有一也。

——《难经·三十六难》

【提要】　"命门"一词，见于《内经》。《灵枢·根结》《灵枢·卫气》两文都论及"命门者，目也"。其概念与本论所述完全不同。命门，作为肾的一部分，并把它的作用提到"诸神精之所舍，原气之所系"的高度，乃是本论所首创（《三十九难》所论与此基本相同）。后世医家，尤其是明代以后，对肾与命门特别重视，在理论上颇有阐发，成为温补学派的主要理论基础。直至今日，命门理论对临床实践，仍有其指导意义。《难经》实开命门学说之先河。这是本论对中医脏象学说乃至中医理论体系的一大贡献。

李　梴　论命门※*

命门下寄肾右，而丝系曲透膀广之间。（命门，即右肾。言寄者，命门非正脏，三焦非正腑也。命门系曲屈下行，接两肾之系，下尾闾附广肠之右。通二阴之间，前与膀胱下口于溲溺之处相并而出，乃是精气所泄之道也。若女子则子户胞门，亦自广肠之右，膀胱下口相并而受胎，故气精血脉脑，皆五脏之真，以是当知精血来有自矣。）

上为心包，而膈膜横连脂漫之外。（心包即命门，其经手厥阴，其腑三焦，其脏心包络，其部分在心下横膈膜之上。竖斜膈膜之下，与横膜相粘。其处黄脂漫包者，心也。其漫脂之外有细筋膜如丝，与心肺相连者，此胞络也。）

配左肾以藏真精，男女阴阳攸分。（命门为配成之官，左肾收血化精，运入藏诸命门，男以此而藏精，女以此而系胞胎。男子以气为主，坎水用事，故蒸气为精而色白。如带火者，精亦能红。女子以血为主，离火用事，故血盈为经而色红。如挟痰气者，经亦能白。女人属阴，阴极则必自下而上冲，故乳房大而阴户缩也。男子属阳，阳极则必自上而垂下，故阴物垂而乳头缩也。盖阳无形，阴有质。男子内阳而外阴，女人内阴而外阳；男子背属阳而腹属阴，女人腹属阳而背属阴。又男子督脉主事，自背尾闾行至龈交穴止，故血盛者感阳气而髭须生。女子任脉主事，自小腹上行至咽喉而止，故不上与阳合而无须。宦官去势，亦无须，一理也。）

相君火以系元气，疾病死生是赖。（相火之脏，元气系焉。凡病虽危，命脉有神者生，命脉无神者死。）

——明·李梴《医学入门·内集·卷一·脏腑·脏腑条分》

【提要】　本论阐述命门即右肾，描述了其具体位置与功能。作者认为，命门为"配成之官"，关乎两性的发育与生殖。

孙一奎　命门图说

生生子曰：天人一致之理，不外乎阴阳五行。盖人以气化而成形者，即阴阳而言之。夫二五之精，妙合而凝，男女未判，而先生此二肾，如豆子果实，出土时两瓣分开，而中间所生之根蒂，内含一点真气，以为生生不息之机，命曰动气，又曰原气，禀于有生之初，从无而有。此原气者，即太极之本体也。名动气者，盖动则生，亦阳之动也，此太极之用所以行也。两肾，静物也，静则化，亦阴之静也，此太极之体所以立也。动静无间，阳变阴合，而生水火木金土也，其斯命门之谓软。

《素问》曰：肾藏骨髓之气。又曰：北方黑色，入通于肾，开窍于二阴，藏精于肾。《难经》曰：男子以藏精。非此中可尽藏精也，盖脑者髓之海，肾窍贯脊通脑，故云。

生生子曰：《三十六难》言：肾有两脏，其左为肾，右为命门。命门者，诸神精之所舍，男子以藏精，女子以系胞，故知肾有二也。《三十九难》言：五脏亦有六脏者，谓肾有两脏也。其左为肾，右为命门。命门者，精神之所舍也。男子以藏精，女子以系胞，其气与肾通。细考《灵》《素》，两肾未尝有分言者，然则分之者，自秦越人始也。追越人两呼命门为精神之舍，原气之系，男子藏精，女子系胞者，岂漫语哉？是极归重于肾为言。谓肾间原气，人之生命，故不可不重也。《黄庭经》曰：肾气经于上焦，营于中焦，卫于下焦。《中和集》曰：阖辟呼吸，即玄牝之门，天地之根。所谓阖辟者，非口鼻呼吸，乃真息也。越人亦曰：肾间动气者，人之生命，五脏六腑之本，十二经脉之根，呼吸之门，三焦之原。命门之义，盖本于此，犹儒之太极，道之玄牝也。观《铜人图》，命门穴不在右肾，而在两肾俞之中可见也。

《难经》虽有命门之说，并无左右水火之分，何后人妄臆指命门属相火耶！顾《灵》《素》三阴三阳、手足十二经配合，皆有定偶，以象十二时、十二月、十二律之意，今又以命门为属火，则当统之于何经？十二经既无所统，则两肾皆属少阴水可知。《黄庭经》曰：两部肾水对生门。（左肾为壬，右肾为癸。生门者，脐也。）或曰：然则《脉诀》何谓命门配三焦，属相火也？余曰：此高阳生之误，戴同父辩之已详。三焦是手少阳经，配手厥阴经为表里，乃手经配手经，火配火为定偶也。岂有手配足，火配水之理哉？滑伯仁《难经本义》注曰：命门其气与肾通，则亦不离乎肾，其习坎之谓欤。（坎者，水也。《易》谓上下二坎相重，阴而又阴，故曰习坎。）手心主为火之闰位，命门即水之同气欤。命门不得为相火，三焦不与命门配，亦明矣。虞庶亦云：诸家言命门为相火，与三焦为表里，按《难经》只有手心主与三焦为表里，无命门三焦表里之说。据此，则知诸家所以纷纷不决者，盖有惑于《金匮真言》篇王注引《正理论》谓"三焦者，有名无形，上合手心主，下合右肾"，遂有命门三焦表里之说。夫人身之脏腑，一阴一阳，自有定偶，岂有一经两配之理哉！夫所谓上合手心主者，正言其为表里；下合右肾者，则以三焦为原气之别使而言之尔。知此，则知命门与肾通，三焦无两配，而诸家之说不辩而自明矣。

或曰：如子所云，则命门属水欤？予曰：右肾属水也，命门乃两肾中间之动气，非水非火，乃造化之枢纽，阴阳之根蒂，即先天之太极。五行由此而生，脏腑以继而成。若谓属水属火，属脏属腑，乃是有形质之物，则外当有经络动脉，而形于诊，《灵》《素》亦必着之于经也。或曰：然则越人不以原气言命门，而曰右肾为命门何也？予曰：此越人妙处，乃不言之言也，言右肾则原气在其中矣。盖人身之所贵者，莫非气血，以左血右气也。观《黄帝阴符经》曰：人肾属于水，先生左肾，象北方大渊之源；次生右肾，内有真精，主五行之正气。越人故曰原气之所系，信有核欤。

或曰：《灵》《素》命门有据乎？予曰：《阴阳离合篇》有太阳根起于至阴，结于命门。（至阴，穴名，在足小趾外侧。）启玄子注曰：命门者，藏精光照之所，则两目也。《灵枢》亦曰：命门者，目也。盖太阳乃肾之表，目者宗脉精华之所聚，故特以精华之所聚处，而名之为命门也。（上释命门。）

——明·孙一奎《医旨绪余·上卷·六、命门图说》

【提要】 孙一奎为明代命门研究三大家中最早的一位。其首先着手于命门理论的总结与提炼工作，创立"命门动气"学说，极富新义，具有非常重要的理论价值。此后的赵献可、张介宾所阐发的命门理论，也都是在孙一奎命门理论的基础上发展完成的。孙一奎对理学太极理论非常重视，认为"人在大气中，亦万物中一物尔，故亦具此太极之理也"，并以太极阴阳思想为基础，结合了一些道家的思想，进一步提出了命门之"肾间动气"即人身之太极的理论，从而使命门成为超越五脏之上的人体生命之源。关于命门动气的属性，孙一奎认为其"非水非火"，而又因其具"生生不息之机"，故又有阳动的性质。两肾为静物，为阴。而其中间之动气，如论中所言，"盖动则生，亦阳之动也"，具有阳的性质，亦如《周易》"坎"卦中一阳居二阴间之象。

❧ 孙一奎 原呼吸 ❧

生生子曰：呼吸者，即先天太极之动静，人一身之原气也（即肾间动气）。有生之初，就有此气，默运于中，流动不息，然后脏腑得所司而行焉。《难经》曰：肾间动气者，五脏六腑之本，十二经脉之根，呼吸之门。《经》谓肺出气，出此也；肾纳气，纳此也。谓呼在肺而吸在肾者，盖肺高肾下，犹天地也。故滑伯仁曰：肺主呼吸，天道也（此呼吸，乃口鼻之呼吸，指谷气而言也），肾司阖辟，地道也（此阖辟，乃真息，指原气而言也）。《灵枢》曰：五谷入于胃也，其糟粕、津液、宗气，分为三隧。故宗气积于胸中，出于喉咙，以贯心脉，而行呼吸（行，犹承行）。"此指后天谷气而言，谓呼吸资宗气以行，非谓呼吸属宗气也。何者？人一离母腹时，便有此呼吸，不待于谷气而后有也。虽然，原气使无宗气积而养之，则日馁而瘘，呼吸何赖以行？故平人绝谷，七日而死者，以水谷俱尽，脏腑无所充养受气也。然必待七日乃死，未若呼吸绝而即死之速也。以是知呼吸者，根于原气，不可须臾离也。宗气如《难经》一难之义，原气如《八难》之义，原气言体，谷气言用也。（上原呼吸。）

——明·孙一奎《医旨绪余·上卷·二十、原呼吸》

【提要】 本论阐述命门动气对人身的重要性，尤其是在人的呼吸功能方面，人之所以生存，乃"赖此动气为生生不息之根，有是动则生，无是动则呼吸绝而物化矣"。此外，作者还进一步从先天、后天的方面，论述了原气、宗气与呼吸的关系。

❧ 赵献可 论命门[※*] ❧

肾有二，精所舍也，生于脊膂十四椎下，两旁各一寸五分，形如豇豆，相并而曲附于脊外，有黄脂包裹，里白外黑，各有带二条。上条系于心包，下条过屏翳穴后趋脊骨。两肾俱属水，但一边属阴，一边属阳。越人谓左为肾，右为命门，非也。命门即在两肾各一寸五分之间，当一身之中，《易》所谓"一阳陷于二阴之中"，《内经》曰"七节之旁，有小心"是也，名曰命门。是为真君真主，乃一身之太极，无形可见。两肾之中，是其安宅也。其右旁有一小窍，即三焦。三焦者，是其臣使之官。禀命而行，周流于五脏六腑之间而不息，名曰相火。相火者，言如天君无为而治，宰相代天行化，此先天无形之火，与后天有形之心火不同。其左旁有一小窍，乃真阴，真水气也，亦无形。上行夹脊，至脑中为髓海，泌其津液，注之于脉，以荣四支，内注五脏六腑，以应刻数，亦随相火而潜行于周身，与两肾所主后天有形之水不同。但命门无形之火，在两肾有形之中，为黄庭，故曰五脏之真，惟肾为根。褚齐贤云：人之初生受胎，始于任之兆，惟命门先具。有命门，然后生心，心生血，有心然后生肺，肺生皮毛，有肺然后生肾，肾生骨髓，有肾则与命门合，二数备，是以肾有两岐也。可见命门为十二经之主，肾无此，则无以作强，而技巧不出矣。膀胱无此，则三焦之气不化，而水道不行矣。脾胃无此，则不能蒸腐水谷，而五味不出矣。肝胆无此，则将军无决断，而谋虑不出矣。大小肠无此，则变化不行，而二便闭矣。心无此，则神明昏，而万事不能应矣。正所谓主不明则十二官危也。余有一譬焉。譬之元宵之鳌山走马灯，拜者、舞者、飞者、走者，无一不具。其中间惟是一火耳，火旺则动速，火微则动缓，火熄则寂然不动，而拜者、舞者、飞者、走者，躯壳未尝不存也。故曰：汝身非汝所有，是天地之委形也。余所以谆谆必欲明此论者，欲世之养身者治病者，的以命门为君主，而加意于火之一字。夫既曰立命之门，火乃人身之至宝。何世之养身者，不知保养节欲，而日夜戕贼此火。既病矣，治病者，不知温养此火，而日用寒凉，以直灭此火，焉望其有生气耶。《经》曰：主不明则十二官危，以此养生则殃。戒之戒之。余今直指其归元之路而明示之，命门君主之火，乃水中之火，相依而永不相离也。火之有余，缘真水之不足也。毫不敢去火，只补水以配火。壮水之主，以镇阳光。火之不足，因见水之有余也，亦不必泻水，就于水中补火，益火之原，以消阴翳。所谓原与主者，皆属先天无形之妙。非曰心为火而其原在肝，肾为水而其主属肺。盖心脾肾肝肺，皆后天有形之物也，须有无形之火，配无形之水，直探其君主之穴宅而求之，是为同气相求，斯易以入也。所谓知其要者，一言而终也。若夫风寒暑湿燥火之入于人身，此客气也，非主气也。主气固，客气不能入。

……两肾俱属水。左为阴水，右为阳水。以右为命门，非也。命门在两肾中，命门左边小黑圈是真水之穴，命门右边小白圈是相火之穴，此一水一火俱无形，日夜潜行不息，两肾在人身中合成一太极。自上数下十四节，自下数上七节。

……

余因按古铜人图，画一形象，而人身太极之妙，显然可见，是岂好事哉！亦不得已也。试即命门言之。

命门在人身之中，对脐附脊骨，自上数下，则为十四椎，自下数上，则为七椎。《经》曰：七节之旁，有小心。此处两肾所寄，左边一肾，属阴水，右边一肾，属阳水，各开一寸五分，中间是命门所居之官，即太极图中之白圈也。其右旁一小白窍，即相火也；其左旁之小黑窍，如天一之真水也。此一水一火，俱属无形之气。相火禀命于命门，真水又随相火，自寅至申，行阳二十五度，自酉至丑，行阴二十五度，日夜周流于五脏六腑之间，滞则病，息则死矣。人生男女交媾之时，先有火会，而后精聚，故曰火在水之先。人生先生命门火，此褚齐贤之言也。发前人之所未发。世谓父精母血非也，男女俱以火为先，男女俱有精，但男子阳中有阴，以火为主，女子阴中有阳，以精为主，谓阴精阳气则可。男女合此二气交聚，然后成形，成形俱属后天矣。后天百骸俱备，若无一点先天火气，尽属死灰矣。故曰：主不明，则十二官危。

……盖元阳君主之所以为应事接物之用者，皆从心上起经纶，故以心为主。至于栖真养息，而为生生化化之根者，独藏于两肾之中，故尤重于肾，其实非肾而亦非心也。

——明·赵献可《医贯·卷之一：玄元肤论·〈内经〉十二官论》

【提要】　本论阐述命门的概念、位置和生理功用。作者对命门的论述，可以总结为"君主命门"说，即命门位处两肾中间，彻底与肾脏脱离，而成为主宰十二官的"真君真主"，其功能位于五脏六腑之上，为"主宰先天之体"，又"流行后天之用"。与孙一奎不同，作者明确指出命门的属性为火，而且此火乃"水中之火""先天之火"。作者把命门之火形象地比喻为"走马灯"，如"拜者舞者飞者走者，无一不具。其中间惟是一火耳，火旺则动速，火微则动缓，火熄则寂然不动。而拜者舞者飞者走者，躯壳未尝不存也"。如此形象地描述了所有的生命活动，都必须以命门之火为原动力。认为命门的地位居于十二官之上，是主宰十二官的"真君真主"。与孙一奎强调命门作为人体的先天本源作用不同，作者所描述的"君主命门"，除了具有化生脏腑的先天本源作用外，更具有对后天脏腑的统摄与调控作用，即命门为"主宰先天之体"，而有"流行后天之用"。作者在临床实践中提出，以"六味、八味出入增减，以补真阴"，这实际上在某种程度上，是承认了真阴真阳与肾脏的密切关系。后世临床以肾阴肾阳为人体之真阴真阳，实自本论所开先河。

张介宾　命门余义

命门之义，《内经》本无，惟越人云：肾有两者，非皆肾也。左者为肾，右者为命门。命门者，诸神精之所舍，原气之所系，男子以藏精，女子以系胞也。余以其义有未尽，且有可疑，故著有《三焦包络命门辨》，附梓《类经》之末，似已尽其概矣。然而犹有未尽者，恐不足以醒悟后人。兹因再悉其蕴，条列于下。

命门为精血之海，脾胃为水谷之海，均为五脏六腑之本。然命门为元气之根，为水火之宅，五脏之阴气非此不能滋，五脏之阳气非此不能发。而脾胃以中州之土，非火不能生，然必春气始于下，则三阳从地起，而后万物得以化生，岂非命门之阳气在下，正为脾胃之母乎？吾故曰：脾胃为灌注之本，得后天之气也；命门为化生之源，得先天之气也。此其中固有本末之先后。观东垣曰：补肾不若补脾。许知可曰：补脾不若补肾。此二子之说，亦各有所谓，固不待辨而可明矣。

命门有火候，即元阳之谓也，即生物之火也。然禀赋有强弱，则元阳有盛衰；阴阳有胜负，则病治有微甚，此火候之所以宜辨也。兹姑以大纲言之，则一阳之元气，必自下而升，而三焦之普濩，乃各见其候。盖下焦之候如地土，化生之本也；中焦之候如灶釜，水谷之炉也；上焦之候如太虚，神明之宇也。下焦如地土者，地土有肥瘠而出产异，山川有厚薄而藏蓄异，聚散操权，总由阳气。人于此也，得一分即有一分之用，失一分则有一分之亏。而凡寿夭生育及勇怯精血病治之基，无不由此元阳之足与不足，以为消长盈缩之主，此下焦火候之谓也。中焦如灶釜者，凡饮食之滋，本于水谷，食强则体壮，食少则身衰，正以胃中阳气，其热如釜，使不其然，则何以朝食午即化，午食申即化，而釜化之速不过如此。观灶釜之少一炬则迟化一顷，增一炬则速化一时，火力不到，则全然不化，即其证也。故脾胃之化与不化，及饮食之能与不能，亦总由阳明之气有强与不强，而阴寒之邪有犯与不犯耳。及其病也，则渐痞渐胀，或隔或呕，或十化其三五，或膨聚而不消，或吞酸嗳腐而食气不变，或腹疼肚痛而终日不饥，或清浊不分，或完谷不化。盖化则无不运行，不化则无不留滞。运行则为气为血，留滞则为积为痰。此其故，谓非胃气之不健乎？而何以不健，谓非火候之无力乎？今见治痞治胀，及治吞酸嗳腐等症，无论是热非热，动辄呼为胃火，余烬其几，尚能堪否？此中焦火候之谓也。上焦如太虚者，凡变化必著于神明，而神明必根于阳气。盖此火生气，则无气不至，此火化神，则无神不灵。阳之在下则温暖，故曰：相火以位；阳之在上则昭明，故曰君火以明。是以阳长则阴消，而离照当空。故五官治而万类盛，阳衰则阴胜，而阳为阴抑，故聪明夺而神气减。而凡人之声色动定及智愚贤不肖之有不齐者，何非阳德为之用，此上焦火候之谓也。此以三焦论火候，则各有所司，而何以皆归之命门？不知水中之火，乃先天真一之气，藏于坎中。此气自下而上，与后天胃气相接而化，此实生生之本也。是以花萼之荣在根柢，灶釜之用在柴薪。使真阳不发于渊源，则总属无根之火矣。火而无根，即病气也，非元气也。故《易》以雷在地下而为复，可见火之标在上，而火之本则在下。且火知就燥，性极畏寒。若使命门阴胜，则元阳畏避，而龙火无藏身之地，故致游散不归，而为烦热格阳等病。凡善治此者，惟从其性，但使阳和之气直入坎中，据其窟宅而招之诱之，则相求同气，而虚阳无不归原矣。故曰：甘温除大热，正此之谓也。奈何昧者不明此理，多以虚阳作实热，不思温养此火，而但知寒凉可以灭火，安望其尚留生意而不使之速毙耶！此实医家第一活人大义，既从斯道，不可不先明斯理。倘三焦有客热邪火，皆凡火耳，固不得不除。而除火何难，是本非正气火候之谓也。学者于此，当深明邪正二字，则得治生之要矣。

命门有生气，即乾元不息之几也，无生则息矣。盖阳主动，阴主静；阳主升，阴主降。惟动惟升，所以阳得生气；惟静惟降，所以阴得死气。故乾元之气，始于下而盛于上，升则向生也；坤元之气，始于上而盛于下，降则向死也。故阳生子中而前升后降，阴生午中而前降后升。此阴阳之岐，相间不过如毛发，及其竟也，则谬以千里，而死生之柄，实惟此毫厘升降之机耳。又如水暖则化气，化气则升无不生也；水寒则成冰，成冰则降无不死也。故肾气独沉，则奉生者少，即此生气之理也。至若人之生气，则无所不在，亦无所不当察。如脏腑有生气，颜色有生气，声音有生气，脉息有生气，七窍有生气，四肢有生气，二便有生气。生气即神气，神自形生，何不可辨？衰者速培，犹恐不生，尚堪伐乎？而况其甚者乎。故明师察此，必知孰者已亏，孰者犹可，孰者能益生气，孰者能损生气，孰者宜先攻病气以保生气，孰者宜先固生气以御病气。务思病气虽如此，生气将如何；见在虽如此，日后将如何。使不有原始要终之明，则皆寸光之流耳。

虽然，此徒以斯道为言也。而斯道之外，犹有说焉。夫生气者，少阳之气也；少阳之气，有进无退之气也。此气何来？无非来自根本；此气何用？此中尤有玄真。盖人生所贵，惟斯气耳。而出入之权在呼吸，斯气数之宝藏也。河车之济在辐轳，实转运之神机也。其进其退，其得其失，总在生息之间，而彭殇之途于斯判矣。《经》曰：得神者昌，失神者亡。即此生气之谓也。予见遭剥于是者不可胜纪，故特明其义于此。

命门有门户，为一身巩固之关也。《经》曰：仓廪不藏者，是门户不要也。水泉不止者，是膀胱不藏也。得守者生，失守者死。又曰：肾者，胃之关也。关门不利，故聚水而从其类也。又曰：北方黑色，入通于肾，开窍于二阴。是可见北门之主，总在乎肾，而肾之政令，则总在乎命门。盖命门为北辰之枢，司阴阳柄，阴阳和则出入有常，阴阳病则启闭无序。故有为癃闭不通者，以阴竭水枯，干涸之不行也；有为滑泄不禁者，以阳虚火败，收摄之无主也。阴精既竭，非壮水则必不能行；阳气既虚，非益火则必不能固，此固其法也。然精无气不行，气无水不化，此其中又有可分不可分之妙用，亦在乎慧者之神悟，有非可以笔楮尽者。

命门有阴虚，以邪火之偏胜也。邪火之偏胜，缘真水之不足也。故其为病，则或为烦渴，或为骨蒸，或为咳血吐血，或为淋浊遗泄。此虽明是火证，而本非邪热实热之比。盖实热之火其来暴，而必有感触之故；虚热之火其来徐，而必有积损之因。此虚火实火之大有不同也。凡治火者，实热之火可以寒胜，可以水折，所谓热者寒之也；虚热之火不可以寒胜，所谓劳者温之也。何也？盖虚火因其无水，只当补水以配火，则阴阳得平而病自可愈。若欲去火以复水，则既亏之水未必可复，而并火去之，岂不阴阳两败乎。且苦寒之物，绝无升腾之生气，而欲其补虚，无是理也。故予之治此，必以甘平之剂，专补真阴，此虽未必即愈，自可无害；然后察其可乘，或暂一清解，或渐加温润，必使生气渐来，庶乎脾可健则热可退，肺渐润则嗽渐宁，方是渐复之佳兆，多有得生者。若但知知、柏为补阴，则愈败其肾，而致泄泻食减，必速其殆矣。

——明·张介宾《景岳全书·三卷·传忠录（下）·命门余义》

【提要】 本论对于命门学说进行了系统深入的论述及阐发，提出"水火命门"学说。与孙一奎、赵献可二人相似，本论也是以太极理论为基础来阐述命门的。作者认为太极是天地间最高的范畴，一切的根本所在，而在人身当中，此太极即是命门，是人体阴阳之枢纽，生命之本源。真阴为人体生命之基础，先天之元阴、元阳禀受于父精母血，藏于命门，即为真阴。故命门为"真阴之府"，又称"精血之海"。命门作为人身之太极，是人体阴阳之根本与枢纽所在，有真阴真阳藏于其中。作者将命门所藏之元（真）阴、元（真）阳，又称作元（真）精、元（真）气"。由于命门乃真阴之府，命门所藏之元精为"阴中之水"，元精所化之元气则为"阴中之火"，命门藏精化气，兼具水火，故有"水火之宅"之称。在张介宾的学术思想中，命门水火即是先天真阴真阳之代称，故曰"水火之气……其在人身即是元阴、元阳"（《景岳全书·阴阳篇》）。而水火之于人身，即是阴阳精气，"精为阴，人之水也；气为阳，人之火也"（《类经·疾病类》），从而把人体阴阳、精气与水火有机地联系了起来。在其著作中，阴阳互根、水火同源、精气互生的理论贯穿始终。

◈ 周省吾 命门说 ◈

命门者，人身之真阳，肾中之元阳是已，非另是一物也。后世立论，有谓在两肾中间者，有误引"七节之旁，中有小心"为命门者；至谓其形如胡桃，尤为荒诞！夫越人倡右肾命门之说，而后人非之，抑思不有越人，又何从有命门之说乎？其意以阳气为重，人身左血右气，故归之右也。人之每脏每腑，各具阴阳，肾为一身之根柢，元阳为人身所尤重，故特揭之也。自古命门治法，亦惟温补肾阳而已，别无他法也。故虞天民两肾总号命门之说，最为近理。景岳亦有分而言之，则左水右火，合而言之，为水火之府、阴阳之宅，及命门总主乎两肾、两肾皆属于命门之论。至以子肠当之，又于理未安也。孙东宿以生气立论，其意颇合，竟指为先天之太极，亦非也。近时灵胎徐氏，谓肾之有两，则皆名为肾，不得名为命门。盖肾为牝藏，其数偶，命门之义，惟冲脉之根柢，其位适当两肾之中，真可称为命之门，不得以右肾当之也。夫以牝脏释两肾，其说最的；以冲脉当命门，倡论似甚新奇，细按亦非确当，不过执两肾中间之语，而另开一说耳。

窃以为两肾为立命之门，命门穴在中间，似因肾而得名。越人以肾为命门，又因穴而名之也。总之《三十六难》曰：命门者，诸神精之所舍，原气之所系也。男子以藏精，女子以系胞。此真上补《素》《灵》之未及，惟"非皆肾""知肾有一"二语，不免词病，以致后人辩论纷纷也。

——清·唐大烈《吴医汇讲·卷十一·命门说》

【提要】 本论对《难经》及后世医家，如虞抟、张介宾、孙一奎、徐灵胎等有关命门的观点进行辩证，认为"两肾为立命之门，命门穴在中间，似因肾而得名，越人以肾为命门，又因穴而名之也"。

6.3　六　腑

6.3.1　六腑统论

《素问》　论仓廪之本※*

脾、胃、大肠、小肠、三焦、膀胱者，仓廪之本，营之居也，名曰器，能化糟粕，转味而入出者也，其华在唇四白，其充在肌，其味甘，其色黄，此至阴之类，通于土气。

——《素问·六节脏象论》

【提要】　本论阐述脾胃、大肠、小肠、三焦、膀胱等脏器的共同生理功能与特征。此五十八字，《读素问钞》以为有错简，并将其改为"脾者，仓廪之本，营之居也，其华在唇四白，其充在肌，此至阴之类，通于土气。胃、大肠、小肠、三焦、膀胱，名曰器，能化糟粕，转味而出入者也"，有一定道理。

《素问》　论传化之府※*

夫胃、大肠、小肠、三焦、膀胱，此五者天气之所生也，其气象天，故泻而不藏，此受五脏浊气，名曰传化之府，此不能久留，输泻者也。

——《素问·五脏别论》

【提要】　本论阐述传化之府的涵义及作用。胃、大肠、小肠、三焦、膀胱，这五者，是禀承天气所生的。其作用如同天气一样健运周转，所以是泻而不藏的，它们受纳五脏的浊气，所以称为传化之府。

《灵枢》　论六腑之候※*

六腑者，胃为之海，广胲、大颈、张胸，五谷乃容；鼻隧以长，以候大肠；唇厚、人中长，以候小肠；目下果大，其胆乃横；鼻孔在外，膀胱漏泄；鼻柱中央起，三焦乃约。此所以候六腑者也。

——《灵枢·师传》

【提要】　本论阐述身体局部形态与内在六腑状态的关联性。胃为水谷之海，若颊部肌肉丰满，颈部粗壮，胸部开阔，胃容纳水谷的量就多。鼻道是否深长，可测知大肠的状况。口唇的厚薄，人中的长短，可测候小肠。下眼胞大，胆气就强。鼻孔掀露于外，则膀胱易于漏泄。鼻梁高起的，三焦正常。

《灵枢》　论肠胃之小大短长※*

黄帝问于伯高曰：余愿闻六腑传谷者，肠胃之大小长短，受谷之多少奈何？伯高曰：请尽言之，谷所从出入浅深远近长短之度：唇至齿长九分，口广二寸半。齿以后至会厌，深三寸半，大容五合。舌重十两，长七寸，广二寸半。咽门重十两，广二寸半，至胃长一尺六寸。胃纡曲屈，伸之，长二尺六寸，大一尺五寸，径五寸，大容三斗五升。小肠后附脊，左环回周迭积，其注于回肠者，外附于脐上，回运环十六曲，大二寸半，径八分分之少半，长三丈二尺。回肠当脐，左环回周叶积而下，回运还反十六曲，大四寸，径一寸寸之少半，长二丈一尺。广肠传脊，以受回肠，左环叶脊，上下辟，大八寸，径二寸寸之大半，长二尺八寸。肠胃所入至所出，长六丈四寸四分，回曲环反，三十二曲也。

——《灵枢·肠胃》

【提要】　本论阐述消化道各器官的大小、长短和部位，所记载的消化道各部分的容积、长短、重量等，为古代解剖学知识。据近人考证，仅从长度而论，古人之记载与现代解剖学的认识相近，表明中国古代医学在解剖领域还是相当发达的。

《难经》　论六腑※

五脏各有所腑，皆相近，而心、肺独去大肠、小肠远者，何（谓）也？然。经言：心营、肺卫，通行阳气，故居在上；大肠、小肠，传阴气而下，故居在下。所以相去而远也。

又诸腑，皆阳也，清净之处。今大肠、小肠、胃与膀胱，皆受不净，其意何也？然。诸腑者谓是，非也。经言：小肠者，受盛之府也；大肠者，传泻行道之府也；胆者，清净之府也；胃者，水谷之府也；膀胱者，津液之府也。一腑犹无两名，故知非也。小肠者，心之腑；大肠者，肺之腑；胆者，肝之腑；胃者，脾之腑；膀胱者，肾之腑。小肠谓赤肠，大肠谓白肠，胆者谓青肠，胃者谓黄肠，膀胱者谓黑肠。下焦之所治也。

——《难经·三十五难》

【提要】　脏与腑相合的理论，亦为脏象学说的基本理论。"肠"有通畅的意思，本论称五腑为五色肠，突出了《内经》"六腑者传化物而不藏"的功能特点。

《难经》　论七冲门※

七冲门何在？然。唇为飞门，齿为户门，会厌为吸门，胃为贲门，太仓下口为幽门，大肠小肠会为阑门，下极为魄门，故曰七冲门也。

——《难经·四十四难》

【提要】　七冲门在解剖、生理和病机上都有特殊意义。七冲门的名称，如会厌、贲门、幽门、阑门等，至今仍为现代解剖学所沿用。

6.3.2 胆

李梴 论胆※*

异哉胆也！无出入窍，而附于肝之叶间；水色金精，名清净腑，而避乎胃之私污。（胆者，金之精，水之色，其色玄，其形如悬瓠，其神为龟蛇，无出入窍，附肝之短叶间，不同六腑传化，而为清净之腑。）

藏精汁（三合）而验五爪青红。（肝虽应爪而胆合于肝。故爪厚色黄者，胆厚；爪薄色红者，胆薄；爪坚色青者，胆急；爪濡色赤者，胆缓；爪直色白无约者，胆直；爪恶色黑多纹者，胆结。）

行荣卫而重三两零数。（荣卫虽主于肺，而其流行则又主于胆也，故胆气始于子云。胆重三两三铢，三铢是今之一钱二分半也。）

——明·李梴《医学入门·内集·卷一·脏腑·脏腑条分》

【提要】 本论在《内经》基础上，认为"胆附肝之短叶间，不同六腑传化，而为清净之腑"，并阐释了胆的位置、特征和外候。

陈士铎 胆腑命名篇

胡孔甲问于岐伯曰：大肠者，白肠也；小肠者，赤肠也。胆非肠，何谓青肠乎？岐伯曰：胆贮青汁，有入无出。然非肠何能通而贮之乎？故亦以肠名之。青者，木之色，胆属木，其色青，故又名青肠也。胡孔甲曰：十一脏取决于胆，是腑亦有脏名矣，何脏分五而腑分七也？岐伯曰：十一脏取决于胆，乃省文耳，非腑可名脏也。孔甲曰：胆既名为脏，而十一脏取决之，固何所取之乎？岐天师曰：胆司渗，凡十一脏之气，得胆气渗之则分清化浊，有奇功焉。孔甲曰：胆有入无出，是渗主入而不主出也，何能化浊乎？岐伯曰：清渗入则浊自化，浊自化而清亦化矣。孔甲曰：清渗入而能化，是渗入而仍渗出矣。岐伯曰：胆为清净之府。渗入者，清气也，遇清气之脏腑亦以清气应之，应即渗之机矣，然终非渗也。孔甲曰：脏腑皆取决于胆，何脏腑受胆之渗乎？岐伯曰：大小肠膀胱皆受之，而膀胱独多焉，虽然膀胱分胆之渗，而胆之气虚矣。胆虚，则胆得渗之祸矣。故胆旺则渗益，胆虚则渗损。孔甲曰：胆渗何气则受损乎？岐伯曰：酒热之气，胆之所畏也，过多则渗失所司，胆受损矣，非毒结于脑则涕流于鼻也。孔甲曰：何以治之？岐伯曰：刺胆络之穴则病可已也。孔甲曰：善。

陈士铎曰：胆主渗，十二脏皆取决于胆者，正决于渗也。胆不能渗，又何取决乎。

——清·陈士铎《外经微言·三卷·胆腑命名篇》

【提要】 本论阐述胆名为青肠、"十一脏取决于胆"的原因，以及胆主渗入化浊的生理功能对于大、小肠与膀胱的生理意义。

❦ 陈士铎 胆木篇 ❧

少师曰：胆寄于肝，而木必生于水。肾水之生肝，即是生胆矣，岂另来生胆乎？岐伯曰：肾水生木必先生肝，肝即分其水以生胆。然肝与胆皆肾子也，肾岂有疏于胆者乎。惟胆与肝为表里，实手足相亲，无彼此之分也。故肾水旺而肝胆同旺，肾水衰而肝胆同衰。非仅肝血旺而胆汁盈，肝血衰而胆汁衰也。少师曰：然亦有肾水不衰，胆气自病者何也？岐伯曰：胆之汁主藏，胆之气主泄，故喜通不喜塞也。而胆气又最易塞，一遇外寒，胆气不通矣；一遇内郁，胆气不通矣。单补肾水不舒胆木，则木中之火不能外泄，势必下克脾胃之土，木土交战多致胆气不平，非助火以刑肺，必耗水以亏肝，于是胆郁肝亦郁矣。肝胆交郁，其塞益甚。故必以解郁为先，不可徒补肾水也。少师曰：肝胆同郁，将独鲜胆木之塞乎？岐伯曰：郁同而解郁，乌可异哉。胆郁而肝亦郁，肝舒而胆亦舒。舒胆之后济之补水，则水荫木以敷荣，木得水而调达，既不绝肝之血，有不生心之液者乎。自此三焦得木气以为根，即包络亦得胆气以为助，十二经无不取决于胆也。何忧匮乏哉！少师曰：善。

陈士铎曰：肝胆同为表里，肝盛则胆盛，肝衰则胆衰，所以治胆以治肝为先。肝易于郁，而胆之易郁，又宁与肝胆殊乎？故治胆必治肝也。

——清·陈士铎《外经微言·四卷·胆木篇》

【提要】 本论阐述肾水与肝胆的关系、肝血与胆汁的关系，对临床治疗肝胆疾病具有一定的指导意义。

❦ 唐容川 论胆为中正之官主决断※※ ❧

西医言苦胆汁，乃肝血所生；中国旧说，皆谓胆司相火，乃肝木所生之气。究之有是气，乃有是汁，二说原不相悖。惟西医言人之惧与不惧，不关于胆，而又不能另指一所，实未知胆为中正之官故也。盖以汁论，则胆汁多者，其人不惧；以气论，则胆火旺者，其人不惧。太过者不得乎中，则失其正，是以有敢为横暴之人；不及者，每存惧怯，亦不得乎中正也。胆气不刚不柔，则得成为中正之官，而临事自有决断。以肝胆二者合论，肝之阳藏于阴，故主谋，胆之阳出于阴，故主断。

——清·唐容川《中西医汇通医经精义·上卷·脏腑之官》

【提要】 本论基于中西医学差异，讨论《内经》"胆为中正之官"的说法，认为"胆气不刚不柔，则得成为中正之官"。肝胆比较而言，肝主谋虑，胆主决断。

❦ 牛东生 "凡十一脏，取决于胆也"疏证 ❧

《素问·六节脏象论》篇说："凡十一脏，取决于胆也。"历代医家争议颇多，不少人囿于"取决于"一词，而理解为胆为五脏六腑之主宰。如李杲说："胆者，少阳春生之气，春气升则万化安，故胆气春生，则余脏从之，所以十一脏取决于胆也。"景岳、志聪、高士宗等也借题发挥，非但没有彰明经意，反而求深反晦，造成了迄今为止中医脏腑理论的一些混乱。

《素问·灵兰秘典论》篇曰："胆者，中正之官，决断出焉"；《灵枢·本输》曰："胆者，中精之府"；《素问·五脏别论》篇曰："脑、髓、骨、脉、胆……藏而不泻，名曰奇恒之府"。综观《内经》对胆的论述，主要有：

（1）其性刚正果决，不偏不倚，为中正之官；

（2）附于肝，与肝为表里。肝主谋虑，胆主决断，肝胆同济，勇敢乃成；

（3）为中精之府，藏清净之液（胆汁）。

所以余认为，"凡十一脏，取决于胆也"并无深奥含意，只不过是说五脏六腑都要从胆取得决断功能。"决"者，决断也。我们还可以从另一段经文得到启发。《素问·奇病论》篇曰："夫肝者，中之将也，取决于胆……此人者数谋虑而不决，故胆虚"。景岳注曰："夫谋虑在肝，无胆不决，故肝为中之将，而取决于胆"志聪："肝为将军之官，谋虑出焉；胆者中正之官，决断出焉。夫谋虑在肝，决断在胆，故肝为中之将，而取决于胆也……谋虑不决，则肝气郁而胆气虚矣。"高士宗："胆居肝内，肝主谋虑，故取决于胆……夫肝谋虑，胆决断，是肝胆之气相使而不得相失"。

显然，"取决于胆"是说从胆取得决断功能。不难理解，"凡十一脏，取决于胆也"是讲五脏六腑从胆取得决断功能，并没有"胆为五脏六腑之主宰"的含义。盖脏象功能，胆坛其首，于理难通。何况，《素问·灵兰秘典论》篇已明确"心者，君主之官"，《灵枢·邪客》篇也说："心者，五脏六腑之大主"，怎么可能复推胆为主宰者，而要十一脏皆取决于它呢？

——孙继芬《黄河医话·"凡十一脏，取决于胆也"疏证》

【提要】 本论对"凡十一脏，取决于胆"说法进行考证与分析，认为"凡十一脏，取决于胆也"，是讲五脏六腑从胆取得决断的作用，并没有"胆为五脏六腑之主宰"的含义。

6.3.3 胃

《素问》 论五味入口藏于肠胃※*

五味入口，藏于肠胃，味有所藏，以养五气，气和而生，津液相成，神乃自生。

——《素问·六节脏象论》

【提要】 本论阐述五味入口，藏于肠胃，消化吸收，精微内注的基本过程。五脏之气和谐而保有生化机能，津液随之生成，神气也就在此基础上自然产生了。

《素问》 论胃为五脏之本※*

五脏者皆禀气于胃，胃者五脏之本也。脏气者，不能自致于手太阴，必因于胃气，乃至于手太阴也。故五脏各以其时，自为而至于手太阴也。

——《素问·玉机真脏论》

【提要】 本论阐述胃气为脉之主，五脏之气各按其应旺之时，随同胃气，自行出现于手太阴脉口。

《素问》 论胃为水谷之海※*

胃者水谷之海，六腑之大源也。五味入口，藏于胃，以养五脏气，气口亦太阴也。是以五脏六腑之气味，皆出于胃，变见于气口。

——《素问·五脏别论》

【提要】 本论阐述胃是水谷之海，且为六腑的泉源。五脏六腑的水谷精微都出自胃，经输布吸收变化，脏腑之气的衰盛表现于气口。

《素问》 论五味入胃各归所喜※*

夫五味入胃，各归所喜。故酸先入肝，苦先入心，甘先入脾，辛先入肺，咸先入肾，久而增气，物化之常也。气增而久，夭之由也。

——《素问·至真要大论》

【提要】 本论阐述五味入胃之后，各归其所喜归之脏的规律。根据本论的主旨，性味能够维持人体正常需要，使机体达到阴阳的平衡协调，但要适可而止。否则，"气增而久"，物化反常，又会出现新的平衡失调，甚至导致夭亡。所谓"人参足以杀人，大黄可以活命"，即含有此种意义。

《灵枢》 论胃为五脏六腑之海※*

胃者，五脏六腑之海也，水谷皆入于胃，五脏六腑，皆禀气于胃。五味各走其所喜，谷味酸，先走肝，谷味苦，先走心，谷味甘，先走脾，谷味辛，先走肺，谷味咸，先走肾。谷气津液已行，营卫大通，乃化糟粕，以次传下……谷始入于胃，其精微者，先出于胃之两焦，以溉五脏，别出两行，营卫之道。其大气之抟而不行者，积于胸中，命曰气海，出于肺，循咽喉，故呼则出，吸则入。

——《灵枢·五味》

【提要】 本论阐述水谷入胃之后化生人体营养的过程。水谷入胃后，所化生的精微部分，其清纯部分化为营气，浊厚部分化为卫气；同时所产生的大气，自肺部沿咽喉而出，呼则出，吸则入，保证人体正常的呼吸运动。天阳之气和饮食物的精微，是维持人体健康的主要来源。但另一方面，又要从天地间吸入空气与摄取饮食物的精微，以补给全身营养的需要。

刘完素 论五脏六腑皆并受于脾胃※*

食入胃，则脾为布化气味，荣养五脏百骸，故酸入肝而养筋膜，苦入心而养血脉，甘入脾而养肌肉，辛入肺而养皮毛，咸入肾而养骨髓。五气亦然，故清养肺，热养心，温养肝，湿养脾，寒养肾也……五脏六腑，四肢百骸，皆禀受于脾胃，行其津液，相与濡润滋养矣。后之医者，欲以燥热之剂，以养脾胃，滋土之气，不亦舛乎！

——金·刘完素《三消论》

【提要】　本论阐述食物入胃消化，其精微通过脾的转输荣养人身，根据五气五味的特性，入通五脏滋养五体。因此，补益脾胃应避免过用燥热之剂，不可轻视濡润滋养的作用。

❧ 李　梴　论胃※* ❧

胃号太仓，俗呼为肚。（无所不容，若仓库然。）

上透咽门食管，而受其所吞；曲接小肠，而传其所腐。容三斗五斗，而留亦如之。（横屈受水谷三斗五升，其中常留谷二斗，水一斗五升。平人日再至圊，一行二升半，日中五升，七日五七三斗五升而水谷尽矣。故平人不饮食七日而死者，水谷津液俱尽也。）

长二尺六寸，而大一尺五。（寸径五寸，重二斤十四两。）

形验于䐃，而厚薄不同。（䐃者，肉之标，即肚皮也。脾应肉，肉䐃坚大者，胃厚；肉䐃么者，胃薄；肉䐃小而么者，胃不坚；肉䐃不称身者，胃下，胃下者，下管约不利也；肉䐃不坚者，胃缓；肉䐃无小里累者，胃急；䐃肉多少里累者，胃结，胃结者，上管约不利也。）

气通于口，而脉息是主。（五味入口，藏于胃，以养五脏气，气口亦太阴。是以五脏六腑之气味皆出于胃，变见于气口。气口在手鱼际之后，所候动脉者，是手太阴脉气所行，故言气口亦太阴也。）

清升浊降，六腑大源；食化饮消，五脏安堵。（胃中清气升则浊气降，饮食消化则百病不生，五脏调和，安然如堵，是胃主阳气发生，而为六腑之源也。噫！至浊之中，而有至清者存焉。）

——明·李梴《医学入门·内集·卷一·脏腑·脏腑条分》

【提要】　本论阐述胃腑的位置、容量、长度与重量等，同时对胃之外候，以及胃的生理功能进行了解析，认为胃的化生作用对于人身至关重要。

❧ 袁体庵　胃为生化之源记 ❧

《经》云：胃者，五脏六腑之大源也。人自有生之后，惟赖五谷以滋养。谷入于胃，流行于脏腑，化津化液，熏肤、充身、泽毛，莫不以胃气为本。人有胃气则生，无胃气则死。故仲景《伤寒论》阳明症最多。阳明者，胃也。变化五谷滋生之大源，七情六淫皆以胃气强弱为转移，推而至于温热、暑湿、疟痢、咳嗽、呕泻、肿胀、胸闷、气痛等症，均出于胃也。夫胃为水谷之海，生化之源，内而脏腑、气血，外而筋骨、皮肉，无不赖以灌溉，万物所归者也。《经》以胃为多气多血，一身之关键。人身七情之感，怒盛伤肝，肝动则气逆上冲，怒息则肝自平，而所病者，乃被冲之胃耳。假使邪入五脏，其人立死，虽轻邪亦为痼疾矣。

市医不知生化之理，谬称风伏于肺，又云脾为生痰之本、肺为贮痰之器，或谓痰迷心窍，殊觉喷饭，不思之甚。盖肺为娇脏，何能留风、贮痰？试问其风、其痰，从何道入内耶？至于心为一身之主，其窍更何能容痰？况心、肺居至高之位，不能入痰，即脾亦为清净之脏，亦不能容痰。每见痰由食管吐出，即知痰生于胃矣。余临症研究，历验心得而阐明之，以启后进而免再误也。大抵人身以胃为总司，其用烦杂，其位冲要，凡内外诸病无不归之于胃。余每用治胃方法以疗诸病，功效捷应。今特揭明，以备采择，不致为古书所惑。孟子云："尽信书不如无书"一语，推而至于《内》《难》经文，其中谬误，不可枚举。余为活人计，不得不直言之欤。

澜按：万物莫不归于胃，故胃为五脏六腑之海也。今先生阐发胃之功用，博考治胃诸方，以疗温热、湿温危疴；又扩充肝、肺诸病，亦因于胃病者，于是专以治胃，功效昭著。藉以启后进之智识，不致仍惑于阴阳五行、八味、六味汤丸可治一切病患之遗害，挽回温补之颓风，先生之济世苦心，昭然若揭矣。

——清·袁体庵《证治心传·卷一·胃为生化之源记》

【提要】　本论阐述胃气为本的基本观念，对胃气的生理功能进行了介绍，进而指出"人身以胃为总司，其用烦杂，其位冲要，凡内外诸病无不归之于胃"，故临床所见疑难病证从胃论治，往往取得较好疗效。

6.3.4　大肠

李　梴　论大肠[※*]

大肠又名回肠，长二丈一尺而大四寸，受水谷一斗七升半。（回肠者，当脐右回迭积十六曲，径一寸半，受谷一斗，水七升半。）

魄门上应阑门，长二尺八寸而大八寸，受谷九升三合八分。（魄门者，肺藏魄也。又曰广肠，言广阔于大小肠也。又曰肛门，言其处似车缸形也。《内经》以此为一脏，故俗名坠脏。热则重坠或突出，虚则脱下不收。受谷九升三合八分合之一，专主出而不纳。凡肠胃合受水谷八斗七升六合八分合之一。阑门者，大小肠各受物传化而相会于此，滓入广肠，水入膀胱，关阑分隔，故曰阑门。）

肛之重也，仅十二两；肠之重也，再加二斤。（肛门重十二两，大肠重二斤十二两。）

总通于肺，而心肾膀胱连络系膈。（肛门亦大肠之下截也，总与肺为表里。大小肠之系自膈下与脊膂连心肾膀胱相系，脂膜筋络，散布包裹，然各分纹理，罗络大小肠与膀胱。其细脉之中，乃气血津液流走之道。）

外应在皮，而气血津液润燥不均。（肺应皮，腹皮厚者，大肠厚；皮薄者，大肠薄；皮缓腹里大者，大肠大而长；皮急者，大肠急而短；皮滑者，大肠直；皮肉不相离者，大肠结。气血津液调和则大便亦调，燥热则便坚而涩，寒湿则便润而利。）

——明·李梴《医学入门·内集·卷一·脏腑·脏腑条分》

【提要】　本论阐述大肠的位置、容量、长度、重量，同时对大肠之外候，以及大肠的生理功能。作者认为，大肠病证的发生大都与气血津液不和调有关，如"燥热则便坚而涩，寒湿则便润而利"等。

陈士铎　大肠金篇

少师曰：金能生水，大肠属金，亦能生水乎？岐伯曰：大肠之金，阳金也。不能生水，且藉水以相生。少师曰：水何能生金哉？岐伯曰：水不生金而能养金，养即生也。少师曰：人身火多于水，安得水以养大肠乎？岐伯曰：大肠离水实无以养，而水苦无多。所冀者，脾土生金，转输精液，庶无干燥之虞。而后以肾水润之，便庆濡泽耳。是水土俱为大肠之父母也。少师曰：土生金，而大肠益燥何也？岐伯曰：土柔而大肠润，土刚而大肠燥矣。少师曰：土刚何以燥也？岐伯曰：土刚者，因火旺而刚也。土刚而生金更甚，然未免同火俱生，金喜土而畏火，虽生而实克矣。安得不燥哉。少师曰：水润金也，又善荡金者，何故欤？岐伯曰：大肠得真水而养，得邪水而荡也。邪正不两立，势必相遇而相争。邪旺而正不能敌，则冲激澎湃，倾肠而泻矣。故大肠尤宜防水。防水者，防外来之水非防内存之水也。少师曰：人非水火不生，人日饮水，何以防之？岐伯曰：防水何若培土乎。土旺足以制水，土旺自能生金。制水，不害邪水之侵；生金，无愁真水之涸。自必火静而金安。可传导而变化也。少师曰：大肠无火，往往有传导变化而不能者，又何故欤？岐伯曰：大肠恶火又最喜火。恶火者，恶阳火也。喜火者，喜阴火也。阴火不同，而肾中之阴火尤其所喜。喜火者，喜其火中之有水也。少师曰：肾火虽水中之火，然而克金，何以喜之？岐伯曰：肺肾子母也。气无时不通，肺与大肠为表里，肾气生肺，即生大肠也。大肠得肾中水火之气，始得司其开阖也。倘水火不入于大肠，开阖无权，何以传导变化乎！少师曰：善。

陈士铎曰：大肠无水火，何以开阖。开阖既难，何以传导变化乎。可悟大肠必须于水火也。大肠无水火之真，即邪来犯之，故防邪仍宜润正耳。

——清·陈士铎《外经微言·四卷·大肠金篇》

【提要】　本论阐述大肠与脾胃、肺、肾的关系，认为大肠的传导作用与人身水火状态密切相关，其治疗总以润泽为主。

唐容川　论大肠为传道之官出变化※※

"变化出"三字，谓小肠中物至此，精汁尽化，变为糟粕而出。其所以能出之故，则赖大肠为之传道。而大肠所以能传道者，以其为肺之腑，肺气下达，故能传道。是以理大便，必须调肺气也。

——清·唐容川《中西汇通医经精义·上卷·脏腑之官》

【提要】　本论阐述大肠的传导功能。大肠的下行作用，主要依赖于与其相表里的肺气肃降作用。提示临床，肺与大肠相表里，若大便不畅可采用通调肺气升降的办法进行治疗。

6.3.5 小肠

《灵枢》 论小肠位置^{※*}

小肠后附脊，左环回周迭积，其注于回肠者，外附于脐上。回运环十六曲，大二寸半，径八分分之少半，长三丈二尺。

——《灵枢·肠胃》

【提要】 本论阐述小肠的位置、形态和大小。

李 梴 论小肠^{※*}

小肠上接胃口，受盛其糟粕传化：下达膀（胱）广（肠大肠），泌别其清浊宣通。(小肠者，受盛之官，化物出焉。凡胃中腐熟水谷，其滓秽自胃之下口，并入于小肠上口，自小肠下口，泌别清浊，水入膀胱上口，滓秽入大肠上口。)

居脐上而长三丈二尺，脉纡则结；曲（左回迭积十六曲）十六而大二寸有四，形小难容。(胃之下口，乃小肠之上口，脐上一寸水分穴，则小肠下口，受谷二斗四升，水六升三合。合之大半。但肠有厚薄大小之分，从脉知之，诸阳经脉皆纡曲，小肠气结。皮厚者，脉厚；脉厚者，小肠厚。皮薄者，脉薄；脉薄者，小肠薄。皮缓者，脉缓；脉缓者，小肠大而长。皮薄而脉冲小者，小肠小而短；小短者，则所容差小。)

机发心极。(小肠与心相应，所以脐轮能知冷暖。常人二便由心所主，病则不能从令。)

候在人中。(人配天地为三才。以面部言之：鼻之下、口之上为中以配人，得阴阳交泰，其位居中，故曰人中。虚者唇青下白。)

——明·李梴《医学入门·内集·卷一·脏腑·脏腑条分》

【提要】 本论阐述小肠的位置、容量、长度、重量。同时，对小肠之外候，以及小肠的生理功能进行了解析。

陈士铎 小肠火篇

少师曰：小肠属火乎？属水乎？岐伯曰：小肠与心为表里，与心同气，属火无疑。其体则为水之路，故小肠又属水也。少师曰：然则小肠居水火之间，乃不阴不阳之腑乎。岐伯曰：小肠属阳，不属阴也。兼属之水者，以其能导水也。水无火不化，小肠有火，故能化水。水不化火，而火且化水，是小肠属火明矣。惟小肠之火代心君以变化，心即分其火气以与小肠，始得导水以渗入于膀胱。然有心之火气、无肾之水气，则心肾不交水火不合，水不能遽渗于膀胱矣。少师曰：斯又何故乎？岐伯曰：膀胱水腑也，得火而化，亦必得水而亲。小肠之火欲通膀胱，必得肾中真水之气以相引，而后心肾会而水火济，可渗入亦可传出也。少师曰：小肠为受盛之官，既容水谷，安在肠内无水，必藉肾水之通膀胱乎？岐伯曰：真水则存而不泄，邪水则走而不守也。小肠得肾之真水，故能化水谷而分清浊，不随水谷俱出也。此小肠所以必资于肾气耳。少师曰：善。

陈士铎曰：小肠之火有水以济之，故火不上焚，而水始下降也。火不上焚者，有水以引之也；水不下降者，有火以升之也。有升有引，皆既济之道也。

——清·陈士铎《外经微言·四卷·小肠火篇》

【提要】 本论阐述小肠泌别清浊的生理功能。作者认为，小肠功能须依赖于心肾水火交济，才能得以正常发挥，即"小肠之火欲通膀胱，必得肾中真水之气以相引，而后心肾会而水火济，可渗入亦可传出也"。

唐容川 论小肠为受盛之官主化物※*

盛音承，贮也。小肠上接于胃，凡胃所纳之物，皆受盛于小肠之中。西医云：小肠通体皆是油膜相连，其油膜中皆有微丝血管与小肠通，胆之苦汁从微丝血管注入肠中，以化食物，脾之甜肉汁亦注入小肠化物，而物所化之精汁，即从膜中出小肠而达各脏，故曰化物出焉。王清任《医林改错》以附小肠者，为鸡冠油，更名气府，谓为元气所存，主化饮食，而不知《内经》明言"小肠者受盛之官，化物出焉"，已实指小肠之气化矣。其附小肠之油膜，即中焦也，属之于脾。小肠又系心之腑，其相通之路，则从油膜中之丝管，上膈达包络，以达于心，心遗热于小肠，则化物不出为痢为淋。脾阴不足，则中焦不能受盛，膈食便结；三焦相火不足，不能熏化水谷，则为溏泻。西医又有小肠发炎之症，即中国之泄痢、肠痈等症。中国近说，水入小肠，然后从阑门下，飞渡入膀胱。西医斥其非也，水从胃已散出，走连网中。详下三焦注。然则小肠中所受盛者，只是食物，乃阴质也。饮主化气，食主化血，食物在小肠，皆化为液，以出于连网，遂上奉心而生血，所以小肠为心之腑，乃心所取材处也。

——清·唐容川《中西汇通医经精义·上卷·脏腑之官》

【提要】 本论阐述小肠受盛化物功能的正常发挥与心、脾、三焦密切相关。

6.3.6 膀胱

孙思邈 胞囊论*

论曰：胞囊者，肾、膀胱候也，贮津液并尿。若脏中热病者，胞涩小便不通，尿黄赤。若腑中寒病者，胞滑小便数而多白。若至夜则尿偏甚者，夜则内阴气生，故热则泻之，寒则补之，不寒不热根据经调之，则病不生矣。

凡尿不在胞中，为胞屈僻，津液不通，以葱叶除尖头，纳阴茎孔中深三寸，微用口吹之，胞胀，津液大通即愈。

——唐·孙思邈《备急千金要方·卷二十：膀胱腑·胞囊论》

【提要】 本论阐述胞囊的脏腑联系、生理作用、所生病证和治疗原则等。作者认为胞囊与膀胱并非一物，似是后者的附属器官，这一点值得探讨。因与膀胱相关，本论暂附于此。此外，本论还有用葱叶导尿的较早记载。

◀ 李　梴　论膀胱※※ ▶

膀胱上口阔二寸半，而盛溺九升九合；中广九寸正，而重九两二铢。无出窍也，资气海以施化，府名津液。（膀胱以虚受水，为津液之府。有上窍而无下窍，得气海之气施化，则溲便注泻；气海之气不足，则秘隐不通。）

透绝顶也，司升降之消息，官号州都。（《经》曰：州都之官，津液藏焉。）

应在毛发，系通心肺；验于皮骨，脏属肾俞。（肾应骨，密理厚皮者，三焦膀胱厚；粗理薄皮者，三焦膀胱薄；疏腠理者，三焦膀胱缓；皮急而无毫毛者，三焦膀胱急；毫毛美而粗者，三焦膀胱直；稀毫毛者，三焦膀胱结也。）

——明·李梴《医学入门·内集·卷一·脏腑·脏腑条分》

【提要】　本论阐述膀胱的位置、容量、长度、重量，同时介绍了膀胱之外候，以及膀胱的生理功能。

◀ 唐容川　论膀胱为州都之官主藏津液※※ ▶

凡人饮食之水，无不入于膀胱，膀胱如人身之洲渚，故曰州都之官。人但知膀胱主溺，而不知水入膀胱，化气上行，则为津液，其所剩余质，乃下出而为溺。经文所谓"气化则能出"者，谓出津液，非出溺也。"气化"二字，自唐以下，无人知之。吾于此特详言曰：火交于水，即化为气。观西法以火煎水而取轻气，即是火交于水，化气之一证。人身之水火，如何交哉？盖人心主火，人鼻吸入之气，乃天阳也，亦属火。西医云：气从鼻入，其管入肺，历心系，循背脊，以下入肾系，又从肾系达连网，以至于脐下。按西医所说，吸入之路，推究其理，则知吸入者是天阳属火也，历心系，则引心火而并下入脐下，即气海也，女子名为胞宫。《经》云"膀胱者，胞之室"，胞即油膜一大夹室，能伸能缩，实大过于膀胱，胞与膀胱只隔一间，又全在微丝血管与膀胱相通。凡人吸入之天阳，合心火下至胞中，则蒸动膀胱之水，化而为气，与西法以火煎水取气无异。夫此膀胱之水，既化为气，则透出膀胱，入于胞中，上循脐旁，气冲上膈入肺，而还出于口鼻，上出之气，着漆石则为露珠；在口舌脏腑之中则为津液，且气之出口鼻，其显然者也。又外出于皮毛，以薰肤润肌而为汗，所谓气化则津液能出者此也。老人溺多，化气少而水质多；壮者溺少，化气多而水质少也。西医但言气从肺历心系而至脐下，未言出气之路，其意以为仍由原路而出，不知非也。盖气之出路，实循气冲，上达于膈，而出于肺。西医云：胸膈乃助肺扇动呼吸之物，不知膈为出气之路，非入气之路，不得混言扇动呼吸也。夫吸从脊入，督脉主之；呼从膈出，任脉主之；吸入阳也，火交于水也；呼出阴也，气即是水也。呼吸循环，道家以为秘诀，医家昧其指归。惟《内经》"气化则能出矣"一语明明指破，何注家多不识耶！火不足以蒸水，则津液不升，气不得化；水不足以济火，则津液干枯，小水不下。

——清·唐容川《中西汇通医经精义·上卷·脏腑之官》

【提要】　本论阐述膀胱气化的机理。作者认为，膀胱之所以能够化生津液，是因为口鼻吸入的阳气，合心火下入胞中，具有蒸腾水液的作用。

丁光迪　论膀胱的名实※*

关于膀胱的名实问题，似乎不必多论，"膀胱有形可见""有物可据"，其实不然，中医书中对"膀胱"一词的运用，是有多种含义的。如《素问·六节脏象论》说："脾、胃、大肠、小肠、三焦、膀胱者，仓廪之本，营之居也，名曰器……"这是说膀胱为有形之脏器，可以肯定。是什么脏器？《灵枢·五味论》作了明确的回答："膀胱之胞薄以懦，得酸则缩卷，约而不通，水道不行，故癃。"这就是说，膀胱即尿胞，是藏尿之器。所以《素问·宣明五气》篇亦说："膀胱不利为癃，不约为遗溺。"《中藏经》亦肯定这一点，"论膀胱虚实寒热生死脉诊之法"上说："五脏有疾，即应膀胱，膀胱有疾，即应胞囊也。"《难经·四十二难》更作出明确的论载，如云："膀胱重九两二钱，纵广九寸，盛溺九升九合，口广二寸半。"由此可见，古人对膀胱这个脏器，是完全明了的。这是一种含义，膀胱即胞囊，即尿胞，有名有形，名实符合。

但另外还有一种说法，膀胱与尿胞是两回事，膀胱并不等于尿胞。如《素问·痹论》说："胞痹者，少腹膀胱按之内痛，若沃以汤，涩于小便……"《示从容论》亦是胞与膀胱并提的。两者的名称不同，含义亦不一样。《灵枢·淫邪发梦》篇更明确区分，如云："（厥气）客于膀胱，则梦游行……客于胞䐈，则梦溲便"。这样，膀胱就另有含义了，尿胞才是主小便的。《金匮·妇人产后病篇》说得很具体，"……此名转胞，不得溺也，以胞系了戾，故致此病，但利小便则愈。"考《伤寒论》《金匮要略》的条文中，明白提到膀胱的有七处，但只有一二处可以从膀胱即尿胞的含义上去解释，其余都是另有所指；即《小便不利淋病》（编者按：当作《消渴小便利淋病脉证并论》）一篇，明显是论述小便病变的，亦没有一处提到膀胱名词。

"膀胱"的另外含义指什么？大致有以下二点：一是指少腹（小腹）部位，亦可以说"膀胱"即是少腹（小腹）的互辞，或者两词联称。如上文《痹论》所说的胞痹，"少腹膀胱按之内痛"，显然少腹膀胱是指部位，胞痹才是病的实质。王冰之注就是这个意思，如云："膀胱为津液之府，胞内居之，少腹处关元之中，内藏胞器。"《伤寒论》说得更具体，如《厥阴篇》（340条）云："病人手足厥冷，言我不结胸，小腹满，按之痛者，此冷结在膀胱关元也。"《金匮要略·黄疸病篇》（2条）又说："额上黑，微汗出，手足中热，薄暮即发，膀胱急，小便自利，名曰女劳疸。"《妇人产后病篇》（7条）更说："产后七八日，无太阳证，少腹坚痛，此恶露不尽……热在里，结在膀胱也"等等，这些地方的"膀胱"一词，既与太阳经络无关，亦与尿胞小便无涉，所以其文一则加上"小便自利"，一则加上"无太阳证"的区别词，排除与尿胞和经络的关系，而主要是指少腹（小腹）部位。二是指津液之府，这是脏腑的特殊脏象。如《素问·灵兰秘典论》说："膀胱者，州都之官，津液藏焉。"该论对脏象有一系列的论述，如对心脏，不言主血脉而云神明；对肝脏，不言藏血而云谋虑；对肺脏，不言主呼吸而云治节；对肾脏，不言主水而云伎巧；对胆腑，不言中清而云决断等。因此，对膀胱亦不言主小便，而云藏津液。这是中医脏象学说的特殊含义，不能与解剖的脏腑相提并论。

综上所论，膀胱的名之与实，不是没有问题，而是值得进一步探讨明白。

——丁光迪《中国百年百名中医临床家丛书·丁光迪·探讨"膀胱"的几个问题》

【提要】 本论对"膀胱"术语用于不同的语境所表达的涵义差异，进行了细致的讨论。主要包括了膀胱与尿胞的关系、膀胱为小腹部位以及膀胱为津液之府等。可以看出，对于膀胱概念的理解，需要结合实际文献，才能把握准确。

丁光迪 论膀胱藏津液※*

"膀胱者，州都之官，津液藏焉"。《灵枢·本输》篇亦说："肾合膀胱，膀胱者，津液之府也。"这是膀胱藏津液的最早记载。津液究竟是什么？王冰注云："（膀胱）居下内空，故藏津液。若得气海之气施化，则溲便注泄；气海之气不及，则闭隐不通"，从此注寻绎，津液就是尿液，这与《灵兰秘典论》经文含义是不洽的，但以后注家，很多承袭此说，直至现在，有些中医学讲义引用这条经文，就径直认为膀胱藏津液，就是藏尿液了，这实在有些误解。从《素问》《灵枢》的记载，对津液的含义是很明确的，而且认为是人身很宝贵的物质。如《六节脏象论》说："五味入口，藏于肠胃，味有所藏，以养五气，气和而生，津液相成，神乃自生，"这种论述，对津液是多么重视，肯定它是来源于五谷之精气，在人的生命活动中起着重要的作用，即"津液相成，神乃自生"，怎么能同待排除的废物——尿液相提并论，混为一谈呢？

《灵枢·决气》篇并对津液作了具体的解释，如云"何谓津？腠理发泄，汗出溱溱，是谓津。""何谓液？谷入气满，淖泽注于骨，骨属屈伸，泄泽补益脑髓，皮肤润泽，是谓液。"并且与精、气、血、脉并列，称为六气，更与尿液毫无共同之处。并且重申之曰："津脱者，腠理开，汗大泄；液脱者，骨属屈伸不利，色夭，脑髓消，胫酸，耳数鸣。"这是示人要重视津液，不能脱失，否则有上述的危险，更谈不上可以象小便那样，一天几次排泄一空了。

再从各种医书及临床来看，对尿液的名称，大都称为"溺""尿"或"溲"，"溲便"或小便等，没有以津液作为尿的名称的。对胞，亦只有称为尿胞，没有称为津胞或液胞的。

从上可知，这里的膀胱藏津液，"膀胱"是另有所指，即津液之府，并不是尿胞，而所藏之津液，确实是津液，不是指尿液。

当然，《素问》亦有膀胱藏小便之说，如《脉要精微论》云："水泉不止者，是膀胱不藏也。"水泉即指小便，这不是明显讲膀胱藏小便吗？不错，膀胱是藏小便的，但这仍然是膀胱的第一种含义，即膀胱就是尿胞，所以藏小便。只要注意其用"水泉"一词，而不是云津液，就完全可以明白，它与"膀胱虚则遗溺"是同一意义，但与膀胱藏津液又不能互相混淆。

——丁光迪《中国百年百名中医临床家丛书·丁光迪·探讨"膀胱"的几个问题》

【提要】 本论基于膀胱的多重含义，对膀胱藏津液的诸多疑问进行了辨正。

丁光迪 论膀胱气化※*

《素问·灵兰秘典论》说："膀胱者……津液藏焉，气化则能出矣。"这里有两个问题，一个是"气化"，一个是"出"字。前一个问题是主要的，气化问题解决了，对膀胱藏津液问题可以进一步明确，而"出"字亦可以随之解决。

对于气化出矣，王冰之注已见上述，他是指"气海之气施化，则溲便注泄"，张隐庵注释亦基本相同，不过对气化说得比较笼统，如云："气化则水液运行而下出矣。"这些解释有可商之处，似乎"气化"是为了出小便，混淆了同一膀胱名词的不同含义。我们还是从经文上找答案，《灵枢·本输》篇说："三焦者，是少阳太阴（阳）之所将，太阳之别也……入络膀胱，约下焦。"又说："三焦者，中渎之府，水道出焉，属膀胱。"《本脏》篇说得更明确，"肾合三焦膀胱，三焦膀胱者，腠理毫毛其应"。《甲乙经》卷九亦以三焦膀胱合为一篇。从上述经文来看，很明显，膀胱的气化，主要来源于三焦的气化。膀胱所藏之津液，通过三焦的气化而发挥作用，所以《灵枢·五癃津液别》篇说："三焦出气，以温肌肉，充皮肤，为其津；其留而不行者，为液。天暑衣厚则腠理开，故汗出，寒留于分肉之间，聚沫则为痛；天寒则腠理闭，气涩不行（注意！），水下流于膀胱，则为溺与气。"这样，膀胱之气化问题，就很明白了。再复述一遍，膀胱是藏津液的，通过三焦的气化作用，津液能够充养筋骨脑髓，能够温肌肉，充皮肤。

　　至于"出"字，从上文的论述，已经大体上有了答案，即三焦出气，津液能够发挥其作用。但这里的"出"字，还不是膀胱所独有，而是十二脏的共用字，如"神明出焉""谋虑出焉""治节出焉""伎巧出焉"，"决断出焉"等等，都用"出"字。固然，言膀胱，言气化，出字与小便联系起来，似乎很自然，但这里并不是这种用意，只要从诸脏腑都用"出"字去细细琢磨，就可以了解。这里的"出"字，大致是指脏腑发挥的特殊功能，超出于一般作用之外的。如从心的生理解剖上，是找不到神明的，肝的生理解剖上，亦找不到谋虑，联系到膀胱的生理解剖，亦找不到津液，但前人却偏偏把两者联系起来，而名之曰"出"，这不是含有特殊意义吗？如果简单地把"出"字与解剖的膀胱联系起来，作为出小便，那么对心、肝等等的"出"字，又如何解释，取得一致呢？这是不符合《灵兰秘典论》精神的。

　　最有意义的是《素问·经脉别论》一段经文，在论述"饮入于胃，游溢精气，上输于脾，脾气散精，上归于肺，通调水道，下输膀胱"之后，紧接着说："水精四布，五经并行，合于四时五脏阴阳，揆度以为常也"。这把气化而出的精神讲得真透彻了。精气下输膀胱之后，还有四布、五经并行等功用，而且还随着四时五脏阴阳起作用。它与出小便根本不同，是两股道。《诸病源候论》卷十五膀胱病候，对膀胱之藏津液，膀胱之气化而出，亦作了很精辟的阐发。如说："膀胱……肾之腑也，五谷五味之津液，悉归于膀胱，气化分入血脉，以成骨髓也；而津液之余者，入胞则为小便。"这种解释，是源于《灵枢·决气》篇的论津液和《素问·逆调论》的论津液与水的关系（"夫水者，循津液而流也"），把两者联系起来，成为阐述津液与水的整个过程，很像现代医学所讲的，肾脏主水，并能重吸收的生理功能。这样，"膀胱为津液之府"究竟是指什么，"藏津液"是藏的什么物质"，"气化出焉"到底是怎么一回事，都可以有一个很明白的答复。当然，在《内经》至《诸病源候论》的作者时代，尚不具备现代的生理解剖学知识，但在长期的实践过程中观察到有这种生理功能，是完全有可能的，亦是自然科学中大量存在的事实，亦是中医学中的精华之处，否则怎么能讲得如此生动而又很实际呢？应该说《诸病源候论》对肾主水、膀胱藏津液、气化而出的解释，是通过认真仔细的观察，符合实际，有所发明的，亦可以纠正某些注家的误解（要从"肾合三焦膀胱"全面理解）。

　　　　——丁光迪《中国百年百名中医临床家丛书·丁光迪·探讨"膀胱"的几个问题》

　　【提要】　本论对膀胱气化做了深入探讨。作者认为，"膀胱是藏津液的，通过三焦的气化作用，津液能够充养筋骨脑髓，能够温肌肉，充皮肤"。

6.3.7 三焦

《灵枢》 论三焦部位与功能※*

黄帝曰：愿闻营卫之所行，皆何道从来？岐伯答曰：营出中焦，卫出下焦。黄帝曰：愿闻三焦之所出。岐伯答曰：上焦出于胃上口，并咽以上，贯膈，而布胸中，走腋，循太阴之分而行，还至阳明，上至舌，下足阳明，常与营俱行于阳二十五度，行于阴亦二十五度一周也。故五十度而复大会于手太阴矣。

黄帝曰：人有热，饮食下胃，其气未定，汗则出，或出于面，或出于背，或出于身半，其不循卫气之道而出，何也？岐伯曰：此外伤于风，内开腠理，毛蒸理泄，卫气走之，固不得循其道。此气慓悍滑疾，见开而出，故不得从其道，故命曰漏泄。

黄帝曰：愿闻中焦之所出。岐伯答曰：中焦亦并胃中，出上焦之后，此所受气者，泌糟粕，蒸津液，化其精微，上注于肺脉乃化而为血，以奉生身，莫贵于此，故独得行于经隧，命曰营气。

黄帝曰：夫血之与气，异名同类。何谓也？岐伯答曰：营卫者，精气也。血者，神气也。故血之与气，异名同类焉。故夺血者无汗，夺汗者无血，故人生有两死而无两生。

黄帝曰：愿闻下焦之所出。岐伯答曰：下焦者，别回肠，注于膀胱，而渗入焉；故水谷者，常并居于胃中，成糟粕，而俱下于大肠而成下焦，渗而俱下。济泌别汁，循下焦而渗入膀胱焉。

黄帝曰：人饮酒，酒亦入胃，谷未熟而小便独先下。何也？岐伯答曰：酒者，熟谷之液也。其气悍以清，故后谷而入，先谷而液出焉。黄帝曰：善。余闻上焦如雾，中焦如沤，下焦如渎，此之谓也。

——《灵枢·营卫生会》

【提要】 本论阐述三焦的部位各自的生理活动，以及营卫二气的生成、分布和作用。

《难经》 论三焦※*

《八难》曰：寸口脉平而死者，何谓也？然。诸十二经脉者，皆系于生气之原。所谓生气之原者，谓十二经之根本也，谓肾间动气也。此五脏六腑之本，十二经脉之根，呼吸之门，三焦之原。一名守邪之神。故气者，人之根本也，根绝则茎叶枯矣。寸口脉平而死者，生气独绝于内也。

《三十一难》曰：三焦者，何禀何生？何始何终？其治常在何许？可晓以不？然。三焦者，水谷之道路，气之所终始也。上焦者，在心下，下膈，在胃上口，主内而不出。其治在膻中，玉堂下一寸六分，直两乳间陷者是。中焦者，在胃中脘，不上不下，主腐熟水谷。其治在脐傍。下焦者，当膀胱上口，主分别清浊，主出而不内，以传导也。其治在脐下一寸。故名曰三焦，其府在气街。

《三十八难》曰：脏唯有五，腑独有六者，何也？然。所以腑有六者，谓三焦也。有原气之别焉，主持诸气，有名而无形，其经属手少阳。此外腑也。故言腑有六焉。

《三十九难》曰：经言腑有五，脏有六者，何也？然。六腑者，正有五腑也。五脏亦有六脏者，谓肾有两脏也。其左为肾，右为命门。命门者，谓精神之所舍也。男子以藏精，女子以系胞，其气与肾通，故言脏有六也。腑有五者，何也？然。五脏各一腑，三焦亦是一腑，然不属于五脏，故言腑有五焉。

《六十二难》曰：脏井、荥有五，腑独有六者，何谓也？然。腑者，阳也。三焦行于诸阳，故置一俞，名曰原。腑有六者，亦与三焦共一气也。

《六十六难》曰：经言：肺之原，出于太渊；心之原，出于大陵；肝之原，出于太冲；脾之原，出于大白；肾之原，出于太溪；少阴之原，出于兑骨；胆之原，出于丘墟；胃之原，出于冲阳；三焦之原，出于阳池；膀胱之原，出于京骨；大肠之原，出于合谷；小肠之原，出于腕骨。十二经皆以俞为原者，何也？然。五脏俞者，三焦之所行，气之所留止也。三焦所行之俞为原者，何也？然。脐下肾间动气者，人之生命也，十二经之根本也，故名曰原。三焦者，原气之别使也，主通行三气，经历于五脏六腑。原者，三焦之尊号也。故所止辄为原。五脏六腑之有病者，皆取其原也。

——《难经》

【提要】　　《难经》中关于三焦的论述分为如下几个方面：其一，手少阳三焦经为十二经脉之一。其在流注过程中，经气来自手心主经，流注于足少阳胆经，其原穴出自阳池。其二，三焦为六腑之一，且与手心主相为表里，但它与其他五脏不同。无从描述其形态大小，故有名而无形。它也不同于其他五腑那样分属五脏，所以又称"外腑"。其三，三焦有部位，上、中、下三焦各有范围。它是水谷受纳、腐熟、分别清浊、排泄糟粕的场所。其化生之精气供应全身，故三焦为气之所终始。其四，三焦所行之气，其留止之处，为十二经之原穴。故三焦为原气之别使，其尊号曰"原"。三焦之源在脐下肾间动气，亦称"生气之原"，乃是五脏六腑、十二经脉之根本，为生命之所系，也是呼吸之门、守邪之神。

李　梴　论三焦为外腑※※

腑有六者，谓三焦为外腑也。上焦者，在心下胃上口，主内而不出，其治在膻中；中焦者，在胃中脘，不上不下，主腐熟水谷，其治在脐两旁；下焦者，在脐下，当膀胱上口，主分别清浊，出而不内，以传道也，其治在脐下一寸，故曰三焦。是腑之所以有六也。

——明·李梴《医学入门·内集·卷一·脏腑·脏腑总论》

【提要】　　本论阐述三焦的部位，认为三焦为六腑中之外腑。

李　梴　论三焦※※

三焦如雾、如沤、如渎，虽有名而无形；主气、主食、主便，虽无形而有用。（上焦，玉堂下一寸六分，直两乳间陷处；中焦，脐上中脘；下焦，脐下膀胱上口。上焦主出阳气，温于皮肤分肉之间，若雾露之溉焉，故曰：上焦如雾。中焦主变化水谷之味，其精微上注于肺，化而为血，行于经隧，以荣五脏周身。故曰：中焦如沤。下焦主通利溲便，以时传下，出而不纳，开通秘塞，故曰：下焦如渎。又曰：决渎之官，水道出焉。上焦主纳，心肺若无上焦，何以宗主荣卫？中焦主不上不下，脾胃若无中焦，何以腐熟水谷？下焦主出，肾间动气应焉，肝肾若无下焦，何以疏决津液？是三焦者，引导阴阳，分别清浊，所以主持诸气，有其名而无其形。寄生胸中，以应呼吸而行气血。夫气者，上至头而不能下；而血者，下至足而不能上。皆三焦之用，壅逼鞭碎，使气血由是而贯通焉，故谓无形而有用。）

发为无根之相火，寒热异常。（三焦为丙火之腑，故其发也，则为无根之相火。游行诸经，令人恶寒发热异常。）

位寄膻中与血海，男女相共。（膻中即上焦，血海即下焦，男女均有此气血，均有此血海。又名血室，乃荣卫停止之所，经脉流会之处。但男子则运而行之，无积而不满；女人则停而止之，有积而溢下为月经。）

募在石门，真元会合以始终。（石门在脐下二寸，为三焦之募，诸气之所会聚，聚而复分于十二经，与手少阳、厥阴相为表里，故曰：为元气之始终也。）

腑在气冲，水谷资胃以传送。（气冲在小腹毛中，去中行各二寸，乃阴阳道路，阳明脉之所发。足阳明主腐熟水谷之气，三焦发用，贯通十二经络，往来上下，腐熟水谷，营运气血，皆其所主。是知气冲为三焦行气之府，盖气血必胃气以为本也。）

升中清，降下浊，造化出纳无穷。（胃中浊气下降而为溲便，清气上升而为荣卫。上极必返于下，下极必复于上，造化自然之妙，循环无穷。至于水谷之所入者，自上而中，自中而下，糟粕转输传导而无底滞，故云：水谷之道路也。）

养精神，柔筋骨，襟怀喜气若烘。（粹然清和之气，上入中焦，则佐上德，翕受五谷，变化精微，内养精神，外柔筋骨。中焦既治，其气上烘，入于膻中，以司入内，襟怀开豁，喜乐由生。）

……噫！观三焦妙用，而后知脏腑异而同，同而异，分之则为十二，合之则为三焦。约而言之，三焦亦一焦也。焦者，元也，一元之气而已矣。

——明·李梴《医学入门·内集·卷一·脏腑·脏腑条分》

【提要】　本论阐述三焦的生理功能。作者认为，三焦对于脏腑功能的发挥具有重要作用，即"三焦者，引导阴阳，分别清浊，所以主持诸气"。三焦为一气所贯通，因此与经脉的关系也十分密切。作者认为，"三焦发用，贯通十二经络，往来上下，腐熟水谷，营运气血，皆其所主"。由于三焦包含脏腑，因此二者之间实为一体，一气周流而已。

赵献可　论三焦[※*]

三焦者，上焦如雾，中焦如沤，下焦如渎。有名无形，主持诸气，以象三才，故呼吸升降，水谷腐熟，皆待此通达，与命门相为表里。上焦出于胃口，并咽以上贯膈而布胸中走腋，循太阴之分，而行传胃中谷味之精气于肺，肺播于诸脉，即膻中气海所留宗气是也。中焦在中脘，不上不下，主腐熟水谷，泌糟粕，蒸津液，化其精微，上注于肺脉，乃化为血液，以奉生身，莫贵于此，即肾中动气，非有非无，如浪花泡影是也。下焦如渎，其气起于胃下脘，别回肠，注于膀胱。主出而不纳，即州都之官气化则能出者，下焦化之也。

——明·赵献可《医贯·卷之一：玄元肤论·〈内经〉十二官论》

【提要】　本论阐述三焦的功能特点和部位。

张介宾　三焦包络命门辨

　　客有问曰：三焦、包络、命门者，医者之要领，脏腑之大纲。或言其有状，或言其无形，或言三焦、包络为表里，或言三焦、命门为表里，或言五脏各一，惟肾有两，左为肾，右为命门，命门者，男子以藏精，女子以系胞。若此数者，弗能无疑，千载而下，议论不定。夫理无二致，岂容纷纷若是哉？果亦有归一之义否？予曰：噫！医道之始，始自轩岐，轩岐之旨，昭诸《灵》《素》，《灵》《素》之妙，精确无遗。凡其所论，必因理而发；凡其命名，必因形而生。故《内经》之文，字无苟言，句无空发。自后凡绍此统者，孰能外《灵》《素》之范围？而今之所以纷纷者，不无其由，盖自《难经》始也。《难经》述《灵》《素》而作，为诸家之最先，因其颇有谬误，遂起后世之惑。三千年来，无敢违背，而后世之疑，莫可解救，请先悉三焦心包络而次及其他焉。夫三焦者，五脏六腑之总司；包络者，少阴君主之护卫也。而《二十五难》曰：心主与三焦为表里，俱有名而无形。若谓表里则是，谓无形则非。夫名从形立，若果有名无形，则《内经》之言为凿空矣。其奈叔和、启玄而下，悉皆宗之，而直曰"三焦无状空有名"。自二子不能辨，此后孰能再辨？及至徐遁、陈无择，始创言三焦之形，云：有脂膜如掌大，正与膀胱相对，有二白脉自中出，夹脊而上贯于脑。予因遍考两经，在《灵枢·本输》篇曰：三焦者，中渎之府，水道出焉，属膀胱，是孤之府也。《本脏》篇曰：密理厚皮者三焦膀胱厚，粗理薄皮者三焦膀胱薄，以及缓急、直结六者，各有所分。《论勇》篇曰：勇士者，目深以固，长衡直扬，三焦理横。怯士者，目大而不减，阴阳相失，其焦理纵。《决气》篇曰：上焦开发，宣五谷味，熏肤充身泽毛，若雾露之溉，是谓气。中焦受气取汁，变化而赤，是谓血。《营卫生会》篇曰：营出于中焦，卫出于下焦。又曰：上焦出于胃上口，并咽以上贯膈而布胸中。中焦亦并胃中，出上焦之后，泌糟粕，蒸津液，化精微而为血，以奉生身，故独得行于经隧，命曰营气。下焦者，别回肠，注于膀胱而渗入焉。水谷者，居于胃中，成糟粕，下大肠而成上焦。又曰：上焦如雾，中焦如沤，下焦如渎。《素问·五脏别论》曰：夫胃、大肠、小肠、三焦、膀胱，此五者天气之所生也，其气象天，故泻而不藏。《六节脏象论》曰：脾、胃、大、肠、小肠、三焦、膀胱者，仓廪之本，营之居也。其在心包络，则《灵枢·邪客》篇曰：心者，五脏六腑之大主，其脏坚固，邪弗能容，容之则心伤，心伤则神去，神去则死矣。故诸邪之在于心者，皆在于心之包络。凡此是皆经旨。夫既曰无形矣，何以有水道之出？又何以有厚薄、缓急、直结之分？又何以有曰纵、曰横之理？又何以如雾、如沤、如渎，及谓气、谓血之别？心主亦曰无形矣，则代心而受邪者，在于心之包络，使无其形，又当受之何所？即此经文，有无可见。夫《难经》者，为发明《内经》之难，故曰《难经》，而《难经》实出于《内经》。今《内经》详其名状，《难经》言其无形，将从《难经》之无乎？抑从《内经》之有乎？再若徐、陈二子所言三焦之伏，指为肾下之脂膜，果若其然，则何以名为三？又何以分为上中下？又何以言其为府？此之为说，不知何所考据，更属不经。

　　客曰：心之包络，于文于义，犹为可晓，而古今诸贤历指其为裹心之膜，固无疑矣；至若三焦者，今既曰有形，又非徐陈之论，然则果为何物耶？曰：但以字义求之，则得之矣。夫所谓三者，象三才也，际上极下之谓也。所谓焦者，象火类也，色赤属阳之谓也。今夫人之一身，外自皮毛，内至脏腑，无巨无名，无细无目，其于腔腹周围上下全体，状若大囊者，果何物耶？且其著内一层，形色最赤，象如六合，总护诸阳，是非三焦而何？如《五癃津液别》论曰：三焦出气，以温肌肉，充皮肤。固已显然指肌肉之内，脏腑之外为三焦也。又如《背腧》篇曰：

肺腧在三焦之间，心腧在五焦之间，膈腧在七焦之间，肝腧在九焦之间，脾腧在十一焦之间，肾腧在十四焦之间。岂非以躯体称焦乎？惟虞天民曰：三焦者，指腔子而言，总曰三焦，其体有脂膜在腔子之内，包罗乎五脏六腑之外也。此说近之，第亦未明焦字之义，而脂膜之说，未免又添一层矣。至其相配表里。则三焦为脏腑之外卫，心包络为君主之外卫，犹夫帝阙之重城，故皆属阳，均称相火，而其脉络原自相通，允为表里。《灵枢·经脉》篇曰：心主乎厥阴之脉，出属心包络，下膈历络三焦。手少阳之脉，散络心包，合心主。《素问·血气形志》篇曰：手少阳与心主为表里。此固甚明，无庸辨也。

客曰：既三焦心主为表里，何以复有命门三焦表里之说？曰：三焦包络为表里，此《内经》一阴一阳之定耦，初无命门表里之说，亦无命门之名。唯《灵枢·根结》《卫气》及《素问·阴阳离合》等篇云：太阳根于至阴，结于命门。命门者：目也。此盖指太阳经穴终于睛明，睛明所夹之处，是为脑心，乃至命之处，故曰命门。此外并无左右肾之分，亦无右肾为命门之说，而命门之始，亦起于《三十六难》，曰：肾有两者，非皆肾也，左者为肾，右者为命门。命门者，精神之所舍，原气之所系，男子以藏精，女子以系胞。王叔和遂因之，而曰肾与命门俱出尺部。以致后世遂有命门表里之配，而《内经》实所无也。客曰：《内经》既无命门，《难经》何以有之？而命门之解，终当何似？曰：《难经》诸篇，皆出《内经》，而此命门，或必有据。意者去古既远，经文不无脱误，诚有如《七难》滑氏之注云者。（滑氏注《七难》曰：首篇称经言二字，考之《灵》《素》无所见，岂越人之时，别有所谓上古文字耶？将内经有之而后世脱简耶？是不可知也。）唯是右肾为命门，男子以藏精，则左肾将藏何物乎？女子以系胞，则胞果何如而独系右肾乎？此所以不能无疑也。予因历考诸书，见《黄庭经》曰：上有黄庭下关元，后有幽阙前命门。又曰：闭塞命门似玉都，又曰：丹田之中精气微，玉房之中神门户。《梁丘子注》曰：男以藏精，女以约血，故曰门户。又曰：关元之中，男子藏精之所。元阳子曰：命门者，下丹田精气出飞之处也。是皆医家所未言，而实足为斯发明者。又《脉经》曰：肾以膀胱合为腑，合于上焦，在关元后，左为肾，右为子户。又曰：肾名胞门子户，尺中肾脉也。此言右为子户者，仍是右者为命门之说。细详诸言，默有以会。夫所谓子户者，即子宫也，即玉房之中也，欲名子肠，居直肠之前，膀胱之后，当关元气海之间，男精女血，皆存乎此，而子由是生。故子宫者，实又男女之通称也。道家以先天真一之炁藏乎此，为九还七返之基，故名之曰丹田。医家以冲任之脉盛于此，则月事以时下，故名之曰血室。叶文叔曰：人受生之初，在胞胎之内，随母呼吸，受气而成，及乎生下，一点元灵之气，聚于脐下，自为呼吸，气之呼接乎天根，气之吸接乎地根，凡人之生，唯气为先，故又名为气海。然而名虽不同，而实则一子宫耳。子宫之下有一门，其在女者，可以手探而得，俗人名为产门；其在男者，于精泄之时，自有关阑知觉。请问此为何处？客曰：得非此即命门耶？曰：然也。请为再悉其解。夫身形未生之初，父母交会之际，男之施由此门而出，女之摄由此门而入，及胎元既足复由此出，其出其入，皆由此门，谓非先天立命之门户乎？及乎既生，则三焦精炁，皆藏乎此。故《金丹大要》曰：炁聚则精盈，精盈则炁盛。梁丘子曰：人生系命于精。《珠玉集》曰：水是三才之祖，精为元炁之根。然则精去则炁去，炁去则命去，其固其去，皆由此门，谓非后天立命之门户乎？再阅《四十四难》有七冲门者，皆指出入之处而言。故凡出入之所，皆谓之门。而此一门者，最为巨会，焉得无名？此非命门，更属何所？既知此处为命门，则男之藏精，女之系胞，皆有归着，而千古之疑，可顿释矣。客曰：若夫然，则命门既非右肾，而又曰子宫，是又别为一府矣，所配何经？脉居何部？曰：十二经之表里，阴阳固已配定，若以命门而再配一经，是肾脏唯一而经居其两,必无是理。且夫命门者,子宫之门户也;子宫者,肾脏藏精之府也;肾脏者,主先天真一之炁,北门锁钥之司也。而其所以为锁钥者,正赖命门之闭固,蓄坎中之真阳,以为一身生化之原也。此命门与肾,本同一气。道经谓此当上下左右之中,其位象极,名为丹田。夫丹者奇也,故统于北方天一之脏,而其外腧命门一穴,正是督脉十四椎中,是命门原属于肾,非又别为一腑也。《三十九难》亦曰:命门其气与肾通。则亦不离乎肾耳。唯是五脏各一,独肾有二,既有其二,象不无殊。譬以耳目一也,而左明于右;手足一也,而右强于左。故北方之神有蛇武,蛇主阳而武主阴;两尺之脉分左右,左主水而右主火。夫左阳右阴,理之常也,而此曰左水右火,又何为然?盖肾属子中,气应冬至,当阴阳中分之位,自冬至之后,天左旋而时为春,斗构建于析木,日月右行合在亥,辰次会于娵訾,是阳进一月,则会退一宫,而太阳渐行于右,人亦应之,故水位之右为火也。且人之四体,本以应地,地之刚在西北,亦当右尺为阳,理宜然者。故《脉经》以肾脏之脉配两尺,但当曰左尺主肾中之真阴,右尺主肾中之真阳。而命门为阳气之根,故随三焦相火之脉,同见于右尺则可;若谓左肾为肾,右肾为命门则不可也。虽然,若分而言之,则左属水,右属火,而命门当附于右尺;合而言之,则命门象极,为消长之枢纽,左主升而右主降,前主阴而后主阳。故水象外暗而内明,坎卦内奇而外偶。肾两者,坎外之偶也;命门一者,坎中之奇也。一以统两,两以包一。是命门总主乎两肾,而两肾皆属于命门。故命门者,为水火之府,为阴阳之宅,为精气之海,为死生之窦。若命门亏损,则五脏六腑皆失所恃,而阴阳病变无所不至。其为故也,正以天地发生之道,终始于下;万物盛衰之理,盈虚在根。故许学士独知补肾,薛立斋每重命门,二贤高见,迥出常人,盖得于王太仆所谓"壮水之主","益火之原"也。此诚性命之大本,医不知此,尚何足云?故予为申明,用广其义。即此篇前后诸论,虽多臆见,然悉揣经意,非敢妄言,凡我同心,幸为裁正。

——明·张介宾《类经图翼·类经附翼·卷三:求正录·三焦包络命门辨》

【提要】 本论根据《内经》和《难经》的论述,辨析三焦、心包络和命门的区别与作用。作者认为,三焦应是有形之府,为"包罗乎五脏六腑之外"的腔子、脏腑之外卫。而心包络亦有其形,即"心包络为君主之外卫,为裹心之膜"。关于命门,一方面把命门的具体部位定为在女子则为子宫之门户(产门),在男子则为"精关";另一方面又肯定命门其气与肾通,指出"命门总主乎两肾,而两肾皆属于命门。故命门者,为水火之府,为阴阳之宅,为精气之海,为死生之窦"。

陈士铎 三焦火篇

少师曰:三焦无形,其火安生乎?岐伯曰:三焦称腑,虚腑也。无腑而称腑,有随寓为家之义。故逢木则生、逢火则旺。即逢金,逢土亦不相仇而相得。总欲窃各脏腑之气以自旺也。少师曰:三焦耗脏腑之气,宜为各脏腑之所绝矣,何以反亲之也?岐伯曰,各脏腑之气,非三焦不能通达上下,故乐其来亲而益之以气,即有偷窃,亦安焉而不问也。少师曰:各脏腑乐与三焦相亲,然三焦乐与何脏腑为更亲乎?岐伯曰:最亲者,胆木也。胆与肝为表里,是肝胆为三焦之母,即三焦之家也。无家而寄生于母家,不无府而有府乎。然而三焦之性喜动恶静,上下同流,不乐安居于母宅,又不可谓肝胆之宫竟是三焦之府也。少师曰:三焦火也,火必畏水,何故与水亲乎?岐伯曰:三焦之火最善制水,非亲水而喜入于水也。盖水无火气之温,则水成寒水矣。寒水何以化物？故肾中之水，得三焦之火而生；膀胱之水，得三焦之火而化。火与水合，实有既济之欢也。但恐火过于热，制水太甚，水不得益而得损，必有干燥之苦也。少师曰：然则何以治之？岐伯曰：泻火而水自流也。少师曰：三焦无腑，泻三焦之火，何从而泻之？岐伯曰：视助火之脏腑以泻之，即所以泻三焦也。少师曰：善。

陈士铎曰：三焦之火附于脏腑，脏腑旺而三焦旺，脏腑衰而三焦衰。故助三焦在于助各脏腑也。泻三焦火，可置脏腑于不问乎。然则三焦盛衰，全在□□□也。

——清·陈士铎《外经微言·卷四·三焦火篇》

【提要】　本论阐述三焦与脏腑的密切联系，即脏腑之气依赖于三焦才能通达上下，而三焦之火则寄附于五脏六腑。

高士宗　三焦

三焦者，上、中、下少阳之气所主也。五脏合五腑，三焦一腑无脏与合，故曰是孤之腑也。不但无脏与合，而三焦之腑，且将两脏；将，犹偕也，是以腑而并脏也。不但将两脏，而六腑之气，俱合三焦，故又曰是六腑之所与合者。是三焦之气，合脏合腑，彻上彻下，彻外彻内，人身莫大之腑也。

证之经论，其理自明。《灵枢·本输》论云：肺合大肠，大肠者传道之腑；心合小肠，小肠者受盛之腑；肝合胆，胆者中精之腑；脾合胃，胃者五谷之腑；肾合膀胱，膀胱者津液之腑。以明五脏合五腑。其三焦一腑，下属肾，上连肺，将乎两脏。《经》云：少阳属肾，肾上连肺，故将两脏。谓少阳主三焦，下焦将肾脏，上焦将肺脏也。虽将两脏，职不离腑，故又云：三焦者，中渎之腑也，水道出焉，属膀胱，是孤之腑也，是六腑之所与合者。由此推之，则三焦为中渎腑，属膀胱而出水道，无脏与合，是孤之腑也。孤者，独也，谓独任其上、中、下之化机也。既曰将乎两脏，又曰六腑与合，是三焦一腑，则较之诸腑而独尊，岂如一腑合一脏而已耶！仲师云：肌腠者，是三焦通会元真之处，荣卫不相将，则三焦无所仰，形冷恶寒者，三焦伤也。又云：三焦各归其部，上焦不归者，噫而酢吞；中焦不归者，不能消谷引食；下焦不归者，则遗溲。仲师之言，即《灵枢经》所云"上焦出胃上口，中焦并胃中，下焦别回肠、注于膀胱而渗入者"是也。《经》又云：上焦如雾，中焦如沤，下焦如渎。合观经论，则上脘、中脘、下脘，即上焦、中焦、下焦也；三焦所出之部，即三焦所归之部也。三焦虽无有形之腑，实有所出所归之部，抑且彻上彻下，彻外彻内，较诸腑而尤尊也。昔人不体经论，有谓三焦无脏空有名者，有谓三焦属命门，有脏有名者，各执臆说，聚论不休。观诸经论，其义自明，有形无形，可以悟矣。

——清·高士宗《医学真传·三焦》

【提要】　本论对三焦的相关问题，如三焦为少阳之气所在，三焦为孤腑、三焦将两脏、三焦是六腑之所与合等，依据经典进行了细致阐释。作者认为，三焦为人身最大之腑。

郑寿全　三焦部位说

上焦统心肺之气，至膈膜。中焦统脾胃之气，自膈膜下起而至脐中。下焦统肝肾之气，自脐中起而至足。上焦天也（即上元），中焦地也（即中元），下焦水也（即下元）。天气下降于地，由地而入水，水气上升于地，由地而至天。故曰：地也者，调和阴阳之枢机也。三焦之气，分而为三，合而为一，乃人身最关要之府，一气不舒，则三气不畅，此气机自然之理，学者即在这三焦气上深取化机，药品性味探取化机，便得调和阴阳之道也。

——清·郑寿全《医理真传·卷一·三焦部位说》

【提要】　本论阐述三焦为人体躯干自上而下的三个分区，讨论了其生理功能。作者认为三焦为一气所贯通，是气化的主要场所，也是医者临证辨识病机、处方用药的主要着眼点。

张生甫　肾命为三焦之原

肾中水火同具命门之火，即元阳也。位虽居下，实与三焦少阳之生气相通，《内经》谓少阳属肾，《难经》谓三焦之原者是也。兹以大纲言之。天地之春气始于下，故一阳之元气，必自下而升，而后三焦之普护，乃各见其端。下焦之候如地土，化生之本也。地土有肥瘠而出产异，山川有厚薄而藏蓄异。凡消长盈虚，无不由于阳气，此火能生土之义也。中焦之候如灶釜，水谷之炉也。食强体壮，胃中阳气，其热如釜，观炉火之少一炬，即迟化一刻，多一炬，即速化一刻，此其明证。化则为气血精液，不化为积聚痰饮，此火能化物之旨也。上焦之候如太虚，神明之宇也。神明必本于阳气，阳在下，相火以位，阳在上，君火以明。凡声色动定，贤愚勇怯，无非以阳德为之用，此少火生气之道也。且花木之用在根蒂，炉火之用在柴薪，使真阳不发于渊源，即为无根之火，而烦热格阳等证，即由之而起，甘温除大热，昧者其明此理乎？生者阳之属，《仙经》谓分阳不尽则不死，王应震有诗云：一点真阳寄坎宫，固根须用甘温宗，甘温有益寒无补，堪笑庸医错用功。故阳失所，则折寿而不彰。虽然，阳不可损，亦不可亢，亢则为亢龙有悔，龙起雷随，阴云四合，晦明痞塞，辛然昏厥，故当为初九之潜龙，毋为上九之亢龙，斯阴平阳秘，精神乃治。

——民国·张生甫《医学达变·肾命为三焦之原》

【提要】　本论阐述肾命之阳气对于三焦功能正常发挥的重要影响。

赵　棻　三焦之我见

中医学里有一个名为"三焦"的脏腑，最使人费解。因为在现代医学里，找不出这个器官，中医学里又说得有声有色。究竟应该如何解释呢？

我们知道，三焦问题，从《内经》《难经》开始，说的就不一致。历代医家也都在探讨，主要是《难经》里说，三焦是有名而无形，引起争论最大，可是主张有形的，也没作出定论，并且三焦这个器官，功用很特殊，至今仍说不清其所以然，所以至今仍然争论不休。

从中医学角度来分析，人体内的脏腑，古人是经过解剖观察的，虽然受到当时的条件限制，不至于把一个显而易见的脏器漏掉，也不可能多出一个脏器，并且中医学说到脏腑，都是有阴、有阳、有物质、有功能的，绝不可能空无一物，而存在有功能作用的，这点应该肯定。

三焦究竟是什么？大多数医家主张三焦是有形的，说它是指脂膜或指空腔，或指淋巴，或指网油，或指肌肤之内、脏腑之外的一个大囊等，言人人殊，莫衷一是。我认为应当肯定它是一个包裹五脏、六腑的一个大空腔。而这个大空腔里的所有脏器共同合作，产生一种功能，就是三焦的特有功能，也可以说是三焦总的功能。这个大空腔里，又把它分为上、中、下三部分，标出每部分内的脏器共同合作，产生三部不同的功能，就是上焦、中焦、下焦分区的局部功能了。

这样解释，是否臆说？我认为是有根据的。

中医学里的脏腑名称，往往都具有两种涵义，一是直指实质器官而言，一是指功能单位而言。而功能单位，又往往是超出某一个脏腑的作用，多半都是包括了两个或两个以上的脏腑共同合作的功能，如脾的功能就是如此。

对三焦而言，所指实质，应该说它是一个囊状的大空腔，中医对脏与腑，是有定义的。《内经》里说："所谓五脏者，藏精气而不泻也，故满而不能实；六腑者，传化物而不藏，故实而不能满也。"根据这个定义，凡属腑一类的器官，都象仓库一样，货物有进有出，经常出入，故实而不能满。如胃、大小肠、膀胱等，都是有进有出的，它的构造，都是中空的，故谓之腑。三焦既然是六腑之一，肯定它是一个包裹诸脏器的器官，是符合腑的含义的。不然《内经》里为什么说，三焦有"密理厚皮，粗理薄皮"的厚薄之分呢？理即腠理，即今所谓肌肉，更可证明三焦是一种肌肉组织的东西。"焦"字应该通"膲"字，如同"藏府"是通"脏腑"，古书里常可看到。

以三焦功能来说，三焦主气化（包括水液代谢），这种功能，是需要所有脏腑共同合作，才能完成的。所以《中藏经》说："三焦是总领五脏六腑、营卫、经络、内外、左右、上下之气，有周流全体、和内调外的作用。"这不是很好的说明吗？三焦又分为上、中、下三个部分，是指出这三部分内的脏腑合作，又分别产生不同的功能。如心、肺与呼吸、循环有关，故说"上焦如雾"；脾和胃对消化有关，故说"中焦如沤"；肾及膀胱、大小肠与排泄有关，故说"下焦如渎"。这就明白指出，三焦的功能，有总体和局部两种区别。

三焦的体积特别大，没有一个脏腑可以与之匹配，故三焦称为"孤府"。至于《难经》里为什么说"三焦有名而无形"呢？因为三焦与其他脏腑不同的地方在于三焦本身没有功能，它的功能是由所包裹的脏腑合作产生，归它名下的。如三焦主气化，不是某一个脏腑能单独完成的，这就是说有主气化之名，而无从指出能单独完成这项功能是哪一个脏腑的作用。所以《难经》说："主持诸气，有名而无形。"我想这样解释，是比较合理的。

——赵向华，赵晓立《中国百年百名中医临床家丛书·赵棻·三焦之我见》

【提要】 本论阐述三焦即人体胸腹腔三个分区，三焦气化的作用主要为各脏腑相互配合共同完成，同时三焦各自又有不同的生理功能特点。

马继兴 "三焦有二"说的启示

按照中医的习惯说法，人体有十二条正经经脉分别与其相应的脏腑相联系，其中与三焦相联系的是手少阳三焦经。若说三焦的经脉并非"手"脉一条，另有"足"脉一条，即共有两条时，那么一定会被认为是叛离"经旨"之言。但两个三焦（脉）的理论却恰恰是明文书写在医学经典著作——《黄帝内经》上的。这就是名医李杲撰文所称的"三焦有二"说。

在中医古籍中，有关"足三焦"脉的记述主要有以下一些：

首先在《黄帝内经太素》中记载（手）三焦（少阳）脉的同时，又记有："足三焦者，太阳之所将，太阳之别也。上踝五寸，而别入贯肠，出于委阳，并太阳之正，入络膀胱下焦。盛则闭癃，虚则遗溺，遗溺则补，闭癃则泻。"（见卷11"本输"）

众所周知，《黄帝内经太素》即《汉书·艺文志》中所载的《黄帝太（泰）素》，是时期《黄帝内经》的古传本之一。而这段话正是《黄帝内经》的原文。

唐代杨上善在《太素》注文中进一步对足三焦（脉）作了阐述。而王冰氏则在其《素问》注文中，直接引用《灵枢经》的有关足三焦脉原文多条，以及《灵枢经》所说："足三焦太阳之别也"的论点（均见《素问·宣明五气论》篇及《素问·金匮真言论》篇两篇王冰注）。这些《内经》原文都是8世纪时王冰氏所见到的《灵枢经》古本，因而进一步有力地证实了在《黄帝内经》中确有足三焦（脉）的内容。

不仅唐人所见到的《灵枢经》古传本有上述记载，就是到了金、元时代著名的医家李杲、王好古等人，也先后在他们的著作中引用了当时还保存的个别《灵枢经》古本中有关足三焦的原文。并据此而一致证实了"三焦有二"的说法（见《此事难知》卷上"问三焦有几"及"东垣二十五论"等篇）。

至于为什么在传世本《灵枢经》中看不到"足三焦"的字样呢？原来上面所引《太素》的一段原文虽然同样也载于传世本《灵枢经》的"本输"篇中，但由于南宋史崧氏在首次整理刊行《灵枢经》时，将"足三焦者，太阳之所将"一段话，误书为"三焦者，足少阳太阴（一本作阳）之所将"。而把"足"字颠倒在"者"字之后。一字之差，遂使后人不复看到"足三焦"的痕迹。此事，清代学者顾观光氏的《灵枢校记》中，也表达了同样看法，即"今本《灵枢》'足'字脱误在下，当依王注乙转"。由此可见《黄帝内经》原文有两个三焦的说法是确定无疑的了。

通过两个三焦问题的论证，可以使我们初步得出下述的一些启示。

①传世古医书的原文中存在着不少错讹之处，必须认真整理，去伪存真。②在一段很长的历史时代被"公认"的古医书内容，往往并非该书的原文。由于传抄失误等原因，两个三焦（脉）的问题在后世个别学者虽有所发现并提出，但迄今并未能得到中医学术界的广泛了解与公认，这在很大程度上不能不与囿于传统的认识与习俗势力的束缚等原因有一定影响。因此在深入挖掘古医学遗产方面应当突破框框，尊重事实，开阔视野。③两个三焦（脉）学说的存在，意味着在人体内与脏腑直接联系的经脉共有13条。此种概念显然与《灵枢·经脉》篇共有12条正经经脉不同，这说明在经脉数字问题上，古人是有不同的学术见解和不同学派的。同类事例在《黄帝内经》书中已有很多反映，此仅其一例而已。④联系到钻研古代医学遗产的治学方法问题，切不可盲目轻易附会古人或今人的多数主张，必须严格遵循唯物史观和唯物辩证原则，实事求是，才能正确分析问题，得出可靠结论。⑤《黄帝内经》中有关足三焦脉的循行、主病及治则等论述，均是经络学说的古医学遗产之一，今后尚有待于结合临床与科研实际予以深入地探讨与研究。

——陈彤云《燕山医话·"三焦有二"说的启示》

【提要】　本论对"三焦有二"的说法，从文献学角度进行考证，提出了若干思考和论断，具有一定的启发作用。

6.4 脏腑关联

《灵枢》 论脏腑相合※※

肺合大肠，大肠者，皮其应；心合小肠，小肠者，脉其应；肝合胆，胆者，筋其应；脾合胃，胃者，肉其应；肾合三焦膀胱，三焦膀胱者，腠理毫毛其应。

——《灵枢·本脏》

【提要】 本论和参数五脏与六腑相合的关系。张介宾说："肺本合皮，而大肠亦应之；心本合脉，而小肠亦应之；胆胃皆然，故表里之气相同也。惟是肾本合骨，而此云三焦膀胱者，腠理毫毛其应何也？如《五癃津液别》篇曰：三焦出气以温肌肉，充皮毛，此其所以应腠理毫毛也。"（《类经·四卷·脏象类·二十八、本藏二十五变》）

王 冰 论肾者胃之关※

关者，所以司出入也。肾主下焦，膀胱为腑，主其分注，关窍二阴。故肾气化则二阴通，二阴闭则胃填满，故云"肾者，胃之关"也。关闭则水积，水积则气停，气停则水生，水生则气溢。气水同类，故云关门不利，聚水而从其类也。

——唐·王冰《黄帝内经素问注·水热穴论》

【提要】 本论阐述"肾者胃之关也"的原因，是由于肾司二阴，二阴闭则胃满，胃满则水积气停。近有学者认为，"肾者胃之关也"当做"肾者，谓之关也"，并从多方面进行细致考证，也可为一说。

刘完素 论心肾既济与保养精神※

《经》曰：观天之道，执天之行，尽矣。盖天一而地二，北辨而南交，入精神之运以行矣。拟之于象则水火也，画之于卦则坎离也。两者相须，弥满六合，物物得之，况于人乎！

盖精神生于道者也，是以上古真人，把握万象，仰观日月，呼吸元气，运气流精，脱骨换形，执天机而行六气，分地纪而运五行，食乳饮血，省约俭育，日夜流光，独立守神，肌肉若一，故能寿敝天地，无有终时，此其道生之要也。

夫道者，能却老而全形，身安而无疾。夫水火用法象也，坎离言交变也。万亿之书，故以水为命，以火为性，土为人，人为主性命者也。是以主性命者在乎人，去性命者亦在乎人。何则？修短寿夭，皆自人为。故《经》曰：精神内守，病安从来。又曰：务快其心，逆于生乐。所以然者，性命在乎人，故人受天地之气以化生性命也。是知形者，生之舍也；气者，生之元也；神者，生之制也。形以气充，气耗形病，神依气位，气纳神存。修真之士，法于阴阳，和于术数，持满御神，专气抱一，以神为车，以气为马，神气相合，可以长生。故曰：精有主，气有元，呼吸元气，合于自然，此之谓也。智者明乎此理，吹嘘呼吸，吐故纳新，熊颈鸟伸，导引按蹻，所以调其气也；平气定息，握固凝想，神宫内视，五脏昭彻，所以守其气也；法则天地，顺理阴阳，交媾坎离，济用水火，所以交其气也。神水华池，含虚鼓漱，通行荣卫，入于元官，溉五脏也；服气于朝，闭息于暮，阳不欲迭，阴不欲覆，炼阴阳也。以至起居适早晏，出处协时令，忍怒以全阴，抑喜以全阳，泥丸欲多栉，天鼓欲常鸣，形欲常鉴，津欲常咽，体欲常运，食欲常少。眼者，身之鉴也，常居欲频修；耳者，体之牖也，城廓欲频治；面者，神之庭也，神不欲覆；发者，脑之华也，脑不欲减；体者，精之元也，精不欲竭；明者，身之宝也，明不欲耗。补泻六腑，淘炼五精，可以固形，可以全生，此皆修真之要也。故修真之要者，水火欲其相济，土金欲其相养。是以全生之术，形气贵乎安，安则有伦而不乱；精神贵乎保，保则有要而不耗。故保而养之，初不离于形气精神；及其至也，可以通神明之出。神明之出，皆在于心。独不观心为君主之官，得所养则血脉之气旺而不衰，生之本无得而摇也，神之变无得而测也。肾为作强之官，得所养则骨髓之气荣而不枯，蛰封藏之本无得而倾也，精之处无得而夺也。夫一身之间，心居而守正，肾下而立始，精神之居。此宫不可太劳，亦不可太竭，故精太劳则竭，其属在肾，可以专啬之也；神太用则劳，其藏在心，静以养之。唯精专然后可以内守，故昧者不知于此，欲拂自然之理，谬为求补之术，是以伪胜真，以人助天，其可得乎！

——金·刘完素《素问病机气宜保命集·卷上·原道论》

【提要】　本论以水火、坎离为主线，指出保养人体精神为养生的关键，并阐述了系统的理论认识和养生方法。作者强调了心肾对于生命的重要性，指出"夫一身之间，心居而守正，肾下而立始，精神之居"；心肾之间具有水火既济的关系，是精神内守之所在。

周之干　论心肾相交※※

心肾相交，全凭升降。而心气之降，由于肾气之升；肾气之升，又因心气之降。夫肾属水，水性润下，如何而升？盖因水中有真阳，故水亦随阳而升至于心，则生心中之火。心属火，火性炎上，如何而降？盖因火中有真阴，故火亦随阴而降至于肾，则生肾中之水。升降者水火，其所以使之升降者，水火中之真阴真阳也。真阴真阳者，心肾中之真气也。故肾之后天，心之先天也；心之后天，肾之先天也。欲补心者须实肾，使肾得升；欲补肾者须宁心，使心得降。六味丸丹皮、茯苓，所以宁心也；地黄、山药，所以实肾也。乃交心肾之法也。

人之生死本乎神。神居于心，心为火，故火者，生命之原也。戊癸化火，戊为土，癸为水，水为先天，土为后天，二天化火之原，人之所赖以生者也。

凡人不知所以生，则不知所以死；不知所以死，则不知所以病；不知所以病，则不知所以治。故知生知死，乃知病知安，而知所以治矣。人之所以生者神也，神之所以安者气也。气得其平，则神安而无病；气失其序，则神散而死亡。神气者，人之性命也。神者，心也；气者，肾也。心肾二脏，人之性命所寄也，顾不重哉！故脉贵有神，形贵有气。神气可治，虽危可救；神气愦乱，虽安必危。然神气之所以因之衰旺者，胃也。能治病者，必不可忘胃。故《经》云：胃气为本。然肾为胃关，人生之来，其原在肾，人病之来，亦多在肾。肾者，命之根也。肾脉不伤，危也可许其生；肾脉有害，安也亦虑其危。盖肾伤则先天伤，而后天之胃无根，亦必受害。凡久病而不死者，肾伤未及胃也，及胃立死矣。故断病之诀，在此二天，一伤则病，两伤则死。既两伤矣，尚欲救之，愚人也；两不伤而医者死之，医人之罪也。见病不先察此二天，不知医者也；能医者，专以此二天为务。此医门之秘谈也。

——明·周之干《周慎斋遗书·卷一·阴阳脏腑》

【提要】　本论阐述心肾相交的原因，在于心中之火蕴含水气，肾中之水蕴含火气，互为基础，同气相求。心肾二脏，人之性命所寄，临床需要时时顾护。

李　梴　论五脏穿凿※*

《五脏穿凿论》曰：心与胆相通（心病怔忡，宜温胆为主；胆病战栗癫狂，宜补心为主），肝与大肠相通（肝病宜疏通大肠，大肠病宜平肝经为主），脾与小肠相通（脾病宜泻小肠火，小肠病宜润脾土为主），肺与膀胱相通（肺病宜清利膀胱水，后用分利清浊；膀胱病宜清肺气为主，兼用吐法），肾与三焦相通（肾病宜调和三焦，三焦病宜补肾为主），肾与命门相通（津液胃虚，宜大补右肾），此合一之妙也。

——明·李梴《医学入门·内集·卷一·脏腑·脏腑条分》

【提要】　本论对临床治法进行总结，提出心与胆相通、肝与大肠相通、脾与小肠相通、肺与膀胱相通、肾与三焦相通，及肾与命门相通等，具有重要的临床意义。

李中梓　肾为先天本脾为后天本论

《经》曰：治病必求于本。本之为言根也、源也。世未有无源之流，无根之木。澄其源而流自清，灌其根而枝乃茂，自然之经也。故善为医者，必责根本。而本有先天、后天之辨。先天之本在肾，肾应北方之水，水为天一之源；后天之本在脾，脾为中宫之土，土为万物之母。

肾何以为先天之本？盖婴儿未成，先结胞胎，其象中空，一茎透起，形如莲蕊。一茎即脐带，莲蕊即两肾也，而命寓焉。水生木而后肝成，木生火而后心成，火生土而后脾成，土生金而后肺成。五脏既成，六腑随之，四肢乃具，百骸乃全。《仙经》曰：借问如何是玄牝？婴儿初生先两肾。未有此身，先有两肾，故肾为脏腑之本，十二脉之根，呼吸之本，三焦之源，而人资之以为始者也。故曰：先天之本在肾。脾何以为后天之本？盖婴儿既生，一日不再食则饥，七日不食则肠胃涸绝而死。《经》云：安谷则昌，绝谷则亡。犹兵家之饷道也。饷道一绝，万众立散；胃气一败，百药难施。一有此身，必资谷气。谷入于胃，洒陈于六腑而气至，和调于五脏而血生，而人资之以为生者也。故曰：后天之本在脾。

上古圣人见肾为先天之本，故著之脉曰：人之有尺，犹树之有根。枝叶虽枯槁，根本将自生。见脾胃为后天之本，故著之脉曰：有胃气则生，无胃气则死。所以伤寒必诊太溪，以察肾气之盛衰；必诊冲阳，以察胃气之有无。两脉既在，他脉立可弗问也。治先天根本，则有水火之分。水不足者，用六味丸壮水之源，以制阳光；火不足者，用八味丸益火之主，以消阴翳。治后天根本，则有饮食劳倦之分。饮食伤者，枳术丸主之；劳倦伤者，补中益气主之。每见立斋治症，多用前方，不知者妄议其偏，惟明于求本之说，而后可以窥立斋之微耳。王应震曰：

见痰休治痰，见血休治血，无汗不发汗，有热莫攻热，喘生毋耗气，精遗勿涩泄，明得个中趣，方是医中杰。此真知本之言矣。

——明·李中梓《医宗必读·卷之一·肾为先天本脾为后天本论》

【提要】 自宋以降，脾、肾二脏逐渐受到多数医家的重视。本论集各家之说，明确提出脾肾先后天根本论，高度概括了脾、肾在生命活动及临床治疗中的重要作用。从内容上看，作者的理论来源于李杲、张元素的理脾思想和薛己、赵献可的养肾思想。基于此，作者提出了自己的观点：理脾不拘于辛燥升提，治肾不泥于滋腻呆滞，主张理脾与补肾兼行，既反对滥用苦寒，也不赞成浪用桂附。此论对后世影响较大。

李中梓 乙癸同源论

古称"乙癸同源，肾肝同治"，其说为何？盖火分君相，君火者，居乎上而主静；相火者，处乎下而主动。君火惟一，心主是也；相火有二，乃肾与肝。肾应北方壬癸，于卦为坎，于象为龙，龙潜海底，龙起而火随之。肝应东方甲乙，于卦为震，于象为雷，雷藏泽中，雷起而火随之。泽也，海也，莫非水也，莫非下也。故曰：乙癸同源。东方之木，无虚不可补，补肾即所以补肝；北方之水，无实不可泻，泻肝即所以泻肾。至乎春升，龙不现则雷无声，及其秋降，雷未收则龙不藏。但使龙归海底，必无迅发之雷；但使雷藏泽中，必无飞腾之龙。故曰：肾肝同治。

余于是而申其说焉。东方者，天地之春也，勾萌甲坼，气满乾坤。在人为怒，怒则气上而居七情之升；在天为风，风则气鼓为百病之长。怒而补之，将逆而有壅绝之忧；风而补之，将满而有胀闷之患矣。北方者，天地之冬也，草黄木落，六宇萧条。在人为恐，恐则气下而居七情之降；在天为寒，寒则气惨而为万象之衰。恐而泻之，将怯而有颠仆之虞；寒而泻之，将空而有涸竭之害矣。然木既无虚，又言补肝者，肝气不可犯，肝血自当养也。血不足者濡之，水之属也。壮水之源，木赖以荣。水既无实，又言泻肾者，肾阴不可亏，而肾气不可亢也。气有余者伐之，木之属也。伐木之干，水赖以安。夫一补一泻，气血攸分；即泻即补，水木同府。总之，相火易上，身中所苦，泻木所以降气，补水所以制火，气即火，火即气，同物而异名也。故知气有余便是火者，愈知"乙癸同源"之说矣。

——明·李中梓《医宗必读·卷之一·乙癸同源论》

【提要】 本论根据肝肾的生理特性和病机特点，在综合各家之说的基础上，对肝肾同治、虚实补泻的机理，进行了透彻的阐释。宋金元以来有关肝肾同治的零散认识，经作者的总结和阐释后日益深入人心，在临床实践中得到广泛运用。其所提出的"益肾水即所以补肝血，泻肝气即所以驱肾邪"的肝肾互治理论，一直有效地指导着广大医家对肝肾疾病的辨证论治。这一理论提示了肝肾两脏的密切关系。

汪绮石 心肾论

夫心主血而藏神者也，肾主志而藏精者也。以先天生成之体论，则精生气，气生神。以后天运用之主宰论，则神役气，气役精。精、气、神，养生家谓之三宝，治之原不相离。故于滑精、梦泄种种情病者，必本于神治。于怔忡、惊悸种种神病者，必本于气治。盖安神必益其气，益气必补其精。

——明·汪绮石《理虚元鉴·卷上·心肾论》

【提要】　本论基于心主血藏神和肾主志藏精，对心肾的关系进行探讨，认为人身精气神相互关联，治疗时应注意补精益气安神。

冯兆张　脏腑心肾贵贱论

夫贵脏而贱腑，书未详明，医多忽略，视为寻常而不推究，以致轻重标本，不知其所矣。

以脏腑统而言之，则脏如一家中之上人也。各藏其神、魂、意、魄、志，为神明之脏，以运用于上，传注于下，此所谓"劳其心者"也。腑如一家之中奴婢，块然无知者也。承接上令，各司乃职，溲便糟粕，传运其间，此所谓"劳其力者"也。劳力者，但劳其形骸，而不耗其神气。重浊象地，浊阴养之，如藜藿之民，习以为常，虽劳庸何伤也？故多无病，病而易治。劳心者所耗，皆其精华，而非糟粕，轻清象天，多动少静，七情之为害惟多，阴精之上奉实少，况如膏粱子弟，体质娇嫩，劳易伤，伤难复也。故易多病，病而难治。

以五脏指而言之，惟心肾两家更劳，犹一家中之主人、主母，坎离互为其配，水火互为其根。盖神明之用，无方无体，诚难言也。然枢机万物，神思百出者，非心之用乎？更曰：思之为害甚于欲，以劳心过极，并及于肾，肾藏志也。所以有"无子责乎心，发白责乎肾"之语，以其阴精上耗也。离阴既耗乎上，坎水岂能独充乎下！况节欲者少，嗜欲者多，上下更有分消者乎？故其病更多、更深，而尤难治也。医者可不图微防渐，加意于心、肾二家，则自无病。既病矣，则以治膏粱者治脏，治藜藿者治腑，而于心肾更为之珍重，则病无不愈。故脏者，藏也、阴也，宜藏而不宜见。《经》曰：阴者，真脏也。见则为败，败必死也。又曰：五脏者，藏精气而不泻也；六腑者，传化物而不藏。故脏无泻法，至于肾者，尤为主蛰，封藏之本，精之处也。有虚无实，更无泻之之理矣。

——清·冯兆张《冯氏锦囊秘录·杂症大小合参·卷一·脏腑心肾贵贱论》

【提要】　本论采用比喻的方式，指出在脏腑关系中，五脏较之六腑对于人体更为重要；而五脏之中，心肾较之其他脏腑更为关键。同时，作者认为节嗜欲是顾护心肾的重要方式。

石寿棠　论肾主地，肺主天※*

肾主地、主阴、主水，五液亦皆主地、主阴、主水。肾中真阳之气，缊煦育，上通各脏腑之阳，而肾中真阴之气，即因肾阳蒸运，上通各脏腑之阴。阳助阴升，以养肝木，则木气敷荣，血充而气畅矣。由是，肝得上升之阴气而养心火，则火气温润，血生而脉行矣。由是，心得上升之阴气而养脾土，则土气健运，统血而散精矣。由是，脾得上升之阴气而养肺金，则金有治节，调元而赞化矣。肺得上升之阴气，转降而入肾，则水精四布，五经并行矣。此五行一气相生，始于肾，终于肺，地所以上交乎天也。

肺主天、主阳、主气，敷布阴液，以柔肝木。木得下降之阳气所制，则温柔和缓，不似燥急难平矣。由是，木来疏土，土得下降之阳气所制，则宣松运化，不似困钝不灵矣。由是，土来治水，水得下降之阳气所制，则知周输泄，不似汜滥无归矣。由是，水来济火，火得上升而复下降之阳气所制，则心肾相交，不似火炎水燥矣。由是，火来暖金，金得上升而复下降之阳气所制，则津液分布，不似金寒水冷矣。此五行一气相克，始于肺，终于肺，天所以大包乎地也。

——清·石寿棠《医原·卷上·五行生克论》

【提要】　本论通过描述肾气上腾、肺气下降的过程，将五脏之间的生克关系，阐释得十分透彻。特别值得指出，本论第二节对五行"克中有生"的作用描述得较为清晰。

石寿棠　枢机论

窃闻三阴三阳，有枢机焉。枢者，如门户之枢，乃阴阳开阖之转机也。《内经》枢机有二：一曰少阴为枢，一曰少阳为枢。

阴之初生为少阴，少阴，稚阴也。手少阴属心，足少阴属肾。心为人身君主之官，神明所从出。肾为阴阳互根之地，精气之本原。故少阴为转阳至阴之机窍，阴之枢也。由少阴而太阴，由太阴而厥阴，《经》曰：太阴为开，厥阴为阖。盖太阴脾土，得此枢而散精以升于上；太阴肺金，得此枢而布精以降于下，能升能降，故谓之开。由是厥阴心包络，得此枢而阴血以生；厥阴肝木，得此枢而阴血以藏，以生以藏，故谓之阖。是太阴、厥阴之开阖，皆少阴之枢所默运者也。厥阴为阴之极，阴极则阳生，而阴转入于阳。

阳之初生为少阳，少阳，稚阳也。手少阳属三焦，足少阳属胆。三焦具真阳之火，其体虚润，其气氤氲。（焦，热也。满腔中热气布濩，能通调水道也。按三焦从右肾生出，心肾相通，三焦因与心包络相通而为表里。）胆为初春之木，其体软嫩，其气温和。故少阳为转阴至阳之机括，阳之枢也。由少阳而太阳，由太阳而阳明，《经》曰：太阳为开，阳明为阖。盖太阳膀胱，得此枢而水道通调；太阳小肠，得此枢而食物变化，通调变化，故谓之开。由是阳明胃腑，得此枢而阳气含纳；阳明大肠，得此枢而阳气收藏，含纳收藏，故谓之阖。是太阳、阳明之开阖，皆少阳之枢所默运者也。阳明为阳之极，阳极则阴生，而阳又转入于阴。然则少阴、少阳，非阴阳出入开阖之枢机者哉？若其枢一有不利，则出入之机停；出入机停，则开阖之机废。能开不能阖，则泄泻诸病生；能阖不能开，则噎膈、便闭诸病生。

病先天则从肾起，病后天则从脾胃起。脾胃病则土不生金而金败，金败则水衰，水衰则木枯，木枯则火炽，火炽则水益涸，水涸则龙火起，龙火起而风火、雷火、燥火亦相继而起，则一身无非火矣。夫此火之来，总由于枢之不利，火即阳气外越，而不能依附于阴者也。若寒以降之，则火益烈而元气亡矣。故欲其枢之利，非温润之、咸柔之不可。法当滋肾之阴，纳肾之阳，盖肾为水火互根之脏，肾阴足而后水济火，肾阳固而后气归精也；法当养肝之血，达胆之气，盖肝胆为东方震巽之木，木之阴液不可耗，木之生气尤不可伐也。知少阴、少阳之为枢，而治法可悟矣。

——清·石寿棠《医原·卷上·枢机论》

【提要】 本论从阴阳开阖枢的视角，阐述脏腑之生成、特性与功能，颇有特点。作者认为，人身脏腑发病也是相互关联的，其病机关键在于少阴、少阳枢机之不利，故提出在治法上，"法当滋肾之阴，纳肾之阳。盖肾为水火互根之脏，肾阴足而后水济火，肾阳固而后气归精也；法当养肝之血，达胆之气，盖肝胆为东方震巽之木，木之阴液不可耗，木之生气尤不可伐也"。

章真如　乙癸同源与肾肝同治

"乙癸同源"与"肾肝同治"，语出《医宗必读》。乙癸即指肝肾，前者指肝肾的生理、病理，后者指对肝肾的辨证论治。如李中梓所说："古称乙癸同源，肾肝同治……相火有二，乃肾与肝。肾应北方壬癸，肝应东方甲乙……故曰乙癸同源。东方之木，无虚不可补，补肾之所以补肝。北方之水，无实不可泻，泻肝之所以治肾……故曰肾肝同治。"

肾水肝木相生。《类证治裁》曰："夫肝主木，肾主水，凡肝阴不足，必得肾水以滋之。"在生理上，为水生木，木乃水之子，母实则子壮，水涵则木荣。在病理情况下，水亏则木旺，肝火偏亢，肝阳化风，肝风上扰，临床上可出现头痛、目花、眩晕等证。同时，肝的疏泄与肾的封藏，又存在着协调与相互制约的关系。若肝木疏泄太过，子盗母气，使肾水封藏失职而出现梦遗失精等病。肾水肝木，母子相生，本为一源，故生则俱生，病则同病，毫无二致。

肾精肝血同源。肾藏精，肝藏血，精血关系是乙癸同源的物质基础。《类经·脏象类》言："天癸者……人之既生，则此气化于吾身，是为后天之元气，第气之初生，真阴甚微，乃其既盛，精血乃旺，故男必二八，女必二七，而后天癸至，天癸既至，在女子则月事以下，在男子则精气溢泻，盖必阴气足，而后精血化耳。"提出天癸为男精女血，其源实出一处。《张氏医通》谓："气不耗，归精于肾而为精；精不泄，归精于肝而化清血。"认为肾司五内之精，精在肝的作用下，化生为精血，而封藏于肾的精气也依赖肝血的濡养和补充。肾精肝血，一荣俱荣，一损俱损，盛衰与共。临床上肝肾两亏之证颇为多见，故失精与亡血亦互因果。

肾肝各为先天。肾为先天之本，主生殖，故阳痿、遗精、早泄、闭经、不孕等皆责之于肾。女子以肝为先天，妇女以血为本，经水乳汁为血所化，胎产孕育赖血妊养。而肝为藏血之脏，司血海，主疏泄，肝职无失，气行血畅，血海充盈，月事按时以下，胎孕安然无恙，故肝在女性方面又有着特殊意义，所以先哲视肝为女子之先天。《灵枢·五音五味》篇云："任脉冲脉，皆起于胞中。"李时珍《奇经八脉考》补充指出："督脉起于肾下胞中。"三经出于一源，而胞中在男子为精室，在女子为胞宫，均为肝肾所在。故叶天士说："八脉丽于下，隶属于肝肾，足厥阴肝经，足少阴肾经，都循行于身体内侧，并在三阴交等腧穴处交会。肝肾内伤，则真阴衰，五液涸，亦必累及足经及奇经而致病。"

肝肾同司相火。相火为肝肾两脏共同专司。朱丹溪说："（相火）具于人者，寄于肝肾两部。"肝有此火，则血不寒，足以司气机之升，尽疏泄之职，任将军之官；肾有此火，输布一身之火，使水火俱济，以奉生身之本。相火宜"潜"，肾精肝血充沛，则相火得以制约，静而守位。若水不制火，则亢而为害。朱丹溪称妄动之相火为"邪火""元气之贼"。张景岳说："夫相火者……炽而无制，则为龙雷之火，而涸泽燎原，无所不至。"古代医家认为龙火起于肾，雷火起于肝，龙雷之火，其名虽异，实为一气。若肾之龙火得潜，则雷火不至于妄动，肝之雷火得伏，则龙火亦不会升腾。

肝肾同居下焦。肝肾位处下焦，凡下焦发生之病变均与肝肾有关，如少腹痛、疝气、淋浊、崩漏、带下等。病发于下焦，起源于肝肾。在温病演变中，按吴鞠通三焦辨证，下焦病位最深，病程亦长，病情较重。温邪最易伤阴，邪羁下焦，可致肾水劫烁，肝肾亏耗，必将虚风内动，以致循衣摸床，四肢拘挛等症出现。《温病条辨》云："热邪深入，或在少阴，或在厥阴，均宜复脉。盖少阴藏精，厥阴必待少阴精足而后能生，二经均可主以复脉者，乙癸同源也。"

综上所述，肝肾在人体生理功能上，是二位一体的关系，因此在病理变化上，也是相互影响不可分割的整体，所以前贤确立的"乙癸同源"对后世具有其指导意义的。

——郑翔，章汉明，韩乐兵，等《中国百年百名中医临床家丛书·章真如·乙癸同源与
肾肝同治》

【提要】 本论阐述乙癸同源、肝肾同治的命题。作者从肾水肝木相生、肾精肝血同源、肾肝各为先天、肝肾同司相火、肝肾同居下焦等 5 个方面，对肝肾健康与疾病状态进行了详细解析，内容较为丰富，具有临床参考意义。

6.5 奇 恒 之 腑

《素问》 论奇恒之腑※*

脑、髓、骨、脉、胆、女子胞，此六者，地气之所生也。皆藏于阴而象于地，故藏而不泻，名曰奇恒之府。

——《素问·五脏别论》

【提要】 本论阐述奇恒之府的定义与功能特征。高士宗注："奇，异也；恒，常也。言异于常腑也。"脑、髓、骨、脉、胆、女子胞六者，是秉承地气而生，都能贮藏阴质，就像大地包藏万物一样，所以它们的作用是藏而不泻。

《素问》 论胞络※*

胞络者，系于肾，少阴之脉贯肾，系舌本。

——《素问·奇病论》

【提要】 本论阐述胞宫络脉系于肾脏，而足少阴肾脉贯肾上系舌本。临床可见，妇女怀孕后，有时会出现说不出话的现象。这是因为孕至九月，儿体已成，胞系于肾，少阴之脉上系舌本，脉道阻绝不通，故不能言语间有之。十月分娩后，自能言，不必加治。

王　冰　论胆与胞为奇恒之腑*

脑髓骨脉，虽名为腑，不正与神脏为表里。胆与肝合，而不同六腑之传泻。胞虽出纳，纳

则受纳精气，出则化出形容。形容之出，谓化极而生。然出纳之用，有殊于六腑，故言藏而不泻，名曰奇恒之腑也。

——唐·王冰《黄帝内经素问注·五脏别论》

【提要】　本论阐述胆与胞为奇恒之腑的原因。

张介宾　论子宫之胞与溲胞不同

《阴阳别论》云"女子胞"，《气厥论》云"胞移热于膀胱"，《五味》篇云"冲脉、任脉，皆起于胞中"。凡此"胞"字，皆音包，以子宫为言也。《灵枢》云"膀胱之胞薄以懦"，音抛，以溲脬为言也。胞音有二，而字则相同，奈何后人不解其意，俱读为包，反因经语，遂认膀胱与胞为二物，故在《类纂》则曰：膀胱者，胞之室。王安道则曰：膀胱为津液之府。又有"胞居膀胱之室"之说，其属不经。夫膀胱即脬，脬即膀胱也。焉得复有一物，居膀胱之内？以致后学之疑。

——明·张介宾《质疑录·论子宫之胞与溲胞不同》

【提要】　本论阐述膀胱与子宫并非一物的原因，指出膀胱即脬。

张志聪　奇恒之府论[**]

然又有脑、髓、骨、脉、胆，女子胞，亦所以藏精神气血者也。修养之士，欲积精全神，通玄牝，养胎息，结灵孕者，不可不知也。脑名泥丸宫，为上丹田。骨藏髓，脉藏血，诸髓血脉皆会于脑，故脑为精髓之海。舌下为华池，有廉泉、玉英二窍，通于胆液。《黄庭经》曰："玉池清水灌灵根，审能修之可常存。"女子，玄母也。胞者，养胎息结灵胎者也。《胎息经》曰："胎从伏气中结，气从有胎中息，结精育胞化生身，留胎止精可长生。"故曰：脑、髓、骨、脉、胆、女子胞，此六者，更当藏密而不可虚泻者也。

——清·张志聪《黄帝内经素问集注·五脏别论》

【提要】　本论以方士修炼内丹为据，阐明奇恒之府的构成与生理功能，说明早期医学有关脏腑体系构成的另一类学说，对于理解《内经》脏象学说的发生、形成过程，具有一定的参考意义。

陈士铎　奇恒篇

奢龙问于岐伯曰：奇恒之腑，与五脏并主藏精，皆可名脏乎？岐伯曰：然。奢龙曰：脑、髓、骨、脉、胆、女子胞，既谓奇恒之腑，不宜又名脏矣。岐伯曰：腑谓脏者，以其能藏阴也。阴者，即肾中之真水也。真水者，肾精也。精中有气，而脑、髓、骨、脉、胆、女子胞皆能藏之，故可名腑，亦可名脏也。奢龙曰：修真之士，何必留心于此乎？岐伯曰：人欲长生，必知斯六义，而后可以养精气，结圣胎者也。奢龙曰：女子有胞以结胎，男子无胞何以结之？岐伯曰：女孕男不妊，故胞属之女子，而男子未尝无胞也，男子有胞而后可以养胎息，故修真之士必知。斯六者至要者则胞与脑也，脑为泥丸，即上丹田也；胞为神室，即下丹田也。骨藏髓，脉藏血，髓藏气，脑藏精，气血精髓尽升泥丸，下降于舌，由舌下华池，由华池下廉泉玉英，通于胆，下贯神室。世人多欲，故血耗气散，髓竭精亡也。苟知藏而不泻，即返还之道也。奢龙曰：六者宜藏，何道而使之藏乎？岐伯曰：广成子有言：毋摇精，毋劳形，毋思虑营营，非不泻之谓乎。奢龙曰：命之矣。

陈士铎曰：脑、髓、骨、脉、胆、女子胞，非脏也。非脏而以脏名之，以其能藏也。能藏故以脏名之，人可失诸藏乎。

——清·陈士铎《外经微言·卷三·奇恒篇》

【提要】 本论阐述奇恒之府的定义，以及男女性之胞的区别。主旨分为两层意思：其一，对脑、髓、骨、脉、胆、女子胞的脏腑属性进行探讨，说明其可名脏、腑的原因。其二，对"胞"的概念进行详细阐发，说明"胞"对男女两性的不同生理意义。

周筱斋 从"子宫"的命名认识中医学解剖精确之处

"子宫"又称"胞宫""女子胞"，是女子内生殖器官的重要组成部分，有行经、孕育子女的功能，已为现代医学所沿用，为医护人员所共知，亦为妇女同志的生理常识。在中医学上既有"子宫""胞宫""胞脏"以及"女子胞"等名称，且有与其相关的"子门""子户""胞门"等等。这些资料对于建立理论、思考治疗法则，颇足启发。然而从认识缔造出"子宫""胞宫"这样的精确名称，若非从解剖知识所得，是不可能的。因此体会到祖国医学的生理、病理、脏腑位置，及其解剖形态的详述，是有依据的。当时历史环境与现代解剖学相较，无疑是粗疏的，然而还有其精确之处，值得我们今天作公正的评价。即就考研"解剖"一词，乃出自祖国医学典籍《灵枢·经水》篇"若夫八尺之士，外可度量切循而得之，其死可解剖而视之"之文，足以证明祖国医学有解剖人体的历史可据。

"子宫"之名，见于《神农本草经》"紫石英"条：有"女子风寒在子宫"句。参证《针灸大成》载有"子宫穴"位在腹正中穴脐下四寸，旁开三寸处。颇能道出其位置。

"女子胞"见于《素问·五脏别论篇》："脑、髓、骨、脉、胆、女子胞，此六者地气之所生也，皆藏于阴而象于地，故藏而不泻，名曰奇恒之府。"

现在已得《简明中医辞典》立了专条，并阐发其义，说："女子胞，奇恒之府之一。又名胞宫、胞脏、子宫、子脏。女子胞有主月经、受孕、孕育胎儿的功能。它包括妇女整个内生殖器官，与肝、肾、心、脾有密切关系，冲任二脉皆起于胞中，冲为血海，任主胞胎。妇女发育成熟，冲任盛于胞中，就有月经来潮和生育能力。"《素问·上古天真论》篇："女子……二七而天癸至，任脉通，太冲脉盛，月事以时下，故有子。"综上所述，"子宫""胞宫""女子胞""胞脏"名异而实同，均指一物。

最后谈谈认识子宫的名物和有关临证医案。要以丹溪医案最为显豁。不惜纸墨抄录全文如次："一妇人产后有物不上，如衣裙，医不能喻。翁曰：此子宫也。气血虚故随子而下，即与黄芪、当归之剂而加升麻举之。仍用皮工之法，以五倍子作汤洗濯，皱其皮，少选子宫上。翁慰之曰：三年后可再生儿，无忧也。如之。"（转载戴九灵《丹溪翁传》。）

　　倜按：读此案后，益徵中医学之系统性。不仅认识子宫，且指出致脱之原因为气血虚，不能固摄，或以产时努力过猛故随子下脱。宗"虚者补之""陷者升之"治则，取用两补气血之品加升麻以升举，特别辅用五倍子之敛，作汤洗濯，使宫体皱缩，易于上复，实具巧思，体现了理、法、方、药的完整运用。

——周仲瑛，周珉《中国百年百名中医临床家丛书·周筱斋·从"子宫"的命名认识中医学解剖精确之处》

【提要】　本论对女子胞的相类概念进行辨析。

7
经 络 论

7.1 经 脉

7.1.1 经脉统论

《素问》 论经脉表里※*

足太阳与少阴为表里，少阳与厥阴为表里，阳明与太阴为表里，是为足阴阳也。手太阳与少阴为表里，少阳与心主为表里，阳明与太阴为表里，是为手之阴阳也。

——《素问·血气形志》

【提要】 本论阐述经脉的阴阳表里关系。

《素问》 论经脉气血多少※*

夫人之常数，太阳常多血少气，少阳常少血多气，阳明常多气多血，少阴常少血多气，厥阴常多血少气，太阴常多气少血。此天之常数。

——《素问·血气形志》

【提要】 本论阐述古人已经认识到经脉气血多少不同与六经气化阴阳消长的机制有关，对临床针刺治疗具有一定的指导意义。

《灵枢》 论经脉功用※*

经脉者，所以能决死生、处百病、调虚实，不可不通。

——《灵枢·经脉》

【提要】 本论阐述经脉在人身中的重要作用。经脉不仅能运行气血，通调阴阳，而且对于诊治疾病、决断生死有重要作用。

《灵枢》 论脉行顺逆※*

手之三阴，从脏走手；手之三阳，从手走头；足之三阳，从头走足；足之三阴，从足走腹。

——《灵枢·逆顺肥瘦》

【提要】 本论阐述十二经脉在人身的走向规律。手三阴经都是从胸部经上肢走向手指，手三阳经从手指部向上经肩到头，足三阳经从头部经躯干和下肢走向足部，足三阴经从足部向上到达腹部。

《灵枢》 五十营※*

黄帝曰：余愿闻五十营奈何？岐伯答曰：天周二十八宿，宿三十六分；人气行一周，千八分，日行二十八宿。人经脉上下、左右、前后二十八脉，周身十六丈二尺，以应二十八宿，漏水下百刻，以分昼夜。故人一呼脉再动，气行三寸，呼吸定息，气行六寸；十息，气行六尺，日行二分。二百七十息，气行十六丈二尺，气行交通于中，一周于身，下水二刻，日行二十五分。五百四十息，气行再周于身，下水四刻，日行四十分。二千七百息，气行十周于身，下水二十刻，日行五宿二十分。一万三千五百息，气行五十营于身，水下百刻，日行二十八宿，漏水皆尽脉终矣。所谓交通者，并行一数也。故五十营备，得尽天地之寿矣，凡行八百一十丈也。

——《灵枢·五十营》

【提要】 本论阐述经脉之气在人体内营运的频率、时刻，及其与人呼吸的对应性等。五十营，指营气在周身运行，每昼夜为五十周次。张介宾注："五十营者，即营气运行之数，昼夜凡五十度也。"（《类经·八卷·经络类·二十六、一万三千五百息五十营气脉之数》）

《难经》 论经络及流注※

曰：手足三阴三阳，脉之度数，可晓以不？然。手三阳之脉，从手至头，长五尺，五六合三丈。手三阴之脉，从手至胸中，长三尺五寸，三六一丈八尺，五六三尺，合二丈一尺。足三阳之脉，从足至头，长八尺，六八四丈八尺。足三阴之脉，从足至胸，长六尺五寸，六六三丈六尺，五六三尺，合三丈九尺。人两足跷脉，从足至目，长七尺五寸，二七一丈四尺，二五一尺，合一丈五尺。督脉、任脉，各长四尺五寸，二四八尺，二五一尺，合九尺。凡脉长一十六丈二尺，此所谓经脉长短之数也。

经脉十二，络脉十五，何始何穷也？然。经脉者，行血气，通阴阳，以荣于身者也。其始从中焦，注手太阴、阳明；阳明注足阳明、太阴；太阴注手少阴、太阳；太阳注足太阳、少阴；少阴注手心主、少阳；少阳注足少阳、厥阴；厥阴复还注手太阴。别络十五，皆因其原，如环无端，转相灌溉，朝于寸口、人迎，以处百病，而决死生也。

《经》曰：明知始终，阴阳定矣。何谓也？然。终始者，脉之纪也。寸口、人迎，阴阳之气通于朝使，如环无端，故曰始也。终者，三阴三阳之脉绝，绝则死。死各有形，故曰终也。

——《难经·二十三难》

【提要】　本论阐述三个方面的内容：其一，十二经脉、跷脉、任脉、督脉的起止与长度；其二，十二经脉循环运行的流注程序及其与十五别络的关系；其三，寸口与人迎两部动脉都能反映经脉循环情况，可据以诊断疾病及其预后。

《难经》　论经脉数十二脏腑数十一的原因※

曰：有十二经，五脏六腑十一耳，其一经者，何等经也？然。一经者，手少阴与心主别脉也。心主与三焦为表里，俱有名而无形，故言经有十二也。

——《难经·二十五难》

【提要】　本论阐述人体的脏腑与经脉总数，并提出心包与三焦相为表里，俱有名而无形的见解。

刘温舒　论手足经

夫人禀天地冲和之气，受五行生化之形，阴阳刚柔，萃于一身，为万物之灵，通上下而谓三才者也。故《经》言"生气根于中"，命曰"神机"，是以脏腑表里各相配合，然后致其和，而宅神气以为机发之主也。非见于黄帝、岐伯精微之论，则莫能知之，唯圣为能践行者，诚哉妙言也。

故《经》曰："上古圣人，论理人形，列别脏腑，端络经脉，会通六合"，又曰："五脏十二节，皆通乎天气"者，乃论手足经三阴三阳也。其十二经，外循身形，内贯脏腑，以应十二月，即十二节也。五脏为阴，六腑为阳，一阴一阳，乃为一合，即六合也。

夫少阴之经主心与肾二脏者，盖心属火，而少阴冬脉，其本在肾。又君火正司于午，对化于子，是以肾脏亦少阴主之。肾非全水，右属命门火。五脏为阴，不可言阳，水随肾至，故太阳为腑，则手太阳小肠、足太阳膀胱也。太阴之经主脾与肺二脏者，盖脾属土，而太阴阴脉在肺，又土生金，子随母居，故肺太阴主之。金随肺至，故阳明为腑，则手阳明大肠、足阳明胃也。

厥阴之经主肝与心包络二脏者，盖肝属木，又木生火，子随母居，故心包厥阴主之。火随心包而至，故少阳为腑，则手少阳三焦、足少阳胆也。

其手足经者，乃手经之脉自两手起，足经之脉自两足起。以十二辰言之，盖阴生于午者，阴上生故曰手经；阳生于子，阳下生故曰足经。手足经所以记上下也。又心、肺、心包在上，属手经；肝、脾、肾在下，属足经。亦其意也。

脏腑同为手足经，乃一合也。心包非脏也，三焦并非腑也。《经》曰"膻中者，臣使之官，喜乐出焉"，在胸主两乳间，为气之海。然心主为君，"三焦者，决渎之官，水道出焉"，三焦有名无形，上合于手心主，下合右肾，主谒道诸气，名为使者，共为十二经。

是以《经》曰：阴阳者，数之可十，推之可百，数之可千，推之可万，万之大不可胜数，然其要一也。虽不可胜数，然其要妙以离合推步，悉可知之。

——宋·刘温舒《素问入式运气论奥·论手足经第二十四》

【提要】　本论阐述五行六气化生人体十二经脉的次序，及其表里相合的关系。作者介绍了十二经脉在人身的生理功能，并对手少阴心经和足少阴肾经、手太阴肺经和足太阴脾经、手厥阴心包经和足厥阴肝经的五行属性、地支合化、表里阳经经脉等进行逐一解释；其次，论述了手足经命名的规则，又对包络、三焦相合问题作出阐述。

❧ 王好古　三阳气血多少 ❧

寅为少阳。何以复为太阳？一阳初出地之外，即嫩阳也，故谓之少阳；二阳过卯，故谓之阳明；三阳至巳，故谓之太阳之气。升至极之分，便是太阳也。三阳俱为太阳之气，居其底却为少阳也。以此推之，三阳所呼之名异。非有二体也，以其从多少而言之耳。

阳气之极，举阴于九天之上，故水自天而降。故太阳即为寒水也，所以血多而气少。阴明居太阳、少阳之中。二阳合明，故曰阳明。阴阳等也，所以气血俱多。少阳者，初出之气，少而不能鼓舞阴气，阳伏地中尚多。故为龙火，为震，为雷，为足，俱属地之下也，所以气多血少。

少阳极举阴于九天之上，肺为卫，天之极表也。所以上气，故肺受之。至高者，肺也，故为手太阴，阴于此为秋气而复降。重阳补下焦元气，重阴补上焦元气。辛为天之味，能补地之分，自上而降于下也；苦为地之味，能补天之分，自下而升于上也。此二者，皆从其源也。

六阳俱极举阴于九天之上，故阴自天而降，是阴降于九天之上，而姤卦之阴复何以从下生？盖阴之首虽从天而降，其阴之尾已至地矣。故阴从地而生，所以一阴从五阳之下也。凡所生者，从下皆从乎地也，故地为万物之母。又云：非母不生，从地而生者为春气，从天而降者为秋气，九天之上为夏，九天之下为冬。

　　　　　　　　　　　　——元·王好古《此事难知·卷上·三阳气血多少》

【提要】　三阳，是从阳气生发的不同阶段，进行命名。由于阳气不同阶段的多少有差异，因此，太阳为阳之极，极则为阴之临界，故太阳血多气少；阳明居于太阳与少阳之间，气血相平衡，故阳明多气多血；少阳为阳气萌生之处，阳少阴多，故少阳少气多血。阳气至于极处，则转化为阴，对应秋气下降，在人身相应于手太阴肺。进而，又从天地阴阳升降转化的角度，说明用药的规律。

❧ 孙一奎　手足经配合脏腑之义 ❧

有以十二经问属手足者何以故？生生子曰：阴阳上下配合之义也。手经之脉起于手，足经之脉起于足。手经主持于上，足经主持于下。手足经者，所以纪上下也，犹《易》之本乎天者亲上，本乎地者亲下也。《素问》运气篇曰：心、肺、心包络皆膈上，属手经。肝、脾、肾在下，属足经。手同手经，足同足经。手足经脏腑阴阳相配皆然，乃一合也。

或曰：脏腑既以阴阳配合表里，何无夫妻之义？予曰：夫妻配合，是以相克言阴阳。此以手足同类言阴阳，乃自然之势，不可紊者。如手太阴肺，金也，里也，阴也，手经也，故以手阳明大肠金配。手少阴心，火也，里也，阴也，手经也，故以手太阳小肠火配。足太阴脾，土也，阴也，里也，足经也，故以足阳明胃土配。足厥阴肝，木也，阴也，里也，足经也，故以足少阳胆木配。足少阴肾，水也，阴也，里也，足经也，故以足太阳膀胱水配。此五脏五腑五行正配合也。手厥阴心包络，火也；手少阳三焦，亦火也。二经虽无特形，皆属相火。一为气父，表也；一为血母，里也。亦是以类配也。

手以手配，足以足配，阴以阳配，火以火配，水以水配，金以金配，木以木配，土以土配，皆自然之势，不得不然者。（观此配合，则知上下手足阴阳，皆有定偶，手配手之阴阳，足配足之阴阳，则手经之三焦，必不配足经之右肾，明矣。）

——明·孙一奎《医旨绪余·上卷·十四、手足经配合脏腑之义》

【提要】　本论阐述十二经脉的手足配属关系，以及经脉间的阴阳表里配属关系。手足配属关系，是依据"心、肺、心包络皆膈上，属手经；肝、脾、肾在下，属足经"；经脉阴阳表里配属，是依据"手配手之阴阳，足配足之阴阳"。

陈士铎　经脉相行篇

雷公问曰：帝问脉行之逆顺若何，余无以奏也。愿天师明教以闻。岐伯曰：十二经脉有自上行下者，有自下行上者，各不同也。雷公曰：请悉言之。岐伯曰：手之三阴从脏走手，手之三阳从手走头，足之三阳从头走足，足之三阴从足走腹，此上下相行之数也。雷公曰：尚未明也。岐伯曰：手之三阴，太阴肺，少阴心，厥阴包络也。手太阴从中府走大指之少商，手少阴从极泉走小指之少冲，手厥阴从天池走中指之中冲。皆从脏走手也。手之三阳，阳明大肠，太阳小肠，少阳三焦也。手阳明从次指商阳走头之迎香，手太阴从小指少泽走头之听宫，手少阳从四指关冲走头之丝竹空，皆从手走头也。足之三阳，太阳膀胱，阳明胃，少阳胆也。足太阳从头睛明走足小趾之至阴，足阳明从头头维走足次指之厉兑，足少阳从头前关走四指之窍阴，皆从头走足也。足之三阴，太阴脾，少阴肾，厥阴肝也。足太阴从足大趾内侧隐白走腹之大包，足少阴从足心涌泉走腹之俞府，足厥阴从足大趾外侧大敦走腹之期门，皆从足走腹也。雷公曰：逆顺若何？岐伯曰：手之阴经，走手为顺，走脏为逆也；手之阳经，走头为顺，走手为逆也；足之阴经，走腹为顺，走足为逆也；足之阳经，走足为顺，走头为逆也。

雷公曰：足之三阴，皆走于腹，独少阴之脉下行，何也？岂少阴经易逆难顺乎？岐伯曰：不然。夫冲脉者，五脏六腑之海也，五脏六腑皆禀焉。其上者，出于颃颡，渗诸阳，灌诸精，下注少阴之大络，出于气冲，循阴阳内廉入腘中，伏行胻骨内，下至内踝之后，属而别其下者，并由少阴经渗三阴，其在前者，伏行出跗属下，循跗入大指间，渗诸络而温肌肉。故别络邪结则跗上脉不动，不动则厥，厥则足寒矣。此足少阴之脉，少异于三阴，而走腹则一也。雷公曰：其少异于三阴者为何？岐伯曰：少阴肾经中藏水火，不可不曲折以行，其脉不若肝脾之可直行于腹也。雷公曰：其走腹则一者何？岐伯曰：肾之性喜逆行，故由下而上，盖以逆为顺也。雷公曰：逆行宜病矣。岐伯曰：逆而顺故不病，若顺走是违其性矣，反生病也。雷公曰：当尽奏之。岐伯曰：帝问何以明之？公奏曰：以言导之，切而验之，其髁必动，乃可以验逆顺之行也。雷公曰：谨奉教以闻。

陈远公曰：十二经脉有走手、走足、走头、走腹之异，各讲得凿凿。其讲顺逆不同处，何人敢措一辞。

——清·陈士铎《外经微言·二卷·经脉相行篇》

【提要】　本论阐述十二经脉的走向顺逆，重点解析了少阴之脉下行的原因。

黄元御 论十二经脉循环于分布※＊

六脏六腑，是生十二经。经气内根于脏腑，外络于肢节。其浮气之不循经者，为卫气；其精气行于经者，为营气。《灵枢·决气》：壅遏营气，令无所避，是谓脉。脏脉为阴，腑脉为阳。脾、肾、肝、胆、胃、膀胱经行于足，是谓足之三阴三阳，肺、心、心包、三焦、大肠、小肠经行于手，是谓手之三阴三阳。脾肺之经太阴，心肾之经少阴，肝与心包之经厥阴，胆与三焦之经少阳，胃与大肠之经阳明，膀胱小肠之经太阳。太阳与少阴为表里，阳明与太阴为表里，少阳与厥阴为表里。手经与手配，足经与足配。经络回环，运行不息也……

阳经在表，阴经在里。太阳居外，皮毛之分也；次则阳明，次则少阳，次则太阴，次则少阴，次则厥阴，近于骨矣。阳经则属腑络脏，阴经则属脏络腑。足之阴经行于股里，阳经行于股外；手之阴经行于臂里，阳经行于臂外。阴经之次，太阴在前，厥阴在中，少阴在后；阳经之次，阳明在前，少阳在中，太阳在后。手之阴经自胸走手，阳经自手走头，足之阳经自头走足，阴经自足走胸。手三阳自手走头，足三阳自头走足，皆行于颈项而会于督之大椎。

颈脉之次，任行于前，督行于后，俱在中央；足阳明在任脉之次，二次手阳明，三次手太阳，四次足少阳，五次手少阳，六次足太阳，七次则项之中央，下连脊骨，督脉之部也。在项之脉，任、督各一，其余左右各二，合二十四经。

足经之部，太阳少阴行身之背，阳明太阴行身之前，少阳厥阴行身之侧。除足太阳外，阴阳皆会于宗筋。手经悉行于手，惟手少阳并足太阳而下行，出腘中，贯踹肠，而入外踝。

脏腑之募皆在前，散见诸脉，而俞则在后，发于太阳之一经。以人身前阴而后阳，故太阳为诸阳之主，脏腑之阳，以类相从，而发见于背膂也。

手之阳经则升，阴经则降；足之阳经则降，阴经则升。手之三阳，阳中之太阳也，皆升；手之三阴，阳中之少阴也，皆降。足之三阳，阴中之少阳也，皆降；足之三阴，阴中之太阴也，皆升。盖手足阴阳，浊中之清者，则从下而升；清中之浊者，则从上而降。《太阴阳明论》：阴气从足上行至头，而下行循臂至指端；阳气从手上行至头，而下行至足。阳病者，上行极而下；阴病者，下行极而上。以阴极则阳生，阳极则阴生。凡物之理，穷则反，终则始也。

阳受气于四末，故四肢为诸阳之本。然阳升于手而降于足，阴升于足而降于手。升为初气，降为终气，则阳盛于手而阴盛于足。故手巧而足拙，以阳性轻捷而阴性迟重故也。

五脏开窍于五官，清阳由经脉而升也。经脉之中，清者升而浊者降。《灵枢·阴阳清浊》：其清者上走空窍，浊者下行诸经。清气升则孔窍灵，故能辨声色，别臭味。阳性热，阴性寒，阴阳平者，下反温而上反清，以阳降而化浊阴，阴升而化清阳故也。

手足之经，阴阳各三，是谓六气。手少阴以君火主令，足少阴水也，从妻化气而为热。足太阳以寒水主令，手太阳火也，从夫化气而为寒。足厥阴以风木主令，手厥阴火也，从母化气而为风。手少阳以相火主令，足少阳木也，从子化气而为暑。足太阴以湿土主令，手太阴金也，从母化气而为湿。手阳明以燥金主令，足阳明土也，从子化气而为燥。

——清·黄元御《素灵微蕴·卷一·经脉解》

【提要】 本论阐述手足十二经的三阴三阳配属、三阴三阳的表里层次、十二经脉及任督二脉在周身的纵向分布次序。论中对手足经脉之气的升降及其与手足、官窍、六气的生理联系，也进行了详尽的论述。

唐容川 六经六气

天有金、木、水、火、土之五行，以运行不息，名曰五运。人秉之而生五脏，所以应五运也。义详卷首，兹不再赘。天有风、寒、湿、燥、火、热之六气，以充塞万物，人秉之而有六经，脏腑各有一经，合为六经，所以应天六气也。名太阳者，因天有此太阳之气；名太阴者，因天有此太阴之气。六经之名，皆本于天，非由人强名之也。必知经气之所主，而后病情可识矣。此等气化，乃生人所以然之理，见病之原委，皆尽于此，西医全不能知，其治病多误……

天有六气，人秉之而有六经。六经出于脏腑，脏腑各有一经脉，游行出入，以布其化，而经脉中所络之处，名为中见也。

足少阳胆经，由胆走足，中络厥阴肝脏；手少阳三焦经，由三焦走手，中络厥阴包络。故少阳经中见厥阴，手少阳三焦、足少阳胆同司相火，是相火者，少阳之本气也。故曰"少阳之上，火气治之"，谓二经之脏腑，以火为主，是本气也。中见厥阴，是其中有风气居之也，而其标为少阳经，则又主阳气之初动也。

足阳明胃经属燥土，手阳明大肠经属燥金，此两经皆燥气主治。手阳明大肠经脉，循行络太阴肺，而后走手；足阳明胃经脉，循行络太阴脾，而后走足。故阳明经中见为太阴也。

足太阳膀胱经属寒水，手太阳小肠经属君火，手从足化，以寒水为主，故太阳之上，统称寒水治之。手太阳经脉循行络少阴心，而后走手，足太阳经脉，循行络少阴肾，而后走足，故二经中见少阴也。

足厥阴肝经属风木，手厥阴包络经属相火，子从母化，以风为主，故厥阴之上，风气治之。手厥阴经中络少阳三焦，足厥阴经中络少阳胆，故二经中见少阳也。

足少阴肾经属水阴，手少阴心经属火热，心为君主，肾从其化，故少阴两经，统是热气主治。手少阴心经中络太阳小肠，足少阴肾经中络太阳膀胱，故曰"中见太阳"。

足太阴脾经属湿土，手太阴肺经属清金，二经子母同气，故太阴之上，湿气治之。手太阴肺经络手阳明大肠，足太阴脾经络足阳明胃，故曰"中见阳明"。

所谓本也句，总结上文，谓六经之上，其主治者皆其本气也。本气根于脏腑，是本气居经脉之上也。由本气循经下行，其中络者中之见也。由中见之下，而经脉外走手足，以成六经。又各有太、少、阳明、厥阴之不同，则又系六气之末，故曰"气之标"也。或标同于本，或标同于中，标本各有不同，而气化之应，亦异象矣。故六经各有病情好恶之不一，仲景《伤寒论》全根于此，不可不详究焉。

再按：六经之名，太者阴阳之至大，少者阴阳之初生，明者阳气之极盛，厥者阴气之竭尽也。先知五行以为体，又知六气以为用，然后可以读《伤寒》《金匮》，然后可以治男女百疾。西医于六经名目从未得知，于气化安能梦见？乃云人是碘、铁、养、炭等共十四质凑合而成。夫彼所谓十四质，皆经剖割锻炼，然后取得其质，而人之未死者，岂止此块然之质哉。

——清·唐容川《中西汇通医经精义·上卷·六经六气》

【提要】 本论阐述人之六经源于六气，并从经络表里相关的角度，解释了六经标本中见之气的原理。

7.1.2 肺手太阴之脉

《灵枢》 论肺手太阴之脉循行※*

肺手太阴之脉，起于中焦，下络大肠，还循胃口，上膈属肺，从肺系横出腋下，下循臑内，行少阴心主之前，下肘中，循臂内上骨下廉，入寸口，上鱼，循鱼际，出大指之端；其支者，从腕后直出次指内廉，出其端。

——《灵枢·经脉》

【提要】 本论阐述手太阴肺经的起止点和循行路线。

7.1.3 大肠手阳明之脉

《灵枢》 论大肠手阳明之脉循行※*

大肠手阳明之脉，起于大指次指之端，循指上廉，出合谷两骨之间，上入两筋之中，循臂上廉，入肘外廉，上臑外前廉，上肩，出髃骨之前廉，上出于柱骨之会上，下入缺盆络肺，下膈属大肠。其支者，从缺盆上颈贯颊，入下齿中，还出挟口，交人中，左之右，右之左，上挟鼻孔。

——《灵枢·经脉》

【提要】 本论阐述手阳明大肠经的起止点和循行路线。

7.1.4 胃足阳明之脉

《素问》 论五脏六腑之海※*

阳明者五脏六腑之海，主润宗筋，宗筋主束骨而利机关也。

——《素问·痿论》

【提要】 本论阐述足阳明胃经的作用。张介宾注："阳明，胃脉也，主纳水谷化气血，以滋养表里，故为五脏六腑之海，而下润宗筋。宗筋者，前阴所聚之筋也，为诸筋之会，凡腰脊溪谷之筋，皆属于此，故主束骨而利机关也。"（《类经·十七卷·疾病类·七十一、痿证》）机关，指大关节而言。

《灵枢》 论胃足阳明之脉循行※*

胃足阳明之脉，起于鼻之交頞中，旁纳太阳之脉，下循鼻外，入上齿中，还出挟口环唇，下交承浆，却循颐后下廉，出大迎，循颊车，上耳前，过客主人，循发际，至额颅；其支者，从大迎前下人迎，循喉咙，入缺盆，下膈属胃络脾；其直者，从缺盆下乳内廉，下挟脐，入气街中；其支者，起于胃口，下循腹里，下至气冲中而合，以下髀关，抵伏兔，下膝膑中，下循胫外廉，下足跗，入中趾内间；其支者，下廉三寸而别下入中趾外间；其支者，别跗上，入大趾间出其端。

——《灵枢·经脉》

【提要】　本论阐述足阳明胃经的起止点和循行路线。

7.1.5　脾足太阴之脉

《灵枢》　论脾足太阴之脉循行※*

脾足太阴之脉，起于大趾之端，循趾内侧白肉际，过核骨后，上内踝前廉，上踹内，循胫骨后，交出厥阴之前，上膝股内前廉，入腹属脾络胃，上膈，挟咽，连舌本，散舌下；其支者，复从胃，别上膈、注心中。

——《灵枢·经脉》

【提要】　本论阐述足太阴脾经的起止点和循行路线。

7.1.6　心手少阴之脉

《灵枢》　论手少阴之脉循行※*

心手少阴之脉，起于心中，出属心系，下膈络小肠；其支者，从心系上挟咽，系目系；其直者，复从心系却上肺，下出腋下，下循臑内后廉，行太阴心主之后，下肘内，循臂内后廉，抵掌后锐骨之端，入掌内后廉，循小指之内，出其端。

——《灵枢·经脉》

【提要】　本论阐述手少阴心经的起止点和循行路线。

7.1.7　小肠手太阳之脉

《灵枢》　论小肠手太阳之脉循行※*

小肠手太阳之脉，起于小指之端，循手外侧上腕，出踝中，直上循臂骨下廉，出肘内侧两筋之间，上循臑外后廉，出肩解，绕肩胛，交肩上，入缺盆络心，循咽，下膈，抵胃，属小肠；其支者，从缺盆循颈上颊，至目锐眦，却入耳中；其支者，别颊上颛抵鼻，至目内眦，斜络于颧。

——《灵枢·经脉》

【提要】　本论阐述手太阳小肠经的起止点和循行路线。

7.1.8 膀胱足太阳之脉

《灵枢》 论膀胱足太阳之脉循行※*

膀胱足太阳之脉,起于目内眦,上额交巅;其支者,从巅至耳上循;其直者,从巅入络脑,还出别下项,循肩髆内,挟脊抵腰中,入循膂,络肾属膀胱;其支者,从腰中下挟脊贯臀,入腘中;其支者,从髆内左右,别下贯胛,挟脊内,过髀枢,循髀外,从后廉下合腘中,以下贯腨内,出外踝之后,循京骨,至小趾外侧。

——《灵枢·经脉》

【提要】 本论阐述足太阳膀胱经的起止点和循行路线。

7.1.9 肾足少阴之脉

《灵枢》 论肾足少阴之脉循行※*

肾足少阴之脉,起于小趾之下,邪走足心,出于然谷之下,循内踝之后,别入跟中,以上端内,出腘内廉,上股内后廉,贯脊属肾络膀胱;其直者,从肾上贯肝膈,入肺中,循喉咙,挟舌本;其支者,从肺出络心,注胸中。

——《灵枢·经脉》

【提要】 本论阐述足少阴肾经的起止点和循行路线。

7.1.10 心主手厥阴心包络之脉

《灵枢》 论心主手厥阴心包络之脉循行※*

心主手厥阴心包络之脉,起于胸中,出属心包络,下膈,历络三焦;其支者,循胸出胁,下腋三寸,上抵腋,下循臑内,行太阴、少阴之间,入肘中,下臂行两筋之间,入掌中,循中指出其端;其支者,别掌中,循小指次指,出其端。

——《灵枢·经脉》

【提要】 本论阐述手厥阴心包经的起止点和循行路线。

7.1.11 三焦手少阳之脉

《灵枢》 论三焦手少阳之脉循行※*

三焦手少阳之脉,起于小指次指之端,上出两指之间,循手表腕,出臂外两骨之间,上贯肘,循臑外上肩,而交出足少阳之后,入缺盆,布膻中,散落心包,下膈,循属三焦;其支者,从膻中上出缺盆,上项,系耳后直上,出耳上角,以屈下颊至𬱃;其支者,从耳后入耳中,出走耳前，过客主人前，交颊，至目锐眦。

——《灵枢·经脉》

【提要】　本论阐述手少阳三焦经的起止点和循行路线。

7.1.12　胆足少阳之脉

《灵枢》　论胆足少阳之脉循行※*

胆足少阳之脉，起于目锐眦，上抵头角，下耳后，循颈行手少阳之前，至肩上，却交出手少阳之后，入缺盆；其支者，从耳后入耳中，出走耳前，至目锐眦后；其支者，别锐眦，下大迎，合于手少阳，抵于䫏，下加颊车，下颈合缺盆以下胸中，贯膈络肝属胆，循胁里，出气街，绕毛际，横入髀厌中；其直者，从缺盆下腋，循胸过季胁，下合髀厌中，以下循髀阳，出膝外廉，下外辅骨之前，直下抵绝骨之端，下出外踝之前，循足跗上，入小趾次趾之间；其支者，别跗上，入大指之间，循大指歧骨内出其端，还贯爪甲，出三毛。

——《灵枢·经脉》

【提要】　本论阐述足少阳胆经的起止点和循行路线。

7.1.13　肝足厥阴之脉

《灵枢》　论肝足厥阴之脉循行※*

肝足厥阴之脉，起于大趾丛毛之际，上循足跗上廉，去内踝一寸，上踝八寸，交出太阴之后，上腘内廉，循股阴入毛中，过阴器，抵小腹，挟胃属肝络胆，上贯膈，布胁肋，循喉咙之后，上入颃颡，连目系，上出额，与督脉会于巅；其支者，从目系下颊里，环唇内；其支者，复从肝，别贯膈，上注肺。

——《灵枢·经脉》

【提要】　本论阐述足厥阴肝经的起止点和循行路线。

7.2　十五络脉

《灵枢》　论络脉※*

经脉十二者，伏行分肉之间，深而不见；其常见者，足太阴过于外踝之上，无所隐故也。诸脉之浮而常见者，皆络脉也……经脉者，常不可见也，其虚实也，以气口知之。脉之见者，皆络脉也。

——《灵枢·经脉》

【提要】 本论阐述络脉的循行与外观特征。手足阴阳十二经脉，均隐伏行于分肉之间，位置较深，从体表不易看见。通常能见到的，只有足太阴经过足内踝之上的部位，这是由于该处皮薄，无所隐蔽的缘故。其他各脉浮露表浅能够看到的，都是络脉。

《灵枢》 论十五络脉^{※＊}

手太阴之别，名曰列缺。起于腕上分间，并太阴之经直入掌中，散入于鱼际。其病实则手锐掌热；虚则欠㰦，小便遗数。取之去腕寸半，别走阳明也。

手少阴之别，名曰通里。去腕一寸半，别而上行，循经入于心中，系舌本，属目系。其实则支膈，虚则不能言。取之掌后一寸，别走太阳也。

手心主之别，名曰内关。去腕二寸，出于两筋之间，循经以上系于心，包络心系。实则心痛，虚则为头强。取之两筋间也。

手太阳之别，名曰支正。上腕五寸，内注少阴；其别者，上走肘，络肩髃。实则节弛肘废；虚则生肬，小者如指痂疥。取之所别也。

手阳明之别，名曰偏历。去腕三寸，别入太阴；其别者，上循臂，乘肩髃，上曲颊伤齿；其别者，入耳合于宗脉。实则龋聋，虚则齿寒痹隔。取之所别也。

手少阳之别，名曰外关。去腕二寸，外绕臂，注胸中，合心主。病实则肘挛，虚则不收。取之所别也。

足太阳之别，名曰飞阳。去踝七寸，别走少阴。实则鼽窒头背痛，虚则鼽衄。取之所别也。

足少阳之别，名曰光明。去踝五寸，别走厥阴，下络足跗。实则厥，虚则痿躄，坐不能起。取之所别也。

足阳明之别，名曰丰隆。去踝八寸，别走太阴。其别者，循胫骨外廉，上络头项，合诸经之气，下络喉嗌。其病气逆则喉痹瘁瘖，实则狂巅，虚则足不收胫枯。取之所别也。

足太阴之别，名曰公孙。去本节之后一寸，别走阳明；其别者，入络肠胃。厥气上逆则霍乱，实则肠中切痛，虚则鼓胀。取之所别也。

足少阴之别，名曰大钟。当踝后绕跟，别走太阳；其别者，并经上走于心包，下外贯腰脊。其病气逆则烦闷，实则闭癃，虚则腰痛。取之所别者也。

足厥阴之别，名曰蠡沟。去内踝五寸，别走少阳；其别者，经胫上睾，结于茎。其病气逆则睾肿卒疝，实则挺长，虚则暴痒。取之所别也。

任脉之别，名曰尾翳。下鸠尾，散于腹。实则腹皮痛，虚则痒搔。取之所别也。

督脉之别，名曰长强。挟膂上项，散头上，下当肩胛左右，别走太阳，入贯膂。实则脊强，虚则头重，取之所别也。

脾之大络，名曰大包。出渊腋下三寸，布胸胁。实则身尽痛，虚则百节尽皆纵。此脉若罗络之血者，皆取之脾之大络脉也。

凡此十五络者，实则必见，虚则必下。视之不见，求之上下，人经不同，络脉异所别也。

——《灵枢·经脉》

【提要】 本论阐述十五络脉的循行与疾病表现。十五络，原系自十四经脉别出的络脉。由于它们与一般络脉不同，有特殊作用，古人将这些络脉定出专名重点叙述，除指出其循行部位及传注经络之气的功能外，也指出了各自临床主治证候，在临床实践上有重要指导意义。

喻 昌 络脉论

　　喻昌曰：十二经脉，前贤论之详矣，而络脉则未之及，亦缺典也。经有十二，络亦有十二。络者，兜络之义，即十二经之外城也。复有胃之大络，脾之大络，及奇经之大络，则又外城之通界，皇华出入之总途也，故又曰络有十五焉。

　　十二经生十二络，十二络生一百八十系络，系络生一百八十缠络，缠络生三万四千孙络。自内而生出者，愈多则愈小。稍大者在俞穴肌肉间，营气所主，外廓由是出诸皮毛，方为小络，方为卫气所主。故外邪从卫而入，不遂入于营，亦以络脉缠绊之也。至络中邪盛，则入于营矣。故曰：络盛则入于经，以营行经脉之中故也。然风寒六淫外邪，无形易入，络脉不能禁止，而盛则入于经矣。若营气自内所生诸病，为血、为气、为痰饮、为积聚，种种有形，势不能出于络外。故经盛入络，络盛返经，留连不已。是以有取于砭射，以决出其络中之邪。今医不用砭射，已不足与言至巧，而用药之际，不加引经透络，功效羁迟，安得称为良工耶？

　　至若三部九候，《内经》原有定位，王叔和以相络之故，大小二肠，候之于上。心主之脉，候之于下，而不知络脉所主者外，所关者小。虽是系络，表里相通，未可定其诊象。况水谷变化浊秽之府，去膈上父母清阳之脏，重重脂膜遮蔽，其气迥不相通，岂可因外络连属，反谓右寸之清阳上浮者为大肠脉，沉者为肺。《经》所谓藏真高于肺者，乃藏真高于大肠矣。周身之治节，浑是大肠主之矣。左寸之浮者为小肠脉，沉者为心脉，水中污泥，反浮于莲花之上，有是理乎？夫心胞之脉，里撷乎心，代君主行事，正如宰相统摄政府，即当从左寸候之。若分属右尺，与三焦同位，忽焉入阁办事，忽焉远窜遐荒，一日万几，舍樽俎而从事道路乎？切脉论中，已定其诊，今再论及，恐安常者不加深察耳。

　　唯是经有十二，络有十五，《难经》以阳跷、阴跷，脾之大络，共为十五络，遂为后世定名。反遗《内经》胃之大络，名曰虚里，贯膈络肺，吃紧一段。后人不敢翻越人之案，遂谓当增为十六络。是十二经有四大络矣，岂不冤乎？昌谓阳跷、阴跷二络之名原误，当是共指奇经，为一大络也。盖十二经各有一络，共十二络矣。此外有胃之一大络，由胃下直贯膈肓，统络诸络脉于上。复有脾之一大络，由脾外横贯胁腹，统络诸络脉于中。复有奇经之一大络，由奇经环贯诸经之络于周身上下。盖十二络以络其经，三大络以络其络也。《难经》原有"络脉满溢，诸经不能复拘"之文，是则八奇经出于十二经脉之外，经脉不能拘之，不待言矣。昌尝推奇经之义，督脉督诸阳而行于背，任脉任诸阴而行于前，不相络也。冲脉直冲于胸中，带脉横束于腰际，不相络也。阳跷、阴跷，同起于足跟，一循外踝，一循内踝，并行而斗其捷，全无相络之意。阳维、阴维，一起于诸阳之会，一起于诸阴之交，名虽曰维，乃是阳自维其阳，阴自维其阴，非交相维络也。设阳跷、阴跷，可言二络；则阳维阴维，更可言二络矣。督、任、冲、带，俱可共言八络矣。《难经》又云奇经之脉如"沟渠满溢，流于深湖，故圣人不能图"（编者按：《难经·二十八难》作"故圣人不能拘通也"。），是则奇经明等之络。夫岂有江河大经之水，拟诸沟渠者哉？《难经》又云"人脉隆盛，入于八脉而不环周，故十二经亦不能拘之"，溢蓄不能环流灌溉诸经者也。全是经盛入络，故溢蓄止在于络，不能环溉诸经也。然则奇经共为一大络，夫复何疑？

律一条

凡治病，不明脏腑经络，开口动手便错。不学无术，急于求售，医之过也。甚有文过饰非，欺人欺天，甘与下鬼同趣者，此宵人之尤，不足罪也。

——清·喻昌《医门法律·卷一：一明络脉之法·络脉论（附律一条）》

【提要】 本论阐述络有十五的原因，络、系络、缠络、孙络系统的组成。经脉、络脉层层递进，与外邪入侵人体的次序和病性相关联，治疗应当采用"砭射"方法。同时，作者还对三部脉象进行辨证，认为各部脉象所应之脏腑与脉位的浮沉并非对应。

周学海 络解

络有二说：一经脉之分支者，以其能从此经络于彼经也，在三阳之部曰阳络，三阴之部曰阴络；一脏腑之膜与系也，膜能包络脏腑之体，系能连络脏腑于身，此皆谓之阴络。《素问》"脉代而钩者，病在络脉"，仓公"代者络脉有过"，皆以脏腑之系言之。系有病，则脏腑之气，不能畅达于身，而脉来不一矣。至于经脉之分络，行于身者，虽有部位，而人不尽同。故曰：络脉者，实则必见，虚则必下，视之不见，求之上下。人经不同，络脉异所别也。凡以络脉求穴者，须知此义。

——清·周学海《形色外诊简摩·卷上·形诊络脉形色类·络解篇》

【提要】 本论对络的概念进行阐释，认为其义有二：一为经络之间的关联部分，一为脏腑之膜与系。作者分别阐述了各自的生理功能与特点。

7.3 奇 经 八 脉

7.3.1 奇经八脉统论

《难经》 论奇经八脉不拘于十二经※

脉有奇经八脉者，不拘于十二经，何谓也？然。有阳维，有阴维，有阳跷，有阴跷，有冲，有督，有任，有带之脉。凡此八脉者，皆不拘于经，故曰奇经八脉也。经有十二，络有十五。凡二十七气，相随上下，何独不拘于经也？然。圣人图设沟渠，通利水道，以备不虞。天雨降下，沟渠溢满，当此之时，霶霈妄行，圣人不能复图也。此络脉满溢，诸经不能复拘也。

——《难经·二十七难》

【提要】 在现存文献中，"奇经八脉"的名称，首先见于本论。在《内经》中，虽有任、督、冲、带、阴阳跷脉、阴阳维脉的论述，但资料分散零星，散见于《素问·骨空论》等十余篇经论中，缺乏系统性。《难经》自《二十七难》至《二十九难》，作了集中讨论，指出其不同于十二正经的功能特点，并总称之曰"奇经八脉"。使奇经理论系统化，成为经络学说的重要组成部分。这是对古文献中有关奇经资料的一次总结。

《难经》　论奇经八脉何起何继※

其奇经八脉者，既不拘于十二经，皆何起何继也？然。督脉者，起于下极之俞，并于脊里，上至风府，入属于脑。任脉者，起于中极之下，以上毛际，循腹里，上关元，至咽喉。冲脉者，起于气冲，并足阳明之经，夹脐上行，至胸中而散也。带脉者，起于季胁，回身一周。阳跷脉者，起于跟中，循外踝上行，入风池。阴跷脉者，亦起于跟中，循内踝上行，至咽喉，交贯冲脉。阳维、阴维者，维络于身，溢蓄不能环流灌溉诸经者也，故阳维起于诸阳会也，阴维起于诸阴交也。比于圣人图设沟渠，沟渠满溢，流于深湖，故圣人不能拘通也。而人脉隆盛，入于八脉，而不还周，故十二经亦有不能拘之。其受邪气，畜则肿热，砭射之也。

——《难经·二十八难》

【提要】　本论阐述奇经八脉的起点、终点和循行部位，指出奇经犹似湖泽蓄洪，对十二经脉气血起着调节的作用。

李时珍　奇经八脉总说

凡人一身有经脉络脉，直行曰经，旁支曰络。经凡十二，手之三阴三阳，足之三阴三阳是也；络凡十五，乃十二经各有一别络，而脾又有一大络，并任督二络为十五也。（《难经》作阴络、阳络。）共二十七气相随上下，如泉之流，如日月之行不得休息。故阴脉营于五脏，阳脉营于六腑，阴阳相贯，如环无端，莫知其纪，终而复始。其流溢之气，入于奇经，转相灌溉，内温脏腑，外濡腠理。奇经凡八脉，不拘制于十二正经，无表里配合，故谓之奇。盖正经犹夫沟渠，奇经犹夫湖泽。正经之脉隆盛则溢于奇经，故秦越人比之天雨降下，沟渠溢满，霶霈妄行，流于湖泽。此发《灵》《素》未发之秘旨也。八脉散在群书者，略而不悉。医不知此罔探病机，仙不知此难安炉鼎。时珍不敏，参考诸说，萃集于左，以备学仙医者筌蹄之用云。

——明·李时珍《奇经八脉考·奇经八脉总说》

【提要】　本论阐述奇经八脉内温脏腑，外濡腠理，为人身气血满溢出于十二经脉的场所，如"圣人设沟渠以备水道，而无滥溢之患"。

李时珍　八脉

奇经八脉者，阴维也，阳维也，阴跷也，阳跷也，冲也，任也，督也，带也。阳维起于诸阳之会，由外踝而上行于卫分；阴维起于诸阴之交，由内踝而上行于营分，所以为一身之纲维也。阳跷起于跟中，循外踝上行于身之左右；阴跷起于跟中，循内踝上行于身之左右，所以使机关之跷捷也。督脉起于会阴，循背而行于身之后，为阳脉之总督，故曰阳脉之海；任脉起于会阴，循腹而行于身之前，为阴脉之承任，故曰阴脉之海。冲脉起于会阴，夹脐而行，直冲于上，为诸脉之冲要，故曰十二经脉之海。带脉则横围于腰，状如束带，所以总约诸脉者也。

是故阳维主一身之表，阴维主一身之里，以乾坤言也。阳跷主一身左右之阳，阴跷主一身左右之阴，以东西言也。督主身后之阳，任冲主身前之阴，以南北言也。带脉横束诸脉，以六合言也。是故医而知乎八脉，则十二经、十五络之大旨得矣；仙而知乎八脉，则虎龙升降、玄牝幽微之窍妙得矣。

——明·李时珍《奇经八脉考·八脉》

【提要】 本论对奇经八脉在人身的循行与分布进行了逐一论述，同时还以乾坤、东西、南北、六合为喻，阐释了八脉所主功能。

7.3.2 冲脉

《素问》 论冲脉为经脉之海※*

冲脉者，经脉之海也，主渗灌溪谷，与阳明合于宗筋，阴阳总宗筋之会，合于气街，而阳明为之长，皆属于带脉，而络于督脉。

——《素问·痿论》

【提要】 本论阐述冲脉的走向与特征。冲脉为十二经脉之海，吴崑注："冲脉，奇经之一脉也。受十二经之血，为女子月事，故为经脉之海。"冲脉主输送营养以渗灌滋养肌腠，与阳明经会合于宗筋，故此阴阳二脉总统宗筋诸脉，会合于气街，气街为阳明脉气所发，故阳明为诸经的统领，它们又都连属于带脉，而络系于督脉。溪谷，王冰注："肉之大会为谷，肉之小会为溪。"

《素问》 论冲脉※*

冲脉者，起于气街，并少阴之经，侠脐上行，至胸中而散。

——《素问·骨空论》

【提要】 本论阐述冲脉的循行。考冲脉，《内经》凡见七处，所云皆不同。综观其循行，上而至头，下而至足，前行于腹，后行于背，阴阳表里，无所不至。

《灵枢》 论冲脉※*

夫冲脉者，五脏六腑之海也，五脏六腑皆禀焉。其上者，出于颃颡，渗诸阳，灌诸精；其下者，注少阴之大络，出于气街，循阴股内廉，入腘中，伏行骭骨内，下至内踝之后属而别；其下者，并于少阴之经，渗三阴；其前者，伏行出跗属，下循跗入大趾间，渗诸络而温肌肉。

——《灵枢·逆顺肥瘦》

【提要】 本论阐述冲脉是五脏六腑、十二经脉之海，对其循行所过部位进行描述，指出其作用是将精气灌渗入络脉而温养肌肉。

《灵枢》　论冲脉^{※※*}

冲脉者，十二经之海也，与少阴之大络，起于肾下，出于气街，循阴股内廉，邪入腘中，循胫骨内廉，并少阴之经，下入内踝之后，入足下；其别者，邪入踝，出属跗上，入大指之间，注诸络，以温足胫，此脉之常动者也。

——《灵枢·动输》

【提要】　本论阐述冲脉的循行，并指出足少阴脉常动，是因为其与足少阴并行，具有温养胫部和足部的作用。

李时珍　冲脉

冲为经脉之海，又曰血海。其脉与任脉皆起于少腹之内胞中。其浮而外者，起于气冲（一名气街，在少腹毛中两旁各二寸，横骨两端动脉宛宛中，足阳明穴也），并足阳明、少阴二经之间，循腹上行至横骨（足阳明去腹中行二寸，少阴去腹中行五分，冲脉行于二经之间也。横骨在阴上横骨中，宛如偃月，去腹中行一寸半），挟脐左右各五分，上行历大赫（横骨上一寸，去腹中行一寸半）、气穴（即胞门，一名子户、大赫上一寸，去腹中行一寸半，少阴冲脉之会）、四满（气穴上一寸）、中注（四满上一寸）、肓腧（中注上一寸）、商曲（肓腧上二寸）、石关（商曲上一寸）、阴都（石关上一寸）、通谷（阴都上一寸）、幽门（通谷上一寸，夹巨阙两旁，各五分陷中），至胸中而散。凡二十四穴。

《灵枢经》曰：冲任皆起于胞中，上循背里，为经络之海。其浮而外者，循腹右上行，会于咽喉，别而络唇口。血气盛则充肤热肉，血独盛则淡渗皮肤，生毫毛。妇人有余于气，不足于血，月下数脱血，任冲并伤，脉不荣其口唇，故髭须不生。宦者去其宗筋，伤其冲任，血泻不复，皮肤内结，唇口不荣，故须亦不生。天宦不脱于血而任冲不盛，宗筋不强，有气无血，唇口不荣，故须亦不生。

《素问·水热穴论》曰：三阴之所交，结于脚也。踝上各一行者，此肾脉之下行也，名曰太冲。王启玄曰：肾脉与冲脉并下行，循足合而盛大，故曰太冲。一云冲脉起于气冲，冲直而通，故谓之冲。《素问·阴阳离合论》曰：圣人南面而立，前曰广明，后曰太冲。太冲之地，名曰少阴。其冲在下，名曰太阴。启玄曰：心脏在南，故前曰广明。冲脉在北，故后曰太冲。足少阴肾脉与冲脉合而盛大，故曰太冲。两脉相合为表里也。冲脉在脾之下，故曰其冲在下，名曰太阴。

《灵枢经》曰：帝曰：少阴之脉独下行，何也？岐伯曰：不然。夫冲脉者，五脏六腑之海也。其上者，出于颃颡，渗诸阳，灌诸精。其下者，注于少阴之大络，起于肾下，出于气街，循阴股内廉，斜入腘中，伏行骭骨内廉，并少阴之经，下入内踝之后，入足下。其别者，并于少阴，渗三阴，斜入踝，伏行出属跗属，下循跗上，入大指之间，渗诸络而温足胫肌肉，故其脉常动。别络结则跗上不动，不动则厥，厥则寒矣。

王海藏曰：手少阳三焦相火为一府，右肾命门为相火，心包主亦名相火，其脉同诊。肾为生气之门，出而治脐下，分三歧，上冲夹脐过天枢，上至膻中两乳间，元气所系焉。又足三焦太阳之别，并足太阳正路入络膀胱约下焉。三焦者，从头至心，心至脐，脐至足，为上中下三焦，其实真元一气也，故曰有脏无腑。《脉诀》云：三焦无状空有名，寄在胸中膈相应。一云：其腑在气街中，上焦在胃上口，治在膻中；中焦在胃管，治在脐旁；下焦在脐下膀胱上口，治在脐。《经》曰：原气者，三焦之别使也。肾间动气者，真元一气，分为三路，人之生命也，十二经之根本也。

李濒湖曰：三焦即命门之用。与冲任督相通者，故附著于此。

——明·李时珍《奇经八脉考·冲脉》

【提要】 本论阐述冲脉的循行和关联的穴位，引用《内经》经文内证以及后世医家的阐释，详细说明了冲脉的生理功能与特点，及其与三焦和命门的关系。

7.3.3 任脉

《素问》 论任脉※※

任脉者，起于中极之下，以上毛际，循腹里，上关元，至咽喉，上颐循面入目。

——《素问·骨空论》

【提要】 本论阐述任脉的循行。《难经·二十八难》杨玄操注："任者，妊也。此是人之生养之本，故曰位中极之下，长强之上。"中极，穴名，在脐下四寸。任脉起于中极穴之下，向上行到毛际处的曲骨穴入腹，循腹里上行到关元，直上咽喉，再上行颐循面而入于目。

李时珍 任脉

任为阴脉之海，其脉起于中极之下，少腹之内，会阴之分（在两阴之间），上行而外出，循曲骨（横骨上毛际陷中），上毛际至中极（脐下四寸，膀胱之募），同足厥阴太阴、少阴并行腹里，循关元（脐下三寸小肠之募），三阴任脉之会，历石门（即丹田，一名命门，在脐下二寸，三焦募也）、气海（脐下一寸半宛宛中，男子生气之海），会足少阳冲脉于阴交（脐下一寸，当膀胱上口，三焦之募），循神阙（脐中央）、水分（脐上一寸，当小肠下口），会足太阴于下脘（脐上二寸，当胃下口），历建里（脐上三寸），会手太阳少阳、足阳明于中脘（脐上四寸，胃之募也）。上上脘（脐上五寸）、巨阙（鸠尾下一寸，心之募也）、鸠尾（蔽骨下五分）、中庭（膻中下一寸六分陷中）、膻中（玉堂下一寸六分，直两乳中间）、玉堂（紫宫下一寸六分）、紫宫（华盖下一寸六分）、华盖（璇玑下一寸）、璇玑（天突下一寸），上喉咙，会阴维于天突、廉泉（天突在结喉下四寸宛宛中，廉泉在结喉上，舌下，中央），上颐，循承浆与手足阳明、督脉会（唇下陷中），环唇上至下龈交，复出分行，循面系两目下之中央，至承泣而终（目下七分，直瞳子陷中，二穴）。凡二十七穴。

《难经》《甲乙经》并无循面以下之说。

任脉之别络，名曰尾翳。下鸠尾，散于腹，实则腹皮痛，虚则痒瘙。

《灵枢经》曰：缺盆之中，任脉也，名曰天突。其侧动脉人迎，足阳明也。

——明·李时珍《奇经八脉考·任脉》

【提要】　本论阐述任脉的循行和关联的穴位，引用《内经》经文内证，说明了冲脉的生理功能与特点。

7.3.4　督脉

《素问》　论督脉※※

督脉者，起于少腹以下骨中央。女子入系廷孔，其孔溺孔之端也。其络循阴器合篡间，绕篡后，别绕臀，至少阴与巨阳中络者，合少阴上股内后廉，贯脊属肾，与太阳起于目内眦，上额交巅上，入络脑，还出别下项，循肩髆内，侠脊抵腰中，入循膂，络肾；其男子循茎下至篡，与女子等；其少腹直上者，贯齐中央，上贯心，入喉，上颐环唇，上系两目之下中央。

——《素问·骨空论》

【提要】　本论阐述督脉的循行。督脉起于胞中，下出会阴，沿脊柱里面上行，至项后风府穴处进入颅内，络脑，并由项沿头部正中线，经头顶、额部、鼻部、上唇，到上唇系带处。其分支，从脊柱里面分出，络肾；其分支，从小腹内分出，直上贯脐中央，上贯心，到喉部，向上到下颌部，环绕口唇，再向上到两眼下部的中央。

李时珍　督脉

督乃阳脉之海，其脉起于肾下胞中，至于少腹，乃下行于腰横骨围之中央，系溺孔之端，男子循茎下至篡；女子络阴器，合篡间。俱绕篡后屏翳穴（前阴后阴之间也）。别绕臀，至少阴与太阳。中络者，合少阴上股内廉，由会阳（在阴尾尻骨两旁，凡二穴）贯脊，会于长强穴。在骶骨端，与少阴会，并脊里上行。历腰俞（二十一椎下）、阳关（十六椎下）、命门（十四椎下）、悬枢（十三椎下）、脊中（十一椎下）、中枢（十椎下）、筋缩（九椎下）、至阳（七椎下）、灵台（六椎下）、神道（五椎下）、身柱（三椎下）、陶道（大椎下）、大椎（一椎下）、与手足三阳会合，上哑门（项后入发际五分），会阳维，入系舌本，上至风府（项后入发际一寸，大筋内，宛宛中），会足太阳阳维，同入脑中，循脑户（在枕骨上）、强间（百会后三寸）、后顶（百会后一寸半）、上巅。历百会（顶中央旋毛中）、前顶（百会前，一寸半）、囟会（百会前三寸，即囟门）、上星（囟会前一寸），至神庭（囟会前二寸。直鼻上，入发际五分），为足太阳督脉之会，循额中至鼻柱，经素髎（鼻准头也）、水沟（即人中），会手足阳明，至兑端（在唇上端），入龈交（上齿缝中），与任脉足阳明交会而终。凡三十一穴。督脉别络，自长强走任脉者，由少腹直上，贯脐中央，上贯心，入喉上颐环唇，上系两目之下中央，会太阳于目内眦睛明穴（见阴跷下）。上额与足厥阴同会于巅，入络于脑。又别自脑下项，循肩胛，与手足太阳、少阳会于大杼第一椎下两旁，去脊中一寸五分陷中内，挟脊抵腰中，入循膂络肾。

《难经》曰：督脉、任脉四尺五寸，合共九尺。

《灵枢经》曰：颈中央之脉，督脉也，名曰风府。

张洁古曰：督者，都也，为阳脉之都纲。任者，妊也，为阴脉之妊养。

王海藏曰：阴跷、阳跷，同起跟中，乃气并而相连。任脉、督脉，同起中极之下，乃水沟而相接。

滑伯仁曰：任督二脉，一源而二歧。一行于身之前，一行于身之后。人身之有任督，犹天地之有子午，可以分，可以合。分之以见阴阳之不离，合之以见浑沦之无间。一而二，二而一者也。

李濒湖曰：任督二脉，人身之子午也，乃丹家阳火阴符升降之道、坎水离火交媾之乡。故魏伯阳《参同契》云：上闭则称有，下闭则称无。无者以奉上，上有神德居此两孔穴法。金气亦相须。崔希范《天元入药镜》云：上鹊桥，下鹊桥，天应星，地应潮，归根窍，复命关，贯尾闾，通泥丸。《大道三章直指》云：修丹之士，身中一窍，名曰玄牝。正在乾之下，坤之上。震之西，兑之东。坎离交媾之地，在人身天地之正中。八脉九窍十二经十五络联辏。虚间一穴，空悬黍珠，医书谓之任督二脉。此元气之所由生，真息之所由起，修丹之士不明此窍，则真息不生，神化无基也。俞琰注《参同契》云：人身血气，往来循环，昼夜不停。医书有任、督二脉，人能通此二脉，则百脉皆通。《黄庭经》言：皆在心内运天经，昼夜存之自长生。天经乃吾身之黄道，呼吸往来于此也。鹿运尾闾。能通督脉，龟纳鼻息能通任脉，故二物皆长寿。此数说，皆丹家河车妙旨也，而药物火候，自有别传。

王海藏曰：张平叔言：铅乃北方正气一点，初生之真阳，为丹母。其虫为龟，即坎之二阴也，地轴也。一阳为蛇天根也，阳生于子脏之命门。元气之所系，出入于此。其用在脐下，为天地之根，玄牝之门，通厥阴。分三歧为三车，一念之非，降而为漏。一念之是，守而成铅。升而接离，补而成乾。阴归阳化，是以还元，至虚至静，道法自然，飞升而仙。

——明·李时珍《奇经八脉考·督脉》

【提要】　本论对督脉的循行和关联的穴位进行阐述，引用后世医家的学术观点，说明了督脉的生理功能与特点，特别是与道家内丹的关联关系。

7.3.5　带脉

李时珍　带脉

带脉者，起于季胁足厥阴之章门穴，同足少阳循带脉穴（章门，足厥阴、少阳之会，在季胁骨端，肘尖尽处是穴；带脉穴属足少阳经，在季胁下一寸八分陷中）。围身一周，如束带然。又与足少阳会于五枢（带脉下三寸）、维道（章门下五寸三分）。凡八穴。

《灵枢经》曰：足少阴之正，至腘中，别走太阳而合，上至肾，当十四椎，出属带脉。

杨氏曰：带脉总束诸脉，使不妄行，如人束带而前垂，故名。妇人恶露，随带脉而下，故谓之带下。

——明·李时珍《奇经八脉考·带脉》

【提要】　本论阐述带脉的循行和关联的穴位，引用《内经》内证及后世医家的学术观点，说明了带脉的生理功能与特点。

7.3.6　跷脉

《灵枢》　论跷脉※*

　　跷脉者，少阴之别，起于然骨之后，上内踝之上，直上循阴股入阴，上循胸里入缺盆，上出人迎之前，入頄属目内眦，合于太阳、阳跷而上行，气并相还则为濡目，气不荣则目不合。

——《灵枢·脉度》

　　【提要】　本论阐述跷脉的循行与作用。阴跷脉，是足少阴肾的别脉，起于然骨之后的照海穴，上行于内踝的上面，直向上沿大腿内侧入于前阴，而后沿着腹部上入胸内，入于缺盆，向上出人迎的前面，入頄部，连属于眼内角，与足太阳经、阳跷脉会合而上行。阴跷与阳跷的脉气并行回还而濡润眼目。若脉气不荣，则目不合。

李时珍　阳跷脉

　　阳跷者，足太阳之别脉。其脉起于跟中，出于外踝下足太阳申脉穴（在外踝下五分陷中，容爪甲白肉际），当踝后绕跟。以仆参为本（在跟骨下陷中，拱足得之），上外踝上三寸，以跗阳为郄（在外踝上三寸，足太阳之穴也），直上循股外廉循胁后髀，上会手太阳阳维于臑腧（在肩后大骨下，胛上廉陷中），上行肩膊外廉，会手阳明于巨骨（在肩尖端上行两叉骨罅间陷中），会手阳明少阳于肩髃（在髆骨头肩端上两骨罅陷宛宛中，举臂取之有空），上人迎，夹口吻，会手足阳明任脉于地仓（夹口吻旁四分，外如近下有微脉动处），同足阳明上而行巨窌（夹鼻孔旁八分，直瞳子，平水沟），复会任脉于承泣（在目下七分，直瞳子陷中），至目内眦，与手足太阳、足阳明、阴跷五脉会于睛明穴（见阴跷下），从睛明上行入发际，下耳后，入风池而终（风池在耳后，夹玉枕骨下发际陷中）。凡二十二穴。

　　《难经》曰：跷脉从足至目，长七尺五寸，合一丈五尺。

　　《甲乙经》曰：跷脉有阴阳，何者当其数？曰：男子数其阳，女子数其阴。当数者为经，不当数者为络。气之在身也如水之流、如日月之行不休，故阴脉营其脏。而阳脉营其腑，如环之无端，莫知其纪，终而复始。其流溢之气，内溉脏腑，外濡腠理。

——明·李时珍《奇经八脉考·阳跷脉》

　　【提要】　本论阐述阳跷脉的走行。跷，有轻健跷捷的意思。跷脉，起于足踝之下，从下肢、外侧分别上行头面，具有交通一身阴阳之气和调节肢体肌肉运动的功能，主要使下肢运用灵活跷捷。此外，跷脉还能够控制眼睛的开阖，这是由于阴阳跷脉交汇于目内眦。阳跷主一身左右之阳，阴跷主一身左右之阴。

李时珍　阴跷脉

　　阴跷者，足少阴之别脉。其脉起于跟中，足少阴然谷穴之后（然谷在内踝前下一寸陷中），同足少阴循内踝下照海穴（在内踝下五分），上内踝之上二寸，以交信为郄（交信在内踝骨上，少阴前太阴后筋骨间）。直上循阴股入阴，上循胸里入缺盆，上出人迎之前，至咽咙交贯冲脉，入顿内廉，上行属目内眦。与手足太阳足阳明阳跷五脉，会于睛明而上行（睛明在目内眦外一分宛宛中），凡八穴。

张紫阳《八脉经》云：八脉者：冲脉在风府穴下，督脉在脐后，任脉在脐前，带脉在腰，阴跷脉在尾闾前阴囊下，阳跷脉在尾闾后二节，阴维脉在顶前一寸三分，阳维脉在顶后一寸三分。凡人有此八脉，俱属阴神，闭而不开，惟神仙以阳气冲开，故能得道。八脉者，先天大道之根，一气之祖。采之惟在阴跷为先。此脉才动，诸脉皆通。次督任冲三脉，总为经脉造化之源。而阴跷一脉，散在丹经，其名颇多，曰天根，曰死户，曰复命关，曰邓都鬼户，曰死生根。有神主之，名曰桃康，上通泥丸，下透涌泉。倘能知此，使真气聚散，皆从此关窍，则天门常开，地户永闭。尻脉周流于一身，贯通上下，和气自然上朝，阳长阴消，水中火发，雪里花开。所谓天根月窟闲来往，三十六宫都是春。得之者，身体轻健，容衰返壮，昏昏默默，如醉如痴。此其验也。要知西南之乡，乃坤地尾闾之前，膀胱之后，小肠之下，灵龟之上。此乃天地逐日所生，气根产铅之地也。医家不知有此。

濒湖曰：丹书论及阳精河车，皆往往以任冲督脉命门三焦为说，未有专指阴跷者。而紫阳《八脉经》所载经脉，稍与医家之说不同。然内景隧道，惟返观者能照察之。其言必不谬也。

——明·李时珍《奇经八脉考·阴跷脉》

【提要】　本论阐述阴跷脉的走行，并选取前人文献阐明其生理功能特点，特别强调了阴跷脉对人身的重要性，补充医书所未备。

7.3.7　维脉

李时珍　阳维脉

阳维起于诸阳之会，其脉发于足太阳金门穴，在足外踝下一寸五分，上外踝七寸，会足少阳于阳交，为阳维之郄（在外踝上七寸，斜属二阳之间），循膝外廉，上髀厌抵少腹侧，会足少阳于居髎（在章门下八寸，监骨上陷中），循胁肋斜上肘上，会手阳明、手足太阳于臂臑（在肘上七寸两筋罅陷中，肩髃下一寸），过肩前，与手少阳会于臑会、天髎（臑会在肩前廉，去肩端三寸宛宛中；天髎在缺盆中，上毖骨际，陷中央），却会手足少阳、足阳明于肩井（在肩上陷中，缺盆上大骨前一寸五分），入肩后，会手太阳、阳跷于臑腧（在肩后大骨下，胛上廉陷中），上循耳后，会手足少阳于风池（在耳后发际陷中），上脑空（承灵后一寸半夹玉枕骨下陷中）、承灵（正营后一寸半）、正营（目窗后一寸）、目窗（临泣后一寸）、临泣（在瞳仁直上，入发际五分陷中），下额与手足少阳、阳明五脉会于阳白（眉上一寸，直瞳仁相对），循头入耳，上至本神而止（本神直耳上入发际中）。凡三十二穴。

——明·李时珍《奇经八脉考·阳维脉》

【提要】　本论阐述阳维脉的循行。维，有维系、维络的意思。阳维，有维系联络全身阳络的作用。

❀ 李时珍　阴维脉 ❀

阴维起于诸阴之交，其脉发于足少阴筑宾穴，为阴维之郄。在内踝上五寸腨肉分中，上循股内廉上行入小腹，会足太阴厥阴、少阴阳明于府舍（在腹哀下三寸，去腹中行四寸半），上会足太阴于大横、腹哀（大横在腹哀下三寸五分，腹哀在日月下一寸五分，并去腹中行四寸半），循胁肋，会足厥阴于期门（直乳下一寸半），上胸膈挟咽，与任脉会于天突、廉泉，上至顶前而终（天突在结喉下四寸半宛宛中，廉泉在结喉上二寸中央是穴）。凡一十四穴。

——明·李时珍《奇经八脉考·阴维脉》

【提要】　本论阐述阴维脉的循行。

7.4　其　　他

❀ 《素问》　皮部※* ❀

阳明之阳，名曰害蜚，上下同法。视其部中有浮络者，皆阳明之络也。其色多青则痛，多黑则痹，黄赤则热，多白则寒，五色皆见，则寒热也。络盛则入客于经。阳主外，阴主内。

少阳之阳，名曰枢持。上下同法，视其部中有浮络者，皆少阳之络也。络盛则入客于经，故在阳者主内，在阴者主出，以渗于内，诸经皆然。

太阳之阳，名曰关枢。上下同法，视其部中有浮络者，皆太阳之络也。络盛则入客于经。

少阴之阴，名曰枢儒。上下同法，视其部中有浮络者，皆少阴之络也。络盛则入客于经，其入经也，从阳部注于经，其出者，从阴内注于骨。

心主之阴，名曰害肩，上下同法。视其部中有浮络者，皆心主之络也。络盛则入客于经。

太阴之阴，名曰关蛰。上下同法，视其部中有浮络者，皆太阴之络也。络盛则入客于经。

凡十二经络脉者，皮之部也。

——《素问·皮部论》

【提要】　本论阐述十二经脉在人体皮肤上的分属部位。介绍了各部之中浮络的望诊意义，以及判断疾病传变转归的临床价值。

害蜚：王冰注："蜚，生化也。害，杀气也。杀气行则生化弭，故曰害蜚。"吴崑注："害，与阖同，所谓阳明为阖是也。蜚，蠢动也。盖阳明者面也，面者午也，五月阳气蠢动，而一阴气上，与阳始争，是阖其阳也，故曰害蜚。"张介宾注："蜚，古飞字。蜚者，飞扬也，言阳盛而浮也。凡盛极者必损，故阳之盛也在阳明，阳之损也亦在阳明。是以阳明之阳，名曰害蜚。"（《类经·九卷·经络类·三十一、阴阳内外病生有纪》）高士宗注："阳明之阳，行身之前而主阖，阖则不开，有害于飞，故名曰害蜚，蜚，犹开也。"

枢持：指少阳枢转阳气的作用，似门户之转轴。枢，门户的转枢。吴崑注："枢，枢轴也。所谓少阳为枢是也。持，把持也。盖少阳居于表里之间，犹持枢轴也。"

关枢：意谓太阳主一身之表，具有卫外而为固的功能，可约束少阳枢转出入之机，故曰关枢。吴崑注："关，固卫也。少阳为枢，转布阳气，太阳则约束而固卫其转布之阳，故曰关枢。"

枢儒：少阴位于太阴、厥阴之间，具有枢转阴阳之功，与"少阳为枢"之义同，故喻之曰"枢儒"。张介宾注："儒，《说文》：柔也。王氏曰：顺也。少阴为三阴开阖之枢，而阴气柔顺，故曰枢儒。"（《类经·九卷·经络类·三十一、阴阳内外病生有纪》）

害肩：王冰注："心主脉入腋下，气不和则妨害肩腋之运动。"吴崑注："心主手厥阴也，其脉上抵腋下，故曰害肩。害，阖同。盖言阖聚阴气于肩腋之分，所谓厥阴为阖是也。"张介宾注："肩，任也，载也。阳主乎运，阴主乎载。阴盛之极，其气必伤。是阴之盛也。在厥阴，阴之伤也，亦在厥阴，故曰害肩。然则阳明曰害蜚，此曰害肩者，即阴极阳极之义。"（《类经·九卷·经络类·三十一、阴阳内外病生有纪》）

关蛰：王冰注："关闭蛰类，使，顺行藏。"薛雪注："关者固于外，蛰者伏于中。阴主藏而太阴卫之，故曰关蛰。"（《医经原旨·卷三·经络下第五》）

皮部与经脉、经筋、骨度一样，都是对人体一些重要组织结构进行区别划分的结果。以经脉循行为依据，来区分皮部，实际是古人推崇十二经脉的一种变现。

《灵枢》　经别※*

足太阳之正，别入于腘中，其一道下尻五寸，别入于肛，属于膀胱，散之肾，循膂当心入散；直者，从膂上出于项，复属于太阳，此为一经也。足少阴之正，至腘中，别走太阳而合，上至肾，当十四椎，出属带脉；直者，系舌本，复出于项，合于太阳，此为一合。成以诸阴之别，皆为正也。

足少阳之正，绕髀入毛际，合于厥阴；别者，入季胁之间，循胸里属胆，散之上肝贯心，以上挟咽，出颐颔中，散于面，系目系，合少阳于外眦也。足厥阴之正，别跗上，上至毛际，合于少阳，与别俱行，此为二合也。

足阳明之正，上至髀，入于腹里，属胃，散之脾，上通于心，上循咽出于口，上頞頔，还系目系，合于阳明也。足太阴之正，上至髀，合于阳明，与别俱行，上结于咽，贯舌中，此为三合也。

手太阳之正，指地，别于肩解，入腋走心，系小肠也。手少阴之正，别入于渊腋两筋之间，属于心，上走喉咙，出于面，合目内眦，此为四合也。

手少阳之正，指天，别于巅，入缺盆，下走三焦，散于胸中也。手心主之正，别下渊腋三寸，入胸中，别属三焦，出循喉咙，出耳后，合少阳完骨之下，此为五合也。

手阳明之正，从手循膺乳，别于肩髃，入柱骨，下走大肠，属于肺，上循喉咙，出缺盆，合于阳明也。手太阴之正，别入渊腋少阴之前，入走肺，散之大肠，上出缺盆，循喉咙，复合阳明，此六合也。

——《灵枢·经别》

【提要】　本论阐述十二经别的循行。"正"与"别"，均指十二经脉循行路径之外，别道而行的部分。其虽与本经脉循行路线不同，但仍属正经，并非支络。《经脉》篇所说诸经之别的"别"字，是指本经所属的贯通阴阳、相互灌注的络穴，与本论之"别"字，其意义完全不同。杨上善曰："十二大经，复有正别。正，谓六阳大经别行，还合腑经。别，谓六阴大经别行，合于腑经，不还本经，故名为别。"（《黄帝内经太素·卷第九·经脉之二·经脉正别》）又注曰："足三阳大经从头至足，其正别则从足向头，其别皆从足趾大经终处别而上行，并至其出处而论属合也。足三阴大经从足至胸，其正别则从足上行向头，亦至其出处而言属合。"（《黄帝内经太素·卷第九·经脉之二·经脉正别》）十二经别，是指十二经脉由四肢肘膝以上分别出来的，循行于胸腹及头部的支脉。经别与本经经脉的其他分支不同，一般的分支别出以后再与本经相合，而十二经别从阳经别出而循行体内后，仍回到本经；从阴经别出而循行体内后，却与相表里的阳经相合。每一对相为表里的经别组成一"合"，十二经别共组成"六合"。经别能加强十二经脉中相为表里的两条经脉在体内的联系，也能加强体表与体内、四肢与躯干的联系。经别的分布广泛，能弥补十二经脉所不能到达之处，因此相应地扩大了经络穴位的主治范围。

《灵枢》　经筋※*

　　足太阳之筋，起于足小趾上，结于踝，邪上结于膝，其下循足外侧，结于踵，上循跟，结于腘；其别者，结于腨外，上腘中内廉，与腘中并上结于臀，上挟脊上项；其支者，别入结于舌本；其直者，结于枕骨，上头下颜，结于鼻；其支者，为目上网，下结于頄；其支者，从腋后外廉，结于肩髃；其支者，入腋下，上出缺盆，上结于完骨；其支者，出缺盆，邪上出于頄……

　　足少阳之筋，起于小趾次趾，上结外踝，上循胫外廉，结于膝外廉；其支者，别起外辅骨，上走髀，前者结于伏兔之上，后者结于尻；其直者，上乘䏚季胁，上走腋前廉，系于膺乳，结于缺盆；直者，上出腋，贯缺盆，出太阳之前，循耳后，上额角，交巅上，下走颔，上结于頄；支者，结于目眦为外维……

　　足阳明之筋，起于中三趾，结于跗上，邪外上加于辅骨，上结于膝外廉，直上结于髀枢，上循胁属脊；其直者，上循骭，结于膝；其支者，结于外辅骨，合少阳；其直者，上循伏兔，上结于髀，聚于阴器，上腹而布，至缺盆而结，上颈，上挟口，合于頄，下结于鼻，上合于太阳。太阳为目上网，阳明为目下网；其支者，从颊结于耳前……

　　足太阴之筋，起于大趾之端内侧，上结于内踝；其直者，络于膝内辅骨，上循阴股，结于髀，聚于阴器，上腹，结于脐，循腹里，结于肋，散于胸中；其内者，著于脊……

　　足少阴之筋，起于小指之下，并足太阴之筋，邪走内踝之下，结于踵，与太阳之筋合而上结于内辅之下，并太阴之筋而上循阴股，结于阴器，循脊内挟膂，上至项，结于枕骨，与足太阳之筋合……

　　足厥阴之筋，起于大趾之上，上结于内踝之前，上循胫，上结内辅之下，上循阴股，结于阴器，络诸筋……

　　手太阳之筋，起于小指之上，结于腕，上循臂内廉，结于肘内锐骨之后，弹之应小指之上，入结于腋下；其支者，后走腋后廉，上绕肩胛，循颈出走太阳之前，结于耳后完骨；其支者，入耳中；直者，出耳上，下结于颔，上属目外眦。……

　　手少阳之筋，起于小指次指之端，结于腕，中循臂结于肘，上绕臑外廉、上肩走颈，合手太阳；其支者，当曲颊入系舌本；其支者，上曲牙，循耳前，属目外眦，上乘颔，结于角……

手阳明之筋，起于大指次指之端，结于腕，上循臂，上结于肘外，上臑，结于髃；其支者，绕肩胛，挟脊；直者，从肩髃上颈；其支者，上颊，结于頄；直者，上出手太阳之前，上左角，络头，下右颔……

手太阴之筋，起于大指之上，循指上行，结于鱼后，行寸口外侧，上循臂，结肘中，上臑内廉，入腋下，出缺盆，结肩前髃，上结缺盆，下结胸里，散贯贲，合贲下，抵季胁……

手心主之筋，起于中指，与太阴之筋并行，结于肘内廉，上臂阴，结腋下，下散前后挟胁；其支者，入腋散胸中，结于贲……

手少阴之筋，起于小指之内侧，结于锐骨，上结肘内廉，上入腋，交太阴，挟乳里，结于胸中，循臂，下系于脐。其病内急，心承伏梁，下为肘网……

——《灵枢·经筋》

【提要】　本论阐述十二经筋的循行。十二经筋，是隶属于十二经脉，位于人体表浅筋肉间互相联系的系统，基本覆盖了体表主要肌肉、肌腱和韧带。它起于四肢末端的爪甲，结于关节，上于颈项，终于头面，而不与内脏相联。

《灵枢》 四海[※*]

胃者水谷之海，其输上在气街，下至三里。冲脉者，为十二经之海，其输上在于大杼，下出于巨虚之上下廉。膻中者，为气之海，其输上在于柱骨之上下，前在于人迎，脑为髓之海，其输上在于其盖，下在风府。

——《灵枢·海论》

【提要】　本论以比喻的方法，阐述人体四海（水谷之海——胃；血海——冲脉；气海——膻中；髓海——脑）在生命活动中的重要性，以及四海经气运行的俞穴。

四海是在天人合一观念下，概括人体主要功能（及部位）的一种理论形式。在《内经》之后的较早文献中，四海并未被作为经络范畴的内容，但后世的针灸医家视四海为针灸理论重要内容。

《灵枢》 气街[※*]

请言气街，胸气有街，腹气有街，头气有街，胫气有街。故气在头者，止之于脑。气在胸者，止之膺与背腧。气在腹者，止之背腧与冲脉于脐左右之动脉者。气在胫者，止之于气街与承山、踝上以下。

——《灵枢·卫气》

【提要】　气街是气行道路之义。气街具有横向为主、上下分部、紧邻脏腑、前后相连的特点，横贯脏腑经络，纵分头、胸、腹、胫是其核心内容。气街理论又从另一角度阐述了经气运行的规律，为临床配穴提供了理论依据。

张介宾 经筋※*

十二经脉之外，而复有所谓经筋者何也？盖经脉营行表里，故出入脏腑，以次相传；经筋联缀百骸，故维络周身，各有定位。虽经筋所行之部，多与经脉相同；然其所结所盛之处，则惟四肢溪谷之间为最，以筋会于节也。筋属木，其华在爪，故十二经筋皆起于四肢指爪之间，而后盛于辅骨，结于肘腕，系于膝关，联于肌肉，上于颈项，终于头面，此人身经筋之大略也。筋有刚柔，刚者所以束骨，柔者所以相维，亦犹经之有络，纲之有纪，故手足项背直行附骨之筋皆坚大，而胸腹头面支别横络之筋皆柔细也。但手足十二经之筋又各有不同者，如手足三阳行于外，其筋多刚，手足三阴行于内，其筋多柔；而足三阴、阳明之筋皆聚于阴器，故曰前阴者，宗筋之所聚，此又筋之大会也。然一身之筋，又皆肝之所生，故惟足厥阴之筋络诸筋，而肝曰罢极之本，此经脉经筋之所以异也。

——明·张介宾《类经·七卷·经络类·四、十二经筋结支别》

【提要】 本论阐述经筋的生理作用、分布部位、手足经筋的形态特点，以及经筋间的相互关系。"联缀百骸，维络周身"简要地举出了经筋的功能，尤其对经筋的刚柔之分，颇具见地，临床有较大实用价值。

第三篇

病因病机论

概　要

【病因病机论】　病因是指引起人体发生疾病的各种原因。疾病是在致病因素作用下，患者机体所产生的反应。由于病因性质和致病特点不同，致病后机体的反应各异，故其表现出来的症状和体征也有所不同。因此，中医学认识病因，除了通过询问直接损伤机体的病因外，主要是以各种病证的临床表现为依据，通过分析疾病的症状、体征来推测病因。为解释不同种类的病因性质和致病特点以指导临床，本范畴将病因分为四个方面，即外感病因、内伤病因、继发病因和不内外因等。其中，外感病因包括六淫邪气与时行温热疠气；内伤病因包括饮食失宜、劳逸失度和七情内伤；继发病因包括痰浊、水饮和瘀血；不内外因主要包括胎疾、跌仆坠堕和诸虫等。

病机是指疾病发生、发展与变化的关键。病机论是探讨疾病发展变化规律为主的基本理论，需要指出的是病机是中医辨证的最终结果，也是处方用药的根本依据。本范畴将病机分为三个部分，即基本病机、脏腑病机和经络病机。其中，基本病机反映机体对病因引发的基本疾病过程，包括邪正盛衰、阴阳失调、精气血津液失常和情志失调等；脏腑病机包括五脏病机、六腑病机、奇恒之府病机和脏腑同病病机等；经络病机包括经脉病机、络脉病机和奇经八脉病机等。

1
病 因 论

1.1 病 因 统 论

《灵枢》 论百病始生[※*]

夫百病之始生也，皆生于风雨寒暑，阴阳喜怒，饮食居处，大惊卒恐。则血气分离，阴阳破败，经络厥绝，脉道不通，阴阳相逆，卫气稽留，经脉虚空，血气不次，乃失其常。

——《灵枢·口问》

【提要】 本论阐述诸多致病之因。疾病的产生可以由外界的风雨寒暑，也可由内生的喜怒惊恐，或者居处失宜、饮食不调等所致，使人体阴阳失衡，气血违和而致。《内经》认为导致疾病的原因是多种多样的，但总的来说离不开内外环境和条件致病。

《灵枢》 论百病所伤不同[※*]

黄帝问于岐伯曰：夫百病之始生也，皆生于风雨寒暑，清湿喜怒。喜怒不节则伤脏，风雨则伤上，清湿则伤下。三部之气，所伤异类，愿闻其会。岐伯曰：三部之气各不同，或起于阴，或起于阳，请言其方。喜怒不节则伤脏，脏伤则病起于阴也；清湿袭虚，则病起于下；风雨袭虚，则病起于上，是谓三部。至其淫泆，不可胜数。

——《灵枢·百病始生》

【提要】 本论阐述百病所生的原因。百病皆生于风雨寒暑等外邪侵袭，以及喜怒等情志内伤。喜怒伤人内脏，风雨伤人体的上部，凉湿伤人体的下部。情志所伤病起于阴，阴为内脏；水湿易犯人体下部，风雨易犯人体上部。

张仲景 论病之所由[※*]

千般疢难，不越三条：一者，经络受邪入脏腑，为内所因也；二者，四肢九窍，血脉相传，壅塞不通，为外皮肤所中也；三者，房室、金刃、虫兽所伤，以此详之，病由都尽。

——汉·张仲景《金匮要略·脏腑经络先后病脉证》

【提要】 本论阐述人体病证的千变万化，究其原因不外三个方面：一是经络感受病邪，继而传入脏腑，此为邪气乘虚入内；二是皮肤肌表为邪所中，仅在血脉传注，使四肢九窍壅塞而不通，其病在外；三是房事不节、刀剑兵器、虫兽所伤，此又属另一种因素。作者认为邪由经络入脏腑，为深为内；邪由皮肤传血脉，为浅为外；至于房室、金刃、虫兽的伤害，则与外邪以及经络脏腑的传变无关。说明至汉代中医病因学说体系已经形成，并为后世陈无择提出的六淫外感为外因，五脏情志所伤为内因，房室金刃等为不内外因的"三因学说"奠定了基础。

孙思邈 论治病略例[*]

夫百病之本，有中风伤寒，寒热温疟，中恶霍乱，大腹水肿，肠澼下痢，大小便不通，奔豚上气，咳逆呕吐，黄疸消渴，留饮癖食，坚积癥瘕，惊邪癫痫，鬼疰，喉痹齿痛，耳聋目盲，金疮踒折，痈肿恶疮，痔瘘瘤瘿，男子五劳七伤、虚乏羸瘦，女子带下崩中、血闭阴蚀，虫蛇蛊毒所伤，此皆大略宗兆，其间变动枝叶，各依端绪以取之。又有冷热劳损，伤饱房劳，惊悸恐惧，忧恚怵惕；又有产乳落胎，堕下瘀血；又有贪饵五石，以求房中之乐。此皆病之根源，为患生诸枝叶也，不可不知其本末。但向医说，男女长幼之病，有半与病源相附会者，便可服药也。男子者，众阳所归，常居于燥，阳气游动，强力施泄，便成劳损。损伤之病，亦以众矣。若比之女人，则十倍易治。凡女子十四以上，则有月事。月事来日得风冷湿热，四时之病相协者，皆自说之，不尔与治，误相触动，更增困也。处方者，亦应问之。

凡用药，皆随土地所宜。江南岭表，其地暑湿，其人肌肤薄脆，腠理开疏，用药轻省。关中河北，土地刚燥，其人皮肤坚硬，腠理闭塞，用药重复。

世有少盛之人，不避风湿，触犯禁忌，暴竭精液，虽得微疾，皆不可轻以利药下之。一利大重，竭其精液，困滞著床，动经年月也。凡长宿病，宜服利汤，不须尽剂，候利之足则止。病源未除者，于后更合耳。稍有气力堪尽剂，则不论也。病源须服利汤驱除者，服利汤后，宜将丸散，时时助之。

凡病服利汤得瘥者，此后慎不中服补汤也。若得补汤，病势还复成也。更重泻之，则其人重受弊也。若初瘥，气力未甚平复者，但消息之；须服药者，当以平药和之。夫常患之人，不妨行走，气力未衰，欲将补益，冷热随宜丸散者，可先服利汤，泻除胸腹中拥积痰实，然后可服补药也。夫极虚劳应服补汤者，不过三剂即止。若治风病，应服治风汤者，皆非三五剂可知也。自有滞风洞虚，即服十数剂，乃至百余日可瘥也。故曰：实则泻之，虚则补之。

——唐·孙思邈《备急千金要方·卷第一·序例·论治病略例》

【提要】 本论阐述人之病证种类虽众多，但皆有根源，应当根据不同的情况进行分析处治。同时，医生用药亦应辨别土地所宜造成的体质差异。此外，还对剂型、剂量服药方法等问题做了详细说明。

寇宗奭　论病因※※

夫未闻道者，放逸其心，逆于生乐。以精神徇智巧，以忧畏徇得失，以劳苦徇礼节，以身世徇财利。四徇不置，心为之病矣。极力劳形，躁暴气逆，当风纵酒，食嗜辛咸，肝为之病矣。饮食生冷，温凉失度，久坐久卧，大饱大饥，脾为之病矣。呼叫过常，辨事陪答，冒犯寒暄，恣食咸苦，肺为之病矣。久坐湿地，强力入水，纵欲劳形，三田漏溢，肾为之病矣。

——宋·唐慎微《重修政和经史证类备用本草·序例上·衍义总序》

【提要】　本论阐述五脏为病之因。其中"四徇"致病原因较有特点，即过度思虑以伤精神，在意得失以有忧虑，忙于应酬以疲形体，专致名利以害身世。

陈无择　三因论

夫人禀天地阴阳而生者，盖天有六气，人以三阴三阳而上奉之；地有五行，人以五脏五腑而下应之。于是资生皮肉筋骨、精髓血脉、四肢九窍、毛发齿牙唇舌，总而成体，外则气血循环，流注经络，喜伤六淫；内则精神魂魄志意思，喜伤七情。六淫者，寒暑燥湿风热是；七情者，喜怒忧思悲恐惊。若将护得宜，怡然安泰，役冒非理，百疴生焉。病诊既成，须寻所自，故前哲示教，谓之病源。《经》不云乎，治之极于一。一者因得之，闭户塞牖，系之病者，数问其经，以从其意。是欲知致病之本也。然六淫，天之常气，冒之则先自经络流入，内合于脏腑，为外所因；七情，人之常性，动之则先自脏腑郁发，外形于肢体，为内所因；其如饮食饥饱，叫呼伤气，尽神度量，疲极筋力，阴阳违逆，乃至虎狼毒虫，金疮踒折，疰忤附着，畏压溺等，有背常理，为不内外因。《金匮》有言：千般疢难，不越三条，以此详之，病源都尽。如欲救疗，就中寻其类例，别其三因，或内外兼并，淫情交错；推其深浅，断以所因为病源，然后配合诸证，随因施治，药石针艾，无施不可。

——宋·陈无择《三因极一病证方论·卷二·三因论》

【提要】　本论阐述以单纯病因分类法为主，结合发病途径与所涉部位病因学系统研究方法。即以外感六淫等病邪由外侵袭人体，或由体表经络传入脏腑，引起脏腑功能失调而受病者，统称为外因；七情内动，伤及脏腑，并外传于肢体肌表而发病者，统称为内因；饮食劳倦，跌扑损伤等其他伤害列为不内外因。本论提出的三因学说，既吸取了《内经》"阴阳二分法"单从病因分类之长，又发展了其将内因七情与饮食劳倦、跌扑损伤等其他病因合为一类之缺陷；既吸取了《金匮要略》三途径、部位分类法阐述外感病邪传变规律之长，又弥补了仲景三途径说缺乏内伤七情类病因及其传变途径之不足。从而使病因学的分类更加具体，更趋合理，明确指出不同病因有好犯人体不同部位和传变趋势、规律不同的特点。使中医病因学理论更加系统化，更趋完善，以致一直为后世所遵从和效法。

王　珪　论病因有五※※

人之百病，其义有五：一曰禀受之病，与生俱生者是也；二曰果报之病，伯牛之癞，袁盎之疮者是也；三曰六淫之病，风、寒、暑、湿、燥、火，外邪所侵者是也；四曰七情之病，喜、怒、哀、乐、忧、恐、思者是也；五曰金疮颠扑、外伤者是也。

——元·王珪《泰定养生主论·卷之三·论病家》

【提要】 本论阐述人体受病之因有五，较之陈无择三因分类法，增加了先天禀受病因和因果报应病因。

张元素 三感之病

《内经治法》云：天之邪气感，则害人五脏，肝、心、脾、肺、肾，实而不满，可下之而已。水谷之寒热感，则害人六腑，胆、胃、三焦、膀胱、大肠、小肠，满而不实，可吐之而已。地之湿气感，则害人肌肤，从外而入，可汗而已。

——金·张元素《医学启源·卷上·三感之病》

【提要】 本论阐述外感天之邪气伤人五脏，地之湿气伤人肌肤，水谷之寒热害于六腑，并提出针对性治疗方法。

陈实功 病有三因受病主治不同论

三因者，内因、外因、不内外因。内因者，皆起于七情蕴结，又兼厚味膏粱，熏蒸脏腑，房欲劳伤，亏损元气，其病五脏受之，发之富贵人及肥胖者十有八九。其见症，疮多坚硬，根蒂深固，二便不调，饮食少进，外软内坚，平陷无脓，表实里虚，毒多难出。病由内伤，故曰内因。外因者，皆起于六淫，体虚之人，夏秋露卧，当风取凉，坐卧湿地，以致风寒湿气袭于经络；又有房事后得之，其寒毒乘虚深入骨髓，与气血相凝者尤重；或外感风邪，发散未尽，遂成肿痛，其病肌肉血脉筋骨受之，发之不善调摄，寡薄劳碌之人，十有八九。见症多寒热交作，筋骨疼痛，步履艰辛，湿痰流注，以及诸风瘫痪，口眼歪斜，半身不遂，风湿风温，天行时毒等症。病属外感，故曰外因。不内外因者，内无七情干内，外无六淫伤外，其病得之于饥饱劳役，喜怒不常，饮食冷热不调，动作者勤劳不惜，以致脏腑不和，荣卫不顺，脾胃受伤，经络凝滞。故外无六经形症，内无便溺阻隔，其病多生于膜外肉里肌肤之间，如瘰疬、痰注、气瘤、瘿瘤之属，治法不必发表攻里，只当养气血，调经脉，健脾和中，行痰开郁为最善。三因理之尽矣。

——明·陈实功《外科正宗·卷之一·病有三因受病主治不同论》

【提要】 本论阐述"三因"的范畴及其相应治法。作者指出，病有内因、外因、不内外因，此说从于先古。内因者，皆起于七情蕴结于内，又兼厚味膏粱熏蒸脏腑，房欲劳伤亏损元气。外因者，皆起于六淫。又有不内外因，得之于饥饱劳役，喜怒不常，饮食冷热不调，动作勤劳不惜，以致脏腑不和，荣卫不顺，脾胃受伤，经络凝滞。

汪绮石 虚症有六因

虚症有六因：有先天之因，有后天之因，有痘疹及病后之因，有外感之因，有境遇之因，有医药之因。

因先天者，指受气之初，父母或年已衰老，或乘劳入房，或病后入房，或妊娠失调，或色欲过度。此皆精血不旺，致令所生之子夭弱，故有生来而或肾、或肝心、或脾肺，其根蒂处先有亏，则至二十左右易成劳怯。然其机兆必有先现，或幼多惊风，骨软行迟；稍长，读书不能出声，或作字动辄手振，或喉中痰多，或胸中气滞，或头摇目瞬。此皆先天不足之征。宜调护于未病之先，或预服补药，或节养心力，未可以其无寒无热，能饮能食，并可应接世务而恃为无惧也。即其病初起，无过精神倦怠，短气少力，五心烦热而已，岂知危困即在眉前也。

因后天者，不外酒色、劳倦、七情、饮食所伤。或色欲伤肾而肾不强固，或劳神伤心而心神耗惫，或郁怒伤肝而肝弱不复调和，或忧愁伤肺而肺弱不复肃清，或思虑伤脾而脾弱不复健运。先伤其气者，气伤必及于精；先伤其精者，精伤必及于气。或发于十五六岁，或二十左右，或三十上下，病发虽不一，而理则同归耳。

因痘疹及病后者，痘乃先天阳毒，疹乃先天阴毒。故痘宜益气补中，则阳毒之发也净，而终身少脾病；疹宜清散养荣，则阴毒之发也彻，而终身少肺病。苟致失宜，多贻后患。故凡后此脾泄胃弱，腹痛气短，神瘁精亏，色白足痿，不耐劳动，不禁风寒，种种气弱阳衰之症，皆由痘失于补也；凡肺风哮喘，音哑声嘶，易至伤风咳嗽等类，种种阴亏血枯之症，皆由疹失于清也。至于病后元气尚亏，更或不自重命，以劳动伤其气，以纵欲竭其精，顷间五脏齐损，恒致不救，尤宜慎之。

因外感者，俗语云：伤风不醒结成痨。若元气有余者，自能逼邪使出；或肾精素厚，水能救母；或素无郁火郁热，则肺金不得猝伤。若此者，不过于伤风咳嗽，年老者则为痰火而已，不至于成痨也。若其人或酒色无度，或心血过伤，或肝火易动，阴血素亏，肺有伏火，一伤于风火，因风动则痨嗽之症作矣。盖肺主皮毛，风邪一感于皮毛，肺气便逆而作嗽。似乎伤风咳嗽，殊不经意，岂知咳久不已，提起伏火，上乘于金，则水精不布，肾源以绝，且久嗽失气，不能下接沉涵，水子不能救金母，则劳嗽成矣。

因境遇者，盖七情不损，则五劳不成，惟真正解脱，方能达观无损，外此鲜有不受病者。从来孤臣泣血，孽子坠心，远客有异乡之悲，闺妇有征人之怨，或富贵而骄泆滋甚，或贫贱而窘迫难堪，此皆能乱人情志，伤人气血。医者未详五脏，先审七情，未究五劳，先调五志，大宜罕譬曲喻，解缚开胶。荡泆者，惕之以生死；偏僻者，正之以道义；执着者，引之以洒脱；贫困者，济之以钱财。是则仁人君子之所为也。

因医药者，本非痨症，反以药误而成。或病非因感冒而重用发散，或稍有停滞而妄用削伐，或并无里热而概用苦寒，或弱体侵邪，未经宣发，因其倦怠，骤患其虚，而漫用固表滋里，遂致邪热胶固，永不得解。凡此能使假者成真，轻者变重，所宜深辨也。

——明·汪绮石《理虚元鉴·卷上·虚症有六因》

【提要】 本论阐述虚证形成的六类原因，包括：先天，即患者父母禀赋及坐胎时的身体状态；后天，即七情饮食及劳倦等；病后，即康复调摄；外感，即邪气因体质发生转化；境遇，即情志不遂；医药，即医治不当。

莫枚士　原因

百病之因有八：一、邪气，二、水湿，三、鬼神，四、虫兽，五、器物，六、饮食，七、药石，八、人事。前五者在身外，后三者在身内。而八纲之中，各有数目：邪气之属，有风日雾瘴，有寒暑；水湿之属，有露雨，有水；鬼神之属，有冲击，有丧尸，有精魅，有祸祟；虫兽之属，有咬螫，有影射，有遗毒，有触气；器物之属，有金镞，有打压，有触伤，有汤火；饮食之属，有禁忌，有过多，有五味所伤，有中毒；药石之属，有服药过剂，有药误石毒鸦片；人事之属，有喜忧欲恚恐，有行立坐卧，举重闪挫，堕坠跌仆。总计其目，二十有余。拟引古论衍成一卷而未遑也，略序于此。

——清·莫枚士《研经言·卷一·原因》

【提要】　本论阐述病因的系统分类，将病因归纳为八个方面：一邪气、二水湿、三鬼神、四虫兽、五器物、六饮食、七药石、八人事，并分别列举了各方面的内容。

程国彭　内伤外感致病十九字

人身之病，不离乎内伤外感，而内伤外感中，只一十九字尽之矣。如风、寒、暑、湿、燥、火，外感也。喜、怒、忧、思、悲、恐、惊，与夫阳虚、阴虚、伤食，内伤也。总计之，共一十九字，而千变万化之病，于以出焉。然病即变化，而总不离乎一十九字，一十九字总之一内伤外感而已。所谓知其要者，一言而终；不知其要，流散无穷。此道中必须提纲挈领，然后拯救有方也。

——清·程国彭《医学心悟·卷一·内伤外感致病十九字》

【提要】　本论阐述了病因的基本分类。作者将人身之病归为外感与内伤，用十九个字予以概括，外感病因有风、寒、暑、湿、燥、火；内伤病因有喜、怒、忧、思、悲、恐、惊、阳虚、阴虚、伤食。除了外伤、虫兽、刀刃、坠落等不内外因，也即不常见病因外，上述两个方面包括了内伤、外感病因之主要者。

1.2　外　感　病　因

陈无择　外所因论

夫六淫者，寒暑燥湿风热是也。以暑热一气，燥湿同源，故《上经》收而为四，即冬伤寒，春温病；春伤风，夏飧泄；夏伤暑，秋痎疟；秋伤湿，冬咳嗽。此乃因四时而序者，若其触冒，则四气皆能交结以病人。且如温病，憎寒发热，不特拘伤寒也。冒风暑湿，皆有是证。但风散气，故有汗；暑消气，故倦怠；湿溢血，故重着。虽折伤诸证不同，经络传变咸尔，不可不知。飧泄亦然。《经》曰：寒甚为肠癖。又热湿久客肠胃，滑而下利，亦不止于伤风；痎疟诸证，亦以寒暑风湿互络而为病因，初不偏胜于暑也。《咳论》以微寒为咳，热在上焦咳为肺痿，厉风所吹，声嘶发咳，岂独拘于湿也。

以是观之，则知四气本乎六化，六化本乎一气，以运变而分阴阳，反则为六淫。故《经》曰：阴为之主，阳予之正。逆之则为病，乃乱生化之常矣，乱常则天地四塞矣。治之必求其本，当随交络互织而推之。所谓风寒、风温、风湿、寒湿、湿温，五者为并；风湿寒、风湿温，二者为合；乘前四单，共十一变，倘有所伤，当如是而推之。又兼三阳经络亦有并合，能所简辨，甄别脉证，毫厘不滥，乃可论治。非通明淫化邪正之精微，其孰能与于此。

——宋·陈无择《三因极一病证方论·卷二·外所因论》

【提要】 本论阐述由于寒热一气、燥湿同源，外感六气致病而简化为四气交结而病人。作者指出，从"四单"病因，加之"四单"两两交互形成的"五并"病因，再合上"四单"三三交互形成的"二合"病因，外感之因不外乎此十一变。

王好古 论外感病因***

霜露雾露，久雨清湿之气，山岚瘴气等，皆谓之清邪也。有单衣而感于外者，有空腹而感于内者，有单衣、空腹而内外俱感者，所禀轻重不一，在人本气虚实之所得耳！岂特内寒饮冷，误服凉药，而独得阴证哉？重而不可治者，以其虚人内已伏阴，外又感寒，内外俱病，所以不可治也。

——元·王好古《阴证略例·雾露雨湿山岚同为清邪》

【提要】 本论阐述外感雾露、雨湿、山岚等外感邪气导致阴证的发病。同时，指出如人体正气本虚加之外感，内外俱病，预后多不佳。

1.2.1 六淫邪气

《素问》 论寒暑湿风等邪***

因于寒，欲如运枢，起居如惊，神气乃浮。因于暑，汗，烦则喘喝，静则多言，体若燔炭，汗出而散。因于湿，首如裹，湿热不攘，大筋緛短，小筋弛长，緛短为拘，弛长为痿。因于气，为肿。四维相代，阳气乃竭。

——《素问·生气通天论》

【提要】 本论阐述寒、暑、湿、湿热、风等外邪的致病特点，如寒伤阳气，暑伤津液，湿伤筋，风伤肌肤。

《素问》 论春风夏暑秋湿冬寒***

因于露风，乃生寒热。是以春伤于风，邪气留连，乃为洞泄；夏伤于暑，秋为痎疟；秋伤于湿，上逆而咳，发为痿厥；冬伤于寒，春必温病。四时之气，更伤五脏。

——《素问·生气通天论》

【提要】 本论阐述四时为病的特点及转化。认为感受外邪则发寒热，春季受邪不愈，就会发为泄泻；夏天伤暑不愈，秋天就会发为疟疾；秋天伤于湿邪，就会发为咳嗽；冬天伤于寒邪，到来年春天就会发为温病。

《素问》 论寒暑燥湿风 ※※

天有四时五行，以生长收藏，以生寒暑燥湿风。人有五脏化五气，以生喜怒悲忧恐。故喜怒伤气，寒暑伤形。暴怒伤阴，暴喜伤阳。厥气上行，满脉去形。喜怒不节，寒暑过度，生乃不固。

——《素问·阴阳应象大论》

【提要】 本论以喜怒、寒暑为例，阐述了致病因素有内因、外因的不同，所伤则有伤气与伤形之别。天之四时五行化生寒、暑、燥、湿、风等外感之邪，人之五脏化生喜、怒、悲、忧、恐等内生之邪。喜怒，代表五脏所生之喜、怒、悲、忧、恐五志。五志太过，由内而发，故先伤五脏之气，造成脏气逆乱而为病。气病进而伤及五脏。寒暑，代表风、寒、暑、湿、燥、火六淫之邪。六淫侵袭，从外而入，故先犯人之肌表形体。

《素问》 论风雨伤人 ※※

帝曰：风雨之伤人奈何？岐伯曰：风雨之伤人也，先客于皮肤，传入于孙脉，孙脉满则传入于络脉，络脉满则输于大经脉，血气与邪并客于分腠之间，其脉坚大，故曰实。实者外坚充满，不可按之，按之则痛。

——《素问·调经论》

【提要】 本论阐述外邪伤人由浅入深的侵犯过程。风雨伤人，先侵入皮肤，由皮肤然后传入孙脉，孙脉满则传入络脉，络脉满则输注于大经脉。风雨之邪与血气相并而客于分腠之间者为实。

张仲景 论外邪 ※※

清邪居上，浊邪居下，大邪中表，小邪中里，𪊨饪之邪，从口入者，宿食也。五邪中人，各有法度，风中于前，寒中于暮，湿伤于下，雾伤于上，风令脉浮，寒令脉急，雾伤皮腠，湿流关节，食伤脾胃，极寒伤经，极热伤络。

——汉·张仲景《金匮要略·卷上·脏腑经络先后病脉证》

【提要】 本论阐述古人对于外感病邪及其变化致病的认识。如清邪伤于人体上部，浊邪伤于人体下部，大邪袭表，小邪袭里，饮食之邪从口而入。风邪白天容易侵犯人体，寒邪夜晚容易侵犯人体，湿邪伤于人体下部，雾露伤于人体上部。雾伤皮肤，湿伤关节。

刘完素　论风热湿燥寒

诸风：风本生热，以热为本，风为标，言风者，即风热病也。

诸热：热甚而生风，或热微风甚，即兼治风热，或风微热甚，但治其热，即风自消也。

诸湿：湿本土气，火热能生土湿，故夏热则万物湿润，秋凉则湿复燥干也。湿病本不自生，因于火热怫郁，水液不能宣行，即停滞而生水湿也。凡病湿者，多自热生，而热气尚多，以为兼证，当云湿热，亦犹风热义同。虽病水寒，不得宣行，亦能为湿，虽有此异，亦以鲜矣。或跗肿体寒而有水者，以为蓄热入里极深，本非病寒也。及夫寒热吐泻，因得湿而成也。

诸燥：燥干者，金肺之本。肺藏气，以血液内损，气虚成风则皱揭。风能胜湿，热能耗液，皆能成燥。故《经》云：风热火兼为阳，寒湿燥同为阴。又燥湿亦异也。然燥虽属秋阴，而其性异于寒湿。燥阴盛于风热也，故风热甚而寒湿同于燥也。然中寒吐泻，亡液而成燥者，亦以此矣。故《经》云：诸涩枯涸，干劲皱揭，皆属于燥也。

诸寒：寒者，上下所生水液，澄澈清冷，谷不化，小便清白不涩，身凉不渴，本末不经，有见阳热证，其脉迟者是也。此因饮食冷物过多，阴胜阳衰而为中寒也。或冷热相并，而反阳气怫郁，不能宣散，怫热内作，以成热证者，不可亦言为冷，当以热证辨之。夫湿热吐泻，当见阳脉，若亡液气虚，亦能反见诸阴脉也，当以标本明之，不可妄治。或热证误服白术调中汤，温药亦能开发，阳气宣通而愈，别无加害也。

——金·刘完素《黄帝素问宣明论方·卷五：伤寒门·论风热湿燥寒》

【提要】　本论阐述风、湿、热、燥、寒等外感邪气及其相互之间的兼化为病。作者认为，诸风以热为本，以风为标，风病多为风热；热甚生风；湿本土气，火热能生土湿；燥本金气，风胜湿化燥，热耗液成燥，寒吐泻成燥；寒伤阳气。

徐春甫　四气所伤论

夫风、暑、湿、寒者，天地之四气也。其伤于人，岂能于未发病之前，预知其客于何经络、何脏腑、何部分，而成何病乎？及其既发病，然后可以诊候，始知其客于某经络、某脏腑、某部分，成某病耳。注释者苟悟因病始知其原之理，则于此四伤不劳余力，自迎刃而解矣。

夫洞泄也，痎疟也，咳与痿厥也，温病也，皆是因其发动之时，形诊昭著，乃逆推之，而知其昔日致病之原，为伤风、伤暑、伤湿、伤寒耳。非是初受伤之时，能预定其今日必为此病也。且夫伤于四气，有当时发病者，有过时发病者，有久而后发病者，有过时之久自消散而不成病者，何哉？盖由邪气之传变，聚散不常，及正气之虚实不等故也。且以伤风言之，其当时而发，则为恶风、发热、头痛、自汗、咳嗽、喘促等病，其过时与久而发，则为厉风、热中、寒中、偏枯、五脏之风等病。是则洞泄、飧泄者，乃过时而发之中之一病耳。因洞泄、飧泄之病生，以形诊推之，则知其为春伤风，藏蓄不散而致此也。苟洞泄、飧泄之病未生，孰能知其已伤风于前，将发病于后耶？假如过时之久，自消散而不成病者，人亦能知乎？世有"太素脉法"，虽或预知死亡之期，然亦是因诊之昭著，而始能知耳。夏伤暑为痎疟，冬伤寒为温病，意亦类此。但秋伤湿，上逆为咳嗽，为痿厥，其因病知原，则与三者同。其令行于时，则与三者异。夫春之风、夏之暑、冬之寒，皆是本时之令也。湿乃长夏之令，何于秋言之？盖春、夏、冬每一时各有三月，故其令亦各就其本时而行也，若长夏则寄旺于六月之一月耳。秋虽亦有三月，然长夏之湿令，每侵过于秋而行，故曰秋伤于湿。

请陈四气所伤所病之义。夫风者，春之令也，春感之，偶不即病而至夏，邪既不散，则必为疾，其所以为洞泄者，风盖天地浩荡之气，飞扬鼓舞，神速不恒，人身有此，肠胃之职，岂能从容传化泌别而得其常乎？故水谷不及分别而并趋下以泄出也。其为飧泄，亦类此义。暑者，夏之令也，夏感之，偶不即发而至秋，又伤于风与寒，故为痎疟者。寒者，冬之令也，冬感之，偶不即发而至春，其身中之阳，虽始为寒邪所郁，不得顺其渐升之性，然亦必欲应时而出，故发为温病也。若夫秋伤湿，其令行于时之义，上文已论之矣。前篇所谓上逆而咳，发为痿厥，不言过时，似是当时即发者，但既与风、暑、寒三者并言，则此岂得独为即发者乎？然经无明文，终亦不敢比同。后篇便断然以为冬发病也。虽然湿本长夏之令，侵遇于秋耳。纵使即发，亦近于过时而发者矣。此当只以秋发病为论。湿从下受，故干肺为咳，谓之上逆。夫肺为诸气之主，今既有病，则气不外运，又湿滞经络，故四肢痿弱无力，而或厥冷也。后篇所谓冬生咳嗽，既言过时，则与前篇之义颇不同矣。夫湿气久客不散，至冬而寒气大行，肺恶寒而或受伤，故湿气得以乘虚上侵于肺，发为咳嗽也。观者以此意求之，经旨其或著乎？或者见《素问》于病温、痎疟等，间以必言之，遂视为一定不易之辞，而曰：此必然之道。嗟乎！果可必耶？《素问》之或言必，或不言必者，盖不可胶为一定故也。经中每有似乎一定不易之论，而却不可以为一定不易者。如曰"热厥因醉饱入房而得""热中、消中者，皆富贵人也""新沐中风则为首风"，如此之类，岂一一皆然哉？读者当活法勿拘执也……

（支秉中曰：春伤风，夏伤暑，秋伤湿，冬伤寒，此感疾之由也。曰飧泄、曰痎疟、曰咳嗽、曰病温，此已形之症也。盖人感四时之气，待时传变推迁，则所胜侮其所不胜，遂发为前症。如人之元气本实，亦有过时而不发者矣。辩论已悉，愚不敢赘，但其所谓"时伤令""令伤时"之说，则有间然矣。夫春、夏、秋、冬，时也；温、热、凉、寒，令也。如春宜温而寒，夏宜热而凉，秋宜凉而热，冬宜寒而温，皆反其令之常，为气之变也。人一触之，遂能成疾，岂时令有心于伤人哉？若谓"时能伤令"，又谓"令能伤时"，则气相伤，而天下之人将同日而俱病矣，有是理乎？）

——明·徐春甫《古今医统大全·卷三·翼医通考·四气所伤论》

【提要】　本论对《内经》所提出的"春伤于风""夏伤于暑""秋伤于湿""冬伤于寒"，综合各家之言进行了详细的论述，认为风、暑、湿、寒为天地之四气，若人体正气有亏，易感四时之气，待时传变推迁，则所胜侮其所不胜，遂发为飧泄、痎疟、咳嗽、温病等病证。

吴　谦　论六气※*

六气之邪，感人虽同，人受之而生病各异者，何也？盖以人之形有厚薄，气有盛衰，脏有寒热，所受之邪，每从其人之脏气而化，故生病各异也。是以或从虚化，或从实化，或从寒化，或从热化。譬诸水火，水盛则火灭，火盛则水耗，物盛从化，理固然也。诚知乎此，又何疑乎？

——清·吴谦《医宗金鉴·订正仲景全书伤寒论注·卷六》

【提要】 本论为阐述六气之邪感人，人受之而生病不同，其发病性质和趋势与人的体质、外界气候环境、脏腑寒热密切相关，而有寒热虚实的不同。其变化，或从虚化，或从实化，或从寒化，或从热化。

何梦瑶 论六气[**]

六气，风、热、暑、湿、燥、寒也。风属木；暑、热皆属火，而分热为君火，暑为相火（此与心为君火、肾为相火之说各别）；湿属土；燥属金；寒属水，此《内经》之说也。夫四时之气，春则温，夏则热，秋则凉，冬则寒。然温热蒸而为湿，凉寒肃而为燥，此四气之外，又添燥、湿二气也。湿极于夏，燥始于秋，故系湿于长夏，系燥于秋。一以终言，一以始言，乃互文以见意，非谓春无湿而冬无燥也。又四时皆有风，而属巽木，故系之春，岂夏秋冬无风乎？不言温凉者，以寒热为举隅，非谓春必当以风易温，秋必当以燥易凉也。此等最宜活看，倘若执运气之说，则于理难通矣。何则？阴阳水火，相为对待，本无偏胜，故四序不愆。若泥分大寒、立春、雨水、惊蛰属风木，则混冬月之节令入于春矣。分春分、清明、谷雨、立夏属热火，小满、芒种、夏至、小暑属暑火，则春夏混乱，火令过多矣。分大暑、立秋、处暑、白露属湿土，则秋气反多于夏，而土为失位矣。九秋皆属燥气，而割三节以与相反之湿，止存秋分、寒露、霜降三节，反取立冬一节以益之，牵混破碎，节序皆愆，尚可信乎？虽云阳有余阴不足，亦何至火二而水一。因分火为热暑二气，以致此盈彼缩，而四序皆愆，亦何为乎？窃谓温凉寒热四气，分布四时，铁板不易。燥湿二气，皆属之土，有寒湿，有热湿，有寒燥，有热燥，分布四季，月辰未为湿土，温热之所蒸也；戌丑为燥土，寒凉之所肃也，是为热湿寒燥。又火在地中而土燥，坤土次于离火之后是也。水在地中而土湿，艮土次于坎水之后是也。是为热燥寒湿。盖土德兼该，有如是也。风则无时不有，而秋冬更为凛烈，合之为七气，夫何不可之有哉！昔人谓《内经》非岐黄书，乃后人之假托，要未必出于一手，故有醇有疵，分别观之可耳。

——清·何梦瑶《医碥·卷一·杂症·六气说》

【提要】 本论阐述六气是季节的气候特征，临床需要知常达变，全面考虑。论中指出温热蕴蒸可为湿，凉寒化而咳为燥，具有一定临床意义。

余国佩 六气独重燥湿论

太极判而天地生。既有天地，即有形象可察。六气迭运，生杀万物，其机均可默会。虽有六气之名，不外燥湿二气所化。夫天为乾金，其气本燥；地为坤土，其气多湿。日得坤之阴，爻成离，上丽乎天，是为火象，乾化离，故曰火就燥；月得乾之阳，爻成坎，是为水象，下临乎地，坤化坎，故曰水流湿。此同气相求，自然之理。暑者，湿与热所酿成。风者，四气化生之动象，摩荡于天地之间，所以化生万物者也，一有太过即能为害。而人之受病，独重燥湿二气者，如一岁之中偏干偏水，禾稼必伤而成歉年，未见多寒多暑而损岁也。人之感气受病亦然。夫燥湿二气各主一岁之半，冬至阳升，地中湿气已动，交春渐升盛，故地多润湿，万物含液，萌芽包浆；一交夏令，湿蒸之气更甚，万物繁茂，湿盛水生，故础润溽暑，大雨时行，天地之气化刚为柔。夏至阴从天降，燥气已动，交秋渐降，故大火西流，万物始衰，枝枯叶落；一交冬令，燥气更烈，地冻水冰。露结为霜，雨化为雪，天地之气柔化为刚。故水不生于冬而长于夏，火虽盛于夏而实藏于冬。阴阳之用，互藏其根，此大化之所以循环而不穷也。古人独忽燥邪，至明喻嘉言始阐其秘，叶天士、柯韵伯、缪仲淳、汪切庵诸先生均有发明。余家世传又补诸君所未及。昔魏伯阳著《参同契》，以乾坤二卦为众卦之父母，化出坎离为用，即是此意。六卦所化，有阴有阳，故燥湿二气可寒、可热，医者再能因燥湿之偏，分其寒热之变，一任病情万状，总以燥湿为把柄，治之自无贻误。

——清·余国佩《医理·六气独重燥湿论》

【提要】　本论论及四时气化的变化特征与规律，阐述了燥湿二气于六气之中最为重要，强调了临床应当重视燥湿二气致病，是辨证用药之关键。

1.2.1.1　风

《素问》　论风为百病之长※※

是故风者百病之长也。今风寒客于人，使人毫毛毕直，皮肤闭而为热，当是之时，可汗而发也；或痹不仁肿痛，当是之时，可汤熨及火灸刺而去之。弗治，病入舍于肺，名曰肺痹，发咳上气。弗治，肺即传而行之肝，病名曰肝痹，一名曰厥，胁痛出食，当是之时，可按若刺耳。弗治，肝传之脾，病名曰脾风，发瘅，腹中热，烦心出黄，当此之时，可按可药可浴。弗治，脾传之肾，病名曰疝瘕，少腹冤热而痛，出白，一名曰蛊，当此之时，可按可药。弗治，肾传之心，病筋脉相引而急，病名曰瘛，当此之时，可灸可药。弗治，满十日，法当死。肾因传之心，心即复反传而行之肺，发寒热，法当三岁死，此病之次也。

——《素问·玉机真脏论》

【提要】　本论阐述风为百病之长，易引发各种疾病。因风之特性是"善行而数变"，流动性强，变化较多，四季均可致病，且常与其他外邪合并侵犯人体，故有"风为百病之长"之称。风寒袭人，应及早治疗，防其传变，深入脏腑。

《素问》　论风善行而数变※※

风气藏于皮肤之间，内不得通，外不得泄，风者善行而数变，腠理开则洒然寒，闭则热而闷，其寒也则衰食饮，其热也则消肌肉，故使人怢栗而不能食，名曰寒热。

——《素问·风论》

【提要】　本论阐述风邪致病特点。风善行而数变，其藏于皮肤之间时，内不得通，外不得泄。当人体腠理开放的时候，风邪变侵入人体，藏于皮肤腠理之间，向内不得通，向外不得泄。风为阳邪，喜动而多变，若卫气不固，腠理开时，就会恶寒，若腠理闭则阳气内郁，就觉得发热而烦闷。寒盛时，阳气必衰；热胜时，阴气必亏。

❧ 陈无择 论中风邪※*

夫风为天地浩荡之气，正顺则能生长万物，偏邪则伤害品类。人或中邪风，鲜有不致毙者。故入脏则难愈，如其经络空虚而中伤者，为半身不遂，手脚瘫痪，涎潮昏塞，口眼㖞斜，肌肤不仁，痹瘃挛僻。随其脏气，所为不同，或左或右，邪气反缓，正气反急，正气引邪，㖞僻不遂。盖风性紧暴，善行数变，其中人也卒，其眩人也晕，激人涎浮，昏人神乱，故推为百病长。圣人先此以示教，太医编集，所以首论中风也。然四气皆能中人，在证亦有缓纵、挛急、搐搦、痹瘃、奄忽不知人者，不可不以脉别。故论曰：寒热诸痹所有证候，皆如风状，须得脉别可也。要知脉浮则为风，紧则为寒，细则为湿，数则为热；外证走注自汗则为风，疼痛无汗则为寒，缓弱热顽则为暑，停着肿满则为湿。随其并合，尤宜历辨，唯详其所因，合以脉诊，在络在经，入腑入脏，依而调之，乃可为治。

——宋·陈无择《三因极一病证方论·卷二·叙中风论》

【提要】 本论阐述感受邪风，侵犯入脏的机理及临床表现。作者指出，明确掌握风邪致病特征性脉象的重要性，能够以此来辨别临床中类似的病证，如缓纵、挛急、搐搦、痹瘃、奄忽不知人等。

❧ 刘完素 诸风总论*

《素问》云：诸风掉眩，强直肢痛，软戾里急筋缩，皆足厥阴风木之位，肝胆之气也。风者，动也。动者，摇也。所谓风气甚而主目眩运，由风木王则是金衰不能制木，而木能生火，故风火多为热化，皆为阳热多也。风为病者，或为寒热，或为热中，或为寒中，或为疠风，或为偏枯，或为腰脊强痛，或为耳鸣鼻塞。诸证皆不仁，其病各异，其名不同。

《经》云：风者善行而数变，腠理开则洒然寒，闭则热而闷。风气俱入，行于诸脉分肉之间，与卫气相干，其道不利，致使肌肉愤膹而有疡也。卫气所凝而不行，故其肉有不仁也。分肉之间，卫气行处，风与卫气相抟，俱行肉分，故气道涩而不利。气道不利，风热内郁，卫气相抟，肉愤膹而疮出。卫气被风郁，不得传遍，升凝而不行，则肉不仁也。谓皮肉瘑而不知寒热痛痒，如木石也。

《经》曰：风者，百病之首也。其变化，乃为他病无常，皆风气所发也。以四时五运六气，千变万化，冲荡推击无穷，安得失时而绝也。故春甲乙伤于风者为肝风，夏丙丁伤于风者为心风，季夏戊己伤于风者为脾风，秋庚辛伤于风者为肺风，冬壬癸伤于风者为肾风。

风中五脏六腑，自俞而入，为脏腑之风。肺风之状，多汗恶风，色白，时嗽短气，昼则微，暮则甚。心风之状（上同），善怒，色赤，病甚则言不可快。肝风之状，善悲，色微苍，嗌干，善怒，时憎女子。脾风之状，身体怠堕，四肢不收，色薄微黄，不嗜饮食。肾风之状，面庞然浮肿，脊痛不能正立，其色炲，隐曲不利。又曰：风寒热，诸疾之始生也。人之脏腑皆风之起，谓火热阳之本也；谓曲直动摇，风之用也；眩运呕吐，谓风热之甚也。

夫风热怫郁，风大，生于热，以热为本而风为标。言风者，即风热病也。风气壅滞，筋脉拘卷，肢体焦痿，头目昏眩，腰脊强痛，耳鸣鼻塞，口苦舌干，咽嗌不利，胸膈痞闷，咳呕喘满，涕唾稠黏，肠胃燥热，结便溺淋闭，或夜卧寝汗，切牙睡语，筋惕惊悸，或肠胃佛郁结，水液不能浸润于周身，而但为小便多出者；或湿热内郁，而时有汗泄者；或因亡津液而成燥，淋闭者；或因肠胃燥郁，水液不能宣行于外，反以停湿而泄；或燥湿往来，而时结时泄者；或表之阳和正气（卫气是也）与邪热相合，并入于里，阳极似阴，而战烦渴者（表气寒故战，里热甚则渴）；或虚气久不已者。（《经》言：邪热与卫气并入于里，则寒战也，并出之于表，则发热。）合则病作，离则病已；或风热走注，疼痛麻痹者；肾水真阴衰虚，心火邪热暴甚而僵仆；或卒中，久不语；或一切暴喑而不语，语不出声；或暗风痫者；或洗头风，或破伤风，或中风，诸潮搐，并小儿诸疳积热；或惊风积热，伤寒、疫疠而能辨者；或热甚佛结，而反出不快者；或痘黑陷将死；或大人小儿风热疮疥，及久不愈者；或头生屑，遍身黑黧，紫白斑驳，或面鼻生紫赤，风刺瘾疹，俗呼为肺风者；或成风疠，世传为大风疾者；或肠风痔漏，并解酒过热毒，兼解利诸邪所伤，及调理伤寒，未发汗，头项身体疼痛者，并两感诸证，兼治产后血液损虚，以致阴气衰残，阳气郁甚，为诸热证，腹满涩痛，烦渴喘闷，谵妄惊狂；或热极生风，而热燥郁，舌强口禁，筋惕肉瞤，一切风热燥证，郁而恶物不下，腹满撮痛而昏者（恶物过多，而不吐者，不宜服之）。兼消除大小疮及恶毒，兼治堕马打扑，伤损疼痛。或因而热结，大小便涩滞不通，或腰腹急痛，腹满喘闷者。

——金·刘完素《黄帝素问宣明论方·卷三：风门·诸风总论》

【提要】 本论主要依据《内经》中关于风邪致病的内容，对风邪的致病特点、外风与内风的病机传变、病证类别、临床表现等，进行了细致深入的阐述。

刘完素 论风主动[※※]

风主动故也。所谓风气甚而头目眩运者，由风木旺，必是金衰不能制木，而木复生火，风火皆属阳，多为兼化，阳主乎动，两动相搏，则为之旋转。

——金·刘完素《素问玄机原病式·五运主病》

【提要】 本论阐述风邪致病的特点。作者认为，风主动，头目眩晕者，多因金衰风木旺，木生火，风火相煽所致。风为阳邪，其性开泄，具有升发向上，向外的特性，故风邪常侵袭人体的上部。

刘完素 论风邪兼燥[※*]

然燥金主于紧敛、短缩、劲切。风木为病，反见燥金之化。由亢则害，承乃制也。况风能胜湿。而为燥也，亦十月风病势甚。而成筋缓者，燥之甚也。故诸风甚者，皆兼于燥。

——金·刘完素《素问玄机原病式·六气为病·风门》

【提要】 本论阐述风邪致病兼有燥邪属性的原理。作者指出，风邪过盛，风能胜湿，故反兼燥金之化。

孙一奎　明风篇

生生子曰：风，春之令气也，木之所司，肝为之主。《素问》六化篇云：木之化风，主于春。春之为言，蠢也。阳气蠢动，故风所以鼓舞万物，为天号令。岐伯曰：东方生风，风生木，其脏为肝，其志为怒，故怒伤肝，风伤肝。肝为足厥阴之经，以六气言之，自十二月大寒节起，至二月春分节止，是初之气，厥阴风木用事，人有感其令气者，为伤风。其有不即发于令气，而四时亦有伤风之症者，时人谓之四时感冒。感有浅深，治有缓急，令既不同，治亦有异。故首述经文以明风之体，有所据，而人天咸一之理实寓焉。后别治法，以见风之变症无常，非简约可尽。先贤有言曰：风乃百病之长，善行而数变。非易言也。信夫！

——明·孙一奎《赤水玄珠·卷一·风门·明风篇》

【提要】　本论阐述风气流行的特点、与脏腑情志的关系、流行的时段和人体感受发病的类型。

冯兆张　论伤风※*

伤风虽病之小者也。然谚云：不醒即成痨，盖由乎金水二脏不足，阳气不能卫之于外也。《经》曰：伤于风者，头先受之，故必头痛。《经》曰：阳浮者，热自发，阴弱者，汗自出，故必发热自汗。若肉腠闭拒，虽有大风苛毒，弗之能害。《经》曰：肉不坚，腠理疏，则善病风。又曰：虚邪贼风，阳先受之。盖风者天之阳，风伤于卫。卫者，人之阳，以类相从也。

治法不可发散太过，不可补益太早；更当审的内因、外因为治。外因者为有余，秋冬与辛温，春夏与辛凉，解肌表而从汗散；内因者为不足，固其卫气，兼解风邪。若再发表，则重虚其虚。要知邪之所凑，其正必虚。倘徒事疏解，则已受之邪，从此而去，未来之邪，何时而已耶？若既从发表之后，而仍恶风自汗如故者，此营卫伤而气血不充也，当调荣养卫为主。若调邪犹未尽，再加疏表，虚虚之祸，不可胜言。如素有痰热壅遏太阴、阳明二经，内有窠囊，则风邪易于外束。若为之招引者，然所谓风乘火势，火逞风威，互相鼓煽者，必外加辛凉，以解其束，内加清热化痰，以去其窠，则绝表里相牵为患之害矣。勿谓秋毫之小病，若屡发渐变大疴，常多轻视忽略不守禁忌，攻补误设，以致由浅入深，侵淫脏腑，气血日衰，金枯水涸，百病皆牢，变成痨瘵，不可疗矣。

——清·冯兆张《冯氏锦囊秘录·卷八·方脉伤风合参》

【提要】　本论阐述风邪致病的机理、临床表现及辨证治疗。论中提示，"治法不可发散太过，不可补益太早，更当审的内因、外因为治"，确为治疗伤风的基本思路。

华岫云　论风邪※*

《经》云：风为百病之长。盖六气之中，惟风能全兼五气，如兼寒则风寒，兼暑则曰暑风，兼湿曰风湿，兼燥曰风燥，兼火曰风火。盖因风能鼓荡此五气而伤人，故曰百病之长也。其余五气，则不能互相全兼，如寒不能兼暑与火，暑亦不兼寒，湿不兼燥，燥不兼湿，火不兼寒。由此观之，病之因乎风而起者自多也。然风能兼寒，寒不兼风，何以辨之？如隆冬严寒之时，即密室重帏之中，人若裸体而卧，必犯伤寒之病。此本无风气侵入，乃但伤于寒，而不兼风者也。风能兼寒者，因风中本有寒气。盖巽为风，风之性本寒，即巽卦之初爻属阴是也。因风能流动鼓荡，其用属阳，是合乎巽之二爻三爻，皆阳爻也。如炎歊溽暑之时，若使数人扇一人，其人必致汗孔闭，头痛恶寒骨节疼等，伤寒之病作矣。斯时天地间，固毫无一些寒气，实因所扇之风，风中却有寒气，故令人受之。寒疾顿作，此乃因伤风而兼伤寒者也。故有但伤寒而不伤风之症，亦有因伤风而致兼伤寒之症，又有但伤风而不伤寒之症，有因伤风而或兼风温、风湿、风燥、风火等症，更有暑湿燥火四气各自致伤，而绝不兼风之症。故柯韵伯所注伤寒云：伤风之重者，即属伤寒。亦有无汗脉紧，骨节疼诸症。此柯氏之书，所以能独开仲景生面也。至仲景所著伤寒书，本以寒为主，因风能兼寒，故以风陪说，互相发明耳。学者看书，不可不知此理。若夫脏腑一切内外诸风，各有现症，具载《内经》，尤当详考。

——清·叶天士《临证指南医案·卷五·风》

【提要】　本论阐述风邪致病的相关理论，指出风能兼五气，故为百病之长。风兼寒为风寒，兼暑为暑风，兼湿为风湿，兼燥为风燥，兼火为风火。作者还认为，除了风邪之外，其余五气不能相互兼邪，如寒不能兼暑与火，暑不兼寒，湿不兼燥，燥不兼湿，火不兼寒。所以，病因风而起者多。歊：气升腾的样子。炎歊：即火热之气上冲。

吴鞠通　风论

《内经》曰：风为百病之长。又曰：风者善行而数变。夫风何以为百病之长乎？《大易》曰：元者善之长也。盖冬至四十五日，以后夜半少阳起而立春，于立春前十五日交大寒节，而厥阴风木行令，所以疏泄一年之阳气，以布德行仁，生养万物者也。故王者功德既成以后，制礼作乐，舞八佾而宣八风，所谓四时和，八风理，而民不夭折。风非害人者也，人之腠理密而精气足者，岂以是而病哉！而不然者，则病斯起矣。以天地生生之具，反为人受害之物，恩极大而害亦广矣。

盖风之体不一，而风之用有殊。春风自下而上，夏风横行空中，秋风自上而下，冬风刮地而行。其方位也，则有四正四隅，此方位之合于四时八节也。立春起艮方，从东北隅而来，名之曰条风，八节各随其方而起，常理也。如立春起坤方，谓之冲风，又谓之虚邪贼风，为其乘月建之虚，则其变也。春初之风，则夹寒水之母气；春末之风，则带火热之子气；夏初之风，则木气未尽，而炎火渐生；长夏之风，则挟暑气、湿气、木气（未为木库），大雨而后暴凉，则挟寒水之气；久晴不雨，以其近秋也，而先行燥气，是长夏之风，无所不兼，而人则无所不病矣。初秋则挟湿气，季秋则兼寒水之气，所以报冬气也。初冬犹兼燥金之气，正冬则寒水本令，而季冬又报来春风木之气，纸鸢起矣。

再由五运六气而推，大运如甲己之岁，其风多兼湿气；一年六气中，客气所加何气，则风亦兼其气而行令焉。然则五运六气非风不行，风也者，六气之帅也，诸病之领袖也，故曰：百病之长也。其数变也奈何？如夏日早南风，少移时则由西而北而东，方南风之时，则晴而热，由北而东，则雨而寒矣。四时皆有早暮之变，不若夏日之数而易见耳。夫夏日曰长曰化，以盛万物也，而病亦因之而盛，《阴符》所谓害生于恩也。无论四时之风，皆带凉气者，木以水为母也；转化转热者，木生火也；且其体无微不入，其用无处不有。学者诚能体察风之体用，而于六淫之病，思过半矣。前人多守定一桂枝，以为治风之祖方；下此则以羌、防、柴、葛为治风之要药，皆未体风之情与《内经》之精义者也。桂枝汤在伤寒书内，所治之风，风兼寒者也，治风之变法也；若风之不兼寒者，则从《内经》风淫于内，治以辛凉，佐以苦甘，治风之正法也。以辛凉为正而甘温为变者何？风者木也，辛凉者金气，金能制木故也。风转化转热，辛凉苦甘则化凉气也。

——清·吴鞠通《温病条辨·卷四：杂说·风论》

【提要】　本论阐述风气的特点、与其他五气的兼夹的气化特征，以及相应疾病的治则治法等。论中指出，风即是气，风气带来自然气候之变换，能够化生万物；且四时之风皆带凉气或兼寒气，反观治疗正风时则需要采用辛凉的办法。

雷　丰　春伤于风大意

《内经》云：春伤于风。谓当春厥阴行令，风木司权之候，伤乎风也。夫风邪之为病，有轻重之分焉，轻则曰冒，重则曰伤，又重则曰中。如寒热有汗，是风伤卫分，名曰伤风病也；鼻塞咳嗽，是风冒于表，名曰冒风病也；突然昏倒，不省人事，是风中于里，名曰中风病也，当分轻重浅深而治之。且风为六气之领袖，能统诸气，如当春尚有余寒，则风中遂夹寒气，有感之者是为风寒；其或天气暴热，则风中遂夹热气，有感之者是为风热；其或春雨连绵，地中潮湿上泛，则风中遂夹湿气，有感之者是为风湿；倘春应温而反寒，非其时而有其气，有患寒热如伤寒者，是为寒疫。此七者皆春令所伤之新邪，感之即病，与不即病之伏气，相去天渊，当细辨之。

——清·雷丰《时病论·卷二·春伤于风大意》

【提要】　本论阐述因风为病的临床表现及其特征。作者指出，风邪为病有轻重之分，轻则曰冒风，重则曰伤风，又重曰中风。鼻塞咳嗽，是风冒于表，名曰冒风病；寒热有汗，是风伤卫分，名曰伤风病；突然昏倒，不省人事，是风中于里，名曰中风病。又指出风能兼六气，故有风寒、风热、风湿、寒疫之不同。

余国佩　风无定体论

古谓风属阳邪，善变而数通，此是不定中之定论。物物各具一太极，静属阴，动属阳，以燥湿二气为纲，余皆从二气化出。盖燥湿为先天之体，水火乃后天之用，乾坤化出坎离也。此四者未动处皆属阴，既动即化风而属阳，故曰风属阳邪。西方燥气动必早，故曰燥风；东方湿气动必雨，故曰湿风；北方寒气动必冷，故曰寒风；南方暑气动必热，故曰暑风。古称八风者，四正四维相兼而发也。西北之风，燥兼寒为病；西南之风，燥兼火为病；东北之风，湿兼寒为病；东南之风，湿兼暑为病，不必另立八风之名也。天地之风，皆能生长万物，太过则为病耳，但以燥湿乘除为治，自合妙理。四方又兼四维而动，则所谓无定善变，又曰无专者也。今人见外感辄曰风寒，皆未明风之为变无定也。或曰：四时之风吹面皆凉，虽在夏月扇动风亦觉凉爽，岂非风皆属寒乎？殊不知风之气虽凉，而性实主阳，无体之体皆阳也。阳合阴，象巽卦，二阳居一阴之上，实乾坤之奇偶所化，外阳而内阴，但阳倍于阴耳。夏令之热风一经感冒，立时热症叠见，甚至热极似寒。如今时之霍乱转筋症，吐泻交作，肢冷脉厥，误以寒治者，往往立毙，由未明热极似寒之理。人之营卫太和元气充足，何病之有？设有所伤，里气一亏，邪从虚入，一分虚则感邪一分，十分虚则感邪十分，故曰："邪之所凑，其气必虚"，诚至论也。既有所感，必得汗解，邪从表来，须从表去。汗者，人之气液所化，气液一通，正复而邪退矣。其不能得汗者，法当去其阻遏阴阳隧道之邪，燥者润之，湿者燥之，寒者温之，热者清之，自能得汗而解。不足者，必兼补托，切不可一见客邪，率用发散。其寒湿之邪治原不悖，但今时伤阴之质极多，犹虑劫液亡阴难以作汗，况燥热之邪一经温散，无不须臾告毙，难免喻氏医杀之律。业医者亟宜猛省，必察风之来源，勿以"风寒"二字统治也。

——清·余国佩《医理·风无定体论》

【提要】　本论阐述风邪善行而数变，且风无定体常兼夹其他邪气共同为患的特点，提示临床治疗外感病，需要分辨风寒、风热抑或风湿、风燥，辨证用药方得稳妥。

1.2.1.2　寒

《素问》　论伤寒病热[※※]

黄帝问曰：今夫热病者，皆伤寒之类也，或愈或死，其死皆以六七日之间，其愈皆以十日以上者何也？不知其解，愿闻其故。岐伯对曰：巨阳者，诸阳之属也，其脉连于风府，故为诸阳主气也。人之伤于寒也，则为病热，热虽甚不死；其两感于寒而病者，必不免于死。

——《素问·热论》

【提要】　本论阐述发热类疾病多属于伤寒一类，是《内经》时代对于外感疾病病因的普遍认识。此处"伤寒"，是指广义的伤寒。由于太阳为诸阳主气，主一身之表，所以外在六淫邪气侵袭人体，都是从太阳开始，而逐步深入到脏腑。

王　冰　论伤寒最毒[※]

夫伤于四时之气，皆能为病。以伤寒为最毒者，最为杀厉之气，中而即病，故曰伤寒；不即病者，寒毒藏于肌肤，至春变为温病，至夏变为暑病。

——唐·王冰《黄帝内经素问注·阴阳应象大论》

【提要】　本论阐述寒邪致病，有从外感伤寒之气之中而即病和伏而后发两种发病方式。

陈无择　论中寒邪[※]

寒者，乃天地杀厉之气，在天为寒，在地为水，在人脏为肾，故寒喜中肾。肾中之，多使挛急疼痛，昏不知人，挟风则眩晕，兼湿则肿疼。治之唯宜温剂，不可吐下，皆逆也。然寒性虽喜归肾，五脏皆能中之。若中于经络之表则易散，入里则不消，与伤寒脉证无异，但轻重不同。其有本脏即中寒者，经论既载，不可不辨明也。详论在伤寒门。

——宋·陈无择《三因极一病证方论·卷二·叙中寒论》

【提要】　本论阐述寒邪致病的特点、与脏腑的关系、临床表现和治疗原则。因同气相求，在天为寒，在地为水，在人则为肾。故寒邪直中五脏，最喜中肾。寒中经络之表尚易散之，入里则不易消除。

王好古　论寒邪致病※

冬伤于寒者，冬行秋令也。当寒而温，火胜而水亏矣。水既已亏，则所胜妄行，土有余也；所生受病，木不足也；所不胜侮之，火太过也。火土合德，湿热相助，故为温病。使民腠理开泄，少阴不藏，惟房室劳伤，辛苦之人得之，若此者皆为温病。所以不病于冬，而病于春者，以其寒水居卯之分，方得其权，大寒之令复行于春，腠理开泄，少阴不藏，房室劳伤，辛苦之人，阳气泄于外，肾水亏于内，当春之月，时强木长，无以滋生化之源，故为温病耳。故君子周密于冬，少阴得藏于内，腠理以闭拒之，虽有大风苛毒，莫之能害矣。何温病之有哉。人肖天地而生也，冬时阳气俱伏于九泉之下，人之阳气俱藏于一肾之中。人能不扰乎肾，则六阳安静于内。内既得以安，外无自而入矣。此伤寒之源，非天之伤人，乃人自伤也。伤于寒者，皆为病热，为伤寒气，乃热病之总称，故曰伤寒。知寒受热邪明矣。六阴用事于冬，阳气在内，周密闭藏可矣。反劳动之而泄于外，时热已伤于水矣。至春之时，木当发生，阳已外泄，孰为鼓舞；肾水内竭，孰为滋养。此两者同为生化之源。源既已绝，水何赖以生乎。身之所存者，独有热也。时强木长，故为温病矣。

——元·王好古《此事难知·卷上·冬伤于寒春必病温》

【提要】　本论阐述冬季阳气不能潜藏于肾而耗损于外，至春发生之时，肝木无所滋养，感受寒邪发为温病的机理。

雷　丰　冬伤于寒大意

《经》曰：冬伤于寒。谓交立冬之后，寒气伤人。其能固密者，何伤之有？一有不谨，则寒遂伤于寒水之经，即病寒热无汗，脉来浮紧，名曰伤寒是也。一交春令，便不可以伤寒名之。然冬令受寒，有浅深之别焉，深者为中，浅者为冒。盖中寒者，寒邪直中于三阴之里，故有吐泻腹痛，急宜热剂祛寒。冒寒者，寒邪冒于躯壳之外，则有寒热身疼，不难一汗而愈。伤寒、中寒、冒寒，略述其概。犹有冬温之证，不可不详。冬温者，冬应寒而反温，非其时而有其气，人感之而即病者是也。宜用辛凉之法，慎勿误用麻、桂、青龙，若误用之，必变证百出矣。此四者，乃冬时即病之新感也；倘受微寒微温之气，当时未发，必待来春而发者，便是伏气之病，须别诸温而治之。

——清·雷丰《时病论·卷八·冬伤于寒大意》

【提要】　本论阐述寒邪伤人致病的临床表现和特征。冬伤于寒，乃立冬之后，寒气伤人。

寒邪伤寒水之经，表现为寒热无汗，脉浮紧，即太阳伤寒之证。冬令受寒，有浅深之分，深者为中寒，浅者为冒寒。中寒是寒邪直中三阴，冒寒寒邪客于体表。

雷 丰 论冬伤于寒春必病温大意

《经》谓"冬伤于寒，春必病温"，是训人有伏气之为病也。夫冬伤于寒，甚者即病，则为伤寒，微者不即病，其气伏藏于肌肤，或伏藏于少阴，至春阳气开泄，忽因外邪乘之，触动伏气乃发，又不因外邪而触发者，偶亦有之。其藏肌肤者，都是冬令劳苦动作汗出之人；其藏少阴者，都是冬不藏精肾脏内亏之辈。此即古人所谓最虚之处，便是容邪之处。何刘松峰、陈平伯诸公，皆谓并无伏气，悖经之罪，其何逭乎！据丰论春时之伏气有五：曰春温也，风温也，温病也，温毒也，晚发也。盖春温者，由于冬受微寒，至春感寒而触发。风温者，亦由冬受微寒，至春感风而触发。温病者，亦由冬受微寒，寒酿为热，至来春阳气弛张之候，不因风寒触动，伏气自内而发。温毒者，由于冬受乖戾之气，至春夏之交，更感温热，伏毒自内而发。晚发者，又由冬受微寒，当时未发，发于清明之后，较诸温病晚发一节也。此五者，皆由冬伤于寒，伏而不发，发于来春而成诸温病者，当辨别而分治之。

——清·雷丰《时病论·卷一·冬伤于寒春必病温大意》

【提要】 本论阐述"冬伤于寒，春必病温"属于伏气发病，并探讨了其分类。作者认为，冬受微寒，春复感寒，发为春温；冬受微寒，春复感风，发为风温；冬受微寒，伏气化热，发为温病；冬受乖戾之气，春夏之交，复感温热，发为温毒；冬感微寒，当时未发，发于清明之后，为温病晚发。

1.2.1.3 暑

陈无择 论中暑邪※

中暑，其脉阳弱而阴虚，微迟似芤。夫暑，在天为热，在地为火，在人脏为心，故暑喜归心。中之，使人噎闷，昏不知人。入肝，则眩晕顽痹；入脾，则昏睡不觉；入肺，则喘满痿躄；入肾，则消渴利小便。凡中暍死，治之切不得用冷，惟宜温养，得冷则死。道途无汤，即以热土熨脐中，仍使更溺，概可见矣；若发其汗，则恶寒甚；加温针，则发热甚；下之，则淋甚，治之不可不谨也。然伤暑中暍，其实一病，但轻重不同。新校正《要略》者乃云伤寒家别有暍病，非也。详论治法，见伤暑门。

——宋·陈无择《三因极一病证方论·卷二·叙中暑论》

【提要】 本论阐述暑邪致病的特点、与脏腑的关系、临床表现和治疗原则。作者提出感受暑邪，治疗时"不可用冷，惟宜温养"的原则。

李东垣 暑邪致病※*

《刺志论》云：气虚身热，得之伤暑。热伤气故也。《痿论》云：有所远行劳倦，逢大热而渴，则阳气内伐，内伐则热舍于肾。肾者水脏也，今水不能胜火，则骨枯而髓虚，足不任身，发为骨痿。故《下经》曰：骨痿者，生于大热也。此湿热成痿，令人骨乏无力，故治痿独取阳明。

时当长夏，湿热大胜，蒸蒸而炽。人感之，多四肢困倦，精神短少，懒于动作，胸满气促，肢节沉疼；或气高而喘，身热而烦，心下膨痞，小便黄而少，大便溏而频；或痢出黄糜，或如泔色；或渴或不渴，不思饮食，自汗体重；或汗少者，血先病而气不病也。其脉中得洪缓，若湿气相搏，必加之以迟。迟，病虽互换少差，其天暑湿令则一也。宜以清燥之剂治之，名之曰清暑益气汤主之。

——金·李东垣《内外伤辨惑论·卷中·暑伤胃气论》

【提要】 本论发挥了《素问·刺志论》"气虚身热，得之伤暑"之言，提出暑伤胃气之说。暑为阳邪，易伤津耗气，长夏湿热又盛，人多四肢困倦，精神短少，懒于动作，湿热进而会影响到脾胃的运化吸收，出现消化道症状。暑与湿热，最终损伤胃气。

汪 昂 论暑邪※

暑为阳邪，心属离火，故暑先入心，从其类也。巳月六阳尽出于地上，此气之浮也。《经》曰：夏气在经络，长夏气在肌肉，表实者里必虚。又热则气泄，故《经》曰：脉虚身热，得之伤暑。外证头痛口干，面垢自汗，呕逆泄泻，少气倦怠，其大较也。有余证者，皆后传变也。伤暑有兼伤风者，有兼伤寒者，有兼伤湿者，有兼伤食者，有冒暑饮酒引暑入内者，有纳凉巨室，暑不得泄，反中入内者，有手足搐搦名暑风者，有手足逆冷名暑厥者，有昏不知人为中暑者。洁古曰：中热为阳证，为有余；中暑为阴证，为不足。盖肺主气，夏月火盛灼金，则肺受伤而气虚，故多不足。凡中暑者，不可作中风治。

——清·汪昂《医方集解·卷四·清暑之剂》

【提要】 本论阐述暑邪性质、伤暑的临床表现，并将暑病分为暑风、暑厥和中暑三类。

林珮琴 论暑为阳邪※*

暑为阳邪，感之者从口鼻吸入，先阻上焦气分，则为头胀脘闷，渐至面垢舌苔，烦渴自汗。热则气泄，或呕恶腹痛，泄泻肢冷，倦怠少神，经所谓热伤气也。仲景言伤暑脉虚。夫肺主气，夏火烁金，则肺伤而气虚；心主血，暑先入心，则烦汗而脉虚。此《千金》生脉散，所以重保肺而清心也。《经》云：因于暑，汗，烦则喘渴，静则多言。盖暑内扰于营则汗，上迫于肺则喘，内干于心则言多。知暑邪始伤肺，继传心包也。

——清·林珮琴《类证治裁·卷一·暑症论治》

【提要】　本论阐述暑邪致病的特点和临床表现。作者提出，暑邪伤肺，继传心包之说，临床表现以汗、喘、多言为特征。

程国彭　论伤暑※*

古称静而得之为中暑，动而得之为中热。暑阴而热阳也，不思暑字，以日为首，正言热气之袭人耳。夏日烈烈，为太阳之亢气，人触之，则生暑病。至于静而得之者，乃纳凉于深堂水阁，大扇风车，嗜食瓜果，致生寒疾。或头痛身痛，发热恶寒者，外感于寒也；或呕吐腹痛，四肢逆冷者，直中于寒也。与暑证有何干涉？大抵暑证辨法，以自汗、口渴、烦心、溺赤、身热、脉虚为的。然有伤暑、中暑、暑闭之不同。伤暑者，感之轻者也，其症烦热口渴，益元散主之。中暑者，感之重者也，其症汗大泄，昏闷不醒或烦心、喘喝、妄言也。昏闷之际，以消暑丸灌之，立醒。既醒，则验其暑气之轻重而清之，轻者益元散，重者白虎汤。闭暑者，内伏暑气，而外为风寒闭之也。其头痛、身痛、发热恶寒者，风寒也。口渴、烦心者，暑也。四味香薷饮加荆芥、秦艽主之。

——清·程国彭《医学心悟·卷三·伤暑》

【提要】　本论阐述暑邪伤人的病机、暑病的分类及基本治法。作者否认阴暑之说，指出暑为阳邪，夏日炎炎，人触之而发病，以自汗、口渴、烦心、溺赤、身热、脉虚为主要表现。暑病的分类有伤暑、中暑、暑闭三类。从病情轻重程度来看，伤暑为感之轻者，中暑为感之重者，而闭暑为外寒内伏暑气。

邵新甫　论暑邪※*

天之暑热一动，地之湿浊自腾，人在蒸淫热迫之中。若正气设或有隙，则邪从口鼻吸入，气分先阻，上焦清肃不行，输化之机失于常度，水谷之精微亦蕴结而为湿也。人身一小天地，内外相应，故暑病必挟湿者，即此义耳。前人有因动、因静之分，或伤或中之候，以及入心入肝，为疟为痢，中痧，霍乱，暴厥，卒死，种种传变之原，各有精义可参。兹不重悉。

想大江以南，地卑气薄，湿胜热蒸。当此时候，更须防患于先。昔李笠翁记中所谓"使天只有三时而无夏，则人之病也必稀"。此语最确。盖暑湿之伤，骤者在当时为患，缓者于秋后为伏气之疾。其候也，脉色必滞，口舌必腻，或有微寒，或单发热。热时脘痞气窒，渴闷烦冤，每至午后则甚，入暮更剧。热至天明，得汗则诸恙稍缓，日日如是。必要两三候外，日减一日，方得全解。倘如元气不支，或调理非法，不治者甚多。然是病比之伤寒，其势觉缓；比之疟疾，寒热又不分明。其变幻与伤寒无二，其愈期反觉缠绵。若表之汗不易彻，攻之便易溏泻，过清则肢冷呕恶，过燥则唇齿燥裂。每遇秋来，最多是症。求之古训，不载者多。独《己任编》名之曰秋时晚发，感症似疟，总当以感症之法治之。要知伏气为病，四时皆有，但不比风寒之邪一汗而解。温热之气，投凉即安。夫暑与湿，为熏蒸黏腻之邪也，最难骤愈。若治不中，暑热从阳上熏，而伤阴化燥；湿邪从阴下沉，而伤阳变浊。以致神昏耳聋，舌干龈血，脘痞呕恶，洞泄肢冷，棘手之候丛生，竟至溃败莫救矣。参先生用意，宗刘河间三焦论立法，认明暑湿二气，何者为重；再究其病，实在营气何分。大凡六气伤人，因人而化。阴虚者火旺，邪归营分为多；阳虚者湿胜，邪伤气分为多。一则耐清，一则耐温，脏性之阴阳，从此可知也。

——清·叶天士《临证指南医案·卷五·暑》

【提要】　本论阐述暑邪致病的湿热兼杂、缠绵难愈、骤发与伏发并见的致病特征，并重点对伏暑秋发的临床表现、病机转变和治疗原则进行介绍，指出应"宗刘河间三焦论立法，认明暑湿二气，何者为重；再究其病，实在营气何分"。

雷　丰　夏伤于暑大意

夏伤于暑者，谓季夏、小暑、大暑之令，伤于暑也。其时天暑地热，人在其中，感之皆称暑病。夫暑邪袭人，有伤暑、冒暑、中暑之分，且有暑风、暑温、暑咳、暑瘵之异。伤暑者，静而得之为伤阴暑，动而得之为伤阳暑。冒暑者，较伤暑为轻，不过邪冒肌表而已。中暑者，即中暍也，忽然卒倒，如中风状。暑风者，须臾昏倒，手足遂抽。暑温者，较阳暑略为轻可。暑咳者，暑热袭肺而咳逆。暑瘵者，暑热劫络而吐血。又有霍乱之证，因暑气夹风、寒、湿、食扰乱于中。痧气之证，因南方体弱，偶犯沙秽之气。秽浊之证，因暑气夹秽而袭人，即俗称为龌龊也。此皆季夏由暑气所伤之证也。更有春末夏初之疰夏，孟夏之热病，仲夏之霉湿，亦当论治。盖疰夏者，因时令之火为病。热病者，因冬时之伏气为病。霉湿者，入霉之后，梅雨淫淋，感其雨湿之气为病。斯三者，附论于兹，则夏令之病，皆全备矣。

——清·雷丰《时病论·卷四·夏伤于暑大意》

【提要】　本论阐述暑气伤人致病的各种临床表现和特征。因天气暑热，人在其中，易发为暑病。暑邪袭人，有伤暑、冒暑、中暑之分，且有暑风、暑温、暑咳、暑瘵之异；并对因暑致病的多端表现，进行了细致的辨析。

1.2.1.4　湿

陈无择　论中湿邪※*

中湿者，脉沉而细，微缓，以湿溢人肌，肌浮，脉则沉细。夫湿者，在天为雨，在地为土，在人脏为脾，故湿喜归脾，脾虚喜中湿，故曰湿流关节。中之，多使人膜胀，四肢关节疼痛而烦，久则浮肿喘满，昏不知人。挟风，则眩晕呕哕；兼寒，则挛拳掣痛。治之不得猛发汗及灼艾，泄泻惟利小便为佳。故论云：治湿不利小便，非其治也。大汗大下皆死，详论治法，见伤暑门。

——宋·陈无择《三因极一病证方论·卷二·叙中湿论》

【提要】　本论阐述湿邪致病的特点、易侵犯的脏腑和部位、临床表现和治疗原则。作者指出，湿邪中人，会引起人身气机失调，关节疼痛而烦，小便不利为重要见症，故治湿之法应以利小便为要。

虞抟　湿热相生论

丹溪曰：湿土生痰，痰生热。又曰：湿生热，热伤血。是热亦有因湿而生者。《医林类集》云：热气薰蒸，水液不行，日久成湿。是湿亦有生于热者。故治湿者，见大便奔急，小便淋涩，胸腹燥满，此湿中有热也，治湿而宜兼治热者也；治热者，见有脉细而首如裹，后重而粪稀溏，此热中有湿也，治热而宜兼治湿者也。外有燥证者，目赤口干，便秘烦躁，又当用润药以润其燥，非治湿热者论也。

——明·虞抟《苍生司命·卷二（元集）·湿证（九）·湿热相生论》

【提要】　本论阐述湿与热相兼为病的机理和临床表现。作者指出，湿亦有生于热者，热亦有兼湿者，有湿中之热，亦有热中之湿。故治湿要注意兼治热，治热要注意治湿。外燥内湿者，又需兼以润燥。

赵献可　湿论*

有在天之湿，雨露雾是也。在天者本乎气，故先中表之荣卫。有在地之湿，泥水是也。在地者本乎形，故先伤肌肉筋骨血脉。有饮食之湿，酒水乳酪是也。胃为水谷之海，故伤于脾胃。有汗液之湿，谓汗出沾衣，未经解换者是也。有太阴脾土所化之湿，不从外入者也。阳盛则火胜，化为湿热；阴盛则水胜，化为寒湿。其证发热恶寒，身重自汗，筋骨疼痛，小便秘涩，大便溏泄，腰痛不能转侧，跗肿肉如泥，按之不起。

《经》曰：因于湿，首如裹。湿气蒸于上，故头重。又曰：湿伤筋，故大筋缭短，小筋弛长。缭短为拘，弛长为痿。又曰：湿胜则濡泄。故大便溏泄。大便泄，故小便涩。又曰：湿从下受之。故跗肿。又曰：诸湿肿满，皆属脾土。故腹胀，肉如泥。湿气入肾，肾主水，水流湿，各从其类，故腰肾痛。

治法：在上者当微汗，羌活胜湿汤；在下者当利小便，五苓散。夫脾者，五脏之至阴，其性恶湿。今湿气内客于脾，故不能腐熟水谷，致清浊不分。水入肠间。虚莫能制，故濡泄。法当除湿利小便也。

东垣曰：治湿不利小便，非其治也。又曰：在下者引而竭之。圣人之言，虽布在方策，其不尽者，可以意求耳。夫湿淫从外而入里，若用淡渗之剂以除之，是降之又降，乃复益其阴，而重竭其阳。则阳气愈消，而精神愈短矣。是阴重强，阳重衰，反助其邪之谓也。故用升阳风药即瘥。以羌活、独活、柴胡、升麻各一钱，与防风半钱，炙甘草半钱，水煎热服。大法云：湿淫所胜，助风以平之。又曰：下者举之，得阳气升腾而愈矣。又曰：客者除之，是因曲而为之直也。夫圣人之法，可以类推，举一而知百也。

有脚气类伤寒，发热恶寒，必脚胫间肿痛，俱从湿治。《千金方》有阴阳之分。阴脚气，胫处肿而不红；阳脚气，肿而红者是也。

有湿热发黄者，当从郁治。凡湿热之物，不郁则不黄。禁用茵陈五苓散。凡见用五苓茵陈者，十不一生。当用逍遥散。

凡伤寒必恶寒，伤风必恶风，伤湿必恶雨。如伤湿而兼恶寒、无汗，骨节疼痛者，仲景有甘草附子汤。

——明·赵献可《医贯·卷之六·后天要论·湿论》

【提要】 本论对湿邪致病的机理、临床表现和治疗方法进行了探讨。湿有外湿和内湿之别，外湿分为在天之湿、在地之湿、饮食之湿、汗液之湿之别；内湿为太阴脾土所化之湿，有寒湿和湿热之别。

张介宾 论湿※*

湿之为病，有出于天气者，雨雾之属是也，多伤人脏气。有出于地气者，泥水之属是也，多伤人皮肉筋脉。有由于饮食者，酒酪之属是也，多伤人六腑。有由于汗液者，以大汗沾衣，不皇解换之属是也，多伤人肤腠。有湿从内生者，以水不化气，阴不从阳而然也，悉由乎脾肾之亏败。

——明·张介宾《景岳全书·三十一卷·杂证谟·湿证·论证》

【提要】 本论阐述湿邪致病的病机和临床表现。作者认为，湿邪为病，其化有内外之分。外感湿邪，有出于天气之雨雾，多伤人脏气；有出于地气之泥水，多伤人皮肉筋脉。内伤湿滞，有出于饮食酒酪，多伤人六腑；有出于大汗沾衣，多伤人肤腠；有湿从内生者，由乎脾肾亏败，气化失常。

华岫云 论湿※*

湿为重浊有质之邪。若从外而受者，皆由地中之气升腾。从内而生者，皆由脾阳之不运。虽云雾露雨湿，上先受之；地中潮湿，下先受之。然雾露雨湿，亦必由地气上升而致。若地气不升，则天气不降，皆成燥症矣。何湿之有？其伤人也，或从上，或从下，或遍体皆受。此论外感之湿邪。

——清·叶天士《临证指南医案·卷五·湿》

【提要】 本论为阐述湿邪致病的相关理论。湿为重浊之邪，从外而受者，皆由地湿蒸腾所致，如云雾露雨湿，上先受之；地中潮湿，下先受之。从内而生者，皆由脾阳不运所致。

杜铜峰 湿论

湿者，天地间阴阳蒸润之气也。所感之由，或因雾露之侵，或因阴雨所客，或因汗出沾衣，为风所闭；或因涉水行泥，为寒所郁；或因引饮过多，或以卑湿之地，有伤于皮肉筋骨；或感头面四肢，尤多患于腰脚者，盖伤湿则下先受之也。更喜侵于脾胃者，以其同气相感也。大抵湿之为病，感于寒则为寒湿，兼于风则为风湿，动于火则为湿热，逆于气则为湿气，郁聚于中则为痰，流注于下则为水，入皮肤则为顽痹，入气血则为倦怠，入肺则为喘满，入脾则为湿痰肿胀，面目萎黄，入肝则胁满而四节不利，入肾则腰痛胯痛，身如板夹，胁如沙坠，入腑则麻木不仁，入脏则肢体强直。注于关节，或肿或疼；流于经络，难伸难屈；滞于经脉，则为脚气等疾。若内素有寒湿，或初患浮肿等证，又重感外湿，以致内外交攻，正气衰竭，卒倒无知，似乎中风，其脉沉、涩、细、迟者，即中湿也。凡治者，宜分其属寒、属热以施之。湿热者，脉必洪数沉实，证必溺赤口渴，如水之潴蓄而无从得出之，故宜利小便为主。即开沟渠以泄水之义也。寒湿者，脉必沉细缓弱，证必倦怠濡泄，如地雨泥而不能生物之象，故用燥脾土为主，犹用干灰以收泥湿之义也。外如中湿者，乃寒湿之甚，阳气衰微，非参、芍、桂、附等甘温辛热之剂，不能治之。又如积冻凝阴，雨雪相继，而求开霁回春于和气杲日之义也。是以湿之为病，所在皆有，而人不知治者众矣。医者宜审之。

——清·叶天士《叶选医衡·卷上·湿论》

【提要】　本论阐述湿邪为病的辨证论治。湿邪伤人可及全身，而以人体下部为多；多侵犯脾胃，以其同气相求；湿邪与风、寒、热等邪易合而致病。治疗应辨明寒湿、湿热的不同属性，如为湿热治以利小便为主，如为寒湿治以燥脾土为主。

❧ 雷　丰　秋伤于湿大意 ❧

土寄于四季之末，四时皆有湿气，何独《经》谓"秋伤于湿"乎？盖一岁之六气者，风、君、相、湿、燥、寒也。推四之气。大暑至白露，正值湿土司权，是故谓之"秋伤于湿"。鞠通先生列湿温于夏末秋初，诚有高见。丰谓因湿为病者有六：一曰伤湿，一曰中湿，一曰冒湿，一曰湿热，一曰寒湿，一曰湿温。盖伤湿者，有表里之分焉：在表由于居湿涉水，雨露沾衣，从外而受者也。在里由于喜饮茶酒，多食瓜果，从内而生者也。中湿者，卒然昏倒，颇与中风相似。冒湿者，因冒早晨雾露，或冒云瘴山岚。湿热者，夏末秋初感受为多，他时为少。寒湿者，先伤于湿，后伤生冷。湿温者，湿酿成温，温未化热，最难速愈，非寒湿之证，辛散可化，湿热之证，清利可平之比也。此六者，皆湿邪之为病耳。喻嘉言先生又谓"秋伤于燥"，发出秋燥之论。其说未尝有谬。据按六气而论，其实湿气在于秋分之前，燥气在于秋分之后，理固然矣。

——清·雷丰《时病论·卷六·秋伤于湿大意》

【提要】　本论阐述了湿邪为病的各种临床表现与特征。大暑至白露，正值湿土司权，是故谓之"秋伤于湿"。其将湿病分为六类：一曰伤湿，一曰中湿，一曰冒湿，一曰湿热，一曰寒湿，一曰湿温。伤、中、冒，提示了湿邪侵袭部位和病情轻重的不同。其中，湿热、寒湿、湿温，为湿邪兼夹其他邪气，临床表现各异。

❧ 余国佩　湿气论 ❧

湿之为病最多，人所不觉，从来但知避寒避风，不知避湿者，以其为害最缓最隐而难察也。春夏之交，人惟知地渐润，物渐濡；及至湿气升腾，化云、化雾、化露、化雨，其象始见，微则物受其滋，过则物被其腐，人受其气亦然。自下而升，故曰："因于湿者，下先受之"，渐至升高，则口鼻吸入，布于三焦。在经多见足痛而冷；或腰背酸疼，头重如裹；或肢节尽痛，为疮为疡，湿烂缠绵；或寒热身疼，浮肿、痹疼、痿躄种种为病。入里则气机壅塞，为胀、为痞。病时其脉必遏，模糊不清，或沉细似伏，或数滞断续不匀，最似虚寒之脉，误治害人甚速，医家切宜细究。舌必生胎，病深必板贴不松。白者，湿在气分未化，初时可用苦辛温佐淡渗，或苦辛平、苦辛寒，临时制宜；色黄，已化热矣；沉香色，热又甚矣；焦枯，热极伤阴也。实症可下，虚者必用养阴佐苦辛最稳，不可轻下；必见胎浮脉松，方得汗解。胎有由渐而去者，亦有数日后胃气渐苏始去者，必得旧胎浮去，两旁渐生淡薄新白胎方无他虞。将作汗，脉必浮数。汗后脉转沉细无妨，此因邪去正虚之象，得谷数日，脉渐浮圆。凡时邪为病皆如此，不可误进温补，恐余焰复炽，热病重来。以淡食静养为妙。虚甚者，甘平之剂调之亦可。湿病必用苦辛之品者，以其性味能通能降，可以开湿之壅也。佐淡渗者，以淡味得天气之全也。淡即甘之微者，淡薄无味，象天寓有清肃之燥气，故能胜湿。

　　夫天地之间，其机犹囊籥之开阖，时时不息，故能变化万物。其机一停则病，一偏亦病，一息即死。六气之中，寒湿偏于阖，燥火偏于开，风与暑有开有阖。风兼于寒湿则阖，风兼于燥火则开。暑气亦宜分别热多湿多，偏于热者多开，偏于湿者多阖。治病之法，但能体认六气之偏，开阖之理，再能分别药体气味温凉升降补泻之剂，投之得当，其应如响。苦辛之味多开，酸咸之味多阖。甘味属土居中，同开则开，同阖则阖。气之温者多开，气之凉者多阖。性之升者多开，性之降者多阖。补多阖，泻多开。厚味多阖，淡味多开。淡味既得天气之全而又能升能降，以此改变五味无所不可，所谓"白受采"也。涩味则酸之微者，多阖。用药之法，但能分别五味温凉升降补泻，以偏救偏，投之立应，不须某药入某经某腑某脏治某病，纷纷多事也。然物物各具太极阴阳两齐，开中有阖，阖中有开，不过分别开阖之多少耳。治病之理，用开必少佐以阖，用升必加参以降，用温佐凉，用补佐泻，其机方灵，即阴阳相须之道也。湿邪为病最多，不能尽述，予《医案》可以参阅，《温热指南》如叶氏所指诸湿病均当细究，究究均可以参。

——清·余国佩《医理·湿气论》

　　【提要】　本论阐述了关于湿邪诊治的两个问题：其一，讨论了湿邪为患之病因隐匿性、临床表现复杂性，以及通过舌脉判断病情之机转进退、湿病用药之大法与原理；其二，讨论了治病组方选药之法，说明了药物性味温凉升降、补泻开阖的机理，认为组方应遵循阴阳相须之道，做到开阖并用，寒温相适、升降相因。

1.2.1.5　燥

刘完素　论燥邪为病※*

　　燥干者，金肺之本。燥金受热化，以成燥涩也。兼火热，致金衰耗液而损血。郁而成燥者，由风能胜湿，热能耗液。故《经》云：风热火同，阳也；寒湿燥同，阴也。又燥湿，小异也。金燥虽属秋阴，而其性异于寒湿，而反同于风热火也。又加大便干涩，乃大肠受热，化成燥涩，《经》云：诸涩枯涸。又如瘫痪中风，皆因火热耗损血液，玄府闭塞，不能浸润，金受火郁，不能发声，《经》云：肺主声。肢痛软戾者，风热湿相致，而遂以偏枯，语音涩，手足不遂也。然中寒吐泻，亡液而成燥，亦以鲜矣。亦有寒湿相郁，营卫不能开发贯注，多成偏枯。《经》曰：诸涩枯涸，干劲皴揭，皆属于燥也。

——金·刘完素《黄帝素问宣明论方·卷十：燥门·消渴总论》

【提要】　本论阐述燥邪的致病特点、病邪属性、病机传变、病证类别、临床表现等。燥邪为病，多为受热而致金衰耗液而损血，其性异于寒湿，而反同于风热火。

孙一奎　明燥篇

生生子曰：诸书视燥为风热，为血少，是固然矣。予谓诸书仅言病机耳，而令气则未之及也。夫燥是六气中五之气也。运气《六化篇》已明言之。其论曰：在地成形，在天为气。行五而气有六，以分君火相火之化。六气化者，谓寒湿暑燥风火也。乃天之元气，然后三阴三阳上奉之，谓之标。六气皆有一化，举大概也。而《难经》亦曰：辛，商也。丙之柔则金之化明矣。观运气，以卯酉为阳明燥金司天者，又岂无所本哉！夫金者，西方之气，在人主肺。运气所以不言肺而言阳明者，缘肺为华盖，虽阴脏，居膈上，处阳之部位，必待阳而后发，故属阳明也。金之化清与燥，主于秋，为五之气，主秋分后六十日有奇，自斗建酉正至亥之中。天度至此，清气乃行，万物皆燥也。一年之间，有此必然之势，亦有此必然之理也。何以然？金属庚辛，辛为丙妇，带火之气，故燥。予故曰：《素问》言燥者，指令气也。诸书云燥者，指病机也。燥之胎自丙中来。故古人有云：莫治风，莫治燥，治得火时风燥了。此深得夫燥之旨者，同志者详之。

《内经》病机云：诸涩枯涸，干劲皴揭，皆属于燥。

——明·孙一奎《赤水玄珠·卷二·燥门·明燥篇》

【提要】　本论基于四时六气运动的规律，阐述了外燥病因存在的客观性。

喻　昌　秋燥论

喻昌曰：燥之与湿，有霄壤之殊。燥者天之气也；湿者地之气也。水流湿，火就燥，各从其类，此胜彼负，两不相谋。春月地气动而湿胜，斯草木畅茂；秋月天气肃而燥胜，斯草木黄落。故春分以后之湿，秋分以后之燥，各司其政。今指秋月之燥为湿，是必指夏月之热为寒然后可。奈何《内经》病机一十九条，独遗燥气，他凡秋伤于燥，皆谓秋伤于湿。历代诸贤，随文作解，弗察其讹，昌特正之。

大意谓春伤于风，夏伤于暑，长夏伤于湿，秋伤于燥，冬伤于寒。觉六气配四时之旨，与五运不相背戾，而千古之大疑始一决也。然则秋燥可无论乎？夫秋不遂燥也，大热之后，继以凉生，凉生而热解，渐至大凉，而燥令乃行焉。《经》谓阳明所至，始为燥，终为凉者，亦误文也。岂有新秋月华露湛，星润渊澄，天香遍野，万宝垂实，归之燥政？迨至山空月小，水落石出，天降繁霜，地凝白卤，一往坚急劲切之化，反谓凉生，不谓燥乎？或者疑燥从火化，故先燥而后凉。此非理也。深乎！深乎！上古《脉要》曰：春不沉，夏不弦，秋不数，冬不涩，是谓四塞。谓脉之从四时者，不循序渐进，则四塞而不通也。所以春夏秋冬孟月之脉，仍循冬春夏秋季月之常，不改其度。俟二分二至以后，始转而从本令之王气，仍为平人顺脉也。故天道春不分不温，夏不至不热，自然之运，悠久无疆。使在人之脉，方春即以弦应，方夏即以数应，躁促所加，不三时而岁度终矣。其能长世乎？即是推之，秋月之所以忌数脉者，以其新秋为燥所胜，故忌之也。若不病之人，新秋而脉带微数，乃天真之脉，何反忌之耶？且夫始为燥，终为凉，凉已即当寒矣，何至十月而反温耶？凉已反温，失时之序，天道不几顿乎！不知十月反温，不从凉转，正从燥生，盖金位之下，火气承之，以故初冬常温，其脉之应，仍从乎金之涩耳。由涩而沉，其涩也，为生水之金；其沉也，即为水中之金矣。珠辉玉映，伤燥云乎哉？然新秋之凉，方以却暑也，而夏月所受暑邪，即从凉发。《经》云：当暑汗不出者，秋成风疟。举一疟，而凡当风取凉，以水灌汗，乃至不复汗而伤其内者，病发皆当如疟之例治之矣。其内伤生冷成滞下者，并可从疟而比例矣。以其原来皆暑湿之邪，外内所主虽不同，同从秋风发之耳。若夫深秋燥金主病，则大异焉。《经》曰：燥胜则干。夫干之为害，非遂赤地千里也。有干于外而皮肤皴揭者，有干于内而精血枯涸者，有干于津液而荣卫气衰、肉烁而皮著于骨者，随其大经小络，所属上下中外前后，各为病所。燥之所胜，亦云熯矣。至所伤则更厉，燥金所伤，本摧肝木，甚则自戕肺金。盖肺金主气，而治节行焉。此惟土生之金，坚刚不挠，故能杀生自由，纪纲不紊。若病起于秋而伤其燥，金受火刑，化刚为柔，方圆且随型埴，欲仍清肃之旧，其可得耶？《经》谓咳不止而出白血者死，白血谓色浅红，而似肉似肺者，非肺金自削，何以有此？试观草木菁英可掬，一乘金气，忽焉改容，焦其上首。而燥气先伤上焦华盖，岂不明耶？详此则病机之诸气膹郁，皆属于肺；诸痿喘呕，皆属于上，二条明指燥病言矣。《生气通天论》谓：秋伤于燥，上逆而咳，发为痿厥。燥病之要，一言而终，与病机二条适相吻合。只以误传伤燥为伤湿，解者竟指燥病为湿病，遂至经旨不明。今一论之，而燥病之机，了无余义矣。其左胠胁痛，不能转侧，嗌干面尘，身无膏泽，足外反热，腰痛惊骇，筋挛，丈夫癞疝，妇人少腹痛，目昧眦疮，则燥病之本于肝，而散见不一者也。《内经》燥淫所胜，其主治必以苦温者，用火之气味而制其胜也。其佐以或酸或辛者，临病制宜，宜补则佐酸，宜泻则佐辛也。其下之亦以苦温者，如清甚生寒，留而不去，则不当用寒下，宜以苦温下之。即气有余，亦但以辛泻之，不以寒也。要知金性畏热，燥复畏寒，有宜用平寒而佐以苦甘者，必以冷热和平为方，制乃尽善也。又六气凡见下承之气，方制即宜少变。如金位之下，火气承之，则苦温之属宜减，恐其以火济火也。即用下，亦当变苦温而从寒下也。此《内经》治燥淫之旨，可赞一辞者也。至于肺气膹郁，痿喘呕咳，皆伤燥之剧病，又非制胜一法所能理也。兹并入燥门，细商良治，学者精心求之，罔不获矣。若但以润治燥，不求病情，不适病所，犹未免涉于粗疏耳。

《痹论》云：阴气者，静则神藏，躁则消亡。下文但言饮食自倍，肠胃乃伤，曾不及于肺也。其所以致燥而令阴气消亡之故，引而未发也。至《灵枢》云：形寒饮冷则伤肺，始知伤肺关于寒冷矣。可见肺气外达皮毛，内行水道，形寒则外寒从皮毛内入，饮冷则水冷从肺中上溢，遏抑肺气，不令外扬下达，其治节不行，周身之气，无所禀仰，而肺病矣。究竟肺为娇脏，寒冷所伤者，十之二三；火热所伤者，十之七八。寒冷所伤，不过裹束其外；火热所伤，则更消烁其中，所以为害倍烈也。然火热伤肺，以致诸气膹郁，诸痿喘呕而成燥病，百道方中，率皆依样葫芦，如乌药、香附、紫苏、半夏、茯苓、厚朴、丁、沉、诃、蔻、姜、桂、蓬、棱、槟榔、益智之属，方方取足。只因《内经》脱遗燥证，后之无识者，竟皆以燥治燥，恬于操刃，曾不顾阴气之消亡耳。

虽以东垣之大贤，其治燥诸方，但养荣血，及补肝肾亏损，二便闭结而已，初不论及于肺也，是非谓中下二焦有燥病，而上焦独无也？不过厥经旨伤湿之疑，遂因仍不察耳。夫诸气膹郁之属于肺者，属于肺之燥，非属于肺之湿也。苟肺气不燥，则诸气禀清肃之令，而周身四达，亦胡致膹郁耶？诸痿喘呕之属于上者，上亦指肺，不指心也。若统上焦心肺并言，则心病不主痿喘及呕也。惟肺燥甚，则肺叶痿而不用，肺气逆而喘鸣，食难过膈而呕出。三者皆燥证之极者也。经文原有"逆秋气，则太阴不收，肺气焦满"之文，其可称为湿病乎？更考东垣治肺消方中，引用白豆蔻、荜澄茄，及治诸气方中，杂用辛香行气之药。觉于伤燥一途，有未悉耳。又如丹溪折衷杂证，为后代所宗，亦无一方一论及于肺燥，但于热郁汤下云，有阴虚而得之者，有胃虚食冷物，抑遏阳气于脾土中而得之者，其治法皆见发热条中。此治非阴虚非阳陷，亦不发热，而常自蒸蒸不解者。夫蒸蒸不解，非肺气为热所内蒸，而不能外达耶？方用连翘、薄荷叶、黄芩、山栀仁、麦门冬、甘草、郁金、瓜蒌皮穰八味，竹叶为引。方后复设为问答云：何不用苍术、香附、抚芎？曰：火就燥，燥药皆能助火，故不用也。似此一方，示不欲以燥助火之意。于热郁之条，其不敢以燥益燥，重伤肺金，隐然可会。何为不立燥病一门，畅发其义耶？又如缪仲醇治病所用者，无非四君、四物、二冬、二母、沙参、玄参、黄芪、山药、苏子、橘红、桑叶、枇杷叶、杏仁、枣仁、扁豆、莲心、瓜蒌、五味、升、葛、柴、前、芩、莲、栀、柏、滑石、石膏、菊花、枸杞、牛膝、续断、薏苡、木瓜、胡麻、首乌、豆豉、霜梅、胶饴之属，千方一律，不过选择于此，增入对证一二味，自成一家。识者称其不尽用方书所载，投之辄效，盖独开门户者也。又有称其精于本草，择用五六十种无过之药，屡获奇验，无以多为者。昌谓不然。世之患燥病者多，仲醇喜用润剂，于治燥似乎独开门户。然亦聪明偶合，未有发明，可以治内伤之燥，不可以治外感之燥，何况风寒暑湿哉？节取其长可矣！

《内经》云：心移热于肺，传为膈消，肺燥之由来者远矣。苟其人肾水足以上升而交于心，则心火下降而交于肾，不传于肺矣。心火不传于肺，曾何伤燥之虞哉？即肾水或见不足，其肠胃津血足以协济上供，肺亦不致过伤也。若夫中下之泽尽竭，而高源之水犹得措于不倾，则必无之事矣。所以经文又云：二阳结，谓之消。手阳明大肠热结而津不润，足阳明胃热结而血不荣，证成消渴，舌上赤裂，大渴引饮。与心移热于肺，传为膈消，文虽异而义则一也。治膈消者，用白虎加人参汤专救其肺，以施于诸气膹郁，诸痿喘呕，罔不合矣。学者可不知引申触类，以求坐进此道耶？

《阴阳别论》云：二阳之病发心脾，有不得隐曲，男子少精，女子不月，其传为风消，其传为息贲，死不治。此亦肺燥所由来，而未经揭出者。夫燥而令男子精液衰少，女子津血枯闭，亦云极矣。然其始，但不利于隐曲之事耳；其继，则胃之燥传入于脾而为风消。风消者，风热炽而肌肉消削也。大肠之燥，传入于肺而为息贲。息贲者，息有音而上奔不下也。是则胃肠合心脾以共成肺金之燥。三脏二腑，阴气消亡殆尽，尚可救疗者乎？夫由心之肺，已为死阴之属。然脾气散二阳之精，上输于肺，犹得少苏涸鲋。今以燥之为害，令生我者尽转而浚我之生，故直断为死不治也。从前惯惯，特绎明之。

"病机十九条"内云：诸涩枯涸，干劲皱揭，皆属于燥。燥金虽为秋令，虽属阴经，然异于寒湿，同于火热。火热胜则金衰，火热胜则风炽，风能胜湿，热能耗液，转令阳实阴虚。故风火热之气，胜于水土而为燥也。

肝主于筋，风气自甚，燥热加之，则液聚于胸膈，不荣于筋脉而筋燥，故劲强紧急而口噤，或瘛疭、昏冒、僵仆也。

风热燥甚，怫郁在表而里气平者，善伸数欠，筋脉拘急，或时恶寒，或筋惕而搐，脉浮数而弦。若风热燥并郁甚于里，则必为烦满，必为闷结，故燥有表里气血之分也。

至于筋缓不收，痿痹不仁，因其风热胜湿，为燥日久，乃燥病之甚者也。至于诸气膹郁，诸痿喘呕，皆属于肺。金从燥化，金且自病，而肺气日见消亡，又何论痿痹乎？

　　五脏五志之火，皆有真液以养之，故凝聚不动。而真液尤赖肾之阴精，胃之津液，交灌于不竭。若肾胃之水不继，则五脏之真阴随耗。五志之火，翕然内动，而下上中三消之病作矣。河间云：燥太甚而脾胃干涸，则成消渴，亦其一也。

　　燥病必渴，而渴之所属各不同。有心肺气厥而渴，有肝痹而渴，有脾热而渴，有肾热而渴，有胃与大肠结热而渴，有小肠痹热而渴。有因病疟而渴，有因素食肥甘而渴，有因醉饮入房而渴，有因远行劳倦遇大热而渴，有因伤害胃干而渴，有因风而渴。五脏部分不同，病之所遇各异，其为燥热亡液则一也。另详消渴门。

　　治燥病者，补肾水阴寒之虚，而泻心火阳热之实，除肠中燥热之甚，济胃中津液之衰，使道路散而不结，津液生而不枯，气血利而不涩，则病日已矣。

　　肾恶燥，急食辛以润之。故肾主五液，津则大便如常。若饥饱劳逸，损伤胃气，及食辛热味厚之物，而助火邪，伏于血中，耗散真阴，津液亏少，故大便结燥。仲景云：小便利，大便硬，不可攻下，以脾约丸润之。戒轻下而重伤津液也。然脏结复有阳结、阴结之不同。阳结者以辛凉润之，阴结者以辛温润之，其辨又在微芒之间矣。

　　律五条

　　凡秋月燥病，误以为湿治者，操刃之事也。从前未明，咎犹可逭。今明知故犯，伤人必多。蘖镜当前，悔之无及。

　　凡治燥病，燥在气而治血，燥在血而治气，燥在表而治里，燥在里而治表，药不适病，医之过也。

　　凡治杂病，有兼带燥证者，误用燥药，转成其燥，因致危困者，医之罪也。

　　凡治燥病，须分肝、肺二脏见证。肝脏见证，治其肺燥可也。若肺脏见证，反治其肝，则坐误矣，医之罪也。肝脏见燥证，固当急救肝叶，勿令焦损，然清其肺金，除其燥本，尤为先务。若肺金自病，不及于肝，即专力救肺。焦枯且恐立至，尚可分功缓图乎？

　　凡治燥病，不深达治燥之旨，但用润剂润燥，虽不重伤，亦误时日，只名粗工，所当戒也。

——清·喻昌《医门法律·卷四·伤燥门·秋燥论》

　　【提要】　本论系统、完整地论述了秋燥致病，并确立治疗大法，创制治燥专方。作者指出《内经》"秋伤于湿"的说法是误文，当为"秋伤于燥"，认为秋燥的形成乃是"大热之后，继以凉生，凉生而热解，渐至大凉而燥气乃行"。燥邪为病，在外则皮肤皱揭，在内则精血枯涸，津液耗竭。燥气过胜，多伤肝肺两脏。肝伤于燥，则见胁痛、筋挛、少腹痛，目昧等症；燥气伤肺，耗伤肺津，治节无权，则清肃之令不能下行，遂成息贲、喘息等症。作者根据燥邪致病的病因病机与临床症状，基于刘完素提出的"治燥病者，补肾水阴寒之虚，而泻心火阳热之实，除肠中燥热之甚，济胃中津液之衰，使道路散而不结，津液生而不枯，气血利而不涩，则病日已矣"的治疗思路，强调清润肺气，自制清燥救肺汤，用治诸气膹郁、诸痿喘呕等症。其用意是使肺气得润，肃降能行，治节有权，则诸症自愈。

　　　　吴鞠通　燥气论

　　前三焦篇所序之燥气，皆言化热伤津之证，治以辛甘微凉（金必克木，木受克，则子为母复仇，火来胜复矣），未及寒化。盖燥气寒化，乃燥气之正，《素问》谓"阳明所至为清劲"是也。《素问》又谓"燥急而泽"（土为金母，水为金子也），本论多类及于寒湿、伏暑门中，如腹痛呕吐之类，《经》谓"燥淫所胜，民病善呕，心胁痛不能转侧"者是也。治以苦温，《内经》治燥之正法也。前人有六气之中，惟燥不为病之说。盖以燥统于寒（吴氏《素问》注云：寒统燥湿，暑统风火，故云寒暑六入也）而近于寒，凡是燥病，只以为寒，而不知其为燥也。合六气而观之，余俱主生，独燥主杀，岂不为病者乎！细读《素问》自知。

再前三篇原为温病而设，而类及于暑温、湿温，其于伏暑、湿温门中，尤必三致意者，盖以秋日湿踞于内，新凉燥气加于外，燥湿兼至，最难界限清楚，稍不确当，其败坏不可胜言。《经》谓粗工治病，湿证未已，燥证复起，盖谓此也（湿有兼热兼寒，暑有兼风兼燥，燥有寒化热化。先将暑湿燥分开，再将寒热辨明，自有准的）。

——清·吴鞠通《温病条辨·卷四：杂说·燥气论》

【提要】 本论阐述燥气为病的特点、病邪属性和治疗原则。作者指出，秋日湿踞于内，新凉燥气加于外，燥湿兼至，常常使人难以分清界限。燥邪是以耗伤人体津液为特点。同时，燥气多有寒化的表现，所以临床常出现以燥为寒的误诊情况。燥邪又易与湿、暑二邪等相互混淆，需要将暑、湿、燥分开，方能准确辨识燥邪致病。此外，根据环境、体质等影响因素，燥邪还有寒化、热化之不同，所以又有寒燥、温燥的区别。

余国佩 燥气论

古谓"秋伤于湿，冬发为咳"者，指初秋尚多暑湿，故仍以湿治也。秋分以后，天之乾金渐降至地，则燥金用事矣。燥降则湿潜，其时西风常至，霜飘叶落，地土渐坼，大地均成燥象。盖燥秉乾金肃杀之气，金火同宫，万物枯萎，故曰"火就燥"。物类相感而变，一定之理也。

夫人经夏月炎蒸，液为汗耗，脏腑枯涸，或再调摄失宜，更致水竭金枯，易于感燥。燥从上降，肺金先受，故多从肺家见症，干咳，胸满，气逆，或牵引胸臆作痛不能转侧，喘急呕吐，鼻干唇燥，咽疼嗌干，舌燥少津，皮肤皲裂，寒热身痛。肺主一身之气，气滞则机关不利，一身痛极，肺主皮毛，甚至肌痛不可手近。肺燥则不能运布水精，中宫水液既难四布，直注下焦，腹痛泄泻，或外溢为肿。脉多细涩而动，即《脉诀》之紧者而有不利之象，或兼数，多发于秋冬之间或天干少雨之岁，虽冬末亦多燥邪，有似风寒为病。若误投辛温发散，或见其痛泻进以温中香燥之品理气止泻，多致不救。每见误用温燥止泻，不但不能止泻，大便必反下血，色似血料，见此必危。盖燥极不但气滞，血亦瘀败，由上焦波及中下气分走入营分故也。燥属干涩之象，治之必用润滑之品，刚以柔治；微加苦辛之味，苦以胜之，辛以行水润燥，甘味属湿土，宜以为佐。自制解燥汤主之：

南沙参三钱、桔梗一钱、瓜蒌皮二钱、知母一钱、薄荷五分、甜杏仁一钱半、甘草五分、牛蒡子一钱半、薤白二钱、梨皮、甘蔗皮为引。

方用沙参、知母、甘草保肺养液，参以杏仁、桔梗、牛子。方中薄荷体虽微燥，用以为佐，微苦微辛能清能散，不助燥而能清外感之燥；蒌皮、薤白体滑而润，以解在里之燥，且能流利气机，理一切诸痛，一、二剂后，自能微汗而解。体虚者，南沙参易北沙参，或再加玉竹润燥托邪；热退则宜去薄荷、桔梗、牛子；胸腹痛未止者，加郁金五分磨服；或咳嗽不止、胸前板憋，或痰中带血，桑叶、象贝、麻仁、苏子、紫菀、百部之类均可参用；兼虚甚者，阿胶、生地、二冬、白蜜、蔗浆、梨汁随症酌加。如喻氏诸法，斟酌所宜，俱可择用。邪陷难解者，叶氏每用复脉汤去姜、桂，三才汤，地黄汤去苓，泻加北沙参、二冬之品。如燕窝、鸭汤、肉汤、晚米均能救液润燥，临时制宜，非能预定也。

又如燥症之初或久病之后，宜于温散、温润之品。温润如当归、熟地、枸杞、苁蓉、柏子仁、鹿胶之类；温散如细辛、芥子、桂枝、姜汁、葱白之类。此皆辛润之品，祛邪行水润燥最妙。防风、秦艽虽曰风药中之润剂，较此仍觉其燥也。燥病往往有兼湿者，半夏、滑石体皆滑，可佐用；再参细辛、芥子、姜汁行水去湿而不助燥。湿化热者，芦根、姜汁炒木通、童便炒黄柏、竹叶、芦根之类均可择用。湿与燥及温热之邪，芦根之为功最大。大凡热邪俱能伤肺，清肃一钝，则一身气机皆壅，为病种种。芦根色白体轻中空，其味甘淡，外达肌表，内通脏腑，解肌、利二便，治肺胃之热病，以其体味均宜肺胃，故多取效。

有一种湿病，阳为湿遏不能外达下行，凛凛畏寒，足冷，或恶风寒，或拘"有寒则寒"之句，投以温散，其寒反甚，但用芦根、灯草甘淡通阳利窍，浓煎服之，下咽即觉热从外达，津津汗出而解，屡验不爽。夫人之汗，皆从液化，一感人气之阻滞，肺必不能布水精，行津液，故难成汗。但辨六气中何气为病，宜用何药以祛其邪，津液自行而汗自出，何泥定用风药方能发散耶？如燥病用润剂、湿病用燥剂、热病用凉剂、暑病用清剂、寒病用温剂、阴虚养阴液、阳虚用益气，均能化汗而解。今时风俗，不拘四时感冒客邪，必曰风寒，虽在夏月，亦用风药发散。轻则紫苏或羌防荆芥，甚至麻桂之品误行发汗，往往轻病致重，重病变危，医家病家均不觉察，惜哉！予另有《风无定体论》在后，可以参阅。

甲申岁多燥病，冬间尤甚，喘咳、胸痛、寒热、身疼，误投羌活表剂，少顷汗出如水，身冷如冰，舌暗不语而死者甚多。余曾治同乡王姓妇如前恙，前医用羌活汤汗出如雨，厥不知人，经一昼夜。见其经日不死，知其真阴未败，重用救液润燥法援之，然邪已深陷，内外机关全闭，又难再佐清解，仿林药刮刺法，针十指而音出矣；继以宣络救液调理获愈。运会值下元之候，譬以一岁正在冬令，万物凋枯，燥病为多。费建中有《大运论》，虽未言及燥邪，其意用药宜从大运之更变，不可执一，医家所当深究者也。燥症每多杂见，非只前论可尽，喻嘉言、缪仲淳、刘河间、柯韵伯、叶天士、汪文端公均有发明，俱宜参阅。如今时之痘症、痢症均属燥病，余另有《痘症辨正》详述之。

或问：泄痢腹痛俱属寒滑之象，何得仍用润滑之品为治？殊不知痛泻本非一端，燥邪之泻自有分别，邪既伤肺，不能布水液而输膀胱，燥火逼其直注大肠而出，燥气干滞，所泻必艰涩难出而少，与湿邪热泻倾肠滑利者不同。泻痢已经亡阴，津枯肠涩，而燥邪频迫，故里急难下，古用香连适足助燥，惟养营清燥，脉气一畅即愈。庚子年多噤口痢，江北极多，医家遵古法用芩、连不效。余用石膏清燥救肺，南沙参、知母、麦冬养阴助胃，瓜蒌、薤白滑利通气而止痛，细辛、芥子辛润行水以外达，舌有黄腻胎者夹湿热也，少参姜汁炒黄连数分。投之即愈，而食进痛止矣。古法治痢，腹痛用槟榔、木香、枳壳行气，此数味均能破气性燥，非燥家所喜。如败毒散纯用风药亦能耗液。味苦之芩连均属火味，最能助燥，兼湿者不得已少用数分，必加润药以济之。体虚液耗之人，一经痢症即愈，北沙参、当归、生熟地、枸杞、苁蓉、玉竹、麦冬、知母、燕窝、阿胶之类，均当早进。龟板、鳖甲、石决明之类，养阴又渗湿，燥兼湿者宜佐用此。《东医宝鉴》之法，燥症散见于诸病。

余《医案》多有发明，可以参考。

——清·余国佩《医理·燥气论（附治法）》

【提要】　本论阐述燥邪为病主要关乎肺脏，并对其临床表现进行详析，指出燥病制方的基本原则，即"治之必用润滑之品，刚以柔治；微加苦辛之味，苦以胜之，辛以行水润燥，甘味属湿土，宜以为佐。"作者强调了燥病的广泛性，且容易被误诊误治，故临床需要仔细甄别。素有阴分不足之人，一经燥病，多难挽回生机。因此，切当小心用药，即有不得已用燥药之证，也应多以润药辅佐调剂之。

❧ 费伯雄　论秋燥 ❧

燥为六淫之一，《内经》于此条，并未大畅其说。至西昌喻氏著《秋燥论》一篇，谓世俗相沿，误以湿病为燥病，解者亦竟以燥病为湿病，而于《内经》所谓"秋伤于燥，上逆而咳，发为痿厥"数语，全然误会，可谓独具只眼，大声喝破矣。惟篇中谓秋不遽燥，大热之后，继以凉生，凉生而热解，渐至大凉，而燥令乃行焉。此则燥字之义，乃作大凉解，而燥中全无热气矣。独不思"秋阳以暴之"一语，朱子注中谓秋日燥烈，言暴之干也。可见秋阳甚于夏日，燥非全主乎凉。乃篇中又申其说，以为天道春不分不温，夏不至不热，则秋不分不燥之意，隐然言下矣。信斯言也，则必秋分以后，方得谓之秋燥。是燥病亦只主得半季，而秋分以前之四十五日，全不关秋燥矣。由斯以推，则冬至以后方是伤寒，春分以后方是春温，夏至以后方是三气；而于冬至以前、春分以前、夏至以前、秋分以前之四十五日内，所感者为何气，所得者谓之何病乎？愚谓燥者干也，对湿言之也。立秋以后，湿气去而燥气来。初秋尚热，则燥而热；深秋既凉，则燥而凉。以燥为全体，而以热与凉为之用，兼此二义，方见燥字圆相。若专主一边，遗漏一边，恐非确论。窃附管见，或亦愚者千虑之一得云。

——清·费伯雄《医醇賸义·卷二·秋燥》

【提要】　本论对喻昌所论秋燥属性加以辨析，认为秋燥未必全属凉，亦多温性。作者指出，立秋以后湿气去而燥气来。初秋尚热，则燥而热；深秋既凉，则燥而凉，分别提出了温燥和凉燥的概念。认为初秋尚热，多温燥；深秋已凉，多凉燥。究其原因，同是感受燥邪，要看是夹温邪还是夹寒邪。

1.2.1.6　火热

❧ 《素问》　论热 ❧

南方生热，热生火，火生苦，苦生心，心生血，血生脾，心主舌。其在天为热，在地为火，在体为脉，在脏为心，在色为赤，在音为徵，在声为笑，在变动为忧，在窍为舌，在味为苦，在志为喜。喜伤心，恐胜喜；热伤气，寒胜热；苦伤气，咸胜苦。

——《素问·阴阳应象大论》

【提要】　本论阐述火热之气的产生及其与人体生理疾病、情志的关系。南方产生热气，热能生火，在天为热，在地为火，热能伤气。自然火热邪气伤人，会耗伤人体之气。

《素问》　论热淫[※*]

少阴司天，其化以热……少阴司天，热淫所胜，怫热至，火行其政。民病胸中烦热，嗌干，右胠满，皮肤痛，寒热咳喘，大雨且至，唾血血泄，鼽衄嚏呕，溺色变，甚则疮疡胕肿，肩背臂臑及缺盆中痛，心痛肺䐜，腹大满，膨膨而喘咳，病本于肺。尺泽绝，死不治。

——《素问·至真要大论》

【提要】　本论阐述少阴司天与热邪之间的关系。少阴司天，气从热化。少阴司天之年，热气淫其所胜的金气，郁热乃至，火行其政。热邪侵犯人体，出现诸多病证，病本在热邪伤肺。

《素问》　论火淫[※*]

少阳司天，气化以火……少阳司天，火淫所胜，则温气流行，金政不平。民病头痛，发热恶寒而疟，热上皮肤痛，色变黄赤，传而为水，身面胕肿，腹满仰息，泄注赤白，疮疡，咳唾血，烦心胸中热，甚则鼽衄，病本于肺。天府绝，死不治。

——《素问·至真要大论》

【提要】　本论阐述少阳司天与火邪之间的关系。少阴司天，气从火化。少阳司天之年，火气淫其所胜之金气，则温气流行，金之政令不得平静，火邪侵犯人体，出现诸多病证，病本在于火邪伤肺。

余　霖　论疹为火之苗[※*]

火之为病，其害甚大，土遇之而赤，金遇之而熔，木遇之而燃，水不胜火则涸，故《易》曰：燥万物者，莫熯乎火。古人所谓元气之贼也。以是知火者疹之根，疹者火之苗也。如欲其苗之外透，非滋润其根，何能畅茂？一经表散，燔灼火焰，如火得风，其焰不愈炽乎？焰愈炽，苗愈遏矣，疹之因表而死者，比比然也。其有表而不死者，乃麻疹、风疹、暑疹之类。有谓疹可治而斑难医，人或即以疫疹为斑耳。夫疹亦何不可治之有？但人不敢用此法耳！

——清·余霖《疫疹一得·卷上·疫疹案》

【提要】　本论阐述火热毒邪与疫疹的关系。热毒蕴于内，疹疾发于外，故火毒为疹之病根；且疹之色泽范围均与火毒的炽烈程度成正比，故疹是诊察火毒盛衰的一个外在表现。

1.2.2　时行温热疠气

张仲景　论时行[※*]

凡时行者，春时应暖而反大寒，夏时应热而反大凉，秋时应凉而反大热，冬时应寒而反大温，此非其时而有其气。

——汉·张仲景《伤寒论·伤寒例》

【提要】 本论阐述非时之气致病之由。非时之气，如春时应暖而反大寒，夏时应热而反大凉，秋时应凉而反大热，冬时应寒而反大温。

巢元方 论时气※*

夫时气病者，此皆因岁时不和，温凉失节，人感乖戾之气而生病者，多相染易。

——隋·巢元方《诸病源候论·卷九·时气病诸候·时气令不相染易候》

【提要】 本论阐述时气病因岁时不和，温凉失节，人感乖戾之气而生病。时气病具有传染性。

巢元方 论时行※*

时行病者，是春时应暖而反寒，夏时应热而反冷，秋时应凉而反热，冬时应寒而反温，此非其时而有其气，是以一岁之中，病无长少，率相似者，此则时行之气也。从立春节后，其中无。暴大寒，不冰雪，而人有壮热为病者，此则属春时阳气，发于冬时，伏寒变为温病也。从春分以后至秋分节前，天有暴寒者，皆为时行寒疫也。一名时行伤寒。此是节后有寒伤于人，非触冒之过也。若三月、四月有暴寒，其时阳气尚弱，为寒所折，病热犹小轻也；五月、六月阳气已盛，为寒所折，病热则重也；七月、八月阳气已衰，为寒所折，病热亦小微也。其病与温及暑病相似，但治有殊耳。

——隋·巢元方《诸病源候论·卷九·时气病诸候·时气候》

【提要】 本论阐述时行病之病因病机。时行病是春时应暖而反寒，夏时应热而反冷，秋时应凉而反热，冬时应寒而反温，此即非其时而有其气所致。时行病是因四季气温的反常变化而致病，并非触冒传染邪气而得，不具有传染性。

巢元方 论温病※*

此病皆因岁时不和，温凉失节，人感乖戾之气而生病，则病气转相染易，乃至灭门，延外人，故须预服药及为法术以防之。

——隋·巢元方《诸病源候论·卷十·温病诸候·温病令人不相染易候》

【提要】 本论阐述温病产生的原因。温病乃岁时不和，温凉失节，人感乖戾之气而生病。本论所述的温病，具有传染病的特点，且病情重，致死率高。从传染程度来看，温病似基于时气病。

巢元方 论疫疠※*

其病与时气、温、热等病相类，皆由一岁之内，节气不和，寒暑乖候，或有暴风疾雨，雾露不散，则民多疾疫。病无长少，率皆相似，如有鬼厉之气，故云疫疠病。

——隋·巢元方《诸病源候论·卷十·疫疠病诸候·疫疠病候》

【提要】 本论阐述疫疠的产生原因。疫疠病与时气、温、热等病相类，皆由一岁之内，气候异常，感受鬼厉之气而致。疾病暴发时患者临床表现相似，无论长幼皆可患病。

庞安时 天行温病论

庞曰：辛苦之人，春夏多温热者，皆由冬时触冒寒毒所致。自春及夏至前为温病者，《素问》、仲景所谓伤寒也。有冬时伤非节之暖，名曰冬温之毒，与伤寒大异，实时发病温者，乃天行之病耳。其冬月温暖之时，人感乖候之气，未即发病，至春或被积寒所折，毒气不得泄，至天气暄热，温毒乃发，则肌肉斑烂也。又四时自受乖气，而成腑脏阴阳温毒者，则春有青筋牵，夏有赤脉攒，秋有白气狸，冬有黑骨温，四季有黄肉随，治亦别有法。《难经》载五种伤寒，言温病之脉，行在诸经，不知何经之动，随经所在而取之。中风木，伤寒金，热病火，湿温水，温病土，治之者各取其所属。据《难经》温病，本是四种伤寒，感异气而变成温病也。土无正形，因火而名，故以温次热也。土寄在四维，故附金木水火而变病，所以王叔和云：阳脉浮滑，阴脉濡弱，更遇于风热，变成风温；阳脉洪数，阴脉实大，更遇其热，变成温毒，温毒为病最重也；阳脉濡弱，阴脉弦紧，更遇湿气，变为湿温；脉阴阳俱盛，重感于寒，变成温疟，斯乃同病异名，同脉异经者也。故风温取足厥阴木、手少阴火，温毒专取手少阴火，温疟取手太阴金，湿温取足少阴水、手少阴火，故云随经所在而取之也。天行之病，大则流毒天下，次则一方，次则一乡，次则偏着一家，悉由气运郁发，有胜有伏，迁正退位，或有先后。天地九室相形，故令升之不前，降之不下，则天地不交，万化不安，必偏有宫分，受斯害气，庄子所谓"运动之泄者"也。且人命有遭逢，时有否泰，故能偏着一家。天地有斯害气，还以天地所生之物，以防备之，命曰贤人知方矣。

——宋·庞安时《伤寒总病论·卷五·天行温病论》

【提要】 本论阐述温病可分为伏气之病和天行温病两类。前者为冬时触冒寒毒，至春及夏至前发者，具有一定的传染性；后者为四时自受乖气而成，颇有流行性，并分辨为青筋牵、赤脉攒、白气狸、黑骨温和黄肉随五大证，认识到其邪多由空气传布，而由呼吸传入人体。

吴又可 原病

病疫之由，昔以为非其时有其气，春应温而反大寒，夏应热而反大凉，秋应凉而反大热，冬应寒而反大温，得非时之气，长幼之病相似以为疫。余论则不然。夫寒热温凉，乃四时之常，因风雨阴晴，稍为损益，假令秋热必多晴，春寒因多雨，较之亦天地之常事，未必多疫也。伤寒与中暑，感天地之常气；疫者感天地之疠气，在岁运有多寡，在方隅有厚薄，在四时有盛衰。此气之来，无论老少强弱，触之者即病。邪自口鼻而入，则其所客，内不在脏腑，外不在经络，舍于伏膂之内，去表不远，附近于胃，乃表里之分界，是为半表半里，即《针经》所谓横连膜原是也。胃为十二经之海，十二经皆都会于胃，故胃气能敷布于十二经中，而荣养百骸，毫发之间，弥所不贯。凡邪在经为表，在胃为里，今邪在膜原者，正当经胃交关之所，故为半表半里。其热淫之气，浮越于某经，即能显某经之证。如浮越于太阳，则有头项痛、腰痛如折；如浮越于阳明，则有目痛、眉棱骨痛、鼻干；如浮越于少阳，则有胁痛、耳聋、寒热、呕而口苦。大概观之，邪越太阳居多，阳明次之，少阳又其次也。邪之所着，有天受，有传染，所感虽殊，其病则一。

凡人口鼻之气，通乎天气，本气充满，邪不易入，本气适逢亏欠，呼吸之间，外邪因乘之。昔有三人，冒雾早行，空腹者死，饮酒者病，饱食者不病。疫邪所着，又何异耶？若其年气来之厉，不论强弱，正气稍衰者，触之即病，则又不拘于此矣。其感之深者，中而即发；感之浅者，邪不胜正，未能顿发，或遇饥饱劳碌，忧思气怒，正气被伤，邪气始得张溢，营卫运行之机，乃为之阻，吾身之阳气，因而屈曲，故为热。其始也，格阳于内，不及于表，故先凛凛恶寒，甚则四肢厥逆。阳气渐积，郁极而通，则厥回而中外皆热，至是但热而不恶寒者，因其阳气之通也。此际应有汗，或反无汗者，存乎邪结之轻重也。即使有汗，乃肌表之汗。若外感在经之邪，一汗而解。今邪在半表半里，表虽有汗，徒损真气，邪气深伏，何能得解？必俟其伏邪渐退，表气潜行于内，乃作大战，精气自内由膜中以达表，振战止而复热，此时表里相通，故大汗淋漓，衣被湿透，邪从汗解，此名战汗。当即脉静身凉，神清气爽，划然而愈。然有自汗而解者，但出表为顺，即不药亦自愈也。伏邪未退，所有之汗，止得卫气渐通，热亦暂减，逾时复热。午后潮热者，至是郁甚，阳气与时消息也；自后加热而不恶寒者，阳气之积也。其恶寒或微或甚，因其人之阳气盛衰也；其发热或久或不久，或昼夜纯热，或黎明稍减，因其感邪之轻重也。疫邪与疟仿佛，疟不传胃，惟疫乃传胃。始则皆先凛凛恶寒，既而发热，又非若伤寒发热而兼恶寒也。至于伏邪动作，方有变证，其迹或从外解，或从内陷。从外解者顺，从内陷者逆。

更有表里先后不同，有先表而后里者，有先里而后表者，有但表而不里者，有但里而不表者，有表里偏胜者，有表里分传者，有表而再表者，有里而再里者。从外解者，或发斑，或战汗、狂汗、自汗、盗汗；从内陷者，胸膈痞闷，心下胀满，或腹中痛，或燥结便秘，或热结旁流，或协热下利，或呕吐、恶心、谵语、唇黄、舌黑、苔刺等证。因证而知变，因变而知治。

——明·吴又可《温疫论·上卷·原病》

【提要】 本论阐述瘟疫之病因、病机、病位、表现和治疗原则。前人多认为疫为非其时有其气所致，如春应温而反大寒，夏应热而反大凉，秋应凉而反大热，冬应寒而反大温，得非时之气，长幼之病相似以为疫。作者则认为温疫之邪不是非其时之气，乃是感天地之疠气，自口鼻而入，无论老少强弱，触之者即病。邪自口鼻而入，内不入脏腑，外不入经络，入于半表半里，即《针经》所谓横连膜原。此外，还提到了疫病蔓延表里的九种传变方式。

❧ 吴又可　杂气论 ❧

日月星辰，天之有象可睹；水火土石，地之有形可求；昆虫草木，动植之物可见；寒热温凉，四时之气往来可觉。至于山岚瘴气，岭南毒雾，咸得地之浊气，犹或可察，而惟天地之杂气，种种不一，亦犹天之有日月星辰，地之有水火土石，气交之中有昆虫草木之不一也。草木有野葛、巴豆，星辰有罗、计、荧惑，昆虫有毒蛇、猛兽，土石有雄、硫、砒、信，万物各有善恶不等，是知杂气之毒亦然。

　　然气无形可求，无象可见，况无声复无臭，何能得睹得闻？人恶得而知是气也？又恶得而知其气之不一也？是气也，其来无时，其着无方，众人有触之者，各随其气而为诸病焉。其为病也，或时众人发颐，或时众人头面浮肿，俗名为大头瘟是也。或时众人咽痛，或时音哑，俗名为是虾蟆瘟是也。或时众人疟痢，或为痹气，或为痘疮，或为斑疹，或为疮疥疔肿，或时众人目赤肿痛，或时众人呕血暴下，俗名为瓜瓤瘟、探头瘟是也。或时众人瘿疬，俗名为疙瘩瘟是也。为病种种，难以枚举。大约病偏于一方，延门阖户，众人相同，皆时行之气，即杂气为病也。为病种种，是知气之不一也。盖当其时，适有某气专入某脏腑其经络，专发为某病，故众人之病相同，非关脏腑经络或为之证也。不可以年岁四时为拘，盖非五运六气所能定者，是知气之所至无时也。或发于城市，或发于村落，他处安然无有，是知气之所着无方也。疫气者亦杂气中之一，但有甚于他气，故为病颇重，因名之疠气。虽有多寡不同，然无岁不有。至于瓜瓤瘟、疙瘩瘟，缓者朝发夕死，急者顷刻而亡，此在诸疫之最重者。幸而几百年来罕有之，不可以常疫并论也。至于发颐、咽痛、目赤、斑疹之类，其时村落中偶有一、二人所患者，虽不与众人等，然考其证，甚合某年某处众人所患之病纤悉相同，治法无异。此即当年之杂气，但目今所钟不厚，所患者稀少耳。此又不可以众人无有，断为非杂气也。

　　杂气为病最多，然举世皆误认为六气。假如误认为风者，如大麻风、鹤膝风、痛风、历节风、老人中风、肠风、疠风、痛风之类，概用风药，未尝一效，实非风也，皆杂气为病耳。至又误认为火者，如疔疮、发背、痈疽、流火、丹毒，与夫发斑、痘疹之类，以为诸痛痒疮皆属心火，投芩、连、栀、柏未尝一效，实非火也，亦杂气之所为耳。至于误认为暑者，如霍乱吐泻、疟痢暴注、腹痛绞肠痧之类，皆误认为暑，作暑证治之，未尝一效，与暑何与焉？至于一切杂证，无因而生者，并皆杂气所成，从古未闻者何耶？盖因诸气来而不知，感而不觉，惟向风寒暑湿所见之气求之，既已错认病原，未免误投他药。大《易》所谓：或系之牛，行人之得，邑人之灾也。刘河间作《原病式》，盖祖五运六气，百病皆原于风、寒、暑、湿、燥、火，无出此六气为病者。实不知杂气为病，更多于六气。六气有限，现在可测；杂气无穷，茫然不可测。专务六气，不言杂气，岂能包括天下之病欤！

——明·吴又可《温疫论·下卷·杂气论》

　　【提要】　　本论阐述疫病为感受杂气所致。杂气为病最多，论中列举了诸如霍乱吐泻、疟疾、痢疾、大麻风以及某些不明原因的疾病。作者建议从杂气为病因去认识和诊治疾病，强调了其与六气为病不同，具有强烈的传染性。

吴又可　论温疫为病之由*

　　夫温疫之为病，非风、非寒、非暑、非湿，乃天地间别有一种异气所感，其传有九，此治疫紧要关节。奈何自古迄今，从未有发明者。仲景虽有《伤寒论》，然其法始自太阳，或传阳明，或传少阳，或三阳竟自传胃，盖为外感风寒而设，故其传法与温疫自是迥别。嗣后论之者，纷纷不止数十家，皆以伤寒为辞。其于温疫证，则甚略之。是以业医者，所记所诵，连篇累牍，俱系伤寒，及其临证，悉见温疫，求其真伤寒百无一二。不知屠龙之艺虽成而无所施，未免指鹿为马矣。余初按诸家咸谓春夏秋皆是温病，而伤寒必在冬时。然历年较之，温疫四时皆有，及究伤寒，每至严寒，虽有头疼、身痛、恶寒、无汗、发热，总似太阳证，至六七日失治，未尝传经。每用发散之剂，一汗而解。间有不药亦自解者，并未尝因失汗以致发黄、谵语、狂乱、苔刺等证。此皆感冒肤浅之病，非真伤寒也。伤寒感冒，均系风寒，不无轻重之殊。究竟感冒居多，伤寒希有。况温疫与伤寒，感受有霄壤之隔。今鹿马攸分，益见伤寒世所绝少。仲景以伤寒为急病，仓卒失治，多致伤生，因立论以济天下后世，用心可谓仁矣。然伤寒与温疫，均急病也。以病之少者，尚谆谆告世。至于温疫多于伤寒百倍，安忍反置勿论？或谓温疫之证，仲景原别有方论，历年既久，兵火湮没，即《伤寒论》乃称散亡之余，王叔和立方造论，谬称全书。温疫之论，未必不由散亡也明矣。崇祯辛巳，疫气流行，山东、浙省、南北两直，感者尤多，至五六月益甚，或至阖门传染。始发之际，时师误以伤寒法治之，未尝见其不殆也。或病家误听七日当自愈，不尔，十四日必瘳，因而失治，有不及期而死者；或有妄用峻剂，攻补失序而死者；或遇医家见解不到，心疑胆怯，以急病用缓药，虽不即受其害，然迁延而致死者，比比皆是。所感轻者，尚获侥幸；感之重者，更加失治，枉死不可胜计。嗟乎！守古法不合今病，以今病简古书，原无明论，是以投剂不效，医者彷徨无措，病者日近危笃，病愈急，投药愈乱，不死于病，乃死于医，不死于医，乃死于圣经之遗亡也。吁！千载以来，何生民不幸如此。余虽固陋，静心穷理，格其所感之气，所入之门，所受之处，及其传变之体，平日所用历验方法，详述于左，以俟高明者正之。

——明·吴又可《温疫论·自叙》

【提要】　本论阐述疫病与伤寒等时令病的差异，提示临床需注意区别。温疫乃天地间别有一种异气所感。由于异气种种不一，而一气自成一病，故有是气则有是病，各有其一定的特异性。

吴又可　辨明伤寒时疫※*

夫伤寒必有感冒之因，或单衣风露，或强力入水，或临风脱衣，或当檐出浴，当觉肌肉粟起，既而四肢拘急，恶风恶寒，然后头痛身痛，发热恶寒，脉浮而数，脉紧无汗为伤寒，脉缓有汗为伤风。时疫初起，原无感冒之因，忽觉凛凛，以后但热而不恶寒，然亦有触因而发者，或饥饱劳碌，或焦思气郁，皆能触动其邪，是促其发也。不因所触无故自发者居多，促而发者，十中之一二耳。且伤寒投剂，一汗而解，时疫发散，虽汗不解。伤寒不传染于人，时疫能传染于人。伤寒之邪，自毫窍而入；时疫之邪，自口鼻而入。伤寒感而即发，时疫感久而后发。伤寒汗解在前，时疫汗解在后。伤寒投剂可使立汗，时疫汗解，俟其内溃，汗出自然，不可以期。伤寒解以发汗，时疫解以战汗。伤寒发斑则病笃，时疫发斑则病衰。伤寒感邪在经，以经传经，时疫感邪在内，内溢于经，经不自传。伤寒感发甚暴，时疫多有淹缠二三日，或渐加重，或淹缠五六日，忽然加重。伤寒初起，以发表为先，时疫初起，以疏利为主。种种不同。其所同者，伤寒时疫皆能传胃，至是同归于一，故用承气汤辈，导邪而出。要之，伤寒时疫，始异而终同也。

——明·吴又可《温疫论·上卷·辨明伤寒时疫》

【提要】　本论阐述伤寒与时疫区别。二者差异主要在于：伤寒之邪从皮毛而入，时疫之邪从口鼻而入；伤寒感邪即发，时疫感邪后发；伤寒解以发汗，时疫解以战汗；伤寒发斑为病重，时疫发斑为病衰。

喻　昌　详论温疫以破大惑*

夫四时不正之气，感之者因而致病，初不名疫也。因病致死，病气、尸气，混合不正之气，斯为疫矣。以故鸡瘟，死鸡；猪瘟，死猪；牛马瘟，死牛马。推之于人，何独不然？所以饥馑兵凶之际，疫病盛行，大率春夏之交为甚。盖温暑热湿之气交结互蒸，人在其中，无隙可避。病者当之，魄汗淋漓。一人病气，足充二室，况于连床并榻，沿门阖境，共酿之气，益以出尸尸虫，载道腐瑾，燔柴掩席，委壑投崖，种种恶秽，上涵苍天清净之气，下败水土物产之气，人受之者，亲上亲下，病从其类，有必然之势……昌幸微窥仲景一班，其《平脉》篇中云：寸口脉阴阳俱紧者，法当清邪中于上焦，浊邪中于下焦。清邪中上，名曰洁也；浊邪中下，名曰浑也。阴中于邪，必内栗也。凡二百六十九字，阐发奥理，全非伤寒中所有事，乃论疫邪从入之门，变病之总，所谓赤文绿字，开天辟地之宝符，人自不识耳……伤寒之邪，先行身之背，次行身之前，次行身之侧，由外廓而入；温疫之邪，则直行中道，流布三焦。上焦为清阳，故清邪从之上入，下焦为浊阴，故浊邪从之下入；中焦为阴阳交界，凡清浊之邪，必从此区分。甚者三焦相涵，上行极而下，下行极而上，故声嗢、咽塞、口烂、食䶦者，亦复下血如豚肝，非定中上不及下，中下不及上也。伤寒邪中外廓，故一表即散；疫邪行在中道，故表之不散。伤寒邪入胃府，则腹满便坚，故可攻下；疫邪在三焦，散漫不收，下之复合。此与治伤寒表里诸法，有何干涉，奈何千年惯惯？试折衷以圣言，从前谬迷，宁不涣然冰释哉？试折衷以圣言，从前谬迷，宁不涣然冰释哉？

治法：未病前，预饮芳香正气药，则邪不能入，此为上也。邪既入，急以逐秽为第一义。上焦如雾，升而逐之，兼以解毒；中焦如沤，疏而逐之，兼以解毒；下焦如渎，决而逐之，兼以解毒。营卫既通，乘势追拔，勿使潜滋。

——清·喻昌《尚论篇·卷首·详论温疫以破大惑》

【提要】　本论阐述瘟疫邪气流行传染致病之特点，又比较了伤寒与瘟疫邪气侵犯人体的不同途径和原因，并提出从三焦辨治瘟疫的治疗原则。总之，瘟疫治疗当以逐邪为要。

杨栗山　论阳毒阴毒**

阴阳和正气也，阴阳偏异气也。正气者，四时错行之气也；异气者，四时不节之气也。而杂气非其种也。杂气者，兵凶旱潦，疵疠烟瘴，一切恶秽不正之气也。此气适中人之阳分，则为阳毒；适中人之阴分，则为阴毒。观其所主之药，二证一方，并不用大寒大热之剂，可知长沙所谓阳毒阴毒，乃天地之杂气，非风、寒、暑、湿、燥、火之六气也，岂若后人之所谓阳毒阴毒乎？要之后人所谓阳热极盛，固是阳毒；阴寒极盛，固是阴毒，终非长沙所以立名之本义。此二证者，即所称温病是也。即大头温、蛤蟆温、瓜瓢温，以及疹胀之类是也。吴又可温病无阴证之论，实本长沙阳毒、阴毒中于杂气之说，受毒有浅深，为病有重轻，一而二，二而一者也。王太仆曰：此阳胜格阴而致之，非寒也。凡中此杂气之人，不止咽喉痛身痛，甚至心腹绞痛，大满大胀，通身脉络青紫，手足指甲色如靛叶，口噤牙紧，心中忙乱，一二日即死者，此类是也。但刺尺泽、委中、十指出血，即令服玉枢丹最妙。拨正散尤为奇方，男左女右吹入鼻中，虽危必苏，以增损双解散主之。

——清·杨栗山《伤寒温疫条辨·卷二·阳毒阴毒》

【提要】　本论阐述杂气之阴毒、阳毒致病的临床表现和治疗方法。作者认为，阴阳偏则异气生。而杂气非异气，乃恶秽不正之气，化生阴毒、阳毒。论中杂气包括兵凶旱潦、疵疠烟瘴等一切恶秽不正之气。此邪气侵犯人之阳分则为阳毒，侵犯人之阴分则为阴毒。

薛　雪　论三年化疫※※

　　凡大疫之年，多有难识之症，医者绝无把握，方药杂投，夭枉不少，要得其总诀，当就三年中司天在泉，推气候之相乖者在何处，再合本年之司天在泉求之，以此用药，虽不中，不远矣。

——清·唐大烈《吴医汇讲·卷二·日讲杂记》

【提要】　本论阐述疫病因时而作的特点。疫病突然发生必然与天时气候有密切关系，异常气候能够影响人体造成正气虚损，此时为疫病的发生创造了条件。作者指出，通过辨识与分析大疫之年及其前后三年的运气格局与实际气候状况，能够准确把握疫病的病性特征，进而为辨证论治提供参考。

邹滋九　论疫疠※

　　疫疠一症，都从口鼻而入，直行中道，流布三焦，非比伤寒六经可表可下。夫疫为秽浊之气，古人所以饮芳香、采兰草，以袭芬芳之气者，重涤秽也。及其传变，上行极而下，下行极而上。是以邪在上焦者，为喉哑，为口糜。若逆传膻中者，为神昏舌绛，为喉痛丹疹。

——清·叶天士《临证指南医案·卷五·疫》

【提要】　本论阐述疫证的感受途径和传变特征、邪气的秽浊属性，以及邪入中、上二焦的临床表现等。

李冠仙　论时邪

　　今之医者，见人有外感，即曰时邪，即断之曰此七天症，七日不解，则曰十四天症。不知外因之症有三：曰伤寒，曰时邪，其轻者则曰感冒。

　　惟伤寒必讲传经，《内经》有之：一日太阳，二日阳明，三日少阳，四日太阴，五日少阴，六日厥阴；至七传经尽，而太阳病衰，八日而阳明病衰，九日而少阳病衰，十日而太阴病衰，十一日而少阴病衰，十二日而厥阴病衰。治之各通其脏脉，病日衰已矣。此不过本七日来复之义，并无复传之说。复传之说，出成无己注释之谬，前人马元台早批驳之。盖厥阴至太阳有数经之隔，岂有遽出而传太阳之理？即七日传经，在《内经》亦明白示人，知在太阳，即在太阳治之，不必待传阳明也；知在阳明，即在阳明治之，不必待传少阳也；知在阳分，即在阳分治之，不必待传入阴分也。且所谓一日、二日者日字，亦不可呆讲，犹言一传、二传耳！盖人有虚实不同，有胃气素旺，太阳受邪，经二、三日而不传阳明者；有卫气本虚，始终太阳之邪不去者。岂可以呆法治之？凡此之论，乃论伤寒也，而江南无正伤寒，如仲景麻黄等汤，殊不合用。

大抵时邪居多。所谓时邪者，冬寒、春温、夏暑、秋凉，受之者曰时邪；又有冬宜寒而温，春宜温而寒，夏宜热而凉，秋宜凉而热，所谓非时之寒热，故直谓之时邪。其受寒凉，有由太阳而入者，必有头项痛、腰脊强等症；或传阳明，必有身热、目痛、鼻干、不得卧等症；或传少阳，必有胁痛、耳沉、口苦等症。此当按三阳治法，勿使传里，此所谓小伤寒也，但亦当小其治耳！其受温热者，大抵由口鼻而入，不走太阳，每由阳明而达膜原，失治则易侵心胞，有神烦、谵语之虑。治宜辛凉，凉药为主，辛药为佐。若夏令炎热太过，致烦热、无汗，此必用白虎汤，或天生白虎汤服之，即大汗而解。但必先审其大渴欲冷饮，乃真受热，否则亦不可妄投也。

若夫感冒，不过些微外感，小小疏散，或有停滞，稍加消导宣通，不难一药而愈。乃医者，亦曰此七天症候。初感未免兼有寒热，乃曰此作疟未正，多用柴胡，欲其成疟。不知柴胡为少阳经药，感冒初起，无在少阳经者。柴胡诛伐无过，感冒不转难去耶？更有见感冒即曰时邪者，治以《温疫论》之达原饮，不愈，即转用下法，以致害人而无悔，尤可叹也！

夫《温疫论》作于吴又可，伊乃明末人，其时兵荒相继，百姓流离，死于沟壑者不知几千万，其尸气化为厉气，流行于天壤之间，中其气者，延门逐户，无不受病，且传染无穷。古方虽间有温疫，而无以温疫成书者。吴又可窥破病由口鼻而入，邪在膜原，遂立达原饮，且宜急下，故方多用下法。其时治必有效，因特撰《温疫论》二卷，独开生面，未尝非医家之一助。然其书义理粗率，不求精详，果遇温疫之年，可用其法。

今之时邪，并非温疫，何可妄用？若夫视时邪无异温疫，初诊即用达原饮，草果、厚朴屡进，以致燥热不堪，旋即以大黄下之，幸而生者，且以为功，不幸而死，则以为病本不治，其实有以致之也。以达原饮治时邪，不知出于何典，可怪哉！尤可诧者，或有重劳倦，未免寒热，而亦治同时邪，投以达原饮。夫劳倦发热不重，有汗不退，乃阴虚也，而误为时邪遏伏，妄用达原，致犯虚虚之戒，遗人祸殃。予亲友中被害不悟者有之，徒令予为之浩叹而已。吾家有习医者，务须博览群书，精求义理，勿贪一书之简易，孟浪施治也。大抵劳倦之寒热，似乎外感者甚多，然必有辨其热必不甚，且按之愈重，则热愈轻，寒亦若有若无，或轻或重，得暖便解，热时或有微汗，仍不退热，其手心之热必甚于手背，或兼头疼，或时疼时止，或重或轻，虽身体倦痛，精神疲困，而人事清白，无神糊谵语之象。此则调其气血，安心静养，自然瘥可。更有劳倦伤阴，汗不退热，则以生地、当归辈养阴清热，热自退而病自愈。若误以外感治之，必犯虚虚之戒，再以时邪遏伏治之，妄用达原饮，鲜有不杀人者。

——清·李冠仙《知医必辨·论时邪》

【提要】 本论阐述时邪致病的机理。作者认为，外因之症有三：一伤寒，二时邪，三感冒。其中，时邪之气，包含感受四时之常气和非时之气。此外，针对当时医生普遍运用达原饮等方治疗时邪之病提出质疑，告诫应避免虚虚之误。

雷　丰　温疫不同论

温者，温热也；瘟者，瘟疫也；其音同而其病实属不同。又可《温疫论》中，谓后人省氵加广为瘟，瘟即温也。鞠通《温病条辨》统风温、温热、温疫、温毒、冬温为一例。两家皆以温、瘟为一病。殊不知温热本四时之常气，瘟疫乃天地之厉气，岂可同年而语哉！夫四时有温热，非瘟疫之可比。如春令之春温、风温，夏令之温病、热病，长夏之暑温，夏末秋初之湿温，冬令之冬温，以上诸温，是书皆已备述，可弗重赘。而鞠通先生之书，其实为治诸温病而设也。至于瘟疫之病，自唐宋以来，皆未详细辨论。迨至明末年间，正值凶荒交迫，处处瘟疫，惨不堪言，吴又可先生所以著《温疫论》一书。所谓邪从口鼻而入，则其所客，内不在脏腑，外不在经络，舍于伏脊之内，去表不远，附近于胃，乃表里之分界，是为半表半里，即《针经》所谓横连膜原是也。其初起先憎寒而后发热，日后但热而无憎寒。初得之二、三日，其脉不浮不沉而数，头痛身疼，昼夜发热，日晡益甚者，宜达原饮治之。

咸丰八载，至同治纪元，吾衢大兵之后，继以凶年，沿门合境，尽患瘟疫。其时丰父子诊治用方，皆宗又可之法也。更有头面颈项，颊腮并肿者，为大头瘟。发块如瘤，遍身流走者，为疙瘩瘟。胸高胁起，呕汁如血者，为瓜瓢瘟。喉痛颈大，寒热便秘者，为虾蟆瘟（一名捻颈瘟）。两腮肿胀，憎寒恶热者，为鸬鹚瘟。遍身紫块，发出霉疮者，为杨梅瘟。小儿邪郁皮肤，结成大小青紫斑点者，为葡萄瘟。此皆瘟疫之证，与温病因时之证之药，相去径庭，决不能温、瘟混同而论也。因忆又可著书，正崇祯离乱之凶年；鞠通立论，际乾嘉升平之盛世；一为瘟疫，一为温热，时不同而病亦异。由是观之，温病之书，不能治瘟疫；瘟疫之书，不能治温病。故凡春温、风温、温病、暑温、湿温、冬温，字必从氵。瘟疫、大头、疙瘩、瓜瓢、虾蟆、鸬鹚、杨梅、葡萄等瘟，字又从广。温、瘟两字，判然不同，而况病乎！知我者，幸弗以丰言为河汉也。

——清·雷丰《时病论·温疫不同论》

【提要】　本论阐述温邪与瘟邪为病之不同。温热之邪为四时常气，瘟疫之邪为天地厉气。由于致病因素不同，故"温病之书，不能治瘟疫；瘟疫之书，不能治温病"。

周思哲　论瘟疫※*

春温、夏热、秋燥、冬寒，固病之常，若夫疫者，秽恶之气，互相传染，吴又可论之详矣。惟吴氏谓从口鼻而入，即踞膜原，愚谓既由口鼻吸受，肺为出入之门户，无有不先犯肺者。疫皆热毒，肺金所畏，每见此症之身热，先有憎寒，肺先病也；继而充斥三焦，或有径入心胞者。所云厉气，无非郁热，是以喻西昌所讲瘟、温二字，未尝区别，盖亦有见乎此耳。况所云"上焦如雾，升逐解毒；中焦如沤，疏逐解毒；下焦如渎，决逐解毒"，总不脱一毒字者，其为郁热，意在言表矣。更有患此病者，纵饮冷水，亦能大汗而解，此非热毒之明验乎？至于疫邪虽解，而肺蓄余热，每多咳呛、肌热、自汗等证，亦所谓肺先受病而未愈之明征也。又有大旱之年，水涸日烈，河水每多热毒，饮其水者，多发疫痢，以痢门常法治之无效，余于治痢方中，加以贯众之苦寒解毒，无不应手取效，此亦热毒之一验也。合并志之。

——清·唐大烈《吴医汇讲·卷三·瘟疫赘言》

【提要】 本论阐述瘟疫为秽恶之气，互相传染，其本质乃热毒为患。从发病途径来看，吴又可认为疫自口鼻而入，即踞膜原；而本论提出疫口鼻吸受，因肺为出入之门户，故首先当犯肺。进而，作者指出，疫为热毒，肺先受病，充斥三焦，或有直入心包者。

1.3 内伤病因

《素问》 论内伤致病※*

今时之人不然也，以酒为浆，以妄为常，醉以入房，以欲竭其精，以耗散其真，不知持满，不时御神，务快其心，逆于生乐，起居无节，故半百而衰也。

——《素问·上古天真论》

【提要】 本论阐述饮酒过度、房劳、起居无节、情志失和等内伤为病的主要原因。

《素问》 论内伤病因※*

风客淫气，精乃亡，邪伤肝也。因而饱食，筋脉横解，肠澼为痔。因而大饮，则气逆。因而强力，肾气乃伤，高骨乃坏。

——《素问·生气通天论》

【提要】 本论阐述饱食、过度饮酒与强力劳伤，均会导致疾病发生。

陶弘景 论内伤病因※*

人生而命有长短者，非自然也，皆由将身不谨，饮食过差，淫泆无度，忤逆阴阳，魂神不守，精竭命衰，百病萌生，故不终其寿。

——南朝梁·陶弘景《养性延命录》

【提要】 本论阐述人体萌生百病而不能长寿，多与不爱惜身体，饮食不调，房事过度等内伤病因有关。

陈无择 内所因论

夫脏腑合手足三阴三阳为十二经，各有所主，故为十二官。心者，君主之官，神明出焉；肺者，相傅之官，治节出焉；肝者，将军之官，谋虑出焉；脾者，谏议之官，公正出焉；肾者，作强之官，伎巧出焉；胆者，中正之官，决断出焉；膻中者，臣使之官，喜乐出焉；小肠者，受盛之官；化物出焉；大肠者，传送之官，变化出焉；胃者，仓廪之官，五味出焉；三焦者，决渎之官，水道出焉；膀胱者，州都之官，津液藏焉，气化则能出矣。故五脏为阴，六腑为阳，此十二官不得相失者，正由阴阳消息盈虚。当随四序而调养之，不可使其偏胜，偏胜则偏复，偏复则偏害，胜克流变，则真病生焉。

夫阴阳虚实者，乃脏腑更相胜复也。若其子母相感，则母虚能令子虚，子实能令母实。《经》曰：实则泻其母，虚则补其子。如肝实则泻肾，肝虚则补心，如百姓足，君孰与不足，此经之本意也。《难经》则反是，及观《金匮》之论，其得为多。肝虚补用酸，助用焦苦，益用甘味之药，酸入肝，焦苦入心，甘入脾，脾能制肾，肾气微弱，则水不行，水不行则心火盛，心火盛则肺金受制，肝气乃舒，肝气舒则肝病自愈，此补子之意也。肝虚则用此，实则反之。《千金》亦云：肝虚当补心，心旺则感于肝，皆此类也。此正本脏十二官冷热盈虚而为病，非外感淫邪，及故为背理者之比。然内所因惟属七情交错，爱恶相胜而为病，能推而明之，此约而不滥，学者宜留神焉。

——宋·陈无择《三因极一病证方论·卷八·内所因论》

【提要】　本论基于五行学说，阐释了五脏之间的生克制化之关系，并由此提出七情过甚伤及五脏的观点，强调了疾病内因多由七情过极所致。"脾者，谏议之官，公正出焉"《素问遗篇·刺法论》作"脾为谏议之官，知周出焉"。

李东垣　脾胃虚实传变论*

故夫饮食失节，寒温不适，脾胃乃伤。此因喜、怒、忧、恐，损耗元气，资助心火。火与元气不两立，火胜则乘其土位，此所以病也。

《调经篇》云：病生于阴者，得之饮食居处、阴阳喜怒。又云：阴虚则内热，有所劳倦，形气衰少，谷气不盛，上焦不行，下脘不通，胃气热，热气熏胸中，故为内热。脾胃一伤，五乱互作，其始病遍身壮热，头痛目眩，肢体沉重，四肢不收，怠惰嗜卧，为热所伤，元气不能运用，故四肢困怠如此。

圣人著之于经，谓人以胃土为本，成文演义，互相发明，不一而止。粗工不解，妄意施用，本以活人，反以害人。

——金·李东垣《脾胃论·卷上·脾胃虚实传变论》

【提要】　本论阐述饮食失节，寒温不适，脾胃乃伤的致病机理和临床表现。

周之干　论内伤病因※*

虚损由内伤而起，先因饮食不节，劳役所伤，房欲所损。病初起与外感相似，但外感头痛、发热、恶寒，其脉浮紧有力，治宜汗解；从表入里，脉洪大，大便燥，治宜通利之。内伤亦头痛，痛而不盛，发热恶寒，其脉紧数无力，宜补中益气汤加羌活、防风。不表之表，若表之太过，汗至颈而还，一日一次，似疟又似痢。若作疟、痢治之，发热更加，有似伤寒矣。但伤寒脉洪大有力，内伤脉豁大似洪而无力。若用清凉汗下，大伤脾胃，必致肺脏亦亏，又增咳嗽、吐痰、吐血等证；又作阴虚火动治之，则脾胃更伤。杂证多端，潮热似疟，皆因脾虚不统故也。

——明·周之干《周慎斋遗书·卷七·虚损》

【提要】　本论阐述虚损的病因病机与临床表现。作者认为虚损由内伤而起，由饮食不节，劳役所伤，房欲所损导致。

余国佩　内伤大要论

百病之源皆由内伤。若无内伤，必无外感。因于内伤正气有亏，邪乘虚入，故曰："邪之所凑，其气必虚"，千古不磨之论。但此"气"字有阴阳二种，医家尤当体究。内伤之源，不外心火妄动，耗散真阴。真阴者，即人身内养形之精、津、涕、唾、气、血、液七般阴物耳。正阳真人曰：精、津、涕、唾、气、血、液七般灵物皆阴。盖人身藉七物以招摄真阳，交纽而生，再将所招之阳静而勿动，则形固无病；否则妄动之火日劫真阴，真阴虚一分，阳去一分，其去必自下上腾，多见上盛下虚之症，上寒下热之候，虽为病种种不同，皆由真阴内夺，夺尽则死矣。人之有液如草木之有汁、灯烛之有油，有油则灯烛长明而不熄，有汁则草木长青而不枯。古歌曰："欲作长明灯，须识添油法。"

故内伤之法，首重补阴，须藉血肉有情之物填得阴回，阳自来复，油足自明也。设有浮而难潜者，佐介类以潜之。妄动之火，为龙雷相火，不时飞越，欲以凉药直折则其焰更炽。如春夏湿升化水之际，龙雷多动，相火随湿热俱腾，雨势愈盛，电光愈炽，必得西方风起，天之燥气下降，则龙雷皆潜而火势熄矣。介类得金之刚气，故其甲坚象金，得燥金之气，故能潜阳胜湿，且可借血肉之体以补阴。古法用桂附和滋阴药以为导龙入海之法，阴精不甚虚者，暂用有效；阴液大亏之辈，投之不但不能育阴，刚猛之性反有耗液助燥之患，受其害者多矣。

夫外感不外燥、湿两端，内伤亦然。血虚生内燥，气虚生内湿。内燥则外燥凑之，内湿则外湿凑之，燥湿二气互相为病，实不啻同气相求也。见症虽多，但能分别何者为燥，何者为湿；湿病用益气，燥病用育阴；或与外感之燥湿兼病者，即用前之外感燥湿诸法治之，此则内伤之大要也。至于见症之多端，《医案》中逐一发明可以参阅。今将内伤之病揭出三等以分浅深，用概其余。

劳力之人，肩荷粗重，奔走勤劳，以伤其气，其脉必大或弦，仲景所谓"男子脉大为劳"，劳伤中气也。或胀痛诸恙丛生，倦怠少食，甚至吐血、咳嗽，皆中气不运，不能砥柱中宫，热浮于上。此等虚热，用"劳者温之"诸药，分别轻重补之，再加休息就可自愈。此内伤之伤气者，其伤较轻。

劳心伤神之辈，或卷牍烦遽，或百计经营，多方谋虑，心旌无片刻之静，心火内沸，势若燎原，阴精日耗，但藉一夜静息之生阴不敌五火，以致虚阳诸症百出，吐血、咳嗽、怔忡、惊悸、盗汗、蒸热、虚烦少寐、遗精白浊之候，种种困缠，不一而足。脉必涩数，或兼浮大而搏。盖搏涩之脉，阴虚化刚之象。劳心不但伤神，并能伤精，故较劳力之伤为更重。治之必当怡情静养，寡欲生精，再以育阴填补诸品培助血液，多有得生者。

危莫甚于劳色，必先动心以伤神，再劳形以伤气，纵情妄泄以伤精，一旦精、气、神三者皆耗，百无一生矣。见症亦如前象种种不一，必多颧红、气短、音哑、赢瘦、形脱诸症，脉必数而且疾，指下现刚劲细涩诸象。凡物无汁既干，干则硬而坚，脉象亦然。阴液大亏者，脉必劲涩弹指。坚硬之脉是为燥之刚象，亦犹湿病脉多濡滥，物见水必软而柔，此皆理之易见者也。燥湿二脉由此可辨。

虚劳之症，大都阴阳不纽，上盛下亏，上盛非有余，是虚阳充塞不潜，先天与后天渐离而死。世人欲以区区药饵疗之，宜乎无效。治法宜趁先天未绝，急用返还功夫以延其命。常人皆由精化气，气化神，神化虚，此为顺，去而日损之人多不自觉耳。但能除去妄念，时时虚其心，致"虚极守静笃，吾以观其复"，此老子心法也。盖虚极自能生神，神生气，气生精，精又生形，此由先天虚心以复后天，即返还之道也。玉溪子《规中图说》论之最明，却病如神，功勤指日可复。又云："一息尚存，皆可复命"，古人不诳我也。世之患风、劳、蛊、膈诸危症，果能静养，自能神与气交，遍身内外关节历历有声，百脉自通，宿疾自愈。采先天无涯之元气，续我有限之形躯，不亦易乎。

古来内伤诸病名目甚多，纷纷立论传方，病之浅轻而先天未离者间可获效，否则均不免于一死，深可叹惜。浅而言之，治内伤诸症，不必分别门类，但以伤精、伤气、伤神酌其浅深，或补阴、补气为治。外感病后，客邪未清，参而治之亦可。若先天乖离之症，非静养无功。古人五劳七伤多立名色，徒属烦琐，殊不知七情之发，伤神、伤精均系心君所主，五脏之虚即是劳形伤气所致。一个囫囵之躯，百脉相连，一体相生，岂有此虚彼实之分别乎？故曰：五劳皆伤形之气，七情均耗心之精神。归其要，无非津、精、涕、唾、气、血、液七物，为形之辅，心身为之括。此指后天血肉幻化之心身，故随大化之陶铸变易生死；若能悟得未生我以前之心身，方不为造化之规弄，可超出五行之外矣。

——清·余国佩《医理·内伤大要论》

【提要】 本论阐述内伤病缘于耗散真阴，真阴不足，内燥所生；而真阴不足的关键，在于心火妄动。作者将内伤病分为三个层次：劳力以耗气、劳神以伤阴和色欲以伤精，病机步步深入，病势逐级为重。依据道家精化气、气化神、神化虚的原理，作者指出内以静心宁神，药以补气补阴，是内伤病调治的重要法门。

1.3.1 饮食失宜

《素问》 论过食五味伤及五脏[**]

阴之所生，本在五味；阴之五宫，伤在五味。是故味过于酸，肝气以津，脾气乃绝；味过于咸，大骨气劳，短肌，心气抑；味过于甘，心气喘满，色黑，肾气不衡；味过于苦，脾气不濡，胃气乃厚；味过于辛，筋脉沮弛，精神乃央。是故谨和五味，骨正筋柔，气血以流，腠理以密，如是则骨气以精，谨道如法，长有天命。

——《素问·生气通天论》

【提要】 本论阐述过食五味会导致疾病的发生，如过食酸则伤脾，过食咸则伤心，过食甘则伤肾，过食苦则伤胃，过食辛则伤筋脉。五味可归属五行，五行之间有相应的生克关系。如酸味可增益肝气而损伤脾气。余同。

《素问》　论过食五味伤及身体^{※*}

是故多食咸，则脉凝泣而变色；多食苦，则皮槁而毛拔；多食辛，则筋急而爪枯；多食酸，则肉胝䐃而唇揭；多食甘，则骨痛而发落，此五味之所伤也。故心欲苦，肺欲辛，肝欲酸，脾欲甘，肾欲咸，此五味之合五脏之气也。

——《素问·五脏生成》

【提要】　本论基于五行生克学说，阐述过食五味对身体造成的影响。如多食苦则伤皮毛，多食辛则伤筋爪，多食酸则伤肉，多食甘则伤骨。

《素问》　论过食肥甘^{※*}

帝曰：有病口甘者，病名为何？何以得之？岐伯曰：此五气之溢也，名曰脾瘅。夫五味入口，藏于胃，脾为之行其精气，津液在脾，故令人口甘也。此肥美之所发也，此人必数食甘美而多肥也。肥者令人内热，甘者令人中满，故其气上溢，转为消渴。治之以兰，除陈气也。

——《素问·奇病论》

【提要】　本论阐述过食甘美多肥的食物而致脾瘅的机理。其临床表现为口甜、中满、消渴。此为消渴病的较早论述。

王　冰　五味以损[※]

五脏所生，本资于五味，五味宣化，各凑于本宫。虽因五味以生，亦因五味以损，正为好而过节，乃见伤也。

——唐·王冰《黄帝内经素问注·生气通天论》

【提要】　本论阐述五味能滋养五脏，在人过度摄取五味的时候，五味反过来又能够对五脏产生损害。

王　冰　论气增而久致夭

夫人肝为温，人心为热，人肺为清，人肾为寒，人脾为至阴而四气兼之，皆为增其味而益其气，故各从本脏之气用尔。故久服黄连、苦参而反热者，此其类也。余味皆然。但人疏忽，不能精候矣。故曰：久而增气，物化之常也。气增不已，益以岁年则脏气偏胜，气有偏胜则有偏绝，脏有偏绝则有暴夭者。故曰气增而久，夭之由也。是以《正理观化药集商较服饵》曰：药不具五味，不备四气，而久服之，虽且获胜益，久必致暴夭。此之谓也。绝粒服饵，则不暴亡，斯何由哉？无五谷味资助故也。复令食谷，其亦夭焉。

——唐·王冰《黄帝内经素问注·至真要大论》

【提要】　本论阐述五脏各有五味偏嗜，过用药食造成某一气味极端太过，导致脏气偏盛易引发五脏之间的关系不和谐，进而造成疾病。

李东垣 饮食劳倦论*

古之至人，穷于阴阳之化，究乎生死之际，所著《内经》，悉言人以胃气为本。盖人受水谷之气以生，所谓清气、荣气、卫气、春升之气，皆胃气之别称也。夫胃为水谷之海，饮食入胃，游溢精气，上输于脾；脾气散精，上归于肺；通调水道，下输膀胱。水精四布，五经并行，合于四时五脏阴阳，揆度以为常也。苟饮食失节，寒温不适，则脾胃乃伤；喜怒忧恐，劳役过度，而损耗元气。既脾胃虚衰，元气不足，而心火独盛。心火者，阴火也，起于下焦，其系系于心，心不主令，相火代之。相火，下焦胞络之火，元气之贼也。火与元气不能两立，一胜则一负。脾胃气虚，则下流于肾肝，阴火得以乘其土位。故脾胃之证，始得之则气高而喘，身热而烦，其脉洪大而头痛，或渴不止，皮肤不任风寒，而生寒热。盖阴火上冲，则气高而喘，身烦热，为头痛，为渴，而脉洪大。脾胃之气下流，使谷气不得升浮，是生长之令不行，则无阳以护其荣卫，不任风寒，乃生寒热，皆脾胃之气不足所致也。

然而与外感风寒所得之证颇同而理异。内伤脾胃，乃伤其气；外感风寒，乃伤其形。伤外为有余，有余者泻之；伤内为不足，不足者补之。汗之、下之、吐之、克之，皆泻也；温之、和之、调之、养之，皆补也。内伤不足之病，苟误作外感有余之病而反泻之，则虚其虚也。《难经》云：实实虚虚，损不足而益有余。如此死者，医杀之耳！然则奈何？曰：惟当以甘温之剂，补其中，升其阳，甘寒以泻其火则愈。《内经》曰：劳者温之，损者温之。盖温能除大热，大忌苦寒之药泻胃土耳。今立补中益气汤。

——金·李东垣《内外伤辨惑论·卷中·饮食劳倦论》

【提要】 本论阐述饮食劳倦所伤致病，并对外感、内伤之证进行了比较分析。作者强调了饮食失节，寒温不适，则脾胃乃伤；喜怒忧恐，劳役过度，而损耗元气。是为内伤病之主要原因。

李东垣 脾胃虚实传变论

故夫饮食失节，寒温不适，脾胃乃伤。此因喜怒忧恐，损耗元气，资助心火。火与元气不两立，火胜则乘其土位，此所以病也。《调经篇》云：病生阴者，得之饮食居处，阴阳喜怒。又云：阴虚则内热，有所劳倦，形气衰少，谷气不盛，上焦不行，下脘不通，胃气热，热气熏胸中，故为内热。脾胃一伤，五乱互作，其始病遍身壮热，头痛目眩，肢体沉重，四肢不收，怠惰嗜卧，为热所伤，元气不能运用，故四肢困怠如此。圣人著之于经，谓人以胃土为本，成文演义，互相发明，不一而止，粗工不解读，妄意使用，本以活人，反以害人。

——金·李东垣《脾胃论·卷上·脾胃虚实传变论》

【提要】 本论阐述饮食失节，寒温不适，脾胃乃伤而疾病纷作。若胃气一虚，则五脏必然受累而为病，即出现"阳气下陷，阳火上乘"的病机，即"火与元气不两立，一胜则一负"。

若脾胃不健，则水谷不能正常消化吸收，因而可产生气虚、血虚、食滞、痰浊和水湿等病因，导致不同疾病的发生。因此，作者在主张升发脾胃之气的同时，也应注意到潜降阴火，提出在治疗上要解决"升阳"与"泻火"的矛盾，以"益元气"为主导思想，元气旺则阳气升而阴火降，并据此创制了"甘温除大热"之法。

李东垣　论饮酒过伤*

夫酒者大热有毒，气味俱阳，乃无形之物也。若伤之，止当发散，汗出则愈矣。其次莫如利小便。二者乃上下分消其湿。今之酒病者，往往服酒癥丸大热之药下之，又有用牵牛、大黄下之者，是无形元气受病，反下有形阴血，乖误甚矣。酒性大热以伤元气，而复重泻之，况亦损肾水。真阴及有形阴血俱为不足，如此则阴血愈虚，真水愈弱，阳毒之热大旺，反增其阴火。是以元气消耗，折人长命，不然则虚损之病成矣。酒疸下之，久久为黑疸，慎不可犯。以葛花解酲汤主之。

——金·李东垣《脾胃论·卷下·论饮酒过伤》

【提要】　本论对嗜酒形成内伤病证的机理进行阐释，并对使用下法治疗醉酒的方式提出纠正。作者认为，酒为大热有毒之品，气味俱阳，饮酒过量能损伤元气，治疗需要固护真阴，不可滥用泻下伤及元气。

李东垣　饮食伤脾论*

《四十九难》曰：饮食劳倦则伤脾。又云：饮食自倍，肠胃乃伤，肠澼为痔。夫脾者行胃津液，磨胃中之谷，主五味也。胃既伤则饮食不化，口不知味，四肢倦困，心腹痞满，兀兀欲吐而恶食，或为飧泄，或为肠澼，此胃伤脾亦伤，明矣。大抵伤饮、伤食，其治不同。伤饮者无形之气也，宜发汗、利小便以导其湿；伤食者有形之物也，轻则消化，或损其谷，此最为妙也，重则方可吐下。今立数方，区分类析，以列于后。

——金·李东垣《脾胃论·卷下·饮食伤脾论》

【提要】　本论以《内经》《难经》理论为基础，强调饮食劳倦伤脾，伤饮与伤食临床应区别论治。

李东垣　饮食所伤论

《阴阳应象论》云：水谷之寒热，感则害人六腑。《痹论》云：阴气者，静则神藏，躁则消亡，饮食自倍，肠胃乃伤。此乃混言之也。分之为二：饮也、食也。饮者，水也，无形之气也。因而大饮则气逆，形寒饮冷则伤肺，病则为喘咳，为肿满，为水泻。轻则当发汗，利小便，使上下分消其湿。解酲汤、五苓散，生姜、半夏、枳实、白术之类是也。如重而蓄积为满者，芫花、大戟、甘遂、牵牛之属利下之，此其治也。食者，物也，有形之血也。如《生气通天论》云：因而饱食，筋脉横解，肠澼为痔。又云：食伤太阴、厥阴，寸口大于人迎两倍三倍者，或呕吐，或痞满，或下痢肠澼，当分寒热轻重而治之。轻则内消，重则除下。如伤寒物者，半夏、神曲、干姜、三棱、广术、巴豆之类主之；如伤热物者，枳实、白术、青皮、陈皮、麦蘖、黄连、大黄之类主之。亦有宜吐者，《阴阳应象论》云：在上者，因而越之。瓜蒂散之属主之。然而不可过剂，过剂则反伤肠胃。盖先因饮食自伤，又加之以药过，故肠胃复伤而气不能化，食愈难消矣，渐至羸困。故《五常政大论》云：大毒治病，十去其六，小毒治病，十去其七。凡毒治病，不可过之。此圣人之深戒也。

——金·李东垣《兰室秘藏·卷上·饮食劳倦门·饮食所伤论》

【提要】　本论阐述饮食所伤致病的病因病机。作者指出："饮者，水也，无形之气也。食者，物也，有形之血也。"饮伤气分，会引起津液代谢失常；食伤脏腑，会引起脏腑气机失调。

罗天益　饮食自倍肠胃乃伤论*

《痹论》云：阴气者，静则神藏，躁则消亡。饮食自倍，肠胃乃伤。谓食物无务于多，贵在能节，所以保冲和而遂颐养也。若贪多务饱，饫塞难消，徒积暗伤，以召疾患。盖食物饱甚，耗气非一。或食不下而上涌，呕吐以耗灵源；或饮不消而作痰，咯唾以耗神水；大便频数而泄，耗谷气之化生；溲便滑利而浊，耗源泉之浸润。至于精清冷而下漏，汗淋漉而外泄，莫不由食物之过伤，滋味之太厚。如能节满意之食，省爽口之味，常不至于饱甚者，即顿顿必无伤，物物皆为益。糟粕变化，早晚溲便按时；精华和凝，上下津液含蓄。神藏内守，荣卫外固，邪毒不能犯，疾疢无由作。故圣人立言垂教，为养生之大经也。

——元·罗天益《卫生宝鉴·卷四·饮食自倍肠胃乃伤论》

【提要】　本论对《素问·痹论》"饮食自倍，肠胃乃伤"进行详细阐释，认为饮食贵在有节制。如食物过饱，饮食难消，增加脾胃负担，损耗真气，蓄积伤害，食不下则吐，饮不消则作痰，进而引发多种疾患。

罗天益　食伤脾胃论*

论曰：人之生也，由五谷之精，化五味之备，故能生形。《经》曰：味归形。若伤于味，亦能损形。今饮食反过其节，以至肠胃不能胜，气不及化，故伤焉。《经》曰：壮火食气，气食少火；壮火散气，少火生气。《痹论》云：饮食自倍，肠胃乃伤。失四时之调养，故能为人之病也。《经》曰：气口紧盛伤于食。心胃满而口无味，口与气口同。气口曰坤口，乃脾之候，故胃伤而气口紧盛。夫伤者有多少，有轻重。如气口一盛，得脉六至，则伤于厥阴，乃伤之轻也，枳术丸之类主之；气口二盛，脉得七至，则伤于少阴，乃伤之重也，雄黄圣饼子、木香槟榔丸、枳壳丸之类主之；气口三盛，脉得八至九至，则伤太阴，填塞闷乱则心胃大痛，备急丸、神保丸、消积丸之类主之。兀兀欲吐则已。俗呼食迷风是也。《经》曰：上部有脉，下部无脉，其人当吐，不吐者死。瓜蒂散吐之，如不能吐，则无治也。《经》曰：其高者因而越之，在下者引而竭之也。

——元·罗天益《卫生宝鉴·卷四·食伤脾胃论》

【提要】 本论阐述食伤脾胃的病因病机、脉诊之候及据脉辨证用药的规律。作者指出，五谷之精化五味以生人养人，五味也可伤人。如果饮食不节，肠胃不能负担，脾胃之气来不及运化饮食，则损伤脾胃。故《内经》有"饮食自倍，肠胃乃伤"之说。

罗天益 饮伤脾胃论*

《神农本草》云：酒味苦甘辛，火热有毒，主百邪毒，行百药，通血脉，厚肠胃，润皮肤，久饮伤神损寿。若耽嗜过度，其酷烈之性，挠扰于外；沉注之体，淹滞于中。百脉沸腾，七神迷乱，过伤之毒一发，耗真之病百生。故《内经》曰：因而大饮，则气以逆，肺痹寒热，喘而虚惊，有积气在胸中，得之醉而使内也。酒入于胃，则络脉满而经脉虚。脾主于胃行其津液者也。阴气者，静则神藏，躁则消亡。饮食自倍，肠胃乃伤。盖阴气虚则阳气入，阳气入则胃不和，胃不和则精气竭，精气竭则不营于四肢也。若醉饱入房，气聚脾中不得散，酒气与谷气相搏，热盛于中。故热遍于身，内热而溺赤，名曰热厥。凡治消瘅、仆击、偏枯、痿厥、气满、发逆，皆肥贵人膏粱之疾也。古人惟麦菽之曲酿黍，而已为辛热有毒，犹严戒如此。况今之酝造，加以马兰、芫花、乌头、巴豆、大毒等药，以增气味，尤辛热之余烈也，岂不伤冲和、损精神、涸荣卫、竭天癸、夭人寿者也？故近年中风、虚劳、消狂、疮疡、癖积、衄衊、脏毒、下血者多有之。大概由朝醉夕醒，耽乐为常而得之也。古人云：脾热病则五脏危。岂不信哉？孔子云：惟酒无量不及乱。谓饮之无多而且有节，则所以养精神而介眉寿也。凡饮酒之际，切宜慎之戒之也。

——元·罗天益《卫生宝鉴·卷四·饮伤脾胃论》

【提要】 本论阐述饮酒过度致病之机理。指出酒性火热有毒，久饮伤神损寿，还可损伤经脉，引发诸种疾病。

王三才 饮食论

人知饮食所以养生，不知饮食失调亦能害生。故能消息使适其宜，是贤哲防于未病。凡以饮食论四时，常欲温暖。夏月伏阴在内，暖食尤宜。不欲苦饱，饱则筋脉横解，肠澼为痔。因而大饮，则气乃大逆。养生之道，不宜食后便卧，及终日稳坐，皆能从凝结气血，久则损寿。食后常以手摩腹数百遍，仰面呵气数百口，赵趄缓行数百步，谓之消。食后便卧，令人患肺气、头风、中痞之疾。盖荣卫不通，气血凝滞故尔。是以食讫常行步踌躇，有作修为乃佳。语曰：流水不腐，户枢不蠹，以其动也。食饱不得速步走马，登高涉险，恐气满而激，致伤脏肺。不宜夜食，盖脾好音声，闻声即动而磨食，日入之后，万响都绝，脾乃不磨食，食即不易消；不消即损胃，损胃即不受谷气；谷气不受，即多吐；多吐，即为翻胃之疾矣。食欲少而数，不欲顿而多。常欲饱中饥，饥中饱为善尔。食热物后不宜再食冷物，食冷物后不宜再食热物，冷热相激，必患牙疼。瓜果不时，禽兽自死及生鲊煎煿之物，油腻难消。粉粥冷淘之类，皆不宜食。五味入口，不欲偏多，多则随其脏腑各有所损。故咸多伤心，甘多伤肾，辛多伤肝，苦多伤肺，酸多伤脾。《内经》曰：多食咸则脉凝涩而变色，多食苦则皮槁毛拔，多食辛则筋急而爪枯，多食酸则肉胝皱而唇揭，多食甘则骨肉痛而发落。偏之为害如此，故上士澹泊，其次中和，此饮食之大节也。酒饮少则益，多则损，惟气畅而止可也。饮少则能引滞气，导药力，调肌肤，益颜色，通荣卫，辟秽恶。过多而醉，则肝浮胆横，诸脉卫激，由之败肾毁筋，腐骨伤胃，久之神散魄消。不能饮食，独与酒宜，去死无日矣。饱食之后，尤宜忌之。饮觉过多，吐之为妙。饮酒后不可饮冷水冷茶，被酒引入肾中，停为冷毒，久必腰膝沉重，膀胱冷痛，水肿、消浊、挛躄之疾作矣。酒后不得风中坐卧，袒肉操扇，此时毛孔尽开，风邪易入，感之令人四肢不遂。不欲极饥而食，饥食不可过饱。不欲极渴而饮，渴饮不可过多。食过多则结积，饮过多则成痰癖。故曰：大渴勿大饮，大饥勿大食，恐血气失常，卒然不救也。嗟乎！善养生者养内，不善养生者养外。养内者恬澹脏腑，调顺血气，使一身之气流行冲和，百病不作。养外者恣口腹之欲，极滋味之美，虽肌体充腴，容色悦泽，而酷烈之气内蚀脏腑，精神虚矣。安能保合太和，以臻遐龄。庄子曰：人之可畏者，衽席饮食之间，而不知为之节，诚过也。其此之谓乎。

——明·王三才《医便·卷一·饮食论》

【提要】 本论阐述饮食失调亦能害生的道理，并总结了多种与饮食有关的养生之道。作者指出"以饮食论四时，常欲温暖"，重视温食；认为养生之道，不宜食后便卧及终日稳坐，继而导致气血凝结，久则损寿；应避免偏嗜五味，偏嗜则五味随其脏腑各有所损；若饮酒则不能过度，过度则伤身。此外，还要注意不要过饥而食、过渴而饮，会导致血气失常等。

赵献可 伤饮食论*

《阴阳应象论》云："水谷之寒热，感则害人六腑，是饮食之伤"，伤于寒热也。《痹论》云："饮食自倍，肠胃乃伤"，是饮食之伤，自伤于饥饱也。古人治法，分上中下三等而治之。在上者因而越之，瓜蒂散之类主之；中者消化，神曲、麦芽、山楂、三棱、广茂之类主之；在下者引而竭之，硝黄、巴豆、牵牛、甘遂之类主之。古人又分寒热而治之，伤热物者，以寒药治之，伤寒物者，以热药治之。如伤冷物二分，热物一分，则用热药二停，寒药一停，若备急丸是也，予意当随证加减。大抵饮食之病，伤寒物一边居多。以上法门，未必可为典要也。

当今方家，以平胃散为主，出入增减，亦可为脾胃之准绳。平胃者，胃中有高阜，则使平之，一平即止，不可过剂，过剂则平地反成坎矣。今人以平胃散，为常服补剂者，误也，不若枳术丸为胜。夫枳术丸乃洁古老人所制，用枳实一两，白术二两，补药多于消药，先补而后消，以荷叶裹饭，烧熟为丸。盖取荷叶色青，得震卦之体，有仰盂之象，中空而清气上升，烧饭为丸，以助谷气。谓洁古枳术一方，启东垣末年之悟，补中益气自此始也。但洁古专为有伤食者设，今人以此丸为补脾药，朝服暮饵，更有益之橘、半、番、砂者，则又甚矣。吾恐枳实一味，有推墙倒壁之功，而人之肠胃中，既已有伤，墙壁不固，能经几番推倒乎。

至若山楂、神曲、麦芽三味，举世所常用者，余独永弃。盖山楂能化肉积，凡年久母猪肉煮不熟者，入山楂一撮，皮肉尽烂。又产妇儿枕痛者，用山楂二十粒，砂糖水煎一碗服之，儿枕立化。可见其破气又破血，不可轻用。曲蘖者，以米与水在瓷缸中，必借曲以酿成酒，必借蘖以酿成糖。脾胃在人身，非瓷缸比，原有化食之能，今食不化者，其所能者病也。只补助其能而食自化，何必用此消克之药哉？大凡元气完固之人，多食不伤，过时不饥。若夫先因本气不足，致令饮食有伤矣。前药一用，饮食虽消，但脾既已受伤，而复经此一番消化，愈虚其虚。

明后日食复不化，犹谓前药已效，药力欠多，汤丸并进，展转相害，羸瘦日增，良可悲哉！余痛此弊，因申言之。凡太平丸、保和丸、肥儿丸之类，其名虽美，俱不敢用。盖名之美者，其药必恶，故以美名加之，以欺人耳目，非大方家可用也。故医有贪贱之医，有富贵之医。膏粱之子弟，与藜藿之民不同；太平之民，与疮痍之民不同。乡村间巷顽夫壮士，暴有所伤，一服可愈。若膏粱子弟，禀受虚弱，奉养柔脆，概以此术施之，贻害不小。夫有医术，有医道，术可暂行一时，道则流芳千古。有古方，有今方，有圣方，有俗方，余以为今人不如古人，不敢自立一方。若脾胃惟东垣为圣，择而用之，以调中益气、补中益气二方因人增减，真知其寒物伤也。本方中加热药，如姜桂之类；热物伤也，加黄连之类；真知有肉食伤也，加山楂数粒；酒食伤也，加葛花一味，随证调理。此东垣之法，方士之绳墨也。然以寒治热而热不去，以热治寒而寒不除，奈之何？《经》曰：寒之不寒，是无水也，热之不热，是无火也。壮水之主，益火之原，此东垣之未及也。

如有食填太阴，名曰食厥者，上部有脉，下部无脉，不治则死。急以阴阳盐汤，探吐其物即愈。如有食积，肠腹绞痛，手不可按者，不得不下审。知其为寒积，必用巴豆感应丸。审知其为热积，必用大黄承气汤。下之不当，死生立判，慎之哉！昔张子和动辄言下，盖下之当也。仲景三承气，审之详密，可下不可下急下，分毫不爽。如下血积，必用桃仁、红花，下水必用牵牛、甘遂，下水中之血，必用虻虫、水蛭。今人畏而不敢下者，不明之罪小；无忌而妄用者，杀人之罪大。医司人命，岂易言哉！

何柏斋云：造化生物，天地水火而已。主之者天，成之者地也。故曰：乾知大始，坤作成物。至于天地交合变化之用，则水火二气也。天运水火于地之中，则物生矣。然水火不可偏盛，太旱物不生，火偏盛也；太涝物亦不生，水偏盛也。水火和平而物生，自然之理。人之脏腑，以脾胃为主。盖饮食入于胃，而运以脾，犹地之土也。然脾胃能化物，实由于水火二气，非脾所能。火盛则脾胃燥，水盛则脾胃湿，皆不能化物，乃生诸病。制其偏而使之平，则治之之法也

愚按："制其偏而使之平"一句甚好！所谓制者，非去水去火之谓。人身水火，原自均平，偏者病也。火偏多者，补水配火，不必去火；水偏多者，补火配水，不必去水。譬之天平，此重则彼轻，一边重者，只补足轻之一边，决不凿去马子。盖马子一定之数，今人欲泻水降火者，凿马子者也。

余于脾胃，分别阴阳水火而调之。如不思饮食，此属阳明胃土受病，须补少阴心火，归脾汤补心火，以生胃土也。能食不化，此属太阴脾土，须补少阳相火，八味丸补相火，以生脾土也。无非欲人培养一点先天之火气，以补土之母耳。若理中汤用干姜，所以制土中之水也；建中汤用芍药，所以制土中之木也；黄芪汤所以益土之子，使不食母之食也；六味丸所以壮水之主也，八味丸所以益火之原也。土无定位，寄旺于四时，无专能，代天以成化，故于四脏中兼用之。总之以补为主，不用克伐。脾气下陷，补中益气，肝木乘脾，加左金丸；郁怒伤脾，归脾汤；脾虚不能摄痰，六君子汤；脾肾两虚，四君四神；阴火乘脾，六味丸；命门火衰，不生脾土，八味丸；先天之气足，而后天之气不足者，补中气为主；后天足而先天不足者，补元气为主。

或曰：正当胸膈饱闷之时，数日粒米不下，陈皮、枳壳、木香、乌药，日夜吞咽，尚且不通，复可补乎？曰：此正因初先不知补益，擅用发散，克伐太过，虚痞之病也。《经》曰：下焦虚乏，中焦痞满，欲治其虚，则中满愈甚，欲消其痞，则下焦愈乏庸医值此，难以措

手，疏启其中，峻补于下，少用则邪壅于上，多用则峻补于下，所谓塞因塞用者也。善用者，能以人参一两，或七八钱，少加升麻一钱，大剂一服即愈。此《内经》之妙用，不可不知也。

东垣云：酒者大热有毒，气味俱阳，乃无形之物也，若伤之，止当发散，汗出则愈矣。其次莫如利小便，乃上下分消其湿。今之病酒者，往往服酒症丸大热之药下之，又有牵牛、大黄下之者，是无形元气受病，反下有形阴血，乖误甚矣！酒性大热，已伤元气，而复重泻之，又损肾水真阴及有形血气，俱为不足，如此则阴血愈虚，真水愈弱，阳毒之热大旺，反增其阴火，是元气消铄，折人长命不然则虚损之病成矣，宜以葛花解醒汤主之。

——明·赵献可《医贯·卷之六·后天要论·伤饮食论》

【提要】　本论综合《内经》及后世对饮食所伤的论述，总结了治法方药。作者认为，治疗脾胃当从阴阳水火的角度进行考虑。若症见不思饮食，虽是阳明胃土受病，但应重视补少阴心火，当用归脾汤补心火以生胃土。如能食不化，则属于太阴脾土受病，应重视补少阳相火，当用八味丸补相火以生脾土。可见，作者重视先天之火气，也就是补土之母。

张介宾　论饮酒致病[※*]

少年纵酒者多成劳损。夫酒本狂药，大损真阴，惟少饮之未必无益，多饮之难免无伤，而耽饮之，则受其害者十之八九矣。且凡人之禀赋，脏有阴阳，而酒之性质，亦有阴阳。盖酒成于酿，其性则热，汁化于水，其质则寒。若以阴虚者纵饮之，则质不足以滋阴，而性偏动火，故热者愈热，而病为吐血、衄血、便血、尿血、喘嗽、躁烦、狂悖等证，此酒性伤阴而然也。若阳虚者纵饮之，则性不足以扶阳，而质留为水，故寒者愈寒，而病为臌胀、泄泻、腹痛、吞酸、少食、亡阳、暴脱等证，此酒质伤阳而然也。故纵酒者，既能伤阴，尤能伤阳，害有如此，人果知否？矧酒能乱性，每致因酒妄为，则凡伤精竭力，动气失机，及遇病不胜等事，无所不至，而阴受其损，多罔觉也。夫纵酒之时，固不虑其害之若此，及病至沉危，犹不知为酒困之若此。故余详明于此，以为纵酒者之先觉云。

——明·张介宾《景岳全书·十六卷·杂证谟·虚损·论虚损病源》

【提要】　本论阐述饮酒致虚损的机理和临床表现。作者认为酒成于酿，其性则热，汁化于水，其质则寒。阴虚者饮酒过度，酒性助热伤阴，阴不能制阳，会导致内热炽盛，会导致诸多血证、喘嗽、躁狂等病证的发生。阳虚者饮酒过度，因阳虚不能化酒中寒水，则寒者更寒，加重阳虚，会导致臌胀、泄泻、腹痛、吞酸等病证的发生。

张志聪　饮酒伤脾辩

夫饮入于胃，游溢精气，上输于脾，脾气散精，上归于肺，通调水道，下输膀胱，水精四布，五经并行。是入胃之饮，从在内之脾肺，四布于皮毛，下输于决渎，而为津为溺，乃从内而外也。酒入于胃，随卫气而先行皮肤，先充络脉，络脉先盛，卫气已平，转入于经，而经脉大盛，是反从外而内也。

盖酒者，水谷之悍液；卫者，水谷之悍气。故随卫气而先行皮肤。是以饮酒者，面即赤，而小便独先下，乃先通调于外而下输也。其充满于经脉者，复归于脾肺，是以醉饱入房，多成中满、噎膈、咳嗽、吞酸之病，盖留积于内，不复通调于外，致伤脾、肺故尔。

——清·张志聪《侣山堂类辩·卷上·饮酒伤脾辩》

【提要】 本论阐述过度饮酒导致留积于内，不复通调于外，以至于肺脾两脏受损而发病的机理。

1.3.2 劳逸失度

《中藏经》 劳伤论

劳者，劳于神气也；伤者，伤于形容也。饥饱无度则伤脾，思虑过度则伤心，色欲过度则伤肾，起居过常则伤肝，喜怒悲愁过度则伤肺。又，风寒暑湿则伤于外，饥饱劳役则败于内。昼感之则病荣，夜感之则病卫。荣卫经行，内外交运，而各从其昼夜也。劳于一，一起为二，二传于三，三通于四，四干于五，五复犯一。一至于五，邪乃深藏，真气自失，使人肌肉消，神气弱，饮食减，行步艰难。及其如此，虽司命亦不能生也。故《调神气论》曰：调神气，慎酒色，节起居，省思虑，薄滋味者，长生之大端也。诊其脉，甚数（一作数甚）、甚急、甚细、甚弱、甚微、甚涩、甚滑、甚短、甚长、甚浮、甚沉、甚紧、甚弦、甚洪、甚实，皆生于劳伤。

——六朝·佚名氏《中藏经·卷上·劳伤论》

【提要】 本论阐述劳逸、饮食、男女、起居等方面失和而致病的机理。如劳者劳于神气，伤者伤于形容，饥饱无度则伤脾，思虑过度则伤心，色欲过度则伤肾，起居过常则伤肝，喜怒悲愁过度则伤肺。

李东垣 劳倦所伤论*

《调经篇》云：阴虚生内热奈何？岐伯曰：有所劳倦，形气衰少，谷气不盛，上焦不行，下脘不通，而胃气热，热气熏胸中，故内热。《举痛论》云：劳则气耗。劳则喘且汗出，内外皆越，故气耗矣。夫喜怒不节，起居不时，有所劳伤，皆损其气，气衰则火旺，火旺则乘其脾土，脾主四肢，故困热无气以动，懒于语言，动作喘乏，表热自汗，心烦不安。当病之时，宜安心静坐，以养其气，以甘寒泻其热火，以酸味收其散气，以甘温补其中气。《经》言"劳者温之，损者温之"者是也。《金匮要略》云：平人脉大为劳，脉极虚亦为劳矣。夫劳之为病，其脉浮大，手足烦热，春夏剧，秋冬差。（脉大者，热邪也。极虚者，气损也。春夏剧者，时助邪也。秋冬差者，时胜邪也。）以黄芪建中汤治之，此亦温之之意也。夫上古圣人，饮食有节，起居有常，不妄作劳，形与神俱，百岁乃去，此谓治未病也。今时之人去圣人久远，则不然。饮食失节，起居失宜，妄作劳役，形气俱伤，故病而后药之，是治其已病也。推其百病之源，皆因饮食劳倦而胃气、元气散解，不能滋荣百脉，灌溉脏腑，卫护周身之所致也。故苍天之气贵清静，阳气恶烦劳。噫！饮食喜怒之间，寒暑起居之际，可不慎欤！

——金·李东垣《兰室秘藏·卷上·饮食劳倦门·劳倦所伤论》

【提要】 本论阐述喜怒不节，起居不时，有所劳伤，皆损其气。百病之源，皆因饮食劳倦，导致胃气、元气散解，不能滋荣百脉，灌溉脏腑，卫护周身之所致。

王三才 男女论

天地氤氲，万物化醇，男女媾精，万物化生。此造化之本源，性命之根柢也。故人之大欲，亦莫切于此，嗜而不知禁，则侵克年龄，吞食精魄，暗然不觉而元神真气去矣。岂不大可哀哉！或问：抱朴子曰：伤生者岂非色欲之间乎。曰：然。长生之要，其在房中。上士知之，可以延年祛病。其次不以自伐，下愚纵欲损寿而已。是以古人知此，恒有节度。二十以前一日复，二十以后三日复，三十以后十日复，四十以后一月复，五十以后三月复，六十以后七月复。又曰：六十闭户。盖时加撙节，保惜真元，以为身之主命。不然虽勤于吐纳导引药饵之术，而根本不固，亦终无益。《内经》曰：能知七损八益（七者，女子之血；八者，男子之精也），则二者（血气精气）可调。不知用此，则早衰之渐也。故年四十而阴气自半，起居衰矣。五十体重，耳目不聪明矣。六十气血大衰，九窍不利。故曰：知之则强，不知则否。智者有余，自性而先行。愚者不足，察行而后学。固能老而壮，壮而治，而寿命可保矣。

——明·王三才《医便·卷一·男女论》

【提要】 本论阐述要知房中之术，重在节制，房事不节则耗精伤魄，损耗元神真气。

张介宾 论劳倦致病※*

劳倦不顾者，多成劳损。夫劳之于人，孰能免之，如奔走食力之夫，终日营营，而未闻其劳者，岂非劳乎？但劳有不同耳。盖贫贱之劳，作息有度，无关荣辱，习以为常，何病之有？惟安闲柔脆之辈，而苦竭心力，斯为害矣。故或劳于名利，而不知寒暑之伤形；或劳于色欲，而不知旦暮之疲困；或劳于游荡，而忍饥竭力于呼卢驰骤之场；或劳于疾病，而剥削伤残于无术庸医之手，或为诗书困厄，每缘萤雪成灾；或以好勇逞强，遂致绝筋乏力。总之，不知自量，而务从勉强，则一应妄作妄为，皆能致损。凡劳倦之伤，虽曰在脾，而若此诸劳不同，则凡伤筋伤骨，伤气伤血，伤精伤神，伤皮毛肌肉，则实兼之五脏矣。呜呼！嗜欲迷人，其害至此。此其故，则在但知有彼，而忘其有我耳。广成子曰：无劳汝形，无摇汝精，乃可以长生。若此二言者，人因其简，故多易之，而不知养生之道，于此八字而尽之矣，顾可以忽之也耶！

——明·张介宾《景岳全书·十六卷·杂证谟·虚损·论虚损病源》

【提要】 本论阐述劳损致病的机理和临床表现。劳倦最终会致虚损，但劳倦有多种，有劳于名利，有劳于色欲，有劳于游荡，忍饥竭力，有劳于疾病，有劳于好勇逞强。劳倦所伤的病机常归于脾，但有伤筋伤骨、伤气伤血、伤精伤神和伤皮毛肌肉的不同，最终要伤及人之五脏。

张介宾 论房劳致病^{※※}

色欲过度者，多成劳损。盖人自有生以后，惟赖后天精气以为立命之本，故精强神亦强，神强必多寿；精虚气亦虚，气虚必多夭。其有先天所禀原不甚厚者，但知自珍而培以后天，则无不获寿。设禀赋本薄，而且恣情纵欲，再伐后天，则必成虚损，此而伤生，咎将谁委？又有年将未冠，壬水方生，保养萌芽，正在此日，而无知孺子，遽摇汝精。余见苞萼未成而蜉蝣旦暮者多矣，良可悲也。此其责不在孺子，而在父师，使不先有明诲，俾知保生之道，则彼以童心，岂识利害？而徒临期恳祷，号呼悲戚，将何济于事哉。

——明·张介宾《景岳全书·十六卷·杂证谟·虚损·论虚损病源》

【提要】 本论阐述房劳致病的机理和临床表现。色欲房劳过度，损精耗气，多致劳损之病。且应重视后天之精，后天之精强，其人多寿，即使先天有不足者，重视后天之精，也可长寿；如果先天禀赋本虚，又恣情纵欲，损伤后天之精，就会导致虚损。

费伯雄 劳伤

劳者，五脏积劳也；伤者，七情受伤也。百忧感其心，万事劳其形，有限之气血，消磨殆尽矣。思虑太过则心劳，言语太多则肺劳，怒郁日久则肝劳，饥饱行役则脾劳，酒色无度则肾劳。方其初起，气血尚盛，虽日日劳之，而殊不自知；迨至愈劳愈虚，胃中水谷之气，一日所生之精血，不足以供一日之用，于是营血渐耗，真气日亏，头眩耳鸣，心烦神倦，口燥咽干，食少气短，腰脚作痛，种种俱见，甚者咳嗽咽痛，吐血衄血，而疾不可为矣。秦越人谓虚劳则必有所损，精确不磨。其曰：虚而感寒，则损其阳。阳虚则阴盛，损则自上而下。一损损于肺，皮聚而毛落；二损损于心，血脉不能荣养脏腑；三损损于胃，饮食不为肌肉。虚而感热，则损其阴，阴虚则阳盛，损则自下而上，一损损于肾，骨痿不起于床；二损损于肝，筋缓不能自收持；三损损于脾，饮食不能消化。自上而下者，过于胃则不可治；自下而上者，过于脾则不可治。盖深知人身之气血，全赖水谷之气以生之，其急急于脾胃之旨可见。即因劳致虚，因虚致损之故，亦昭然若发蒙矣。至其论治法，谓损其肺者，益其气；损其心者，调其营卫；损其脾者，调其饮食，适其寒温；损其肝者，缓其中；损其肾者，益其精。语语精当，度尽金针，后人恪遵成法，可以不惑于歧途矣。七伤者，《金匮》谓食伤、忧伤、饮食伤、房室伤、饥伤、劳伤、经络营卫气伤。是言此七者，皆是内伤，所以成虚劳之故。后人妄谓阴寒、阴痿、里急、精速、精少等为七伤，则专主肾脏而言。岂有五脏之劳，专归一脏之理？盖七伤者，七情偏胜之伤也。夫喜怒忧思悲恐惊，人人共有之境。若当喜而喜，当怒而怒，当忧而忧，是即喜怒哀乐发而皆中节也，此天下之至和，尚何伤之有？惟未事而先意将迎，既去而尚多留恋，则无时不在喜怒忧思之境中，而此心无复有坦荡之日，虽欲不伤，庸可得乎？然七情之伤，虽分五脏，而必归本于心。喜则伤心，此为本脏之病，过喜则阳气太浮，而百脉开解，故心脏受伤也。至于怒伤肝，肝初不知怒也，心知其当怒，而怒之太过，肝伤则心亦伤也。忧伤肺，肺初不知忧也，心知其可忧，而忧之太过，肺伤则心亦伤也。思伤脾，脾初不知思也，心与为思维，而思之太过，脾伤则心亦伤也。推之悲也、恐也、惊也，统之于心，何独不然？故治七伤者，虽为肝、脾、肺、肾之病，必兼心脏施治，始为得之。

——清·费伯雄《医醇賸义·卷二·劳伤》

【提要】　本论阐述因劳伤致病的机理。劳乃五脏积劳，伤为七情受伤。思虑太过则心劳，言语太多则肺劳，怒郁日久则肝劳，饥饱行役则脾劳，酒色无度则肾劳。由于心为五脏之主，其余四脏发生病证，治疗时必须兼顾心脏。

1.3.3　七情内伤

《素问》　论情志过极致病[※]

故喜怒伤气，寒暑伤形。暴怒伤阴，暴喜伤阳。厥气上行，满脉去形。喜怒不节，寒暑过度，生乃不固。

——《素问·阴阳应象大论》

【提要】　本论阐述情志过极致病的原因。喜怒悲忧恐为正常情志，过极则会伤身，暴怒伤阴气，暴喜伤阳气。凡情志所伤，责之于过极，所谓"暴"，亦属于过极之类；情志阴阳属性不同，对人体的致病影响也有差异。

《素问》　论情志病因[※]

当今之世不然，忧患缘其内，苦形伤其外，又失四时之从，逆寒暑之宜，贼风数至，虚邪朝夕，内至五脏骨髓，外伤空窍肌肤，所以小病必甚，大病必死，故祝由不能已也。

——《素问·移精变气论》

【提要】　本论阐述情志忧患于内，劳苦伤形于外，综合作用发生疾病。内有忧患扰动情志，外有劳苦伤其形体，又失于顺应四时气候的变化，违反了寒暑之所宜，加之虚邪贼风外袭，内则伤害五脏骨髓，外则伤害孔窍肌肤。

《素问》　论情志影响五脏[※]

因而喜大虚则肾气乘矣，怒则肝气乘矣，悲则肺气乘矣，恐则脾气乘矣，忧则心气乘矣，此其道也。

——《素问·玉机真脏论》

【提要】　本论阐述情志过激对于五脏造成的不良影响。过喜伤心，心气大虚，肾气乘心；大怒，肝气横逆，肝气乘脾；悲伤，肺气乘肝；惊恐，肾气不足，脾气乘肾；忧愁，心气乘肺。

《素问》　论形体与情志[※]

形乐志苦，病生于脉，治之以灸刺。形乐志乐，病生于肉，治之以针石。形苦志乐，病生于筋，治之以熨引。形苦志苦，病生于咽嗌，治之以百药。形数惊恐，经络不通，病生于不仁，治之以按摩醪药。是谓五形志也。

——《素问·血气形志》

【提要】　本论比较分析形体和精神为病的不同表现和治疗原则，指出形体安逸但精神苦闷的人，病多发生在经脉；形体安逸而精神愉快的人，病多发生在肌肉；形体劳苦但精神愉快的人，病多发生在筋；形体劳苦精神也苦闷的人，病多发生在咽喉；屡受惊恐的人，经络因气机紊乱而不通畅。

《素问》　论情志致病※*

怒则气逆，甚则呕血及飧泄，故气上矣。喜则气和志达，荣卫通利，故气缓矣。悲则心系急，肺布叶举，而上焦不通，荣卫不散，热气在中，故气消矣。恐则精却，却则上焦闭，闭则气还，还则下焦胀，故气下行矣……惊则心无所倚，神无所归，虑无所定，故气乱矣……思则心有所存，神有所归，正气留而不行，故气结矣。

——《素问·举痛论》

【提要】　本论阐述情志过激对于人体造成的疾病表现。情志伤人，首先影响人的气机，使气机升降失常，气血功能紊乱，然后伤及人的内脏，如怒伤肝、喜伤心、思伤脾、悲伤肺、恐伤肾等。但"心为五脏六腑之主""精神之所舍"，故情志的异常变化，应是先伤心，再影响其他脏腑。

《灵枢》　论情志过度伤神※*

是故怵惕思虑者则伤神，神伤则恐惧，流淫而不止。因悲哀动中者，竭绝而失生。喜乐者，神惮散而不藏；愁忧者，气闭塞而不行；盛怒者，迷惑而不治；恐惧者，神荡惮而不收。

——《灵枢·本神》

【提要】　本论阐述七情过激，影响人体气血精神的机理和表现。惊恐思虑过多，神气就要受伤，悲伤太过会使神气内消，喜乐太过会使神气外散不得收藏，忧愁太过会使气机闭塞而不通，大怒则心火暴盛伤于神志，恐惧过度则神气散乱不能收敛。

《灵枢》　论忧思伤心忿怒伤肝※*

黄帝曰：其生于阴者奈何？岐伯曰：忧思伤心；重寒伤肺；忿怒伤肝；醉以入房，汗出当风，伤脾；用力过度，若入房汗出浴，则伤肾。此内外三部之所生病者也。

——《灵枢·百病始生》

【提要】　本论阐述忧愁思虑伤心，忿恨恼怒则伤肝，即七情过极影响内脏的机制。

陈自明　论情志过极病及月经※

岐伯曰：女子七岁肾气盛，齿更发长；二七而天癸至，任脉通，太冲脉盛，月事以时下。天，谓天真之气降；癸，谓壬癸，水名，故云天癸也。然冲为血海，任主胞胎，肾气全盛，二脉流通，经血渐盈，应时而下。所以谓之月事者，平和之气，常以三旬一见，以像月盈则亏也。若遇经脉行时，最宜谨于将理。将理失宜，似产后一般受病，轻为宿疾，重可死矣。盖被惊则血气错乱，经脉斩然不行，逆于身则为血分、痨瘵等疾。若其时劳力，则生虚热，变为疼痛之根。若恚怒则气逆，气逆则血逆，逆于腰腿，则遇经行时腰腿痛重，过期即安也。逆于头、腹、心、肺、背、胁、手足之间，则遇经行时，其证亦然。若怒极则伤肝，而有眼晕、胁痛、呕血、瘰疬、痈疡之病，加之经血渗漏于其间，遂成窍穴，淋沥无有已也。凡此之时，中风则病风，感冷则病冷，久而不愈，变证百出，不可言者。所谓犯时微若秋毫，感病重如山岳，可不畏哉！

——宋·陈自明《妇人大全良方·卷之一·调经门·月经绪论》

【提要】　本论阐述惊、怒等过极情志对月经规律的影响。此外，还对天癸的定义，月经正常与异常的表现进行了描述，具有临床参考意义。

徐春甫　喜笑皆属于心火之过

《运气篇》曰：火太过为赫曦，赫曦之纪，其病笑发狂妄。又云：少阴所至为喜笑者也。《原病式》曰：笑，蕃茂鲜淑，舒荣彰显，火之化也。故喜为心之志也。喜极而笑者，犹燔烁火，喜而鸣，笑之象也。故病笑者，心火之甚也。

——明·徐春甫《古今医统大全·卷之五十·喜笑皆属于心火之过》

【提要】　喜为心之志，喜而鸣，笑之象。心属火，喜极而笑者，犹燔烁火，故认为病笑者多由心火甚导致。

徐春甫　恐分脏腑有四

《经》曰：肾在志为恐，恐伤肾，思胜恐。又曰：精气并于肾则恐（此属肾也）。又曰：肝藏血，血不足则恐。盖肝胆实则怒而勇敢，肝胆虚则善恐而不敢也。子和曰：胆者敢也，惊怕甚则胆伤矣（此恐之属肝胆也）。又曰：胃为恐。又曰：心怵惕思虑则伤脾，脾伤则恐惧自失也（此恐之属心脾胃也）。

——明·徐春甫《古今医统大全·卷之五十·恐候·病机·恐分脏腑有四》

【提要】　本论总结了《内经》有关恐与脏腑关系的论述，有恐伤肾、肝血不足则恐、肝胆虚则恐和脾伤则恐惧等四类病机。

徐春甫　妇人经闭属于心事不足思虑伤脾论

况心属阳而主血，脾裹血以行气。若月经不通，未必不由心事不足，思虑伤脾，有所劳倦，谷气不输，肺金失养，肾水无滋，经血津液，日以枯涸，以致三五不调，渐致闭绝。虚损内热，骨蒸劳瘵之证作，而卒至于难治也。所以养心则血生，脾健则气布，二者胥和，则气畅血行，而调经之要，斯其至矣，复何患之有？

——明·徐春甫《古今医统大全·卷之八十四·调经论》

【提要】　本论阐述思虑过度致病，产生妇科多种病证的机理。作者认为，心事不足，思虑伤脾，有所劳倦，会导致谷气不输，肺金失养，肾水无滋，经血枯涸。

徐春甫　忿怒

书云：忿怒则气逆，甚则呕血。少怒则形佚，悁悁忿恨则损寿，怒目久视日月则损明。大怒伤肝，血不荣于筋而气激矣。气激上逆，呕血、食泄、目暗，使人薄厥。切切忿怒当止之，盛而不止，至为之伤，喜忘前言，腰背隐痛，不可以俯仰屈伸。多怒则百脉不定。又大怒则鬓发焦，筋血为劳。卒不死，俟五脏传遍终死矣。药力不及，苟能戒心易志，可以得生。

隐居云：道家更有颐生旨，第一令人少嗔。书云：当食暴嗔，令人神惊，夜梦飞扬。《淮南子》：大怒破阴。先贤诗曰：怒气剧炎火，焚和徒自伤。触来勿与竞，事过心清凉。人有所怒，气血未定，因以交合，令人生痈疽。

——明·徐春甫《古今医统大全·卷之九十九·养生余录（上）·忿怒》

【提要】　本论阐述了怒伤身的诸多临床表现，养生宜戒怒的原因。

徐春甫　悲哀

书云：悲哀憔悴，哭泣喘乏，阴阳不交，伤也。故吊死问病则喜神散。悲哀动中则伤魂，魂伤则狂妄不精，久而阴缩拘挛，两胁痛，不举。悲哀太甚则胞络伤，而阳气内动，发则心下溃，溲数血也。大悲伐性，悲则心系急，肺叶举，上焦不通，荣卫不舒，热气在中而气消。又云：悲哀则伤志，毛悴色夭，竭绝失意。生纳云：肺出气，因悲而气耗不行，所以心系急而消矣。夫心主志，肾藏，因悲哀则失精，阴缩，因悲而心不乐，水火俱一而神精散亡矣。

——明·徐春甫《古今医统大全·卷之九十九·养生余录（上）·悲哀》

【提要】　本论阐述悲哀过甚致病的病机和临床表现。作者认为，肺出气，因过悲而气耗不行，致心系急而消。心主志，肾藏之。因悲哀则失精、阴缩，因悲而心不乐，水火俱失而神精散亡。

楼 英 怒※

怒在阴阳，为阴闭遏其阳，而阳不得伸也。《经》云：阴出之阳则怒。又云：血并于上，气并于下，心烦冤善怒。东垣云：多怒者，风热陷下于地是也。怒在脏腑所属经，在脏为肝，在志为怒。又云：肝藏血，血有余则怒。又云：胆为怒是也。

——明·楼英《医学纲目·卷之十三·肝胆部·怒》

【提要】 本论阐述怒证病机，认为怒为阴闭遏其阳，阳不得伸所致。怒所主病之脏腑为肝和胆。

楼 英 喜笑不休

喜笑皆属心火。《经》云：心藏神，神有余则笑不休。又云：在藏为心，在声为笑，在志为喜。又云：精气并于心则喜。又云：火太过为赫曦，赫曦之纪，其病笑狂妄。又云：少阴所至，为喜笑者是也。

——明·楼英《医学纲目·卷之十六·心小肠部·谵妄·喜笑不休》

【提要】 本论阐述喜之太过为心火主病，认为喜为心火之志，喜笑不休是心火之盛的表现。

王肯堂 喜笑不休※

（薛）《经》曰：心藏神，有余则笑不休。又曰：在脏为心，在声为笑，在志为喜。又，火太过曰赫曦，赫曦之纪，其病笑谑狂妄。又云：少阴所至，为喜笑。又云：精气并于心则喜。此数者，皆言属心火也。若笑不休，呻而为腹痛，此水乘于火，阴击于阳，阳伏热生，狂妄谵语不可闻，心之损矣。扁鹊云：其人唇口赤色者可治，青黑者死。若肾水亏涸，不胜心火，而喜笑不休者，用六味地黄丸。肝火炽盛，能生心火，而喜笑不休者，用柴胡清肝散。余兼别证，各从其证而参治之。

——明·王肯堂《证治准绳·幼科·集之三·心脏部一·喜笑不休》

【提要】 本论阐述喜笑不休的病机和治法。肾水亏涸，不胜心火，而喜笑不休者，用六味地黄丸；肝火炽盛，能生心火，而喜笑不休者，用柴胡清肝散。

龚居中 论暴怒*

夫气贵顺而不贵逆，顺则百脉畅利，逆则四体愆和。若以火病而复增一怒，则犹敝舰而横之波涛，鲜有不覆者也。何则？以虚其虚，则阴阳乖戾，脏腑隔绝，其不危者鲜矣。且今之昧者，但知怒能害人，殊知贼人心气者有九，曰：怒则气上，喜则气缓，悲则气消，思则气结，恐则气下，惊则气乱，劳则气耗，寒则气收，热则气泄。若此诸气，实人所自致者也。况痰火之病，始于真气劳伤，肾阴亏损，而邪热乘虚协之。故丹溪曰：气有余便是火。然所谓有余者，非真气之有余，谓真气病而邪火相协，或行而迅速，或住而壅塞，气火俱阳，以阳从阳，故阳愈亢而阴愈消。所谓阴虚生内热者以此，即如劳伤神志，心血亏耗，肾水枯竭，君火失令，相火司权，熏烁肺金之意耳！况七情之气，惟怒最甚。故《经》曰：怒则血菀于上，以其情动于中，气逆于上。动极生火，火载血上，错经妄行，越出上窍，故钻燧取火，抚掌成声，沃火生沸，皆自无而有，实动极之所致也。噫！以一星之火，而致燎原之祸，气岂可逆乎？

——明·龚居中《痰火点雪·卷四·戒暴怒》

【提要】　本论阐述暴怒致病的机理。人体之气贵顺而不贵逆，暴怒可导致气机逆乱，血菀于上，严重者错经妄行，越出上窍。七情之中，尤以暴怒致病最为剧烈。

张介宾　论情志致病※*

世有所谓七情者，即本经之五志也。五志之外，尚余者三。总之曰：喜、怒、思、忧、恐、惊、悲、畏，其目有八，不止七也。然情虽有八，无非出于五脏。如《阴阳应象大论》曰：心在志为喜，肝在志为怒，脾在志为思，肺在志为忧，肾在志为恐。此五脏五志之分属也。至若五志有互通为病者，如喜本属心，而有曰"肺喜乐无极则伤魄"，是心肺皆主于喜也。盖喜生于阳，而心肺皆为阳脏，故喜出于心而移于肺，所谓"多阳者多喜"也。又若怒本属肝，而有曰"胆为怒"者，以肝胆相为表里，肝气虽强而取决于胆也。有曰"血并于上，气并于下，心烦惋善怒"者，以阳为阴胜，故病及于心也。有曰"肾盛怒而不止则伤志"，有曰"邪客于足少阴之络，令人无故善怒"者，以怒发于阴而侵乎肾也。是肝、胆、心、肾四脏皆能病怒，所谓"多阴者多怒"，亦曰阴出之阳则怒也。

又若思本属脾，而此曰"思则心有所存，神有所归，正气留而不行，故气结矣"。盖心为脾之母，母气不行则病及其子，所以心、脾皆病于思。又若忧本属肺，而有曰"心之变动为忧者"，有曰"心小则易伤以忧"者，盖忧则神伤，故伤心也。有曰"精气并于肝则忧"者，肝胜而侮脾也。有曰"脾忧愁而不解则伤意"者，脾主中气，中气受抑则生意不伸，故郁而为忧。是心、肺、肝、脾四脏，皆能病于忧也。

又若恐本属肾，而有曰"恐惧则伤心"者，神伤则恐也。有曰"血不足则恐"，有曰"肝虚则恐"者，以肝为将军之官，肝气不足，则怯而恐也。有曰"恐则脾气乘矣"，以肾虚而脾胜之也。有曰"胃为气逆，为哕、为恐"者，以阳明土胜，亦伤肾也。是心、肾、肝、脾、胃五脏皆主于恐，而恐则气下也。五志互病之辨，既详如上。

此外尚有病悲者，如曰"肝悲哀动中则伤魂"，悲伤于肝也。有曰"精气并于肺则悲"，有曰"悲则肺气乘矣"，亦金气伤肝也。有曰"心虚则悲"，有曰"神不足则悲"，有曰"悲哀太甚则胞络绝，胞络绝则阳气内动，发则心下崩，数溲血"者，皆悲伤于心也。此肝、肺、心三脏皆病于悲，而气为之消也。

有病为惊者，曰"东方色青，入通于肝，其病发惊骇"，以肝应东方风木，风主震动而连乎胆也。有曰"阳明所谓甚则厥，闻木音则惕然而惊"者，肝邪乘胃也。有曰"惊则心无所倚，神无所归"者，心神散失也。此肝、胆、胃、心四脏皆病于惊而气为之乱也。有病为畏者，曰"精气并于脾则畏"，盖并于脾则伤于肾，畏由恐而生也。

由此言之，是情志之伤，虽五脏各有所属，然求其所由，则无不从心而发。故《本神》篇曰：心怵惕思虑则伤神，神伤则恐惧自失。《邪气脏腑病形》篇曰：忧愁恐惧则伤心。《口问》篇曰：悲哀忧愁则心动，心动则五脏六腑皆摇。可见心为五脏六腑之大主，而总统魂魄，兼赅志意。故忧动于心则肺应，思动于心则脾应，怒动于心则肝应，恐动于心则肾应，此所以五志惟心所使也。设能善养此心而居处安静，无为惧惧，无为欣欣，婉然从物而不争，与时变化而无我，则志意和，精神定，悔怒不起，魂魄不散，五脏俱安，邪亦安从奈我哉？

——明·张介宾《类经·十五卷·疾病类·情志九气》

【提要】　本论阐述情志为病，不仅是某一情志所属之脏发生病变，常常是多个脏腑共同作用导致，但其主宰还是归于心。作者提示，防治情志所致的病证应从心入手。

张介宾　论因惊致病[※*]

惊气本以入心，而实通于肝胆。《经》曰：惊则心无所依，神无所归，虑无所定，故气乱矣。又曰：东方色青，入通于肝，其病发惊骇。此所以惊能动心，而尤能伤及肝胆。心为君主，固不可伤，而胆以中正之官，实少阳生气所居，故十一脏阳刚之气皆取决于胆。若或损之，则诸脏生气，因皆消索致败，其危立见。尝见微惊致病者，惟养心安神，神复则病自却。若惊畏日积，或一时大惊损胆，或致胆汁泄而通身发黄，默默无言者，皆不可救。

——明·张介宾《景岳全书·十六卷·杂证谟·虚损·论虚损病源》

【提要】　本论阐述因惊致病的机理和临床表现。惊入心，通于肝胆，惊能动心，伤及肝胆。微惊致病者，宜养心安神，神复病却；若惊畏过度，可致胆汁泄而身发黄，预后不佳。

张介宾　论五志之火

《经》曰：天有四时五行，以生长收藏，以生寒暑燥湿风。人有五脏化五气，以生喜怒思忧恐，是即所谓五志也。此五志之化由乎五脏，而五脏之化由乎五行，故在心为喜，心主火也；在肝为怒，肝主木也；在脾为思，脾主土也；在肺为忧，肺主金也；在肾为恐，肾主水也，此五志各有分属，本不可以混言者也。且人有此生，即有此志，使无此志，生亦何为？是生之与志，本不能离，亦不可离。而人于食息之常，孰不以五志为生，亦孰不以五志为用，而未闻以五志之动皆为火也。第或以用志失宜，则未免有伤脏气，故在《内经》则但言五脏之伤，各有所属，五气之伤，各有所病，亦未闻以五志之伤皆云火也。而五火之说，乃始于刘河间，云：五志所伤皆热也。丹溪述河间而衍之曰：五志之动，各有火起。刘宗厚又述丹溪而衍之曰：大怒则火起于肝，醉饱则火起于胃，房劳则火起于肾，悲哀动中则火起于肺，心为君主，自焚则死矣。自三子之说行。则似乎五行悉化而为火，理岂然乎？

余尝察五志所伤之人，但见其憔悴日增，未见其俱为热病也。即因志动火者，非曰必无，但伤气者十之九，动火者十之一，又岂五志皆能动火乎？而矧以怒动肝气者，最易伤脾，脾伤者，不可以言火也。醉饱能动胃火，胃强者固自无恙，脾弱而致病者，不可以言火也。房劳本动肾火，精去而阳亢者，可以火言，精去而气亦去者，不可以言火也。外如五志之伤，则无非伤气败阳之证，尚可谓之火乎？无火治火，则无有不败者矣。

——明·张介宾《景岳全书·十五卷·杂证谟·火证·论五志之火》

【提要】 本论对五志化火的概念进行辨正。作者指出，五志所伤，伤气者十分之九，化火者十分之一，非五志皆能动火。如怒伤肝者，最易伤脾，脾气伤则不易动火；醉饱动胃火，如果胃强则不会动火，脾弱者更不会有火；房劳动肾火，精伤阳亢者有火，而精伤气亦伤者，就不会有火。

张介宾 论过喜致病※※

喜因欲遂而发，若乎无伤。而《经》曰：喜伤心。又曰：暴喜伤阳。又曰：喜乐者，神惮散而不藏。又曰：肺喜乐无极则伤魄，魄伤则狂，狂者意不存人，皮革焦，毛悴色夭，死于夏。盖心藏神，肺藏气，二阳脏也。故暴喜过甚则伤阳，而神气因以耗散。或纵喜无节，则淫荡流亡，以致精神疲竭，不可救药。或偶尔得志，则气盈载满，每多骄恣傲慢，自取败亡，而莫知其然者多矣。然则喜为人所忽，而犹有不可忽者如此。

——明·张介宾《景岳全书·十六卷·杂证谟·虚损·论虚损病源》

【提要】 本论阐述因喜致病的机理和临床表现。七情分属五脏，由五脏精气所生，七情过度又会影响到五脏。所以七情失调致病，以直接伤及五脏为特点。喜伤心，暴喜伤阳，喜又伤肺。心藏神，暴喜伤心，又伤肺，引起神气耗散，可致精神竭乏。

张介宾 论多怒致病※※

怒生于心，肝必应之，怒不知节，则劳伤在肝。《经》曰：怒伤肝。又曰：怒则气逆，甚则呕血及飧泄，故气上矣。盖肝为阴中之阳脏，故肝之为病，有在阴者，有在阳者。如火因怒动而逼血妄行，以致气逆于上，而胀痛、喘急者，此伤其阴者也。又或气以怒伤，而木郁无伸，以致侵脾气陷，而为呕为胀，为泄为痛，为食饮不行者，此伤其阳者也。然随怒随消者，未必致病，脏气坚固者，未必致病，惟先天禀弱，而三阴易损者，使不知节，则东方之实，多致西方之败也。然怒本伤肝，而悲哀亦最易伤肝。《经》曰：肝悲哀动中则伤魂，魂伤则狂妄不精，不精则不正，当人阴缩而挛筋，两胁骨不举，毛悴色夭，死于秋。盖怒盛伤肝，肝气实也；悲哀伤肝，肝气虚也。但实不终实，而虚则终虚耳，虚而不顾，则必至劳损。而治当察其邪正也。

——明·张介宾《景岳全书·十六卷·杂证谟·虚损·论虚损病源》

【提要】 本论阐述因怒致病的机理和临床表现。怒生于心，肝应之，怒过度，则伤肝。而肝之为病，有在阴者，有在阳者。作者指出，悲哀也伤肝。怒伤肝，为肝气实；悲哀伤肝，为肝气虚。

张介宾　论多思致病※※

思本乎心。《经》曰：心怵惕思虑则伤神，神伤则恐惧自失，破䐃脱肉，毛悴色夭，死于冬。此伤心则然也。然思生于心，脾必应之，故思之不已，则劳伤在脾。《经》曰：思伤脾。又曰：思则心有所存，神有所归，正气留而不行，故气结矣。凡此为病，脾气结则为噎膈，为呕吐，而饮食不能运，食不运则血气日消，肌肉日削，精神日减，四肢不为用，而生胀满、泄泻等证，此伤心脾之阳也。夫人孰无思？而苦思难释，则劳伤至此，此养生者所当戒也。然思本伤脾，而忧亦伤脾。《经》曰：脾愁忧而不解则伤意，意伤则悗乱，四肢不举，毛悴色夭，死于春。盖人之忧思，本多兼用，而心脾肺所以并伤，故致损上焦阳气。而二阳之病发自心脾，以渐成虚劳之证者，断由乎此。

——明·张介宾《景岳全书·十六卷·杂证谟·虚损·论虚损病源》

【提要】　本论阐述因思致病的机理和临床表现。思本乎心，应于脾。过思则脾气结，会影响到饮食的运化，气血的产生以及肌肉的濡养等，最终会引发噎膈、呕吐、饮食不化、肌肉萎缩、精神不振、四肢不用、胀满泄泻等证。这些都是伤及心脾之阳的表现。

张介宾　论淫欲邪思致病※※

淫欲邪思又与忧思不同，而损惟在肾。盖心耽欲念，肾必应之，凡君火动于上，则相火应于下。夫相火者，水中之火也，静而守位则为阳气，炽而无制则为龙雷，而涸泽燎原，无所不至。故其在肾，则为遗淋带浊，而水液渐以干枯。炎上入肝，则逼血妄行，而为吐衄，或为营虚筋骨疼痛。又上入脾，则脾阴受伤，或为发热，而饮食悉化痰涎。再上至肺，则皮毛无以扃固，而亡阳喘嗽，甚至喑哑声嘶。是皆无根虚火，阳不守舍，而光焰诣天，自下而上，由肾而肺，本源渐槁，上实下虚，是诚剥极之象也。凡师尼室女，失偶之辈，虽非房室之劳，而私情系恋，思想无穷，或对面千里，所愿不得，则欲火摇心，真阴日削，遂致虚损不救。凡五劳之中，莫此为甚，苟知重命，慎毋蹈之。

——明·张介宾《景岳全书·十六卷·杂证谟·虚损·论虚损病源》

【提要】　本论阐述淫欲邪思致病的机理与临床表现。作者认为，淫欲邪思会动心之君火，君火动，相火亦动。相火在肾，则水液干涸；相火入肝，则迫血旺行；相火入脾，则脾阴受伤；相火入肺，则肺失宣降。究其根本，为上实下虚，日久会导致虚损。

张介宾　论惊恐

惊有二证，有因病而惊者，有因惊而病者。如东方色青，入通于肝，其病发惊骇，及伤寒阳明证闻木音则惕然而惊之类，此则或因岁火之盛，或因岁木之衰，或因风热之相搏，或因金木之相制，是当察客邪以兼治其标。若因惊而病者，如惊则气乱，而心无所倚，神无所归，虑无所定之类，此必闻见夺气而得之，是宜安养心神，滋培肝胆，当以专扶元气为主治。此固二者之辨，然总之主气强者不易惊，而易惊者必肝胆之不足者也。故虽有客邪，亦当知先本后标之义。又如惊则气乱，恐则气下，惊恐虽若同类，而不知恐之伤人，尤甚于惊。何也？盖惊出于暂，而暂者即可复；恐积于渐，而渐者不可解，甚至心怯而神伤，精却则阴痿，日消月缩，不亡不已。此非大勇大断者，必不能拔去其病根，徒资药力，不易及也。予尝治暴惊者，十愈其八九；治恐惧者，十不得其一二。

——明·张介宾《景岳全书·十八卷·杂证谟·怔忡惊恐·论惊恐》

【提要】　本论阐述惊恐为病的机理和临床表现。惊、恐二者虽相类似，但恐之伤人，尤甚于惊。因惊发于突然，惊去可复；恐是逐渐累积，累积到一定程度则不可解，严重者心怯而神伤，精却则阴痿，日消月缩，预后不良。

张介宾　论因恐致病※※

七情伤肾，恐亦居多。盖恐畏在心，肾则受之，故《经》曰：恐伤肾。又曰：恐则精却。又曰：恐惧而不解则伤精，精伤则骨酸痿厥，精时自下。余尝诊一在官少年，因恐而致病，病稍愈而阳痿，及其病复，终不可疗。又尝见猝恐者，必阴缩或遗尿，是皆伤肾之征也。然恐固伤肾，而怒亦伤肾。《经》曰：肾盛怒而不止则伤志，志伤则喜忘其前言，腰背不可以俯仰屈伸，毛悴色夭，死于季夏。是知盛怒不惟伤肝，而肾亦受其害也。

——明·张介宾《景岳全书·十六卷·杂证谟·虚损·论虚损病源》

【提要】　本论阐述因恐致病的机理和临床表现。七情伤肾，以恐居多且危重。恐首先影响到心，受之在肾。所以恐致病者，会出现阳痿、阴缩或遗尿等伤肾表现。此外，恐伤肾，怒也伤肾。

冯兆张　七情论

夫七情本属无形，然出于有形，五脏神明之用，而寓于盈虚气血之间，无日不有也。节制有常，何病之有？作用太过，胜克相乘，便为内伤。元气之邪，本出五脏之虚滞，则不去而为实，祸起萧墙，盗泄精滋，贼害情性，非若外邪先由皮毛以渐而入，只伤躯壳气血者。比如过喜则伤心，而神浮肺散。《经》曰：暴喜伤阳。《灵枢》曰：喜乐无极则伤魄。如过怒则伤肝，而魂飞精散。《经》曰：暴怒伤阴。如过忧则伤意，而气滞神衰。《经》曰：虽不中邪，病从内生，名曰脱营。《灵枢》曰：忧愁不解则伤意。如多思则伤脾，而意郁倦怠，昼思过度则伤阳，夜思过度则伤阴。《经》曰：思则心有所存，神有所归，正气留而不行，故气结。《灵枢》曰：怵惕思虑则伤神。如过悲则气促神乱，火热亢极，反兼水化，五液俱出。《灵枢》曰：悲哀动中则伤魂。如恐则伤肾，精却气下。《灵枢》曰：恐惧不解则伤精。如惊则气乱。《经》曰：惊则心无所倚，神无所归，虑无所定，故气乱矣。然徒知受惊伤于心，而不知五脏俱能伤之。

盖五脏皆藏神，神也者，虚灵变化之谓，非决然无知者也。且人之气血，昼夜循环不息，气血所至之处，遇惊所触，则真气耗散，而患不足之病。若气血错乱而致逆滞，则患有余之症。有余者，病机也；不足者，正气也。如房劳时受惊，则所伤在肾；饮食时受惊，则所伤在胃之类。但惊气先入心者，以心主神也，夹别证而伤及他脏者，以无形之惊气易散，而有迹之疾病难消也。明此则七情内起之病，与六淫外来之邪迥不同矣。百病立名虽繁，然不越阴阳、五行、生克、六淫、七情、五火与饮食劳倦，相挟传变而已。《经》所谓"知其要者，一言而终；不知其要，流散无穷"者，此耳。

——清·冯兆张《冯氏锦囊秘录·杂症大小合参·卷二·七情论》

【提要】 本论阐述情志过极，脏腑互相克制相乘，便发为内伤。七情是人的精神意识对外界事物的反应，一般情况并不致病，但情志波动过于激烈或持续过久，耗伤脏腑的精气，影响其正常功能活动，就会导致人体阴阳失调、气血不和、经络受阻、脏腑功能失常而产生疾病。

陈士铎 恼怒※*

人有少逢拂意之事，便觉怒气填胸，不能自遣，嗔恼不已，人以为肝气之逆也，谁知肝血之少乎。夫肝性急，宜顺不宜逆，恼怒之事，正拂抑之事也。拂抑必致动怒，怒极必致伤肝，轻则飧泄，重则呕血者甚多。然此乃猝然而至，肝经因怒而成病者也。若肝血少者，不必有可怒之事而遇之大怒，不必有可恼之人而见之甚恼。盖血少则肝燥，肝燥则气逆也。故同一气恼之症，须分虚实以治之。前症乃实，后症乃虚也。虽然，实者火实，非血之实也；虚者血虚，非火之虚也。所以虚实之症，前后若有异，治虚、治实之法，实彼此无有殊耳。

——清·陈士铎《辨证录·卷之十·恼怒门（二则）》

【提要】 本论阐述恼怒郁闷的病机，除了肝气之逆外，还与肝血不足有关。因肝血少则肝燥，肝燥则气逆，因而成恼怒。所以，对于恼怒的治疗，必须分清实证、虚证，实证治在肝火，虚证治在肝血。

吴 澄 怒郁

怒郁者，大怒气逆之时，则实邪在肝，故见气满腹胀，所当平也。及其怒后，而逆气已去，惟中气受伤矣。既无胀满疼痛等症，而或为倦怠，或为气逆，或为少食，此以木邪克土，损在脾矣。是可不知培养，而仍加消伐，则所伐者其谁乎？此怒郁之有先后、有虚实，所当辨也。怒郁之治，暴怒伤肝，逆气未解，而为胀满，或疼痛者，宜解肝煎、神香散、六郁汤、越鞠丸。若怒气伤肝，因而动火，以致烦热胁痛胀满，或动血者，宜化肝煎。若怒郁不解，或生痰者，宜温胆汤。若怒后逆气既散，肝脾受伤，而致倦怠食少者，宜五味异功散，或五君子煎、大营煎、归脾汤之类。若血虚有火，而兼抑郁不开者，宜畅郁汤。

——清·吴澄《不居集·上集·卷之十八·论情志三郁·一曰怒郁》

【提要】 本论阐述因怒致郁的机理及治疗原则。怒气过度伤及肝脾两脏，即大怒气逆之时，实邪在肝；怒后，逆气已去，中气受伤，则损在脾。

吴 澄 思郁※

思郁者，惟旷女嫠妇及灯窗困厄、积疑在怨者皆有之。思则气结，结于心而伤于脾也。及其既甚，则上连肺胃，而为咳喘，为失血、为噎膈、为呕吐；下连肝肾，则为带浊、为崩淋、为不月、为劳损。若初病气结而为滞者，宜顺、宜开。久病而损及中气者，宜修、宜补。然以情病者，非情不解。其在女子，必得愿遂而后可释，或以怒胜思，亦可暂解；其在男子，非有能屈能伸，达观上智者，终不易解也。若病既成，损伤必甚，而再行消伐，其不明亦甚矣。

——清·吴澄《不居集·上集·卷之十八·论情志三郁·一曰思郁》

【提要】　本论阐述因思致郁的病机。思则气结，结于心而伤于脾，下连肝肾，出现临床诸多表现。

华岫云　论惊※*

《经》云：惊则伤胆，恐则伤肾。大凡可畏之事，猝然而至者谓之惊。若从容而至，可以宛转思维者，谓之恐。是惊急而恐缓也。

夫惊症，大人亦有之，小儿最多。因其神志未坚，胆气未充，故每遇稍异之形声，即陡然而惊矣。惊之所伤，由心猝及乎胆，由胆即及乎肝，遂致心主君火兼肝胆中相火风木，骤然而起。症现搐搦瘛疭，神昏谵妄，肢冷厥逆，吐乳身热，目窜口噤，种种所患，无非心肝胆之现症，而实毫无外感之风邪。此因外受之惊，而动内之木火风也。故但当以一惊字，立为病名，斯乃切当。

因其内风沸起，遂加一风字，因病来迅速，又加一急字，故遂有急惊风之病名，此已属牵强附会矣。至于今之混称为"急惊风"者，更属背谬。总因小儿阴气未充，外感之风温、风热、风火，以及寒邪化热，并燥火诸症，最易伤阴。阴伤则血不营筋，液伤则脉络滞涩，热盛亦能使内之木火风相继而起，所现之症与受惊者类亦相同，然实非因受惊而起。

其所治之法，大有区别。如果因惊者，治宜安养心神，镇惊定怯，甘凉清内热，柔润熄肝风，或少佐芳香，通其窍络，舒其结闭。至于刚热燥涩，表散之药，概不可用。若无惊而但感外邪者，有宜于凉散，有宜于温散，有宜于苦寒清火，有宜于甘温扶阳，或补或泻，自当按六淫之邪而施治，与惊字毫无关涉。奈今之医者，每遇非惊之症，因不能辨明六气中所伤何气，却定不出病名，遂强将一惊字混入，藉口漫称为急惊风症，掩饰欺人。病家亦酷信之，以为小儿防范难周，焉有无惊之理。其所订之方错杂游移，不知治惊总以心肝胆为主，若治时邪，须兼肺胃、脾肾、三焦、营卫、经络而论，大不相同也。更有一种称慢惊风之病名者，尤属怪诞不经，必当亟为驳正。有论在幼科吐泻之后，宜合观之。

——清·叶天士《临证指南医案·卷七·惊》

【提要】　本论阐述由惊致病的原因，并讨论了外受之惊，及与外感六气伤阴导致人体木火风动的症状与治法鉴别。

何梦瑶　怒

阳为阴闭，不得伸则怒，如雷之奋于地也。震为雷，阳在阴下，阴雨则雷动。阴雨，以气言之则寒也，以象言之则水也。水者，有形之物也。故人身阳气，或为无形之寒气所闭，或为有形之痰血所遏，皆不得伸而郁为怒。《经》谓血并于上，气并于下，则善怒是也（东垣以食填太阴为木郁，用吐以达之，亦此理也）。阳气主升（属肝胆），故雷发于春。阳主舒，遇怫逆之事则不得舒而怒，亦郁遏之义也。怒而不得发者，发之。怒而屡得发者，平之。《经》曰：悲胜怒。

——清·何梦瑶《医碥·卷之四·杂症·怒》

【提要】　本论阐述七情之一——怒的产生原理。自然界中阳为阴所闭而不得伸，则表现为不同的物候现象。联系到人身阳气，或为无形之寒气所闭，或为有形之痰血所遏，皆不得伸而郁为怒。

顾　锡　论过怒※

《素问·五运行大论》曰：东方生木，木生酸，酸生肝，肝在志为怒。《调经论》曰：肝藏血，血有余则怒。《宣明五气》篇曰：胆为怒，以肝胆相为表里，肝气虽强，取决于胆也。《调经论》曰：血并于上，气并于下，心烦惋善怒，以阳为阴胜，病及于心也。《灵枢·本神》篇曰：肾盛怒而不止则伤志。《缪刺论》曰：邪客于足少阴之络，令人无过大怒，以怒发于阴而侵乎肾也。是肝胆心肾四脏，皆能病怒，所为多阴者多怒，亦曰阴出之阳则怒也。《五常政大论》曰：木太过曰发生，其病怒。《气交变大论》曰：岁木太过，风气流行，甚则善怒。又曰：岁土不及，风反大行，民病善怒，其证飧泄，薄厥呕血，胸胁痛，气逆不下，喘渴烦心，消瘅肥气，以及外发痈疽等症。况目为肝窍，尤易受伤。初但昏如雾露中行，渐渐空中有黑花，久则神光不收，胆汁不应，则内急外干，睹物成歧。种种皆怒之贻戚也。盖怒必因内动而起，但动由于内，邪每乘之，当各从其所动之因而治之。因热而动者治其热，因风而动者治其风，因厥逆逼上者，则治所厥之邪。因阴虚而动者，补其阴，抑其阳，按而收之。因阳虚而气浮上者，则补其阳，敛其浮游之气。因五志而动者，各安其脏气以平之。因郁而发者，治其所郁之邪，开之达之。因精血不足者补之，不已则求其属以衰之。因胜克而动者，从盛衰之气而补泻之。中气虚衰而动者，补土以安之。上焦清明之气，不能主持而动者，亦当补中焦之谷气，推而扬之。因五脏六腑上注之精气不足而动者，察其何者之虚而补之。总以疏肝解郁为先，兼养精液，使精盈则气盛。气盛则神全，自然视物明朗，但木能克土，胃当其冲，肝病则胃病，切不可再加劳倦，以伤其脾。医者不察，以为目病皆热所致，竟以凉药投之，又伤其胃，肝胃俱伤，真元难复，终不免有失明之叹矣。

——清·顾锡《银海指南·卷一·七情总论·怒》

【提要】　本论阐述怒气过极而致目病的机理和临床表现。怒必因内伤而起，有内热、内风、阴虚、阳虚、郁、精血不足、中气虚衰等不同。

顾　锡　论过喜※＊

《素问·宣明五气》篇曰：精气并于心则喜。《阴阳应象大论》曰：在藏为心，在声为笑，在志为喜。《调经论》曰：心藏神，神有余则笑不休。然乐不可极，极则终凶。《灵枢·本神》篇曰：喜乐者，神惮散而不藏。又曰：肺喜乐无极则伤魄。《素问·天元正纪大论》曰：少阴听至为语笑。《五常政大论》曰：火太过为赫曦，赫曦之纪，其病笑狂妄。河间云：笑者，犹番烁太甚而鸣，笑之象也。盖喜则气散，心阳大动，百脉沸腾，所谓暴喜伤阳，其病为笑不休，为毛革焦，为内病，为阳气不收，甚则为狂。且心火过炽，上先刑肺，下反克肾，金水受伤，病必及目。《经》曰：心合诸脉。《五脏生成》篇曰：诸脉者，皆属于目。凡人五脏六腑之精液，尽上注于目，阳亢阴微，炎蒸空窍，遂有胬肉攀睛等症。其起于大眦者，属心为实火。其起于小眦者，属心胞为虚火。甚则胬肉双斗，蚀及神水，乃心火克肾所致，治以清补为主。清则心火不升，心阳得静，补则心气得宁，心血不耗。或通利小肠，使火气由水道而泄，以心与小肠为表里也。或凉解心胞，以心胞为心之外廓也。至于变端不一，又当活治，不可执一也。

——清·顾锡《银海指南·卷一·七情总论·喜》

【提要】　本论阐述喜而太过而致目病的机理和临床表现。喜则气散，心阳大动，百脉沸腾，即所谓暴喜伤阳也，临床表现为笑不休，为阳气不收，甚则为狂。如心火过炽，上先刑肺，下反克肾，金水受伤，病必及目。

顾　锡　论过思

《灵枢·本神》篇曰：心有所忆谓之意，意之所存谓之志，因志而存变谓之思。《阴阳应象大论》曰：中央生湿，在志为思。《举痛论》曰：思则气结。又曰：思则心有所存，神有所归，正气留而不行，故气结矣。《本神》篇曰：怵惕思虑则伤神。《本病》篇曰：忧愁思虑则伤心。盖心为脾之母，母气不行，则病及其子，所以心脾皆病于思也。张会卿曰：思郁者，气结于心而伤于脾也。及其既甚，则上连肺胃，而为咳喘，为失血，为噎膈，为呕血。下连肝肾，则为带浊，为崩淋，为不月，为劳损。李东垣曰：五脏六腑之精气，皆禀受于脾，上贯于目。脾者，诸阴之首也。目者，血脉之宗也。思虑伤脾，则五脏之精气皆失所司，不能归明于目，而有视物羞明，眼皮宽纵，倒睫拳毛等症。或生偷针，或生眼瘴，治宜扶脾补土兼清心阳。若初病而气结凝滞者，宜顺宜开；久病而损及中气者，宜修宜补。然以情病者，必得愿遂而后可释，或以怒胜思，亦可暂解。如朱丹溪治一思想气结之女，先激之使怒，然后与药，复念病虽愈，必得喜方已。乃绐以夫回，病遂不举。予尝用此治太湖李姓之妇，目竟获痊，即此法也。

——清·顾锡《银海指南·卷一·七情总论·思》

【提要】　本论阐述思而太过所致目病的机理和临床表现。脾为诸阴之首，目为血脉之宗。思虑伤脾则五脏之精气皆失所司，不能归明于目。

顾　锡　论过悲*

《痿论》曰：悲哀太甚，则胞络绝。胞络绝，则阳气内动，发则心下崩。《宣明五气》篇曰：精气并于肺则悲。《本神》篇曰：悲哀动中者，竭绝而失生。又曰：肝悲哀动中则伤魂。又曰：心气虚则悲。《调经论》曰：神不足则悲，是肺肝心三脏亦病于悲也。又运气：悲皆属寒水攻心。《五常政大论》曰：火不及曰伏明，伏明之纪，其病昏惑悲忘，从水化也。又曰：太阳司天，寒气下临，心气上从，喜悲数欠。《至真要大论》曰：太阳司天，寒淫所胜，民病善悲，时眩仆。又曰：太阳之复，甚则入心，善忘善悲。夫悲之为情，与忧思大异，忧思则默然不语，如呆如痴，悲则哀恸迫切，号呼痛哭，渐至泪枯眼肿，视物无形。且悲则心系急，肺布叶举，而上焦不通，营卫不散，热气在中，熏蒸清道，伤及五轮，遂有黑花、蝇翅、鱼鳞、白陷诸症。治宜补其肝脾。盖木为火之母，子虚则补母之义也。土为火之子，补子令母实之义也。然必释其悲，则治得其效。若妇女性执，终岁戚戚，虽日用芜苓、香附以升提，参、术、归、苓以培本，是亦扬汤止沸之计而已。

——清·顾锡《银海指南·卷一·七情总论·悲》

【提要】 本论阐述悲情太过而致目病的机理、临床表现和治则治法。作者认为，悲与忧思大异。忧思则默然不语，如呆如痴；悲则哀恸迫切，号呼痛哭，渐至泪枯眼肿，视物无形。悲则心系急，肺布叶举，上焦不通，营卫不散，热气在中，熏蒸清道，伤及五轮，影响视力。

陈修园　大惊猝恐

大惊猝恐，真惊也。小儿气血未充，心神怯弱，一遇惊吓，则神魂震怖，举动失常，夜则跳醒，昼则惊惕，治宜安神魂，敛心气，七福饮、秘旨安神丸、安神定志汤皆可。心有蕴热而惊悸者，七味安神丸。神定后气虚者，四君子汤以补其阳。血虚者，六味地黄丸以补其阴。若妄投以朱砂镇惊丸子，耗其心血，则愈发愈盛，肝风乘虚而亢，其势不可复制矣。慎之！

——清·陈修园《医医偶录·卷一·大惊猝恐》

【提要】 本论为阐述惊吓致病的病机、临床表现和治疗方法。

莫枚士　思虑致遗论

心藏神，脾藏智与意，肾藏精与志。人之思虑，智意主之；智意之运用，神主之。故或曰思虑伤心，或曰思虑伤脾者，举一言之也。究之思虑之始构也，则因心以令脾；及思虑之既竭也，则因脾以累心，是伤脾重于伤心矣。大抵五志所伤，每以过极而气并。思虑之过，气并于脾，故《经》曰"思则气结"。并，乃结也。五行土克水，水主冬，为闭藏。脾实则有火，火性发泄，以过极之实，乘受克之虚，以发泄之性，变闭藏之常，而复以脾病累心之故，处以无主之神，于是乎恍惚离散而精以泄。《经》云：有余则梦予。脾以气并而见为有余，故梦以精予人也。论是症者，自当以脾火上蒙心神，下克肾水为正。或概执诸热属心之说以相列，见其与五行生克之理不合，遂据《易》水火既济、未济二卦，证成心肾不交之论。岂知《易》象止取贞悔为义，并非实事。若移此以论病，则大畜天在山中，大壮雷行天上，亦将信为事之所有，而以肺入脾中，心行肺上者，拟其病象何如乎？夫立论当取其推而皆准者。

——清·莫枚士《研经言·卷一·思虑致遗论》

【提要】 本论阐述思虑太过，脾火上蒙心神，下克肾水而为病。作者认为，五志所伤，每以过极而发病。思虑之过,气并于脾,故思则气结,以至于影响心肾。临床表现为恍惚离散,而精以泄等症。

1.4　继　发　病　因

1.4.1　痰浊

巢元方　论因痰饮食不消*

此由痰水结聚在胸府、膀胱之间,久而不散,流行于脾胃。脾恶湿,得水则胀,胀则不能消食也。或令腹里虚满,或水谷不消化,或时呕逆,皆其候也。

——隋·巢元方《诸病源候论·卷之二十·痰饮病诸候·痰饮食不消候》

【提要】　本论阐述痰致饮食不消而为病的机理。

巢元方　论因痰结实※*

此由痰水积聚在胸府,遇冷热之气相搏,结实不消,故令人心腹痞满,气息不安,头眩目暗,常欲呕逆,故言痰结实。

——隋·巢元方《诸病源候论·卷之二十·痰饮病诸候·痰结实候》

【提要】　本论阐述痰聚胸腹,因痰结实的致病机理。

巢元方　论膈痰致风厥头痛*

膈痰者,谓痰水在于胸膈之上,又犯大寒,使阳气不行,令痰水结聚不散,而阴气逆上,上与风痰相结,上冲于头,即令头痛。或数岁不已,久连脑痛,故云膈痰风厥头痛。若手足寒冷至节即死。

——隋·巢元方《诸病源候论·卷之二十·痰饮病诸候·膈痰风厥头痛候》

【提要】　本论阐述因膈有痰而致风厥头痛的机理。

巢元方　论因痰致癖*

痰癖者,由饮水未散,在于胸府之间,因遇寒热之气相搏,沉滞而成痰也。痰又停聚流移于胁肋之间,有时而痛,即谓之痰癖。

——隋·巢元方《诸病源候论·卷之二十·癖病诸候·痰癖候》

【提要】 本论阐述饮在胸膈之间为痰，因聚于胁肋而成为痰癖的机理。

徐春甫 不寐为痰火思虑所致

春甫谓：痰火扰乱，心神不宁，思虑过伤、火炽痰郁而致不眠者，多矣。有因肾水不足，真阴不升，而心阳独亢，亦不得眠；有脾倦火郁夜卧，遂不疏散，每至五更，随气上升而发燥，便不成寐。此宜快脾发郁、清痰抑火之法也。

——明·徐春甫《古今医统大全·卷之七十·不寐候·不寐为痰火思虑所致》

【提要】 本论阐述痰火导致不寐的机理，并提出相应的治法。痰火扰乱，心神不宁，思虑过伤，火炽痰郁均可致失眠，思虑伤脾，脾伤不能疏散，郁火随气上升而发燥，便不能寐。

吴 澄 积痰

痰乃败津结实之形，窒碍朝会隧道，气不流畅，在方则有七十二般气，故不言痰也。津既为痰，不复合气，氤氲停留肺胃之间，自为恶物，其冷如冰。积之日久，或咳或不咳，或喘或不喘，或呕哕涎沫，或不吐，或面青唇黑，四肢厥逆，或恶风，或恶寒，或头疼身痛，或多汗如雨，或无汗。本因痰病，状若痨瘵。

澄按：咳嗽寒热，吐痰汗出，身痛喘呕，皆类虚损之症也。痰积日久，则发为热，热涸其液，则结为痰，壅塞三焦，回薄肠胃曲折之处，闭塞经脉，津液干枯，渐变痨瘵，皆积痰之为患也。然有二种：有积痰日久，渐变虚劳者；有先患虚劳，复兼痰积者。总之，虚损之痰，补之不逮，何敢妄攻？所可攻者，惟胃气尚强之积痰耳。积痰不攻，根何以除，病何以瘳？丹溪曰：胃气亦赖痰养，攻尽则虚而愈剧。此指湿痰、痰饮者而言也，非所论于积痰也。

——明·吴澄《不居集·下集·卷之八·积痰》

【提要】 本论阐述积痰为病的诸多表现及其治疗原则。痰乃败津结实，氤氲停留肺胃之间，日久为积痰。痰积日久则化热，热涸其液又结而为痰，会壅塞三焦、肠胃，闭塞经脉，使津液干枯，逐渐变为痨瘵。

吴 澄 多痰多疑

凡多痰之人，必多疑惑。盖痰涎壅塞，气道不清，神明之府，为痰固蔽，上不能通，下不能达，别有意想，疑病乃生。

——明·吴澄《不居集·下集·卷之十六·疑虑·多痰多疑》

【提要】 本论阐述多痰之人多疑的原因，提示临床遇见多疑患者可从痰论治。

刘全德　五积六聚总是气凝其痰血

五脏五积，六腑六聚。积属阴而有定位，聚属阳而无常形。肝曰肥气，心曰伏梁，脾曰痞气，肺曰息贲，肾曰奔豚，世人谓之气块。丹溪论曰：块乃有形之物，气不能成形，俱是痰与食积、死血也。在中为痰积，右为食积，左为死血。妇人腹中有块，俱是死血。不能移动者曰癥，能移动者曰瘕。大法咸以软之，坚以削之，行气开痰为主，溃坚汤丸治之，外用琥珀膏或三圣膏贴之。左胁有块加青皮；右胁有块加莪术；血块加桃仁、红花、肉桂，去半夏；食积块加神曲；痰块加瓜蒌仁、海石，去山楂；瘦人加人参少许。溃坚汤加海石、瓦楞子、鳖甲，各为细末，将阿魏用醋煮化，和入药中，姜汁调面糊为丸，如桐子大，每服五六十丸，黄酒送下。

———明·刘全德《考证病源·考证病源七十四种·五积六聚总是气凝其痰血》

【提要】　本论阐述气凝其痰血为五积六聚的病因。作者指出，积属阴而有定位，聚属阳而无常形，并引丹溪的观点，认为积聚多为痰、食积与死血。

张山雷　论痰生外疡[*]

痰者，本非吾人体中应有之物质，而以观近人病状，则挟痰之证甚多。岂丹溪所谓东南地土卑湿，由湿生热，湿热生痰。果得之于土薄水浅，而非人力之所能为耶。毋亦体质素弱，脾运失司，大气之斡旋无权，饮食之消化不力，坐令水谷之精不为津液，以洒陈于五脏，和调于六腑，而徒酿为顽痰浊饮，有以助长病魔耳。古人恒谓"肺为生痰之源、胃为贮痰之器"者，以肺为呼吸之道路，气机不利，则气化为水，而水饮停留；胃为水谷之渊薮，运化不灵，则食即生痰，而浊涎盘踞。此痰饮之潜滋暗长于肺胃中者，尤其浅而易知，显而可据。

若夫经络肌肉之间，而亦多痰病，则非其肺胃之痰，可以随气血流行，以入经隧。盖亦其人之运行不健，营卫周流，有时偶滞。遂令络脉中固有之津液，留顿于不知不觉之中。譬彼源泉，本是澄清之故道，而下流既阻，污朽积焉；有如山蹊，初亦行人之捷径，而为闲不用，茅草塞焉。此四肢、百骸、皮里、膜外所以停痰积饮之渊源。而外发痈疡，亦往往而多痰证，则治疡者，可不于此加之意乎。惟痰能为疡，其基础则本于气机之阻滞，其成就亦别有感触之原因。有因外风时热以激动其痰者，则风性升腾，上行而迅疾，其证多在颈项腮颐，如发颐、痄腮、项前颌下诸痈，皆本于结痰，而动于外风，成于血热则化痰也，而必泄热疏风。有因肝胆内热以熬炼其痰者，则相火郁窒，入络而贯联，其证多在耳后项侧，如瘰疬、马刀连络成串，皆本于木火而煎烁血液，驯致坚凝则化痰也，而必舒肝清火。有胃络之结痰，则乳房之结核是，宜兼泄胃家之实。若夫气液久虚，痰流经隧，历久始发之流痰，则非培补不为功。而久郁之痰，有年痼疾，如石疽、乳岩者，则根深蒂固；且其人必满腹牢骚，又非药力之可以抒愁解结者，夫岂"化痰"二字所能希冀百一。此虽同是痰病，而浅深大是不侔。果能分别源流，投机处治，当亦可以十全八九。

又凡疡患之挟痰者，尚有部位可据，亦必见证分治。则项侧耳前后多风火，亦多肝火，宜辨内外之因；胁肋疬串有实火，亦有虚火，宜求铢两之称。若胸腹、肩背皆是流痰，而四肢之部，则惟两臂间有流痰发生，而自股以下无之。学者慎弗以股胫之疡，误作挟痰论断，而反以贻笑方家也。

——民国·张山雷《疡科纲要·卷上·第三章·治疡药剂·论外疡治痰之剂》

【提要】　本论从痰阐述外科疡病的发作机理。经络肌肉之间，多有痰病，其人之运行不健，营卫周流，则不会发病。若时有停滞，络脉中固有之津液，留顿于不知不觉之中，便形成了痰证。此外，还对外科疾病从痰论治的具体原则，进行了详细说明。

1.4.2　水饮

《圣济总录》　痰饮统论

论曰：人之有形，借水饮以滋养；水之所化，凭气脉以宣流。盖三焦者水谷之道路，气之所终始也。三焦调适，气脉平匀，则能宣通水液，行入于经，化而为血，溉灌周身。三焦气涩，脉道闭塞，则水饮停滞，不得宣行，聚成痰饮，为病多端。古方论饮病有四：即痰饮、悬饮、溢饮、支饮也。其人素盛今瘦，水走肠间，沥沥有声，谓之痰饮。水流胁下，咳唾引痛，谓之悬饮。饮水流行，归于四肢，当汗出而不汗，身体疼重，谓之溢饮。其人咳逆倚息短气，不得卧，其形如肿。谓之支饮。此即见饮疾大概多为此者。然又有五饮，及水在五脏，病各立名不同。与夫聚而不散曰留饮，僻于胁肋曰癖饮，流移不定曰流饮，沉伏于内曰伏饮，因酒而成曰酒癖，寒多即曰冷痰，热多即曰热痰。病虽多端，悉由三焦不调，气道痞涩而生病焉。是以气行即水行，气滞即水滞。故知饮之为病，在人最多。善疗此者，要以宣通气脉为先，则水饮无所凝滞。所以治痰饮者，当以温药和之，以人之气血得温则宣流也。及其结而成坚癖，则兼以消痰破饮之剂攻之。

——宋·赵佶《圣济总录·卷第六十三·痰饮门·痰饮统论》

【提要】　本论阐述痰饮为病的诸多表现。三焦气涩，脉道闭塞，则水饮停滞，不得宣行，聚成痰饮。治疗饮证应以宣通气脉为先，一般饮证，当用温药和之；饮结成癖，应兼以消痰破饮之法。

严用和　痰饮论治

饮凡有六，即悬饮、溢饮、支饮、痰饮、留饮、伏饮，巢氏载之详矣。庞安常云："人身无倒上之痰，天下无逆流之水"，诚哉斯言。以此思之，人之气道贵乎顺，顺则津液流通，决无痰饮之患。调摄失宜，气道闭塞，水饮停于胸膈，结而成痰。其为病也，症状非一，为喘，为咳，为呕，为泄，为眩晕、心嘈、怔忡，为惧惕、寒热、疼痛，为肿满、挛癖，为癃闭、痞隔，未有不由痰饮之所致也。

诊其脉偏弦为饮，浮而滑亦为饮也。观夫治饮之法，或下，或汗，或温，或利，此固定法。愚者之见，温利之差，可以无害；汗下之错，为病不浅矣。不若顺气为先，分导次之。气顺则津液流通，痰饮运下，自小便中出。有病喜吐痰唾，服八味丸而作效者，亦有意焉。王叔和云：肾寒多唾。盖肾为水之官，肾能摄水，肾气温和则水液运下，肾气虚寒则邪水溢上。其间用山茱萸、山药辈取其补，附子、肉桂取其温，茯苓、泽泻取其利，理亦当矣。临病之际，又加详审焉。

又痰饮论：夫嗽者，五脏皆有嗽，皆因内伤脾胃，外感风邪，皮毛属肺，风寒随玄府而入，腠理开张，内外相合，先传肺而入，遂成咳嗽，乃肺寒也。寒化热，热则生痰喘满也。《经》云：喉中介介如梗状，甚则嗽血也，胸满气喘，痰盛稠黏，皆肺热也。

——宋·严用和《严氏济生方·咳喘痰饮门·痰饮论治》

【提要】　本论阐述痰饮乃津液流通失常所致。若人之气道顺则津液流通，决无痰饮之患；若调摄失宜，气道闭塞，水饮停于胸膈，结而成痰饮。此外，还对治疗原则和方药进行了介绍。

董　宿　论痰饮为病[*]

诸方论痰饮为病，有因气脉闭塞，津液不通，水饮停留，结成痰者；有胃气虚弱，不能运行水谷成痰者；有因酒后饮水，停滞于脾胃成痰者；有风寒湿入脾，相搏成痰者。此证之始，所感不同，难以类举。且人之脾胃，为仓廪以纳谷，因脾弱不能运行，致气血失于滋养，故不周流。气道壅涩，中焦不能腐谷，遂且停滞。或有喜怒哀乐之过情，饮食起居之不节，湿热内蕴，风寒外搏，皆为痰饮，变则为寒为热，为喘为嗽，为呕吐，为反背，为肿满，为眩晕，为风痫，为嗳气，为吞酸，为嘈杂，为痞膈，为疼痛，为怔忡，此皆痰之为病。

《内经》有云：从脾胃湿土，大过为积饮。痞膈与饮发于中者数条，未有痰之名也。自张仲景分饮名有四：痰饮、悬饮、溢饮、支饮。后人续增留饮，谓之五饮：一曰悬饮者，饮水流于胁下，咳嗽引痛；二曰溢饮者，饮水流于四肢，当汗不汗，身体疼重；三曰支饮者，咳逆倚息，短气不得卧，其形如肿；四曰痰饮者，其人素虚，肠间沥沥有声；五曰留饮者，背恶寒，或短气而渴，四支历节疼痛，胁下满，引缺盆，咳嗽转甚。

庞安常云：人身无倒上之痰，天下无逆流之水。诚哉斯言。且如头风眉棱角疼，累以风药不效，投以痰药收功。如患眼赤羞明而痛，与之凉药勿瘳，用之痰剂获愈。凡此证以脉理推之，至朱丹溪各分其因，以施吐利燥润，温散升降，消导动达，开软提补之方法而治之，最得其当。刘张又论痰饮，其文乱一也。东垣云：脾土上应于天，亦属湿化。

《经》以水谷津液不行，即停聚而为痰饮也。是以五痰之分，言其湿热相乘，如湿在心经为之热痰，结而如胶，其色红；湿在肝经为之风痰，其色青如沫；湿在脾经为之湿痰，湿久而热，其色黄；湿在肺经为之气痰，其色白，咯出如米粒；湿在肾经为之寒痰，其色黑如唾。由此言之，岁气淫邪，乘于脾胃，津液不布，积为痰饮也，亦必从其所乘之气兼化而为五痰也。且如人之气道贵乎顺，顺则津液流通，决无痰饮之患。诊其脉偏弦为饮，浮而滑亦为痰。治法或下或汗，或温或利，莫若顺气为先，分导次之，气顺流通，痰饮自下。临病诊视，在乎详审。

——明·董宿《奇效良方·卷三十一·痰饮门》

【提要】　本论阐述痰饮生成的原因、分类和临床表现，并分析了不同医家的认识。人之脾胃脾弱不能运行，致气血失于滋养，故不周流；或气道壅涩，中焦不能腐谷，遂且停滞；或有喜怒哀乐之过情，饮食起居之不节，湿热内蕴，风寒外搏，皆可导致痰饮的产生。

尤在泾 论饮为病※*

人之有形，藉水饮以滋养。水之所化，凭气脉以宣流。盖三焦者，水谷之道路，气脉之所终始也。若三焦调适，气脉平均，则能宣通水液，行入于经，化而为血，灌溉周身。设三焦气涩，脉道不通，则水饮停滞，不得宣行。因之聚成痰饮，为病多端。古方论痰有四：痰饮、悬饮、溢饮、支饮是也。详见《金匮要略》。然又有留饮、癖饮、流饮、伏饮之异。其聚而不散者曰留饮，僻处胁下者曰癖饮，流移不定者曰流饮，沉伏于内者曰伏饮。又因酒而成癖者曰酒癖，因寒多所致者曰冷痰，因热邪所伤者曰热痰。病虽多端，悉由三焦不调，气道否涩而生病焉。是以气行即水行，气滞即水滞，故知饮之为病，在人最多。善治者，以宣通其气脉为先，则饮无所凝滞。所以治痰饮者，当以温药和之。盖人之气血，得温则宣流也。及结而成坚癖，则兼以消痰破饮之剂攻之。

——清·尤在泾《金匮翼·卷二·痰饮·痰饮统论》

【提要】 本论阐述饮邪的形成与所致病证之分类。三焦气涩，脉道不通，则水饮停滞，不得宣行，因之聚成痰饮，为病多端。治疗应以宣通气脉为基本原则。

黄元御 痰饮

水在心，火败水凌，浊阴填塞，心下坚痞动筑，气息促短，恶水不欲饮。水在肺，气滞津凝，吐涎沫而欲饮水。水在脾，阳衰湿旺，少气而身重。水在肝，经气迫急，胁下支结满硬，嚏而振鼓作痛。水在肾，木郁风摇，心下悸动。盖饮食入胃，脾阳蒸动，化为精气，上归于肺。肺金清和，将此精气散布于五脏六腑、十二经脉之中，经络脏腑，皆得受气。气降则化水，水升又化气。水之在上，气方化而未盛，故气多而水少，其象如雾；气之在下，水方化而未盛，故水多而气少，其形如渎。在上之气，有清有浊，清者化而为神气，内归于心肺，浊者外泄而为汗；在下之水，有精有粗，精者化而为精血，内归于肾肝，粗者外渗而为溺。至于脾胃湿盛而阳虚，则气水不化，而凝为痰饮。痰者，气不化水，熏蒸于上而凝结者也，故其质厚；饮者，水不化气，淫泆于下而停瘀者也，故其质薄。

痰饮之家，虽由于肺肾之阳虚，而实原于脾胃之湿盛。后世庸工，乃有湿痰、燥痰之说，不通极矣！

——清·黄元御《金匮悬解·卷十四·内伤杂病·痰饮》

【提要】 本论阐述痰饮侵及五脏、全身而发生的临床表现，认为痰饮的病机为肺肾阳虚、脾胃湿盛；提出了痰、饮二者的区别，认为治疗痰饮应以实脾胃为基本原则。

1.4.3 瘀血

《灵枢》 论瘀血致石瘕※*

石瘕何如？岐伯曰：石瘕生于胞中，寒气客于子门，子门闭塞，气不得通，恶血当泻不泻，㿂以留止，日以益大，状如怀子，月事不以时下，皆生于女子，可导而下。

——《灵枢·水胀》

【提要】　本论阐述了由于寒气客于子门，产生了新的致病因素——瘀血，滞留于胞中，逐渐长大，外形如同怀孕，月经规律失常。

张仲景　蓄血证※*

阳明证，其人喜忘者，必有蓄血。所以然者，本有久瘀血，故令忘。屎虽硬，大便反易，其色必黑者，宜抵当汤下之。

——汉·张仲景《伤寒论·辨阳明病脉证并治》

【提要】　本论阐述了旧有之瘀血与阳明邪热相结的蓄血证。

张仲景　论瘀血致病脉证※*

病人胸满，唇痿舌青，口燥，但欲漱水，不欲咽，无寒热，脉微大来迟，腹不满，其人言我满，为有瘀血。

——汉·张仲景《金匮要略·卷中·惊悸吐血下血胸满瘀血病脉证治第十六》

【提要】　本论阐述了由于瘀血阻滞，气机壅塞所致胸满及表现。

张仲景　论瘀血可兼郁热※*

病者如热状，烦满，口干燥而渴，其脉反无热，此为阴状，是瘀血也，当下之。

——汉·张仲景《金匮要略·卷中·惊悸吐血下血胸满瘀血病脉证治第十六》

【提要】　本论阐述瘀血在内，滞久化热的表现与治法。

张仲景　论瘀血致腹痛※*

师曰：产妇腹痛，法当以枳实芍药散，假令不愈者，此为腹中有干血著脐下，宜下瘀血汤主之；亦主经水不利。

——汉·张仲景《金匮要略·卷下·妇人产后病脉证治第二十一》

【提要】　本论阐述了瘀血内著导致的妇人脐下小腹或少腹部疼痛，或呈刺痛，恶露紫暗有块，量少不行，甚或恶露不下的特点。

巢元方 论血冷相搏致瘀※*

宿有风冷，因堕胎，血冷相搏，气虚逆上者，则血结不出也，其血逆上抢心，则亦烦闷，甚者致死。

——隋·巢元方《诸病源候论·卷四十二·妊娠堕胎后血不出候》

【提要】 本论阐述堕胎后，寒邪乘袭胞中与恶血相搏，以致郁滞不行，血瘀气逆并于上而发为烦闷的病机。

《圣济总录》 论伤折腹中瘀血

论曰：伤折腹中瘀血者，因高坠下，倒仆颠扑，气血离经，不得流散，瘀在腹中，速宜下之，迟即日渐瘀滞，使人枯燥，色不润泽，久则变痿瘁血瘕之病。

——宋·赵佶《圣济总录·卷第一百四十四·伤折腹中瘀血》

【提要】 本论阐述腹中瘀血致病的临床表现。腹中瘀血，多因高坠下，颠扑损伤，气血离经，不得流散，致使瘀在腹中，而变生他病。

《圣济总录》 论妇人瘀血

论曰：瘀血者，由经水蓄聚，或产后恶露不尽，皆本冲任气虚，风冷所乘，气不能宣，故血瘀也。瘀血不去，结瘤成积，则令人面黄肌瘦，烦渴憎寒，腰腹重痛，久变癥瘕。

——宋·赵佶《圣济总录·卷第一百五十三·妇人瘀血》

【提要】 本论阐述妇人瘀血变生诸病的表现。妇人瘀血，常由经水蓄聚，或产后恶露不尽，冲任气虚，风冷所乘，气不能宣而造成。产生的瘀血未能及时清除，结而成积，久为癥瘕。

陈自明 妇人腹中瘀血方论*

夫妇人腹中瘀血者，由月经否涩不通，或产后余秽未尽，因而乘风取凉，为风冷所乘，血得冷则成瘀血也。血瘀在内则时时体热面黄，瘀久不消则变成积聚癥瘕也。

——宋·陈自明《妇人大全良方·卷之七·妇人腹中瘀血方论第十》

【提要】 本论阐述妇人腹中瘀血而变生诸病的病机。由月经否涩不通，或产后余秽未尽，为风冷所乘，血得冷则成瘀血，日久变为积聚癥瘕。本论与上条《圣济总录》内容近似。

傅 山 瘀血致崩*

妇人有升高坠落，或闪挫受伤，以致恶血下流，有如血崩之状者。若以崩治，非徒无益而又害之也。盖此症之状,必手按之而疼痛,久之则面色痿黄,形容枯槁,乃是瘀血作祟,并非血崩可比。倘不知解瘀而用补涩,则瘀血内攻,疼无止时,反致新血不得生,旧血无由化,死不能悟,岂不可伤哉!治法须行血以去瘀,活血以止疼,则血自止而愈矣。

——清·傅山《傅青主女科·女科上卷·血崩·闪跌血崩》

【提要】本论阐述了瘀血致血崩与其他类型血崩的鉴别要点和治疗思路,认为内有瘀血为因,必痛有定处且日久会有其他临床兼证,治疗应以解除瘀血为要,切忌补涩。

傅 山 产后瘀血致少腹疼[※※]

妇人产后少腹疼痛,甚则结成一块,按之愈疼,人以为儿枕之疼也,谁知是瘀血作祟乎!夫儿枕者,前人谓儿头枕之物也。儿枕之不疼,岂儿生不枕而反疼,是非儿枕可知矣。既非儿枕,何故作疼?乃是瘀血未散,结作成团而作疼耳。凡此等症,多是壮健之妇血有余,而非血不足也。似乎可用破血之药;然血活则瘀血自除,血结则瘀作祟;若不补血而反败血,虽瘀血可消,毕竟耗损难免,不若于补血之中,以行逐瘀之法,则气血不耗,而瘀亦尽消矣。

——清·傅山《傅青主女科·女科下卷·产后·少腹疼》

【提要】 本论阐述了产后瘀血停滞导致少腹痛的机理,以及与儿枕痛的鉴别,同时指出,具体治法应以补血与逐瘀两法兼用,则气血不耗且瘀可尽消。

高鼓峰 论死血[※※]

何谓血?凡六淫七情之病,皆有因死血薄积于脏腑而成者。其症见于外,或似外感,或似内伤,医家以见症治之,鲜不谬矣。大凡死血在内,其脉必涩滞,其出于皮肤也必不满,其入于筋骨也必不完,其形大抵如线涂生漆,不能充润之状。(线涂生漆,形容涩滞之脉,犹文章之化境也。非天资颖悟,精于脉理者,不能道此。)凡医者遇病,多于痰食求之,死血多不之察,故备言之。(四明于症之最难审者,审得独精;脉之最难认者,认得倍细。而于郁火、郁血两症,其形容脉象处,尤为精尽。诊家主此,则无难审之症难认之脉,而病亦无可遁之情矣。)

——清·高鼓峰等《医宗己任编·四明心法上·诊法》

【提要】 本论阐述了瘀血滞著于脏腑,外证多易于其他病证表现相混淆,作者主张从脉象加以鉴别,临床应引起重视。

王清任 论瘀血致小产[※※]

孕妇体壮气足,饮食不减,并无伤损,三个月前后,无故小产,常有连伤数胎者,医书颇多,仍然议论滋阴养血、健脾养胃、安胎保胎,效方甚少。不知子宫内,先有瘀血占其地,胎至三月再长,其内无容身之地,胎病靠挤,血不能入胎胞,从傍流而下,故先见血。血既不入胎胞，胎无血养，故小产。

——清·王清任《医林改错·下卷·少腹逐瘀汤说》

【提要】 本论阐述了瘀血滞于胞宫，滋养之血无法养胎，从傍流而下，日久胎无所养而堕的原因。

唐容川 瘀血

吐衄便漏，其血无不离经。凡系离经之血，与荣养周身之血，已联绝而不合。其已入胃中者，听其吐下可也。其在经脉中，而未入于胃者，急宜用药消除，或化从小便出，或逐从大便出，务使不留，则无余邪为患。此血在身，不能加于好血，而反阻新血之化机，故凡血证总以去瘀为要。世谓"血块为瘀，清血非瘀，黑色为瘀，鲜血非瘀"，此论不确。盖血初离经，清血也，鲜血也，然既是离经之血，虽清血鲜血，亦是瘀血。离经既久，则其血变作紫色。譬如皮肤被杖，血初被伤，其色红肿，可知血初离经，仍是鲜血。被杖数日，色变青黑，可知离经既久，其血变作紫黑也。此血在经络之中，虽已紫黑，仍是清血，非血块也。是以能随气运行，走入肠胃，吐下而出。设在经络之中，即是血块，如何能走入肠胃耶？至于血块，乃血入肠胃，停留片时，立即凝结。观宰割猪羊，滴血盆中，即时凝结，便可知矣。故凡吐衄，无论清凝鲜黑，总以去瘀为先。且既有瘀血，便有瘀血之证，医者按证治之，无庸畏阻。瘀血攻心，心痛头晕，神气昏迷，不省人事，无论产妇及吐衄家，有此证者乃为危候，急降其血，而保其心，用归芎失笑散加琥珀、朱砂、麝香治之，或归芎汤调血竭、乳香末亦佳。

瘀血乘肺，咳逆喘促，鼻起烟煤，口目黑色，用参苏饮保肺去瘀，此皆危急之候。凡吐血即时毙命者，多是瘀血乘肺，壅塞气道，肺虚气促者，此方最稳。若肺实气塞者，不须再补其肺，但去其瘀，使气不阻塞，斯得生矣。葶苈大枣汤加苏木、蒲黄、五灵脂、童便治之。

瘀血在经络脏腑之间，则周身作痛。以其堵塞气之往来，故滞碍而痛，所谓痛则不通也。佛手散加桃仁、红花、血竭、续断、秦艽、柴胡、竹茹、甘草酒引，或用小柴胡加归、芍、丹皮、桃仁、荆芥，尤通治内外之瘀，方义较稳。

瘀血在上焦，或发脱不生，或骨膊、胸膈顽硬刺痛，目不了了，通窍活血汤治之，小柴胡汤，加归、芍、桃仁、红花、大蓟亦治之。

瘀血在中焦，则腹痛胁痛，腰脐间刺痛着滞，血府逐瘀汤治之，小柴胡汤加香附、姜黄、桃仁、大黄，亦治之。

瘀血在下焦，则季胁、少腹，胀满刺痛，大便黑色，失笑散加醋军、桃仁治之，膈下逐瘀汤亦稳。

瘀血在里则口渴，所以然者，血与气本不相离，内有瘀血，故气不得通，不能载水津上升，是以发渴，名曰血渴。瘀血去则不渴矣。四物汤加枣仁、丹皮、蒲黄、三七、花粉、云苓、枳壳、甘草，小柴胡汤加桃仁、丹皮、牛膝皆治之，温经汤以温药去瘀，乃能治积久之瘀，数方皆在酌宜而用。

瘀血在腠理，则荣卫不和，发热恶寒。腠理在半表半里之间，为气血往来之路，瘀血在此，伤荣气则恶寒，伤卫气则恶热，是以寒热如疟之状，小柴胡汤加桃仁、红花、当归、荆芥治之。

瘀血在肌肉，则翕翕发热，自汗盗汗。肌肉为阳明所主，以阳明之燥气而瘀血和蒸郁，故其证象白虎，犀角地黄汤加桃仁、红花治之，血府逐瘀汤加醋炒大黄亦可治之也。

　　瘀血在经络脏腑之间，则结为癥瘕。瘕者，或聚或散，气为血滞，则聚而成形，血随气散，则没而不见。方其既聚，宜以散气为解血之法，九气丸治之。在胸膈上者加桔梗、枳壳、瓜蒌、生姜、甘草；在右者，加苏子、桑皮、陈皮；在左者，加青皮、牡蛎、当归；在中焦大腹者，加厚朴、枳壳、防己、白芍、甘草；在小腹下者，加橘核、小茴、荔核、槟榔、川楝子、灵脂。气散则血随而散，自不至于结聚矣。至其既散之后，则又恐其复聚，宜以调血为和气之法。此时瘕气既散，处于血分之中，但一调血则气自和，而不复聚矣、逍遥散加丹皮、香附治之，归脾汤加柴胡、郁金子亦治之。癥者，常聚不散，血多气少，气不胜血故不散，或纯是血质，或血中裹水，或血积既久，亦能化为痰水，水即气也。癥之为病，总是气与血胶结而成，须破血行气，以推除之，元恶大憝，万无姑容。即虚人久积，不便攻治者，亦宜攻补兼施，以求克敌。攻血质宜抵当汤、下瘀血汤、代抵当丸，攻痰水宜十枣汤。若水血兼攻，则宜大黄甘遂汤或秘方化气丸。外治法，贴观音救苦膏。

　　瘀血在经络脏腑之间，与气相战斗，则郁蒸腐化而变为脓，另详吐脓、便脓、疮脓门，兹不再赘。

　　瘀血在经络脏腑之间，被气火煎熬，则为干血。气者，肾中之阳，阴虚阳亢，则其气上合心火，是以气盛即是火盛。瘀血凝滞，为火气所薰则为干血。其证必见骨蒸痨热，肌肤甲错，皮起面屑，名为干血痨。病至此者，十治二三，仲景大黄䗪虫丸治之。盖既系干血，便与气化隔绝，非寻常行血之品所能治也。故用诸虫啮血之物，以消蚀干血。瘀血不去，新血且无生机，况是干血不去，则新血断无生理，故此时虽诸虚毕见，总以去干血为主也。如胆识不及，可以滋补之药送下此丸，亦调停之一术。

　　瘀血在经络脏腑之间，被风气变，化则生痨虫。气者，肾水之所化也，故气动即为湿。风者，肝阳之所生也，故风动即为热。湿蒸热煽，将瘀血变化为虫，是为痨虫。此犹之草腐为萤，谷飞为虫也。其辨法：面色乍赤乍白，乍青乍黄，唇口生疮，声嘎咽痒，烦梦不宁，遗精白浊，发焦舌燥，寒热盗汗，口出秽气，不知香味，喜见人过，常怀忿怒，梦见亡先，惊悸咳逆，或腹中有块，或脑后两边有小结核，或食豆而香；又用乳香薰其手背，帕覆手心，须臾毛长至寸许；每日平旦精神尚好，日午向后，四肢微热，面无颜色，皆是痨虫之候也，月华丸主之。多食鳗鱼肉，既有滋补，又善杀痨虫。或用鳗鱼骨烧黑，鳖甲炒为末，煎人参、当归、白芍、白薇汤送下，补虚杀虫，相辅而行。若专事杀虫，金蟾丸亦可间服，金线蛙烧服亦妙。黑猫杀取肝焙干为末，月初五更空心服，大能杀除痨虫，可代獭肝。獭爪为末酒下，痨虫居肺叶间，咯血声嘶者，皆能治之。

　　痨虫乃血化之虫，最为灵异，其人死后，虫为妖孽，传染家人，为传尸痨。杀三人者，其虫不治。传尸之证，与其所感之病人无异。《金鉴》谓：宜服传尸将军丸，方载《丹溪心法》中。今查《丹溪心法》不载此方，然以将军名丸，其主用大黄可知。夫传尸虫孽袭染人身，亟宜除去，故主攻下，亦如仲景攻干血法，以免留邪为患也。此虫一传人身，便能聚积人身之血以为窠囊，食息生育，变化无穷。吾谓可用移尸灭怪汤，杀其虫而夺其血，斯无遗留之邪矣。

　　以上二证，大便不溏泄者尚可攻治，溏泄者不能任药，必死。

——清·唐容川《血证论·五卷·瘀血》

【提要】 本论阐述了瘀血病因为患的诸多见证及其病机与论治。论中首先介绍了瘀血的概念为离经之血不论新浊鲜紫。作者认为既有瘀血，需尽快去除，否则易引起一系列病证，如瘀血攻心、乘肺，以及瘀血在经络、在上焦、在中焦、在下焦、在腠理、在肌肉、在脏腑之间、在经络脏腑之间等不同见证。作者论治瘀血分门别类、条理井然，所述治法与方剂均为作者临证实践总结，可供借鉴。

❦ 竹泉生 血瘀※ ❧

妇人经水不行，少腹有块，或大或小，或痛或否，亦多有经水时行无阻碍者，此乃血积胞宫也，非经水能为块也。经水中有块者，亦属瘀血。

——民国·竹泉生《竹泉生女科集要·调血精义·调血上·血瘀第一》

【提要】 本论阐述瘀血导致妇人经水不行的表现。

❦ 竹泉生 血瘀随枯※ ❧

血瘀成癥瘕，旋即经闭，因而枯涸，此乃血将枯而先瘀，非以瘀而枯也。但问经水未断之前，所下无若秫米、绿豆大瘀块者，即以纯虚论。何也？瘀块皆小于绿豆，下之时极痛，此乃脉隧之瘀，结于血管，以妨新血之生，最为大害。虽其人极虚，亦宜亟破之。今无是证，虽曾有瘀块，现有癥瘕，皆置勿论，但补其枯，血液既生，瘀者自化即不然。缓以治之，弗为害也。若先攻之，于人无益，虚者反加损矣。故治之但以归脾汤，如鹿茸、阿胶、麦冬，如"调经门"中经水两月一至第六条法。倘肝郁而逆者，参服逍遥散，去白术、柴胡，加贝母、竹茹、石决明之属。

——民国·竹泉生《竹泉生女科集要·调血精义·调血上·血瘀随枯第九》

【提要】 本论阐述血瘀致枯的机理，认为瘀血日久而成癥瘕，可导致经闭。

1.5 不 内 外 因

❦ 《素问》 论胎病致癫疾※* ❧

帝曰：人生而有病癫疾者，病名曰何？安所得之？岐伯曰：病名为胎病。此得之在母腹中时，其母有所大惊，气上而不下，精气并居，故令子发为癫疾也。

——《素问·奇病论》

【提要】 本论阐述癫痫是胎病，属于不内外因之一端。胎儿在母腹中，由于其母曾受到剧烈惊恐，使其子生下来就患癫痫病。

《素问》 论境遇变化致病※*

帝曰：凡未诊病者，必问尝贵后贱，虽不中邪，病从内生，名曰脱营；尝富后贫，名曰失精。五气留连，病有所并。医工诊之，不在脏腑，不变躯形，诊之而疑，不知病名，身体日减，气虚无精，病深无气，洒洒然时惊。病深者，以其外耗于卫，内夺于荣。良工所失，不知病情，此亦治之一过也。

——《素问·疏五过论》

【提要】 本论阐述因生活条件和习惯改变而致病的原因和表现。如果生活境遇是先贵后贱，或先富后贱，虽没有感受外邪也会发病，其病是从内而生。

《灵枢》 论跌仆坠堕※*

有所堕坠，恶血留内，若有所大怒，气上而不下，积于胁下，则伤肝。有所击仆，若醉入房，汗出当风，则伤脾。有所用力举重，若入房过度，汗出浴水，则伤肾。

——《灵枢·邪气脏腑病形》

【提要】 本论阐述跌仆坠堕，瘀血积留于内，又因大怒的刺激，肝气上逆，气血瘀阻，积于胁下，则伤肝。外伤与情志过极，在后世病因学说中均归属于不内外因。

张介宾 诸虫*

虫之为病，人多有之，由于化生，诚为莫测。在古方书虽曰由湿、由热、由口腹不节、由食饮停积而生，是固皆有之矣，然以常见验之，则凡脏强气盛者，未闻其有虫，正以随食随化，虫自难存；而虫能为患者，终是脏气之弱，行化之迟，所以停聚而渐致生虫耳。然则或由湿热，或由生冷，或由肥甘，或由滞腻，皆可生虫，非独湿热已也。然以数者之中，又惟生冷生虫为最，即如收藏诸物，但着生水，或近阴湿，则最易蛀腐，非其义乎？故凡欲爱养小儿，极当节其水果，以防败脾，此实紧要之一端也。至若治虫之法，虽当去虫，而欲治生虫之本以杜其源，犹当以温养脾肾元气为主。但使脏气阳强，非惟虫不能留，亦自不能生也。余制有温脏丸方，最所宜也。

——明·张介宾《景岳全书·三十五卷·杂证谟·诸虫·论证》

【提要】 本论阐述虫之为病的机理和临床表现。作者提出虫病是因脏气之弱，食物运化不及，停聚而生虫，这一认识与前人认为该病由湿、热、口腹不节、食饮停积等因素而成的观点有所不同，其强调了虫邪为病的内在条件，更为贴合病因实际。

汪 昂 论诸虫*

关尹子曰：人之一身，内包蛲、蛔，外蒸虮虱，万物有依人身以为生者，是吾身一小天地也。蛲、蛔为人所当有之虫，倘寒侵火迫，则不安其位，亦能为病。若饮食不慎，气血虚衰，又能变生诸虫，不可名状。如发瘕、鳖瘕、劳瘵、传尸之类，至于杀身灭门。虫之为患，若斯其酷也，是以先贤以法杀之。苟人不能杀虫，则虫必且杀人矣。

——清·汪昂《医方集解·卷六·杀虫之剂》

【提要】 本论阐述虫邪为患的条件及其致病种类。

2

病 机 论

2.1 病 机 统 论

《素问》 病机十九条※*

帝曰：愿闻病机何如？岐伯曰：诸风掉眩，皆属于肝。诸寒收引，皆属于肾。诸气膹郁，皆属于肺。诸湿肿满，皆属于脾。诸热瞀瘛，皆属于火。诸痛痒疮，皆属于心。诸厥固泄，皆属于下。诸痿喘呕，皆属于上。诸禁鼓栗，如丧神守，皆属于火。诸痉项强，皆属于湿。诸逆冲上，皆属于火。诸胀腹大，皆属于热。诸躁狂越，皆属于火。诸暴强直，皆属于风。诸病有声，鼓之如鼓，皆属于热。诸病胕肿，疼酸惊骇，皆属于火。诸转反戾，水液浑浊，皆属于热。诸病水液，澄澈清冷，皆属于寒。诸呕吐酸，暴注下迫，皆属于热。故《大要》曰：谨守病机，各司其属，有者求之，无者求之，盛者责之，虚者责之，必先五胜，疏其血气，令其调达，而致和平。此之谓也。

——《素问·至真要大论》

【提要】 病机十九条，包括五脏病机五条、上下病机二条和六气病机十二条。就六气病机而言，尚缺燥，故金代刘完素又补充了"诸涩枯涸，干劲皱揭，皆属于燥"一条，以补全六气之数。以后，明·邵伟元（《医学纲目》"附录之""运气占候·释病机十九条"）以及近人任应秋撰《病机临证分析》，对十九条病机作了进一步发挥。

撮其大旨，病机十九条的主要精神有：第一，主要论述外感病机为主旨。病机十九条本于五运六气，而运气学说是讨论气候变化规律及其对人体影响的，所以这里的病机指外邪致病机理。但后世医家在阐释经义时多有发挥，所以也用于多种内伤病的病机辨析。第二，后世分析病机之示范。临床病证很多，病机千变万化，十九条不可能包括一切病证的病机，仅举例示范临床分析病机的方法，借以举一反三，指导实践。第三，强调审机求属是关键。《素问·至真要大论》说："谨守病机，各司其属，有者求之，无者求之，盛者责之，虚者责之。"是在举例十九条病机之后辨病机的总结之辞，概括了审机求属的基本精神。需要指出的是，病机十九条皆遵循统一格式"诸……，皆属于……。"其中的"诸""皆"是表示不定之多数，切忌认作"一切""全部"。如"诸风"仅指多种风证而言。

王　冰　论四因病机※

夫病生之类，其有四焉。一者始因气动而内有所成，二者不因气动而外有所成，三者始因气动而病生于内，四者不因气动而病生于外。夫因气动而内成者，谓积聚癥瘕，瘤气瘿气，结核癫痫之类也。外成者，谓痈肿疮疡，痂疥疽痔，掉瘛浮肿，目赤瘭眵，胕肿痛痒之类也。不因气动而病生于内者，谓留饮澼食，饥饱劳损，宿食霍乱，悲恐喜怒，想慕忧结之类也。生于外者，谓瘴气贼魅，虫蛇蛊毒，蜚尸鬼击，冲薄坠堕，风寒暑湿，斫射刺割捶朴之类也。如是四类，有独治内而愈者，有兼治内而愈者，有独治外而愈者，有兼治外而愈者，有先治内后治外而愈者，有先治外后治内而愈者，有须齐毒而攻击者，有须无毒而调引者。凡此之类，方法所施，或重或轻，或缓或急，或收或散，或润或燥，或软或坚，方士之用，见解不同，各擅己心，好丹非素，故复问之者也。

——唐·王冰《黄帝内经素问注·至真要大论》

【提要】　本论阐述发病与气动关系的病机观点。联系人体内外病证，作者认为，其病机不外四类：有因气动而生于内者，因气动而生于外者，不因气动而生于内者，不因气动而生于外者四类。治疗时需要根据病证不同的病机特点，分别处治。

刘完素　论六气病机※*

诸热瞀瘛，皆属于火。热气甚，则浊乱昏昧也。瞀，示乃昏也，《经》所谓"病筋脉相引而急，病名曰瘛"者，故俗为之搐是也。热胜风搏，并于经络，故风主动而不宁，风火相乘，是以热，瞀瘛而生矣。治法，祛风涤热之剂，折其火势，瞀瘛可立愈。若妄加灼火，或饮以发表之药，则死不旋踵。

诸禁鼓慄，如丧神守，皆属于火。禁慄惊惑，如丧神守，悸动怔忡，皆热之内作，故治当以制火。制其神守，血荣而愈也。

诸痉项强，皆属于湿。寒湿同性，水火同居，故足太阳膀胱经属水而位下，所以湿可伤也。其脉起目内眦，上额交于巅上，其支别从巅入络于脑，还出则下项，故主项强。太阳表中风，加之以湿客于经中，内挟寒湿，则筋脉抽急，故痉，项强不柔和也。此太阳寒湿，当详有汗无汗，治以流湿祛风，缓发表而愈也。

诸逆冲上，皆属于火。冲，攻也。火气炎上，故作呕、涌溢，食不下也。

诸胀腹大，皆属于热。肺主于气，贵乎通畅。若热甚则郁于内，故肺胀而腹大。是以火主长而高茂，形见彰显，升明舒荣，皆肿之象也。热去则见自利也。

诸躁狂越，皆属于火。火实则四肢实，而能登高也。故四肢者，诸阳之本。《经》所谓：阴不胜其阳，则脉流薄疾，并乃狂。是以阳盛则使人妄言骂詈，不避亲疏，神明之乱也。故上善若水，下愚若火，此之谓也。治之以补阴泻阳，夺其食则病已。

诸暴强直，皆属于风。暴，虐而害也；强，劲有力而不能和柔也。乃厥阴风水势甚而成。王注曰：阳郁于内而阴行于外。《千金》曰：强直为风，治以泻火补金，木能自平也。

诸病有声，鼓之如鼓，皆属于热。腹胀大而鼓之有声如鼓者，热气甚则然也。《经》所谓热胜则肿，此之类也。是以热气内郁，不散而聚，所以叩之如鼓也。诸腹胀大而鼓之，皆为里证,何以明之?仲景曰:少阴病,腹胀,不大便者,急下之,宜大承气汤。所谓土坚胜水则干,急与大承气汤下之,以救肾水,故知无寒,其热明矣。

诸病胕肿,疼酸惊骇,皆属于火。胕肿,热胜内则阳气滞故也。疼酸,由火实制金,不能平木,则木王而为酸。酸者,肝之味也。故《经》所谓二阳一阴发病,主惊骇。王注曰:肝主惊。然肝主之,原其本也,自心火甚则善惊,所以惊则心动而不宁也。故火衰木平,治之本也。

诸转反戾,水液浑浊,皆属于热。热气燥烁于筋,故筋转而痛,应风属于肝也。甚则吐不止,喝热之气加之以泄,湿胜也。若三气杂,乃为霍乱,故仲景曰:呕吐而利,名为霍乱。故有干霍乱,有湿霍乱。得其吐利,邪气得出,名曰湿霍乱也,十存八九;若不得吐利,挥霍撩乱,邪无由出,名曰干霍乱,十无一生者。皆以冒暑中热,饮食不节,寒热气不调,清浊相干,阴阳乖隔,则为此病。若妄言寒者,大误矣。故热则小便浑而不清,寒则洁而不浊。故井水煎汤沸,则自然浑浊也。

诸病水液,澄澈清冷,皆属于寒。水液为病,寒也。故水清净,其气寒冷,水谷不化而吐利,其色白而腥秽,传化失常,食已不饥。虽有邪热不杀谷而不饥者,无倦而常好动,其便色黄而酸。王注曰:寒者上下所出,及吐出溺出也。又法曰:小寒之气,温以和之。

诸呕吐酸,暴注下迫,皆属于热。流而不腐,动而不蠹。故呕吐酸者,胃膈热甚,则郁滞于气,物不化而为酸也。酸者,肝木之味。或言吐酸为寒者,误也。暴注者,是注泄也,乃肠胃热而传化失常,《经》所谓"清气在下,则生飧泄"。下迫者,后重里急,窘迫急痛也。火性急速,而能造物故也。俗云:虚坐弩责而痛也。

诸涩枯涸,干劲皴揭,皆属于燥。涩枯者,水液气衰少,血不荣于皮肉,气不通利,故皮肤皴揭而涩也,及甚则麻痹不仁。涸干者,水少火多。《系辞》云:燥万物者,莫熯乎火。故火极热甚,水液干而不润于身,皮肤乃启裂,手足有如斧伤而深三二分者,冬月甚而夏月衰。故法曰:寒能收敛,收敛则燥涩皴揭;热能纵缓,纵缓则滋荣润泽。皆属燥金之化也。王注曰:物之生滑利,物之死枯涩。其于治也,宜开通道路,养阴退阳,凉药调之。荣血通流,麻木不仁、涩涸、干劲皴揭,皆得其所,慎毋服乌附之药。

——金·刘完素《素问病机气宜保命集·卷上·病机论》

【提要】 本论对《内经》病机十九条中的六气病机进行详细阐释,并提出针对性的治则治法。从论中可以看出,作者对火热病机的发挥较多,反映了其鲜明的学术特点,同时较之《内经》十九条又补充了一条关于燥的病机,有利于临床辨证参考。

朱丹溪 审察病机无失气宜论

邪气各有所属也,当穷其要于前。治法各有所归也,当防其差于后。盖治病之要,以穷其所属为先。苟不知法之所归,未免于无差尔。是故疾病之生,不胜其众,要其所属,不出乎五运六气而已。诚能于此审察而得其机要,然后为之治,又必使之各应于运气之宜,而不至有一毫差误之失。若然,则治病求属之道,庶乎其无愧矣。《至真要大论》曰:审察病机,无失气宜。意蕴诸此。

尝谓医道有一言可以尽其要者,运气是也。天为阳,地为阴。阴阳二气,各分三品,谓之三阴三阳。然天非纯阳,而亦有三阴;地非纯阴,而亦有三阳。故天地上下,各有风热火湿燥寒之六气。其斡旋运动乎两间者，而又有木火土金水之五运。人生其中，脏腑气穴亦与天地相为流通。是知众疾之作，而所属之机无出乎是也。然而医之为治，当何如哉？惟当察乎此，使勿失其宜而后可。

若夫诸风掉眩，皆属肝木；诸痛疮痒，皆属心火；诸湿肿满，皆属脾土；诸气膹郁，皆属肺金；诸寒收引，皆属肾水。此病机属于五运者也。诸暴强直，皆属于风；诸呕吐酸，皆属于热；诸躁扰狂越，皆属于火；诸痉强直，皆属于湿；诸涩枯涸，皆属于燥；诸病水液，皆属于寒。此病机属于六气者也。

夫惟病机之察，虽曰既审；而治病之施，亦不可不详。故必别阴阳于疑似之间，辨标本于隐微之际。有无之殊者，求之于有无之所以殊；虚实之异者，责其虚实之所以异。为汗吐下，投其所当投；寒热温凉，用其所当用；或逆之以制其微，或从之以导其甚；上焉以远司气之犯，中焉以辨岁运之化，下焉以审南北之宜。使大小适中，先后合度，以是为治，又岂有差殊乖乱之失邪？

又考之《内经》曰：治病必求其本。《本草》曰：欲疗者，先察病机。此审病机之意也。《六元正纪大论》曰：无失天信，无逆气宜。《五常政大论》曰：必先岁气，无伐天和。此皆无失气宜之意也。故《素问》《灵枢》之经未尝不以气运为言，既曰先立其言，以明其气，复有以戒之曰：治病者必明天道地理，阴阳更胜。既曰不知年之所加，气之盛衰，虚实之所起，不可以为工矣。谆谆然若有不能自已者，是岂圣人私忧过计哉？以医道之要悉在乎此也。观乎《原病式》一书，比类物象，深明乎气运造化之妙，其于病机气宜之理，不可以有加矣。

——元·朱丹溪、明·程充《丹溪心法·审察病机无失气宜论》

【提要】　本论遵《内经》之意，强调审察病机，无失气宜，重视运气对疾病的影响。论中还提出"为汗吐下，投其所当投；寒热温凉，用其所当用；或逆之以制其微，或从之以导其甚；上焉以远司气之犯，中焉以辨岁运之化，下焉以审南北之宜"的治疗原则，对临床思维具有重要的启示作用。

李中梓　知机论

古之论病，不曰病形，不曰病体，命曰病机。夫机之义微矣哉。昔者养由氏，悬杨叶于旋风之间，矢无虚发，人皆异之。养由氏曰：矢之发也，不离乎机，机之发也，不离乎心。我方不知心之为叶，叶之为心，虽欲不中，胡可得也。机者，毫厘之间，间不容发，秒末之差，相悬无筹。夫以至微至活之理，非有至著至确之识，其可谓之知机耶！《内经》曰：审察病机，无失气宜。《本草》曰：欲疗治者，先察病机。病机未谙，岂能变化处治。徒循死句，守株待兔，不可以为工矣。

若诸风掉眩，皆属肝木；诸痛疮疡，皆属心火；诸湿肿满，皆属脾土；诸气膹郁，皆属肺金；诸寒收引，皆属肾水。此病机之属于五运者也。诸暴强直，皆属于风；诸呕吐酸，皆属于热；诸躁狂越，皆属于火；诸痉强直，皆属于湿；诸涩枯槁，皆属于燥；诸病水液，皆属于寒。此病机之属于六气者也。然运气之道，亢极则复，反兼胜己之化，故河间尝曰：夏热太甚，林木流津，火极似水也。冬寒太甚，流水冰坚，阴极似阳也。仲景曰：阳病十八，阴病十八，五脏之病各有十八，合为九十病。又有六微，有十八病，合为一百八病。五劳七伤六极，妇人三十六病，不在其中。则病机之繁，未易枚举；病机之变，未易测识。

奈何卑溺者流，捕风捉影，以依稀为实据，胶柱鼓瑟，以硬套为神良。如虚劳发热、吐血痰嗽，辄用一冬、二母、四物、芩、连、款花、紫菀之属；中风痿痹，辄用三生、二陈、秦艽、天麻之属；伤寒发热，辄用柴胡、黄芩、陈皮、甘草之属；水肿腹胀，辄用五皮、枳壳、泽泻之属；疟疾寒热，辄用青皮、草果、柴胡、干葛、厚朴、常山之属；痢疾腹痛，辄用芍药、当归、黄连、木香、枳壳、槟榔之属；呕吐，辄用竹茹、山栀、橘皮、生姜之属；泄泻，辄用甘草、白术、茯苓、陈皮之属；小便不利，辄用猪苓、泽泻、木通、车前之属；精气不固，辄用莲须、芡实、金樱、牡蛎之属；不卧，辄用枣仁、远志之属；口渴，辄用花粉、门冬之属；头痛，辄用川芎、白芷、藁本之属；足痛，辄用木瓜、牛膝、苡仁之属；目疾，辄用四物、三黄、蔓荆、甘菊之属；妇科，辄用香附、乌药、四物、陈皮之属。诸若此类，不可胜举。果尔，则医亦何难之有耶？

夫运气参差，标本缓急，脏腑阴阳，贵贱贫富，虚实邪正，南北东西，活若荷中之露，实难捉摸。不知因病以用法，乃欲因法以合病，效之不获，则曰有命。讵然乎哉！岂谓法尽可废，必趋奇异，正恐法之可合者十三，不可合者十七。粗工未审，诩诩专恣，一旦告穷，伊谁之咎。嗟乎！皆由不知病机，专执病形之失也。昔者齐中尉潘满如小腹痛，仓公诊曰：病得之酒且内，其脉深小弱，气口紧小，见瘕气也。中尉不复自止于内，二十八日当溲血死。居二十五日果溲血，三日死。王仲宣，年二十。仲景谓之曰：君有病，四十岁当眉落，眉落半年而死，服五石汤可免。仲宣嫌其言，受汤弗服。居数日，见仲宣曰：服汤否？曰：已服。仲景曰：色候固非服汤之诊，君何轻命也。后二十年果眉落，至一百八十日而死。古称知机，其神者庶几其人欤。学者每以此案自反，当得愧汗通身，抑此神奇，岂别有术数之操，只熟于理而已。理熟则机得，机得则言中。奈何不察其机，自居于暗，而动以先哲为不可冀也，亦知先哲之勤求古训，与今日之医甚悬绝哉！

——明·李中梓《删补颐生微论·卷之二·知机论》

【提要】 本论指出，病机是把握疾病的关键，不可就病治病，当因机而治。医者之所以能够抓住病机，在于运用之妙存乎一心，故"理熟则机得，机得则言中"。治病不能见病就用某方某药，而应综合运气、标本、脏腑阴阳、贵贱贫富，虚实邪正等因素，这些都是把握病机所需了解的内容。

 高士宗 原病

人身本无病也，凡有所病，皆自取之。或耗其精，或劳其神，或夺其气，种种皆致病之由。惟五脏充足，六腑调和，经脉强盛，虽有所伤，亦不为病。若脏腑经脉原有不足，又不知持重调摄，而放纵无常，焉得无病？如脏气不足，病在脏；腑气不足，病在腑；经脉不足，病在经脉。阴血虚而不为阳气之守，则阳病；阳气虚而不为阴血之使，则阴病。且正气内虚，而淫邪猖獗，则六淫为病。是病皆从内生，岂由外至？其有外至者，惟暴寒暴热，骤风骤雨，伤人皮腠，乍而为病，则脏腑经脉，运转如常，发之散之，一剂可痊。若先脏腑经脉不足，而复外邪乘之，则治之又有法，必先调其脏腑，和其经脉，正气足而邪气自退，即所以散之发之也。所谓治病必求于本，求其本，必知其原，知其原，治之不远矣。

——清·高士宗《医学真传·原病》

【提要】　本论阐述致病之由有三个方面，即或耗其精，或劳其神，或夺其气。当五脏充足，六腑调和，经脉强盛，虽有所伤，亦不为病；若脏腑经脉原有不足，又不知调理收摄，放纵无常，即会发病。

2.2　基 本 病 机

2.2.1　邪正盛衰

《素问》　论邪正盛衰 ※*

邪之所凑，其气必虚。阴虚者，阳必凑之，故少气时热而汗出也。小便黄者，少腹中有热也。不能正偃者，胃中不和也。正偃则咳甚，上迫肺也。诸有水气者，微肿先见于目下也。

——《素问·评热病论》

【提要】　本论提出"邪之所凑，其气必虚"，是病机学说一个非常重要的观点。邪，即邪气，包括了六淫病邪，以及食积、虫积、水饮、痰浊、瘀血和情志内伤等引起脏腑、经络、气血功能失调的有害因素。正，即正气，主要指人体对外界环境的适应能力、抗邪能力、康复能力。本论强调了正气在发病过程中的重要作用和主导地位。正气不足是内在因素，是发病前提；而邪气的侵入是外部因素，是发病条件。此与"正气内存，邪不可干"相互发明。

《灵枢》　论形气病气与邪正关系 ※*

黄帝曰：形气之逆顺奈何？岐伯曰：形气不足，病气有余，是邪胜也，急泻之。形气有余，病气不足，急补之。形气不足，病气不足，此阴阳气俱不足也。不可刺之，刺之则重不足。重不足则阴阳俱竭，血气皆尽，五脏空虚，筋骨髓枯，老者绝灭，壮者不复矣。形气有余，病气有余，此谓阴阳俱有余也。急泻其邪，调其虚实。故曰：有余者泻之，不足者补之。此之谓也。

——《灵枢·根结》

【提要】　本论从形气与病气的角度讨论邪正的关系。形气不足，病气有余，是邪胜正虚；形气不足，病气不足，是阴阳不足，正虚为主；形气有余，病气有余，是阴阳俱有余，邪胜为主。

张仲景　论少阳邪正相争 ※*

血弱气尽，腠理开，邪气因入，与正气相搏，结于胁下。正邪分争，往来寒热，休作有时，默默不欲饮食。脏腑相连，其痛必下，邪高痛下，故使呕也。一云脏腑相连，其病必下，胁膈中痛。小柴胡汤主之。

——东汉·张仲景《伤寒论·辨太阳病脉证并治中第六》

【提要】　本论阐述少阳病邪正病机关系。少阳病为正气不足，邪气入里，与正气相搏结于胁下。正邪交争，则寒热往来；胆气内郁，影响脾胃，则表情沉默、不思饮食；脏腑相关，肝木乘脾土，则出现腹痛，等等。诸如此类的表现，主要反映了邪正二者在发病过程中的关系变化。因此，判断邪正盛衰是诊察与治疗疾病的关键。

2.2.2　阴阳失调

《素问》　论阴阳偏胜致病※*

阴者，藏精而起亟也；阳者，卫外而为固也。阴不胜其阳，则脉流薄疾，并乃狂。阳不胜其阴，则五脏气争，九窍不通。是以圣人陈阴阳，筋脉和同，骨髓坚固，气血皆从。如是则内外调和，邪不能害，耳目聪明，气立如故。

……

凡阴阳之要，阳密乃固。两者不和，若春无秋，若冬无夏，因而和之，是谓圣度。故阳强不能密，阴气乃绝；阴平阳秘，精神乃治；阴阳离决，精气乃绝。

——《素问·生气通天论》

【提要】　本论阐述阳气在阴阳关系中的地位，指出大凡阴阳之关键，以阳气的致密最为重要。阳气致密，阴气就能固守于内；阳气亢盛，不能固密，人的精神才会正常。阴阳调和则不生疾病，指出阴阳偏胜则易形成危害，可见阴阳平衡是保证身体健康的前提。阴藏精于内不断地扶持阳气，阳卫护于外使体表固秘。阴不胜阳，阳气亢盛，就会使血脉流动迫促，若再受热邪，阳气更盛就会发为狂证；如果阳不胜阴，阴气亢盛，就会使五脏之气不调，以致九窍不通。

《素问》　论阴阳相胜失调※*

治病必求于本。故积阳为天，积阴为地。阴静阳躁，阳生阴长，阳杀阴藏。阳化气，阴成形。寒极生热，热极生寒。寒气生浊，热气生清。清气在下，则生飧泄；浊气在上，则生䐜胀。此阴阳反作，病之逆从也。

……

阴胜则阳病，阳胜则阴病；阳胜则热，阴胜则寒。重寒则热，重热则寒。寒伤形，热伤气。气伤痛，形伤肿。故先痛而后肿者，气伤形也；先肿而后痛者，形伤气也。

——《素问·阴阳应象大论》

【提要】　本论阐述疾病性质可在一定条件下向反面转化，提示了在变化之中推求病机的重要性。

《素问》　论三阳三阴为病※*

曰：二阳之病发心脾，有不得隐曲，女子不月，其传为风消，其传为息贲者，死不治。曰：三阳为病发寒热，下为痈肿，及为痿厥腨𤺊，其传为索泽，其传为㿗疝。曰：一阳发病少气，善咳善泄，其传为心掣，其传为隔。二阳一阴发病主惊骇背痛，善噫善欠，名曰风厥。二阴一阳发病善胀，心满善气。三阳三阴发病为偏枯痿易，四肢不举。

……阴争于内，阳扰于外，魄汗未藏，四逆而起，起则熏肺，使人喘鸣。阴之所生，和本曰和。是故刚与刚，阳气破散，阴气乃消亡。淖则刚柔不和，经气乃绝。

……阴搏阳别谓之有子，阴阳虚肠澼死，阳加于阴谓之汗，阴虚阳搏谓之崩。三阴俱搏，二十日夜半死；二阴俱搏，十三日夕时死；一阴俱搏，十日平旦死；三阳俱搏且鼓，三日死；三阴三阳俱搏，心腹满，发尽，不得隐曲，五日死；二阳俱搏，其病温，死不治，不过十日死。

——《素问·阴阳别论》

【提要】　本论阐述三阴三阳经脉的病机变化及其传变与预后。

《素问》　论阴阳偏盛※*

是知阴盛则梦涉大水恐惧，阳盛则梦大火燔灼，阴阳俱盛则梦相杀毁伤；上盛则梦飞，下盛则梦堕；甚饱则梦予，甚饥则梦取；肝气盛则梦怒，肺气盛则梦哭；短虫多则梦聚众，长虫多则梦相击毁伤。

——《素问·脉要精微论》

【提要】　本论阐述梦之内容与人体阴阳二气盛衰状态的关系，指出阴阳偏盛则多怪梦恶梦。阴气盛则梦渡水而恐惧，阳气盛则梦大火烧灼，阴阳俱盛则梦见相互残杀毁伤。

《素问》　论邪入阴阳※*

五邪所乱：邪入于阳则狂，邪入于阴则痹，搏阳则为巅疾，搏阴则为暗，阳入之阴则静，阴出之阳则怒，是谓五乱。

——《素问·宣明五气》

【提要】　本论阐述邪入阳分则发狂病，邪入阴分则发痹病；邪搏于阳则发癫疾，邪搏于阴则发喑哑。

《素问》　论阴阳偏胜※*

黄帝问曰：人身非常温也，非常热也，为之热而烦满者何也？岐伯对曰：阴气少而阳气胜，故热而烦满也。帝曰：人身非衣寒也，中非有寒气也，寒从中生者何？岐伯曰：是人多痹气也，阳气少，阴气多，故身寒如从水中出。

——《素问·逆调论》

【提要】 本论阐述的两种病机，是由于自身阴阳失调所致，而非外受邪气而形成。如阴气少而阳气多，则阳胜而阴不足，阳盛生外热，阴虚生内热，故热而烦闷。若阳气少而阴气多，则阴胜而阳不足，阴盛生内寒，阳虚生外寒，故觉身寒如从水中出。

《素问》 论阴阳交争※*

黄帝问曰：夫痎疟皆生于风，其蓄作有时者何也？岐伯对曰：疟之始发也，先起于毫毛，伸欠乃作，寒栗鼓颔，腰脊俱痛，寒去则内外皆热，头痛如破，渴欲冷饮。帝曰：何气使然？愿闻其道。岐伯曰：阴阳上下交争，虚实更作，阴阳相移也。阳并于阴，则阴实而阳虚，阳明虚则寒栗鼓颔也；巨阳虚则腰背头项痛；三阳俱虚则阴气胜，阴气胜则骨寒而痛；寒生于内，故中外皆寒；阳盛则外热，阴虚则内热，外内皆热则喘而渴，故欲冷饮也。此皆得之夏伤于暑，热气盛，藏于皮肤之内、肠胃之外，此荣气之所舍也。此令人汗空疏，腠理开，因得秋气，汗出遇风，及得之以浴，水气舍于皮肤之内，与卫气并居，卫气者昼日行于阳，夜行于阴，此气得阳而外出，得阴而内薄，内外相薄，是以日作。

——《素问·疟论》

【提要】 本论基于阴阳不调机理，阐述疟病的病机和临床表现，认为疟病是阴阳上下交争，虚实交替发作，阴阳互相更移所致。

《素问》 论厥之阴阳※*

帝曰：热厥何如而然也？岐伯曰：酒入于胃，则络脉满而经脉虚，脾主为胃行其津液者也，阴气虚则阳气入，阳气入则胃不和，胃不和则精气竭，精气竭则不营其四肢也。此人必数醉若饱以入房，气聚于脾中不得散，酒气与谷气相薄，热盛于中，故热遍于身，内热而溺赤也。夫酒气盛而慓悍，肾气有衰，阳气独胜，故手足为之热也。

——《素问·厥论》

【提要】 本论从阴阳不调的病机，阐述热厥的发病与表现，认为热厥是纵欲伤肾后，加之嗜酒无度所致，阴气虚而阳气入，与脾肾关系密切。

《素问》 论阴阳虚盛※*

帝曰：《经》言阳虚则外寒，阴虚则内热，阳盛则外热，阴盛则内寒。余已闻之矣，不知其所由然也。岐伯曰：阳受气于上焦，以温皮肤分肉之间。今寒气在外，则上焦不通，上焦不通，则寒气独留于外，故寒栗。帝曰：阴虚生内热奈何？岐伯曰：有所劳倦，形气衰少，谷气不盛，上焦不行，下脘不通，胃气热，热气熏胸中，故内热。帝曰：阳盛生外热奈何？岐伯曰：上焦不通利，则皮肤致密，腠理闭塞，玄府不通，卫气不得泄越，故外热。帝曰：阴盛生内寒奈何？岐伯曰：厥气上逆，寒气积于胸中而不泻，不泻则温气去，寒独留，则血凝泣，凝则脉不通，其脉盛大以涩，故中寒。

——《素问·调经论》

【提要】　本论阐述"阳虚则外寒""阴虚则内热""阳盛则外热""阴盛则内寒"病机。论中所述的"阳虚则外寒"，系寒邪在表，致上焦不通，阳气不能外达以温煦肌肤，寒气独留于表而寒栗，乃因外邪所致，与后世因阳虚而畏寒者不同。"阴虚则内热"，系因劳倦伤脾，谷气不盛，致上焦不行，下焦不通，胃气郁而化热，热熏于胸中之内热，其阴虚实际是指脾虚，即李东垣所云之"气虚发热"。"阳盛则外热"，系因上焦不通，腠理闭密，致卫气不得泄越而发热，与后世因阳热亢盛的发热不同。"阴盛则内寒"，系因寒厥之气上逆，致寒气积于胸中，耗损阳气而生内寒，与后世因全身阳虚而里寒盛者不同。

《灵枢》　论阴阳偏盛影响气血^{※*}

故邪在腑则阳脉不和，阳脉不和则气留之，气留之则阳气盛矣。阳气太盛则阴脉不和，阴脉不和则血留之，血留之则阴气盛矣。阴气太盛，则阳气不能荣也，故曰关。阳气太盛，则阴气弗能荣也，故曰格。阴阳俱盛，不得相荣，故曰关格。关格者，不得尽期而死也。

——《灵枢·脉度》

【提要】　本论阐述人体阴阳偏盛对于气血状态的影响。邪在六腑，属阳的经脉就会失于和利，阳脉失和则气行留滞，气行留滞则使阳气偏盛。如果阳气偏盛，则影响属阴的经脉失于和调通利。阴脉失和则血行留滞，血留滞则阴气偏盛。如阴气太盛，影响到阳气不能营运入内与阴气相交，称为关。若阳气太盛，阳盛则阴病，阴气亦不能营运外出与阳气相交，称为格。若阴阳之气俱盛，表里相隔，彼此不能营运相交，称为关格。

《灵枢》　论阴阳偏盛^{※*}

黄帝曰：有余不足有形乎？岐伯曰：阴气盛，则梦涉大水而恐惧；阳气盛，则梦大火而燔焫；阴阳俱盛，则梦相杀。上盛则梦飞，下盛则梦堕。甚饥则梦取，甚饱则梦予。肝气盛则梦怒，肺气盛则梦恐惧、哭泣、飞扬，心气盛则梦善笑、恐畏，脾气盛则梦歌乐、身体重不举，肾气盛则梦腰脊两解不属。凡此十二盛者，至而泻之，立已。

——《灵枢·淫邪发梦》

【提要】　本论阐述阴阳偏盛则多怪梦恶梦。阴气盛则梦渡水而恐惧，阳气盛则梦大火烧灼，阴阳俱盛则梦见相互残杀毁伤。《素问·脉要精微论》亦有阴阳失调以致多梦的有关论述，可参见。

《灵枢》　论痈疽的阴阳病机^{※*}

黄帝曰：病之生时，有喜怒不测，饮食不节，阴气不足，阳气有余，营气不行，乃发为痈疽。

阴阳不通，两热相搏，乃化为脓，小针能取之乎? 岐伯曰: 圣人不能使化者，为之邪不可留也。故两军相当，旗帜相望，白刃陈于中野者，此非一日之谋也。能使其民，令行禁止，士卒无白刃之难者，非一日之教也，须臾之得也。夫至使身被痈疽之病，脓血之聚者，不亦离道远乎! 夫痈疽之生，脓血之成也，不从天下，不从地出，积微之所生也。故圣人自治于未有形也，愚者遭其已成也。

——《灵枢·玉版》

【提要】　本论基于体内阴气不足、阳气有余的病机，阐述营气运行失常、郁滞不行与阳热互结，能够形成痈疽; 营卫气血阻滞不通，体内有余的阳热与营卫气血郁滞产生的邪热，互相搏结，邪热熏蒸肌肤而化为脓。

《灵枢》　论重阴必阳重阳必阴[**]

四时之变，寒暑之胜，重阴必阳，重阳必阴，故阴主寒，阳主热，故寒甚则热，热甚则寒，故曰寒生热，热生寒，此阴阳之变也。故曰: 冬伤于寒，春生瘅热; 春伤于风，夏生后泄肠澼; 夏伤于暑，秋生痎疟; 秋伤于湿，冬生咳嗽。是谓四时之序也。

——《灵枢·论疾诊尺》

【提要】　本论类比自然界的春夏秋冬四季转化，从阴阳相互转化的视角，阐述阴阳之间的流变，在人体表现为兴奋与抑制功能的相互转化，疾病状态下表现为热证与寒证的相互转化等。指出上述现象均可用"重阴必阳，重阳必阴"的机理加以分析说明。

《难经》　论积聚与阴阳[*]

病有积、有聚，何以别之? 然。积者，阴气也; 聚者，阳气也。故阴沉而伏，阳浮而动。气之所积名曰积，气之所聚名曰聚。故积者，五脏所生; 聚者，六腑所成也。积者，阴气也，其始发有常处，其痛不离其部，上下有所终始，左右有所穷处。聚者，阳气也，其始发无根本，上下无所留止，其痛无常处，谓之聚。故以是别知积聚也。

——《难经·五十五难》

【提要】　本论阐述积与聚区别及其原因。积与聚都是腹内结块，或胀或痛，颇为相似; 但二者无论在病位、病机及症状上都有不同。积的病位在五脏，五脏属阴，阴性凝聚，故其胀痛部位固定，按之有一定大小与形态，边缘较为清楚。六腑为阳，阳性动散，故其胀痛部位不定，大小形态也不甚分明。后世从《金匮要略》《诸病源候论》，直到元明清诸家，凡论积聚，皆本《难经》此旨，可见本论影响之深远。

《中藏经》　阳厥论

骤风暴热，云物飞飚; 晨晦暮晴，夜炎昼冷; 应寒不寒，当雨不雨; 水竭土坏，时岁大旱;

草木枯悴，江河乏润，此天地之阳厥也。

暴壅塞，忽喘促，四肢不收，二腑不利，耳聋目盲，咽干口焦，舌生疮，鼻流清涕，颊赤心烦，头昏脑重，双睛似火，一身如烧，素不能者乍能，素不欲者乍欲，登高歌笑，弃衣奔走，狂言妄语，不辨亲疏，发躁无度，饮水不休，胸膈膨胀，腹与胁满闷，背疽肉烂，烦溃消中，食不入胃，水不穿肠，骤肿暴满，叫呼昏冒，不省人事，疼痛不知去处，此人之阳厥也。

阳厥之脉，举按有力者生，绝者死。

——六朝·佚名氏《中藏经·卷上·阳厥论》

【提要】　本论类比自然灾害现象，阐述阳厥的病机、临床表现及其预后。

《中藏经》　阴厥论

飞霜走雹，朝昏暮霭；云雨飘飘，风露寒冷；当热不热，未寒而寒；时气霖霪，泉生田野；山摧地裂，土壤河溢，月晦日昏，此天地之阴厥也。

暴哑卒寒，一身拘急，四肢拳挛，唇青面黑，目直口噤，心腹满痛，头颔摇鼓，腰脚沉重，语言蹇涩，上吐下泻，左右不仁，大小便活，吞吐酸渌，悲忧惨戚，喜怒无常者，此人之阴厥也。

阴厥之脉，举指弱，按指大者生，举按俱绝者死。一身悉冷，额汗自出者亦死。阴厥之病，过三日勿治。

——六朝·佚名氏《中藏经·卷上·阴厥论》

【提要】　本论类比自然灾害现象，阐述了阴厥的病机、临床表现及其预后。

《中藏经》　阴阳否格论

阳气上而不下曰否，阴气下而不上亦曰否；阳气下而不上曰格，阴气上而不下亦曰格。否格者，谓阴阳不相从也。

阳奔于上则燔脾肺，生其疸也。其色黄赤，皆起于阳极也。阴走于下则冰肾肝，生其厥也。其色青黑，皆发于阴极也。疸为黄疸也，厥为寒厥也，由阴阳否格不通而生焉。阳燔则治以水，阴厥则助以火，乃阴阳相济之道耳。

——六朝·佚名氏《中藏经·卷上·阴阳否格论》

【提要】　本论阐述人体阴阳二气否格产生的诸多病变，并举黄疸与寒厥为例，说明阳病治阴，阴病治阳的基本治则。

《中藏经》　从阴阳病机论寒热[※]

人之寒热往来者，其病何也？此乃阴阳相胜也。阳不足则先寒后热，阴不足则先热后寒。

又，上盛则发热，下盛则发寒。皮寒而燥者，阳不足；皮热而燥者，阴不足。皮寒而寒者，阴盛也；皮热而热者，阳盛也。

发热于下，则阴中之阳邪也；发热于上，则阳中之阳邪也。寒起于上，则阳中之阴邪也；寒起于下，则阴中之阴邪也。寒而颊赤多言者，阳中之阴邪也；热而面青多言者，阴中之阳邪也。寒而面青多言者，阴中之阴邪也；若不言者，不可治也。

阴中之阴中者，一生九死；阳中之阳中者，九生一死。阴病难治，阳病易医。诊其脉候，数在上，则阳中之阳也；数在下，则阴中之阳也。迟在上，则阳中之阴也；迟在下，则阴中之阴也。数在中，则中热；迟在中，则中寒。寒用热取，热以寒攻，逆顺之法，从乎天地，本乎阴阳也。

天地者，人之父母也；阴阳者，人之根本也。未有不从天地阴阳者也。从者生，逆者死，寒之又寒，热之又热者生。《金匮大要论》云：夜发寒者从，夜发热者逆；昼发热者从，昼发寒者逆。从逆之兆，亦在乎审明。

——六朝·佚名氏《中藏经·卷上·寒热论》

【提要】　本论阐述人之病寒热的阴阳病机，强调了阴阳病性对于疾病发展转归的影响。同时又指出人体阴阳二气顺从于自然阴阳气化的原理。

刘完素　热总论[*]

黄帝曰：病热当何禁之？岐伯曰：病热少愈，食肉则复，多食则遗，此其禁也。因热少愈，犹未尽除，不戒饮食劳动，情欲扰乱，奈脾胃气虚，未能消化坚食，故热复生。五脏者，皆热。夫热病者，伤寒之类也。人之伤于寒，则为病热。寒毒藏于肌肤，阳气不行散发，而内为怫结。故伤寒者反病为热，热虽甚，不死。奈巨阳为首，巨阳者，诸阳之属也。诸阳为热以气，诸阳为寒以血。热病已愈，其有复作，谓病已衰而热有作所藏，因其谷气相薄，两热相合，故有所遗，缘热也。虽邪气而不尽，遗热在，故当复作。

五脏俱热者，皆视之。肝热左颊先赤，心热颜先赤，脾热鼻先赤，肺热右颊先赤，肾热颐先赤。肝热者，小便黄，腹痛，多卧，身热。热争则狂惊胁满痛，手足躁而不得安卧。心热者，不乐，数日乃热。热争则心卒痛，烦闷善呕，头痛面赤无汗。脾热者，头重，颊痛，烦心，颜青，欲吐，身热。热争则腰痛不可仰，腹满泄，两颌痛。肺热者，淅然厥起毫毛，恶风寒，舌上黄，身热。热争则喘咳，痛走胸背，不得太息，头痛不堪，汗出而寒。肾热者，腰痛胻酸，苦渴数饮，食热。热争则项痛而强，胻寒且酸，足下热，不欲言。

《经》曰"汗出，脉躁盛"，一死；"脉不与汗相应"，其病二死；"狂言失志者"，三死。皆是怫热郁结，不能解散，以致危殆。

《素问》：诸热瞀瘛，暴暗，冒昧躁扰，狂言骂詈，惊骇，胕肿疼酸，气逆，皆手少阳相火，心胞络三焦之气也。

夫肾水真阴本虚，心火狂阳积热以甚，以致风热壅滞，头面昏眩，肢体麻痹，皮肤瘙痒，筋脉拘卷，胸膈痞满，时或痛闷，或鼻窒鼽衄，口舌生疮，咽喉不利，牙齿疳蚀，或遍身生疮癣疥，或睡语咬牙，惊惕虚汗，或健妄心忪，烦躁多睡，或大小便涩滞，或烦热腹满，或酒过积毒。劳役过度，中外一切劳损神气，心志不宁，口苦咽干，饮食减少，变生风热诸病，虚羸困倦。或酒病瘦悴，及老弱虚人。或脾肾经虚，风热燥郁，色黑齿宣，身瘦焦痿。或热中烦满，饥不饮食。或瘅或消中，善食而瘦。或消渴多虚，头面肿，小便数。或服甘辛热药过度，变成三消，上则消渴，中则消中，下则消肾，小便白膏也。

——金·刘完素《黄帝素问宣明论方·卷四：热门·诸病总论》

【提要】 本论依据《内经》中关于热邪致病理论，阐述阴阳偏颇导致热邪为病的致病特点、实热与虚热各自的病机传变、病证类别、临床表现等。

张聿青 阴阳离决精气乃绝论

盖闻阳为阴逼，不走即飞，阴遇阳消，非枯即槁，是以阴不交阳，阳不交阴，上下几如两截，枢机失政，精岂能独居乎。然而阴不孤生，阳不独长，阳气闭密于外，则阴精完固于内，阳根于阴，阳欲脱而阴从下吸，阴根于阳，阴欲走而阳从上嘘，上下环抱，阴阳何自而脱。故精者神之本，气者神之用，形者神之宅。形之有生者，以其有神也，神之有托者，以其有气也。是以神太用则歇，精太摇则竭，气太劳则绝。比之于薪，薪尽则星火不传，方之于崖，崖溃则洪水不治，是即阴阳离决之比矣。然则阴阳离决之见证奈何？仲圣云：寸脉下不至关为阳绝，尺脉上不至关为阴绝。此阴阳离决之脉也。《难经》云：阴脱者目盲，阳脱者见鬼。此即阴阳离决之证也。《内经》又曰：精脱者耳聋，气脱者目不明。此精气两绝之明证也。扁鹊治虢太子尸厥之病，曰：上有绝阳之络，下有破阴之纽。此非常之变之起于仓猝者。善摄生者，胡可不审夫阴平阳秘之道欤。

——清·张聿青《张聿青医案·卷二十·阴阳离决精气乃绝论》

【提要】 本论阐述阴不孤生，阳不独长，阴阳互根；阴阳如果各自而脱，精气不能独存。

邓兴学 阴阳气不相顺接浅析

"阴阳气不相顺接"是仲景对厥证病机的概括。他在《伤寒论》中说："凡厥者，阴阳气不相顺接，便为厥，厥者，手足厥冷者是也。"

为何"阴阳气不相顺接"会引起手足厥冷呢？盖人之阳受气于四肢，阴受气于五脏，阴阳之气互相承接贯通，如环无端，循运不息，以温煦濡养四肢百骸、五脏六腑，促进和维持人体的生理活动。而阴阳气互相贯通，循运不息，又必赖人体气机调和畅达。因此，人体气机调和畅达，则阴阳气相贯。若病邪伏遏，气机壅滞，则阳气不行，阴气不运，两者不能互相承接贯通，四肢失于阳气温煦而出现手足厥冷之证。

《伤寒论》中，导致气机郁滞而阴阳气不相接的原因甚多，归纳起来，不外有：

第一，痰饮内阻、阳郁不伸。痰浊、水饮停滞胸中或胃脘，中焦升降被阻，气机郁滞，胸阳被郁不能达于四末，而致手足厥冷。如痰厥、水厥等。

第二，邪热内郁，阻遏阳气。外感病邪化热入里，伏遏于内，气机壅滞，或肝气郁结，阳气不布，四末失温而致手足厥冷。如热厥、气郁致厥等。

第三，阴阳不调，寒热错杂。人体阴阳二气是互相调和维系的。一般说来，上焦心包之火以三焦为通路，达于下焦，而温煦肝肾，肝肾之阴上奉于心，以济心火，这样上下交通，则下焦温暖，上焦清和，水火互济，阴阳调和，以促进脏腑功能活动。若病邪入里，壅郁于内，气机郁滞，则上下交失，心火上炎，邪从阳化热而为上热；下焦失于温养，邪从阴化寒而为下寒，气机郁阻，上热下寒，阴阳不调，两者不能相贯，四肢失于温煦而致手足厥冷。如蛔厥、上热下寒致厥等。

第四，阴血亏虚，阳郁不运。机体阴血虚少，脉道失于充盈，运行不畅，不能载阳气达于四末而致手足厥冷。如血虚致厥，血虚寒凝致厥等。

第五，阴寒凝滞，阳气虚衰。由于机体阳气不足，抗病力衰减，阳气不布，阴寒凝滞，机体失于温煦而致手足厥冷。如阳衰阴盛厥逆证、脏厥、寒温凝滞致厥等。

总之，厥证的病机，虽云："阴阳气不相顺接，便为厥。"然邪遏于内，气机郁滞则是导致"阴阳气不相顺接"的主要原因。同时，厥逆之至，多责之阳气不能温煦四肢，不是阳郁，但是阳虚。前三种情况多为阳郁，后二种情况多为阳虚。

另外，厥阴为阴尽阳生之脏，阴阳气互相承接贯通之终始，故厥阴含阴阳二气，并具有极而复返的特征。且厥阴肝主疏泄，以调畅气机。若邪入厥阴，不但易致热化证、寒化证，或寒热兼现之错杂证，而且最易导致气机郁阻，阴阳气不相顺接之病理变化，故厥证多责之厥阴，此即为仲景将厥证多归于《厥阴病篇》的原因所在。

——刘尚义《南方医话·阴阳气不相顺接浅析》

【提要】　"阴阳气不相顺接"语出《伤寒论·辨厥阴病脉证并治》，是仲景对厥证病机的概括。而引起阴阳气不相顺接的原因有多种，《伤寒论》中有痰厥、寒厥、热厥、血虚寒厥、气郁致厥等。本论总结为"邪遏于内，气机郁滞是导致阴阳气不相顺接的主要原因"。

刘渡舟　阴火的形成与证治*

"阴火"的形成，多由于七情、色欲、劳伤等因。然亦有外邪内入，或误治伤阳的，亦颇不乏例。"阴火"的范围，综合历代医家的著述和临床常见的症状，约可分为下列四类：

1. 内伤脾胃　脾胃为后天之本，气血津液所从生，故宜养而不宜伤。若饮食劳倦、内伤脾胃，则导致谷气的下流而蕴为湿热。此时非独少阴肾水受因，亦必促成少阴的"阴火上冲"。少阴之经，上系于心，但心尊不受邪，有邪则心包代受。《灵枢·邪客》云："故诸邪之在于心者，皆在心之包络。"如是，包络相火受"阴火"之扰，乃有大热烦渴、脉洪大等热证出现。针对这种病理，李东垣制订了以补中益气汤为代表的"甘温除热"的治法，药用：黄芪、人参、炙甘草以补脾气而实表里，升麻、柴胡以升举清阳，橘皮理胸中之浊，当归滋心包之血，更以白术健脾以去湿。庶脾气健运，清阳上升，阴火下降，心包之热解，则周身大热自除。

2. 阴虚火盛　肾为阴阳水火之根。然人体阴阳水火，必须保持平衡协调，若水火偏盛，则生寒热之病。

阴虚则火盛，非火之真盛，实由水之不足。张景岳云："盖火性本热，使火中无水，其热必极，热极则亡阴，而万物焦枯矣。"人或欲念过极，房室耗伤，必动相火，亦涸其水；或在汗下之后，失血之余，均能导致水虚不能制火之证。例如：心烦、少寐、头晕、口干、咳嗽、盗汗夜热及亡血、失精等。

治疗之法不必去火，惟有补水以配火，则火自敛。赵养葵云："夫命门之火，乃水中之火，相依而永不相离者也。火之有余，缘真水不足也。毫不敢去火，只补水以配火，壮水之主以制阳光……"此深得水虚火盛之治法。临证时，每以六味地黄汤、一阴煎，兼服归脾丸，功效殊佳。至于苦寒损阳之剂，慎不可轻投。但"阴火"治疗取效较迟，服药须坚持一定时期，方能取效，并须同时注意养生，殊为重要。

3. 阴盛逼阳　吾人之真水真火藏之于肾，惟水中之火，宜藏不宜露，藏则能生气，露则为病。火之不藏，源于火气极虚，水寒极盛，逼其火而外越。正如赵养葵所云："平日不能节欲，以致命门火衰，肾中阴盛，龙火无藏身之位，故游于上而不归……"赵氏的论述是值得我们参考的，但龙火不藏的原因，尚不止此，其中亦有外邪内传从阴化寒而成的，例如：《伤寒论·少阴篇》："少阴病，下利清谷，里寒外热，手足厥逆，身反不恶寒，其人面色赤……""里寒外热"即是阴盛逼阳。龙火不潜的反映。昔喻嘉言治徐国桢案：伤寒病已有六、七天，证见身热，目赤口渴索水，但又不能饮，燥热特甚，身卧地上，欲求入井以解除烦热，切其脉洪大无伦，重按无力，察其得水不欲咽，诊为龙火不潜，外显假热之象。予以附子、干姜各五钱，人参三钱，甘草二钱，煎成冷服。服后寒战，嘎齿有声，恶寒特盛，以重棉和头覆，之尚缩手不肯与诊。阴寒之证始显，再与前药一剂，微汗热退而愈。按此案以索水不欲咽，和脉大无伦、重按无力等证，诊为真寒假热的重证，故用通脉四逆汤加人参，以急救亡失之阳而取得立竿见影之效。

此外，亦有因于误治损伤阳气而成的。例如：误汗之后，身热，面赤，筋惕肉瞤，振振欲擗地；误下之后，身热不宁，躁烦特甚；亦有汗下之后，额上汗出，气高作喘，面赤如朱……如《伤寒论》太阳篇的真武汤证、干姜附子汤证、茯苓四逆汤证等。

龙火不藏的常见证候有：上身大热，下身冰冷，人事昏沉者；有咽喉肿痛，咳嗽喘促者；有自汗心烦，大便欲出，小便不禁者；有面赤如朱，不思茶水，而胸腹痛甚欲按者；有口舌生疮，牙缝流血者；有吐血而心烦不安者；有消渴而饮一溲二者……阴盛逼阳之脉，每见洪大无伦，或两尺虚软，或见细数，但都按之无力为其特点。

以上的证候，轻者以辛热之药杂于壮水剂中，导之下行，所谓"导龙入海，引火归原"，如右归饮、八味地黄汤之类；重者，则不掺阴柔之品，采用"四逆汤类"以急救亡失之阳。

虚阳上窜，吐红特甚的，镇阴煎加童便，效果很是理想；痰涎涌逆、喘鸣气急、下虚上实的独参汤调服黑锡丹奇效。若阳虚已极，姜附无功时，宋人的金液丹，间灸气海、关元、太溪等穴，壮数愈多效力方显，以匡四逆辈之不速。经治疗后，阳气恢复，龙火潜藏，仍继服甘温之药，以促进生化之源。并须远房帏，养心宁神或运用气功疗法以巩固疗效，颇属重要。

4. 肝气抑郁　肝郁之火，多为情志之病。因肝属木，木性喜条达，肝气喜舒畅，若人情志抑郁，神气不畅，则气郁为火，相火乃发，妇女患此者，尤属多见。赵羽皇云："盖肝性善怒，其气上行则顺，下行则郁，郁极则火动而诸病生矣。故发于上则头眩耳鸣，而或目赤；发于中则胸满胁痛，而或吞酸；发于下则少腹疼疝，而或溲溺不利；发于外则寒热往来，似疟非疟，凡此诸证，何莫非肝之象乎？"

另外，肝郁之病，复有脾虚不能培木，肾虚不能涵木而成者；因肝木端赖水土之滋培，失之则违其疏泄之性，郁屈而不伸，于是则有克脾伤阴的不同。肝病及脾，人多易识；而肝病伤阴，人多忽略。因肝肾为乙癸同源，皆内藏相火。今气郁于肝，必火动于肾，相火封藏不固，使精血暗耗，则火动益甚。常见有骨蒸夜热，头目眩晕，心烦不寐，食少痰多，咳红呕血等证。

治疗肝郁之火，断乎不能用苦寒之药，惟在条达肝气，顺其性而治之，方为得体。《素问·六元正纪大论》：“木郁达之。”达者，条达舒畅之义，如逍遥散方中的白术、茯苓助土以培木；芍药、当归补血以滋木；薄荷、煨姜均能透达木郁；尤以柴胡善能条达肝胆，升发火郁，相合成剂，颇符合“木郁达之”的治则。除用逍遥散治疗外，如兼有脾虚证候的，间服补中益气汤；肾虚火动的，兼用地黄丸，均可随证施治。

——王庆国《刘渡舟医论医话 100 则·临证经验·阴火与阳火的证治·阴火的形成与证治》

【提要】　本论阐述阴火形成的病机有四：内伤脾胃、阴虚火盛、阴盛逼阳和肝气抑郁，并分别介绍其临床表现和治疗方药。

2.2.3　精气血津液病机

2.2.3.1　精病机

《灵枢》　论精病机※*

髓海有余，则轻劲多力，自过其度；髓海不足，则脑转耳鸣，胫酸眩冒，目无所见，懈怠安卧。

——《灵枢·海论》

【提要】　本论阐述精不足病机和临床表现。肾为作强之官，精为人身之本。因为各种原因造成精不足，就会出现髓海空虚，头脑眩晕，耳鸣，腿酸，视物昏花，倦怠乏力，常想静卧等临床表现。

孙一奎　论“精气夺则虚”

夺，谓精气减少，如夺去也。出《内经·通评虚实论》。人禀冲和之气，而生身有三：曰元精，曰元气，曰元神者，本身中之真精、真气、真脉也。夫精乃脏腑之真，非荣血之比，故曰天癸。气乃脏腑之大经，为静静之主，故曰神机。脉为天真委和之一气。《经》谓其名有三：曰命之本，气之神，形之道。其机运升降，皆随气而动，因血而荣，精气资始，相生不失，以养一身，为人之司命，形质之体用也。至若精不足，则气失资化。气不足则血失所荣，血不足则气无所附。天真散乱，则气、精、神无禀命矣。是以相生长养之道，精化气，气生神，而皆禀乎身之脏腑之真也。夫气血从乎营卫，营卫又宗乎经隧。营卫者，精气之化，为先天清浊之始。经隧者，胃之水谷之化，此经隧不能生营卫，营卫不能不散而养经脉，经脉不能不顺而资天真。为生养涵容，造化形质，理之然也。凡人之视、听、言、动、壮、寿，皆此理之常也。疾病盲聩、关格、夭折，皆此理之失也。故有精神，气血不足则病，真脉散乱则死者，皆由平日摄养之过与不及，动止之过逾常度也。《经》云：出入废则神机化灭，升降息则气立孤危。然房劳甚，则精血竭，而神无所依，气无所附，则忽致暴绝也。窃尝第究先哲经义，济生微旨，益气之补肺，补精之滋肾，皆资其化源也。盖人精血而常不足，加之数夺其真，资化失则荣气乃虚，虚则卫气不固，精亦滑脱，肾气竭而阴微，不能与胃气上升，以接清阳之气，故病多头重或痛，气弱而食少。元气下陷,脉即微弱,外欲绝而虚洪,或见损脉,此实元精不足之所致,非有外感贼邪之病也。

——明·孙一奎《赤水玄珠·第十卷·虚怯虚损痨瘵门·论"精气夺则虚"》

【提要】 本论阐述精气为人体生命活动的关键,精气亏虚荣卫、气血、经隧、精神皆会出现异常。精不足,则气失化源;气不足,则血失荣养;血不足,则气无所依附。三者联动发病,为患多端。

2.2.3.2 气病机

《素问》 论百病生于气[※*]

帝曰:善。余知百病生于气也。怒则气上,喜则气缓,悲则气消,恐则气下,寒则气收,炅则气泄,惊则气乱,劳则气耗,思则气结。

——《素问·举痛论》

【提要】 本论阐述人体气机失调,能够导致多种疾病。其中,由情志刺激引起者,有气上、气缓、气消、气下、气乱、气结等多种气机变化。一般来说,情志变化,首先影响人体的气机,使气机升降失常,气血功能紊乱,进而影响人体的内脏,如怒伤肝、喜伤心、思伤脾、悲伤肺、恐伤肾等。

《素问》 论营气虚卫气实[※*]

帝曰:人之肉苛者,虽近衣絮,犹尚苛也,是谓何疾?岐伯曰:荣气虚,卫气实也,荣气虚则不仁,卫气虚则不用,荣卫俱虚,则不仁且不用,肉如故也。人与志不相有,曰死。

——《素问·逆调论》

【提要】 本论阐述了由于卫气不能温分肉、充皮肤、肥腠理,营气不能泌津化血以荣四肢,导致的严重肌肉麻木和肢体不用的疾病。

《灵枢》 论气不足病机[※*]

凡此十二邪者,皆奇邪之走空窍者也。故邪之所在,皆为不足。故上气不足,脑为之不满,耳为之苦鸣,头为之苦倾,目为之眩;中气不足,溲便为之变,肠为之苦鸣;下气不足,则乃为痿厥心悗。

——《灵枢·口问》

【提要】 本论阐述正气不足,邪气会侵害人体各个部位。上气不足,则脑髓不充,有空虚之感,耳鸣,头部低垂,目眩;中气不足,则升降障碍,二便失常,肠鸣;下气不足,两足痿弱无力而厥冷,阳气不得宣行而心胸闷窒。

《灵枢》 论气逆而乱※*

黄帝曰：何为相逆而乱，岐伯曰：清气在阴，浊气在阳，营气顺脉，卫气逆行，清浊相干，乱于胸中，是谓大悗。故气乱于心，则烦心密嘿，俯首静伏；乱于肺，则俛仰喘喝，接手以呼；乱于肠胃，则为霍乱；乱于臂胫，则为四厥；乱于头，则为厥逆，头重眩仆。

——《灵枢·五乱》

【提要】 本论阐述了营卫逆行、清浊相感、气机紊乱所致的病证与治疗。气机逆乱的基本原因是，清阳之气应上升，居于外部上部；浊阴之气应沉降，居于内部下部，若清气不能升散而反居于内部下部，浊气不能沉降而居于外部上部，就会发生气机逆乱的表现。

刘完素 论气厥与气郁病机※※

诸厥固泄，皆属于下。厥谓气逆，固为禁固。气逆则肝肾失守，失守则不能禁固，出入无度，燥湿不恒，故气下则愈也。《经》所谓"厥气上行，满脉去形"。

诸痿喘呕，皆属于上。肺者，脏之长也，为心之华盖，故肺热叶焦，发痿躄。是气郁不利，病喘息而呕也。呕谓呕酸水，火气炎上之象也。胃膈热甚，则为呕也。若衰火之炎，痿躄则愈。利肺之气，喘息自调也；道路开通，吐呕则除。凡病呕涌、溢食，皆属之火也。王注曰：内格呕逆，食不得入，是有火也。《经》所谓"三阳有余，则为痿易"。王注曰：易，谓变易。常用而痿弱无力也。故此者热之明矣。

——金·刘完素《素问病机气宜保命集·卷上·病机论》

【提要】 本论阐述《内经》"病机十九条"中"诸厥固泄，皆属于下。""诸痿喘呕，皆属于上"涵义。作者认为，气逆上行、气郁不利是造成诸多病证的基本病机。

戴思恭 气属阳动作火论

捍卫冲和不息之谓气，扰乱妄动变常之谓火。当其和平之时，外护其表，复行于里，周流一身，循环无端，出入升降，继而有常，源出中焦，总统于肺，气曷尝病于人也。及其七情之交攻，五志之间发，乖戾失常，清者遽变之为浊，行者抑遏而反止，表失卫护而不和，内失健悍而少降，营运渐远，肺失主持，妄动不已，五志厥阳之火起焉，上燔于肺，气乃病焉。何者？气本属阳，反胜则为火矣。

河间曰：五志过极，则为火也。何后世不本此议，而一概类聚香辛燥热之剂。气作寒治，所据何理？且言七气汤制作，其用青皮、陈皮、三棱、蓬术、益智、官桂、甘草，遂以为平和，可常用通治七情所伤，混同一意，未喻其药，以治真气，以下诸气，尤有甚焉者，兹不复叙。况所居之情，各各不同。且夫《经》言九气之变，未尝略而不详。如怒则气上，喜则气缓，悲则气消，恐则气下，寒则气收，热则气泄，惊则气乱，劳则气耗，思则气结。其言治法：高者抑之；下者举之，寒者热之，热者寒之，惊者平之，劳者温之，结者散之，喜者以恐升之，悲者以喜胜之。九气之治，各有分别，何尝混作寒治论，而类聚香热之药，通言而治诸气，岂理之谓欤。

若香辛燥热之剂，但可劫滞气，冲快于一时；以其气久抑滞，借此暂行开发之意。药中无佐使制服所起之气，服之甚则增炽郁火，蒸熏气液而成积，自积滋长而成痰。一饮下膈，气乃氤氲，清虚之象，若雾露之着物，虽滞易散。内挟痰积，开而复结，服之日久，安有虚实而不动，气动而不散者乎。此皆人所受误之由，习俗已久，相沿而化，卒莫能救。升发太过，香辛散气，燥热伤气，真气耗散，浊气上腾，犹曰肾虚不能摄气归原，遂与苏子降气汤、四磨汤下，黑铅丹、养气丹镇坠上升之气；且硫黄、黑锡佐以香热，又无补养之性，借此果能生气而补肾乎。请熟详之。夫湿痰盛甚者，亦或当之。初服未显增变，由其喜坠而愈进，形质弱者，何以收救。不悟肺受火炎，子气亦弱，降令不行，火无以制，相扇而动，本势空虚，命绝如缕，积而至深，丹毒济火，一旦火气狂散，喘息奔急而死。所以有形丹石丸药，重坠无形之气，其气将何抵受随而降之乎。譬以石投水，水固未尝沉也，岂不死欤。丹溪有曰：上升之气，自肝而出，中挟相火，其热愈甚，自觉无冷，非真冷也。火热似水，积热之甚，阳亢阴微，故有此证。认假作真，似是之祸，可胜言哉。《内经》虽云"百病皆生于气"，以正气受邪之不一也。今七情伤气，郁结不舒，痞闷壅塞，发为诸病。当详所起之因，滞于何经，有上下部分，脏气之不同。随经用药，有寒热温凉之同异。若枳壳利肺气，多服损胸中至高之气；青皮泻肝气，多服损真气。与夫木香之行中下焦气、香附之快滞气、陈皮之泄气、藿香之馨香上行胃气、紫苏之散表气、浓朴之泻卫气、槟榔之泻至高之气、沉香之升降其气、脑麝之散真气，若此之类，气实可宜。其中有行散者，有损泄者，其过剂乎。用之能却气之标，而不能治气之本。岂可又佐以燥热之药，以火济火，混同谓治诸气，使之常服多服乎。气之与火，一理而已，动静之变，反化为二。气作火论，治与病情相得。丹溪《发挥》论云：冷生气者，出于高阳生之谬言也。自非身受寒气，口食寒物，而足论寒者，吾恐十之无一二也。

——元·朱丹溪、明·戴思恭《金匮钩玄·附录·气属阳动作火论》

【提要】 本论综合了刘完素"五志化火"说，李东垣"火与元气不两立"说，及朱丹溪的"相火论"，对于火的病机和治疗提出了较为系统的认识。所论气与火的关系，与丹溪论相火之常与变的关系如出一辙；气化火的病机在于郁滞壅塞，乖戾失常。对于火证的治疗，本论提出分上下、脏腑不同而随经用药，反对用辛香燥烈之剂。气属阳动作火，预防火证的发生和亢盛，方法就只有一个——主静。刘河间强调五志不可过极，李东垣强调饮食有节起居有常，朱丹溪强调用道心节制人心，皆为主静之意。作者主静观应当包容以上三家的全部内容。

周汝鸣 血营气卫论

气取诸阳，血取诸阴。人生之初，具此阴阳，则亦具此气血。气血者，其人生之根本乎。血何以为营？营行脉中，滋荣之义也。气何以为卫？卫行脉外，护卫之义也。然则营与卫，岂独无所自来哉？曰：人受谷于胃，胃为水谷之海，灌溉经络，长养百骸，五脏六腑，皆取其气。故清者为营，浊者为卫，营卫之气，周流不息，一日一夜，脉行五十度，平旦以复会于气口。所谓"阴阳相贯，如环无端"，则是二气恒相随而不相离也。

夫惟血营气卫，常相流通，则人何病之有？一有窒碍，百病由此生矣。

故气之作养，发而为喜怒、忧悲、惊恐、寒热、思劳，聚而为积痞、癥瘕、痃癖，上为头旋，中为五膈，下为脐间动气，或喘促，或咳噫，聚则中满，逆则足寒。凡此者，皆气使之然也。

血之为患，其妄行则为吐衄，其衰涸则为虚劳；蓄之在上其人妄，蓄之在下其人狂；逢寒则筋不营而挛急，挟热则内瘀而发黄；在小便则为淋痛，在大便则为肠风；在妇人月事进退、漏下、崩中，病尤不一。凡此者，皆血使之然也。

夫血譬之水也，气譬之风也。风行水上，即气血之义也。盖气，血之帅也。气行则血行，气止则血止，气温则血活，气寒则血凝。气有一息之不运，则血有一息之不行。病出于血，调其气犹可以导之；病原于气，区区调血何与焉？人之一身，调气为主，是亦先阳后阴之义也。若夫血有败瘀泥滞乎诸经，则气之道未免有所壅遏，又当审所先而决去之。《经》所谓"先去其血，而后调之"，又不可不通其变矣！然则调气之剂，以之调血则两得；调血之剂，以之调气则乖张。如香附、木香之类，治气可也，治血亦可也。若以归、地辈论之，则其性缠绵，于胃气有亏矣，用药者审之。

——清·叶天士《叶选医衡·卷上·血营气卫论》

【提要】 本论阐述人身气血具有滋养、护卫作用，继而分别论述了气、血为病的特征，以及气血之间的相互关系。气为血帅，气有一息之不运，则血有一息之不行。在具体用药上，认为"调气之剂，以之调血则两得；调血之剂，以之调气则乖张"，突出了作者治病首重气机的观点。

吴 澄 郁论

吴澄曰：百病皆生于郁。故凡病之属郁者，十常八九。有本气自郁而病者，有别脏所乘而郁者。《内经》所论，只言五行胜复之理，故有五气之郁。丹溪推而广之，则有气、血、痰、火、湿、食之六郁。赵氏又推而广之，凡伤风、伤寒、温暑、时疫外感等症，皆作郁看。余又推而广之，凡七情五志，劳伤积食，各病皆属于郁。盖情志怫抑，无不关于心。郁者，心病也。童男、室女、师尼、寡妇，所欲不得；或先富后贫，先贵后贱，名利场中荣辱所关；或衣食牵累，利害切身，因而抑郁成劳损者，不知凡几，皆心之郁以致之也。赵氏以木气一郁，而五气相因皆郁，主以逍遥散。予谓心气一郁，而百病相因皆郁，宜用赵敬斋补心丸并归脾汤。盖心藏神而生血，心郁则不能生血而血少，血少则怔忡健忘、惊悸、盗汗、遗精之虚症生矣。心郁则不能生脾土，脾伤则不能统血，不能统血则吐衄，不眠食少，肠红崩漏，体倦神疲之虚症生矣，故主以归脾汤。归脾者，治劳伤心脾之圣药也。心者君主之官，五脏系皆通于心，一有不平，心即应之。补心之方，前哲不少，然未能贯乎五脏。惟赵敬斋补心丸一方，极其缜密，能安养心神，治心气不足也。《经》曰：二阳之病发心脾，有不得隐曲，则女子不月。有不得隐曲者，盖指忧心悄悄，抑郁不伸，有无可如何之状，生气日削，神气日丧，而在女子则为不月也。呜呼！天不满东南，地缺陷西北，则天地亦无全功，而人生朝露，寄居尘世，气运不齐，机缘难凑，岂尽十全，从心所欲，惟居命以俟之。素富贵行乎富贵，素贫贱行乎贫贱，素患难行乎患难，故无入而不自得焉。孔圣饭疏食饮水，曲肱而枕之，乐亦在其中矣。颜氏一箪食、一瓢饮在陋巷，人不堪其忧，回也不改其乐。孟子曰：莫非命也，顺受其正。此皆治郁之真诠，却病之妙谛。然非有根基上智之人，襟怀旷达之士，终久摆脱不开，必愈病而愈郁，愈郁而愈病，惟有待毙而已。虽千百剂逍遥、归脾何益也？

——清·吴澄《不居集·上集·卷之十八·七情内郁·郁论》

【提要】 本论阐述心气郁滞致病的理论，论中指出"心气一郁，百病相因皆郁"，认为郁证的机理关键是心郁不能生血，继而心郁不能生脾土，影响气血的化生、运行，发生多种疾患。

2.2.3.3 血病机

《素问》 论荣卫病机※*

帝曰：人之肉苛者，虽近衣絮，犹尚苛也，是谓何疾？岐伯曰：荣气虚，卫气实也。荣气虚则不仁，卫气虚则不用，荣卫俱虚则不仁且不用，肉如故也，人身与志不相有，曰死。

——《素问·逆调论》

【提要】 本论阐述营、卫二气功能失调而致病的机理。荣，是血之功能。荣气虚，即血的濡养滋润功能不足。人体出现肌肉麻木不仁和肢体不用的疾病，是由于卫气不能"温分肉，充皮肤，肥腠理"，营气不能化生津血以荣养四肢，所以肌肉和四肢失去了知觉和运动。临床常以养血和络祛风为主。

戴思恭 血属阴难成易亏论

《内经》曰：荣者，水谷之精也。和调五脏，洒陈于六腑，乃能入于脉也。源源而来，生化于脾，总统于心，藏于脾肝，宣布于肺，施泄于肾，灌溉一身。目得之而能视，耳得之而能听，手得之而能摄，掌得之而能握，足得之而能步，脏得之而能液，腑得之而能气。是以出入升降，濡润宣通者，由此使然也。注之于脉，少则涩，充则实，常以饮食日滋，故能阳生阴长，取汁变化而赤为血也。生化旺，则诸经恃此而长养；衰耗竭，则百脉由此而空虚。可不谨养哉。故曰：血者，神气也。持之则存，失之则亡。是知血盛则形盛，血弱则形衰；神静则阴生，形役则阳亢；阳盛则阴必衰，又何言阳旺而生阴血也？盖谓血气之常，阴从乎阳，随气运行于内，而无阴以羁束，则气何以树立？故其致病也易，而调治也难。以其比阳常亏，而又损之，则阳易亢阴易乏之论，可以见矣。诸经有云：阳道实，阴道虚；阳道常饶，阴道常乏；阳常有余，阴常不足。以人之生也，年至十四而经行，至四十九而经断，可见阴血之难成易亏。知此阴气一亏伤，所变之证，妄行于上则吐衄，衰涸于外则虚劳，妄返于下则便红，稍血热则膀胱癃闭，溺血渗透肠间则为肠风，阴虚阳搏则为崩中，湿蒸热瘀则为滞下，热极腐化则为脓血。火极似水，血色紫黑；热盛于阴，发于疮疡；湿滞于血，则为痛痒瘾疹，皮肤则为冷痹。蓄之在上则人喜忘，蓄之在下则为喜狂，堕恐跌仆则瘀恶内凝。若分部位，身半以上，同天之阳；身半以下，同地之阴，此特举其所显之证者。治血必血属之药，欲求血药，其四物之谓乎。河间谓随证辅佐，谓之六合汤者，详言之矣。余故陈其气味专司之要，不可不察。夫川芎，血中之气药也，通肝经，性味辛散，能行血滞于气也；地黄，血中血药也，通肾经，性味甘寒，能生真阴之虚也；当归，分三，治血中主药，通肾经，性味辛温，全用能活血，各归其经也；芍药，阴分药也，通脾经，性味酸寒，能和血气腹痛也。若求阴药之属，必于此而取则焉。《脾胃论》有云：若善治者，随经损益，损其一二味之所宜为主治可也。此特论血病而求血药之属者也。若气虚血弱，又当从长沙。血虚以人参补之，阳旺则生阴血也。若四物者，独能主血分受伤，为气不虚也。辅佐之属：若桃仁、红花、苏子、血竭、牡丹皮者，血滞所宜；蒲黄、阿胶、地榆、百草霜、桐灰者，血崩所宜；乳香、没药、五灵脂、凌霄花者，血痛所宜；苁蓉、锁阳、牛膝、枸杞子、益母草、夏枯草、败龟板者，血虚所宜；乳酪，血液之物，血燥所宜；干姜、桂者，血寒所宜；生地黄、苦参，血热所宜；此特取其正治之大略耳。以其触类而长，可谓无穷之应变矣。

——元·朱丹溪、明·戴思恭《金匮钩玄·附录·血属阴难成易亏论》

【提要】 本论阐述人体之血难成易亏，血液充盈则诸经依次长养，血液耗竭则百脉因而亏虚。作者发挥《内经》之说，认为"阳常有余，阴常不足"，并指出人身发育阶段的生理特点是"阴血之难成易亏"。在治疗方面，丹溪学派以四物汤为治疗血虚的常用方，并针对临床出现的各种情况，提出相应加减变化。

吴澄 论失血病机 [注][注]

失血之症，有因火热大甚，逼血妄行者；有因风热拂郁，血动而溢者；有因气逆于脏，血随气乱者；有因脉络受损，营气不守者；有因元气积伤，血随气脱者；有因真阳衰弱，气血离根者。故失血虽一，其所因各异，不可不详辨也。

——清·吴澄《不居集·上集·卷之十三·论血证》

【提要】本论阐述了同一失血临床表现的不同病机，提示辨证论治的重要性。

黄元御 血瘀 [注][注]

肝主藏血，凡脏腑经络之血，皆肝家之所灌注也。血以温升为性，缘肾水左旋，则生肝血。肝血方生，而已抱阳魂，故其性温和而升散。实则直升，虚则遏陷；升则流畅，陷则凝瘀。

盖血中温气，化火之本，而温气之原，则根于坎中之阳。坎阳虚亏，不能生发乙木，温气衰损，故木陷而血瘀。久而失其华鲜，是以红变而紫，紫变而黑。木主五色，凡肌肤枯槁，目眦青黑者，皆是肝血之瘀。而肝血不升之原，则在于脾，脾土滞陷，生气遏抑，故肝无上达之路。

肝脾不升，原因阳衰阴旺，多生下寒。而温气抑郁，火胎沦陷，往往变而为热。然热在于肝，而脾肾两家，则全是湿寒，不可专用清润。至于温气颓败，下热不作者，十之六七，未可概论也。

血瘀之证，其下宜温而上宜清，温则木生，清则火长。若木郁而为热，乃变温而为清，而脾肾之药，则纯宜温燥，无有二法。以脾陷之由，全因土湿，土湿之故，全因水寒。肾寒脾湿，则中气不运，是以太阴不升。水土湿寒，中气埋郁，君相失根，半生上热。若误认阴虚，滋湿生寒，夭枉人命，百不一救也。

——清·黄元御《四圣心源·卷四：劳伤解·血瘀》

【提要】 本论阐述血以温升为性，肝虚则升发不足而遏陷，血液失其流畅，凝而为瘀的病机。

唐容川 阴阳水火气血论

人之一身，不外阴阳。而阴阳二字，即是水火；水火二字，即是气血。水即化气，火即化血。何以言水即化气哉？气著于物，复还为水，是明验也。盖人身之气，生于脐下丹田气海之中。脐下者，肾与膀胱，水所归宿之地也。此水不自化为气，又赖鼻间吸入天阳，从肺管引心火，下入于脐之下，蒸其水使化为气。如《易》之坎卦，一阳生于水中，而为生气之根。气既生，则随太阳经脉为布护于外，是为卫气。上交于肺，是为呼吸。五脏六腑息以相吹，止此一气而已。然气生于水，即能化水；水化于气，亦能病气；气之所至，水亦无不至焉。故太阳之气达于皮毛则为汗，气挟水阴而行于外者也。太阳之气，上输于肺，膀胱、肾中之水阴，即随气升腾，而为津液，是气载水阴而行于上者也。气化于下，则水道通而为溺，是气行水亦行也。设水停不化，外则太阳之气不达，而汗不得出，内则津液不生，痰饮交动，此病水而即病气矣。又有肺之制节不行，气不得降，因而癃闭滑数，以及肾中阳气，不能镇水，为饮为泻，不一而足。此病气即病水矣。总之，气与水本属一家，治气即是治水，治水即是治气。是以人参补气，以其生于北方，水中之阳，甘寒滋润，大生津液，津液充足，而肺金濡润。肺主气，其叶下垂以纳气。得人参甘寒之阴，内具阳性，为生气化水之良品，故气得所补益焉。即如小柴胡，仲景自注云：上焦得通，津液得下，胃气因和，是通津液即是和胃气。盖津液足，则胃上输肺，肺得润养，其叶下垂，津液又随之而下。如雨露之降，五脏戴泽，莫不顺利，而浊阴全消，亢阳不作，肺之所以制节五脏者如此。设水阴不足，津液枯竭，上则痿咳，无水以济之也。下则闭结，制节不达于下也。外则蒸热，水阴不能濡于肌肤也。凡此之证，皆以生水为治法。故清燥救肺汤生津以补肺气，猪苓汤润利以除痰气，都气丸补水以益肾气。即如发汗，所以调卫气也，而亦戒火攻以伤水阴，故用白芍之滋阴，以启汗源；用花粉之生津，以救汗液。即此观之，可知滋水即是补气。然补中益气汤、六君子、肾气丸，是皆补气之方也，何以绝不滋水哉？盖无形之水阴，生于下而济于上，所以奉养是气者也。此水则宜滋。有形之水质，入于口而化于下，所以传道是气者也。此水则宜泻。若水质一停，则气便阻滞，故补中汤用陈、术以制水。六君子用苓、半以利水；肾气丸亦用利水之药，以佐桂、附，桂、附以气药化水，苓、泽即以利水之药以化气；真武汤尤以术、苓利水为主。此治水之邪，即以治气。与滋水之阴，即以补气者，固并行而不悖也。且水邪不去，则水阴亦不能生，故五苓散去水邪，而即能散津止渴，并能发汗退热，以水邪去，则水阴布故也。然水阴不滋，则水邪亦不能去。故小柴胡通达津液，而即能下调水道，总见水行则气行，水止则气止，能知此者，乃可与言调气矣。

何以言火即化血哉？血色，火赤之色也；火者，心之所主，化生血液，以濡周身。火为阳，而生血之阴，即赖阴血以养火，故火不上炎，而血液下注，内藏于肝，寄居血海，由冲、任、带三脉行达周身，以温养肢体。男子则血之转输，无从觇验；女子则血之转输，月事时下。血下注于血海之中，心火随之下济，故血盛而火不亢烈。是以男子无病，而女子受胎也。如或血虚，则肝失所藏，木旺而愈动火；心失所养，火旺而益伤血，是血病即火病矣。治法宜大补其血，归、地是也。然血由火生，补血而不清火，则火终亢而不能生血。故滋血必用清火诸药。四物汤所以用白芍，天王补心丹所以用二冬，归脾汤所以用枣仁，仲景炙甘草汤所以用寸冬、阿胶，皆是清水之法。至于六黄汤、四生丸，则又以大泻火热为主，是火化太过，反失其化，抑之即以培之，清火即是补血。又有火化不及，而血不能生者，仲景炙甘草汤所以有桂枝，以宣心火；人参养荣汤所以用远志、肉桂，以补心火，皆是补火生血之法。其有血寒血痹者，则用桂枝、细辛、艾叶、干姜等，禀受火气之药，以温达之，则知治火即是治血。血与火原一家，知此乃可与言调血矣。

夫水火气血，固是对子，然亦互相维系，故水病则累血，血病则累气。气分之水阴不足，则阳气乘阴而干血；阴分之血液不足，则津液不下而病气。故汗出过多则伤血，下后亡津液则伤血，热结膀胱则下血，是水病而累血也。吐血咳血，必兼痰饮。血虚则精竭水结，痰凝不散。失血家往往水肿，瘀血化水，亦发水肿，是血病而兼水也。盖在下焦，则血海、膀胱同居一地。在上焦则肺主水道、心主血脉，又并域而居；在躯壳外则汗出皮毛，血循经脉，亦相倚而行。一阴一阳，互相维系。而况运血者，即是气；守气者，即是血。气为阳，气盛即为火盛；血为阴，血虚即是水虚。一而二，二而一者也。人必深明此理，而后治血理气，调阴和阳，可以左右逢源。又曰：血生于心火，而下藏于肝；气生于肾水，而上主于肺。其间运上下者，脾也。水火二脏，皆系先天。人之初胎，以先天生后天；人之既育，以后天生先天。故水火两脏，全赖于脾。食气入胃，脾经化汁，上奉心火；心火得之，变化而赤，是之谓血。故治血者，必治脾为主。仲景炙甘草汤，皆是此义。以及大黄下血，亦因大黄秉土之色，而大泄地道故也。地黄生血，亦因地黄秉土之润，而大滋脾燥故也。其余参、芪，运血统血，皆是补脾。可知治血者，必以脾为主，乃为有要。至于治气，亦宜以脾为主。气虽生于肾中，然食气入胃，脾经化水，下输于肾，肾之阳气，乃从水中蒸腾而上，清气升而津液四布，浊气降而水道下行。水道下行者，犹地有江河，以流其恶也。津液上升者，犹土膏脉动，而雨露升也。故治气者，必治脾为主。六君子汤和脾利水以调气，真武汤扶脾镇水以生气，十枣、陷胸等汤攻脾夺水以通气。此去水邪以补气之法也。又有水津不灌，壮火食气，则用人参滋脾以益气，花粉清脾以和气。凡治气者，亦必知以脾为主，而后有得也。李杲治病以气为主，故专主脾胃。然用药偏于刚燥，不知脾不制水固宜燥，脾不升津则宜滋；气分不可留水邪，气分亦不可无水津也。朱丹溪治病以血为主，故用药偏于寒凉。不知病在火脏宜寒凉，病在土脏宜甘缓也。此论不专为失血立说。然治血者，必先知之，而后于调气和血，无差爽云。

——清·唐容川《血证论·卷一·阴阳水火气血论》

【提要】　本论通过理论思辨和实例推导，阐述了气血的生化和水火气血的相互关系，是中医病机学说的著名论文。论中指出，气血即是水火，水火乃阴阳之征兆，因此，气血的关系实质上就是水火互济、阴阳互根；气血的生理与病机亦不外乎水火阴阳之虚实，其病机可以用阴阳水火互相资生、互相影响的关系来说明。本论为阴阳学说、脏腑学说与临床实践相结合的产物，是对阴阳的相辅相成、消长转化等原理的进一步阐释，对临床治疗具有普遍指导意义。

2.2.3.4　津液病机

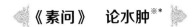
《素问》　论水肿※*

帝曰：其有不从毫毛而生，五脏阳以竭也，津液充郭，其魄独居，精孤于内，气耗于外，形不可与衣相保，此四极急而动中，是气拒于内，而形施于外，治之奈何？岐伯曰：平治于权衡，去宛陈莝，微动四极，温衣，缪刺其处，以复其形。开鬼门，洁净府，精以时服，五阳已布，疏涤五脏，故精自生，形自盛，骨肉相保，巨气乃平。帝曰：善。

——《素问·汤液醪醴论》

【提要】 本论阐述人体气化失常导致水肿的病机和治疗原则。水肿的形成是由于"五脏阳已竭"，即由于阳气虚衰，水无气以化，致水气停留而充溢于肌肤。提出了水肿的治疗原则是"去宛陈莝"，即应祛除停留的水液。论中针对水肿病机为阳气虚衰的特点，认为治疗应以通畅阳气而消除其凝滞为主，提示"开鬼门、洁净府"，即通过发汗和利小便，以排除体内积滞水液。

巢元方 论痰饮形成※*

痰饮者，由气脉闭塞，津液不通，水饮气停在胸腑，结而成痰。又其人素盛今瘦，水走肠间，漉漉有声，谓之痰饮。其为病也，胸胁胀满，水谷不消，结在腹内两肋，水入肠胃，动作有声，体重多唾，短气好眠，胸背痛，甚则上气咳逆，倚息，短气不能卧，其形如肿是也。

——隋·巢元方《诸病源候论·卷之二十·痰饮病诸候·痰饮候》

【提要】 本论阐述痰饮是气脉闭塞，津液不通，水饮气停在胸腑结而成。

《圣济总录》 痰饮统论

论曰：人之有形，借水饮以滋养；水之所化，凭气脉以宣流。盖三焦者，水谷之道路。气之所终始也。三焦调适，气脉平匀，则能宣通水液，行入于经，化而为血，溉灌周身。三焦气涩，脉道闭塞。则水饮停滞，不得宣行，聚成痰饮，为病多端。古方论饮病有四：即痰饮、悬饮、溢饮、支饮也。其人素盛今瘦，水走肠间，沥沥有声，谓之痰饮。水流胁下，咳唾引痛，谓之悬饮。饮水流行，归于四肢，当汗出而不汗，身体疼重，谓之溢饮。其人咳逆倚息，短气不得卧，其形如肿，谓之支饮。此即见饮疾大概多为此者。

然又有五饮及水在五脏病，各立名不同。与夫聚而不散曰留饮，僻于胁肋曰癖饮，流移不定曰流饮，沉伏于内曰伏饮，因酒而成曰酒癖，寒多即曰冷痰，热多即曰热痰，病虽多端，悉由三焦不调，气道否涩而生病焉。是以气行即水行。气滞即水滞。故知饮之为病，在人最多。善疗此者，要以宣通气脉为先，则水饮无所凝滞。所以治痰饮者，当以温药和之，以人之气血得温则宣流也。及其结而成坚癖，则兼以消痰破饮之剂攻之。

——宋·赵佶《圣济总录·卷第六十三·痰饮门·痰饮统论》

【提要】 本论阐述有关痰饮为病的两类认识：一为《金匮要略》的四饮分类，另一为五饮及水在五脏病。其根本病机在于三焦气涩，脉道闭塞，则水饮停滞，不得宣行，聚成痰饮。根据病情新久、轻重不同，提出了治以温药及消痰破饮等治法。

陈无择 痰饮叙论

人之有痰饮病者，由荣卫不清，气血败浊，凝结而成也。内则七情泊乱，脏气不行，郁而生涎，涎结为饮，为内所因。外有六淫侵冒，玄府不通，当汗不泄，蓄而为饮，为外所因。或饮食过伤，嗜欲无度，叫呼疲极，运动失宜，津液不行，聚为痰饮，属不内外因。三因所成，证状非一，或为喘，或为咳，为呕为泄，晕眩嘈烦，忪悸惕慄，寒热疼痛，肿满挛癖，癃闭痞膈，如风如癫，未有不由痰饮之所致也。

——宋·陈无择《三因极一病证方论·卷之十三·痰饮叙论》

【提要】 本论阐述痰饮为病的三种病机。痰饮总由荣卫不清，气血败浊凝结而成。在内是由七情内乱，脏气不行，郁而生涎，涎结为饮；在外是由外感六淫，玄府不通，当汗不泄，蓄而为饮；不内外因是由于饮食过伤，嗜欲无度，叫呼疲极，运动失宜，津液不行，聚为痰饮。

杨士瀛 论痰涎病机※

惟气与血能生诸病，痰亦如之。夫痰者津液之异名，人之所恃以润养肢体者也。血气和平，关络条畅，则痰散而无；气脉闭塞，脘窍凝滞，则痰聚而有。痰之所以发动者，岂无自而然哉。风搏寒凝，暑烦湿滞，以至诸热蒸郁，啖食生冷、煎爆、腥膻、咸藏，动风发气等辈，皆能致痰也。是痰作恙，为喘，为嗽，为壅，为呕，为眩晕，为风痫，为狂迷，为忪悸；或吞酸，或短气，或痞隔，或肿胀，或寒热，或疼痛，痰实主之。人知痛生于气血，孰知痰涎流注，亦能缠滞而为痛乎？如头风证，眉棱耳角俱痛，投以风药不效，投以痰药收功；如患眼证，赤肿羞明而痛，与之凉剂弗瘳，与之痰剂获愈；如酒家手臂痛重，时或麻痹，二陈汤加片子姜黄下白丸子、消饮丸、倍术丸辈，每每就安；如斗家胸骨扑伤，刺痛无已，散血之剂罔功，续以自己溲便饮之，须臾吐痰，其痛立止，此皆痰涎作痛之明证也。然而顽痰满胸，上脘填塞，其高者因而越之，法当从权取吐。或者津液不守，所以痰多，吐甚痰脱，则精竭而毙矣。疗痰之法，理气为上，和胃次之。若风，若寒，若湿，若热，如前数者，亦当推寻所受之因。和胃谓何？涎者，脾之液也，脾胃一和，痰涎自散。故治痰多用半夏，盖半夏能利痰故也。

——宋·杨士瀛《仁斋直指方论·卷之七·痰涎·痰涎方论》

【提要】 本论阐述痰涎生成、痰病临床表现和治则治法。作者指出"痰者津液之异名"，意为痰乃津液代谢障碍所生，血气和平，关络条畅，则痰散而无；气脉闭塞，脘窍凝滞，则痰聚而有。

朱 佐 痰饮评

人之一身，无非血气周流，痰亦随之。夫痰者，津液之异名。流行于上者为痰饮，散周于下者为精液。其所以使之流行于上下者，亦气使之然耳。大抵气滞则痰滞，气行则痰行。故三生饮佐之以木香，无有不效。人之气道贵乎顺，顺则津液流通，决无痰饮之患。一失其宜，则气道闭塞，停饮聚于膈上，结而成痰。其为喘、为嗽、为壅、为呕、为眩晕、为风痫、为狂迷、为怔悸。或吞酸、或短气、或痞隔、或肿胀、或寒热、或疼痛，其证不一。假如头风证，眉棱、耳角俱痛，治以风则不效，治以痰则收功。又如饮酒之人，有时臂痛，时或麻痹，治以二陈汤、白丸子、消饮丸，无不作效。疗痰之法，调气为上，和胃次之。故治痰多用半夏，盖半夏性利，以其能利痰饮。医者当以意疗，详加审问焉。

——宋·朱佐《类编朱氏集验医方·卷之五：痰饮门·痰饮评》

【提要】 本论对痰的生成、痰与气机的关系、致病诸证及治疗原则进行了精要论述。津液流行于上者为痰饮，散周于下者为精液。气滞则痰滞，气行则痰行。人之气道顺畅，则津液流通，无痰饮之患。

娄安道 痰证

痰者，津液所化。盖由风伤于肺，肺气不清而生痰；湿伤于脾，脾气凝浊而生痰。痰之为病，憎寒壮热，恶风自汗，胸膈满闷，气上冲咽而不得息。但头不痛，项不强。若涎多者，亦隐隐头痛。其脉右手关部滑大，或弦滑。痰涎蓄积于中脘，或有寸浮者，亦有寸伏者；又有寸口沉滑者，有沉伏者，必痰垢腻于上膈也。

——宋·李璆、张致远《岭南卫生方·下卷·八证标类·痰证》

【提要】 本论阐述痰乃津液所化。风伤于肺，肺气不清而生痰；湿伤于脾，脾气凝浊而生痰。

王 纶 论生痰之源归于脾肾*

痰者，病名也。人之一身，气血清顺，则津液流通，何痰之有？惟夫气血浊逆，则津液不清，熏蒸成聚而变为痰焉。痰之本水也，原于肾；痰之动湿也，主于脾。古人用二陈汤为治痰通用者，所以实脾燥湿治其标也。然以之而治湿痰、寒痰、痰饮、痰涎则固是矣，若夫痰因火上，肺气不清，咳嗽时作，及老痰、郁痰结成粘块，凝滞喉间，吐咯难出，此等之痰，皆因火邪炎上、熏于上焦，肺气被郁，故其津液之随气而升者，为火熏蒸凝浊郁结而成，岁月积久，根深蒂固，故名老、名郁，而其原则火邪也。病在上焦心肺之分，咽喉之间，非中焦脾胃湿痰、冷痰、痰饮、痰涎之比，故汤药难治，亦非半夏、茯苓、苍术、枳壳、南星等药所能治也。惟在开其郁，降其火，清润肺金，而消凝结之痰，缓以治之，冀可效耳！

——明·王纶《明医杂著·卷之一·化痰丸论》

【提要】 本论阐述"痰之本水也，原于肾；痰之动湿也，主于脾"的病机学说，并对痰郁证的治疗提出新的思路。

缪希雍 论痰之所生※*

夫痰之生也，其由非一。其为治也，药亦不同。由于阴虚火炎，上迫乎肺，肺气热则煎熬津液，凝结为痰，是为阴虚痰火。痰在乎肺而本乎肾，治宜降气清热，益阴滋水。法忌辛温燥热、补气等药。由于脾胃寒湿生痰，或兼饮啖过度，好食油面猪脂，以致脾气不利，壅滞为痰，浓厚胶固，甚至流于经络，及皮里膜外，或结为大块，或不思食，或彻夜不眠，或卒尔眩仆，不省人事，或发癫痫，或昔肥今瘦，或叫呼异常，或身重腹胀，不便行走，或泄泻不止，及成瘫痪，种种怪证，皆痰所为。

故昔人云：怪病多属痰，暴病多属火。有以夫！此病在脾胃，无关肺肾，治宜燥脾行气，散结软坚。法忌滞泥、苦寒、湿润等药，及诸厚味。由于风寒郁闭，热气在肺，而成痰嗽齁喘，病亦在肺，治宜豁痰除肺热药中，加辛热、辛温，如麻黄、生干姜之属，以散外寒，则药无格拒之患。法忌温补、酸收等药。病因不齐，药亦宜异。利润利燥，及利发散，各有攸当，非可混施也。

——明·缪希雍《神农本草经疏·卷之一·续序例上·论痰饮药宜分治》

【提要】　本论阐述痰证病机和临床表现。论中指出，阴虚痰火，在乎肺而本乎肾；寒湿之痰，本于脾胃。同时，针对痰证的病机提出相应的治则与治法。

缪希雍　论饮证病机^{※*}

痰质稠黏，饮惟清水，特其色有异，或青或黄，或绿或黑，或如酸浆，或伏于肠胃，或上支胸胁，刺痛难忍，或流于经络四肢，则关节不利。支饮上攻为心痛，为中脘痛，甚则汗出，为呕吐酸水、苦黄水等，种种各异。或发寒热，不思饮食，及不得眠，皆其候也。此证多因酒后过饮茶汤，则水浆与肠胃饮食湿热之气，凝而为饮；或因情抱抑郁，饮食停滞，不得以时消散，亦能成饮。总之必由脾胃有湿，或脾胃本虚，又感饮食之湿，则停而不消，此饮之大略也。治宜燥湿利水，行气健脾，乃为得也。

——明·缪希雍《神农本草经疏·卷一·论痰饮药宜分治》

【提要】　本论阐述饮证的病机和临床表现。饮证形成的基础在于脾胃有湿，或脾胃本虚，又感饮食之湿。饮的产生或由水浆与肠胃饮食湿热之气凝结而成，或因情志抑郁，饮食停滞，不得消散。

刘全德　痰有十因

痰者，津液之别名也。痰不自生，必有因而生。或因风，或因寒，或因热，或因湿，或因暑，或因燥，或因酒积，或因食积，或因脾虚，或因胃虚。今之治痰者但知南星、半夏，虽曰治痰而不知治痰之因，故痰复生而病不除也。余也，治痰必审其因而药之，故无不瘥。夫因风而生痰者，痰吐涎沫，其脉浮弦，治以前胡、旋覆花之类。因寒而生痰者，痰吐清冷，其脉沉迟，治以干姜、官桂之类。因热而生痰者，痰吐胶黄，其脉洪数，治以芩、栀、连、膏之类。因湿而生痰者，痰吐碧绿，其脉浮缓，治以苍白术之类。因暑而生痰者，痰多腥臭，其脉虚微，治以香薷、厚朴之类。因燥而生痰者，痰吐如线，或如小珠，或如胶漆，咳咳难出，其脉涩数，治以瓜蒌仁、天花粉、贝母之类。因酒积而生痰者，痰吐呕恶，侵晨发嗽，治以猪苓、葛花之类。因食积而生痰者，痰吐如桃胶、蚬肉之状，胸腹闷而不安，治以香附、枳实、神曲、麦芽之类。因脾虚而生痰者，痰吐如潮涌，嗽发于五更之际，治以天冬、五味之类。然此皆为辅佐之药，而君主之剂二陈汤又不可少也。

——明·刘全德《考证病源·考证病源七十四种·痰有十因》

【提要】 本论阐述因痰致病的机理、临床表现和治疗用药。痰乃津液之别名。痰不自生，其生有十因，即或因风，或因寒，或因热，或因湿，或因暑，或因燥，或因酒积，或因食积，或因脾虚，或因胃虚而生痰。

李 梴 论痰※*

痰分新久、内外邪，痰乃津血所成，随气升降。气血调和，则流行不聚；内外感伤，则壅逆为患。

——明·李梴《医学入门·内伤·痰》

【提要】 本论阐述痰乃津血所成，随气升降，如果气血调和，则流行不聚；如果受到内伤外感的影响，则会壅逆为患。津液流行赖气之推动，津液停滞而成之痰，随气运行于一身，外而皮肉筋骨，内而经络脏腑，无处不到，广泛伤害人体，致病多端，故有"百病多由痰作祟"之说。

徐春甫 论痰饮之病总属于脾

诸书论痰饮，有因气脉闭塞，津液不通，水饮停留，结成痰者；有胃气虚弱，不能运行水谷成痰者；有因酒后饮水，停滞于脾成痰者；有风寒湿邪入脾，相搏成痰者。此证之所感不同，难以类举。今脾胃为仓廪以纳谷，因脾弱而不能运行，致气血失于滋养，故不周流，气道壅滞，中焦不能腐谷，遂停滞为痰、为饮，变则为寒、为热、为喘、为嗽、为呕吐、为反胃、为肿满、为眩运、为风痫、为嗳气、为吞酸嘈杂、为嗝噎、为怔忡、为疼痛之类，不可尽状，皆痰之变而病。其源出于脾湿不流，水谷津液停滞之所致也。

——明·徐春甫《古今医统大全·卷之四十三·痰饮之病总属于脾》

【提要】 本论阐述痰饮的生成与致病。脾胃为仓廪以纳谷，脾弱而不能运行，致气血失于滋养，不得周流，气道壅滞，中焦不能腐谷，遂停滞为痰、饮，变生百病。

张介宾 论痰之本

凡非风之多痰者，悉由中虚而然。夫痰即水也，其本在肾，其标在脾。在肾者，以水不归原，水泛为痰也；在脾者，以食饮不化，土不制水也。不观之强壮之人，任其多饮多食，则随食随化，未见其为痰也。惟是不能食者，反能生痰，此以脾虚不能化食，而食即为痰也。故凡病虚劳者，其痰必多，而病至垂危，其痰益甚，正以脾气愈虚，则全不能化，而水液尽为痰也。

然则，痰之与病，病由痰乎？痰由病乎？岂非痰必由于虚乎。可见天下之实痰无几，而痰之宜伐者亦无几。故治痰者，必当温脾强肾以治痰之本，使根本渐充，则痰将不治而自去矣。

——明·张介宾《景岳全书·十一卷·杂证谟·非风·论痰之本》

【提要】　本论阐述痰致内风的病机和治疗原则。非风之多痰者，由中虚所致。痰即水也，其本在肾，其标在脾。痰病之本是脾肾虚损，故治痰必当温脾强肾。

❧ 喻 昌 痰饮论 ❧

喻昌曰：痰饮为患，十人居其七八。《金匮》论之最详，分别而各立其名。后世以其名之多也，徒徇其末而忘其本。曾不思圣人立法，皆从一源而出，无多歧也。盖胃为水谷之海，五脏六腑之大源。饮入于胃，游溢精气，上输于脾；脾气散精，上归于肺，通调水道，下输膀胱；水精四布，五经并行，以为常人。

《金匮》即从水精不四布，五经不并行之处，以言其患。谓人身所贵者水也，天一生水，乃至充周流灌，无处不到。一有瘀蓄，即如江河回薄之处，秽莝丛积，水道日隘，横流旁溢，有所不免。必顺其性因其势而疏导之，由高山而平川，由平川而江海，庶得免乎泛滥。所以仲景分别浅深，诲人因名以求其义焉。浅者在于躯壳之内，脏腑之外，其名有四：曰痰饮、曰悬饮、曰溢饮、曰支饮。痰饮者，水走肠间，沥沥有声。悬饮者，水流胁下，咳唾引痛。溢饮者，水流行于四肢，汗不出而身重。支饮者，咳逆倚息短气，其形如肿。一由胃而下流于肠，一由胃而旁流于胁，一由胃而外出于四肢，一由胃而上入于胸膈。始先不觉，日积月累，水之精华，转为混浊，于是遂成痰饮。必先团聚于呼吸大气难到之处，故由肠而胁，而四肢，至渐渍于胸膈，其势愈逆矣。

痰饮之患，未有不从胃起者矣。其深者，由胃上入阳分，渐及于心肺。由胃下入阴分，渐及于脾肝肾。故水在心，心下坚筑短气，恶水不欲饮，缘水攻于外，火衰故水益坚。火郁于内，气收故筑动短气，火与水为仇，故恶而不饮也。

水在肺，吐涎沫，欲饮水，缘肺主气，行荣卫，布津液，水邪入之，则塞其气道，气凝则液聚，变成涎沫，失其清肃，故引水自救也。水在脾，少气身重，缘脾恶湿，湿胜则气虚而身重也。水在肝，胁下支满，嚏而痛，缘肝与胆为表里，经脉并行于胁，火气冲鼻则嚏，吊胁则满痛。水在肾，心下悸，缘肾水凌心，逼处不安，又非支饮邻国为壑之比矣。夫五脏藏神之地也，积水泛为痰饮，包裹其外。诗有谓"波撼岳阳城"者，情景最肖，讵非人身之大患乎？然此特随其所在，辨名定位，以祈治不乖方耳。究竟水所蓄聚之区，皆名留饮，留者留而不去也。留饮去而不尽者，皆名伏饮，伏者伏而不出也。随其痰饮之或留或伏，而用法以治之，始为精义。

昌试言之，由胃而上，胸膈心肺之分者，驱其所留之饮还胃，下从肠出，或上从呕出，其出皆直截痛快，而不至于伏匿，人咸知之。若由胸膈而外出肌肤，其清者或从汗出，其浊者无可出矣，必还返于胸膈。由胸膈还返于胃，乃可入肠而下出驱之，必有伏匿肌肤而不胜驱者。若由胸膈而深藏于背，背为胸之府，更无出路，尤必还返胸膈，始得趋胃趋肠而顺下。岂但驱之不胜驱，且有挟背间之狂阳壮火，发为痈毒，结如橘囊者。伏饮之艰于下出，易于酿祸，其谁能辨之，谁能出之耶？昌以静理而谭医施治，凿凿有据，谨因《金匮》秘典，直授金针，令业医之子，已精而益求其精耳。

——清·喻昌《医门法律·卷五·痰饮门·痰饮论》

【提要】 本论阐述痰饮之患多由胃起，胃上入阳分，渐及于心肺；由胃下入阴分，渐及于脾肝肾。此外，还详细论述了饮在五脏的临床表现。

喻 昌 痰饮留伏论※

喻昌曰：痰饮之证，留伏二义，最为难明。前论留饮者留而不去，伏饮者即留饮之伏于内者也。留饮有去时，伏饮终不去。留伏之义，已见一斑。而《金匮》奥义，夫岂渺言能尽，谨吾陈之。

《金匮》论留饮者三，伏饮者一。曰心下有留饮，其人背寒如掌大，曰留饮者。胁下痛引缺盆，曰胸中有留饮。其人短气而渴，四肢历节痛，言胸中留饮。阻抑上焦心肺之阳，而为阴曀，则其深入于背者，有寒无热，并阻督脉上升之阳。而背寒如掌大，无非阳火内郁之象也，胁下为手足厥阴上下之脉，而足少阳之脉，则由缺盆过季胁，故胁下引缺盆而痛，为留饮偏阻，木火不伸之象。饮留胸中，短气而渴，四肢历节痛，为肺不行气，脾不散精之象也。合三条而观之，心、肺、肝、脾，痰饮皆可留而累之矣！其义不更著耶？至伏饮则曰膈上病痰，满喘咳吐，发则寒热，背痛腰疼，目泣自出，其人振振身瞤剧，必有伏饮。言胸中乃阳气所治，留饮阻抑其阳，则不能发动，然重阴终难蔽暇，有时阳伸，阴无可容，忽而吐发，其留饮可以出矣。若更伏留不出，乃是三阳之气，伸而复屈，太阳不伸，作寒热，腰背痛目泣，少阳不伸，风火之化，郁而并于阳明土中，阳明主肌肉，遂振振身瞤而剧也。留饮之伏而不去，其为累更大若此。

然留饮、伏饮，仲景不言治法，昌自其遏抑四脏三腑之阳而求之，则所云"宜用温药和之"者，岂不切于此证，而急以之通其阳乎？所云苓桂术甘汤者，虽治支满目眩，岂不切于此证，而可仿其意乎？故必深知此例，始可与言往法也。后人不明《金匮》之理，妄生五饮六证之说，即以海藏之明，于五饮汤方下云：一留饮在心下，二支饮在胁下，三痰饮在胃中，四溢饮在膈上，五悬饮在肠间。而统一方以治之，何其浅耶？

再按：痰饮总为一证，而因则有二。痰因于火，有热无寒；饮因于湿，有热有寒，即有温泉无寒火之理也。人身热郁于内，气血凝滞，蒸其津液，结而为痰，皆火之变现也。水得于湿，留恋不侑，积而成饮。究竟饮证，热湿酿成者多，寒湿酿成者少。盖湿无定体，春曰风湿，夏曰热湿，秋曰燥湿，冬曰寒湿。三时主热，一时主寒，热湿较寒湿三倍也。《内经》湿土太过，痰饮为病，治以诸热剂，非指痰饮为寒。后人不解，妄用热药，借为口实，讵知凡治下淫之邪，先从外解，故治湿淫所胜，亦不远热以散其表邪，及攻里自不远于寒矣。况于先即不可表，而积阴阻遏身中之阳，亦必借温热以伸其阳，阴邪乃得速去。若遂指为漫用常行之法，岂不愚哉！

——清·喻昌《医门法律·卷五·痰饮门·痰饮留伏论》

【提要】 本论阐述伏饮者是留饮之伏于内者。留伏之义是指留饮有去时，伏饮终不去。痰因于火，有热无寒；饮因于湿，有热有寒，且以湿热为多。

汪 昂 论除痰法[※]

　　痰之源不一：有因热而生痰者，有因痰而生热者，有因气而生者，有因风而生者，有因寒而生者，有因湿而生者，有因暑而生者，有因惊而生者，有多食而成者，有伤冷物而成者，有嗜酒而成者，有脾虚而成者。俗云"百病皆由痰起"，然《内经》有饮字而无痰字，至仲景始立五饮之名，而痰饮居其一。庞安常曰：善治痰者，不治痰而治气，气顺则一身津液亦随气而顺矣。《准绳》云：痰之生由于脾气不足，不能致精于肺，而瘀以成者也，治痰宜先补脾，脾复健运之常，而痰自化矣。肾虚不能制水，水泛为痰，是无火之痰，痰清而稀；阴虚火动，火结为痰，是有火之痰，痰稠而浊。痰证初起，发热头痛，类外感表证；久则朝咳夜重，又类阴火内伤；走注肢节疼痛，又类风证，但肌色如故，脉滑不匀为异。

　　　　　　　　　　　　　　　　　　——清·汪昂《医方集解·卷五·除痰之剂》

　　【提要】　本论阐述痰的形成、痰与治痰法的理论沿革，以及痰的分类和痰证各个阶段的表现。论中将痰病分为无火之痰与有火之痰，认为根据痰的性状可推知其病机，为临床辨证治疗提供参考。

华岫云 论痰之病机[※]

　　痰症之情状，变幻不一。古人不究标本，每着消痰之方、立消痰之论者甚多，后人遵其法而用之。治之不验，遂有称痰为怪病者矣。不知痰乃病之标，非病之本也。善治者，治其所以生痰之源，则不消痰而痰自无矣。

　　余详考之。夫痰乃饮食所化，有因外感六气之邪，则脾肺胃升降之机失度，致饮食输化不清而生者；有因多食甘腻肥腥茶酒而生者；有因本质脾胃阳虚，湿浊凝滞而生者；有因郁则气火不舒而蒸变者；又有肾虚水泛为痰者，此亦因土衰不能制水，则肾中阴浊上逆耳，非肾中真有痰水上泛也；更有阴虚劳症，龙相之火，上炎烁肺以致痰嗽者，此痰乃津液所化，必不浓厚，若欲消之，不惟无益，而徒伤津液。其余一切诸痰，初起皆由湿而生。虽有风火燥痰之名，亦皆因气而化，非风火燥自能生痰也。

　　其主治之法，惟痰与气一时壅闭咽喉者，不得不暂用豁痰降气之剂以开之，余皆当治其本。故古人有"见痰休治痰"之论，此诚千古之明训。盖痰本饮食湿浊所化，人岂能禁绝饮食？若专欲消之，由于外邪者，邪散则痰或可清，如寒痰温之，热痰清之，湿痰燥之，燥痰润之，风痰散之是也。若涉本原者，必旋消旋生，有至死而痰仍未清者矣。此乃不知治本之故耳。

　　　　　　　　　　　　　　　　　　——清·叶天士《临证指南医案·卷五·痰》

　　【提要】　本论阐述痰证病机及其治疗原则。论中将痰之形成的缘由分为六种：外感六气致脾肺肾失调，多食甘腻肥腥茶酒，脾胃阳虚湿滞，郁生气火蒸变，肾虚水泛为痰，劳证相火烁肺。此外，还提示了痰证的治疗要点和禁忌。

黄宫绣 痰[※]

　　痰病本于人身浊气、浊液所致，故书多责于脾。谓其脾气清彻则痰不生，脾气混浊则痰始成。又考书言，痰之标在脾，而痰之本在肾。盖以脾属后天，肾属先天。凡后天之病，未有不根先天之所致也。惟是痰证异形，变幻莫测。故书所论治法，多不一端，而药亦不一致。

——清·黄宫绣《本草求真·主治卷下·六淫病症主药·痰》

【提要】　本论阐述痰病本于人身浊气、浊液所致；从病机而言，痰之标在脾，痰之本在肾。

黄元御　痰饮根原※※

痰饮者，肺肾之病也，而根原于土湿，肺肾为痰饮之标，脾胃乃痰饮之本。盖肺主藏气，肺气清降则化水；肾主藏水，肾水温升则化气。阳衰土湿，则肺气壅滞，不能化水；肾水凝瘀，不能化气。气不化水，则郁蒸于上而为痰；水不化气，则停积于下而为饮。大凡阳虚土败，金水堙菀，无不有宿痰留饮之疾。

清道堵塞，肺气不布，由是壅嗽发喘，息短胸盛，眠食非旧，喜怒乖常。盖痰饮伏留，腐败壅阻，碍气血环周之路，格精神交济之关，诸病皆起，变化无恒，随其本气所亏而发，而总由脾阳之败。缘足太阴脾以湿土主令，手太阴肺从湿土化气，湿旺脾亏，水谷消迟，脾肺之气，郁而不宣，淫生痰涎。岁月增加，久而一身精气，尽化败浊，微阳绝根，则人死矣。

高年之人，平素阳虚，一旦昏愦痰鸣，垂头闭目，二三日即死。此阳气败脱，痰证之无医者也。其余百病，未至于此。

悉宜燥土泻湿，绝其淫泆生化之源，去其瘀塞停滞之物，使之精气播宣，津液流畅，乃可扶衰起危，长生不老耳。

——清·黄元御《四圣心源·卷五：杂病解上·痰饮根原》

【提要】　本论阐述痰饮是肺肾之病，肺肾为痰饮之标，脾胃乃痰饮之本。肺气壅滞，不能化水；肾水凝瘀，不能化气。气不化水，则郁蒸于上而为痰；水不化气，则停积于下而为饮。

张秉成　论痰之源※※

痰者，其源不同，其来各异，有燥、湿之分，寒、热之别，皆津液所化。昔人所谓"脾为生痰之源，肺为贮痰之器"，故咳出之痰，皆出于肺。因肺主皮毛，其气下行，或外感风寒，肺气郁而不降，则肺中津液蒸而为痰；如肺为火逼，津液亦易成痰。此等之痰，皆出于肺，而从咳出者也。若脾为生痰之源者，因脾虚不能运化，则胃中之津液，与一切湿浊食饮，皆易成痰，而从吐出。故痰从吐出者，皆出于胃中，因脾虚所致，故云"脾为生痰之源"也。其间或挟外感之六淫，或挟内伤之七气，或肾阳不足，水邪上泛，或肾阴亏损，津液煎熬，皆能成痰，是以古人有云"痰为百病之母"，奇病怪证，皆属于痰。痰之变幻不一，医者各察其因而治之，则痰自化矣。又庞安常云：善治痰者，不治痰而治气，气顺则一身津液亦随气而顺，自无痰患。此亦先哲名言耳。

——清·张秉成《成方便读·卷三·除痰之剂》

【提要】　本论阐述痰乃津液所化，有燥、湿之分，寒、热之别。究其来源，咳出之痰，皆出于肺；吐出之痰，皆出于胃，因脾虚所致。

费伯雄　痰饮

痰饮者，先生痰而后停饮，积水为病也。人非水谷不能生活，然水气太盛，不能流行，则病亦丛生。论者谓：人身所贵者水也。天一生水，乃至充周流灌，无处不到。一有瘀蓄，即如江河回曲之处，秽莝积聚，水道日隘，横流旁溢，必顺其性，因其势而利导之，庶得免乎泛滥，此说是矣。然谓为天一之水，充周流灌，以至于瘀蓄，则窃以为不然。夫天一之水，精也、血也、津液也，此人身之圣水，惟患其少，不患其多，安有变为痰饮之理。且停饮之人，往往呕吐，所吐之水，或清或黄，或酸或腐，动辄盈盆，天一之水，顾若此之贱且多乎！盖水谷入胃，除散精之外，其势下趋，由小肠而膀胱，乃气化而出，无所为饮也。惟脾有积湿，胃有蕴热，湿与热交蒸，脾胃中先有顽痰，胶粘不解，然后入胃之水遇痰而停，不能疾趋于下，日积月累，饮乃由是而成。又况嗜茶太过者，湿伤脾；嗜酒太过者，热伤胃；过嗜生冷者，寒伤脾胃，各各不同。而于是痰饮、悬饮、溢饮、支饮、留饮、伏饮，遂由浅入深，而酿成痼疾矣。

——清·费伯雄《医醇賸义·卷三·痰饮》

【提要】　本论阐述脾胃积湿蕴热，湿热交蒸，先有顽痰，继而痰阻气化，因痰致饮。

梁子材　痰饮

凡水气上逆，得阳煎熬，则稠而成痰；得阴凝聚，则稀而为饮。皆以脾肾二经为主，以水归于肾，而受制于脾也。治之者，当求其本。又云"饮为水液之属，凡呕吐清水，胸腹膨满，及肠胃渥渥有声"者便是；若痰则稠浊，无处不到，五脏受伤，皆能致之。二者无非水谷之化，但化得其正，则为血气；化失其正，即成痰涎。痰涎日盛，其人元气之虚可知矣。痰之由生，有因热者，有因寒者，有因风者，有因湿者，有因酒积者，有因食积者，有脾虚不能摄涎者，有肾虚不能摄水者。治痰必以顺气为先，治饮须以温中为要。肠有水饮，散则有声，聚则不利。

——清·梁子材《不知医必要·卷二·痰饮》

【提要】　本论阐述痰与饮在形成机制与治疗原则的差异。水气上逆，得阳煎熬，则稠而成痰；得阴凝聚，则稀而为饮。因为水归于肾，而受制于脾，故痰饮的产生多与脾肾有关。在治疗方面，治痰必以顺气为先，治饮须以温中为要。

陈守真　痰证解

痰本水谷所化，其所化何以变为痰，盖所化之津液不能四布，留于胸中，变为浊液，故书多责于脾。谓脾气清澈则痰不生，脾气浊混则痰始成。小儿之痰，多由乳食无节，或过食厚味，脾胃不能运化而生。若阴气素盛，则化为饮；阳气素盛，则化为痰。书又言痰之标在脾，痰之本在肾。盖以脾属后天，肾属先天。凡后天之病，未有不根先天之所致也。表痰宜散，热痰宜吐，实痰宜降，寒痰宜燥，痰之变幻万端，然在小儿只分燥、湿两种。此治小儿痰证最简便、最切要之良法也。

——民国·陈守真《儿科萃精·卷七·痰证门·痰证解》

【提要】 本论阐述儿科痰证的形成原因，并将其分为燥、湿两种属性证候，分别指出治则治法。作者认为，痰本水谷所化。若津液不能四布，留于胸中，则变为浊液，故治疗多责于脾。

2.3 脏 腑 病 机

2.3.1 五脏病机

《素问》 论四时五脏病机[※*]

逆春气，则少阳不生，肝气内变。逆夏气，则太阳不长，心气内洞。逆秋气，则太阴不收，肺气焦满。逆冬气，则少阴不藏，肾气独沉。

——《素问·四气调神大论》

【提要】 本论阐述五脏之气不能顺应四时气化即会发病的机理，指出违逆春生之气，少阳就不生发，以致肝气内郁而发生病变；违逆夏长之气，太阳就不能生长，以致心气内虚；违逆秋收之气，太阴就不能收敛，以致肺热叶焦；违逆冬藏之气，少阴就不能潜藏，以致肾气不藏，出现注泄等病。

《素问》 论五脏病机[※*]

诸风掉眩，皆属于肝。诸寒收引，皆属于肾。诸气膹郁，皆属于肺。诸湿肿满，皆属于脾。诸热瞀瘛，皆属于火。诸痛痒疮，皆属于心。

——《素问·至真要大论》

【提要】 本论阐述五脏病机及其临床表现，认为凡是风病振摇眩晕等证，都属于肝病；凡是寒病收敛牵引等证，都属于肾病；凡是气病满闷怫郁等证，都属于肺病；凡是湿气水肿胀满等证，都属于脾病；凡是疼痛瘙痒疮疡等证，都属于心病。

《灵枢》 论邪与五脏[※*]

黄帝曰：邪之中人脏奈何？岐伯曰：愁忧恐惧则伤心，形寒寒饮则伤肺，以其两寒相感，中外皆伤，故气逆而上行。有所堕坠，恶血留内，若有所大怒，气上而不下，积于胁下，则伤肝。有所击仆，若醉入房，汗出当风，则伤脾。有所用力举重，若入房过度，汗出浴水，则伤肾。

——《灵枢·邪气脏腑病形》

【提要】　本论举例说明了五脏受损之病机。如愁忧恐惧则伤心；形寒寒饮则伤肺；堕坠大怒则伤肝；击仆或醉后入房，汗出当风则伤脾；用力举重，入房过度，汗出浴水则伤肾。

《灵枢》　论五脏病机※*

肝藏血，血舍魂，肝气虚则恐，实则怒。脾藏营，营舍意，脾气虚则四肢不用，五脏不安；实则腹胀，经溲不利。心藏脉，脉舍神，心气虚则悲，实则笑不休。肺藏气，气舍魄，肺气虚则鼻塞不利，少气；实则喘喝，胸盈仰息。肾藏精，精舍志，肾气虚则厥，实则胀，五脏不安。必审五脏之病形，以知其气之虚实，谨而调之也。

——《灵枢·本神》

【提要】　本论阐述五脏虚实病机及其临床表现。如肝气虚则恐惧，肝气盛则易怒；脾气虚则四肢不用，五脏失和，脾气实则腹胀，二便不利；心气虚则悲伤，心气实则大笑不止；肺气虚则鼻塞不利而少气，肺气实会出现胸闷喘喝、仰面呼吸。肾气虚则手足厥冷，肾气实则下腹胀满。

陈士铎　论五脏五行生克※

雷公问于岐伯曰：余读《内经》载五行甚详，其旨尽之乎？岐伯曰：五行之理，又何易穷哉。雷公曰：盍不尽言之？岐伯曰：谈天乎，谈地乎，谈人乎。雷公曰：请言人之五行。岐伯曰：心、肝、脾、肺、肾配火、木、土、金、水，非人身之五行乎。

雷公曰：请言其变。岐伯曰：变则又何能尽哉。试言其生克。生克之变者，生中克也，克中生也。生不全生也，克不全克也，生畏克而不敢生也，克畏生而不敢克也。

雷公曰：何以见生中之克乎？岐伯曰：肾生肝，肾中无水，水涸而火腾矣，肝木受焚，肾何生乎？肝生心，肝中无水，水燥而木焦矣，心火无烟，肝何生乎？心君火也，包络相火也，二火无水时自炎也。土不得火之生，反得火之害矣。脾生肺金也，土中无水，干土何以生物，烁石流金，不生金反克金矣。肺生肾水也，金中无水，死金何以出泉。崩炉飞汞，不生水反克水矣。盖五行多水则不生，五行无水亦不生也。

雷公曰：何以见克中之生乎？岐伯曰：肝克土，土得木以疏通，则土有生气矣。脾克水，水得土而蓄积，则土有生基矣。肾克火，火得水以相济，则火有神光矣。心克金，然肺金必得心火以煅炼也。肺克木，然肝木必得肺金以斫削也。非皆克以生之乎。

雷公曰：请言生不全生。岐伯曰：生不全生者，专言肾水也。各脏腑无不取资于肾，心得肾水而神明焕发也，脾得肾水而精微化导也，肺得肾水而清肃下行也，肝得肾水而谋虑决断也。七腑亦无不得肾水而布化也，然而取资多者，分给必少矣。亲于此者疏于彼，厚于上者薄于下。

此生之所以难全也。

雷公曰：请言克不全克。岐伯曰：克不全克者，专言肾火也。肾火易动难静，易逆难顺，易上难下。故一动则无不动矣，一逆则无不逆矣，一上则无不上矣。腾于心躁烦矣，入于脾干涸矣，升于肺喘嗽矣，流于肝焚烧矣，冲击于七腑燥渴矣。虽然肾火乃雷火也，亦龙火也。龙雷之火，其性虽猛，然聚则力专，分则势散，无乎不克，反无乎全克矣。

雷公曰：生畏克而不敢生者若何？岐伯曰：肝木生心火也，而肺金太旺，肝畏肺克，不敢生心，则心气转弱，金克肝木矣。心火生胃土也，而肾火太旺，不敢生胃，则胃气更虚，水侵胃土矣。心包之火生脾土也，而肾水过泛，不敢生脾，则脾气加困，水欺脾土矣。脾胃之土生肺金也，而肝木过刚，脾胃畏肝，不敢生肺，则肺气愈损，木侮脾胃矣。肺金生肾水也，而心火过炎，肺畏心克，不敢生肾，则肾气益枯，火刑肺金矣。肾水生肝木也，而脾胃过燥，肾畏脾胃之土，不敢生肝，则肝气更凋，土制肾水矣。

雷公曰：何法以制之乎？岐伯曰：制克以遂其生，则生不畏克。助生而忘其克，则克即为生。雷公曰：善。克畏生而不敢克者，又若何？岐伯曰：肝木之盛，由于肾水之旺也。木旺而肺气自衰，柔金安能克刚木乎。脾胃土盛，由于心火之旺也。土旺而肝气自弱，僵木能克焦土乎。肾水之盛，由肺金之旺也，水旺而脾土自微，浅土能克湍水乎。心火之盛，由于肝木之旺也。火旺而肾气必虚，匀水能克烈火乎。肺金之盛，由于脾土之旺也。金盛而心气自怯，寒火能克顽金乎。雷公曰：何法以制之？岐伯曰：救其生不必制其克，则弱多为强，因其克反更培其生则衰转为盛。雷公曰：善。

陈士铎曰：五行生克本不可颠倒。不可颠倒而颠倒者，言生克之变也。篇中专言其变，而变不可穷矣。当细细观之。

——清·陈士铎《外经微言·卷五·五行生克篇》

【提要】 本论基于五行生克理论，对人体五脏间的生克制化关系，进行了深入讨论。人体五脏配属五行，除了正常的五行生克关系，还有生克之变。如生中克也，克中生；生不全生也，克不全克；生畏克而不敢生；克畏生而不敢克等多种关系，作者逐一举例并解释了上述概念，对五脏病机进行了细致分析，且指出了治疗原则，即"制克以遂其生，则生不畏克。助生而忘其克，则克即为生"，并将这种生克的异常情况称之为"生克颠倒"。

郑寿全 五行本体受病相传为病

天地化生五行，其中不无偏盛也。盖五行各秉一脏，各行一气，各主一方，各司一令，各有所生，各有所化，各有所制，各有所害。所以东方生风木，司春令，在人为肝，肝气不舒，则发而为病，病有盛衰。南方生热火，司夏令，在人为心，心气不舒，则发而为病，病有盛衰。长夏生湿土，主四季，在人为脾，脾气不舒，则发而为病，病有盛衰。西方生燥金，司秋令，在人为肺，肺气不舒，则发而为病，病有盛衰。北方生寒水，司冬令，在人为肾，肾气不舒，则发而为病，病有盛衰。此五行本体之为病也。而更有母病及子者，如金病而移于肾是也。子病及母者，如肾病而移于肺是也。有妻病而乘于夫者，如土病而传于肝是也。有夫病而及于妻者，如肝病而传于土是也。有因相生而传为病者，如金病传水，水传木，木传火，火传土，土传金是也。有因相克而传为病者，如金病传木，木传土，土传水，水传火，火传金是也。学者若留心于此，而治病便不难矣。

——清·郑寿全《医理真传·卷一·五行本体受病相传为病》

【提要】 本论阐述五脏为病的临床特征，以及五脏相互影响发病的病机。

2.3.1.1 肝病机

🔖 刘完素 论诸风掉眩皆属于肝※*

诸风掉眩，皆属于肝。少虑无怒，风胜则动。肝者，罢极之本，魂之居也，其华在爪，其充在筋，以生血气，其味酸，其色苍，为将军之官，谋虑出焉，此为阴中之少阳，通于春气，其脉弦。王注曰：肝有二布叶、一小叶，如木甲坼之象。故《经》所谓其用为动，乃木之为动，火太过之政亦为动。盖火木之主暴速，所以掉眩也。掉，摇也；眩，昏乱也，旋运皆生风故也。是以风火皆属阳，阳主动。其为病也，胃脘当心痛，上支两胁，膈咽不通，食饮不下，甚则耳鸣、眩转、目不识人，善暴僵仆，里急、缵戾、胁痛、呕泄，甚则掉眩、巅疾、两胁下痛引少腹，令人善怒也；虚则目䀮䀮无所见，耳无所闻，善恐，如人将捕之。凡肝木风疾者，以热为本，以风为标，故火本不燔，遇风烈乃焰；肝本不甚热，因金衰而旺；肺金不胜心火，木来侮于金，故诸病作矣。其为治也，燥胜风。王注曰：风自木生，燥为金化。风余则制之以燥，肝胜则治以清凉，清凉之气，金之气也，木气之下，金气承之。又曰：风淫于内，治以辛凉，肝欲散，急食辛以散之。故木主生荣而主春，其性温，故风火则反凉而毁折，是兼金化制其木也。故风病过极而反中外燥涩，是反兼金化也；故非为金制其木，是甚则如此。中风偏枯者，由心火暴盛，而水衰不能制，则火实克金，金不能平木，则肝木胜而兼于火热，则卒暴僵仆。凡治消瘅、仆击、偏枯、痿厥、气满、发肥，实膏粱之疾也。故此脏气平则敷和，太过则发生，不及则委和。

——金·刘完素《素问病机气宜保命集·卷上·病机论》

【提要】 本论对《内经》病机十九条中的"诸风掉眩，皆属于肝"进行阐释。首先列举了肝脏象的基本内容，其次详细描述了临床可见肝病表现，再次对该类疾病的病机进行解析，最后提出相应的治则治法。

🔖 张介宾 论肝邪

凡五脏皆能致病，而风厥等证何以独重肝邪，且其急暴之若此也？盖人之所赖以生者，惟在胃气，以胃为水谷之本也。故《经》云：人无胃气曰死，脉无胃气亦死。夫肝邪者，即胃气之贼也，一胜一负，不相并立。凡此非风等证，其病为强直掉眩之类，皆肝邪风木之化也。其为四肢不用，痰涎壅盛者，皆胃败脾虚之候也。然虽曰东方之实，又岂果肝气之有余耶？正以五阳俱败，肝失所养，则肝从邪化，是曰肝邪。故在《阴阳类论》以肝脏为最下者，正谓其木能犯土，肝能犯胃也。然肝邪之见，本由脾肾之虚，使脾胃不虚，则肝木虽强，必无乘脾之患；使肾水不虚，则肝木得养，又何有强直之虞。所谓胃气者，即二十五阳也，非独指阳明为言也。

所谓肾水者，即五脏六腑之精也，非独指少阴为言也。然则真阳败者真脏见，真阴败者亦真脏见，凡脉证之见真脏者，俱为危败之兆。所谓真脏者，即肝邪也，即无胃气也，此即非风、类风之病之大本也。

——明·张介宾《景岳全书·十一卷·杂证谟·非风·论肝邪》

【提要】 本论阐述肝气犯胃的病机和临床表现。肝邪与胃气不两立，一胜则一负。肝邪本由脾肾之虚所致，如果脾胃不虚，肝木虽强，无乘脾之患；如果肾水不虚，则肝木得养，无强直之患。

林珮琴 论肝气肝火肝风[※※]

凡上升之气，自肝而出。肝木性升散，不受遏郁，郁则经气逆，为嗳，为胀，为呕吐，为暴怒胁痛，为胸满不食，为飧泄，为癫疝，皆肝气横决也。且相火附木，木郁则化火，为吞酸胁痛，为狂，为痿，为厥，为痞，为呃噎，为失血，皆肝火冲激也。风依于木，木郁则化风，为眩，为晕，为舌麻，为耳鸣，为痉，为痹，为类中，皆肝风震动也。

——清·林珮琴《类证治裁·卷之三·肝气肝火肝风论治》

【提要】 本论阐述肝脏为病的特点和临床表现。肝脏病机主要有三个方面：一是肝气横逆，二为肝火冲激，三为肝风震动。此说与王旭高分别肝气、肝火、肝风论治的观点颇为近似。

陈修园 肝气

肝气者，妇女之本病。妇女以血为主，血足则盈而木气盛，血亏则热而木气亢。木盛木亢，皆易生怒，故肝气唯妇女为易动焉。然怒气泄，则肝血必大伤；怒气郁，则肝血又暗损。怒者，血之贼也。其结气在本位者，为左胁痛；移邪于肺者，右胁亦痛；气上逆者，头痛，目痛，胃脘痛；气旁散而下注者，手足筋脉拘挛，腹痛，小腹痛，瘰疬，乳岩，阴肿，阴痒，阴挺诸症。其变病也不一，随症而治之。

——清·陈修园《医医偶录·卷一·肝气》

【提要】 本论阐述妇女肝气郁滞的病机和临床表现等。作者认为，女子的生理特点就是血常不足，肝气有余。因此，肝气一旺，便会损耗阴血。

朱时进 目疾者肝火之因

目者，肝之窍也。肝属木，木主风，风动则肝火焰，风火交作，则邪害空窍，故目为之痛也。又云：目有五轮，脏腑之精华，宗脉之所聚，其白精属肺金，内轮属脾土，乌精属肝木，瞳仁属肾水，赤脉属心火。如白睛变赤，火乘肺也。内轮赤肿，火乘脾也。乌睛瞳又被翳，火乘肝与肾也。赤脉贯目，火自甚也，凡目暴赤肿起，羞明隐涩，泪出不止，暴塞目满，皆风热之所为也。治以消风养血汤。如昏弱不欲视物，内障见黑花，瞳子散大，遇夜雀盲，皆血少肾虚之所致也，治以滋阴地黄丸。久患翳膜遮睛者，还睛丸主之。

——清·朱时进《一见能医·卷之七·病因赋下·目疾者肝火之因》

【提要】　本论阐述肝开窍于目的机理，认为肝属木，木主风，风动则肝火盛，风火交作，邪害空窍，目为之痛。此外，还对目病的其他病机加以介绍。

2.3.1.2　心（含：心包络）病机

《中藏经》　论心虚实寒热病机*

心者五脏之尊号，帝王之称也，与小肠为表里，神之所舍，又主于血，属于火，旺于夏，手少阴是其经也。凡夏脉钩，来盛去衰，故曰钩，反此者病。来盛去亦盛，此为太过。病在外，来衰去盛，此为不及。病在内，太过则令人身热而骨痛，口疮，舌焦，引水不及，则令人烦躁（一作心），上为咳唾，下为气泄，其脉来累累如连珠，如循琅玕，曰平。脉来累累（一本无此四字，却作喘喘）连属，其中微曲，曰病；来前曲后倨，如操带钩，曰死。又思虑过多，则怵惕，怵惕伤心，心伤则神失，神失则恐惧。又真心痛，手足寒，过节五寸，则旦得夕死，夕得旦死。又心有水气则痹，气滞，身肿，不得卧，烦而躁，其阴肿也。又心中风，则翕翕（一作吸）发热，不能行立，心中饥而不能食，食则吐呕。夏心旺，左手寸口脉，洪浮大而散曰平，反此则病。若沉而滑者，水来克火，十死不治；弦而长者，木来归子，其病自愈；缓而大者，土来入火，为微邪相干，无所害，又心病，则胸中痛，四（一作胁）肢满胀，肩背臂膊皆痛。虚则多惊悸，惕惕然无眠，胸腹及腰背引痛，喜（一作善）悲，时眩仆。心积气，久不去，则苦忧烦。心中痛，实则喜笑不息，梦火发。心气盛，则梦喜笑，及恐畏。邪气客于心，则梦山邱烟火。心胀，则心烦短气，夜卧不宁。心腹痛，懊憹，肿，气来往上下行，痛有时休作。心腹中热，喜水，涎出，是蚘蛟（蚘恐是蛔字，蛟恐是咬字。）心也。心病则日中慧，夜半甚，平旦静。又左手寸口脉，大甚，则手内热赤（一作服），肿太甚，则胸中满而烦，澹澹面赤目黄也。又心病，则先心痛，而咳不止，关膈（一作格）不通，身重不已，三日死，心虚则畏人，瞑目欲眠，精神不倚，魂魄妄乱。心脉沉小而紧，浮主气喘，若心下气坚实不下，喜咽干，手热，烦满，多忘，太息，此得之思忧太过也，其脉急甚，则发狂笑，微缓则吐血，大甚则喉闭（一作痹），微大则心痛引背，善泪出，小甚则哕，微小则笑消瘅（一作痹），滑甚则为渴，微滑则心疝引脐，腹（一作肠）鸣，涩甚则喑不能言，微涩则血溢，手足厥，耳鸣，癫疾。又心脉抟坚而长，主舌强不能语（一作言）软而散，当懾怯不食也。又急甚则心疝，脐下有病形，烦闷少气，大热上煎。又心病，狂言汗出如珠，身厥冷，其脉当浮而大，反沉濡而滑甚，色当赤，今反黑者，水克火，十死不治。又心之积，沉之而空空然，时上下往来，无常处，病胸满瘩，腰腹中热，颊（一作面）赤咽干，心烦，掌中热甚，则呕血，夏瘥（本作春瘥）冬甚，宜急疗之，止于旬日也。又赤黑色入口必死也，面黄目赤者亦（一作不）死，赤如衃血，亦死。又忧恚思虑太过，心气内索，其色反和而盛者，不出十日死。扁鹊曰：心绝则一日死。色见凶多，而人虽健敏，名为行尸，一岁之中，祸必至矣。又其人语声前宽而后急，后声不接前声，其声浊恶，其口不正，冒昧喜笑，此风入心也。又心伤则心坏，为水所乘，身体手足不遂，骨节解，舒缓不自由，下利无休息，此疾急宜治之，不过十日而亡也。又笑不待呻而复忧，此水乘火也，阴系于阳，阴起阳伏，伏则生热，热则生狂，冒昧妄乱，言语错误，不可采问（一作闻），心已损矣。扁鹊曰：其人唇口赤，即可治，青黑即死。又心疟，则先烦（一作颤）而后渴，翕翕发热也，其脉浮紧而大者是也。心气实，则小便不利，腹满，身热而重，温温欲吐，吐而不出，喘息急，不安卧，其脉左寸口与人迎，皆实大者，是也。心虚则恐惧多惊，忧思不乐，胸腹中苦痛，言语战栗，恶寒，恍惚，面赤目黄，喜衄血，诊其脉，左右寸口两虚而微者是也。

——六朝·佚名氏《中藏经·卷上·论心脏虚实寒热生死逆顺脉证之法》

【提要】 本论从寒热虚实不同方面，论述了心脏的病机分类与临床表现。作者首先介绍了心脏的生理及平脉、病脉。在此基础上，对心的各种病候加以阐释。

《太平圣惠方》 论心病机*

心气盛为神有余，则病骨肉痛，胸中多满，胁下及腰背肩胛两臂间痛。喜笑不休，是心气之实也，则宜泻之。心气不足，则胸腹胁下与腰背相引而痛，惊悸恍惚，少颜色，舌本强。喜忧悲，是心气之虚也。则宜补之。

——宋·王怀隐等《太平圣惠方·卷第四·心脏论》

【提要】 本论阐述心气虚实的病机。心气盛则神有余，心气之实则喜笑不休，心气不足则惊悸恍惚，心气虚则喜忧悲。

刘完素 论诸痛痒疮皆属于心**

诸痛痒疮，皆属于心。静则神明，热胜则肿。心者，生之本，神之变也。其华在面，其充在血脉，为阳中之太阳，通于夏气，其脉钩，其味苦，其色赤，为君主之官，神明出焉，此为阳中之阳也。王注曰：心形如未敷莲花，中有九空，以导引天真之气，神之宇也。《经》所谓"其用为燥"，火性燥动，其明于外，热甚火赫，烁石流金，火之变也；燔炳山川，旋反屋宇，火之灾眚也。故火非同水，水智而火愚，其性暴速。其为病也，当胸中热、嗌干、右胠满、皮肤痛、寒热、咳喘、唾血、血泄、鼽衄、嚏呕、溺色变，甚则疮痒、肘肿、肩背臑缺盆中痛、疡疹、身热、惊惑、恶寒、战慄、谵妄、衄衊、语笑、疮疡、血流、狂妄、目赤、胸中痛、胁下痛、背膺肩胛间痛、两臂痛，虚则胸腹大、胁下与腰相引而痛。其为治也，以寒胜热。王注曰：小热之气，凉以和之；大热之气，寒以取之；甚热之气，则汗发之，发之不尽，则逆制之，制之不尽，求其属以衰之。又曰：壮水之主，以制阳光。《经》曰：气有多少，病有盛衰，治有缓急，方有大小，此之谓也。是以热淫于内，治以咸寒，佐以甘苦，以酸收之，以苦发之。心欲软，急食咸以软之。君火之下，阴精承之，火气之下，水气承之。是故火主暴虐，故燥万物者，莫熯乎火。夏月火热极甚，则天气熏蒸，而万物反润，以水出液，林木津流，及体热极而反汗液出，是火极而反兼水化。俗以难辨，认是作非，不治已极，反攻王气。是不明标本，但随兼化之虚象，妄为其治，反助其病，而害于生命多矣。故此脏平则升明，太过则赫曦，不及则伏明。王注曰：百端之起，皆自心生。

——金·刘完素《素问病机气宜保命集·卷上·病机论》

【提要】　本论对《内经》病机十九条中的"诸痛痒疮，皆属于心"进行阐释。首先列举了心脏象的基本内容，其次详细描述了临床可见心病诸多表现，再次对该类疾病的病机进行解析，最后提出相应的治则治法。

徐春甫　惊悸为心血不足

人之所主者心，心之所主者血。心血一亏，神气不守，此惊悸之所肇端也。惊者恐也，悸者怖也，血不足则神不守，神不守则惊恐悸怖之证作矣。

——明·徐春甫《古今医统大全·卷之五十·惊悸门·惊悸为心血不足》

【提要】　本论阐述了心血不足导致惊悸的病机。人之所主者心，心之所主者血。心血一亏，神气不守，则发惊悸。惊悸严重者发为恐怖，皆由血不足则神不守所致。

陈士铎　论心火为病[※]

少师曰：心火，君火也。何故宜静不宜动？岐伯曰：君主无为，心为君火，安可有为乎！君主有为，非生民之福也。所以心静则火息，心动则火炎。息则脾胃之土受其益，炎则脾胃之土受其灾。少师曰：何谓也？岐伯曰：脾胃之土喜温火之养，恶烈火之逼也。温火养则土有生气，而成活土；烈火逼，则土有死气而成焦土矣。焦火何以生金？肺金干燥，必求济于肾水，而水不足以济之也。少师曰：肾水本济心火者也，何以救之无裨乎？岐伯曰：人身之肾水，原非有余，况见心火之太旺，虽济火甚切，独不畏火气之烁乎。故避火之炎，不敢上升于心中也。心无水济则心火更烈，其克肺益甚。肺畏火刑，必求援于肾子，而肾子欲救援而无水，又不忍肺母之凌烁，不得不出其肾中所有，倾国以相助。于是水火两腾，升于上焦，而与心相战。心因无水以克肺，今见水不济心火来助肺，欲取其水而转与火，相合则火势更旺。于是肺不受肾水之益，反得肾火之虐矣。斯时肝经之木，见肺金太弱，亦出火以焚心，明助肾母以称，于实报肺仇而加刃也。少师曰：何以解氛乎？岐伯曰：心火动极矣，安其心而火可息也。少师曰：可用寒凉直折其火乎？岐伯曰：寒凉可暂用，不可久用也。暂用则火化为水，久用则水变为火也。少师曰：斯又何故欤？岐伯曰：心火必得肾水以济之也。滋肾安心则心火永静，舍肾安心则心火仍动矣。少师曰：凡水火未有不相克也，而心肾水火何相交而相济乎？岐伯曰：水不同耳。肾中邪水最克心火，肾中真水最养心火，心中之液即肾内真水也。肾之真水旺，而心火安。肾之真水衰，而心火沸。是以心肾交而水火既济，心肾开而水火未济也。少师曰：心在上，肾在下，地位悬殊，何以彼此乐交无间乎？岐伯曰：心肾之交，虽胞胎导之，实肝木介之也。肝木气通，肾无阻隔，肝木气郁，心肾即闭塞也。少师曰：然则肝木又何以养之？岐伯曰：肾水为肝木之母，补肾即所以通肝木。非水不旺，火非木不生，欲心液之不枯，必肝血之常足。欲肝血之不乏，必肾水之常盈，补肝木，要不外补肾水也。少师曰：善。

陈士铎曰：心火，君火也。君心为有形之火，可以水折。不若肾中之火，为无形之火也。无形之火，可以水养。知火之有形、无形，而虚火、实火可明矣。

——清·陈士铎《外经微言·卷三·心火篇》

【提要】 本论阐释肾水不能上济，致心之阳气偏亢的病机。心为君火属有形，可采用寒凉方药治疗；肾火属无形，只能采用壮水之主的办法加以调整。此外，心肾二者相交，需要肝木为引导。提示临床面对心肾不交的病证，可以考虑滋水涵木，调畅气机的方法。

章虚谷 论心包络病机

心包络一名手心主，代心用事，故名臣使之官，是卫护心脏者，故凡受邪，皆受于包络。实则心痛者，其络脉受邪也，若心脏受邪，名真心痛，顷刻而死，不能救治也；虚则头强者，络为卫阳所行之地，络虚，阳气不能上升合于督脉也。

——清·章虚谷《灵素节注类编·卷三·营卫经络总论·经解·心包经之络》

【提要】 本论阐述心有病则包络代为受邪的原理。心包络，具备卫护心脏的作用，如一般心痛，心包络脉常代心受邪。但是如果邪气直接伤及心脏，如真心痛则为心脏本体受邪，常常顷刻而死，难以挽回。

李 潆 论心病机※*

心中风者，发热不能起，心中饥而欲食，食则呕。心中寒者，其人病心如啖蒜状，剧者心痛彻背，背痛彻心，如蛊注。其脉浮者，自吐乃愈。愁忧、思虑则伤心，心伤则苦惊，喜忘善怒。心伤者，其人劳倦，即头面赤而下重，自发烦热，当脐挑手，其脉弦。心胀者，烦心短气，卧不安。心水者，其人体重，少气不得卧，烦躁，其阴大肿，肾乘心必癃。真心痛，手足青至节，且发夕死，夕发旦死。心腹痛、懊憹发作，肿聚往来上下行，痛有休作，心腹中热，苦渴，涎出者，是蛔咬也。以手聚而坚持之，勿令得移，以大针刺之，久持之，虫不动乃出针。肠中有虫咬，皆不可取以小针。心之积，名曰伏梁，起于脐上，上至心，大如臂，久不愈，病烦心。心痛，以秋庚辛日得之。心病者，胸内痛，胁支满痛，膺背肩胛痛，两臂内痛，虚则胸腹大，胁下腰背相引而痛。诸邪在于心者，皆在心之包络。久视伤血，劳伤心也。损其心者，调其荣卫。心热病额先赤，心热病先不乐，数日乃热，热争则卒心痛，烦闷善呕，头痛面赤，无汗，壬癸甚，丙丁大汗。心疟者，令人烦心，甚欲得清水，反寒多不甚热。肝移寒于心，狂，膈中。肝移热于心则死。心咳之状，咳则心痛，喉中介介如梗状，甚则咽肿喉痹。心咳不已，小肠受之，其状咳而失气。心风之状，多汗恶风，焦绝，善怒吓，赤色，病甚则不可言快。心痹者，脉不通，上气而喘，嗌干善噫。假令得心脉，其外症面赤口干，喜笑；其内症脐上有动气，按之牢苦痛，其病烦心，心痛。掌中热而哕，有是者心也，无是者非也。心实，大便不利，四肢重；身热，腹满胃胀；心虚，病苦悸恐不乐，心腹痛难以言，心如寒，状恍惚，手心热，肘臂挛急，腋肿，心中大动。

——清·李潆《身经通考·卷二：图说·心脏图说》

【提要】 本论阐述心病之因有外感和内伤之分，其临床表现也各异。如外邪所致者，如心中风、心中寒等；内伤所致者，如久视伤血，劳伤心也；有虚有实，如心实、心虚。诸邪在于心者，皆在心之包络，意指心不受邪，包络代之。

2.3.1.3　脾病机

《中藏经》　论脾脏虚实寒热病机※*

脾者土也，谏议之官，主意与智，消磨五谷，寄在其中，养于四旁，旺于四季，正旺长夏，与胃为表里，足太阴是其经也。扁鹊曰：脾病，则面色萎黄。实则舌强直，不嗜食，呕逆，四肢缓；虚则精不胜，元气乏失，溺不能自持。其脉来似水之流，曰太过，病在外；其脉来如鸟之距，曰不及，病在内。太过则令人四肢沉重，语言謇涩；不及令人中满不食，乏力，手足缓弱不遂，涎引口中（一作出），四肢肿胀，溏泻（一作泄）不时，梦中饮食。脾脉来而和柔，去似鸡距践地，曰平。脉来实而满稍数，如鸡举足，曰病。又如乌（一作雀）之啄，如鸟之距，如屋之漏，曰死。中风则翕翕发热，状若醉人，腹中烦满，皮肉瞤短气者是也。旺时，其脉阿阿然缓曰平。反弦急者，肝来克脾，真鬼相遇，大凶之兆。反微涩而短者，肺来乘脾，不治而自愈。反沉而滑者，肾来从脾，亦为不妨。反浮而洪，心来生脾，不为疾耳。脾病，面黄，体重，失便，目直视，唇反张，手足爪甲青，四肢逆，吐食，百节疼痛不能举，其脉当浮大而缓。今反弦急，其色当黄而反青，此十死不治也。又脾病，其色黄，饮食不消，心腹胀满，身体重，肢节痛，大便硬，小便不利，其脉微缓而长者，可治。脾气虚，则大便滑，小便利，汗出不止，五液注下为五色，注利下也（此四字疑是注文）。又积□□久不愈，则四肢不收，黄疸，饮食不为肌肤，气满胀而喘不定也。又脾实，则时梦筑垣墙盖屋。脾盛，则梦歌乐，虚则梦饮食不足。厥邪客于脾，则梦大泽邱陵，风雨坏屋。脾胀则善哕，四肢急，体重，不食善噫。脾病，则日昳慧，平旦甚，日中持，下晡静。脉急甚则瘈疭；微急则胸膈中不利，食入而还出；脉缓盛则痿厥；微缓则风痿，四肢不收；大甚则击仆；微大则脾疝气里大，脓血在胃肠之外；小甚则寒热作；微小则消瘅；滑甚则㿉疝；微滑则虫毒，肠鸣，中热；涩甚则肠　微涩则内溃，下脓血。脾脉之至也，大而虚，则有积气在腹中，有厥气，名曰厥疝，女子同法得之，四肢汗出，当风也。脾绝则十日死，又脐出（一作凸）者亦死。唇焦枯，无纹理，而青黑者，脾先绝也。脾病，面黄目赤者可治；青黑色入口，则半岁死；色如枳实者一（一作半）月死。吉凶休否（一作咎）皆见其色出于部分也。又口噤唇黑，四肢重如山不能自收持，大小便利无休歇，食饮不入，七日死。又唇虽痿黄，语声嘶嘶者，可治。脾病，疟气久不去，腹中痛鸣，徐徐热汗出，其人本意宽缓，今忽反常而嗔怒，正言而鼻笑，不能答人者，此不过一月，祸必至矣。又脾中寒热，则皆使人腹中痛，不下食。又脾病，则舌强语涩，转筋，卵缩，牵阴股，引髀痛，身重不思食，鼓胀，变则水泄不能卧者，死不治也。脾正热，则面黄目赤，季胁痛满也；寒则吐涎沫而不食，四肢痛，滑泄不已，手足厥，甚则颤栗如疟也。临病之时，要在明证详脉，然后投汤丸，求其痊损耳。

————六朝·佚名氏《中藏经·卷上·论脾脏虚实寒热生死逆顺脉证之法》

【提要】　本论从寒热、虚实不同方面，阐述脾脏的各种病机与临床表现。作者列举了脾脏的生理及平脉、病脉。在此基础上，对脾的各种病候临床表现进行说明。

《太平圣惠方》　论脾有余不足※*

脾气盛为形有余，则病腹胀，小便不利，身重苦饥，足痿不收，喜瘈，脚下痛，是为脾气之实也，则宜泻之。脾气不足，则四肢不举，溏泄，食不化，是脾气之虚也，则宜补之。

——宋·王怀隐等《太平圣惠方·卷第五·脾脏论》

【提要】 本论阐述脾气虚实的不同病机和临床表现。脾气盛为形有余，即脾气之实，宜泻之；脾气不足则形不足，即脾气之虚，宜补之。

《圣济总录》 论脾虚※*

论曰：脾象土，位处中焦，主腐化水谷，通行营卫。脾气和，则可以埤诸脏，灌四旁。若虚则生寒，令人心腹胀满，水谷不消，噫气吞酸，食辄呕吐，霍乱泄利，四肢沉重，多思气结，恶闻人声，补养之法，不可缓也。

——宋·赵佶《圣济总录·卷第四十四·脾脏门·脾虚》

【提要】 本论阐述脾病虚证的病机与临床表现。

《圣济总录》 论脾实※*

论曰：脾脏盛实则生热，热气熏蒸，则令人舌本肿胀，语言謇涩，腹胁坚满，泾溲不利，四肢不举，身体沉重，面目焦黄，不得安卧而唇口干燥也。

——宋·赵佶《圣济总录·卷第四十四·脾脏门·脾实》

【提要】 本论阐述脾病实证的病机与临床表现。

刘完素 论诸湿肿满皆属于脾※*

诸湿肿满，皆属脾土。味和气化，湿胜则濡泄。脾者，仓廪之官，本营之居也，名曰器，能化糟粕，转味而入出者也。其华在唇，其充在肌，其味甘，其色黄，故为仓廪之官，又名谏议之官，五味出焉。此至阴之类，通于土气，为阴中之至阴也，其脉缓。王注曰：脾形象马蹄，内包胃脘，象土形也。其用为化，兼四气聚散，复形群品，以主灌溉肝、心、肺、肾，不主于时，寄王四季，《经》所谓"善者不可得见，恶者可见"。其变骤注，其灾霖溃。其为病也，胕肿，骨痛，阴痹按之不得，腰脊头颈痛，时眩，大便难，阴气不用，饥不欲食，咳唾则有血，积饮，痞膈，中满，霍乱吐下，肌肉痿，足痿不收，行善瘈，呕吐，泄注下。王注曰：脾热之生，虚则腹满、肠鸣、飧泄。食不化者，有胃之寒者，有胃之热者。色白澄澈清冷，皆属于寒；色黄水赤浑浊，皆属于热。故仲景曰：邪热不杀谷，水性疾速。此之谓也。其为治也，风胜湿。湿自土生，风为木化，土余则治之以风，湿盛治之以燥。故湿伤肉，湿胜则濡泄，甚则水闭、胕肿。王注曰：湿为水，水盛则肿，水下形肉已消。又曰：湿气为淫，皆为肿满，但除其湿，肿满自衰。若湿气在上，以苦吐之；湿气在下，以苦泄之，以淡渗之。治湿之法，不利小便，非其治也。故湿淫所胜，平以苦热，佐以酸辛，以苦燥之，以淡泄之。若湿上甚而热，治以苦温，佐以甘辛，以汗为故而止。湿淫于内，治以苦热，佐以酸淡，以苦燥之，以淡泄之。脾苦湿，急食苦以燥之。又曰：土位之下，木气承之。《本草》曰：燥可去湿，桑白皮、赤小豆之属。王注曰：身半以上，湿气有余，火气复郁。所以明其热能生湿。《经》所谓"风寒在下，燥热在上，湿气在中，火游行其间"，是以热之用矣。故土主湿阴云雨而弘静，风热极甚则飘骤散落，是反兼风化制其土也。若热甚土自邕，燥去其湿，以寒除热；脾土气衰，以甘缓之。所以燥泄、积饮、痞膈、肿满、湿热、干涸、消渴，慎不可以温药补之。故积温成热，性之温乃胜气之药也。故此脏喜新而恶陈，常令滋泽，无使干涸，土平则备化，太过则敦阜，不及则卑监。

——金·刘完素《素问病机气宜保命集·卷上·病机论》

【提要】　本论对《内经》病机十九条中的"诸湿肿满，皆属于脾"进行阐释。作者首先列举了脾脏象的基本内容，其次详细描述了临床可见脾病诸多表现，再次对该类疾病的病机进行解析，最后提出相应的治则治法。

李东垣　脾胃虚实传变论

《五脏别论》云：胃、大肠、小肠、三焦、膀胱，此五者，天气之所生也。其气象天，故泻而不藏。此受五脏浊气，名曰传化之府。此不能久留，输泻者也。所谓五脏者，藏精气而不泻也，故满而不能实；六腑者，传化物而不藏，故实而不能满。所以然者，水谷入口，则胃实而肠虚，食下，则肠实而胃虚，故曰实而不满，满而不实也。

《阴阳应象大论》云：谷气通于脾。六经为川，肠胃为海，九窍为水注之气。九窍者，五脏主之。五脏皆得胃气，乃能通利。

《通评虚实论》云：头痛耳鸣，九窍不利，肠胃之所生也。胃气一虚，耳目口鼻，俱为之病。

《经脉别论》云：食气入胃，散精于肝，淫气于筋。食气入胃，浊气归心，淫精于脉。脉气流经，经气归于肺，肺朝百脉，输精于皮毛。毛脉合精，行气于腑，腑精神明，留于四脏。气归于权衡，权衡以平，气口成寸，以决死生。饮入于胃，游溢精气，上输于脾。脾气散精，上归于肺，通调水道，下输膀胱。水精四布，五经并行，合于四时五脏阴阳，揆度以为常也。又云：阴之所和，本在五味；阴之五官，伤在五味。至于五味，口嗜而欲食之，必自裁制，勿使过焉，过则伤其正也。谨和五味，骨正筋柔，气血以流，腠理以密，如是则骨气以精，谨道如法，长有天命。

《平人气象论》云：人以水谷为本，故人绝水谷则死，脉无胃气亦死。所谓无胃气者，非肝不弦，肾不石也。

历观诸篇而参考之，则元气之充足，皆由脾胃之气无所伤，而后能滋养元气；若胃气之本弱，饮食自倍，则脾胃之气既伤，而元气亦不能充，而诸病之所由生也。

《内经》之旨，皎如日星，犹恐后人有所未达，故《灵枢经》中复申其说。《经》云：水谷入口，其味有五，各注其海，津液各走其道。胃者，水谷之海，其输上在气街，下至三里。水谷之海有余，则腹满；水谷之海不足，则饥不受谷食。人之所受气者，谷也；谷之所注者，胃也。胃者，水谷气血之海也。海之所行云气者，天下也。胃之所出气血者，经隧也。经隧者，五脏六腑之大络也。又云：五谷入于胃也，其糟粕、津液、宗气，分为三隧。故宗气积于胸中，出于喉咙，以贯心肺，而行呼吸焉。荣气者，泌其津液，注之于脉，化而为血，以荣四末，内注五脏六腑,以应刻数焉。卫者,出其悍气之慓疾,而行于四末分肉、皮肤之间,而不休者也。又云:中焦之所出,亦并胃中,出上焦之后,此所受气者,泌糟粕,蒸津液,化为精微,上注于肺脉,乃化而为血,以奉生身,莫贵于此。圣人谆复其辞而不惮其烦者,仁天下后世之心亦倦倦矣。故夫饮食失节,寒温不适,脾胃乃伤。此因喜怒忧恐,损耗元气,资助心火。火与元气不两立,火胜则乘其土位,此所以病也。

《调经篇》云:病生阴者,得之饮食居处,阴阳喜怒。又云:阴虚则内热,有所劳倦,形气衰少,谷气不盛,上焦不行,下脘不通,胃气热,热气熏胸中,故为内热。脾胃一伤,五乱互作,其始病遍身壮热,头痛目眩,肢体沉重,四肢不收,怠惰嗜卧,为热所伤,元气不能运用,故四肢困怠如此。圣人著之于经,谓人以胃土为本,成文演义,互相发明,不一而止,粗工不解读,妄意使用,本以活人,反以害人。

今举《经》中言病从脾胃所生,及养生当实元气者条陈之。

《生气通天论》云:苍天之气清净,则志意治,顺之则阳气固,虽有贼邪,弗能害也,此因时之序。故圣人抟精神,服天气,而通神明。失之内闭九窍,外壅肌肉,卫气散解。此谓自伤,气之削也。阳气者,烦劳则张,精绝,辟积于夏,使人煎厥。目盲耳闭,溃溃乎若坏都。故苍天之气贵清净,阳气恶烦劳。病从脾胃生者一也。

《五常政大论》云:阴精所奉其人寿,阳精所降其人夭。阴精所奉,谓脾胃既和,谷气上升,春夏令行,故其人寿。阳精所降,谓脾胃不和,谷气下流,收藏令行,故其人夭。病从脾胃生者二也。

《六节脏象论》云:脾、胃、大肠、小肠、三焦、膀胱者,仓廪之本,荣之居也。名曰器,能化糟粕,转味而入出者也。其华在唇四白,其充在肌,其味甘,其色黄。此至阴之类,通于土气,凡十一脏,皆取决于胆也。胆者,少阳春生之气,春气升则万化安。故胆气春升,则余脏从之;胆气不升,则飧泄肠澼,不一而起矣。病从脾胃生者三也。

《经》云:天食人以五气,地食人以五味。五气入鼻,藏于心肺,上使五色修明,音声能彰;五味入口,藏于肠胃,味有所藏,以养五气,气和而生,津液相成,神乃自生。此谓之气者,上焦开发,宣五谷味,熏肤充身泽毛,若雾露之溉。气或乖错,人何以生。病从脾胃生者四也。岂特四者,至于《经》论天地之邪气,感则害人五脏六腑,及形气俱虚,乃受外邪,不因虚邪,贼邪不能独伤人,诸病从脾胃而生明矣。

圣人旨意,重见叠出,详尽如此,且垂戒云,法于阴阳,和于术数,食饮有节,起居有常,不妄作劳,故能形与神俱,而尽终其天年,度百岁乃去。由是言之,饮食起居之际,可不慎哉。

——金·李东垣《脾胃论·卷上·脾胃虚实传变论》

【提要】 本论基于对《内经》经文的深刻理解,阐释了饮食失节,寒温不适,喜怒忧恐,诸端并作,皆可损伤脾胃损耗元气。论中所谓火与元气不两立,一是指心火耗伤元气;二是指脾胃伤,元气来源不足,心火易乘土位,这会从源头上导致元气不足。

李东垣 肺之脾胃虚论*

脾胃之虚,怠惰嗜卧,四肢不收。时值秋燥令行,湿热少退,体重节痛,口苦舌干,食无味,大便不调,小便频数,不嗜食,食不消。兼见肺病,沥淅恶寒,惨惨不乐,面色恶而不和,乃阳气不伸故也。当升阳益胃，名之曰升阳益胃汤。

——金·李东垣《脾胃论·卷上·肺之脾胃虚论》

【提要】　本论阐述脾胃虚弱，又当秋燥之时，易发生肺病的病机。内有脾胃之气不足，外有燥邪犯肺，常使人体阳气不升，导致脾胃运化传输功能失常。临床治疗时，应考虑从脾胃论治肺病，即以升阳益胃法以疗疾。

李东垣　脾胃虚则九窍不通论

　　真气又名元气，乃先身生之精气也，非胃气不能滋之。胃气者，谷气也，荣气也，运气也，生气也，清气也，卫气也，阳气也；又天气、人气、地气，乃三焦之气。分而言之则异，其实一也，不当作异名异论而观之。

　　饮食劳役所伤，自汗，小便数，阴火乘土位，清气不生，阳道不行，乃阴血伏火。况阳明胃土，右燥左热，故化燥火而津液不能停；且小便与汗，皆亡津液。津液至中宫，变化为血也。脉者，血之府也，血亡则七神何依？百脉皆从此中变来也。人之百病，莫大于中风，有汗则风邪客之，无汗则阳气固密，腠理闭拒，诸邪不能伤也。

　　或曰：《经》言阳不胜其阴，则五脏气争，九窍不通。又，脾不及则令人九窍不通，名曰重强。又，五脏不和，则九窍不通。又，头痛耳鸣，九窍不通利，肠胃之所生也。请析而解之？答曰：夫脾者，阴土也，至阴之气，主静而不动；胃者，阳土也，主动而不息。阳气在于地下，乃能生化万物。故五运在上，六气在下。其脾长一尺，掩太仓。太仓者，胃之上口也。脾受胃禀，乃能熏蒸腐熟五谷者也。胃者，十二经之源，水谷之海也。平则万化安，病则万化危。五脏之气，上通九窍。五脏禀受气于六腑，六腑受气于胃。六腑者，在天为风、寒、暑、湿、燥、火，此无形之气也。胃气和平，荣气上升，始生温热。湿热者，春夏也，行阳二十五度。六阳升散之极，下而生阴，阴降则下行为秋冬，行阴道，为寒凉也。胃既受病，不能滋养，故六腑之气已绝，致阳道不行，阴火上行。五脏之气，各受一腑之化，乃能滋养皮肤血脉筋骨，故言五脏之气已绝于外，是六腑生气先绝，五脏无所禀受，而气后绝矣。

　　肺本收下，又主五气，气绝则下流，与脾土叠于下焦，故曰重强。胃气既病则下溜。《经》云：湿从下受之，脾为至阴，本乎地也。有形之土，下填九窍之源，使不能上通于天，故曰"五脏不和则九窍不通"。胃者，行清气而上，即地之阳气也，积阳成天，曰"清阳出上窍"，曰"清阳实四肢"，曰"清阳发腠理"者也。脾胃既为阴火所乘，谷气闭塞而下流，即清气不升，九窍为之不利。胃之一腑病，则十二经元气皆不足也。气少则津液不行，津液不行则血亏，故筋骨皮肉血脉皆弱，是气血俱羸弱矣。劳役动作，饮食饥饱，可不慎乎。凡有此病者，虽不变易他疾，已损其天年，更加之针灸用药差误，欲不夭枉得乎？

——金·李东垣《脾胃论·卷下·脾胃虚则九窍不通论》

【提要】　本论阐述脾胃虚则清气不升、九窍不利的病机。作者认为，六腑受气于胃，五脏禀受气于六腑，而五脏之气，上通九窍。脾胃之气不足则六腑五脏之气不足，九窍失养。所以说，脾胃虚则九窍不通。

南　征　阴火新解

东垣在《脾胃论》中曰："脾胃气衰，元气不足，而心火独盛，心火者，阴火也。起于下焦，其系系于心，心不主令，相火代之，相火，下焦包络之火，元气之贼也。火与元气不两立，一胜一负，脾胃气虚则下流于肾，阴火以乘其土位。"可见东垣所谓之"阴火"是虚火，是离位之相火，是包络之火，是指心火，也是指元气之贼的阴火。阴火之机理如何？其关键在于"脾胃气虚"。脾胃气虚，一者本脏气虚，即中焦脾气虚，导致脾胃之功能失调，脾气不升，胃气不降，中焦停运，清浊相干，元气不行，日久化火，火性炎上，上冲为太阴脾经之火；二者，脾气不升反而下陷，下流于肾，肾之阴阳失调，相火离位而上冲，成为足少阴肾经之火；三者，元气不足，土不制水，水湿泛滥，阴盛逼阳，相火离位，离位之火，上行于胸，相连于心包络，成为手厥阴心包络之火。这种起于足少阴肾，固于足太阴脾，紧紧相连于手厥阴心包络之三阴有关的阴经之火叫作阴火。故东垣治疗阴火，不用清法，而用甘温除热法，方用补中益气汤。此法已成为祖国医学治疗阴虚发热之大法。我曾遇一女性患者，发热三个月，用青、链霉素无效。就诊时证见发热汗出，头胀痛，无恶寒，劳累后加重，素易感冒，气短心悸，怕冷喜热饮，胃脘胀满，时有便溏，舌质红，苔薄白，脉虚而无力，余认为该患发热日久，既无表证，又无里实证，而怕冷气短，劳累后加重，素易感冒，此乃气虚发热，可用甘温除热法，投补中益气汤原方十剂，热退，症状消失，病愈。

东垣之"阴火"论，实为经验之精华，其甘温除热法，确系行之有效之大法，补中益气汤，则更具有妙手回春之力。

——夏洪生《北方医话·阴火新解》

【提要】　本论就李东垣的阴火理论提出了作者的见解，认为"脾胃气虚"是阴火的关键：一者，中焦脾气虚，脾气不升，胃气不降，中焦停运，清浊相干，元气不行，日久化火，火性炎上，上冲为太阴脾经之火；二者，脾气不升反而下陷于肾，相火上冲，成为足少阴肾经之火；三者，元气不足，土不制水，水湿泛滥，相火离位，离位之火，上行于胸，相连于心包络，成为手厥阴心包络之火。

2.3.1.4　肺病机

《素问》　论肺热叶焦致痿[※*]

肺者，脏之长也，为心之盖也，有所失亡，所求不得，则发肺鸣，鸣则肺热叶焦。故曰：五脏因肺热叶焦，发为痿躄。此之谓也。

——《素问·痿论》

【提要】　本论阐述肺热叶焦的病机。肺为诸脏之长，又为心的上盖，偶有失意的事情，则肺气郁而不畅，肺叶干燥，不能敷布气血津液，最终发为肺痿。

《太平圣惠方》　论肺病机[※*]

肺气盛为有余，则喘嗽上气，肩背痛。汗出，阴股膝胫皆痛。是谓肺气之实也，则宜泻之。

肺气不足则少气，不能太息，胸满，嗌干，是为肺气之虚也，则宜补之。

——宋·王怀隐等《太平圣惠方·卷第六·肺脏论》

【提要】　本论阐述肺脏虚实病机。肺气盛为有余，即肺气实也，常出现喘嗽上气，肩背痛，汗出阴股，膝胫皆痛等症；肺气不足则少气，即肺气虚也，常出现少气，不能太息，胸满嗌干等症。

《圣济总录》　论肺虚※*

论曰：肺为华盖，覆于诸脏。若肺虚则生寒，寒则阴气盛，阴气盛则声嘶，语言用力，颤掉缓弱，少气不足，咽中干、无津液。虚寒乏气，恐怖不乐。咳嗽及喘，鼻有清涕，皮毛焦枯。诊其脉沉缓，此是肺虚之候，虚则宜补也。

——宋·赵佶《圣济总录·卷第四十八·肺脏门·肺虚》

【提要】　本论阐述肺病虚证的病机与临床表现。

《圣济总录》　论肺实※*

论曰：右手关前寸口阴实者，肺实也。苦上气，胸中满膨膨，与肩相引。扁鹊曰：肺实热则喘逆，胸凭仰息，手太阴经为热气所加，故为肺实之病。甚则口赤张，引饮无度，体背生疮，以至股膝腨胫皆痛，法宜泻之。

——宋·赵佶《圣济总录·卷第四十八·肺脏门·肺实》

【提要】　本论阐述肺病实证的病机与临床表现。

刘完素　论肺与燥※*

大抵肺主气，气为阳，阳主轻清而升，故肺居上部，病则其气膹满奔迫，不能上升。至于手足痿弱，不能收持，由肺金本燥，燥之为病，血液衰少，不能营养百骸故也。

——金·刘完素《素问玄机原病式·五运主病》

【提要】　本论阐述肺燥的病机和临床表现。因燥易伤肺，会致血少液枯，加重燥化阴伤，不能营养濡润四肢百骸，最终导致手足痿弱。

刘完素　论诸气膹郁病痿皆属于肺金※*

诸气膹郁、病痿，皆属于肺金。常清气利，燥胜则干。肺者，气之本，魄之处也。其华在毛，其充在皮，其味辛，其色白而为相傅之官，治节出焉。为阳中之太阴，通于秋气，其脉毛。王注曰：肺之形，似人肩，二布叶、数小叶，中有二千四空，行列以布，布诸脏清浊之气。

《经》所谓"其用为固，其变肃杀，其眚苍落。其为病"也，骨节内变，左胠胁痛，寒清于中，感而虐，太凉革候，咳，腹中鸣，注泄鹜溏，咳逆，心胁满引小腹，善暴痛，不可反侧，嗌干、面尘色恶，腰痛，丈夫癞疝，妇人少腹痛，浮虚，䯒尻、阴股、膝、腨、胻、䯒皆痛，皴揭。实则喘咳逆气，肩背痛，汗出，尻、阴股、膝、髀痛；虚则少气不能报息，耳聋嗌干。其为治也，热胜燥。燥自金生，热为火化，金余则治之以火，肺胜则治之以苦。又曰：金气之下，火气承之，燥淫于内，治以苦温，佐以酸辛，以苦下之。若肺气上逆，急食苦以泄之。王注曰：制燥之胜，必以苦温。故受干病生焉。是以金主于秋而属阴，其气凉，凉极天气清明而万物反燥，故燥若火，是金极而反兼火化也，故病血液衰也。燥金之化极甚，则烦热，气郁，痿弱而手足无力，不能收持也。凡有声之病，应金之气。故此脏平气则审平，太过则坚成，不及则从革。

——金·刘完素《素问病机气宜保命集·卷上·病机论》

【提要】 本论对《内经》病机十九条进行补充，增加了"诸气膹郁、病痿，皆属于肺金。"一条，并对其加以阐释。作者首先列举了肺脏象的基本内容，其次详细描述了临床可见肺病诸多表现，再次对该类疾病的病机进行解析，最后提出相应的治则治法。

◈ 傅仁宇　论肺经主病* ◈

肺为华盖，百脉之宗。白睛红丝满布，乃肺热也。白珠胬肉紫胀，甚则眼眶青黯，乃血为邪乘，凝而不行也。玉粒侵睛，肺气凝滞所致。白睛起膜，状如鱼泡，寒郁太阴也。白翳侵睛，属金来克木，目珠壅肿红痛，辨是何邪，分别施治。目珠突出，鼻塞咳嗽，乃风寒乘肺，肺气逆也。珠大脱眶，肺肾气冲，乃金水两亏症也。能仰视不能俯视，气有余而血不足也。能俯视不能仰视，阴有余而阳不足也。鸡盲者，阴气未升则昏，至人定后，仍能见物。雀盲者，通夜不见，乃肝血少，肺阴亏也。鹘眼凝睛者，阴阳不和，火克金也。总之其位至高，统一身之气，其见症多在于气轮。随症审察，用药自能奏效。

——清·顾锡《银海指南·卷二·肺经主病》

【提要】 本论阐述肺之阴阳气血失调而致目病的病机和临床表现。如白睛红丝满布多属肺热；目珠突出，鼻塞咳嗽，风寒乘肺多属肺气逆；玉粒侵睛，多属肺气凝滞；白睛起膜，状如鱼泡多属寒郁太阴；珠大脱眶，肺肾气冲多属金水两亏。雀盲者，通夜不见，多属肝血少而肺阴亏。

2.3.1.5　肾病机

◈ 《素问》　论肾风※* ◈

帝曰：有病肾风者，面胕疣然壅，害于言，可刺不？岐伯曰：虚不当刺，不当刺而刺，后五日其气必至。帝曰：其至何如？岐伯曰：至必少气时热，时热从胸背上至头，汗出手热，口干苦渴，小便黄，目下肿，腹中鸣，身重难以行，月事不来，烦而不能食，不能正偃，正偃则咳甚，病名曰风水，论在《刺法》中。

——《素问·评热病论》

【提要】　本论阐述肾受风致病的病机。肾风者，面部浮肿，目下壅起，妨害语言，这都属于风水病。究其原因，乃风邪入肾，影响了肾的代谢水液的功能所致。

《素问》　论肾与水肿的关系^{※*}

帝曰：肾何以能聚水而生病？岐伯曰：肾者，胃之关也。关门不利，故聚水而从其类也。上下溢于皮肤，故为胕肿。胕肿者，聚水而生病也。

——《素问·水热穴论》

【提要】　本论阐述肾与胃对于人身津液代谢的影响，认为浮肿病机在于水气积聚。肾居下焦，开窍于二阴，为胃之关，关闭不利，则水气停留，同类相从，就可产生水病。水气上下泛溢，留于皮肤，故成为浮肿。有学者认为"胃之关"当作"谓之关"，似义更胜，可参。

《素问》　论寒邪病机^{※*}

帝曰：愿闻病机何如？岐伯曰：……诸寒收引，皆属于肾。

——《素问·至真要大论》

【提要】　本论阐述了各种因寒而出现的经脉收缩引急的病证，大多与肾有关。寒，后世有内寒、外寒之分。内寒产生于阳虚阴盛，为虚寒证，多与肾阳不足有关系。肾阳是全身阳气的根本。肾阳不足，则寒从内生。外寒指外来的寒邪，元阳不足以御寒，则长驱直入，有直中少阴之虞，故与肾也有一定关系。肾为寒水之脏，寒邪为患，当责之肾。寒主收引，寒性凝滞，故诸寒为病，可致筋脉拘急挛缩，并因气血凝滞而常伴疼痛。

《中藏经》　论肾脏虚实寒热病机[*]

肾者，精神之舍，性命之根，外通于耳，男以闭（一作库）精，女以包血，与膀胱为表里，足少阴、太阳是其经也。肾气绝，则不尽其天命而死也。

王于冬，其脉沉濡曰平，反此者病。其脉弹石，名曰太过，病在外；其去如数者，为不及，病在内。太过，则令人解㑊，脊脉痛而少气（本作令人体痟而少气不欲言）；不及则令人心悬如饥，眇中清，脊中痛，小肠腹满，小便滑（本云心如悬，少腹痛，小便滑），变赤黄色也。又肾脉来，喘喘累累如钩，按之而坚曰平。又来如引葛，按之益坚曰病。来如转索，辟辟如弹石，曰死。又肾脉但石无胃气，亦死。

肾有水则腹大脐肿，腰重，痛不得溺，阴下湿如牛鼻头汗出，是为逆寒。大便难，其面反瘦也。肾病，手足逆冷，面赤目黄，小便不禁，骨节烦痛，小腹结痛，气上冲心，脉当沉细而滑。今反浮大而缓，其色当黑，其今反者，是土来克水，为大逆，十死不治也。又肾病面色黑，其气虚弱，翕翕少气，两耳若聋，精自出，饮食少，小便清，膝下冷，其脉沉滑而迟，为可治。

又冬脉沉濡而滑曰平，反浮涩而短，肺来乘肾，虽病易治；反弦细而长者，肝来乘肾，不治自愈；反浮大而洪，心来乘肾，不为害。肾病腹大胫肿，喘咳身重，寝汗出憎风，虚则胸中痛，大腹小腹痛，清厥，意不乐也。阴邪入肾则骨痛，腰上引项脊背疼，此皆举重用力及遇房，汗出当风、浴水，或久立则伤肾也。又其脉，急甚则肾痿瘕疾；微急则沉厥，奔豚，足不收；缓甚，则折脊；微缓则洞泄，食不化，入咽还出；大甚则阴痿；微大则石水起脐下至小腹，其肿埙埙然，而上至胃脘者，死，不治；小甚则洞泄，微小则消瘅；滑甚则癃癫，微滑则骨痿，坐弗能起，目视见花；涩甚则大癃塞，微涩则不月，疾痔。又其脉之至也，上坚而大，有积气在阴中及腹内，名曰肾痹，得之因浴冷水而卧。脉来沉而大坚，浮而紧，苦手足骨肿，厥，阴痿不起，腰背疼，小腹肿，心下水气，时胀满而洞泄，此皆浴水中，身未干而合房得之也。虚则梦舟溺人，得其时梦伏水中，若有所畏。盛实则梦腰脊离解不相属，厥邪客于肾则梦临深投水中。肾胀则腹痛满引背怏怏然，腰痹痛。肾病夜半患，四季甚，下晡静。肾生病则口热舌干，咽肿，上气，嗌干及心烦而痛，黄疸，肠澼，痿厥，腰脊背急痛，嗜卧，足下热而痛，胻酸。病久不已则腿筋痛，小便闭而两胁胀，支满，目盲者死。肾之积，苦腰脊相引而疼，饥见饱减，此肾中寒结在脐下也。诸积大法，其脉来细软而附骨者是也。又面黑目白，肾已内伤，八日死。又阴缩，小便不出，出而不快者，亦死。又其色青黄，连耳左右，其人年三十许，百日死。若偏在一边，一月死。实则烦闷，脐下重。热则口舌干焦，而小便涩黄。寒则阴中与腰脊俱疼，面黑耳干，哕而不食，或呕血者是也。又喉中鸣，坐而喘咳，唾血出，亦为肾虚，寒气欲绝也。寒热虚实既明，详细调救，即十可十全之道也。

——六朝·佚名氏《中藏经·卷中·论肾脏虚实寒热生死逆顺脉证之法》

【提要】 本论从寒热虚实不同方面，阐述与肾脏有关的各类病机与临床表现。

《太平圣惠方》 论肾脏虚实病机[**]

肾气盛为志有余，则病腹胀，发泄，体重，胫肿，喘咳，汗出，恶风，面目黑，小便黄。是为肾气之实也，则宜泻之。肾气不足则腰背冷，胸内痛，耳鸣或聋，足冷厥，小腹痛。是为肾气之虚也，则宜补之。

——宋·王怀隐等《太平圣惠方·卷第七·肾脏论》

【提要】 本论阐述肾气虚实的病机和临床表现。临床常见腹胀发泄，体重胫肿，喘咳汗出，恶风，面目黑，小便黄；肾气不足则表现为腰背冷，胸内痛，耳鸣或聋，足冷厥，小腹痛。

《圣济总录》 论肾虚病机[**]

论曰：肾主水，受五脏六腑之精而藏之。若肾气虚弱，则足少阴之经不利，故其证腰背酸痛，小便滑利，脐腹痛，耳鸣，四肢逆冷，骨枯髓寒，足胫力劣，不能久立。故曰：诊左手尺中神门以后阴脉虚者，为少阴经病，令心闷下重，足肿不可按。

——宋·赵佶《圣济总录·卷第五十一·肾脏门·肾虚》

【提要】 本论阐述肾病虚证的病机与临床表现。

《圣济总录》 论肾实病机^{※*}

论曰：足少阴肾之经，其气实为有余，则舌燥咽肿，上气嗌干，咳喘汗出，腰背强急，体重内热，小便黄赤，腰脊引痛，足胫肿满。此由足少阴经实，或为邪湿所加。故有是证，治宜泻之。

——宋·赵佶《圣济总录·卷第五十一·肾脏门·肾实》

【提要】 本论阐述肾病实证的病机与临床表现。

钱 乙 论小儿肾虚[※]

儿本虚怯，由胎气不成，则神不足。目中白睛多，其颅即解，囟开也，面色㿠白。此皆难养，纵长不过八八之数。若恣色欲多，不及四旬而亡。或有因病而致肾虚者，非也。又肾气不足，则下窜，盖骨重惟欲坠于下而缩身也。肾水，阴也，肾虚则畏明，皆宜补肾，地黄丸主之。

——宋·钱乙《小儿药证直诀·卷上：脉证治法·肾虚》

【提要】 本论阐述小儿虚怯由胎气不足所致，并介绍其临床表现、治疗原则及方药。如解颅等症，其核心病机乃是肾气不足；虚怯小儿出生后，应注意保护精气。肾虚则补肾，应常服六味地黄丸。

刘完素 论诸寒收引皆属于肾^{※*}

诸寒收引，皆属于肾水。能养动耗，寒胜则浮。肾者，主蛰，封藏之本，精之处也。其华在发，其充在骨，其味咸，其色黑，为作强之官，伎巧出焉，为阴中之少阴，通于冬气，其脉石。王注曰：肾脏有二，形如豇豆，相并而曲附于膂筋，外有脂裹，里白表黑，主藏精。故《仙经》曰：心为君火，肾为相火。是言在肾属火，而不属水也。《经》所谓"膻中者，臣使之官，喜乐出焉"，故膻中者，在乳之间，下合在于肾，是火居水位，得升则喜乐出焉。虽君相二火之气，论其五行造化之理，同为热也。故左肾属水，男子以藏精，女子以系胞；右肾属火，游行三焦，兴衰之道由于此。故七节之傍，中有小心，是言命门相火也。《经》所谓"其变凝冽，其眚冰雹"，其为病也，寒客心痛、腰腿痛、大关节不利、屈伸不便、苦厥逆、痞坚、腹满、寝汗。实则腹大胫肿、喘咳、身重、汗出、憎风；虚则胸中痛、大小腹痛、清厥、意不乐。王注曰：大小腹，大小肠也。此所谓左肾水发痛也。若夫右肾命门相火之为病，少气、疮疡、疥癣、痈肿、胁满、胸背首面四肢浮肿、腹胀、呕逆、瘕疝、骨暗、节有动、注下、温疟、腹中暴痛、血溢、流注精液、目赤、心热，甚则瞀昧、暴痛、瞀闷懊憹、嚏呕、疮疡、惊躁、喉痹、耳鸣、呕涌、暴注、瞤瘛、暴死、瘤气、结核、丹熛，皆相火热之胜也。其为治也，寒胜热，燥胜寒。若热淫于内，治以咸寒；火淫所胜，平以咸冷。故相火之下，水气承之。如寒淫于内，治以甘热，佐以甘辛，寒淫所胜，平以辛热。又曰：肾苦燥，急食辛以润之；肾欲坚，急食苦以坚之。故水本寒，寒急则水冰如地而能载物，水发而雹雪，是水寒亢极反似克水之土化，是谓兼化也。所谓寒病极者，反肾满也。左肾不足，济之以水；右肾不足，济之以火。故此脏平则静顺，不及则涸流，太过则流衍。

——金·刘完素《素问病机气宜保命集·卷上·病机论》

【提要】 本论对《内经》病机十九条中的"诸寒收引，皆属于肾"进行阐释。作者首先列举了肾脏象的基本内容，其次详细描述了临床可见肾病诸多表现，再次对该类疾病的病机进行解析，最后提出相应的治则治法。

吴 澄 论肾虚生痰病机※*

痰之源出于肾，故劳损之人，肾中火衰，不能收摄，邪水冷痰上泛者，宜益火之源。或肾热阴虚，不能配制阳火，咸痰上溢者，宜壮水之主。

——清·吴澄《不居集·上集·卷之十七·治痰三法·肾虚有痰者宜补肾以引其归脏》

【提要】 本论阐述痰之源出于肾的两类病机，一为劳损之人，肾中火衰，不能收摄，致邪水冷痰；二为肾热阴虚，不能配制阳火，致咸痰上溢。

2.3.2 六腑病机

2.3.2.1 胆病机

《灵枢》 论邪在胆逆在胃※*

善呕，呕有苦，长太息，心中憺憺，恐人将捕之，邪在胆，逆在胃，胆液泄则口苦，胃气逆则呕苦，故曰呕胆。取三里以下胃气逆，则刺少阳血络以闭胆逆，却调其虚实以去其邪。饮食不下，膈塞不通，邪在胃脘。在上脘，则刺抑而下之，在下脘，则散而去之。

——《灵枢·四时气》

【提要】 本论阐述胆胃不和引起呕吐的病机。临床可见病人时常呕吐，吐出苦水，常叹气，心中恐惧不宁。

《太平圣惠方》 论胆虚冷病机※*

夫胆合于肝，足少阳是其经也，为清净之府，谋虑出焉。若虚则生寒，寒则恐畏，不能独卧，其气上溢，头眩口苦，常喜大息，多呕宿水，心下澹澹，如人将捕之，咽中介介，数数好唾，是为胆虚冷之候也。

——宋·王怀隐等《太平圣惠方·卷第三·治胆虚冷诸方》

【提要】　本论阐述胆气虚冷的病机和临床表现。胆虚冷的表现，临床表现出与胆直接关联的症状，如恐畏，气上溢，头眩口苦，常喜大息，多呕宿水，心下澹澹等。

《太平圣惠方》　论胆实热病机

夫胆是肝之府。若肝气有余，胆实，实则生热，热则精神惊悸不安，起卧不定，胸中冒闷，身体习习，眉头倾蹙，口吐苦汁，心烦咽干。此是胆实热之候。

——宋·王怀隐等《太平圣惠方·卷第三·治胆实热诸方》

【提要】　本论阐述胆气实热的病机和临床表现。胆为肝之府，若肝气有余则胆实，实则生热。所以临床常见与肝脏相关的一些表现，如精神惊悸不安，起卧不定，胸中冒闷，眉头倾蹙，心烦咽干等。

陈士铎　论胆病机

少师曰：胆寄于肝，而木必生于水，肾水之生肝，即是生胆矣，岂另来生胆乎？岐伯曰：肾水生木，必先生肝，肝即分其水以生胆。然肝与胆皆肾子也，肾岂有疏于胆者乎？惟胆与肝为表里，实手足相亲，无彼此之分也。故肾水旺而肝胆同旺，肾水衰而肝胆同衰，非仅肝血旺而胆汁盈，肝血衰而胆汁衰也。少师曰：然，亦有肾水不衰，胆气自病者，何也？岐伯曰：胆之汁主藏，胆之气主泄，故喜通不喜塞也。而胆气又最易塞，一遇外寒，胆气不通矣，一遇内郁，胆气不通矣。单补肾水，不舒胆木，则木中之火不能外泄，势必下克脾胃之土，木土交战，多致胆气不平，非助火以刑肺，必耗水以亏肝，于是胆郁肝亦郁矣。肝胆交郁，其塞益甚，故必以解郁为先，不可徒补肾水也。少师曰：肝胆同郁，将独解胆木之塞乎？岐伯曰：郁同而解郁，乌可异哉。胆郁而肝亦郁，肝舒而胆亦舒，舒胆之后，济之补水，则水荫木以敷荣，木得水而调达，既不绝肝之血，有不生心之液者乎？自此三焦得木气以为根，即包络亦得胆气以为助，十二经无不取决于胆也，何忧匮乏哉。少师曰：善。

陈士铎曰：肝胆同为表里，肝盛则胆盛，肝衰则胆衰，所以治胆以治肝为先，肝易于郁，而胆之易郁又宁与肝殊乎？故治胆必治肝也。

——清·陈士铎《外经微言·四卷·胆木篇》

【提要】　本论阐述肾水旺而肝胆同旺的脏腑关系，以及肾水衰而肝胆同衰的病机。肝血旺而胆汁盈，肝血衰而胆汁衰。胆气最易塞，一遇外寒，胆气不通矣；一遇内郁，胆气不通矣。胆郁而肝亦郁，肝舒而胆亦舒。

2.3.2.2　胃病机

《素问》　论胃不和则卧不安

帝曰：人有逆气不得卧而息有音者，有不得卧而息无音者，有起居如故而息有音者，有得卧行而喘者，有不得卧不能行而喘者，有不得卧卧而喘者，皆何脏使然？愿闻其故。岐伯曰：不得卧而息有音者，是阳明之逆也，足三阳者下行，今逆而上行，故息有音也。

阳明者胃脉也，胃者六腑之海，其气亦下行，阳明逆不得从其道，故不得卧也。《下经》曰：胃不和则卧不安。此之谓也。夫起居如故而息有音者，此肺之络脉逆也。络脉不得随经上下，故留经而不行，络脉之病人也微，故起居如故而息有音也。夫不得卧卧则喘者，是水气之客也，夫水者循津液而流也，肾者水脏，主津液，主卧与喘也。帝曰：善。

——《素问·逆调论》

【提要】 本论阐述由于气逆而喘息不得卧的病变，主要与脾、胃、肾三脏功能失调有关。论中所云之"胃不和则卧不安"一语，系指因阳明经脉之气逆，致胃气不能下行而不得安卧，后世据此有所发挥，将多种因素导致胃气不和而不能安卧，以致影响睡眠的病证，均归纳为"胃不和则卧不安"之类。

《圣济总录》 论胃虚冷病机[※*]

论曰：足阳明胃之经，与足太阴为表里。其气喜温而恶寒，得温则能变化水谷。若其气不足，寒冷之气乘之，则令胫寒不得卧，恶风洒洒，目急，腹中常痛，两胁虚胀善鸣，时寒时热，唇口干，面目浮肿，食饮不下，皆胃虚冷故也。

——宋·赵佶《圣济总录·卷第四十七·胃门·胃虚冷》

【提要】 本论阐述胃气虚冷证的病机与临床表现。胃虚冷的表现主要集中在胃腑，临床常见胫寒不得卧，恶风洒洒，目急，腹中常痛，两胁虚胀善鸣，时寒时热，唇口干，面目浮肿，食饮不下等。

《圣济总录》 论胃实热病机[※*]

论曰：胃气盛实，则壅涩不宣，蕴积生热，令人口干烦渴，面目悉黄，谵妄狂越，身热多汗，腹胁坚满，大便秘难，皆其证也。

——宋·赵佶《圣济总录·卷第四十七·胃门·胃实热》

【提要】 本论阐述胃实热证的病机与临床表现。胃实热会影响到与之相表里的脾脏，故临床可见面目悉黄，腹胁坚满，大便秘难等。

2.3.2.3 小肠病机

《太平圣惠方》 论小肠虚冷病机[※*]

夫小肠合于心，手太阳是其经也，为受盛之府，主水液下行也。若虚则生寒，寒则肠中痛，惊跳，乍来乍去，小便数，此则小肠虚冷之候也。

——宋·王怀隐等《太平圣惠方·卷第四·治小肠虚冷诸方》

【提要】　本论阐述小肠虚冷的病机和临床表现。小肠是受盛之府，主水液下行，临床表现为小肠本身功能的失调，如肠中痛，惊跳乍来乍去，小便数等。

《太平圣惠方》　论小肠实热病机※*

夫小肠实则生热，热则心下急痹，口张，舌上生疮，身热来去，汗出，心烦身重，小腹胀急，小便赤涩不利，则是小肠实热之候也。

——宋·王怀隐等《太平圣惠方·卷第四·治小肠实热诸方》

【提要】　本论阐述小肠实热的病机和临床表现。小肠实热的表现，除了小肠本身的功能失调之外，还会影响到与之相表里的心脏，出现心下急痹、舌上生疮、心烦身重等。此外，如果心火下移于小肠，还会出现小便赤涩不利等。

顾　锡　论小肠病机※*

小肠为火府，与心经配合表里。凡心经之火上延于目者，兼责诸小肠，故古人治心火，必用导赤，以心为君火，无直折之理，但当通理小肠，则心火自降。此治脏先治腑之法也。

——清·顾锡《银海指南·卷二·小肠主病》

【提要】　本论阐述了心火蔓延小肠所致目病的机理和临床表现。心与小肠相表里，心经之火上延于目者，责之小肠，所以古人治心火，用导赤之类通理小肠，则心火自降，为治脏先治腑之法。

2.3.2.4　大肠病机

《中藏经》　论大肠虚实寒热病机*

大肠者，肺之腑也，为传送之司，号监仓之官。肺病久不已，则传入大肠，手阳明是其经也。寒则泄，热则结，绝则泄利无度，利绝而死也。热极则便血，又风中大肠则下血。又实热则胀满而大便不通，虚寒则滑泄不定。大肠乍虚乍实，乍来乍去。寒则溏泄，热则垢重。有积物则寒栗而发热，有如疟状也。积冷不去，则当脐而痛，不能久立，痛已则泄白物是也。虚则喜满，喘咳而喉咽中如核妨矣。

——六朝·佚名氏《中藏经·卷上·论大肠虚实寒热生死逆顺脉证之法》

【提要】　本论阐述大肠虚实寒热的病机与临床表现。大肠者肺之腑，传导之官；肺病久不已，则传入大肠。因此，在临床可见大肠传导失调和肺气不利等症状。

《普济方》　论大肠实病机※*

大肠者，传泻行导之腑也。其气盛实，燥热生焉，传泻不利，肠中痛如锥刀所刺，或生鼠乳，肿胀痛闷，大便不通，腹胁胀满，腰背重痛，上气喘满，皆大肠气实之证也。

——明·朱橚《普济方·卷三十七·大肠腑门·大肠实（附论）》

【提要】 本论阐述大肠实证的病机和临床表现。大肠者是传泻行导之腑。大肠之气盛实，则生燥热；传泻不利，肠中痛如锥刀所刺，或生鼠乳，肿胀痛闷，大便不通，腹胁胀满，腰背重痛等。此外，肺与大肠相表里，大肠气实常能导致肺气喘满等表现。

顾 锡 论大肠病机*

大肠传导糟粕，通调为顺，溏泄则有阴伤之患，秘结则有阳亢之虞。昔人治便频无度，多以补脾为主，亦扶土生金之义也。有火则闭塞不通，须用攻下之品，釜底抽薪，诚妙法也。稍涉虚者，如景岳济川煎，亦可采用。凡目病在肺经者，治其大肠，以其表里相应，所谓上病治下也。

——清·顾锡《银海指南·卷二·大肠主病》

【提要】 本论阐述大肠功能失调而致目病的病机和临床表现。大肠传导糟粕，以通调为顺，溏泄过久会导致阴伤，秘结过久会导致阳亢。因肺与大肠表里相应，目病在肺经者，治其大肠，是上病治下的方法。

余 霖 热注大肠※*

毒火注于大肠，有下恶垢者，有利清水者，有倾肠直注者，有完谷不化者。此邪热不杀谷，非脾虚也，较之似痢者稍轻。考其症，身必大热，气必雄壮，小水必短，唇必焦紫，大渴喜冷，四肢时而厥逆，腹痛不已。此热注大肠，因其势而清利之，泄自止矣。

——清·余霖《疫疹一得·卷上·疫疹之症·热注大肠》

【提要】 本论阐述疫病邪热下注大肠的临床表现。需要指出的是，热注大肠的完谷不化并非脾虚，而是因为邪热影响脾胃的运化功能，水谷不得消化导致。

2.3.2.5 膀胱病机

《太平圣惠方》 论膀胱虚冷病机※*

夫膀胱者，脬囊也，合于肾，足太阳是其经，为津液之府。凡五脏六腑，五味五谷之津液，悉归于膀胱，气化出焉，可溲便下注也。若虚则生寒，寒则脬滑，小便不禁，尿多白色，面黑胫酸，两胁胀满，则是膀胱虚冷之候也。

——宋·王怀隐等《太平圣惠方·卷第七·治膀胱虚冷诸方》

【提要】 本论阐述膀胱虚冷和病机和临床表现。膀胱虚则生寒，寒则脬滑，小便不禁，尿多白色，两胁胀满，都是膀胱虚冷的表现。此外，由于膀胱与肾相表里，因此也会出现与肾相关的一些表现，如面黑胫酸等。

《太平圣惠方》 论膀胱实热病机※*

夫膀胱者，贮诸脏之津液。若实则生热，热则膀胱急。口舌燥，咽肿痛，小便不通，尿黄赤色，举体沉重，四肢气满，面肿目黄，少腹偏痛者，则是膀胱实热之候也。

——宋·王怀隐等《太平圣惠方·卷第七·治膀胱实热诸方》

【提要】 本论阐述膀胱实热的病机和临床表现。膀胱是储藏脏腑津液之处，实则生热，热则膀胱急。口舌燥，咽肿痛，小便不通，尿黄赤色，身体沉重，四肢气满，面肿目黄，少腹偏痛者，是膀胱实热的表现。

陈士铎 论膀胱病机※

少师曰：水属阴，膀胱之水谓之阳水，何也？岐伯曰：膀胱之水，水中藏火也。膀胱无火水不化，故以阳水名之。膀胱腑中本无火也，恃心肾二脏之火相通化水，水始可藏而亦可泄。夫火属阳，膀胱既通火气，则阴变为阳矣。少师曰：膀胱通心肾之火，然亲于肾而疏于心也。心火属阳，膀胱亦属阳，阳不与阳亲何也？岐伯曰：膀胱与肾为表里，最为关切，故肾亲于膀胱，而膀胱亦不能疏于肾也。心不与膀胱相合，毋怪膀胱之疏心矣。然心虽不合于膀胱，而心实与小肠为表里，小肠与膀胱正相通也。心合小肠，不得不合膀胱矣。是心与膀胱，其迹若远而实近也。少师曰：然则膀胱亲于心而疏于肾乎？岐伯曰：膀胱，阳水也，喜通阴火而不喜通阳火，似心火来亲，未必得之化水。然而肾火不通心火，则阴阳不交，膀胱之阳火，正难化也。少师曰：此又何故欤。岐伯曰：心火下交于肾，则心包三焦之火齐来相济，助胃以化膀胱之水，倘心不交肾，心包三焦之火各奉心火以上炎，何敢下降以私通于肾，既不下降，敢代君以化水乎？少师曰：君火无为，相火有为，君火不下降，包络相火正可代君出治，何以心火不交相火，亦不降乎？岐伯曰：君臣一德而天下治，君火交而相火降，则膀胱得水而水化，君火离而相火降，则膀胱得火而水干。虽君火恃相火而行，亦相火必藉君火而治。肾得心火之交，又得包络之降，阴阳合为一性，竟不能分肾为阴、心为阳矣。少师曰：心肾之离合，膀胱之得失，如此乎？岐伯曰：膀胱可寒而不可过寒，可热而不可过热。过寒则遗，过热则闭，皆心肾不交之故也，此水火所以重既济耳。少师曰：善。

陈士铎曰：膀胱本为水腑，然水中藏火，无水不交，无火亦不交也。故心肾二脏皆通于膀胱之腑，膀胱不通，又何交乎。交心肾正藏水火也。

——清·陈士铎《外经微言·四卷·膀胱水篇》

【提要】 本论阐述膀胱气化失常是导致心肾不交的重要环节。膀胱本为水腑，水中藏火，无水不交，无火亦不交也。故心肾二脏皆通于膀胱之腑，膀胱不通，则心肾不交。膀胱可寒而不可过寒，可热而不可过热。过寒则遗，过热则闭，膀胱过寒或过热皆可导致心肾不交。

2.3.2.6 三焦病机

刘完素 论三消与脏腑[※*]

论曰：消渴之疾，三焦受病也，有上消、中消、肾消。

上消者，上焦受病，又谓之膈消，肺也。多饮水而少食，大便如常，或小便清利，知其燥在上焦也。治宜流湿润燥。中消者，胃也。渴而饮食多，小便黄。《经》曰：热能消谷，知热在中。法云：宜下之，至不欲饮食则愈。肾消者，病在下焦。初发为膏淋，下如膏油之状，至病成而面色黧黑，形瘦而耳焦，小便浊而有脂。治法宜养血以肃清，分其清浊而自愈也。

法曰：燥上而渴，用辛甘润肺。故可用蜜煎生姜汤，大器顿之，时时呷之。法云：心肺之病，莫厌频而少饮。《内经》云：补上治上宜以缓。又曰：辛以润之。开腠理致津液通，则肺气下流，故气下火降而燥衰矣，其渴乃止。又《经》曰：二阳结为消。王注曰：二阳结于胃及大肠，俱热也。肠胃藏热，则善消水谷，用甘辛降火之剂。黄连末一斤，生地黄自然汁、白莲花藕自然汁、牛乳汁各一斤，熬成膏子剂。黄连末为丸，如梧桐子大，每服三十丸，少呷温水送下，日进十服，渴病立止。

——金·刘完素《素问病机气宜保命集·卷下·消渴论》

【提要】 本论通过三焦立论，辨析上、中、下三消之病机。论中指出，上焦之消源于燥，中焦之消源于热，下焦之消源于虚。

《普济方》 论三焦实热病机[※*]

上焦在心下，其气起于胃上口，并咽贯膈，有热则喉舌干燥，口气秽浊面赤，胸膈否满之病生焉。中焦者在胃中脘，不上不下，主腐熟水谷，其气和平，能传糟粕，蒸津液，变精微，上注于肺，通行营卫。仲景曰：热在中焦则为坚。故其气实则闭塞不通，上下隔绝，热则身重目黄，口甘脾瘅之证生焉。下焦者在脐下，当膀胱上口，主分别清浊，出而不纳，以传导也。又下焦如渎，司决壅也，其气实而有热，则津液内燥，传导不利，由是有气逆便难，胃胀呕哕之证。

——明·朱橚《普济方·卷四十三·三焦腑门·三焦实热（附论）》

【提要】 本论阐述三焦实热的病机和临床表现。上焦在心下，中焦者在胃中脘，下焦者在脐下，三焦实热，会导致津液内燥，传导不利，会出现气逆，便难，胃胀，呕哕等病证。

《普济方》 论三焦虚寒病机[※*]

夫上焦虚则引气于肺。中焦虚则生寒，腹痛洞泄，便利霍乱。下焦虚则大小便不止，津液气绝，寒则补于肾。然三焦者，水谷之道路，气之所终始也。其虚虽异，其原则一，故有俱虚之病。上焦如雾，其气起于胃上口，并咽已上贯膈，其气虚寒，则令人精神不守，引气于肺，咳嗽，语声不出，膈寒之病生焉。中焦如沤者，以其在胃中脘，不上不下，主腐熟水谷。本胃脘之阳气，温乃能腐化水谷之精，灌养周身。若寒客中焦，则胃中冷。胃中冷则饮食不化，腹痛飧泄，霍乱吐利，治法宜温补之。下焦如渎，其气起于胃下脘，别回肠，注于膀胱，主出而不内，以传导也。其气虚寒，则津液不固，大小便利不止，小腹痛，不欲闻人言，治宜温之。

——明·朱橚《普济方·卷四十三·三焦腑门·三焦虚寒（附论）》

【提要】　本论阐述三焦虚寒的病机和临床表现。论中指出上焦虚则引气于肺，中焦虚则生寒，下焦虚则大小便不止，津液气绝。

陈士铎　三焦病机※

少师曰：三焦无形，其火安生乎？岐伯曰：三焦称腑，虚腑也。无腑而称腑，有随寓为家之义。故逢木则生，逢火则旺，即逢金逢土，亦不相仇而相得，总欲窃各脏腑之气以自旺也。少师曰：三焦耗脏腑之气，宜为各脏腑之所绝矣，何以反亲之也？岐伯曰：各脏腑之气，非三焦不能通达上下，故乐其来亲而益之以气，即有偷窃，亦安焉而不问也。少师曰：各脏腑乐与三焦相亲，然三焦乐与何脏腑为更亲乎？岐伯曰：最亲者，胆木也。胆与肝为表里，是肝胆为三焦之母，即三焦之家也。无家而寄生于母家，不无府而有府乎？然而三焦之性喜动恶静，上下同流，不乐安居于母宅，又不可谓肝胆之宫竟是三焦之府。少师曰：三焦，火也，火必畏水，何故与水亲乎？岐伯曰：三焦之火最善制水，非亲水而喜入于水也。盖水无火气之温，则水成寒水矣。寒水何以化物？故肾中之水得三焦之火而生，膀胱之水得三焦之火而化，火与水合，实有既济之欢也。但恐火过于热，制水太甚，水不得益而得损，必有干燥之苦。少师曰：然则何以治？岐伯曰：泻火而水自流也。少师曰：三焦无腑，泻三焦之火，何从而泻之？岐伯曰：视助火之脏腑以泻之，即所以泻三焦也。少师曰：善。

陈士铎曰：三焦之火附于脏腑，脏腑旺而三焦旺，脏腑衰而三焦衰。故助三焦，在于助各脏腑也。泻三焦火，可置脏腑于不问乎？然则三焦盛衰，全在□□□腑也。

——清·陈士铎《外经微言·四卷·三焦火篇》

【提要】　本论阐述三焦之病机。三焦之火附于脏腑，脏腑旺而三焦旺，脏腑衰而三焦衰，故助各脏腑就能助三焦。三焦之火过旺，伤及身中之水，易造成干燥一类的疾患。

临床治疗时，应从各脏腑论治，泻脏腑即是泻三焦。

顾　锡　论三焦病机※*

三焦分上中下，目疾是上焦病，无有论及中下者。然细按之，则三焦各有见症，不可混治。头痛鼻塞，耳聤面疮，目红肿痛，唇疮口糜，此皆上焦病也，治宜清火发散，疏肝养目。肚腹膨胀，胸膈不舒，两目干涩或沿烂，此乃中焦病也，治宜消积行气。脚气壅肿，步履艰难，水道不通，湿热上浮，以致目患，此乃下焦病也，治宜利湿清热舒筋。

——清·顾锡《银海指南·卷二·三焦主病》

【提要】　本论阐述三焦功能失调而致目病的机理和临床表现。三焦有上中下之分：头痛鼻塞，耳聤面疮，目红肿痛，唇疮口糜是上焦病；肚腹膨胀，胸膈不舒，两目干涩或沿烂是中焦病；脚气癃肿，步履艰难，水道不通是下焦病。

2.3.3 脏腑同病病机

《素问》 论二阳之病发心脾※＊

二阳之病发心脾，有不得隐曲，女子不月，其传为风消，其传为息贲者，死不治。

——《素问·阴阳别论》

【提要】 本论阐述胃与心脾合病的病机和临床表现。二阳，指阳明，这里偏重于足阳明胃。胃病多影响心脾，会继发不得隐曲，女子经闭等症，如病久传变，成为血枯形瘦的风消病，或气息奔迫的息贲病。胡天雄《素问补识》谓："脾，是痹的古文通假字，心脾即是'心痹'。《四时逆从》'阳明不是病心痹'可证。二阳之病发心痹，和下文'三阳为病发寒热''一阳发病，少气，善咳，善泄'，说的都是病证，不是病机。"此说有一定合理性，可参。

《素问》 论鼻息不利发于心肺※＊

帝曰：气口何以独为五脏主？岐伯曰：胃者，水谷之海，六腑之大源也。五味入口，藏于胃，以养五脏气，气口亦太阴也。是以五脏六腑之气味，皆出于胃，变见于气口。故五气入鼻，藏于心肺，心肺有病，而鼻为之不利也。

——《素问·五脏别论》

【提要】 本论阐述心肺有病，鼻息不利的病机。五气入鼻，藏于心肺，所以心肺有了病变，鼻就会出现嗅觉失常一类的问题。

《素问》 论脾胃病机※＊

黄帝问曰：太阴阳明为表里，脾胃脉也，生病而异者何也？岐伯对曰：阴阳异位，更虚更实，更逆更从，或从内，或从外，所从不同，故病异名也。帝曰：愿闻其异状也。岐伯曰：阳者，天气也，主外；阴者，地气也，主内。故阳道实，阴道虚。故犯贼风虚邪者，阳受之；食饮不节，起居不时者，阴受之。阳受之则入六腑，阴受之则入五脏。入六腑则身热不时卧，上为喘呼；入五脏则瞋满闭塞，下为飧泄，久为肠澼。故喉主天气，咽主地气。故阳受风气，阴受湿气。故阴气从足上行至头，而下行循臂至指端；阳气从手上行至头，而下行至足。故曰阳病者上行极而下，阴病者下行极而上。故伤于风者，上先受之；伤于湿者，下先受之。

——《素问·太阴阳明论》

【提要】 本论阐述太阴与阳明两经关系，脾与胃脏腑表里功能相关，脾胃因阴阳、虚实等区别而致病的差异等。

《素问》　论四肢不用病在脾胃※*

　　帝曰：脾病而四肢不用何也？岐伯曰：四肢皆禀气于胃，而不得至经，必因于脾，乃得禀也。今脾病不能为胃行其津液，四肢不得禀水谷气，气日以衰，脉道不利，筋骨肌肉皆无气以生，故不用焉。

——《素问·太阴阳明论》

　　【提要】　本论阐述四肢不用，多属脾胃功能失常的机理。四肢都是承受胃气的濡养而发挥作用，但胃气不能直接到达四肢，必须依靠脾的运化。脾发生病变后不能将胃的津液输送出去，四肢就得不到水谷精气的濡养，脉道不通利，筋骨肌肉也得不到胃气的濡养，所以四肢也就失去其正常的功能活动。

《素问》　论脏腑之热相移※*

　　脾移热于肝，则为惊衄。肝移热于心，则死。心移热于肺，传为膈消。肺移热于肾，传为柔痓。肾移热于脾，传为虚，肠澼死，不可治。胞移热于膀胱，则癃溺血。膀胱移热于小肠，隔肠不便，上为口糜。小肠移热于大肠，为虑瘕，为沉。大肠移热于胃，善食而瘦，谓之食亦。胃移热于胆，亦曰食亦。胆移热于脑，则辛頞鼻渊，鼻渊者，浊涕下不止也，传为衄衊瞑目。故得之气厥也。

——《素问·气厥论》

　　【提要】　本论阐述疾病状态下脏腑之间的相互影响，提示治疗疾病时不但要考虑本脏腑的疾病，而且要注意脏腑关联，只有这样，才能全面地把握病情，收到预期的治疗效果。如脾之热邪移传于肝，则风热交炽而为惊骇、鼻衄；肝之热邪移传于心，风火相煽则阳极神绝而死等。

《灵枢》　论胃肠寒热※*

　　黄帝曰：便病人奈何？岐伯曰：夫中热消瘅则便寒，寒中之属则便热。胃中热则消谷，令人悬心善饥，脐以上皮热；肠中热则出黄如糜，脐以下皮寒。胃中寒则腹胀，肠中寒则肠鸣飧泄。胃中寒、肠中热则胀而且泄；胃中热、肠中寒则疾饥，小腹痛胀。

——《灵枢·师传》

　　【提要】　本论阐述胃肠寒热不调的病机和临床表现，主要包括胃、肠中热，胃、肠中寒，胃寒肠热和胃热肠寒等四类。

《难经》　论邪在六腑及邪在五脏※*

　　邪在六腑，则阳脉不和；阳脉不和，则气留之；气留之，则阳脉盛矣。邪在五脏，则阴脉不和；阴脉不和，则血留之；血留之，则阴脉盛矣。阴气太盛，则阳气不得相营也，故曰格。阳气太盛，则阴气不得相营也，故曰关。阴阳俱盛不得相营也，故曰关格。关格者，不得尽其命而死矣。

——《难经·三十七难》

【提要】　本论继承了《灵枢·脉度》的认识，阐述邪在六腑，则阳脉不和；邪在五脏，则阴脉不和，并对关格进行了简明扼要的解释。

寇宗奭　论脏腑病机※

夫人之生，以气血为本，人之病，未有不先伤其气血者。世有童男室女，积想在心，思虑过当，多致劳损。男则神色先散，女则月水先闭。何以致然？盖愁忧思虑则伤心，心伤则血逆竭，血逆竭，故神色先散，而月水先闭也。火既受病，不能荣养其子，故不嗜食。脾既虚，则金气亏，故发嗽，嗽既作，水气绝，故四肢干。木气不充，故多怒。鬓发焦，筋痿。候五脏传遍，故卒不能死，然终死矣。此一种于诸劳中最为难治，盖病起于五脏之中，无有已期，药力不可及也。若或自能改易心志，用药扶接，如此则可得九死一生。举此为例，其余诸劳，可按脉与证而治之。

——宋·唐慎微《重修政和经史证类备用本草·序例上·衍义总序》

【提要】　本论阐述由于内伤情志以致损及五脏而形成劳损的过程与机理。

刘完素　论脏腑虚损※*

论曰：虚损之疾寒热，因虚而感也。感寒则损阳，阳虚则阴盛，损自上而下……感热则损阴，阴虚则阳盛，故损自下而上……自上而损者，一损损于肺，皮聚而毛落；二损损于心，血脉虚少，不能荣于脏腑，妇人月水不通；三损损于胃，饮食不为肌肤。自下而损者，一损损于肾，骨痿不能起于床；二损损于肝，筋缓不能自收持；三损损于脾，饮食不能消克。

——金·刘完素《素问病机气宜保命集·卷下·虚损论》

【提要】　本论阐述虚损的两类病机：一种是阳虚阴盛，损自上而下，会损及肺、心、胃等脏腑；另一种是阴虚阳盛，损自下而上，会损及肾、肝、脾等脏腑。

戴思恭　火岂君相五志俱有论

火之为病，其害甚大，其变甚速，其势甚彰，其死甚暴。何者？盖能燔灼焚焰，飞走狂越，消烁于物，莫能御之。游行乎三焦虚实之两途：曰君火也，犹人火也；曰相火也，犹龙火也。火性不妄动，能不违道于常，以禀位听命运行造化，生存之机矣。夫人在气交之中，多动少静，欲不妄动，其可得乎？故凡动者，皆属火。龙火一妄行，元气受伤，势不两立。偏胜则病移他经，事非细故，动之极也，病则死矣。《经》所以谓一水不胜二火之火，出于天造。君相之外，又有厥阴、脏腑之火，根于五志之内，六欲七情激之，其火随起。大怒则火起于肝，醉饱则火起于胃，房劳则火起于肾，悲哀动中则火起于肺。心为君主，自焚则死矣。丹溪又启：火出五脏主病，曰：诸风掉眩，属于肝火之动也。诸痛疮疡，属于心火之用也。诸气膹郁，属于肺火之升也。诸湿肿满，属于脾火之胜也。经所谓一水不胜五火之火，出自人为。又考《内经》病机一十九条，内举属火者五：诸热瞀瘛，皆属于火；诸惊禁慄，如丧神守，皆属于火；诸气逆上，皆属于火；诸躁扰狂越，皆属于火；诸病胕肿，疼酸惊骇，皆属于火。而河间又广其说，火之致病者甚多，深契《内经》之意，曰：喘呕吐酸，暴注下迫，转筋，小便浑浊，腹胀大，鼓之有声，痈疽疡疹，瘤气结核，吐下霍乱，瞀郁肿胀，鼻塞鼻衄，血溢血泄，淋闭，身热恶寒，战栗惊惑，悲笑谵妄，衄蔑血污之病，皆少阳君火之火，乃真心小肠之气所为也。若瞀瘛暴喑，冒昧，躁扰狂越，骂詈惊骇，胕肿酸痛，气逆上冲，禁栗如丧神守，嚏呕疮疡，喉痹耳鸣及聋，呕涌溢食不下，目昧不明，暴注，瞤瘛，暴病暴死，此皆少阳相火之热，乃心包络三焦之气所为也，是皆火之变见于诸病也。谓为脉，虚则浮大，实则洪数。药之所主，各因其属。君火者，心火也，可以湿伏，可以水灭，可以直折之，惟黄连之属可以制之。相火者，龙火也。不可以湿折之，从其性而伏之，惟黄柏之属可以降之。

噫！泻火之法，岂止如此，虚实多端，不可不察。以脏气司之：如黄连泻心火，黄芩泻肺火，芍药泻脾火，柴胡泻肝火，知母泻肾火，此皆苦寒之味，能泻有余之火耳。若饮食劳倦，内伤元气，火不两立，为阳虚之病，以甘温之剂除之，如黄芪、人参、甘草之属。若阴微阳强，相火炽盛，以乘阴位，日渐煎熬，为火虚之病，以甘寒之剂降之，如当归、地黄之属。若心火亢极，郁热内实，为阳强之病，以咸冷之剂折之，如大黄、朴硝之属。若肾水受伤，其阴失守，无根之火，为虚之病，以壮水之剂制之，如生地黄、玄参之属。若右肾命门火衰，为阳脱之病，以温热之剂济之，如附子、干姜之属。若胃虚过食冷物，抑遏阳气于脾土，为火郁之病，以升散之剂发之，如升麻、干葛、柴胡、防风之属。不明诸此之类，而求火之为病，施治何所依据？故于诸经，集略其说，略备处方之用，庶免实实虚虚之祸也。

——元·朱丹溪《金匮钩玄·附录：火岂君相五志俱有论》

【提要】　本论阐述五志皆可化火的病机及其治疗方法。作者认为，五志化火为脏腑之火，与情志过激等内伤直接相关，如大怒则火起于肝，醉饱则火起于胃，房劳则火起于肾，悲哀动中则火起于肺。此外，还强调了临床遇到火证需要辨证施治，如实火当泻，虚火宜补，阴火须升，郁火发之等。

绮　石　心肾不交论

虚劳初起，多由于心肾不交，或一念之烦，其火翕然上逆，天精摇摇，精离深邃。浅者梦而遗，深者不梦而遗，深之极者漏而不止。其或症成骨痿，难于步履者，毕竟是少火衰微，则成阳虚一路，不为阴虚之症也。其单见心肾不交，滑精梦泄，夜热内热等候者，此为劳嗽之因，而未成其症也。其心肾不交，心火炎而乘金，天突急而作痒，咯不出，咽不下，喉中如有破絮黏塞之状，此劳嗽已成之症也。

——明·绮石《理虚元鉴·卷上·心肾不交论》

【提要】 本论阐述虚劳初起，多由于心肾不交所致。临床表现病轻者有梦而遗精，病重者无梦即遗精，或发展为骨痿，难于步履，或发展为劳嗽等。

《医学研悦》 论心肾不交※*

夫心肾者，万物之父母也。水火者，阴阳之征兆也。坎离者，阴阳之定位也。心肾者，坎离之配合也。水居坎位而肾配之，为阴中之阳；火居离位而心配之，为阳中之阴。心配离，离中虚，故心虚方能应物。心为一身之主，天君泰然，百体从令。苟碌碌营营，人事交战于胸中，则天君不泰，而百神不宁。故易重惩忿之学，以养其心，则心气和平，而得血以辅之，自无耗血损精之虞矣。以肾配坎，坎中实，故肾实则能全形。苟欲火燔炽，妄念日扰，则肾虚。故易重窒欲之学，则性命完而淫欲不生，性命之原固矣。《经》云：水为精，精中有神，是贵益精以全神；火为神，神中有精，又贵存神以固精。此心肾交养，所以为第一义也。古人制心肾丸、补心丹、养心丸，盖兼心肾而补之也。丹溪云：心为手少阴君火，肾为足少阴子水。少阴者，体也；水火者，用也。同体异用，不必虚至健忘、怔忡、惊悸、神志昏乱者，在所当用。即稍稍不足者，亦宜酌而养之。

——明·李盛春，等《医学研悦·治杂症验方·治杂症验方研悦卷之七·心肾说》

【提要】 本论阐述心肾不交的病机、临床表现和治疗原则。水为精，火为神，心肾交养则精中有神，神中有精，精神永固。若心肾不交，便会发生健忘、怔忡、惊悸、神志昏乱等症，临床可以用交养心肾之法进行治疗。

傅 山 论心肾不交※*

肾，水脏也。心，火脏也。是心、肾二经为仇敌，似乎不宜牵连而一治之。不知心、肾虽相克而实相须，无心之火则成死灰，无肾之水则成冰炭。心必得肾气以滋养，肾必得心火而温暖。如人惊惕不安，梦遗精泄，岂非心肾不交乎？人以惊惕不安为心之病，我以为肾之病；人以梦遗精泄为肾之病，我以为心之病。非颠倒也，实有至理焉。

——清·傅山《傅青主男科重编考释·脏治法门·心肾不交》

【提要】 本论阐述心肾不交的病机，指出了心病治肾和肾病治心的治疗原则。肾为水脏，心为火脏，"心必得肾气以滋养，肾必得心火而温暖"。临床上常可见到患者惊惕不安，其病机在于心失肾气滋养；再如梦遗精泄，其病机在于肾失心火温热。

冯兆张 论心肾不交※*

以五脏指而言之，惟心肾两家更劳，犹一家中之主父主母，离坎互为其配，水火互为其根，盖神明之用，无方无体，诚难言也。然枢机万物，神思百出者，非心之用乎？更曰：思之为害甚于欲，以劳心过极，并及于肾，肾藏志也，所以有"无子责乎心，发白责乎肾"之语，以其阴精上耗也。离阴既耗乎上，坎水岂能独充乎下？况节欲者少，嗜欲者多，上下更有分消者乎？

致其病更多更深而尤难治也……故脏者，藏也，阴也，宜藏而不宜见。《经》曰：阴者，真脏也。见则为败，败必死也。又曰：五脏者藏精气而不泻也，六腑者传化物而不藏也。故脏无泻法。至于肾者，尤为主蛰封藏之本，精之处也。有虚无实，更无泻之之理矣。

——清·冯兆张《冯氏锦囊秘录·卷二·脏腑心肾贵贱论》

【提要】 本论从心肾互根，阐述了心肾不交的病机。心、肾在五脏中如一家之父母，"离坎互为其配，水火互为其根"。劳心过极并及于肾会使阴精上耗，因为"离阴既耗乎上，坎水岂能独充乎下"。

2.3.4 奇恒之府病机

《素问》 论女子胞病机※*

月事不来者，胞脉闭也，胞脉者属心而络于胞中，今气上迫肺，心气不得下通，故月事不来也。帝曰：善。

——《素问·评热病论》

【提要】 本论阐述胞脉闭导致女子月事不来的病机。女子月事不来，是因水气阻滞，胞脉闭塞，胞脉属于心而络于胞中，现水气上迫于肺，使心气不得下通，所以胞脉闭而月经不来。

巢元方 论风邪入脑※

风头眩者，由血气虚，风邪入脑，而引目系故也。五脏六腑之精气，皆上注于目，血气与脉并于上系，上属于脑，后出于项中。逢身之虚，则为风邪所伤，入脑则脑转而目系急，目系急故成眩也。

——隋·巢元方《诸病源候论·卷二·风头眩候》

【提要】 本论阐述风邪入脑引起头眩的病机和临床表现，认为血气虚，风邪入脑，引动目系而致头眩为其根本原因。

《圣济总录》 论髓之虚实※

论曰：骨髓之病，应肝胆。若其腑脏有病，皆从髓生，热则应脏，寒则应腑。故髓虚者，脑痛不安，身常清栗；髓实者，身体烦躁，勇悍惊热。当随证以治之。

——宋·赵佶《圣济总录·卷第五十三·髓虚实》

【提要】 本论阐述骨髓之病的脏腑所属，认为骨髓实热时表现的症状与肝脏相关，骨髓虚寒时表现的症状与胆腑相应。

2.4 经络病机

2.4.1 经脉病机

《素问》 论六经病机※*

诊病之始，五决为纪，欲知其始，先建其母。所谓五决者，五脉也。是以头痛巅疾，下虚上实，过在足少阴、巨阳，甚则入肾。徇蒙招尤，目冥耳聋，下实上虚，过在足少阳、厥阴，甚则入肝。腹满䐜胀，支膈胠胁，下厥上冒，过在足太阴、阳明。咳嗽上气，厥在胸中，过在手阳明、太阴。心烦头痛，病在膈中，过在手巨阳、少阴。

——《素问·五脏生成》

【提要】 本论阐述六经病机及临床表现。论中六经三阴三阳，为手足三阳三阴经脉，内连脏腑，外及形体官窍。一旦人体发生疾病，即可通过外在临床表现和体征，反映出究竟何处为病。

《素问》 论六经之厥病机※*

帝曰：善。愿闻六经脉之厥状病能也。岐伯曰：巨阳之厥，则肿首头重，足不能行，发为眴仆。阳明之厥，则癫疾欲走呼，腹满不得卧，面赤而热，妄见而妄言。少阳之厥，则暴聋颊肿而热，胁痛，胻不可以运。太阴之厥，则腹满䐜胀，后不利，不欲食，食则呕，不得卧。少阴之厥，则口干溺赤，腹满心痛。厥阴之厥，则少腹肿痛，腹胀，泾溲不利，好卧屈膝，阴缩肿，胻内热。盛则泻之，虚则补之，不盛不虚以经取之。

太阴厥逆，胻急挛，心痛引腹，治主病者。少阴厥逆，虚满呕变，下泄清，治主病者。厥阴厥逆，挛腰痛，虚满前闭，谵言，治主病者。三阴俱逆，不得前后，使人手足寒，三日死。太阳厥逆，僵仆，呕血善衄，治主病者。少阳厥逆，机关不利，机关不利者，腰不可以行，项不可以顾，发肠痈不可治，惊者死。阳明厥逆，喘咳身热，善惊衄呕血。

手太阴厥逆，虚满而咳，善呕沫，治主病者。手心主、少阴厥逆，心痛引喉，身热，死不可治。手太阳厥逆，耳聋泣出，项不可以顾，腰不可以俯仰，治主病者。手阳明、少阳厥逆，发喉痹嗌肿痓，治主病者。

——《素问·厥论》

【提要】 本论阐述厥逆在六经的病机和特征性的临床表现。六经厥证症状之所以不同，主要是因为经脉循行的路线和所属脏腑的功能不同。《素问》所述六经是经络之经，与仲景《伤寒论》六经有所不同。

《素问》 论经络病机※*

帝曰：经络俱实何如？何以治之？岐伯曰：经络皆实，是寸脉急而尺缓也，皆当治之。故彐滑则从，涩则逆也。夫虚实者，皆从其物类始，故五脏骨肉滑利，可以长久也。帝曰：络气不足、经气有余何如？岐伯曰：络气不足、经气有余者，脉口热而尺寒也，秋冬为逆，春夏为从，治主病者。帝曰：经虚络满何如？岐伯曰：经虚络满者，尺热满、脉口寒涩也，此春夏死、秋冬生也。帝曰：治此者奈何？岐伯曰：络满经虚，灸阴刺阳；经满络虚，刺阴灸阳。

——《素问·通评虚实论》

【提要】　本论阐述经络俱实、络气不足经气有余、经虚络满、经满络虚等多种病机、临床表现和刺灸原则。

《素问》　论寒气与经脉※※

帝曰：愿闻人之五脏卒痛，何气使然？岐伯对曰：经脉流行不止，环周不休，寒气入经而稽迟，泣而不行，客于脉外则血少，客于脉中则气不通，故卒然而痛。

帝曰：其痛或卒然而止者，或痛甚不休者，或痛甚不可按者，或按之而痛止者，或按之无益者，或喘动应手者，或心与背相引而痛者，或胁肋与少腹相引而痛者，或腹痛引阴股者，或痛宿昔而成积者，或卒然痛死不知人有少间复生者，或痛而呕者，或腹痛而后泄者，或痛而闭不通者，凡此诸痛，各不同形，别之奈何？岐伯曰：寒气客于脉外则脉寒，脉寒则缩踡，缩踡则脉绌急，绌急则外引小络，故卒然而痛，得炅则痛立止；因重中于寒，则痛久矣。寒气客于经脉之中，与炅气相薄则脉满，满则痛而不可按也。寒气稽留，炅气从上，则脉充大而血气乱，故痛甚不可按也。寒气客于肠胃之间，膜原之下，血不得散，小络急引故痛，按之则血气散，故按之痛止。寒气客于侠脊之脉则深，按之不能及，故按之无益也。寒气客于冲脉，冲脉起于关元，随腹直上，寒气客则脉不通，脉不通则气因之，故喘动应手矣。寒气客于背俞之脉则脉泣，脉泣则血虚，血虚则痛，其俞注于心，故相引而痛。按之则热气至，热气至则痛止矣。寒气客于厥阴之脉，厥阴之脉者，络阴器系于肝，寒气客于脉中，则血泣脉急，故胁肋与少腹相引痛矣。厥气客于阴股，寒气上及少腹，血泣在下相引，故腹痛引阴股。寒气客于小肠膜原之间，络血之中，血泣不得注于大经，血气稽留不得行，故宿昔而成积矣。寒气客于五脏，厥逆上泄，阴气竭，阳气未入，故卒然痛死不知人，气复反则生矣。寒气客于肠胃，厥逆上出，故痛而呕也。寒气客于小肠，小肠不得成聚，故后泄腹痛矣。热气留于小肠，肠中痛，瘅热焦渴则坚干不得出，故痛而闭不通矣。

——《素问·举痛论》

【提要】　本论阐述寒气客于经脉脏腑的病机和临床表现。经脉是气血运行的渠道，在正常情况下，气血循行经脉流行不止，环周不休，以营养全身。若寒邪侵入经脉之中，则会使经脉凝缩，气血运行不畅，出现疼痛。寒邪侵犯经脉脏腑所引起的疼痛，由于邪侵的部位和程度不同，其痛亦有不同。

尤在泾　论邪循经脉乘心病机※※

五脏六腑任督支脉，皆络于心，是以各脏腑经脉，挟其淫气，自支脉上乘于心，皆能作痛。

然必有各脏腑病形与之相应。《经》云：心痛引少腹，上下无定处，溲便难者，取足厥阴；心痛腹胀啬然，大便不利，取足太阴；心痛短气，不足以息，取手太阴；心痛引背不得息，刺足少阴，不已，刺手少阳。此之谓也。

——清·尤在泾《金匮翼·卷六·心痛统论》

【提要】　本论阐述邪气循经脉支脉乘心作痛的病机和针刺原则。五脏六腑及任督皆有支脉络于心，有邪气自支脉上犯于心，皆可以引发心痛。观察心痛的伴随症状，可辨其邪气所来之处，方可"知犯何逆，随证治之"。

2.4.2　络脉病机

《灵枢》　论孙络之积※※

黄帝曰：愿尽闻其所由然。岐伯曰：其著孙络之脉而成积者，其积往来上下，臂手孙络之居也，浮而缓，不能句积而止之，故往来移行肠胃之间，水凑渗注灌，濯濯有音，有寒则䐜，腹满雷引，故时切痛。其著于阳明之经，则挟脐而居，饱食则益大，饥则益小。其著于缓筋也，似阳明之积，饱食则痛，饥则安。其著于肠胃之募原也，痛而外连于缓筋，饱食则安，饥则痛。其著于伏冲之脉者，揣之应手而动，发手则热气下于两股，如汤沃之状。其著于膂筋在肠后者，饥则积见，饱则积不见，按之不得。其著于输之脉者，闭塞不通，津液不下，孔窍干壅，此邪气之从外入内，从上下也。

——《灵枢·百病始生》

【提要】　本论阐述邪气留著在孙络而成积的病机。邪气留著孙络成积，主要包括留著在阳明经脉、肠胃之膜原、伏冲之脉、膂筋和输脉而成积。

巢元方　论心痛经络病机※

心为诸脏主，其正经不可伤，伤之而痛者，则朝发夕死，夕发朝死，不暇展治。其久心痛者，是心之支别络脉，为风邪冷热所乘痛也，故成疹不死，发作有时，经久不瘥也。

——隋·巢元方《诸病源候论·卷之十六·心痛病诸候·久心痛候》

【提要】　本论从经络病机角度，阐述心痛病机。心之正经不可伤，伤之则死。久心痛者，多为心支别络受伤，被风邪冷热所伤，所以发作有时，经久不愈。

2.4.3　奇经八脉病机

《素问》　论督脉病机※※

督脉者……此生病，从少腹上冲心而痛，不得前后，为冲疝；其女子不孕，癃、痔、遗溺、嗌干。

——《素问·骨空论》

【提要】　本论阐述督脉为病的病机和表现。督脉起于少腹，过会阴部，连肾，沿人体后背上行，上额交巅顶，入络于脑。督脉发生的疾病，是气从少腹向上冲心而痛，不能大小便，称之为"冲疝"。女子则表现为不孕、小便不利、痔病、遗尿、嗌干等证。

王叔和　论奇经八脉病

奇经之为病何如？然：阳维维于阳，阴维维于阴。阴阳不能相维，怅然失志，容容不能自收持。阳维为病，苦寒热；阴维为病，苦心痛。阴跷为病，阳缓而阴急；阳跷为病，阴缓而阳急。冲之为病，逆气而里急。督之为病，脊强而厥。任之为病，其内苦结，男子为七疝，女子为瘕聚。带之为病，苦腹满，腰容容，若坐水中状。此奇经八脉之为病也。

——晋·王叔和《脉经·卷二·平奇经八脉病》

【提要】　本论阐述奇经为病的病机和临床表现。

喻　昌　论奇经之病关乎营卫**

问：奇经之病，亦关营卫否？曰：奇经所主，虽不同正经之病，其关于营卫，则一也。其阴不能维于阴，怅然自失志者，营气弱也；阳不能维于阳，溶溶不能自收持者，卫气衰也。阳维为病，苦寒热者，邪入卫而主气也；阴维为病，苦心痛者，邪入营而主血也。《经》所谓"肺卫心营者"是也。阴跷为病，阳缓而阴急，阳病而阴不病也；阳跷为病，阴缓而阳急，阴病而阳不病也。此等病，多于正病中兼见之，惟识其为营卫之所受也，则了无疑惑矣。盖人身一气周流，无往不贯，十二经脉有营卫，奇经八脉亦有营卫，奇经附属于正经界中者，得以同时并注也。由阳维、阴维、阳跷、阴跷推之，冲脉之纵行也，带脉之横行也，任脉之前行也，督脉之后行也，孰非一气所流行耶？一气流行，即得分阴分阳矣，营卫之义，亦何往而不贯哉？

——清·喻昌《医门法律·卷一·一明营卫之法·营卫论（附答营卫五问）》

【提要】　本论阐述营卫流行于经脉之中，故奇经八脉病变都与营卫变化有关。

张锡纯　论冲脉病机

人之血海，其名曰冲，在血室之两旁，与血室相通，上隶于胃阳明经，下连于肾少阴经，有任脉以为之担任，督脉为之督摄，带脉为之约束，阳维、阴维、阳跷、阴跷，为之拥护，共为奇经八脉。此八脉与血室，男女皆有。在男子，则冲与血室为化精之所；在女子，则冲与血室实为受胎之处。《内经·上古通天论》（编者按：当为《上古天真论》）所谓"太冲脉盛，月事以时下，故有子"者是也。是以女子不育，多责之冲脉。郁者理之，虚者补之，风袭者祛之，湿盛者渗之，气化不固者固摄之，阴阳偏胜者调剂之。冲脉无病，未有不生育者。而愚临证实验以来，凡其人素无他病，而竟不育者，大抵因相火虚衰，以致冲不温暖者居多。

——民国·张锡纯《医学衷中参西录·前三期合编·第八卷·治女科方·温冲汤》

【提要】 本论阐述冲脉为病，女子不育的病机。作者认为，冲脉的病机主要有郁滞、风袭、湿盛、气虚和阴阳不调和，其中又以相火虚衰、冲不温暖居多。

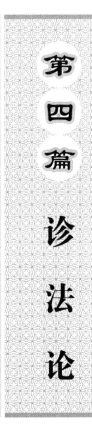

第四篇 诊法论

概　要

【诊法论】　诊法是中医临床所采用的望、闻、问、切等四诊及其他诊察疾病技术，用以了解患者的病史、病情、搜集病人的症状与体征，作为辨病与辨证的基础。中医临床诊察的四种方法，常常综合加以运用以更加全面系统了解病情。本范畴主要介绍望诊、闻诊、问诊、脉诊和按诊相关理论论述。其中，望诊主要包括全身望诊、局部望诊、舌诊和小儿望诊；闻诊介绍辨听语声呼吸和嗅闻异常气味；问诊阐述询问患者有关发病的各类情况；脉诊主要通过切脉测知脉象变化以了解病情，包括诊脉原理、要诀、部位与方法，平人脉象和病人脉象；按诊介绍触按患者身体部位，如尺肤、胸腹、脐部等，测知异常征象，以了解病变状况。中药诊法不限于此，临床综合运用多种诊法，有利于提高临床诊断的准确性。

1

诊 道 论

1.1 诊 察 内 容

◀《素问》 论四诊合参※*▶

善诊者，察色按脉，先别阴阳；审清浊，而知部分；视喘息、听音声，而知所苦；观权衡规矩，而知病所主；按尺寸，观浮沉滑涩，而知病所生。以治无过，以诊则不失矣。

——《素问·阴阳应象大论》

【提要】 本论阐述四诊合参的重要意义。诊法就是通过察色、按脉、问所苦、听声音等诸法合参，来了解和分析疾病的原因。四诊合参，是中医整体观念在诊断学上的具体体现，对于从不同角度全面了解病情，判断症状、体征的真假和标本，进而分析病机、辨证施治，具有重要指导作用。

◀《素问》 理色脉通神明※*▶

岐伯曰：色脉者，上帝之所贵也，先师之所传也。上古使僦贷季理色脉而通神明，合之金木水火土，四时八风六合，不离其常，变化相移，以观其妙，以知其要，欲知其要，则色脉是矣。色以应日，脉以应月，常求其要，则其要也。夫色之变化以应四时之脉，此上帝之所贵，以合于神明也。

——《素问·移精变气论》

【提要】 本论阐释中医诊法的实践要求，即医者需要深入研究与精准把握色脉，且应综合考虑五行、四时、八风、六合的多种因素及其变化的规律，并从这些奥妙的变化中，寻找到诊病的依据。

◀《素问》 论能合色脉可以万全※*▶

五脏之气，故色见青如草兹者死，黄如枳实者死，黑如炲者死，赤如衃血者死，白如枯骨者死，此五色之见死也。青如翠羽者生，赤如鸡冠者生，黄如蟹腹者生，白如豕膏者生，黑如乌羽者生，此五色之见生也。

心之合脉也，其荣色也，其主肾也。肺之合皮也，其荣毛也，其主心也。肝之合筋也，其荣爪也，其主肺也。脾之合肉也，其荣唇也，其主肝也。肾之合骨也，其荣发也，其主脾也。生于心如以缟裹朱，生于肺如以缟裹红，生于肝如以缟裹绀，生于脾如以缟裹瓜蒌实，生于肾如以缟裹紫，此五脏所生之外荣也。

色味当五脏，白当肺辛，赤当心苦，青当肝酸，黄当脾甘，黑当肾咸。故白当皮，赤当脉，青当筋，黄当肉，黑当骨。

夫脉之小大、滑涩、浮沉，可以指别。五脏之象，可以类推。五脏相音，可以意识。五色微诊，可以目察。能合色脉，可以万全。

——《素问·五脏生成》

【提要】　本论阐述了五脏之恶色与常色，五体、五色、五味与五脏的对应关系，提出综合运用脉诊、望诊、闻诊等多种诊察方法，对于疾病诊断具有重要价值，即"能合色脉，可以万全"。

《素问》　诊有十度

诊有十度，度人脉度、脏度、肉度、筋度、俞度。阴阳气尽，人病自具……不知并合，诊故不明……是以圣人持诊之道，先后阴阳而持之，奇恒之势乃六十首，诊合微之事，追阴阳之变，章五中之情，其中之论，取虚实之要，定五度之事，知此乃足以诊。

——《素问·方盛衰论》

【提要】　本论阐述全面诊断的重要性。唐·王冰注："度各有二，故二五为十度也。""二"，即阴阳。所提出的"十度"，即为人身生理与病证之诊纲，故凡病亦无不具见于此。

《灵枢》　论色脉相参

黄帝问于岐伯曰：余闻之，见其色，知其病，名曰明；按其脉，知其病，命曰神；问其病，知其处，命曰工。余愿闻见而知之，按而得之，问而极之，为之奈何？岐伯曰：夫色脉与尺之相应也，如鼓桴影响之相应也，不得相失也。此亦本末根叶之出候也，故根死则叶枯矣。色脉形肉，不得相失也，故知一则为工，知二则为神，知三则神且明矣。黄帝曰：愿卒闻之！岐伯答曰：色青者，其脉弦也。赤者，其脉钩也。黄者，其脉代也。白者，其脉毛。黑者，其脉石。见其色而不得其脉，反得其相胜之脉，则死矣；得其相生之脉，则病已矣。

——《灵枢·邪气脏腑病形》

【提要】　本论阐述在诊断过程中，需要将脉象和病色的变化互相参照，进行分析综合，以推断和分析病情。一般来说，色脉表现一致为顺，色脉表现不一致为逆。例如面红唇赤，舌红苔黄，为邪热盛的病色，若脉见洪数或滑数，则脉色一致，多为新病，易治。若脉洪数而面色苍白，则脉色不符，多为久病，难治。《素问·脉要精微论》说："征其脉小色不夺者，新病也；征其脉与五色俱夺者，此久病也；征其脉与五色俱不夺者，新病也。"

《难经》　论四诊合参[**]

《经》言：望而知之谓之神，闻而知之谓之圣，问而知之谓之工，切脉而知之谓之巧。何谓也？然。望而知之者，望见其五色，以知其病。闻而知之者，闻其五音，以别其病。问而知之者，问其所欲五味，以知其病所起所在也。切脉而知之者，诊其寸口，视其虚实，以知其病，病在何脏腑也。《经》言：以外知之曰圣，以内知之曰神。此之谓也。

——《难经·六十一难》

【提要】　本论提出的神、圣、工、巧之论，并非将四诊的临床价值分出等级，而是强调其各自的重要性以及掌握这些技巧的难易程度。搜集临床资料则要求客观、准确、系统、全面、突出重点，这就必须"四诊并用""四诊并重""四诊合参"。

朱丹溪　治病先观形色然后察脉问证论[*]

《经》曰：诊脉之道，观人勇怯、肌肉、皮肤，能知其情，以为诊法也。凡人之形，长不及短，大不及小，肥不及瘦。人之色，白不及黑，嫩不及苍，薄不及厚。而况肥人湿多，瘦人火多；白者肺气虚，黑者肾气足；形色既殊，脏腑亦异，外证虽同，治法迥别。所以肥人贵脉浮，瘦人贵脉沉，躁人疑脉缓，缓人疑脉躁，以其不可一概观也。

——元·朱丹溪《格致余论·治病先观形色然后察脉问证论》

【提要】　本论阐述诊脉时需要结合患者的勇怯性格、肌肉丰瘦、皮肤色泽等不同个体特点，多方面因素综合考量。同时，从人之形、色、脉等方面，举例说明患者个体的差异性和特殊性。

张介宾　论四诊合参[**]

凡诊病之法，固莫妙于脉，然有病脉相符者，有脉病相左者，此中大有玄理。故凡值疑似难明处，必须用四诊之法，详问其病由，兼辨其声色，但于本末先后中，正之以理，斯得其真。若不察此，而但谓一诊可凭，信手乱治，亦岂知脉证最多真假，见有不确，安能无误？且常诊者知之犹易，初诊者决之甚难，此四诊之所以不可忽也。故《难经》以切居四诊之末，其意深矣。陶节庵亦曰：问病以知其外，察脉以知其内，全在活法二字，乃临证切脉之要诀也。此义惟汪石山言之最详，并附于后卷。

——明·张介宾《景岳全书·五卷·脉神章·四诊》

【提要】　本论阐述了临床遇有疑难病症，不可仅凭脉象，而应四诊合参综合加以分析判断。

喻 昌 申治病不疏五过之律

凡诊病，不问三常，不知比类，不察神志，不遵圣训，故犯无忌，医之过也。

凡未诊病者，必问尝贵后贱，虽不中邪，病从内生，名曰脱营。尝富后贫，名曰失精。五气留连，病有所并，粗工诊之，不在脏腑不变形躯。诊之而疑，不知病名，身体日减，气虚无精，病深无气，洒洒然时惊。病深者，以其外耗于卫，内夺于营，良工所失，不知病情，此亦治之一过也。过在不问病情之所始也。

凡欲诊病者，必问饮食居处。暴乐暴苦，始乐后苦，皆伤精气，精气竭绝，形体毁沮。暴怒伤阴，暴喜伤阳，厥气上行，满脉去形，愚医治之，不知补泻，不知病情，精华日夺，邪气乃并，此治之二过也。过在不知病人七情所受，各不同也。

善为脉者，必以比类奇恒，从容知之，为工而不知道，此诊之不足贵，此治之三过也。比类之法，医之所贵，如老吏判案，律所不载者，比例断之，纤悉莫逃也。奇恒者，审其病之奇异平常也。从容者，凡用比类之法，分别病能，必从容参酌，恶粗疏简略也。

诊有三常，必问贵贱，封君伤败，及欲侯王，故贵脱势，虽不中邪，精神内伤，身必败亡。始富后贫，虽不中邪，皮焦筋屈，痿躄为挛。医不能严，不能动神，外示柔弱，乱至失常，病不能服，则医事不行，此治之四过也。此过由于不能戒严病者，令之悚然神动，蠲除忧患，徒外示柔弱，委曲从人也。凡诊者，必知终始，有知余绪，切脉问名，当合男女。离绝菀结，忧恐喜怒，五脏空虚，血气离守，工不能知，何术之语？

察气色之终始，知病发之余绪，辨男女之顺脉，与七情内伤。故离间亲爱者，魂游；绝念所怀者，意丧；菀积所虑者，神劳；结固余怨者，志苦；忧愁者，闭塞而不行；恐惧者，荡惮而失守；盛怒者，迷惑而不治；喜乐者，惮散而不藏。由是八者，故五脏空虚，血气离守，工不思晓，又何言医？

尝富大伤，斩筋绝脉，身体复行，令泽不息，故伤败结。留薄归阳，脓积寒热。粗工治之，亟夺阴阳，身体解散，四肢转筋，死日有期。医不能明，不问所发，惟言死日，亦为粗工，此治之五过也。

非分过损，身体虽复，津液不滋，血气内结，留而不去，薄于阳脉，则化为脓，久积腹中，则外为寒热也。不但不学无术者为粗工，即使备尽三世经法，而诊不辨三尝，疗不慎五过，亦为粗略之医也。

凡此五者，受术不通，人事不明也。

——清·喻昌《医门法律·申明〈内经〉法律·申治病不疏五过之律》

【提要】 本论在《内经》"疏五过"的基础上，详细论述了"申治病不疏五过之律"。论中认为"凡诊者，必知终始，有知余绪，切脉问名，当合男女"，可为后世借鉴。五过，即不问病情之所始；不知病人七情所受各不同；不知比类奇恒，不能从容知之；不能戒严病者，令之悚然神动，蠲除忧患，徒外示柔弱，委曲从人；医不能明，不问所发，惟言死日。

喻 昌 合色脉论

喻昌曰：合色脉之法，圣神所首重，治病之权舆也。色者目之所见，脉者手之所持，而合之于非目非手之间，总以灵心为质。《内经》云：上古使僦贷季，理色脉而通神明，合之金、木、水、火、土、四时、八风、六合，不离其常，是则色脉之要，可通神明。直以之下合五行休王，上副四时往来，六合之间，八风鼓坼，不离常候。咸可推其变化而前知，况人身病机乎？又云：色之变化，以应四时之脉，此上帝之所贵，以合于神明也。所以远死而近生，是色之变化于精明之间者，合之四时之脉，辨其臧否，蚤已得其生死之征兆，故能常远于死而近于生也。常远于死而近于生，宁不足贵乎？其谓善诊者，察色按脉，先别阴阳；审清浊而知部分；视喘息，听音声，而知所苦；观权衡规矩，按尺寸，观浮沉滑涩，而知病所生。是由色脉以参合于视息听声，相时而求病所生之高下中外矣。精矣！微矣！要未可为中人以下者道也。是以有取于上工、中工、下工三等，上工十全九，中工十全七，下工十全六。故云：善调尺者，不待于寸；善调脉者，不待于色，有根本枝叶之分矣。然必能参合三者而兼行之，更为本末皆得之上工也。合之维何？五脏之色在王时见者，春苍、夏赤、长夏黄、秋白、冬黑。五脏所主外荣之常，白当肺当皮，赤当心当脉，黄当脾当肉，青当肝当筋，黑当肾当骨。五脏之脉，春弦、夏钩、秋毛、冬石，强则为太过，弱则为不及。四时有胃曰平，胃少曰病，无胃曰死。有胃而反见所胜之脉，甚者今病，微者至其所胜之时而病。合其色脉而互推之，此非显明易遵者乎？仲景亦出方便法门，谓寸口脉动者，因其王时而动。假令肝色青而返白，非其时色脉见，皆当病。盖两手太阴经之脉，总称寸口，因其王时而动者，肝王色青，其脉之动当微弦，设反见赤色，反得毛脉，至其所不胜之时而死矣。惟本王之色，脉青而且弦，为得春令之正。此外不但白色毛脉为鬼贼，即见赤、黄、黑之色，得钩、代、石之脉，皆当主病，特有轻重之分耳。《内经》言法已详，仲景复以金针度之，学者可不明哉？

律一条

凡治病不合色脉，参互考验，得此失彼，得偏遗全，只名粗工。临证模糊，未具手眼，医之罪也。

——清·喻昌《医门法律·卷一·一明合色脉之法·合色脉论》

【提要】　本论阐述色脉合参理论内容，提出医者需要静心凝神体会色脉。色应与脉相应，且与四时相符，故"色脉以参合于视息听声，相时而求病所生之高下中外"，对临床具有重要提示作用。

张璐　色脉

或问：人身四肢百骸，脏腑经络诸病，皆取决于三部。究竟脉属何类？动是何气？而诊之之法，一如古圣所言否？答言：脉本营气所主，为气血之源，故能出入脏腑，交通经络，行于肯綮之间，随气上下鼓动。其指下发现之端，或清或浊，或小或大，或偏小偏大。虽言秉赋不同，实由性灵所发，非可一途而取。纵古圣曲为摩写形象，以推阴阳寒热之机，然亦不过立法大义。明眼之士，贵在圆机活泼，比类而推，何难见垣一方人。盖脉之显著虽微，而所关最巨。其受气在混沌未分之先，流行在胚胎方结之际。天地万物，靡不皆然。如璇玑玉衡，江海潮汐，此天地脉运之常也。白虹贯日，洪水滔天，此天地脉络之病也。穷冬闪电，九夏雹冰，此天地气交之乱也。天愁雨血，地震生毛，此天地非常之变也。至于夏暑冬寒，南暄北冽，乃天地阴阳之偏。人在气交之中，脉象岂能无异？时值天地之变，诊切安得不殊？试观草木无心，其皮干茎叶，皆有脉络贯通，以行津液。顽石无知，亦中怀脉理，以通山泽之气。适当亢燠阴霖，严寒酷暑，则木石皆为变色，况于人乎？姑以脉之常度言之：其始从中焦，循肺一经，而之三部，由中达外，为身中第一处动脉，较诸他处不同。古人虽有浮沉滑涩等辨论之法，然究其源，有形之脉，乃水谷之精所布，禀乎地也；其鼓运之象，是无形之气所激，禀乎天也；而交通天地之气，和合阴阳生生不息之机，此则禀乎气交也。况此气血之属，原不可以方圆端倪，即如人之面目，虽五官无异，及细察之千万人中，从未有一雷同者。《经脉别论》云：诊脉之道，观人勇怯、骨肉、皮肤，能知其情，以为诊法。故上古使僦贷季，理色脉而通神明。夫色者神气之所发，脉者血气之所凭，是以能合色脉，万举万全。得其旨，则心目昭如日月，洵非下士可得而拟议焉。《阴阳应象论》言：善诊者，察色按脉，先别阴阳。审清浊而知部分，视喘息，听声音，而知病所苦。观权衡规矩，而知病所主。按尺寸浮沉滑涩，而知病所生。以治则不失矣。此即"能合色脉，万举万全"之互辞。然其所重，尤在适其性情。故诊不知五过四失，终未免为粗工也。迩来病家亦有三般过差：一者匿其病情，令猜以验医之工拙；一者有隐蔽难言之病，则巧为饰词，以瞒医师；一者未脉先告以故，使医溺于成说，略不加详，虽老成名宿，未免反费推敲，多有自认错谬，喻之不省者。苟非默运内照，鲜不因误致误也。

　　坐次一人问言：夫子每云，能合色脉，万举万全。设或深闺窈窕，密护屏帏，不能望见颜色，又当何如？曰：是何言之不聪也。尼父有云：举一隅，不以三隅反。但须验其手腕色泽之苍白肥瘠，已见一斑。至若肌之滑涩，理之疏密，肉之坚软，筋之粗细，骨之大小，爪之刚柔，指之肥瘦，掌之厚薄，尺之寒热，及乎动静之安危，气息之微盛。更合之以脉，参之以证，则气血之虚实，情性之刚柔，形体之劳逸，服食之精粗，病苦之逆顺，皆了然心目矣。复问五色之应五脏，愚所共知。余皆学人未谙，愿卒闻之，以启蒙昧。曰：某所谓色脉者，仓公五色诊也，乃玉机不刊之秘，知者绝罕。其间奥妙，全在资禀色泽，以参脉证。如影随形，守一勿失。《灵枢》所谓"粗守形，上守神者"，即此义也。夫神者，色也；形者，质也。假令黄属脾胃。若黄而肥盛，胃中有痰湿也；黄而枯癯，胃中有火也；黄而色淡，胃气本虚也；黄而色黯，津液久耗也；黄为中央之色。其虚实寒热之机，又当以饮食、便溺消息之。色白属肺。白而淖泽，肺胃之充也；肥白而按之绵软，气虚有痰也；白而消瘦，爪甲鲜赤，气虚有火也；白而夭然不泽，爪甲色淡，肺胃虚寒也；白而微青，或臂多青脉，气虚不能统血也；若兼爪甲色青，则为阴寒之证矣；白为气虚之象，纵有失血发热，皆为虚火，断无实热之理。苍黑属肝与肾。苍而理粗，筋骨劳勚也；苍而枯槁，营血之涸也；黑而肥泽，骨髓之充也；黑而瘦削，阴火内戕也；苍黑为下焦气旺，虽犯客寒，亦必蕴为邪热，绝无虚寒之候也。赤属心，主三焦。深赤色坚，素禀多火也；赤而䐃坚，营血之充也；微赤而鲜，气虚有火也；赤而索泽，血虚火旺也；赤为火炎之色，只虑津枯血竭，亦无虚寒之患。大抵火形人，从未有肥盛多湿者，即有痰嗽，亦燥气耳。若夫肌之滑涩，以征津液之盛衰；理之疏密，以征营卫之强弱；肉之坚软，以征胃气之虚实；筋之粗细，以征肝血之充馁；骨之大小，以征肾气之勇怯；爪之刚柔，以征胆液之淳清；指之肥瘦，以征经气之荣枯；掌之厚薄，以征脏气之丰歉；尺之寒热，以征表里之阴阳。《论疾诊尺》云：尺肤热甚，脉盛躁者，病温也。其脉盛而滑者，病且出也。尺肤寒，其脉小者，泄少气。斯皆千古秘密，一旦豁然，询是临机应用，信手拈来，头头是道底第一义，稔须着眼。

——清·张璐《诊宗三昧·色脉》

【提要】　本论阐述人体色脉的形成与变化的内在机理，及作者诊察时的经验之谈。论中首先取象于天地气候、草木物理之情状变化，类比人体经脉之流行状况；并提出脉象反映了水谷精气、自然之气等，且因人而异。如何处理这种细微的差异？作者认为，脉为血气所凭，色为神气所发。因此，临床诊察患者时，尚需综合参考其他诊法的结果。特别是患者的个体化差异，如个人难言之隐等尤需仔细询问，不可遗漏。论中还指出了患者在诊病过程中的三类过失：隐匿病情、不诚实相告和误导医生。其次，作者提出了闺中女子可采用诊腕察病的变通方法，通过了解"肌之滑涩，理之疏密，肉之坚软，筋之粗细，骨之大小，爪之刚柔，指之肥瘦，掌之厚薄，尺之寒热，及乎动静之安危，气息之微盛"，结合患者其他方面的因素综合分析，有利于辨证处方。最后，作者对五色对应的病机，进行了详析的阐释。通篇体现了作者关于色脉诊法的主要观点，显示了其丰富的临床经验，具有一定的实际指导意义。

江涵暾　望闻问切论

望者看形色也，闻者听声音也，问者访病情也，切者诊六脉也。四事本不可缺一，而唯望与问为最要。何也？盖闻声一道，不过审其音之低高，以定虚实，嗽之闷爽，以定升降，其他则无可闻者。切脉一道，不过辨其浮沉以定表里，迟数以定寒热，强弱以定虚实，其他则胸中了了，指下难明。且时大时小，忽浮忽沉，六脉亦难定准，故医家谓据脉定症，是欺人之论也。惟细问情由，则先知病之来历；细问近状，则又知病之深浅。而望其部位之色，望其唇舌之色，望其大小便之色，病情已得八九矣。而再切其脉，合诸所问所望，果相符否。稍有疑义，则默思其故。两两相形，虚与实相形，寒与热相形，表与里相形。其中自有把握之处，即可定断。慎斯术也以往，其无所失矣。

——清·江涵暾《笔花医镜·卷一·望闻问切论》

【提要】　本论强调四诊合参的重要性，认为四诊中之望、问二者较之闻声、切脉相对客观，故甚为关键。

章　楠　望闻问切

望闻问切，名曰四诊，医家之规矩准绳也。四诊互证，方能知其病源，犹匠之不能舍规矩而成器皿也。盖望者，望面色之明晦、舌苔之有无，以辨病邪之轻重进退也。闻者，闻声音之怯壮、语言之伦次，以辨神气之爽昧强弱也。问者，问得病之由、痛苦之处，以辨内伤外感、脏腑经络，尤为紧要也。切者，切脉之浮沉迟数、有力无力，以辨虚实阴阳，而与外证参合逆顺吉凶也。

是故圣贤垂法，首重四端，明哲相传，从无二致。奈何习俗相沿，往往不肯尽言病情。若妇女藏于帏幕，不能望其神色，便伸手就诊，欲试医者之术。殊不知一脉所主非一病，一病所现非一脉。若不察外证而凭脉用药，未有不误人性命者。假如脉浮弦数动，证现畏寒身热头痛，则为外感之邪；倘无畏寒身热等证，则为阴虚内伤。此一脉所主，非止一病矣。又如病热者，其脉则数；若热甚伤气，其脉反迟。此一病所现，非止一脉矣。有实证而脉反微弱似虚者，以其邪气壅遏也；有虚证而脉反强旺似实者，以其元气发露也。由此类推，难以枚举。故有舍脉从证者，审其脉假而证真也。有舍证从脉者，审其证假而脉真也。设不互相参合，焉能辨其为假为真。真假不辨，虚虚实实，害即随之。昧者不觉，委之天命，良可慨也。

人之就医者，欲求愈疾也。若反使益疾，岂仁人之心哉。患病之人，不知医理，每蹈此弊，无怪其然。业医者，任司命之重，若不遵古圣法度，反随俗尚，自诩技高，而误人性命，宁无冥报之可畏耶。虽轻小之病，原有可以切脉而知者，不过谈言微中，何足自炫。且自轩岐作《灵》《素》，反覆辨论，备详证状。继而扁鹊述《难经》，有曰，假令得某脉，其外证作某状者为某病；无某状者，非某病也。汉张仲景，为医门之圣，著《伤寒论》，乃方书之鼻祖。详分六经治例，微妙入神，全在辨证。其论脉，则曰：大浮数动滑为阳，沉涩弱弦微为阴。又曰：阳证见阴脉者死，阴证见阳脉者生。可见自古医圣，莫不以脉证互印。是四诊之不可偏废，岂不彰彰乎哉！

——清·章楠《医门棒喝·卷之四·望闻问切》

【提要】 本论阐述望、闻、问、切四诊的基本内容，强调了四诊互相参合，多方面因素综合分析，才能确保临床辨证施治的准确性。

余国佩 望闻问切论

古人以四诊察病，其理甚微。医家意诚心静，以神观察，方有得处。

面色不问青黄赤白黑，俱以"气色"二字审之。五色应五脏者，青属木，黄属土，赤属火，白属金，黑属水。平时五色之应本为常，病时另见则为变。有五色不应五脏者，此又变中之变，惟以神气为要。神气二者不但在面，必兼看目以察之，神气遍历百体，仍当以通身会之。湿病色必暗晦，或变为黄为黑。如黄疸变黑，古称阴黄，属虚寒，其实不然。由湿热化燥，治用清润必效，设用温补则误。古谓六气皆从火化，火化燥尤易也。燥病色必干赤，甚则变枯而黑，多烦渴，初起津液未甚耗，亦有渴不能饮者，窍多干涩，或目光炯炯，燥又变火矣。或遍身强硬而痛，或肌肤刺痛手不可扪，或筋挛，骨痿，肠拘似块、伛偻难伸，凡物干则必缩，理有然也。故以"燥湿"二字察其病机，"动静"二字审其寒热。热者必烦而动，寒者必倦而静。不拘燥湿之病，面色有宝光隐隐在内，外现润泽津采者，虽病无危。其余部位之应脏腑不必尽拘。

五音以宫属土、商属金、角属木、徵属火、羽属水，而应五脏，此亦古人据常理而言也，若临症则其声未必尽依五音见症。况五音亦可推移变换，如商音可犯宫，宫音又可转商是也。又如一字虽有平上去入四者之别，其实只有平仄二声，故惟以燥、湿、寒、热四症配四声最简、最切。又以燥、湿二音合乎平仄，其义尤明。凡湿病声必低平，燥病声必厉仄，多呻吟干哕，化火则多语言，或谵语妄动狂躁，其声似破似哑，或喘或咳，咳声不扬，或多太息气短，听之似有干涩不相接续之象。湿病其声似乎壅塞不宣而又低平懒言，又古谓瓮中作声，或默默无言，或昏昏倦怠，或多嗽、多痰、多睡，或多噫气，周身酸软而痛、沉重难展，或已化热土蒸心肺，致令神识不清、喃喃自语，或昏昏迷睡。

至于问病之状，神清能言者则得细察病情，或昏不能言必问旁人，再以神色合参，然后诊脉，脉法已载《察脉神气论》中。

然此四诊，其神非笔墨所能传，医家诚心会意，方能有得。诊视之法，务必清心凝神，临症自可了了。盖人之神明在有意无意时，一会即觉，不宜过泥，泥则私意一起，医家与病人神气相混，反觉疑似，难以捉摸矣，此又诊视之妙理，古所未发者，医家果能神静意诚，灵机活泼，自然会悟。

——清·余国佩《医理·望闻问切论》

【提要】　本论阐述望、闻、问、切四诊各自的诊察内容要点，作者着重以燥、湿二纲为病机主线加以说明，提出"以燥湿二字察其病机，动静二字审其寒热"确属卓见。

1.2　诊 法 原 理

《灵枢》　论司外揣内※*

岐伯曰：日与月焉，水与镜焉，鼓与响焉。夫日月之明，不失其影，水镜之察，不失其形，鼓响之应，不后其声，动摇则应和，尽得其情。

黄帝曰：窘乎哉，昭昭之明不可蔽。其不可蔽，不失阴阳也。合而察之，切而验之，见而得之，若清水明镜之不失其形也。五音不彰，五色不明，五脏波荡，若是则内外相袭，若鼓之应桴，响之应声，影之应形。故远者司外揣内，近者司内揣外，是谓阴阳之极，天地之盖，请藏之灵兰之室，弗敢使泄也。

——《灵枢·外揣》

【提要】　本论阐述脏腑与体表是内外相应的关系，是中医诊法的基本原理之一。外，指因疾病而表现出的症状、体征；内，指脏腑等内在的状态。通过观察外部的表现，可以测知内脏的变化，从而了解疾病发生的部位、性质，认清内在的病机本质，便可解释显现于外的症状。故《灵枢·本脏》亦说："视其外应，以知其内脏，则知所病矣。"

朱丹溪　能合色脉可以万全

欲知其内者，当以观乎外；诊于外者，斯以知其内。盖有诸内者形诸外。苟不以相参，而断其病邪之逆顺，不可得也。为工者深烛厥理，故望其五色，以青黄赤白黑，以合于五脏之脉，穷其应与不应；切其五脉，急大缓涩沉，以合其五脏之色，顺与不顺。诚能察其精微之色，诊其微妙之脉，内外相参而治之，则万举万全之功，可坐而致矣。《素问》曰：能合色脉，可以万全，其意如此。

原夫道之一气，判而为阴阳，散而为五行，而人之所禀皆备焉。夫五脉者，天之真，行血气，通阴阳，以荣于身；五色者，气之华，应五行，合四时，以彰于面。惟其察色按脉而不偏废，然后察病之机，断之以寒热，归之以脏腑，随证而疗之，而获全济之效者，本于能合色脉而已。假令肝色如翠羽之青，其脉微弦而急，所以为生；若浮涩而短，色见如草滋者，岂能生乎？心色如鸡冠之赤，其脉当浮大而散，所以为顺；若沉濡而滑，色见如衃血者，岂能顺乎？

脾色如蟹腹之黄，其脉当中缓而大，所以为从；若微弦而急，色见如枳实者，岂能从乎？肺色如豕膏之白，其脉当浮涩而短，所以为吉；若浮大而散，色见如枯骨者，岂能吉乎？以至肾色见如乌羽之黑，其脉沉濡而滑，所以为生；或脉来缓而大，色见如焰者，死。死生之理，夫惟诊视相参。既以如此，则药证相对，厥疾弗瘳者，未之有也。抑尝论之，容色所见，左右上下，各有其部；脉息所动，寸关尺中，皆有其位。左颊者肝之部，以合左手关位，肝胆之分，应于风木为初之气；颜为心之部，以合于左手寸口，心与小肠之分，应于君火，为二之气；鼻为脾之部，合于右手关脉，脾胃之分，应于湿土，为四之气；右颊肺之部，合于右手寸口，肺与大肠之分，应于燥金，为五之气；颐为肾之部，以合于左手尺中，肾与膀胱之分，应于寒水，为终之气；至于相火，为三之气，应于右手，命门三焦之分也。若夫阴阳五行，相生相胜之理，当以合之于色脉而推之也。是故《脉要精微论》曰：色合五行，脉合阴阳。《十三难》曰：色之与脉，当参相应。然而治病万全之功，苟非合于色脉者，莫之能也。《五脏生成》篇云：心之合脉也，其荣色也。夫脉之大小滑涩沉浮，可以指别；五色微诊，可以目察；继之以能合色脉，可以万全。谓夫赤脉之至也，喘而坚；白脉之至也，喘而浮；青脉之至也，长而左右弹；黄脉之至也，大而虚；黑脉之至也，上坚而大。此先言五色，次言五脉，欲后之学者望而切之以相合。厥后扁鹊明乎此，述之曰：望而知之谓之神，切脉而知之谓之巧，深得《内经》之理也。下迨后世，有立方者，目之曰神巧万全，厥有旨哉。

——元·朱丹溪、明·程充《丹溪心法·能合色脉可以万全》

【提要】　本论阐述司外揣内的基本依据，承袭《内经》《难经》等经典的学术观点，并举例若干加以辨析，认为色脉合参，多种诊法综合运用对于临床实践具有重要的参考意义。

徐灵胎　症脉轻重论

人之患病，不外七情六淫，其轻重死生之别，医者何由知之？皆必问其症，切其脉，而后知之。然症脉各有不同，有现症极明，而脉中不见者；有脉中甚明，而症中不见者。其中有宜从症者，有宜从脉者，必有一定之故。审之既真，则病情不能逃，否则不为症所误，必为脉所误矣。故宜从症者，虽脉极顺而症危，亦断其必死；宜从脉者，虽症极险而脉和，亦决其必生。如脱血之人，形如死状，危在顷刻，而六脉有根，则不死。此宜从脉不从症也。如痰厥之人，六脉或促或绝，痰降则愈，此宜从症不从脉也。阴虚咳嗽，饮食起居如常，而六脉细数，久则必死。此宜从脉不宜从症也。噎膈反胃，脉如常人，久则胃绝而脉骤变，百无一生。此又宜从症不从脉也。如此之类甚多，不可枚举。总之，脉与症分观之，则吉凶两不可凭；合观之，则某症忌某脉，某脉忌某症，其吉凶乃可定矣。又如肺病忌脉数，肺属金，数为火，火刑金也。余可类推，皆不外五行生克之理。今人不按其症，而徒讲乎脉，则讲之愈密，失之愈远。若脉之全体，则《内经》诸书详言之矣。

——清·徐灵胎《医学源流论·卷上·脉·症脉轻重论》

【提要】　本论阐述脉证合参的重要性。疾病表现是多种多样的，医者需要通过诊察临床表现，抓住能够反映疾病本质的内容。这一本质，或表现于症状体征，或表现于脉象，故诊断有从脉不从症和从症不从脉两种说法。归根结底，需要医者需要综合全面分析病情，做到脉证合参。

2
望 诊 论

2.1 望 诊 统 论

《灵枢》 论五色独决于明堂※*

黄帝问于岐伯曰：余闻刺有五官五阅，以观五气。五气者，五脏之使也，五时之副也。愿闻其五使当安出？岐伯曰：五官者，五脏之阅也。黄帝曰：愿闻其所出，令可为常。岐伯曰：脉出于气口，色见于明堂。五色更出，以应五时，各如其常，经气入脏，必当治里。帝曰：善！五色独决于明堂乎？岐伯曰：五官已辨，阙庭必张，乃立明堂。明堂广大，蕃蔽见外，方壁高基，引垂居外，五色乃治。平博广大，寿中百岁。见此者，刺之必已。如是之人者，血气有余，肌肉坚致，故可苦以针。

——《灵枢·五阅五使》

【提要】 本论阐述五气是五脏精气反映在体表的气色，与五时的气候相符。一方面，通过观察五官可以检查五脏精气反应于外的状况；另一方面，由于五时气候的变化，面部会出现五色的交替。此外，论中还讨论了面部望诊的分部及临床意义等，对后世望诊理论与实践发展具有重要影响。

蒋示吉 非时勿望论*

《脉要精微论》曰：切脉动静，而视精明。察五色，观五脏，有余不足，六腑强弱，形之盛衰，以此参伍，决死生之分。夫死生，人之大关也。决之者岂可易易？故必参伍脉色、脏腑形气。然其参伍之时，卒然临之可乎？故诊法曰：常以平旦，阴气未动，阳气未散，饮食未进，经脉未盛，络脉调匀，血气未乱，故可诊有故。切动静，视精明，察五色，苟非其时，吉凶奚可决哉？

今为望色者禁：劳后勿望，怒后勿望，醉后勿望，大饱勿望，大饥勿望。勿望者，恐气色为劳怒之气所夺，而不能洞悉病情也。《刺禁》曰：大惊大恐，必定其气而刺之。乘车来者，卧而休之，如食顷乃刺之；出行来者，坐而休之，如行十里顷乃刺之；斯言也，固为刺法之要旨。然亦可旁通乎望色，故予述之，知言者将有择焉。

——清·蒋示吉《望色启微·非时勿望论》

【提要】　本论阐述望诊的时机和心法要诀，强调医者在望诊时的禁忌和望诊的重要性。告诫医生"劳后勿望，怒后勿望，醉后勿望，大饱勿望，大饥勿望"，对提高诊断准确性具有一定意义。

汪宏　五方望法相参

夫人之有是身也，资始于天，资生于地，禀精气以成形，藉阴阳而赋命。顾天地有五方之殊，斯气化有五行之异，风土于焉而变，气色由是而分矣。《经》曰：东方之人多青，南方之人多赤，西方之人多白，北方之人多黑，中央之人多黄，此相应之谓也。然相应者色之常，不相应者色之变，或常或变，而无过不及者，平色也；或常或变，而有过不及者，病色也。要之天包地外，地在天中，天气胜地气为顺，地气胜天气为逆。五色之见，或不合乎五方之正色，而合乎四时之平色者，常也，承天而时行地道也。不合乎四时，而与声音脉症相生者，病之顺者也。不合乎四时，而与声音脉症相克者，病之逆者也。五色之变，可比例而参观也。析而言之，一方之间，一邑之内，地形有高下，则风气有寒温，地形有燥湿，则风气有刚柔。风气既感于中，形色必应于外。是故坚土之人刚，弱土之人柔，垆土之人大，沙土之人细，息土之人美，耗土之人丑。山林之民毛而方，得木气多也；川泽之民黑而津，得水气多也；丘陵之民专而长，得火气多也；坎衍之民晳而瘠，得金气多也；原隰之民，丰肉而庳，得土气多也。望其容貌，瞻其颜色，近者小异，远者大异，皆可以风气之寒温，而知其色脉之常变焉，以色脉之生克，而知其病症之顺逆焉。凡四海之大，十室之小，苟有诸中，必形诸外。准其情，察其理，相其势，度其时，引而伸之，触类而长之，风土虽变，气色虽异，岂能外乎五行哉？散之在理，则有万殊；统之在道，则无二致矣。

——清·汪宏《望诊遵经·卷上·五方望法相参》

【提要】本论阐述了人体常色、体态、容貌等受到地域风土影响而形成的差异及其原理。

汪宏　居养望法相参

形志苦乐不同，气体居养各异。老少强弱既讲，富贵贫贱须详。藜藿之家，原难例于肉食；文绣之体，岂可比之布衣。贫贱者，形容枯槁，面貌黧黑，因受酷热严寒之困；富贵者，身体柔脆，肌肤肥白，缘处深闺广厦之间。此居养之不齐，而气色所由异者也。或谓富贵多虚，其治宜补；贫贱多实，其治宜攻。殊不知道贵融通，虚实勿拘于黑白；法嫌执滞，补泻宜察其浅深。况乎劳其筋骨，饿其体肤，贫贱恒多空乏；食必大牢，出必乘车，富贵岂少强盛哉。是故治疗之则，必审其因；诊视之方，当观其证。五官面貌，无不变色易容；二便均调，要皆舍标从本。见于面，益于背，生色根心；察其理，聆其音，诚中形外。用是见微知著，因此识彼。证治本于岐黄，针灸循其规矩。汤遵仲景，博采众方；药效神农，参观本草。此圣人之遗范，实医士之格言也。

——清·汪宏《望诊遵经·卷上·五方望法相参》

【提要】本论阐述了由于居养生活条件的不同，造成人体常色、形态、语声的差异，临床需要综合考察。

周学海 外诊撮要※

外诊繁矣。以面色、目色、舌苔三者为大纲。兹撮其有关生死要诊者著于篇，欲睹其详，有拙著《外诊简摩》在。

目色，主五脏。面色，主六腑。舌苔，主辨表里寒热，血气存亡者也。前人分气与色为二，又分光与色为二，其说甚精，具在《外诊简摩》中。

《灵枢·五色》篇论面色有所起所向。凡色起处，必紧而深厚；所向处，必渐浅而锐。故曰：上锐首空上向，下锐下向。察其起于何部，便知病起何脏；所向何部，便知病入何脏。以此参考病证，决其吉凶。

凡察面色，以初见而乍视之为准，又须兼正面、侧面并看之，须知粗老与枯燥不同，明润与浮焰不同。大抵面色不怕浓浊，而怕夭薄；不怕满面，而怕一线。

凡察面色，以初起如粟、如珠、如丝者为真，又须察其色深连肉里。若满面滞晦者，气也，光也，虽甚枯暗，常主病而不主死，以其肉里色犹润焉。

脉有真脏，色亦有真脏。凡黄色深重，如土堆于皮面，或绕眉目，或绕颧鼻，或绕唇口，皆大凶。

鬓前两太阳下及耳前为福德部。忽滞晦者，将病也。常滞晦者，肾与膀胱阳气不足也。又主身世偃蹇。忽明而浮焰者，凶也。渐明者，久病将愈也。常明者，主康强安乐。常赤者，主有血分燥热病，又主劳碌风波。又两鬓匀圆，性情宽厚有福；细长下垂，多机心也。

面色以天中为主，赤色黑色为最忌。若见如粟如豆，即凶。他部有色应之，其祸更速。孕妇赤色主产厄，平人男妇并主兵厄火厄。

面目色，宜相生，忌相克。病人面色生目色，其愈速；目色生面色，其愈迟；目色克面色，其死迟；面色克目色，其死速。凡病日加剧而面色愈见光焰，目光愈似有神，胜于平日者凶。

面色散漫，主病而已。若入窍为入门户井灶，主凶。《千金方》言之甚详。入窍者，即入眉目鼻孔口吻也。凡面色两部色并起，渐见相连者，凶。

凡久患湿痰困重人，脾湿肝郁，山根下多见一横道滞暗。若内含微赤者，伏热也，色虽深重，不死。旁连目胞，下及两颧，即凶。

凡绕鼻准、两迎香紫黯，而鼻准、两颧与唇俱光浮似肿者，下体有杨梅疮也，不治。

凡面色，起于内部而外行者，内部渐开，主病散。故满面色虽恶，而印堂、山根、鼻准明润深厚者，虽困无危。起于外部而内行者，主病深，为凶。自下上行过颧，自上下行过目，皆凶。又《内经》谓：男子左为逆，右为从。女子右为逆，左为从。

凡察目，旧以四白为忌，其实不然。久病，胞肉消瘦能无露白乎？当以黑睛为主，瞳仁紧敛，边际分明，神光内涵者，寿相也，虽困无危。瞳仁暴大及缩小，边际散漫，神光昏浊皆忌。小儿初生，瞳仁宽大者夭；白睛黄者，湿热也；青睛黄者，湿热甚也，亦主血虚；黑睛黄者，肾虚也。黄甚者皆为疸。瘰疬、痈疽有赤脉贯瞳子，不治。平人白睛常多赤脉者，主有大风波，天中及两眉两颧，有赤色应之即发。

凡察舌，须分舌苔舌质。舌苔虽恶，舌质如常，胃气浊恶而已。苔从舌里生出，刮之不能全净者，气血尚能交纽，为有根也。

凡舌苔，以匀薄有根为吉。白而厚者，湿中有热也。忽厚忽薄者，在轻病为肺气有权，在困病为肾气将熄。边厚中薄或中道无苔者，阴虚血虚也。中道一线深陷，极窄如隙者，胃痿也。舌根高起，累累如豆，中路人字纹深广者，胃有积也。舌上星点，赤而鼓起者，胃热也；在两旁主肝热，在尖主心热。淡而陷下者，胃虚也；在小儿为有滞、有虫。望似有苔，一刮即净，全无苔迹者，血虚也。一片厚苔，或黄或白，如湿粉所涂，两边不能渐匀渐薄者，胃绝也。

黑苔者，血瘀也。灰苔者，血瘀而挟痰水也。妇人伤寒时病，最易生黑苔，不得遽以为凶。旧法，黑苔以芒刺燥烈，湿润细腻分寒热。历诊瘀血苔黑，虽内热而不遽起刺。有烟瘾人，苔易燥刺，而非必内有真热，不过肺胃津伤耳。凡见灰黑二苔，总宜兼用行血，其证寒热甚者，必神昏谵语；无寒热者，必胸肋有一块结热，内烦而夜不安眠也。若僵缩言语不利，或身重不能转侧及一边不能眠乃凶。

舌枯晦而起刺者，血燥热极也。虽结黑壳，犹有生者；光平如镜，乃凶。亦有平人，胃中夙有冷痰瘀血，舌上常见一块光平如镜，临诊宜详问之。又凡有痞积及心胃气疼者，病时舌苔多见怪异，妇科尤甚。

凡久病，齿光无垢者凶。齿枯黄似垢非垢，或虽有垢而一刷即净而全无者，皆肾气将绝也。唇青，黯淡无华也。人中满，宽纵不能起棱也。唇吻反，两吻下垂，如弓反也。凡察耳，宜与面目同色。若不同者，视其好恶，辨其生克，以决之。耳轮忽枯如尘垢者，凶也。平人面色苍润，而耳轮常焦黑而不枯者，反为肾气充实之相。

凡身瘦肉削，而筋与骨紧附，皮与肉紧著者，及皮肤虽枯燥白屑，而未跌结起粟者，无虑也。若筋骨相离，皮肉相离，宽纵如颓囊者，皮上如麻豆累手，身虽热无汗，但背心、心窝、额上、准上有汗者，手掌、食指、大指后露骨者，目胞四围深隐如削者，项后大筋正中深陷如坑者，并大忌之。大筋两旁陷者，常也。正中不陷，无妨。盖肌肉脂膏消瘦，可也。筋络腠理枯缩废弛，不可也。形养于血，色生于血，病重血浊，病久血虚，形色相应，常也。血乱血散，血枯血死，形色不相应，非常之变也。

——清·周学海《重订诊家直诀·卷下·外诊撮要》

【提要】 本论以面色、目色、舌苔三方面为纲，详细论述了望诊的临床意义，论中还包括了齿诊、耳诊、形诊等方面的内容。论中阐述的许多内容，对临床实践有重要意义。如色诊中色起处，外观为紧而深厚，可测知病起何脏；色所向部，外观为渐浅而锐，可测病入何脏。再如"大抵面色不怕浓虫，而怕天薄；不怕满面，而怕一线"等，均是经验之谈。

2.2 全身望诊论

2.2.1 望神

《素问》 论察神的重要性※※

黄帝问曰：余闻揆度奇恒，所指不同，用之奈何？岐伯对曰：揆度者，度病之浅深也；奇恒者，言奇病也。请言道之至数，五色脉变，揆度奇恒，道在于一。神转不回，回则不转，乃失其机，至数之要，迫近以微，著之玉版，命曰合玉机。

——《素问·玉版论要》

【提要】 本论虽以论述色诊可量病浅深，以常知变，实际却强调了察神的重要性。神是指人体生生之机，色脉变化是神气状态之外现，故色脉均贵有神。如果色脉无神，是人体生生之机已趋灭绝，病也就十分危重了。

周之干 论神气※*

目者，一身之精华所萃，色藏于内而发见于外，有神则精明光彩，黑白如常；实则阳光灿烂，虚则阴翳朦胧。若失其神，则昏昧不明，远近不辨。

——明·周之干《周慎斋遗书·卷三·二十六字元机·验》

【提要】 本论阐述望神要着重考察两目的神采。中医学有"目者，心之使也""五脏六腑之精气皆上注于目而为之精"的说法。因此，观察两目之功能活动正常与否，可测知全身脏腑精气的虚实，即反映人体神气盛衰。

张介宾 神气存亡论*

以形证言之，则目光精彩，言语清亮，神思不乱，肌肉不削，气息如常，大小便不脱。若此者，虽其脉有可疑，尚无足虑，以其形之神在也。若目暗睛迷，形赢色败，喘急异常，泄泻不止，或通身大肉已脱，或两手寻衣摸床，或无邪而言语失伦，或无病而虚空见鬼，或病胀满而补泻皆不可施，或病寒热而温凉皆不可用，或忽然暴病，即沉迷烦躁，昏不知人，或一时卒倒，即眼闭口开，手撒遗尿。若此者，虽其脉无凶候，必死无疑，以其形之神去也。

——明·张介宾《景岳全书·二卷·传忠录（中）·神气存亡论》

【提要】 本论阐述神之存亡对疾病预后的重要指示意义，说明通过望神可以知虚实、测预后、决生死。本论还讨论了得神、失神等具体临床表现，形象生动。

喻 昌 论望神※*

人之五官百骸，赅而存者，神居之耳。色者，神之旗也。神旺则色旺，神衰则色衰，神藏则色藏，神露则色露。

——清·喻昌《医门法律·卷一·一明望色之法·望色论（附律一条）》

【提要】 本论阐述面部及全身皮肤的色泽荣润或枯槁，是脏腑精气盛衰的重要表现，可测知神气的状态。

石寿棠 察神气※*

《经》曰：望而知之之谓神。既称之曰神，必能以我之神，会彼之神。夫人之神气，栖于二目，而历乎百体，尤必统百体察之。察其清浊，以辨燥湿；察其动静，以辨阴阳；察其有无，以决死生。如是而望始备，而望始神。春山先生曰：人之神气，在有意无意间流露最真，医者清心凝神，一会即觉，不宜过泥，泥则私意一起，医者与病者神气相混，反觉疑似，难于捉摸。此又以神会神之妙理也。

——清·石寿棠《医原·卷上·望病须察神气论》

【提要】 本论阐述望色之法的目的，在于诊察患者的神气。望色的内容，不仅在于观察颜色、光泽、部位等细节，最重要的是对于患者色泽的整体状态——神的获取。这种神气，渗透在全身各个部位，在临床诊治中是医者需要首先把握的，而且这种把握应当一会即知。如果仔细反复端详，反而会造成患者神气的不自然呈现。这种"以神会神"的认识，是符合临床实际的。春山先生，为清代新安医家余国珮。石氏许多学术观点受到余国珮的影响和启发。

2.2.2 察色

《素问》 论五色※*

夫精明五色者，气之华也。赤欲如白裹朱，不欲如赭；白欲如鹅羽，不欲如盐；青欲如苍璧之泽，不欲如蓝；黄欲如罗裹雄黄，不欲如黄土；黑欲如重漆色，不欲如地苍。五色精微象见矣，其寿不久也。

——《素问·脉要精微论》

【提要】 本论以具体实物的颜色作对比，形象地阐述依五色来判断五脏精气的盛衰及五色"欲"与"不欲"的要点。论中分别详述了善色和恶色的差异，善色说明虽病而脏腑精气未衰，恶色则说明脏腑精气已败，对判断疾病的预后具有重要的指导意义。

《素问》 论色诊要旨※*

客色见上下左右，各在其要。其色见浅者，汤液主治，十日已。其见深者，必齐主治，二十一日已。其见大深者，醪酒主治，百日已。色夭面脱，不治，百日尽已。脉短气绝死。色见上下左右，各在其要。上为逆，下为从。女子右为逆，左为从；男子左为逆，右为从。易，重阳死，重阴死。阴阳反作，治在权衡相夺。奇恒事也，揆度事也。

——《素问·玉版论要》

【提要】 本论阐述望面部色泽可知病情之深浅，判断脏腑气血虚实，进而可采用相应的治则治法针对性加以治疗。同时，根据面色异常的部位，能够推断出病势之顺逆轻重，为临床提供参考。

张仲景　论望色※*

问曰：病人有气色见于面部，愿闻其说。师曰：鼻头色青，腹中痛，苦冷者死（一云腹中冷，苦痛者死）；鼻头色微黑色，有水气；色黄者，胸上有寒；色白者，亡血也。设微赤非时者死；其目正圆者痉，不治。又色青为痛，色黑为劳，色赤为风，色黄者便难，色鲜明者有留饮。

　　　　　　　　　　　　　　——汉·张仲景《金匮要略·脏腑经络先后病脉证第一》

　　【提要】　本论阐述面部望色在临床上的应用。论中举鼻为代表并结合面部进行望色，指示医者在望色时应注意分部，每因分部不同，主病亦不同；同时还应结合整个面部，进行全面观察，不能仅限于某个局部。值得注意的是，由于同一色泽，主病不尽相同，故还应结合全身其他具体病情进行分析，辨证才能全面。

《中藏经》　五色脉论*

面青，无右关脉，脾绝，木克土；面赤，无右寸脉，肺绝，火克金；面白，无左关脉，肝绝，金克木；面黄，无左尺脉，肾绝，土克水；面黑，无左寸脉，心绝，水克火。五绝者死。凡五绝者当时即死，非其时则半岁死。五色虽见，而五脉不见，即非死者矣。

　　　　　　　　　　　　　　——六朝·佚名氏《中藏经·卷上·五色脉论》

　　【提要】　本论运用五行生克原理，将五脏所反映的面色与左右寸口脉位的变化进行关联分析，阐述了五脏功能衰败的基本表现。如面青反映肝之邪气亢盛，右关脉对应脾胃之功能，无右关脉说明脾胃的功能受到肝气的影响，呈现衰败的表现。余如此类推。论中还指出五脏功能衰败的预后，与天时关系密切。如脾之衰败，时当春令，则预后不佳；若非春季，则能够迁延半年。临床还有另一种情况，尽管面色呈现出某脏邪气偏胜的情况，但是脉象并没有出现典型的变化，一般预后良好。本论意在强调色脉合参的临床意义。

赵　佶　察色精微章

形色，天性也，色为有变。盖留动而生，吻合五行，上下左右，皆有定位。至其妙应四时，难测难穷。兹为微诊，惟能察精明以揆奇常，以通神明，望而可知，所以进乎智而与乎神也。（庄子曰：留动而生色，物成生理谓之形。形体保神，各有仪则谓之性。然则形色之有天性也明矣。岂不以形无变而色有变，皆有自然之理。故吻合五行，而兆见于金木水火土之应也。色见于上，伤神之兆也，故上为逆。色见于下，病生之气也，故下为从。色见于左者，左为阳，男子得之为从。色见于右，者右为阴，女子得之为从，是皆有定位而不可易者也。至其妙应四时，则色白脉毛者应秋，色青脉弦者应春，色黑脉石者应冬，色赤脉洪者应夏色，黄脉代者应长夏及四季，是皆难测难穷。兹为微诊，不易知也。精明五色者，气之华也。能察精明，则可以揆奇常而得病之经权，可以通神明而该贯乎幽隐。彼有五色，此可望而知也，尽此者，其进乎智而与乎神者乎。故曰：望而知之谓之神。）

　　故青赤见于春，赤黄见于夏，黄白见于长夏，白黑见于秋，黑青见于冬，是谓五脏之生者，以五行之相继也。得肝脉色见青白，心脉见赤黑，脾脉见黄青，肺脉见白赤，肾脉见黑黄，是谓真藏之见者，以五行之相克也。（青，木也；赤，火也；当春之时，木旺而能生火，木不绝也，故青赤见于春。赤，火也；黄，土也；当夏之时，火旺而能生土，火不绝也，故赤黄见于夏，举此则黄白见于长夏，白黑见于秋，黑青见于冬，可以类推也。是谓五脏之生者，以五行之相继也如此。肝脉弦，得弦者色见乎青白，青为白所胜也。心脉钩，得钩者色见乎赤黑，赤为黑所胜也。举此则脾脉代而见黄青，肺脉毛而见白赤，肾脉石而见黑黄，可以类推也。是谓真藏之见者，以五行之相克也如此。望而知之，其将有得于此乎。）

　　滋荣者其气生，如翠羽、鸡冠、蟹腹、豕膏、乌羽是也。枯夭者其气败，如草兹、衃血、枳实、枯骨、如炲是也。于其夺否，知病新故。于其浅深，知治久近。于其上行，知病愈甚。于其下行，知病方已。或从内走外，或从外走内，变化隐显，岂一端而已哉。（五脏六腑其荣在面，脏腑未弱则发而为滋荣，脏腑已亏则发而为枯夭。滋荣者其气生，故肝之色青如翠羽，心之色赤如鸡冠，脾之色黄如蟹腹，肺之色白如豕膏，肾之色黑如乌羽，此五色见而生。枯夭者其气败，肝病而青如草兹，心病而赤如衃血，脾病而黄如枳实，肺病而白如枯骨，肾病而黑如炲，此五色见而败。于夺否知病新故者，验其脉小、色不夺者，新病也；验其脉大、其色夺者，久病也。于其浅深知治久近者，其脉浮者浅，浅则其病近；其脉沉者深，深则其病久；其色上行者病益甚，其色下行如云彻，散者病方已。五色各有藏部，有外部，有内部。其色从外部走内部者，其病从外走内也；其色从内部走外部者，其病从内走外也。由是言之，则变化隐显，岂一端而已哉。知其不一，从而审之，医之妙也。）

　　若乃肺风而眉白，心风而口赤，肝风而目青，脾风而鼻黄，肾风而肌黑，以风善行数变故尔。肝热而左颊赤，肺热而右烦赤，心热而颜赤，脾热而鼻赤，肾热而颐赤，以诸热皆属于火故尔。（风盛于藏，而色见于形。风善行数变，故色亦随之。故《风论》曰：肺风之状，诊在眉上，其色白。心风之状，诊在口，其色赤。肝风之状，诊在目下，其色青。脾风之状，诊在鼻上，其色黄。肾风之状，诊在肌上，其色黑。热盛于脏，色见于面。热属于火，故色亦随之。《刺热论》曰：肝热病者左颊赤，左者肝之位故也。肺热病者右颊赤，右者肺之位故也。心热病者颜先赤，炎上者火之位故也。脾热病者鼻先赤，中者脾之位故也。肾热病者颐先赤，润下者水之位故也。）

　　以至青黑为痛，黄赤为热，白为寒，以五气不同故尔。鼻端青为腹冷，黑为水气，白为无血，黄为胸寒，赤为有风，鲜明为留饮，以五色取决于此故尔。然审病者，又加以脾真为本。盖脾真之黄，是谓天五之气。五色五明，病虽持久而面黄必生者，谓其真气外荣也。（青与黑，木相水而寒极，故为痛。黄与赤，土相火而合气，故为热。白金也，金气清，故为寒。鼻者，中岳之象，土之位。五色寓此而见焉。鼻端青为腹冷者，木克土也。腹，坤也。鼻端黑为水气者，水极而土病也。鼻端白为无血者，金旺而火困也。黄为胸寒者，胸，中部也。赤为有风者，火疾风生也。鲜明为留饮者，土克水也。此五色见于鼻者如此。其审病又皆以脾真为本焉。《五脏生成》论云：面黄目青，面黄目赤，面黄目白，面黄目黑者，皆不败也。所以不败者，天五之气存焉故也。若乃病虽持久，面色黄者必生，亦以真气之所荣也，岂非脾真者中和之气欤。）

　　此数者虽皆成法，然自非必净必清，见晓于冥冥。以神遇而不以目视，官知止而神欲行，则眉睫之闲，欲其万全者难矣。黄帝所谓：积神于心，属意勿去。诚得诸此。（制而用之存乎法，推而行之存乎人。察色之微，其法多矣。自非必净必清，见晓于冥冥。以神遇而不以目视，官知止而神欲行，则目力或殆，欲其万全难矣。岂非推而行之，有待于人乎。此黄帝所以谓积神于心，属意勿去也。苟能积神属意，独造精微之妙，则可以望而知之矣。）

——宋·赵佶《圣济经·卷四·察色精微章》

【提要】　本论基于《内经》的论述，对望色的内容进行了详细阐释。主要包括色诊的原理，常色和病色的临床表现、五脏色诊的方法、脾真对于五色的重要意义以及察色时的心态等。

刘完素　察色论*

论曰：声合五音，色合五行，声色符合，然后定立脏腑之荣枯。若滋荣者，其气生如翠羽、鸡冠、蟹腹、豕膏、乌羽是也；枯夭者，其气败如草兹、衃血、枳实、枯骨、如怡是也。至如青赤见于春，赤黄见于夏，黄白见于长夏，白黑见于秋，黑青见于冬，是谓五脏之生者，以五行之相继也。得肝脉色见青白，心脉色见赤黑，脾脉色见黄青，肺脉色见白赤，肾脉色见黑黄，是谓真脏之见者，以五行之相克也。若乃肺风而眉白，心风而口赤，肝风而目青，脾风而鼻黄，肾风而肌黑，以风善行数变故尔。肝热而左颊赤，肺热而右颊赤，心热而颜赤，脾热而鼻赤，肾热而颐赤，以诸热皆属火故尔。以至青黑为痛，黄赤为热，青白为寒，以九气不同故尔。鼻青为腹水，黑为水气，白为无血，黄为胸寒，赤为有风，鲜明为留饮，而五色取决于此故尔。然审病者，又皆以真脾之为本。盖真脾之黄，是谓天之气，五色又明，病虽久而面黄必生者，以其真气外荣也。此数者，虽皆成法，然自非心清，见晓于冥冥，不能至于此。故五色微诊，而以目察尤难。《难经》曰：望而知之谓之神。为见五色于外，故决死生也。

——金·刘完素《素问病机气宜保命集·卷上·察色论》

【提要】　本论秉承《内经》关于色诊的论述，阐述面目之五色是五脏精气光华的反映。因此，对"色"的诊察可以测知疾病，运用五行学说，对五色与时间、邪气等的关系进行辨析，有助于临床辨证。此外，还提出真脾之黄的概念，认为这种色泽是真气外荣的表现。

孙一奎　望色

昔肥今瘦，主痰。大肉脱去，主不治。平人消瘦，主脾热。眼眶黑，主内有痰。鼻色青，主腹中痛，苦冷者死。鼻色微黑者，有水气。鼻色黄，主小便难。鼻色白者，属气虚。鼻色赤者，属肺热。鼻色鲜明者，有留饮。鼻孔干燥者，必衄血。鼻色燥如烟煤者，是阳毒热极。鼻孔冷滑色黑者，是阴毒冷极。鼻流浊涕者，属风热。鼻流清涕者，是肺寒。鼻孔癖胀者，属肺热有风。

唇口焦红者吉，唇口焦黑者凶。唇口俱肿赤者，是热极。唇口俱青者，是寒极。唇口舌苔断纹者，难治。唇口燥裂者，是脾热。唇青舌卷者，死。唇吻色青者，死。环口黧黑者，死。口张气直出者，死。齿燥无津液者，是阳明热极。前板齿燥兼脉虚者，是中暑。齿如热者，难治。耳色黑枯燥者，是肾惫。

目赤唇焦舌黑者，属阳毒。目薰黄色暗者，属湿毒。目黄兼小便利，大便黑，小腹满痛者，属蓄血。目瞑者，将欲衄血。目之白睛黄，兼冷无热，不渴，脉沉细者属阴黄。两眦黄者，病欲愈。凡开目见人者，属阳；闭目不欲见人者，属阴。睛昏不识人、目反上视、睛小瞪、目直视、目邪视、目睛正圆、戴眼反折、眼胞陷下，此八者皆死证。目睛微定，暂时稍转动者，属痰。目中不了了，睛不和，不明白者，此因邪热结实在内。不了了者，谓见一半目、不见一半目是也。舌肿者，难治。舌出者，死。

面颧颊赤在午后，此虚火上升，不可作伤寒治。面赤脉数无力，此伏阴病。其证烦躁引饮，虚阳上升，面赤脉沉细，此少阴病。外热内寒，阴盛格阳，宜温，误用寒凉者，死。面赤脉弦数，此少阳病，宜小柴胡和解。缘面赤，赤乃阳气怫郁在表，汗不彻之故，宜发汗。面部通赤色，此阳明表证未解，不可攻里，宜解肌。面唇青，是阴寒极。面青兼舌卷囊缩，亦是阴寒。面青兼小腹绞痛，是夹阴伤寒。面目身黄，兼小水短涩，是湿热。面目身黄，兼小腹满硬痛，小便利，是蓄血伤寒。面白为无神，或汗多，或脱血所致。面白人不宜大汗。黑气在鱼尾相牵入太阳者，死；黑气自人中入口者，死；黑气自入耳目鼻舌者，死。面黑人在伤寒，内涉虚，不宜参术大补。

——明·孙一奎《赤水玄珠·卷十九·伤寒门·望色》

【提要】 本论阐述临床望诊的基本内容，包括望全身、望鼻、唇、口、齿、耳、目、面等，并分析了相应病机和预后。

喻 昌 望色论

喻昌曰：人之五官百骸，赅而存者，神居之耳。色者，神之旗也。神旺则色旺，神衰则色衰，神藏则色藏，神露则色露。帝王之色，龙文凤彩；神仙之色，岳翠山光；荣华之色，珠明玉润；寿耇之色，柏古松苍；乃至贫夭之色，重浊晦滞，枯索天黳，莫不显呈于面。

而病成于内者，其色之著见，又当何如？《内经》举面目为望色之要，谓面黄目青，面黄目赤，面黄目白，面黄目黑者，皆不死；面青目赤，面赤目白，面青目黑，面黑目白，面赤目青，皆死。盖以黄为中土之色，病人面目显黄色，而不受他色所侵则吉；面目无黄色，而惟受他色所侵则凶。虽目色之黄，湿深热炽，要未可论于死生之际也。

然五脏善恶之色见于面者，额、颊、鼻、颐，各有分部。《刺热》篇谓：肝热病者，左颊先赤；心热病者，额先赤；脾热病者，鼻先赤；肺热病者，右颊先赤；肾热病者，颐先赤。病虽未发，见赤色者刺之，名曰治未病。是则五脏分部，见于面者，在所加察，不独热病为然矣。然更有进焉，则目下之精明、鼻间之明堂是也。《经》谓：精明五色者，气之华也。是五脏之精华，上见为五色，变化于精明之间，某色为善，某色为恶，可先知也。谓容色见上下左右，各在其要，是明堂上下左右，可分别其色之逆从，并可分别男女色之逆从，故为要也。察色之妙，无以加矣。

仲景更出精微一法，其要则在中央鼻准。毋亦以鼻准在天为镇星，在地为中岳。木、金、水、火，四脏病气，必归并于中土耶？其谓：鼻头色青，腹中苦冷痛者死。此一语，独刊千古，后人每恨《卒病论》亡，莫由仰溯渊源，不知此语，正其大旨也。盖厥阴肝木之青色，挟肾水之寒威，上征于鼻，下征于腹，是为暴病，顷之亡阳而卒死耳。其谓：鼻头色微黑者，有水气。

又互上句之意。见黑虽为肾阴之色，微黑且无腹痛，但主水气，而非暴病也。谓：色黄者，胸上有寒。寒字《伤寒论》中多指为痰，言胸有积痰也。谓：色白者，亡血。白者，肺之色。肺主上焦，以行营卫。营不充则鼻色白，故知亡血也。谓设微赤非时者死。火之色归于土，何遽主死？然非其时，而有其气，则火非生土之火，乃克金之火，又主脏燥而死矣。次补察目一法，谓其目正圆者痉，不治。次补察面五法，谓色青为痛，色黑为劳，色赤为风，色黄者便难，色鲜明者有留饮。黄色鲜明为留饮，又即色黄者胸上有寒之互辞。语语皆表章《内经》，补其未备，故可法可传也。色之善者，青如翠羽，赤如鸡冠，黄如蟹腹，白如豕膏，黑如乌羽；色之恶者，青如草兹，赤如衃血，黄如枳实，黑如炲，白如枯骨。五脏有精华则色善，无精华则色恶，初非以青黑为大忌也。未病先见恶色，病必恶。《灵枢》谓：赤色出于两颧，大如拇指，病虽小愈，必卒死；黑色出于天庭，大如拇指，必不病而卒死。义与容色见明堂上下左右同，而此为暴病耳。

若夫久病之色，必有受病之应。肺热病者，色白而毛败应之；心热病者，色赤而络脉溢应之；肝热病者，色苍而爪枯应之；脾热病者，色黄而肉蠕动应之；肾热病者，色黑而齿槁应之。夫病应其色，庸工亦多见之。然冀嘘枯泽槁于无益之日，较之治未病者，不啻倍蓰无算矣。更有久见病色，其人原不病者，庸工且心炫而窃疑之，殊不知此络脉之色，不足畏也。盖阴络之色，随其经而不变，色之变动无常者，皆阳络之色也。寒多则凝泣，凝泣则青黑；热多则淖泽，淖泽则黄赤。《内经》谓此皆无病，何反怪之耶？

然而察色之法，亦有其传。岐伯谓：生于心，如以缟裹朱；生于肺，如以缟裹红；生于肝，如以缟裹绀；生于脾，如以缟裹瓜蒌实；生于肾，如以缟裹紫。缟，素帛也。加于朱、红、绀、黄、紫之上，其内色耀映于外，若隐若见，面色由肌内而透于外，何以异此？所以察色之妙，全在察神。血以养气，气以养神，病则交病。失睡之人，神有饥色；丧亡之子，神有呆色，气索自神失所养耳。小儿布痘，壮火内动，两目先现水晶光，不俟痘发，大剂壮水以制阳光，俾毒火一线而出，不致燎原，可免劫厄。古今罕及此者，因并志之。

律一条

凡诊病不知察色之要，如舟子不识风汛，动罹覆溺，卤莽粗疏，医之过也。

——清·喻昌《医门法律·卷一·一明望色之法·望色论（附律一条）》

【提要】 本论阐述色诊理论内容，包括五色主病、色泽动态变化、善色恶色、目之色泽等具体内容。其中，对于"色之神"的诊察尤为重视。论中说："察色之妙，全在察神"，并提示医生必须深谙"察色之要"。

陈士铎 论气色

雷真君曰：有病必须察色，察色必须观面，而各有部位，不可不知。

面上之两眉心，候肺也。如色红则火，色青则风，色黄则湿，色黑则痛，色白则寒也。两眼之中为明堂，乃心之部位。明堂之下，在鼻之中，乃肝之部位。肝位之两傍以候胆也。鼻之尖上以候脾，鼻尖两傍以候胃。两颧之上以候肾。肾位之上以候大肠。肝胆位下，鼻之两傍，以候小肠。肺位之上为额，以候咽喉。额之上以候头面。心位之傍，以候膻中。鼻之下人中为承浆，以候膀胱。三焦无部位，上焦寄于肺，中焦寄于肝，下焦寄于膀胱。其余各部位，俱照

《灵枢》无差错也。

五色之见，各出于本部，可照五色以断病，一如肺经法断之，无不神验。但其中有生有克。如青者而有黄色，则木克土矣；红者而有黑色，则水克火矣；黄者而有红色，则火生土矣；黑者而有白色，则金生水矣。克者死，生者生也。治之法，克者救其生，生者制其克，否则病不能即瘥。然其中有从内出外，有从外入内。从内出外者，病欲解而不欲藏；从外入内者，病欲深而不欲散。欲解者病轻，欲深者病重也。治之法，解者助其正，深者逐其邪，否则病不能遽衰。男女同看部位，无有分别，《灵枢》误言也。但内外何以别之？色之沉而浊者为内，色之浮而泽者为外也。五色既见于部位，必细察其浮沉，以知其病之浅深焉；细审其枯润，以观其病之死生焉；细辨其聚散，以知其病之远近焉；细观其上下，以知其病之脏腑焉。其间之更妙者，在察五色之有神无神而已。色暗而神存，虽重病亦生；色明而神夺，虽无病亦死。然有神无神，从何辨之？辨之于色之黄明。倘色黄而有光彩，隐于皮毛之内，虽五色之分见，又何患乎？此观神之法，又不可不知之也。

——清·陈士铎《石室秘录·卷五：书集·六论气色》

【提要】　本论阐述面部色诊中辨别色泽之部位、色位之间的生克关系等原则，还强调了通过面部颜色的浮沉判断病势深浅，通过枯润判断预后好坏，通过聚散判断病情长短，通过部位辨别所在脏腑等具体规律，特别指出了察五色之有神无神在临床诊察中的意义。

张　璐　论辨色法※

夫色者神之华，声者气之发。神气为生阳之证验。在诊察之际，不待问而阴阳虚实之机，先见于耳目间矣。予于《伤寒绪论》言之颇详，姑以大略陈之。

色贵明润，不欲沉夭。凡暴感客邪之色，不妨昏浊壅滞。病久气虚，只宜瘦削清癯。若病邪方锐，而清白少神，虚羸久困，而妩媚鲜泽，咸非正色。五色之中，青黑黯惨，无论病之新久，总属阳气不振。惟黄色见于面目，而不至索泽者，皆为向愈之候。若眼胞上下如烟煤者，寒痰也；眼黑颊赤者，热痰也；眼黑而行步艰难呻吟者，痰饮入骨也；眼黑而面带土色，四肢痿痹，屈伸不便者，风痰也。病人见黄色光泽者，为有胃气，不死。干黄者，为津液之槁，多凶。目睛黄者，非瘅即衄。目黄大烦，为病进。平人黑气起于口鼻耳目者危。若赤色见于两颧，黑气出于神庭，乃大气入于心肾，暴亡之兆也。

——清·张璐《诊宗三昧·问辨声色法》

【提要】　本论阐述望色诊法的基本内容，包括人之常色，色证相应、危重病色等。

章　楠　验色辨生死

五脏具五行之性，而色现五行之气。五脏之气相生而通和，故色现者，于一色中必略兼各色，虽病不虞。或如草兹、如枯骨等者，既枯夭不泽，而又纯现一色，则其脏气偏胜而偏绝，故死也；其如翠羽、乌羽等者，皆明润而有生气，虽病可生也。如以缟裹者，即上文含蓄勿露之理。缟为白色，白者肺色，肺为华盖，而其气居表，故罩于外而明润如缟裹也。此五脏所生，而现于外之荣华也。

凡相五色之奇脉，面黄目青，面黄目赤，面黄目白，面黄目黑者，皆不死也；面青目赤，面赤目白，面青目黑，面黑目白，面赤目青，皆死也。

奇者，异也，异于本象之病脉也。凡现病脉，而相其五色，则以面有黄色者生，无黄色者死。以黄为中土之气，犹脉之有胃气则生，无胃气则死也。以无中土之气，则金木水火，互相克贼，但见青白赤黑之色，故死也。

———清·章楠《灵素节注类编·卷四上·四诊合参总论·经解·验色辨生死》

【提要】　本论阐述通过对面部色泽的观察，来判断疾病的预后，并强调应色脉合参，综合判断。

潘　楫　统论色*

夫气由脏发，色随气华。如青、黄、赤、白、黑者，色也。如帛裹朱、如鹅羽、如苍璧之泽、如罗裹雄黄、如重漆色。又云：如翠羽，如鸡冠，如蟹腹，如豕膏，如乌羽。或有鲜明外露，或有光润内含者，气也。气至而后色彰，故曰欲、曰生。若赤如赭、白如盐、青如蓝、黄如土色、黑如地苍，甚则青如草兹、黄如枳实、黑如炲、赤如衃血、白如枯骨，或晦黯不泽，或悴槁不荣。败色虽呈，气于何有，故曰不欲，且曰死。由此观之，则色与气，固不可须臾离也。然而外露者不如内含，内含则气藏，外露则气泄。亦犹脉之弦、钩、毛、石，欲其微，不欲其甚。下文所云如以缟裹者，正取五色之微见，方是五脏之外荣。否则过于彰露，与弦、钩、毛、石之独见而无胃气，名曰真脏者，何以异乎？

———清·潘楫《医灯续焰·卷十九（补遗）望诊·统论色》

【提要】　本论简要阐述了色诊理论的基本内容。"气由脏发，色随气华"，是本论的核心，也是色诊理论的核心原理。五脏六腑的精华藏于内为气，现于外为色，隐然含于皮肤之内者为气，显然彰于皮肤之表者为色，气的有无盛衰决定了色的泽夭枯荣，是临床上判断疾病预后的重要指征。

蒋示吉　论平人色法

示吉曰：平人一太极也，备阴阳而不偏，具五行而不现。顺而用之，次第发荣；逆而守之，混然合一。故儒者因此尽性，仙家因此全形也。今平人之色亦然。人之血气阴阳也，色之青黄赤白黑五行也，平人气血不争，五行不亢，故其五色俱不现。《经》所谓"如缟裹"者，犹太极混然合一之象也。《经》曰：生于心，如以缟裹朱；生于肺，如以缟裹红；生于肝，如以缟裹绀；生于脾，如以缟裹瓜蒌实；生于肾，如以缟裹紫。缟，白绢也。《经》不直言五色，而言缟裹者，盖以平人五脏既和，其一脏之色，必待其旺而始荣于外。其荣于外也，禀胃气而出于皮毛之间。胃气色黄，皮毛色白，其色隐于黄白之中，故云如缟裹。如缟裹者，朦胧光泽，微以一脏之色也。经文肝不言青，肺不言白，肾不言黑，而言绀红紫者，盖以人禀阳和之气而生，见阳色为顺，阴色为逆。以青者虽当春升之令，而余寒之威尚存；白者虽承阳和之后，而肃杀之令始行；黑者固施蛰藏之化，而严寒之威已盛；此三者皆非和气使然也。今青易绀，绀者深青扬赤色，（出朱晦庵《论语》注。启玄子作薄青色，义未当。）青赤相间，于时为春夏之交矣。白易红，红者赤白相间，于时为夏秋之交矣。黑易紫，紫者黑赤相间也。得一阳之初生，水火之既济，坎离之交垢矣。（康节先生云：地逢雷处见天根。即此意也。）是皆一团阳和之气，故为五脏外荣之象。岐伯为人细辨，良以其道之不容紊也。近世《脉诀》中，竟以翠羽、鸡冠、蟹腹、豕膏、乌羽五者为吉为生，而无一字谈及平色。《脉诀》果为王叔和所著？叔和为一代名者，岂遗失经义若是欤？然此经文平色，亦论其常也。外有五态殊其性，五行异其形，四方因风土而不一，贵贱因劳逸而不同。老少有别，寒暑殊常，是皆各有平色，细陈于后。然其中活法，岂得以经文之语相告者乎？至于病黄疸则通面俱黄，患酒齄则一鼻皆赤，癜风有赤白之斑，黑斑因血气之滞，大疯毛脱，顽癣皮枯，种种不能尽述，是皆病气使然。出于太极之外，不得以此为望色者窘也。

——清·蒋示吉《望色启微·论平人色法》

【提要】 本论阐述平人面色表现及其基本原理，认为"平人气血不争，五行不亢，故其五色俱不现"，并认为平人面色也有地域、贵贱、老少之别，应分别对待。平人气色状态，是临床望色判断的基本依据，应当提请重视。

蒋示吉 五色分病在皮脉肉筋骨论

示吉曰：尝读《内经·金匮真言》，白色则知病在皮，赤色则知病在脉，黄色则知病在肉，青色则知病在筋，黑色则知病在骨。此五色而分病在皮脉肉筋骨法也。予以一症推之，假如虚怯证之初起也，面必㿠白，或因劳役奔走，或因恣酒入房，先伤卫气。气主皮毛，其病在皮。外症懒言、倦怠、干咳之症作，病尚轻也。是时宜节劳节欲、寡言养气，而多服养肺益气之品即愈矣。若失而不治，气病不能配血，则亦随之而病。血病则发热，赤色现于面矣。赤色一见，则外症暮热朝凉，干咳口渴，五心烦热，咳血唾血等症，次第而生。是时也，病在血脉。若善调理者，切忌寒凉克伐、辛热峻补，惟慎其起居，调其饮食，适其寒温，而服养血滋阴之品，大可望愈。计不出此，或欲速而肆用寒凉，或延引而任其蒸热，以致中气顿虚，食不思而虚痞，食不化而泄泻，脾胃大病，萎黄之色，从此现焉。脾合肌肉，故病在肉。是时也，病急矣。虽热而凉药休尝，虽燥而滋阴难用，因痞而嫌归、地之泥膈，有泄难投姜、术之燥辛。惟当淡和壮水之品，调其中气，以冀坤元一复，生生有望，十中可保一二。苟或不然，脾气日削，奉生者少。肝虚乘土，薄青之色乃见，其病在筋。是时也，寒热无时，喘咳不已，津液煎熬而为痰，大肉消去而留骨。阳气日消，孤阴无附，肾脏真气又现。黑色生于面焉，其病在骨。是时津液枯，皮毛槁，咽喉燥，虚痰泛，虽有灵丹，弗可为矣。磋乎！人生痼病，日深一日，大概皆然。同志者读味真言而细验之。

——清·蒋示吉《望色启微·五色分病在皮脉肉筋骨论》

【提要】 本论依据皮、脉、肉、筋、骨分论五色主病的原理，举例说明病邪侵犯人体，依皮脉肉筋骨次序，由浅入深的病情发展过程中，面色的连续性变化。

蒋示吉　望色分三因论

示吉曰：人身不过表里，百病不过三因。三因者，内因、外因、不内外因也。内因者，病自内出如前章，虚怯肺病则现白，心病则现赤也。外因者，邪自外来，风寒暑湿燥火六淫是也。六淫伤人，俱从皮毛而入。皮毛色白，今既受病，本色退藏，邪色独现矣。何以言之？假如风邪伤人，必现薄青晦色，风属木也。外症恶风发热，自汗鼻塞。若现大青色，主中风，其症卒倒不省人事。寒邪伤人，必现薄黑晦色，寒属水也。外症恶寒发热，无汗寒栗。若见大黑色，主中寒，其症厥冷，蜷卧，指甲皆青黑。湿邪伤人，必现薄黄色，湿属土也。外症身重浮肿，发言如在瓮中。若现大黄色，中主湿，胸胀，小便不利，黄疸。此三者属阴，其色必晦。若失而不治，邪气传入郁而为热，邪色又退，转为红色，不恶风寒，转恶热矣。外若伤暑热，则面赤而垢；受燥邪，则面燥而白。（今人至秋冬燥令一行，则皮枯燥裂，此其微也。）是皆外邪之色现也。

至于不内外因，多痰者，肥白而浮也；多火者，苍黑而瘦也；伤食者，湿热胜而面晦黄也；多欲者，面皖白而隐微黑也；劳役脱气，面白无神也；失血脱血，面黄唇白也；多惊暴怒，尝现青光也；阴虚热甚，时浮红气也。气不旺，则色无光也；血不荣，则皮不泽也。阴邪胜，色垢晦也；阳邪胜，色明亮也。如此不同，未能细载。或因邪色而现，或由本脏而推。同志君子，随其类而消息之，有以教我则幸甚。

——清·蒋示吉《望色启微·望色分三因论》

【提要】　本论阐述内因、外因、不内外因等导致发病时，患者分别所表现出的面色及症状。

蒋示吉　明部分论

示吉按：《经》曰：当明部分，万举万当。夫部分之于人，大矣哉！别脏腑，分内外，审顺逆，舍此弗能也。盖部分既明，则五色各有所归。假令心部红，其应见之色也，如白裹朱者为顺，否则为本经之邪自干。微红小肠邪，红甚心邪也。若心部而青色来见，是母邪来干；微青胆邪，青甚肝邪也。若黄色来见，是子邪来干；微黄胃邪，黄甚脾邪也。若黑色来见，贼邪来干也；微黑膀胱邪，黑甚肾邪也。若白色来见，妻邪来干也；微白大肠邪，白甚肺邪也。此五邪相逢，病者自不能免。余部例同。但贵知其病处而取之，再看其泽夭、浅深、脏腑、及生克之类，泽、浅者吉，深、夭者凶。腑邪及相生者轻，脏邪及相克者重。从此而断之，有不万举万当哉？《经》云：外部、内部者，所以察其从内走外，从外走内，以异阴阳之治也。详于后。

——清·蒋示吉《望色启微·明部分论》

【提要】　本论阐述望诊可从面部同一部位颜色微甚，来判定对应之脏或腑之状态，以及具体望法和特征，可供临床参考。

蒋示吉　望色左右阴阳论

尝读《灵枢经》曰：能别左右，是谓大道。男女异位，故曰阴阳。望色之要其在斯乎？故

《内经》曰：天地者，万物之上下也。阴阳者，血气之男女也。左右者，阴阳之道路也。《易》曰：有天地，然后有万物。有万物，然后有男女。越人曰：大言阴与阳，小言夫与妇。由是观之，男女异阴阳之位，左右别阴阳之色，大道然也。《玉版论要》篇曰：色见于上下左右，各在其要，上为逆，下为从。（色见于下，病生也，故从。色见于上，神伤也，故逆。）女子右为逆，左为从；男子左为逆，右为从。易重阳死、重阴死，阴阳反作，治在权衡相夺。（言阴阳二气不得高下之宜也。）奇恒事也（恒，常也，奇于恒常之事），揆度事也（揆度病之浅深而治）。《经》盖以男子生于寅，寅为木，阳也。左为阳，其旺气在左，故男子从右而左逆。女子生于申，申为金，阴也。其旺气在右，故女子右逆而左从。如女子色见于左，男子色见于右，是阴阳变易也，易则病生。男子色见于左，曰重阳；女子色见于右，曰重阴。气极则反，不死又何待哉？此所谓"能别左右，男女异位"也。然《经》亦言其大纲耳。若细推之，男子色见于左，女子色见于右，逆也。若其色浅而明泽，及红黄之气为多者，逆中有吉。若其色深而夭，及青黑之气多者，逆中更为逆矣。女子色见于左，男子色见于右，从也。若其色深夭不泽，及青黑之气为多，虽从必死。若其色浅而润泽，及红黄之气为多，虽困亦无害矣。此所谓阴阳反作，治在权衡也。揆度之法，盖可忽乎？

——清·蒋示吉《望色启微·望色左右阴阳论》

【提要】　本论阐述男女面色部位差异的临床意义及其基本原理，以判断疾病的发展和预后。从地支方位来看，男子属阳，生于东方寅木，旺气在左，如果病气显露在面部右侧，一般说明旺气并未受到侵犯；如果病气显露在左侧，一般说明自身正气受损较重。女子反之。在旺气部位受到侵犯的状态下，如果色泽明润，病势为顺；否则为逆。在旺气部位未受侵犯的状态下，如果色夭不泽，预后往往也不佳。由此，可见色中神气对病势的主导性影响。

蒋示吉　望色浮沉论

《经》曰：沉浊为内，浮泽为外；察其浮沉，以知浅深。夫色之见于面也，有现于肤上者，有隐于肤中者。现于肤上曰浮，浮为阳，阳主外，其病浅；隐于肤中曰沉，沉为阴，阴主内，其病深。《经》义也，予细绎之。浮沉虽有内外之殊，而吉凶必以夭泽为辨。如浮而泽者，浮则其病浅，泽则神有余，虽病即愈，吉中之吉者也。若浮而夭者，其病虽浅，神气将衰，主病气渐重之兆，宁能谓之吉乎？如沉而夭者，沉则其病深，夭则神不泽，虽病必死，凶中之凶者也。若沉而泽者，其病虽深，神气复振，主病气渐退之兆，宁能谓之凶乎？此亦但就一浮一沉之中而分顺逆。若更以顺色浓淡察之，则顺中又有轻重之别矣。《经》曰：五色各见其部，察其浮沉，以知浅深。又将各部而察之，其条缕之细，如江海之通众流，有不能以纸上尽者矣。

——清·蒋示吉《望色启微·望色浮沉论》

【提要】　本论阐述色泽之泽反映人体神气存亡盛衰，神存则人存，神气衰亡则预后多不佳。浮是指色显露于皮肤之表，一般出现在疾病初起，提示病在表、在腑；沉是指色隐约于皮肤之内，提示病在里、在脏。病色初浮后沉，为病从表入里，由浅入深。反之，病色由沉而转浮，提示病情好转，或病邪欲解。如果久病重病，反见两颧浮红，是虚阳浮越的表现，提示病情危重。

🦋 蒋示吉 望色泽夭论 🦋

《经》曰：察其泽夭，以观成败。夫望色诚难事也，而察色之夭泽为难；又不独察夭泽难也，而察各部之色泽成夭败为更难。何以故？盖五色虽微，精明可别。如赤者，我知其为赤也。但赤色之中，鸡冠衃血，生死殊途，察其泽夭不亦难哉！然既有鸡冠之泽，衃血之夭，物类可比，犹可意推。至于察泽夭于各部，有一部则有一部之色。一分一寸，脏腑之位既殊；一泽一夭，吉凶之法已定。若是而察之也，不更难乎？然《经》亦未尽其义也。泽生夭死，天地悬绝，其间岂无轻重浅深，上下左右？部位顿殊，其色岂无官妻父子？予请推之。假令心部见赤色，本色见也，微红而明泽以清，主心气平和，是为常候。若微红不泽，主本经不足，若深红而浊，主客邪相侵，色深明泽，鸡冠相似，主本经有余之邪。色深沉夭，衃血同形，主本经垂绝之象。若不明泽，亦不沉夭，病甚危，亦不至于死。凡此者皆一红色中之轻重浅深也。余色例同。若本部而见本色，遵此自能断病。如客色来见，又当考官妻父子、五邪相逢之法也。已见前章。学贵心悟，知其要者，一言而终矣。

——清·蒋示吉《望色启微·望色泽夭论》

【提要】 本论阐述了色见泽夭的临床意义。泽是指肤色明润有光彩，提示虽病而气血未衰，病有生机；夭是指肤色枯槁，提示精气受损。先泽后夭，多为病趋严重，病情恶化；先夭后泽，多为正气渐复，病有转机。

🦋 蒋示吉 望色聚散论 🦋

读《五色》篇而至"察其散抟，以知远近"二句，未尝不叹色之不常也。似轻反重，似重反轻；轻者忽重，重者忽轻。岂无法以知之乎？察其散抟，有由然矣。散者，如云彻散而不聚，其色渐渐而散，先浓后淡，先定后行也。主病气渐退之兆，即《经》所谓"其色散驹驹然"。色散如驹马之逸，未有聚，其病散而气痛，聚未成也。聚之成否，可即色之聚散以为验。抟者，如物抟击而不散，其色渐渐而聚，先淡后浓，先行后定也。主病气方来之机，即《经》所谓散为痛，抟为聚，方圆左右，各如其色形"耳"。气色散者为痛，而不至成聚。若抟聚不散则成聚，而不止于痛。由此观之，病气方来，霍然之期尚远；病气渐退，痊愈之日已近。夫如是，重病而色逆，若兼彻散之形，未可即断其凶；轻病而色顺，如兼抟聚之象，未可即言其吉。皆此活法，轩辕言外之义也。若不知此而断病，一有不应，言望色无功，罪谁归哉？

——清·蒋示吉《望色启微·望色聚散论》

【提要】 本论阐述色见聚散的临床意义。散是指病色疏离，如去似散，为病程比较短暂，邪未积聚的表现；抟是指病色壅滞、团聚，为病久不解，病情深重。病色由散变抟，为病情加重；由抟变散，为病情减轻或病情欲解。

蒋示吉　望色上下逆从论

《经》曰：视色上下，以知病处。按：《经》曰：色见上下左右，各在其要，上为逆，下为从。启玄子曰：色见于下者，病生之气也，故从；色见于上者，伤神之兆也，故逆。《灵枢经》曰：其色上锐首空上向，下锐向下，在左右如法。玄台子曰：锐，气色端尖锐也。首空，即脑空。上指庭颜，下指面王。上锐，其病渐上；下锐，其病渐下。渐上病将增，渐下病将退。锐在左右，相向亦然。味此数语，固为望色之阶梯，然就《五色》篇而论，则更有说焉。黄帝曰：首面上于阙庭，王宫在于下极。由是观之，视色上下者，视其上下部之色也，以知病处者。如色见于阙庭，主首面之疾；色见于下极，主心经之疾也。余部从此可知。或曰色见上下，轩岐异旨，何道之多歧欤？答曰：非也。《玉版论》以明堂为主，《五色》篇由各部而推，适可同参，故予并述。《经》曰：其色上行者，病益甚。其色下行如云彻散者，病方已。此上下二字，《灵》《素》相符也。

——清·蒋示吉《望色启微·望色上下逆从论》

【提要】　本论阐述色诊中色之动态变化，见于上下左右之不同和顺逆等临床意义，是色诊过程中需要注意观察和具体分析的现象之一。

蒋示吉　望色浅深论

《六节脏象论》曰：草生五色，五色之变，不可胜视。予细味之，青黄赤白黑，其正也。绿红碧紫骍，虽由正色而出，然为两色相合，夫妻互承，名之曰间，亦非所以为变也。然则变终为若何？客为之解曰：生于心，如以缟裹朱，色之浅者也。赤如鸡冠者生，如衃血者死。色之深，而更有夭泽之辨者也。《经》之云变，其在斯乎？予喟然曰：善。然变则变矣，亦非不可胜视也。其不可胜视者，奈何？客亦为之不应。及读《玉版》合《玉机》曰：客色见上下左右，各在其要。客色，他色也。如肝部见赤黄白黑色之类，皆谓他气也。上下左右，要察候处。故云：各在其要。其色见浅者，汤液主治，十日已。色浅则病轻，故十日乃已。其见深者，必齐主治，二十一日已。色深则病甚，故必终齐乃已。其见大深者，醪酒主治，百日已。病深甚，故日多。色夭面脱不治。色见大深，兼之夭恶，面肉又脱，不可治也。百日尽已。色不夭，面不脱。治之百日尽已。观此论五色之变，更为详悉。予请较之。夫人禀中和之气而生，故一色不可偏胜。偏胜者，一脏独亢也。《经》曰：亢则害，害则病生。是以亢轻则色浅，色浅则病轻；亢甚则色深，色深则病甚。亢大甚，则色大深，大深则病大甚。理有攸然。故如缟裹朱，微似心脏之色，中和之气，为平为吉，不在病色例论。赤如衃血，沉夭枯槁，脏绝之象，为逆为凶，亦不在病色例论。惟赤如鸡冠，色见已深，神气犹在，方为病色也。以一鸡冠之色而概浅、深、大深三者，其变恶能尽乎？圣人示人，惟以大纲，其枝末变通，全在后人心领神会。譬之赤绢，靠白色者，如缟裹朱也；水红色者，其色见浅也；桃红色者，其色见深也；大红色者，色见大深，鸡冠之类也。然浅、深、大深，亦示人之大纲。盖今之桃红一色，更有浅深。既有浅深，岂无泽夭？其间清浊浮沉，不可胜视。若望色而不能遵，断病容可易易哉？

——清·蒋示吉《望色启微·望色浅深论》

【提要】　本论阐述色之浅深的临床指示意义。浅是指色浅淡，多见于正气虚或病邪轻；深是指色深浓，多见于邪气盛（实证）或病势重。病色由浅入深，是病因虚致实，或病邪由轻转重；由深转浅，为病情减轻或病邪欲解。

蒋示吉　望色虽不明泽而病亦不甚论

　　《经》曰：色明不粗，沉夭为甚。不明不泽，其病不甚。夫望色，察病之一端也。何圣人用心之密有如此哉？易为何？按色明不粗，沉夭为甚者，盖谓色来光明，亦不粗浊，正合蟹腹、豕膏类也。是色有神，虽困不死。若见沉夭，为病甚，而必死耳。据此二句，似可以完望色之说。今又找出不明不泽、其病不甚者，岂不以吉色有三：曰明、曰泽、曰清；凶色有三：曰沉、曰枯、曰夭。明为光明，泽为润泽，清者兼明泽而言也；沉为沉浊，枯为枯燥，夭者兼沉枯而言也。不明之甚曰沉，不泽之甚曰枯，不清之甚曰夭。二者互观，其中更有一等不明不泽之色矣。是色也，虽非佳兆，然不至于沉夭，亦非必死，故曰其病不甚也。细阐玄旨，莫此为细，愿同志者勿忽之。

　　　　　　　　　　——清·蒋示吉《望色启微·望色虽不明泽而病亦不甚论》

　　【提要】　本论在前论基础上，更加详细阐述望色之明泽的注意事项和重要性，非常贴近临床。作者认为，临床可见的吉色有三：明、泽、清；凶色有三：沉、枯、夭。除此之外，还有一种不明不泽之色，虽病不甚。

蒋示吉　望色光体论

　　示吉曰：五色有光，明亮是也；五色有体，润泽是也。色明亮而皮枯燥，则明而不泽；皮润泽而色垢晦，则泽而不明，其主病也。光者无形，为阳，阳主气；体者有象，为阴，阴主血；故气血无乖，其色光明润泽，又兼如缟裹，方为平人。盖缟裹者，其象如朦胧，其和如太极，其时似平旦，其炙似复初。虽有形影，尤未餐然。内因五脏无偏胜故也。更加之以明泽，则阴阳不争，五脏无害，非平人外荣之气，能若是哉。苟或不然，脏腑衰败，其色见也。昔之缟裹者，一变而为独夭；昔之光明者，一变而为沉浊；昔之润泽者，一变而为枯槁。甚至沉浊枯槁合而为夭，是光体俱无，阴阳血气皆绝，不死何待。然此一顺一逆，非所以言病色也。病色者，脏必亢害。色有浅深，经义已辨，今请以光体言之。夫翠羽、鸡冠、蟹腹、豕膏、乌羽五者，色深而光体俱存，主本经之邪独亢也。如色深，而不明泽，主本经邪亢，气血俱衰也。如色深泽而不明，主本经气病而血未病也。如色深，明而不泽，主本经血病而气未病也。如色浅，明而不泽，知本经血先不足而病也。如色浅，泽而不明，主本经气先不足而病也。如色浅，而不明不泽，知本经气血俱不足而病也。评其病之轻重，色浅者病轻，色深者病重；色深而明泽者为轻，色深明而不泽、泽而不明者为重，色深而不明泽者为尤重也。色浅而明泽者为轻，色浅明而不泽、泽而不明者为重，色浅而不明泽者为尤重也。从此而断其吉凶，轻轻重重，次第详审，亦何病之不愈乎。

　　　　　　　　　　——清·蒋示吉《望色启微·望色光体论》

【提要】　本论阐述色之光体的涵义与临床意义。所谓光体，即指"明润光泽"，也是色之神气所在。色之神气是历代医家望诊中强调的重点，以此来判断疾病的轻重和预后。

◆ 蒋示吉　望色行走论 ◆

雷公曰：以色言病，之间甚奈何？黄帝曰：其色粗以明，沉夭者为甚，其色上行者病益甚，其色下行，如云彻散者，病方已。按此经义，色上行者，病气有升无降，为逆；下行者，病气有降无升，为从。势有固然。若粗明之色，又兼下行而散者，其病最轻。如上行者病甚，沉夭之色双兼上行者为病最重。如下行而散者，主病方已。此以上下而言，又有由内外而别者。《经》曰：五色各有脏部、有外部、有内部也。色从外部走内部者，其病从外走内；其色从内走外者，其病从内走外。病生于内者，先治其阴，后治其阳；反者益甚。其病生于阳者，先治其外，后治其内，反者益甚。夫内也，外也，脏为内，腑为外；中为内，傍为外；外为阳，内为阴。故色从内部走外部者，病生于阴也。法当先治其内。色从外部走内部者，病生于阳也。法当先治其外。若不知而反治之，标本不明，缓急无辨，欲愈其病，宁可得哉？故曰"反者益甚"也。

——清·蒋示吉《望色启微·望色行走论》

【提要】　本论阐释色之上下内外的动态变化，及其对临床具体治疗思路的指导意义。

◆ 蒋示吉　望色知新故疾论 ◆

《难经》曰：望而知之者，望其五色，而知其病之所处也。就《经》言之，岂惟知病之所处而已哉。察浅深，观成败，知远近，定吉凶，靡不从此，然犹未已也。《灵枢经》曰：属意不去，乃知新故。盖以人有故病伏于脏腑之中，因新病而发动；有新病搏于荣卫之内，似故病而致疑。若是者，苟能属意于望色之道，亦不难知之也。予请以《内经》证之。黄帝曰：有故病，五脏发动，因伤脉色，各何以知其久暴至之病乎？岐伯曰：悉乎哉问也！征其脉小、色不夺者，新病也；征其脉不夺，其色夺者，久病也。征其脉与五色俱夺者，此久病也。征其脉与五色俱不夺者，新病也。按启玄子解：气虽乏而神犹强，故为新病。神衰而气自恃，故为久疾。神气俱衰，久病之重；神气俱强，新病之轻。是固先得我心之同然矣。然其色之夺与不夺，更有轻重在其中。辨法已见各章，胡敢赘录？

——清·蒋示吉《望色启微·望色知新故疾论》

【提要】　本论阐释患者所表现出神与气的状态，对于病情轻重和病势发展的提示作用。

◆ 蒋示吉　望色随五时论 ◆

《灵枢经》云：脉出于气口，色见于明堂。五色更出，以应五时，各如其常。夫如是，时移色变，不可无辨也，明矣。予请别之。春色如缟裹绀曰平，微似青也。浅青曰肝病，深青曰病甚。薄青色现，其病在胆腑病也。故轻青甚则入肝，脏病也，故重。余脏同。绿色曰妻病，碧色曰贼病。色如翠羽，曰虽病可生。色如草兹，曰肝绝。若面黄目青者不死，春以胃气为本也。夏色如缟裹朱曰平，微似赤也。浅赤曰心病，深赤曰病甚。红色曰妻病，紫色曰贼病。色如鸡冠，曰虽病可生，色如衃血曰心绝。若面黄目赤者不死，夏以胃气为本也。长夏色如缟裹瓜蒌实曰平，微似黄也。浅黄曰脾病，深黄曰病甚。骈色曰妻病，绿色曰贼病。色如蟹腹，曰虽病可生，色如枳实曰脾绝。若见面黄、目黄者不死，长夏以胃气为本也。秋色如缟裹红曰平，微似白也。浅白曰肺病，深白曰病甚，碧色曰妻病，红色曰贼病。色如豕膏，曰虽病可生，色如枯骨曰肺绝。若面黄目白者不死，秋以胃气为本也。冬色如缟裹紫曰平，微似黑也。浅黑曰肾病，深黑曰病甚。紫色曰妻病，骈色曰贼病。色如乌羽，曰虽病可生，色如炲煤曰肾绝。若见面黄目黑者不死，冬以胃气为本也。夫时移色换，是谓天和。望色者，当先以时色为主，而参以部分生克，庶不以天和为贼害也。

——清·蒋示吉《望色启微·望色随五时论》

【提要】　本论阐述色诊应与四时合参，并与其他诊法合参。四时气候更替，不仅会造成脉象的改变，还会使人之面色在一定程度上发生相应的微小变化，故中医学重视色诊与四时相应，即春季面色稍青，夏季面色稍赤，秋季面色稍白，冬季面色稍黑；指出四时气候造成的客色属常色范围，也具有明润含蓄的特点，并且变化只是暂时的，易于恢复为主色，非为病态。同时，色诊与四时结合考虑，还可对易患疾病作出有效判断，以便防患于未然。

蒋示吉　望色胃气不死论

《平人气象论》曰：平人之常，气察于胃。胃者，平人之常气也。人无胃气曰逆，逆者死。此虽为切脉者说，然亦可通乎望色。《五脏生成》篇云：凡相五色之奇脉，面黄目青、面黄目赤、面黄目黄、面黄目白、面黄目黑，皆不死也。面青目赤，面赤目白，面青目黑、面黑目白、面赤目青，皆死也。其或死或不死，抑何故哉？启元子曰：凡见色黄，皆为有胃气，故不死。无黄色而皆死者，以无胃气也。五脏以胃气为本，而可无乎？此言实为望色家指南。先哲云病人两目眦有黄色起者，病将愈，亦此意也。故人面黄肌瘦，延引时日，人呼之曰病危，殊不知尚能延引望愈者，犹赖此黄色也。何不见青赤白黑面色，延引时日乎？岂是四色不现者乎？盖此四色一见，胃气消亡，死不待时也。

——清·蒋示吉《望色启微·望色胃气不死论》

【提要】　本论阐述色诊当重视观察胃气存亡。"五脏以胃气为本"，是色诊的根本依据，具有重要的临床意义。面部的色泽是脏腑精气外荣的重要表现，可反映胃气之有无，神气之存亡，以判断患者的疾病预后，如《素问·移精变气论》言："得神者昌，失神者亡。"面部皮肤的光泽比颜色更为重要，所谓"有气不患无色"。凡面色荣润有泽者，为脏腑精气未衰，提示无病或病轻；凡面色晦暗枯槁者，为脏腑精气已衰，提示病情较重。另外，面色还讲究含蓄而不外露，提示脏腑精气得以蓄藏于体内，反之则说明脏腑精气泄露衰败。

蒋示吉　望色随人论

《经》曰：相气不微，不知是非。夫相气之道，自浅至深，自动至静，其间吉凶之变，不啻百什矣。若非微妙在心，将何以知其是非哉？今以人之不同者言之。夫丈夫之色多苍老，娇嫩者什之二三。女子之色少风尘，柔嫩者十之五六。少者色嫩而泽，三根阙上常带青光，多惊气也；老者色老而干，颧颐面王时浮黄气，胃气全也。肥者多白而气少，瘦者多黑而血虚。傍水海滨，黑色疏理者可审；嗜酸食胕，赤色致理者宜知。政事劳心，面多清白，无神为不宜，形乐志苦者固然。田家作苦，色多黄黑，明泽亦不妨，形苦志乐者若是。兵军商贾，苍而黑，非病也，只因奔走风尘；儒士王侯，色白隐红，亦吉也，良由安居室内。此皆随人之常色，而为望家之活法也。论者因其常而通其变，望者守其经而行其权，斯得之矣。

——清·蒋示吉《望色启微·望色随人论》

【提要】 本论阐述面色和肤色因人而异，临床上应考虑到人群及体质的差异，综合判断。如肥者多白，瘦者多黑；政事劳心，面多清白；田家作苦，色多黄黑等，医者应当综合考虑多种因素，知常达变，临床上认真辨析。

石寿棠 察色[※][*]

试以色论。《经》谓：五色内应五脏，青属肝木，红属心火，黄属脾土，白属肺金，黑属肾水。此道其常也。而病则有变，甚有五色不应五脏者，此又变中之变。总之，不论何色，均要有神气。神气云者，有光、有体是也。光者，外面明朗；体者，里面润泽。光无形，主阳、主气；体有象，主阴、主血。气血无乖，阴阳不争，自然光、体俱备。《经》云：生于心，如以缟裹朱；生于肺，如以缟裹红；生于肝，如以缟裹绀；生于脾，如以缟裹瓜蒌实；生于肾，如以缟裹紫。盖以平人五脏既和，其色禀胃气，而出于皮毛之间，胃气色黄，皮毛色白，精气内含，宝光外发，既不浮露，又不混蒙，故曰如缟裹。又云：精明五色者，气之华也。赤欲如白裹朱，不欲如赭；白欲如鹅羽，不欲如盐；青欲如苍碧之泽，不欲如蓝；黄欲如罗裹雄黄，不欲如黄土；黑欲如重漆色，不欲如地苍。重言以申明之，即重有神气之义。盖有神气者，有胃气者也。又云：青如草兹者死，黄如枳实者死，黑如炲（烟煤）者死，赤如衃血者死，白如枯骨者死。此气血俱亡，无光无体，神气已去者也。又云：青如翠羽者生，赤如鸡冠者生，黄如蟹腹者生，白如豕膏者生，黑如乌羽者生。此气血虽病，神气未伤，有光有体，不能内含而不外露者也。观《内经》论色，分平、病、死三等，虽未明言神气，而神气已寓于其中矣。

或曰：病有万变，色于何别？曰：天地不外燥湿，病亦不外燥湿，色亦不外燥湿。燥属天气，色多有光而浮；湿属地气，色多有体而晦。风燥、寒燥，由外搏束，主收敛，收敛则急，面色多绷急而光洁；燥搏津液痰饮，外溢于面，色多红润而浮；夹湿，多红润而晦；燥邪化热，色多干红，苗窍干涩，多烦渴，甚则变枯而青黑，枯而青黑则真阴亏极，而色无光体矣。寒湿内生，色必滞暗，变黄变黑，皆沉晦不明；湿兼风，色润而浮，多自汗；湿与暑合，与热合，或湿土郁蒸之温邪，三者皆由口鼻吸入，三焦主蒸散，蒸散则缓，面色多松缓而垢晦，甚者浊邪由内蒸而外溢，如油腻烟熏者然；若由湿化燥，则又晦而且干，晦而干则湿邪未去，真阴又亏，色又无光而无体矣。

或曰：部位何如？曰：《经》谓：心热病，额先赤；若青黑色，主有暴疾。肺热病，鼻先赤。凡鼻色青者，主腹痛；微黑者，有水气。鼻准黄者，小便难；白者，为气虚；鲜红，有留饮。又曰：肺热病，右颊先赤；肝热病，左颊先赤；肾热病，颏先赤，又主膀胱热结，小便不通；肝病者，目眦青；赤主热；白睛黄，主黄疸；目眦黄，为病欲愈。又曰：心病者，颧赤；肾病者，颧与颜黑黄（颜，天庭）。赤色出两颧，大如拇指，主卒死。又曰：色多青则痛，色黑则痹（如霍乱闭遏，色与络脉，皆见黑色之类），黄赤则热，多白则寒，五色皆见则为寒热。《经》言部位之应脏腑，以及五色辨病之说，不可枚举。学者不可不知，又不可尽拘。（表里、阴阳，传变甚速，故不可拘。）所当权于其大，以燥、湿二字为提纲，以兼风、兼寒、兼暑、化火、未化火为权变，以色中之光、体为神气，大道原不外一阴一阳也。

——清·石寿棠《医原·卷上·望病须察神气论》

【提要】 本论阐述望色的基本内容和临床意义，特别指出察神气尤为重要。所谓神气，是指色的有光有体而言。光，为外面明朗；体，为里面润泽。既明朗又润泽，又内含而不外露，此之谓神气。反之，如文中所述，有伤于神气者，皆为病势危重的反映。此外，五脏候于面部，最为中医临证所习用者，但亦正如作者所言"不可不知，又不可尽拘"。

汪 宏 望诊阴阳总纲论 ※*

明堂察色，以脏腑部位为体，以气色诊法为用。故分观之，可以识其常，合参之，可以通其变。然究其常变，而原其始终，要不离乎阴阳之旨。盖阴阳者，天地之道也，万物之纲纪，变化之父母，生杀之本始，神明之府也。故以五色分言之。青属少阳，王于春；赤属太阳，王于夏；白属少阴，王于秋；黑属太阴，王于冬；黄属中央土，寄于四季，王于长夏。以六部分言之。外者上者左者皆为阳，内者下者右者皆为阴。以十法分言之。浮清甚散泽为阳，沉浊微抟夭为阴。于是乎气色兼见，部位互考，则阴阳相错，阴中有阳，阳中有阴。此阴阳之总纲也。顾阴阳之道，阳清阴浊，阳升阴降，阳热阴寒，阳动阴静，阳外阴内，阳上阴下，阳左阴右，阳道实，阴道虚，阳常有余，阴常不足。是以色见诸阳者易治，见诸阴者难疗。外感阴病见阳色者易治，阳病见阴色者难疗。内伤阳病见阴色者易治，阴病见阳色者难疗。凡此阴阳之理，既可合气色部位以相参，亦可合脏腑病症以相证者也。《易传》曰：一阴一阳之谓道，阴阳不测之谓神。《内经》曰：得神者昌，失神者亡。阴阳变化，一以贯之矣。

——清·汪宏《望诊遵经·卷上·望法阴阳总纲》

【提要】 本论分别从五色、六部、十法以及预后判断等几个方面，阐释了望诊法的阴阳提纲。十法是辨其色之气，而气为色之变化，故可以从总体上辨表里、阴阳、虚实、久近、成败，是为十法的临床意义。但十法必须与五色和六部合参，才能称之为较为全面的色诊。

汪 宏 相气十法提纲

大凡望诊，先分部位，后观气色。欲识五色之精微，当知十法之纲领。十法者，浮沉、清浊、微甚、散抟、泽夭是也。

何谓浮沉？色显于皮肤间者，谓之浮；隐于皮肤内者，谓之沉。浮者，病在表；沉者，病在里。初浮而后沉者，病自表而之里；初沉而后浮者，病自里而之表。此以浮沉分表里也。

何谓清浊？清者清明，其色舒也；浊者浊暗，其色惨也。清者病在阳，浊者病在阴。自清而浊，阳病入阴；自浊而清，阴病转阳。此以清浊分阴阳也。

何谓微甚？色浅淡者谓之微，色深浓者谓之甚。微者正气虚，甚者邪气实。自微而甚，则先虚而后实；自甚而微，则先实而后虚。此以微甚分虚实也。

何谓散抟？散者疏离，其色开也；抟者壅滞，其色闭也。散者病近将解，抟者病久渐聚。先抟而后散者，病虽久而将解；先散而后抟者，病虽近而渐聚。此以散抟分久近也。

何谓泽夭？气色滋润谓之泽，气色枯槁谓之夭。泽者主生，夭者主死。将夭而渐泽者，精神复盛；先泽而渐夭者，血气益衰。此以泽夭分成败也。

盖十法者，辨其色之气也；五色者，辨其气之色也。气者色之变，色者气之常。气因色而其理始明，色因气而其义乃著。气也色也，分言之，则精微之道显；合观之，则病症之变彰。此气色之提纲也。《经》曰：相气不微，不知是非；属意弗去，乃知新故。其是之谓乎？

——清·汪宏《望诊遵经·卷上·相气十法提纲》

【提要】 本论阐述十法的涵义及其在望面色方面的重要意义。十法，即浮沉、清浊、微甚、散抟、泽夭。十法可从总体上辨表里、阴阳、虚实、久近、成败。故本论曰："盖十法者，辨其色之气也；五色者，辨其气之色也。"即十法的意义及其与望色的关系。

汪 宏 望色先知平人

凡欲知病色，必先知平色。盖平人之色，不浮不沉，不清不浊，不微不甚，不散不抟，光明润泽，血华其色也。《五脏生成》篇曰：生于心，如以缟裹朱；生于肺，如以缟裹红；生于肝，如以缟裹绀；生于脾，如以缟裹栝楼实；生于肾，如以缟裹紫。此五脏所生之外荣也。夫缟者，白绢也。绢之白，犹肤之白也。绢之光明润泽，犹肤之光明润泽也。光明者，神气之著；润泽者，精血之充。其曰朱，谓其色之正赤也；曰红，谓其白之间赤也；曰绀，谓其青之间赤也；曰栝楼实，谓其黄之间赤也；曰紫，谓其黑之间赤也；赤者，血色也。缟者，肤色也。其青赤黄白黑虽不同，要皆有血色之赤，以间乎其中焉。肤色之白，以包乎其外焉。惟此朱红绀紫者，隐于肤之内，而光明润泽者，显于肤之外。故曰：如以缟裹。盖五色之著，欲其间见，不欲其独呈，欲其合于中，不欲其露于外也。五脏之所生也，四时之所成也。气血华其色，精神彰于面焉，此所谓平人也。平人者何？无病者也。知其平之为无病，可知其不平之为病矣。

——清·汪宏《望诊遵经·卷上·望色先知平人》

【提要】 本论阐述平人面色"五色之著，欲其间见，不欲其独呈，欲其合于中，不欲其露于外"的特点，并提示了面色的基础是体内气血的状态。

张正昭 黄赤未必皆热，清白未必皆寒*

色诊黄赤热，清白寒，常者虽居多，而变者亦屡见，为医不可不慎察。如痰色之白者，常主脾虚肺寒，而肺燥之证，亦咳白黏之痰。黄痰多主肺经有热，而证属虚寒者也可多见……再如黄苔虽多为热，而肾阳不足、虚阳上泛者，舌苔亦可现黄；脾胃虚寒之人，因酒食而积，饱食畅饮之后，亦有过宿而苔变黄者。白苔为寒，而温病伏邪，热化迅速，白苔亦多有未及黄变者。更有因素体之异，药食之染，而使舌之苔、质与其病证不相合者，亦屡见不鲜。又如小便，短赤者主热，然脾胃阳虚，不喜饮水而小便少者，其尿却无不赤者；肾阳不足，气化失常，排尿不畅者，小便也常见赤涩。寒则小便清长，但却有太阳或少阴寒证而小便赤黄，得解表药或温经药而小便反变清长者。故陆渊雷先生说："仅仅小便赤，未可断为里热下证，惟下证则小便必赤耳。"又如带下，黄为湿热下注固为人所共知，而属寒无热者亦每每有之。余曾治数例，皆按常规先予易黄汤之类清热利湿未效，后却以温肝理脾、益气祛湿法收功。至于面色之红赤者主热，却有戴阳之辨，阴虚之分，人皆易晓。而因于体质禀赋之所异者，亦不可不察……凡此种种，皆说明色诊与其病证，有相应者，有不相应者。相应者为其常，不相应者为其变。色之黄亦者未必皆热，色之清白者未可皆寒。故平脉观色，据症辨证者，必须知常达变，才能识得病证之本质，而不致被个别证候色脉之假象所迷惑。

——孙继芬《黄河医话·同证未必症同》

【提要】　本论阐述临床上要灵活辨证地应用色诊，指出色之黄亦者未必皆热，色之清白者未可皆寒。平脉症辨证，必须知常达变，才能识得病证之本质。

颜德馨　面色黧黑从瘀论治[*]

面色黧黑见于黄褐斑、阿狄森氏病、皮肤黑变病等疾病，以颜面部或周身皮肤出现黄褐、青紫，甚则灰黑色为主要表现。黑色从肾，大凡医家多从肾论治。余认为面色黧黑与血瘀相关，治疗每从气血论治而获良效。

人生之贵，莫过于气血。气血充盈，畅流上潮，则面色红润有神；气血虚馁，无余上承，则面色萎黄少润；瘀血为污秽之血，其色紫黑，若蓄于颜面，则面色黧黑不泽。故《灵枢·经脉》篇谓："血不流则髦色不泽，故其面黑如漆柴者。"《难经·二十四难》谓："脉不通则血不流，血不流则色泽去，故面黑如黧，此血先死。"《诸病源候论》亦谓："五脏六腑十二经血，皆上于面。夫血之行，俱荣表里。人或痰饮渍脏，或腠理受风，致气血不和，或涩或浊，不能荣于皮肤，故发黑。"均明确指出瘀血是形成面色黧黑的主要原因。所以面色黧黑一证，病位不在肾，而在心、肝二经。心主血脉，其华在面，肝藏血，主疏泄，心肝功能协调得宜，气机升降有序，血脉调畅，气血上荣于头，则面润色红。若反复感邪，或情志违和，或体弱正虚，气机疏泄失常，血脉流畅失和，气滞血瘀，映于面部，则面黑如尘。临床所见，面色黧黑的患者多伴有巩膜瘀斑、舌紫、脉涩或弦等瘀血体征。

余治面色黧黑证，主张以疏肝气、通心脉为治疗大法。习用血府逐瘀汤化裁投之，取四逆散疏肝理气以通气滞，桃红四物汤通心脉以化血瘀。头为诸阳之会，唯风可到，故每于方中加桑叶、桑皮轻清上浮，引药上行，以获事半功倍之效。

——颜德馨《中国百年百名中医临床家丛书·颜德馨·面色黧黑从瘀论治》

【提要】　本论阐述心肝二经之瘀血为脸色黧黑的形成基础，进而针对性地提出应以疏肝气、通心脉为治疗大法，方以血府逐瘀汤为主，以桑叶、桑皮引药上行。

2.2.3 望形体

《素问》 论形诊※*

大骨枯槁，大肉陷下，胸中气满，喘息不便，其气动形，期六月死。真脏脉见，乃予之期日。大骨枯槁，大肉陷下，胸中气满，喘息不便，内痛引肩项，期一月死。真脏见，乃予之期日。大骨枯槁，大肉陷下，胸中气满，喘息不便，内痛引肩项，身热，脱肉破䐃。真脏见，十日之内死。大骨枯槁，大肉陷下，肩髓内消，动作益衰，真脏来见，期一岁死。见其真脏，乃予之期日。大骨枯槁，大肉陷下，胸中气满，腹内痛，心中不便，肩项身热，破䐃脱肉，目匡陷。真脏见，目不见人，立死；其见人者，至其所不胜之时则死。

——《素问·玉机真脏论》

【提要】 本论阐述观察形体的强弱状态，有助于了解相应脏腑的虚实和气血的盛衰。如"大骨枯槁，大肉陷下，胸中气满，喘息不便"，是精气不足、气血失养的表现，也常见于重病或久病之人，预后多不良。

《素问》 论形气之辨※*

凡治病察其形气色泽，脉之盛衰，病之新故，乃治之，无后其时。形气相得，谓之可治，色泽以浮，谓之易已……形气相失，谓之难治；色夭不泽，谓之难已。

——《素问·玉机真脏论》

【提要】 本论阐释人之形体与正气的相应关系，对病情预后的指导意义。患者形气相一致，气盛形也盛，气虚形也虚，是可治之症；如形气不相称，如形盛气衰，气盛形衰，预后多不佳。

《素问》 论形之肥瘦※*

必先度其形之肥瘦，以调其气之虚实。实则泻之，虚则补之。必先去其血脉而后调之。无问其病，以平为期……形盛脉细，少气不足以息者危。形瘦脉大，胸中多气者死。形气相得者生。

——《素问·三部九候论》

【提要】 本论以形、气、脉、证之间的变化，以及相得、相失等错综复杂的关系，来判断疾病的轻重，并预决其死生。

《灵枢》 论形诊※*

黄帝曰：四时之风，病人如何？少俞曰：黄色薄皮弱肉者，不胜春之虚风；白色薄皮弱肉者，不胜夏之虚风；青色薄皮弱肉，不胜秋之虚风；赤色薄皮弱肉，不胜冬之虚风也。

黄帝曰：黑色不病乎？少俞曰：黑色而皮厚肉坚固，不伤于四时之风。其皮薄而肉不坚，色不一者，长夏至而有虚风者，病矣。其皮厚而肌肉坚者，长夏至而有虚风，不病矣。其皮厚而肌肉坚者，必重感于寒，外内皆然，乃病。黄帝曰：善！

——《灵枢·论勇》

【提要】 《内经》关于形诊的论述多与色诊之论相互渗透，即察色之时常和形体动态相联系，而望形之时又和望色分离不开。本论阐述从皮肤、肌肉的厚薄坚脆和色泽表现，来观察个体差异。

《灵枢》 论形之肥瘦※*

黄帝曰：愿闻人之白、黑、肥、瘦、小、长，各有数乎？岐伯曰：年质壮大，血气充盈。肤革坚固，因加以邪。刺此者深而留之，此肥人也。广肩腋项，肉薄厚皮而黑色，唇临临然，其血黑以浊，其气涩以迟。其为人也，贪于取与。刺此者深而留之，多益其数也。

黄帝曰：刺瘦人奈何？岐伯曰：瘦人者，皮薄色少，肉廉廉然，薄唇轻言，其血清气滑，易脱于气，易损于血。刺此者浅而疾之。

黄帝曰：刺常人奈何？岐伯曰：视其白黑，各为调之。其端正敦厚者，其血气和调。刺此者，无失常数也。

黄帝曰：刺壮士真骨者奈何？岐伯曰：刺壮士真骨，坚肉缓节监监然，此人重则气涩血浊。刺此者，深而留之，多益其数；劲则气滑血清，刺此者，浅而疾之。

——《灵枢·逆顺肥瘦》

【提要】 本论阐述诊察人之形体胖瘦及其临床意义。正常人不胖不瘦，身体各部匀称，血气和调，过于肥胖或过于消瘦者，属于气血不调。

《灵枢》 论肉之坚脆※*

黄帝曰：人之善病风厥漉汗者，何以候之？少俞答曰：肉不坚，腠理疏，则善病风。黄帝曰：何以候肉之不坚也？少俞答曰：腘肉不坚而无分理。理者粗理，粗理而皮不致者，腠理疏。此言其浑然者。

黄帝曰：人之善病消瘅者，何以候之？少俞答曰：五脏皆柔弱者，善病消瘅。黄帝曰：何以知五脏之柔弱也？少俞答曰：夫柔弱者，必有刚强，刚强多怒，柔者易伤也。黄帝曰：何以候柔弱之与刚强？少俞答曰：此人薄皮肤而目坚固以深者，长冲直扬，其心刚，刚则多怒，怒则气上逆，胸中蓄积，血气逆留，髋皮充肌，血脉不行，转而为热，热则消肌肤，故为消瘅。此言其人暴刚而肌肉弱者也。

黄帝曰：人之善病寒热者，何以候之？少俞答曰：小骨弱肉者，善病寒热。黄帝曰：何以候骨之小大，肉之坚脆，色之不一也。少俞答曰：颧骨者，骨之本也。颧大则骨大，颧小则骨小。皮肤薄而其肉无䐃，其臂懦懦然，其地色殆然，不与其天同色，污然独异，此其候也。然后臂薄者，其髓不满，故善病寒热也。

黄帝曰：何以候人之善病痹者？少俞答曰：粗理而肉不坚者，善病痹。黄帝曰：痹之高下有处乎？少俞答曰：欲知其高下者，各视其部。

黄帝曰：人之善病肠中积聚者，何以候之？少俞答曰：皮肤薄而不泽，肉不坚而淖泽，如此则肠胃恶。恶则邪气留止，积聚乃伤。脾胃之间，寒温不次，邪气稍至；稽积留止，大聚乃起。

——《灵枢·五变》

【提要】 本论阐述形诊中通过对人体骨节、皮肤、腠理等方面的诊察，进而诊断疾病。

◀ 林之瀚 论形气※* ▶

凡人之大体为形，形之所充者气。形胜气者夭（肥白气不充），气胜形者寿（修长黑色有神）。肥人多中风，以形厚气虚，难以周流，而多郁滞生痰，痰壅气塞成火而多暴厥也。瘦人阴虚，血液衰少，相火易亢，故多劳嗽。形体充大，而皮肤宽缓者寿；形体充大，而皮肤紧急者夭。形涩而脉滑，形大脉小，形小脉大，形长脉短，形短脉长，形滑脉涩，肥人脉细小，轻虚如丝，羸人脉躁，俱凶。血实气虚则肥，气实血虚则瘦。肥者能寒不能热，瘦者能热不能寒。

——清·林之瀚《四诊抉微·卷之一·望诊·察形气》

【提要】 本论阐释外在形体与内在气化之间相应关系，及其对疾病表现、发展和预后的影响。其核心观点是"形胜气者夭，气胜形者寿"，临床诊察关键还是依据内在正气的盛衰。

2.2.4 望姿态

◀ 《素问》 论十二经所败之姿态※* ▶

太阳之脉，其终也，戴眼、反折、瘛疭。其色白，绝汗乃出，出则死矣。少阳终者，耳聋，百节皆纵，目𥆧绝系，绝系一日半死。其死也色先青白，乃死矣。阳明终者，口目动作，善惊妄言，色黄。其上下经盛，不仁，则终矣。少阴终者，面黑，齿长而垢，腹胀闭，上下不通而终矣。太阴终者，腹胀闭不得息，善噫善呕。呕则逆，逆则面赤。不逆则上下不通，不通则面黑皮毛焦而终矣。厥阴终者，中热嗌干，善溺，心烦，甚则舌卷，卵上缩而终矣。此十二经之所败也。

——《素问·诊要经终论》

【提要】 本论阐述脏腑阴阳气血衰竭，其所属的经脉之气就会终绝，表现出与经脉循行有关的各种症状表现，能够为临床诊断提供依据。

《素问》　论脏腑衰竭之姿态※*

头者精明之腑，头倾视深，精神将夺矣。背者胸中之腑，背曲肩随，腑将坏矣。腰者肾之腑，转摇不能，肾将惫矣。膝者筋之腑，屈伸不能，行则偻附，筋将惫矣。骨者髓之腑，不能久立，行则振掉，骨将惫矣。得强则生，失强则死。

——《素问·脉要精微论》

【提要】　本论阐述脏腑精气虚衰时，影响人体功能正常发挥而出现相应的衰惫姿态。通过对这些衰惫姿态的观察，可以了解脏腑的病变位置、程度和预后转归。

张仲景　论望呼吸※*

师曰：息摇肩者，心中坚，息引胸中；上气者，咳息张口；短气者，肺痿唾沫。师曰：吸而微数，其病在中焦，实也。当下之即愈，虚者不治。在上焦者，其吸促；在下焦者，其吸远。此皆难治。呼吸动摇振振者，不治。

——汉·张仲景《金匮要略·卷上·脏腑经络先后病脉证》

【提要】　本论阐述察呼吸、望形态以诊断疾病、判断预后的方法。

李梴　观形察色*

谦体即知腰内苦，攒眉头痛与头眩；手不举兮肩背痛，步行艰苦脚间疼；又手按胸胸内痛，按中脐腹痛相连；但起不眠痰夹热，贪眠虚冷使之然；面壁身蜷多是冷，仰身舒挺热相煎；身面目黄脾湿热，唇青面黑冷同前。

——明·李梴《医学入门·内集·卷一·观形察色问证·观形察色》

【提要】　本论列举腰、眉、手、足、胸腹，以及睡眠规律和状态等临床表现，阐述望姿态的临床意义。

王肯堂　察身*

凡病人身轻，自能转侧者，易治；若身体沉重，不能转侧者，难治。盖阴证则身重，必足冷而蜷卧，恶寒，常好向壁卧，闭目不欲向明，懒见人也。又阴毒身如被杖之疼，身重如山，而不能转侧也。又中湿、风湿，皆主身重疼痛，不可转侧，要当辨之。大抵阳证身轻而手足和暖，开目而欲见人者，可治；若头重视深，此天柱骨倒，而元气败也。凡伤寒传变，循衣摸床，两手撮空，此神去而魂乱也。

——明·王肯堂《证治准绳·伤寒·卷一·总例·察身》

【提要】　本论对身体转侧、平卧等表现的状态进行描述，阐述其临床意义。

石寿棠　辨内病之外形变化※*

然病有诸内，必形诸外，更当即著于外者言之。

燥病或肌肤刺痛，手不可扪；或项背强痛，甚痛筋挛发痉，手足牵引，口噤、头摇、面黑、毛焦、唇反、眼戴、舌卷、囊缩；又有肠拘似块，伛偻难伸，及骨痿、偏枯等证。凡物干则必缩，干则必硬，干则必动，干则必痿，理固然也。在人亦然。湿病则头目昏重，肢体困倦、酸疼，嗜卧懒动，甚则神智昏沉，如痴如醉。凡物滥则必重，滥则必软，滥则必混浊而不清明，理固然也。在人亦然。

燥热必烦而动，身热，口渴，揭去衣被，扬手掷足，寻衣摸席，撮空理线。（此条非大实，即大虚，总以苔、脉、神色为凭。）脉来沉实有力，舌苔黄厚；阳也，热也，实也。寒湿必倦而静，无热，不渴，欲得衣被；或身重，足冷，蜷卧，恶寒；或好向壁卧，闭目不欲见光明，懒与人言，脉来软滥无力，舌苔色白；阴也，寒也，虚也。

然则燥湿、寒热、虚实，不皆即外可知其内乎，而犹不止此。盖人身之所守，莫重于五脏；而身之所主，尤莫重于一心。心也者，神气之所由生者也，顾不重哉？试以燥湿言之。燥属天气，天气为清邪，清邪不昏人神智。故风燥、寒燥、暑燥初起，令人心知所苦，如头痛、寒热，皆自知之。惟邪来迅速，直传心包者，乃有内闭神昏之候；或邪传胃腑，与浊滞相合，又令谵语、神昏。湿属地气，地气为浊邪，浊邪最昏人神智，往往温病初起，即令人神气异常，昏糊烦躁，不知所苦。间有神清而能自主者，梦寐亦多不安，闭目即有所见，有所见即谵妄之根原。又有病初起时，神智惊惶，目光浮，反自云无病，病深时犹能行走，而身体强直。（脉病人不病，谓之行尸，不治。）此真阴涸极，病陷于中，神浮于外，最深最重者也，多属不治。然此就心之一脏言之也。

试再言五脏。《经》曰：五脏者，身之强也。头者精明之府，头倾视深，精神将夺矣。背者胸中之府，背曲肩随，府将坏矣。腰者肾之府，转摇不能，肾将惫矣。膝者筋之府，屈伸不能，行则偻俯，筋将惫矣。骨者髓之府，不能久立，行则振掉，骨将惫矣。得强者生，失强者死。又曰：手太阴气绝则皮毛焦，太阴者行气温于皮毛者也。气不荣则皮毛焦，皮毛焦则津液去皮节，津液去皮节则爪枯毛折，毛折者毛先死。丙笃，丁死，火胜金也。手少阴气绝则脉不通，脉不通则血不流，血不流则毛色不泽，故其面黑如漆柴者血先死。壬笃，癸死，水胜火也。足太阴气绝则脉不荣肌肉，唇舌者肌肉之本也。脉不荣则肌肉软，肌肉软则舌萎、人中满，人中满则唇反，唇反者肉先死。甲笃，乙死，木胜土也。足少阴气绝则骨枯，少阴者冬脉也，伏行而濡骨髓者也。骨不濡则肉不能著，骨肉不相亲则肉软却，肉软却故齿长而垢、发无泽，发无泽者骨先死。戊笃，己死，土胜水也。足厥阴气绝则筋绝，厥阴者肝脉也，肝者筋之合也，筋聚于阴器，而脉络于舌本。脉不荣则筋急，筋急则引舌与卵，故唇青、舌卷、卵缩，则筋先死。庚笃，辛死，金胜木也。五阴气俱绝则目系转，转则目运（五脏之精华，皆上聚于目）。目运者志先死，志先死则远一日半死矣。六阳气绝则阴与阳相离，离则腠理发泄，绝汗乃出（如珠不流）。故旦占夕死，夕占旦死。又曰：太阳之脉其终也，戴眼（上视），反折（身反向后），瘛疭（手足抽掣），其色白，绝汗乃出，出则死矣。少阳终者，耳聋，百节皆纵（缓纵不收，筋痿故也），目环（目运转），绝系，绝系一日半死，色先青，白乃死矣（金胜木）。阳明终者，口目动作，善惊，妄言，色黄，其上下经盛，不仁（肉绝），则终矣。少阴终者，面黑，齿长（牙龈宣露）而垢，腹胀闭，上下不通而终矣（肾开窍于二阴）。太阴终者，腹胀闭，不得息，善呕，呕则逆，逆则面赤，不逆则上下不通，不通则面黑、皮毛焦而终矣。厥阴终者，中热，嗌干，善溺，心烦，甚则舌卷、卵缩而终矣。又曰：大骨枯槁（肾衰），大肉陷下（脾衰），胸中气满，喘息不便，其气动形（肺衰），期六月死，真脏脉见，乃与之期日。

凡若此者，皆阴液绝于内，而神气夺于外者也。其论少阴、太阴上下不通两条，乃邪实正虚，正不胜邪，阴液涸极之故。故经又有五实死、五虚死之说。曰：脉盛（心实），皮热（肺实），腹胀（脾实），前后不通（肾实），闷瞀（肝实），此谓五实；脉细（心虚），皮寒（肺虚），气少（肝虚），泄利前后（肾虚），饮食不入（脾虚），此谓五虚。浆粥入胃，泄注止，则虚者活；身汗得后利（表里皆解），则实者活。是虚者，以脾、肾为主；实者，以表里得解，邪有出路为主。此诊外感、内伤之大法也。别有急虚身中卒至（急邪乘虚卒中身内），五脏绝闭，脉道不通，气不往来，譬于堕溺，不可为期。此不可责之于望也，外此皆可望而知之者也。故曰：望而知之之谓神。

——清·石寿棠《医原·卷上·望病须察神气论》

【提要】 本论阐述内病所致"外形"异常变化，即指患者的全身症状而言。本论内容系统，层次清晰，首为燥湿寒热虚实所反映的诸症，次为心受清浊邪气所反映的诸症，次为五脏病变所发生的诸症，次为手足三阴三阳经气终绝所发生的诸症，而总以虚实两证概括之。

汪 宏 诊坐望法提纲*

稽之于古，则谓：坐而仰者肺实，实则胸盈仰息；坐而伏者肺虚，虚则伏而短气。又手冒心者，汗后血虚。以手护腹者，里实心痛。其坐而下一脚者，腰痛之貌。坐而掉两手者，烦躁之容。但坐不得眠，眠则气逆者，咳嗽肺胀；但眠不耐坐，坐则昏沉者，血夺气虚。其他坐不能起者，阴经之证；立不能坐者，阳病之征。坐而欲起者，阴气实；坐不欲起者，阳气虚。转侧不能者，痿痹之状；坐卧不定者，烦躁之形。

——清·汪宏《望诊遵经·卷下·诊坐望法提纲》

【提要】 本论对患者的坐态表现进行描述，说明其临床意义。

汪 宏 诊卧望法提纲*

腰痛左卧，卷左足而痛减者，病在左肾；右卧，卷右足而痛减者，病在右肾。痛在肝者，属左胁，故左着床则更痛。痛在脾者，属右肷，故右着床则更痛。病在肺之左者，宜于左；病在肺之右者，宜于右。其肺痈生于左者，右卧则更痛；生于右者，左卧则更痛。其水病，左半着床，则左半身愈肿；右半着床，则右半身愈肿。

——清·汪宏《望诊遵经·卷下·诊卧望法提纲》

【提要】 本论对患者的卧态表现进行描述，说明其不同的临床意义。

2.3 局 部 望 诊

《素问》 论目之功能※※

夫精明者，所以视万物，别白黑，审短长。以长为短，以白为黑，如是则精衰矣。

——《素问·玉版论要》

【提要】 《内经》对目诊虽无专篇论述，但其内容也很丰富，涉及目的色、形、态、生理功能等诸多方面，散在于各篇之中，是中医望诊理论发展的重要基础。通过察目神、望目色、望目之形态等来判断疾病轻重、推测疾病预后，判断五脏精气充衰与否，甚至可以诊断疾病。

《素问》 论目诊※※

夫心者，五脏之专精也，目者其窍也，华色者其荣也。是以人有德也，则气和于目，有亡忧知于色。

——《素问·解精微论》

【提要】 本论阐述察目可以知晓五脏之精气之盛衰。

《灵枢》 论诊鱼际脉络※※

凡诊络脉，脉色青则寒且痛，赤则有热。胃中寒，手鱼之络多青矣；胃中有热，鱼际络赤。其暴黑者，留久痹也。其有赤、有黑、有青者，寒热气也。其青短者，少气也。

——《灵枢·经脉》

【提要】 本论阐述诊察鱼际断病的方法，临床操作简便，值得重视。

王肯堂 察目

凡目睛明，能识见者，可治。睛昏不识人，或反目上视，或瞪目直视，或目睛正圆，或戴眼反折，或眼胞陷下者，皆不治也。凡开目而欲见人者，阳证也；闭目而不欲见人者，阴证也。凡目中不了了，睛不和，热甚于内也。凡目疼痛者，属阳明之热。目赤者，亦热甚也。目瞑者，必将衄血也。白睛黄者，将发身黄也。凡病欲愈，目眦黄，鼻准明，山根亮也。

——明·王肯堂《证治准绳·伤寒·帙之一·察目》

【提要】 本论阐述望目的诊察内容，如目之动态、形态、疼痛、开阖、颜色等，分述了其临床意义。

王肯堂 察鼻

鼻头色青者，腹中痛。苦冷者，死。微黑者，水气。黄色者，小便难。白色者，为气虚。赤色者，为肺热。鲜明者，有留饮也。鼻孔干燥者，属阳明之热，必将衄血也。鼻孔干燥，黑如烟煤，阳毒热深也。鼻孔冷滑而黑者，阴毒冷极也。鼻息鼾睡者，风温也。鼻塞浊涕者，风热也。鼻孔扇张者，为肺风、肺绝而不治也。

——明·王肯堂《证治准绳·伤寒·帙之一·察鼻》

【提要】 本论阐述望鼻的诊察内容，如颜色、光泽、润燥、冷热、动态等，并分述了其临床意义。

王肯堂 察口唇

凡口唇焦干为脾热，焦而红者吉，焦而黑者凶。唇口俱赤肿者，热甚也。唇口俱青黑者，冷极也。口苦者，胆热也。口中甜者，脾热也。口燥咽干者，肾热也。舌干口燥而欲饮水者，阳明之热也。口噤难言者，痉风也。凡唇上有疮，为狐虫食其脏；下唇有疮，为惑虫食其肛也。若唇青、舌卷、唇吻反青、环口黧黑、口张气直、口如鱼口、口唇颤摇不止、气出不返，皆不治也。

——明·王肯堂《证治准绳·伤寒·帙之一·察口唇》

【提要】 本论阐述望口唇的诊察内容，如形态、口感、动态、色泽等，并分述了其临床意义。

林之瀚 论腕诊法※*

张路玉曰：妇女深居闺阁，密护屏帏，不能望见颜色，但须验其手腕之色泽，苍白肥瘠，已见一斑。至若肌之滑涩，理之疏密，肉之坚软，筋之粗细，骨之大小，爪之刚柔，指之肥瘦，掌之厚薄，尺之寒热，及乎动静之安危，气息之微盛，更合之以脉，参之以证，则血气之虚实，情性之刚柔，形体之劳逸，服食之精粗，病苦之顺逆，皆了然心目矣。又曰：肌以征津液之盛衰，理以征营卫之强弱，肉以征胃气之虚实，筋以征肝血之充馁，骨以征肾之勇怯，爪以征胆液之淳清，指以征经气之荣枯，掌以征脏气之丰歉，尺以征表里之阴阳。

——清·林之瀚《四诊抉微·卷一·望诊·妇人女子活法全在望形察色论》

【提要】 由于古时妇人常深居内宅，不得与外人见面。因此，给医者诊察疾病造成诸多不便。作者认为，妇人手腕之色泽，能够反映身体的基本状况。进而提出从肌、理、肉、筋、骨、爪、指、掌、尺肤等多方面，对妇人的血气虚实、性情刚柔、形体劳逸、饮食精粗、病势顺逆等进行判断。诊腕法于今日临床，亦可称方便实用。此论本见于张璐《诊宗三昧》，但原文表述相对零散。林氏将其整合表述，利于理解和学习。

蒋示吉 望部骨吉凶论

夫望人犹望山也。人之有骨肉，犹山之有土石也。人之有血气荣于色，犹山之有气脉荣于草木也。故气脉之地，草木易长而润泽。枯燥之土，草木难茂而易萎。土偏多者其山丰，咎无骨格；石偏多者其山峻，咎无肉养。若此庶使土石相称，骨肉相保，山为有气，人为有神也。苟或不然，人病不几同于山乎？黄帝曰：五色之见也，各出其色部。部骨陷者，必不免于死矣。其色部乘袭者，虽病甚不死矣。由是部骨之陷，其凶更甚于色部乘袭也。故伯高有骨度之陈，希夷有卑陷之戒，望家可不究心乎？或曰：此皆言其凶也，其吉者将奈何？答曰：明堂骨，高以起，平以直，黄帝已谆谆言之矣。若由其吉者而再反其凶，则高者不可陷，起者不可隐，平者不可仄，直者不可曲，其义更彰也。至于大肉陷下，大骨枯槁，乃予以期日，死不治矣。

——清·蒋示吉《望色启微·望部骨吉凶论》

【提要】 本论将望骨比作望山，认为山之气脉旺则草木荣，人之气脉旺则骨肉丰。色部，指脏腑及肢体分布于面部的色诊部位。上述部位的骨陷，能够反映脏腑的衰亡。

石寿棠 审形窍[**]

望色之后，即须审形窍。

头为诸阳之会，因于湿，首如裹，目如蒙；痰饮上干于头，则眩晕，呕吐痰水；血燥风动，亦眩晕，头痒，头偏疼；又有肾水虚燥，阴不潜阳，气逆上行，《经》所谓"头痛巅疾，下虚上实"是也。又有肝胆燥热，木旺风生，耳目无血以养，《经》所谓"徇蒙招尤，目瞑耳聋，下实上虚"是也。（两实字，皆指虚火言，非真实也。）又有头重视身，名天柱骨倒，元气已败，此头无神气者也。

肝开窍于目（肝脉上连目系），燥病则目光炯炯，湿病则目多昏蒙；燥甚则目无泪而干涩，湿甚则目珠黄而眦烂，或眼胞肿如卧蚕；阳明腑实，则谵语、妄有所见；热入血室，血耗阴伤，昼日明了，夜则低声自语，如见鬼状。开目见人，病属阳；闭目不欲见人，病属阴。脱阳者，见鬼；脱阴者，目盲；脱阴脱阳者，病危。目有眵、有泪、精采内含者，为有神气；无眵、无泪、白珠色蓝、乌珠色滞、精采内夺及浮光外露者，皆为无神气。凡病目能识人者轻，睛昏不识人，及目直视、歪视、目小、目瞪、目睛正圆、戴眼反折、眼胞陷下，为神气已去，多不治。其直视、歪视、上视、目睛微定移时稍动者，有因痰闭使然，又不可竟作不治论。

肺开窍于鼻，燥病鼻多干涩，湿病鼻多润泽；鼻流清涕多风寒，鼻流浊涕多热；鼻孔燥如烟煤为阳毒热极，鼻孔冷滑而黑为阴毒冷极；痰饮壅遏肺气则呼吸有声，肺肾虚脱则出入气微，或喘急抬肩、鼻孔掀张。气微与掀张，则神气由此散矣。

肾开窍于耳，心寄窍于耳，胆上络于耳。暴病耳聋、耳肿、耳痛、耳旁红，属少阳风热燥邪，或肝胆热挟湿浊上壅；久病耳聋，属气虚，属精脱；若耳焦枯受尘垢，属肾水亏极，此亦内无精液，而外无神气者也。

脾开窍于口，口苦属燥热，口甜属湿热，唇口赤肿而干者热极，青黑而润者寒极，焦而红者可治，焦而黑者难治，淡白为气虚，淡白不泽为液少，唇青而反、环口黧黑、唇舌颤振不止、口如鱼口、气出不返者死，为其神气已去故也。

心开窍于舌，脾之大络系于舌本，肝、肾脉亦通舌本。凡木舌、重舌、舌衄，属心经燥热；舌菌、舌垫、舌肿大塞口，属脾经湿热，挟心火上壅；舌本强硬，为热兼痰；若舌卷短、痿软、枯小，则肝肾阴涸而舌因无神气矣。

　　……

　　看舌之后，又须验齿。齿为骨之余，龈为胃之络。燥热最烁胃津，并烁肾液。初起齿光燥如石者，热烁肾阴也。若无汗、恶寒，乃寒燥之气搏束卫分所致，宜辛凉透汗，勿用滋腻。初病齿流清血，痛者为胃火冲激，不痛者为龙火内烁，分虚实治之。齿焦而有垢者，胃热烁肾阴也，当微下之；无下证者，宜玉女煎，清胃救肾。齿上半润、下半燥者，乃水不上承，心火无济，宜清心滋水，枯处转润乃安。胃、肾二经之血，上走齿龈，病深动血，结瓣于上，阳血色紫如干漆，阴血色黄如酱豆瓣。阳血滋胃为主，阴血救肾为要。然见豆瓣色者多险，盖阴下竭，阳上厥也。齿垢如灰糕样者，乃胃气无权，湿浊用事，多死。齿无垢者死，齿如枯骨者死，肾液涸而色不荣，而齿因无神气矣。

　　咬牙有实有虚。咬牙龈者，为湿热化风。但咬牙者，或痰热阻络，或胃腑热极，气走其络，皆欲作痓之象。或咬牙而脉证皆衰，或在下后，此胃虚无谷气以自荣，虚则喜实故也，速宜滋益胃阴。若下后牙关紧闭，为胃气绝，不治。其有初病舌本不缩而硬，牙关咬定不开者，此痰热阻窍，先用乌梅擦之使开（酸能生津，又酸属木，木来泄土，故擦之即开），再进清热化痰潜肝之剂。

　　肾开窍于二阴，前阴利水，后阴利谷。燥病溺多清黄，湿病溺多浑浊，湿热、温邪，溺多浑黄浑赤。其有病湿而溺不浑浊者，在外感为邪郁气分，气不行水，以致湿热留而不行；在内伤为气虚不能传化。若论大便，燥邪多硬，湿邪多溏，燥搏气机不能化水，又多窘迫下利。伤寒化燥伤阴，下之宜猛；湿邪胶粘重浊，粪如败酱，下之宜轻。若春温、温疫、温热，内有燥粪者，又当急下阳明以存津液。伤寒大便溏为邪已尽，若协热下利，及下利稀水色纯青者，又当速下存津，不可误认为邪已尽。湿邪大便溏为邪未尽，必屎燥乃为无湿。若大便尘腐散薄，完谷不化，而无气味，或如屋漏水者，此属败象，不可误认为邪未尽。总之，经权常变，不可执一，互证旁参，乃有心得。

——清·石寿棠《医原·卷上·望病须察神气论》

　　【提要】　本论阐述头、目、鼻、耳、口、舌、齿、牙、二阴诸形窍，各就其所主之气化，所司之脏腑，所系之经络，所常见之病变，分别予以纲领性的辨识，可谓要言不烦，切中关键。

◆ 汪　宏　睑色望法提纲 ◆

　　既述睑之形容，当观睑之气色。夫睑者，眼弦也。上为阳，下为阴；左为阳，右为阴；小眦在外为阳，大眦在内为阴。察其色之所见，以言其病之所在，脾胃之候也。

　　《脉经》云：脾之候在睑。以气色言之。青属木、赤属火、黄属土、白属金、黑属水，此脏腑五行之分也。察其泽夭，以知成败；察其浮沉，以知浅深；察其清浊，以知阴阳；察其微甚，以知虚实；察其散抟，以知远近；浮清为外，沉浊为内。视气色而言脏腑，审脏腑而言病症。参之以五色相应之理，其常变可推也；参之以五行生克之理，其顺逆可推也；合气色部位而参之，其相乘之理，又可推也。黄赤为风，青黑为痛，白为寒，皆可比例以相参也。析而观之，合而断之，变化无穷矣。圣人之法，所操者约，所及者广，五官气色，皆当作如是观也。然《经》言五色决于明堂，又当参伍以通其变焉。合四诊而察之，庶乎其可矣。

——清·汪宏《望诊遵经·卷下·睑色望法提纲》

【提要】 本论阐释眼睑色泽的临床指示意义，指出其基本方法是“参之以五色相应之理，其常变可推也；参之以五行生克之理，其顺逆可推也；合气色部位而参之，其相乘之理，又可推也”。

汪 宏 眼目形容提纲

诊目形容之法，相士观人贤否，宜识其常；医家论病吉凶，当明其变。用是考古参今，删繁就简，约而言之。其大纲有四：以形象察气质，以开阖分阴阳，以目睑辨虚实，以眼珠决死生。四者既明，而合之气色，参之病情，庶乎其可见矣。

以形象言之。目者，肝之外候也。目大者肝大，目小者肝小，目深者肝坚。目露者肝脆，目高者肝高，目下者肝下，目偏倾者肝偏倾，目端正者肝端正。此形象之变，气质之常也。

以开阖言之。瞋目者，阳证也。瞑目者，阴证也。目不合者，气留于阳。目不开者，气留于阴。目纲筋急而不合者，太阳阳明之筋寒。目纲筋纵而不开者，太阳阳明之筋热。目圆者阳气绝，目小者阴气亡。口眼㖞斜者，阳明中风。口目动作者，阳明将绝。昏睡露睛者，阴阳俱不足也。此开阖之变，阴阳之分也。

以目睑言之。上睑属脾，下睑属胃。睑动迟者脾动迟，睑动速者脾动速。上睑气壅者，脾衰于内；下睑微肿者，水聚于中。目胞肿痛者邪气实，目眶陷下者正气虚。此目睑之变，虚实之辨也。

以眼珠言之。目肿胀者为实，目陷下者为虚。上视者太阳不足，下视者宗气亏虚。斜视者，少阳已绝。直视者，少阴已终。目转目运者，阴经之绝证。目瞏戴眼者，阳经之死候也。此眼珠之变，死生之异也。

盖察目之形容者，所以辨其脏腑经络也。观目之气色者，所以辨其寒热虚实也。合形容气色以观之，参声音脉症以辨之，分其脏腑经络，以审其寒热虚实。庶乎知病之所，而无泛治之虞。不则寒热虚实虽明，而脏腑经络未达，其犹风马牛不相及欤。

——清·汪宏《望诊遵经·卷下·眼目形容提纲》

【提要】 本论阐释诊察眼目的四纲，即“以形象察气质，以开阖分阴阳，以目睑辨虚实，以眼珠决死生”；指出在诊察眼目的同时，还应综合参考其他方面的诊察结果，以辨析脏腑经络寒热虚实等。

汪 宏 眼目气色提纲

凡诊眼目，既察形容，当观气色。夫目者心之符，肝之窍，五脏六腑之精气也。华色者，其荣也。《论疾诊尺》篇曰：目赤色病在心，白在肺，青在肝，黄在脾，黑在肾；黄色不可名者，病在胸中。此以目色分五脏也。由是而观，有明暗之辨焉，有清浊之分焉，有浅深之异焉。

明则神气充足，暗则神气亏虚。清者病在阳，浊者病在阴。浅深者，言乎其虚实也。合而论之，则深而清明者为太过，浅而浊暗者为不及。太过者病在外，不及者病在内。察其气色而言脏腑，察其脏腑而言病症。明暗者言其光彩，清浊者论其气色。气色淡者谓之浅，气色浓者谓之深也。以寒热言之。黄赤者多热气，青白者少热气。以证候言之。黄赤为风，青黑为痛，白为寒。其声色臭味情志变动，与夫部位之生克，色病之从违，皆可以面部相应之法，比例而推也。然面目相应者，固可同断，面目不应者，亦可合观。盖应者其常，不应者其变。知其所以变，则知其所以病矣。《经》曰：精明五色者，气之华也。赤欲如帛裹朱，不欲如赭；白欲如鹅羽，不欲如盐；青欲如苍璧之泽，不欲如蓝；黄欲如罗裹雄黄，不欲如黄土；黑欲如重漆色，不欲如地苍。由此观之，则目色之欲清明，不欲浊暗，益可见矣。夫清明者，神之著；灵动者，神之用。得神则生，失神则死。神也者，心之精爽也。《左传》云：心之精爽，是谓魂魄。魂魄去之，何以能久，其是之谓乎。

——清·汪宏《望诊遵经·卷下·眼目气色提纲》

【提要】　本论从面色的诊察要点及指导意义，类推眼目色泽诊察的要点和规律，认为清明、灵动为眼目有神之态，否则为病。

汪　宏　诊口形容提纲

闻之，舌以舒卷为用，口以开阖为用，各一其阴阳也。且口者脾之窍，心之外户也。《难经》"七冲门"谓：唇为飞门，齿为户门。以其开阖运动，声音从口出，饮食从口入，四通五达，为脏腑之冲要也。察之之法，盖有十焉，曰张、曰噤、曰撮、曰僻、曰振、曰动、曰颏落、曰口啮。由是分其燥湿，辨其寒热，其为病亦可见矣。何言之？张则开而不闭，噤则闭而难开，撮则上下有蹙聚之形，僻则左右有缓急之状，振者寒栗鼓颔、急急摇振，动者开阖其口、频频运动，颏落者似张，而颏不能阖，口啮者似动，而啮不频开。燥由津液之干，湿属唾涎之滑。是故张主虚，噤主实，撮为邪正交争，正气衰而邪气盛，僻是经筋相引，急为正而缓为邪，振乃阳明之虚，动缘胃气之绝，颏落者颊车不收，病在阳明之脉，口啮者肾脾将败，病达胃腑之经。是皆口之形容也。然形容虽有燥湿之分，燥湿亦有虚实之辨。故燥虽属热，湿虽属寒，而上下表里不同，脏腑阴阳亦异。苟不合之四诊，参之五官，则知其燥而不知其所以燥，知其湿而不知其所以湿。将治热而热不除，疗寒而寒不退，其不倒行逆施也者几稀。若夫口之五色著于唇，口之五味详于问。又当参伍相证焉，庶乎体益明而用益达矣。他如浸淫疮，从口流向四肢者可治，从四肢流来入口者不可治。推而论之，即痘疮广疮，及诸痛疮疡，其顺逆亦犹是也。

——清·汪宏《望诊遵经·卷下·诊口形容提纲》

【提要】　本论阐述望口形容之十纲：张、噤、撮、僻、振、动、颏落、口啮，并分别论述了这些临床表现的特征和反映的病机证候。

汪　宏　诊唇望法提纲

既视其口，当察其唇。唇也者，齿之垣也，脾之官也，肌肉之本也。《经》曰：脾者，谏议之官，知周出焉，其充在肌，其华在唇。故视唇之好恶，可知脾之吉凶。何则？

黄色小理者脾小，粗理者脾大；揭唇者脾高，唇下纵者脾下；唇坚者脾坚，唇大而不坚者脾脆；唇上下好者脾端正，唇偏举者脾偏倾；此形容之常也。左病者应在左，右病者应在右；上应乎上，下应乎下；而凡形容之变，气色之殊，皆可以是推之。此部位之分也。

按部位而视形容，则唇肿者，病气实；唇痿者，形气虚。唇短缩者脾伤，唇不收者脾病。唇烂者，阳明之证；唇反者，太阴之终。唇焦干者，病在肉；唇枯槁者，病在脾。唇疮者，邪从外解；唇裂者，毒从内发。唇内生疮者，腹中有虫；唇上碎裂者，胃经有热。唇口僻者，风中阳明之筋；唇口撮者，风入阳明之脉。诸太过者，病在外；诸不及者，病在内。此皆形容之变也。

视形容而观气色，则唇赤者，常色也。深赤者，为太过；淡红者，为不及；淡白而黑者，寒甚；深赤而黯者，热深；青而深者，主痛；青而淡者，为寒；唇白者，脾亏；唇黄者，脾病；诸色浅者，正气虚；诸色深者，邪气实；明润而有血色者生，枯暗而无血色者死。此皆气色之殊也。夫分形容气色而言之，所以识其常；合形容气色而观之，所以通其变。然究其常变，而原其始终。体用虽殊，莫不以神为本。夫神也者，明润精爽，而有血色者也。得则生，失则死。《易传》云：精气为物，游魂为变。是故知鬼神之情状，其死生之谓乎。

——清·汪宏《望诊遵经·卷下·诊唇望法提纲》

【提要】 本论阐释唇之形状、部位、色泽的病态表现，及其所反映的病机和证候。

汪 宏 牙齿望法提纲

盖闻上曰齿，下曰牙；两旁曰牙，当中曰齿。然齿者，总谓口中之骨，主龂啮者也。《家语》曰：男子八月生齿，八岁而龀；女子七月生齿，七岁而龀。盖齿者，骨之所终也。《经》言：丈夫八岁齿更，三八真牙生，七八齿槁；女子七岁齿更，三七真牙生，七七齿槁。夫齿之为言，始也，年也，肾之标，骨之余也。少长别乎此，盛衰见乎此也。以形言，则齿食多长也，食少者幼也。以色言，则齿色黄者长也，色白者幼也。是皆长幼之常，非疾病之变也。及其病而察其变，则又有提纲焉。一曰形容之变，二曰气色之变。察其滋润干燥，可知病之寒热；察其枯槁明亮，可决病之死生。形容之变者，咬牙为邪入于胃，龂齿为风入其经。下齿龋者手阳明，上齿龋者足太阳。长而枯者，骨先绝，脱而落者，症多凶。气色之变者，齿忽黄，为肾虚。齿忽黑，为肾热。滋润者，津液犹充。干燥者，津液已耗。形色枯槁者，精气将竭。形色明亮者，精气未衰。析而言之，互而观之，合五官，参四诊，而吉凶之辨，虚实之分，了然如指掌矣。若夫牙龈形色，当以肿起为实，陷下为虚。深赤为太过，淡红为不及。可与诊唇之法，比例而推也。

——清·汪宏《望诊遵经·卷下·牙齿望法提纲》

【提要】 本论阐释牙齿之形容与气色的病变表现，及其所反映的病机和证候。论中着重提出牙齿望法的提纲二则，"一曰形容之度，二曰气色之度""形容"即查齿之动态；"气色"为验齿之色泽润燥。作者认为，牙齿望法在具体运用过程中尚需合五官、参四诊方能准确判断病情。

汪 宏 诊鼻望法提纲

天地氤氲，万物化醇。男女媾精，万物化生。五官先生鼻，五脏先成精。精乃一身之本，头为五体之尊，是以雷公问道，黄帝传经，五色独决于明堂，四诊先观其天牝。盖鼻者，形之始也，气之门户也。呼吸之间，通乎天地，贯乎经络，五脏六腑，无不毕达，四体百骸，无不周遍者也。分其部位，则脏腑六部之提纲是已。辨其气色，则阴阳十法之提纲是已。其相乘之理，合之部位可推也。其相应之理，合之气色可推也。肝青、心赤、脾黄、肺白、肾黑，与夫声音臭味情志脉病，亦无有不可推者。凡诸望法，皆当比例以相参也。《金匮要略》云：鼻头色青腹中痛，若冷者死。鼻头色微黑者，有水气。色黄者，胸上有寒。色白者，亡血也。设微赤非时者死，是宜以四时参之，以十法辨之矣。第色虽当辨，形亦宜分。望之之法，又有提纲焉。盖鼻者，肺之合也。鼻大者，脏气有余。鼻小者，脏气不足。肿起者，邪气盛。陷下者，正气衰。鼻煽张者肺虚，鼻仰息者肺实。鼻枯槁者，寒热之证。鼻蚀烂者，疳疮之形。鼻窍干燥者，阳明之经病。鼻柱崩坏者，疠风之败症。鼻下红肿如疮者，腹中有虫之痔病。鼻流浊涕者，外受风热。鼻流清涕者，外感风寒。鼻渊者，脑中热，故涕下渗。鼻衄者，阳络伤，故血外溢。鼻生瘜肉谓之齆，鼻生粉刺谓之齇。此皆鼻形之望法也。析而言之，合而观之，察五官，参四诊，变在其中矣。至于骨部起者寿，骨部陷者夭，故鼻准贵乎丰隆焉。他如气之粗细，息之疾徐，嚏之有无，窍之通塞，当详各门，容后续述。

——清·汪宏《望诊遵经·卷下·诊鼻望法提纲》

【提要】 本论阐释鼻之形容与气色的病变表现，及其所反映的病机和证候。论中提出，望鼻之法要注重观察鼻子大小、形态、流涕、衄血、息肉、粉刺等变化。

汪 宏 诊耳望法提纲

既察其鼻，当观其耳。耳也者，肾之官也。故察耳之好恶，可知肾之强弱也。何则？黑色小理者，肾小。粗理者，肾大。耳高者肾高，耳后陷者肾下。耳坚者，肾坚。耳薄不坚者，肾脆。耳好前居牙车者，肾端正。耳偏高者，肾偏倾。此察耳形之常也。以色言之。有左右之殊，有上下之辨。左为左，右为右。上应乎上，下应乎下也，肾之候也。肾主骨，故耳起五色者，病在骨也。黄赤者，多热气。青白者，少热气。黑色者，多血少气。黄赤为风，青黑为痛，白为寒。属分五行，亦应乎五脏也。气色之变，可以十法推之。生克之理，可以五行推之。其余望法，有可比例者。宜察其病，辨其证，而合参之也。若夫耳形之诊，当以厚而大者为形盛，薄而小者为形亏。肿起者，邪气实。消减者，正气虚。润泽则吉，枯槁则凶。合之于色，亦可辨其寒热虚实焉。他如下消则耳轮焦干，肠痈则耳轮甲错。肾前病，耳则为之焦枯。肾前死，耳则为之黯黑焦癖。若天中等分墓色应之，必死不治。是皆主病之目也。痘科尚有观耳后络脉之诗，因续四句于其后。其诗曰：耳后红筋痘必轻，紫筋起处重沉沉；兼青带黑尤难治，十个难求三五生。予续之曰：冷暖阴晴色变更，须将痘证辨分明；望闻问切能参悟，不看红筋彻底清。

——清·汪宏《望诊遵经·卷下·诊耳望法提纲》

【提要】 本论阐述耳之形容与气色的病变表现，及其所反映的病机和证候。

汪 宏 诊头望法提纲

头为五体之尊，百骸之长，自囟至心，如丝相贯不绝，是谓诸阳之会，精神之府。望之之法，可不深求其理哉。按《内经》阳明之脉行于前，太阳之脉行于后，少阳之脉行于侧，厥阴之脉会于巅，督则自背中行而上头至鼻，任则自腹中行而上颐循面。此皆经络之行，即部位之分也。由是以形言之，则骨部皆大者多寿，骨部皆小者多夭。皮肉肿起者为实，皮肉陷下者为虚。囟陷者，脑髓不足而难治。囟肿者，脏腑不调而难疗。骨缝不合者，赋禀弱。头项皆软者，血气亏。此察头形之纲领也。以容言之，则仰首者，其病在阳。俯首者，其病在阴。蹙其额者，头痛。皱其眉者，心忧。头项强直者，邪气实。头垂倾欹者，正气虚。头独动摇者，风也。更有心绝之证，头难回顾者，寒也，亦属阳明之经。此察头容之纲领也。夫如是，视上下以辨其经络，审左右以究其逆从，合之五官，参之四诊，而形容之变，病症之殊，皆可识常通变矣。至于妊娠四月，欲知男女，遣妊娠面南行，还复呼之。左回首者是男，右回首者是女。亦想当然耳。

——清·汪宏《望诊遵经·卷下·诊头望法提纲》

【提要】 本论阐述头之形容与气色的病变表现，及其所反映的病机和证候。具体望头法的纲领有二：一为察头形，二为察头容，即动态。

汪 宏 诊腹望法提纲

尝观《铜人内景》诸图，脐在腹中，胃居脐上，肠居脐下。其中行直行者，任脉也。次于任脉者，足少阴。次于少阴者，足阳明。阳明之旁，足厥阴也。厥阴之旁，足太阴也。若少阳则行于侧，太阳则行于背矣。然其分属脏腑者，又与脉行异。如胸膈之上，心肺之部也。胁肋之间，肝胆之部也。脐上属胃，脐下属肠，大腹属太阴，脐腹属少阴，少腹属厥阴，冲任在于中央，肾部主乎季胁，以及左胁属肝，右胠属脾，皆诊家所宜究心者。由是而观，则上下左右不同，前后中外亦异。按其经络，分其部位，而病症之殊，治疗之辨，亦有确可凭者。

如腹大支满，或上肢两胁者，属胃。胁下胀痛，善太息，口苦者，属胆。腹气满，少腹尤坚者，属三焦。少腹偏肿而痛者，属膀胱，少腹膜胀，引腰而痛者，属小肠。肠鸣而痛，飧泄不化者，属大肠。膜胀经溲不利者，为脾。喘而两胠满者，为肺。腹满引腰背者，为肾。胁下满而痛，引小腹者，为肝。小腹满大，上走胃至心者，足厥阴。腹满大便不利，上走胸嗌者，足少阴。厥而腹满，响响然者，足太阴。是皆部位上下之分，脏腑经络之辨也。析而言之。脏病为积，腑病为聚，积终不移，聚则转移。居脐上为逆，居脐下为从。皮厚色苍者，皆属气。皮薄色泽者，皆属水。肿起者，为实。陷下者，为虚。腹肿胀者，病气有余。腹消减者，形气不足。腹满按之痛者，为实。按之不痛者，为虚。腹满时减，复如故者，为寒。腹满不减，且燥实者，为热。新积痛可移者，易已。积不痛不可移者，难已。腹胀心窝未满者，可治。心窝已满者，不可治。缺盆未平者，可治。缺盆已平者，不可治。筋未青，涨高起者，可治。筋已青，涨高起者，不可治。从上肿下者，属气，其邪在外。从下肿上者，属水，其邪在内。男从身上肿下，女从身下肿上者，易治。男从身下肿上，女从身上肿下者，难治。先起于腹，而后散于四肢者，可治。先起于四肢，而后归于腹者，难治。旋消旋减者，正胜邪，为可治。旋消旋起者，正不胜邪，为不可治。石水起脐以下至小腹睡睡然，上至胃脘者，死，不治。久病腹皮甲错，著于背而成深凹者，肠胃干瘪，亦死不治。是皆诊腹之要也。至若按其腹，窅而不起，腹色不变，为肤胀；随手而起，如囊裹水之状，为水胀；肿聚往来上下，为蛔胀；弹之而声空者，是气；弹之而声实者，是水。妇人腹皮宽大者，子多；紧急者，子少。妊娠腹形如箕者，是男；腹形如釜者，是女。男胎腹硬，女胎腹软；如覆杯者则男，如肘头参差起者则女。冷者为死，温者为生。若是双躯，令人摸之，冷在何面，则知死在何处。凡诸诊候，能参合而行之，皆确有可凭者焉。

——清·汪宏《望诊遵经·卷下·诊腹望法提纲》

【提要】　本论基于对腹部脏腑位置和经脉循行的基本认识，分别阐释了腹诊之体征现象、患者感受、触摸感觉等方面所反映的病机和证候。腹诊是将望、切两法综合运用的一种诊察方法，在《内经》《难经》中即有记载，至汉末张仲景在所著《伤寒论》《金匮要略》中详细论述了腹诊对于辨证的指导意义。唐宋之后，此法多不载。仲景思想传入日本后，汉医多用腹诊察病，自成流派，具有较好的临床实用性。今人有必要深入研究，传承发扬。

汪　宏　诊背望法提纲[*]

肿起者，邪气实。陷下者，正气虚。背高如龟曰龟背，脊骨如锯曰脊疳。背烂透膜者，形坏岂能治。背平病水者，肺伤不可疗。此形之因病而变者。言乎其容，则脊强者，病在太阳。反折者，病在督脉。背曲肩随者，胸中之府将坏。项强腰折者，背上之经已伤。颈直背强，合身回侧者，肝实之状，骨枯髓减。腰脊不举者，骨痿之形。呼吸摇肩者，心中坚。转摇不能者，肾将惫。诸反张，大人脊容侧手，小儿脊容三指者，不可治。此容之因病而变者。于是合气色以观其同异，参脉症而辨其本标。将虚中有实，实中有虚，虽变化无穷，而意见有定，庶几其各当欤。且凡言实者，邪气实也。言虚者，正气虚也。邪气实者，正气有有余不足。正气虚者，邪气有有余不足。一切精微法，应作如是观，非惟诊背宜尔也。

——清·汪宏《望诊遵经·卷下·诊背望法提纲》

【提要】　本论阐述腰背形态的病变表现，及其所反映的病机和证候。

朱良春　望眼血管察肝炎轻重与转变[**]

《内经》曰："肝开窍于目。"肝炎病情的轻重及转变，亦必然反映于目。我在临床上发现多数肝炎患者的眼血管，均有不同程度的变化，而这些变化对急、慢性肝炎的诊断和预后，有密切的关系。我曾请南通医学院附院眼科采用角膜显微镜、眼底镜等仪器协助检查了28个病例。结果显示，绝大多数病员的球结膜和眼底视网膜血管都有变化，其变化与病情基本成正比。病情较轻或趋向痊愈者，其眼血管变化较小或正常；而病情严重者，其眼血管变化亦较突出。眼血管变化较显著的患者，其肝功能大多不正常，肝大消退亦缓，并有眼花或视力减弱、昏糊、眼前似有金星出没等肝血不足之征象。后来为了简化检查过程，便直接用肉眼观察了100多例肝炎患者，其结膜血管不仅充血，而且还有如锯齿状的弯曲出现。凡是眼血管弯曲明显者，为早期象征；扩张较剧，色鲜红者，为病势演进之征；模糊或不太明显者，则为病程已长或向愈之征。其血管末端有黑点者，表示肝区疼痛较剧。病症向愈的患者，肝大已缩小或不能触及，其眼血管变化亦随之逐渐消失。可见眼血管变化对肝炎的病情进退有一定的参考价值。

——朱良春《中国百年百名中医临床家丛书·朱良春·望诊新经验三则》

【提要】 本论阐述望眼血管查肝炎轻重与转变的某些现象与规律。论中指出，患者球结膜和眼底视网膜血管的变化，能够为临床诊察肝炎，预测肝炎病程发展与转变提供参考。

朱良春 人中诊法※*

正常人的人中长度基本与中指同身寸长度相等。凡是长度不等的，无论男女，"膀胱""子处"均有病变，且长度差别越大，症状就越明显，男则有阳事、生育方面的病症；女则见经带胎产等异常。根据临床观察，中指同身寸长度大于人中者较为多见，包罗的病症亦较广泛；而人中长度大于中指同身寸者较为少见，且常为子宫下垂。若人中沟深者常为子宫后位，浅者多为前倾，宽阔者多为子宫肌瘤。因此，人中色诊与长度切诊相结合，临证有一定的辅助诊断价值。

——朱良春《中国百年百名中医临床家丛书·朱良春·望诊新经验三则》

【提要】 《灵枢·五色》有"面王以下者，膀胱、子处也"的说法。本论阐述以同身寸对比人中长度诊察测知病证的方法，对临床实践有一定的辅助诊断价值。

2.4 舌 诊

2.4.1 舌诊统论

江涵暾 望舌※

舌者心之窍，凡病俱现于舌，能辨其色，症自显然。舌尖主心，舌中主脾胃，舌边主肝胆，舌根主肾。假如津液如常，口不燥渴，虽或发热，尚属表症。

若舌苔粗白，渐厚而腻，是寒邪入胃，挟浊饮而欲化火也。此时已不辨滋味矣，宜用半夏、藿香。迨厚腻而转黄色，邪已化火也，用半夏、黄芩。若热甚失治则变黑，胃火甚也，用石膏、半夏；或黑而燥裂，则去半夏，而纯用石膏、知母、麦冬、花粉之属以润之。至厚苔渐退，而舌底红色者，火灼水亏也。用生地、沙参、麦冬、石斛以养之，此表邪之传里者也。

其有脾胃虚寒者，则舌白无苔而润，甚者连唇口面色俱痿白。此或泄泻或受湿，脾无火力，速宜党参、焦术、木香、茯苓、炙草、干姜、大枣以振之；虚甚欲脱者，加附子、肉桂。若脾热者，舌中苔黄而薄，宜黄芩。心热者，舌尖必赤，甚者起芒刺，宜黄连、麦冬、竹卷心。肝热者，舌边赤或芒刺，宜柴胡、黑山栀。

其舌中苔厚而黄者，胃微热也，用石斛、知母、花粉、麦冬之类。若舌中苔厚而黑燥者，胃大热也，必用石膏、知母。如连牙床唇口俱黑，则胃将蒸烂矣。非石膏三四两，生大黄一两，加粪金汁、人中黄、鲜生地汁、天冬麦冬汁、银花露，大剂之投不能救也。此唯时疫发斑及伤寒症中多有之。余尝治一独子，先后用石膏至十四斤余，而斑始透病始退，此其中全恃识力。再有舌黑而润泽者，此系肾虚，宜六味地黄汤。

若满舌红紫色而无苔者，此名绛舌，亦属肾虚，宜生地、熟地、天冬、麦冬等。更有病后舌绛如镜，发亮而光，或舌底嗌干而不饮冷，此肾水亏极，宜大剂六味地黄汤投之，以救其津液，方不枯涸。

——清·江涵暾《笔花医镜·卷一·望舌色》

【提要】 本论阐述望舌体和舌苔的部分内容。所论舌象多为温热或阴虚内热之证，故治疗注重辛凉甘润清滋治法。

汪 宏 望舌诊法提纲

盖闻道原于天，而具于心。心者生之本，形之君，至虚至灵，具众理而应万事者也。其窍开于舌，其经通于舌，舌者心之外候也。是以望舌，而可测其脏腑经络寒热虚实也。约而言之。大纲有五：一曰形容，二曰气色，三曰苔垢，四曰津液，五曰部位。五者分论，则其体明；五者合观，则其用达矣。

由是察其形容，舌常有刺也。无刺者，气衰也。刺大刺多者，邪气实。刺微刺少者，正气虚。舌常无纹也。有纹者，血衰也。纹少纹浅者，衰之微。纹多纹深者，衰之甚。舌肿者，病在血。舌痿者，病在肉。舌偏斜者，病在经。舌缺陷者，病在脏。舌战动者，病在脾。舌纵舌缩者，病在心。舌裂舌烂者，病在脉。舌卷舌短者，心肝之证候。舌强舌硬者，心脾之病形。弄舌者，太阴之形症。啮舌者，少阴之气逆。诸太过者病在外，诸不及者病在内。此皆形容之目也。

由是观其气色，舌赤者，心之正色也。深赤者为太过，淡红者为不及。深而紫者，血分热。淡而白者，气分寒。深青者，瘀血疼痛。淡黑者，气血虚寒。深赤而黑者，热极。淡白而青者，寒深。诸色浅者正虚，诸色深者邪实。明润而有血色者生，枯暗而无血色者死。此皆气色之目也。

由是视其苔垢，舌常有苔也。无苔者，虚也。苔垢薄者，形气不足。苔垢厚者，病气有余。白苔者病在表，黄苔者病在里。灰黑苔者，病在少阴。苔色由白而黄，由黄而黑者，病日进。苔色由黑而黄，由黄而白者，病日退。此皆苔垢之目也。

由是审其津液，滋润者其常。滑涩者，其变，滑为寒，寒有上下内外之辨。涩为热，热有表里虚实之分。此皆津液之目也。

由是分其部位，手少阴通舌本，足少阴挟舌本，足厥阴络舌本，足太阴连舌本，散舌下。舌本在下，舌尖在上。舌中为内，舌边为外。左病者应在左，右病者应在右。而凡形容之变，气色之殊，与夫苔垢之分，津液之辨，皆可以是推之。此部位之目也。

夫然后举夫五者之大纲，以参究五者之细目以合观。化而裁之，推而行之，其理无穷，其用不尽矣。虽然五者之用，固在通变，而五者之变，又在求神。神也者，灵动精爽，红活鲜明，得之则生，失之则死，变化不可离，斯须不可去者也。是又五法之本也。他如诸书之条目，选录于后篇，学者合五法而察之，参四诊而治之，庶乎其不悖矣。

——清·汪宏《望诊遵经·卷下·望舌诊法提纲》

【提要】 本论阐述望舌诊法大纲，包括五项基本内容：即形容、气色、苔垢、津液和部位。形容主要指观察舌体之外形和动态，气色主要指观察舌体至颜色，苔垢主要指观察舌苔的有无、厚薄、颜色和动态变化，津液主要指观察舌体舌苔之润燥，而部位反映了病变的位置。

周学海　舌质舌苔辨

前人之论舌诊详矣，而只论舌苔，不论舌质；非不论舌质也，混苔与质而不分也。夫舌为心窍，其伸缩展转，则筋之所为，肝之用也。其尖上红粒细于粟者，心气夹命门真火而鼓起者也。其正面白色软刺如毫毛者，肺气挟命门真火而生出者也。至于苔，乃胃气之所熏蒸，五脏皆禀气于胃，故可借以诊五脏之寒热虚实也。若推其专义，必当以舌苔主六腑，以舌质主五脏。舌苔可刮而去者，气分之事，属于六腑；不可刮，即渐侵血分，内连于脏矣。舌质有变，全属血分与五脏之事。前人书中有所谓"舌苔当分有地无地"者，地即苔之里层，不可刮去者也，亦无与于舌之质也。尝见人无他苦，但苦常滑遗，视其舌，中心如钱大，光滑无苔，其色淡紫。又见患胃气痛者，其舌质常见通体隐隐蓝色，此皆瘀血阻于胃与包络之脉中，使真气不能上潮，故光滑不起软刺，是血因寒而瘀也。通体隐蓝，是浊血满布于细络也。故舌苔无论何色，皆属易治。舌质既变，即当察其色之死活。活者，细察柢里，隐隐犹见红活，此不过血气之有阻滞，非脏气之败坏也。死者，柢里全变，干晦枯萎，毫无生气，是脏气不至矣，所谓真脏之色也。故治病必察舌苔，而察病之吉凶，则关乎舌质也。以下诸篇，所论已详，读者当细思之。

按：刘河间极论玄府之功用，谓眼耳鼻舌身意，皆借玄府以成其功用者也。上言舌体隐蓝，为浊血满布于细络，细络即玄府也。所谓浊血满布，是血液之流通于舌之玄府者，皆夹有污浊之气也。或寒气凝结，或痰涎阻滞于胃与包络之脉中，致血液之上潮者，不能合于常度，即污浊之气生矣，非必其血腐败而后然也。若果败血满塞于中，有不舌强硬而死者耶。

——清·周学海《形色外诊简摩·卷下·色诊舌色应病类·舌质舌苔辨》

【提要】 本论阐述诊察舌象时，应注意区分舌质和舌苔代表不同临床意义。舌质主要反映五脏的基本功能，舌苔反映六腑的基本状态。此外，作者还认为舌质的颜色与血络相关，血络即为玄府。从病变而言，舌苔关乎气分，舌质关乎血分。治病虽必察舌苔，而占病的吉凶，尤在舌质的死活。

曹炳章　辨舌审内脏经脉之气化*

《彻剩八篇》云：男子生鼻之后，目即生焉，目应肝胆；女子生鼻之后，舌即生焉，舌应心肠。目现于体外，阳之用也；舌隐于体内，阴之用也。盖舌为心官，主尝五味，以布五脏。故心之本脉系于舌根，脾之络脉系于舌旁，肝脉循阴器，络于舌本。肾之津液，出于舌端，分布五脏。又云：舌为心之外应，其本达于气管，有窍曰玄膺，为肾之上津。上通七窍，乃真气出入之关。知之者生，不知者死。

《蠡海集》云：心之窍通于舌。舌虽心窍，而津液生之，则由心肾交媾，水火既济、阴阳升降之理也。

李时珍曰：舌下有四窍，两窍通心气，两窍通肾液。心气流于舌下为神水，肾液流于舌下为灵液。道家谓之金浆玉醴，溢为醴泉，聚为华池，散为津液，降为甘露，所以灌溉脏腑，润泽肢体。是以修养家咽津纳气，谓之清水灌灵根。人能终日不唾，则精气常留，颜色不槁。若久唾，则损精气，易成肺痨，皮肤枯涸。故曰：远唾不如近唾，近唾不如不唾。人若有病，则心肾不交，肾水不上，故津液干而真气耗也。大抵无论内伤外感，无不显现于舌，因舌与内脏经脉均有联系。故辨舌质可决五脏之虚实，视舌苔可察六淫之浅深。

——曹炳章《辨舌指南·卷一·第一编·辨舌总论·第三章·辨舌审内脏经脉之气化》

【提要】 本论汇集前人之说，对舌诊的生理基础、护养方式等进行阐释，认为舌与内脏经脉均有联系，辨舌质可决五脏之虚实，视舌苔可察六淫之浅深。

曹炳章 辨舌察脏腑之病理

盖心者，生之本，形之君，至虚至灵，具众理而应万事者也。其窍开于舌，其经通于舌。故舌者，心之外候也，是以望舌可测其脏腑经络寒热虚实也。

屠渐斋云：辨舌欲知脏病，当先观其舌形。如舌瘦而长者为肝病，短而尖者为心病，厚而大者为脾病，圆而小者为肺病，短阔而动如波起伏者为肾病，此大要也。而尤以察胃气为至要，有胃气则舌柔和，无胃气则舌板硬。如中风入脏则舌难言，伤寒舌短即为死症，皆板硬而无胃气也。不但病时之舌，能辨内脏寒热虚实，且无病之舌，亦能察人之性情。假如长舌之人快活而具勇敢之气；长舌而阔，雄辩之才；长舌而细，居心狭窄；短舌之人，忧郁而有伪善之性；广舌之人，多辩，不堪胜任大事；舌广而厚，气度轩昂；舌大且阔，中心坦直；狭长之舌，临事而乏诚意；短广之舌，虚伪而放大言；舌形短小，中心多伪；舌形短窄，非佞即妄；尖舌之人，发言锐利而耸人听闻；薄舌之人，多言而利；舌形尖细，喜谈鬼怪。此无病之舌关于为人性情之鉴别也。其他如过啖五味，内伤脏气，则舌亦现特征。

《千金方》云：心欲苦，多食苦则舌皮槁而外毛焦枯；肺欲辛，多食辛则舌筋急而爪干枯；肝欲酸，多食酸则舌肉肥而唇揭；脾欲甘，多食甘则舌根痛而外发落；肾欲咸，多食咸则舌脉短而变色。此五味内合五脏，本其所欲，然太过于常，皆能致病，而舌亦能发现各种特征矣。又如舌通各经内脏，内脏有病，无论属寒属热，与舌之味觉，亦有特殊征象，可辨寒热虚实，亦宜知之。如胃虚则舌淡，胆热则舌苦，脾疸则舌甘，宿食则舌酸，寒胜则舌咸，脾肾虚留湿亦咸，风热则舌涩，郁热则口臭，凝滞则生疮，心火郁则舌出血，上焦热则舌尖裂，风火兼痰则舌胖短，风痰湿热则舌本强，脏热则舌生疮、引唇揭赤，腑寒则舌本缩、口噤唇青，肝壅则舌出血如涌，脾闭则舌白如雪，三经为四气所中则舌卷不能言，七情气郁则舌肿不能语。舌下有小舌者，心脾壅热；舌出数寸者，因产后中毒及大惊；舌肿者，病在血；舌痿者，病在肉；舌偏斜者，病在经，舌缺陷者，病在脏；舌颤动者，病在脾；舌纵舌缩者，病在肝；舌裂舌烂者，病在脉；舌卷舌短者，心肝之证候；舌强舌硬者，心脾之病形；弄舌者，太阴之形证；啮舌者，少阴之气逆。此即病在内而显现于舌之证据也。

薛己云：舌虽为心苗，以证言之，五脏皆有所主。如口舌肿痛，或状如无皮，或作热作渴，为中气虚热。若眼如烟触，体倦少食，或午后益甚，为阴血虚热。若咽痛舌疮，口干足热，日晡益甚，为肾经虚火。若四肢逆冷，恶寒不食，或痰甚眼赤，为命门火衰。若发热作渴，饮冷便闭，为脾胃实火。若发热恶寒，口干而渴，食少倦怠，为脾经虚热。若舌本作强，囟颊肿痛，为脾经湿热。若痰盛作渴，口舌肿痛，为上焦有热。若思虑过度，口舌生疮，咽喉不利，为脾经血伤火动。若恚怒过度，寒热口苦，而舌肿痛，为肝经血伤火动。病因多端，当因时制宜耳。

——曹炳章《辨舌指南·卷一·第一编·辨舌总论·第四章·辨舌察脏腑之病理》

【提要】 本论选取汇集了前人论述，阐述异常舌象反映内在脏腑状态的临床意义。

曹炳章 观舌之心法

临证观舌最为可凭，然亦未可执一。《正义》云：凡见黑舌，问其曾否食酸、甜、咸物，因是物能染成黑色，非因病而生也。然染成之黑，必润而不燥，刮之即退。虚寒舌润能染，若实热舌苔干燥，何能染及耶。凡临证欲视病人舌苔燥润，禁饮汤水，饮后则难辨矣。王秉衡曰：淡白舌苔，亦有热病；黄厚满舌，亦有寒证；舌绛无津，亦有痰证，当以脉证便溺参勘。又白苔食橄榄即黑（酸物亦然），食枇杷即黄。又如灯下看黄苔，每成白色。然则，舌虽可凭，而亦未尽可凭，非细心审察，亦难免于误治矣。其他观法再举于后。

一、舌色。凡病人欲察舌之时，宜先诊而后食，则苔之厚薄易分，诊而后饮，则苔之滑涩易辨。至于干黑之舌，又当以蜜拭其苔垢，然后视其形色，红赤者可治，青黑者不可治，亦望舌之所宜知也。

二、舌质。凡舌质亦有色，如绛、红、紫、青、蓝即其色也。血热之证，舌质底色紫。又有大小，如湿热有痰之证，舌质胀大满口，边有齿印。

三、舌尖。凡舌尖属心，如满舌白苔，舌尖有红刺，此心火旺盛，勿用温燥之药。

四、舌心。凡舌四边有苔，中心则无，或中有直裂，或有直槽，或有横裂，皆心胃阴液不足，亦忌温燥。

五、舌边。苔色与边齐否，舌边缺曲如锯齿者，不治也。舌边红者，脾热也。舌边青色一条者，木克土也。胡玉海云：舌边肝胆部位有一点紫疱如黄豆大，此热毒归脏，在左者重，在右者轻，在中间更轻。其症舌红面赤，而两手见阴脉，或脉来摆摇无根，恍惚难凭者，为不治也。

六、舌根。凡根后有无苔色接续，有无大肉瘤，亦须注意。

七、燥润。若以手摸之，或滑润，或燥刺棘手，有看之似润，而摸之燥者；有看之似燥，而摸之滑者。

八、变换。刘吉人云：观其变换与不变换，总之苔黄为正，白次之。无论何证，若用药，当皆由白而黄，由黄而退，由退复生新薄白苔，此为顺象。若用药不当，则由黄而白，由白而灰，由灰而黑，由活苔变为死苔，此逆象也。骤退骤无，不由渐退，此陷象也。更有气聚苔聚，气敛苔敛，气化苔化，气散苔散。气散布，苔亦散布，气凝聚而结，苔亦凝聚而结，气结于一边，苔亦结于一边。故气郁之证，苔边整齐如石阶之起边线，线内有苔，线外无苔，但红边而已。若气化则布散，由密而疏散，则不似斩然齐一之边矣。故苔有边齐如斩者，皆气聚也，有积滞抑郁者也。

　　　　　　——曹炳章《辨舌指南·卷二·第二编·观舌总纲·第九章、观舌之心法》

　　【提要】　本论阐述观舌之提纲。其内容包括八个方面：舌色、舌质、舌尖、舌心、舌边、舌根、燥润和变换。

❧ 张　震　舌象要略 ❧

　　舌象是中医用以识别病情、判断预后、决定治疗的重要指征。患某些疾病，当全身症状尚不十分明显时，舌象常已开始出现一定程度之改变。其中尤以舌质之反应更为灵敏。如体内津液耗损或水饮停蓄之初，虽体表或其他部分尚未出现明显之燥象或湿象，而舌上津液却每见增减变化之苗头。同时，依据舌形状态、质色浅深、苔之消长转化等，便可窥测病情之进退、发展之趋势、脏腑之寒热、气血之盛衰，以及胃气之存亡等。诚为申斗垣所云："诸经之气，皆上注于舌，是以望舌可知脏腑经脉虚实寒热。"吴坤安亦谓："病之经络、脏腑、营卫、气血、表里、阴阳、虚实、寒热，毕形于舌，故辨证以舌为主。"

　　因舌质之组织颇近似人体内脏，所以甚至可把它看成是一种裸露在外的"半内脏"器官，或是体内脏器的"驻外代表"，从而通过舌诊便可实现《灵枢》所言"视其外应，以知其内脏"之揣度诊断法。

　　舌头虽是患者体内各种代偿功能的一个集中反映点，然而舌质与舌苔等各组成部分之间，却又有其自身之变化规律和内在联系，而且它们各自所提示的病理生理和诊断学意义也不是绝对的。因此，欲评价某一舌象之具体意义，应从整体情况出发，结合所患疾病之种类、名称、病情、证候以及病程阶段等全面判定。若按疾病总类而言，首先应分清内伤与外感。盖内伤舌象一般谓质重于苔；外感者，则苔重于质或质苔并重。

　　大凡内伤诸病，若偏于阴虚者，初起之际舌质多半稍红而少津。罹病日久，津伤较甚，则色变深红，或绛而干燥；舌形一般易见坚敛瘦小，甚而光剥无苔，形似镜面或状若猪腰等。偏于阳虚者，开始常见质色转淡，苔薄白而润。阳虚不运，水湿停聚，则舌形可变胖嫩，质淡白多津，苔似透明状；若体内阴寒特盛，则可于淡白之中微露青色，少数病员苔色亦可转黑，但苔必较薄而湿润，且着色不浓，状似国画中轻描淡写之山水云烟。此是内伤疾病之舌象梗概，亦即"内伤多虚"之舌象一般。

　　至于外感病，如风邪等，在表则舌质大多如常，苔仍薄白；邪渐入里，病势增剧，则苔渐变厚，挟湿则腻；进而化热，则舌质转赤，苔色渐黄；内有积滞或挟湿浊者，则苔黄腻而垢；湿热郁蒸较剧者，苔色可能变灰或发黑；邪入于营，则舌质深红或绛。此乃外感辨舌之要领。

　　　　　　——詹文涛《长江医话·舌象要略》

　　【提要】　本论阐述舌诊的重要性和临床价值。重点介绍了外感与内伤病的不同辨舌之要领，强调"视其外应，以知其内脏"。在诊察时，作者提出"内伤舌象一般谓质重于苔；外感者，则苔重于质或质苔并重"的观点，具有一定借鉴意义。

朱良春　"舌边白涎"诊法*

舌边白涎，是在舌之两侧边缘约 5 毫米处，各有一条白涎聚凝而成的线索状泡沫带，由舌尖的两侧向内伸延可达寸许，清晰可见，不难辨认。有因患者言语、饮食顿可消失者，但静候片刻，即可复出。朱良春老师指出："舌边白涎乃痰湿凝阻，气机郁结之征也，虽见之于舌，若审其内，证自可见。"临床上朱师常以此为痰气郁结之征，以豁痰渗湿，调气开郁之法辨证论治，屡屡获效。征诸古籍，未见记载，殊堪珍视。

——朱良春《中国百年百名中医临床家丛书·朱良春·望诊新经验三则》

【提要】　本论阐述舌边白涎对于诊断痰湿气郁证，具有辅助诊断和指导处方用药价值。

李寿山　察舌脉辨瘀证*

舌下络脉诊法属于舌诊的一个组成部分，余多年来在临床上留神观察了一些病证，认识到舌下络脉诊法可补充和扩大舌诊的应用范围，尤其对瘀血证的辨证方面有较高的诊断价值，可为运用活血化瘀法提供有力的客观依据。

经络系脏腑。余在多年的临床诊疗工作中，潜心观察研究舌下络脉的颜色和形态变化，早在 20 世纪 70 年代已提出了舌下络脉诊法（简称舌下脉诊，下同）。认为这一诊法可补充和扩大舌诊的应用范围，对瘀证特别是心脑血管疾病、肺心病、肝病、脾胃病的病情轻重分析、预后判断、辨证分型有较高价值。本文仅从瘀证有关方面提出探讨。

余认为，全身络脉能直接用目察看到的并且最浅表、最显露、最能反映五脏六腑者，莫过于舌下络脉。因此，脏腑有病，尤其是血分病，便可一目了然。其所以然者，舌下络脉分布在舌体下面，起于金津、玉液穴，通过经络与脏腑气血直接联系，为人体上部苗窍。"舌为心之苗""手少阴心经之别，系于舌本""足厥阴肝经络舌本""足太阴脾经，连舌本散舌下""足少阴肾经，挟舌本"，手太阴肺经虽无经络所系，但肺系上通咽喉连于舌本，由于脏腑相联，气血相贯，通过经络而上通于舌。因此，脏腑气血一有寒热虚实病变，必然会反映到人体上部的"苗窍"。因此舌下络脉之状态是脏腑气血在舌体的直接反映，脏腑之寒热，气血之虚实，首先在舌下络脉表现出颜色和形态的变化，尤其是瘀血证更为明显。

知常以明辨。欲了解舌下脉诊的具体应用，首先应了解正常的舌下络脉的颜色和形态。余在多年的实践中观察到正常人舌下络脉主干脉有 3 种形态，即单枝、双枝或 3 枝。分枝络脉有若干小分枝，长、短度以整个舌体纵行 2 段分之，超过 1/2 者为长，不及 1/2 为短。主干脉管直径约为 2 毫米，超过者为粗，不及者为细。正常脉形不见粗长怒张或细短紧束。主干脉以暗红色为正常，若见青紫、淡紫、紫红、淡红则为异常脉色。分支脉多为浅红色的网络状致密的络脉，正常者不显露于外。当有瘀血证时，舌下络脉的颜色、形态、长短就会发生异常。常见者为青紫、淡紫粗长或紧束细短，甚或怒张弯曲，有多数小颗粒。

形色辨虚实。"有诸内必形诸外"，余经过多年实践体验发现，从舌下络脉的颜色和形态的变化，可以测知脏腑之寒热、气血之虚实，尤对瘀血证有明显之特征。舌下络脉的形色变化可概括为：虚则淡红细小而短，瘀则青紫怒张而长，寒则淡紫而紧束，热则紫红而粗长，其中尤以心、肝、脾三脏病变关系更为密切。总之，舌下络脉的颜色变化是：瘀则色深，虚则色淡。

形态的变化是：粗长怒张者，多因气滞血瘀或气虚血滞，为血行不畅之象；细短紧束者，多为寒凝或阳虚导致血运不畅之候。具体观察方法可从如下 4 个方面入手：

第一，舌下络脉青紫色者，脉形粗长怒张或细短紧束，小络脉青紫或暗赤弯曲，或有小颗粒者，为气滞血瘀或夹痰瘀阻之证。常见于癥积、鼓胀、真心痛，心肺痰阻血瘀之喘嗽、咳血、吐衄便血，脾胃瘀滞之脘腹刺痛，妇科血瘀痛经、闭经，以及痰核流注等病证。

第二，舌下络脉淡紫色者，脉形粗长怒张或细短紧束，小络脉淡紫或暗赤弯曲或有小颗粒者，为寒凝或阳虚血运不畅、气虚血滞之证。常见于胸痹心痛、中风半身不遂、肢体麻木不仁、水肿、鼓胀、脾胃虚寒之脘腹冷痛、妇科寒凝血滞痛经、宫寒不孕、闭经等病证。

第三，舌下络脉紫红色者，脉形粗长怒张或细长弯曲，小络脉暗赤或深蓝色弯曲或有小颗粒者，为热壅血瘀或湿阻血瘀之证。常见于湿热病热入营血，外科痈肿疖腐，湿热黄疸，湿瘀互阻之水肿鼓胀，脾胃热瘀之脘腹胀痛，热瘀头痛，以及湿热痹证、妇科热瘀痛经、月经不调、崩漏、带下等病证。

第四，舌下络脉淡红色或浅蓝色，脉形细小而短，小络脉多无变化，属气虚血弱、阴阳俱虚之候。兼夹瘀滞者，脉形必见紧束或弯曲，常见于慢性消耗性病证，气虚血亏，虚损劳证，消渴病，久泻久痢，脾胃亏虚之脘腹隐痛，妇科冲任虚损不孕、滑胎、经后腹痛、血亏闭经、气虚崩漏等病证。

——李寿山《中国百年百名中医临床家丛书·李寿山·察舌脉辨瘀证》

【提要】 本论对舌下络脉的生理基础、正常形态表现和异常变化及其临床意义进行了条分缕析地探讨，为临床运用行气活血、益气活血、清热化湿、益气养血法等法提供参考。

章真如 舍舌从证与舍证从舌

舌诊是望诊的主要部分，也是中医"证"的一个重要组成部分。在辨证诊治过程中，"证""舌"变化一致的常占大多数，"证""舌"变化不一致的也会时有发生。当临床观察到"证""舌"不一致时，是"舍舌从证"还是"舍证从舌"？因为"舌"仅仅是"证"的一部分，原则是"舍舌从证"。其理由是：有许多客观因素影响舌诊，例如舌苔会受到许多客观因素造成"染苔"，影响辨证，如白苔食橄榄即变黑，食枇杷即变黄。服用许多药物，亦可造成假象，如含咽喉片舌苔可变黑，服黄连素片舌苔可发黄，甚至舌体也会起变化，如服阿托品可使舌质红而干燥，服激素可使舌质变红、舌体肿胀，服用一些有色药物，亦会产生染色苔等等。有时在观察舌时，患者伸舌动作不当，往往也会造成假象。

当然临床也会偶然遇到"舍证从舌"的。如某些肿瘤病人，在症状和体征尚未全部暴露，临床诊断尚未确定前，先观察舌体，如果舌质绛红无苔，必然存在隐性恶性疾患。笔者曾遇一肝癌患者，二月前因一般肝病门诊治疗，舌诊时发现舌质绛红无苔，建议作"B超"检查，结果为肝占位性病变，说明舌诊可以提供诊断线索。

究竟怎样决定"证""舌"取舍呢？应考虑下列几个方面：

凡"证""脉"是一致的，而舌象与证候不符者，应"舍舌从证"。如急性黄疸患者，有明显的面如橘子色，伴有发热、恶心呕吐、腹胀胁痛、疲乏、食减、尿黄、脉濡数等肝胆湿热证象，如果舌苔尚未出现黄腻，此时应"舍舌从证"，方能取效。

凡舌苔与舌质的辨证发生矛盾时，应结合脉、证全面考虑，一般来说，舌质和舌苔应从八纲分析，舌质可以表现阴阳、虚实，舌苔可以反映表里、寒热，并结合临床证象来决定取舍。

还可从病程的长短和用药后的转归情况来全面考虑"证舌取舍"，例如同为下痢脓血，里急后重之湿热痢，病程短而见舌苔光红者，当考虑素体阴虚之可能，根据"急则治标"的原则，应先以清化湿热为主；病程长而见舌光红无苔者，应考虑湿久化热伤阴之故，此时如治以清化，势必使阴分更伤，可以考虑以养阴生津为主，兼行清化乃为得当，但是这也不是绝对的，还须从患者全面情况而定。

总之，不应轻视舌诊之应用价值，在"证""舌"辨证发生矛盾时，应该是因时、因人、因病制宜，不能预设框框，束缚医生的思维力和辨证的灵活性。

——章真如《中国百年百名中医临床家丛书·章真如'舍舌从证与舍证从舌》

【提要】 本论阐述造成染苔和药物作用影响舌诊观察的客观情况，以及"舌""证"取舍的三条原则，强调临床医者应灵活变通，三因制宜。

2.4.2 望舌质

◀ 张 登 红色舌总论 ▶

夫红舌者，伏热内畜于心胃，自里而达于表也。仲景云：冬伤于寒，至春变为温病，至夏变为热病，故舌红而赤。又有瘟疫疫疠，一方之内，老幼之病皆同者，舌亦正赤而加积胎也。若更多食，则助热内蒸，故舌红面赤，甚者面目俱赤而舌疮也。然病有轻重，舌有微甚，且见于舌之根尖中下左右，疮蚀胀烂，瘪细长短，种种异形，皆瘟毒火热蕴化之所为也。其所治亦不同。当解者内解其毒，当砭者砭去其血。若论汤液，无过大小承气、黄连解毒、三黄石膏等，此类而推可也。

纯红舌：舌见纯红色，乃瘟疫之邪热初蓄于内也。宜败毒散加减，或升麻葛根汤等治之。

红中淡黑舌：舌红中见淡黑色而有滑者，乃太阳瘟疫也。如恶寒，有表证，双解散合解毒汤微微汗之，汗罢急下。如结胸烦躁直视者，不治。

红中焦黑舌：舌见红色，中有黑形如小舌，乃瘟毒内结于胃，火极反兼水化也，宜凉膈散。若黑而干硬，以指甲刮之有声者，急用调胃承气汤下之。

红中黑斑舌：见小黑斑星于红舌上者，乃瘟热乘虚入于阳明，胃热则发斑也。或身上亦兼有红赤斑者，宜黑参升麻汤、化斑汤等治之。

红内黑尖舌：舌本红而尖黑者，足少阴瘟热乘于手少阴也，竹叶石膏汤。

红色人字纹裂舌：舌红甚而又有纹裂者，阳明热毒熏蒸膈上，故现人字纹也，宜服凉膈散。如渴甚转矢气者，大承气下之。

红断纹裂舌：相火来乘君位，致令舌红燥而纹裂作痛，宜黄连解毒汤加麦门冬寒润之。

红内红星舌：舌见淡红色，又有大红星点如疮瘰者，湿热伤于脾土，罨而欲发黄之候。宜茵陈蒿汤、五苓散选用。

深红虫碎舌：舌红更有红点，坑烂如虫蚀之状，乃水火不能既济，热毒炽盛也。不拘日数，宜小承气汤下之，不退，再以大承气下之。

红色紫疮舌：瘟疫多有此舌。其证不恶寒，便作渴烦躁，或咳痰者。宜解毒汤加黑参、薄荷，并益元散治之。尺脉无者必死。战栗者亦死。

红中微黄根舌：热入阳明胃府，故舌根微黄。若头汗、身凉、小便难者，茵陈蒿汤加栀子、香豉。

红中微黄滑舌：病五七日，舌中有黄胎，是阳明证。如脉沉实谵语，虽胎滑，宜大柴胡汤。若干燥者，此内邪热盛，急用大承气下之。

红长胀出口外舌：舌长大胀出口外，是热毒乘心，内服泻心汤，外砭去恶血，再用片脑、人中黄掺舌上，即愈。

红舐舌：舌频出口为弄舌，舐至鼻尖上下或口角左右者，此为恶候。可用解毒汤加生地黄，效则生，不效则死。

红痿舌：舌痿软而不能动者，乃是心脏受伤。当参脉证施治，然亦十难救一也。

红硬舌：舌根强硬失音，或邪结咽嗌以致不语者，死证也。如脉有神而外证轻者，可用清心降火去风痰药，多有得生者。

红尖出血舌：舌上出血如溅者，乃心脏邪热壅盛所致，宜犀角地黄汤加大黄、黄连辈治之。

红中双灰干舌：瘟热病而舌见两路灰色，是病后复伤饮食所致。令人身热谵语，循衣撮空，如脉滑者，一下便安。如脉涩下出黑粪者死。

红尖白根舌：红尖是本色，白胎为表邪。如恶寒、身热、头痛，宜汗之。不恶寒、身热、烦渴者，此太阳里证也，五苓散两解之。

红战舌：舌战者，颤掉不安，蠕蠕瞤动也。此证因汗多亡阳，或漏风所致，十全大补、大建中汤选用。

红细枯长舌：舌色干红而长细者，乃少阴之气绝于内，而不上通于舌也。纵无他证，脉再衰绝，朝夕恐难保矣。

红短白疱舌：口疮舌短有疱，声哑、咽干、烦躁者，乃瘟疫强汗，或伤寒未汗而变此证，宜黄连犀角汤、三黄石膏汤选用。

边红通尖黑干舌：瘟病不知调治，或不禁饮食，或不服汤药，而致舌心干黑。急下一二次，少解再下，以平为期。

红尖紫刺舌：汗后食复而见红尖紫刺，证甚危急，枳实栀子豉汤加大黄下之。仍刮去芒刺，不复生则安，再生则危。

红尖黑根舌：瘟疫二三日，舌根灰黑，急用凉膈、双解微下之。至四五日后，火极似水，渐变深黑，下无济矣。若邪结于咽，目瞑脉绝油汗者，一二日内死。

红嫩无津舌：汗下太过，津液耗竭，而舌色鲜红柔嫩如新生，望之似润而实燥涸者，生脉散合人参三白汤治之。然多不应也。

——清·张登《伤寒舌鉴·红色舌总论》

【提要】 本论阐述红色舌的主病、临床意义及代表方药。舌红指舌质比正常的淡红色较深，多主热证。临床上根据红色的深淡与部位，结合舌苔色泽、润燥、动态等以辨别病性、病位和病势。

张 登 紫色舌总论

紫舌胎者，酒后伤寒也，或大醉露卧当风，或已病而仍饮酒，或感冒不服药，而用葱姜热酒发汗。汗虽出而酒热留于心胞，冲行经络，故舌见紫色，而又有微白胎也。胎结舌之根尖，长短厚薄，涩滑干焦，种种不同，当参其源而治之。

纯紫舌：伤寒以葱酒发汗，酒毒入心，或酒后伤寒，皆有此舌，宜升麻葛根汤加石膏、滑石。若心烦懊憹不安，栀子豉汤。不然，必发斑也。

紫中红斑舌：舌浑紫而又满舌红斑，或浑身更有赤斑者，宜化斑汤、解毒汤，俱加葛根、黄连、青黛。有下证者，凉膈散。

紫上白滑舌：舌紫而中见白胎者，酒后感寒，或误饮冷酒所致；亦令人头痛、恶寒、身热。随证解表可也。

淡紫青筋舌：舌淡紫带青而润，中绊青黑筋者，乃直中阴经。必身凉、四肢厥冷，脉沉面黑，四逆、理中等治之。

紫上赤肿干焦舌：舌边紫而中心赤肿，足阳明受邪，或已下，便食酒肉，邪热复聚所致。若赤肿津润，大柴胡微利之。若烦躁厥逆脉伏，先用枳实理中，次用小承气。

紫上黄胎干燥舌：嗜酒之人伤于寒，至四五日，舌紫，上积干黄胎者，急用大承气下之。如表证未尽，用大柴胡汤。

紫短舌：舌紫短而圆圈者，食滞中宫而热，传厥阴也。急用大承气汤下之，下后热退脉静舌柔和者生，否则死。

紫上黄胎湿润舌：舌淡青紫而中有黄湿胎，此食伤太阴也。脉必沉细，心下脐旁按之硬痛或矢气者，小承气加生附子，或黄龙汤主之。

紫尖蓓蕾舌：感寒之后，不戒酒食，而见咳嗽生痰，烦躁不宁，舌色淡紫，尖生蓓蕾，乃酒湿伤肺，味浓伤胃所致也。宜小柴胡汤加减治之。

熟紫老干舌：舌全紫如煮熟者，乃热邪传入厥阴，至笃之兆，当归四逆汤。

淡紫带青舌：舌色青紫无胎，且滑润瘦小，为直中肾肝阴证，吴茱萸汤、四逆汤急温之。

淡紫灰心舌：舌淡紫而中心带灰，或青黑，不燥不湿者，为邪伤血分，虽有下证，只宜犀角地黄汤加酒大黄微利之。

——清·张登《伤寒舌鉴·紫色舌总论》

【提要】 本论阐述紫色舌的主病及临床意义。紫色舌指舌质紫色，临床上有寒热之分，色深干枯属热，色浅湿润属寒。舌色常与舌之动态、质之润燥、形之大小、苔之色泽相参识病。一般来讲，紫色深而遍布全舌是脏腑热极。紫色仅见于舌的某一部分，是某部所属的经络有邪热。全舌淡紫而带滑是寒证，舌色紫暗而湿润是有瘀血。而论中不囿于此，对紫舌的多种临床见症及代表方药进行了细致介绍，可谓要言不烦。

杨云峰 验舌分虚实法

《经》云：邪气盛则实，正气夺则虚。又云：有余者泻之，不足者补之。窃谓：虚实两字，是揽病机之领；补泻两字，是提治法之纲。盖以人之有病，不出一虚一实，医之治病；不过一补一泻。如虚实稍有疑心，则补泻无从下手。是参症切脉以审虚实，固临症第一要著也。乃有症似实而脉则虚，脉似实而症则虚者，如舍脉从症，既难信以为真，而舍症从脉，又惟恐其是假，则且奈之何哉。不知凡物之理，实则其形坚敛，其色苍老；虚则其体浮胖，其色娇嫩。而病之现于舌也，其形与色亦然。故凡病属实者，其舌必坚敛而兼苍老；病属虚者，其舌必浮胖而兼娇嫩。如此分别，则为虚为实，是假是真，虽未参症切脉，而一目先了然矣。

——清·杨云峰《临症验舌法·上卷·验舌分虚实法》

【提要】　本论阐述通过分析舌质的坚敛苍老和浮胖娇嫩来诊察病性之虚实，提示了舌象对于鉴别诊断和临床运用补泻治法的参考意义。

杨云峰　验舌分阴阳法

虚实既分，补泻固有定见。然虚实各有阴阳，而阴阳迭为虚实，则于虚实分阴阳，临症者又不可混也。而分之不得其法，则有以阴盛为阳盛、阳虚为阴虚，而不能无误者。且有症本阳虚，而经训曰阴虚，令人错解，贻害不浅者。如云：阴虚出盗汗。阴言手太阴也，虚言肺气虚也。又云：阴虚发夜热。阴言足太阴也，虚言脾气虚也。同曰阴虚，而其中有手足太阴之分；名曰阴虚，而其实是脾肺气虚之症。无如历代医师，从未注明其义，误以脾肺气虚认为肾水不足，而用滋阴降火之剂，朝夕重阴下逼，逼至土困金败，便溏声嘶，置之死地而不悟者，只此两个阴字，拘义牵文，以讹传讹。自古迄今，普天之大，不知日杀凡几，良可痛也。况如此类者，经中未易枚举，总缘阴阳混杂，虚实模糊，但凭脉症，分晰难清耳。讵知阴虚阳盛者，其舌必干；阳虚阴盛者，其舌必滑；阴虚阳盛而火旺者，其舌必干而燥；阳虚阴盛而火衰者，其舌必滑而湿。如此分别，则为阴为阳，谁实谁虚，显然可见。更何似阴似阳之疑，以致重阴重阳之误，贻人夭殃耶？

——清·杨云峰《临症验舌法·上卷·验舌分阴阳法》

【提要】　本论阐述从舌质润燥判断证候阴阳属性的方法，认为阴虚阳盛者舌质常干燥，阳虚阴盛者舌必湿滑，提示医者临床对于似是而非的诸多情况，须认真鉴别分析。

汪　宏　诊舌气色条目

诊舌之法，既讲形容之条目，当集气色之条目。夫舌者心之官，色者心之华。心生血而属火，色赤而主舌。是赤者，舌之正色也。故察舌色之变，可知病症之殊也。舌有赤白青黑之色，可分脏腑寒热；色有浅深明暗之辨，可判虚实死生。推而论之。如赤为热，赤之浅者，虚热也；赤之深者，实热也。青为寒，青之浅者，虚寒也；青之深者，实寒也。明润而或赤或青则生，枯暗而或赤或青则死。明润之深者，虽病重而可生；枯暗之浅者，虽病轻而当死。合之形容，亦可知其脏腑也。

诸书谓：舌红紫者，热也。舌淡白者，虚也。舌赤而鲜艳者，病在血分也。舌中见红赤点，目色黄，头汗，小便不利者，将发黄也。舌见紫斑，身体疼痛，恶寒发热，腮赤者，将发斑也。舌上赤裂，大渴引饮者，上消之证也。三消病，热甚饮多，舌紫干者，病久则发痈疽而死也。

舌赤起紫泡者，手少阴之热证也。舌纯红，露黑纹数条而苔滑者，水乘火位，寒证也。舌淡红，中见紫黑筋数道者，厥阴之寒证也。舌灰黑无苔，脉沉迟者，直中三阴也。舌无苔垢而色变者，虚也。舌白无苔而明淡，外证热者，胃虚也。舌白唇白者，或流血过多，或脾有病也。舌白唾血者，脾蒸也。舌上青黑无刺，而津润者，中寒也。舌无苔而冷滑者，少阴之寒证也。舌黑少神而润滑者，虚寒也。舌黑无苔而燥者，津液受伤，虚阳上越也。热病口干舌黑者，死证也。舌变棕黑色者，热病将死。热病七八日，其脉微细，小便不利，暴加口燥脉代，舌焦干黑者，死证也。唇舌紫黯青肿者，中毒也。舌见纯紫色者，酒毒也。唇青舌黑如猪腰者，九死一生也。舌上无苔，如去油腰子者，亡津液，不治之证也。瘄病耳边有青脉，舌上有焦点者，不治也。瘄渴饮水不止，舌黑者，死证也。舌肿黑者，心火极也。舌见蓝色者，微可治，深必死，肺气伤也。妊娠面舌俱带白者，寒证也。妊娠舌色太赤者，热入血分，恐胎堕也。产妇面舌俱赤者，母子俱生也。产妇面舌俱青，口中沫出者，母子俱死也。产妇面赤舌青者，母活子死也。产妇面青舌赤，口中沫出者，母死子活也。产妇面舌俱白，证逆色夭者，血气俱虚，亦死证也。产后舌紫黑者，血先死也。病人胸满，唇痿舌青口燥，漱水不欲咽，无寒热，脉微大来迟，腹不满，其人言我满者，有瘀血也。若夫跌仆而舌青黑者，瘀血内蓄也。痘疹而舌青黑者，疫气内陷也。痈疽而舌青黑者，毒气内攻也。中寒而舌青黑者，邪气入脏也。发斑而舌青黑者，胃烂也。痢疾而舌青黑者，胃腐也。赤子初生时，舌如猪肝者，死证也。舌纯黑者，无不死也。此皆舌色之条目也。辨其色之明润枯暗，可判其病之顺逆吉凶也。

——清·汪宏《望诊遵经·卷下·诊舌气色条目》

【提要】　本论列举了舌色及其所反映的病机证候特点，认为通过对舌色的分辨，能够确定病证所属的脏腑与寒热；通过色泽的明润与否，能够判断病情的轻重与预后。其中如"舌见蓝色者，微可治，深必死，肺气伤也"等记载，确属经验之谈。

汪　宏　诊舌津液条目

既集舌苔之条目，当集津液之条目。夫肾主津液，内溉脏腑，经系舌本，外应病症。故察津液之多少，可知肾气之盛衰；察津之滑涩，可知病气之寒热。由是而言，有因外寒而滑者，有因内寒而滑者，有因虚热而涩者，有因实热而涩者。

诸书谓：舌上白苔而腻滑，咳逆短气者，痰饮也。咳而口中有津液，舌上苔滑者，肺寒也。脉阴阳俱紧，口中气出，唇口干燥，蜷卧足冷，鼻中涕出，舌上苔滑，勿妄治也。到七八日来，其人微发热，手足温者，此为欲解。到八日以上，反大发热者，此为难治。设使恶寒者，必欲呕也；腹内痛者，必欲利也；舌上无苔而冷滑，脉微恶寒，身蜷而卧者，少阴中寒也。脏结舌上白苔滑者，难治也。两臂不举，舌本燥，善太息，胸中痛，不得转侧，食则吐而汗出者，肝中寒也。舌无苔而干燥者，肾脏不足，津液虚竭也。舌苔中心黑厚而干者，谓之焙舌。邪传少阴，热甚津枯也。恶寒发热，而津液如常者，邪在太阳之表也。白苔干厚，无汗恶寒，身疼痛者，表未解也。热病五六日，口燥舌干而渴者，少阴病也。舌干咽肿，上气嗌干及痛，烦心心痛者，病在足少阴也。嗌干口渴，苔不滑而涩者，邪传厥阴也。津液干燥，舌上苔者，表邪传里也。舌焦唇槁，咽干嗌燥者，腠理闭，汗不出也。伤寒吐下后，七八日不解，时时恶风，大渴，舌上干燥而烦，欲饮水数升者，热结在里，表里俱热也。渴欲饮水，口干舌燥者，热在里而耗其津液也。黑刺破裂而干燥者，热甚而津涸也。舌灰黑中有干刺，咽干口燥者，热结在少阴也。满舌黑苔而生大刺，干燥底红者，实则可下之证也。伤寒十一日，舌干已而嚔者，少阴病衰也。下痢舌黄燥而不渴，胸中实，下不止者，死证也。腹满口干舌燥者，肠间有水气也。舌中黑无苔而燥者，津液受伤，虚火用事也。此集诸书之言津液者。

　　愚谓：舌色淡红，苔薄而滑者，内寒也。舌色深赤，苔厚而滑者，外寒也。苔薄而涩，舌淡红者，虚热也。苔厚而涩，舌深赤者，实热也。然正虚者，邪气有有无之辨。邪实者，正气有盛衰之分。宜合之五法，参之四时，庶不至虚虚实实，损不足而益有余矣。第察舌之时，病人宜诊而后食，则苔之厚薄易分；诊而后饮，则苔之滑涩易辨。至于干黑之舌，又当以蜜拭苔垢，然后视其形色。红赤者可治，青黑者不可治，亦望舌之所宜知也。若夫部位之分，或因形色，或因苔垢，或因津液，可以类推。故不复集。

——清·汪宏《望诊遵经·卷下·诊舌津液条目》

　　【提要】　本论阐述舌苔润燥滑涩之象的病机和证候。通过测津液之多少，可知肾气之盛衰；通过辨析津之滑涩，可知病性之寒热。同时还提出舌诊时，病人应先诊舌而后饮食，以免影响对其病机证候的判断。

肖永林　绛舌小议

　　叶天士说："其热传营，舌色必绛。绛，深红色也。"（《外感温热篇》）《温病学》三版教材，在该条的释义中说："温病邪热传营，舌色必现深红的绛舌，这是营分证的一个辨证关键。"这是对的。但现在中医界竟有一种说法，认为邪在营分，舌色必绛。意思是，舌绛就是营分证独有的舌象。实际并非如此，关键在于搞清绛舌与营分证的关系。

　　温病邪热入营，出现绛舌，这一般是无疑的。但绛舌并非为营分证所独有，患其他证时也可出现。当温邪初犯卫分时，舌色就开始变红，随着病势的深入和热势的加重，舌色必然加深，由红舌转为绛舌。即或邪在气分，尚未入营，其舌质亦往往变深红（绛）。只不过邪在气分时，由于舌苔布满于舌面，与邪热入营之绛舌无苔者不同而已。

　　舌绛而上有苔垢，有营分证兼见卫、气分证者，也有全非属于营分证者。如阳明燥热亢盛时，舌质多呈绛色，只不过舌上苔色或黄或黑，且焦干燥裂，甚或起刺罢了；湿热证中湿遏热伏，郁蒸气分时，常出现绛舌上罩有白腻苔垢；湿热疫邪伏膜原，其舌象之特点往往为白苔厚腻如积粉而舌质紫绛，此证完全属于气分证。当其伏邪溃后，或游溢于三阳之经，或里结于阳明胃肠而为阳明经、腑证，方可用白虎、承气治疗。及至于此，也还是气分证。可想而知，当其邪在膜原时，虽舌质紫绛，也不过由于湿遏热伏而已，与营分证毫无关系。

　　舌绛无苔，虽为营分证的主要舌象，但也有不属于营分证者。如镜面舌，虽舌色红绛，光亮如镜，却非营分证之舌象，而为胃阴亡之表现，温病中固可见到，杂病中亦不少见。治之者，只需滋濡胃阴，无需乎清营泄热。再如肾阴耗竭者，常出现舌绛不鲜、干枯而萎的舌象，亦与营分证无关。

　　总之，热邪入营，舌色必绛。但绛舌的出现，不论有苔无苔，并非营分证所独有。辨其是否属于营分证，应根据各种临床表现综合判断，不能只根据舌绛这一点，始较全面。

——夏洪生《北方医话·绛舌小议》

【提要】　本论列举临床中常见的若干病例，阐述舌绛并非营分证独有的舌象，应综合各种临床表现综合判断，不能只根据舌绛这一点。对今天学习和应用舌诊理论，都是很好的提示。

2.4.3　望舌苔

❖ 成无己　舌上苔 ❖

伤寒舌上苔，何以明之？舌者心之官，法应南方火，本红而泽。伤寒三四日已后，舌上有膜，白滑如苔，甚者或燥或涩，或黄或黑。是数者，热气浅深之谓也。邪气在表者，舌上即无苔；及邪气传里，津液结搏，则舌上生苔也。寒邪初传，未全成热，或在半表，或在半里，或邪气客于胸中者，皆舌上苔白而滑也。《经》曰：舌上如苔者，以丹田有热，胸中有寒，邪初传入里者也。阳明病胁下硬满，不大便而呕，舌上白苔者，可与小柴胡汤。是邪气在半表半里者也。阳明病若下之，则胃中空虚，客气动膈，心中懊憹，舌上苔者，栀子豉汤主之。是邪客于胸中者也。脏结宜若可下，舌上苔滑者，则云不可攻也。是邪未全成热，犹带表寒故也。及其邪传为热，则舌之苔，不滑而涩也。《经》曰：伤寒七八日不解，热结在里，表里俱热，时时恶风大渴，舌大干燥而烦，欲饮水数升者，白虎加人参汤主之。是热耗津液，而滑者已干也。若热聚于胃，则舌为之黄，是热已深也。《金匮要略》曰：舌黄未下者，下之黄自去。若舌上色黑者，又为热之极也。《黄帝针经》曰：热病口干舌黑者，死。以心为君主之官，开窍于舌，黑为肾色，见于心部。心者火，肾者水，邪热已极，鬼贼相刑，故知必死。观其口舌，亦可见其逆顺矣。

——金·成无己《伤寒明理论·卷上·舌上苔》

【提要】　本论是较早论述舌诊的专论。作者从舌苔的进退演变、舌色辨别等方面，论述了伤寒病的病程演变、证候分别和病情逆顺。

❖ 李中梓　望舌 ❖

张三锡曰：《金镜录》载三十六舌以辨伤寒之法已备，再三讨论，不过阴阳、表里、虚实、寒热而已。

陶节庵曰：伤寒邪在表，则舌无苔；热邪传里，舌苔渐生，自白而黄，黄而黑，甚则黑裂。黑苔多凶，如根黑、中黑、尖黑皆属热；全黑属热极，为难治矣。

外感挟内伤宿食，重而结于心下者，五六日舌渐黄；或中干旁润，名中焙舌，则里热未重；若全干黄黑，皆为里症，分轻重下之。如下之或再下之不减者，尚有宿垢结于中宫也。必切其脉之虚实，及中气之何如。实者宜润而下之，不可再攻。虚人神气不足，宜回其津液，固其中气。有用生脉散对解毒汤而愈者，此则阳极似阴之症；有用附子理中汤冷服而愈者，此则阴极似阳之症，不可不辨。

白苔属寒，外症烦躁，欲坐卧泥水中，乃阴寒逼其无根之火而然，脉虽大而不鼓，当从阴症治；若不大躁者、呕吐者，当从食阴治。

——明·李中梓《诊家正眼·卷上·舌诊》

【提要】 本论阐述舌苔与治法的关联，提示舌苔在临床诊察中舌诊对于病情之进退、病象之真假具有一定借鉴作用，能够为医者辨证论治提供参考。

张 登 白胎舌总论

伤寒邪在皮毛，初则舌有白沫，次则白涎白滑，再次白屑白疱，有舌中、舌尖、舌根之不同。是寒邪入经之微甚也。舌乃心之苗，心属南方火，当赤色。今反见白色者，是火不能制金也。初则寒郁皮肤，毛窍不得疏通，热气不得外泄，故恶寒发热。在太阳经，则头痛、身热、项背强、腰脊疼等症；传至阳明经，则有白屑满舌，虽症有烦躁，如脉浮紧者，犹当汗之；在少阳经者，则白胎白滑，用小柴胡汤和之。胃虚者，理中汤温之。如白色少变黄者，大柴胡、大小承气分轻重下之。白舌亦有死症，不可忽视也。

微白滑胎舌：寒邪初入太阳，头疼、身热、恶寒、舌色微白有津，香苏散、羌活汤之类发散之。

薄白滑胎舌：此太阳里证舌也。二三日未曾汗，故邪入丹田渐深，急宜汗之。或太阳与少阳合病，有此舌者，柴胡桂枝汤主之。

厚白滑胎舌：病三四日，其邪只在太阳，故胎纯白而厚，却不干燥，其证头疼发热，脉浮而紧，解表自愈。

干厚白胎舌：病四五日，未经发汗，邪热渐深，少有微渴，过饮生冷，停积胸中，营热胃冷，故令发热烦躁，四肢逆冷，而胎白干厚，满口白屑，宜四逆散加干姜。

白胎黄心舌：此太阳经初传阳明府病舌也。若微黄而润，宜再汗。待苔燥里证具，则下之。若烦躁呕吐，大柴胡汤加减。亦有下淡黄水沫，无稀粪者，承气汤下之。

白胎黄边舌：舌中见白胎，外有微黄者，必作泄，宜用解毒汤。恶寒者，五苓散。

干白胎黑心舌：此阳明府兼太阳舌，其胎边白中心干黑者，因汗不彻，传至阳明所致，必微汗出、不恶寒、脉沉者，可下之。如二三日未曾汗，有此舌必死。

白滑胎尖灰刺舌：此阳明府兼少阳舌也。三四日自利脉长者生，弦数者死。如有宿食，用大承气下之，十可全五。

白胎满黑刺干舌：白胎中生满干黑芒刺，乃少阳之里证也。其证不恶寒反恶热者，大柴胡加芒硝急下之，然亦危证也。

白滑胎黑心舌：白胎中黑，为表邪入里之候。大热谵语，承气等下之。倘食复而发热，或利不止者，难治。

半边白滑舌：白胎见于一边，无论左右皆属半表半里，宜小柴胡汤，左加葛根，右加茯苓。有咳嗽引胁下痛，而见此舌苔者，小青龙汤。夏月多汗自利，人参白虎汤。

脏结白滑舌：或左或右，半边白胎，半边或黑或老黄者，寒邪结在藏也，黄连汤加附子。结在咽者，不能语言，宜生脉散合四逆汤，可救十中一二。

白胎黑斑舌：白胎中有黑小斑点乱生者，乃水来克火。如无恶候，以凉膈散、承气汤下之，十中可救一二。

白胎燥裂舌：伤寒胸中有寒，丹田有热，所以舌上白胎。因过汗伤营，舌上无津，所以燥裂。内无实热，故不黄黑，宜小柴胡加芒硝微利之。

白胎黑根舌：舌胎白而根黑，火被水克之象，虽下亦难见功也。

白尖黄根舌：邪虽入里，而尖白未黄，不可用承气，宜大柴胡汤加减。下后无他证，安卧神清，可生。倘再有变证，多凶。

白胎双黄舌：此阳明里证舌也。黄乃土之色，因邪热上攻，致令舌有双黄，如脉长恶热，转矢气烦躁者，大柴胡、调胃承气下之。

白胎双黑舌：白胎中见黑色两条，乃太阳少阳之邪入于胃。因土气衰绝，故手足厥冷，胸中结痛也，理中汤、泻心汤选用。如邪结在舌根，咽嗌而不能言者，死证也。

白胎双灰色舌：此夹冷食舌也。七八日后见此舌而有津者，可治，理中、四逆选用。无津者，不治。如干厚见里证则下之，得汤次日灰色去者安。

白尖中红黑根舌：舌尖白而根灰黑，少阳邪热传府，热极而伤冷饮也。如水停津液固结而渴者，五苓散。自汗而渴者，白虎汤。下利而渴者，解毒汤。如黑根多、白尖少、中不甚红者，难治。

白胎尖红舌：满舌白滑而尖却鲜红者，乃热邪内盛，而复感客寒入少阳经也。小柴胡汤加减。

白胎中红舌：此太阳初传经之舌也。无汗者发汗，有汗者解肌。亦有少阳经者，小柴胡汤加减。

白胎变黄舌：少阳证罢，初见阳明里证，故苔变黄色。兼矢气者，大柴胡汤下之。

白尖红根舌：舌尖胎白，邪在半表半里也。其证寒热、耳聋、口苦、胁痛、脉弦，小柴胡汤和解之。

白胎尖灰根黄舌：此太阳湿热并于阳明也。如根黄色润、目黄小便黄者，茵陈蒿汤加减。

白胎尖根俱黑舌：舌根尖俱黑而中白，乃金水太过，火土气绝于内。虽无凶证，亦必死也。

熟白舌：白胎老极，如煮熟相似者，心气绝而肺色乘于上也。始因食瓜果、冰水等物，阳气不得发越所致，为必死候。用枳实理中，间有生者。

淡白透明舌：年老胃弱，虽有风寒，不能变热；或多服汤药，伤其胃气，所以淡白透明，似苔非苔也。宜补中益气加减治之。

白胎如积粉舌：此舌乃瘟疫初犯募原也，达原饮。见三阳表证，随经加柴胡、葛根、羌活；见里证，加大黄。

——清·张登《伤寒舌鉴·白胎舌总论》

【提要】　本论阐述白苔舌的主病及临床意义，寒湿为阴邪，白为寒象，故舌苔白色，提示患者感受风寒湿邪，病情轻浅。《伤寒舌鉴》是首次将舌苔和舌质明确分开论述的著作。如舌苔分为白苔舌、黄苔舌、黑苔舌、霉酱色苔舌、蓝色苔舌等。舌色分为灰色舌、红色舌、紫色舌等。

张　登　黄胎舌总论

黄胎者，里证也。伤寒初病无此舌；传至少阳经，亦无此舌；直至阳明腑实，胃中火盛，火乘土位，故有此胎。当分轻重泻之，初则微黄，次则深黄有滑，甚则干黄焦黄也。其证有大热、大渴、便秘、谵语、痞结、自利。或因失汗发黄，或蓄血如狂，皆湿热太盛，小便不利所致。若目白如金，身黄如橘，宜茵陈蒿汤、五苓散、栀子柏皮汤等。如蓄血在上焦，犀角地黄汤；中焦，桃仁承气汤；下焦，代抵当汤。凡血证见血则愈，切不可与冷水，饮之必死。大抵舌黄证虽重，若脉长者，中土有气也，下之则安。如脉弦下利、舌胎黄中有黑色者，皆危证也。

纯黄微干舌：舌见黄胎，胃热之极，土色见于舌端也。急宜调胃承气下之。迟则恐黄老变黑，为恶候。

微黄胎舌：舌微黄而不甚燥者，表邪失汗而初传里也。用大柴胡汤。若身目俱黄者，茵陈蒿汤。

黄干舌：舌见干黄，里热已极，急下勿缓。下后脉静身凉者生，反大热而喘脉躁者死。

黄胎黑滑舌：舌黄而有黑滑者，阳明里证具也。虽不干燥，亦当下之。下后身凉脉静者生，大热脉躁者死。

黄胎黑斑舌：黄胎中乱生黑斑者，其证必大渴谵语；身无斑者，大承气下之。如脉涩、谵语，循衣摸床、身黄斑黑者，俱不治。下出稀黑粪者死。

黄胎中黑通尖舌：黄胎从中至尖通黑者，乃火土燥而热毒最深也。两感伤寒必死，恶寒甚者亦死。如不恶寒，口燥咽干而下利臭水者，可用调胃承气汤下之，十中可救四五。口干齿燥，形脱者，不治。

老黄隔瓣舌：舌黄干涩而有隔瓣者，乃邪热入胃，毒结已深。烦躁而渴者，大承气汤。发黄者，茵陈蒿汤。少腹痛者，有瘀血也，抵当汤。结胸，大陷胸汤。

黄尖舌：舌尖胎黄，热邪初传胃腑也。当用调胃承气汤。如脉浮恶寒，表证未尽，大柴胡两解之。

黄胎灰根舌：舌根灰色而尖黄，虽比黑根少轻，如再过一二日，亦黑也，难治。无烦躁直视，脉沉而有力者，大柴胡加减治之。

黄尖红根舌：根红而尖黄者，乃湿热乘火位也。瘟热初病，多有此舌，凉膈解毒等药，消息治之。

黄尖黑根舌：舌黑根多而黄尖少者，虽无恶证恶脉，诚恐暴变一时，以胃气竭绝故耳。

黄胎黑刺舌：舌胎老黄极而中有黑刺者，皆由失汗所致，邪毒内陷已深，急用调胃承气下之，十中可保一二。

黄大胀满舌：舌黄而胀大者，乃阳明胃经湿热也。证必身黄、便秘、烦躁，茵陈蒿汤。如大便自利而发黄者，五苓散加茵陈、栀子、黄连等治之。

黄尖白根舌：舌根白尖黄，其色倒见，必是少阳经传阳明府病。若阳明证多者，大柴胡汤。少阳证多者，小柴胡汤。如谵语烦躁者，调胃承气汤。

黄根白尖舌：舌尖白根黄，乃表邪少而里邪多也，天水散、凉膈散合用。如阳明无汗，小便不利，心中懊侬者，必发黄，茵陈蒿汤。

黄根灰尖舌：舌乃火位，今见根黄尖灰，是土来侮火也。不吐不利，心烦而渴者，乃胃中有郁热也，调胃承气加黄连。

黄根白尖短缩舌：舌见根黄尖白而短硬，不燥不滑，但不能伸出，证多谵妄烦乱。此痰挟宿食占据中宫也，大承气加姜、半主之。

—— 清·张登《伤寒舌鉴·黄胎舌总论》

【提要】 本论阐述黄苔舌的主病及临床意义。白苔主表，黄苔主里。凡表证入里，其舌必黄。黄苔由浅转深，其证渐重入里。或可见舌苔尖白根黄，或白中带黄，或微黄而薄者，均为表邪初入于里之候。

◆ 张 登 黑胎舌总论 ◆

伤寒五七日，舌见黑苔，最为危候。表证皆无此舌。如两感一二日间见之，必死。若白胎上渐渐中心黑者，是伤寒邪热传里之候。红舌上渐渐黑者，乃瘟疫传变，坏证将至也。盖舌色本赤，今见黑者，乃水来克火，水极似火，火过炭黑之理。然有纯黑、有黑晕、有刺、有隔瓣、有瓣底红、瓣底黑者。大抵尖黑犹轻，根黑最重。如全黑者，总使神丹，亦难救疗也。

纯黑舌：遍舌黑胎，是火极似水，脏气已绝，脉必代结，一二日中必死，切勿用药。

黑胎瓣底红舌：黄胎久而变黑，实热亢极之候，又未经服药，肆意饮食，而见脉伏、目闭、口开、独语、谵妄，医遇此证，必掘开舌苔，视瓣底红者，可用大承气下之。

黑胎瓣底黑舌：凡见瓣底黑者，不可用药，虽无恶候，脉亦暴绝，必死不治。

满黑刺底红舌：满舌黑苔，干燥而生大刺，揉之触手而响，掘开可刺，底红色者，心神尚在。虽火过极，下之可生。有肥盛多湿热人，感冒发热，痞胀闷乱，一见此舌，急用大陷胸丸攻下，后与小陷胸汤调理。

刺底黑舌：刺底黑者，言刮去芒刺，底下肉色俱黑也。凡见此舌，不必辨其何经何脉，虽无恶候，必死勿治。

黑烂自啮舌：舌黑烂而频欲啮，必烂至根而死，虽无恶候怪脉，切勿用药。

中黑边白滑胎舌：舌见中黑边白而滑，表里俱虚寒也。脉必微弱，证必畏寒，附子理中汤温之。夏月过食生冷而见此舌，则宜大顺冷香选用。

红边中黑滑舌：舌黑有津，证见谵语者，必表证时不曾服药，不戒饮食，冷物结滞于胃也。虚人黄龙汤，或枳实理中加大黄；壮实者用备急丸热下之。夏月中暍，多有此舌，以人参白虎汤主之。

通尖黑干边白舌：两感一二日间，便见中黑边白厚苔者，虽用大羌活汤，恐无济矣。

黑边晕内微红舌：舌边围黑，中有红晕者，乃邪热入于心胞之候，故有此色，宜凉膈合大承气下之。

中燥舌：舌苔中心黑厚而干，为热盛津枯之候，急宜生脉散合黄连解毒汤以解之。

中黑无胎干燥舌：舌黑无胎而燥，津液受伤而虚火用事也。急宜生脉散合附子理中汤主之。

黑中无胎枯瘦舌：伤寒八九日，过汗，津枯血燥，舌无胎而黑瘦，大便五六日不行，腹不硬满，神昏不得卧，或时呢喃叹息者，炙甘草汤。

黑干短舌：舌至干黑而短，厥阴极热已深，或食填中脘，䐜胀所致。急用大剂大承气下之，可救十中一二。服后，粪黄热退则生，粪黑热不止者死。

——清·张登《伤寒舌鉴·黑胎舌总论》

【提要】 本论阐述黑苔舌的主病及临床意义。黑苔舌在临床上比较少见，除去部分染苔之外，舌见黑苔，最为危候，表证皆无此舌，如两感一二日间，见之必死。一般提示病情较为危重。

张 登 灰色舌总论

灰色舌有阴阳之异。若直中阴经，则即时舌便灰黑而无积胎。若热传三阴，必四五日表证罢而胎变灰色也。有在根在尖在中者，有浑舌俱灰黑者，大抵传经热证，则有灰黑干胎，皆当攻下泄热。若直中三阴之灰黑无胎者，即当温经散寒。又有蓄血证，其人如狂，或瞑目谵语，亦有不狂不语，不知人事，而面黑舌灰者，当分轻重以攻其血。切勿误与冷水，引领败血入心而致不救也。

纯灰舌：舌灰色无胎者，直中三阴而夹冷食也。脉必沉细而迟，不渴不烦者，附子理中四逆汤救之。次日，舌变灰中有微黄色者生，如渐渐灰缩干黑者死。

灰中舌：灰色现于中央，而消渴，气上冲心，饥不欲食，食即吐蛔者，此热传厥阴之候。乌梅丸主之。

灰黑胎干纹裂舌：土邪胜水，而舌见灰黑纹裂，凉膈、调胃皆可下之，十中可救二三。下后，渴不止、热不退者，不治。

灰根黄尖中赤舌：舌根灰色而中红尖黄，乃肠胃燥热之证。若大渴谵语，五六日不大便，转矢气者，下之。如温病热病，恶寒脉浮者，凉膈、双解选用。

灰色重晕舌：此瘟病热毒，传遍三阴也。热毒传内一次，舌即灰晕一层，毒盛故有重晕，最危之证。急宜凉膈、双解解毒，承气下之。一晕尚轻，二晕为重，三晕必死。亦有横纹二三层者，与此重晕不殊。

灰黑干刺舌：灰黑舌中又有干刺，而见咽干、口燥、喘满，乃邪热结于少阴，当下之。然必待其转矢气者，方可下。若下之早，令人小便难。

灰黑尖舌：已经汗解而见舌尖灰黑，有宿食未消，或又伤饮食，邪热复盛之故。调胃承气汤下之。

灰黑尖干刺舌：舌尖灰黑有刺而干，是得病后犹加饮食之故。虽证见耳聋、胁痛、发热、口苦，不得用小柴胡，必大柴胡或调胃承气加消导药，方可取效。

灰中墨滑舌：淡淡灰色中间，有滑苔四五点如墨汁，此热邪传里，而中有宿食未化也。大柴胡汤。

灰黑多黄根少舌：舌灰色而根黄，乃热传厥阴，而胃中复有停滞也。伤寒六七日不利，便发热而利，汗出不止者死，正气脱也。

边灰中紫舌：舌边灰黑而中淡紫，时时自啮舌尖为爽，乃少阴厥气逆上，非药可治。

——清·张登《伤寒舌鉴·灰色舌总论》

【提要】 本论阐述灰色舌的主病及临床意义。所论灰色舌，有部分是舌质和舌苔杂合而论。后世一般认为，灰色舌多指全舌灰色无苔。灰色舌有寒证、热证之别。纯灰全舌无苔而少津，为里热证；若灰色舌润而无苔，为里虚寒证。

张 登 霉酱色胎舌总论

霉酱色胎者，乃夹食伤寒，一二日间即有此舌，为寒伤太阴，食停胃府之证。轻者胎色亦薄，虽腹痛，不下利，桂枝汤加橘、半，枳、朴。痛甚加大黄，冷食不消加干姜、厚朴。其胎色厚而腹痛甚不止者，必危。舌见酱色，乃黄兼黑色，为土邪传水。证必唇口干燥大渴，虽用下夺，鲜有得愈者。

纯霉酱色舌：舌见霉色，乃饮食填塞于胃，复为寒邪郁遏，内热不得外泄，湿气熏蒸，罨而变此色也。其脉多沉紧，其人必烦躁腹痛，五七日下之不通者，必死，太阴少阴气绝也。

中霉浮厚舌：伤寒不戒荤腻，致胎如酱饼浮于舌中，乃食滞中宫之象。如脉有胃气，不结代，嘴不尖，齿不燥，不下利者。可用枳实理中汤、加姜汁炒川连。若舌苔揩去复长仍前者，必难救也。

霉色中黄胎舌：舌霉色中有黄胎，乃湿热之物郁滞中宫也。二陈加枳实、黄连。若胎干黄，更加酒大黄下之。

——清·张登《伤寒舌鉴·霉酱色胎舌总论》

【提要】 本论阐述霉酱色胎舌的主病及临床意义。一般来说，霉酱舌多为胃之气阴不足所致。若舌苔厚腻垢浊不化，状如霉酱伴便秘腹胀者，为宿食内积，中焦气机阻滞所致。

张 登 蓝色胎舌总论

蓝色胎者，乃肝木之色发见于外也。伤寒病久，已经汗下，胃气已伤，致心火无气，胃土无依，肺无所生，木无所畏，故乘膈上而见纯蓝色。是金木相并，火土气绝之候，是以必死。如微蓝、或稍见蓝纹，犹可用温胃健脾，调肝益肺药治之。如纯蓝色者，是肝木独盛无畏，虽无他证，必死。

微蓝舌：舌见纯蓝色，中土阳气衰微，百不一生之候，切勿用药。

蓝纹舌：舌见蓝纹，乃胃土气衰，木气相乘之候，小柴胡去黄芩加炮姜。若因寒物结滞，急宜附子理中、大建中汤。

——清·张登《伤寒舌鉴·蓝色胎舌总论》

【提要】 本论阐述蓝色胎舌的主病及临床意义。作者认为，蓝色舌乃肝木之色发见于外也。舌见蓝色则大多预后不良，临床上常于危重病患可见。

张 登 妊娠伤寒舌总论

妊娠伤寒，邪入经络，轻则母病，重则子伤。枝伤果必坠，理所必然，故凡治此，当先固其胎气，胎安则子母俱安。面以候母，舌以候子。色泽则安，色败则毙。面赤舌青者，子死母活。面舌俱青沫出者，母子俱死。亦有面舌俱白，母子皆死者，盖谓色不泽也。

孕妇伤寒白胎舌：孕妇初伤于寒，而见面赤舌上白滑，即当微汗以解其表。如面舌俱白，因发热多饮冷水，阳极变阴所致，当用温中之药。若见厥冷烦躁，误与凉剂，则厥逆吐利而死。

孕妇伤寒黄苔舌：妊娠面赤舌黄，五六日里证见，当微利之。庶免热邪伤胎之患，若面舌俱黄，此失于发汗，湿热入里所致，当用清热利水药。

孕妇伤寒灰黑舌：妊娠面舌俱黑，水火相刑，不必问其月数，子母俱死，面赤舌微黑者，还当保胎。如见灰黑，乃邪入子宫，其胎必不能固。若面赤者，根本未伤，当急下以救其母。

孕妇伤寒纯赤舌：妊娠伤寒温热，而见面舌俱赤，宜随证汗下，子母无虞，伤寒面色皎白，而舌赤者，母气素虚，当用姜、桂等药。桂不坠胎，庞安常所言也。若面黑舌赤，亦非吉兆。若在临月，则子得生而母当殒。

孕妇伤寒紫青舌：妊娠伤寒而见面赤舌紫，乃酒毒内传所致。如淡紫戴青，为阴证夹食，即用枳实理中、四逆辈，恐难为力也。若面赤舌青，母虽无妨，子殒腹内，急宜平胃散加芒硝下之。

孕妇伤寒卷短舌：妊娠面黑而舌干卷短，或黄黑刺裂，乃里证至急，不下则热邪伤胎，下之危在顷刻。如无直视循衣撮空等证，十中可救一二。

——清·张登《伤寒舌鉴·妊娠伤寒舌总论》

【提要】 本论阐述妊娠伤寒舌的主病及临床意义。列举多种妊娠伤寒的舌象特点与临床意义，其中如伤寒灰黑舌、伤寒卷短舌等，预后均较差。此外，古人可以通过舌象判断胎儿的状态，值得今人探索研究。

周学海 舌苔有根无根辨

脉有有根无根之辨，舌苔亦何独不然。前人只论有地无地，此只可以辨热之浮沉虚实，而非所以辨中气之存亡也。地者，苔之里一层也；根者，舌苔与舌质之交际也。夫苔者，胃气湿热之所熏蒸也。湿热者，生气也。无苔者，胃阳不能上蒸也，肾阴不能上濡也。前人言之晰矣。至于苔之有根者，其薄苔必匀匀铺开，紧贴舌面之上，其厚苔必四围有薄苔辅之，亦紧贴舌上，似从舌里生出，方为有根。若厚苔一片，四围洁净如截，颇似别以一物涂在舌上，不是舌上所自生者，是无根也。此必久病，先有胃气而生苔，继乃胃气告匮，不能接生新苔，而旧苔仅浮于舌面，不能与舌中之气相通，即胃肾之气，不能上潮以通于舌也。骤因误服凉药伤阳，热药伤阴，乍见此象者，急救之犹或可复。若病势缠绵日久，渐见此象，真气已索，无能为矣。常见寒湿内盛之病，舌根一块白厚苔，如久经水浸之形，急用温里，此苔顿退，复生新薄苔，即为生机。又常见病困将死之人，舌心一块厚苔，灰黄滞黯，四面无辅，此阴阳两竭，舌质已枯，本应无苔，而犹有此者，或病中胃强能食，五脏先败，而胃气后竭也。或多服人参，无根虚阳结于胸中，不得遽散，其余焰上蒸，故生此恶苔，甚或气绝之后半日胸中犹热，气口脉犹动也。

——清·周学海《形色外诊简摩·卷下·色诊舌色应病类·舌苔有根无根辨》

【提要】 本论阐述舌苔有根之象及其临床意义，认为舌苔有根，为胃肾之气上潮以通于舌。舌苔无根，多属病重难愈的危重情况。

刘恒瑞 苔色变换吉凶总论

总之，苔黄为正，白次之。无论何症，若用药当，皆由白而黄，由黄而退，由退复生新薄白苔，此谓顺象。无论何症，若用药不当，则由黄而白，由白而灰，由灰而黑，由活苔变为死苔，此逆象也。骤退骤无，不由渐退，此陷象也。更有气聚苔聚，气敛苔敛，气化苔化，气散布苔亦散布，气凝聚而结，苔亦凝聚而结。气结于一边，苔亦结于一边。故气郁之症，苔边整齐，如石阶之起边线，线内有苔，线外无苔，但红边而已。若气舒化则散布，由密而疏散，则不似斩然齐一之边矣。故苔有边齐如斩者，气聚也，有积滞抑郁者也。

——清·刘恒瑞《察舌辨证新法·苔色变换吉凶总论》

【提要】　本论阐述通过舌苔色变化来判断疾病预后。作者指出，舌苔由白而黄，由黄而退，由退复生新薄白苔者为顺；由黄而白，由白而灰，由灰而黑，由活苔变为死苔者为逆，预示着疾病的不同转归。此外，通过苔象能够推测患者体内气机的状态，如气聚苔聚，气敛苔敛，气化苔化，气散布苔亦散布，气凝聚而结，苔亦凝聚而结，有一定的指导意义。

龚士澄　腻苔说异

察舌以辨病，并不尽如书述，有可凭，有不可凭。姑举腻苔言：舌苔增厚如腻糊状，医书谓是湿邪壅阻，黄腻为肠胃湿热蕴蓄，白腻多为寒湿伤阳。此以舌苔辨病因，临床多验而可凭。若"饮食自倍，肠胃乃伤"之食积症，方书必云苔腻，则与事实殊异。我所经治之食积症，十之六七无腻苔。盖一伤于食则脘腹胀痛、干呕食臭诸症立见，而伤胃之物尚未腐酵熏蒸，苔不及长之故也。所以，苔不腻不可认为非伤食。然则伤食绝无腻苔乎？曰：间或有之。必经三五日，食物发酵后始见。一伤于食即见腻苔者，不过十之一二。又多为胃浊素重者。

医贵考实，不宜尽信书。

——詹文涛《长江医话·腻苔说异》

【提要】　本论阐述食积症未见腻苔的原因，提示临床不可专以舌苔为参考，应多方面收集证据，具体情况具体分析，切勿一概而论。

柯梦笔　黄苔小议*

黄苔是舌诊中常见的一种征象，一般主里、主热，苔色越黄，热邪越重。但黄苔并非尽皆主热，据余所见，亦有主寒者。两者之别，须从苔色、苔质及全身症状来辨之。

就黄苔本身而论，黄苔主热者，多见深黄、或老黄、或灰黄、或如沉香色，或黄而干燥或老黄焦燥起刺，或黄腻，舌质偏红或红绛；黄苔主寒者，多见淡黄或浅黄而滑，或灰黄腻而滑，或黄滑腻而罩黑，或白腻而罩淡黄，或黄白相兼而滑，舌质偏淡或淡白而胖嫩。关于黄苔主热、主寒之机制，前者系实热或湿热（痰热）之邪侵淫脏腑所致；后者属中焦虚寒，湿、痰浊邪壅滞而成。诚如章虚谷所言"皆阳气不化，阴邪壅滞"之故。现代对舌诊之研究认为，黄苔的形成与炎症、感染、发热及消化功能紊乱等关系最大，临床所见炎症、感染、发热大都属实证、热证。至于消化功能紊乱形成的黄苔尚有寒热之别，不可不辨。例如胃肠有实热者，苔黄而干燥，脾阳失运痰湿中阻者，苔黄必兼滑腻……此外，如苔腻而不板，厚而不滞，根苔黄滑，或兼淡黄而灰，不能尽作痰饮论治。这类舌苔常见于慢性疾病之恢复期，或其人素体湿盛，胃气蒸化之反映，不可视为病苔，否则燥之则损阴，清之则伤气。余友人冯君，曾因咳嗽就医，医者不知其素质，见其苔淡黄滑腻，断为痰饮，遂投燥湿化痰之剂。冯君3剂未服完，苔退而舌燥，咳咯鲜血，食欲大减。内伤杂病黄苔固然有寒热之别，然腻苔尚有板松之分。腻苔主湿、主痰是其常，常人见之是为变，知常达变，方能立于不败之地。切不可一见腻苔，即投温燥，以致偾事，不可不慎。

——詹文涛《长江医话·黄苔小议》

【提要】　本论阐述黄苔并非皆是热证的观点。黄苔所主有寒热之别，前者系实热或湿热（痰热）之邪侵淫脏腑所致，后者属中焦虚寒，湿、痰浊邪壅滞而成，临床应当知常达变。

2.5　小儿望诊

万　全　望小儿虎口纹**

须明虎口，辨别三关，参详用药，必无差误。

未至三岁，止看虎口，男左女右。从第二指第一节名风关，若脉见，初交病；第二节为气关，脉见则难治；第三节为命关，脉见则死。

又当辨其色。若三关青，四足惊；三关赤，水惊；三关黑，人惊。紫色泄痢，黄色雷惊。三关脉通度，是急惊之症，必死。余病可治。或青或红，有纹如线一直者，是乳食伤脾及发热惊；左右一样者，是惊与积齐发。有三条或散，是肺生风痰，或似雊鹆声，有青是伤寒及嗽，如红火是泻，有黑相兼主下痢。红多白痢，黑多是赤痢，有紫相兼加渴，不虚。

虎口脉纹乱，乃气不和也。盖脉纹见有色者，曰黄、红、紫、青、黑，由其病甚，色能加变。如黄红之色，红盛作紫；红紫之色，紫盛作青；紫青之色，青盛作黑；青黑之色，至于纯黑之色者，不可治矣。又当辨：长珠形，主夹积伤滞，肚腹疼痛，寒热，饮食不化。来蛇形，主中脘不和，积气攻刺，脏腑不宁，干呕。去蛇形，脾虚冷积泄泻，神困多睡。弓反里形，主感寒热邪气，头目昏重，心神惊悸，倦怠，四肢稍冷，小便赤色。弓反外形，主痰热，心神恍惚，作热，夹惊夹食，风痫证候。铃形，主痰热，痰盛生风，发搐惊风。鱼骨形，主惊痰热。水字形，主惊，积热烦躁，心神迷闷，夜啼痰盛，口噤搐搦。针形，主心肺受热，热极生风，惊悸烦闷，神困不食，痰盛搐搦。透关射指，主惊、风、痰、热四症，皆聚在胸膈不散。透关射指，主惊风恶候，受惊传入经络，风热发生，十死一生，难治。此十三位形脉，悉有轻重，察其病根，则详其症。

——明·万全《片玉心书·卷之三·水镜诀》

【提要】　本论阐述小儿指纹诊法的部位、颜色、脉纹等。小儿指纹与寸口脉同属于手太阴肺经，其形色异常变化与寸口脉的变化往往是一致的，可以诊察体内的病变。

张介宾　论三关指纹不足凭**

此二节（编者按：指《素问·通评虚实论》）之义，可见古人之诊小儿者，未尝不重在脉也。即虽初脱胞胎，亦自有脉可辨。何后世幼科如《水镜诀》及《全幼心鉴》等书，别有察三关之说，于脉则全置不问。夫三关乃阳明之浮络，原不足以候脏腑之气。且凡在小儿，无论病与不病，此脉皆紫白而兼乎青红，虽时有浓淡之异，而四色常不相离也。何以辨其紫为风，红为寒，青为惊，白为疳？又何以辨其雷惊、人惊、水惊、兽惊之的确乎？即余初年，亦用此法，然惟测摸疑似，终属茫然。奈何近代医家习此为常，全不知脉，欲济其危，胡可得也？及遍考《内经》，则并无三关名目，惟《经脉》篇有察手鱼之色者，若乎近之；然乃概言诊法，亦非独为小儿也……然则三关之说，特后世之异端耳，不足凭也。故凡欲诊小儿者，在必察气口之脉、面部之色、呼吸之声，或兼察手鱼亦可也。且小儿之脉，原非大方之比，不必多歧，但求于大小、缓急、虚实六者之间，可以尽之。诊得其真，取如反掌，既明且易，岂不大愈于彼哉？欲求实济于此者，速当知所从也。

——明·张介宾《类经·十五卷·疾病类·四十七、乳子病热死生》

【提要】 本论对小儿虎口三观指纹诊法提出质疑，作者认为小儿出生即有脉可查；而指纹为阳明浮络，难以全面反映脏腑状态，临床不足为凭。对于小儿诊法作者认为只需注重观察气口之脉，面部之色和呼吸之声即可。可为一说。

刘弼臣 小儿头面部望诊经验口诀

儿科俗称"哑科"。"有诸内，必形诸外"，说明病于内，必显现于外。望诊为四诊之首，而小儿头面部的望诊尤为重要。刘老在吸收钱乙等历代儿科医家有关小儿面部望诊精华的基础上，经过数十年的探索和研究，逐步形成了自己独特的小儿面部望诊经验，概括为以下几个方面：

毛发望诊诀：气血充足，毛发润泽；气血两虚，毛发不华；气血衰疲，毛发作穗；气亏血枯，毛发焦干。

囟门望诊诀：气虚则囟门作坑，气盛则囟门高鼓；精气亏囟门晚闭，精气夺囟门开裂。

目睛望诊诀：瞳仁明亮肾气充足，瞳仁无光肾气亏虚。黑睛亮泽肝血充足，黑睛晦暗肝血亏虚。白睛明亮肺气充盛，外邪难侵少生咳嗽。白睛蓝斑厌食虫生，白睛红赤肝火灼肺。白睛黄染肝经湿热，两眦红丝心火炎肺。上睑下垂脾虚气陷，下睑虚浮水来克土。

口唇望诊诀：口唇淡白，脾气虚寒。口唇红赤，脾火上炎。唇若涂朱，脾有积热。唇淡而润，脾虚失运。唇干少津，脾阴受伤。唇裂干痒，脾受风侵。

舌的望诊诀：舌尖红赤，心火独炽。边尖红赤，肝胆火旺。舌色淡白，气虚血亏。苔若积粉，积滞在中。苔黄而润，湿热内蕴。苔黄而燥，热盛伤津。

面色望诊诀：火光炎炎，外感风寒。红主伤寒，紫生内热。红而发紫，内热炽盛。面色萎黄，脾气虚弱。金气浮浮，中常积滞。面色惨白，寒邪所伤。面色㿠白，气虚血亏。天庭青暗，惊风将至。鼻准青色，肝气犯脾。山根泛青，频生灾异。方广亮泽，肾气充足。方广晦暗，肾气虚弱。口角青气浮浮，腹部疼痛绵绵。

注："方广"，是指面部两侧下颌部位，刘老认为该处为肾气所主，所以肾气的充足与虚衰，可以在该处显现出来。此点不同于既往以下颏属肾之论。他认为肾气盛衰的变化在方广处比下

颜处更易显现和观察。

——刘弼臣《中国百年百名中医临床家丛书·刘弼臣·小儿头面部望诊经验口诀》

【提要】 本论阐述小儿头面部望诊的一些特殊方法，包括望毛发、望囟门、望目睛、望口唇、望舌和望面色等六个方面。其中，认为"方广"为下颌部位，肾气所主，是作者的独到见解。

王鹏飞 望头顶"污垢"

1 岁左右的某些病儿头顶前囟部生有泥污垢样疤块，此种"污垢"水洗不脱，即使去掉很快又会复生。在临床观察过程中发现，此种"污垢"是头顶前囟部分泌物结成的疤块，为一种病理表现。其污垢的产生与循行头顶前囟部的经脉有关，而前囟部循行经脉所主的脏腑都与脾胃消化、吸收及其营养输布、排泄有关。其临床表现以消化不良、腹泻、便秘等脾胃病变为主，故可将循行于头顶部位的经脉与脏腑的功能，及头顶前囟"污垢"的产生和病儿临床所出现的病症，三者联系在一起。观察患儿头顶前囟部"污垢"的有无，及其形状、颜色，对于临床辨证有一定的指导意义。

在患儿头顶前囟部出现的"污垢"有圆形、鱼鳞形、条形、点状形四种。常见颜色可分浅黄褐色、深黄褐色、暗褐色及黑色。根据临床所见，其"污垢"的形状性质及颜色与消化系统胃肠疾病有关。其"污垢"色黑，多为便秘或有食滞，临证常见于体质较好的病儿；色褐，多为腹泻或消化不良，临证常见于慢性病反复发作的体质较弱病儿；色浅，多偏虚证；色深多偏实证。其"污垢"呈正圆形或鱼鳞状，量多的，为病程长，病情重，呈条形、点形，"污垢"量少的为病情轻，病程短。通过望病儿头顶前囟"污垢"的形、色，可以作为小儿体质虚实，胃肠强弱，消化不良，病情轻重之依据。

一般头顶前囟有"污垢"的病儿，多见腹泻、消化不良或便秘、脾胃虚弱等消化系疾病。但有消化系疾病的病儿，头顶不一定都有"污垢"，因为有时亦可见头顶有"污垢"的健儿，但此种小儿多易发生消化系疾病。经过调理脾胃等方法治愈消化系疾病后，头顶"污垢"可逐渐消退。若不消退，则说明仍易患消化系统疾病。

——陈彤云《燕山医话》

【提要】 本论阐述作者独特的小儿诊法——诊前囟门分泌物，通过诊察前囟门分泌物，能够了脾胃消化、吸收及其营养输布、排泄的功能。

王鹏飞 望上腭颜色

上腭是指口腔内整个上腭，包括未生牙齿的上臼齿槽面部分。此法以观察 5 岁以下小儿为主。临床望诊观察上腭时，可划分为前腭（硬腭部分）、分线（软硬腭交界处）、后腭（软腭部分）、臼齿（未生牙齿的臼齿槽面左右两面部分）等。

在以上部位划分基础上，前腭主上焦（肺、心）；后腭主下焦（肾）；中柱主肝；臼齿主脾胃、大肠。

望上腭时，让病儿面向自然光线充足的方向，略抬头，张口，医生从口腔直望上腭部位。望时力求迅速，避免病儿疲劳。诊前避免饮用较热或较冷的食物或液体，以免刺激上腭黏膜发生一时性变色。正常小儿上腭黏膜光滑润泽，颜色粉红。

通过望病儿上腭颜色及黏膜表面的变化，可诊断病儿脏腑虚实，气血盛亏，病位的浅深和病邪轻重的性质。再根据上腭不同部位，反映不同脏腑的病变，诊断就更为准确。

上腭颜色以红、白、黄三色为主。上腭白如蒙乳皮状，为脾虚胃弱，以腹泻及消化不良为多见。上腭色黄主脾胃疾病。深黄为实证；浅黄为虚证。上腭红紫为实热证，深紫为瘀血、尿血；淡粉发白为血虚。

——陈彤云《燕山医话》

【提要】 本论阐述通过观察上腭颜色及黏膜变化，指导儿科证论治的一种特殊诊法。上腭颜色及黏膜表面的变化，主要反映小儿脏腑虚实，气血盛亏，病位的浅深和病邪轻重；上腭的不同部位，能够反映相应脏腑的功能状态。

张奇文 对小儿应注意望诊*

"有诸内，必形诸于外"，透过现象看本质，是望诊的主要理论根据。小儿脏气清灵，肌肤柔嫩，外感风寒风热、内伤饮食停滞、卒受惊恐等病变，很快即形诸于面目、形身，尤以面色、精神可谓小儿病否的"寒暑表""试风旗"。母亲或亲近的人，所以能知儿病，也就是从孩子的精神、面色、饮食、形态等出现异常之后，才加以注意的。但单凭他（她）们的述说，还不能完全取信，必须医生亲自诊视（包括望闻大便、小便在内），才能使医者辨证有据。凡来诊者，总有一段候诊时间，在这段时间内，患儿未接近医生，或偎母怀，或睡车内，或坐椅上，其精神、面色、形态等，皆现其病后的自然状态，最能反映其病的本质。医者如能在"手挥目送之间"，趁其不注意之时，把握患儿的现象，做到心中有数，然后再抱至诊桌前，进行仔细的望诊，两者合参，可得事半功倍之效。这里应特别注意的是，作为一个儿科医生，在诊断儿科疾病时，要练得一身熟练的功夫，用"手挥目送"来形容，并非是渲染之词，实是我亲身的体会。至于对哭闹之小儿，应尽量戏逗、说服，使其无惧怕心理，神态平静之后，才能将望诊所得作为辨证的依据；否则，急于求成，了草从事，都会给辨证带来错误。

清·夏禹铸提出"小儿以望为主"。我理解，在儿科临床，以望为主，但其他三诊也不可废，必须四诊合参，才能更全面地、准确地、及时地把握病机。另外，俗说"走马看小儿"，是言小儿疾病变化之速。小儿体质稚阴稚阳，抗病力弱，起病骤急，变化迅速，易虚易实，易寒易热，作为一个儿科医生，对儿科疾病的诊断，除应及时地确诊之外，还应该随时地进行仔细观察，借以了解疾病的进退，不可仅一次辨证而完功。特别是病重病危的患儿，更应随时随地地进行周密而细致的诊视，因此，诊视法值得大家共同探讨。

——孙继芬《黄河医话·对小儿应注意望诊》

【提要】 本论阐述在小儿自然状态下观察的重要性和特殊性，指出儿科临床虽然以望为主，但其他三诊也不可废，必须四诊合参，才能更全面地、准确地、及时地把握病机。

梁宗翰 舌绛、指纹青新解

小儿舌绛，人皆云是热入营分之候，然临证所见多数系滞热内蕴，属伏邪温热。应以清热化滞散郁法治之，可用板蓝根、淡豆豉、焦神曲，川黄连等。舌质越绛说明里热越重，故临床上一般见舌绛必是病久日深。后经追访，上述患儿均按清热化滞法治愈。

小儿指纹青紫，历来认为主惊风。余以为是患儿素有内热，复感外邪，表里郁闭，气血瘀阻方见指纹青紫，治疗应以辛凉宣透，活血化瘀法为主，可用桑叶、薄荷、苏梗、赤芍等药。多年来，余临证据此而治，应效者甚多。

由此可见，临床治疗不仅需细查病情，且应灵活变通，方为"遵古而不泥古。"

——陈彤云《燕山医话》

【提要】 本论基于临床实践，指出临床中发现舌绛者，不尽为热入营分证，而可能为滞热内蕴，属伏邪温热；小儿指纹青，亦不都是惊风表现，常见于素有内热，复感外邪，表里郁闭，气血瘀阻。因而，医者临床治疗时，不仅需细查病情，且应灵活变通，方为"遵古而不泥古"。

3

闻　诊

《素问》　论气衰神乱之声※

中盛脏满，气盛伤恐者，声如从室中言，是中气之湿也。言而微，终日乃复言者，此夺气也。衣被不敛，言语善恶，不避亲疏者，此神明之乱也。

——《素问·脉要精微论》

【提要】　本论阐述可通过闻听语音变化，辨析"中气之湿""夺气""神明之乱"之病机。

《素问》　论坏府之声※*

夫盐之味咸者，其气令器津泄；弦绝者，其音嘶败；木敷者，其叶发；病深者，其声哕。人有此三者，是谓坏府，毒药无治，短针无取，此皆绝皮伤肉，血气争黑。

——《素问·宝命全形论》

【提要】　本论阐述三种"坏府"之声及其病因病机。今人胡天雄认为，木敷之"敷"字，当为"陈"字，因字形近似而误。因陈字，故文作"㩼"，简其右旁作"陳"，简其左旁则作"敷"，或变其形作"敷"。敷与数外形极相似，此三本之所以误陈为敷也。发，当读作"废"，二字古通用。可参。

张仲景　论语声呼吸※*

师曰：吸而微数，其病在中焦，实也，当下之即愈，虚者不治。在上焦者，其吸促；在下焦者，其吸远，此皆难治。呼吸动摇振振者，不治。

——汉·张仲景《金匮要略·卷上·脏腑经络先后病脉证》

【提要】　本论阐述闻呼吸之声以辨病位之上下，分疾病之虚实，测预后之吉凶。

李东垣　辨气少气盛

外伤风寒者，故其气壅盛而有余；内伤饮食劳役者，其口鼻中皆气短促，不足以息。何以分之？盖外伤风寒者，心肺元气初无减损，又添邪气助之，使鼻气壅塞不利，其面赤，其鼻中气不能出，并从口出，但发一言，必前轻而后重，其言高，其声壮厉而有力。是伤寒则鼻干无涕，面壅色赤，其言前轻后重，其声壮厉而有力者，乃有余之验也；伤风则决然鼻流清涕，其声嘎，其言响如从瓮中出，亦前轻而后重，高揭而有力，皆气盛有余之验也。

内伤饮食劳役者，心肺之气先损，为热所伤，热既伤气，四肢无力以动，故口鼻中皆短气少气，上喘懒语，人有所问，十不欲对其一，纵勉强答之，其气亦怯，其声亦低，是其气短少不足之验也。明白如此，虽妇人女子亦能辨之，岂有医者反不能辨之乎？

——金·李东垣《内外伤辨惑论·卷上·辨气少气盛》

【提要】 本论阐述运用闻诊，仔细辨析患者受病之因是属外感抑或内伤。外感属阳声壮气盛有余，内伤属阴声低气微不足。

孙一奎 闻声

声清声浊：病邪在表，其声清而响亮；邪入里，其声浊而不亮。

声轻声重：病在阳分，其声前轻后重；病在阴分，其声前重后轻。

声断声续：病邪表浅，并有余阳症，其声续；病邪入深，并内伤不足，其声断。

言壮言怯：外感阳病有余，出言壮厉，则寒热交作；内伤阴证不足，出言懒怯，则寒热间作。

叹：叹是心变动之声。

欠：肾主欠，阴气积下，阳气未尽，阳引而上，阴引而下，阴阳相引，故数欠也。

噫：噫是心变动之声，是胸中气不交通，寒气客于胃，厥逆从上，下复出于胃，故为噫。

嚏：嚏是肾变动之声有。病发嚏是伤风或伤热，无病发嚏是阳气和满于心。

吞：吞是脾变动之声。

呃：其声皆从胃中至胸嗌间而为呃。有胃中实热失下者，有胃中痰饮者，有服寒凉药过多者，有胃中虚冷者。

咳：咳是肺变动之声，俗呼为嗽。肺为邪干，气逆不下也。有肺寒咳者，有停食咳者，有邪在半表半里咳者。

唏：阴气实，阳气虚，阴气速，阳气迟，阴气盛，阳气绝，故为唏。

怒：怒是肝变动之声。

歌：歌是脾变动之声。

哭：哭是肺变动之声。

笑：笑是心变动之声。

太息：忧思则心系急，急则气约，气约则不利，故太息以伸屈之。

错语：意错言乱，自知言错，邪气尚轻；自不知觉，此热盛正气衰。

呢喃：病邪入轻，则睡中发此声也。

声嘶：肺有风热。

声哑：声哑，唇口见生疮，是狐惑病。有风热伤心肺而声哑者，少阴病咽中生疮者，有痉病口噤者，有热病三四日不得汗出者，死。

口噤：口噤难言，见手足挛搐是风痉。口噤不言难治。阳明病渴欲饮水，口噤舌干，白虎加人参汤。咽干，不可汗。

舌硬舌短舌强：病邪入深，主难治。

口噤咬牙：是风痉。

喉中有声：喉中漉漉有声者，是痰也。

卒然无音：寒气客于厌会则厌不能发，发不能下，至其开阖不便，故无音。

声如鼻鼾：声如鼻鼾者难治。

久病耳聋：属气虚。

咽喉不得息：寸脉微浮或沉伏，胸中痞硬气上冲，此胸中有寒，宜吐之。

鼻息如鼾睡：属风温。

耳聋兼胁痛：宜和解。寒热，咽而口苦，属少阳。

耳聋兼耳肿耳痛：是少阳风热。

——明·孙一奎《赤水玄珠·卷十九·伤寒门·闻声》

【提要】　本论阐述闻诊听声辨病的基本内容及治疗原则，比较细致。此外，还有少量望诊和问诊的内容。

李中梓　论闻诊※＊

今以古人经验简易之法，列为声诊。脉之呻者，痛也。（言诊时之呻吟。）言迟者，风也。（迟则蹇涩，风痰之症。）声如从室中言，此中气有湿也。言将终乃复言者，此夺气也。（谓气不续，言未终止而又言之状也。）衣被不敛，言语骂詈不避亲疏者，神明之乱也。（狂。）出言懒怯，先轻后重，此内伤中气也。出言壮厉，先重后轻，是外感邪盛也。攒眉呻吟，苦头痛。呻吟不能行起，腰足痛。叫喊以手按心，中脘痛。呻吟不能转身，腰痛。摇头以手扪腮唇，齿痛。行迟者，腰脚痛。诊时吁气者，郁结；纽身者，腹痛。形羸声哑，劳瘵之不治者，咽中有肺花疮也。暴哑者，风痰伏火，或暴怒叫喊所致。声嘶血败，久病不治。坐而气促，痰火哮喘。久病气促，危。中年人声浊，痰火。诊时独言独语，首尾不应，是思虑伤神。伤寒坏病声哑，为狐惑。上唇有疮，虫食其脏；下唇有疮，虫食其肛。气促喘息，不足以息者，虚甚也。虽病其声音清亮如故者，吉。平日无寒热，短气不足以息者，实也。（实者，是痰与火也。）

——明·李中梓《诊家正眼·卷一·闻声》

【提要】　本论阐述声诊的内容，包括呻吟、语声、叫喊、气息声等。

潘　楫　闻诊论声息※

《难经·六十一难》曰：闻其五音以别其病。以五脏有五声，以合于五音。谓肝呼应角，心言应徵，脾歌应宫，肺哭应商，肾呻应羽是也。然此义深奥，非寻常所可仿佛者。今惟以名贤简易之法，汇著于下。

脉之呻者，痛也。（为彼诊时，有呻吟之声。）

言迟者，风也。（风滞于气，机关不利，出言迟吃而蹇涩。）

声如从室中言，此中气之湿也。（湿浊溷气，言不清亮。）

言而微，终乃复言者，此夺气也。（谓气短弱不相接，言未已，停止半晌复言。）

衣被不敛，言语骂詈不避亲疏者，此神明之乱也。（即风狂之类。热病不论。）

出言懒怯，先轻后重者，内伤不足。

出言壮厉，先重后轻者，外感有邪。

攒眉呻吟者，苦头痛。

叫喊，或呻吟，以手扪心下者，中脘痛。

呻吟不能转身，或转而作楚态者，腰痛。

呻吟摇头，或攒眉以手扪腮唇者，齿痛。

呻吟不能行起者，腰脚痛。

为彼诊时，数吁气者，属郁结。（吁则气郁少伸。）

摇头言者，里痛。

形羸声哑，劳瘵不治。（此必咽中有疮，肺金火克。肺主声故耳。）

暴哑者，风痰，伏火或忿怒叫喊所致。

声嘶色败，久病不治。

坐而气促喉声者，痰火哮喘。

言语蹇涩者，风痰。

中年人声浊，痰火。

诊时独言独语、言谈无绪者，思虑伤神。（心神他寄故耳。）

伤寒坏证，声哑为狐惑。上唇有疮，虫食其脏。下唇有疮，虫食其肛。

虽病而声音响如故者，吉。

《金匮要略》曰：病人语声寂然喜惊呼者，骨节间病。语声喑喑然不彻者，心膈间病。语声啾啾然细而长者，头中病。（欲言复寂，忽又惊呼，非深入骨节之病，不如此也。况骨节中属大筋。筋为肝合，骨乃胆主，惊呼亦出于肝胆故耳。）喑喑，低渺之声，听不明彻，必心膈间有所阻碍。啾啾，细长之声，所谓如室中、瓮中出者。头中有湿，混其清阳，故鼻窒发声如此也。

气短促不足以息，虚甚。（气不能应呼吸。）

平人无寒热，短气不足以息者，实也。（中焦有碍或痰火。）

吸而微数，其病在中焦，实也。当下之即愈。（中实，吸不得入，还出复入，故微数也。）虚者不治。（实则可下。中虚，吸不尽入而微数者，肝肾欲绝。）在上焦者，其吸促。在下焦者，其吸远。此皆难治。呼吸动摇振振者，不治。（病在上焦，气宜通下。病在下焦，气宜达上。上下交通，病斯愈矣。今上焦者吸促而不能通下，下焦者吸远而不能达上。上下不交通，病岂易治乎？动摇振振，气不载形也。）

—— 清·潘楫《医灯续焰·卷十九·闻诊》

【提要】 本论阐述闻诊内容包括声和息两个方面。本论涉及很多病变时异常的声音，如患者言语气息的高低、强弱、清浊、缓急变化，以及咳嗽、呕吐、肠鸣等脏腑病态变化所发出的异常声响，以此来判断病机寒热、虚实等属性。

❧ 喻 昌 闻声论 ❧

喻昌曰：声者，气之从喉舌而宣于口者也。新病之人，声不变。小病之人，声不变。惟久病苛病，其声乃变。迨声变，其病机显呈而莫逃，所可闻而知之者矣。《经》云：闻而知之谓之神。果何修而若是？古人闻隔垣之呻吟叫哀，未见其形，先得其情，若精心体验，积久诚通。如瞽者之耳偏聪，岂非不分其心于目耶？然必问津于《内经》《金匮》，以求生心变化，乃始称为神耳。《内经》本宫、商、角、徵、羽五音，呼、笑、歌、哭、呻五声，以参求五脏表里虚实之病。五气之邪，其谓肝木在音为角，在声为呼，在变动为握。心火在音为徵，在声为笑，在变动为忧。脾土在音为宫，在声为歌，在变动为哕。肺金在音为商，在声为哭，在变动为咳。肾水在音为羽，在声为呻，在变动为栗。变动者，迁改其常志也。以一声之微，分别五脏，并及五脏变动，以求病之善恶，法非不详。然人之所以主持一身者，尤在于气与神焉。《经》谓：中盛藏满，气胜伤恐者，声如从室中言，是中气之湿也。谓：言而微，终日乃复言者，此夺气也。谓：言语善恶，不避亲疏者，此神明之乱也。是听声中，并可得其神气之变动，义更精矣。《金匮》复以病声内合病情，谓：病人语声寂寂然喜惊呼者，骨节间病。语声喑喑然不彻者，心膈间病。语声啾啾然细而长者，头中病。只此三语，而下中上三焦受病，莫不有变动可征，妙义天开，直可隔垣洞晰。语声寂寂然者，不欲语而欲嘿也。静嘿统属三阴，此则颛系厥阴所主。何以知之？厥阴在志为惊，在声为呼，病本缄默，而有时惊呼，故知之耳。惟在厥阴，病必深入下焦骨属筋节间也。喑喑然声出不彻者，声出不扬也。胸中大气不转，出入升降之机，艰而且迟，是可知其病在中焦胸膈间也。啾啾然细而长者，谓其声自下焦阴分而上。缘足太阳主气，与足少阴为表里，所以肾邪不剂颈而还，得从太阳部分，达于巅顶。肾之声本为呻，今肾气从太阳经脉，直攻于上，则肾之呻并从太阳变动，而啾唧细长，为头中病也。得仲景此段更张其说，而听声察病，愈推愈广。所以书不尽言，学者当自求无尽之藏矣。

律二条

凡闻声，不能分呼笑歌哭呻，以求五脏善恶、五邪所干及神气所主之病者，医之过也。

凡闻声，不别雌雄长短，出于三焦何部者，医之过也。

——清·喻昌《医门法律·卷一·一明闻声之法·闻声论（附律二条）》

【提要】 本论阐述闻声的主要内容。指出凡因病而声音有所改变，总与神与气的变化有关。神不能自持者，其声必乱，如语言善恶不避亲疏之类。气不能自主者，其言必变，如气湿气夺之类。又病变之部位高下深浅不同，其音声的变调，亦有各异。

❧ 喻 昌 辨息论 ❧

喻昌曰：息出于鼻，其气布于膻中。膻中宗气，主上焦息道，恒与肺胃关通，或清而徐，或短而促，咸足以占宗气之盛衰。所以《经》云：乳之下，其动应衣，宗气泄也。人顾可奔迫无度，令宗气盛喘数急，有余反成不足耶？此指呼出为息之一端也。其谓起居如故而息有音，此肺之络脉逆也。不得卧而息有音者，是阳明之逆也。益见布息之气，关通肺胃，又指呼出为息之一端也。呼出心肺主之；吸入肾肝主之；呼吸之中，脾胃主之。故惟脾胃所主中焦，为呼吸之总持。设气积贲门不散，而阻其出入，则危急存亡非常之候。善养生者，俾贲门之气，传入幽门，幽门之气，传二阴之窍而出，乃不为害。其上焦、下焦各分呼出吸入，未可以息之一字，统言其病矣。此义惟仲景知之，谓：息摇肩者心中坚，息引胸中上气者咳，息张口短气者肺痿唾沫。分其息颛主乎呼，而不与吸并言，似乎创说。不知仲景以述为作，无不本之《内经》，昌前所拟呼出为息二端，不足尽之。盖心火乘肺，呼气奔促，势有必至。呼出为心肺之阳，自不得以肝肾之阴混之耳。息摇肩者，肩随息动，惟火故动也。息引胸中上气咳者，肺金收降之令不行，上逆而咳，惟火故咳也。张口短气，肺痿唾沫，又金受火形不治之证，均以出气之粗，名为息耳。然则曷不径以呼名之耶？曰：呼中有吸，吸中有呼，剖而中分，圣神所不出也。但以息之出者主呼之病，而息之入者主吸之病，不待言矣。《经》谓：乳子中风热，喘鸣肩息，以及息有音者，不一而足。惟其不与吸并言，而吸之病转易辨识，然尚恐后人未悉，复补其义云：吸而微数，其病在中焦实也。当下之即愈，虚者不治。在上焦者其吸促，在下焦者其吸迟，此皆难治。呼吸动摇振振者，不治。见吸微且数，吸气之往返于中焦者速，此必实者下之，通其中焦之壅而即愈。若虚则肝肾之本不固，其气轻浮脱之于阳，不可治矣。昌前所指贲门、幽门不下通，为危急存亡非常之候者此也。在上焦者其吸促，以心肺之道近，其真阴之虚者，则从阳火而升，不入于下。故吸促，是上焦未尝不可候其吸也。下焦者其吸迟，肝肾之道远，其元阳之衰者，则困于阴邪所伏，卒难升上，故吸迟。此真阴元阳受病，故皆难治。若呼吸往来，振振动摇，则营卫往返之气已索，所存呼吸一线耳，尚可为哉？学者先分息之出入，以求病情，既得其情，合之愈益不爽。若但统论呼吸，其何以分上中下三焦所主乎？噫！微矣。

律一条

凡辨息，不分呼出吸入以求病情，毫厘千里，医之过也。

——清·喻昌《医门法律·卷一·—明辨息之法·辨息论（附律一条）》

【提要】　本论阐述辨息应区分呼与吸。呼的病变，责在心与肺；吸的病变，责在肝与肾。其实，息由丹田上出肺窍是为呼，由肺窍下入丹田是为吸。唯上下出入，均通过中脘，中脘通则上下通，中脘阻则上下阻。作者谓"分上中下三焦所主"之义在此。

李延昰　声诊

肝呼应角，心言应徵，脾歌应宫，肺哭应商，肾呻应羽。五脏五声，以合五音。

《素问·阴阳应象大论》曰：视喘息，听音声，而知所苦。盖病苦于中，声发于外，有不可诬者也。故《难经·六十一难》曰：闻其五音以别其病。此之谓也。

大笑不止，乃为心病。喘气太息，乃为肺病。怒而骂詈，乃为肝病。气不足息，乃为脾病。欲言不言，语轻多畏，乃为肾病。前轻后重，壮厉有力，乃为外感。倦不欲言，声怯而低，内伤不足。攒眉呻吟，必苦头痛。叫喊呻吟，以手扪心，为中脘痛。呻吟身重，转即作楚，乃为腰痛。呻吟摇头，攒眉扪腮，乃为齿痛。呻吟不起，为腰脚痛。诊时吁气，为属郁结。（凡人吁则气郁得以少伸也。）摇头而言，乃为里痛。喉中有声，谓之肺鸣，火来乘金，不得其平。形羸声哑，咽中有疮，肺被火因。（肺主声故耳。）声音暴哑，痰火伏火，曾系喊伤，不可断病。声嘶色败，久病不治。气促喉声，痰火哮喘。中年声浊，痰火之殃。独言独语，言谈无绪，思神他寄，思虑伤神。伤寒坏证，哑为狐惑，上唇有疮，虫食其脏；下唇有疮，虫食其肛。

风滞于气，机关不利，出言蹇涩，乃为风病。气短不续，言止复言，乃为夺气。衣被不敛，骂詈亲疏，神明之乱，风狂之类。若在热病，又不必论。欲言复寂，忽又惊呼，病深入骨。

语声寂寂然者，不欲语而欲默也。则病本缄默，而何以忽又惊呼，知其专系厥阴所主，何也？静默统属之阴，而厥阴在志为惊，在声为呼。况骨节中属大筋，筋为肝合，非深入骨节之病，不如此也。声音低渺，听不明彻，必心膈间有所阻碍。

空能传声，气无阻碍。碍则声出不扬，必其胸中大气不转，出入升降之机艰而且迟，可知病在胸膈间矣。细心静听，其情乃得。

啾然细长，头中之病。

啾啾然细而长者，谓其声自下焦阴分而上，缘足太阳主气，与足少阴为表里，所以肾邪不剂颈而还，得从太阳部分达于巅顶。肾之本病为呻吟，肾气从太阳经脉直攻于上，则肾之呻并从太阳变动而啾唧细长，为头中病也。大都湿气混其清阳之气所致耳。仲景只此三段，而上中下三焦受病之处，妙义可彻。盖声者，气之从喉舌而宣于口者也。新病之人声不变，小病之人声不变，惟久病、苛病其声乃变。古人闻隔垣之呻吟而知其病，岂无法乎？

——清·李延昰《脉诀汇辨·卷七·声诊》

【提要】 本论基于典型临床表现，主要参考李中梓、喻昌的观点，阐述闻诊所得各种语声相互之间的鉴别要点及其临床意义。

张志聪 音声言语论

音声者，五音之声嘹亮而有高下者也。语言者，分别清浊字面，发言而有语句者也。土者，其数五。五者，音也。故音主长夏，是音声之发于脾土，而响于肺金也。在心主言，肝主语。心开窍于舌，舌者音声之机也。肝脉循喉咙，入颃颡。喉咙者，气之所以上下者也。颃颡者，分气之所泄也。肝心气和，而后言语清明也。然又从肾间动气之所发，故肾气虚者，音声短促，上气不能接下气矣。是以发言歌咏，出于五脏神之五志。故有音声而语言不清者，当责之心肝；能语言而无音声者，当责之脾肺；能言语音声而气不接续者，当责之两肾。闻乃四诊之一，不知音声之原委，又安能审别其病情乎！（《脉要精微论》曰：声如从室中言者，是中气之湿也。）

——清·张志聪《侣山堂类辩·卷上·音声言语论》

【提要】 本论阐述人体发声和语言与脏腑间的密切关系。作者认为，医者应当首先了解音声之所由出，而后才能准确运用闻诊诊查患者，以全面了解病情。论中提出"有音声而语言不清者，当责之心肝；能语言而无音声者，当责之脾肺；能言语音声而气不接续者，当责之两肾"，对临床辨证具有提示作用。

张 璐 论辨声法※

至于声者，虽出肺胃，实发丹田。其轻清重浊，虽由基始，要以不异平时为吉。如病剧而声音清朗如常，形病气不病也。始病即气壅声浊者，邪干清道也。病未久而语声不续者，其人中气本虚也。脉之呻者，病也。言迟者，风也。多言者，火之用事也。声如从室中言者，中气之湿也。言而微，终日乃复言者，正气之夺也。衣被不敛，言语善恶，不避亲疏者，神明之乱也。出言懒怯，先重后轻者，内伤元气也。出言壮厉，先轻后重者，外感客邪也。攒眉呻吟者，头痛也。噫气以手抚心者，中脘痛也。呻吟不能转身，坐而下一脚者，腰痛也。摇头以手扪腮者，齿颊痛也。呻吟不能行步者，腰脚痛也。诊时吁气者，郁结也。摇头言者，里痛也。形羸声哑者劳瘵，咽中有肺花疮也。暴哑者，风痰伏火，或怒喊哀号所致也。言语蹇涩者，风痰也。诊时独言独语，不知首尾者，思虑伤神也。伤寒坏病，声哑，唇口有疮者，狐惑也。平人无寒热，短气不足以息者，痰火也。声色之诊最繁，无庸琐述，以混耳目。

——清·张璐《诊宗三昧·问辨声色法》

【提要】　本论阐述闻声诊法的基本内容，并列举若干望、闻二诊结合运用的案例。

林之瀚　听音论

万物有窍则鸣，中虚则鸣。肺叶中空而有二十四空，肺梗硬直而有十二重楼，故《内经》以肺属金而主声音。十二重楼之上为会厌（喉间薄膜）。会厌为声音之户，舌为声音之机，唇为声音之扇，三者相须，则能出五音而宣达远近。音者，杂比也。声者，单出也。鼻能声而不能音者，以无唇之开阖、舌之启闭，其气则走颃颡之窍，达畜门，出鼻孔而为声。声音之道分之则二，故得天地之和，五脏安畅，则气藏于心肺，声音能彰。五脏者，中之守也，各有正声。中盛则气腾，中衰则气弱。脾应宫，其声漫以缓；肺应商，其声促以清；肝应角，其声呼以长；心应徵，其声雄以明；肾应羽，其声沉以细。此五脏之正音，得五脏之守者也。（空、孔同。《脉鉴》云：金声响，土声浊，木声长，水声清，火声燥。）

——清·林之瀚《四诊抉微·卷之三·闻诊·听音论》

【提要】　本论介绍了人体发出音声的基本结构，阐述音声内应五脏的原理，认为通过辨别声音的变化能够测知五脏功能的盛衰。

石寿棠　闻声须察阴阳论

五音：宫属土，商属金，角属木，徵属火，羽属水。肝在音为角，在声为呼；心在音为徵，在声为笑；脾在音为宫，在声为歌；肺在音为商，在声为哭；肾在音为羽，在声为呻。此五音之应五脏也，若病则有不尽然者。独是五音不外阴阳，阴阳不外燥湿。

春山先生分平仄看法，实有至理。燥邪干涩，声多属仄，或干哕，或咳声不扬，或咳则牵痛，或干咳连声，或太息气短（燥甚则经络拘急，拘急求伸，故善太息）；化火则多言，甚则谵狂，其声似破似哑，听之有干涩不利之象。湿邪重浊，声必低平，壅塞不宣，古谓如从瓮中作声者然，或默默懒言，或昏昏倦怠，或多嗽多痰，或痰在喉中漉漉有声，或水停心下汩汩有声，或多噫气（湿阻不宣，故多噫气），周身酸痛，沉重难展，化火则上蒸心肺，神智模糊，呢喃自语，或昏沉迷睡，一派皆重浊不清之象，流露于呼吸之间。

他如出言壮厉，先轻后重者，外感也；出言懒怯，先重后轻者，内伤也。妄见妄言为谵语，无稽狂叫为狂言，实也。又有神虚谵语、虚烦似狂二证，当以脉、证、舌苔参之，断不可误以为实。若语不接续为郑声，无人始言为独语，此属虚居多。又有言而微，终日乃复言者，此夺气也；衣被不敛，言语善恶不避亲疏者，此神明之乱也。二者皆属危候。又如痰壅肺络，咳声不扬，金实无声也；劳瘵音哑，金破无声也。腹形充大，鼓之板实者，实也；腹皮绷急，鼓之鼕鼕者，虚也。

　　然则燥湿，表里、虚实，不皆可闻而知之乎？而犹不止此。声出于肺而根于肾。其有无还声如鸦声者，乃肺肾将绝，金水不交，声音不能发自丹田，亦不能还至丹田，故声直而无回音耳！然亦有痰闭肺窍使然者，又当以辛润清润开痰利窍，不可竟作不治论。

　　至喘促一证，尤当辨认。肺为气之统，肾为气之根。肺主出气，肾主纳气，阴阳相交，呼吸乃和；若出纳升降失常，斯喘作焉。实喘责在肺，虚喘责在肾。实喘者，胸满声粗，气长而有余；虚喘者，呼长吸短，息促而不足。实喘者，出气不爽；虚喘者，入气有音。实喘，有水邪射肺，有痰饮遏肺，有客邪（六气之邪，皆能致喘）干肺，上焦气壅，治宜疏利；虚喘为肾不纳气，孤阳无根，治宜固摄。虚实分途，阴阳异治，然则闻声之道，顾不重哉！《经》故曰：闻而知之，之谓圣。

　　　　　　　　　　　　　　　　——清·石寿棠《医原·卷上·闻声须察阴阳论》

　　【提要】　本论从燥湿、表里、虚实几个方面阐述了闻诊的主要内容。以五音属五脏，体现了古人援物比类的方法。作者所谓的燥湿，基本是含括寒热而言。湿为寒，燥为热。从寒热、表里、虚实来分析病人内在病变所发出的声调，比之五音，尤为切合临证实际。

周学海　论闻诊※*

　　角音人者，主肝声也。肝声呼，其音琴，其志怒，其经足厥阴。厥逆少阳，则荣卫不通，阴阳交杂，阴气外伤，阳气内击，击则寒，寒则虚，虚则卒然暗哑不声，此为厉风入肝，续命汤主之。但踞坐，不得低头，面目青黑，四肢缓弱，遗失便利，甚则不可治。赊则旬月之间，桂枝酒主之。若其人呼而哭，哭而反吟，此为金克木，阴击阳，阴气起而阳气伏，伏则实，实则热，热则喘，喘则逆，逆则闷，闷则恐畏，目视不明，语声切急，谬说有人，此为邪热伤肝，甚则不可治；若唇色虽青，向眼不应，可治，地黄煎主之。

　　徵音人者，主心声也。心声笑，其音笋，其志喜，其经手少阴。厥逆太阳，则营卫不通，阴阳反错，阳气外击，阴气内伤，伤则寒，寒则虚，虚则惊掣心悸，定心汤主之。语声前宽后急，后声不续，前混后浊，口喝，冒昧好自笑，此为厉风入心，荆沥汤主之。若其人笑而呻，呻而反忧。此为水克火，阴击阳，阴起而阳伏，伏则实，实则伤热，热则狂，闷乱冒昧，言多谬误，不可采听，此心已伤。若唇口正赤，可疗；其青黄白黑，不可疗也。

　　宫音人者，主脾声也。脾声歌，其音鼓，其志愁，其经足太阴。厥逆阳明，则荣卫不通，阴阳翻祚，阳气内击，阴气外伤，伤则寒，寒则虚，虚则举体消瘦，语音沉涩，如破鼓之声，舌强不转，而好咽唾，口噤唇黑，四肢不举，身重如山，便利无度，甚者不可治，依源麻黄汤主之。若其人言声忧惧，舌本卷缩，此是木克土，阳击阴，阴气伏，阳气起，起则实，实则热，热则闷乱，体重不能转侧，语声拖声，气深不转而心急，此为邪热伤脾，甚则不可治；若唇虽萎黄，语音若转，可治。

　　商音人者，主肺声也。肺声哭，其音磬，其志乐，其经手太阴。厥逆阳明，则荣卫不通，阴阳反作，阳气内击，阴气外伤，伤则寒，寒则虚，虚则厉风所中，嘘吸战掉，语声嘶塞而散下，气息短惫，四肢僻弱，面色青葩，遗失便利，甚则不可治，依源麻黄续命汤主之。若言音喘急，短气好唾，此为火克金，阳击阴，阴气沉，阳气升，升则实，实则热，热则狂，狂则闭眼悸言，非常所说，口赤而张，饮无时度，此热伤肺，肺化为血，不治；若面赤而鼻不欹，可治也。

羽音人者，主肾声也。肾声呻，其音瑟，其志恐，其经足少阴。厥逆太阳，则荣卫不通，阴阳反作，阳气内伏，阴气外升，升则寒，寒则虚，虚则厉风所伤，语言謇吃不转，偏枯；脚偏跛蹇，若在左则左肾伤，在右则右肾伤，其偏枯分体，从鼻而分，半边至脚，缓弱不遂，口亦欹，语声混浊，便利仰人，耳偏聋塞，腰背相引，甚则不可治，肾沥汤主之。若呻而好恚，恚而善忘，恍惚有所思，此为土克水，阳击阴，阴气伏而阳气起，起则热，热则实，实则怒，怒则忘，耳听无闻，四肢满急，小便赤黄，言音口动而不出，笑而看人，此为邪热伤肾，甚则不可治；若面黑黄耳不应，亦可治。

——清·周学海《形色外诊简摩·卷下·外诊杂法类·闻法》

【提要】　本论将人之体质分依五音分为角、徵、宫、商、羽五种类型，对其所主正声、特征性的临床表现及其病机，进行详细阐述。

周学海　闻声法

声悲是肝病，声笑是心病，声慢是脾病，声呼是肺病，声沉是肾病。声清是胆病，声短是小肠病，声速是胃病，声长声微是膀胱病。声悲慢是肝脾相克病，声速微细是胃与膀胱相克病。声细断是实，声轻是虚。声沉粗是风，声短细是气，声粗是热，声短迟是泄，声细长是痢，声实是闭涩。（《幼科全书》）

此病中言语之声也。夫声为阳，根于肾，发于心，出于肺者也。声之根有病者，病在肾；声之音有病者，病在肺。此当于哭时察之。声来充足有余不尽，而圆润无累者，肺肾俱足也。声来尾音空弱若难继者，肾不足也。声来燥涩若有所碍者，肺有病也，或痰或风。声来柔嫩不甚激烈者，心气不足，肝气亦不旺也。声来宏远激烈却宽缓不迫促者，可卜福德兼优。声来粗雄短促者，定知劳贱无赖。此听声，以察根气者也。

声哑者，风痰伏火，或暴怒叫喊所致。形羸声哑，劳瘵之不治者，咽中有肺花疮也。伤寒坏病声哑，狐惑也。声重鼻塞，伤风也。声暗不出而咳者，水寒伤肺也，亦中湿也。声哑如破而咳者，客寒裹热也。骤然声暗，而咽痛如刺，不肿不赤，不发热，二便清利者，阴寒也。骤然声暗，而赤肿闭胀，或发热便秘者，龙火也。音嘎而腿常酸软者，肾虚暗痹也。哭而腰曲者，腹痛也。哭而按之，其哭更急者，其处有痛也。哭而声不敢肆者，喉痛也。儿睡，忽自醒而急啼者，腹痛或身有痛也。先啼而后下利者，腹痛有冷积也。呼吸似欲喘，而烦躁不宁者，鼻塞，或气痰聚胸也。俯视攒眉，哭声长而细者，头痛也。

——清·周学海《脉义简摩·卷八·儿科诊略·闻声法》

【提要】　本论阐述人之声"根于肾，发于心，出于肺"的机制，据此对儿科常见病证所见的音声异常进行鉴别，具有一定的临床指导价值。

干祖望 论闻诊应用※※

我们中医的望、闻、问、切、查五诊中，闻诊也占了一个重要席位，而且坐上了第二把座位，可知也属重要了。其中既有用耳朵的闻，又有需鼻子的闻。不论哪个闻，在耳鼻喉专业科中特别显得重要。

用于耳病的闻：耳中闻到臭气者，肯定是化脓性中耳炎的久病者。臭气浓郁者，更应考虑伴有乳突炎或并发胆脂瘤。耳聋病音叉检查，更是每一个来诊者必不可少的常规。"W""R""S""G"，尽管你中医不懂，但也必须学会掌握，老中医也不能例外。不过老中医首先自问你的耳朵是否靠得住，否则，"曲竹安有直影"，永远也得不到准确的数据。

耳鸣病人，必要时还要通过一次局部听诊。就是用去掉了"体件（即胸件）"的听诊器，把"胶管"直接塞入外耳道去静听有无客观的鸣响，有以排除刘河间所谓"耳鸣有声，非妄闻也"（见《素问玄机原病式》）的振动性耳鸣以提高疗效。

对鼻病更其是萎缩性鼻炎、鼻臭病、干酪性鼻炎以及久病的鼻腔异物和鼻咽腔肿瘤等，闻诊显得更为重要。

鼻腔的开放性鼻音、阻塞性鼻音等用耳朵的闻诊，可以供应你不少辨证的有力根据。

口腔病，重要的闻诊，在鼻子。

喉部疾病，在古代是属于"喑"或"瘖"的一门中，那是重要的也在用耳朵的闻。这个闻诊，笔者已探讨了数十年之久。初步总结出这样一个概念，即：无形之气者，心为声音之主，肺为声音之门，脾为声音之本，肾为声音之根。有形之质，声音属肝，得肺气之冲而能震颤；室带属脾，得气血之养而能活跃；会厌、披裂属阳明；环杓关节隶乎肝肾。

音调属足厥阴，凭高低以衡肝之刚怯；音量属手太阴，别大小以权肺之强弱；音色属足少阴，察润枯以测肾之盛衰；音域属足太阴，析宽窄以蠡脾之盈亏。肝刚、肺强、肾盛、脾盈，则丹田之气沛然而金鸣高亢矣。

——干祖望《干祖望医话·医学·闻》

【提要】 本论阐述闻诊在耳鼻喉科临床中的运用技巧，既有听声音，也有嗅气味，反映了作者丰富的临床经验，值得借鉴。

4 问诊

◀《素问》 论问诊◀※*

帝曰：凡未诊病者，必问尝贵后贱……凡欲诊病者，必问饮食居处，暴乐暴苦，始乐后苦，皆伤精气，精气竭绝，形体毁沮。暴怒伤阴，暴喜伤阳，厥气上行，满脉去形……诊有三常，必问贵贱，封君败伤，及欲侯王……故曰：圣人之治病也，必知天地阴阳，四时经纪，五脏六腑，雌雄表里，刺灸砭石，毒药所主，从容人事，以明经道。贵贱贫富，各异品理，问年少长，勇怯之理，审于分部，知病本始，八正九候，诊必副矣。

——《素问·疏五过论》

【提要】　本论阐述问诊内容，包括病人的言行举止、年龄个性、社会地位、生活条件及饮食习惯、情志等方面的因素以及发病原因、疾病发展过程等。

◀ 杨士瀛　当问得病之因※ ◀

治病活法虽贵于辨受病之证，尤贵于问得病之因。风则走注，寒则拘挛，暑则烦渴，湿则重滞，此受病之证。然而或耗于交淫，或触于惊恐，或伤于酒食，或深居简出而受暑，自非委曲寻问其因，则以意治病岂不谬邪？有人喉间麻痒，医问其平日所嗜，曰：常吃鸠子。乃知鸠食半夏苗，以生姜治之而愈。有人痰热昏迷不醒，医问其喜食者何有？曰：酷好煎炙飞禽。乃用红丸子、小七香丸和之，而入朱砂，膏为小丸，薄荷泡汤灌下，须臾即苏。有人暑月深藏不出，因客至于窗下，忽尔倦怠力疲，自作补汤，得之反剧。医问其由，连进两服香薷饮作效。举此为例，其他可推。古云：医者，意也。苟不究其得病之因，其何以为意会？

——宋·杨仁斋《仁斋直指方论·卷二：证治提纲·得病有因》

【提要】　本论阐述问诊在诊疗中的重要性。临床诊察需问清是因于外感，还是因于内伤；外感是因风、因寒、因暑还是因湿，内伤是因于交淫、惊恐、酒食还是深居简出，对问诊理论后世发展有一定起始。

◀ 孙一奎　问因 ◀

口苦口甜：口苦是胆热，口甜是肝热。

舌干口燥：是胃家热极。

心下满：因下早致满，为痞气。手按拍之有声又软，此停水。手按则散，此虚气。手按硬痛，此宿食。

喜明喜暗：喜明属阳，元气实；喜暗属阴，元气虚。

睡向壁向外：向壁属阴，元气虚；向外属阳，元气实。

病起觉不舒快，少情绪否：有此证，是夹气伤寒。

病起觉倦卧，骨腿酸疼胁痛否：有此证，是劳力伤寒，要知病在肝经，问妇人乳头缩不缩。

耳聋：耳聋邪气入深难治；或兼虚证有少阳证，不可不知。

——明·孙一奎《赤水玄珠·卷十九·伤寒门·问因》

【提要】 本论阐述问诊的若干内容，通过了解这些信息能够辅助临床辨证，确保准确分析病机和处方用药。

李中梓 问诊

凡诊病，必先问是何人，或男或女，或老或幼；或婢妾僮仆次问得病之日，受病之因，及饮食胃气如何，大小便如何，曾服何药，日间如何，夜寐如何，胸膈有无胀闷之处？问之不答，必耳聋。须询其左右，平素如何？否则病久或汗下过伤致聋。问而懒答，或点头，皆是中虚。昏愦不知人事，非暴厥，即久病也；如妇人多中气。

诊妇人，必当问月信如何？寡妇气血凝滞，两尺多滑，不可误断为胎，室女亦有之。心腹胀痛，须问新久。

凡诊须问所欲何味、何物，或荤素，或纵饮茶酒。喜甘脾弱，喜酸肝虚。头身臂膊作痛，必须问曾生恶疮否，曾服何药否。

临诊必审形志如何，或形逸心劳，或形劳志苦，或抑郁伤中，或贵脱势。病从内生，名曰脱营（言耗散其营气也）；尝富后贫，忧悲内结，名曰失精（言其精神丧失也）。皮焦筋屈，痿痹为挛，以其外耗于卫，内夺于营，良工诊之，必知病情。

再问饮食居处，暴乐暴苦，始乐后苦。暴怒伤阴，暴喜伤阳，形体毁沮，精华日脱，邪气内并（谓邪乘其虚而并也）。

故圣人之治病也，必察天地阴阳，四时经纪；五脏六腑，雌雄表里；刺灸砭石，毒药所主；从容人事，以明经道；贵贱贫富，各异品理；问年少长，勇怯之性；审于部分，知病本始；七诊九候，症必副矣。

——明·李中梓《诊家正眼·卷一·问诊》

【提要】 本论对问诊询问的次序和内容进行了介绍，如性别、年龄、生活习惯、饮食嗜好、有无用药、自觉不适、宿病旧疾、妇人生理等，并提示应遵从《内经》对患者形志变化等特殊情况充分询问，以全面了解病情。

张介宾 问寒热

问寒热者，问内外之寒热，欲以辨其在表在里也。人伤于寒则病为热，故凡病身热脉紧，头疼体痛，拘急无汗，而且得于暂者，必外感也。盖寒邪在经，所以头痛身疼。邪闭皮毛，所以拘急发热。若素日无疾，而忽见脉证若是者，多因外感。盖寒邪非素所有，而突然若此，此表证也。若无表证而身热不解，多属内伤，然必有内证相应，合而察之，自得其真。

凡身热经旬，或至月余不解，亦有仍属表证者。盖因初感寒邪，身热头痛，医不能辨，误认为火，辄用寒凉，以致邪不能散，或虽经解散而药未及病，以致留蓄在经。其病必外证多而里证少，此非里也，仍当解散。

凡内证发热者，多属阴虚，或因积热，然必有内证相应，而其来也渐。盖阴虚者必伤精，伤精者必连脏。故其在上而连肺者，必喘急咳嗽；在中而连脾者，或妨饮食，或生懊恢，或为躁烦焦渴；在下而连肾者，或精血遗淋，或二便失节，然必候热往来，时作时止，或气怯声微，是皆阴虚证也。

凡怒气七情伤肝伤脏而为热者，总属真阴不足，所以邪火易炽，亦阴虚也。

凡劳倦伤脾而发热者，以脾阴不足，故易于伤，伤则热生于肌肉之分，亦阴虚也。

凡内伤积热者，在癥痞必有形证，在血气必有明征，或九窍热于上下，或脏腑热于三焦。若果因实热，凡火伤在形体而无涉于真元者，则其形气声色脉候自然壮丽，无弗有可据而察者，此当以实火治之。

凡寒证尤属显然，或外寒者，阳亏于表，或内寒者，火衰于中，诸如前证。但热者多实，而虚热者最不可误；寒者多虚，而实寒者间亦有之。此寒热之在表在里，不可不辨也。

——明·张介宾《景岳全书·一卷·传忠录（上）·十问篇·一问寒热》

【提要】　本论阐述问寒热的基本内容和临床意义，认为通过询问患者的寒热感受，能够辨析病邪性质和人体阴阳盛衰等不同情况。

张介宾　问汗

问汗者，亦以察表里也。凡表邪盛者必无汗。而有汗者，邪随汗去，已无表邪，此理之自然也。故有邪尽而汗者，身凉热退，此邪去也。有邪在经而汗在皮毛者，此非真汗也。有得汗后，邪虽稍减，而未得尽全者。犹有余邪，又不可因汗而必谓其无表邪也。须因脉证而详察之。

凡温暑等证，有因邪而作汗者，有虽汗而邪未去者，皆表证也。总之，表邪未除者，在外则连经，故头身或有疼痛；在内则连脏，故胸膈或生躁烦。在表在里，有证可凭，或紧或数，有脉可辨，须察其真假虚实，孰微孰甚而治之。

凡全非表证，则或有阳虚而汗者，须实其气；阴虚而汗者，须益其精；火盛而汗者，凉之自愈；过饮而汗者，清之可宁。此汗证之有阴阳表里，不可不察也。诸汗详证载伤寒门。

——明·张介宾《景岳全书·一卷·传忠录（上）·十问篇·二问汗》

【提要】　本论阐述问汗的基本内容和临床意义，认为通过询问患者的汗出情况，能够辨别外感内伤以及人体阴阳盛衰等。

张介宾 问头身

问其头可察上下；问其身可察表里。头痛者，邪居阳分；身痛者，邪在诸经。前后左右，阴阳可辨，有热无热，内外可分，但属表邪，可散之而愈也。

凡火盛于内为头痛者，必有内应之证，或在喉口，或在耳目，别无身热恶寒在表等候者，此热盛于上，病在里也。察在何经，宜清宜降，高者抑之，此之谓也。若用轻扬散剂，则火必上升，而痛愈甚矣。

凡阴虚头痛者，举发无时，是因酒色过度，或遇劳苦，或逢情欲，其发则甚。此为里证，或精或气，非补不可也。

凡头痛属里者，多因于火，此其常也。然亦有阴寒在上，阳虚不能上达而痛甚者，其证则恶寒呕恶，六脉沉微，或兼弦细，诸治不效，余以桂、附、参、熟之类而愈之，是头痛之有阳虚也。

凡云头风者，此世俗之混名，然必有所因，须求其本，辨而治之。

凡眩运者，或头重者，可因之以辨虚实。凡病中眩运，多因清阳不升，上虚而然。如丹溪云：无痰不作运。殊非真确之论，但当兼形气，分久暂以察之。观《内经》曰：上虚则眩，上盛则热痛，其义可知。至于头重，尤属上虚，《经》曰：上气不足，脑为之不满，头为之苦倾，此之谓也。

凡身痛之甚者，亦当察其表里以辨寒热。其若感寒作痛者，或上或下，原无定所，随散而愈，此表邪也。若有定处，而别无表证，乃痛痹之属，邪气虽亦在经，此当以里证视之，但有寒热之异耳。若因火盛者，或肌肤灼热，或红肿不消，或内生烦渴，必有热证相应，治宜以清以寒。若并无热候而疼痛不止，多属阴寒，以致血气凝滞而然。《经》曰：痛者，寒气多也。有寒，故痛也。必温其经，使血气流通，其邪自去矣。

凡劳损病剧而忽加身痛之甚者，此阴虚之极，不能滋养筋骨而然，营气惫矣。无能为也。

——明·张介宾《景岳全书·一卷·传忠录（上）·十问篇·三问头身》

【提要】 本论阐述问头身的基本内容和临床意义，认为通过询问患者的头身自觉不适的情况，能够辨别外感内伤、病邪属性、疾病部位等。

张介宾 问便

二便为一身之门户，无论内伤外感，皆当察此，以辨其寒热虚实。盖前阴通膀胱之道，而其利与不利，热与不热，可察气化之强弱。凡患伤寒而小水利者，以太阳之气未剧，即吉兆也。后阴开大肠之门，而其通与不通，结与不结，可察阳明之实虚。凡大便热结而腹中坚满者，方属有余，通之可也。若新近得解而不甚干结，或旬日不解而全无胀意者，便非阳明实邪。观仲景曰：大便先硬后溏者，不可攻。可见后溏者，虽有先硬，已非实热，矧夫纯溏而连日得后者，又可知也。若非真有坚燥痞满等证，则原非实邪，其不可攻也明矣。

凡小便，人但见其黄，便谓是火，而不知人逢劳倦，小水即黄；焦思多虑，小水亦黄；泻痢不期，小水亦黄；酒色伤阴，小水亦黄。使非有或淋或痛，热证相兼，不可因黄便谓之火，余见逼枯汁而毙人者多矣。《经》曰：中气不足，溲便为之变，义可知也。若小水清利者，知里邪之未甚，而病亦不在气分，以津液由于气化，气病则小水不利也。小水渐利，则气化可知，最为吉兆。

　　大便通水谷之海，肠胃之门户也。小便通血气之海，冲任水道之门户也。二便皆主于肾，本为元气之关，必真见实邪，方可议通议下，否则最宜详慎，不可误攻。使非真实而妄逐之，导去元气，则邪之在表者反乘虚而深陷，病因内困者必由泄而愈亏。所以凡病不足，慎勿强通。最喜者小便得气而自化，大便弥固者弥良。营卫既调，自将通达，即大肠秘结旬余，何虑之有？若滑泄不守，乃非虚弱者所宜，当首先为之防也。

——明·张介宾《景岳全书·一卷·传忠录（上）·十问篇·四问便》

　　【提要】　本论阐述问二便的基本内容和临床意义，认为通过询问患者的二便异常的情况，能够判断脾胃的运化功能、水液代谢情况以及疾病的寒热虚实等。

张介宾　问饮食

　　问饮食者，一可察胃口之清浊，二可察脏腑之阴阳。病由外感而食不断者，知其邪未及脏，而恶食不恶食者可知。病因内伤而食饮变常者，辨其味有喜恶，而爱冷爱热者可知。素欲温热者，知阴脏之宜暖；素好寒冷者，知阳脏之可清。或口腹之失节以致误伤，而一时之权变可因以辨。故饮食之性情所当详察，而药饵之宜否可因以推也。

　　凡诸病得食稍安者，必是虚证，得食更甚者，或虚或实皆有之，当辨而治也。

——明·张介宾《景岳全书·一卷·传忠录（上）·十问篇·五问饮食》

　　【提要】　本论阐述问饮食的基本内容和临床意义，认为通过询问患者的饮食情况，能够判断胃口之清浊和脏腑的功能盛衰等。

张介宾　问胸

　　胸即膻中，上连心肺，下通脏腑。胸腹之病极多，难以尽悉，而临证必当问者，为欲辨其有邪无邪，及宜补宜泻也。夫凡胸腹胀满，则不可用补；而不胀不满，则不可用攻。此大法也。然痞与满不同，当分轻重。重者，胀塞中满，此实邪也，不得不攻；轻者，但不欲食，不知饥饱，似胀非胀，中空无物，乃痞气耳，非真满也。此或以邪陷胸中者有之，或脾虚不运者有之。病者不知其辨，但见胃气不开，饮食不进，问之亦曰饱闷，而实非真有胀满，此在疑虚疑实之间。若不察其真确，未免补泻倒施，必多致误，则为害不小。

　　凡今人病虚证者极多，非补不可。但用补之法，不宜造次。欲察其可补不可补之机，则全在先察胸腹之宽否何如，然后以渐而进。如未及病，再为放胆用之，庶无所碍，此用补之大法也。

　　凡势在危急，难容稍缓，亦必先问其胸宽者乃可骤进。若元气多虚而胸腹又胀，是必虚不受补之证。若强进补剂，非惟无益，适足以招谤耳。此胸腹之不可不察也。

——明·张介宾《景岳全书·一卷·传忠录（上）·十问篇·六问胸》

【提要】　本论阐述问胸部的基本内容和临床意义，认为通过询问患者的胸部自觉异常情况，能够判断有关脏腑的虚实状态、邪气盛衰等。

张介宾　问聋

耳虽少阳之经，而实为肾脏之官，又为宗脉之所聚，问之非惟可辨虚实，亦且可知死生。凡人之久聋者，此一经之闭，无足为怪。惟是因病而聋者，不可不辨。其在《热论》篇则曰：伤寒三日，少阳受之，故为耳聋。此以寒邪在经，气闭而然。然以余所验，则未有不因气虚而然者。《素问》曰：精脱者耳聋。仲景曰：耳聋无闻者，阳气虚也。由此观之，则凡病是证，其属气虚者什九，气闭者什一耳。

聋有轻重，轻者病轻，重者病重。若随治渐轻，可察其病之渐退也。进则病亦进矣。若病至聋极，甚至绝然无闻者，此诚精脱之证，余经历者数人矣，皆至不治。

——明·张介宾《景岳全书·一卷·传忠录（上）·十问篇·七问聋》

【提要】　本论阐述问耳聋的基本内容和临床意义，认为通过询问患者的耳聋变化和轻重等情况，能够判断外邪侵犯及肝胆、肾等脏腑的病位和精气的盛衰。

张介宾　问渴

问渴与不渴，可以察里证之寒热，而虚实之辨，亦从以见。凡内热之甚，则大渴喜冷，冰水不绝，而腹坚便结，脉实气壮者，此阳证也。

凡口虽渴而喜热不喜冷者，此非火证，中寒可知。既非火证，何以作渴，则水亏故耳。

凡病人问其渴否，则曰口渴。问其欲汤水否，则曰不欲。盖其内无邪火，所以不欲汤，真阴内亏，所以口无津液。此口干也，非口渴也，不可以干作渴治。

凡阳邪虽盛，而真阴又虚者，不可因其火盛喜冷，便云实热。盖其内水不足，欲得外水以济，水涸精亏，真阴枯也，必兼脉证细察之，此而略差，死生立判。余尝治垂危最重伤寒有如此者，每以峻补之剂浸冷而服，或以冰水、参、熟等剂相间迭进，活人多矣。常人见之，咸以为奇，不知理当如是，何奇之有？然必其干渴燥结之甚者，乃可以参、附、凉水并进。若无实结，不可与水。

——明·张介宾《景岳全书·一卷·传忠录（上）·十问篇·八问渴》

【提要】　本论阐述问渴的基本内容和临床意义，认为通过询问患者的口渴与否、欲不欲饮和喜饮冷热等情况，能够判断寒热证真假与脏腑虚实状态。

喻　昌　问病论

喻昌曰：医，仁术也。仁人君子必笃于情，笃于情，则视人犹己，问其所苦，自无不到之处。古人闭户塞牖，系之病者，数问其情，以从其意，诚以得其欢心，则问者不觉烦，病者不觉厌，庶可详求本末，而治无误也。如尝贵后贱，病名脱营；尝富后贫，病名失精。以及形志苦乐，病同治异。饮食起居，失时过节；忧愁恐怯，荡志离魂；所喜所恶，气味偏殊；所宜所忌，禀性迥异，不问何以相体裁方耶？所以入国问俗，入家问讳，上堂问礼，临病人问所便。便者，问其居处动静，阴阳寒热，性情之宜。如问其为病热，则便于用寒；问其为病寒，则便于用热之类，所谓顺而施之也。人多偏执己见，逆之则拂其意，顺之则加其病，莫如之何？然苟设诚致问，明告以如此则善，如彼则败，谁甘死亡，而不降心以从耶？至于受病情形，百端难尽。如初病口大渴，久病口中和，若不问而概以常法治之，宁不伤人乎？如未病素脾约，才病忽便利，若不问而计日以施治，宁不伤人乎？如未病先有锢疾，已病重添新患，若不问而概守成法治之，宁不伤人乎？如疑难证，着意对问，不得其情，他事间言，反呈真面，若不细问而急遽妄投，宁不伤人乎？《病形》篇谓：问其病，知其处，命曰工。今之称为工者，问非所问，谀佞其间，病者欣然乐从。及病增更医，亦复如是。乃至徬徨医药，偶遇明者，仍复不投，此宜委曲开导，如对君父，未可飘然自外也。更可怪者，无知戚友探问，忘其愚陋，强逞明能，言虚道实，指火称痰，抑孰知其无责而易言耶？坐令依傍迎合，酿成末流，无所底止，良足悼矣。吾徒其明以律己，诚以动人，共砥狂澜乎？

律一条

凡治病，不问病人所便，不得其情，草草诊过，用药无据，多所伤残，医之过也。

——清·喻昌《医门法律·一明问病之法》

【提要】　本论从医者仁心的立场出发，阐述"临病人问所便"，对问诊的基本要求、内容和注意事项进行了精要阐释，提示问诊对于全面了解患者病情的重要性。

李延昰　问情论

《经》曰：闭户塞牖，系之病者，数问其情，以从其意。盖欲病人静而无扰，然后从容询其情，委曲顺其气，使不厌烦，悉其本末之因，而治始无误也。

乃近世医者，自附于知脉，而病家亦欲试其本领，遂绝口不言，惟伸手就诊。医者强为揣摩，揣摩偶合，则信为神奇；揣摩不合，则薄为愚昧。致两者相失，而讫无成功，良足叹也。故仲景曰：观今之医，省疾问病，务在口给，相对斯须，便处汤药。按寸不及尺，握手不及足，人迎趺阳，三部不参，动数发息，不满五十，短期未至决诊，九候曾无仿佛。明堂阙庭，尽不见察，所谓管窥而已。望闻问切，犹人有四肢也。一肢废不成其为人，一诊缺不成其为医。然必先望、次闻、次问而后切者，所重有甚于切也。王海藏云：病人拱默，惟令切脉，试其知否。夫热则脉数，寒则脉迟，实则有力，虚则无力，可以脉知也。若得病之由及所伤之物，岂能以脉知乎？其如病家不知此理者众，往往秘其所患，以俟医之先言。岂知病固有证似脉同，而所患大相剌谬。若不先言明白，猝持气口，其何能中？又如其人或先贵后贱，或先贫后富，暴乐暴苦，始乐始苦，及所思、所喜、所恶、所欲、所疑、所惧之云何，其始病所伤、所感、所起、所在之云何，以至病体日逐转移之情形，病后所服药饵之违合，必详言之，则切脉自无疑惑。今人多偏执己见，逆之则拂其意，顺之则加其病，莫如之何。

然苟设诚致问，明告以如此则善，如彼则败，谁甘死亡而不降心以从耶！夫受病情形，百端难尽。如初病口大渴，久病口中和，若不问而概以常法治之，宁不伤人乎？如未病素脾约，才病忽便利，若不问而计日以施治，宁不伤人乎？如未病先有锢疾，已病重添新患，如不问而概守成法治之，宁不伤人乎？如疑难证着意根究，遽不得情，他事闲言，反呈真面，若不细问而仓卒妄投，宁不伤人乎？《病形》篇谓："问其病，知其处，命曰工。"今之称为工者，问非所问，诹佚其间，病者欣然乐从；及病增更医，亦复如是。徬徨医药，终于不救者多矣。故留心济世者，须委曲开导，以全仁术，未可任意而飘然事外也。予每见缙绅之家，凡诊内室，皆重帷密幄，以帛缠手，使医者三指不能尽按，而医亦潦草诊视。此又不能行望、闻、问之神妙，并切而且失之度，其视医不啻如盗贼然。东坡、海藏之言，岂能家喻而户说哉！惟愿病家以病为重，不循故习，使医者得尽其长，医者以道自处，不蹈陋规，使病家诚告以故。庶病无遁形，而医者之与病者有相成之功矣。

——清·李延昰《脉诀汇辨·卷一·脉论·问情论》

【提要】 本论阐述问诊临床意义和重要性。作者指出，就诊环境需要保持安静和私密性，还应当考虑到患者的心理状况，避免患者产生厌烦情绪，才能全面了解发病的原委。此外，还强调医者应当"以道自处，不蹈陋规，使病家诚告"，如此方能医患之间良好配合。

何梦瑶 问寒热

凡平素无病，而突然恶寒发热，多属外感。必有头痛体痛，拘急无汗，或有汗等表证，浮紧浮大等表脉可据。若无表证表脉，病由渐致者，属内伤。外感则寒热齐作而无间，内伤则寒热间作而不齐。外感恶寒，虽近烈火不除（必表解乃已）；内伤恶寒，得就温暖即解。外感恶风，乃不禁（禁，禁当也）一切风寒；内伤恶风，惟恶夫些小贼风。（又外感证显在鼻，故鼻息气促而鸣，壅盛有力，不若内伤之息短而气乏；内伤证显在口，故口中不和，饮食无味，不若外感初则知味，传里则不能食也。又外感热传里，渴，其饮甚多，不若内伤液亏之渴，略饮即止。又外感则邪气有余，故发言壮厉，先轻而后重。内伤元气不足，故出言懒怯，先重而后轻。又外感头痛，常常而痛；内伤头痛，时作时止也。）外感手背热，手心不热（亦有背热于腹）；内伤手心热，手背不热（亦腹热于背）。背微恶寒者，阳微不能胜阴也。阳明中暍亦有此（宜白虎加人参汤）；劳役内伤亦有此，必乍寒乍止，为阳虚内热（升阳散火汤）；湿痰证亦有此，必身重体痛（导痰汤）。凡脾胃素虚之人，暑月饮食生冷冰水，寒气蓄聚，阴上乘阳，多见背寒冷如掌大（宜温）。恶寒蜷卧不发热者，阴证也；壮热而渴，不恶寒反恶热者，温热证也。来往寒热，有定期者，疟也；无定期者，伤寒少阳经证，及内伤虚证也。潮热在日晡所者，伤寒阳明证也；在子午者，内伤证。

——清·何梦瑶《医碥·卷之五·四诊·问证·问寒热》

【提要】 本论阐述通过问诊了解外感、内伤病证在寒热、饮食、气息、发热时间等方面的差异。

石寿棠 论问诊※

病，藏于中者也。证，形于外者也。工于问者，非徒问其证，殆欲即其证见，以求其病因耳！法当先问其人之平昔有无宿疾？有无恚怒忧思？饮食喜淡喜浓、喜燥喜润？嗜茶嗜酒？大便为燥为溏？妇人问其有无胎产？月事先期后期？有无胀痛？再问其病初起何因？前见何证？后变何证？恶寒恶热孰重孰轻？有汗无汗？汗多汗少？汗起何处？汗止何处？口淡口苦？渴与不渴？思饮不思饮？饮多饮少？喜热喜凉？（喜热饮不皆属寒，尝有郁遏不通者，亦喜热饮，以热则流通故也。）思食不思食？能食不能食？食多食少？化速化迟？胸心胁腹有无胀痛？二便通涩？大便为燥为溏？小便为清为浊？色黄色淡？（二便最为紧要，乃病之外见者也。）种种详诘，就其见证，审其病因，方得轩岐治病求本之旨。岂徒见痰治痰，见血治血而已哉！

——清·石寿棠《医原·卷上·问证求病论》

【提要】　本论阐述医者问诊的目的及问诊的具体内容。论中指出，问诊目的在于分析病因，"就其见证，审其病因，方得轩岐治病求本之旨"。问诊当详细全面，除"十问"外，当先问患者有无宿疾病史，还须兼及情志、病因、见证、变证、妇人胎产月事等各方面内容。

5

脉 诊 论

5.1 脉 诊 统 论

5.1.1 诊脉原理

《难经》 脉有阴阳之法※*

脉有阴阳之法,何谓也?然。呼出心与肺,吸入肾与肝,呼吸之间,脾受谷味也,其脉在中。浮者阳也,沉者阴也,故曰阴阳也。

心肺俱浮,何以别之?然。浮而大散者心也,浮而短涩者肺也。

肾肝俱沉,何以别之?然。牢而长者肝也,按之濡、举指来实者肾也。脾者中州,故其脉在中,是阴阳之法也。

——《难经·四难》

【提要】 本论阐述辨脉阴阳之法,指出多种脉象可能同时出现。

《难经》 脉分脏腑※

何以别知脏腑之病耶?然。数者腑也,迟者脏也。数则为热,迟则为寒。诸阳为热,诸阴为寒,故以别知脏腑之病也。

——《难经·九难》

【提要】 本论以迟脉、数脉为例,说明脉有阴阳,可据以辨别脏腑寒热疾病。本论所述的腑病为热,脏病为寒,乃指大概而言。临床上亦常有脏病为阳热之证,腑病为阴寒之疾,应知常达变,不可拘泥。

《难经》 根本枝叶※*

上部有脉,下部无脉,其人当吐,不吐者死。上部无脉,下部有脉,虽困无能为害。所以然者，人之有尺，譬如树之有根，枝叶虽枯槁，根本将自生。脉有根本，人有元气，故知不死。

——《难经·十四难》

【提要】 本论阐述脉有根本，人有元气，突出了尺部脉的重要性。

王叔和 张仲景论脉

问曰：脉有三部，阴阳相乘。荣卫气血，在人体躬。呼吸出入，上下于中。因息游布，津液流通。随时动作，效象形容。春弦秋浮，冬沉夏洪。察色观脉，大小不同。一时之间，变无经常。尺寸参差，或短或长。上下乖错，或存或亡。病辄改易，进退低昂。心迷意惑，动失纪纲。愿为缕陈，令得分明。

师曰：子之所问，道之根源。脉有三部，尺寸及关。荣卫流行，不失衡铨。肾沉心洪，肺浮肝弦。此自经常，不失铢分。出入升降，漏刻周旋。水下二刻，脉一周身。旋复寸口，虚实见焉。变化相乘，阴阳相干。风则浮虚，寒则紧弦。沉潜水滀，支饮急弦。动弦为痛，数洪热烦。设有不应，知变所缘。三部不同，病各异端。太过可怪，不及亦然。邪不空见，终必有奸。审察表里，三焦别分。知邪所舍，消息诊看。料度腑藏，独见若神。为子条记，传与贤人。

——晋·王叔和《脉经·卷五·张仲景论脉》

【提要】 本论以平脉为总纲，阐述人体内营卫气血正常循行。变化相乘，阴阳相干，人体便会出现相应的病脉，故可据以审察邪之所在，判断脏腑的病变。

刘完素 原脉论

大道之浑沦，莫知其源，然至道无言，非立言无以明其理；大象无形，非立象无以测其奥。道象之妙，非言不明，尝试原之。脉者何也？非气非血，动而不息，荣行脉中，卫行脉外，《经》曰：脉者，血之府也。自《素问》而下，迄至于今，经所不载，无传记而莫闻其名焉。然而玄机奥妙，圣意幽微，虽英俊明哲之士，非轻易可得而悟也。

夫脉者，果何物乎？脉者有三名：一曰命之本，二曰气之神，三曰形之道，《经》所谓天和者是也。至于折一支，瞽二目，亦不为害生，而脉不可须臾失，失则绝命害生矣。

《经》曰：春弦（一曰长）夏洪（一曰钩）秋毛（一曰涩）冬石（一曰沉），此言正脉，同天真造化之元气也。巡于春夏秋冬，木火水金之位，生长收藏，参和相应，故禀二仪而生。不离于气，故脉有生死之验。《经》曰：脉者，血之府也。如世之京都州县，有公府廨署也。国因置者，所以禁小人为非道也。公府不立，则善者无以伸其枉，恶者无以罚其罪，邪正混同，贤愚杂处，而乱之根也。《经》曰：五运阴阳者，天地之道也，万物之纲纪，变化之父母，生杀之本始，神明之府也。既阴阳为神明之府，脉为血之府，而明可见焉。血之无脉，不得循其经络部分，周流于身，滂流奔迫，或散或聚；气之无脉，不能行其筋骨、脏腑、上下，或暴或蹶。故《经》曰：出入废则神机化灭，升降息则气立孤危。故气化则物生，气变则物易，气盛则物壮，气弱则物衰，气绝则物死，气正则物和，气乱则物病，皆随气之盛衰而为变化也。

脉字者，从肉、从永、从爪、从血，四肢百骸，得此真元之气，血肉筋骨爪发荣茂，可以倚凭而能生长也。长久永固之道，故从肉、从永者是也。从爪、从血者，巡之如水分流，而布遍周身，无有不通也。《释名》曰：脉，幕也。如幔幕之遮覆也。幕络一体之形，导太一真元之气也。

元气者，在气非寒、非热、非暖、非凉，在脉者非弦、非洪、非涩、非沉，不为气而浮沉，不为血而流停，乃冲和自然之气也。故春温、夏热、秋凉、冬寒，所以然者，为元气动而不息。巡于四方木火水金之位，温凉寒暑之化，生生相续，新新不停，日月更出，四序迭迁，脉不为息。故人有身形之后，五脏既生，身中元气即生焉。故春弦、夏洪、秋毛、冬石，此四时之气也，而脉者乃在其中矣。《道德经》曰：视之不见，听之不闻，搏之不得，迎之不见其首，随之不见其后。此如脉之谓也。又云：埏埴以为器，当其无，有器之用，故有之以为利，无之以为用。又曰：吾不知名，字之曰道，强为之名曰大。斯立脉之名之本意也。故道者，万物之奥；脉者，百骸之灵，奥灵之妙，其道乃同。元气者，无器不有，无所不至，血因此而行，气因此而生。故荣行脉中，卫行脉外，瞻之在前，忽焉在后而不匮者，皆由于脉也。分而言之，曰气、曰血、曰脉。统而言之，惟脉运行血气而已。故《经》曰：血气者，人之神。不可不谨养也。

《阴阳别论》曰：所谓阳者，胃脘之阳也。此阳者，言脉也。胃者，土也。脉乃天真造化之元气也。若土无气，则何以生长收藏。若气无土，何以养化万物，是无生灭也。以平人之气，常禀于胃。《正理论》曰：谷入于胃，脉道乃行。阴阳交会，胃和脉行。人禀天地之候，故春胃微弦曰平，但弦而无胃曰死，夏胃微钩曰平，但钩而无胃曰死，长夏微软曰平，但弱而无胃曰死，秋胃微毛曰平，但毛而无胃曰死，冬胃微石曰平，但石而无胃曰死。

阴者，真脏也。见则为败，败则必死。五脏为阴，肝脉至，中而无，外急如循刀刃，责责然如按琴瑟弦；心脉至，坚而搏，如循薏苡子，累累然；肺脉至，大而虚，如以毛羽中人肤；肾脉至，搏而绝，如指弹石，辟辟然；脾脉至，弱而乍数乍疏。夫如此脉者，皆为脏脉独见而无胃脉，五脏皆至，悬绝而死。故《经》曰：别于阳者，知病忌时；别于阴者，知生死之期。故人性候躁急促，迟缓软弱，长短大小，皮坚肉厚，各随其状，而脉应之。常以一息四至为准者，言呼出心与肺，吸入肾与肝。五至者，胃兼主四旁，在呼吸之间也。数则为热，迟则为寒。如天之春秋二分，阴阳两停，昼夜各得五十度。自此，添一遭则热，减一遭则寒，脉之妙道，从此可知矣。或如散叶，或如燃薪，或如丸泥，或如丝缕，或如涌泉，或如土颓，或如偃刀，或如转索，或如游鱼。假使千变万化，若失常者，乃真元之气离绝，五脏六腑不相管辖，如丧家之狗，元气散失而命绝矣。

《经》曰：积阳为天，积阴为地。阳化气，阴成形。此言一气判而清浊分也。元气者，天地之本；天和者，血气之根，华佗云：脉者，谓血气之先也。孔子曰：天不言而四时行焉，百物生焉。而脉亦如之。又《经》曰：自古通天者，生之本，皆通乎天气也。通天者，谓通元气天真也。然形体者，假天地之气而生。故奉生之气，通计于天，禀受阴阳而为根本。天地合气，命之曰人。天气不绝，真灵内属，动静变化，悉与天通。

《易》云：乾坤成列，而易立乎其中矣。故天地之体，得易而后生；天地之化，得易而后成。故阳用事，则春生夏长；阴用事，则秋收冬藏。寒往而暑来，暑往则寒来，始而终之，终而复始，天地之化也。而易也，默然于其间，而使其四序各因时而成功。至于寒不凌暑，暑不夺寒，无愆阳伏阴之变，而不至于大肃大温，故万物各得其冲气之和，然后不为过而皆中节也。

《道德经》曰：万物负阴而抱阳，冲气以为和，百姓日用而不知。斯脉之道也。故脉不得独浮沉、独大小、独盛衰、独阴阳。须可沉中有浮、浮中有沉、大中有小、小中有大、盛中有衰、衰中有盛、阴中有阳、阳中有阴，充塞一身之中，盈溢百骸之内，无经络不有，无气血不至，养筋骨毛发，坚壮腻泽，非心、非肾、非肝、非脾。五脏之盛，真气固密，不为邪伤。若忧愁思虑，饥饱劳逸，风雨寒暑，大惊卒恐，真气耗乱，血气分离，为病之本。噫！夫万物之中，五常皆备，审脉之道，而何独无五常邪！

夫仁固卫一身，充盈五脏，四肢百骸，皆得荣养。无冲和之气，独真脏脉见则死矣。生则不见，死则独见，好生恶死，此仁之谓也。分布躯体，和调气血，贵之在头目耳鼻，贱之在跗臀阴篡，不得上而有，不得下而无，无所不施，无所不至，此义之谓也。长人脉长，短人脉短，肥人脉沉，瘦人脉浮，大人脉壮，小人脉弱。若长人短，短人长，肥人浮，瘦人沉，大人弱，小人壮，夫如此者，皆不中理而为病，此礼之谓也。见在寸则上病，见在关则中病，见在尺则下病，五脏有疾，各有部分，而脉出见，不为潜藏伏匿，一一得察有余不足，而愈其病，此智之谓也。春弦、夏洪、秋毛、冬石，太阳之至大而长，太阴之至其脉沉，少阴之至其脉钩，阳明之至短而涩，少阳之至大而浮，厥阴之至其脉弦。四序不失其期，六气为常准者，此信之谓也。非探颐索隐，钩深致远，学贯天人，旁通物理者，未能达于此矣。

——金·刘完素《素问病机气宜保命集·卷上·原脉论》

【提要】　本论阐述人体之脉的正常状态与病变表现。脉为"大象无形"，其"玄机奥妙，圣意幽微，虽英俊明哲之士，非轻易可得而悟也"。作者把脉的无形比作道的无形，且脉非气非血，其所描述的脉象，应理解为生命过程的外部气象。论中将脉视为"命之本""气之神""形之道"，并认为"非立象无以测其奥"，传授后学者，需要用形象的语言，来描述无形的气象，然后通过洞察气象而悟出深奥的自然之道，此即所谓"医者意也，在人思虑"。

孙一奎　脉义

脉者，天地之元气也。人受天地之气以生，故一身之升降浮沉，即造化生生不息之机。其不息者，脉也。按《内经·五常政大论》篇岐伯曰：根于中者，命曰神机，神去则机息。顾其为字，从肉从永，其命名为陌，谓脉脉不断，长永之道也，是斡旋一身而为之纲领。彼四时之脉体，有如弦、钩、毛、石之谓者，无非迹阴阳浮沉、升降消长而取义耳。至其运行之妙，有起伏隐见，可验于一呼一吸之间。仲景曰：呼吸者，脉之头也。是以有呼吸则有脉，无呼吸则脉息气绝而物化矣。此其天人一致之理，四时流行之机，微妙不易名状，必潜会默契，庶可得其真体。刘守真释名为幕，余以为未然。《尔雅》谓膜，幕也；幕络一体也，非谓脉也。膜则有形，而脉则以神运，无形者也。观天何言哉，四时行，百物生，可见矣。故见此者谓之知道，悟此者谓之知脉，脉何容易言哉。（上释脉义。）

——明·孙一奎《医旨绪余·上卷·十一、脉义》

【提要】　本论对脉的字义、生理意义进行了详细阐发，作者认为脉反映了人体生生不息之机，产生于呼吸之过程，是生命健康状态的重要指示。

李延昰 冲阳太溪二脉论*

夫身之内，不过阴阳为之根蒂。医者惟明此二字，病之吉凶莫不判然矣……《经》曰：治病必求于本。本之为言根也，源也。世未有无源之流，无根之木，澄其源而流自清，灌其根而枝乃茂，自然之经也。故善为医者，必责根本。而本有先天后天之辨。先天之本维何？足少阴肾是也。肾应北方之水，水为天一之源。后天之本维何？足阳明胃是也。胃应中宫之土，土为万物之母。

肾何以为先天之本？盖婴儿未成，先结胞胎，其象中空一茎透起，形如莲蕊，一茎即脐带，莲蕊即两肾也，而命寓焉。水生木而后肝成，木生火而后心成，火生土而后脾成，土生金而后肺成。五脏既生，六腑随之，四肢乃具，百骸乃全。《仙经》曰：借问如何是玄牝？婴儿初生先两肾，故肾为脏腑之本，十二脉之根，呼吸之本，三焦之源，而人资之以为始者也，故曰：先天之本在肾。而太溪一穴在足内踝后五分，跟骨上动脉陷中，此足少阴所注为腧之地也。

脾胃何以为后天之本？盖婴儿既生，一日不再食则饥，七日不食则肠胃涸绝而死。《经》曰：安谷则昌，绝谷则亡。犹兵家之有饷道也，饷道一绝，万众立散；胃气一败，百药难施。一有此身，先资谷气。谷入于胃，洒陈于六腑而气至，和调于五脏而血生，而人资之以为生者也。故曰：后天之根本在脾。而冲阳一穴，在足跗上五寸、高骨间动脉去陷谷二寸。此足阳明所过为原之地也。脾胃相为夫妇，故列胃之动脉，而脾即在其中矣。

古人见肾为先天之本，故著之脉曰：人之有尺，犹树之有根，枝叶虽枯槁，根本将自生。见脾胃为后天之本，故著之脉曰：有胃气则生，无胃气则死。所以伤寒必诊太溪，以察肾气之盛衰；必诊冲阳，以察胃气之有无。两脉既在，他脉可勿问也。

如妇人则又独重太冲者，太冲应肝，在足趾本节后二寸陷中。盖肝者，东方木也，生物之始。又妇人主血，而肝为血海。此脉不衰，则生生之机犹可望也。

——清·李延昰《脉诀汇辨·卷一·脉论·冲阳太溪二脉论》

【提要】 本论阐述冲阳、太溪二脉的生理意义。冲阳反映脾胃功能状态，而太溪反映肾气之强弱。先、后天之本稳固，则虽病而不至于危及生命。此外，妇人以肝为先天，故太冲脉对于妇人的健康状态有特殊的临床意义。

5.1.2 诊脉要诀

《素问》 论脉诊常以平旦**

黄帝问曰：诊法何如？岐伯对曰：诊法常以平旦，阴气未动，阳气未散，饮食未进，经脉未盛，络脉调匀，气血未乱，故乃可诊有过之脉。切脉动静而视精明，察五色，观五脏有余不足，六腑强弱，形之盛衰，以此参伍，决死生之分。

——《素问·脉要精微论》

【提要】 本论强调"诊法常以平旦"，即临床医生运用诊法检查病人时，原则上应当在清晨的时候。此时人体阴阳二气未受到外界各种因素的影响，通过脉象能够最为真实地反映身体实际状况。

《素问》 论诊脉※*

故善为脉者，谨察五脏六腑，一逆一从，阴阳表里，雌雄之纪，藏之心意，合心于精，非其人勿教，非其真勿授，是谓得道。

——《素问·金匮真言论》

【提要】 本论阐述诊脉的要诀，主要有细心审查五脏六腑的变化，了解其顺逆，将阴阳、表里、雌雄等方面的信息相关联，进而才能做出准确的判断。

滑 寿 诊脉之道※

凡诊脉之道，先须调平自己气息，男左女右，先以中指定得关位，却齐下前、后二指。初轻按以消息之，次中按以消息之，再次重按以消息之，然后自寸、关至尺，逐部寻究。一呼一吸之间，要以脉行四至为率，闰以太息，脉五至，为平脉也。其有太过、不及，则为病脉；看在何部，各以其部断之。

凡诊脉，须要先识时脉。胃脉与腑脏平脉，然后及于病脉。时脉谓春三月六部中俱带弦，夏三月俱带洪，秋三月俱带浮，冬三月俱带沉。胃脉，谓中按得之，脉和缓。腑脏平脉，已见前章。凡人腑脏脉既平，胃脉和，又应时脉，乃无病者也。反此为病。

凡诊脉之际，人臂长则疏下指，臂短则密下指。三部之内，大、小、浮、沉、迟、数同等，尺、寸、阴、阳、高、下相符，男、女、左、右、强、弱相应，四时之脉不相戾，命曰平人。其或一部之内独大独小、偏迟偏疾、左右强弱之相反、四时男女之相背，皆病脉也。

凡病脉之见，在上曰上病，在下曰下病，左曰左病，右曰右病。左脉不和，为病在表，为阳，主四肢；右脉不和，为病在里，为阴，主腹脏。以次推之。

凡取脉之道，理各不同；脉之形状，又各非一。凡脉之来，必不单至，必曰浮而弦、浮而数、沉而紧、沉而细之类，将何以别之？大抵提纲之要，不出浮、沉、迟、数、滑、涩之六脉也。浮、沉之脉，轻手、重手而取之也；迟、数之脉，以己之呼吸而取之也；滑、涩之脉，则察夫往来之形也。浮为阳，轻手而得之也，而芤、洪、散、大、长、濡、弦，皆轻手而得之之类也；沉为阴，重手而得之也，而伏、石、短、细、牢、实，皆重手得之之类也。迟者一息脉三至，而缓、结、微、弱皆迟之类也。数者，一息脉六至，而疾、促皆数之类也。或曰滑类乎数，涩类乎迟，何也？然脉虽似，而理则殊也。彼迟、数之脉，以呼吸察其至数之疏数，此滑、涩之脉，则以往来密察其形状也。数为热，迟为寒，滑为血多气少，涩为气多血少。所谓脉之提纲不出乎六字者，盖以其足以统夫表里、阴阳、冷热、虚实、风寒燥湿、脏腑血气也。浮为阳，为表，诊为风、为虚；沉为阴，为里，诊为湿、为实；迟为在脏，为寒，为冷；数为在腑，为热，为燥；滑为血有余；涩为气独滞也。人一身之变，不越乎此。能于是六脉之中以求之，则疾在人者，莫能逃焉。

持脉之要有三：曰举，曰按，曰寻。轻手循之曰举，重手取之曰按，不轻不重委曲求之曰寻。初持脉，轻手候之，脉见皮肤之间者，阳也，腑也，亦心、肺之应也；重手得之，脉附于肉下者，阴也，脏也，亦肝、肾之应也；不轻不重中而取之，其脉应于血肉之间者，阴阳相适冲和之应，脾、胃之候也。若浮、中、沉之不见，则委曲而求之，若隐若见，则阴阳伏匿之脉也。三部皆然。

察脉须识上、下、来、去、至、止六字。不明此六字，则阴阳虚实不别也。上者为阳，来者为阳，至者为阳；下者为阴，去者为阴，止者为阴。上者，自尺部上于寸口，阳生于阴也；下者，自寸口下于尺部，阴生于阳也。来者，自骨肉之分而出于皮肤之际，气之升也；去者，自皮肤之际而还于骨肉之分，气之降也；应曰至；息曰止也。

明脉须辨表、里、虚、实四字。表，阳也，腑也。凡六淫之邪袭于经络，而未入胃腑及脏者，皆属于表也。里，阴也，脏也。凡七情之气，郁于心腹之内，不能越散，饮食五味之伤，留于腑脏之间，不能通泄，皆属于里也。虚者，元气之自虚，精神耗散，气力衰竭也。实者，邪气之实，由正气之本虚，邪得乘之，非元气之自实也。故虚者补其正气，实者泻其邪气。《经》所谓"邪气盛则实，精气夺则虚"，此大法也。

凡脉之至，在肌肉之上，出于皮肤之间者，阳也，腑也；行于肌肉之下者，阴也，脏也。若短小而见于皮肤之间者，阴乘阳也；洪大而见于肌肉之下者，阳乘阴也。寸尺皆然。

然脉贵有神。东垣云：不病之脉，不求其神，而神无不在也；有病之脉，则当求其神之有无。谓如六数七极，热也，脉中（此"中"字，浮、中沉之中）有力（言有胃气），即有神矣，为泄其热；三迟二败，寒也，脉中有力（说并如上），即有神矣，为去其寒。若数、极、迟、败中，不复有力，为无神也。将何所恃邪？苟不知此，而遂泄之、去之，人将何以依而主邪？故《经》曰：脉者，气血之先；气血者，人之神也。善夫！

——元·滑寿《诊家枢要·持脉手法》

【提要】 本论对诊脉调息、定指、依时、视人高矮而布指、举按寻等操作方法做出规定，阐释了辨识脉象上下、来去、至止和辨别虚实表里等分析思路，后世论脉大都不出此纲领。

汪 机 矫世惑脉论

夫脉者本乎营与卫也，而营行于脉之中，卫行于脉之外。苟脏腑和平，营卫调畅，则脉无形状之可议矣。或六淫外袭，七情内伤，则脏腑不和，营卫乖谬，而二十四脉之名状，层出而叠见矣。是故风寒暑湿燥火，此六淫也。外伤六淫之脉，则浮为风，紧为寒，虚为暑，细为湿，数为燥，洪为火，此皆可以脉而别其外感之邪也。喜怒忧思悲恐惊者，此七情也。内伤七情之脉，喜则伤心而脉缓，怒则伤肝而脉急，忧则伤肺而脉涩，思则伤脾而脉结，恐则伤肾而脉沉，悲则气消而脉短，惊则气乱而脉动，凡此者皆可以脉而辨其内伤之病也。然此特举其常，而以脉病相应者为言也。

若论其变，则有脉不应病，病不应脉，变出百端，而难一一尽凭于脉矣。试举一二言之。张仲景云：脉浮大，邪在表，为可汗。若脉浮大，心下硬，有热，属脏者，攻之，不令发汗。此又非浮为表邪，可汗之脉也。又云：促脉为阳盛，宜用葛根黄芩黄连汤。若脉促厥冷为虚脱，非灸非温不可。此又非促为阳盛之脉也。又云：迟脉为寒，沉脉为里。若阳明脉迟，不恶寒，身体濈濈汗出，则用大承气。此又非诸迟为寒之脉矣。少阴病始得之，反发热而脉沉，宜麻黄细辛汤微汗之。此又非沉为在里之脉矣。凡此皆脉难尽凭之明验也。

若只凭脉而不问症，未免以寒为热，以表为里，以阴为阳，颠倒错乱，而夭人长寿者有矣。是以古人治病，不专于脉，而必兼于审症，良有以也。奈何世人不明乎此，往往有病讳而不言，惟以诊脉而试医之能否。诊之而所言偶中，便视为良医，倾心付托，笃意委任，而于病之根源，一无所告，药之宜否，亦无所审。惟束手听命于医，因循遂至于死，尚亦不悟，深可悲夫。彼庸俗之人，素不嗜学，不识义理，固无足怪。近世士大夫家，亦未免狃于此习，是又大可笑也。

夫定静安虑，格物致知，乃《大学》首章第一义，而虑者谓处事精详，格物者谓穷致事物之理，致知者谓推极吾之所知。凡此数事，学者必尝究心于此矣。先正又曰：为人子者，不可以不知医。病卧于床，委之庸医，比之不慈不孝。夫望闻问切，医家大节目也。苟于临病之际，惟以切而知之为能，其余三事一切置而不讲，岂得为知医乎？岂得为处事精详乎？岂得为穷致事物之理，而推极吾之所知乎？又岂得为父而慈，为子而孝乎？且医之良，亦不专于善诊一节。苟或动静有常，举止不妄，存心而忠厚，发言而纯笃，察病详审，处方精专，兼此数者，亦可谓之良矣。虽据脉言症，或有少差，然一脉所主非一病，故所言未必尽中也。若以此而遂弃之，所谓以二鸡子而弃干城之将，乌可与智者道哉？姑以浮脉言之。《脉经》云，浮为风、为虚、为气、为呕、为厥、为痞、为胀、为满、不食、为热、为内结等类，所主不下十数种病。假使诊得浮脉，彼将断其为何病耶？苟不兼之以望闻问，而欲的知其为何病，吾谓戛戛乎其难矣。古人以切居望闻问之后，则是望闻问之间，已得其病情矣。不过再诊其脉，看病应与不应也。若病与脉应，则吉而易医。脉与病反，则凶而难治。以脉参病，意盖如此，曷尝以诊脉知病为贵哉？夫《脉经》一书，拳拳示人以诊法，而开卷入首，便言观形察色，彼此参伍，以决死生。可见望闻问切，医之不可缺一也。岂得而偏废乎？噫！世称善脉莫过叔和，尚有待于彼此参伍，况下于叔和万万者耶！故专以切脉言病，必不能不至于无误也。安得为医之良？

抑不特此，世人又有以太素脉而言人贵贱穷通者，此又妄之甚也。予尝考其义矣。夫太者始也，初也，如太极、太乙之太。素者，质也，本也，如绘事后素之素。此盖言始初本质之脉也。始初本质之脉，果何脉耶？则必指元气而言也。东垣云：元气者，胃气之别名。胃气之脉，蔡西山所谓"不长不短，不疏不数，不大不小，应手中和，意思欣欣，难以名状"者是也。无病之人皆得此脉，以此脉而察人之有病无病则可，以此脉而察人之富贵贫贱则不可。何也？胃气之脉，难以形容，莫能名状，将何以为贵贱穷通之诊乎？窃视其书，名虽《太素》，而其中论述，略无一言及于太素之义。所作歌括率多俚语，全无理趣。原其初志，不过托此以为傲利之媒。后世不察，遂相传习，莫有能辩其非者。或又为之语曰：太素云者，指贵贱穷通禀于有生之初而言也。即脉可以察而知之，非谓脉名太素也。予曰：固也。然则《太素》之所诊者，必不出于二十四脉之外矣。夫二十四脉皆主病言，一脉见则主一病。贫富贵贱，何从而察知哉？假如浮脉，其诊为风，使《太素》家诊之，将言其为风耶？抑言其为贵贱穷通耶？二者不可得兼。若言其为风，则其所知亦不过病也。若遗其病，而言其为贵贱穷通，则是近而病诸身者尚不能知，安得谓之太素？则远而违诸身者，必不能知之也。

盖贵贱穷通，身外之事，与身之血气了不相干。安得以脉而知之乎？况脉之变见无常，而天之寒暑不一。故四时各异其脉，不能必其久而不变。是以今日诊得是脉，明日诊之而或非，春间诊得此脉，至夏按之而或否。彼太素者，以片时之寻按，而断人一生之休咎，殆必无是理。然纵使臆测屡中，亦是捕影捉蛇，仿佛形象，安有一定之见哉？噫！以脉察病，尚不知病之的，而犹待于望闻问。况能知人之贵贱穷通乎？使脉而能知贵贱穷通，则周公之《易》，邵子之《数》，希夷之《相》，子平之《命》，皆不必作矣。何圣人之不惮烦也？何后世不从其脉之简便，而犹以卜占风鉴星命，而谈不绝口哉？且脉肇于岐黄，演于秦越，而详于叔和。遍考《素》《难》《脉经》，并无一字语及此者，非隐之也。殆必有不可诬者矣。若果如《太素》所言，古人当先为之矣。又何待后人之驰骋耶？巢氏曰：《太素》脉者善于相法，特假《太素》以神其术耳。诚哉言也！足以破天下后世之惑矣。又有善伺察者，以言餂人，阴得其实，故于诊按之际，肆言而为欺罔。此又下此一等，无足论也。虽然人禀天地之气以生，不能无清浊纯驳之殊。禀气之清者，则必形质清。血气清，而脉来亦清。清则脉形圆净，至数分明。吾诊乎此，但知其主贵与富而已。若曰何年登科，何年升授，何日招财，何年得子，吾皆不得而知矣。禀气之浊者，则必形质浊。气血浊，而脉来亦浊。浊则脉形重浊，至数混乱。吾诊乎此，但知其主贫与贱而已。若曰某时招晦，某时失财，某时损妻，某时克子，吾亦莫得而知矣。又有形浊而脉清者，此谓浊中之清。所主得意处多，而失意处少也。质清而脉浊者，此谓清中之浊。所主失志处多，而得志处少也。又有形不甚清，脉不甚浊，但浮沉各得其位，大小不失其等，亦主平稳而无大得丧也。富贵而寿，脉清而长。贫贱而夭，脉浊而促。其或清而促者，富贵而夭也。浊而长者，贫贱而寿也。其他言有所未尽，义有所未备，学者可以准此而类推。是则吾之所谓以脉而知人富贵穷通者，一本于理而论也。岂敢妄为之说以欺人哉？噫！予所以著为是论者，盖以世之有言《太素》脉者，靡不翕然称美。不惟不能以理折，又从而延誉之于人，纵使其言有谬，阴又与之委曲而影射。此所谓误己而误人者也。果何益之有哉？

又有迎医服药者，不惟不先言其所苦，甚至再三询叩，终于默默。至有隐疾而困医者，医固为尔所困，不思身亦为医所困矣。吁！可慨也夫。此皆世之通患，人所共有，故予不得不详论之，以致夫叮咛之意，俾聋瞽者或有所开发焉。孟子曰：予岂好辩哉？予不得已也。

（《经》曰：春伤于风，夏生飧泄；夏伤于暑，秋必痎疟；秋伤于湿，冬生咳嗽；冬伤于寒，春必病温。王安道注曰：四气之伤人，人岂能于未发病之前，预知其客于何经络，何脏腑，而成何病乎？及其既发病，然后可以诊候，始知其客于某经络，某脏腑，成某病耳。飧泄也，痎疟也，咳嗽也，温病也，皆是因其发动之时，形诊昭著，乃逆推之，而知其昔日致病之原，为伤风，伤暑，伤湿，伤寒耳。非是初受伤之时，能预定其必为此病也。机按：四气所伤，入于皮肤之内，藏于经脉之中，宜其见于动脉，可以诊候而知也。而王氏所论，尚谓病若未发，难以诊候而知。彼富贵贫贱，天之命也，身外事也。非若邪气入于皮肤，藏于血脉也。乌可以脉而知之乎？王氏此论，足以破《太素》之谬矣。故并附之，以示来者。）

——元·戴启宗、明·汪机《脉诀刊误·附·矫世惑脉论》

【提要】　本论阐述两个问题：其一，告诫医者和病者，诊病时不可单凭切脉，宜四诊合参尽可能全面地了解病情信息；其二，对《太素》脉法断人富贵贫贱与平生命运的妄语进行辩驳，认为其误人误己，毫无益处。

李中梓　诊贵提纲之说

脉者，气血之先，阴阳之兆，贵得其纲领而提挈之也。左手为阳，右手为阴；关前为阳，关后为阴；浮取为阳，沉取为阴；数躁为阳，迟慢为阴；有力为阳，无力为阴；长大为阳，短小为阴。明乎此，而脉之大端已在是矣。故曰：约而言之，只浮、沉、迟、数，已见其梗概；博而考之，虽二十四字，未尽其精详。《经》曰：知其要者，一言而终；不知其要，流散无穷。此之谓也。

——明·李中梓《医宗必读·卷之二·脉法心参·诊贵提纲之说》

【提要】　本论提出浮、沉、迟、数为脉象之提纲，医者通过脉诊了解此四纲，患者气血阴阳等基本病情大都可以括其中，临证应当仔细分辨。作者不赞成将脉象划分过于细致，属一己之见，学者当辨证看待此问题。

张介宾　论脉统于表里寒热虚实六字为纲*

此节（编者按：指《灵枢·邪气脏腑病形》）以缓急、大小、滑涩而定病变，谓可总诸脉之纲领也。然《五脏生成论》则曰：小大、滑涩、浮沉。及后世之有不同者，如《难经》则曰：浮沉、长短、滑涩。仲景则曰：脉有弦紧、浮沉、滑涩，此六者名为残贼，能为诸脉作病也。滑伯仁曰：大抵提纲之要，不出浮沉、迟数、滑涩之六脉也。所谓"不出乎六"者，以其足统夫表里阴阳、虚实冷热、风寒湿燥、脏腑血气之病也。浮为阳为表，诊为风为虚；沉为阴为里，诊为湿为实。迟为在脏，为寒为冷；数为在腑，为热为燥；滑为血有余；涩为气独滞。此诸说者，词虽稍异，义实相通。

若以愚见言之，盖总不出乎表里、寒热、虚实六者之辨而已。如其浮为在表，则散大而芤可类也；沉为在里，则细小而伏可类也；迟者为寒，则徐缓涩结之属可类也；数者为热，则洪滑疾促之属可类也；虚者为不足，则短濡微弱之属可类也；实者为有余，则弦紧动革之属可类也。此其大概，皆亦人所易知者。

然即此六者之中，而复有大相悬绝之要，则人多不能识也。夫浮为表矣，而凡阴虚者，脉必浮而无力，是浮不可以概言表，可升散乎？沉为里矣，而凡表邪初感之甚者，阴寒束于皮毛，阳气不能外达，则脉必先见沉紧，是沉不可以概言里，可攻内乎？迟为寒矣，而伤寒初退，余热未清，脉多迟滑，是迟不可以概言寒，可温中乎？数为热矣，而凡虚损之候，阴阳俱亏，气血败乱者，脉必急数，愈数者愈虚，愈虚者愈数，是数不可以概言热，可寒凉乎？微细类虚矣，而痛极壅闭者，脉多伏匿，是伏不可以概言虚，可骤补乎？洪弦类实矣，而真阴大亏者，必关格倍常，是强不可以概言实，可消伐乎？夫如是者，是于纲领之中，而复有大纲领者存焉。设不能以四诊相参，而欲孟浪任意，则未有不覆人于反掌间者，此脉道之所以难言，毫厘不可不辨也。

——明·张介宾《类经·五卷·脉色类·十七、三诊六变与尺相应》

【提要】　本论阐述诊脉的纲领。作者通过对前人诊脉纲领的比较分析，认为这些纲领大都是为了辨析证候的表里、寒热、虚实，故大同小异，如浮沉辨表里，迟数辨寒热，有余不足辨虚实等。作者强调了脉象常中有变的若干情况，如表证常见浮脉，而阴虚证亦可见到浮而无力的脉象，治疗时也不能概用升散。此外，作者还提示临床应注重四诊合参，提高辨证的准确性。

徐灵胎　诊脉决生死论

生死于人大矣！而能于两手方寸之地，微末之动，即能决其生死。何其近于诬也？然古人往往百不失一者，何哉？其大要则以胃气为本。盖人之所以生，本乎饮食。《灵枢》云：谷入于胃，乃传之肺，五脏六腑皆以受气。寸口属肺经，为百脉之所会，故其来也，有生气以行乎其间，融和调畅，得中土之精英，此为有胃气。得者生，失者死，其大较也。其次，则推天运之顺逆。人气与天气相应，如春气属木，脉宜弦；夏气属火，脉宜洪之类。反是则与天气不应。又其次，则审脏气之生克。如脾病畏弦，木克土也；肺病畏洪，火克金也。反是则与脏气无害。又其次，则辨病脉之从违。病之与脉各有宜与不宜。如脱血之后，脉宜静细，而反洪大，则气亦外脱矣；寒热之证，脉宜洪数，而反细弱，则真元将陷矣。至于真脏之脉，乃因胃气已绝，不营五脏。所以何脏有病，则何脏之脉独现。凡此皆《内经》《难经》等书言之明白详尽，学者苟潜心观玩，洞然易晓，此其可决者也。至云：诊脉即可以知何病，又云：人之死生，无不能先知，则又非也。盖脉之变迁无定，或有卒中之邪，未即通于经络，而脉一时未变者；或病轻而不能现于脉者；或有沉痼之疾，久而与气血相并，一时难辨其轻重者；或有依经传变，流动无常，不可执一时之脉，而定其是非者。况病之名有万，而脉之象不过数十种，且一病而数十种之脉，无不可见，何能诊脉而即知其何病？此皆推测偶中，以此欺人也。若夫真脏之脉，临死而终不现者，则何以决之？是必以望、闻、问三者合而参观之，亦百不失一矣。故以脉为可凭，而脉亦有时不足凭。以脉为不可凭，而又凿凿乎其可凭。总在医者熟通经学，更深思自得，则无所不验矣！若世俗无稽之说，皆不足听也。

——清·徐灵胎《医学源流论·卷上·脉·诊脉决死生论》

【提要】　本论一方面阐述了脉诊的重要性，认为通过脉诊能够测知胃气之强弱、天运之顺逆、脏气之生克、病脉之从违；另一方面，作者强调四诊合参，不宜以脉象作为唯一的依据。

石寿棠　论脉象之常与变※※

浮而无力为阳虚，常也。然阳虚者，必反见阴脉，阳愈虚，脉愈沉细，此真阳不能鼓舞也。如沉极而反浮，是微阳欲脱之兆；若得补药渐浮，而仅得之中候，乃为吉象。倘忽然而浮，浮而短涩无根，是肺之真脏脉见；浮而散大无根，是心之真脏脉见，阳将脱矣，汗出如珠，不流乃死。

沉而无力为阴虚，常也。然阴虚者必反见阳脉，阴愈虚，脉愈浮数，此真阴不能潜阳也。如浮极而转沉，是真阴将绝之兆。若得补药渐沉，而仅得之中候，乃为吉象。倘忽然而沉，沉而欲绝，知阴将脱矣，色黑黄不泽乃死。暴病脉当有力，而反模糊不清者，此邪遏于内也，非虚也。其有沉弱细微，至数分明者，此正不胜邪也。久病脉当柔软，而反弦涩细数者，此真阴欲涸也。

浮沉辨表里，常也。然沉脉亦有表证，浮脉亦有里证。凡察外感，当以紧数与否为辨。盖表寒主收引，脉皆紧数而浮；温热从里发，脉多紧数而沉。更有脉息素小之人，见似紧非紧，较平日稍为滑急者，即是外邪。又有邪轻者，或初起未甚者，亦多如此，是又不可不兼证察之。若其脉紧急太甚，和缓全无，脉虽浮大，自非表邪。凡辨内伤，见甚浮、甚沉、甚迟、甚数、甚大、甚小、甚微、甚实，皆是劳伤之候。但渐缓则有生意，若弦甚者病必甚，数甚者病必危，弦细再加紧数，则百无一生，以无胃气故也。

又有始也，为浮、为大、为滑、为动、为数（五阳脉）；继也，反沉、反弱、反涩、反弦、反迟（五阴脉）。此由表入里，由腑入脏之机，其病也进。始也，为沉、为弱、为涩、为弦、为迟；继也，微浮、微大、微滑、微动、微数。（微字宜玩，五阴脉虽喜转阳，若忽然暴见，又是脱象。) 此由里出表，由脏出腑之机，其病也退。

又有脉体本大，而更加洪数，此邪气日甚也，其病也进；脉体本小，而渐至缓大，此胃气将至也，其病也退。

又有五阳脉终为阳，而始为有力之强阳，继为无神无气之微阳，知阳将绝矣；五阴脉虽喜变阳，若忽然暴见，知阳不附阴，孤阳飞越，反照之不长，余烬之将灭也。

又有不以部位拘者，如诸弦皆属肝脉，诸洪皆属心脉，诸软皆属脾脉，诸浮皆属肺脉，诸沉皆属肾脉是也。

又如头痛一证，脉应在寸，常也；若少阳、阳明之痛，则不候之寸而候之关，太阳里邪蓄水之痛，又不候之寸而候之尺。

遗、淋等证，脉应在尺，常也；若气不摄精，心为热灼，又不候之尺而候之寸。

又如六脉中有一脉独乖者，即当于独乖之一脉求之，景岳所谓"操独见"也。

又有素大、素小、素阴（六阴）、素阳（六阳）之脉，此禀之先天，非病也，病则脉又不同矣。

——清·石寿棠《医原·卷上·切脉源流论》

【提要】　本论阐述医者在临床中对于脉象的辨析不可拘泥，应结合多方面因素综合灵活判定。作者对浮脉、沉脉的临床多种意义、外感内伤病脉象的差异、病势进退的脉象表现、危重病证的脉象特征、脉象与部位的不固定性，以及具体病证脉象的特殊变化等问题进行了深入探讨，以说明脉有常变，提醒医者临床多加关注。

5.1.3　诊脉部位

《难经》　独取尺寸※*

《一难》曰：十二经皆有动脉，独取寸口，以决五脏六腑死生吉凶之法，何谓也？然。寸口者，脉之大会，手太阴之脉动也。

《二难》曰：脉有尺寸，何谓也……从关至尺是尺内，阴之所治也。从关至鱼际是寸内，阳之所治也。故分寸为尺，分尺为寸。

——《难经》

【提要】　本论提出独取寸口的切脉方法，阐述切寸口脉能判断脏腑疾病及预后吉凶，对寸口脉分为寸、关、尺三部的切脉部位、范围及阴阳属性，做了明确规定。

王叔和　分别三关境界脉候所主

从鱼际至高骨（其骨自高），却行一寸，其中名曰寸口。从寸至尺；名曰尺泽。故曰：尺寸。寸后尺前名曰关。阳出阴入，以关为界。阳出三分，阴入三分，故曰三阴三阳。阳生于尺动于寸，阴生于寸动于尺。寸主射上焦，出头及皮毛竟手。关主射中焦，腹及腰。尺主射下焦，少腹至足。

——晋·王叔和《脉经·卷一·分别三关境界脉候所主》

【提要】 本论阐述寸口脉中寸、关、尺三部之位置、定位方法，以及三部脉分别主候三焦等范围病变的意义。

🌸 王叔和 辨尺寸阴阳荣卫度数 🌸

夫十二经皆有动脉，独取寸口，以决五脏六腑死生吉凶之候者，何谓也？然。寸口者，脉之大会，手太阴之动脉也。人一呼脉行三寸，一吸脉行三寸，呼吸定息，脉行六寸。人一日一夜，凡一万三千五百息，脉行五十度，周于身。漏水下百刻，荣卫行阳二十五度，行阴亦二十五度，为一周（晬时也）。故五十度而复会于手太阴。太阴者，寸口也，即五脏六腑之所终始，故法取于寸口也。

脉有尺寸，何谓也？然。尺寸者，脉之大会要也。从关至尺是尺内，阴之所治也；从关至鱼际是寸口内，阳之所治也。故分寸为尺，分尺为寸。故阴得尺内一寸，阳得寸内九分。尺寸终始一寸九分，故曰尺寸也。

脉有太过，有不及，有阴阳相乘，有覆有溢，有关有格，何谓也？然。关之前者，阳之动也，脉当见九分而浮。过者，法曰太过；减者，法曰不及。遂上鱼为溢，为外关内格，此阴乘之脉也。关之后者，阴之动也，脉当见一寸而沉。过者，法曰太过；减者，法曰不及。遂入尺为覆，为内关外格，此阳乘之脉，故曰覆溢。是真脏之脉也，人不病自死。

——晋·王叔和《脉经·卷一·辨尺寸阴阳荣卫度数》

【提要】 本论阐述切脉独取寸口的原理，然后解释尺与寸名称的由来，指出尺寸的诊脉位置及其阴阳分治，还论述了太过、不及、覆脉、溢脉的脉象表现及其诊断意义。

🌸 王叔和 两手六脉所主五脏六腑阴阳逆顺 🌸

《脉法赞》云：肝心出左，脾肺出右，肾与命门，俱出尺部，魂魄谷神，皆见寸口。左主司官，右主司府。左大顺男，右大顺女。关前一分，人命之主。左为人迎，右为气口。神门诀断，两在关后。人无二脉，病死不愈。诸经损减，各随其部。察按阴阳，谁与先后。（《千金》云：三阴三阳，谁先谁后。）阴病治官，阳病治府。奇邪所舍，如何捕取？审而知者，针入病愈。

心部在左手关前寸口是也，即手少阴经也，与手太阳为表里，以小肠合为府。合于上焦，名曰神庭，在龟（一作鸠）尾下五分。

肝部在左手关上是也，足厥阴经也，与足少阳为表里，以胆合为府，合于中焦，名曰胞门（一作少阳），在大仓左右三寸。

肾部在左手关后尺中是也，足少阴经也，与足太阳为表里，以膀胱合为府，合于下焦，在关元左。

肺部在右手关前寸口是也，手太阴经也，与手阳明为表里，以大肠合为府，合于上焦，名呼吸之府，在云门。

脾部在右手关上是也，足太阴经也，与足阳明为表里，以胃合为府，合于中焦脾胃之间，名曰章门，在季肋前一寸半。

肾部在右手关后尺中是也，足少阴经也，与足太阳为表里，以膀胱合为府，合于下焦，在关元右，左属肾，右为子户，名曰三焦。

——晋·王叔和《脉经·卷一·两手六脉所主五脏六腑阴阳逆顺》

【提要】　本论阐述寸口脉寸、关、尺三部与脏腑经脉的配合关系，进而论述脏腑经脉表里配合关系及其相合的部位。

孙思邈　论三部九候**

何谓三部？寸关尺也。上部为天，肺也；中部为人，脾也；下部为地，肾也。何谓九候？部各有三，合为九候。上部天，两额动脉，主头角之气也；上部地，两颊动脉，主口齿之气也；上部人，耳前动脉，主耳目之气也。中部天，手太阴，肺之气也；中部地，手阳明，胸中之气也；中部人，手少阴，心之气也。下部天，足厥阴，肝之气也；下部地，足少阴，肾之气也；下部人，足太阴，脾之气也。合为九候。

夫形盛脉细，少气不足以息者死。形瘦脉大，胸中多气者死。形气相得者生，三五不调者病，三部九候皆相失者死。愚医不通三部九候及四时之经，或用汤药倒错，针灸失度，顺方治病，更增他疾，遂致灭亡。哀哉蒸民，枉死者半，可谓世无良医。

——唐·孙思邈《备急千金要方·卷第一：序例·诊候》

【提要】　本论对脉诊中三部九候的定义进行阐释，认为三部即人体上、中、下三个部位，对应寸、关、尺三个部位。三部又各有三候。上部：天候按两额动脉，人候按耳前动脉，地候按两颊动脉；中部：天候按手太阴经以候肺，人候按手少阴经以候心，地候按手阳明经以候胸中之气；下部：天候按足厥阴经以候肝，人候按足太阴经以候脾胃，地候按足少阴经以候肾。此为三部九候脉法的定义之一。

齐德之　论三部所主脏腑*

常考于经，脉有三部，寸、关、尺也。从鱼际至高骨，却行一寸曰寸，从寸上一分曰鱼际，从寸至尺曰尺泽，寸后尺前为关。关前为阳，即寸口也；关后为阴，即尺脉也。阳出阴入，以关为界。寸主上焦、头、手、皮毛；关主中焦、腹及腰；尺主下焦、小腹及足。此三部所主大略也。又有左右两手三部，为之六脉也；又有人迎、气口、神门，所主又各不同。盖左手关前曰人迎，右手关前曰气口，两关之后一分即曰神门。故《脉法赞》曰：肝、心出左，肺、脾出右；肾为命门，俱出尺部；魂魄谷神，皆见寸口。所谓左手关前，心之部也，其经手少阴与手太阳为表里，小肠合为府；左手关上，肝之部也，其经足厥阴与足少阳为表里，胆合为府；左手关后，肾之部也，其经足少阴与足太阳为表里，膀胱合为府；右手关前，肺之部也，其经手太阴与手阳明为表里，大肠合为府；右手关上，脾之部也，其经足太阴与足阳明为表里，胃合为府；右手关后，命门之部也，其经手厥阴与手少阳为表里，三焦合为府。此谓六部所主脏腑十二经之义也。

——元·齐德之《外科精义·卷上·论三部所主脏腑病证》

【提要】　本论对寸口脉的寸关尺部位及人迎、气口、神门等概念进行定义，并阐明了三部所对应的人体部位和脏腑经络。

齐德之　论三部脉所主证候

夫寸关尺者，脉之位也；浮沉滑涩者，脉之体也。尊位分体、指文语证者，诊脉之要道也。《脉经》曰：大凡诊候，两手三部脉滑而迟，不浮不沉，不长不短，去来齐等者，无病也。

寸口脉浮者，伤风也；紧者，伤寒也；弦者，伤食也。浮而缓者，中风也；浮而数者，头痛也；浮而紧者，膈上寒，胁下冷饮也。沉而紧者，心下寒而积痛；沉而弱者，虚损也。缓而迟者，虚寒也。微弱者，血气俱虚也。弦者头痛，心下有水也；双弦者，两胁下痛也。偏绝者，不遂也；俱绝者，不治也。澉澉如羹上肥者，阳气微也；连连如蜘蛛丝者，阳气衰也。

关主中焦，胸腹中事。去来徐而缓者，无病也。浮者，腹满而不欲食，胃虚胀也；滑者，客热在胃也；数者，热结中焦也；沉伏者，中焦水气，或呕逆而吞酸也；弱者，胃气虚也，虽有虚热，不可大攻，须防热去则生寒也，牢而实者，腹满嚮嚮，噎塞而不通，或复大痛；涩者气逆也，芤则泻血，涩坚大实，按之不减而有力者，中焦实有结伏在胃也；微浮者，积热不消，蛔动心悸也。

尺主下焦，腰肾膝胫足中事也。尺脉浮者，风热小便难也；沉者，腰背痛而肾气不足；数者，脐下热痛，小便赤色而恶寒也；迟者，下焦寒而阴虚也；紧者，脐下小腹急痛也；缓者，脚弱下肿而痿痹也；弱者，下冷而肾气衰也；软者，脚不收而风痹，小便难也；伏者，小腹痛而疝瘕，谷不化也；细者，溏泄而下冷也；芤者，小便涩血而下虚也；牢而小者，足膝寒痹，脚下隐隐疼痛也；细而急者，筋挛不能行也；来而断绝者，男子小腹有滞气也，妇人月水不利也。

——元·齐德之《外科精义·卷上·论三部脉所主证候》

【提要】　本论对寸口脉三部脉象的异常表现进行介绍，并阐明其相应的病机证候。

孙一奎　论诊法

生生子曰：甚矣！脉之难言也。非脉之难言也，欲尽于寸关尺三部之难也。非尽于寸关尺三部之难也，欲尽于寸关尺三部，而能以意会于脏腑之外之难也。盖脉通于经络，运行于脏腑，而充周于郭廓。诊候者，不以意会，徒拘拘以一脏一腑而尽于寸关尺三部之中，则凡脏腑之外，经络之间，脑项、胸背、腰膝、胭踝、四肢、百骸，无有不病者，又将安诊？吾谓三部之中，非一脏一腑所能尽也，彼《内经·脉要精微论》篇，但言候五脏与胃，余大、小肠及胆、膀胱不言者，非略之也，各以部地而该之也。何哉？如曰：尺外以候肾，尺里以候腹中。所谓腹中者，何物也？盖小腹之下，大、小肠、膀胱所居之地也。又如左外以候肝，内以候膈。膈非腑也，独非一身中物乎？膈之下，胆所居也。五脏之系，上下联络，莫不经循膈过，然则候膈者，非即膈膜已也。又如左外以候心，内以候膻中。膻中虽非实脏，乃心主之宫城，与右内以候胸中相同，皆即其部地言之也、腹中、胸膈之候，乃内景之事，而胸膈腹之外，又何以候之？故后四句复申言曰：前以候前，后以候后。上竟上者，胸喉中事也；

下竟下者，小腹腰股膝胫足中事也。观此，则三部中非拘拘一脏一腑所可尽也，余故曰：欲尽于三部而意会于脏腑之外之难也。古人以寸部之阳候头痛，以尺部诊大小二便，虽云肾主二便，其实上以候上，下以候下之验也。特附于上，以广三部诊外之意云。

　　　　　　　　　　　　　　　　　——明·孙一奎《医旨绪余·上卷·二十一、论诊法》

　　【提要】　　本论对寸口脉寸关尺三部所主五脏进行阐述。作者还认为三部与人体上中下三部也有对应关系，三部所包含脏腑的状态，都可以反映在脉象之中。

张介宾　论气口与人迎※※

　　气口，寸口、脉口之义，乃统两手而言，非独指右手为气口也。如《经脉》篇曰：手太阴之脉入寸口，上循鱼际。又曰：经脉者，常不可见也，其虚实也，以气口知之。《经筋》篇曰：手太阴之筋，结于鱼后，行寸口外侧。《经脉别论》曰：权衡以平，气口成寸，以决死生。《平人气象论》曰：欲知寸口太过与不及。《小针解》曰：气口虚而当补，盛而当泻。本篇曰：气口何以独为五脏主？《难经》曰：十二经皆有动脉，独取寸口，以决五脏六腑死生吉凶之法，何谓也？曰：寸口者，脉之大会，五脏六腑之所终始，故取法于寸口也。诸如此者，岂独指右手为言耶？而王叔和未详经旨，突谓左为人迎、右为气口，左手寸口人迎以前、右手寸口气口以前等说，自晋及今，以讹传讹，莫可解救；甚至以左候表，以右候里，无稽之言，其谬为甚。夫肝心居左，岂不可以为里？肠胃在右，岂不可以言表？如仲景为伤寒之祖，但曰大、浮、数、滑、动者，此名阳也；沉、涩、弱、弦、微者，此名阴也。又曰：表有病者，脉当浮而大；里有病者，脉当沉而细。又如其上取寸口，太阴脉也；下取跌阳，阳明脉也。是皆阴阳表里之谓。初未闻以左为人迎而候表，右为气口而候里。即余初年亦尝为左表右里之说所惑，及今见多识定，乃知脉体自有阴阳，诸经皆具表里。凡今之习讹者，但见左强，便曰外感而攻其表；但见右盛，便曰内伤而攻其里。亦焉知脏气有不齐，脉候有禀赋，或左脉素大于右，或右脉素大于左，孰者为常？孰者为变？或于偏弱中略见有力，已隐虚中之实；或于偏盛中稍觉无神，便是实中之虚。设不知此而执欲以左右分表里，岂左无里而右无表乎？故每致攻伐无过，颠倒阴阳，非惟大失经旨，而遗害于人不小，无怪乎脉之日难也，此不得不为辨正。

　　再按：人迎气口之脉，本皆经训；但人迎为足阳明之脉，不可以言于手，气口总手太阴而言，不可以分左右，如《动输》《本输》《经脉》等篇，明指人迎为结喉旁胃经动脉。愚尝考之《四时气》篇曰：气口候阴，人迎候阳。《五色》篇曰：人迎盛坚者伤于寒，气口盛坚者伤于食。《禁服》篇曰：寸口主中，人迎主外。《经脉》《终始》等篇曰"人迎一盛二盛三盛""脉口一盛二盛三盛"等义，皆言人迎为阳明之腑脉，故主乎表；脉口为太阴之脏脉，故主乎里。如《太阴阳明论》曰：太阴为之行气于三阴，阳明为之行气于三阳。《阴阳别论》曰：三阳在头，正言人迎行气于三阳也；三阴在手，正言脉口行气于三阴也。盖上古诊法有三：一取三部九候以诊通身之脉，一取太阴阳明以诊阴阳之本，一取左右气口以诊脏腑之气。然则人迎自有其位，《脉经》则扯人迎于左手，而分气口于右手，不知何据何见而云然？愚初惑之，未敢遽辩，及见《纲目》之释人迎气口者，亦云人迎在结喉两旁，足阳明之脉也。又见庞安常论脉曰：何谓人迎？喉旁取之。近见徐东皋曰：《脉经》谓"左手关前一分为人迎"，误也。若此数君者，已觉吾之先觉矣，兹特引而正之。呜呼！夫一言之谬，遗误千古，成心授受，何时复正哉？立言者，可不知所慎乎？

——明·张介宾《类经·三卷·脏象类·十一、气口独为五脏主》

【提要】 本论通过对前人观点的深入分析，深入阐述了《脉经》关于人迎、气口的定位与临床意义，并提出作者本人见解。作者认为，人迎之脉位在结喉旁胃经动脉，取脉人迎之法属于上古诊法之一，主要用于判断人体阴阳二气的状态。

张介宾 论命门之火不可偏诊于右尺

人生有两肾，两肾并诊于左右尺，而命门则居两肾之中。所谓命门之火者，即两肾中之元气也。元气生于命门，而不偏于右。自《难经》有云：肾有两，左为肾，右为命门。命门遂专属之右，而华元化因之，始分左肾属水，右肾属火，故以命门之火归之右肾。后世医者，不详其义，论命门之火，则必以右之尺部为诊，岂知两尺为两肾？肾者水也，俱藏精之舍也，故越人云：命门为男子藏精。精属水，不属火，火在水中，所谓一阳居二阴之间者是也。岂可以命门之火，偏诊于右尺耶？举世梦梦，是可嗤也。然则论命门之火者，当于何诊？仍诊之于两尺可也。以两尺之强弱，验命门之火之衰旺为得耳！若以右尺之肾论命门，而遗乎左尺之肾，是习俗之弊，不可不亟正者也。至有以男子之命门在右，女子之命门在左，而曰：丈夫以右为命门，左为肾；女子以左为命门，右为肾。则又颠倒乖离，而不可稽矣！

——明·张介宾《质疑录·论命门之火不可偏诊于右尺》

【提要】 本论对前人"命门诊于右尺"的说法进行辩论，认为命门位于两肾之间，命门之火应当体现在左右两尺之中。

李中梓 脉位法天地五行之说

北方为坎，水之位也；南方为离，火之位也；东方为震，木之位也；西方为兑，金之位也；中央为坤，土之位也。人身一小天地，故脉位应之。试南面而立，以观两手之部位，心属火居寸，亦在南也。肾属水居尺，亦在北也。肝属木居左，亦在东也。肺属金属右，亦在西也。脾属土居关，亦在中也。以五行相生之理言之。天一生水，故先从左尺肾水生左关肝木，肝木生左寸心火；心火为君主，其位至高，不可下，乃分权于相火，相火寓于右肾；肾本水也，而火寓也，如龙伏海底，有火相随。右尺相火生右关脾土，脾土生右寸肺金，金复生水，循环无穷。此相生之理。更以五行相克之理言之。相火在右尺，将来克金，赖对待之左尺，实肾水也；火得水制，则不乘金矣。脾土在右关，将来克水，赖对待之左关，实肝木也；土得木制，则不侮水矣。肺金在右寸，将来克木，赖对待之左寸，实心火也；金得火制，则不贼木矣。右手三部，皆得左手三部制矣。而左手三部，竟无制者独何欤？右寸之肺金，有子肾水可复母仇；右关之脾土，有子肺金可复母仇；右尺相火，有子脾土可复母仇。是制于人者，仍可制人，相制而适以相成也。此相克之理也。

——明·李中梓《医宗必读·卷之二·脉法心参·脉位法天地五行之说》

【提要】　本论阐述脉位与五行方位相应，符合五行生克制化的规律。作者认为，面南而立，左寸部为南方离火，生火者为左寸东方肝木，生木者为左尺北方肾水；右尺同为北方但属肾火，火生土故右关为西南脾土，土生金，故右寸为西方肺金。脉位之间，又具有五行相克的联系。右手三部皆有对应左手三部相制约，左手三部则又依三部位置的次序相互制约。

❧ 汪必昌　人迎气口之义 ❧

既知三部九候之法，又当识人迎、气口之义。关前一分，人命之主，左为人迎，右为气口。人迎以辨外因，气口以辨内因。人迎紧盛伤于风，气口紧盛伤于食。所谓关前一分者，寸、关、尺每部各有三分，三部合计，共得九分。每部三分者，前一分，中一分，后一分也。关前一分，仍在关上，但在前之一分耳，非以左寸为人迎，右寸为气口也。左关正当肝部，肝为风木之脏，故外伤于风者，内应风脏而为紧盛也。右关正当脾部，脾为仓廪之官，故内伤于食者，内应食脏而为紧盛也。又阳经取决于人迎，阴经取决于气口。左脉不和，为病在表，为阳，主四肢；右脉不和，为病在里，为阴，主腹脏也。

按：左为人迎，右为气口之说，由来旧矣。李期叔著《脉诀汇辨》则云：人迎为结喉旁胃经动脉，左关之前一分，不可名为人迎。气口乃统两手而言，右关之前一分，不可名为气口。故但分左右关前一分，而不列人迎、气口之名，此亦好奇之论耳，未见其必然也。

————清·汪必昌《聊复集·医阶辨脉·诊脉大体·人迎气口之义》

【提要】　本论对寸口脉之人迎、气口两个部位进行阐述。作者认为，从关到寸部之间可以分为三等分，人迎与气口都在关前一分的位置，左为人迎，右为气口。界定二者的临床意义在于指导辨证，辨析表里病位和外感内伤病因。

5.1.4　诊脉方法

❧ 《难经》　脉有轻重※ ❧

脉有轻重，何谓也？然。初持脉如三菽之重，与皮毛相得者，肺部也。如六菽之重，与血脉相得者，心部也。如九菽之重，与肌肉相得者，脾部也。如十二菽之重，与筋平者，肝部也。按之至骨，举指来疾者，肾部也。故曰轻重也。

————《难经·五难》

【提要】　本论阐述浮沉的诊脉方法。用菽的数量作为指按轻重力度的计量单位，以确定五脏脉位的深浅层次。后世大都沿用此说法。

❧ 孙思邈　平脉大法* ❧

凡人禀形，气有中适，有躁静，各各不同。气脉潮动，亦各随其性韵。故一呼脉而再至，一吸脉而再至，呼吸定息之间复一至，合为五至，此为平和中适者也。春秋日夜正等，无余分时也。其余日则其呼而脉至多，吸而脉至少；或吸而脉至多，呼而脉至少，此则不同，如冬夏日夜长短之异也。凡气脉呼吸法，昼夜变通效四时。然于呼吸定息应五至之限，无有亏僻。犹暑刻与四时有长短，而岁功日数无遗也。若人有羸有壮，其呼吸虽相压遏，而昼夜息度随其漏刻，是谓呼吸象昼夜，变通效四时。

夫诊脉，当以意先自消息，压取病人呼吸以自同，而后察其脉数，计于定息之限，五至者为平人。若有盈缩，寻状论病源之所宜也。

——唐·孙思邈《备急千金要方·卷第二十八：平脉·平脉大法》

【提要】　本论阐述诊脉先调息，即医者需要首先将自己与患者呼吸起始齐准，然后以自身呼吸频率为依据诊脉计数，进而才能断定患者的身体状况。

赵 佶 持脉虚静章

阴阳者脉之本，尺寸者脉之部，内外者脉之分。形有长短，体有肥瘠，性有缓急，志有苦乐，审如是者，持脉之法也。致虚守静，其神无营。俾事物不得入其舍，乃持脉之道也。进乎法而造乎道，定于己而应于人，则有过之脉可求焉。（呼出心与肺，吸入肾与肝。其浮与滑长为阳，其沉与涩短为阴。此之谓脉之本。从关至尺为尺内，从关至鱼际为寸口。尺者，尺内一寸；寸者，寸内九分。此之谓脉之部。阴，脏也，为里而主内；阳，腑也，为表而主外。此之谓脉之分。形有长短，必视之以定疏数；体有肥瘠，必视之以定浅深；性有缓急，因以察其宽猛。志有苦乐，因以察其舒疾。能审乎是，则持脉之法也。致虚者惟虚则诚，守静者惟静则明。其神无营，则内保而外不荡，俾事物不得入其舍，则万物莫我撄。如是则致虚所以极，守静所以笃，是为持脉之道。守乎法所以应乎神，造乎道所以守于己，进乎法而造乎道，自粗而至精也。定于己而应于人，有主于中，而后能有接于外也。如是则有过之脉为可求焉。夫四至之脉，六部之候，同是为平和，其间或有阴之过，有阳之过，能即其异于众脉者而求之斯可矣。寸也，尺也，关也，苟或俱大俱细，则是人之所禀气有不同，未可一概而求其病，此所以贵夫求有过之脉欤。）

是故轻重有差，至数有辨，脉口人迎，上下胥应。本末寒温之相守，形肉血气之相宜。应春而圆，应夏而方，应秋而平，应冬而沉，皆脉理之常然也。（轻重有差，至数有辨者，昔人以菽之多寡为诊脉轻重之权，以息之呼吸为经脉至数之准。人一呼脉再动，一吸脉亦再动。《平人气象论》论之详矣。此理之至，当晓然易见也。至有以菽之多寡，权六部之轻重者，则以肺为至轻，肾为至重。心重于肺，肝轻于肾，脾得其中。大抵肺主皮毛，诊至皮毛可也。心主血脉，诊至血脉可也。诊脾至肌肉，诊肝至筋，诊肾至骨，以是为宜，则轻重可见矣。脉口人迎，上下胥应者，或人迎盛于脉口，或脉口盛于人迎。人迎至四盛以上为格阳，脉口至四盛以上为关阴。俱盛四倍以上为关格。脉口人迎，知其上下之胥应，则本末寒温之相守，形肉血气之相宜得矣。应春而圆，其脉软弱轻虚，欲其象规之运。应夏而方，其脉洪大滑数，欲其象矩之静。应秋而平，浮毛之脉高而平也。应冬而沉，坚石之脉，下而沉也。四时有常气，脉应之而为理之常也。）

悉以胃气为本。胃气者，阴阳之冲气，所谓浮中沉是矣。若春欲弦，必胃而弦可也。但弦无胃气，则非平脉。夏欲钩，必胃而钩可也。但钩无胃气，则非平脉。秋欲毛，必胃而毛可也。但毛无胃气，则非平脉。冬欲石，必胃而石可也。但石无胃气，则非平脉。（《正理论》曰：谷入于胃，脉乃道行。盖胃为天五而播气于诸脉也。夫谷，土也。胃，亦土也。此谷之所以入胃，金木水火皆得土而成，此诸脉所以皆受气于胃也。《平人气象论》谓：人以水谷为本。故人不可绝水谷，脉不可无胃气，悉以胃气为本，凡以此也。气禀于胃。胃者，平人之常气也。故胃气者，阴阳之冲气，所谓浮中沉是也。春欲弦，夏欲钩，秋欲毛，冬欲石，皆禀于胃，则是平人之常气，不可绝也。肾一也，而其数言六；心二也，而其数言七，得五而成。推此则五脏之不可无胃气也可知矣。）

故曰：诊病之始，五决为纪。欲知其始，先建其母。夫微妙在脉，察之为难。持以虚静，则难者斯易。（大作纲，小作纪，纲举而有统属，纪随而有条理。诊病之始，五决为纪。诊五脏之病，决以五行则有条理而不紊也。欲知其始，先建其母者，母为应时之王气者也，病之起常在于应时之脉故也。黄帝曰：呜呼，远哉！闵闵乎若视深渊，若近浮云，视深渊尚可测，近浮云莫知其极。此所谓微妙在脉，察之为难也。持以虚静，则难者斯易。盖虚静推于天地，无往而不可。）

盖无所于忤，虚之至也。一而不变，静之至也。唯虚故能实，实则有伦而不乱。唯静故能动，动则无入而不自得。胡不观鉴之为物，不将不迎，应而不藏者，唯虚而已。水之为物，明烛须眉，其平中准者，亦静而已。鉴之虚，水之静犹然，而况圣人论理人形，列别脏腑，审清浊而知部分，理色脉而通神明乎。向非虚一而静，则形与诊相类。（无所于忤者，未始有心，故为虚之至。一而不变者，未始有作，故为静之至。唯虚故能实，实则有伦而不乱者，虚足以受天下之实而能有所理，故有伦而不乱。唯静故能动，动则无入而不自得者，静则足以应天下之动而能有所守，故无入而不自得。鉴无心而虚水无作而静，犹足以有应有烛。圣人于人形，则论其伦而通理之；于脏腑，则列其位而差别之。气清者为荣，气浊者为卫，审此则知部分之域。色见乎容貌，脉流乎百体，理此以通神明之德。向非虚一而静，则形与诊相类。唯虚一而静。此所以若鉴之应，若水之烛，无微而不察矣。）

胶于疑似者未易辨。脉与尺相应，有微有甚者未易调。知春夏秋冬之常，而不知以天五为宗。知权衡规矩之应，而不知有覆诊之异。彼粗工者，色声乱其耳目，趣舍汨其心术，或夺于利害，或怵于惊惧，神者不自许也。其于按而纪之，终而始之，内外之法，无一之能知矣。（候有若同而异，故胶于疑者，似未易辨。尺内尺外，与脉相应，故脉与尺相应，有微有甚者未易调。知春夏秋冬之常，而不知以天五为宗，脉贵乎探其本也。知权衡规矩之应，而不知有覆诊之异，脉贵乎明其气也。彼粗工者，色声乱其耳目，趣舍汨其心术，或夺于利害，或怵于惊惧，神者不自许。若是者，尚何能致虚守静，以尽持脉之道乎。知内者，按而纪之，察脉气也。知外者，终而始之，观色象也。夫脉气色象，内外常相应，不能持以虚静，则内外俱失。此所以无一之能知矣。）

诊法所以首及平旦之时者，盖取夫阴阳适平，经络调顺，饮食未进，气血未乱，彼我虚静之时欤。（黄帝问诊法，而岐伯答以平旦之时。《脉要精微》诊序以为一篇之首，盖平旦之时，阴气未动，阳气未散，此所谓阴阳适平，经脉未盛，络脉均调，此所为经络调顺。饮食未进，故血气未乱。盖饮食小浮，则其候似脾。凡是之类，可会于意，不可传以言；可得于心，而不可得以迹。此所以为工之所甚疑也。持脉之道，虚静为保。保而不失，斯能从容得之。不然，则虚实寒热之证，将何由定？所存诸己者未定，则遑遽之际，惊惑而骇，尚何病机之能得？）

故曰：经脉十二，络脉三百六十五，此皆人之所明知，工之所循用也。其不全者，精神不专，志意不理，内外相失，故时疑殆。审烛厥理，则痀偻之承蜩，津人之操舟，梓庆之削鑢，所以皆进乎技。（经脉十二，手足之三阴三阳，以应十有二月也。络脉三百六十五，支分派别，以应在天之度，一期之日也。此皆人之所明，知工之所循用也。精原于坎一，为阴中之阳；神原于离二，为阳中之阴。精神固自全，而不能以专之。在肾为志，在脾为意，志意固自得而不能以理之。此粗工所以外内相失，故时疑殆。痀偻之承蜩，万物不能易其知。津人之操舟，覆却不能入其舍。梓庆之削鑢，其巧专而外滑。此皆以虚静而存诸中耳。持脉而然，则与之皆进乎技矣。）

——宋·赵佶《圣济经·卷四·持脉虚静章》

【提要】 本论阐述有关脉诊的四个要点。其一，持脉应虚静；其二，脉有四时之常；其三，脉以胃气为本；其四，诊脉常以平旦。

陈无择 论诊脉四要※

凡欲诊脉，先调自气，压取病人脉息，以候其迟数，过与不及，所谓以我医彼，智与神会，则莫之敢违。

凡诊脉，须先识脉息两字。脉者，血也；息者，气也。脉不自动，为气使然，所谓长则气治，短则气病也。

凡诊，须识人迎、气口，以辨内外因，其不与人迎、气口相应，为不内外因，所谓关前一分，人命之主。

凡诊，须先识五脏六经本脉，然后方识病脉。岁主脏害，气候逆传，阴阳有时，与脉为期，此之谓也。

凡诊，须认取二十四字名状，与关前一分相符；推说证状，与病者相应，使无差忒，庶可依源治疗。

——宋·陈无择《三因极一病证方论·卷之一·学诊例》

【提要】 本论阐述诊脉先调气、诊脉须识脉息、五脏本脉与病脉的差异，以及诊察人迎气口的重要性。作者认为，调气是医者将呼吸频率与患者相同步，脉息即通过血脉反映出的气息状态，五脏本脉是区别病脉的依据，人迎气口是外感内伤的鉴别关键。因此，医者只有掌握了上述内容，临证才能真实准确地诊察患者的状况。

李延昰 调息已定然后诊脉论

《经》曰：常以不病调病患。盖以医者无病，气静息匀，用自己之呼吸，合病人之至数，则太过不及之形见矣。斯时也，如对敌之将，操舟之工；心如走珠，形似木鸡；不得多语调笑，妄论工拙；珍玩满前，切勿顾盼；丝竹凑耳，恍若不闻。凡此岂欲矫众以邀誉哉！夫君子之游艺，与据德依仁，皆为实学。诊虽流为贱技，非可苟且图功者也。故《经》又曰：诊无治数之道，从容之葆，坐持寸口，诊不中五脉，百病所起，始以自怨，遗师其咎。其谆切垂训，无非欲诊者收摄心体，忙中习定，使彼我之神交，而心手之用应也。在吾党学有渊源，路无岐惑，三指之下，自可十得其五。

但求诊者多，纷纭酬应，酷暑严寒，舟舆困顿，医者之气息先已不调，则与病者之至数焉能准合？又况富贵之家，一人抱病，亲戚填门；或粗晓方脉，而鼓舌摇唇；或偏执己见，而党同伐异；或素有不合，而傲睨唐突，使高洁之士即欲拂衣；或故为关切，而叮咛烦絮，令通脱之性辄将掩耳；或阳与阴挤，旁敲暗击；或执流忘源，称寒道热；或但求稳当，欲带消而带补；或反覆不常，乃忽是而忽非；或小利小害，一日而喜惧多端；或且疑且信，每事而逡巡不决；或医者陈说病机，援引经典，务欲详明，则指为江湖之口诀；或处投药饵，本属寻常，彼实未知，则诮为诡异之家风；或玄心静气，不妄问答，则谓之简傲；或坦衷直肠，无所逢迎，则笑其粗疏。嗟乎！昔人惧病而求医，故尊之过于师保；今之医呈身而售技，故贱之下于舆僚。

所以一进病家，除拱揖寒温之外，即好恶是非之中；九候未明，方寸已乱，孰标孰本，断不能行指下之巧矣。若夫大雅之彦，本期博济一时，而肯苟悦取容，贻笑识者哉！庸众人之情，固有所不暇尽，亦有所不能尽，而并有所不屑尽也。身当其际，一以先圣之道为重，谁毁谁誉，不屈不昂；去留之心洒然，得失之念不起；意思从容，布指安稳；呼吸定息，至数分明；则脉虽幽微，可以直穷二竖之情技矣。

——清·李延昰《脉诀汇辨·卷一·脉论·调息已定然后诊脉论》

【提要】　本论阐述诊脉时可能遇到的不良影响，医者需要时刻注意避免这些干扰，真正做到依据医理，淡泊静心，诊察从容，如此方可找到病证的根由。

张　璐　初诊久按不同说※

问：脉有下指浮大，按久索然者；有下指濡软，按久搏指者；有下指微弦，按久和缓者。何也？答曰：夫诊客邪暴病，应指浮象可证。若切虚羸久病，当以根气为本。如下指浮大，按久索然者，正气大虚之象。无问暴病久病，虽证显灼热烦扰，皆正衰不能自主，随虚阳发露于外也。下指濡软，久按搏指者，里病表和之象。非脏气受伤，则坚积内伏，不可以脉沉，误认为虚寒也。下指微弦，按久和缓者，久病向安之象。气血虽殆，而脏气未败也。然多有证变多端，而脉见小弱，指下微和，似有可愈之机者，此元气与病气俱脱，反无病象发现，乃脉不应病之候，非小则病退之比。大抵病人之脉，初下指虽见乏力，或弦细不和，按至十余至渐和者，必能收功。若下指似和，按久微涩不能应指，或渐觉弦硬者，必难取效。设病虽牵缠，而饮食渐进，便溺自调，又为胃气渐复之兆。《经》云：安谷者胃，浆粥入胃，则虚者活。此其候也。

——清·张璐《诊宗三昧·口问十二则·问初诊久按不同说》

【提要】　本论阐述切脉过程中初诊和久按脉象出现的变化。作者指出，久按之后，脉象和缓，预后多佳；如久按之后，脉象不能应指，或弦细不和，则预后不良。

汪必昌　脉之轻取与沉取

浮者，以轻手取之者也；沉者，以重手取之者。以三候之大纲言之，浮以候腑，沉以候脏，中以候胃气。凡轻手取之，得之于皮毛之间者，皆腑之脉也；凡重手取之，得之于筋骨之间者，皆脏之脉也；不轻不重取之，得之于肌肉之间者，胃气也。

以十二经之细目分之，脉有浮沉，诊有轻重。

右寸先以轻手得之，是腑脉也；后以重手，如三菽之重得之，是肺脏之脉也。肺居最高，主皮毛，肺脉循皮毛而行，按至皮毛而得者，为浮；稍加力，脉道不利，为涩；又稍加力，脉道缩入关中，上半指不动，下半指微动，为短。此浮涩而短，不病之脉也。若出于皮毛之上，见于皮肤之表，是其浮也；入于血脉筋肉之分，是其沉也。

左寸先以轻手得之，是腑脉也；后以重手，如六菽之重得之，是心脏之脉也。心在肺下，主血脉，心脉循血脉而行，按至血脉而得者，为浮；稍加力，脉道粗大，为大；又稍加力，脉道阔软而散。此乃浮大而散，不病之脉也。若出于血脉之上，见于皮肤之间，是其浮也；入于血脉之下，见于筋肉之分，是其沉也。

右关先以轻手得之，是腑脉也；后以重手，如九菽之重得之，是脾脏之脉也。脾在心下，主肌肉，脾脉循肌肉而行，按至肌肉，脉道如微风轻扬柳梢之状，为缓；次加力，脉道敦实，为大。此为缓大，不病之脉也。若出于肌肉之上，见于皮毛之间者，是其浮也；入于肌肉之下，见于筋骨之分者，是其沉也。

左关先以轻手得之，是腑脉也；后以重手，如十二菽之重得之，是肝脏之脉也。肝在脾下，主筋，肝脉循筋骨而行，按至筋平，脉道如筝弦者，为弦；次加力，脉迢迢，为长。此为弦长，不病之脉也。若出于筋上，见于皮肤血脉之间，是其浮也；入于筋下，见于骨上，是其沉也。

两尺先以轻手得之，是腑脉也；后以重手，度如十五菽之重而得之，是肾脏之脉也。肾在脉下，主骨，肾脉循骨而行，按至骨上得之，为沉；又重手按之，脉道无力者，为濡；举指来疾流利者，为滑。此乃沉濡而滑，不病之脉也。若出于骨上，见于皮肤血脉筋肉之间，是其浮也；入而至骨，是其沉也。

滑、涩者，以脉往来察其形状也。涩为血少精伤，责责然往来涩滞，如刀刮竹之状者是也；滑为痰多气弱，替替然应指，圆滑似珠流动之形者是也。二脉者，所以探其气血虚实之情也。夫脉者，血之府也。故血盛则脉滑，而肾脉宜之；气盛则脉涩，而肺脉宜之。天下之物，濡润者必滑，故滑为痰饮；枯槁者必涩，故涩主阴衰，理之固然也。

——清·汪必昌《聊复集·医阶辨脉·脉之轻取与沉取》

【提要】　本论对左右手寸口脉三部九候的取法、指力轻重、所主脏腑、指下感觉、常变区分、脉象意义等进行了细致入微地描述，十分形象，有利于医者学习掌握，故录于此。

周学海　单诊总按不同

脉有单诊、总按不同者，或单诊强、总按弱也；或单诊弱、总按强也；或单诊细、总按大也；或单诊大，总按细也。凡单按弱、总按强者，此必其脉弦滑，一指单按，气行自畅，无所搏激；三指总按，则所按之部位大，气行不畅，而搏激矣。此脉本强，而总按更强于单按也。单按强、总按弱者，此必其脉气本弱，但食指较灵，单按指下较显，名、中二指较木，总按即不显其振指也。此脉本弱、而总按更弱于单按也。单按细、总按大者，是其脉体弦细而两旁有晕也。总按指下部位大，而晕亦鼓而应指矣。单按大、总按细者，必其人血虚气燥，脉体细弱，而两旁之晕较盛也。食指灵，而晕能应指，名、中二指木，而晕不能应指矣。更有单按浮、总按沉，单按沉、总按浮者，其浮即晕也；抑或脉体本弱，轻按气无所搏，力不能鼓，重按气乃搏鼓也。又有医者操作用力，指尖动脉盛大，与所诊之脉气相击，而亦见盛大者。

又有医者久行久立，指头气满，皮肤膹起，因与脉力相隔而不显者。此皆极琐细之处，前人所不屑言，而所关正非浅鲜也。

大抵单诊、总按，而指下显判大小强弱之有余不足者，其有余总属假象。在无病之人固为正气衰微，即有病之人亦正气不能鼓载其邪，使邪气不能全露其形于指下，而微露此几希也。当以正虚邪实例治之，固不得重于用攻；亦不得以为邪气轻微，专于用补也。即如总按大单诊细者，其细多是指下梗梗如弦，起伏不大，其中气之怯弱可知；单诊大总按细者，其细多是指下驶疾，累累似滑，是气力不足于上充，而勉强上争也，其中气之竭蹶更可知矣。强弱亦如是也，总是因禀赋薄弱，或劳倦内伤，或久病气血困惫，胸中窄狭，动作乏力，乃多见之。是因虚生实，清浊混处，气郁不舒之象也。

——清·周学海《读医随笔·卷二下·脉法类·单诊总按不同》

【提要】　本论以单诊总按为题，详细论述了切脉方法与感受的各个细微环节，确为作者体会所得，把切脉运指之心中了了，用文字描述出来，且指明其原理，确非易举，非泛泛而论，后学者当细细体会。晕，即脉受搏动时的振幅所形成，有似脉之形，而又非脉。至于浮沉方面，单按总按的不同，除与脉晕有关之外，亦因气血鼓动之故。临床时如能体会此法，则更有利于对病患气血状况的了解。

周学海　论脉之位数形势[※]

位数形势者，正脉之提纲也。位即三部九候也，或在寸，或在尺，或在浮，或在沉。数以纪其多寡也，数与滑促，其数皆多；迟与涩结，其数皆少；即屋漏、雀啄、虾游、鱼翔，举该于数之类也。至于形势，分见互见，各有妙蕴。挺亘于指下而静乾者，形也，血之端倪也。起伏于指下而动者，势也，气之征兆也。《内经》曰：浑浑革革，至如涌泉。又曰：脉至如火薪然。《脉经》曰：三部脉如釜中汤沸。此血不维气，势之独见者也。《内经》曰：真肝脉至，如循刃刃责责然；真心脉至，如循薏苡子累累然。此气不运血，形之独见者也。故形势分见者，皆气血偏绝之死脉也。

若在平人，无不气血相融，形势相洽者。然气血稍病，即于相融相洽之中，不无彼此胜负之致，尤不可以不辨。如形劲于外者，气悍于中，是动与大也。气不甚悍，是弦与紧也。若气甚歉则为细矣，为芤矣。形微胜于气者此也。如形弱于外者，气悍于中，是洪与滑也。气不甚悍，是濡与弱也。若气甚歉则为散矣，为微矣。气微胜于形者此也。是故人之诊脉也，指到脉上，先察其形之粗细硬软，再审其气之至也。充于脉管之中，微溢脉管之外，既将脉形撑宽，而又起伏高深有力，无来去盛衰之参错，斯为气血和同焉。何者？脉之正管，其四旁必有无数微丝细管，以达其气于肌肉，所谓腠理也。若寒盛而阳气不敌，则微丝细管先为寒束，脉气之来不能旁溢，此即紧脉之象也。更有脾肺中气不足，不能充于脉中，往往脉形挺然指下，而气来如线，从脉中驰过，既不能撑宽，更不能起伏矣，此脉形虽粗，脉气自细也。更有中焦痰饮停结，其湿热浊气，上蒸肺中，肺气不能清肃，脉管为之膹莞，其形挺然指下，而中气为痰饮格拒，不能畅达，其来如绵，过于指下，既不能撑宽，亦不能起伏矣，此脉形虽硬，脉气自软也。此非脉管自硬，乃浊气壅塞使然，是动脉之中有推荡不动之气也。李士材论芤脉有云：其状如按慈葱，以指浮候之，著上面之葱皮；中候之，正当葱之中空处；沉候之，又著下面之葱皮矣。此非独芤脉之诊也，脉管本自如此，但有时紧时松、时虚时实之异。芤脉中虚，遂易显耳。芤脉属浮，只动于上面之皮，其下面之皮不动。此脉形虽厚，脉气自薄也。势有来去，有起伏；形有中边，有底面。是故平人之身，荣卫调和，脉中脉外，气行度数相应。指下每不见脉之硬管及气之来，乃觉正管既充，而又微见旁溢焉，且微丝管之所系大矣。倘卫陷入荣，中外隔绝，脉在指下，一条扛起，是壮火耗津，孙络不能濡润而闭塞也，往往有眩冒、颠仆、偏枯、痿易之虞。昔者俞春山尝言：老人虚人，久病将死，其脉皆独然一条扛起，似与肌肉不相连络，是气血不交，荣卫相离，犹老树将枯，根上旁须，先见憔悴，不得土气矣。此察形之至微者也。

至于察脉之势，非但察其来去之盛衰也，必且来去之间，循环相续，自沉从容上浮，自浮从容下沉，其情如环，无骤折之迹。尝见有一种脉，其来也，有顷而一掣，其去也，有顷而一掣，一息亦不过四五至，未尝数于常脉，而指下鹘突，无容与回环之度，此为津虚血热，气燥而旋转不利也，《内经》谓之躁脉。故夏脉如钩者，以其来盛去衰，不能如环之圆，钩即环之缺一面者也。躁则来去如一，并无所缺，而骤来骤去，不为圆转而为直折，盖扁鹊所谓其至跳者，《内经》又谓脉之动也。阳气前至，阴气后至，是又于脉气方动之顷，分别前后，以察阴阳之微机。于是《难经》有前大后小，头痛目眩；前小后大，胸满短气之论。仲景有脉来头小本大，其病在表之谈。后人有动前脉盛气有余，脉衰气不足，应后脉盛血有余，脉衰血不足之辨。是皆剖析微芒，脉学之上乘，诊家之慧业也。

——清·周学海《重订诊家直诀·卷上·位数形势》

【提要】 本论提出"位数形势"为正脉之纲领，全面、系统地总结了构成脉象的四个要素。因历代多有论述，作者对于脉位与脉数的介绍相对简单；其重点阐释了脉形与脉势。作者认为，脉形为横向与纵向二维结构，横向是指脉宽，纵向是指脉之起伏即深度。平人的脉象应符合"既将脉形撑宽，而又起伏高深有力，无来去盛衰之参错，斯为气血和同焉"。脉势不仅需要考察脉之来去盛衰，而且包括来去之间的循环相续，从容自如的状态。这些都是从理论上对脉象进行研究的独特结论。

周学海　微甚兼独

微甚兼独者，变脉之提纲，即体察形势之权衡也。凡物之轻重也，非特极轻极重之并处也，必有微轻微重者介乎其间，故微甚不可不知也。如《难经》所论一脉十变，与《灵枢》之论缓急大小滑涩，其义大矣。第脉有以微见为善者，有以甚见为善者，固不尽微即皆轻，甚即皆重也。万象之变化无定也，形形色色。举在分分合合之中。故有一象而兼数象者，直须辨明主客，知其孰为正象，孰为兼象，庶几施治用药之轻重，乃有所准矣。李东垣云：脉之相合，各有虚实，不可只作一体视之。假令弦洪相合，弦主也，洪客也，子能令母实也。洪弦相合，洪主也，弦客也，母能令子虚也。余脉仿此，可以类推。夫所谓主客者，脏腑之病气，皆各有主脉。如肝脏与风气之病，其脉皆弦。心脏与热气之病，其脉皆洪。若其间有挟痰、挟食、挟血、挟虚之异，即其脉之所见，必有兼象，所谓客也。是故脉无单见。古人立二十八脉，亦不过悬拟其象，以明大纲，使学者有所据以为讲明之地。讲明乎五脏六气之主脉，斯知脏脉之变有万，无非各主脏之脉所互乘也。病脉之变有万，无非各主病之脉所互乘也。倘执著而不知会通，纸上之象，几无一合于指下之象；指下之象，更无一合于纸上之象矣。开卷了然，临诊茫然，是何为者？况微甚有因兼独而分，兼独每因微甚而见。故宽而兼厚，以实兼实，是甚实也。薄而兼窄，以虚兼虚，是甚虚也。厚而兼窄，是微实也。薄而兼宽，是微虚也。更有大谬之语难为外人道者，厚而兼薄也，宽而兼窄也，粗而兼细也，滑而兼涩也，长而兼短也，浮而兼沉也，迟而兼数也，于万万相反之事，而忽并见于三指之下，此又何说以处之？曰：此有一微一甚也，此必一见于形，一见于势也，亦有相间而迭呈者，即《难经》所谓阳中伏阴，阴中伏阳也。故常有于绵软之中，忽夹一至挺亘指下，如弦之象，此有因气逆上冲，有因气郁猝发，有因气脱不返，宜察其脉之神而决之。此即来大时小，来小时大之类也。又常有于迟缓之中，忽夹一至躁疾，上驰如射，此亦有郁气之猝发，或伏热之乍升，宜察其脉之沉分而参之。《脉经》曰：尺脉上应寸，时如驰，半日死，此又气之脱也。若沉分大而有神，只是气滞热伏耳。

　　总之，讲脉学者，先求脉在人身为何等物，再将脉象之纲领条目，从自心中，一一为之分析，不必倚傍旧说，而自推见本原。如位也数也，形也势也，此纲领也。位之在寸在尺，在浮在沉也；数之为迟为数，为疏为密也；形之长短，广狭厚薄粗细，软硬坚松也；势之强弱高深也。此条目也，于此各推求其所以然之故。了然心中，然后彼此参互，如微甚兼独之迭见者，亦皆有以得其变化之本，临诊自有条理，不致眩惑。大凡人之病也，邪甚脉甚，邪微脉微，不待言矣。而且，两邪合病，则两脉并见；三邪合病，则三脉并见。如仲景论脉诸文，所谓脉弦而大，弦则为寒，大则为虚。脉浮而紧，浮为卫气实，紧为荣中寒。是皆分析各脉之主证，而后合订主病之正脉。故学者总须先求其分，再求其合，分者苟能剖析微芒，则其合者，特分者为之参错耳，若起手不知探原，拘泥文字，逐末忘本，即将脉名增为百数，亦不足以尽天下之变矣，恐终身无见真之日也。

——清·周学海《重订诊家直诀·卷上·微甚兼独》

　　【提要】　本论阐述脉之微甚和兼脉、独脉各自的意义。脉之微甚是诊察常变的依据，脉之兼独反映出病因病机的复合性。微甚与兼独，两个方面具有互相映衬的作用，能够互为辅助，为准确辨证提供参考。"位数形势"与"微甚兼独"，经纬纵横，即可含括脉象之大概。此外，作者还对临床切脉的基本思路和思辨方法进行了介绍。

赵绍琴　论诊脉方法※＊

　　先父在 1930 年讲诊脉时说，诊脉不是只诊出一个脉，从一个脉就定病。诊脉必须诊出脉的病位，脉的虚实、寒热、表里、气血，再辨明病证是有余还是不足，先治何病，后调何疾，这全在脉中诊出。譬如表有病不论风寒风热，脉的部位一定在浮位。温病的卫分证也在表，所以脉也在浮位。如浮紧风寒、脉缓风虚、浮迟中风、浮数风热等。

　　单凭一个浮脉不能断定是什么病，必须再诊出八纲脉来断其表里、寒热、虚实与气血，如浮滑是风痰、浮弦是风邪挟郁、浮数是风热等。但是要想诊断一个完整的疾病，还必须再诊出第三个脉来。如浮滑数是风痰热，浮紧弦是风寒而体痛。这样还不够，要想看清病人的疾病、进一步弄清病人的体质与疾病的转机，就要再找出第四个脉来，如浮滑数而按之弦细，这就清楚多了，弦则肝郁，细为血虚，脉象告诉你，这人是素来血虚肝郁，目前是风火痰热，你在开方治风火痰热时，要照顾到血虚肝郁方面。也就是说，在治风火痰热时不可以过凉，也不可以过于祛风，因为病人体质是血虚肝郁，不能多散风、多清热而忘了病人是血虚之体了。

先父经常说，看脉必须看出五个脉才能诊断清楚，不是一个什么脉就诊什么病、就用什么药。

——陈彤云《燕山医话·论脉》

【提要】　本论阐述诊脉的方法和步骤，实质上作者将临证思辨的过程，即辨析病因病机的内容，也含括在诊脉之中。从诊脉而识病位、析八纲、查兼症、明病机、顾体质等步骤中，能够感受到作者缜密的临床思维和丰富的临床经验。

赵绍琴　浮、中、按、沉的取脉方法※*

先父根据他的经验认为，测脉定位当以浮、中、按、沉四部来分，以更好地定表、里，定功能与实质。以浮部定表分，中以定偏里，按是属里，沉则为深层极里。也可以说浮脉主表、沉脉主里，中与按皆为半表半里。温病的卫、气、营、血四个阶段，可以用浮、中、按、沉来划分。总之，浮、中主功能方面疾病，而按与沉主实质性的疾病。又如新病与久病、气病与血病、外感与内伤等，都能用浮、中、按、沉四部辨别清楚。下面谈谈浮、中、按、沉的取脉方法。

1. 浮部的取脉法　医生用指轻轻地按在病人桡骨动脉皮肤上，浮位表示病机在表分，如伤寒病人初起病在太阳，温病则为病在卫分，或为在肺与皮毛。当然，浮只表示病在表位，要想全面了解病因、病机，还要看兼脉的情况，如浮滑主风痰，浮数主风热等。若想进一步测虚实、寒热、表里、气血，或停痰、停饮、郁热、血瘀等，就必须检查其他兼脉，不然就难以详细确诊病位与病机。

2. 中部的取脉法　是从浮位加小力，诊于皮肤之下即是中部。如浮位用三菽之力（菽，豆也。），中部即是六菽之力，表示病在气分，或定为病在肌肉，或在胃。伤寒病是标志邪从表入里，主胃主阳明；温病则明显属气分；在一般杂病中，即称它为在肺胃之间。总之，凡脉来明显在"浮"与"中"位者，多主功能性疾病，属阳，属气分。若再加力而入"按""沉"部位，这说明邪已入营、入卫了。

3. 按部的取脉法　医生切脉，从浮、中再加重力量（九菽之力），按在肌肉部分，反映邪在里之病，如《伤寒论》的太阴证，温病的营分证，杂病则主肝、主筋膜之间的病变。凡脉在按部出现则说明病已入里，主营分、主阴。

4. 沉部的取脉法　从按部加重用十二菽之力向下切脉，已按至筋骨，表示病已深入，主下焦、主肾、主命门。如《伤寒论》病在少阴、厥阴。少阴病以沉细为代表脉，而厥阴病多以沉弦为代表脉。在温病则表示邪入血分。在杂病中说明病延日久，邪已深入，当细致审证治疗。如病人脉象见于按、沉，主实质性疾病，也说明了疾病的实质性问题。

——陈彤云《燕山医话·论脉》

【提要】　本论阐述诊脉的指力轻重及其临床意义。与多数医家不同，作者采用四部取脉法，即将浮、中、沉三部，增至浮、中、按、沉四部。浮、中二部多反映患者功能性状态改变，按、沉二部多反映疾病实质的病变。此说可作为读者临证之参考。

赵绍琴 诊脉测病性[※*]

诊脉不能简单、机械，必须分清浮、中、按、沉四部，上面的浮、中两部反映功能方面的疾患；下面的按、沉两部才反映疾病实质的病变。正像舌苔与舌质的关系一样。凡属舌苔变化多端，归根结底是反映功能方面的问题；舌质的变化虽少，但万变不离其宗，都说明本质的情况。所谓功能方面的病变，是指在表位、浅层、卫分、气分阶段，如气郁不舒、水土不和、肝郁气滞、停痰、停饮、胃肠消化欠佳等所导致的疾病，用疏调解郁即可改善这些功能性疾病。所谓本质性病变，是指本质阳虚、命门火衰或阴虚阳亢等，或病在营分、血分以及陈痰久郁阻于络脉、癥瘕积聚、肿瘤等一类疾病。另外，久病邪深入于肝肾，下元久虚，慢性消耗性疾病，需要用滋补、培元等方法者，皆可以认为是本质性疾病。

临床诊脉所见，浮、中与按、沉所得脉象往往有迥然不同者，一般来说，浮、中见其标象，按、沉得其本质，若诊脉能辨别浮、中与按、沉之异，则病之表里、寒热、虚实，纵其错综复杂，亦必无遁矣。古之名医多重视沉取至骨以察其真，如朱丹溪《涩脉论》（编者按：见《格致余论》）云："涩之见固多虚寒，亦有痼热为病者，医于指下见有不足之气象，便以为虚，或以为寒，孟浪与药，无非热外，轻病必重，重病为死者多矣。何者？人之所藉以为生者，血与气也。或因忧郁，或因厚味，或因无汗，或因补剂，气腾血沸，清化为浊，老痰宿饮，胶固杂揉，脉道阻塞，不能自行，亦见涩状。若查取至骨，来似有力且数，以意参之于证，验之形气，但有热证，当作痼热可也。"涩缘血少或亡精，因多虚寒，然按之至骨反有力且数，以此而知其断非虚寒可比、此乃老痰瘀血，阻塞脉道使然。郁久化热，深伏于里，故曰痼热，言其深且久也。若不沉取至骨，何以辨此痼热之证哉？此前贤诊脉之精髓所在也。

绍琴幼承庭训，及长，历随数名医临诊，每叹诸师诊脉之精湛，迄今潜心研讨 50 年，悟得诊脉必分浮、中、按、沉四部，浮、中为标，按、沉主本，若二部之脉不同，则必参舌、色、证，以辨其真假、主次、缓急，以定其何者宜先治，何者当后医，何者须兼顾，何者可独行。脉象一明，治则随之，有如成竹在胸，定可稳操胜券矣。

——陈彤云《燕山医话·论脉》

【提要】 本论阐述脉诊临床应用的基本思路。作者认为，诊脉必分浮、中、按、沉四部，浮、中为标，按、沉主本，若二部之脉不同，则必参舌、色、证，以辨其真假、主次、缓急，以定其何者宜先治，何者当后医，何者须兼顾，何者可独行。脉象一明，治则随之。

张 震 持脉之道

脉诊是中医临证的重要诊察手段之一。通过正确的切脉所得到之诊断资料，常能提供辨证线索、揭示病机，并在一定程度上作为判断预后或决定治则的一种依据。然而，此法毕竟是难度较大的徒手诊察技术，只有在正确可靠的理论指导下，通过较长时间的认真实践，才能逐步掌握。

《内经》云："持脉之道，虚静为保"，其中"虚静"二字殊有深意。首言"虚"字，张志聪谓："当虚静其心志，守而勿失焉。"实则凡胸无成见，不迷信于脉，目睛未为一叶所障者，亦是虚其心志之属。如此则李时珍所言极是，他说："世之医病两家，咸以脉为首务。不知脉乃四诊之末，谓之巧者尔。上士欲会其全，非备四诊不可。"

再论"静"字，兰芷庵倡"静审潜导"之说。喻嘉言则具体指出"有志于切脉者，必先凝神不分，如学射者，先学不瞬，自为深造，庶乎得心应手。"

故，持脉之道在于彻底弄通脉诊之基本理论，对各种脉象之体态特征与病理生理机制、临床意义等均有所了解。诊脉之际，应掌握原则，以极端负责之精神，集中注意力，凝神细审，精详辨认。那么，即使在诊察某些伏脉或极为沉细难寻之脉象时，才不致于把医者自己指端小动脉之搏动等误为病人之脉象，或犯与此类似的其他错误。

——詹文涛《长江医话·持脉之道》

【提要】 本论对持脉之"虚静"进行了详细诠释。作者认为，要彻底弄通脉诊之基本理论，就须对各种脉象之体态特征与基本病机、临床意义等均有所了解，方能运用自如。

张绚邦 脉诊指法技巧小议

中医脉象诊断，是一门精深的科学。它的全部实践，来自医生手指切取病人脉搏时指下的触觉变化。如何运用一定的技巧，获得灵敏的指感，以辨别各种脉象的变化，就称为指法。如同乐师操纵胡琴，脉诀脉理好像乐谱，指法技巧好比持弓运指。乐师只记曲谱，不擅持弓运指，绝不可能奏出动听的乐章；医生只知脉诀文字，不谙指法技巧，也不可能正确体会指下真实的脉搏形象。所谓"心中了了，指下难明"，只知理论，缺乏实践，就象古人告诫的"熟读王叔和，不如临证多"一般。

初学脉诊时，运用三指诊脉，通常的流弊是"四误"，即"定位不准，指目不清，移指太乱，指力不匀。"而指法实践的技巧要领是"四要十六字诀"，就是"布指要准，指目要清，移指要密，指力要匀。"试分析之：

第一，布指要准。正确的布指定位是取得正确脉象数据的先决条件。以寸口脉为例，诊脉下指时，首先以中指端对向掌后高骨（桡骨茎突）以确定关脉的位置，随后食指在前为寸脉，无名指在后为尺脉。若上下之部定位不准，则不能获得正确的脉象概念。

第二，指目要清。布指定位后，须设法用医生手指最灵敏的部位去体察病人的脉搏被形变化。指目，就是指端感觉最灵敏的部位，好像人的眼睛善于识别，所以叫指目。指目的位置前人各说不一，我认为有二：其一，是指端最前缘切线；其二，是指甲两边前角连线处，相当于指端螺箕纹稍前部分。二者各有所取，前者适用于诊取阴类脉象如沉、细、涩、虚、弱及应指不清之脉，后者适用于阳类脉象如浮、大、滑、实、弦及应指充盈之脉。如指目运用不清，反以手指感觉迟钝部位去切取脉象，又怎能得到正确的答案？

第三，移指要密。诊脉时，常须挪移切脉之指，挪移手指时，宜上下依循，指指相移，细细体会，不可跨越跳跃。我的体会是上下指指相移时，寸关尺三部鸡啄式换指更替（指指交替，节奏轻柔明快），若跨度太大，移指太乱，则难辨上溢（过寸上鱼际）下垂（过尺部本位）之脉，且不易潜心静志，细细体会指下脉象的变化。

第四，指力要匀。轻取为举，重取为按，一指持脉，两指虚悬不离肌肤为单指，三指齐下为总按，指目顺应脉波动势左右微微推动谓之推，静息停指体会谓之持；举而复按，按而复举，抑扬反复印证谓之操纵；三指轻重依次相倚，由寸至尺渐举为俯；由寸至尺渐按为仰。凡此种种，下指切脉时，三指指力轻重或同或异，应随机变换，调匀而处。若下指指力不匀，则独大，独小，三部九候的不同变化必难区别清楚。

——夏洪生《北方医话·脉诊指法技巧小议》

【提要】　本论将脉诊的指法技巧总结为"四要十六字诀"，即"布指要准，指目要清，移指要密，指力要匀"，并对每一要诀的注意要点详细阐述。

5.2　平　脉

《素问》　论平人脉**

人一呼脉再动，一吸脉亦再动，呼吸定息脉五动，闰以太息，命曰平人。平人者，不病也。

——《素问·平人气象论》

【提要】　本论阐述平人脉气的特点。平人指无病之人，或气血平调之人。《素问·调经论》曰："阴阳匀平，以充其形，九候若一，命曰平人。"人一呼脉跳动两次，一吸脉也跳动两次，呼吸之余，是为定息；若一息脉跳动五次，是因为有时呼吸较长以尽脉跳余数的缘故，这是平人的脉象。

张仲景　论脉应四时**

师曰：寸口脉动者，因其旺时而动，假令肝旺色青，四时各随其色。肝色青而反色白，非其时色脉，皆当病。

——汉·张仲景《金匮要略·卷上·脏腑经络先后病脉证》

【提要】　本论阐述四时气候变化，可以影响人体健康状态，而表现于色脉。凡是不符合四时变化的色脉改变，都必须注意。

王叔和　平脉视人大小长短男女逆顺法

凡诊脉，当视其人大小、长短及性气缓急。脉之迟速、大小、长短皆如其人形性者，则吉。反之者，则为逆也。脉三部大都欲等，只如小人、细人、妇人脉小软。小儿四五岁，脉呼吸八至，细数者，吉。

——晋·王叔和《脉经·卷一·平脉视人大小长短男女逆顺法》

【提要】　本论阐述脉诊应结合患者形体、性情、性别、年龄等多方面情况。凡脉象与之相应者为顺，反之则为逆。

孙思邈　诊五脏脉轻重法

初持脉，如三菽之重，与皮毛相得者，肺部。（金秋三月庚辛之气。）

如六菽之重，与血脉相得者，心部。（火夏三月丙丁之气。）

如九菽之重，与肌肉相得者，脾部。（土旺四季，季夏六月戊己之气。）

如十二菽之重，与筋平者，肝部。（木春三月甲乙之气。）

按之至骨，举之来疾者，肾部。（水冬三月壬癸之气。）

心肺俱浮，何以别之？然浮而大散者，心也（象火浮散）。浮而短涩者，肺也（法金肯啬）。

肾肝俱沉，何以别之？然牢而长者，肝也（如卉生苗吐颖）。按之软，举指来实者，肾也（濡弱如水，举重胜船）。

脾者中州，故其脉在中，是阴阳之脉也（《千金翼》云：迟缓而长者，脾也）。

——唐·孙思邈《备急千金要方·卷第二十八·平脉·诊五脏脉轻重法》

【提要】　本论阐述通过指力测知常人五脏脉的形象，以及五脏脉之间相互的区别。通过了解这些脉象的正常状态，就可以比对分析疾病状态下的脉象特征。

王　冰　论权衡规矩※

权，谓秤权；衡，谓星衡；规，谓圆形；矩，谓方象。然权也者，所以察中外；衡也者，所以定高卑；规也者，所以表柔虚；矩也者，所以明强盛。《脉要精微论》曰：以春应中规，言阳气柔软；以夏应中矩，言阳气盛强；以秋应中衡，言阴升阳降；以冬应中权，言阳气居下也。故善诊之用，必备见焉。所主者，谓应四时之气所主，生病之在高下中外也。

——唐·王冰《黄帝内经素问注·阴阳应象大论》

【提要】　本论阐述脉象"权、衡、规、矩"四个特征，反映出健康状态下脉象能够与季节变换相应，疾病状态下能够反映病机之高下中外。

刘温舒　论南北政脉应不同※

运用十干起，则君火不当其运也。六气以君火为尊，五运以湿土为尊，故甲己土运为南政。盖土以成数，贯金、木、水、火，位居中央，君尊南面而行令。余四运以臣事之，面北而受令，所以有别也。而人脉应之。

甲己之岁，土运，南面论脉，则寸在南，而尺在北。少阴司天，两寸不应。少阴在泉，两尺不应。乙、丙、丁、戊、庚、辛、壬、癸之岁，四运面北论脉，则寸在北而尺在南。少阴司天，两尺不应；少阴在泉，两寸不应。乃以南为上，北为下。正如男子面南受气，尺脉常弱；女子面北受气，尺脉常盛之理同，以其阴气沉下，故不应耳。六气之位，则以别其反，详其交，而后造死生之微也。正如男子面南受气，尺脉常弱；女子面北受气，尺脉常盛之理同。以其阴气沉下，故不应耳。六气之位，则少阴在中，而厥阴居右，太阴居左，此不可易也。其少阴则主两寸尺；厥阴司天，在泉当在右，故右不应；太阴司天，在泉当在左，故左不应。依南政而论尺寸也。若覆其手诊之，则阴沉于下，反沉为浮，细为大。又《经》曰：尺寸反者死，阴阳交者死。先立其年，已知其气，左右应见，然后乃可言死生之顺逆者，更在诊以别其反，详其交，而后造死生之微也。

——宋·刘温舒《素问入式运气论奥·论南北政》

【提要】 "南北政"问题，反映了人体脉象随五运六气变化的一种规律。"南北政"术语，见载于《素问·至真要大论》。唐·王冰次注《素问》时，认为"木火金水运，面北受气"，"土运之岁，面南行令"。托名启玄子所著的《素问六气玄珠谜语》亦认为，六十花甲中，甲己土运之岁为南政计十二年，其余四十八年为北政。刘温舒赞同这种说法，说："运用十干起，则君火不当其运也。六气以君火为尊，五运以湿土为尊，故甲己土运为南政。盖土以成数，贯金木水火，位居中央，君尊南面而行令，余四位以臣事之，北面而受令。"有关南北政的相关问题，历代医家见仁见智，至今尚无定论。《医宗金鉴》说："其南政候以正诊，北政候以反诊，应与不应之理，熟玩经文，总令人难解"，只好"姑存经义，以待后之贤者参评"。

吴 崑 脉有神机

《经》曰：荣行脉中，卫行脉外。世之粗医因而泥之曰：脉者，气血而已。然，气血岂足以尽之？《经》曰：根于中者，命曰神机。脉之所以神其用者，皆元神主宰其机也。若以脉中惟是气血，则尺寸之肤皆气血也。何独于此为脉耶？

——明·吴崑《脉语·卷下·上达篇·脉有神机》

【提要】 本论阐述脉象为人体气、血、神的集中体现。脉象与人体，均为元神所主宰，反映人体系统的功能状态。故考察脉象并非仅在气血层面，而且应更加关注诊察人体之神。

孙一奎 四时脉说

或有难予者曰：脉有七表、八里、九道，而无弦、钩、毛、石。书何谓春弦、夏钩、秋毛、冬石也，且其义安在？

予曰：此阴阳升降之理也，三才原一太极。春弦者，肝之脉也，与胆为表里。夫阳气自地而升，此时其气尚微，在半表半里之间，故其气来软弱，轻虚而滑，端直以长，故曰弦。夏脉钩者，是阳极而阴生也。夫钩本大而末小，夏至一阴生，夏月六阳之气尽升，其脉来大而去小，故曰钩。秋脉毛者，此毛字读作毫字，《孟子》"明足以察秋毫之末"，正是此义。明阴气自天而降，轻细以浮，故曰毛。冬脉石者，冬令万物潜藏之时，是阴极而阳生也。肾主其令，肾属水，主闭藏，沉而有力，如石之在水中，故曰石。夫升降浮沉之理，变化无穷，岂凿凿之七表、八里、九道能悉耶！且脾胃平和之脉，不大不小，不短不长，难以明状，惟以意消息之。彼二十四歌者，正如以管窥天也。噫！

——明·孙一奎《医旨绪余·上卷·二十六、四时脉说》

【提要】 本论从自然界阴阳升降之象，类比四时脉象的特征性变化，阐释了人体脉象随季节变化的规律和原理。

李中梓 因形气以定诊之说

逐脉审察者，一成之矩也；随人变通者，圆机之士也。肥盛之人，气居于表，六脉常常浮洪；瘦小之人，气敛于中，六脉常常沉数。性急之人，五至方为平脉；性缓之人，四至便作热医。身长之人，下指宜疏；身短之人，下指宜密。北方之人，每见实强；南方之人，恒多软弱。少壮之脉多大，老年之脉多虚，酒后之脉常数，饭后之脉常洪，远行之脉必疾，久饥之脉必空。室女尼姑多濡弱，婴儿之脉常七至。《经》曰：形气相得者生，三五不调者死。其可不察于此乎？

——明·李中梓《医宗必读·卷之二·脉法心参·因形气以定诊之说》

【提要】 本论阐述诊脉时应根据患者的个体化特点综合分析。作者列举不同体型、性格、年龄、身材高矮、所居南北地域、酒饭与运动前后，以及室女、婴儿等情况，提示医者临证需要诸诊合参，灵活变通。

李中梓 老少脉异

老者，脉直衰弱；若过旺者，病也。壮者，脉直充实；若衰弱者，病也。虽然，老者脉旺而非躁，此禀之厚，寿之征也；如其躁疾，有表无里，此名孤阳，死期近矣。壮者脉细而和缓，三部同等，此禀之静，养之定也；若细而劲直，前后不等，死期至矣。

——明·李中梓《医宗必读·卷之二·脉法心参·老少脉异》

【提要】 本论对不同年龄阶段的患者脉象进行比较分析。作者认为，无论老少，脉象中总须带几分和缓之象，即胃气健旺之征。否则预后多不佳。

李中梓 脉以胃气为本

至哉坤元，万物资生，惟人应之，胃气是也。故脉以胃气为本。夫肝、心、肺、肾四脏之气，各有偏胜，俱赖胃气调剂之，使各得和平。故曰：土位居中，兼乎五行。春胃微弦曰平，弦多胃少曰肝病，但弦无胃曰死；胃而有毛曰秋病，毛甚曰今病。夏胃微钩曰平，钩多胃少曰心病，但钩无胃曰死；胃而有石曰冬病，石甚曰今病。长夏胃微软弱曰平，弱多胃少曰脾病，但代无胃曰死；软弱有石曰冬病，石甚曰今病。秋胃微毛曰平，毛多胃少曰肺病，但毛无胃曰死；毛而有弦曰春病，弦甚曰今病。冬胃微石曰平，石多胃少曰肾病，但石无胃曰死；石而有钩曰夏病，钩甚曰今病。四时长夏，皆以胃气为本。诊家于此精熟，则生克之故了然，或生或死，或病或不病，无遁情矣。

——明·李中梓《医宗必读·卷之二·脉法心参·脉以胃气为本》

【提要】　本论阐述"脉以胃气为本"的命题。作者认为，五脏之中唯有脾胃之气能够调和四脏之偏而使之和平，故脉之本在胃气。

张介宾　脉神

脉者，血气之神，邪正之鉴也。有诸中必形诸外，故血气盛者脉必盛，血气衰者脉必衰；无病者脉必正，有病者脉必乖。矧人之疾病，无过表里、寒热、虚实，只此六字，业已尽之。然六者之中，又惟虚实二字为最要。盖凡以表证、里证、寒证、热证，无不皆有虚实，既能知表里、寒热，而复能以虚、实二字决之，则千病万病，可以一贯矣。且治病之法，无逾攻补。用攻用补，无逾虚实。欲察虚实，无逾脉息。虽脉有二十四名主病各异，然一脉能兼诸病，一病亦能兼诸脉，其中隐微，大有玄秘，正以诸脉中亦皆有虚实之变耳。言脉至此，有神存矣。倘不知要而泛焉求迹，则毫厘千里，必多迷误，故予特表此义。有如洪涛巨浪中，则在乎牢执柁杆；而病值危难处，则在乎专辨虚实。虚实得真，则标本阴阳，万无一失。其或脉有疑似，又必兼证兼理，以察其孰客孰主，孰缓孰急。能知本末先后，是即神之至也矣。

——明·张介宾《景岳全书·五卷·脉神章（中）·通一子脉义·脉神》

【提要】　本论阐述脉为血气之神，考察脉神能够测知邪正盛衰。人之疾病无论表里寒热，均有虚实之分。邪气盛则实，精气夺则虚。正气盛则神旺，正气虚则神衰。故人体虚实的状态，从脉象最容易知晓。

张介宾　胃气解

凡诊脉须知胃气，如《经》曰：人以水谷为本，故人绝水谷则死，脉无胃气亦死。又曰：脉弱以滑，是有胃气。又曰：邪气来也紧而疾，谷气来也徐而和。又曰：五味入口，藏于胃，以养五脏气。是以五脏六腑之气味，皆出于胃，而变见于气口。是可见谷气即胃气，胃气即元气也。夫元气之来，力和而缓；邪气之至，力强而峻。

高阳生曰：阿阿软若春杨柳，此是脾家脉四季，即胃气之谓也。故凡诊脉者，无论浮沉迟数，虽值诸病叠见，而但于邪脉中，得兼软滑徐和之象者，便是五脏中俱有胃气，病必无害也。何也？盖胃气者，正气也；病气者，邪气也。夫邪正不两立，一胜则一负。凡邪气胜则正气败，正气至则邪气退矣。若欲察病之进退吉凶者，但当以胃气为主。

察之之法，如今日尚和缓，明日更弦急，知邪气之愈进，邪愈进则病愈甚矣；今日甚弦急，明日稍和缓，知胃气之渐至，胃气至则病渐轻矣。即如顷刻之间，初急后缓者，胃气之来也；初缓后急者，胃气之去也。此察邪正进退之法也。

至于死生之兆，亦惟以胃气为主。夫胃气中和，旺于四季，故春脉微弦而和缓，夏脉微钩而和缓，秋脉微毛而和缓，冬脉微石而和缓，此胃气之常，即平人之脉也。若脉无胃气，即名真脏。脉见真脏，何以当死？盖人有元气，出自先天，即天气也，为精神之父。人有胃气，出乎后天，即地气也，为血气之母。其在后天，必本先天为主持；在先天，必赖后天为滋养，无所本者死，无所养者亦死。何从验之？如但弦、但钩、但毛、但石之类，皆真脏也，此以孤脏之气独见，而胃气不能相及，故当死也。且脾胃属土，脉本和缓，土惟畏木，脉则弦强。凡脉见弦急者，此为土败木贼，大非佳兆。若弦急之微者，尚可救疗，弦急之甚者，胃气其穷矣。

——明·张介宾《景岳全书·五卷·脉神章（中）·通一子脉义·胃气解》

【提要】 本论对"脉有胃气"进行了理论阐释，作者指出有胃气之脉主要见于健康人或轻病状态，通过考察脉之胃气的盛衰变化，能够测知疾病的邪正进退；通过测知其有无存续，能够判断疾病的预后善恶。

李延昰 脉无根有两说论

天下之医籍多矣！或者各持一说，而读者不能融会，漫无可否，则不见书之益而徒见书之害矣。又何贵乎博学哉？

即如脉之无根便有两说。一以尺中为根，脉之有尺，犹树之有根。叔和曰：寸关虽无，尺犹不绝，如此之流，何忧殒灭？盖因其有根也。若肾脉独败，是无根矣，安望其发生乎？一以沉候为根，《经》曰：诸浮脉无根者皆死。是谓有表无里，孤阳不生。夫造化之所以亘万古而不息者，一阴一阳互为其根也。使阴既绝矣，孤阳岂能独存乎？

二说似乎不同，久而虚心讨论，实无二致也。盖尺为肾部，而沉候之六脉皆肾也。要知两尺之无根与沉取之无根，总为肾水涸绝而无资始之原，宜乎病之重困矣。又王宗正曰：诊脉之法，当从心肺俱浮，肝肾俱沉，脾在中州。则与叔和之守寸关尺奇位，以候五脏六腑之脉者，大相径庭。不知宗正亦从《经》文"诸浮脉无根者皆死"之句悟入，遂谓本乎天者亲上，本乎地者亲下。心肺居于至高之分，故应乎寸；肾肝处乎至阴之位，故应乎尺；脾胃在中，故应乎关。然能与叔和之法参而用之，正有相成之妙。

浅工俗学信此则疑彼者，皆不肯深思古人之推本立说，所以除一二师家接受之外，尽属碍膺。许学士之不肯著书以示后来，乃深鉴于此弊也夫！

——清·李延昰《脉诀汇辨·卷一·脉论·脉无根有两说论》

【提要】 本论阐述脉有根无根之说，一以尺中为根，脉之有尺，犹树之有根；一以沉候为根。无根"总为肾水涸绝而无资始之原"，故尺之无根与沉取无根其实一致，并不矛盾。

周学霆 平人脉歇止无妨论

代脉关乎寿，结脉因乎寒，促脉因乎热。平脉歇止，则不关乎寿与寒热，亦自有说。盖一呼一吸，脉来六寸，血营气卫，息数一万三千五百通，脉行五十度，是为一周。稍为痰气所碍，则脉为之一止。非如代之止有常数，结促之止由迟数而得也。天地万古不老，而有岁差之数；日月万古长明，而有相食之时。岁差、相食，曾何损于天地日月也哉！

——清·周学霆《三指禅·卷三·平人脉歇止无妨论》

【提要】 本论阐述由于个别因素的影响，正常脉象也会有歇止的特殊情况，临床需要注意与疾病状态分别。

唐大烈 妊娠阴脉小弱论

《内经》言"手少阴脉动甚谓之有子""阴搏阳别谓之有子"。曰动、曰搏，皆有力之象也；而《金匮》复以"阴脉小弱，其人渴，不能食，无寒热"者为妊娠，二说何其相反耶？盖《内经》所云者，一谓手中之少阴肾脉，血聚气盛故脉动，一谓阴得胎气而强，故阴脉搏指，而阳脉反与之有别，此皆于三月之胎诊之始验。其《金匮》所云者，谓下焦之气血骤为胎蚀，暂似有亏，故脉小弱，此惟于两月左右验之，过此则不然矣，是以下文有"于法六十日当有此证"句。由是观之，二书似反而实同也，然更以《千金》所云"初时寸微小，呼吸五至，三月而尺数"之语，合而参之，斯得圆通之妙焉。

——清·唐大烈《吴医汇讲·卷二·妊娠阴脉小弱论》

【提要】 本论阐述《内经》"手少阴脉动甚谓之有子""阴搏阳别谓之有子"与《金匮要略》"阴脉小弱"等妊娠脉象，并解释二者似异实同的原因。作者认为，这种差异是由于妊娠不同时段的生理特点造成的。

余国佩 察脉神气论

自古论脉，代不乏人，均依经傍注，议论众多，分别繁杂，以致后人无所指归，徒兴望洋之叹。张景岳、高鼓峰皆有删繁从约之论，颇得脉之大体。以胃、神、根三字为诊家精要，诚千古妙诀。高鼓峰以圆为病愈，此"圆"字又得三字中之神髓矣，可谓脉法金针。盖圆者必通，人身气血既通，何病之有？且圆融乃精神贯注之象，人身得以精神贯注必不死矣。人身以精、气、神为三宝，神又总括三者，但以神为主，气为配，乃察脉之大要。精即气也，神与气足以辨死生。再以刚柔二字究其病情。刚脉，即古人之所谓动，涩、紧、搏之脉也。按之坚硬弹指，尖滞括手之象，皆阴虚燥病之脉。凡物燥必干涩坚硬，阴虚则津液亏，既无水液灌润，势必干燥，故以刚脉属燥病。柔脉，即古人之所谓濡、软、滥、滑之脉也。按之如绵丝湿泥，软柔之象，皆属气虚湿病。凡物少气鼓撑，再经湿水浸渍，势必软滥不振，故以柔脉属湿。凡柔细少神者属气虚，刚大少神属血虚，此内伤之大要也。外感客邪，脉必沉遏似数似缓，模糊不清，再以模糊中辨刚柔之象，以别燥湿之为病。究客邪之浅深，须在浮、中、沉三候察之。数脉是邪郁化热之故，有虚实之分，不得专以火论。舌胎润滑不干而畏寒者，不拘燥湿，均未化热，可参温药以助化热，盖气皆从火化而解也。又如舌胎满板而厚者主湿，湿属有形之邪，故多显胎。再以黄白干润辨寒热。燥病间有薄板胎者，湿为燥遏不宣所致也，非若湿病之厚腻。燥甚者舌光无胎，阴液大亏者常有之。病将退，脉必渐浮，胎必渐松。脉浮至表，日内必得汗解，汗后脉必沉细不相接续，正虚未复也。虽沉细，脉不模糊，与前之邪遏不同。遏脉与圆脉反。遏者，病脉也，燥湿均有之，数日后得食增，虚回脉转浮圆矣。故浮沉不足定表里，缓数不能辨寒热。外感之症必有寒热，以舌胎为辨，从日久者，亦必有畏寒热之时，或有畏寒热之处。若虚劳咳嗽之寒热，阴阳偏胜为病，脉涩数而细者多不治，此与外感之寒热不同。虚劳之热发在病之后，外感之热作在症之初。但以刚柔二脉为大要，浮、沉、缓、数、大、小六者察病之表里虚实进退之情。盖燥湿即是乾坤，故以刚柔为脉体，浮、沉、缓、数、大、小六脉为行度变化以察病机。如坎离二气行于六虚之度，化寒、化热之不常也。再以神气二者审其盛衰生死，诊家已无余蕴矣。余以"神""气"二字易胃、神、根三者尤为亲切。盖胃即神也，气即根也，古人以重按有力为根，或尺脉为根，未得"根"字之神。常见尺脉有力，余脉按之鼓指不治者甚多，犹木根深入地中而死者，不得气也。大凡浮、沉、缓、数、大、小、刚、柔八脉，见之太过，名曰真脏脉，病必不起。如木根不但下垂，必须旁丝细根，四面牵纽，得四方之气，方能御敌风威，四隅之根气盛，方得四布。人之脉亦犹木之丝根，不但下至尺、深至筋，亦必按之两旁与肉连络似乎一片，如是则血气相纽，营卫未离，谓之有气、有根，病虽重必无虞。常见虚怯老迈之人，其脉独然一条，直来直去，似与肉不相联络，阴与阳分，是曰无气。盖万物非气不能融贯通连也。故曰言根不若言气，气之为用大矣哉！故曰："有气则生，无气则死。"营虚之芤脉正与气虚之脉相反，两边联络，中有深槽一条，动来而软，甚者亦涩，用填补之药可复，根未离也。芤脉只可辨别营卫之离合虚实，不必另作一种脉论。胎脉滑动，即脉之圆润之象，故有生育。古谓：缓，时一止为结；数，时一止为促；准定至数一止为代。此皆脉之不相接续者，但以"刚""柔"二字别其燥湿，"神""气"二字察其生死。如外感脉多有乍数乍缓，甚至数息不来，轻取指下又显，此皆气血为邪所挠，不能如常行度，一"遏"字足以尽之。古法以三部九候辨症，此亦据理而言，其实不然，从无寸脉数而关脉不同，尺脉数而寸关另别者。区区仅一寸之脉地，而又强分三部五脏六腑，甚至奇经斜脏腑内外之别，殊不足凭。左右之病脉有左右之各别，或以左右之大小别男女之孕脉，往往不爽。然脉之变态多端，恒有与病反者，必审症察色，再以脉印之，庶乎不误，故切脉列四诊之末，诚至论也。

——清·余国佩《医理·察脉神气论》

【提要】　本论阐述脉象以神、气为要，可察其生死；以刚、柔为纲，以辨其燥湿。作者认为，神与气较之胃、神、根三者，更加能够反映脉象的状态，也更加贴合临床应用。此外，对"根"的理解也更加深入。如作者认为，脉之有根，不仅表现在尺脉和沉取等常见方面，更体现在脉与两旁肌肉连络紧密的关系上。同时指出了临床诸诊合参的重要性。

石寿棠　论脉之刚柔、圆遏、神气※*

且夫辨真伪，察常变，固贵求诸博；而审病因，观进退，决死生，又贵返诸约。盖以天地不外阴阳，阴阳不外燥湿。春山先生分刚柔、圆遏、神气六字看法，最妙。病有燥湿，脉有刚柔；病有进退，脉有圆遏；病有死生，脉有有无神气。学者以刚柔、圆遏、神气六字为纲，以诸脉为目，则由博返约，纲举而目张矣。刚脉者，即古所谓弦、紧、动、涩、牢、革诸脉是也。按之有尖滞弹指之象，主阴虚之燥病。凡物少雨露滋培，势必干涩；人少血液灌溉，亦必干涩，有同然也。故以刚脉属阴虚化燥之病。柔脉者，即古所谓濡、缓、滥、滑、微、细诸脉是也。按之如丝线，湿泥柔软之象，主阳虚之湿病。凡物少风日暄动，势必软滥；人少火土蒸运，亦必软滥，无二理也。故以柔脉属阳虚化湿之病。夫阴阳以气言，刚柔以质言，脉为血脉，有气有质者也。故欲知阴阳之气，须辨刚柔之质，不独内伤为然也，外感亦然。但外感以刚、柔二字审病因，以圆、遏二字观进退。刚而遏者，为燥邪；柔而遏者为湿邪。再以浮、中、沉三候，以察邪之浅深，自有心得。此皆气血为邪所阻，不能循其常度，一"遏"字足以赅之。暑湿之气（温病即暑、湿、热三气夹杂之邪），从口鼻吸受，病发于内，脉必似数似缓，或不浮不沉而数，或濡缓模糊，至数不清，皆遏象也。至于风，无定体者也，兼寒燥者紧数而浮，兼暑湿者濡缓而浮（风为阳邪，故脉兼浮）。火，无中立者也，六气皆从火化。化火在经、在气分，脉必洪缓；化火入胃腑，与渣滓相搏，脉必沉实而小，甚则沉微而伏。实而小，微而伏，亦遏象也。迨里邪既下，脉转浮缓而不沉遏，日内必得汗解。若汗后脉仍沉数者，邪未尽也；汗后脉转浮躁者，邪胜正也；汗后必身凉脉静，乃为邪尽。夫静者，沉细之谓。然脉虽沉细，而至数分明，与前之涩滞模糊者不同，数日内食进虚回，则脉转圆浮矣。圆脉与遏脉反。遏者，病邪遏伏也；圆则气血通调，精神贯注，何病之有？

——清·石寿棠《医原·卷上·切脉源流论》

【提要】 本论基于燥、湿二纲划分百病的思想，援引春山先生（清代新安医家余国佩，著《医理》等著作）以刚柔、圆遏、神气为纲，诸脉为目的观点，认为脉象虽多，不外此六者，并对其中的相关概念进行了阐释，具有一定特色。

石寿棠 论脉之圆象※*

昔人以胃、根、神三字为诊家妙诀。高鼓峰以脉圆为病愈。此圆之一字，又得胃、根、神三字之神髓矣。夫胃、根、神三字，犹不甚确。盖有胃即是有神，和柔轻缓，匀净分明，如鸡践地，从容不迫。所谓胃气者如此，所谓脉贵有神者亦如此。至根字之说，古人以沉候为根，又以尺部为根中之根。歌曰：枝叶虽枯槁，根本将自生。诊危证之脉，必求根以为断。然以沉候、尺部为根，仍未得根中之气。尝见五脏绝脉，惟肺绝，脉如风吹毛，空而无根，其他脏绝，脉沉候尺部皆按之鼓指，分外坚搏，如弹石，如循刀刃，如雀啄，如操带钩，皆无神而有根者也。然有根而亦死者，何也？盖犹木根深入地中而死者，不得气故也。夫木根虽下垂，而根上旁须四面旋绕，得四方之土气，气盛方能旁见侧出，枝叶四布。人之脉，隐于肌肉之内，不但下至尺，深至筋骨，亦必按之中间，与肌肉相连一片，如是则气血交纽，营卫未离，谓之有气。有气便是有根。尝见阴亏之辈，以及年高之人，其脉若独然一条扛起，似与肌肉不相连络，阴与阳分，是谓无气。万物非气不能融贯通连，故言根不若言气，言胃不若言神。心主神，肺主气，神、气二者，非脉之大原者哉？

——清·石寿棠《医原·卷上·切脉源流论》

【提要】 本论援引高鼓峰的说法，认为脉象之胃、神、根三要素，不如一个"圆"字表达尽意。作者认为，胃、神、根三者，概念之间相互重叠，不可截然划分，其根本在于脉贵有神。此说亦源自余国佩的观点。

周学海 说神

脉贵有神，由来旧矣，其说约有数端：一曰应指有力也，一曰来去从容也，一曰来去如一也（亦曰阴阳俱停，阴阳同等），一曰形体柔和也。四者固俱本圣经，而皆有似是而非之处，不可以不辨。

所谓有力者，谓其气来应指之际，充然有余，而无怯然不进之象。若谓搏击滑大，失本意矣。所谓"从容"者，谓其来去中途和缓，而无一击即来，一掣即去，躁疾不安之象。若怠缓之脉，其气来至中途而不欲前，去至中途而即欲止，岂从容之谓耶？所谓"如一"者，来能高满于其分，去能深极于其底，而无来盛去衰与来不盛去反盛之嫌也。若来如釜沸，去如弦绝，则非是矣。形体柔和者，真气充于脉中，而脉管之四傍，又与肌肉相亲也。外紧中空，内结外散，均非是矣。独是四者之义，乃指平脉之神，非病脉之神也。

病者，正气若虚，应指岂必有力，况乎阳盛阴衰，阴盛阳衰，血虚气实，气虚血实，又岂能来去从容如一而柔和耶？然则，何以见其神也？圣神妙万物，平脉之神，尚难揣摹，病脉之神，孰能拟议？神不可言，言神所见之处可乎？前人谓应指有力，是脉既动之后也。吾谓神不在既动之后，而在方动之初。其来也，意似浩然涌出无力，倦不能来，与迫欲急来，不安于内之情；其去也，意似坦然折入无怠，不欲去，与应指即散，不见其去之象。如此则应指即令无力，即令不能从容如一而柔和，而神自卓然在也。来去二者之中，又以去为尤要。何者？去乃真阴之内吸也。若回折有势，如石投水，是阴气犹全，元根未撼，此察神于方动之顷也。

《内经》曰：静者为阴，动者为阳。所谓静者，脉气方停，未来未去之间也。察其未来之先，停于下者之久暂，而知真阴之盈亏，即可知真阳嘘力之盛衰也；察其既来之后，停于上者之久暂，而知真阳之衰旺，即可知真阴吸力之强弱也。此察神于未动之始也。方来也，方去也，未来也，未去也，皆神所流露之处也。圣经未尝不明言之，但后人读书，不能领会，今略为拈出，以俟来哲之发挥，岂敢谓义尽于此耶？至于神之发源，生于胃气，本于命门，前人论之夥矣，不烦絮聒。

——清·周学海《脉简补义·卷下·经义丛谈·说神》

【提要】 本论阐述正常与疾病状态下脉象之神的指下感觉。作者首先对健康状态下脉象之神，如应指有力、来去从容、来去如一和形体柔和四个方面的特征进行描述，指出这是平人之脉的特点。其次，又对疾病状态下的脉象之神进行阐释，认为其体现在脉象来去之势，特别是脉之去势上。这些均能反映出人体真阴之内吸作用，应当具有缓和从容的特征。此外，指出脉象诸欲发而未发之象，皆为神之流露，医者当用心体会。

5.3 病 脉

《难经》 阴阳虚实※

脉有阴盛阳虚，阳盛阴虚，何谓也？然。浮之损小，沉之实大，故曰阴盛阳虚。沉之损小，浮之实大，故曰阳盛阴虚。是阴阳虚实之意也。

——《难经·六难》

【提要】 本论对脉象之阴盛阳虚和阳盛阴虚进行了阐释。

《中藏经》 脉要论

脉者，乃气血之先也。气血盛则脉盛，气血衰则脉衰；气血热则脉数，气血寒则脉迟；气血微则脉弱，气血平则脉缓。又长人脉长，短人脉短；性急则脉急，性缓则脉缓；反此者逆，顺此者从也。

又，诸数为热，诸迟为寒，诸紧为痛，诸浮为风，诸滑为虚，诸伏为聚，诸长为实，诸短为虚。又，短、涩、沉、迟、伏、皆属阴，数、滑、长、浮、紧、皆属阳。阴得阴者从，阳得阳者顺，违之者逆。阴阳消息，以经而处之。假令数在左手，得之浮者热入小肠；得之沉者，热入于心。余皆仿此。

——六朝·佚名氏《中藏经·卷上·脉要论》

【提要】　本论阐述诊脉的基本方法。包括三项内容：其一，以气血、身形、生性论述脉象的顺逆；其二，从产生各种脉象的病因及其阴阳所属论述脉象的顺逆；其三，以数脉为例阐明诊脉的基本方法。

王叔和　脉形状指下秘决

浮脉，举之有余，按之不足。（浮于手下。）

芤脉，浮大而软，按之中央空，两边实。（一曰手下无，两旁有。）

洪脉，极大在指下。（一曰浮而大。）

滑脉，往来前却流利，辗转替替然，与数相似。（一曰浮中如有力。一曰漉漉如欲脱。）

数脉，去来促急。（一曰一息六七至。一曰数者进之名。）

促脉，来去数，时一止复来。

弦脉，举之无有，按之如弓弦状。（一曰如张弓弦，按之不移。又曰浮紧为弦。）

紧脉，数如切绳状。（一曰如转索之无常。）

沉脉，举之不足，按之有余。（一曰重按之乃得。）

伏脉，极重指按之，着骨乃得。（一曰手下裁动。一曰按之不足，举之无有。一曰关上沉不出，名曰伏。）

革脉，有似沉伏，实大而长微弦。（《千金翼》以革为牢。）

实脉，大而长，微强，按之隐指愊愊然。（一曰沉浮皆得。）

微脉，极细而软，或欲绝，若有若无。（一曰小也。一曰手下快。一曰浮而薄。一曰按之如欲尽。）

涩脉，细而迟，往来难且散，或一止复来。（一曰浮而短，一曰短而止。或曰散也。）

细脉，小大于微，常有，但细耳。

软脉，极软而浮细。（一曰按之无有，举之有余。一曰细小而软。软，一作濡，曰濡者，如帛衣在水中，轻手相得。）

弱脉，极软而沉细，按之欲绝指下。（一曰按之乃得，举之无有。）

虚脉，迟大而软，按之不足，隐指豁豁然空。

散脉，大而散。散者，气实血虚，有表无里。

缓脉，去来亦迟，小駃于迟。（一曰浮大而软，阴浮与阳同等。）

迟脉，呼吸三至，去来极迟。（一曰举之不足，按之尽牢。一曰按之尽牢，举之无有。）

结脉，往来缓，时一止复来。（按之来缓，时一止者，名结阳；初来动止，更来小数，不能自还，举之则动，名结阴。）

代脉，来数中止，不能自还，因而复动。脉结者生，代者死。

动脉，见于关上，无头尾，大如豆，厥厥然动摇。（《伤寒论》云：阴阳相搏名曰动。阳动则汗出，阴动则发热，形冷恶寒。数脉见于关上，上下无头尾，如豆大，厥厥动摇者，名曰动。）

浮与芤相类（与洪相类。），弦与紧相类，滑与数相类，革与实相类（《千金翼》云：牢与实相类。），沉与伏相类，微与涩相类，软与弱相类，缓与迟相类。（软与迟相类。）

——晋·王叔和《脉经·卷一·脉形状指下秘诀》

【提要】　本论阐述24种脉象之名称及其表现，同时举出8组类似的脉象，以示比较鉴别。

◀ 王叔和　辨脉阴阳大法 ▶

脉有阴阳之法，何谓也？然。呼出心与肺，吸入肾与肝，呼吸之间，脾受谷味也，其脉在中。浮者阳也，沉者阴也，故曰阴阳。

心肺俱浮，何以别之？然。浮而大散者，心也；浮而短涩者，肺也。肾肝俱沉，何以别之？然。牢而长者，肝也；按之软，举指来实者，肾也。脾者中州，故其脉在中。（《千金翼》云：迟缓而长者，脾也。）是阴阳之脉也。脉有阳盛阴虚，阴盛阳虚，何谓也？然。浮之损小，沉之实大，故曰阴盛阳虚；沉之损小，浮之实大，故曰阳盛阴虚。是阴阳虚实之意也。（阳脉见寸口，浮而实大，今轻手浮之更损减而小，故言阳虚；重手按之反更实大而沉，故言阴实。）

《经》言：脉有一阴一阳，一阴二阳，一阴三阳；有一阳一阴，一阳二阴，一阳三阴。如此言之，寸口有六脉俱动耶？然。《经》言如此者，非有六脉俱动也，谓浮、沉、长、短、滑、涩也。浮者阳也，滑者阳也，长者阳也；沉者阴也，涩者阴也，短者阴也。所以言一阴一阳者，谓脉来沉而滑也；一阴二阳者，谓脉来沉滑而长也；一阴三阳者，谓脉来浮滑而长，时一沉也。所以言一阳一阴者，谓脉来浮而涩也；一阳二阴者，谓脉来长而沉涩也；一阳三阴者，谓脉来沉涩而短，时一浮也。各以其经所在，名病之逆顺也。

凡脉大为阳，浮为阳，数为阳，动为阳，长为阳，滑为阳；沉为阴，涩为阴，弱为阴，弦为阴，短为阴，微为阴，是为三阴三阳也。阳病见阴脉者，反也，主死；阴病见阳脉者，顺也，主生。关前为阳，关后为阴。阳数则吐血，阴微则下利；阳弦则头痛，阴弦则腹痛；阳微则发汗，阴微则自下；阳数口生疮，阴数加微，必恶寒而烦挠不得眠也。阴附阳则狂，阳附阴则癫。得阳属腑，得阴属脏。无阳则厥，无阴则呕。阳微则不能呼，阴微则不能吸，呼吸不足，胸中短气。依此阴阳以察病也。

寸口脉浮大而疾者，名曰阳中之阳，病苦烦满，身热，头痛，腹中热。

寸口脉沉细者，名曰阳中之阴，病苦悲伤不乐，恶闻人声，少气，时汗出，阴气不通，臂不能举。

尺脉沉细者，名曰阴中之阴，病苦两胫酸疼，不能久立，阴气衰，小便余沥，阴下湿痒。

尺脉滑而浮大者，名曰阴中之阳，病苦小腹痛满，不能溺，溺即阴中痛，大便亦然。

尺脉牢而长，关上无有，此为阴干阳，其人苦两胫重，少腹引腰痛。

寸口脉壮大，尺中无有，此为阳干阴，其人苦腰背痛，阴中伤，足胫寒。

夫风伤阳，寒伤阴。阳病顺阴，阴病逆阳。阳病易治，阴病难治。在肠胃之间，以药和之；

若在经脉之间，针灸病已。

——晋·王叔和《脉经·卷一·辨脉阴阳大法》

【提要】　本论阐述辨脉阴阳属性之大法。以阴阳为纲，分论五脏之常脉和病脉，列举了脉证相符和脉证不相符的多种现象，阐述了二种及三种脉象同时并见的情况及吉凶顺逆。

王叔和　从横逆顺伏匿脉

问曰：脉有相乘，有从（仲景从字作纵字）有横，有逆有顺，何谓也？师曰：水行乘火，金行乘木，名曰从；火行乘水，木行乘金，名曰横；水行乘金，火行乘木，名曰逆；金行乘水，木行乘火，名曰顺。

《经》言：脉有伏匿者，伏匿于何脏，而言伏匿也？然。谓阴阳更相乘、更相伏也。脉居阴部反见阳脉者，为阳乘阴也；脉虽时沉涩而短，此阳中伏阴；脉居阳部反见阴脉者，为阴乘阳也；脉虽时浮滑而长，此为阴中伏阳也。重阴者癫，重阳者狂。脱阳者见鬼，脱阴者目盲。

——晋·王叔和《脉经·卷一·从横逆顺伏匿脉》

【提要】　本论阐述脉的互相乘袭。根据五行生克乘侮规律，有从、横、逆、顺之不同；指出阴阳之脉互相乘袭、隐伏的情况，列举具体脉象以说明之。

王叔和　辨灾怪恐怖杂脉

问曰：脉有残贼，何谓？师曰：脉有弦、有紧、有涩、有滑、有浮、有沉，此六脉为残贼，能与诸经作病。

问曰：尝为人所难，紧脉何所从而来？师曰：假令亡汗，若吐，肺中寒，故令紧；假令咳者，坐饮冷水，故令紧；假令下利者，以胃中虚冷，故令紧也。

问曰：翕奄沉名曰滑，何谓？师曰：沉为纯阴，翕为正阳，阴阳和合，故脉滑也。

问曰：脉有灾怪，何谓？师曰：假令人病，脉得太阳，脉与病形证相应，因为作汤，比还送汤之时，病者因反大吐若下痢（仲景"痢"字作"利"），病腹中痛。因问：言我前来脉时不见此证，今反变异故，是名为灾怪。因问何缘作此吐痢？答曰：或有先服药，今发作，故为灾怪也。

问曰：人病恐怖，其脉何类？师曰：脉形如循丝，累累然，其面白脱色。

问曰：人愧者，其脉何等类？师曰：其脉自浮而弱，面形乍白乍赤。

问曰：人不饮，其脉何类？师曰：其脉自涩，而唇口干燥也。言迟者，风也；摇头言者，其里痛也；行迟者，其表强也；坐而伏者，短气也；坐而下一膝者，必腰痛；里实护腹如怀卵者，必心痛。

师持脉，病人欠者，无病也；脉之因伸者，无病也（一云：呻者，病也）。假令向壁卧，闻师到不惊起，而目眄视（一云：反面仰视）。若三言三止，脉之，咽唾，此为诈病。假令脉自和，处言此病大重，当须服吐下药，针灸数十百处乃愈。

——晋·王叔和《脉经·卷一·辨灾怪恐怖杂脉》

【提要】　本论首先论述了"脉有残贼"的涵义和"脉有灾怪"的变异情况。同时说明人因恐怖、羞愧、不饮等因素可引起不同的脉象与外候变化，并举例介绍了根据病因语言、动作、体位等以协助诊断疾病的方法。最后论述如何辨别"诈病"，提出处理办法。

王叔和　迟疾短长杂脉法

黄帝问曰：余闻胃气、手少阳三焦、四时五行脉法。夫人言脉有三阴三阳，知病存亡，脉外以知内，尺寸大小，愿闻之。岐伯曰：寸口之中，外别浮沉、前后、左右、虚实、死生之要，皆见寸口之中。脉从前来为实邪，从后来者为虚邪，从所不胜来者为贼邪，从所胜来者为微邪，自病（一作得）者为正邪。外结者病痈肿，内结者病疝瘕也。间来而急者，病正在心，癥气也。脉来疾者，为风也；脉来滑者，为病食也；脉来滑躁者，病有热也；脉来涩者，为病寒湿也。脉逆顺之道，不与众谋。

师曰：夫呼者，脉之头也。初持之来疾去迟，此为出疾入迟，为内虚外实；初持脉来迟去疾，此为出迟入疾，为内实外虚也。

脉数则在腑，迟则在脏。脉长而弦，病在肝（扁鹊云：病出于肝）。脉小血少，病在心（扁鹊云：脉大而洪，病出于心）。脉下坚上虚，病在脾胃（扁鹊云：病出于脾胃）。脉滑（一作涩）而微浮，病在肺（扁鹊云：病出于肺）。脉大而坚，病在肾（扁鹊云：小而紧）。脉滑者多血少气，脉涩者少血多气，脉大者血气俱多。又云：脉来大而坚者血气俱实，脉小者血气俱少。又云：脉来细而微者血气俱虚。沉细滑疾者热，迟紧为寒（又云：洪数滑疾为热，涩迟沉细为寒）。脉盛滑紧者病在外热，脉小实而紧者病在内冷。脉小弱而涩者谓之久病，脉滑浮而疾者谓之新病。脉浮滑，其人外热，风走刺，有饮，难治。脉沉而紧，上焦有热，下寒，得冷即便下。脉沉而细，下焦有寒，小便数，时苦绞痛，下利重。脉浮紧且滑直者，外热内冷，不得大小便。

脉洪大紧急，病速进在外，苦头发热、痈肿；脉细小紧急，病速进在中，寒为疝瘕、积聚，腹中刺痛。脉沉重而直前绝者，病血在肠间；脉沉重而中散者，因寒食成癥。脉直前而中散绝者，病消渴（一云：病浸淫痛）。脉沉重，前不至寸口，徘徊绝者，病在肌肉，遁尸。脉左转而沉重者，气癥阳在胸中，脉右转出不至寸口者，内有肉癥。脉累累如贯珠不前至，有风寒在大肠，伏留不去；脉累累中止不至，寸口软者，结热在小肠膜中，伏留不去。脉直前左右弹者，病在血脉中，胚血也；脉后而左右弹者，病在筋骨中也。脉前大后小，即头痛目眩；脉前小后大，即胸满短气。上部有脉，下部无脉，其人当吐，不吐者死；上部无脉，下部有脉，虽困无所苦。

夫脉者，血之府也。长则气治，短则气病，数则烦心，大则病进，上盛则气高，下盛则气胀，代则气衰，细则气少（《太素》"细"作"滑"），涩则心痛。浑浑革革，至如涌泉，病进而危；弊弊绰绰，其去如弦绝者，死。短而急者病在上，长而缓者病在下；沉而弦急者病在内，浮而洪大者病在外；脉实者病在内，脉虚者病在外。在上为表，在下为里；浮为在表，沉为在里。

——晋·王叔和《脉经·卷一·迟疾短长杂脉法》

【提要】　本论首先论述实邪、虚邪、微邪、正邪的概念，从而说明五邪传变的基本规律，进而分论多种脉象的诊断意义，说明根据不同脉象可以帮助分析判断疾病在脏在腑、属寒属热、血气虚实、病程久暂、预后良恶及所主病证等。"风走刺",拟似刺风。考《巢氏病源》卷二"刺风候":"刺风者,由体虚肤腠开、为风所侵也。其状,风邪走遍于身,而皮肤淫跃。邪气与正气交争,风邪击搏,如锥刀所刺,故名刺风也。"

王叔和 诊病将瘥难已脉

问曰:假令病人欲瘥,脉而知愈,何以别之?师曰:寸关尺、大小、迟疾、浮沉同等,虽有寒热不解者,此脉阴阳为平复,当自愈。人病,其寸口之脉与人迎之脉,小大及浮沉等者,病难已。

——晋·王叔和《脉经·卷一·诊病将瘥难已脉》

【提要】 本论阐述脉诊在辨别疾病预后转归方面的意义。

孙思邈 阴阳表里虚实[*]

弦为少阳,缓为阳明,洪为太阳,三阳也。微为少阴,迟为厥阴,沉为太阴,三阴也。

脉有一阴一阳,一阴二阳,一阴三阳;有一阳一阴,一阳二阴,一阳三阴。如此言之,寸口有六脉俱动耶?然。《经》言如此者,非有六脉俱动也,谓浮、沉、长、短、滑、涩也。凡脉浮、滑、长者,阳也;沉、涩、短者,阴也。所以言一阴一阳者,谓脉来沉而滑也。一阴二阳者,谓脉来沉滑而长也。一阴三阳者,谓脉来浮滑而长,时一沉也。所以言一阳一阴者,谓脉来浮而涩也。一阳二阴者,谓脉来长而沉涩也。一阳三阴者,谓脉来沉涩而短,时一浮也。各以其经所在,言病之逆顺也。

脉有阳盛阴虚、阴盛阳虚,何谓也?然。浮之损小,沉之实大,故曰:阴盛阳虚。沉之损小,浮之实大,故曰:阳盛阴虚。是谓阴阳虚实之意也。凡脉浮、大、数、动、长、滑,阳也;沉、涩、弱、弦、短、微,阴也。阳病见阴脉者,逆也,主死;阴病见阳脉者,顺也,主生。关前为阳,关后为阴。阳数即吐,阴微即下。阳弦则头痛,阴弦则腹痛,以依阴阳察病也。又尺脉为阴,阴脉常沉而迟;寸关为阳,阳脉但浮而速。有表无里,邪之所止,得鬼病。何谓表里?寸尺为表,关为里。两头有脉,关中绝不至也。尺脉上不至关为阴绝,寸脉下不至关为阳绝。阴绝而阳微,死不治。呼为表属腑,吸为里属脏。阳微不能呼,阴微不能吸,呼吸不足,胸中短气。弱反在关,濡反在巅,微在其上,涩反在下。微即阳气不足,沾热汗出。涩即无血,厥而且寒。

诸腑脉为阳,主热。诸脏脉为阴,主寒。阳微则汗,阴浮自下(《脉经》作"阴微")。阳数口生疮;阴数加微,必恶寒而烦扰,不得眠。阳芤吐血(《脉经》作"阳数则吐血"),阴芤下血(《脉经》作阴涩则下血)。无阳则厥,无阴即呕。

寸口脉浮大而疾者,名曰阳中之阳。病苦烦满,身热,头痛,腹中热。

寸口脉沉细者,名曰阳中之阴。病苦悲伤不乐,恶闻人声,少气,时汗出,阴气不通("不通"一作"并"),臂不能举(《巢源》作"臂偏不举")。

尺脉沉细者,名曰阴中之阴。病苦两胫酸疼,不能久立,阴气衰,小便余沥,阴下湿痒。

尺脉滑而浮大者,名曰阴中之阳。病苦小腹痛满,不能溺,溺即阴中痛,大便亦然。

尺脉牢而长，关上无有，此为阴干阳。其人苦两胫重，少腹引腰痛。

寸口壮大，尺中无有，此为阳干阴。其人苦腰背痛，阴中伤，足胫寒。

——唐·孙思邈《备急千金要方·卷第二十八：平脉·阴阳表里虚实》

【提要】 本论首先阐释了常见脉象的阴阳配属，即浮、滑、长属阳，沉、涩、短属阴。按此排列顺序，"一阴一阳"之一阴为沉，一阳本对应浮，但沉浮二者本就相反，故一阳顺次为滑。"一阴一阳"就对应脉象沉滑。余此类推。其次，对脉象的虚实，以及常见脉象的临床意义和预后判断进行阐述。最后，又对脉之虚实、病机虚实和症状虚实三者进行了探讨。

孙思邈 诊四时相反脉[*]

凡疗病，察其形貌、神气、色泽、脉之盛衰、病之新故，乃可治之。形气相得，色泽以浮，脉从四时，此为易治。形气相失，色夭不泽，脉实坚甚，脉逆四时，此为难治。

逆四时者，春得肺脉，夏得肾脉，秋得心脉，冬得脾脉。其至皆悬、绝、涩者，曰逆。春夏沉涩，秋冬浮大，病热脉静，泄痢脉大，脱血脉实，病在中，脉坚实，病在外，脉不实，名逆四时，皆难疗也。凡四时脉皆以胃气为本，虽有四时王相之脉，无胃气者难瘥也。何为胃脉？来弱以滑者是也，命曰易治。

——唐·孙思邈《备急千金要方·卷第二十八：平脉·诊四时相反脉》

【提要】 本论阐述脉逆四时的若干情况及其临床表现，同时指出如果病者脉顺四时而无胃气为本，仍然预后不良，强调了胃气之于脉象的重要性。

朱 肱 问七表

答曰：七表，阳也。阳数奇。

浮：按之不足，举之有余。（寸口浮，其人伤风，发热头疼；关上浮，腹满；尺中浮，小便难；趺阳浮，即为虚。）

芤：浮大而软，按之中央空，两边实。（芤主失血，寸口芤主吐血，微芤者衄；关上芤，大便血；尺中芤，小便血。）

滑：往来前却流利，替替然与数相似。（脉滑为阳，寸口滑为阳盛，关上滑为呕逆，尺中滑小便赤。妇人经脉不利，然而尺脉滑者，亦本形也。趺阳脉滑者，胃气实。）

实：脉大而长，按之隐指，愊愊然，浮沉皆得。（寸口实，主上焦热；关上见之，腹胀；尺中有此，主小腹痛，并小便涩。）

弦：举之无有，按之如弓弦状。又曰：浮紧乃为弦，状如弓弦，按之不移。（阳弦则头痛，阴弦则腹痛。大抵伤寒，脉须弦。盖人迎紧盛，伤于寒。人迎者，少阳之分，少阳脉主弦故也。寒邪中人，其脉必弦。弦则多兼洪数，为其先有邪热也。洪数甚者，正为阳证。若沉细而弦疾，乃正阴证也。）

紧：按之实，数似切绳状。（紧则为寒，寸口紧头痛，关紧心中满痛，尺紧脐下痛。阴阳俱紧，当清邪中于上，浊邪中于下。）

洪：极大，在指下举按满指。（寸口洪，主胸膈烦热；关洪，主胃热口干；尺中洪，主大小便血；三部洪，三焦俱热。）

——宋·朱肱《活人书·卷第二·问七表》

【提要】 本论对"七表脉"，即浮、芤、滑、实、弦、紧、洪七种脉象的指下特征，寸关尺三部所得及所主病证表现，进行了详细阐释。

朱 肱 问八里

答曰：八里，阴也。阴数偶。

微：若有若无，极细而软。（微则为虚。寸口微为阳不足。阳微则恶寒，阴微则下利。）

沉：举之不足，按之有余。（沉为在里。尺寸俱沉者，少阴受病也。然沉而迟者，乃阴证也，宜温之。沉而数者，有热也，宜下之。）

缓：去来亦迟，小快于迟。（缓则为虚。太阳病，其脉缓者，为伤风。惟脾得之，即是本形。）

涩：细而迟，往来难，时一止。（涩则少血。寸口涩少气，上焦冷；关上涩，胃冷脾痛；尺中涩，小便数，小腹冷；三部俱涩，腹中气结。王冰曰：阳有余则血少，故脉涩也。又曰：涩者阳气有余，阳气有余，为身热无汗。）

迟：呼吸三至，去来极迟。（迟则为寒。寸口迟，则上焦冷；关上迟，胃冷不欲食，吞酸吐水；尺中迟，小便多，并白浊。）

伏：极重按之，指著骨乃得。（伏主物聚。寸口伏，胸中逆气；关上伏，有水气，溏泄；尺中伏，水谷不化。大抵关前得之多为热，关后得之多为冷，关中得之阴阳结，或冷或热不定。当以余证参之。）

濡：按之似无，举之全无力。（形与缓、涩、迟脉虽稍殊，其为冷证皆一也。）

弱：极软而沉细。按之欲绝指下。（弱为虚，寸口弱，阳气虚，，汗自出。关弱无胃气，胃中有热，脉弱为虚热病作，不可大攻，热去寒起。尺中弱，气少发热也。）

——宋·朱肱《活人书·卷第二·问八里》

【提要】 本论对"八里脉"，即微、沉、缓、涩、迟、伏、濡、弱七种脉象的指下特征，寸关尺三部所得及所主病证表现，进行了详细阐释。

陈无择 七表病脉

浮为在表，为风（应人迎）、为气（应气口）、为热、为痛、为呕、为胀、为痞、为喘、为厥、为内结、为满不食。浮大为鼻塞，浮缓为不仁，浮大长为风眩癫疾，浮滑疾为宿食，浮大而涩为宿食滞气，浮短为肺伤诸气，浮滑为饮、为走刺，浮细而滑为伤饮，浮滑疾紧为百合病，浮数大便坚、小便数，浮紧为淋、为癃闭。

芤为脱血，寸芤为吐血，微芤为衄血，关芤为大便出血，尺芤为下焦虚、小便出血。

滑为吐，为满、为咳、为热、为伏痰、为宿食、为蓄血、为经闭、为鬼疰、为血气俱实。

滑散为瘫缓，滑数为结热，滑实为胃热，和滑为妊娠，滑而大小不均必吐，为病进、为泄利、滑而浮大，小腹痛，溺则阴中痛，大便亦然。

实为热，为呕、痛、为气塞、为喘咳、为大便不禁。实紧为阴不胜阳，为胃热、为腰痛。

弦为寒，为痛、为饮、为疟、为水气、为中虚、为厥逆、为拘急、为寒癖。弦紧为恶寒，为疝瘕、为癖、为瘀血，双弦胁急痛，弦而钩为胁下刺痛，弦长为积，随左右上下。

紧为寒，为痛（头骨肉等）、为咳、为喘、为满。浮紧为肺有水，紧滑为蛔动、为宿食、为吐逆，紧急为遁尸，紧数为寒热。

洪为胀、为满、为痛、为热、为烦。洪实为癫，洪紧为痈疽、为喘急，亦为胀，洪大为祟，洪浮为阳邪来见。

——宋·陈无择《三因极一病证方论·卷之一·七表病脉》

【提要】 本论主要记载了七表脉的临床意义，较之朱肱所论细致。

❧ 陈无择 八里病脉 ❧

微为虚、为弱、为衄、为呕、为泄、为亡汗、为拘急。微弱为少气、为中寒。

沉为在里，为实、为水、为寒、为喘、为癥、为瘕。沉弱为寒热，沉细为少气，臂不能举，沉滑为风水、为下重，沉紧为上热下冷，沉重而直前绝者，为瘀血，沉重而中散，为寒食成瘕，沉重不至寸，徘徊绝者为遁尸，沉紧为悬饮，沉迟为痼冷，沉重为伤暑发热。

缓为在下，为风、为寒、为弱、为痹、为疼、为不仁、为气不足、为眩晕。缓而滑为热中，缓而迟为虚寒相搏，食冷则咽痛。

涩为少血、为亡汗、为气不足、为逆冷、为下痢、为心痛。涩而紧为痹、为寒湿。

迟为寒、为痛。迟而涩为癥瘕、咽酸。

伏为霍乱、为疝瘕、为水气、为溏泄、为停痰、为宿食、为诸气上冲、为恶脓贯肌。

濡为虚、为痹、为自汗、为气弱、为下重。濡而弱为内热外冷、自汗、为小便难。

弱为虚、为风热、为自汗。

——宋·陈无择《三因极一病证方论·卷之一·八里病脉》

【提要】 本论主要记载了八里脉的临床意义，较之朱肱所论细致。

❧ 陈无择 九道病脉 ❧

细为气血俱虚，为病在内，为积、为伤湿、为后泄、为寒、为神劳、为忧伤过度、为腹满。细而紧为癥瘕积聚、为刺痛。细而滑为僵仆、为发热、为呕吐。

数为热、为虚、为吐、为痛、为烦渴、为烦满。

动为痛、为惊、为挛、为泄、为恐。

虚为寒、为虚、为脚弱、为食不消化、为伤暑。

促，《经》并无文。释曰：其促有五：一曰气，二曰血，三曰饮，四曰食，五曰痰。但脏热则脉数，以气血痰饮留滞不行则止促，止促非恶脉也。

结为痰、为饮、为血、为积、为气。释曰：气寒脉缓则为结，数则为促。虽缓数不同，结亦当如促脉分别可也。

散，《经》无文。释曰：六腑气绝于外，则手足寒，上气；五脏气绝于内，则下利不禁，甚者不仁。其脉皆散，散则不聚，病亦危矣。

革为满，为急，为虚寒相搏，妇人半产漏下。释曰：革者，革也，固结不移之状。三部应之，皆危脉也。

代者，一脏绝，他脏代至。释曰：代，真死脉。不分三部，随应皆是。

如前所例，皆本圣经，学者当熟读，令心开眼明，识取体状，然后交络互织。所谓六经流注，五脏相传，各以部位推寻，使了然不昧。其如随病分门，诸脉证状，尤当参对审详之。如是精诚，方可为医者之万分；不尔则倚傍圣教，欺罔贤良，为含灵之巨贼，幸宜勉旃。

——宋·陈无择《三因极一病证方论·卷之一·九道病脉》

【提要】　本论对九道脉，即细、数、动、虚、促、结、散、革、代九种脉象的临床意义进行介绍，尤其对促、散、革、代四脉进行了阐释。

 ## 李东垣　辨脉

古人以脉上辨内外伤于人迎气口。人迎脉大于气口为外伤，气口脉大于人迎为内伤。此辨固是，但其说有所未尽耳。

外感风寒，皆有余之证，是从前客邪来也。其病必见于左手，左手主表，乃行阳二十五度。内伤饮食及饮食不节，劳役过甚，皆不足之病也。必见于右手，右手主里，乃行阴二十五度。

故外感寒邪，则独左寸人迎脉浮紧，按之洪大。紧者，急甚于弦，是足太阳寒水之脉；按之洪大而有力，中见手少阴心火之脉。丁与壬合，内显洪大，乃伤寒脉也。若外感风邪，则人迎脉缓，而大于气口一倍，或二倍、三倍。内伤饮食，则右寸气口脉大于人迎一倍；伤之重者，过在少阴则两倍，太阴则三倍，此内伤饮食之脉。

若饮食不节，劳役过甚，则心脉变见于气口，是心火刑肺，其肝木挟心火之势，亦来薄肺，《经》云"侮所不胜，寡于畏"者是也。故气口脉急大而涩数，时一代而涩也。涩者，肺之本脉；代者，元气不相接。脾胃不及之脉，洪大而数者，心脉刑肺也；急者，肝木挟心火，而反克肺金也。若不甚劳役，惟右关脾脉大而数，谓独大于五脉，数中显缓时一代也。

如饮食不节，寒温失所，则先右关胃脉损弱，甚则隐而不见，惟内显脾脉之大数微缓时一代也。宿食不消，则独右关脉沉而滑。《经》云：脉滑者，有宿食也。以此辨之，岂不明白易见乎。但恐山野间卒无医者，何以诊候，故复说病证以辨之。

——金·李东垣《内外伤辨惑论·卷上·辨脉》

【提要】　本论深入阐释和比较分析了外感与内伤的脉象。作者认为，人迎脉大于气口为外伤，气口脉大于人迎为内伤。此说只是一般规律。对于劳役过甚或寒温失适所致的脾胃内伤之脉，如气口脉急大而涩数、洪大而数、右关脾脉大而数、右关胃脉损弱、右关脉沉滑等情况，不能拘泥旧说，应灵活看待。

朱丹溪　左大顺男右大顺女论

肺主气，其脉居右寸，脾、胃、命门、三焦，各以气为变化运用，故皆附焉。心主血，其脉居左寸，肝、胆、肾、膀胱，皆精血之隧道管库，故亦附焉。男以气成胎，则气为之主；女挟血成胎，则血为之主。男子久病，右脉充于左者，有胃气也，病虽重可治；女子久病，左脉充于右者，有胃气也，病虽重可治。反此者，虚之甚也。

或曰：左，心、小肠、肝、胆、肾、膀胱；右，肺、大肠、脾、胃、命门、三焦。男女所同不易之位也。《脉法赞》曰：左大顺男，右大顺女。吾子之言，非惟左右倒置，似以大为充，果有说以通之乎？曰：大，本病脉也。今以大为顺，盖有充足之义，故敢以充言之。《脉经》一部，谆谆于教为医者尔！此左右当以医者为言。若主于病，奚止于千里之谬？

或曰：上文言肝、心出左，脾、肺出右，左主司官，右主司府，下文言左为人迎，右为气口，皆以病人之左右而为言，何若是之相反耶？曰：《脉经》第九篇之第五章，上文大、浮、数、动、长、滑、沉、涩、弱、弦、短、微，此言形状之阴阳。下文关前、关后等语，又言部位之阴阳，阴附阳，阳附阴，皆言血气之阴阳。同为论脉之阴阳，而所指不同若此，上下异文，何足疑乎！《赞》曰：阴病治官，非治血乎？阳病治腑，非治气乎？由此参考，或恐与《经》意有合。

——元·朱丹溪《格致余论·左大顺男右大顺女论》

【提要】　本论阐述久病男女寸口脉象对预后的判断及其生理基础。作者认为，右脉为肺所主，反映气的变化；左脉为心所主，反映血的变化。正常男子以气为主，女子以血为主。男子久病右脉大于左脉，为血不离气；女子久病左脉大于右脉，为气不离血。此时，阴阳尚能处于和合的状态，虽久病而不致重笃。

朱丹溪　涩脉论

人一呼脉行三寸，一吸脉行三寸，呼吸定息，脉行六寸；一昼一夜，一万三千五百息，脉行八百一十丈，此平人血气运行之定数也。医者欲知血气之病与不病，非切脉不足以得之。脉之状不一，载于《脉经》者，二十有四，浮、沉、芤、滑、实、弦、紧、洪、微、缓、涩、迟、伏、濡、弱、数、细、动、虚、促、结、代、革、散，其状大率多兼见。人之为病有四，曰寒曰热、曰实曰虚。故学脉者，亦必以浮、沉、迟、数为之纲，以察病情，此不易之论也。

然涩之见，固多虚寒，亦有痼热为病者。医于指下见有不足之气象，便以为虚，或以为寒，孟浪与药，无非热补，轻病为重，重病为死者多矣。何者？人之所藉以为生者，血与气也。或因忧郁，或因厚味，或因无汗，或因补剂，气腾血沸，清化为浊，老痰宿饮，胶固杂糅，脉道阻涩，不能自行，亦见涩状。若重取至骨，来似有力且带数，以意参之，于证验之，形气但有热证，当作痼热可也。此论为初学者发，圆机之士，必以为赘。东阳吴子年方五十，形肥味厚，且多忧怒，脉常沉涩，自春来得痰气病，医认为虚寒，率与燥热香窜之剂。至四月间，两足弱，气上冲，饮食减，召我治之。予曰：此热郁而脾虚，痿厥之证作矣。形肥而脉沉，未是死证，但药邪太盛，当此火旺，实难求生。且与竹沥下白术膏，尽二斤，气降食进，一月后大汗而死。

书此以为诸贤覆辙戒云。

——元·朱丹溪《格致余论·涩脉论》

【提要】 本论阐述由于多种因素，人体内形成了气血痰郁的状态，从脉象上便反映出涩象。这些宿病之因，会对医者诊断带来影响。因此，作者认为诊脉必重取至骨，察看脉象有力或者无力，以辨病机之真假和虚实。同时进一步强调，重按至骨以后当"以意参之，于证验之"，尤其强调取脉应因人而异。

朱丹溪 脉大必病进论

脉，血之所为，属阴。大，洪之别名，火之象，属阳。其病得之于内伤者，阴虚为阳所乘，故脉大，当作虚治之。其病得之于外伤者，邪客于经，脉亦大，当作邪胜治之。合二者而观之，皆病证方长之势也，谓之病进不亦宜乎！海藏云：君侵臣之事也。孰为是否，幸有以教之。

——元·朱丹溪《格致余论·脉大必病进论》

【提要】 本论阐述无论外感内伤，脉象逐渐变大，为邪胜正衰之征，表示病势逐渐加重。

危亦林 十怪脉※*

十怪脉者，釜沸、鱼翔、弹石、解索、屋漏、虾游、雀啄、偃刀、转豆、麻促。

釜沸，如汤涌沸，息数俱无，乃三阳数极无阴之候，旦见夕死，夕见旦死。

鱼翔，脉浮肤泛泛，三阴数极，又曰亡阳，当以死断。

弹石，脉来辟辟凑指，急促而坚，乃肾经真脏脉现，遇戊己日则不治。

解索，脉散散无序，肾与命门之气皆亡，戊己日笃，辰巳日不治。

屋漏之脉，如水下滴溅地貌，胃气营卫俱绝，七八日间危矣。

虾游，状如虾游水面，杳然不见，须臾又来，隐隐然不动，依前又去，醒者七日死，沉困者三日不治。

雀啄之脉，指下来三去一，如雀啄食之状。脾元谷气已绝于内，醒者十二日死，困者六七日亡。

偃刀之脉，寻之如手循刀刃，无进无退，其数无准，由心元血枯，卫气独居，无所归宿，见之四日难疗。

转豆，形如豆周旋展转，并无息数，脏腑空虚，正气飘散，象曰行尸，其死可立待也。

麻促之脉，应指如麻子之纷乱，细微至甚，盖卫枯荣血独涩，轻者三日，重者一日殂矣。

——元·危亦林《世医得效方·卷第一·大方脉杂医科·集脉说》

【提要】 本论阐述病患危重阶段常出现的十种脉象，即釜沸、鱼翔、弹石、解索、屋漏、虾游、雀啄、偃刀、转豆、麻促。作者逐一说明了其指下之象及其临床意义。古代医者临证之时，常以辨生死为首要。因此，了解这十种危急脉象，对于临床预后的判断具有一定的参考意义。

李时珍 浮（阳）

浮脉，举之有余，按之不足（《脉经》）。如微风吹鸟背上毛，厌厌聂聂（轻泛貌），如循榆荚（《素问》），如水漂木（崔氏），如捻葱叶（黎氏）。（浮脉法天，有轻清在上之象，在卦为乾，在时为秋，在人为肺，又谓之毛。太过则中坚旁虚，如循鸡羽，病在外也。不及则气来毛微，病在中也。《脉诀》言：寻之如太过，乃浮兼洪紧之象，非浮脉也。）

体状诗：浮脉惟从肉上行，如循榆荚似毛轻。三秋得令知无恙，久病逢之却可惊。

相类诗：浮如木在水中浮，浮大中空乃是芤。拍拍而浮是洪脉，来时虽盛去悠悠。浮脉轻平似捻葱。虚来迟大豁然空。浮而柔细方为濡，散似杨花无定踪。（浮而有力为洪，浮而迟大为虚，虚甚为散，浮而无力为芤，浮而柔细为濡。）

主病诗：浮脉为阳表病居，迟风数热紧寒拘。浮而有力多风热，无力而浮是血虚。寸浮头痛眩生风，或有风痰聚在胸。关上土衰兼木旺，尺中溲便不流通。（浮脉主表，有力表实，无力表虚，浮迟中风，浮数风热，浮紧风寒，浮缓风湿，浮虚伤暑，浮芤失血，浮洪虚热，浮散劳极。）

——明·李时珍《濒湖脉学·浮（阳）》

【提要】 《濒湖脉学》为明代医家李时珍所撰，采用歌诀体表达形式，深入浅出地介绍叔和之学，在驳正《脉诀》的基础上，解决了一般习医者教材之需。因而获得巨大成功，成为脉学史上影响最大，流传最广的脉学专著，即便在今天仍是学习脉学的重要参考书。全书以七言歌诀形式，论述了浮、沉、迟、数等 27 种脉象。今通行 28 脉说法，即此 27 脉加疾脉。对每种脉象的论述，首先征引《脉经》《素问》及诸家脉学的精华，对脉象的形态、特征做出归纳或界定，同时又对《脉诀》的错误逐条驳正。本论是对浮脉的形态特征做出归纳，简要地阐明了浮脉的体状、与相类脉象的鉴别、临床主病及三部所见的病机提示等。

李时珍 沉（阴）

沉脉，重手按至筋骨乃得（《脉经》）。如绵裹砂，内刚外柔（杨氏）。如石投水，必极其底。（沉脉法地，有渊泉在下之象，在卦为坎，在时为冬，在人为肾。又谓之石，亦曰营。太过则如弹石，按之益坚，病在外也。不及则气来虚微，去如数者，病在中也。《脉诀》言缓度三关，状如烂绵者，非也。沉有缓数及各部之沉，烂绵乃弱脉，非沉也。）

体状诗：水行润下脉来沉，筋骨之间软滑匀。女子寸兮男子尺，四时如此号为平。

相类诗：沉帮筋骨自调匀，伏则推筋着骨寻。沉细如绵真弱脉，弦长实大是牢形。（沉行筋间，伏行骨上，牢大有力，弱细无力。）

主病诗：沉潜水蓄阴经病，数热迟寒滑有痰。无力而沉虚与气，沉而有力积并寒。寸沉痰郁水停胸，关主中寒痛不通。尺部浊遗并泄痢，肾虚腰及下元痌。（沉脉主里，有力里实，无力里虚。沉则为气，又主水蓄，沉迟痼冷，沉数内热，沉滑痰食，沉涩气郁，沉弱寒热，沉缓寒湿，沉紧冷痛，沉牢冷积。）

——明·李时珍《濒湖脉学·沉（阴）》

【提要】 本论对沉脉的形态特征做出归纳，简要地阐明了沉脉的体状、与相关脉象的鉴别、临床主病及三部所见的病机提示等。

李时珍 迟（阴）

迟脉，一息三至，去来极慢（《脉经》）。（迟为阳不胜阴，故脉来不及。《脉诀》言：重手乃得，是有沉无浮。一息三至，甚为易见。而曰隐隐、曰状且难，是涩脉矣，其谬可知。）

相类诗：迟来一息至惟三，阳不胜阴气血寒。但把浮沉分表里，消阴须益火之原。

体状诗：脉来三至号为迟，小快于迟作缓持。迟细而难知是涩，浮而迟大以虚推。（三至为迟，有力为缓，无力为涩，有止为弦，迟甚为败，浮大而软为虚。黎氏曰：迟，小而实；缓，大而慢。迟为阴盛阳衰，缓为卫盛营弱，宜别之。）

主病诗：迟司脏病或多痰，沉痼癥瘕仔细看。有力而迟为冷痛，迟而无力定虚寒。寸迟必是上焦寒，关主中寒痛不堪，尺是肾虚腰脚重，溲便不禁疝牵丸。（迟脉主脏，有力冷痛，无力虚寒。浮迟表寒，沉迟里寒。）

——明·李时珍《濒湖脉学·迟（阴）》

【提要】 本论对迟脉的形态特征做出归纳，简要地阐明了迟脉的体状、与相类脉象的鉴别、临床主病及三部所见的病机提示等。

李时珍 数（阳）

数脉，一息六至（《脉经》）。脉流薄疾（《素问》）。（数为阴不胜阳，故脉来太过焉。浮、沉、迟、数，脉之纲领。《素问》《脉经》皆为正脉。《脉诀》立七表、八里，而遗数脉，止歌于心脏，其妄甚矣。）

体状诗：数脉息间常六至，阴微阳盛必狂烦。浮沉表里分虚实，惟有儿童作吉看。

相类诗：数比平人多一至，紧来如数似弹绳。数而时止名为促，数见关中动脉形。（数而弦急为紧，流利为滑，数而有止为促，数甚为疾，数见关中为动。）

主病诗：数脉为阳热可知，只将君相火来医。实宜凉泻虚温补，肺病秋深却畏之。寸数咽喉口舌疮，吐红咳嗽肺生疡。当关胃火并肝火，尺属滋阴降火汤。（数脉主腑，有力实火，无力虚火。浮数表热，沉数里热，气口数实肺痈，数虚肺痿。）

——明·李时珍《濒湖脉学·数（阳）》

【提要】 本论对数脉的形态特征做出归纳，简要地阐明了数脉的体状、与相类脉象的鉴别、临床主病及三部所见的病机提示等。

李时珍 滑（阳中阴）

滑脉，往来前却，流利展转，替替然如珠之应指（《脉经》）。漉漉如欲脱。（滑为阴气有余，故脉来流利如水。脉者，血之府也。血盛则脉滑，故肾脉宜之；气盛则脉涩，故肺脉宜之。《脉诀》云：按之即伏，三关如珠，不进不退，是不分浮滑、沉滑、尺寸之滑也，今正之。）

体状相类诗：滑脉如珠替替然，往来流利却还前。莫将滑数为同类，数脉惟看至数间。（滑则如珠，数则六至。）

主病诗：滑脉为阳元气衰，痰生百病食生灾。上为吐逆下蓄血，女脉调时定有胎。寸滑膈痰生呕吐，吞酸舌强或咳嗽。当关宿食肝脾热，渴痢癫淋看尺部。（滑主痰饮，浮滑风痰，沉滑食痰，滑数痰火，滑短宿食。《脉诀》言：关滑胃寒，尺滑脐似水。与《脉经》言关滑胃热，尺滑血蓄，妇人经病之旨相反。其谬如此。）

——明·李时珍《濒湖脉学·滑（阳中阴）》

【提要】 本论对滑脉的形态特征做出归纳，简要地阐明了滑脉的体状、与相类脉象的鉴别、临床主病及三部所见的病机提示等。

◆ 李时珍 涩（阴）◆

涩脉，细而迟，往来难，短且散，或一止复来（《脉经》），参伍不调（《素问》），如轻刀刮竹（《脉诀》），如雨沾沙（《通真子》），如病蚕食叶。（涩为阳气有余，气盛则血少，故脉来蹇滞，而肺宜之。《脉诀》言：指下寻之似有，举之全无。与《脉经》所云，绝不相干。）

体状诗：细迟短涩往来难，散止依稀应指间。如雨沾沙容易散，病蚕食叶慢而艰。

相类诗：参伍不调名曰涩，轻刀刮竹短而难。微似秒芒微软甚，浮沉不别有无间。（细迟短散，时一止曰涩。极细而软，重按若绝曰微。浮而柔细曰濡，沉而柔细曰弱。）

主病诗：涩缘血少或伤精，反胃亡阳汗雨淋。寒湿入营为血痹，女人非孕即无经。寸涩心虚痛对胸，胃虚胁胀察关中。尺为精血俱伤候，肠结溲淋或下红。（涩主血少精伤之病。女人有孕为胎病，无孕为败血。杜光庭云：涩脉独见尺中，形散同代，为死脉。）

——明·李时珍《濒湖脉学·涩（阴）》

【提要】 本论对涩脉的形态特征做出归纳，简要地阐明了涩脉的体状、与相类脉象的鉴别、临床主病及三部所见的病机提示等。

◆ 李时珍 虚（阴）◆

虚脉，迟大而软，按之无力，隐指豁豁然空（《脉经》）。（崔紫虚云：形大力薄，其虚可知。《脉诀》言：寻之不足，举之有余。上言浮脉，不见虚状。杨仁斋言：状似柳絮，散漫而迟。滑氏言：散大而软，皆是散脉，非虚也。）

体状相类诗：举之迟大按之松，脉状无涯类谷空。莫把芤虚为一例，芤来浮大似慈葱。（虚脉浮大而迟，按之无力。芤脉浮大，按之中空，芤为脱血。虚为血虚，浮散二脉见浮脉。）

主病诗：脉虚身热为伤暑，自汗怔忡惊悸多。发热阴虚须早治，养营益气莫蹉跎。血不荣心寸口虚，关中腹胀食难舒。骨蒸痿痹伤精血，却在神门两部居。（《经》曰：血虚脉虚。曰：

气来虚微为不及，病在内。曰：久病脉虚者死。）

——明·李时珍《濒湖脉学·虚（阴）》

【提要】　本论对虚脉的形态特征做出归纳，简要地阐明了虚脉的体状、与相类脉象的鉴别、临床主病及三部所见的病机提示等。

◈ 李时珍　实（阳）◈

实脉，浮沉皆得，脉大而长微弦，应指愊愊然（《脉经》）。（愊愊，坚实貌。《脉诀》言：如绳应指来，乃紧脉，非实脉也。）

体状诗：浮沉皆得大而长，应指无虚愊愊强。热蕴三焦成壮火，通肠发汗始安康。

相类诗：实脉浮沉有力强，紧如弹索转无常。须知牢脉帮筋骨，实大微弦更带长。（浮沉有力为实，弦急弹指为紧，沉而实大，微弦而长为牢。）

主病诗：实脉为阳火郁成，发狂谵语吐频频。或为阳毒或伤食，大便不通或气疼。寸实应知面热风，咽疼舌强气填胸。当关脾热中宫满，尺实腰肠痛不通。（《经》曰：血实脉实。曰：脉实者，水谷为病。曰：气来实强，是谓太过。《脉诀》言"尺实小便不禁"，与《脉经》"尺实小腹痛、小便难"之说何反。洁古不知其谬，诀为虚寒，药用姜附，愈误矣。）

——明·李时珍《濒湖脉学·实（阳）》

【提要】　本论对实脉的形态特征做出归纳，简要地阐明了实脉的体状、与相关脉象的鉴别、临床主病及三部所见的病机提示等。

◈ 李时珍　长（阳）◈

长脉，不小不大，迢迢自若（朱氏）。如循长竿末梢为平；如引绳，如循长竿，为病（《素问》）。（长有三部之长、一部之长，在时为春，在人为肝；心脉长，神强气壮；肾脉长，蒂固根深。《经》曰：长则气治，皆言平脉也。）

体状相类诗：过于本位脉名长，弦则非然但满张，弦脉与长争较远，良工尺度自能量。（实、牢、弦、紧，皆兼长脉。）

主病诗：长脉迢迢大小匀，反常为病似牵绳。若非阳毒癫痫病，即是阳明热势深。（长主有余之病。）

——明·李时珍《濒湖脉学·长（阳）》

【提要】　本论对长脉的形态特征做出归纳，简要地阐明了长脉的体状、与相类脉象的鉴别、临床主病及三部所见的病机提示等。

◈ 李时珍　短（阴）◈

短脉，不及本位（《脉诀》）。应指而回，不能满部（《脉经》）。（戴同父云：短脉只见尺寸，若关中见短，上不通寸，下不通尺，是阴阳绝脉，必死矣。故关不诊短。黎居士云：长短未有定体，诸脉举按之，附过于本位者为长，不及本位者为短。长脉属肝，宜于春；短脉属肺，宜于秋。但诊肝肺，长短自见。）

体状相类诗：两头缩缩名为短，涩短迟迟细且难。短涩而浮秋喜见，三春为贼有邪干。（涩、微、动、结，皆兼短脉。）

主病诗：短脉惟于尺寸寻，短而滑数酒伤神。浮为血涩沉为痞，寸主头疼尺腹疼。（《经》曰：短则气病，短主不及之病。）

——明·李时珍《濒湖脉学·短（阴）》

【提要】　本论对短脉的形态特征做出归纳，简要地阐明了短脉的体状、与相类脉象的鉴别、临床主病及三部所见的病机提示等。

李时珍　洪（阳）

洪脉，指下极大（《脉经》）。来盛去衰（《素问》）。来大去长（《通真子》）。（洪脉在卦为离，在时为夏，在人为心。《素问》谓之大，亦曰钩。滑氏曰：来盛去衰，如钩之曲，上而复下。应血脉来去之象，象万物敷布下垂之状。詹炎举言如环珠者，非。《脉诀》云：季夏宜之，秋季、冬季，发汗通阳，俱非洪脉所宜，盖谬也。）

体状诗：脉来洪盛去还衰，满指滔滔应夏时。若在春秋冬月分，升阳散火莫狐疑。

相类诗：洪脉来时拍拍然，去衰来盛似波澜。欲知实脉参差处，举按弦长愊愊坚。（洪而有力为实，实而无力为洪。）

主病诗：脉洪阳盛血应虚，相火炎炎热病居。胀满胃翻须早治，阴虚泄痢可愁如。寸洪心火上焦炎，肺脉洪时金不堪。肝火胃虚关内察，肾虚阴火尺中看。（洪主阳盛阴虚之病，泄痢、失血、久嗽者忌之。《经》曰：形瘦脉大多气者，死。曰：脉大则病进。）

——明·李时珍《濒湖脉学·洪（阳）》

【提要】　本论对洪脉的形态特征做出归纳，简要地阐明了洪脉的体状、与相类脉象的鉴别、临床主病及三部所见的病机提示等。

李时珍　微（阴）

微脉，极细而软，按之如欲绝，若有若无（《脉经》）。细而稍长（戴氏）。（《素问》谓之小。又曰：气血微则脉微。）

体状相类诗：微脉轻微瀎瀎乎，按之欲绝有如无。微为阳弱细阴弱。细比于微略较粗。（轻诊即见，重按如欲绝者，微也。往来如线而常有者，细也。仲景曰：脉瀎瀎如羹上肥者，阳气微；萦萦如蚕丝细者，阴气衰。长病得之死，卒病得之生。）

主病诗：气血微兮脉亦微，恶寒发热汗淋漓。男为劳极诸虚候，女作崩中带下医。寸微气促或心惊，关脉微时胀满形。尺部见之精血弱，恶寒消瘅痛呻吟。微主久虚血弱之病，阳微恶寒，阴微发热。《脉诀》云：崩中日久为白带，漏下多时骨亦枯。

——明·李时珍《濒湖脉学·微（阴）》

【提要】 本论对微脉的形态特征做出归纳，简要地阐明了微脉的体状、与相类脉象的鉴别、临床主病及三部所见的病机提示等。

李时珍 紧（阳）

紧脉，来往有力，左右弹人手（《素问》）。如转索无常（仲景），数如切绳（《脉经》），如纫箄线（丹溪）。（紧乃热，为寒束之脉，故急数如此，要有神气。《素问》谓之急。《脉诀》言：寥寥入尺来。崔氏言：如线，皆非紧状。或以浮紧为弦，沉紧为牢，亦近似耳。）

体状诗：举如转索切如绳，脉象因之得紧名。总是寒邪来作寇，内为腹痛外身疼。

相类诗：见弦、实。

主病诗：紧为诸痛主于寒，喘咳风痫吐冷痰。浮紧表寒须发越，紧沉温散自然安。寸紧人迎气口分，当关心腹痛沉沉。尺中有紧为阴冷，定是奔豚与疝疼。（诸紧为寒为痛，人迎紧盛伤于寒，气口紧盛伤于食，尺紧痛居其腹。况乃疾在其腹。中恶浮紧、咳嗽沉紧，皆主死。）

——明·李时珍《濒湖脉学·紧（阳）》

【提要】 本论对紧脉的形态特征做出归纳，简要地阐明了紧脉的体状、与相类脉象的鉴别、临床主病及三部所见的病机提示等。

李时珍 缓（阴）

缓脉，去来小快于迟（《脉经》），一息四至（戴氏），如丝在经，不卷其轴，应指和缓，往来甚匀（张太素），如初春杨柳舞风之象（杨玄操），如微风轻飐柳梢（滑伯仁）。（缓脉在卦为坤，在时为四季，在人为脾。阳寸、阴尺，上下同等，浮大而软，无有偏胜者，平脉也。若非其时，即为有病。缓而和匀，不浮、不沉、不疾、不徐、不微、不弱者，即为胃气。故杜光庭云：欲知死期何以取？古贤推定五般土。阳土须知不遇阴，阴土遇阴当细数。详《玉函经》。）

体状诗：缓脉阿阿四至通，柳梢袅袅飐轻风。欲从脉里求神气，只在从容和缓中。

相类诗：见迟脉。

主病诗：缓脉营衰卫有余，或风或湿或脾虚。上为项强下痿痹，分别浮沉大小区。寸缓风邪项背拘，关为风眩胃家虚。神门濡泄或风秘，或是蹒跚足力迂。（浮缓为风，沉缓为湿，缓大风虚，缓细湿痹，缓涩脾虚，缓弱气虚。《脉诀》言：缓主脾热口臭、反胃、齿痛、梦鬼之病。出自杜撰，与缓无关。）

——明·李时珍《濒湖脉学·缓（阴）》

【提要】 本论对缓脉的形态特征做出归纳，简要地阐明了缓脉的体状、与相类脉象的鉴别、临床主病及三部所见的病机提示等。

李时珍 芤（阳中阴）

芤脉，浮大而软，按之中央空，两边实（《脉经》）。中空外实，状如慈葱。（芤，慈葱也。

《素问》无芤名。刘三点云：芤脉何似？绝类慈葱，指下成窟，有边无中。戴同父云：营行脉中，脉以血为形，芤脉中空，脱血之象也。《脉经》云：三部脉芤，长病得之生，卒病得之死。《脉诀》言：两头有，中间无，是脉断截矣。又言主淋沥、气入小肠。与失血之候相反，误世不小。）

体状诗：芤形浮大软如葱，按之旁有中央空。火犯阳经血上溢，热侵阴络下流红。

相类诗：中空旁实乃为芤，浮大而迟虚脉呼。芤更带弦名曰革，血亡芤革血虚虚。

主病诗：寸芤积血在于胸，关内逢芤肠胃痈。尺部见之多下血，赤淋红痢漏崩中。

——明·李时珍《濒湖脉学·芤（阳中阴）》

【提要】 本论对芤脉的形态特征做出归纳，简要地阐明了芤脉的体状、与相类脉象的鉴别、临床主病及三部所见的病机提示等。

李时珍 弦（阳中阴）

弦脉，端直以长（《素问》），如张弓弦（《脉经》），按之不移，绰绰如按琴瑟弦（巢氏），状若筝弦（《脉诀》），从中直过，挺然指下（《刊误》）。（弦脉在卦为震，在时为春，在人为肝。轻虚以滑者平，实滑如循长竿者病，劲急如新张弓弦者死。池氏曰：弦紧而数劲为太过，弦紧而细为不及。戴同父曰：弦而软，其病轻；弦而硬，其病重。《脉诀》言：时时带数。又言：脉紧状绳牵。皆非弦象，今削之。）

体状诗：弦脉迢迢端直长，肝经木旺土应伤。怒气满胸常欲叫，翳蒙瞳子泪淋浪。

相类诗：弦来端直似丝弦，紧则如绳左右弹。紧言其力弦言象，牢脉弦长沉伏间。（又见长脉。）

主病诗：弦应东方肝胆经，饮痰寒热疟缠身。浮沉迟数须分别，大小单双有重轻。寸弦头痛膈多痰，寒热癥瘕察左关。关右胃寒心腹痛，尺中阴疝脚拘挛。（弦为木盛之病。浮弦支饮外溢，沉弦悬饮内痛。疟脉自弦，弦数多热，弦迟多寒。弦大主虚，弦细拘急。阳弦头痛，阴弦腹痛。单弦饮癖，双弦寒痼。若不食者，木来克土，必难治。）

——明·李时珍《濒湖脉学·弦（阳中阴）》

【提要】 本论对弦脉的形态特征做出归纳，简要地阐明了芤脉的体状、与相类脉象的鉴别、临床主病及三关分部等。

李时珍 革（阴）

革脉，弦而芤（仲景），如按鼓皮（丹溪）。（仲景曰：弦则为寒，芤则为虚，虚寒相抟，此名曰革。男子亡血失精，妇人半产漏下。《脉经》曰：三部脉革，长病得之死，卒病得之生。时珍曰：此即芤、弦二脉相合，故均主失血之候。诸家脉书，皆以为牢脉，故或有革无牢，有牢无革，混淆不辨。不知革浮牢沉，革虚牢实，形证皆异也。又按《甲乙经》曰：浑浑革革，至如涌泉，病进而危；弊弊绰绰，其去如弦绝者死。谓脉来浑浊革变，急如涌泉，出而不反也。王贶以为溢脉，与此不同。）

体状主病诗：革脉形如按鼓皮，芤弦相合脉寒虚。女人半产并崩漏，男子营虚或梦遗。
相类诗：见芤、牢。

——明·李时珍《濒湖脉学·革（阴）》

【提要】　本论对革脉的形态特征做出归纳，简要地阐明了革脉的体状、与相类脉象的鉴别、临床主病等。

❧ 李时珍　牢（阴中阳）❧

牢脉，似沉似伏，实大而长，微弦（《脉经》）。（扁鹊曰：牢而长者，肝也。仲景曰：寒则牢坚，有牢固之象。沈氏曰：似沉似伏，牢之位也；实大弦长，牢之体也。《脉诀》不言形状，但云寻之则无，按之则有；云脉入皮肤辨息难，又以牢为死脉。皆孟浪谬误。）
体状相类诗：弦长实大脉牢坚，牢位常居沉伏间。革脉芤弦自浮起，革虚牢实要详看。
主病诗：寒则牢坚里有余，腹心寒痛木乘脾。疝㿗癥瘕何愁也，失血阴虚却忌之。（牢主寒实之病，木实则为痛。扁鹊云：软为虚，牢为实。失血者，脉宜沉细，反浮大而牢者死，虚病见实脉也。《脉诀》言：骨间疼痛，气居于表。池氏以为肾传于脾，皆谬妄不经。）

——明·李时珍《濒湖脉学·牢（阴中阳）》

【提要】　本论对牢脉的形态特征做出归纳，简要地阐明了牢脉的体状、与相类脉象的鉴别、临床主病等。

❧ 李时珍　濡（阴）❧

濡脉，极软而浮细，如帛在水中，轻手相得，按之无有（《脉经》），如水上浮沤。（帛浮水中，重手按之，随手而没之象。《脉诀》言：按之似有举还无，是微脉，非濡也。）
体状诗：濡形浮细按须轻，水面浮绵力不禁。病后产中犹有药，平人若见是无根。
相类诗：浮而柔细知为濡，沉细诸柔作弱持。微则浮微如欲绝，细来沉细近于微。（浮细如绵曰濡，沉细如绵曰弱，浮而极细如绝曰微，沉而极细不断曰细。）
主病诗：濡为亡血阴虚病，髓海丹田暗已亏。汗雨夜来蒸入骨，血山崩倒湿侵脾。寸濡阳微自汗多，关中其奈气虚何。尺伤精血虚寒甚，温补真阴可起痾。（濡主血虚之病，又为伤湿。）

——明·李时珍《濒湖脉学·濡（阴）》

【提要】　本论对濡脉的形态特征做出归纳，简要地阐明了濡脉的体状、与相类脉象的鉴别、临床主病及三部所见的病机提示等。

❧ 李时珍　弱（阴）❧

弱脉，极软而沉细，按之乃得，举手无有（《脉经》）。（弱乃濡之沉者。《脉诀》言：轻手乃得。黎氏曰：譬如浮沤，皆是濡脉，非弱也。《素问》曰：脉弱以滑，是有胃气。脉弱以涩，是谓久病。病后老弱见之顺，平人少年见之逆。）

体状诗：弱来无力按之柔，柔细而沉不见浮。阳陷入阴精血弱，白头犹可少年愁。

相类诗：见濡脉。

主病诗：弱脉阴虚阳气衰，恶寒发热骨筋痿。多惊多汗精神减，益气调营急早医。寸弱阳虚病可知，关为胃弱与脾衰。欲求阳陷阴虚病，须把神门两部推。（弱主气虚之病。仲景曰：阳陷入阴，故恶寒发热。又云：弱主筋，沉主骨。阳浮阴弱，血虚筋急。柳氏曰：气虚则脉弱。寸弱阳虚，尺弱阴虚，关弱胃虚。）

——明·李时珍《濒湖脉学·弱（阴）》

【提要】 本论对弱脉的形态特征做出归纳，简要地阐明了弱脉的体状、与相类脉象的鉴别、临床主病及三部所见的病机提示等。

李时珍 散（阴）

散脉，大而散。有表无里（《脉经》），涣漫不收（崔氏），无统纪，无拘束，至数不齐，或来多去少，或去多来少。涣散不收，如杨花散漫之象（柳氏）。（戴同父曰：心脉浮大而散，肺脉短涩而散，平脉也。心脉软散，怔忡；肺脉软散，汗出；肝脉软散，溢饮；脾脉软散，胕肿，病脉也。肾脉软散，诸病脉代散，死脉也。《难经》曰：散脉独见则危。柳氏曰：散为气血俱虚，根本脱离之脉。产妇得之生，孕妇得之堕。）

体状诗：散似杨花散漫飞，去来无定至难齐。产为生兆胎为堕，久病逢之不必医。

相类诗：散脉无拘散漫然，濡来浮细水中绵。浮而迟大为虚脉，芤脉中空有两边。

主病诗：左寸怔忡右寸汗，溢饮左关应软散。右关软散胕肿胕，散居两尺魂应断。

——明·李时珍《濒湖脉学·散（阴）》

【提要】 本论对散脉的形态特征做出归纳，简要地阐明了散脉的体状、与相类脉象的鉴别、临床主病及三部所见的病机提示等。

李时珍 细（阴）

细脉，小于微而常有，细直而软，若丝线之应指（《脉经》）。（《素问》谓之小。王启玄言如莠蓬，状其柔细也。《脉诀》言：往来极微，是微反大于细矣。与《经》相背。）

体状诗：细来累累细如丝，应指沉沉无绝期。春夏少年俱不利，秋冬老弱却相宜。

相类诗：见微、濡。

主病诗：细脉萦萦血气衰，诸虚劳损七情乖。若非湿气侵腰肾，即是伤精汗泄来。寸细应知呕吐频，入关腹胀胃虚形。尺逢定是丹田冷，泄痢遗精号脱阴。（《脉经》曰：细为血少气衰。有此证则顺，否则逆。故吐衄得沉细者生。忧劳过度者，脉亦细。）

——明·李时珍《濒湖脉学·细（阴）》

【提要】　本论对细脉的形态特征做出归纳，简要地阐明了细脉的体状、与相类脉象的鉴别、临床主病及三部所见的病机提示等。

李时珍　伏（阴）

伏脉，重按着骨，指下裁动（《脉经》）。脉行筋下（《刊误》）。（《脉诀》言：寻之似有，定息全无，殊为舛谬。）

体状诗：伏脉推筋着骨寻，指间裁动隐然深。伤寒欲汗阳将解，厥逆脐疼证属阴。

相类诗：见沉脉。

主病诗：伏为霍乱吐频频，腹痛多缘宿食停。蓄饮老痰成积聚，散寒温里莫因循。食郁胸中双寸伏，欲吐不吐常兀兀。当关腹痛困沉沉，关后疝疼还破腹。（伤寒，一手脉伏曰单伏，两手脉伏曰双伏，不可以阳证见阴为诊。乃火邪内郁，不得发越，阳极似阴，故脉伏，必有大汗而解。正如久旱将雨，六合阴晦，雨后庶物皆苏之义。又有夹阴伤寒，先有伏阴在内，外复感寒，阴盛阳衰，四脉厥逆，六脉沉伏，须投姜附及灸关元，脉乃复出也。若太溪、冲阳皆无脉者，必死。《脉诀》言：徐徐发汗。洁古以附子细辛麻黄汤主之，皆非也。刘元宾曰：伏脉不可发汗。）

——明·李时珍《濒湖脉学·伏（阴）》

【提要】　本论对伏脉的形态特征做出归纳，简要地阐明了伏脉的体状、与相类脉象的鉴别、临床主病及寸关部所见的病机提示等。

李时珍　动（阳）

动乃数脉，见于关上下，无头尾，如豆大，厥厥动摇。（仲景曰：阴阳相搏名曰动，阳动则汗出，阴动则发热，形冷恶寒，此三焦伤也。成无己曰：阴阳相搏，则虚者动，故阳虚则阳动，阴虚则阴动。庞安常曰：关前三分为阳，后三分为阴，关位半阴半阳，故动随虚见。《脉诀》言：寻之似有，举之还无，不离其处，不往不来，三关沉沉。含糊谬妄，殊非动脉。詹氏言其形鼓动如钩、如毛者，尤谬。）

体状诗：动脉摇摇数在关，无头无尾豆形团。其原本是阴阳搏，虚者摇兮胜者安。

主病诗：动脉专司痛与惊，汗因阳动热因阴。或为泄痢拘挛病，男子亡精女子崩。（仲景曰：动则为痛为惊。《素问》曰：阴虚阳搏，谓之崩。又曰：妇人手少阴脉动甚者，妊子也。）

——明·李时珍《濒湖脉学·动（阳）》

【提要】　本论对动脉的形态特征做出归纳，简要地阐明了动脉的体状、与相类脉象的鉴别、临床主病等。

李时珍　促（阳）

促脉，来去数，时一止复来（《脉经》）。如蹶之趣，徐疾不常（黎氏）。（《脉经》但言"数而止为促"，《脉诀》乃云"并居寸口，不言时止"者，谬矣。数止为促，缓止为结，何独寸口哉！）

体状诗：促脉数而时一止，此为阳极欲亡阴。三焦郁火炎炎盛，进必无生退可生。

相类诗：见代脉。

主病诗：促脉惟将火病医，其因有五细推之。时时喘咳皆痰积，或发狂斑与毒疽。（促主阳盛之病。促、结之因，皆有气、血、痰、饮、食五者之别。一有留滞，则脉必见止也。）

——明·李时珍《濒湖脉学·促（阳）》

【提要】 本论对促脉的形态特征做出归纳，简要地阐明了促脉的体状、与相类脉象的鉴别、临床主病等。

李时珍 结（阴）

结脉，往来缓，时一止复来（《脉经》）。（《脉诀》言：或来或去，聚而却还。与结无关。仲景有累累如循长竿曰阴结，蔼蔼如车盖，曰阳结。《脉经》又有如麻子动摇，旋引旋收，聚散不常者，曰结，主死。此三脉，名同实异也。）

体状诗：结脉缓而时一止，浊阴偏盛欲亡阳。浮为气滞沉为积，汗下分明在主张。

相类诗：见代脉。

主病诗：结脉皆因气血凝，老痰结滞苦沉吟。内生积聚外痈肿，疝瘕（假）为殃病属阴。（结主阴盛之病。越人曰：结甚则积甚，结微则气微。浮结外有痛积，伏结内有积聚。）

——明·李时珍《濒湖脉学·结（阴）》

【提要】 本论对结脉的形态特征做出归纳，简要地阐明了结脉的体状、与相类脉象的鉴别、临床主病等。

李时珍 代（阴）

代脉，动而中止，不能自还，因而复动（仲景）。脉至还入尺，良久方来（吴氏）。（脉一息五至，肺、心、脾、肝、肾五脏之气，皆足五十动而一息，合大衍之数，谓之平脉。反此则止乃见焉，肾气不能至，则四十动一止；肝气不能至，则三十动一止。盖一脏之气衰，而他脏之气代至也。《经》曰：代则气衰。滑伯仁曰：若无病，羸瘦、脉代者，危脉也。有病而气血乍损，气不能续者，只为病脉。伤寒心悸脉代者，复脉汤主之。妊娠脉代者，其胎百日。代之生死，不可不辨。）

体状诗：动而中止不能还，复动因而作代看。病者得之犹可疗，平人却与寿相关。

相类诗：数而时止名为促，缓止须将结脉呼。止不能回方是代，结生代死自殊涂。（促、结之止无常数，或二动、三动，一止即来。代脉之止有常数，必依数而止，还入尺中，良久方来也。）

主病诗：代脉元因脏气衰，腹痛泄痢下元亏。或为吐泻中宫病，女子怀胎三月兮。（《脉经》曰：代散者死。主泄及便脓血。）五十不止身无病，数内有止皆知定。四十一止一脏绝，四年之后多亡命。三十一止即三年，二十一止二年应。十动一止一年殂，更观气色兼形证。两动一止三四日，三四动止应六七。五六一止七八朝，次第推之自无失。（戴同父曰：脉必满五十动，出自《难经》。而《脉诀》五脏歌，皆以四十五动为准，乖于经旨。柳东阳曰：古以动数候脉，是吃紧语。须候五十动，乃知五脏缺失。今人指到腕臂，即云见了。夫五十动，岂弹指间事耶？故学者当诊脉、问证、听声、观色，斯备四诊而无失。）

——明·李时珍《濒湖脉学·代（阴）》

【提要】　本论对代脉的形态特征做出归纳，简要地阐明了代脉的体状、与相类脉象的鉴别、临床主病等。

徐春甫　释丹溪"脉大必病进说"※*

《内经·脉要精微》篇曰：脉大则病进。丹溪云：脉，血之所为，属阴。大，洪之名，火之象，属阳。其病得之于内伤者，阴虚为阳所乘，故脉大当作虚治之。其病得于外伤者，邪客于经，脉亦大，当作邪胜治之。合二者观之，皆病证方长之势也，谓之病进不亦宜乎！（《格致余论》）

甫按：脉大则病进。脉之大者，乃邪气之盛也；邪气盛，则正气虚可知矣。先是正气虚弱，然后邪气得以乘之，而恣其盛大之势。脉为气血之精华，果无邪气相干，则自雍容和缓，如蔡西山之所谓"意思欣欣，难以名状"。今脉之大者，谓其大而过于寻常畴昔之时，故知其为邪气所乘也。人虽病之未形，而邪已形于脉中，所以逆知病之必进也。为治之计，当先急则治其标，发散邪气，随后调其正气，庶几可愈矣。丹溪谓：内伤者，阳所乘；外感者，邪客经。似以既病而言，非为未病而进之谓也。又谓：脉，血之所为，属阴。《经》曰：浊气归心，淫精于脉。《举要》云：脉不自行，随气而至。可见脉亦不可外气而为言也。王海藏云：君兼臣权，尤其曲说。丹溪医之哲也，甫何敢辩？姑言之以俟知者。

——明·徐春甫《古今医统大全·卷之四·〈内经〉脉候·脉大必病进说》

【提要】　本论是对朱丹溪"脉大病必进说"的阐发。作者认为，脉大反映出邪气日渐亢盛之势，此时当急治其标，给邪气以出路，然后再补益正气，则病可瘥。

吴　崑　上下有脉无脉论※

《经》曰：上部有脉，下部无脉，其人当吐，不吐者死。观当吐二字，便得胸腹有物，填塞至阴，抑遏肝气，而绝升生之化也。故吐之则愈，不吐则暴死矣。若使其人胸中无物可吐，此阴绝于下也，亦是死症。

《经》又曰：下部有脉，上部无脉，虽困无能为害。所以然者，人之有尺，譬如树之有根，枝叶虽枯槁，根本将自生。此虽至理，亦不可执。

法曰：上不至关为阳绝，况无脉乎？明者可以悟矣。若覆病人之手而脉出者，此运气不应之脉，非无脉也，论在运气脉中。

——明·吴崑《脉语·卷下·上部有脉下部无脉，下部有脉上部无脉》

【提要】 本论阐释寸口脉之上（寸）下（尺）有脉无脉的情况及其临床意义。此外，关于运气南北政涉及到尺部脉不应的论述，参见前文。

张介宾 论代脉※*

代脉之义，自仲景、叔和俱云：动而中止，不能自还，因而复动，脉代者死。又曰：脉五来一止，不复增减者死，经名曰代。脉七来，是人一息半时，不复增减，亦名曰代，正死不疑。故王太仆之释代脉，亦云动而中止，不能自还也。自后滑伯仁因而述之曰：动而中止，不能自还，因而复动，由是复止，寻之良久，乃复强起，为代。故后世以结、促、代并言，均目之为止脉，岂足以尽其义哉？夫缓而一止为结，数而一止为促，其至则或三、或五、或七八至不等，然皆至数分明，起止有力。所主之病，有因气逆痰壅而为间阻者，有因血气虚脱而为断续者，有因生平禀赋多滞而脉道不流利者，此自结促之谓也。至于代脉之辨，则有不同。如《宣明五气》篇曰"脾脉代"，《邪气脏腑病形》篇曰"黄者，其脉代"，皆言脏气之常候，非谓代为止也。又《平人气象论》曰"长夏胃微耎弱曰平，但代无胃曰死"者，乃言胃气去而真脏见者死，亦非谓代为止也。由此观之，则代本不一，各有深义。如五十动而不一代者，乃至数之代，即本篇之所云者是也。若脉本平匀而忽强忽弱者，乃形体之代，即《平人气象论》所云者也。又若脾主四季而随时更代者，乃气候之代，即《宣明五气》等篇所云者是也。凡脉无定候，更变不常，则均谓之代。但当各因其变而察其情，庶得其妙。设不明此，非惟失经旨之大义，即于脉象之吉凶，皆茫然莫知所辨矣。又乌足以言诊哉？

——明·张介宾《类经·五卷·脉色类·四、五脏之气脉有常数》

【提要】 本论阐述代脉的涵义及其生理意义。作者通过对经文的比较分析，认为代脉之"代"涵义有三：一为至数之代，一为形体之代，一为气候之代，并进行了详细的理论阐述。

张介宾 逆顺

凡内出不足之证，忌见阳脉，如浮、洪、紧、数之类是也。外入有余之病，忌见阴脉，如沉、细、微、弱之类是也。如此之脉，最不易治。

凡有余之病，脉宜有力有神；如微、涩、细、弱而不应手者，逆之兆也。凡不足之病，脉宜和缓柔软；若洪大搏击者，亦为逆也。

凡暴病脉来浮、洪、数、实者为顺，久病脉来微、缓、软、弱者为顺。若新病而沉、微、细、弱，久病而浮、洪、数、实者，皆为逆也。

凡脉证，贵乎相合。设若证有余而脉不足，脉有余而证不足，轻者亦必延绵，重者即危亡之兆。

《经》曰：脉小以涩，谓之久病；脉浮而滑，谓之新病。故有余之病，忌见阴脉；不足之病，忌见阳脉。久病忌见数脉，新暴之病而见形脱、脉脱者死。

凡元气虚败之证，脉有微极欲绝者，若用回阳救本等药，脉气徐徐渐出渐复者，乃为佳兆；若陡然暴出，忽如复元者，此假复也，必于周日之后，复脱如故，是必不治之证。若全无渐复生意者，自不必治。若各部皆脱，而惟胃脉独存者，犹可冀其万一。

——明·张介宾《景岳全书·五卷·脉神章（中）·通一子脉义·逆顺》

【提要】　本论认为，凡内伤、不足、久病之患者，若见沉、细、微、弱之类的阴性脉象，病势属顺；若见浮、洪、紧、数之类的阳性脉象，病势属逆。凡外感、有余、新病之患者，若见阳性脉象为顺，见阴性脉象为逆。此外，在治疗元气虚败之证时，还应注意脉气缓缓渐复为佳，陡然暴出为逆。

李中梓　脉有相似宜辨

洪与虚，皆浮也。浮而有力为洪，浮而无力为虚。

沉与伏，皆沉也。沉脉行于筋间，重按即见；伏脉行于骨间，重按不见，必推筋至骨，乃可见也。

数与紧，皆急也。数脉以六至得名，而紧则不必六至，惟弦急而左右弹，状如切紧绳也。

迟与缓，皆慢也。迟则三至，极其迟慢；缓则四至，徐而不迫。

实与牢，皆兼弦、大、实、长之四脉也。实则浮、中、沉三取皆然，牢则但于沉候取也。

洪与实，皆有力也。洪则重按少衰，实则按之亦强也。

革与牢，皆大而弦也。革则浮取而得，牢则沉取而见也。

濡与弱，皆细小也。濡在浮分，重按即不见也；弱主沉分，轻取不可见也。

细与微，皆无力也。细则指下分明；微则似有若无，模糊难见也。

促、结、涩、代，皆有止者也。数时一止为促；缓时一止为结；往来迟滞，似止非止为涩；动而中止，不能自还，止有定数为代。

——明·李中梓《医宗必读·卷之二·脉法心参·脉有相似宜辨》

【提要】　本论对洪与虚、沉与伏、数与紧、迟与缓、实与牢、洪与实、革与牢、濡与弱、细与微，以及促、结、涩、代四者等 10 组类似的脉象，依据指下感觉进行了鉴别。

李中梓　脉有相反宜参

浮沉者，脉之升降也。迟数者，脉之急慢也。滑涩者，脉之通滞也。虚实者，脉之刚柔也。长短者，脉之盈缩也。洪微者，脉之盛衰也。紧缓者，脉之张弛也。牢革者，脉之内外也。动伏者，脉之出处也。促结者，脉之阴阳也。濡弱者，脉之穷于进退者也。芤弦者，脉之见于盛衰者也。《经》曰：前大后小，前小后大，来疾去徐，来徐去疾，去不盛来反盛，去盛来不盛，乍大乍小，乍长乍短，乍数乍疏。是又二脉之偶见者也。

——明·李中梓《医宗必读·卷之二·脉法心参·脉有相反宜参》

【提要】　本论对浮沉、迟数、滑涩、虚实、长短、洪微、紧缓、牢革、动伏、促结、濡弱、芤弦等 12 组相反脉象进行了总结，便于读者掌握其特点。

李中梓　革脉非变革之义

革脉者，浮取之而挺然，重按之而豁然，正如鼓皮，外虽绷急，中则空虚。故丹溪云：如按鼓皮。此的解也。皮即为革，故名为革。滑伯仁以革为变革之义，误矣。若曰变革，是怪脉也，而革果怪脉乎，则变革之义何居乎？

——明·李中梓《医宗必读·卷之二·脉法心参·革脉非变革之义》

【提要】　本论对革脉之"革"进行辨析，认为革如鼓皮，外紧中虚。

李中梓　缓脉非病脉之说

缓乃胃气之脉，六部中不可一刻无者也。所谓缓而和匀，不疾不徐，不大不小，不浮不沉，意思欣欣，悠悠扬扬，难以名状者，此胃气脉也。脉贵有神者，贵此胃气耳。安可以胃气脉为病脉乎？必缓中有兼见之脉，方可断病，如缓而大，缓而细之类是也。

——明·李中梓《医宗必读·卷之二·脉法心参·缓脉非病脉之说》

【提要】　本论阐述缓脉。缓脉在常人为胃气脉的反映。一旦缓脉兼夹其他脉象，此时就应从疾病方面进行考虑了。

李中梓　脉有亢制

《经》曰：亢则害，承乃制。此言太过之害也。亢者，过于上而不能下也；承者，受也，亢极则反受制也。如火本克金，克之太过则为亢，而金之子为水，可以制火，乘其火虚，来复母仇，而火反受其制矣。如吴王夫差起倾国之兵，以与晋争，自谓无敌，越王勾践乘其空虚，已入国中矣。

在脉则当何如？曰：阳盛者，脉必洪大；至阳盛之极，而脉反伏匿，阳极似阴也。此乾之上九，亢龙有悔也。阴盛者，脉必细微；至阴盛之极，而脉反躁疾，阴极似阳也。此坤之上六，龙战于野也。凡过者，反兼胜己之化也。

——明·李中梓《医宗必读·卷之二·脉法心参·脉有亢制》

【提要】　本论阐述证候与脉象的关系。病至危重阶段，证候可能与脉象反映不同。此为物极必反，阳极似阴或阴极似阳。临证需要仔细审察，舍脉从证，避免被脉之假象所干扰。

张　璐　脉象

或问：人身脉位，既无一定之法，但以指下几微之象，推原脏腑诸病，益切茫无畔岸。愿得显示至教，开我迷云。

答曰：汝等今日各从何来？或言某从西南平陆而来，或言某由西北渡水而来，或言某于东南仄径遇师于不期之中。因谕之曰：良由汝等识吾居处，得吾形神。故不拘所从，皆可邂逅，否则睹面错过矣。故欲识五脏诸病，须明五脏脉形。

假如肝得乙木春升之令而生，其脉若草木初生，指下软弱招招，故谓之弦，然必和滑而缓，是为胃气，为肝之平脉。若弦实而滑，如循长竿，弦多胃少之脉也。若弦而急强，按之益劲，但弦无胃气也。加以发热，指下洪盛，则木槁火炎，而自焚矣。所谓火生于木。焚木者，原不出乎火也。若微弦而浮，或略带数，又为甲木之象矣。若弦脉见于人迎，肝气自旺也。设反见于气口，又为土败木贼之兆。或左关虽弦，而指下小弱不振，是土衰木萎之象，法当培土荣木。设投伐肝之剂，则脾土愈困矣。若弦见于一二部，或一手偏弦，犹为可治。若六脉皆弦，而少神气，为邪气混一不分之兆。《灵枢》有云：人迎与寸口气大小等者，病难已。气者，脉气也。凡脉得纯脏之气，左右六部皆然者，俱不治也。或肝病证剧，六部绝无弦脉，是脉不应病，亦不可治。举此以为诸脉之例，不独肝脏为然也。

心属丙丁，而应乎夏，其脉若火之燃薪，指下累累，微曲而濡，故谓之钩。然必虚滑流利，是为胃气，为心之平脉。若喘喘连属，其中微曲，钩多胃少之脉也。若督督虚大，前曲后倨，但钩无胃气也。若虚大浮洪，或微带数，又为丙火之象。故钩脉见于左寸，包络之火自旺也。或并见于右寸，火乘金位之兆。设关之外微曲，又为中宫有物阻碍之兆也。

脾为己土，而应于四季，虽禀中央湿土，常兼四气之化而生长万物，故其脉最和缓。指下纤徐而不疾不迟，故谓之缓。然于和缓之中，又当求其软滑，是谓胃气，为脾之平脉。若缓弱无力，指下如循烂绵，缓多胃少之脉也。若缓而不能自还，代阴无胃气也。若脉虽徐缓，而按之盈实，是胃中宿滞蕴热。若缓而涩滞，指下模糊，按之不前，胃中寒食固结，气道阻塞之故耳。若缓而加之以浮，又为风乘戊土之象矣。设或诸部皆缓，而关部独盛，中宫湿热也。诸部皆缓，寸口独滑，膈上有痰气也。诸部皆缓，两尺独显弦状，岂非肝肾虚寒，不能生土之候乎。

肺本辛金，而应秋气，虽主收敛，而合于皮毛，是以不能沉实，但得浮弱之象于皮毛间，指下轻虚，而重按不散，故谓之毛。然必浮弱而滑，是为胃气，为肺之平脉。若但浮不滑，指下涩涩然如循鸡羽，毛多胃少之脉也。昔人以浮涩而短，为肺脏平脉，意谓多气少血，脉不能滑。不知独受营气之先，营行脉中之第一关隘。若肺不伤燥，必无短涩之理。即感秋燥之气，亦病肺耳。非肺气之本燥也。若浮而无力，按之如风吹毛，但毛无胃气也。加以关尺细数，喘嗽失血，阴虚阳扰，虽神丹不能复图也。若毛而微涩，又为庚金气予不足之象矣。若诸部皆毛，寸口独不毛者，阳虚浊阴用事，兼挟痰气于上也。诸部不毛，气口独毛者，胃虚不能纳食，及为泄泻之征也。

肾主癸水，而应乎冬，脉得收藏之令，而见于筋骨之间，按之沉实，而举指流利，谓之曰石。然必沉濡而滑，是谓胃气，乃肾之平脉。若指下形如引葛，按之益坚，石多胃少之脉也。若弦细而劲，如循刀刃，按之搏指，但石无胃气也。若按之虽石，举之浮紧，又为太阳壬水受邪之象矣。若诸脉不石，左寸独石者，水气凌心之象；右关独石者，沉寒伤胃之象也。可知五脉之中，必得缓滑之象，乃为胃气，方为平脉。则胃气之验，不独在于右关也。况《内经》所言，四时之脉，亦不出乎弦钩毛石。是知五脏之气，不出五行；四时之气，亦不出于五行。故其论脉，总不出五行之外也。但当察其五脉之中，偏少冲和之气，即是病脉。或反见他脏之脉，是本脏气衰，他脏之气乘之也。

每见医守六部之绳墨，以求脏腑之虚实者，是欲候其人，不识声形笑貌，但认其居处之地也。若得其声形笑貌，虽遇之于殊方逆旅，暗室隔垣，未尝错认以为他人也。犹之此经之脉见于他部，未尝错认以为他经之病也。

至于临病察脉，全在活法推求，如诊富贵人之脉，与贫贱者之脉，迥乎不侔。贵显之脉，常清虚流利；富厚之脉，常和滑有神；贱者之脉，常浊壅多滞；贫者之脉，常塞涩少神，加以劳勤，则粗硬倍常。至若尝富贵而后贫贱，则营卫枯槁，血气不调，脉必不能流利和滑，久按索然。且富贵之证治，与贫贱之证治，亦截然两途。富贵之人，恒劳心肾，精血内戕，病脉多虚，总有表里客邪，不胜大汗大下，全以顾虑元气为主，略兼和营调胃足矣。一切苦寒伤气，皆在切禁。贫贱之人，藜藿充肠，风霜切体，内外未尝温养，筋骸素惯疲劳，脏腑经脉，一皆坚固，即有病苦忧劳，不能便伤神志，一以攻发为主。若参芪桂附等药，咸非是辈所宜。惟尝贵后贱，尝富后贫之人，素享丰腴，不安粗粝，病则中气先郁，非但药之难应，参芪或不能支，反增郁悒之患，在所必至。

非特富贵之脉证与贫贱悬殊，即形体之肥瘠亦是不同。肥盛之人，肌肉丰厚，胃气沉潜，纵受风寒，未得即见表脉。但须辨其声音涕唾，便知有何客邪。设鼻塞声重，涕唾稠黏，风寒所伤也。若虽鼻塞声重，而屡咳痰不即应，极力咯之，乃得一线粘痰，甚则咽腭肿胀者，乃风热也。此是肥人外感第一关键。以肥人肌气充盛，风邪急切难入，因其内多痰湿，故伤热最易。惟是酒客湿热，渐渍于肉理，风邪易伤者有之。否则形盛气虚，色白肉松，肌腠不实之故。不可以此胶执也。瘦人肌肉浅薄，胃气外泄，即发热头痛，脉来浮数，多属于火。但以头之时痛时止，热之忽重忽轻，又为阴虚火扰之候也。惟发热头痛，无间昼夜，不分重轻，人迎浮盛者，方是外感之病。亦有表邪兼挟内火者，虽发热头痛，不分昼夜轻重，而烦渴躁扰，卧寐不宁，皆邪火烁阴之候。虽宜辛凉发散，又当顾虑其阴。独形瘦气虚，颜白唇鲜，卫气不固者，最易伤风，却无内火之患矣。

矧吾江南之人，元气最薄，脉多不实，且偏属东方，木火最盛。治之稍过，不无热去寒起之虑。而膏粱之人，豢养柔脆，调适尤难。故善治大江以南病者，不难遍行宇内也。但要识其所禀之刚柔，情性之缓急耳。西北之人，惯拒风寒，素食煤火，外内坚固，所以脉多沉实，一切表里诸邪，不伤则已，伤之必重。非大汗大下，峻用重剂，不能克应。滇粤之人，恒受瘴热，惯食槟榔，表里疏豁，所以脉多微数，按之少实。纵有风寒，只宜清解，不得轻用发散。以表药性皆上升横散，触动瘴气，发热漫无止期，不至津枯血竭不已也。《经》云：西北之气，散而寒之；东南之气，收而温之。所谓同病异治也。是以他方之人，必问方隅水土。旁观者以为应酬套语，曷知其为察脉审证用药之大纲。

故操司命之权者，务宜外息诸缘，内心无惴，向生死机关下个竿头进步工夫，自然不落时人圈缋。当知医门学问，原无深奥难明处，但得悉其要领，活法推求，便可一肩担荷。又何必搜罗百氏，博览群书，开凿寻文解义之端，愈滋多歧之惑哉。

——清·张璐《诊宗三昧·脉象》

【提要】 本论主要讨论了两个问题：首先，对五脏之正常与异常脉象指下特征及临床意义进行了条分缕析地阐释；其次，对脉诊需要分别患者之富贵与贫贱、肥盛与瘦人，以及生活地域之不同，作为察脉审证用药之纲领。

蒋星墀 寸口趺阳紧脉不同论

详考《伤寒论》中寸口之紧与趺阳之紧，虽同曰紧，而义自各别。盖紧见于寸口，是客邪所致之病。脉紧见于趺阳,趺阳是胃之本脉。《平脉》篇云:趺阳脉微而紧,紧则为寒,又云:趺阳脉沉而数,沉为实,数消谷,紧者,病难治。夫紧则为寒,数则为热,既曰数,又曰紧,不几寒热混淆欤!卢子繇疏云:紧则为寒,为其嫌于无阳。盖此寒字非寒邪之寒,针对阳字而言,乃是形容无阳意思。无阳者,无胃脘之阳也,即所云知阴常在,绝不见阳意。知阴常在绝不见阳,以尺脉言是肾阳,此以趺阳言是胃阳。人以胃气为本,故诊趺阳须知迟缓,诊寸口当求濡弱,皆胃阳敷布之象,即《经》文"无胃气曰死"之要旨耳。至于寸口脉浮而紧,寸口脉阴阳俱紧,此紧字以寒邪言。细参之,要自有濡弱者在,所谓"濡弱何以反适十一头",为五脏六腑之主,脉之骨也,不得与趺阳之紧混同而论。

——清·唐大烈《吴医汇讲·卷三·寸口趺阳紧脉不同论》

【提要】 本论阐述寸口脉与趺阳脉之紧象的不同临床意义。作者认为,寸口脉之紧,多是客邪所致;趺阳脉之紧,反映胃气之衰无。

陆懋修 脉有力无力说

脉之有力无力,为实为虚,至无定矣。凡有力无力而出于医之手,无可疑。有力无力而出于医之口,未可信也。自陶节庵以有力无力为言,而景岳因之,且曰:不问其脉之浮沉大小,但指下无力,重按全无,便是阴证。又曰:脉之妙,全在有力无力上分。有力者为阳、为实、为热,无力者为阴、为虚、为寒。节庵言之,景岳喜之,后人便之,遂无有一审其是非者。

夫从有力无力上分阴阳,犹之可也;从有力无力上分寒热,则不可也。微独热者不定有力,寒者不定无力,而且热之甚者亦可无力,寒之甚者亦可有力。乃以有力即为实,无力即为虚,统观一部《景岳全书》,无不斤斤于此。自此说行,而欲说是实,即云有力。欲说是虚,即云无力。病家于实病言虚,或尚有未能尽信者。至以脉之有力为无力,则万不能知,即万不能辨。于是有以暑证之脉虚身热为无力者矣,有以湿病之脉迟而细为无力者矣。且以桂枝证阳浮而阴弱,本当无力者,谓阴证之无力者矣;而于阳明实热脉之浮大而濡,谓为无力。尤极相似,其可不问浮沉大小,而谓之重按全无哉?夫脉之既沉,必浮按而全无;则脉之既浮,亦必沉按而全无,理也。即令病家自将浮脉重按至骨,亦未有不真似全无者;况并无此能自按脉之病家耶。望闻问切,切居其末。岂可论脉而不论证耶?里门某姓一独子,年才冠,新婚病伤寒中之温证,表热不退,里热已成。阳明之脉浮大而促,葛根芩连证也。热再盛,则白虎、承气证也。医执病在上焦、不在中焦之见,用辛凉轻剂,药不及病。越日更医,方且防其劫津,用滋润之元参、麦、地,谓是养阴退阳。或又防其昏厥,用疡科之脑、麝、珠、黄,谓是清宫增液,药不中病,病不待也。未几大医来,诊其脉。出语人曰:迟矣,迟矣!脉无力而重按全无,明日即防脱矣。尚作何等病观耶?病家习闻夹阴之说,病适留恋增重,悉如所言。意本以虚为疑,乃大叹服。参、芪并进,手写熟地炭、生地炭,口中则议投姜、附。临行诵盲左之言曰:虽鞭之长,不及马腹。而明日果然。

——清·陆懋修《文十六卷·卷十二·脉有力无力说》

【提要】 本论对脉之有力、无力的内涵进行了辨析。作者认为,脉之有力无力只可做阴阳之辨，不可为寒热之分。文末以讽刺的笔法，论述了一件以脉之有力无力为寒热依据而导致的医疗事故。故作者慎重指出，除切脉之法以外，临床需要诸诊合参，方能准确辨证施治。

周学海 实洪实散虚洪虚散四脉辨

《脉简补义》论实散之脉，近于洪而不数不盛。其所以异同之故，尚未揭出。

夫洪者，或阴虚阳陷，而阳盛于阴，或阴本不虚，而阳邪自盛。此偏于阳盛一边，故其脉洪大而充实有力。实散者，或内湿菀久化燥，或风邪内扰其阴。此偏于阴虚一边，故其脉涣散而平软少力。《慎柔五书》又谓：虚损久病，其脉中沉之分，必见虚洪。此又气虚血少，阴阳两亏，而中枢不运者也。血少，故不聚不坚；气虚，故起伏甚小而无力。是虚散之未甚者。虚洪见于中沉，升降无力，阳气弱而犹未离根；虚散仅见于浮，阴不维阳，阳气散而无根也。

故治洪脉，重在泄火，而兼养阴；治实散，重在养阴，而兼理气；治虚洪，补血益气，而剂取轻清；治散脉，益气补血，而剂取温润重浊，收摄滋填矣。

此四脉者，其辨只在阴阳虚实、偏轻偏重、一微一甚之间。

——清·周学海《读医随笔·卷二下·脉法类·实洪实散虚洪虚散四脉辨》

【提要】 本论阐述实洪、实散、虚洪、虚散四脉的脉象差异、临床意义及其治疗原则。作者认为，实证洪脉多由于阴虚阳陷，而阳盛于阴；或阴本不虚，而阳邪自盛；虚证洪脉多由于虚损久病，升降无力，阳气弱而犹未离根。实证散脉多见于或内湿郁久化燥，或风邪内扰其阴；虚证散脉多见于阴不维阳，阳气散而无根。

周学海 濡弱二脉辨

《脉简补义》谓濡、弱二脉，止以浮、沉分名，主病并无分别。究竟非无分别也，前人未经发明耳！

夫濡即软也，形不硬也；弱，无力也，气不强也。故濡主湿邪，弱主气虚。凡肢体困倦，肌肤胕肿，以及疮疡癣疥，其脉多濡。史载之所谓"按如泥浆者，湿兼热"也，偏于邪实；呼吸不足，不能任劳，以及盗汗自汗，泄利注下，其脉多弱，气衰不鼓也，偏于正虚。湿能滞气，形软者，应指多是无力；虚能生寒，力弱者，其形不必皆软。故软而不弱，必湿中热盛，浊气上逆也；弱而不软，必虚中挟寒，脉为寒急也。其软、弱并见，而软甚于弱者，湿邪深入肝脾，而肺胃气郁也。证见胸膈痞满，肢体酸痿。弱甚于软者，心肾真阳内怯，而脾肺气虚也。证见饮食不化，腹痛时泄。阴虚伤湿，脉多沉软；气虚伤风，脉多浮弱。风者，温而毗于燥者也。若形软无力，指下如死曲蟮，患风湿表证者可治，为其气血膹郁停滞也；久病虚损必死，为其气血已呆而不灵，指下之形，乃阴浊之气浮溢经络而仅存未散也。治濡脉者，芳香为主，甘温佐之；治弱脉者，甘温为主，芳香佐之。软而不弱，略加苦寒；弱而不软，再入辛温。此大法也。

——清·周学海《读医随笔·卷二下·脉法类·濡弱二脉辨》

【提要】　本论阐述濡脉、弱脉的脉象差异、临床意义及其治疗原则。作者认为，濡主湿邪，弱主气虚，并对濡、弱二脉的相兼复合脉象进行了系统介绍。

周学海　牢脉本义

牢脉者，沉阴无阳之脉也。是寒湿深入肝脾，肝脾之体，其腠理为瘀血布满而胀大也。故其证气呼不入，稍动即喘，两胫无力，腰强不便，两胁疞胀，皮肤微胕似肿，最易出汗，声粗气短，喉中介介不清，皆肝脾气化内外隔绝所致，以其本体内塞，气无所输也。

近年选诊四人，大率是忧思抑郁之士也。一以会试留京苦读，冬寒从两足深入上攻，立春之日，忽觉两腿无力，行及数武，即汗大出、气大喘，延至长夏，痿废胕肿，五液注下。一以久居卑湿，经营伤神，春即时觉体倦食少；夏遂全不思食，体重面惨，腰下无汗，身冷不温，行动即喘，肢软腰酸，不能久坐；入冬痿废，次春不起。一以经营劳力，又伤房室，寒湿内渍；夏患咳嗽，误用清肺，咳极血出；入秋遂唾血沫，色赤如朱，遍身微胕似肿，行动即喘，汗出如注，肤凉不温，医仍作内热，治以清泄，秋分不起。一以被劾褫职，先患遍身胕肿，气促喘急，日夜危坐，不能正卧，医治暂愈，仍觉声粗气浮，两腿少力，秋分复发，无能为矣。此四人者，其脉皆沉大而硬，以指极按至骨，愈见力强冲指而起，虽尽肘臂之力以按之，不能断也。指下或弦紧不数，或浑浊带数，或浑浊之中更带滑驶，指下如拖带无数粘涎也。两寸皆短，两关先左强右弱，后左右皆强，或右强于左，中间亦有时忽见和缓，而未几仍归于牢，且或更甚于前日也。大便不硬而艰秘不下，仲景所谓"腹满便坚，寒从下上"者也。推其本原，大率是体质强壮，气血本浊，加以湿邪深渍，原籍肝脾正气以嘘吸而疏发之，而乃劳以房室，抑以忧思，久之肝脾正气内陷，不能疏发，而寒湿遂乘虚滞入肝脾之体矣。血遂凝于腠理，不得出入，而体为之胀满肿大矣。血凝而坚，气结而浊，故脉为之沉伏坚大也。

何以知其为肝脾胀大也？凡六腑五脏，皆有脉以通行于身。寒湿之邪，由脉内传于脏，脏气分布之细络闭塞不得输泄，而气专注于大脉矣。肝脾主血，其体坚实而涩，最易凝结，故斗殴跌仆瘀血内蓄之人，其脉多有沉弦而大，重按不减者。又疟疾死者，西医谓肝脾胀大，倍于常人。（《千金翼方》第二十六卷末，有疟证不能俯仰，目如脱，项似拔。叶天士《临证指南》亦谓疟疾腰痛胀为肝病，是中医早有此说矣。西医谓此即疟母，殊未是。）每诊久疟败证，胁胀腰急，其脉亦多是沉大而弦，重按不减也。且见是脉者，多死于秋，或死于春，罕见死于正冬、正夏者。肝、脾受克之期，于病机尤宛然可征者也。当微见未甚之时，急用芳香宣发之剂，疏化寒湿，舒肝醒脾，佐以苦降淡渗，使寒从下上者，仍从下出；加以行血通络，使腠理瘀痹者，渐得开通，或可挽回一二。峻药急服，非平疲之法所能为力也。

——清·周学海《读医随笔·卷二下·脉法类·牢脉本义》

【提要】　本论阐述牢脉形成的机理。作者通过案例，说明牢脉是沉阴无阳之脉，缘于寒湿深入肝脾，肝脾之腠理为瘀血布满而胀大。治疗应用芳香宣发之剂，疏化寒湿，舒肝醒脾，佐以苦降淡渗，使寒从下上者，仍从下出；加以行血通络，使腠理瘀痹渐得开通。作者提示，临床一旦遇见牢脉，预后多不佳。

周学海 弦脉反为吉象说

旧皆以弦为百病之忌脉。今伏思之，亦有以弦为吉者。此必其始，脉来指下累累，断而不续，得药后脾肺气续，而脉形通连也；其始寸不下关，或尺不上寸，或两头有脉，关中不至，其后三焦气通，而脉形挺长也；其始潇潇浮泛，空而无根，其后肾气归元，而脉形厚实也；其始沉弱无力，萎靡不振，其后肝、脾气旺，而脉势强壮也；其始涣散无边，模糊不清，其后阴回气聚，而脉形坚敛也；其始细数无神，起伏不明，其后阳回气充，而脉势畅大，能首尾齐起齐落也。此皆以弦为败脉之转关，以其气由断而续，由屈而伸，由空而实，由散而聚，由衰而振也。其不谓之长，而谓之弦者，阴阳初复，其气只能充于脉管之中，使脉形为之挺亘而有力，尚未能洋溢脉管之外，使脉势条畅温润而有余也。仲景曰：伤寒吐下后，不大便五六日，循衣妄撮，谵语不识人，微喘直视，脉弦者生，涩者死。又曰：汗多，重发汗亡阳，谵语，脉短者，死；脉自和者，不死。又曰：痉病，脉伏坚，发汗后，其脉洺洺如蛇，暴腹胀大者，欲解。慎柔曰：虚损，六脉和缓，服四君、保元，热退而脉渐弦，反作泻下血。此阴火煎熬，血结经络者，邪从下窍出也；有作伤风状者，邪从上窍出也。又曰：紧数之脉，表里俱虚，紧犹有胃气，数则无胃气。喻嘉言解仲景下利脉反弦，发热身汗者自愈，谓：久利邪气深入阴分，脉当沉弱微涩，忽然而转见弦，是少阳生发之气发见生机，宛然指下。此皆以弦为吉之义也。故久病之人其脉弦紧有力者，是真气内遏而有根也。此尤当于尺部占之。病势困笃，寸关或结或陷，而尺中充长弦实、起伏有力者，根本未动也。何者？真气不能充达于上，即当蓄积于下也。世只知尺脉忌弦，而不知尺脉不当忌弦，而忌缓、忌滑也。缓者，呆软无气也；滑者，断而不续也。所谓忌弦者，孤硬之谓也，非长实之谓也。

——清·周学海《读医随笔·卷二下·脉法类·弦脉反为吉象说》

【提要】 本论阐述弦脉为病情佳象的若干种情况及其内在机理。作者认为，久病之人，其脉弦紧有力，是真气内遏而有根的反映。由于病势困笃，寸关或结或陷，而尺中充长弦实起伏有力，是根本未动的表现。因此，在判断久病患者的预后时，应注意辨别尺脉的状态，若为弦脉，可能尚有转机。

周学海 浮脉反宜见于闭证说

浮泛无根之脉，气之外越也，却宜于闭塞不通之证。若多汗与滑泄者见之，反为气散气脱，而不治矣。故伤风化热，久不得汗，热灼津干，肌肤悗燥，肺气迫塞，呼吸喘促。其脉每趯趯于皮毛之间，而不见起伏，不分至数。所谓汗出不彻，阳气怫郁在表；又所谓正气却结于脏，故邪气浮之，与皮毛相得者也。以酸甘入辛散剂中，津液得回，大气得敛，即汗出而脉盛矣。何者？气必一吸而后能一嘘也。若夫温热之病，汗出不止，而浮滑数疾，是真阴内脱也；伤寒邪深，脉微欲绝，得药后脉暴浮，与下利甚而脉空豁，是真阳内脱也；困病日久，屡次反复，其脉渐见浮薄，是阴阳并脱也。大抵此脉，久病沉困痿倦，与外感新病得汗下后，俱不宜见。其久病，间有因于燥痰，痰结便秘，气浮而然者，所谓滑而浮散，摊缓风，用清痰理气，脉转沉弱，无虑也；若药不应，又常汗出，必死。新病，有伤寒、疟疾，断谷数日，胃气空虚而然者，督令进食，脉即沉静矣。所谓浆粥入胃，则虚者活；不能进食，与食即注下者死。盖浮薄者，津空也。津空而气结者生，津空而气散者死。

——清·周学海《读医随笔·卷二下·脉法类·浮脉反宜见于闭证说》

【提要】 本论阐述浮脉反映于病机郁闭的病证中，具有积极临床意义。作者认为，浮泛无根之脉，本为气之外越的表现。但正气却结于脏，而邪气迫使其浮越于外，恰为病之转机，此时因势利导，常能力挽狂澜，预后多佳。

周学海 浮脉反不宜发散说

凡脉空大无根，按之即散，此阴虚而元气将溃也。用酸甘之剂，敛气归根，脉渐坚敛而实，即为转关，可望生机；若敛而不实，愈硬愈空又去生远矣。尝见湿温，夹伤生冷，先妄发汗，继过清渗，三焦气怯，膀胱气陷，咳而气上冲击，遍身大汗，大便微溏，小便短涩，舌淡白无苔，小腹胀硬如石，两胫胕肿，脉来空大，稍按即指下如窟，动于两边，应指即回，一息十动以上。急用酸温，枣仁、龙骨、山萸、南烛、首乌、牛膝，入附子、木香、远志、桃仁化积剂中。先两尺敛实，继两关坚实，舌苔渐见白厚转黄，而诸证见瘥。此误汗、误渗，表里俱伤，真阳离根，大气外越，若专用辛热，大汗而脱矣。若用酸温之后，脉愈空愈硬，而应指犹能有力者，不得即委不治。又当减酸，俾将微汗。虚甚者，以甘温佐之。其汗必先战也，汗后，脉必转沉弱，转用酸温调之补之。大凡浮而无根之脉，俱宜兼用酸敛。其真阳离根，脉见芤弦者，每数至一息十动以上，是元阳不安其宅也，宜以酸入辛热剂中。其真阴离根，虚势游弋，脉见潋潋浮散者，宜以酸入甘温剂中。至于温暑，热伤气分，脉浮而洪数且散者，喘促汗出，宜以酸入甘寒剂中，如生脉散之类。得酸而脉敛者，正气有权也；不敛而加数者，真气败也。此皆内虚脉浮者之治法也，皆无与于表邪发散之例。

——清·周学海《读医随笔·卷二下·脉法类·浮脉反不宜发散说》

【提要】 浮脉不仅主其病在表，浮大无根即为散脉，主元气大伤。本论便是针对此种情况立论，认为临床遇到此种情况，应急用酸甘之剂以敛气归根，医者当注目于此。

周学海 数脉反不宜用清散说

虚寒而脉数者，元气不能安其宅，如人之皇皇无所依也。其形浮大而芤，其情势应指即回，无充沛有余之意。夫元气所以不安其宅者，有风、寒、湿邪，从足心、从腰脐上冲，直捣元穴；有因病误服清肺利水之剂，使三焦膀胱真气下泄太过，发为上喘下癃之证，是从下、从里撤其元气之根基也。故气浮于外，潋潋而数，宜用酸敛入辛温剂中。若因劳倦、忧思，伤其大气，以致内陷，而沉细而数者，是阳虚于表，阴又虚于里，非如上文之阳伤于里而越于表也。不但不宜酸敛，亦并不宜辛温，而宜用甘温，如东垣补中益气、仲景小建中之制。《内经》所谓：阴阳俱竭，调以甘药者也。故脉之浮数者，有阳伤于内，自越于外者，以酸温敛阳；有阴盛于内，格阳于外者，以辛温消阴。脉之沉数者，有阴虚于内，而阳内陷者，以甘润益阴，甚者以咸温佐之；有阳伤于表，而自内陷者，以甘温助阳，佐以气之芳香者鼓舞之。此四者，皆内伤之数脉，偏属虚寒，而无与实热者也。其治皆宜于补，皆宜于温，而有辛甘酸之不同。

——清·周学海《读医随笔·卷二下·脉法类·数脉反不宜用清散说》

【提要】 本论阐述证见数脉而不宜用清散之法治疗的四类病机：其一，阳伤于内，自越于外；其二，阴盛于内，格阳于外；其三，阴虚于内，而阳内陷；其四，阳伤于表，而自内陷。临床遇到这四种特例，治疗原则宜于补、宜于温，且根据病机应区分辛、甘、酸之不同。

周学海 浮缓反不如弦涩说

朱丹溪以弦、涩二脉为难治，而慎柔谓：老人或久病人，六脉俱浮缓，二三年间当有大病，或死。何也？脉浮无根，乃阳气发外，而内尽阴火也，用四君、建中服之，阳气内收，反见虚脉，或弦或涩，此正脉也。照脉用药，脉气待和，病愈而寿亦永矣。盖浮缓者，直长而软，如曲蟮之挺于指下，起伏怠缓，中途如欲止而不前者，重按即空，或分动于两边而成两线矣。此脉，凡寒湿脱血，血竭气散，将死之人多有之，老年无病而见此者，精华已竭也。

——清·周学海《读医随笔·卷二下·脉法类·浮缓反不如弦涩说》

【提要】 本论阐述老人或久病之人，不宜见浮缓之脉的原因。作者认为，此种情况多为寒湿脱血，血竭气散所致，当以四君、建中服之，促使阳气内收，反见虚脉，或弦或涩，方为久寿之征。

周学海 伏脉反因阳气将伸说

伏脉大旨，《简摩补义》言之悉矣。陶节庵谓：伤寒两手脉乍伏者，此将欲得汗也。邪汗发之，正汗勿发之。其所以乍伏之故，尚未指出。夫欲汗而脉反乍伏者，皆因邪气滞入血脉，正气欲伸而血阻之不能骤伸，以致折其方伸之锐气，而相格如此也；或伤寒日久，阴盛阳虚，血脉凝泣，得温补之剂，阳气乍充，鼓入血脉，寒邪不得骤开，故相搏而气机乍窒也；或温病大热，津灼血燥，得养阴之剂，津液初回，正气鼓之，以入血脉，血燥不能骤濡，气机不能骤利，故相迫而致闭也；亦有内伤生冷，外伤风寒，胸口结痛，呼吸喘促，得温化之剂，脾阳乍动，冷食初化，而表邪未开，以致格拒，而气乍窒者；亦有燥屎内结，表邪尚在，得润降之剂燥屎将下，正气运于内，不及捍于表，表邪乘机内移，正气又旋外复，以致相激，而气乍窒者。此皆气急欲通，而未得遽通所致。若本有汗，及下利不止，而忽然无脉者，真气散、气脱也；又有伤风日久，或先经误汗，阴虚戴阳，津空气结，气搏于表，其脉浮薄，止趷趷于皮毛之间，稍按即散，得生津之剂，阳气乍交于阴，其脉内敛。何者？凡气必先一吸而后能一嘘也。此证若不先用生津，以辛温强汗之，脉气不得先伏，而即出汗，即刻气喘而脱矣。前伏为邪正之相搏，此伏为阴阳之相交。其得汗，皆所谓战汗之类。邪正相搏者，其躁扰往往甚厉，吴又可谓之狂汗。阴阳相交者，正虚邪微，但略见口噤、肢厥而已。陶节庵有正汗、邪汗之辨。邪汗即邪正相搏者也，故曰发之，谓助其正气也。

——清·周学海《读医随笔·卷二下·脉法类·伏脉反因阳气将伸说》

【提要】　本论阐述伤寒治疗过程中，汗欲出而脉先伏的机理。作者指出四种常见情况，认为此时伏脉的出现，象征气急欲通，而未得遽通。治疗时应注意先用生津，而不可以辛温发汗的办法，迫使脉气发出，多预后不良。

周学海　代脉结脉反为阳气将舒伏气将发说

止歇之脉，有无关败坏者，以其气结也；亦有见于阳气将舒之际者，正伸而邪不肯伏，所谓龙战于野，其血元黄也。大旨与上篇伏脉之义相近，但有脉已浮盛，仍自参伍不调，或夹一二至小弱无力，或径停止一二至；又有过服寒降，胃阳内陷，右关独沉，或初来大，渐渐小，更来渐渐大，即仲景所谓厥脉也。其渐小之时，有小至于无，相间二三十至之久，而始复渐出者。此脉须与证相参，有阴阳格拒之证，且指下不散不断，尺中见弦，有力有神，即是阳气初伸未畅，进退交争之象；若尺中散断无力，气脱何疑？又尝见痘疹、瘟疫、痈疽大证，伏气将发未发，其脉每先于半月十日前，忽见结涩，疏密不一，参伍不调，此阴阳邪正已交争于内也；亦是气机将欲发动之兆，而吉凶未分。大抵弦细而疾者多凶，宜预为补气益血；洪缓而数者少凶，宜预为生津活血也。

——清·周学海《读医随笔·卷二下·脉法类·代脉结脉反为阳气将舒伏气将发说》

【提要】　本论阐述代脉、结脉反为阳气将舒、伏气将发的象征。作者认为，临床可见多种原因造成患者病机郁滞、正气郁而不发，此时如果辨证准确，用药得当，指下脉象常会出现不散不断，尺中见弦，有力有神的表现，是阳气初伸未畅，进退交争之象，预后多佳。

周学海　虚实

实，言脉体之厚也；虚，言脉体之薄也。无论何脉，凡轻诊如此，重按而体势不减者，即谓之实。轻诊如此，略按而体势顿减者，虽不全空，亦谓之虚。虽《经》云：邪气盛则实，精气夺则虚。究竟仍视所见何脉，如和缓而实，岂得曰邪？弦紧而实，乃真邪胜矣。大抵实脉多主血实，主病多在血分；虚脉亦主血虚，主病多在气分。其形体坚厚，而势之来去起伏不大者，血实气虚，气为血累者也，痰凝血结是也。形薄而又来去不大者，气血两虚，气不生血者也。夫濡、弱、芤、微、散、涩皆虚也，洪、动、滑、弦、牢、长、缓皆实也。二者本无专脉，只是贯于诸脉之中，后人因叔和专立虚实二脉，遂欲于诸脉之外，别求虚实之专象，而终不可得。张石顽独能知之，其言曰：二十八脉，但指下有力有神，皆谓之实；指下无力无神，皆谓之虚。庶乎近之。

《脉经》曰：关上脉涩而坚，大而实，按之不减，有力，为中焦实，有伏结在脾，肺气塞实，热在胃中。按之不减者，形之厚也，血之实也。有力者，势之盛也，气之实也。《内经》曰：脉弱以大，则欲安静，用力无劳也。弱，气虚；大，血虚。安静无劳，以养阴也。由此观之，虚实虽各有阴阳，而实者多属阳，虚者多属阴。实不至于阳实，实犹未甚也。虚不至于阴虚，虚犹未甚也。

——清·周学海《脉简补义·卷上·诸脉补真·虚实》

【提要】　本论阐述脉象之虚实。作者认为，尽管虚实之象并未成为专门的脉象，但其贯穿于诸种临床常见脉象之中，如濡、弱、芤、微、散、涩皆虚，洪、动、滑、弦、牢、长、缓皆实。虚实的划分，主要是依据指下的感觉，如有力有神，多属实，主血实，病在血分；无力无神，多属虚，主血虚，并在气分。

周学海　滑涩动结促辨

滑者，脉之浮沉起伏，婉转流利也，形体条畅，浮沉皆得。若来如电掣，略按即空，此滑不直手，元气将脱也。涩者，脉之将起未起之际，有艰滞难进之意，及其既至，亦颇有如掷如跃之时，但中间常于将来之顷，夹杂一二至，阻滞不畅耳。动脉全似滑脉，滑脉形体和软而有起伏；动则形体坚搏，指下如豆，躁疾鹘突，几于有来无去，起伏不明也。结脉即动脉之怠缓者，促脉即滑脉之兼洪者。此五脉，惟促脉主病气分居多，余四脉则气血参半，而有寒热虚实之殊。滑主湿热，为痰饮、为宿食化热、为胃满不食、为多梦不眠、为里急后重，其主病多在肠胃与肝、包络之有余。新病最为易治；若入血分，渐深则渐见弦劲矣。涩脉主血虚有热，液燥不濡之候，其脉多空而薄。结脉即涩脉之实者，凡凝痰瘀血，寒食停滞，以及久坐久思，气郁血滞之属于寒者，悉主之。动主阴阳不和，寒热相争，气为血滞而不能畅之候，卒病久病皆有之。卒病者力劲，久病者力渐衰，而近结矣。

————清·周学海《脉简补义·卷上·诸脉补真·滑涩动结促辨》

【提要】　本论对滑、涩、动、结、促5种脉象进行了对比分析，分别阐释了各自的脉象特征及其临床意义。

周学海　滑涩似动结

滑为气血有余，涩为气血不足，此滑涩正义也。湿热化痰，气郁血壅，此滑而兼于动者也。痰凝气聚，实寒相搏，此涩而兼于结者也。故于滑脉中分邪正，于涩脉中分虚实。《脉经》曰：涩而紧痹痛，迟涩中寒有癥瘕，浮紧且滑直者，外热内冷，不得大小便。沉而滑，为下重，亦为背膂痛，气郁血滞之义显然。故吾常谓前人之言滑脉，多夹杂动脉在中。《平脉》曰：滑者，紧之浮名。《脉诀》曰：滑者，三关如珠动是也。言涩脉多夹杂结脉在中。杜光庭曰：涩谓秋中多结脉是也。更有动久气衰而近结，涩极气脱而似滑，具慧眼者自能剖析毫芒，肆应不惑。

————清·周学海《脉简补义·卷上·诸脉补真·滑涩似动结》

【提要】　本论对滑、涩二脉的临床意义进行了比较分析，同时对滑脉与动脉、涩脉与结脉作了区分。

周学海　促结涩代不同

四脉皆有止而不同。促结之止，能自还者，本脏之气未伤，但为邪气阻碍，故其脉稍停，而仍自至于寸口，略远于前至，而并于后至也；亦有并于前至，远于后至者。代之止，不能自还，则本脏之气已绝，不能复至于寸口，故其脉停之有顷，直少一至，待他脏之气至，而后复动也。涩则或于迟脉中数至来略数，或于数脉中数至来略迟，所谓参伍不调也。数至不调谓之涩，一至不调谓之促结，一至独绝谓之代，不必拘于止有定数无定数也。如五动一止者，虽或间以十动十五动而止，亦皆谓之五动而止，以其皆在以五纪数之处也。（数脉，间以来迟为涩是也。迟脉，间以来数，亦为涩者，以其气不调也。）

——清·周学海《脉简补义·卷上·诸脉补真·促结涩代不同》

【提要】 本论从脉之至数区分促、结、代、涩四脉，作者认为，促脉和结脉，脉搏时有一止，且能自还；代脉之止，不能自还；涩脉为三五不调，即迟脉中数至来略数，或于数脉中数至来略迟。

❧ 周学海 喘躁驶三脉 ❧

三脉，前人皆以数赅之。殊不知三脉有兼数者，有余之实脉也；不兼数者，不足之败象也。

喘者，自沉而浮，有出无入，来势逼迫，至浮分即止而不见，其气之反吸也。气之来也，如吹管而不复吸入也。此命门元根上脱，久病虚羸、失血脱泄之人忌见之。其兼数而实者，为痰火湿热之病，应指振撼实大有力，出多人少也。《内经》曰：赤，脉之至也，喘而坚，有积气在中，时害于食，名曰心痹。又曰：脉至如喘，名曰气厥。气厥者，不知与人言，此皆实而喘者也。

躁者，亦自沉而浮（亦谓之疾），来去如电掣，而不相连续。其来也，有顷而一掣；其去也，有顷而一掣。一息不过四五至，而无循环容与之意。在虚劳久病，与代、散同论，为其气不相接也；在新病实病，为痰凝气郁，与结、涩同论。大致是血液少而气燥热之象。

驶者，自尺上寸，如箭之直而迅（亦谓之驶，亦谓之弛），而无浮沉起伏之势。在新病，惟风寒咳嗽喘促者，不足为忌；若久病劳嗽及病困而见者，多是元根欲脱也。又有来势略盛而逊于喘，亦能吸入，惟应指时有战栗之意，如左右弹者，此主中气不足，为怔忡、为用力过度、为中焦停饮、为经络阻滞、为元阳衰惫。仲景曰：脉见转索者，即日死。旧解隶之紧脉，非也。紧脉如转索者，如其转之紧而劲也；此如转索，如其索之动，高下左右无定也，即喘脉之无神者也。

——清·周学海《脉简补义·卷上·诸脉补真·喘躁驶三脉》

【提要】 本论对喘脉、躁脉和驶脉三种脉象，从脉象特征、临床意义、与他脉比较等方面进行了详细解释。

❧ 周学海 诸脉总说※ ❧

上二十七脉加喘、躁、驶三脉，凡三十脉，总以浮、沉、迟、数、虚、实、长、短八者为之提纲。得其纲则中有主宰，乃可应于无穷。故芤、革，浮也；牢、伏，沉也。代，迟也；促，数也。濡、弱、细、微，虚也；洪、促、牢、滑、动，实也；弦、缓，长也；动、结、滑、涩、紧、散，短也。沉而长者，实也；浮而短者，虚也。

一脉有一脉之根原，一脉有一脉之主证。然形多相似，则原与证亦多相近。故芤、虚相似也，浮、洪相似也，微、散相似也，滑、促、动、短相似也，结、涩相似也，沉、紧、牢、实相似也，弦、长、缓相似也。芤、革本一脉，而以微甚分也。濡、弱本一脉，而以浮沉分也。此以其形言之也。推其根原，无非阴阳、血气、寒热、虚实而已。濡、弱、微、虚，气血俱虚也。芤，血虚也；迟，气虚也。伏，气闭也；代、散，气脱也。细、结，气血俱寒也。革，阴盛于上也。牢，阴盛于下也；长、短同有气郁，气横于气分则长，气结于血分则短也。滑、涩同主血分，血寒则涩，血热则滑，血虚则滑而芤，血实则涩而结也。促、洪，气热于气分也；动、滑，气热于血分也。浮、数，气热于气分也；沉、迟，气寒于血分也。弦、革，气寒于气分也；结、紧，气寒于血分也。细，血中气寒也；缓，血中气热也。濡、弱、微，气血俱虚，而有微甚之殊也。伏、代、散，俱属于气，而有脱闭之别也。散与结同主癥瘕，正气未衰则结，正气既衰则散也。亦有乍病停滞而脉散者，则以气血新乱而未复也。此推其根言之也。是故脉之称名，有可以互通者。濡弱本可互称，细微亦可借用。缓而兼迟兼涩，则缓亦可言濡。弦而无力无神，则弦亦可言紧。浮与芤，濡与缓，本二脉也，而芤而缓亦可曰浮而濡。沉与实，滑与动，本二脉也，而沉而动亦可曰滑而实。此皆称名之可以出入者也。

亦有必不可不细辨者。本濡弱也，而或以为微；本微细也，而或以为伏；弦而无力也，竟以为缓而有胃气；结而气郁也，竟以为涩而少血液。虚实既昧，攻补必差。故王叔和曰：谓沉为伏，则方治永乖；以缓为迟，则危殆立至。此又称名之不可移易者也。

凡求脉，必先能辨其近似，而知其确然各有所主也，然后能得其会通，而知其浑然皆出于一也。无他，明其义理而已。义理何在？曰：阴阳、血气、寒热、虚实而已。其于病也，外六淫也，内七情也，何脏何腑何经也，其来路从何来，其去路从何去。凡此皆以脉测之，脉法顾不重乎？以脉测病，更以病证脉，读书临诊，刻刻用心，何患不及古人耶？

病有相反而相似者，脉亦有相反而相似者。病相似者，寒极似热，热极似寒，实极似虚，虚极似实是也。脉则滑主痰，而痰亦见涩；弦主肝邪，而肝亦见濡；癥疝脉紧牢，而亦有迟涩而散；元根不固，上气喘促，脉虚大也，而亦有应指洪实，来去分明；孕脉必滑利也，而亦有虚涩不调。又弦缓相反也，而风弦与热缓相似；滑涩相反也，而热涩与虚滑相似；抟与散相反也，而抟而累累不续，即与散同论；洪与伏相反也，而尸厥霍乱，伏与洪同断；长与短相反也，而长而劲与短而抟，同主气逆气郁。有以无脉为病所者，若芤脉浮大，按之中空，内主精血之虚也；有以有脉为病所者，若紧脉浮数，按之内减，外主风寒之伤也。尺不上关，邪遏于上也；寸不下关，阳越于上也。凡此惟能察神者，澄心渺虑，洞澈隐微，不为所惑。仲景云：脉不空见，中必有奸。常有病浅而见危脉，病危而见平脉，下病而脉见于上，上病而脉见于下，右病而脉见于左，左病而脉见于右。变化万端，不可方物，惟在会心，难以言喻。

自然子评曰：予读诊书多矣，或剖析形状，或罗列主病，至于义理，阙焉无闻。即或道及，亦不过泛论阴阳血气而已。择焉不精，语焉不详，总由真境未明，胸无主宰，故字里行间，欲吐仍茹。此独一一紧靠本脉，从阴阳血气各透发其所以然之故，使读者恍然于脉象之所由变见，即晓然于各脉见证之所从来。盖推明各脉变象之根原，而所见之证，与治之之法，举赅其中，而不待他求矣。诚向来诊书独辟未有之境也。卷首诸篇，煌煌大文，如悬日月，固已揭出千古迷途矣。至如濡弱二脉，他人斤斤致辨，惟恐相紊也，此独径合为一。滑涩动结，世只知其相反也，此独畅论其相同，而其不同之处，以一二语醒之，便自豁然。又谓涩代二脉，只于止中见之，须察其未止之时，脉象何如，以定吉凶。芤革二脉，一为阴虚，一为阴盛，迥不相侔，尤为深中肯綮，拨去云雾而见白日，使人抚掌称快者也。非读书临诊，细心体察，孰能与于斯耶？世有知音，子岂阿好。

——清·周学海《脉简补义·卷上·诸脉补真·总说》

【提要】 本论阐述有关脉诊的四个问题。其一，脉象虽多，总以浮、沉、迟、数、虚、实、长、短八者为之提纲；其二，对诸多脉象中，相互近似者，进行了归类和辨析；其三，对诸脉相似但应细辨者进行解析；其四，脉与证相从与相反的鉴别。

周学海 再论散脉虚实

上卷散脉条中，谓散有虚实。细读《内经》《脉经》散脉诸条，多主实证，则实散之义，不可不究也。试再论之。虚而散者，浮大而按之无根也，若如麻子，气已绝矣；实而散者，其脉但两边渗开，与肌肉无界限，故尝有浮候弦长，重按根脚铺宽，不能圆敛者，此血虚内有蕴热也。凡冬不藏精，伏温感新邪而发病者，其脉莫不如此。又有肝肾血少内热，元气不能摄纳，根本浮动，上气喘促，脉来浮候软弱，中沉散漫无边，应指振撼如喘状，是周身之气皆喘动矣。《内经》所谓软而散，喘而虚，皆是脉也。治宜得丹溪苦寒培生气之意，若例用咸温甘热，如肾气丸之类，温补下元，以冀摄纳，是促其期矣。试思有气血果寒，而脉形反能宽纵者乎？又有浮中涣散，重按却见弦细者，此下有久寒，而脾肺气郁，化为燥热也。治又宜温下，佐以清上，敛肃浮阳，使之内合。又有浮沉俱不见脉，独中候满指俱动，一片模糊，稍按指下即断如芤之伏，此肺肾之元气皆虚，而中枢不运，升降不利，浊气郁于中焦者也。治又宜脾肾阴阳同补，建中纳下并用是因虚而生实故也。凡风邪入中，皆令脉散。风善化热化燥，故入肺则气喘而脉散；入胃则呕哕而脉散；入肠则飧泄下血而脉散，所谓肠风也；入肝肾则或少腹胀痛，或泄泻癃秘，腰脊酸疼，此皆久风之化燥伤血者也。大抵虚散由于气血之败，实散由于气血之燥。故其主病，为温、为喘、为痿、为中暑、为痈疽、疮疡、癥疹。

上所论实散，皆指脉形宽泛者言之。更有脉体坚实，而指下断续，不见条直之形，似有无数麻豆乱击，却又不得为死脉者。以其起伏分明，应指有力，此痰结胸中，大气不能条畅者也。其主病，为咳、为痛、为隔噎、为痞满、为惊悸怔忡、为魇寐、为多梦纷纭。前之散近于洪，而不数不盛；此之散近于动，而不滑不疾。

——清·周学海《脉简补义·卷下·经义丛谈·再论散脉虚实》

【提要】 本论阐述散脉的虚实表现和临床意义，作者认为"虚散由于气血之败，实散由于气血之燥"。

周学海 脉弱非虚

每见温热、伤寒、疟疾，其人凝痰瘀血阻于经络，宿食留饮塞于膻中，气机不能流利，大气不得旋转，而抑郁停结，脉来迟弱，应指无力。不知者以为邪实正虚，阳病阴脉，法在不治，而其实非虚也。郁也，正气抑而不得伸也，去其壅，则脉盛矣。且气郁之弱，与气虚之弱，亦自不同。气虚者，无论是沉是浮，其体必薄，其势不甚内吸。气郁者，不见于浮，而见于中沉之分，其体按之不绝，而力能内吸，但为邪所阻，不得上挺耳。

前谓痰血食饮，是有形之邪也。亦有肝热横逆，胃湿薰蒸，肺气失其清肃，不得下降，致令胸痹，难于布息者，此无形之邪也。其脉亦濡弱，且不甚内吸，而其势总非颓然如不欲动者，甚或指下微见躁疾之意，此湿热之病也。湿热则筋络纵弛，脉体本缓，而气又郁结，宜其弱也。故仲景曰：诸弱发热，若寒而郁者，脉必紧涩矣。

马元仪《印机草》曰：三阳病，脉当浮大，而微弱不起者，以邪热抑遏，不得外达，非阳衰脉微之比，待清其壅，则脉自起矣。此可谓通明之论矣。但不指明阳衰之弱与抑遏之弱所以不同之真象，将使后人何所据，而见其孰为壅，孰为衰耶？张石顽亦有治伤暑停食，六脉虚涩模糊，因胸硬舌刺，而决其内实者。至于邪去则正亦虚，而脉转见弱，更为事理之宜，不足言矣。

——清·周学海《脉简补义·卷下·经义丛谈·脉弱非虚》

【提要】 本论阐述"脉弱非虚"的命题。作者认为，当患者由于有形、无形邪气造成瘀滞的病机状态时，从脉象上就反映出气郁造成的弱脉之象，即"不见于浮，而见于中沉之分，其体按之不绝"。

彭子益 枯润二脉

枯、润二脉者，用药之提纲。枯脉宜养阴，润脉莫伤阳。润者津液充足，枯者津液干湿。润脉无论何病，慎用凉润药；枯脉无论何病，忌用热燥药。认明枯、润二脉，处方用药，便少错误。

——民国·彭子益《圆运动的古中医学·八、脉法篇·枯润二脉》

【提要】 本论阐述枯、润脉象的临床意义，实指审察体内津液的盛衰和存亡情况，以指导用药。

彭子益 微弱二脉

微脉润而少，轻有重按无，总属阳气微，温补宜急图；弱脉枯而少，轻无重按有，总属阴液枯，清润法当守。

此二脉，脉体皆少，一者宜补气补阳，一者补液补阴，最易含糊。须以轻按重按之间，寻出证据，以为用药之本。病人的体质不是阴虚，便是阳虚，故诊脉先以枯润微弱，分别阴虚阳虚，便有把握也。微、弱二字，自来概属虚脉之称，而以阴虚、阳虚置之不辨，遗误后学不少。故以脉法起首，郑重言之。《伤寒论》少阴病，脉微细，用附子；营卫病，脉弱而渴，用石膏是也。

枯、润二脉，别阴虚阳虚。弱、微二脉，辨别阴虚阳虚，又须审查两尺，左尺较右尺少为水虚，右尺较左尺少为火虚，据两尺为判断中之判断，用药更少误差。总之，脉法的阴虚阳虚认识无差，然后能识一切疾病之阴虚阳虚，然后能判断一切医书所说疾病之阴虚阳虚。此要诀也。

——民国·彭子益《圆运动的古中医学·八、脉法篇·微弱二脉》

【提要】 本论阐述微弱脉象的指下鉴别和临床意义。作者认为，枯、润二脉和微、弱二脉均是辨别阴虚与阳虚的脉象，只是在程度上，后者较前者为重。微脉多属阳气不足，弱脉多属阴液亏损。

彭子益 虚实二脉

实脉中沉盛，满指成分厚，久按总有力，攻下须研究。

此为阳实、气实、热实、胃家实，可用攻下之实脉，脉之或分厚面不薄，满指有力，中沉两部，久按不衰，此为完全的实脉。所谓完全实脉，中土实则全体皆实也。攻下胃实，不可冒昧，须有法度，应当研究，详古方上篇大承气汤中。此外则伏而有力，脉细有力，软而有力，滑而有力.亦有实意。但只腠理热实，只宜清润疏通之法，无有下法。完全实脉，脉来迟缓，因中土实则热实，热实则脉来不数也。病有名五实证者，脉完全实，而不食、不大便、不小便、不出汗，须攻下与发汗并施，此证少有。凡诊实脉，须兼腹诊，以手按大肠部位，病人拒不受按，此肠中有当下之燥屎，此脉有小而实者，如兼现虚证，当用补气补血之药，辅助下药、缓缓下之，如"温病篇"之黄龙汤法是也。

虚脉松而大，气血与阳虚、阴虚、液虚者，脉与松大殊。松，有成分不足，向外发散之象，大而松为气虚、血虚、阳虚，乃对上项厚而有力之实脉而言。其实除厚而有力之实脉外，多是虚脉，不止松大为虚。大而松之虚，直接当补之虚也。其他之虚，脉体微小，亦有松意，多有不能直接用补，必须全体的圆运动复原，然后不虚。阴液之虚，脉则或弦、或细、或涩、或弱、或沉、或结、或代也。血虚，乃血中之温气虚。

——民国·彭子益《圆运动的古中医学·八、脉法篇·虚实二脉》

【提要】 本论阐述实脉与虚脉的特征与临床意义。作者指出，实脉是中土皆实所造成，临床可结合腹诊综合判断；虚脉则不仅是虚证之虚，其他如弦、细、涩、弱、沉、结、代等脉象也属于虚脉，可见虚脉实际包括了气滞、气虚等病机，用作者的话称为"圆运动不圆"所造成。

彭子益 松紧二脉

松脉即虚脉，虚松气不充，诸病宜急补，补气与补中。

脉法诸书，只有虚实而无松脉，虚乃其名，松乃其实，松乃外散之脉，成分不够之脉也。补气补虚，则归根而不外散。

紧脉与松反，内聚不舒象，转绳弹人手，寒实之现状。

紧脉有细小之象，转绳者向内收紧也。寒性收敛，故脉紧；食停则气聚于食，故脉紧；气血不调，或热聚而不散，而成一部之积聚，亦有紧者。积聚在于何部，紧则现于何部，皆宜温散、清散、通散之药，寒性之收敛，卫气之收敛也。古书云：左脉紧伤于寒，右脉紧伤于食，不尽然，外感之脉，若现迫促不舒，其中即有卫气收敛之紧意。

——民国·彭子益《圆运动的古中医学·八、脉法篇·松紧二脉》

【提要】　本论阐述了松脉和紧脉的特征与临床意义。作者认为，松脉与虚脉实为一种，但松字有外散之意，似更贴切气不归根之象；紧脉则有向内收敛之象，故治疗应以散字为主，兼用他法。

柯雪帆　脉诊一得

28 种脉是太多还是太少？有人认为太多太烦，主张简化。我认为，这要有分析，不能一概而论。对中医初学者讲课，可以精简些，讲重点，其余的让学生自己到临床上去体会。但对继承整理祖国医学这笔遗产来说，不仅 28 脉，就连一些怪脉也是宝贵的，不能轻易舍弃。脉象变化很多，就临床运用来说，28 脉尚嫌不够。如胃痛病人的弦脉、痰饮病人的弦脉，与高血压病人阳亢时的弦脉，虽属一个名称，但指下感觉却有明显区别。胃痛病人的脉象属弦而力量大多不足（血压往往偏低）；高血压阳亢的病人，不仅脉见弦象，而且力量较强。细分起来还有区别：舒张压较高而收缩压不太高的病人，轻按脉弦象不明显，重按始见弦象，越重按弦象越明显，可以称为沉弦，也可称为牢脉；收缩压较高、脉压差较大的病人，轻按就有明显弦象，脉来时明显有力，脉去则相对减弱（近乎来盛去衰）。痰饮病人的弦脉多兼有滑象，可称弦滑。再如孕妇的滑脉与食积的滑脉显然有区别，指下可以明显感觉到，但用已有的脉学名称很难分别记录，只能统称滑脉。还有一部分气血不足病人（如贫血或心脏病人），也可以出现细滑带数的脉象，但力量较弱，脉去时力量更加不足，这种脉象确有滑象的感觉，但与孕妇和食积又有区别。这 3 种脉象，用 28 脉很难作出有区别的记录，只能混称滑脉。还有节律不整的脉象，变化很多，形态各异，病情轻重悬殊，但在 28 脉中有关节律不整的只有促、结、代、涩、散 5 种。有人对节律不整脉统称结代脉，未免粗疏，又缺乏具体分析。如既能结合中医辨证施治，又能结合心电图，具体地分析节律不整脉，将是发展中医脉学的一个重要步骤。

还有，妇女在月经期脉象也会有变化。如是一位常诊病人，对她的脉象比较熟悉，其月经来临，脉象变得比较宽大，比较有力，速率较快（可能是血容量较大的一种表现）。在临床上就可以察觉到，这种脉象有的在月经来潮前一天就出现了。但是这种脉象变化，难以用 28 脉来记录。

总之，我感到 28 脉不是太多而是太少。为了发展中医脉学，岂能受 28 脉之约束。临床诊脉水平不高，中医脉学势难发展。广泛、精细地描述各种脉象，无疑是一项重要的工作。

——詹文涛《长江医话·脉诊一得》

【提要】　本论阐述作者对于 28 脉的分类看法，认为应该广泛、精细地描述各种脉象，方能为临床所用。脉诊是提高诊疗水平的必要方法，也可结合现代检查手段，共同促进中医脉学的发展。

韩学信　论洪脉

洪脉的脉象在指下感觉是极其粗大的。它的搏动在来时显得充盛，去时则是缓缓减弱。《脉经》形容洪脉"指下极大"，《素问》形容洪脉"来盛去衰"。伤寒阳明经证及温病气分阶段，多能见到洪脉，故凡见洪脉之出现，其病多主阳盛火热，在治疗上应当清凉泻热，首当重用石膏……需要说明，洪脉按阳盛火亢论治，这是言脉证之常。然则病有宜与不宜者，辟若虚劳、失血、泄泻诸病，脉应为小弱，反而洪大无力，为脉证不符，也就是正虚邪盛的征象。这种脉往往容易发生骤变，治宜在养血、止血、止泻的同时，重用参术补脾益气之品，则脉自复。《素问·三部九候论》曰："形瘦，脉大，多气，虚者死"。《脉诀汇辨》曰："凡失血下利久嗽、久病之人，俱忌洪脉。"所以在临证时，遇见洪脉要通常达变，相机灵活运用，以策万全。

——夏洪生《北方医话·脉诊一得》

【提要】　本论阐述洪脉常见脉象与特殊变化的临床意义，说明应灵活辨证看待脉象与证候的相从与相反关系，方能准确地辨证施治。

王德安　数脉不尽主热*

"迟寒数热"似乎是定论。岂不知寒证、虚证见数脉者，亦屡见不鲜。如表寒可见浮数；里寒之少阴寒盛，可见沉微细数；阴竭于下，可见沉数细涩；阳浮于上，可见浮数空软；精血耗甚，元气虚极，可见六脉无力之极数脉。又如，现代医学之窦性心动过速。还有长期服用激素类药物产生应激反应而出现的数脉，既没有实热的体征，也没有虚热之表现，而是由元气亏虚所产生的一派虚寒象。

——夏洪生《北方医话·数脉不尽主热》

【提要】　本论阐述数脉不尽属热证的特殊情况，如表寒证、少阴寒证、阴虚证、浮阳证等，均可兼数脉，故临床不能一见数脉即用清热之法。

雷声远　切脉必究脉象之理

脉诊为中医探索病因病机之得力依据，然若诊脉而不究脉理，则只知常而不知变，鲜有不误人者。

例如浮、沉二脉，浮脉常见于外感表证，沉脉多见于各种里证。然而里证见浮脉，表证见沉脉者，亦非少见。盖脉之波动由乎气，患者既有表证，而不见脉之浮，乃体质虚损，气力不充，捍卫不逮之故，如《伤寒论》所示"病发热，头疼，体痛，脉反沉者，当救其里"者是也。

妇人血崩，原属里证，而脉来浮大，沉取则空虚无物。盖脉所载运者为血，今因崩而血夺，故脉空。其所以浮大者，全由气热之撑持。治以固脱、滋血、清热之剂，则崩当愈，脉当平复。若纯属虚寒之体，脉必微细，不致浮大。盖脉之细，亦由血之乏；更兼气阳衰微，则无力以鼓其脉，故脉细而微。见此脉者，又当益气与补血并施，不可偏废。

脉数为热，迟为寒，此理昭然，人皆知之。但有因热而脉迟者，如常见之阑尾炎，古谓之肠痈，其病初起，脉多迟缓。腹诊则腹结穴（西医谓"麦氏点"）部，痛甚拒按。倘不究其理，但据脉迟以寒论治，未有不加剧其病者也。盖湿浊瘀塞，则血行阻滞，血郁热烘，则血变稠浓，循行迟缓。脉理既明，复参以腹诊，则判断为热，无疑矣。

数脉多属于热，然有不属于热者。尝治产后伤风者数人，脉皆浮数。同时有恶寒、肢节痛见症。余断为新产气血虚损，外卫力薄，风邪串扰脉络而然，用黄芪当归桂枝汤治之，皆药到病除。

夫脉象之复杂多变，非书载常见之 37 种脉所能尽。盖患者病因不同，体型各异，又有家境、工种、性别、年龄之差异，因此变脉迭见，未可以常理拘之。故医者诊脉，必须知常达变，触类旁通，不拘脉名，但究脉理，则病机不失，处治不讹矣。

——孙继芬《黄河医话·切脉必究脉象之理》

【提要】 本论举例说明了脉象所主病机与证候的常变。作者认为，患者病因不同，体型各异、又有家境、工种、性别，乃至于宿疾等不同的影响因素，造成了脉象复杂多变。如浮脉不尽见于表证，里证亦属常见；再如数脉不尽属热，血虚亦为不少。因此，医者临证须做到"知常达变，触类旁通，不拘脉名，但究脉理，则病机不失，处治不讹"。

◆ 徐光先 论促、结、代、疾四脉※ ◆

切脉一事，明于书未必明于心，明于心未必明于手。所谓"心中了了，指下难明。"临诊之际必加意揣摩，才能达到"炉火纯青"的境界。余临证数十年，对促、结、代、疾四脉略有心得，兹述于后。

促脉：促之为意，于急促之中时一止。若阳气盛，脏气乖违，稽留凝涩，阻其运行之机，因而歇止者，其止为轻。若真元衰惫，阳驰阴涸，失其揆度之常，因而歇止者，其止为重。如诊王某，年已花甲，泄泻数月，神疲色瘁，诊得促脉，或五六至一止，或七八至一止，余曰："法在不治"，月余果殁。

结脉：结之为意，结而不散，迟滞中时见一止，譬如徐行而怠，偶蹶一步可为结脉。若结而有力者为积聚，结而无力者为真元衰弱。如一营业员，年近花甲，以脘腹胀痛求治，攻痛连胁，嗳气畏食，烦闷不舒，诊得结脉，或三四至一止，或五六至一止，投以疏肝理气之剂，3剂尽而病愈脉复。

代脉：代之为意，如四时相代。邻庄黄姓患者，心腹绞痛，痛掣左肩，面色苍白，汗出肢冷，呼吸困难，脉三动一止，良久不能自还。其年已 56 岁，而心腹绞痛，虽有代脉，不能多虑，即以针刺之，并投辛温通阳、活血化瘀之剂，果越旬而病好转，能独自室外活动。

疾脉：惟伤寒或温病热极，方见此脉，非他病之所恒有。若劳瘵虚惫之人见之，属阴髓下竭，阳光上亢，有日无月，可决之短期而终。如退休工人黄姓，年逾古稀，病已月余，面色萎黄，两目凹陷，肌肉瘦削，食少纳呆，少气懒言，脘腹胀满，每于午时脘腹隆起胀甚，喜于揉按，下午 3 时后则隆起自消，便干色黑，诊得疾脉，一息七至，余劝其住院治疗。1 个月后，脉更进疾，一息八至，又过旬日果殁。

——孙继芬《黄河医话·脉诊点滴》

【提要】 本论阐述作者关于促、结、代、疾四脉的临床心得和体会。

6

按 诊 论

《素问》 论尺肤诊部位※*

尺内两旁则季胁也，尺外以候肾，尺里以候腹中。附上左外以候肝，内以候膈，右外以候胃，内以候脾。上附上右外以候肺，内以候胸中，左外以候心，内以候膻中。前以候前，后以候后。上竟上者，胸喉中事也。下竟下者，少腹腰股膝胫足中事也。

——《素问·脉要精微论》

【提要】 本论阐述尺肤不同部分对应人体不同脏腑和部位。医者通过诊察从肘部内侧至掌后横纹处的一段皮肤的冷热、润燥、滑涩等变化，进而判断病位的方法，称为尺肤诊。

《灵枢》 论疾诊尺*

岐伯曰：审其尺之缓急、小大、滑涩，肉之坚脆，而病形定矣……尺肤滑其淖泽者，风也。尺肉弱者，解㑊，安卧脱肉者，寒热，不治。尺肤滑而泽脂者，风也。尺肤涩者，风痹也。尺肤粗如枯鱼之鳞者，水泆饮也。尺肤热甚，脉盛躁者，病温也，其脉甚而滑者，病且出也。尺肤寒，其脉小者，泄、少气。尺肤炬然，先热后寒者，寒热也。尺肤先寒，久大之而热者，亦寒热也。

——《灵枢·论疾诊尺》

【提要】 本论阐述通过诊察尺肤的滑涩、寒热、肉脱、肉弱等不同表现，来测知脏腑和某些部位发病的情况。

《灵枢》 按手足※*

视人之目窠上微痈，如新卧起状，其颈脉动，时咳，按其手足上，窅而不起者，风水肤胀也……肘所独热者，腰以上热；手所独热者，腰以下热。肘前独热者，膺前热；肘后独热者，肩背热。臂中独热者，腰腹热；肘后粗以下三四寸热者，肠中有虫。掌中热者，腹中热；掌中寒者，腹中寒……婴儿病，其头毛皆逆上者，必死。耳间青脉起者，掣痛。大便赤瓣，飧泄，脉小者，手足寒，难已；飧泄，脉小，手足温，泄易已。

——《灵枢·论疾诊尺》

【提要】　本论阐述按手足某些部位的寒热，诊察相关疾病的方法。

俞根初　按胸腹

《内经》云：胸腹者，脏腑之廓也。考其部位层次，胸上属肺，胸膺之间属心，其下有一横膈，绕肋骨一周，膈下属胃，大腹与脐属脾，脐四围又属小肠，脐下两腰属肾，两肾之旁及脐下又属大肠，膀胱亦当脐下，故脐下又属膀胱。血室乃肝所司，血室大于膀胱，故小腹两旁谓之少腹，乃血室之边际，属肝；少腹上连季胁，亦属肝。季胁上连肋骨，属胆。胸与腹向分三停，上停名胸，在膈上，心肺包络居之，即上焦也；膈下为胃，横曲如袋，胃下为小肠，为大肠，两旁一为肝胆，一为脾，是为中停，即中焦也；脐以下为下停，有膀胱，有冲任，有直肠，男有外肾，女有子宫，即下焦也。故胸腹为五脏六腑之宫城，阴阳气血之发源。

若欲知其脏腑何如，则莫如按胸腹，名曰腹诊。其诊法，宜按摩数次，或轻或重，或击或抑，以察胸腹之坚软、拒按与否；并察胸腹之冷热、灼手与否，以定其病之寒热虚实。又如轻手循抚，自胸上而脐下，知皮肤之润燥，可以辨寒热；中手寻扪，问其痛不痛，以察邪气之有无；重手推按，察其硬否，更问其痛否，以辨脏腑之虚实，沉积之何如，即诊脉中浮中沉之法也。惟左乳下虚里脉、脐间冲任脉，其中虚实，最为生死攸关。故于望、闻、问、切四诊之外，更增一法，推为诊法上第四要诀。

先按胸膈胁肋。按之胸痞者，湿阻气机，或肝气上逆；按之胸痛者，水结气分，或肺气上壅；按其膈中气塞者，非胆火横窜包络，即伏邪盘踞膜原；按其胁肋胀痛者，非痰热与气互结，即蓄饮与气相搏。胸前高起，按之气喘者，则为肺胀；膈间突起，按之实硬者，即是龟胸。若肝病须按两胁，两胁满实而有力者肝平，两胁下痛引小腹者肝郁。男子积在左胁下者属疝气，女子块在右胁下者属瘀血。两胁空虚，按之无力者为肝虚；两胁胀痛，手不可按者为肝痈。惟夏病霍乱痧胀者，每多夹水、夹食、夹血，与邪互并，结于胸胁。水结胸者，按之疼痛，推之漉漉；食结胸者，按之满痛，摩之嗳腐；血结胸者，痛不可按，时或昏厥，因虽不同，而其结痛拒按则同。

次按满腹。凡仲景所云胃家者，指上、中二脘而言。以手按之痞硬者，为胃家实；按其中脘，虽痞硬而揉之漉漉有声者，饮癖也。如上、中、下三脘，以指抚之，平而无涩滞者，胃中平和而无宿滞也。凡满腹痛，喜按者属虚，拒按者属实；喜暖手按抚者属寒，喜冷物按放者属热。按腹而其热灼手，愈按愈甚者，伏热；按腹而其热烙手，痛不可忍者，内痈。痛在心下脐上，硬痛拒按，按之则痛益甚者，食积；痛在脐旁小腹，按之则有块应手者，血瘀。腹痛牵引两胁，按之则软，吐水则痛减者水气。惟虫病按腹有三候，腹有凝结如筋而硬者，以指久按，其硬移他处，又就所移者按之，其硬又移他处，或大腹、或脐旁、或小腹无定处，是一候也；右手轻轻按腹，为时稍久，潜心候之，有物如蚯蚓蠢动，隐然应手，是二候也；高低凸凹，如畎亩状，熟按之，起伏聚散，上下往来，浮沉出没，是三候也。若绕脐痛，按之磊磊者，乃燥屎结于肠中，欲出不出之状。水肿胀满症，按之至脐，脐随手移左右，重手按之近乎脊，失脐根者必死，此诊胸腹之大法也。

然按胸必先按虚里（在左乳三寸下，脉之宗气也。即左心房尖与脉总管口衔接之处）。按之微动而不应者，宗气内虚；按之跃动而应衣者，宗气外泄；按之应手，动而不紧，缓而不急者，宗气积于膻中也，是为常；按之弹手，洪大而搏，或绝而不应者，皆心胃气绝也，病不治。虚里无动脉者必死，即虚里搏动而高者，亦为恶候。孕妇胎前症最忌，产后三冲症尤忌，虚损痨瘵症，逐日动高者切忌。惟猝惊、疾走、大怒后，或强力而动肢体者，虚里脉动虽高，移时即如平人者不忌。总之，虚里为脉之宗气，与寸口六部相应。虚里脉高者，寸口脉亦多高；寸口脉结者，虚里脉亦必结。往往脉候难凭时，按虚里脉确有可据。虽多属阴虚火旺之证，或血虚风动之候，阴竭阳厥之际，然按之却有三候：浅按便得，深按不得者，气虚之候；轻按洪大，重按虚细者，血虚之候；按之有形，或三四至一止，或五六至一止，积聚之候。

按腹之要，以脐为先。脐间动气，即冲任脉，在脐之上下左右。《经》云：动气在右，不可发汗，汗则衄而渴，心烦，饮水即吐；动气在左，不可发汗，汗则头眩，汗不止，筋惕肉𥆧；动气在上，不可发汗，汗则气上冲，正在心中；动气在下，不可发汗，汗则无汗，心大烦，骨节痛，目眩，食入则吐，舌不得前。又云：动气在右，不可下，下之则津液内竭，咽燥鼻干，头眩心悸；动气在左，不可下，下之则腹内拘急，食不下，动气更剧，虽有身热，卧则欲蜷；动气在上，不可下，下之则掌握烦热，身浮汗泄，欲得水自灌；动气在下，下之则腹满头眩，食则圊谷，心下痞。且不可涌吐，涌吐则气上逆而晕厥；亦不可提补，提补则气上冲而眩痉。故脐名神阙，是神气之穴，为保生之根。凡诊脐间动脉者，密排右三指，或左三指，以按脐之上下左右，动而和缓有力，一息二至，绕脐充实者，肾气充也；一息五六至，冲任伏热也；按之虚冷，其动沉微者，命门不足也；按之热燥，其动细数，上支中脘者，阴虚气冲也；按之分散，一息一至者，为元气虚败；按之不动，而指如入灰中者，为冲任空竭之候。且可辨其假寒假热，按冲任脉动而热，热能灼手者，症虽寒战咬牙，肢厥下利，是为真热而假寒；若按腹两旁虽热，于冲任脉久按之，无热而冷，症虽面红口渴，脉数舌赤，是为真寒而假热。总之，冲任脉动，皆伏热伤阴，阴虚火动之证，平人则发病，病人则难治。惟素有肝热者，亦常有之，尚无大害；若素禀母体气郁，一病温热夹食，肠中必有积热，热盛则冲任脉动，动而底者热尚轻，动而高者热甚重，兼虚里脉亦动跃者必死。如能积热渐下，冲任脉动渐微，及下净而冲任脉不动者多生；若冲任脉动跃震手，见于久泻久痢者，乃下多亡阴之候，病终不治。

——清·俞根初《通俗伤寒论·第二编病理诊断·第五章伤寒诊法·第四节·按胸腹》

【提要】　本论阐述按胸腹诊法，按照先按胸膈胁肋，次按满腹、再按虚里，又按脐部的顺序，详析各部分诊察的体征和临床意义。作者认为，胸腹按诊至关重要，建议医者在掌握望闻问切四诊的基础上，也应熟悉了解该疗法，以便充分掌握病患病情，便于辨证施治。

夏奕钧　漫谈脐诊

脐诊，就是切按脐间的动脉，从其跳跃搏动的形态结合幅度变向的反映，以了解肾气的病理变化。临床上运用这一诊法，对于重症、外感热病及复杂的内伤病证而证脉疑似者，借脐诊所见，以全面了解病变的真情，具有一定的诊断参考价值。

脐诊诊法：当脐跳动，简称脐跃，亦称脐旁动气。脐诊的诊法，令病人仰卧，两足伸直，两手放置股间，医者用手掌心按病人的当脐，作轻、重、浅、深的按切，对脐跃动态的粗、细、缓、急、深藏、浮露，皆须注意，一如切脉推寻方法。所不同的，按切要上下左右移动，而上及于胃脘。

脐诊原理：祖国医学认为，当脐属肾，脐下三寸为丹田，是元气归藏之根。冲脉起于胞中，挟脐上行，至胸中而散，它为十二经脉之海，系于肾，又隶于阳明。据此，当脐筑动遂主要反映了冲脉动态。沈金鳌说："肾间动气，即下丹田，为脏腑经络之根本，呼吸之门户，三焦之源头，名曰气海，贮其精血。"因此，下元亏损，或阴寒上潜等病变，脐跃常随之而反映出动态的变象。《素问·举痛论》篇说："寒气客则脉不通，脉不通则气因之，故喘动应手矣。"又如吴坤安说："动气筑筑然动于脐旁上下左右，甚而连及虚里心胁而浑然振动。此气血大亏，以致肾气不纳，鼓动而作也。"从上所述，确是很好的说明。

脐诊辨证：脐居腹部中央，腹部为三阴经脉循行之处，且由于有肝胆、脾胃、大肠、小肠等脏腑器官，在应用脐诊时，须与腹诊相结合。正常人脐跃动气的形态与幅度，一般均纳藏较深而冲和有力，体瘦者稍呈浮显。在发生病理变化时，若见当脐筑筑，喘动应手，多为肾虚失纳，冲脉动逆。腹中柔软者，主因在虚；脐腹窒硬，少腹弦急者，则阴寒又盛。脐跃按之浮露，甚而躁急者，为下虚较甚，多见阴伤。脐跃粗大，渐浮于表，直至于脘者，则下元空虚已甚，中气衰而不能镇护，此际如出现少气、汗出、咽塞、呃逆、躁扰等任何一症者，其根元衰竭，阴阳有离绝之变。尤其见于大病之后，或久泻久痢者，乃为亡阳之候，病多难治。

此外，脐跃动态变象也可见于其他病变，概之有三：①肾为水脏，若水停下焦而上逆的，可见脐下悸；②冲脉属肝，肝有伏热，或肝气横逆者，每可见此当脐筑筑；③在外感热病中，也可见于肠中积热冲激使然。

脐跃变象属于肾虚失纳，冲脉逆气，这是基本病理。盖肾为元阳之宅，与肝又是乙癸同源，在一定条件下，其病理演变并不局限于以上所述。常可见阴阳并伤，或肾寒肝热、寒火杂见等一类证候。因此，在辨证时，应与全身症状、脉舌变化，相互参证，始能得出正确的诊断。

——詹文涛《长江医话·漫谈脐诊》

【提要】 脐诊，是医者切按脐间的动脉，分析其跳跃搏动的形态结合幅度的变化，以了解肾气状态的一种诊断方法。作者阐述脐诊的原理、具体方法和临床辨证等，同时也指出在辨证时，应与全身症状、舌脉变化，相互参证，始能得出正确的诊断。

李翰卿 疑难重症首重腹诊

李老在诊断危重疾病和与腹部有关的疾病时，非常重视腹诊。他说："腹诊是确定虚实、寒热、表里和病位的关键。"他认为，一般来讲，有压痛者属实，喜按者属虚。痞满而无压痛者，属气滞；剑突下小范围内有压痛者，为痰实；整个胃脘有压痛者，属胃中实滞不化；按胃脘而咳喘加剧者，属脾胃寒痰凝结；左胁下有压痛者，属肝寒；右胁下有压痛者，多实热或痰实；脐一旁疼痛而按之疼痛不剧者，为肝郁络瘀或肝郁寒滞；脐部疼痛，按之不剧烈者，属脾肾虚寒；脐部疼痛，时轻时重，或窜痛者，属蛔虫。小腹胀而不痛者，属下焦气滞，或在膀胱，或在大肠，或属肝肾；胀而有压痛者，多属气滞血瘀，或寒凝气结。少腹一侧或两侧疼痛者属肝，其中压痛者，多属气血瘀滞，或寒凝血滞；无压痛者属气滞。整个腹部均剧烈疼痛拒按多属痈、结胸、脏结，若疼痛不剧烈而按之较硬者，属水或瘀血凝结。此外，痛彻心胸者，属心脾；痛彻胁下者，属肝胆；痛彻腰部者，属肾。

李老强调，腹部为脾、胃、肝、肾等所居之所，是气血升降的枢纽所在，气不升降，非病则死，故危重疾病必须诊腹……

李老强调，腹诊时应注意八点：

一、发病和特殊反应物的部位：即胁下、脐旁、少腹两侧属肝；剑突下属肺、胃、心；胃脘属心、脾、胃；全腹属脾；小腹（关元穴附近）属肾、膀胱、冲任；脐中属脾肾。

二、疼痛：即喜按者属虚，拒按者属实，按之痛移者属气，喜温热者属寒，痛而胀者属气滞，痛而不胀者属瘀血、虚寒，痛而柔软者属虚，痛而腹肌紧张者属实，痛而起包块者属寒凝气结，痛而冷者属寒，痛而热者属热或瘀血。

三、包块：坚硬不移者属瘀血，柔软不移者属痰湿，时隐时现者属寒凝气滞。

四、胀满：胃脘满闷而外形不大者为痞，属寒热夹杂，外形胀大属气滞，有压痛者属实，按之如坚盘一块者属寒痰。全腹胀满属脾胃气滞，小腹自感胀满而外形不胀大者属瘀血，小腹胀大属下焦寒凝气滞，少腹一侧拘急微胀属肝气郁结，小腹满而小便不利属膀胱气滞，胁下、脐一侧胀满均属肝气郁结。腹满不减，减不足言属实；腹满时减时剧属寒湿或虚寒。下午至前半夜胀满属脾肾虚寒，昼夜均胀满属实热。生气后胀满加重属肝气郁结。刮风天腹胀满属风邪入里，阴天前腹胀晴天后好转属湿。

五、腹水：按之柔软者属气多水少，按之较硬者为气少水多。腹有青筋属瘀血。腹大而肌紧张、脐突、下大上小属肾。腹大不能自转侧，胁下痛属肝。身重少气不得卧，烦躁，属心。腹大，四肢沉重，属脾。腹胀大，按之紧者，难治。

六、腹肌紧张度：按之软而薄者属虚，紧硬而厚者属痰湿，索条或一片较硬属寒、瘀。小腹按之紧张属瘀血，上腹紧张多属气滞。

七、腹部冷热：按之发热属积、湿、痰、食积化热，冷者属寒。自感胃中灼热者为寒热夹杂，小腹灼热属肾虚湿热，胁下灼热属阴虚血瘀。

八、悸动：胃脘悸动属心或心脾虚，脐下悸动属水气奔豚。

——李翰卿《中国百年百名中医临床家丛书·李翰卿·疑难重症首重腹诊》

【提要】　本论阐述腹诊的基本内容。作者提出"危重疾病必须诊腹"的观点，并指出腹诊时的八项要点：发病和特殊反应物的部位、疼痛、包块、胀满、腹水、腹肌紧张度、腹部冷热和悸动。

第五篇

辨证论

概　要

【辨证论】　辨证是通过望、闻、问、切四诊对患者的现有症状、体征和病史资料进行收集,再运用脏腑和经络等基本理论认识疾病,最终分析与确定病机。本范畴主要介绍中医辨证的基本思路与方法,分为十个部分,即证与辨证概念、辨证之八纲、辨脏腑证候、辨经络证候、辨气血津液证候、辨外感内伤证候、辨伤寒六经证候、辨温病证候、辨症状及辨预后。辨证所得的结论是病机,这是论治的基本依据,任何疾病的治疗都要针对病机确定治则与治法。

1
辨 证 统 论

陈无择 论审病与审证^{※※}

凡审病，须先识名，所谓中伤寒暑风湿、瘟疫时气，皆外所因；脏腑虚实，五劳六极，皆内所因；其如金疮踒折，虎野狼毒虫，涉不内外。更有三因备具，各有其名，所谓名不正则言不顺，言不顺则事不成，学不可不备。

凡学审证，须知外病自经络入，随六经所出，井、营、输、源、经、合各有穴道，起没流传，不可不别。内病自五脏郁发，证候各有部分，溢出诸脉，各有去处。所谓上竟上，头项胸喉中事也；下竟下，腹肚腰足中事也。

——宋·陈无择《三因极一病证方论·卷之二·五科凡例》

【提要】 本论从病因分类的角度，对临床疾病与证候做了系统辨析。

王 珪 论 证

证者，正也，百病之名也。名正则言顺，不然则望一男子，皆可以检方用药，而何以医为？盖古之作者，各自鸣家，科目名义，初无医义，后昆受授，执以终身，开卷瞭瞭，对病还迷，故古人有云：不怕不会医，只怕不识证。今所谓证何也？乃《素问》六气百病之机是也。不识此者，虽汗牛充栋之方，不足以供一朝之用。然则方书无用乎？孟子云：吾于武成取二三策而已。是故明六气，推标本者，临病观色、听声、切脉，三五同参，则五运太过不及，大（编者按：似应为"六"）气司天民病，仲景三百九十七法，风火暑湿燥寒之标本杂证得矣。

——元·王珪《泰定养生主论·卷之七·论证》

【提要】 本论阐述"证"的涵义以及辨证的基本思路。

李中梓 辨治大法论

病不辨则无以治，治不辨则无以痊。辨之之法，阴阳、寒热、脏腑、气血、表里、标本先后、虚实缓急七者而已。

阴阳者，病在于阴，毋犯其阳；病在于阳，毋犯其阴。谓阴血为病，不犯阳气之药，阳旺则阴转亏也；阳气为病，不犯阴血之药，阴盛则阳转败也。

寒热者，热病当察其源，实则泻以苦寒、咸寒，虚则治以甘寒、酸寒，大虚则用甘温，盖甘温能除大热也。寒病当察其源，外寒则辛热、辛温以散之，中寒则甘温以益之，大寒则辛热以佐之也。

脏腑者，《经》曰：五脏者，藏精而不泻者也。故有补无泻者，其常也，受邪则泻其邪，非泻藏也。六腑者，传导化物糟粕者也。邪客者可攻，中病即已，毋过用也。

气血者，气实则宜降、宜清，气虚则宜温、宜补。血虚则热，补心、肝、脾、肾，兼以清凉；血实则瘀，轻者消之，重者行之。更有因气病而及血者，先治其气；因血病而及气者，先治其血。

表里者，病在于表，毋攻其里，恐表邪乘虚陷入于里也；病在于里，毋虚其表，恐汗多亡阳也。

标本先后者，受病为本，见证为标；五虚为本，五邪为标。如腹胀因于湿者，其来必速，当利水除湿，则胀自止，是标急于本，先治其标；若因脾虚渐成胀满，夜剧昼静，当补脾阴，夜静昼剧，当补胃阳，是本急于标，先治其本。

虚实者，虚证如家贫室内空虚，铢铢累积，非旦夕间事，故无速法；实证如寇盗在家，开门急逐，贼去即安，故无缓法。

以上诸法，举一为例，余可类推，皆道其常也。或症有变端，法无一致，是在圆机者神而明之，书家有言曰：学书先定规矩，然后纵横跌宕，惟变所适。此亦医家之规矩也。若不能纵横跌宕，是守株待兔耳，司命云乎哉？

——明·李中梓《医宗必读·卷之一·辨治大法论》

【提要】　本论阐述中医辨证不仅是对疾病的认识，也是指导治疗的依据，而且应贯彻于整个治疗过程的始终。故曰："病不辨则无以治，治不辨则无以瘥。"作者对辨证的基本原则称之为"辨治大法"，即有包括指导治疗的含义。辨证的主要内容包括阴阳、寒热、脏腑、气血、表里、标本先后、虚实缓急七个方面。这七个方面各有侧重，可以概括大多数疾病的常规变化，故曰"皆道其常也"，为"医家之规矩"。如"症有变端"，即疾病出现了特殊变化，则仍应以圆机活法应对。

李中梓　别症论[*]

盖闻治适病者易，治失病者难。今工者尽难，而易者偶中，非若谆于、长沙之见，隔世不爽锱铢，而投治如合符节也。虽先圣立教详明，而阴阳虚实、元会运气、七情六淫、四时寒暑，错互不齐，况脏腑有合起之病，而感受无偏至之形，千端万绪，宁能悉诸简编，即载籍极博，尤必先夫灵敏善乎。

丹溪有言曰：医者临机应变，如对敌之将，操舟之工，自非随时取中，宁无愧乎。按前人已成之迹，应今人无限之病，何异按图索骥，幸其偶中也难矣。太无先生曰：用古法治今病，如拆旧屋改新屋，不再经匠氏之手，其可用乎？洁古云：运气不齐，古今易辙，旧方新病，难相附合。许学士曰：予读仲景书，守仲景法，未尝守仲景方，乃为得仲景心也。王履曰：医术之要，先寻大意，大意既晓，则条分缕析，脉络分明。《内经》曰：知其要者，一言而终；不知其要，流散无穷。

历观名论，皆以别症为先。吁嗟！症固难别，别症亦未易也。脉有雷同，症有疑似，水火亢制，阴阳相类。脏之发也，混于腑；血之变也，近于气。大实有羸状，误补益疾；至虚有盛势，反泻含冤。或辨色已真，而诊候难合，或指下既察，而症状未彰，欲按古今法而功效弗臻，欲师心处疗而狐疑莫决，展转进退，毫厘千里，独不计人以死生寄我，我以尝试图功，彼祸人者无论矣。即偶中者，讵可对衾影哉。

——明·李中梓《删补颐生微论·卷之二·别症论》

【提要】　本论引用历代先哲的论要，阐述医者临床辨证的困难性和重要性。作者认为"脉有雷同，症有疑似"，因此医者应"以别症为先"，特别是强调"医者临机应变"。特别是论中指出医者不应抱有侥幸心理，"人以生死寄我，我以尝试图功"，是不负责任的行为。

徐灵胎　知病必先知症论

凡一病必有数症。有病同症异者，有症同病异者；有症与病相因者，有症与病不相因者。盖合之则曰病，分之则曰症。古方以一药治一症，合数症而成病，即合数药而成方。其中亦有以一药治几症者，有合几药而治一症者，又有同此一症，因不同用药亦异，变化无穷。其浅近易知者，如吐逆用黄连、半夏；不寐用枣仁、茯神之类，人皆知之。至于零杂之症，如《内经》所载，喘悗噫语，吞欠嚏呕，笑泣目瞑，嗌干，心悬善恐，涎下涕出，啮唇啮舌，善忘善怒，喜握多梦，呕酸魄汗等症，不可胜计。或由司天运气，或由脏腑生克，或由邪气传变，《内经》言之最详。后之医者，病之总名亦不能知，安能于一病之中，辨明众症之渊源？即使病者身受其苦，备细言之，而彼实茫然，不知古人以何药为治，仍以泛常不切之品应命，并有用相反之药，以益其疾者。此病者之所以无门可告也。学医者，当熟读《内经》，每症究其缘由，详其情状，辨其异同，审其真伪，然后遍考方书本草，详求古人治法。一遇其症，应手辄愈。不知者以为神奇，其实古圣皆有成法也。

——清·徐灵胎《医学源流论·卷下·治法·知病必先知症论》

【提要】　本论阐述辨症是治病的前提。同一疾病在不同患者的表现具有差异性，同一症状也有可能出现在不同的疾病中；患者表现出来的某一个症状，可能与所患疾病有关，也有可能无关。如此复杂的临床表现，需要医者通过仔细辨别，加以分析，然后用药，方能中的。

徐灵胎　病证不同论

凡病之总者，谓之病。而一病必有数症。

如太阳伤风是病也，其恶风、身热、自汗、头痛是症也，合之而成其为太阳病，此乃太阳病之本症也。若太阳病而又兼泄泻，不寐、心烦、痞闷，则又为太阳病之兼症矣。

如疟病也，往来寒热、呕吐、畏风、口苦是症也，合之而成为疟，此乃疟之本症也。若疟而兼头痛、胀满、嗽逆、便闭，则又为疟疾之兼症矣。若疟而又下痢数十行，则又不得谓之兼症，谓之兼病。盖疟为一病，痢又为一病，而二病中有本症，各有兼症，不可胜举。

以此类推，则病之与症，其分并何啻千万，不可不求其端而分其绪也。而治之法，或当合治，或当分治，或当先治，或当后治，或当专治，或当不治，尤在视其轻重缓急，而次第奏功。一或倒行逆施，杂乱无纪，则病变百出，虽良工不能挽回矣。

——清·徐灵胎《医学源流论·卷上·病·病证不同论》

【提要】 本论阐述临床需要注意辨证论治的综合性和复杂性。作者举例说明了某一疾病既可以呈现出多种典型症状的综合（主症），又可能会兼夹有不同的兼证；罹患某病的同时，还有可能并行发生另一种疾病。因此。需要医者在辨证论治过程中，仔细分别，避免疏漏。

程国彭 入门看症诀*

凡看症之法，先辨内伤、外感，次辨表、里，得其大概，然后切脉、问症，与我心中符合，斯用药无有不当。

口鼻之气，可以察内伤、外感。身体动静，可以观表里。口鼻者，气之门户也。外感则为邪气有余，邪有余，则口鼻之气粗，疾出疾入；内伤则为正气虚弱，正气虚，则口鼻之气微，徐出徐入。此决内外之大法也。

动静者，表里之分也。凡发热，静而默默者，此邪在表也。若动而躁，及谵语者，此邪在里也。而里证之中，复有阴阳之分。凡病患卧，须看其向里向外睡，仰睡覆睡，伸脚蜷脚睡。向里者阴也，向外者阳也，仰者多热，覆者多寒，伸脚者为热，蜷脚者为寒。又观其能受衣被与否。其人衣被全覆，手脚不露，身必恶寒，既恶寒，非表证即直中矣。若揭去衣被，扬手露脚，身必恶热，既恶热，邪必入腑矣。此以身体动静并占其寒热也。然又有阳极似阴，其人衣被全覆，昏昏而睡。复有阴极似阳，假渴烦躁，欲坐卧泥水中。此乃真热假寒、真寒假热之象，尤不可以不辨。

——清·程国彭《医学心悟·卷一·入门看症诀》

【提要】 本论阐述医家在临床实际辨证过程中，所应遵循的基本思路：先辨内伤、外感，次辨表、里，而后再根据脉象与症状辨为具体病证。论中认为疾病的外感与内伤可根据病人的呼吸来判断，外感多为邪气有余，呼吸气粗；内伤多为正气虚弱，呼吸微弱。病位表、里，主要根据身体动静来判断。凡发热，静而默默者邪在表，躁动及谵语者邪在里；凡衣被全覆，不露手脚，必为恶寒；揭去衣被扬手露脚，则为恶热。此外，还有寒热真假需要仔细甄别，方能辨证准确。

江涵暾 表里虚实寒热辨*

凡人之病，不外乎阴阳。而阴阳之分，总不离乎表里、虚实、寒热六字尽之。夫里为阴，表为阳；虚为阴，实为阳；寒为阴，热为阳。良医之救人，不过能辨此阴阳而已；庸医之杀人，不过错认此阴阳而已。

假如发热恶寒，鼻塞咳嗽，头痛，脉浮，舌无苔，口不渴，此病之在表者也。如或潮热恶热，口燥，舌黄，腹痛，便涩，脉沉，此病之在里者也。

假如气短体弱，多汗，惊悸，手按心腹，四肢畏冷，脉来无力，此病之本虚者也。若病中无汗，或狂躁不卧，腹胀拒按，脉实有力，此病之又实者也。

假如唇舌俱白，口不渴，喜饮热汤，鼻流清涕，小便清，大便溏，手足冷，脉迟，此病之犯寒者也。若舌赤目红，口渴喜冷，烦躁，溺短便秘，或唇燥舌干，此病之患热者也。

凡此皆阴阳之分也。至于邪盛正衰，阴虚火亢等，则又阴中之阳，阳中之阴，其间毫厘千里，命在反掌，辨之者安得而不慎？

——清·江涵暾《笔花医镜·卷一·表里虚实寒热辨》

【提要】　本论阐述了临床辨证以表里、寒热、虚实六字为纲，其目的要明辨阴阳，并举例说明之。

章　楠　论辨证论治※*

又曰（编者按：指张介宾说）：凡治伤寒瘟疫，宜温补者，为其寒邪凝滞，阳不胜阴，非温不能行，非温不能复也。（竟将伤寒、瘟疫，同作一病而用补法。无怪世俗之不分邪正，但云补正即可去邪也。即此数则观之，可知景岳先生不明六气变化之理，辨证论治岂能善哉！）

——清·章楠《医门棒喝·卷之三·论景岳书》

【提要】　本论在阐述张介宾关于温病治法的谬误时，提出"辨证论治"术语。其实，具有类似含义的"辨证施治"一词，已被当时医界所广泛使用，如《神农本草经百种录》"藜芦"条下、《伤寒溯源集·卷之一·太阳上篇·中风证治第一》"中风正治"条下等。

莫枚士　论辨证六字纲要※

诊病之诀，在知表、里、虚、实、逆、从六字。第欲临诊时知之明，必于读书时知之豫。

夫仲景之辨表、里二字亟矣。而喜言统治者或不信，谓《灵》《素》论证，概以六经脏腑为别，何尝有所谓表、里者？不知两经为针法设，不为药法设。针法在取穴，但审其何经、何脏、何腑，而巨刺、缪刺诸法已可施，不以表、里为汲汲也。若药法则清轻宜表，重浊宜里，如此而已。且其为气，化于胃，运于脾，布于肺，如饮食然，断无专走一经之理。故必分表、里，而后汗、吐、下、补诸法，各如其轻清、重浊之性以为用。仲景之词，所以异于《灵》《素》者此尔！

至于虚、实，则有二义。邪在为实，邪不在为虚一也；邪结为实，邪不结为虚二也。皆为泻邪地，非为用补地。试取诸经论读之，当不以余言为谬。

至于逆、从二字，则色、脉、证、治皆有之。须先审定其病，而后可言也。神而明之，死生可决已。

——清·莫枚士《研经言·卷二·诊诀说》

【提要】　本论阐述了从表里、虚实、逆从六字辨证的方法，尤其对表里辨证方法进行了详细说明，旨在提示针刺与方药治疗思想的差异。

方药中　辨证论治的基本精神

关于辨证论治的基本精神，笔者认为首先必须弄清楚什么是证？这个问题目前看法很不一致，加以概括大致有两类不同意见：一类意见认为"证"就是证候，是症候群，辨证论治也就是归纳分析患者当时出现的各个症状和体征，并从而据此做出诊断和治疗；而另一类意见则认为"证"就是证据，辨证论治就是综合归纳分析有关患者发病的各种证据（包括临床表现在内）并从而据此作出诊断和治疗。这两类意见，笔者同意后者。

从中医学基本理论体系以及对疾病诊断治疗具体要求来看，早在《内经》中就曾以大量篇幅强调了天、地、人相应的整体观，强调"治不法天之纪，不用地之理，则灾害至"（《素问·阴阳应象大论》），并在《素问·征四失论》《疏五过论》等篇中对如何辨证论治提出了十分全面的具体的要求。清·喻嘉言著《寓意草》，其《先议病后用药章》中谓："迩来习医者众，医学愈荒，遂成一议药不议病之世界，其夭枉不可胜悼……欲破此惑，无如议病精详，病经议明，则有是病，即有是药，病千变，药亦千变。"如何议病用药呢？喻氏在其《与门人定议病式》一章中，提出了以下的一些项目："某年，某月，某地，某人，年纪若干？形之肥瘦长短若何？色之黑白枯润若何？声之清浊长短若何？人之形志苦乐若何？病始何日？初服何药？次后再服何药？某药稍效？某药不效？时下昼夜孰重？寒热孰多？饮食喜恶多寡？二便滑涩有无？脉之三部九候何候独异？二十四脉中何脉独见？何脉兼见？其症或内伤？或外感？或兼内外？或不内外？依经断为何病？其标本先后何在？汗吐下和寒温补泻何施？其药宜用七方中何方？十剂中何剂？五气中何气？五味中何味？以何汤名为加减和合？其效验定于何时？一一详明，务令纤毫不爽。"为什么要一一详明这些项目呢？喻氏在该章中作了比较明确的解释："某年者，年上之干支，治病先明运气也。某月者，治病必本四时也。某地者，辨高卑燥湿五方异宜也。某龄、某形、某气者，用之合脉，图万全也。形志苦乐者，验七情劳逸也。始于何日者，察久近传变也。历问病症药物验否者，以之斟酌己见也。昼夜寒热者，辨气分血分也。饮食二便者，察肠胃乖和也。三部九候何候独异，推十二经脉受病之所也。二十四脉见何脉者，审阴阳表里无差忒也。依经断为何病者，名正则言顺，事成如律度也。标本先后何在者，识轻重次第也。汗吐下和寒温补泻何施者，求一定不差之法也。七方大小缓急奇偶复，乃药之剂，不敢滥也。十剂宜通补泄轻重滑涩燥湿，乃药之宜，不敢泛也。五气中何气，五味中何味者，用药最上之法，寒热温凉平，合之酸辛甘苦咸也。引汤名为加减者，循古不自用也。刻效于何时者，逐款辨之不差，以病之新久五行定瘳期也。"由于喻氏对于议病用药有上述要求，因此喻氏在其所著《医门法律》一书中更提出了"医律十二条""一申治病不明标本之律，一申治病不本四时之律，一申治病不审地宜之律，一申治病不审逆从之律，一申治病不辨脉证相反之律，一申治病不察四易四难之律，一申治病不察新久之律，一申治病不先岁气之律，一申治病不知约方之律，一申治病不知约药之律，一申治病不疏五过之律，一申治病不征四失之律。"

喻嘉言所谓的议病用药，实际上也就是我们所说的辨证论治的具体内容概括。从所定议病式的内容可以看出，中医辨证论治的内容是多方面的，是从整体观点出发的，诸如患者的性别、年龄、籍贯、体质、发病原因、发病时间、发病地点、发病经过、治疗经过、当前临床表现、治疗计划、预后判定等等，均无一不包括在辨证论治范围之中。虽然从字上看，"症"字是一个新字，古皆作"证"，因而中医书中所见到的"证"字，在某些地方或亦可作为症状或症候来理解，但如把辨证论治作为中医学基本理论在临床具体应用中的一种诊断治疗手段来看，则这个"证"字，笔者认为必须作为证据来理解，绝对不是单指某一个症状或某一个综合症候群，而是概括了产生疾病的各方面因素和条件。辨证论治，简言之，也就是收集并分析这些与疾病发生有关的各种证据，并据此作出正确的判断和处理，体现出了中医诊断治疗上的整体观和理法方药的一致性。在《庆祝建国十周年医学科学成就论文集》中，中医研究院整理的《中医的辨证施治》一文中对于辨证论治的含义曾作过如下概括："辨证施治是中医临床治疗的基本原则，其总的精神与涵意，就是辨别病象，分析疾病的成因、性质和发展趋势，结合地方风土、季节气候及病人年龄、性别、职业等情况来判定疾病的本质，从而全面地决定治疗方针，整体地施行治疗方法。"这个概括，我个人认为是很精当的，可以作为辨证论治的定义把它肯定下来。

——方药中《医学承启集·谈辨证论治的基本精神及其在临床运用中的步骤和方法·

一、辨证论治的基本精神》

【提要】 本论首次全面、系统地阐述了辨证论治的基本内涵，对其规范化提出新设计。作者曾于1977年在《新医药学杂志》上发表《谈辨证论治的基本精神及其在临床运用中的步骤和方法》一文，系统地阐述了其对于辨证论治的认识。本论认为"证"就是证据，辨证论治"是收集并分析这些与疾病发生有关的各种证据，并据此做出正确的判断和处理，体现出了中医诊断治疗上的整体观和理法方药的一致性"，并明确地界定了辨证论治的定义。

方药中　辨证论治在临床运用中的步骤和方法

临床上如何进行辨证论治，从中医学基本理论上看，实际上就是一个如何进行病机分析的问题，也就是如何在认真分析病机的基础上进行辨证论治的问题。关于如何分析病机，中医书中阐述很多，重点突出带有总结性内容并能示人以规矩的，笔者认为当首推《素问·至真要大论》中有关病机十九条部分的论述。根据病机十九条及其有关论述的基本精神，结合实践体会，临床上如何进行辨证论治，笔者认为基本上可以分为以下七步来进行。

第一步是脏腑经络定位，亦即根据患者发病有关的各方面条件及当时的临床表现，把疾病的病位确定下来。如何定位，笔者认为可以从以下几个方面着手：首先是根据患者临床表现部位上的特点进行定位，这主要根据脏腑的归属及经络循行部位来进行。以肝为例，由于肝归属于胁下，其经络循行部位主要经巅顶，头面部颞侧，两胁肋，入少腹，绕阴器，因此患者症状如表现在上述部位时，例如两颞侧头痛，巅顶痛，两胁肋疼痛，睾丸痛等等均可以定位在肝。其次是根据脏腑功能上的特点进行定位。以脾为例，由于脾在功能上的特点主要是主运化，布津液，因此凡属临床表现以上功能失调为特点者，例如食欲不振、吐泻、水肿、腹水、消渴等等，均可定位在脾。再其次是根据体征上的特点进行定位。以肺为例，根据祖国医学理论，肺合皮毛，开窍于鼻，在声为哭，在志为悲，在变动为咳喘哮，色白，脉毛，因此凡属患者见上体征，例如皮毛枯槁，汗出异常，自汗或无汗，咳喘哮，精神反常表现为喜哭善悲，脉浮等等，均可定位在肺。再其次是根据其发病季节与常见诱因上的特点进行定位。以心为例，由于心旺于夏，喜伤心，热入心，大汗可以亡阳，因此凡在夏季酷热季节或高温环境中发病，或患者发病由于喜乐兴奋过度或汗出太多以后所引起的，均可以考虑定位在心。再其次是根据患者体型体质、性别、年龄、治疗经过特点等进行定位。例如肥胖体型定位多考虑在肺脾，消瘦体型定位多考虑在肝肾，青年女性及小儿定位多考虑在肝肾，热病后期汗吐下后，或金石燥烈药物致病，多考虑在肝肾等等。

第二步是阴阳、气血、表里、虚实、风、火、湿、燥、寒、毒定性，亦即根据与患者发病有关的各方面条件及当前临床表现按照上述内容确定其性质。根据中医理论，笔者认为一般可从以下两方面着手。首先是从临床症候特点来定性，以风症为例，由于风的特点是"善行而数变"（《素问·风论》），"风以动之"（《素问·五运行大论》），"阳之气，以天地之疾风名之"（《素问·阴阳应象大论》），因此凡患者在临床症状上具有上述特点，如变化较快，来去不定，游走串动，颤动抽搐，麻木颤动等，均可定性为风。其次是从发病季节与发病诱因上定性，由于春主风，风邪可以使人致病，因此凡发病季节在春季，或发病与受风明显有关的，都可以定性为风。

第三步是定位与定性合参。单独的定位或定性是不能正确指导诊断和治疗的，例如定位在肝，但如果不与定性密切结合起来，则肝病的诊断和治疗必均将无从着手；定性也是一样。例如定性为热，但如果不与定位结合起来，对热症的诊断和治疗也必然是盲目而无针对性，因此必须把定位与定性结合起来，例如肝阴虚、肾阳虚、肺燥、胃热等等，只有这样才能制订出诊断和治疗的具体措施。

第四步是必先五胜。"病机十九条"中所谓的"必先五胜"，即在分析各种发病机转时，要在错综复杂、变化万端的各种临床表现中，根据其发生发展变化过程，确定其究属哪一个脏腑及哪一种病理生理变化在其中起主导作用。至于如何确定，笔者认为主要可以从以下两方面进行。首先分析其病变是否为单纯的本经或本气疾病，如系单纯的本经本气疾病，则重点在本经本气。例如饮食伤脾，在饮食不节之后出现的吐泻，或郁怒伤肝，在大怒之后出现的胁肋疼痛或惊痛抽搐等，即属本经本气疾病，其表现在脾或肝，原发亦在脾或肝，比较单纯。其次则是由于五脏相关，互相影响，亦即人体其他器官有病均可以作用于脾或肝而出现上述情况。假使上述情况系由于其他器官病变影响所致则重点即在原发器官而不在本经本气。例如肾病及脾或脾病及肝，患者先有小便不利，腰痛浮肿，然后出现呕吐恶心，或患者先有上吐下泻，然后出现拘急痉挛，此种情况，虽然临床表现为呕恶、拘急，可以分别定位在脾、在肝，但却均非重点。由小便不利而出现的呕恶，重点在肾而不在脾，由吐泻而引起的痉挛拘急，重点在脾而不在肝，这就是所谓的必先五胜。必先五胜这一步是辨证论治中极其重要的一步，比较复杂，但却必须弄清。

第五步是各司其属。"各司其属"一语，涵意是广泛的。前述四步从广义来说，可以说都属于病机十九条中所谓"各司其属"的内容。这里所指的各司其属是指在治疗方法上的相应措施而言。病位定了，病性定了，进一步，那就是如何采取相应的治疗措施了。以肝为例，如重点为肝郁气滞，治疗上就应以疏肝为主；如重点是肝热肝火，治疗上就应以清肝或泻肝为主；如重点是肝阴不足，治疗上就应以养肝柔肝为主，如重点是肝风内动，治疗上就应以平肝熄风为主等等，这些都是各司其属的内容。

第六步是治病求本。这一步与第四步的必先五胜是相应的，亦即在各司其属的基础上，治疗重点是针对其原发器官及原发的病理生理变化。例如脾病及肝者重点治脾，肾病及肝者重点治肾，热极生风者重点清热，气虚生湿者重点补气等等，均属于这一步的范围。

第七步是发于机先。《内经》谓："五脏受气于其所生，传之于其所胜，气舍于其所生，死于其所不胜。"（《素问·玉机真脏论》）又谓："气有余，则制己所胜而侮所不胜；其不及，则己所不胜，侮而乘之，己所胜，轻而侮之。"（《素问·五运行大论》）这些话均在于说明人体各个器官之间是密切相关的，一个脏器有病，必然要涉及其他脏器，同时也必然受其他脏器的影响。因此，对于各个脏器的疾病不能只局限在其本经本气。孤立地对待，而必须要考虑其所影响的它脏它气以及它脏它气对本身可能产生的影响，从而以全局观点来判断转归，分析病势，决定治疗，这就是笔者在这里所说的发于机先。人体各个器官的相互影响，根据中医学认识，最重要者又在各脏器的所胜和不胜的两重关系上。在临床上无论分析病机、判断转归、观察病势和决定治疗，都必须首先考虑这两重关系。以肝为例，肝所胜者为脾，所不胜者为肺，因此凡属肝病，除了考虑其本经以外，还必须首先考虑肺和脾的问题，特别是治本不能取得进展的情况下更要考虑这个问题。

以上七步，如再深入推敲，其内容是很多的，要求是具体的，对每一步的结论都必须是有证可信的，这是中医学基本理论在临床辨证论治中的具体运用。

——方药中《医学承启集·谈辨证论治的基本精神及其在临床运用中的步骤和方法·
二、辨证论治在临床运用中的步骤和方法》

【提要】　本论以《素问·至真要大论》中有关辨证论治的内容为依据，总结出了辨证论治七步法。分别为：第一步：脏腑经络定位。又包括依病患部位的脏腑归属和经络循行，依脏腑功能特点，依体征特点，依发病季节和诱因，依体质、性别、年龄、治疗经过等四个方面。第二步：阴阳、气血、表里、虚实、风、火、湿、燥、毒等的定性。第三步：定位与定性合参。第四步：必先五胜。即分析发病时其中何种脏腑或病机变化在起主导作用。第五步：各司其属。即指在治疗方法上的相应归类而言。第六步：治病求本。即重点治疗原发器官及原发病变。第七步：发于机先。即以全局观点来判断转归，分析病势，决定治疗。辨证论治七步法的提出，进一步推动了中医辨证论治的规范化，具有深远的影响。

❖ 焦树德　什么是证 ❖

"证"是从整体观念出发，把通过用望、闻、问、切四诊方法得来的各种材料，进行综合分析，运用八纲辨证、六经辨证、脏腑辨证、经络辨证、病因辨证、卫气营血辨证等各种理论和方法，结合病人的具体情况并联系客观条件等各种有关因素，对疾病进行"去粗取精、去伪存真、由此及彼、由表及里"的分析、归纳、推理、判断工作，进而作出对目前疾病一定阶段综合反应的认识——证。可以说"证"的确定过程，也就是对疾病的认识过程，从感性走上了理性的认识。所以"证"就不是一堆现象的罗列，而是对疾病的各种内部矛盾有了认识，对疾病现阶段邪正斗争情况进行了分析归纳而得出来的判断结果，从而形成了各种"证"的概念。"概念这种东西已经不是事物的现象，不是事物的各个片面，不是它们的外部联系，而是抓着了事物的本质，事物的全体，事物的内部联系了。概念同感觉，不但是数量上的差别，而且有了性质上的差别"（《实践论》）。所以也可以说"证"是"论治"的前提、"论治"的依据。并且还可以通过对"证"的认识和对其变化规律的观察，进一步总结出具有多种"证"候变化规律及不同特点的"病"来。

——焦树德《从病例谈辨证论治·七、学习与运用辨证论治应注意的一些问题·（二）体会·2、关于辨证的几个问题·（1）什么是证》

【提要】 本论阐述中医"证"的概念定义。作者认为"证"不是一堆现象的罗列，而是对疾病的各种内部矛盾有了认识，对疾病现阶段邪正斗争情况进行了分析归纳而得出来的判断结果。

焦树德　证、症、病的异同

知道了"证"是什么，则已经解决了主要问题。但是还应注意区分"证"与"症"和"病"的不同。有的学者提出"症"字与"证"字可以通用，其根据是古代无"症"字，只有"证"字，所以认为无须区别。这对单从一个字的考证来说是对的，我也同意。但是事物是发展的，古代没有的字现代有了，现在大家已经习惯地把"症"字指症状而言，所以我认为在医学领域里如把症、证、病赋以明确的含义，并逐渐地统一起来，对观察、研究疾病，对医学理论的探讨都是有利的。兹谈点个人看法，仅供参考。

证：前面已经谈过什么是证，故不再赘述。也有时把证说成"证候"，这与"症状"是不同的。

症："症"指"症状"而言。症状是人体因患病而表现出来的异常状态。一般来说，有自觉的症状和他觉的症状。自觉症状如头痛、恶寒、咳嗽、发热、腹痛、泻肚、胸闷、腹满、眩晕、目花等等。他觉症状如身热炙手、四肢厥冷、腹部压痛、目黄、目赤、口臭、舌苔黄腻、腹胀、脉弦、脉数、无脉等等。这两种症状常同时存在，有的也不能截然分开，例如腹胀、高烧、腹中积块等，既是自觉的又是他觉的。总之，这些在疾病过程中表现出来的种种异常状态和不适都统称为"症状"。

病："病"是指包括一群症状，具有一定的特点，有自己的变化规律，包含有各种不同阶段的不同证的不健康状况而言。中医把这种状况总称之为"病"。例如伤寒病、温热病、疟病、痢疾、中风、霍乱等等。再举例如下表：

中医独立诊治时（以伤寒为例）	症：头痛项强，恶寒发热，自汗出，脉浮缓。
	证：太阳表虚证。治法：调和营卫。方药：桂枝汤加减。
	病：伤寒。
中医诊治西医诊断的疾病时（以急性菌痢为例）	症：腹痛，泄泻，里急后重，大便带脓血，血多脓少，身热身重，口干不欲多饮，舌苔黄厚腻，脉象滑数。
	证：中焦湿热积滞证。治法：清热利湿导滞。方药：芍药汤加减。
	病：痢疾（湿热痢）。

从以上举例可以看出其中心思想是"证"，有了证才能立法、选方、用药。但是，证的确定，需要根据对许多症状的分析归纳。再进一步分析，如果证是属于某病的，则对证的认识和处理以及转化趋势的分析等，就更深刻、更有规律可循。

——焦树德《从病例谈辨证论治·七、学习与运用辨证论治应注意的一些问题·（二）体会·2、关于辨证的几个问题·（2）证、症、病的异同》

【提要】 本论阐述证、症、病等相关概念的异同，作者提出"症"指"症状"，是人体因患病而表现出来的异常状态。"病"是指包括一群症状，具有一定的特点，有自己的变化规律，包含有各种不同阶段的不同证的不健康状况而言。

焦树德 辨出主证和主证的特性

辨证的首要目的是要在纷繁的症状中，找出主证，并辨出它的特性。祖国医学认为在疾病的发生发展过程中，人体的阴阳、气血、脏腑、经络等与病邪作斗争所表现出来的各种证候，其发展变化是不均衡的，其中必然有起主要作用的证候，中医称这种起主要作用的证候为"主证"。辨出主证的方法，可参阅《什么是证》一节的有关部分，兹不赘述。找出了主证，就可以进行治疗，但还不能十分准确地给予恰当的治疗，所以辨出主证后，还要辨出主证的特性。举例来说，如果我们辨出"肝脾不和"为主证，治以调和肝脾之祛，虽然也可以，但是还要进一步分辨它是因肝旺引起的呢？还是由脾虚引起的？如果是因肝旺肝气横逆而克制脾胃所致，那么治法应是抑肝扶脾，甚至只用抑肝法就可以了。反之，如果是由于脾胃虚弱，肝乘脾虚之机来克伐脾胃，那么，治法就应是扶脾抑肝了。所以笼统地用调和肝脾法就不会取得理想的效果。

——焦树德《从病例谈辨证论治·七、学习与运用辨证论治应注意的一些问题·
（二）体会·2、关于辨证的几个问题·（3）辨出主证和主证的特性》

【提要】 本论阐述辨证过程，认为"主证"即"起主要作用的证候"，提出辨出主证后，还要分析主证的特性，依据主证的特性来指导治疗，才能取得理想的疗效。

焦树德 照顾兼证

在疾病发生发展的过程中，会有许多不同的证候同时存在，在这些证候中，有主证，有兼证。诊治疾病时，当然是首先要抓住主证，辨出主证的特性，加以解决。一般说主证解决了，兼证则可随之解决。但是，有的兼证如不解决，则会反过来影响主证的发展变化……当然，要注意做到有重点地统筹兼顾，而不要蜻蜓点水、面面俱到，致使立法无主次，用药东拼西凑，杂乱无章，这样，就不会取得良好的治疗效果。

——焦树德《从病例谈辨证论治·七、学习与运用辨证论治应注意的一些问题·
（二）体会·2、关于辨证的几个问题·（4）照顾兼证》

【提要】 本论认为诊治疾病时，首先要抓住主证，同时也要有选择地统筹兼顾兼证。

焦树德 注意证的转化与真假

在辨证时除了注意辨出主证和主证的特性外，还要注意证的转化与真假。中医从"变动制化"思想出发，认为疾病的证候是在不停地变化着，不要认为虚证就永远是虚证，实证永远是实证，而是要随时注意它的变化。例如高热神昏的阳盛热证，在一定条件下，可以转化为四肢厥冷、体温急剧下降、冷汗淋漓、失神不语的阳脱阴盛的虚寒证。反之，阴寒之证，在一定条件下，也可以转化为阳热之证。因此，还要注意分辨真寒假热、真热假寒等证。一般说，老年病人或久病、重病患者，如出现发热不宁，口干不欲饮，面红如妆，足膝冰冷，心烦而欲盖衣被，且能安卧，脉象沉细而弱等症状，为真寒假热证。反之，如病人出现神昏，四肢逆冷，有时怕冷而不欲盖衣被，胸腹及腋窝高热而四肢冰冷，口渴能饮凉水，烦躁，不能安卧，脉象虽沉小但重按有力等症状，则为真热假寒证。另外，还要注意到"大实见羸状，至虚有盛候"的情况。例如体壮的病人出现倦怠喜卧，食欲不振，头昏少神，肢体乏力，舌苔黄厚，大便干秘，脉象实大有力等症，此为真实假虚证。儿童易见此证。小孩本来每日到处玩耍，喜欢吃东西，很有精神，如果因不注意节食而伤食停滞，则可出现不喜玩耍，喜卧懒动，食欲不振，头昏倦怠，精神不好，脉象沉滑有力等症。这些倦怠、无精神、喜卧等症，并不是虚证而是真实证中出现的假虚症状。反之，老年人或久病、重病之人，如突然出现神志十分活跃，言语格外清楚，声音亦较前清亮，本来不能坐起的病人，突然能坐起，活动有力，过去已记不清的事，忽然全部说得很清楚，脉象虚、弱、微、散，似有似无。这种情况，俗话称之为"回光返照"，为元神虚极欲脱、真虚假实之证，是极其危险的证候，应赶紧抢救，或可救于万一。不可不知。

——焦树德《从病例谈辨证论治·七、学习与运用辨证论治应注意的一些问题·（二）体会·2、关于辨证的几个问题·（5）注意证的转化与真假》

【提要】 本论指出，在辨证时除了注意辨出主证和主证的特性外，还要注意证的转化与真假。疾病的证候是在不停地变化着，在一定条件下，虚证、实证、寒证、热证可以出现相互转化。因此，还要注意分辨真寒假热、真热假寒等证，以及"大实见羸状，至虚有盛候"的情况。

干祖望 从侧面来认识辨证论治*

中医的辨证论治，苦于没有一个有形的公式，谈起来总感到是"空对空"的，抽象得很，笔者也写过些文章来介绍辨证论治，例如1987年《江苏中医杂志》第10期的"中医要推陈出新，不要新陈代谢"、出版于1989年的光明中医函授大学讲义《中医喉科学》第六章"辨证"等文章里写得很详细，而且还创造性地制作几幅"辨证公式"图表。可惜的是，这种场合只能一本正经、规规矩矩地讲说教式的正面话，绝对不能采用"从侧面来"。我也明知"从侧面来"的效果特佳，可惜迹近旁门左道，野狐参禅，难登大雅之堂。"嬉笑怒骂尽是文章"的医话，则可以像淳于髡一样地"仰天大笑，冠缨索绝"（见《史记·滑稽列传》），无所顾忌地"从侧面来"说上一通。

以治疗出血为例。一般人认为止血何难，只须打开《本草》《药物学》，什么大蓟、小蓟、仙鹤草、丹皮、茅根、三七、白及、地榆、紫珠草、蒲黄等等以及一切凉性药炙成的炭，都可凑上几味，因为这都是公认的止血药。其实这样就大错而特错了，这哪里是一个中医的思想与技术，仅仅是一个抄书的无知机械人而已。

真正的中医处理出血症，自有一套办法——辨证论治。大体上不外乎：风热犯肺的，法宜疏风清热，方宜桑菊饮之类。血热妄行的，法宜清营凉血，方宜犀角（现用10倍量的水牛角）地黄汤之类。热毒入营的，法宜清凉解毒，方宜黄连解毒汤之类。胃火过旺的，法宜清化阳明，方宜白虎汤之类。肝气郁而化火者，法宜疏肝清热，方宜丹栀逍遥散之类。肝阳上亢者（高血压的居多），法宜泻木清肝，方宜龙胆泻肝汤之类。不过体弱正衰的，少取苦寒药，多用甘寒药。必要时羚羊角粉。湿热下注者（大多为尿血症），法宜清化湿热，方宜导赤散合小蓟饮子。瘀血内停的（大多为吐血、衄血），法宜化瘀活血，方宜化瘀活血汤之类。恶性肿瘤后期的，法宜扶正抗癌。脾虚不能统血的，法宜健脾益气，方宜归脾汤或止血归脾汤。气虚不能摄血者，法宜升清益气，方宜补中益气汤。但头面出血慎用，更其是肝阳上亢者，绝对不能取用。气血两亏的，法宜气血双补，方宜八珍汤或十全大补汤。大出血到气随血脱地步，法宜峻剂益气，方宜独参汤。严重的应回阳固脱，方宜参附汤。

尚有两点应该注意：上身更其是头面上的，需并取降气药物，如苏子、代赭石、牛膝之类；下身更其是子宫出血，需并取升提药，如柴胡、升麻之类。

以上种种，是中医的辨证论治法。一个抄书的无知机械人哪里会体会得到"当一个及格中医有这样的难"。

以上许多方药，很少直接取用止血药，这就是"见血不治血"的从侧面来介绍辨证论治的最好办法。除此之外，还有什么"消痰不治痰""止泻不治泻"等等在辨证论治中产生出来的绝妙的中医治病手段。

——干祖望《干祖望医话·医学·从侧面来认识辨证论治》

【提要】　本论阐述了"从侧面"辨识病机，即绕过诸多临床现象而抓住背后的病机，通过诸如消除病因、调畅气机、扶助正气等多种方法，达到治疗疾病的目的。作者还举出治疗出血症的例子，指出中医很少直接取用止血药，而是通过清热、解毒、扶正、升清等多种方法治疗，即所谓"见血不治血"，是中医"从侧面来"辨证论治的实际运用。

罗元恺　辨证的理论依据[*][*]

辨证，是中医通过望、闻、问、切等一系列的诊视手段，以观察病情，分析病机，作出判断的一种诊病方法。它主要根据人是一个有机的整体，表里内外互相联系，凡机体有所变化，则"有诸内必形诸外"，而且有一定的规律性，因而可以从外测内。它除了以整体观为依据外，并尽可能要求病者与医者紧密配合，患者应将自己的感觉和发病的经过，毫无保留地向医者详述，以便医者掌握各方面的资料来综合分析，作出正确的诊断。《灵枢·外揣》篇云："夫日月之明，不失其影，水镜之察，不失其形，鼓响之应，不后其声，动摇则应和，尽得其情。黄帝曰：窘乎哉！昭昭之明不可蔽，其不可蔽，不失阴阳也。合而察之，切而验之，见而得之，若清水明镜之不失其形也。五音不彰，五色不明，五脏波荡，若是则内外相袭，若鼓之应桴，响之应声，影之似形。故远者司外揣内，近者司内揣外，是谓阴阳之极，天地之盖。"人的形体中，脏腑、血气、经络、皮肉、筋骨都是紧密联系而有一定规律的。生理上的互相影响固然有它一定的规律，病理上的客观表现也是有规律可循的。医者如能细致地掌握两方面的规律，互相比较，则可以洞察人体的健康与病变。故《灵枢·邪气脏腑病形》篇说："夫色脉与尺（注：指尺肤）之相应也，如桴鼓影响之相应也，不得相失也。此亦本末根叶之出候也，故根死则叶枯矣。色脉形肉，不得相失也。"这充分说明了中医从外测内的辨证方法之机理。

辨证的方法可分为脏腑辨证、六经辨证、卫气营血辨证、三焦辨证等。这几种方法可以互相补充。从机体的组织来说，要诊别病变在于何脏何腑，但因脏腑是与经络相联系的，故也可以从经络辨证，即六经辨证。脏腑化生气血，气血既是物质，又是功能。若从气血的功能与物质的抗御能力与耗损情况来说，则可从卫气营血来辨证。人体之躯体及脏腑，可区分为上焦、中焦和下焦三个区域以别邪气之浅深，故亦可以从三焦辨证。最后可综合为寒、热、虚、实、表、里、阴、阳的八纲辨证。这些辨证方法，只是从不同的角度、不同的侧面来观察病情的变化，结合起来可以互相补充，则更为全面和完善。各种辨证方法的出现，体现了中医理论的发展。故几种方法是可并行而不悖的，没有争辩只用哪种方法的必要，更不应是此而非彼，以致削弱我们识别疾病的能力。例如一个感冒、发热、咳嗽的初期，从脏腑辨证可认为是肺经受邪，从六经辨证可认为是太阳病，从卫气营血辨证可认为卫分受病，从三焦辨证可以认为是上焦病变。但由于各人体质不同，发病的节令不同，所处的地域不同，起病的诱因不同，病症的表现也可因人、因时、因地而异。故需要通过望、问、闻、切，以区别病性的寒热虚实、邪正斗争的状况和病情的进退等等，通过综合分析，概括地归纳为寒热虚实表里阴阳。这样对证候的辨别，会更为准确而详尽，对处方用药的考虑和选择更为有利。

——罗元恺《罗元恺论医集·辨证论治的理论依据和临床运用》

【提要】　　本论阐述了中医辨证的机理与方法。作者认为，人在生理上与疾病客观表现，也是有规律可循的，医者如能细致地掌握两方面的规律，互相比较，则可以洞察人体的健康与病变，这种诊病方法就是辨证。辨证的方法可分为脏腑辨证、六经辨证、卫气营血辨证、三焦辨证等，这些辨证方法，只是从不同的角度、不同的侧面来观察病情的变化，结合起来可以互相补充，则更为全面和完善。

吴化林　切忌不加辨证而施治

辨证施治是祖国医学的理论核心，是治疗一切疾病的准则。临床上不加辨证而施治者并非少见。例如，有人治疗感冒不加辨证，辄以银翘解毒丸投之，而不管是风寒感冒、风热感冒，还是挟暑、挟湿、体虚等证，一律应用，致使疾病不能速愈。应当明确，银翘解毒丸只适用外感风热之热较重者，证见发热，微恶风寒，咳嗽，咽痛，口渴，舌苔薄白或薄黄，脉浮数者。对其他外感均不适宜。即使是风热感冒，身不热，但咳，热较轻，且仅在肺者，也不宜服用银翘解毒丸，而应以桑菊饮疏散风热，宣肺止咳。

其次，治疗咳嗽不加辨证。咳嗽一证，一年四季，男女老幼都有发生。最多见的是以各种"止咳糖浆"统治咳嗽。糖浆味甜，无论大人、患儿均易于服用，所以不分此证是外感，内伤，也不顾该止咳糖浆是何地产品，何种成分，有何功效，而不加辨证地投药。黑龙江某医院自制一种"止咳糖浆"，系清热化痰之剂，主治肺热咳嗽。可是有些风寒咳嗽者，也常用之，造成咳嗽久治不愈，只好更换他药，医者尚不明其理。

还有，导致不寐的原因有多种，而医者往往不加辨证，即以安神丸、补心丹等养心、重镇、补益之法治之，而不辨是否为气郁、肝火、痰扰等所致。因而治之无效者，亦屡见之。

另外，还有治疗慢性肝炎不加辨证者。肝炎一病，现代医学认为是肝炎病毒所致，由于板蓝根、大青叶等药有抗病毒的作用，因而误认为是治肝炎的"有效""常用"药，而不详细地加以辨证。尤其是慢性肝炎，其证并不都是热毒，许多慢性肝炎属于脾虚或寒湿为病，治疗应补气健脾或温化寒温。此亦属于不辨证而施治之例。

又如单用五味子以降转氨酶，此经验很值得商榷，应弄清它是降什么类型的转氨酶。五味子酸温而敛，补肾助水，有碍湿邪之排除。故凡属湿热内蕴而致的肝病，虽出现转氨酶值增高，亦不应服用，笼统地用五味子降转氨酶，不符合中医辨证施治的原则。

——夏洪生《北方医话·切忌不加辨证而施治》

【提要】　本论阐述现代中医治疗疾病时，常有不加辨证而施治者。进而，详细列举并分析了感冒、咳嗽、不寐、病毒性肝炎等多种疾病，说明临床上不加辨证而滥用中成药的害处。本论于今日之临床尤具有重要警示作用。

2
辨证八纲论

寇宗奭　治病有八要※*

夫治病有八要，八要不审，病不能去。非病不去，无可去之术也。故须审辨八要，庶不违误。其一曰虚，五虚是也（脉细、皮寒、气少、泄痢前后、饮食不入，此为五虚）。二曰实，五实是也（脉盛、皮热、腹胀、前后不通、闷瞀，此五实也）。三曰冷，脏腑受其积冷是也。四曰热，脏腑受其积热是也。五曰邪，非脏腑正病也。六曰正，非外邪所中也。七曰内，病不在外也。八曰外，病不在内也。既先审此八要，参知六脉，审度所起之源，继以望、闻、问、切加诸病者，未有不可治之疾也。

——宋·寇宗奭《本草衍义·卷一·序例上·衍义总叙》

【提要】　本论阐述了辨证的纲领八字，包括虚、实、冷、热、邪、正、内、外 8 个辨证要点，其称之为"治病八要"。

孙一奎　证有寒热虚实表里气血※*

盖医难以认证，不难于用药。凡证不拘大小轻重，俱有"寒热、虚实、表里、气血"八个字。苟能于此八个字认得真切，岂必无古方可循，即于十二经药性中，表里寒热温凉间，摘出治之，自然权变合宜，不失胜算。故古谓：审证犹审敌，知己知彼，百战百胜矣。

——明·孙一奎《赤水玄珠·凡例》

【提要】　"八字辨证"是由明·孙一奎在《赤水玄珠》中提出，以"寒热、虚实、表里、气血"为纲，从疾病的四个不同维度综合辨证的一种方法。此开今天通识的八纲辨证之先河。

张介宾　求本论

万事皆有本，而治病之法，尤惟求本为首务。所谓本者，唯一而无两也。盖或因外感者，本于表也；或因内伤者，本于里也；或病热者，本于火也；或病冷者，本于寒也；邪有余者，本于实也；正不足者，本于虚也。但察其因何而起，起病之因，便是病本。万病之本，只此表里、寒热、虚实六者而已。知此六者，则表有表证，里有里证，寒热虚实，无不皆然。六者相为对待，则冰炭不同，辨之亦异。凡初病不即治，及有误治不愈者，必致病变日多，无不皆从病本生出，最不可逐件猜摸，短觑目前。《经》曰：众脉不见，众凶弗闻，外内相得，无以形先。是诚求本之至要也。苟不知此，必庸流耳。故明者独知所因而直取其本，则所生诸病，无不随本皆退矣。

至若六者之中，多有兼见而病者，则其中亦自有源有流，无弗可察。然惟于虚、实二字总贯乎前之四者，尤为紧要当辨也。盖虚者本乎元气，实者由乎邪气。元气若虚，则虽有邪气不可攻，而邪不能解，则又有不得不攻者，此处最难下手。但当察其能胜攻与不能胜攻，或宜以攻为补，或宜以补为攻，而得其补泻于微甚可否之间，斯尽善矣。且常见有偶感微疾者，病原不甚，斯时也，但知技本，则一药可愈。而庸者值之，非痰曰痰，非火曰火，四路兜拿，茫无真见，而反遗其本，多致轻者日重，重者日危，而殃人祸人，总在不知本末耳。甚矣，医之贵神，神奚远哉！予故曰：医有慧眼，眼在局外；医有慧心，心在兆前。使果能洞能烛，知几知微，此而曰医，医云乎哉？他无所谓大医王矣。

——明·张介宾《景岳全书·二卷·传忠录（中）·求本论》

【提要】 本论提出治病之法，尤惟求本为首务。作者将疾病之本分为六类，即外感者本于表、内伤者本于里、病热者本于火、病冷者本于寒、邪有余者本于实、正不足者，本于虚。而六者之中又以虚实二字统领表、里、寒、热。虚者为元气不足，实者为邪气有余。

张介宾 论二纲六变*

万事不能外乎理，而医之于理为尤切。散之则理为万象，会之则理归一心。夫医者，一心也；病者，万象也。举万病之多，则医道诚难，然而万病之病，不过各得一病耳。譬之北极者，医之一心也；万星者，病之万象也。欲以北极而对万星，则不胜其对。以北极而对一星，则自有一线之直。彼此相照，何得有差？故医之临证，必期以我之一心，洞病者之一本。以我之一，对彼之一，既得一真，万疑俱释，岂不甚易？一也者，理而已矣。苟吾心之理明，则阴者自阴，阳者自阳，焉能相混？阴阳既明，则表与里对，虚与实对，寒与热对，明此六变，明此阴阳，则天下之病固不能出此八者。是编也，列门为八，列方亦为八。盖古有兵法之八门，予有医家之八阵。一而八之，所以神变化，八而一之，所以溯渊源。故予于此录，首言明理，以统阴阳诸论，详中求备，用帅八门。夫兵系兴亡，医司性命，执中心学，孰先乎此？是即曰传中可也，曰传心亦可也。然传中、传心，总无非为斯人斯世之谋耳，故复命为"传忠录"。

——明·张介宾《景岳全书·一卷·传忠录（上）·明理》

【提要】 二纲六变是作者在《景岳全书》中的《阴阳》《六变辨》等篇提出的一种辨证提纲。作者把阴阳称为"二纲"，表里、虚实、寒热称为"六变"，明确提出阴阳为"医道之纲领"，认为诊病施治必先审阴阳"二纲"，以二纲统摄六变，进一步分析表与里、虚与实、寒与热三对两两相对的病位、病性变化，共同作为疾病的辨证纲领。二纲六变的辨证方法影响极为深远，为后世程国彭八纲辨证之先河。

张介宾 六变辩

六变者，表里、寒热、虚实也。是即医中之关键。明此六者，万病皆指诸掌矣。以表里言之，则风、寒、暑、湿、火、燥感于外者是也。以里言之，则七情、劳欲、饮食伤于内者是也。寒者，阴之类也。或为内寒，或为外寒，寒者多虚。热者，阳之类也。或为内热，或为外热，热者多实。虚者，正气不足也，内出之病多不足。实者，邪气有余也，外入之病多有余。

——明·张介宾《景岳全书·一卷·传忠录（上）·六变辨》

【提要】　本论阐述了以表与里、虚与实、寒与热三对两两相对的病位、病性变化，来系统分析疾病的一种方法。其中表证多源于外感，里证多见于内伤；寒者多虚，热者多实；虚证为正气不足，多见于内伤病，实证为邪气有余，多见于外感病。

程国彭　寒热虚实表里阴阳辨

病有总要，寒、热、虚、实、表、里、阴、阳，八字而已。病情既不外此，则辨证之法亦不出此。一病之寒热，全在口渴与不渴，渴而消水与不消水，饮食喜热与喜冷，烦躁与厥逆，溺之长短、赤白，便之溏结，脉之迟数以分之。假如口渴而能消水，喜冷冻饮料食，烦躁溺短赤，便结，脉数，此热也。假如口不渴，或假渴而不能消水，喜饮热汤，手足厥冷，溺清长，便溏，脉迟，此寒也。

病之虚实，全在有汗与无汗，胸腹胀痛与否，胀之减与不减，痛之拒按与喜按，病之新久，禀之厚薄，脉之虚实以分之。假如病中无汗，腹胀不减，痛而拒按，病新得，人禀厚脉实有力，此实也。假如病中多汗，腹胀时减，复如故，痛而喜按，按之则痛止，病久，禀弱，脉虚无力，此虚也。

病之表里，全在发热与潮热，恶寒与恶热，头痛与腹痛，鼻塞与口燥，舌苔之有无，脉之浮沉以分之。假如发热恶寒，头痛鼻塞，舌上无胎，脉息浮，此表也。假如潮热恶热，腹痛口燥，舌苔黄黑，脉息沉，此里也。

至于病之阴阳，统上六字而言，所包者广。热者为阳，实者为阳，在表者为阳；寒者为阴，虚者为阴，在里者为阴。寒邪客表，阳中之阴；热邪入里，阴中之阳。寒邪入里，阴中之阴；热邪达表，阳中之阳。而真阴、真阳之别，则又不同。假如脉数无力，虚火时炎，口燥唇焦，内热便结，气逆上冲，此真阴不足也；假如脉大无力，四肢倦怠，唇淡口和，肌冷便溏，饮食不化，此真阳不足也。

寒、热、虚、实、表、里、阴、阳之别，总不外此。然病中有热证而喜热饮者，同气相求也。有寒证而喜冷冻饮料，却不能饮者，假渴之象也。有热证而大便溏泻者，挟热下利也。有寒证而大便反硬者，名曰阴结也。有热证而手足厥冷者，所谓热深厥亦深、热微厥亦微是也。有寒证而反烦躁，欲坐卧泥水之中者，名曰阴躁也。有有汗而为实证者，热邪传里也。有无汗而为虚证者，津液不足也。有恶寒而为里证者，直中于寒也。有恶热、口渴而为表证者，温热之病自里达表也。此乃阴阳变化之理，为治病之权衡，尤辨之不可不早也。

——清·程国彭《医学心悟·卷一·寒热虚实表里阴阳辨》

【提要】　本论创立了"八纲辨证"的基本方法，运用阴阳、表里、寒热、虚实八纲（八纲作为术语，出现在《中医诊断学》教材中），对病证进行分析、归纳，为施治提供依据。疾病的临床表现是千变万化、错综复杂的。从八纲辨证来看，任何一种病证都可用寒热阐发性质、用表里反映其病位深浅、用虚实说明邪正盛衰的强弱，阴阳则是统摄其他六纲的总纲。表、热、实属阳，里、寒、虚属阴。此外，八类证候也不是相互独立，而是彼此错杂，互为交叉，体现出复杂的临床表现。在一定的条件下，疾病的表里病位和虚实寒热性质往往可以发生不同程度的转化，如表邪入里、里邪出表、寒证化热、热证转寒、由实转虚、因虚致实等。当疾病发展到一定阶段时，还可以出现一些与病变性质相反的假象。如真寒假热、真热假寒、真虚假实、真实假虚等。所以，进行八纲辨证时不仅要熟悉八纲证候的各自特点，同时还应注意它们之间的相互联系。八纲是分析疾病共性的辨证方法，是各种辨证的总纲，在诊断疾病的过程中，有执简驭繁、提纲挈领的作用，适应于临床各科的辨证。具体地说，各科辨证是在八纲辨证的基础上加以深化。

孔伯华 论两纲六要不能平列

辨证论治，全凭纲要。纲者两纲，曰阴、曰阳。要者六要，曰表、里、虚、实、寒、热。徐灵胎言之甚详，亦即张景岳之所谓"两纲六变"者也。人之疾病，千变万化，但总不外乎阴阳。故医者临症，必须先审阴阳，因证脉与药皆有阴阳，阴阳既明，治自无差。

证之阴阳，简言之则在表为阳，在里为阴；热者为阳，寒者为阴；在上为阳，在下为阴；属气为阳，属血为阴；动者为阳，静者为阴；多言为阳，少言为阴；喜明为阳，欲暗为阴；阳微者不能呼，阴微者不能吸；阳者不能俯，阴者不能仰。

脉之阴阳，则浮、大、动、滑、数皆为阳，沉、涩、微、缓、迟皆为阴。

药之阴阳者，则升散为阳，敛降为阴；辛热者为阳，苦寒者为阴；行气分者为阳，入血分者为阴；性动而走者为阳，性静而守者为阴。

其间且有错综现象，阴中有阳，阳中有阴，二者相间，彼此多少，疑似之间，更须明辨。若再进而求之，则疾病之部位有表里，正邪之消长有虚实，疾病之征象有寒热。其间亦有复杂现象，如由表入里，由里达表，寒热错综，虚实互见，亦须审慎辨识。总之，表、实、热三者，可赅于阳；里、寒、虚三者，可赅于阴。

故阴阳者，医道之总纲领也；六要者，病变之关键也。医者既须提纲挈领，又要把握关键，则病无遁情，了如指掌矣。

然每见今之医者，开口辄言八纲，而将阴、阳、表、里、虚、实、寒、热八者平等齐观，此岂非将无所不包之阴阳贬为局限乎！若谓八纲虽然平列，而阴阳自是万物之纲纪，变化之父母，依然不失其为总纲，然则既是如此，而又偏将两纲六要平列成为八纲，岂非不伦不类乎！故余认为，凡说八纲者，乃人云亦云，习焉不察也。

或曰："两纲六要之说，本诸灵胎，乃谓阴阳足以赅括表、里、寒、热、虚、实，病之表、里、寒、热、虚、实能明，则阴阳亦寓于其中矣。广义之说，固然如此。但狭义言之，阴乃指肾脏之水，人体之真阴；阳乃指命门之火，人体之真阳。八纲平列，亦有其理。不见阳明热极，白虎加人参是清热以救阴，大承气是急下以存阴乎？少阴寒胜之附子汤，附子以壮阳，四逆汤用姜附以回阳乎？《经》云：阴平阳秘，精神乃治。曷未思之耶？"按阳明热极，有有积、无积之分。脉洪大者，为有热无积，其里不实宜白虎，若白虎证因热伤津液而来，心下痞硬者，则白虎加人参；若见有便闭、少腹硬满或硬痛、潮热、谵语、脉沉实或沉而滑疾有力者，为有热、有积症，属里实，宜大承气。此仲景之大法，据表、里、寒、热、虚、实以辨证论治者也。至于少阴寒邪鸱张，身疼痛、手足寒、骨节痛、脉沉，乃君火里虚，皆以附子汤主之；手足厥冷、吐利、小便复利、下利清谷、脉微欲绝者，宜四逆汤，此亦仲景之大法，据六要以辨证论治者也。当然皆与阴阳有关，因阴阳为总纲领也。若阴阳平列为两纲，只赅肾水命火，此诚贬阴阳为局限矣。要知辨证论治，独恃阴阳亦未尝不可，盖以总纲所包括极广，不过亦必顺序而分之部位、邪正趋势、征象变化，方能得出结果。是以表、里、寒、热、虚、实亦在其中矣。事实如此，岂能取而平列之。必须从阴阳两纲之下而划分六要，则辨证之法斯备。惟两纲相联，六要互系，两纲六要之间均密切关联，两纲包容六要，六要上属两纲，明乎此则足应万变。故统言八纲，为吾所不取。

——孔伯华《孔伯华医集·医论选粹·论临证要则·论两纲六要不能平列》

【提要】 本论阐述八纲概念中，阴阳可为二纲，寒热、虚实、表里为六要；阴阳涵盖的范畴很广，应包含六要在内。因此，二纲和六要不是同一层面的概念，二纲概念相对抽象，高于六要相对具体的概念。

干祖望 闲话八纲

"四诊"这个词目，在270年前就见之于清·林之翰的《四诊抉微》（1723年）中。而"八纲"这个词目，确在过去没有见过。直至1958年7月的《中医诊断学》及1958年9月的《中医学概论》中才替它题了一个官名，称"八纲"。所以1921年初版、1954年再版的《中国医学大词典》中始终没有"八纲"一词。

纵然在1958年前无"八纲"这一词目，但它的形成却为时很久。《内经》很早提出了寒热、虚实的概念。汉《伤寒论》中，用阴阳、表里、寒热、虚实概括及区分病证。明·张介宾则提出以阴阳为"二纲"，以表里、寒热、虚实为"六变"。清·庆云阁《医学摘粹》中特别强调寒证、热证、表证、里证、虚证、实证等，基本上八纲的轮廓已俱备。自提出"八纲"词目之后，随着辨证论治学术地位的确定，"八纲"在辨证论治中的核心地位及重要作用得到了充分的肯定。

"八纲"一词，在1958年前，似乎没有见过。同时再回顾一下在它之前的当时目为最有权威的中央人民政府卫生部主编的、供北京中医进修学校使用的1952年《中医进修讲义·诊断学》中也没有"八纲"两字。直到《中医诊断学》《中医学概论》出版后的1973年《中医名词术语选释》中，才正式收有"八纲"一条，并谓："在临床上运用这八个纲进行辨证，叫八纲辨证。"1979年《简明中医辞典》亦把它作为一个正式词目而搜集在内，并解释为"辨证的八个基本要领"。从此起，"八纲"这个词目，在中医学领域里人尽皆知。

"八纲"中这8个字凑在一起的来龙去脉，可能缘于程国彭（1620—1690年）《医学心悟》的"病有总要，寒热、虚实、表里、阴阳八字而已"。程氏也仅仅称作"八字"而未称"八纲"。不论八字也好，八纲也好，凑在一起，决非程氏的心血来潮或面壁九年而偶然得之的，乃也在前人学说中撷取及组织而成的。它在临床上服务了几百年，真是功不可没。

但是，"八纲"的提法有相当不妥之处。其一，阴阳的列入，是错误的。考阴阳的地位，诚如《易·系辞上》所谓："阴阳不测之谓神。"疏曰："天下万物，皆有阴阳。"所以阴阳断不能与表里、虚实、寒热站在同一阶梯上。他是其他六"纲"的统帅。也可以说"阴阳"属"纲"，其余六者都是"目"，"纲"与"目"绝对不能混杂，所以八纲中绝对不能列入阴阳。张介宾以阴阳称"二纲"，以其他六者称"六变"，是很有道理的。

其二，把标本丢失了，属于失误。《素问》第 65 篇就是专论标本的《标本病传论》，还有《至真要大论》的"六气标本，所以不同"，《灵枢·师传》篇的"春夏先治其标，后治其本。秋冬先治其本，后治其标"，《病本》篇的"先病而后逆者，治其本……先病而中满者，治其标"，等等，对于标本《内经》里一再强调它的重要性。元代张仲深在他的《子渊诗集》中也有一句名言，谓："欲探六脉致调和，曷审三因正标本。"李东垣《试效方》展卷第一句话就是"夫治病者，当知标本。"明代医书，更多把标本列为重点而写有专章，如盛寅的《医经秘旨》、朱丹溪的《丹溪心法》、李汤卿的《心印绀珠经》等。张介宾更强调："治病之本，尤为求标本为首务"（见《景岳全书·传忠录》）。他们所以不惜笔墨来讨论，正是证实它在诊断中的重要。所以后人有理由来责备程国彭在拟订"八纲"时的疏忽遗漏。比程晚生 73 年的何梦瑶（1693—1783 年），毕竟头脑冷静，把标本归队于八纲中，与虚实寒热说、表里论、阴阳论，骈肩并立，隐隐约约透露出一个"十纲"轮廓。

其三，笔者十分欣赏"十纲"，但必须删去阴阳，补添"体""用"两纲。体，《易·系辞上》谓："故神无方而易无体。"疏："体，谓形质之称。"用，范缜（450—510 年）《神灭论》中解释得很清楚，谓："形者神之质，神者形之用。是则形称其质，神言其用。形之与神，不得相异。"佛家也有"体灭"与"用灭"之分。在医学上第一个人提到"体""用"者，是李东垣（1180—1251 年）。在他的《脾胃论·五脏之气交变论》中谓："鼻乃肺之窍，此体也。其闻香臭者，用也。"

人的机体就是器质与功能两者的高度结合，故以医务界对病就分为器质性和功能性两大类。这里的体，就是器质；用，就是功能。我们根据"体""用"两纲，更容易而准确地掌握。体者，可考虑手术；用者，坚信重视药治。

因之，笔者在自己的著作中，毫不客气地把四诊加入查诊，改为五诊。在原来八纲中删去阴阳，加入标本、体用，成为虚实、寒热、表里、标本、体用十纲。把四诊八纲，改调整为五诊十纲，我想是不会遭到同仁们反对的。如有商榷，请赐教言。

——干祖望《干祖望医话·评议·闲话八纲》

【提要】　本论对八纲辨证的概念进行辨正。作者赞同张介宾的观点，认为阴阳的地位要远高于表里、虚实、寒热，是六"纲"的统帅，所以八纲中不能列入阴阳。进而作者指出，在中医学中极为重要的标、本与体、用则不宜缺漏。故提出应"应在原来八纲中删去阴阳，加入标本、体用，成为：虚实、寒热、表里、标本，体用为十纲"。此说有一定道理，可供读者参考。

2.1　辨　阴　阳

《素问》　论辨阴阳而施治※*

审其阴阳，以别柔刚，阳病治阴，阴病治阳，定其血气，各守其乡。

——《素问·阴阳应象大论》

【提要】 本论阐述审察疾病阴阳的属性，区别阴证和阳证。治疗时，阳病要治其阴，阴病要治其阳，使气血安定，各居其位，各行常道，勿使妄行。这是疾病辨证论治的宗旨，即辨证首先要分清阴阳两纲，治疗要纠正阴阳的偏盛偏衰，协调阴阳的动态平衡。

《素问》 论辨阴阳而施针石※*

所以欲知阴中之阴，阳中之阳者，何也？为冬病在阴，夏病在阳，春病在阴，秋病在阳，皆视其所在，为施针石也。

——《素问·金匮真言论》

【提要】 本论阐述了解阴阳之中复有阴阳，是为了临床辨证分析四时疾病的阴阳属性，以此作为治疗依据。

《素问》 论辨阴阳脉证及经脉※*

诸浮不躁者，皆在阳，则为热；其有躁者在手，诸细而沉者，皆在阴，则为骨痛；其有静者在足。数动一代者，病在阳之脉也。泄及便脓血。诸过者切之，涩者阳气有余也，滑者阴气有余也。

——《素问·脉要精微论》

【提要】 本论阐述根据脉象变化，辨识证候阴阳属性及所在经脉。

《素问》 辨阴阳寒热※*

阳气有余为身热无汗，阴气有余为多汗身寒，阴阳有余则无汗而寒。

——《素问·脉要精微论》

【提要】 本论阐述根据寒热及汗出，辨识证候阴阳属性。

《素问》 论五病所发※*

五病所发：阴病发于骨，阳病发于血，阴病发于肉，阳病发于冬，阴病发于夏。是谓五发。

——《素问·宣明五气》

【提要】 本论阐述通过辨识疾病发生的部位和季节，判断其阴阳病性。

《素问》 论五邪所乱※*

五邪所乱：邪入于阳则狂，邪入于阴则痹；搏阳则为巅疾，搏阴则为瘖；阳入之阴则静，阴出之阳则怒。是为五乱。

——《素问·宣明五气》

【提要】　本论阐述通过辨识患者临床表现，判断其阴阳病性。

《灵枢》　论辨阴阳※*

病有形而不痛者，阳之类也；无形而痛者，阴之类也。无形而痛者，其阳完而阴伤之也，急治其阴，无攻其阳；有形而不痛者，其阴完而阳伤之也。急治其阳，无攻其阴。阴阳俱动，乍有形，乍无形，加以烦心，命曰阴胜其阳。此谓不表不里，其形不久。

——《灵枢·寿夭刚柔》

【提要】　本论阐述据病形与疼痛而辨阴阳。有病形的表现而不疼痛的属阳，是阴分完好而阳分受了外邪的损伤，应急治阳分，不要攻伐阴分。反之亦然。如果阴分阳分都发生病患，有时有病形可征，有时不表现明确病形，如果再有心中烦躁不安的感觉，这是脏腑阴阳气机失调的表现，说明阴病盛于阳病，表里阴阳俱伤，预示生命不久即将衰惫。

张仲景　辨阴阳※*

病有发热恶寒者，发于阳也；无热恶寒者，发于阴也。发于阳，七日愈；发于阴，六日愈；以阳数七，阴数六故也。

——汉·张仲景《伤寒论·辨太阳病脉证并治》

【提要】　本论阐述外感病初起分辨阴阳的要点，举例提示辨证的原则。感受外邪，发热与恶寒并见，为阳气能与邪抗争，称病发于阳；若邪气侵入人体，病人只恶寒而尚未发热，为阳气尚未与邪抗争，为病发于阴。指出了太阳病分辨阴阳不同证候类型的要点，也提示根据病人临床表现进行辨证的一般原则。

朱肱　厥证当辨阴阳※*

伤寒手足厥冷，当看阴阳，不可一例作阴证治。有阳厥，有阴厥，医者少能分辨。阳厥而投热药，杀人速于用刃。盖阳病不至于极热，则不能发厥，仲景所谓"热深则厥亦深"是也。热深而更与热药，安有复活之理？但看初得病而身热，至三四日后，热气已深，大便秘，小便赤，言语昏愦，及别有热证而反发厥者，必是阳证而发厥也，宜急用承气汤下之。若初得病，身不热，大便不秘，自引衣盖覆，或下利，或小便数，不见热证而厥逆者，即是阴证发厥也，方可用四逆汤之类。二厥所以使人疑者，缘为其脉皆沉。然阳厥脉沉而滑，阴厥脉沉而弱；又阳厥脉时复，指爪却温，阴厥常冷，此为可别也。

——宋·朱肱《类证活人书·卷二十二·伤寒十劝》

【提要】　本论阐述厥证阴阳之辨的关键要审查脉象和指尖温度。

王好古　举古人论阴证辨

　　若病在少阴，则有面赤，默默不欲语，但欲寐，或四肢厥逆，或身表如冰石，脉沉细。若病在厥阴，则四肢厥逆，爪甲青，面黧目黑色，或自汗不止，脉沉弦无力。若病阴毒证，身表如冰石，四肢厥逆，体如被杖，脉沉细而微，或六至以至八至、九至、十至而不可数，此等阴证，易为明辨。惟太阴一证，手足自温，自利不渴，尺寸脉俱沉而弱。仲景云：宜温之，重则四逆汤。若脉浮者桂枝汤。惟此一证，与内感外阳内阴相似。外阳内阴者，即前黄芪理中等汤，理中、调中等丸所治者是也。此等阴证，非古人不言。仲景评脉，首言大浮数动滑，此名阳也；沉涩弱弦微，此名阴也。非止为外感设，内感之理在其中矣。又云：阳涩而阴弦，腹中急痛者，小建中汤主之，则内外所感明矣！至如所言"阴病见阳脉者生，阳病见阴脉者死"，此一句即圣人大概之言也。以其阳病见阴脉，故有外阳内阴者，与阳药俱得其生矣。

　　　　　　　　　　　　　　　　——元·王好古《阴证例略·举古人论阴证辨》

　　【提要】　　本论辨析了阴证的诸种症状与治疗方药，包括少阴证、厥阴证、阴毒证、太阴证与外阳内阴证等。作者旨在指出，治外感与内伤阴证，从治疗原则上基本是一致的。同时，又指出了阴证的危重情况，提请医者在诊脉时注意观察。

王　履　阳虚阴盛阳盛阴虚论

　　《难经》曰：伤寒阳虚阴盛，汗出而愈，下之即死；阳盛阴虚，汗出而死，下之而愈。嗟乎？其伤寒汗下之枢机乎！

　　夫邪之伤于人也，有浅深焉。浅则居表，深则入里。居表则闭腠理，发怫热，见恶寒、恶风、头痛等证。于斯时也，惟辛温解散而可愈。入里则为燥屎，则潮热，形狂言、谵语、大渴等证。于斯时也，惟咸寒攻下而可平。夫寒邪外客，非阴盛而阳虚乎？热邪内炽，非阳盛而阴虚乎？汗下一瘥，生死反掌。吁，是言也，谓之伤寒汗下枢机，其不然欤。

　　惜乎释者旁求，厥义滋隐。《外台秘要》曰：此阴阳指身之表里言，病者为虚，不病者为盛。表病里和，是阳虚阴盛也；表和里病，是阳盛阴虚也。窃意阴阳之在人，均则宁，偏则病。无过不及之谓均，过与不及之谓偏。盛则过矣，虚则不及矣，其可以盛为和乎？故《内经》云：邪气盛则实，精气夺则虚。且谓阳虚当汗，阴虚当下，乃遗邪气而反指正气为言，得无晦乎。《伤寒微旨》曰：此阴阳指脉之尺寸言，尺脉实大，寸脉短小，名阴盛阳虚，可汗；寸脉实大，尺脉短小，名阳盛阴虚，可下。苟汗证已具，而脉未应，必待尺脉力过于寸而后行；下证已具而脉未应，必待寸脉力过于尺而后用。窃意越人设难，以病不以脉，其所答也，何反以脉，不以病乎？且脉固以候病也，倘汗下之证已急，不可稍缓，待脉应而未应，欲不待则惑于心，欲待之则虑其变。二者之间，将从病欤？将从脉欤？吾不得无疑于此也。

　　或诘予曰：仲景《伤寒论》引此，而继以"桂枝下咽，阳盛则毙。承气入胃，阴盛以亡"之语，夫桂枝表药，承气里药，反则为害，是固然矣。然麻黄汤亦表药也，其不言之，何欤？且子以阴盛为寒邪，寒邪固宜用麻黄也，今反举桂枝，又何欤？予曰：何不味仲景之言乎？其曰：凡伤寒之病，多从风寒得之。又曰：脉浮而紧，浮则为风，紧则为寒。又桂枝汤条而曰：啬啬恶寒，淅淅恶风。麻黄汤条而曰：恶风。夫风寒分言，则风阳而寒阴。风苟行于天地严凝凛冽之时，其得谓之阳乎？是则风寒常相因耳，故桂枝、麻黄皆温剂也。以温剂为治，足以见风寒之俱为阴邪矣。但伤卫则桂枝，伤荣则麻黄，荣卫虽殊，其为表则一耳。仲景此言，但以戒汗下之误为主，不为荣卫设也。举桂枝则麻黄在其中矣。所谓"阳盛即毙"者，是言表证已罢而里证既全，可攻而不可汗；所谓"阴盛以亡"者，是言里证未形而表证独具，可汗而不可攻。由是观之，则越人、仲景之本旨，庶乎畅然于其中矣。

——元·王履《医经溯洄集·阳虚阴盛阳盛阴虚论》

【提要】　本论阐述伤寒阳虚阴盛与阳盛阴虚的差别，以阴阳之盛者指寒热病邪，阴阳之虚者指表里精气，不惟临证通达，而且临证可验。

袁　班　治病须明阴阳虚实论

盖人身本阴阳二气化成，二气平调，人无疾病；二气一有偏胜，则疾患生矣。自古及今，方治虽多，总不出补偏救弊而已。虚者补之，实者泻之，矫其偏胜，归于和平，则疾瘳矣。然阴阳者，天地万物之源也。天之六淫，人之七情，以药物性，皆禀乎此。以人身言之，气为阳，血为阴。卫气行于外者为阳，营气荣于中者为阴；六腑为阳，五脏为阴；身半以上属阳，身半以下属阴。先天之阴阳，肾命是也。后天之阴阳，脾胃是也。人之所以充身泽毛，蒸化水谷，温养营运，皆阳气之发用也。惟阳气不能孤立，必赖阴血以濡之，成形成质，濡润流通，皆阴血以维持也。是以脏腑肢体，虽有阴阳之异，而内外躯壳，无处不具阴阳之气也。

阴阳相合，则生偏胜，则病离散则死。病之发也，大偏则大病，微偏则微病，人之死，非阳尽则阴竭矣。况人之生也，气秉各有偏盛，如苍赤骨大而瘦者，为阳体；柔白骨小而肥者，为阴体。肥人之病，恐虚其阳；瘦人之病，虑涸其阴。天之六淫，亦乘人身之虚而感化，阴虚之体，易感风、燥、暑、火；阳虚之质，易感寒、湿、雾、露。阳从火化，阴从水化，水寒火热。《内经》谓：阴虚生内热，阳虚生外寒。阳盛多实，阴盛多虚。明乎阴阳，则表里、虚实、寒热之病，一目了然矣。或谓大怒伤阴，大喜伤阳，思虑则脾阳结，恐惧则肾阳消，劳力汗出则卫阳疏，苦思极虑则心阴扰。至于妄下伤阴，妄汗伤阳，大吐伤阳，失血伤阴，辛热伤阴，苦寒损阳，由是推而至于七情六气，莫不统驭于阴阳也。临证者，但以审阴阳盈虚、消长之理，虽病状变化莫测，不外阴阳偏虚之患，治以补偏救弊之法。惟不可以阴虚、阳虚立论，用六味、八味为定法，要在明察致病之由而施治，则思过半矣。

譬如伤寒，是表阳伤也，用辛温以散表寒；若温热，是里阴炽也，用苦寒以胜里热。推而至于阳水、阴水，阳黄、阴黄，阳脱、阴脱，阳暑、阴暑，阳疟、阴疟，阳狂、阴癫，阳痛、阴疽，皆不外阴阳偏盛之道也。兹将阳邪为病先言之：如脉数、身热、便秘、窍干、烦躁、舌苔黄黑、口渴多饮是也。其阴邪为病，脉迟或紧，舌白滑腻，面色清白，诸窍润湿，便泄溲清是也。如审其阴邪在表，有麻黄、桂枝之法；若知阴邪之在里，有四逆、理中之法。其治阴实也，有三物白散、附子泻心等汤；其治阳实也，有白虎、黄连等汤，甚则用承气陷胸之法、建中扶阳气之剂，复脉救阴液之方。

又有阴盛者，外则恶寒、肢冷，内则浊阴上逆。犯于清阳，为头痛、喉痹、呕吐、喘嗽、呃逆、霍乱、胸痹、痰饮、水肿、泄泻，寒凝不通，为胸胁腹痛，及其阴盛之极，则见鬼、发躁、汗脱而死。若阳亢者，外则身热、骨蒸，内则火气上炎，熏灼清道，亦为头痛、喉肿、呕恶、消渴、喘咳、霍乱、痰结、迫泻、斑黄、狂乱，燥结不通，亦有胸胁腹痛，甚则谵妄目盲、昏沉气绝。

又有阳极似阴，阴极似阳，最易惑人。假如外虽面赤、烦躁、恶衣，其脉重按必无力，口虽渴而不多饮，舌苔黄而润滑，二便不黄赤、不燥结；其则里热盛重，往往格阴于外，反觉肢冷、恶寒、战栗，热深厥深，按其脉沉数有力，口必燥渴能饮，舌必干燥不泽，苔多黄黑裂纹，二便黄赤、秘涩等候。要在分虚实以用药，则无他岐之惑矣。

总之，辨症精详，诊脉寻源，则执简以御繁，扼要尤易；非近世医书，拘执病名以求治，则望洋生叹，散而难稽，所以不能见病知源，反滋疑误。今特约而简，显而明，使后进者有所指归欤。

澜按：表里、虚实、标本、阴阳，明此八字，万病变幻虽多，以此推测，有殊途同归之妙。《经》云：知其要者，一言而终，不知其要，流散无穷。由是观之，医贵博通古今，超越前哲，非学有根柢者，所不能道焉。今先生所论，皆振衣挈领之法，非近代医书执成方以疗治者，所可同日而语也。苟能潜心体察，熟读深思，自获左右之妙，则胸有成竹，不致人云亦云，拘执温补以误人哉。

——明·袁班《证治心传·治病须明阴阳虚实论》

【提要】 本论阐述临证需辨阴阳的意义。作者认为，人是由阴阳二气化成。若二气平衡，则人健康无病；若二气有所偏胜，则可导致疾病的发生。因此，临床辨证时，只要把握"阴阳盈虚消长之理"，则疾病的各种症状变化虽多，也"不外阴阳偏虚之患，治以补偏救弊之法"。

吴又可 论阳证似阴

凡阳厥，手足厥冷，或冷过肘膝，甚至手足指甲皆青黑，剧则遍身冰冷如石，血凝青紫成片，或六脉无力，或脉微欲绝。以上脉证，悉见纯阴，犹以为阳证，何也？及审内证，气喷如火、龈烂口臭、烦渴谵语、口燥舌干、舌苔黄黑或生芒刺、心腹痞满、小腹疼痛、小便赤色、涓滴作痛，非大便燥结，即大肠胶闭，非协热下利，即热结旁流。以上内三焦悉见阳证，所以为阳厥也。粗工不察，内多下证，但见表证，脉体纯阴，误投温剂，祸不旋踵。

凡阳证似阴者，温疫与正伤寒通有之；其有阴证似阳者，此系正伤寒家事，在温疫无有此证，故不附载。

温疫阳证似阴者，始必由膜原，以渐传里，先几日发热，以后四逆；伤寒阳证似阴者，始必由阳经发热，脉浮而数，邪气自外渐次传里，里气壅闭，脉体方沉，乃至四肢厥逆，盖非一日矣。其真阴者，始则恶寒而不发热，其脉沉细，当即四逆，急投附子回阳，二、三日失治即死。

捷要辨法，凡阳证似阴，外寒而内必热，故小便血赤；凡阴证似阳者，格阳之证也，上热下寒，故小便清白。但以小便赤白为据，以此推之，万不失一。

——明·吴又可《温疫论·卷下·论阳证似阴》

【提要】 本论阐述辨析伤寒与温疫阳证似阴证候的方法。作者认为，瘟疫与伤寒不同，只有阳证似阴而并无阴证似阳。伤寒阳证似阴，始由阳经发热；而温疫阳证似阴，其发病始于膜原，以渐传里发热，以后四逆。其鉴别诊断要点在于小便的颜色。

喻　昌　阴病论

喻昌曰：太极动而生阳，静而生阴，阳动而不息，阴静而有常。二气交而人生，二气分而人死，二气偏而病起，二气乖而病笃。圣神忧之，设为医药，调其偏驳，使归和平，而民寿以永。观于《生气通天论》中，论人身阳气，如天之与日，失其所则折寿而不彰。是虽不言阴病，而阴病之机，宛然可识。但三皇之世如春，阳和司令，阴静不扰，所以《内经》凡言阴病，但启其端，弗竟其说。厥后国政乖讹，阳舒变为阴惨，天之阳气闭塞，地之阴气冒明。冒明者，以阴浊而冒蔽阳明也，百川沸腾，山冢崒崩，高岸为谷，深谷为陵，《诗》言之矣。民病因之，横夭宏多，究莫识其所以横夭之故。汉末张仲景，著《伤寒论》十卷，治传经阳病；著《卒病论》六卷，治暴卒阴病。生民不病，《卒病论》当世即已失传。岂非其时贤士大夫莫能深维其义，《金匮玉函》置而弗收，其流布民间者，悉罹兵火之厄耶？仲景已后，英贤辈出，从未有阐扬其烈者，惟韩祗和于中寒一门，微有发明，诲人以用附子、干姜为急，亦可谓仲景之徒矣。然自有医药以来，只道其常，仲景兼言其变，诧而按剑，势所必至，越千百年，祗和草泽一家之言，已不似仲景登高之呼。况有丹溪、节斋诸缙绅先生，多主贵阴贱阳立说，曰阳道饶、阴道乏，曰阳常有余、阴常不足，曰阴气难成易亏，故早衰。制为补阴等丸，畸重乎阴，畸非至理。第于此道依样葫芦，未具只眼。然世医莫不奉以为宗，即使《卒病论》传之至今，亦与《伤寒论》同其悠悠汶汶也已。嗟乎！化日舒长，太平有象；乱离愁惨，杀运繁兴。救时者倘以贵阴贱阳为政教，必国非其国；治病者，倘以贵阴贱阳为药石，必治乖其治矣，岂通论哉？昌尚论仲景《伤寒论》，于凡阴病见端，当以回阳为急者，一一表之，吾门已知骎骎所先矣。今欲并度金针，畅言底里。《易》云：通乎昼夜之道。而知夫昼为阳，群阴莫不潜伏；夜为阴，群阴得以现形，诸鬼为之夜食。一切山精水怪，扬氛吐焰，伎俩无穷，比鸡鸣则尽隐矣。盖鸡鸣夜虽未央，而时则为天之阳也。天之阳开，故长夜不至，漫漫而将旦也。阴病之不可方物，此见一斑，而谁为燃犀之照也哉？佛说四百四病，地水火风，各居百一。是则四百四病，皆为阴病矣。夫水火木金土，在天成象，在地成形，原不独畸于阴。然而五形皆附地而起，水附于地，而水中有火，火中有风，人所以假合成身，身所以相因致病，率禀四者。金性坚刚，不受和合，故四大惟金不与。证无生者，必修西方佛土，有由然也。世人但知地气静而不扰，偶见地动，便骇为异，不知地气小动，则为灾眚，大动则为劫厄。劫厄之来，天地万物，凡属有形，同归于坏。然地气有时大动，而世界得不速坏者，则以玄天真武坐镇北方，摄伏龙蛇，不使起陆，以故地动而水不动，水不动而水中之火，火中之风自不动也。仲景于阴盛亡阳之证，必用真武汤以救逆者，非以此乎？至于戊亥混茫，亦非天翻地覆互相混也，天原不混于地，乃地气加天而混之耳。盖地水火风四轮，同时轰转，雷炮冲射之威，千百亿道，震荡于五天之中，顷之搅毁太空，混为一区，而父母所生血肉之躯，其阴病之惨烈，又当何如？禅宗有白浪滔天、劫火洞然、大千俱坏等语。岂非四大解散之时，实有此象乎？究竟地气之加于天者，止加于欲界色界等天，不能加于无色界天。所以上八景中，忉利天宫，万圣朝真，兜率内院，诸天听法，各各身除中阴，顶现圆光，由此直接非想非非想天。而入佛界法界，睹大千世界，若掌中一果矣，更何劫运可加之耶？劫运所加之天，至子而开，阴气下而高复始露，至丑而阴气尽返于地，而太空始廓，两仪分奠厥位。日月星辰丽乎天，华岳河海附乎地，五天之气，散布于列曜九地之气，会通乎山泽，以清以宁，曰大曰广，庶类以渐萌生。而天界隙中所余暴悍浊阴，动辄绵亘千万丈，排空直坠，摧残所生，靡有孑遗。天开地辟以后，阴惨余殃，尚若此其可畏，必至寅而驳劣悉返冲和。天光下济，地德上承，名木嘉卉，累累垂实。光音天人，下食其果，不复升举，因得施生，乃至繁衍，而成天地人之三界也。此义关系人身性命，病机安危，最宏最巨，儒者且置为不论不议，医者更蔑闻矣。昌每见病者，阴邪横发，上干清道，必显畏寒腹痛，下利上呕，自汗淋漓，肉瞤筋惕等证，即忙把住关门，行真武坐镇之法，不使龙雷升腾霄汉。一遵仲景已传之秘，其人获安。倘先此不治，顷之浊阴从胸而上入者，咽喉肿痹，舌胀睛突；浊阴从背而上入者，颈筋粗大，头项若冰，转脱浑身青紫而死。谓非地气加天之劫厄乎？惟是陡进附子、干姜，纯阳之药，亟驱阴邪，下从阴窍而出，非与迅扫浊阴之气还返地界同义乎？然必尽驱阳隙之阴，不使少留，乃得功收再造，非与一洗天界余氛，俾返冲和同义乎？会仲景意中之法，行之三十年，治经百人，凡遇药到，莫不生全，虽曰一时之权宜，即拟为经常之正法可也。医学缺此，诚为漏义，谨立鄙论，以开其端。后有作者，出其广大精微之蕴，是编或有可采云尔。

——清·喻昌《医门法律·卷二·阴病论》

【提要】 本论阐述阴病的学术源流、证候特点与治疗原则。本论所述之阴病，症状、病机等均不明确，似指元阳暴脱等急性危重寒性证候，其中又夹杂了佛道等说。

张志聪 阳证阴证辩

夫《内经》之所谓"未满三日者，可汗而已；其满三日者，可泄而已"，盖谓热病而言也，故篇名《热论》。热病者，寒邪在于表之三阳，寒已化热，故可汗而已；在不从汗解，则热邪已入于里阴，故可下而已。若寒邪在表而不能化热，及表阳虚脱者，太阳经有四逆汤之寒证，寒邪直中于里阴，感君、相二火之热化者，少阴经有急下之火证，厥阴经有便脓血之热证。此皆从人身中之气化也。故邪在三阳曰阳证，能化热曰热证，不能化热曰寒证；在三阴曰阴证，病阴寒曰寒证，得火化曰热证。又不可以病在阳而定为热病，在阴而必为寒也。

——清·张志聪《侣山堂类辩·卷上·阳证阴证辩》

【提要】 本论阐述外感热病之阴证、阳证与寒证、热证的区别。作者认为，热病之中，寒邪侵袭三阳经，即为阳证，其中能化热为热证，不能化热为寒证；寒邪直中于里之三阴，即为阴证，其中病阴寒为寒证，得火化为热证。

石寿棠 阴阳治法大要论*

阴阳又当审其虚实。外感实证，先病阳；内伤虚证，先病阴。病阳者，肺主之；病阴者，脾、胃、肾主之。外感上焦阳气郁闭，治以开豁，通天气也；中焦阳气燥结，治以苦辛攻下、苦辛开化，平地气也。（治实火，要使邪有出路，若纯用苦寒，逼邪深入，而无出路，非徒无益，而又害之。乃晋唐以后，医道失传。如三黄解毒诸方，毫无法律，不可从也。）中焦阳气下陷，不能上升于肺，治以升补，使地气上腾乎天也；下焦阳气外越，不能下归于肾，治以温纳，使天气下降于地也。盖先天真一之气，自下而上，与后天胃气，相接而生，而为人身之至宝。若人真阴受伤，致精不能化气，气即不能归精，于是肾中龙火内烁，而见骨蒸等证；龙火外越，而见发热、颧红、面赤等证。一火兴而五火炽，将见肝之风火雷火，心之离火，胃之燥火，又必相因而起，而见有余之象。非有余也，实下元不足所致耳！《经》曰：少火生气，壮火食气。火在丹田以下为少火，即真火；火离丹田而上为壮火，即虚火。虚火，水中之火，不得再以水灭之固也。奈何世执丹溪法，而用知母、黄柏之苦寒以扑灭之，势必愈治愈剧，如雨愈大龙愈腾，欲其潜藏也得乎？不独苦寒不可用也，即甘凉亦当慎投。

——清·石寿棠《医原·卷上·阴阳治法大要论》

【提要】 本论对外感实证与内伤虚证的病机特点与治疗原则做了简要的概括。作者认为，外感实证的病位在阳，以肺为主；内伤虚证的病位在阴，以脾、胃、肾为主。治疗外感上焦阳气郁闭，治以开豁；中焦阳气燥结，治以苦辛攻下、苦辛开化。二者均为治疗实火证，关键是要使邪有出路。中焦阳气下陷，不能上升于肺，治以升补；下焦阳气外越，不能下归于肾，治以温纳。此二者应为治疗内伤虚证。其中下焦阳气外越，是真阴受伤、下元不足所致的虚火证，不能用知母、黄柏等苦寒药物治疗。

2.2 辨 虚 实

《素问》 论辨五实五虚**

黄帝曰：余闻虚实以决死生，愿闻其情？岐伯曰：五实死，五虚死。帝曰：愿闻五实五虚？岐伯曰：脉盛，皮热，腹胀，前后不通，闷瞀，此谓五实。脉细，皮寒，气少，泄利前后，饮食不入，此谓五虚。帝曰：其时有生者何也？岐伯曰：浆粥入胃，泄注止，则虚者活；身汗得后利，则实者活。此其候也。

——《素问·玉机真脏论》

【提要】 本论阐述了辨别虚证与实证各有五种典型症状，指出无论虚证、实证，有胃气则生。

《素问》 通评虚实论

黄帝问曰：何谓虚实？岐伯对曰：邪气盛则实，精气夺则虚。帝曰：虚实何如？岐伯曰：气虚者肺虚也，气逆者足寒也，非其时则生，当其时则死。余脏皆如此。帝曰：何谓重实？岐伯曰：所谓重实者，言大热病，气热脉满，是谓重实。

帝曰：经络俱实，何如？何以治之？岐伯曰：经络皆实，是寸脉急而尺缓也，皆当治之。故曰：滑则从，涩则逆也。夫虚实者，皆从其物类始，故五脏骨肉滑利，可以长久也。帝曰：络气不足，经气有余，何如？岐伯曰：络气不足，经气有余者，脉口热而尺寒也。秋冬为逆，春夏为从，治主病者。帝曰：经虚络满，何如？岐伯曰：经虚络满者，尺热满，脉口寒涩也。此春夏死秋冬生也。帝曰：治此者奈何？岐伯曰：络满经虚，灸阴刺阳；经满络虚，刺阴灸阳。

帝曰：何谓重虚？岐伯曰：脉气上虚、尺虚，是谓重虚。帝曰：何以治之？岐伯曰：所谓气虚者，言无常也。尺虚者，行步恇然。脉虚者，不象阴也。如此者，滑则生，涩则死也。

帝曰：寒气暴上，脉满而实，何如？岐伯曰：实而滑则生，实而逆则死。

帝曰：脉实满，手足寒，头热，何如？岐伯曰：春秋则生，冬夏则死。脉浮而涩，涩而身有热者死。帝曰：其形尽满何如？岐伯曰：其形尽满者，脉急大坚，尺涩而不应也。如是者，故从则生，逆则死。帝曰：何谓从则生，逆则死？岐伯曰：所谓从者，手足温也；所谓逆者，手足寒也。

帝曰：乳子而病热，脉悬小者，何如？岐伯曰：手足温则生，寒则死。帝曰：乳子中风热，喘鸣肩息者，脉何如？岐伯曰：喘鸣肩息者，脉实大也。缓则生，急则死。

帝曰：肠澼便血，何如？岐伯曰：身热则死，寒则生。帝曰：肠澼下白沫，何如？岐伯曰：脉沉则生，脉浮则死。帝曰：肠澼下脓血，何如？岐伯曰：脉悬绝则死，滑大则生。帝曰：肠澼之属，身不热，脉不悬绝，何如？岐伯曰：滑大者曰生，悬涩者曰死，以脏期之。

帝曰：癫疾何如？岐伯曰：脉搏大滑，久自已；脉小坚急，死不治。帝曰：癫疾之脉，虚实何如？岐伯曰：虚则可治，实则死。

帝曰：消瘅虚实何如？岐伯曰：脉实大，病久可治；脉悬小坚，病久不可治。

帝曰：形度、骨度、脉度、筋度，何以知其度也？帝曰：春亟治经络，夏亟治经输，秋亟治六腑，冬则闭塞，闭塞者，用药而少针石也。所谓少针石者，非痈疽之谓也，痈疽不得顷时回。痈不知所，按之不应手，乍来乍已，刺手太阴傍三痏与缨脉各二。掖痈大热，刺足少阳五，刺而热不止，刺手心主三，刺手太阴经络者大骨之会各三。暴痈筋缓，随分而痛，魄汗不尽，胞气不足，治在经俞。

腹暴满，按之不下，取手太阳经络者，胃之募也，少阴俞去脊椎三寸傍五，用员利针。霍乱，刺俞傍五，足阳明及上傍三。刺痫惊脉五：针手太阴各五，刺经太阳五，刺手少阴经络傍者一，足阳明一，上踝五寸刺三针。

凡治消瘅、仆击、偏枯、痿厥、气满发逆，肥贵人则高梁之疾也。隔塞闭绝，上下不通，则暴忧之病也。暴厥而聋，偏塞闭不通，内气暴薄也。不从内，外中风之病，故瘅留著也。跖跛，寒风湿之病也。

黄帝曰：黄疸暴痛，癫疾厥狂，久逆之所生也。五脏不平，六腑闭塞之所生也。头痛耳鸣，九窍不利，肠胃之所生也。

——《素问·通评虚实论》

【提要】 所谓"通评虚实"，即统论虚实，是对诊治疾病中的虚实问题，作总结性的陈述。本论以"邪气盛则实，精气夺则虚"为重点，讨论病证的虚实、症状，以及重虚重实、经络的虚实、脉的虚实等内容。邪气，指风寒暑湿之邪，邪盛则为实证；精气，指人体的正

气；夺，是虚损的意思。邪气盛则实，精气夺则虚，即邪气盛，就是实证，正气被伤，就是
虚证。气热脉满者，则为重实；有脉虚气虚者，则为重虚。本论对后世辨析证候虚实属性具
有重要指导意义。此外，文中还论及乳子病、肠澼、癫疾、消瘅等病的虚实证候，及部分疾
病的刺法等。

《素问》　论虚实之要※

黄帝问曰：愿闻虚实之要？岐伯对曰：气实形实，气虚形虚，此其常也，反此者病。谷盛
气盛，谷虚气虚，此其常也，反此者病。脉实血实，脉虚血虚，此其常也，反此者病。

帝曰：何如而反？岐伯曰：气盛身寒，此谓反也。气虚身热，此谓反也。谷入多而气少，
此谓反也。谷不入而气多，此谓反也。脉盛血少，此谓反也。脉少血多，此谓反也。

气盛身寒，得之伤寒；气虚身热，得之伤暑。谷入多而气少者，得之有所脱血，湿居其下
也；谷入少而气多者，邪在胃及与肺也。脉少血多者，饮中热也；脉大血少者，脉有风气，水
浆不入，此之谓也。

夫实者气入也，虚者气出也。气实者热也，气虚者寒也。入实者，左手开针空也；入虚者，
左手闭针空也。

——《素问·刺志论》

【提要】　本论阐述疾病之虚实的辨识要点。指出凡气实形实、气虚形虚、谷盛气盛、谷
虚气虚、脉实血实、脉虚血虚者，皆为正常；而与此相反者，如气盛身寒、气虚身热、谷入多
而气少、谷不入而气多、脉盛血少、脉少血多，皆为反常，反常者得之则为疾病。

张仲景　辨虚证实证※

发汗后，恶寒者，虚故也。不恶寒，但热者，实也。当和胃气，与调胃承气汤。

——汉·张仲景《伤寒论·卷三·辨太阳病脉证并治中》

【提要】　本论阐述误下复汗，致阴阳两虚的变证。素体阳虚，发汗太过，更伤阳气，故
见虚寒证；素体阳盛，发汗过多，外邪侵犯阳明，伤津化燥，转属阳明胃家实证。

张仲景　由谵语郑声辨虚实※

夫实则谵语，虚则郑声。郑声者，重语也。直视，谵语，喘满者死，下利者亦死。

——汉·张仲景《伤寒论·卷五·辨阳明病脉证并治》

【提要】　本论阐述通过分辨谵语和郑声，以判断证候虚实属性。谵语多由邪热亢盛扰乱
神明所致，郑声为精气虚衰而神无所主所致。

◆ 王叔和　辨虚实※ ◆

人有三虚三实，何谓也？然：有脉之虚实，有病之虚实，有诊之虚实。脉之虚实者，脉来软者为虚，牢者为实。病之虚实者，出者为虚，入者为实；言者为虚，不言者为实；缓者为虚，急者为实。诊之虚实者，痒者为虚，痛者为实；外痛内快为外实内虚，内痛外快为内实外虚。故曰虚实也。

问曰：何谓虚实？答曰：邪气盛则实，精气夺则虚。何谓重实？所谓重实者，言大热病，气热脉满，是谓重实。

问曰：经络俱实如何？何以治之？答曰：经络皆实是寸脉急而尺缓也，当俱治之。故曰滑则顺，涩则逆。夫虚实者，皆从其物类。始五脏骨肉滑利，可以长久。

——晋·王叔和《脉经·卷一·平虚实》

【提要】　本论阐述脉、病、诊、经络各有虚实之辨。

◆ 《中藏经》　虚实大要论 ◆

病有脏虚脏实，腑虚腑实，上虚上实，下虚下实，状各不同，宜深消息。

肠鸣气走，足冷手寒，食不入胃，吐逆无时，皮毛憔悴，肌肉皱敛，耳目昏塞，语声破散，行步喘促，精神不收，此五脏之虚也。诊其脉，举指而活，按之而微，看在何部，以断其脏也。又，按之沉、小、弱、微、短、涩、软、濡，俱为脏虚也。虚则补益，治之常情耳。

饮食过多，大小便难，胸膈满闷，肢节疼痛，身体沉重，头目昏眩，唇肿胀，咽喉闭塞，肠中气急，皮肉不仁，暴生喘乏，偶作寒热，疮疽并起，悲喜时来，或自痿弱，或自高强，气不舒畅，血不流通，此脏之实也。诊其脉，举按俱盛者，实也。又，长、浮、数、疾、洪、紧、弦、大，俱曰实也。看在何经，而断其脏也。

头疼目赤，皮热骨寒，手足舒缓，血气壅塞，丹瘤更生，咽喉肿痛，轻按之痛，重按之快，食饮如故，曰腑实也。诊其脉，浮而实大者是也。

皮肤瘙痒，肌肉䐜胀，食饮不化，大便滑而不止。诊其脉，轻手按之得滑，重手按之得平，此乃腑虚也，看在何经，而正其时也。

胸膈痞满，头目碎痛，饮食不下，脑项昏重，咽喉不利，涕唾稠黏。诊其脉，左右寸口沉结实大者，上实也。

颊赤心忪，举动颤栗，语声嘶嗄，唇焦口干，喘乏无力，面少颜色，颐颔肿满，诊其左右寸脉弱而微者，上虚也。

大小便难，饮食如故，腰脚沉重，脐腹疼痛，诊其左右手脉，尺中脉伏而涩者，下实也。

大小便难，饮食进退，腰脚沉重，如坐水中，行步艰难，气上奔冲，梦寐危险，诊其左右尺中脉滑而涩者，下虚也。病人脉微涩短小，俱属下虚也。

——六朝·佚名氏《中藏经·卷上·虚实大要论》

【提要】　本论阐述辨别病证虚实的重要性，认为病有脏虚脏实、腑虚腑实、上虚上实、下虚下实，其症状、脉象各不相同，并逐一列举了部分虚、实证候的症状与脉象。

杨士瀛　虚实分治论

夫疾病之生也，皆因外感内伤，生火生湿，湿而生热，火而生痰，四者而已。审其为少壮新病，是湿则燥之，是火则泻之，是湿而生热则燥湿而兼清热，是火而生痰则泻火而兼豁痰，无余蕴矣。审其为老衰久病，又当半攻半补焉。如气虚而有湿热痰火，则以四君子汤补气而兼燥湿清热、豁痰泻火；如血虚而有痰火湿热，则以四物汤补血而兼泻火豁痰、清热燥湿。如此则攻补兼施，庶乎可也。予故曰：少壮新病攻邪为主，老衰久疾补虚为先。若夫阴虚火动，脾胃衰弱；真阴者水也，脾胃者土也。土虽喜燥，然太燥则草木枯槁；水虽喜润，然太润则草木湿烂。是以补脾胃、补肾之剂，务在润燥得宜，亦随病加减焉。

——宋·杨士瀛《仁斋直指方论·卷之一：总论·虚实分治论》

【提要】　本论阐述虚、实证候特点不同，及补虚泻实之治疗大法。作者认为，疾病无论外感、内伤，皆可分为湿、热、痰、火四种病邪所致。如少壮新病，应以攻邪为主，以燥湿、泻火、清热、豁痰之法治疗；如老衰久病，应半攻半补，补虚为先，以补气或补血之法配合攻邪之法治疗。此外，阴虚火动，脾胃衰弱之证，补脾胃补肾要注意润燥得宜。

张介宾　虚实篇

虚实者，有余不足也。有表里之虚实，有气血之虚实，有脏腑之虚实，有阴阳之虚实。

凡外入之病多有余，内出之病多不足。实言邪气实则当泻，虚言正气虚则当补。凡欲察虚实者，为欲知根本之何如，攻补之宜否耳。夫疾病之实，固为可虑，而元气之虚，虑尤甚焉。

故凡诊病者，必当先察元气为主，而后求疾病。若实而误补，随可解救，虚而误攻，不可生矣。然总之虚实之要，莫逃乎脉。如脉之真有力真有神者，方是真实证。脉之似有力似有神者，便是假实证。矧脉之无力无神，以至全无力全无神者哉，临证者万毋忽此。

表实者，或为发热，或为身痛，或为恶热掀衣，或为恶寒鼓栗。寒束于表者无汗，火盛于表者有疡。走注而红痛者，知营卫之有热；拘急而酸疼者，知经络之有寒。

里实者，或为胀为痛，或为痞为坚，或为闭为结，或为喘为满，或懊恼不宁，或躁烦不眠，或气血积聚，结滞腹中不散，或寒邪热毒深留脏腑之间。

阳实者，为多热恶热。阴实者，为痛结而寒。气实者，气必喘促而声色壮厉。血实者，血必凝聚而且痛且坚。

心实者，多火而多笑。肝实者，两胁少腹多有疼痛，且复多怒。脾实者，为胀满气闭，或为身重。肺实者，多上焦气逆，或为咳喘。肾实者，多下焦壅闭，或痛或胀，或热见于二便。

表虚者，或为汗多，或为肉战，或为怯寒，或为目暗羞明，或为耳聋眩运，或肢体多见麻木，或举动不胜劳烦，或为毛槁而肌肉削，或为颜色憔悴而神气索然。

里虚者，为心怯心跳，为惊惶，为神魂之不宁，为津液之不足。或为饥不能食，或为渴不喜冷，或畏张目而视，或闻人声而惊。上虚则饮食不能运化，或多呕恶而气虚中满。

下虚则二阴不能流利，或便尿失禁，肛门脱出，而泄泻遗精。在妇人则为血枯经闭，及堕胎崩淋带浊等证。

阳虚者，火虚也，为神气不足，为眼黑头眩，或多寒而畏寒。阴虚者，水亏也，为亡血失血，为戴阳，为骨蒸劳热。气虚者，声音微而气短似喘。血虚者，肌肤干涩而筋脉拘挛。

心虚者，阳虚而多悲。肝虚者，目眈眈无所见，或阴缩筋挛而善恐。脾虚者，为四肢不用，或饮食不化，腹多痞满而善忧。肺虚者，少气息微，而皮毛燥涩。肾虚者，或为二阴不通，或为两便失禁，或多遗泄，或腰脊不可俯仰，而骨酸痿厥。

诸痛之可按者为虚，拒按者为实。

胀满之虚实。仲景曰：腹满不减，减不足言，当下之。腹满时减，复如故，此为寒，当与温药。夫减不足言者，以中满之甚，无时或减，此实胀也，故当下之。腹满时减者，以腹中本无实邪，所以有时或减。既减而腹满如故者，以脾气虚寒而然，所以当与温药，温即兼言补也。

《内经》诸篇皆以神气为言。夫神气者，元气也。元气完固，则精神昌盛，无待言也。若元气微虚，则神气微去，元气大虚，则神气全去，神去则机息矣，可不畏哉。《脉要精微论》曰：夫精明者，所以视万物，别黑白，审长短。以长为短，以白为黑，如是则精衰矣。言而微，终日乃复言者，此气夺也。衣被不敛，言语善恶不避亲疏，此神明之乱也。仓廪不藏者，是门户不要也。水泉不止，是膀胱不藏也。得守者生，失守者死。

夫五脏者，身之强也；头者，精明之府，头倾视深，精神将夺矣。背者，胸中之府，背曲肩垂，府将坏矣。腰者，肾之府，转摇不能，肾将惫矣。膝者，脚之府，屈伸不能，行则偻俯，骨将惫矣。骨者，髓之府，不能久立，行则振掉，骨将惫矣。得强则生，失强则死。此《内经》之言虚证也，当察其意。

虚者宜补，实者宜泻，此易知也。而不知实中复有虚，虚中复有实，故每以至虚之病，反见盛势，大实之病，反有羸状，此不可不辨也。如病起七情，或饥饱劳倦，或酒色所伤，或先天不足，及其既病，则每多身热便闭，戴阳胀满，虚狂假斑等证，似为有余之病，而其因实由不足，医不察因，从而泻之，必枉死矣。又如外感之邪未除，而留伏于经络，食饮之滞不消，而积聚于脏腑，或郁结逆气有不可散，或顽痰瘀血有所留藏，病久致羸，似乎不足，不知病本未除，还当治本。若误用补，必益其病矣。此所谓"无实实，无虚虚，损不足而益有余"，如此死者，医杀之耳。

——明·张介宾《景岳全书·一卷·传忠录（上）·虚实篇》

【提要】　本论阐述虚实证候的辨识方法。作者首先明确了虚实的概念，即元气之有余与不足；而后分类详细论述了表里之虚实、气血之虚实、脏腑之虚实、阴阳之虚实的症状表现，诸痛、胀满等症辨别虚实的要点，以及实中有虚、虚中有实、真实假虚、真虚假实等情况的鉴别。

沈明生　因病似虚因虚致病论

万病不出乎虚实两端，万方不越乎补泻二法。顾治实之法，犹易知易行，姑置弗论。惟是治虚之法，自古难之。世运日衰，元气日薄，虚病日众，方书日繁，而治法日误，何欤？良由误于因病似虚，因虚致病之分耳。请得论之。

所谓因病似虚者，其人本无他恙，或感六淫之邪，或伤饮食之积，或为情志怫郁，或为气血瘀留，以致精神昏昧，头目昏花，懒于言语，倦于动作，口中无味，面目痿黄，气短脉沉，厥冷泄泻，种种见证，羸状虽彰，而郁邪内固。病者每多不谨于恒，无不以虚自据，而畏攻畏凉，傍人但执外见之形，无不指其虚而劝补。医者复多不明标本，专听陈言病源，辄投补剂。即有明者，知其因病似虚，而又首鼠两端，恐遭疑讪。迁延时日，坐失机宜，邪得补而愈甚，积得补而愈深。怫郁者，解散靡从；瘀留者，滋蔓益甚。又安知此病之所为，非虚之所致也？苟非先去其病，安能即疗其虚。譬之城池失守，而寇盗得以乘之，乃不事驱攘，惟汲汲于增堵置陴，终当劫资燔舍，斩关排楗而后已。亦何益于事哉？故曰：因病似虚者，病为本而虚为标，治本而标自已。与其畏虚而酿成不可起之病，孰若去病而犹冀有可补之虚也。倘有以养正则邪自去，君子进则小人退之说为喻，是故大虚之中兼有实者论也。若夫因病似虚之不可补，又如一齐众楚，虽进君子之药，转为小人进之用矣。

所谓因虚致病者，其人先天之赋禀素弱，后天之调养复乖。或纵欲而伤精，或心苦而神耗，或处境有冻馁劳役，或任情有骄姿宴安。精伤者，肾旷其作强之官；神耗者，心失其君主之用。形寒饮冷伤肺，饥饱劳役伤脾，贫贱者多有之；大怒逆气伤肝，醇醴厚味伤胃，富贵者多有之。内藏既伤，外患易作，以致阳虚恶寒，阴虚恶热，上气喘满，胁胀腹膨，前后不通，躁扰闷乱，饮食不入，脉大无根，种种形证，虚而类实。虽肌肉未脱，而神宰消亡，即起居如常，而患端萌伏。然变证百出，本乎一虚，于此应补之际，而病患旁人转生疑虑，或谓外邪未散，或谓内积未除。欲补阴，畏寒凉之伤脾；欲补阳，畏燥热之助火。加之以无断之医，迁就苟合，幸试图功。殊不知此病之所为，皆虚之所致也！苟不专治其虚，安能分治其实。譬之旱涝相仍，四民失业，盗贼因而蜂起，使非告灾施赦，发粟赈贫，而犹以征朱为事，恐朱之则不可胜朱，盗贼未靖而元气益受困矣。故曰：因虚致病者，虚为本而病为标，亦治本而标自已。与其去病而虚不可保，毋宁补虚而病可渐除。倘医者徒知应补，而又不别夫营卫、阴阳、逆从、反正，阳虚而补阴，则如水益深；阴虚而补阳，则如火益热，犹之因病似虚之法，而治因虚致病之讹也。

辨此二者，则虚证治之斯易，又何有方书日众，治法日误之虑哉！

——清·叶天士《叶选医衡·卷上·因病似虚因虚致病论》

【提要】 本论阐述因病似虚与因虚致病的形成原因与鉴别方法。因病似虚是指患病后出现精神昏昧，头目昏花，懒于言语，倦于动作，口中无味，面目痿黄，气短脉沉，厥冷泄泻等种种类似虚证的表现。因病似虚，病为本而虚为标，应先治其病，不能乱用补法，否则"邪得补而愈甚，积得补而愈深"。故，因病似虚虽表现为虚象，但实际上其中又有实证的特点。所谓因虚致病，是指其人先天之赋禀素弱，后天失于调养而导致的疾病。虽然疾病的表现变证百出，但其虚为本而病为标，必须先用补法，"补虚而病可渐除"。

张志聪 邪正虚实辩

岐伯曰：夫百病之始生也，皆生于风雨寒暑，阴阳喜怒，饮食居处，大惊卒恐，则血气分离，阴阳破散，经络厥绝，脉道不通，阴阳相逆，卫气稽留，经脉虚空，血气不次，乃失其常。《通评虚实论》曰：邪气盛则实，精气夺则虚。又曰：邪之所凑，其正必虚。是凡病未有不为邪气所伤，而即为正气虚脱者也。是以大骨枯槁，大肉陷下，胸中气满，喘息不便，皆因外感风寒，内伤五志之所致。故凡病当先却其邪，调其血气，顺其所逆，通其所稽，则阴阳和平，而正气自复。若止知补虚，而不清理其病，邪病一日不去，正气一日不复，渐积至久而成不救之虚脱矣。又常见少年子女，因感外邪，而为发热，咳嗽，或为唾血，或为夜热，不行清理其邪，而致阴阳破散，血气干枯，有不数月而死者，有不周岁而死者，而曰此百日怯也，此周年怯也。悲夫！夫少壮之人，精神日盛，血气日生，若不因邪病而成虚怯，未之有也。有不因邪病而成虚怯者，奇恒之病也（不因外感内伤，故曰奇恒）。《大奇》篇曰：胃脉沉鼓涩，胃外鼓大，心脉小紧急，皆隔，偏枯，男子发左，女子发右。年不满二十者，三岁死（从内而外，故曰发）。夫人之荣卫血气、皮肉筋骨，皆资生于胃腑水谷之精。胃脉沉鼓涩者，胃虚而生气衰也。血气不能荣养于身，故成偏枯之证。年未满二十者，精神正盛，血气方殷，而反见此衰败之证，此因先天所秉之元气虚薄，而后天不能资培，斯成自损之病，然亦至三年之久，而不致于速死。审辨邪正虚实，临证要紧关头，名医之门多疾，若能分别救治，庶几其有瘳乎！

——清·张志聪《侣山堂类辩·卷上·邪正虚实辩》

【提要】 本论阐述如何辨析邪正虚实间的相互关系。作者认为，外邪侵袭是虚证的源头，故"凡病未有不为邪气所伤，而即为正气虚脱者"。因此，治疗时应当先祛除内外邪气，使血气畅达，促进正气自我恢复；如果只顾补虚，而不清理其病，邪病一日不去，正气一日不复，渐积至久而成不救之虚脱的危重病情。

徐灵胎 寒热虚实真假论

病之大端，不外乎寒热虚实，然必辨其真假，而后治之无误。假寒者，寒在外而热在内也，虽大寒而恶热饮。假热者，热在外而寒在内也，虽大热而恶寒饮。此其大较也。假实者，形实而神衰，其脉浮、洪、芤、散也。假虚者，形衰而神全，其脉静、小、坚、实也。其中又有人之虚实，证之虚实。如怯弱之人而伤寒、伤食，此人虚而证实也。强壮之人，而失血、劳倦，此人实而证虚也。或宜正治，或宜从治，或宜分治，或宜合治，或宜从本，或宜从标，寒因热用，热因塞用，上下异方，煎丸异法，补中兼攻，攻中兼补。精思妙术，随变生机，病势千端，立法万变，则真假不能惑我之心，亦不能穷我之术，是在博求古法而神明之。稍执己见，或学力不至，其不为病所惑者，几希矣！

——清·徐灵胎《医学源流论·卷上·病·寒热虚实真假论》

【提要】 本论阐述寒热虚实真假的基本证候特点与辨证要点。其中假寒与假热的辨证要点在饮水，假寒虽大寒而恶热饮，假热虽大热而恶寒饮；假实与假虚的辨证要点在脉象，假实其脉浮、洪、芤、散，假虚其脉静、小、坚、实。此外，还要辨别人体质之虚实与病证之虚实的不同。

刘仕廉 阴虚证论

阴虚者，水亏其源。如口渴咽焦，引水自救；或躁扰狂越，欲卧泥中；或五心烦热，而消瘅骨蒸；或二便秘结，而溺如浆汁；或吐血衄血，咳嗽遗精；或斑黄无汗者，由津液之枯涸；或中风瘫痪者，以精血之败伤：凡此皆无根之焰。有因火不归源，皆阴不足以配阳，病在阴中之水也。王太仆云：寒之不寒，是无水也。无水者，壮水之主，以制阳光。如六味、左归饮丸之类是也。

——清·刘仕廉《医学集成·阴虚证论》

【提要】　本论简述阴虚证的证候特点、基本病机与证治。阴虚证的病机是"水亏其源"，治疗应遵循"壮水之主，以制阳光"的原则。

刘仕廉　阳虚证论

阳虚者，火衰其本。火亏于下，则阳衰于上。或神气昏沉，或动履困倦，或头目眩晕而七窍偏废，咽喉哽噎而呕恶气短，皆上焦之阳虚也；有饮食不化而吞酸反胃，痞满膈塞而水泛为痰，皆中焦之阳虚也；有清浊不分而肠鸣滑泄，阳痿精寒而脐腹多痛，皆下焦之阳虚也。又或畏寒洒洒，火脏之阳虚，不能御寒也；肌肉鼓胀，土脏之阳虚，不能制水也；拘挛痛痹，木脏之阳虚，不能营筋也；寒嗽虚喘，身凉自汗，金脏之阳虚，不能保肺也；精遗血泄，二便失禁，腰脊如折，筋疼骨痛，水脏之阳虚，精髓内竭也。凡此皆阳虚之证也。王太仆云：热之不热，是无火也，无火者，益火之源，以消阴翳。如八味、右归饮丸之类是也。

——清·刘仕廉《医学集成·阳虚证论》

【提要】　本论阐述阳虚证的证候特点、基本病机与证治。阳虚证的病机是"火衰其本"，治疗应遵循"益火之源，以消阴翳"的原则。

莫枚士　病无纯虚论

以人之虚，因天之虚，为贼邪病，自春分至秋分之寒，自秋分至春分之热是也；以人之虚，因天之实，为正邪病，自春分至秋分之热，自秋分至春分之寒是也。总言之，则寒、热二者以应二气；析言之，则寒、热、凉、温四者以应四时，而皆生于风。故《内经》曰：风者百病之长也。风之温者必挟湿，其凉者但为风，与寒热分主四时，《灵·九宫》所谓春湿、夏热、秋风、冬寒是也。然湿与寒热，惟当其王时则有之，而风乃四时皆有，故风之病人独多。人以劳役解脱、喜怒阴阳、饮食醉饱、人鬼惊恐、跌打堕压、虫兽咬伤而致虚，有一于此，则风即凑之；其在湿与寒、热之令，及有贼邪时者，亦各凑之。故曰：邪之所凑，其气必虚。第既凑之后，反见为实。其为状也，有相半者，有相过者，无纯虚也。惟大病被汗、吐、下后，邪去而气血不能遽复，及妇人新产后而液去，而形气不足以充，则纯虚。然一在病后，一则非病，不可以治病之法治之。夫病无纯虚，则方无蛮补，无足怪者。或难之曰：老年聋盲，非纯虚乎？答曰：此亦风也。老年血气当衰，药不能托，且托之而后者乘虚续至，故永不愈耳！其不愈者在虚，其为病者仍属风。

——清·莫枚士《研经言·卷一·病无纯虚论》

【提要】　本论提出"病无纯虚"的观点，认为人因各种内伤病因而导致虚证的同时，较易感受到风、湿、寒、热各种外邪的侵袭，形成本虚标实、内外错杂之病。因而并不存在纯粹得虚证，治疗虚证时也不能用"蛮补"之法，而要认清其邪之所在，扶正祛邪二法相机而用。

顾松园　论辨虚实寒热真假※*

大实有羸状，误补益疾；至虚有盛候，反泻衔冤。阴症似乎阳，清之必毙；阳症似乎阴，温之必亡。盖积聚在中，按之则痛，色红气粗，脉来有力，实也；甚则嘿嘿不欲语，肢体不欲动，或眩晕昏花，或泄泻不止，是大实有羸状也。若误补之，是盛盛也。心下痞痛，按之则止，色悴声短，脉来无力，虚也；甚则胀极而食不得入，气不得舒，便不得利，是至虚有盛候也。若误泻之，是虚虚也。

阴盛之极，往往格阳，身热面红，口干喜冷，手足躁扰，语言谵妄，脉来洪大，悉似阳症，但身虽炽热，而欲得衣被，口虽喜冷，而不得下咽，手足虽躁扰，而神则静，语言虽妄，而声则微，脉虽洪大，而按之无力。若误清之，是以水济水也。阳盛之极，往往发厥，手足逆冷，自汗发呃，身卧如塑，六脉细微，悉似阴症；审其内症，必气喷如火，咽干口臭，舌苔芒刺，渴欲饮冷，谵语太息，喜凉恶热，心腹胀满，按之痛甚，小便必黄赤短少，大便必臭秽殊常。若误温之，是以火济火也。

——清·顾松园《顾松园医镜·卷五：乐集·格言汇纂·辨证大纲》

【提要】　本论阐述虚性病证临床可表现出某些亢盛、有余的征象，实性病证也可出现某些衰退、不足的症状，即所谓"大实有羸状""至虚有盛候"。而寒证与热证亦然，"阴盛之极，往往格阳""阳盛之极，往往发厥"。医者诊病，应注意辨析临床征象的真与假，治病求本，避免犯"虚虚""实实"之戒。

周学海　虚实补泻论*

虚实者，病之体类也。补泻者，治之律令也。前人论之详矣。兹撮其要者，与平日读书之所记，汇辑于此，以为温故之一助云。夫《内》《难》、仲景之论虚实也，其义甚繁。

有以正气盛衰分虚实者，所谓脉来疾去迟，外实内虚；来迟去疾，外虚内实也。有以邪盛正衰分虚实者，所谓邪气盛则实，精气夺则虚也。有以病者为实，不病为虚者，所谓内痛外快、内实外虚，外痛内快、外实内虚也。有以病者为虚，不病为实者，所谓阳盛阴虚，下之则愈，汗之则死；阴盛阳虚，汗之则愈，下之则死也。有以病在气分无形为虚，血分有形为实者，白虎与承气之分也。有以病之微者为虚，甚者为实者，大小陷胸与泻心之辨也。有以病之动者为虚，静者为实者，在脏曰积，在腑曰聚是也。有以病之痼者为实，新者为虚者，久病邪深，新病邪浅也。有以寒为虚，以热为实者，阳道常实，阴道常虚之义也。有以寒为阴实阳虚，热为阳实阴虚者，阴阳对待，各从其类之义也。有以气上壅为实，下陷为虚，气内结为实，外散为虚者，是以病形之积、散、空、坚言之也。至如从前来者为实邪，从后来者为虚邪，此又五行子母顺逆衰旺之大道也。《内经》首篇，即以虚邪与贼风同警，所谓去而不去，命曰气淫，乘其所胜，而侮所不胜。后世以虚邪为不治自愈，不亦谬乎？此虚实之大略也。

——清·周学海《读医随笔·卷一·证治总论·虚实补泻论》

【提要】　本论阐述虚证与实证的辨别依据，认为虚实证候的临床辨别内容非常复杂。根据文献有：以正邪相对盛衰分虚实，有病与不病分虚实，有以病邪在气分、血分别虚实，有以病之动静定虚实，有以病之痼新断虚实，有以寒热判虚实，有以气上壅与下陷析虚实，有以气内结与外散论虚实，更有以病邪从前后方向侵袭人体辨虚实邪气等，从不同角度对人体证候进行虚实属性的划分，临床医生需要灵活把握，随机应变。

汪蕴谷　审虚实*

《经》曰：五实死，五虚死。虚者固难补救，而实者亦多丧命。医家详辨之，庶虚实不致混淆，而投剂立效矣。盖外感之实，邪气实也。实中有真虚，正不胜邪，邪乘虚而内陷也。内伤之虚，根本虚也。虚中有假实，火热为害，灼津液而耗血也。如伤寒有虚实矣，病在阳者多实，病在阴者多虚；腹痛有虚实矣，痛而拒按者多实，痛而喜按者多虚；咳嗽有虚实矣，鼻塞声重者多实，痰血潮热者多虚。虚实二字，乃诸症之大纲，举三者而千万症之虚实，亦了然于心目之间也。

故风、寒、暑、湿、燥、火之邪，或在表，或在里，或在腑，必有所居而直指之，邪之实也。若无六淫之邪而为病者，则惟情欲以伤内，劳倦以伤外，非实似实，及细审之。乃症之虚也。实实虚虚，安可不明其义耶？夫世人之病，百不一实；而世间之医，百不一补。以新病为实似矣，而久病亦以为实也。以补不效为实似矣，而表散不应，犹以为实也。以外症为实似矣，而脉象空虚亦以为实也。是实而误补邪增，尚可解救，虚而误攻气散，不可救药。喜攻恶补之弊，其何以挽回哉？

且实症易医，虚症难疗；真实易认，假实难辨。设内症寒热面赤，舌干口苦，牙宣鼻衄，头痛心烦，大小便不利，脉来数大，或弦细急数，当此之际，莫不以芩、连、知、柏之属清火为先。岂知阴不维阳，五内水亏，无根之焰不敛，病势危笃。明者急投六味汤壮水之主，八味汤益火之源。俾阴液生而阳火藏，精气回而坎离交，庶可有救也。设外症壮热不退，口渴不饮，烦躁不宁，大便不解，舌黑如墨。小便如血，两脉虚数，或沉细而数。当此之时，莫不以白虎承气汤为治。岂知阴盛隔阳，内真寒而外现假热，危在顷刻。明者急用附子理中汤，或人参八味汤之属，反佐从治。俾虚阳敛而阴寒现，真元复而外邪退，方可得生。又有二三候后潮热肌瘦，人倦力怯，胸闷少食，口渴引饮，小便赤涩，大便秘结，不能起立。斯时莫不以病久大虚拟之，及诊两脉沉细有力而数，明者速进承气汤一剂，大便通而邪解，精神旺而火除，庶可无虞也。不然，一匕之投，误人不浅。书不云乎：至虚有盛候，大实有羸状。真假之别，非诊脉之精，历症之熟，未易窥其虚实。虚者用参、芪而安，实者用膏、连而起。视夫以实为虚，以虚为实者，不啻霄壤之隔矣。

——清·汪蕴谷《杂症会心录·卷上·审虚实》

【提要】　本论阐述虚证与实证的证候特点及辨治。作者认为，外感之实证是正气虚而导致的邪气实；内伤之虚证是正气虚，而其中有时会表现出真虚假实的症状。因而，在临床上虚证的情况要远多于实证。同时，作者还提出了"实症易医，虚症难疗"的观点，认为如在临床上遇到实而误补的情况尚可挽回，一旦虚而误攻则预后非常凶险。此外，"真实易认，假实难辨"，论中着重阐述了如何辨认虚实真假证候。

2.3 辨 寒 热

《灵枢》 辨胃肠寒热※＊

黄帝曰：便病人奈何？岐伯曰：夫中热消瘅，则便寒；寒中之属，则便热。胃中热则消谷，令人悬心善饥。脐以上皮热，肠中热，则出黄如糜。脐以下皮寒，胃中寒，则腹胀；肠中寒，则肠鸣飧泄。胃中寒，肠中热，则胀而且泄；胃中热，肠中寒，则疾饮，小腹痛胀。

——《灵枢·师传》

【提要】 本论阐述通过分析患者胃肠及排泄物的状况，辨别胃肠病证的寒热属性。

《灵枢》 辨胃寒胃热证※＊

黄帝曰：人之善饥而不嗜食者，何气使然？岐伯曰：精气并于脾，热气留于胃，胃热则消谷，谷消故善饥。胃气逆上，则胃脘寒，故不嗜食也。

——《灵枢·大惑论》

【提要】 本论阐述通过消谷与善饥的不同表现，辨别胃气的寒热属性。

张仲景 辨寒热真假※

病人身大热，反欲得衣者，热在皮肤，寒在骨髓也；身大寒，反不欲近衣者，寒在皮肤，热在骨髓也。

——汉·张仲景《伤寒论·卷二·辨太阳病脉证并治上》

【提要】 本论举例说明分别寒热真假的要点。发热恶寒是外感病常见的表现，如何准确识别发热恶寒，是辨别病证的表里与寒热真假之关键。作者以本论为例，提示应关注病人某些相互矛盾的症状，透过现象探求本质，以分别寒热真假。

张仲景 辨胃中寒热※＊

病人脉数，数为热，当消谷引食，而反吐者，此以发汗，令阳气微，膈气虚，脉乃数也。数为客热，不能消谷，以胃中虚冷，故吐也。

——汉·张仲景《伤寒论·卷三·辨太阳病脉证并治中》

【提要】 本论阐述发汗不当，导致胃中虚冷的脉证，辨数脉所主寒热真假。

张仲景 辨寒热※*

阳明病，若能食，名中风；不能食，名中寒。

——汉·张仲景《伤寒论·卷五·辨阳明病脉证并治》

【提要】 本论联系阳明中风与中寒，用能食和不能食，以测胃阳的盛衰，而区别其寒热属性。

《中藏经》 寒热论

人之寒热往来者，其病何也？此乃阴阳相胜也。阳不足则先寒后热，阴不足则先热后寒。又，上盛则发热，下盛则发寒。皮寒而燥者，阳不足；皮热而燥者，阴不足。皮寒而寒者，阴盛也；皮热而热者，阳盛也。发热于下，则阴中之阳邪也；发热于上，则阳中之阳邪也。寒起于上，则阳中之阴邪也；寒起于下，则阴中之阴邪也。寒而颊赤多言者，阳中之阴邪也；热而面青多言者，阴中之阳邪也。寒而面青多言者，阴中之阴邪也；若不言者，不可治也。阴中之阴中者，一生九死；阳中之阳中者，九生一死。阴病难治，阳病易医。诊其脉候，数在上，则阳中之阳也；数在下，则阴中之阳也。迟在上，则阳中之阴也；迟在下，则阴中之阴也。数在中，则中热；迟在中，则中寒。寒用热取，热以寒攻，逆顺之法，从乎天地，本乎阴阳也。天地者，人之父母也；阴阳者，人之根本也。未有不从天地阴阳者也。从者生，逆者死，寒之又寒，热之又热者生。《金匮大要论》云：夜发寒者从，夜发热者逆；昼发热者从，昼发寒者逆。从逆之兆，亦在乎审明。

——六朝·佚名氏《中藏经·卷上·寒热论》

【提要】 本论依据患者临床表现辨析了病证之寒热属性，认为人之寒热往来，是阴阳相胜的结果，列举了各种阴阳之有余、不足与寒热病证的关系。论中还提出"阴病难治，阳病易医"的观点，及"寒用热取，热以寒攻"的治疗原则等。

李东垣 辨寒热

外伤寒邪之证，与饮食失节、劳役形质之病及内伤饮食，俱有寒热。举世尽将内伤饮食失节，劳役不足之病，作外伤寒邪、表实有余之证，反泻其表，枉死者岂胜言哉！皆由不别其寒热耳。今细为分解之。

外伤寒邪，发热恶寒，寒热并作。其热也，翕翕发热，又为之拂拂发热，发于皮毛之上，如羽毛之拂，明其热在表也，是寒邪犯高之高者也。皮肤毛腠者，阳之分也，是卫之元气所滋养之分也。以寒邪乘之，郁遏阳分，阳不得伸，故发热也。其面赤，鼻气壅塞不通，心中烦闷，稍似袒裸，露其皮肤，已不能禁其寒矣。其表上虚热，止此而已。其恶寒也，虽重衣下幕，逼近烈火，终不能御其寒，一时一日，增加愈甚，必待传入里作下证乃罢。其寒热齐作，无有间断也。

其内伤饮食不节，或劳役所伤，亦有头痛、项痛、腰痛，与太阳表证微有相似，余皆不同，论中辨之矣。内伤不足之病，表上无阳，不能禁风寒也，此则常常有之；其躁热发于肾间者，间而有之，与外中寒邪，略不相似。其恶风寒也，盖脾胃不足，荣气下流，而乘肾肝，此痿厥气逆之渐也。若胃气平常，饮食入胃，其荣气上行，以舒于心肺，以滋养上焦之皮肤腠理之元气也；既下流，其心肺无有禀受，皮肤间无阳，失其荣卫之外护，故阳分皮毛之间虚弱，但见风见寒，或居阴寒处，无日阳处，便恶之也，此常常有之，无间断者也。但避风寒及温暖处，或添衣盖，温养其皮肤，所恶风寒便不见矣。是热也，非表伤寒邪，皮毛间发热也。乃肾间受脾胃下流之湿气，闭塞其下，致阴火上冲，作蒸蒸而躁热，上彻头顶，旁彻皮毛，浑身躁热，作须待祖衣露居，近寒凉处即已，或热极而汗出亦解。彼外伤恶寒发热，岂有汗出者乎？若得汗，则病愈矣。以此辨之，岂不如黑白之易见乎！

当内虚而伤之者躁热也，或因口吸风寒之气，郁其阴火，使咽膈不通，其吸入之气欲入，为膈上冲脉之火所拒，使阴气不得入，其胸中之气为外风寒所遏而不得伸，令人口开目瞪，极则声发于外，气不能上下，塞于咽中而气欲绝。又或因哕因呕因吐，而躁热发必有所因，方有此证，其表虚恶风寒之证复见矣。

表虚之弱，为阴火所乘，躁发须臾而过，其表虚无阳，不任风寒复见矣。是表虚无阳，常常有之，其躁热则间而有之，此二者不齐，躁作寒已，寒作躁已，非如外伤之寒热齐作，无有间断也。

百病俱有身热，又谓之肌热，又谓之皮肤间热，以手扪之方知者是也，乃肌体有形之热也。亦须皆待阴阳既和，汗出则愈矣。慎不可于此上辨之。以其虚实内外病皆有之，故难辨耳。只根据此说，病患自觉发热恶寒之热及躁作之热上辨之，为准则矣。

——金·李东垣《内外伤辨惑论·卷上·辨寒热》

【提要】 本论阐述外伤寒邪与内伤饮食所引发寒热之间的差别。外伤寒邪的表现是发热恶寒的表证，而内伤饮食则不同，其热证是肾间受脾胃下流湿气的闭塞，阴火上冲而导致躁热。对于二者的鉴别，不能看有无汗出，而是要靠患者自觉症状确定，内伤饮食畏寒与燥热是间断出现的，"躁作寒已，寒作躁已"，而外伤之恶寒发热则是同时出现，这是二者鉴别诊断的准则。

张介宾 辨寒热虚实※

如寒热之真假者，真寒则脉沉而细，或弱而迟，为厥逆，为呕吐，为腹痛，为飧泄下利，为小便清频，即有发热，必欲得衣，此浮热在外而沉寒在内也。真热则脉数有力，滑大而实，为烦躁喘满，为声音壮厉，或大便秘结，或小水赤涩，或发热掀衣，或胀疼热渴。此皆真病，真寒者宜温其寒，真热者直解其热，是当正治者也。

至若假寒者，阳证似阴，火极似水也。外虽寒而内则热，脉数而有力，或沉而鼓击，或身寒恶衣，或便热秘结，或烦渴引饮，或肠垢臭秽。此则恶寒非寒，明是热证，所谓热极反兼寒化，亦曰阳盛隔阴也。假热者，阴证似阳，水极似火也。外虽热而内则寒，脉微而弱，或数而虚，或浮大无根，或弦芤断续，身虽炽热而神则静，语虽谵妄而声则微，或虚狂起倒而禁之即止，或蚊迹假斑而浅红细碎，或喜冷水而所用不多，或舌胎面赤而衣被不撤，或小水多利，或大便不结。此则恶热非热，明是寒证，所谓寒极反兼热化，亦曰阴盛隔阳也。此皆假病，假寒者清其内热，内清则浮阴退舍矣；假热者温其真阳，中温则虚火归原矣。是当从治者也。

——明·张介宾《类经·十二卷·论治类·四、气味方制治法逆从》

【提要】 本论阐述寒热真假的临床不同表现，认为真寒热之证应采用正治法，如寒者热之、热者寒之；假寒热之证应采用从治法，即"假寒者清其内热，内清则浮阴退舍矣；假热者温其真阳，中温则虚火归原矣"。

🔶 张介宾 寒热篇 🔶

寒热者，阴阳之化也。阴不足则阳乘之，其变为热；阳不足则阴乘之，其变为寒。故阴胜则阳病，阴胜为寒也。阳胜则阴病，阳胜为热也。热极则生寒，因热之甚也；寒极则生热，因寒之甚也。阳虚则外寒，寒必伤阳也；阴虚则内热，热必伤阴也。阳盛则外热，阳归阳分也；阴盛则内寒，阴归阴分也。寒则伤形，形言表也；热则伤气，气言里也。故火旺之时，阳有余而热病生；水旺之令，阳不足而寒病起。人事之病由于内，气交之病由于外。寒热之表里当知，寒热之虚实亦不可不辩。

热在表者，为发热头痛，为丹肿斑黄，为揭去衣被，为诸痛疮疡。热在里者，为瞀闷胀满，为烦渴喘结，或气急叫吼，或躁扰狂越。热在上者，为头痛目赤，为喉疮牙痛，为诸逆冲上，为喜冷舌黑。热在下者，为腰足肿痛，为二便秘涩，或热痛遗精，或溲浑便赤。寒在表者，为憎寒，为身冷，为浮肿，为容颜青惨，为四肢寒厥。寒在里者，为冷咽肠鸣，为恶心呕吐，为心腹疼痛，为恶寒喜热。寒在上者，为吞酸，为膈噎，为饮食不化，为嗳腐胀哕。寒在下者，为清浊不分，为鹜溏痛泄，为阳痿，为遗尿，为膝寒足冷。病人身大热，反欲得近衣者，热在皮肤，寒在骨髓也；身大寒，反不欲近衣者，寒在皮肤，热在骨髓也，此表证之辨。若内热之甚者，亦每多畏寒。此当以脉证参合察之，真寒之脉，必迟弱无神；真热之脉，必滑实有力。

阳脏之人多热，阴脏之人多寒。阳脏者，必平生喜冷畏热，即朝夕食冷，一无所病，此其阳之有余也。阴脏者，一犯寒凉，则脾肾必伤，此其阳之不足也。第阳强者少，十惟二三；阳弱者多，十常五六。然恃强者多反病，畏弱者多安宁。若或见彼之强而忌我之弱，则与侏儒观场、丑妇效颦者无异矣。

——明·张介宾《景岳全书·一卷·传忠录（上）·寒热篇》

【提要】 本论阐述对寒热证候的辨识，系统解释了寒热与阴阳虚实的关系，逐一列举了表、里、上、下之寒热的临床表现，以及寒热真假的临床鉴别，并描述了所谓"阳脏之人""阴脏之人"的体质特点与寒热病证的关系。

🔶 张介宾 寒热真假篇 🔶

寒热有真假者，阴证似阳，阳证似阴也。盖阴极反能躁热，乃内寒而外热，即真寒假热也；阳极反能寒厥，乃内热而外寒，即真热假寒也。假热者，最忌寒凉；假寒者，最忌温热。察此之法，当专以脉之虚实强弱为主。

假热者，水极似火也。凡病伤寒，或患杂证，有其素禀虚寒，偶感邪气而然者，有过于劳倦而致者，有过于酒色而致者，有过于七情而致者，有原非火证，以误服寒凉而致者。凡真热本发热，而假热亦发热。其证则亦为面赤躁烦，亦为大便不通，小便赤涩，或为气促，咽喉肿痛,或为发热,脉见紧数等证。昧者见之,便认为热,妄投寒凉,下咽必毙。不知身虽有热,而里寒格阳,或虚阳不敛者,多有此证。但其内证,则口虽干渴,必不喜冷,即喜冷者,饮亦不多,或大便不实,或先硬后溏,或小水清频,或阴枯黄赤,或气短懒言,或色黯神倦,或起倒如狂,而禁之则止,自与登高骂詈者不同,此虚狂也;或斑如蚊迹而浅红细碎,自与紫赤热极者不同,此假斑也。凡假热之脉,必沉细迟弱,或虽浮大紧数而无力无神,此乃热在皮肤,寒在脏腑,所谓恶热非热,实阴证也。凡见此内颓内困等证,而但知攻邪,则无有不死。急当以四逆、八味、理阴煎、回阳饮之类,倍加附子填补真阳,以引火归源,但使元气渐复,则热必退藏,而病自愈。所谓火就燥者,即此义也。故凡见身热脉数,按之不鼓击者,此皆阴盛格阳,即非热也。仲景治少阴证面赤者,以四逆汤加葱白主之。东垣曰:面赤目赤,烦躁引饮,脉七八至,按之则散者,此无根之火也。以姜附汤加人参主之。《外台秘要》曰:阴盛发躁,名曰阴躁,欲坐井中,宜以热药治之。

假寒者,火极似水也。凡伤寒热甚,失于汗下,以致阳邪亢极,郁伏于内,则邪自阳经传入阴分,故为身热发厥,神气昏沉,或时畏寒,状若阴证。凡真寒本畏寒,而假寒亦畏寒,此热深厥亦深,热极反兼寒化也。大抵此证,必声壮气粗,形强有力,或唇焦舌黑,口渴饮冷,小便赤涩,大便秘结,或因多饮药水,以致下痢纯清水,而其中仍有燥粪,及矢气极臭者,察其六脉必皆沉滑有力,此阳证也。凡内实者,宜三承气汤择而用之。潮热者,以大柴胡汤解而下之。内不实者,以白虎汤之类清之。若杂证之假寒者,亦或为畏寒,或为战栗,此以热极于内而寒侵于外,则寒热之气两不相投,因而寒栗,此皆寒在皮肤,热在骨髓,所谓恶寒非寒,明是热证。但察其内证,则或为喜冷,或为便结,或小水之热涩,或口臭而躁烦,察其脉必滑实有力。凡见此证,即当以凉膈、芩连之属,助其阴而清其火,使内热既除,则外寒自伏。所谓水流湿者,亦此义也。故凡身寒厥冷,其脉滑数,按之鼓击于指下者,此阳极似阴,即非寒也。

假寒误服热药,假热误服寒药等证,但以冷水少试之。假热者,必不喜水,即有喜者,或服后见呕,便当以温热药解之。假寒者,必多喜水,或服后反快而无所逆者,便当以寒凉药解之。

——明·张介宾《景岳全书·卷之一·传忠录(上)·寒热真假篇》

【提要】 本论阐述对寒热真假症状的辨识要点。当病情发展到寒极或热极的时候,有时会出现某些与病机寒、热本质相反的症状或体征,即"假象"。内有真热而外见某些假寒的"热极似寒"证候,即为真热假寒;内有真寒而外见某些假热的"寒极似热"证候,即为真寒假热。此类证候的诊断,当专以脉之虚实强弱为鉴别关键。治疗时应注意,假热者,最忌用寒凉药物;假寒者,最忌用温热药物。

冯兆张 虚实寒热大小总论

凡身寒脉细,二便如常,一切疾病患后及汗出不食者,是虚。若身热脉大,二便不利,能食闷瞀,烦躁甚渴者,是实。面红如桃花色者,里盛外实也。大便黄稠,小便清澈者,阴阳分而脏内实也。夏不畏热,冬不畏寒,手足温暖者,禀气壮实,而表里安和也。面㿠白色者,气血衰少也。便粪青色者,胃与大肠虚冷也。吐乳食者,胸胃有寒冷也。乳食不消化者,脾虚也。遇冬而恶寒，逢夏而中热者，禀气怯弱，阴阳俱虚也。诸候出者为虚，入者为实，言者为虚，不言者为实，缓者为虚，急者为实，濡者为虚，坚者为实，痒者为虚，痛者为实。外痛内快者，外实内虚；外快内痛者，外虚内实。心腹皮肤内外诸痛，按之而止者为虚，按之而痛者是实。凡皮虚则热，脉虚则惊，内虚则重，筋虚则急，骨虚则痛，体虚则惰，肠虚则泄。三阳实，三阴虚，则汗不出；三阴实，三阳虚，则汗不止。大凡诊治，先须察其新久虚实。虚则补母，实则泻子。如肺虚而痰实者，固当利下，先宜实脾，后与泻肺是也。凡肺病而复见肝症，咬牙呵欠者，易治，盖肝虚不能胜肺故也。若目直大叫，项急顿闷者，是肺病久虚，肝家强直反胜也，难痊。

　　　　　——清·冯兆张《冯氏锦囊秘录·杂症大小合参卷三·详虚实寒热大小总论合参》

　　【提要】　本论阐述各种虚、实病证的症状特点。作者认为，通过临证辨识虚实寒热，一方面为临床确定治则治法提供依据，另一方面为病患预后之判断提供借鉴。

杨栗山　寒热为治病大纲领辨

　　客有过而问之者曰：闻子著《寒温条辨》，将发明伤寒乎，抑发明温病也？特念无论伤寒温病，未有不发于寒热者，先贤之治法，有以为热者，有以为寒者，有以为寒热之错出者，此为治病大纲领，盍为我条分而辩论焉。余曰：愿受教。客曰：《内经》云：热病者，伤寒之类也。人之伤于寒也，则为病热。未入于府者，可汗而已；已入于府者，可下而已。三阳三阴，五脏六腑皆受病，荣卫不行，脏腑不通，则死矣。又曰：其未满三日者，可汗而已；其满三日者，可下而已。《内经》直言伤寒为热，而不言其有寒。仲景《伤寒论》垂一百一十三方，用桂、附、人参者八十有奇，仲景治法与《内经》不同，其故何也？余曰：上古之世，恬淡浑穆，精神内守，即有伤寒，一清热而痊可，此《内经》道其常也。世不古若，人非昔比，以病有浅深，则治有轻重，气禀日趋于浇薄，故有郁热而兼有虚寒，此仲景尽其变也。

　　客又曰：伤寒以发表为第一义，然麻黄、桂枝、大青龙每苦于热而难用，轻用则有狂躁、斑黄、衄血、亡阳之失，致成热毒坏病，故河间自制双解散、凉膈散、三黄石膏汤。若麻黄、桂枝、大青龙果不宜用，仲景何以列于一百一十三方之首乎？致使学者视仲景书，欲伏焉而不敢决，欲弃焉而莫之外。夫仲景为医家立法不祧之祖，而其方难用，其故何也？余曰：伤寒以病则寒，以时则寒，其用之固宜。若用于温病，诚不免狂躁、斑黄、衄血、亡阳之失矣。辛温发散之药，仲景盖为冬月触冒风寒之常气而发之伤寒设，不为感受天地疵疠旱潦之杂气而发之温病设。仲景治温病必别有方论，今不见者，其亡之也。叔和搜采仲景旧论之散落者以成书，功莫大矣。但惜其以自己之说，杂于仲景所言之中，使玉石不分耳。温病与伤寒异治处，惟刘河间、王安道始倡其说，兼余屡验得凶厉大病，死生在数日间者，惟温病为然。而发于冬月之正伤寒者，百不一出，此河间所制双解、凉膈、三黄石膏，清泻内热之所以可用，而仲景麻黄、桂枝、大青龙，正发汗者之所以不可用也。盖冬月触冒风寒之常气而病，谓之伤寒；四时触受疵疠之杂气而病，谓之温病。由其根源之不一，故脉证不能相同，治法不可相混耳。

　　客又曰：人有伤寒初病，直中三阴，其为寒证无疑矣。又有初病三阳，本是热证，传至三阴，里实可下，止该用承气、抵当，乃间有寒证可温可补，又用理中、四逆其故何也？余曰：

以初本是热证，或久病枯竭，或暴感风寒，或饮食生冷，或过为寒凉之药所攻伐，遂变成阴证。所云"害热未已，寒证复起，始为热中，末传寒中"是也。且人之虚而未甚者，胃气尚能与邪搏，而为实热之证。若虚之甚者，亡阳于外，亡阴于内，上而津脱，下而液脱，不能胜其邪之伤，因之下陷，而里寒之证作矣。热极生寒，其证多危，以气血之虚脱也。

客又曰：寒热互乘，虚实错出，既闻命矣。子之治疗，果何以得其宜，条辨之说，可闻否乎？余曰：证治多端，难以言喻。伤寒自表传里，里证皆表证侵入于内也；温病由里达表，表证即里证浮越于外也。大抵病在表证，有可用麻黄、桂枝、葛根辛温发汗者，伤寒是也；有可用神解、清化、升降、芳香、辛凉、清热者，温病是也。在半表半里证，有可用小柴胡加减和解者，伤寒是也；有可用增损大柴胡、增损三黄石膏汤内外攻发者，温病是也。在里证，有可用凉膈、承气咸寒攻伐者，温病与伤寒大略同；有可用理阴、补阴、温中、补中调之养之者，温病与伤寒大略同。但温病无阴证，宜温补者，即所云四损不可正治也。若夫伤寒直中三阴之真寒证，不过理中、四逆、附子、白通，一于温补之而已。至于四时交错，六气不节，以致霍乱、疟痢、吐泻、咳嗽、风温、暑温、湿温、秋温、冬温等病，感时行之气而变者，或热或寒，或寒热错出，又当观其何时何气，参酌伤寒温病之法，以意消息而治之。此方治之宜，大略如此。而变证之异，则有言不能传者，能知意在言表，则知所未言者矣。

客又曰：子之治疗，诚无可易矣。第前辈诸名家，皆以为温暑之病本于伤寒而得之，而子独辨温病与伤寒根源异、治法异、行邪伏邪异、证候异、六经脉证异，并与时气之病异，得勿嫌于违古乎？余曰：吾人立法立言，特患不合于理，无济于世耳。果能有合于理，有济于世，虽违之庸何伤？客唯唯而退。因靅括其说曰：寒热为治病大纲领辨，尚祈临病之工，务须辨明的确。或为伤寒，或为温病，再谛审其或属热，或属寒，或属寒热错出，必洞悉于胸中，然后诊脉定方，断不可偏执己见，亦不可偏信一家之谬说，庶不至于差错也。

——清·杨栗山《伤寒瘟疫条辨·卷一·寒热为治病大纲领辨》

【提要】 本论阐述伤寒与温病之间的差别，作者在此提出"冬月触冒风寒之常气而病，谓之伤寒；四时触受疵疠之杂气而病，谓之温病"，以此来区分伤寒与温病之不同。论中认为伤寒是自表传里，其里证皆表证侵入于内；温病是由里达表，表证即里证浮越于外，故二者治法不同。

2.4 辨 表 里

◀《素问》 凭脉辨表里※*▶

寸口脉沉而坚者，曰病在中；寸口脉浮而盛者，曰病在外……脉盛滑坚者，曰病在外；脉小实而坚者，病在内。

——《素问·平人气象论》

【提要】 本论阐述通过寸口脉象辨别疾病阴阳属性。

张仲景　辨表里证※*

伤寒不大便六七日，头痛有热者，与承气汤。其小便清者，知不在里，仍在表也，当须发汗；若头痛者必衄，宜桂枝汤。

——汉·张仲景《伤寒论·卷三·辨太阳病脉证并治中》

【提要】　本论阐述通过小便清否，辨别表证、里证并分别处治。

张仲景　论表证误下后辨表里缓急※*

伤寒医下之，续得下利，清谷不止，身疼痛者，急当救里；后身疼痛，清便自调者，急当救表。救里宜四逆汤，救表宜桂枝汤。

——汉·张仲景《伤寒论·卷三·辨太阳病脉证并治中》

【提要】　本论阐述表证误下伤阳，形成太阳表邪未解，又兼少阴阳虚表里同病之辨治。

张介宾　表证篇

表证者，邪气之自外而入者也。凡风寒暑湿火燥，气有不正，皆是也。《经》曰：清风大来，燥之胜也；风木受邪，肝病生焉。热气大来，火之胜也；金燥受邪，肺病生焉。寒气大来，水之胜也；火热受邪，心病生焉。湿气大来，土之胜也；寒水受邪，肾病生焉。风气大来，木之胜也；土湿受邪，脾病生焉。又曰：冬伤于寒，春必病温。春伤于风，夏生飧泄。夏伤于暑，秋必咳疟。秋伤于湿，冬生咳嗽。又曰：风从其冲后来者为虚风，伤人者也，主杀主害者。凡此之类，皆言外来之邪。但邪有阴阳之辨，而所伤亦自不同。盖邪虽有六，化止阴阳。阳邪化热，热则伤气；阴邪化寒，寒则伤形。伤气者，气通于鼻，鼻通于脏。故凡外受暑热而病有发于中者，以热邪伤气也。伤形者，浅则皮毛，深则经络，故凡外受风寒而病为身热体痛者，以寒邪伤形也。《经》曰：寒则腠理闭，气不行，故气收矣。炅则腠理开，营卫通，汗大泄，故气泄矣。此六气阴阳之辨也。然而六邪之感于外者，又惟风寒为最。盖风为百病之长，寒为杀厉之气。人身内有脏腑，外有经络，凡邪气之客于形也，必先舍于皮毛；留而不去，乃入于孙络；留而不去，乃入于络脉；留而不去，乃入于经脉，然后内连五脏，散于肠胃，阴阳俱感，五脏乃伤，此邪气自外而内之次也。然邪气在表，必有表证，既见表证，则不可攻里。若误攻之，非惟无涉，且恐里虚则邪气乘虚愈陷也。表证既明，则里证可因而解矣。故表证之辨，不可不为之先察。

人身脏腑在内，经络在外，故脏腑为里，经络为表。在表者，手足各有六经，是为十二经脉。以十二经脉分阴阳，则六阳属腑为表，六阴属脏为里。以十二经脉分手足，则足经之脉长而且远，自上及下，遍络四体，故可按之以察周身之病。手经之脉短而且近，皆出入于足经之间，故凡诊伤寒外感者，则但言足经不言手经也。然而足之六经，又以三阳为表，三阴为里。而三阳之经，则又以太阳为阳中之表，以其脉行于背，背为阳也。阳明为阳中之里，以其脉行于腹，腹为阴也。少阳为半表半里，以其脉行于侧，三阳传遍而渐入三阴也。故凡欲察表证者，但当分前后左右，而以足三阳经为主。然三阳之中，则又惟太阳一经，包覆肩背，外为周身之纲维，内连五脏六腑之肓腧？此诸阳之主气，犹四通八达之衢也。

故凡风寒之伤人，必多自太阳经始。

足三阴之经皆自脚上腹，虽亦在肌表之间，然三阴主里，而凡风寒自表而入者，未有不由阳经而入阴分也。若不由阳经迳入三阴者，即为直中阴经，必连脏矣。故阴经无可据之表证。

寒邪在表者，必身热无汗，以邪闭皮毛也。

寒邪客于经络，必身体疼痛，或拘急而酸者，以邪气乱营气，血脉不利也。

寒邪在表而头痛者，有四经焉。足太阳脉挟于头顶，足阳明脉上至头维，足少阳脉上行两角，足厥阴脉上会于巅，皆能为头痛也。故惟太阴、少阴皆无头痛之证。

寒邪在表多恶寒者，盖伤于此者必恶此，所谓伤食恶食，伤寒恶寒也。

邪气在表，脉必紧数者，营气为邪所乱也。

太阳经脉起目内，上顶巅，下项，挟脊行腰，故邪在太阳者，必恶寒发热而兼头项痛，腰脊强，或膝酸疼也。

阳明经脉起自目下，循面鼻，行胸腹。故邪在阳明者，必发热微恶寒，而兼目痛鼻干不眠也。

少阳为半表半里之经，其脉绕耳前后，由肩井下胁肋。故邪在少阳者，必发热而兼耳聋胁痛，口苦而呕，或往来寒热也。

以上皆三阳之表证，但见表证，则不可攻里。或发表，或微解，或温散，或凉散，或温中托里而为不散之散，或补阴助阴而为云蒸雨化之散。呜呼！意有在而言难尽也。惟慧者之心悟之。

表证之脉。仲景曰：寸口脉浮而紧，浮则为风，紧则为寒，风则伤卫，寒则伤营，营卫俱病，骨节烦疼，当发其汗也。《脉经》注曰：风为阳，寒为阴，卫为阳，营为阴，风则伤阳，寒则伤阴，各从其类而伤也。故卫得风则热，营得寒则痛，营卫俱病，故致骨节烦疼，当发汗解表而愈。

浮脉本为属表，此固然也。然有邪寒初感之甚者，拘束卫气，脉不能达，则必沉而兼紧，此但当以发热身痛等表证参合而察之，自可辨也。又若血虚动血者，脉必浮大。阴虚水亏者，脉必浮大。内火炽盛者，脉必浮大。关阴格阳者，脉必浮大。若此者，俱不可一概以浮为表论，必当以形气病气有无外证参酌之。若本非表证，而误认为表，则杀人于反掌之间矣。

外感寒邪，脉大者，必病进，以邪气日盛也。然必大而兼紧，方为病进。若先小而后大，及渐大渐缓者，此以阴转阳，为胃气渐至，将解之兆也。

寒邪未解，脉息紧而无力者，无愈期也。何也？盖紧者，邪气也。力者，元气也，紧而无力，则邪气有余而元气不足也。元气不足，何以逐邪？临此证者，必能使元阳渐充，则脉渐有力，自小而大，自虚而实，渐至洪滑，则阳气渐达，表将解矣。若日见无力，而紧数日进，则危亡之兆也。

病必自表而入者，方得谓之表证，若由内以及外，便非表证矣。《经》曰：从内之外者调其内，从外之内者治其外。从内之外而盛于外者，先治其内而后治其外；从外之内而盛于内者，先治其外而后调其内。此内外先后之不可不知也。

伤风、中风，虽皆有风之名，不可均作表证。盖伤风之病，风自外入者也。可散之、温之而已，此表证也。中风之病，虽形证似风，实由内伤所致。本无外邪，故不可以表证论治。法具本条。

发热之类，本为火证，但当分辨表里。凡邪气在表发热者，表热而里无热也，此因寒邪，治宜解散。邪气在里发热者，必里热先甚而后及于表也，此是火证，治宜清凉。凡此内外，皆可以邪热论也。若阴虚水亏而为骨蒸夜热者，此虚热也。又不可以邪热为例，惟壮水滋阴可以治之。

湿燥二气，虽亦外邪之类，但湿有阴阳，燥亦有阴阳。湿从阴者为寒湿，湿从阳者为湿热。燥从阳者因于火，燥从阴者发于寒。热则伤阴，必连于脏。寒则伤阳，必连于经。

此所以湿燥皆有表里，必须辨明而治之。

湿证之辨，当辨表里。《经》曰：因于湿，首如裹。又曰：伤于湿者，下先受之。若道路冲风冒雨，或动作辛苦之人，汗湿沾衣，此皆湿从外入者也。若嗜好酒浆生冷，以致泄泻、黄疸、肿胀之类，此湿从内出者也。在上在外者，宜微从汗解；在下在里者，宜分利之。

湿热者宜清宜利；寒湿者宜补脾温肾。

燥证之辨，亦有表里。《经》曰：清气大来，燥之胜也，风木受邪，肝病生焉。此中风之属也。盖燥胜则阴虚，阴虚则血少，所以或为牵引，或为拘急，或为皮腠风消，或为脏腑干结，此燥从阳化，营气不足，而伤乎内者也。治当以养营补阴为主。若秋令太过，金气胜而风从之，则肺先受病，此伤风之属也。盖风寒外束，气应皮毛，故或为身热无汗，或为咳嗽喘满，或鼻塞声哑，或咽喉干燥，此燥以阴生，卫气受邪，而伤乎表者也。治当以轻扬温散之剂，暖肺去寒为主。

——明·张介宾《景岳全书·一卷·传忠录（上）·表证篇》

【提要】　本论阐述表里辨证是分析病位外内和病势浅深的辨证方法。表里是相对的概念。一般而言，病位在皮毛、肌腠、经络为表，病位在脏腑、气血、骨髓属里。作者认为表里的概念还可以进一步划分，如脏腑与经络之间，"脏腑在内，经络在外，故脏腑为里，经络为表"；以经络言，"六阳属腑为表，六阴属脏为里，足之六经，又以三阳为表，三阴为里"；三阳经中又以"太阳为阳中之表""阳明为阳中之里""少阳为半表半里"等。作者分析了表里证的成因，"表证者，邪气之自外而入者也。凡风寒暑湿火燥，气有不正，皆是也"。此外，还逐一列举了伤寒、伤风、发热、湿证、燥证等表里辨证的诊察要点。

张介宾　里证篇

里证者，病之在内在脏也。凡病自内生，则或因七情，或因劳倦，或因饮食所伤，或为酒色所困，皆为里证。以此言之，实属易见，第于内伤外感之间，疑似之际，若有不明，未免以表作里，以里作表，乃致大害。故当详辨也。

身虽微热，而汗出不止，及无身体酸疼拘急，而脉不紧数者，此热非在表也。

证似外感，不恶寒，反恶热，而绝无表证者，此热盛于内也。

凡病表证，而小便清利者，知邪未入里也。

表证已具，而饮食如故，胸腹无碍者，病不及里也。若见呕恶口苦，或心胸满闷不食，乃表邪传至胸中，渐入于里也。若烦躁不眠，干渴谵语，腹痛自利等证，皆邪入于里也。若腹胀喘满，大便结硬，潮热斑黄，脉滑而实者，此正阳明胃腑里实之证，可下之也。

七情内伤，过于喜者，伤心而气散。心气散者，收之养之。过于怒者，伤肝而气逆，肝气逆者，平之抑之。过于思者，伤脾而气结，脾气结者，温之豁之。过于忧者，伤肺而气沉，肺气沉者，舒之举之。过于恐者，伤肾而气怯，肾气怯者，安之壮之。

饮食内伤，气滞而积者，脾之实也，宜消之逐之；不能运化者，脾之虚也，宜暖之助之。

酒湿伤阴，热而烦满者，湿热为病也。清之泄之；酒湿伤阳，腹痛泻利呕恶者，寒湿之病也，温之补之。

劳倦伤脾者，脾主四肢也。须补其中气。

色欲伤肾而阳虚无火者，兼培其气血；阴虚有火者，纯补其真阴。

痰饮为患者，必有所本，求所从来，方为至治。若但治标，非良法也。详具本条。

五脏受伤，本不易辨，但有诸中必形诸外，故肝病则目不能视而色青，心病则舌不能言而舌赤，脾病则口不知味而色黄，肺病则鼻不闻香臭而色白，肾病则耳不能听而色黑。

——明·张介宾《景岳全书·一卷·传忠录（上）·里证篇》

【提要】 本论阐述里证的常见临床表现和机理。作者指出，里证的形成大体有三种途径：一是表证不解，病邪入里；二是外邪"直中"脏腑；三是七情内伤、饮食劳倦等致脏腑失调、气血津液失常。故作者说："里证者，病之在内、在脏也。凡病自内生，则或因七情，或因劳倦，或因饮食所伤，或为酒色所困，皆为里证。"

🔖 张介宾　表里辨 🔖

阳邪在表则表热，阴邪在表则表寒。阳邪在里则里热，阴邪在里则里寒。邪在半表半里之间而无定处，则往来寒热。邪在表则心腹不满，邪在里则心腹胀痛。邪在表则呻吟不安，邪在里则躁烦闷乱。邪在表则能食，邪在里则不能食。不欲食者，邪在于表里之间，未至于不能食也。邪在表则不烦不呕，邪在里则烦满而呕。凡初见心烦喜呕，及胸膈渐生痞闷者，邪在表方传里也，不可攻下。凡病本在表，外证悉具，而脉反沉微者，以元阳不足，不能外达也，但当救里，以助阳散寒为上策。

——明·张介宾《景岳全书·七卷·伤寒典（上）·表里辨》

【提要】 本论阐述病邪在表与在里所表现出的不同症状，及相应的鉴别诊断要点。

🔖 吴又可　似表非表，似里非里 🔖

时疫初起，邪气盘踞于中，表里阻隔，里气滞而为闷，表气滞而为头疼身痛。因见头疼身痛，往往误认为伤寒表证，因用麻黄、桂枝、香苏、葛根、败毒、九味羌活之类，此皆发散之剂，强求其汗，妄耗津液，经气先虚，邪气不损，依然发热。更有邪气传里，表气不能通于内，必壅于外，每至午后潮热，热甚则头胀痛，热退即已，此岂表实者耶？以上似表，误为表证，妄投升散之剂，经气愈实，火气上升，头疼转甚，须下之，里气一通，经气降而头疼立止。若果感冒头疼，无时不痛，为可辨也。且有别证相参，不可一途而取。若汗若下后，脉静身凉，浑身肢节反加痛甚，一如被杖，一如坠伤，少动则痛若号呼，此经气虚营卫行涩也。三、四日内，经气渐回，其痛渐止，虽不药必自愈，设妄引经论，以为风湿相搏，一身尽痛，不可转侧，遂投疏风胜湿之剂，身痛反剧，似此误人甚众。

伤寒传胃，即便潮热谵语，下之无辞。今时疫初起，便作潮热，热甚亦能谵语，误认为里证，妄用承气，是为诛伐无辜。不知伏邪附近于胃，邪未入腑，亦能潮热，午后热甚，亦能谵语，不待胃实而后能也。假令常疟，热甚亦作谵语。瘅疟不恶寒，但作潮热，此岂胃实者耶？以上似里，误投承气，里气先虚，及邪陷胃，转见胸腹胀满，烦渴益甚，病家见势危笃，以致更医，医见下药病甚，乃指大黄为砒毒，或投泻心，或投柴胡、枳、桔，留邪在胃，变证日增，神脱气尽而死。向则不应下而反下之，今则应下而反失下，盖因表里不明，用药前后失序之误。

——明·吴又可《温疫论·下卷·似表非表，似里非里》

【提要】　本论阐述时疫初起，邪气盘踞于中，表里阻隔的临床表现。临床可见头疼身痛，类似于伤寒表证；又有潮热谵语，类似于伤寒里证。但又不同于伤寒的表证、里证，无论是用升散之剂，还是用承气类泻热，都会导致误治。

徐灵胎　表里上下论

欲知病之难易，先知病之浅深。欲知病之浅深，先知病之部位。夫人身一也，实有表里上下之别焉。何谓表？皮肉筋骨是也。何谓里？脏腑精神是也。而经络则贯乎其间。表之病易治而难死，里之病难治而易死。此其大略也。而在表在里者，又各有难易，此不可执一而论也。若夫病本在表，而传于里，病本在里，而并及于表，是为内外兼病，尤不易治。身半已上之病，往往近于热，身半以下之病，往往近于寒。此其大略也。而在上在下，又各有寒热，此亦不可执一而论也。若夫病本在上，而传于下，病本在下，而传于上，是之谓上下兼病，亦不易治。所以然者，无病之处多，有病之处少，则精力犹可维持，使正气渐充，而邪气亦去。若夫一人之身，无处不病，则以何者为驱病之本，而复其元气乎？故善医者，知病势之盛而必传也，预为之防，无使结聚，无使泛滥，无使并合，此上工治未病之说也。若其已至于传，则必先求其本，后求其标，相其缓急而施治之。此又桑榆之收也。以此决病之生死难易，思过半矣。

——清·徐灵胎《医学源流论·卷上·经络脏腑·表里上下论》

【提要】　本论阐述疾病证候表里上下之不同。作者认为，表之病易治而难死，里之病难治而易死，若表病传里或里病及表，为内外兼病，尤不易治。

3

辨脏腑病证论

《素问》 论五脏病证[※]

　　肝病者，两胁下痛引少腹，令人善怒；虚则目䀮䀮无所见，耳无所闻，善恐，如人将捕之，取其经，厥阴与少阳。气逆，则头痛，耳聋不聪，颊肿，取血者。

　　心病者，胸中痛，胁支满，胁下痛，膺背肩胛间痛，两臂内痛；虚则胸腹大，胁下与腰相引而痛，取其经，少阴太阳，舌下血者。其变病，刺郄中血者。

　　脾病者，身重，善肌肉痿，足不收，行善瘛，脚下痛；虚则腹满肠鸣，飧泄食不化，取其经，太阴阳明少阴血者。

　　肺病者，喘咳逆气，肩背痛，汗出，尻阴股膝髀腨胻足皆痛；虚则少气不能报息，耳聋嗌干，取其经，太阴足太阳之外厥阴内血者。

　　肾病者，腹大胫肿，喘咳身重，寝汗出，憎风；虚则胸中痛，大腹小腹痛，清厥，意不乐，取其经，少阴太阳血者。

——《素问·脏气法时论》

　　【提要】　脏腑辨证，是根据脏腑的生理功能和临床表现，对疾病证候进行归纳，借以推究病机，判断病变的部位、性质、正邪盛衰情况的一种辨证方法。在《内经》中有多处内容提及不同脏腑所患疾病的疾病表现，都可以被看作是脏腑辨证方法的雏形。本论是《内经》中诸多相关内容中，比较有代表性的一例。

《素问》 论五脏热病

　　肝热病者，小便先黄，腹痛多卧，身热。热争则狂言及惊，胁满痛，手足躁，不得安卧。庚辛甚，甲乙大汗，气逆则庚辛死。刺足厥阴、少阳。其逆则头痛员员，脉引冲头也。

　　心热病者，先不乐，数日乃热。热争则卒心痛，烦闷善呕，头痛面赤无汗。壬癸甚，丙丁大汗，气逆则壬癸死。刺手少阴、太阳。

　　脾热病者，先头重颊痛，烦心颜青，欲呕身热。热争则腰痛不可用俯仰，腹满泄，两颔痛。甲乙甚，戊己大汗，气逆则甲乙死。刺足太阴、阳明。

　　肺热病者，先淅然厥，起毫毛，恶风寒，舌上黄，身热。热争则喘咳，痛走胸膺背，不得大息，头痛不堪，汗出而寒。丙丁甚，庚辛大汗，气逆则丙丁死。刺手太阴、阳明，出血如大豆，立已。

肾热病者，先腰痛胻酸，苦渴数饮，身热。热争则项痛而强，胻寒且酸，足下热，不欲言，其逆则项痛员员淡淡然；戊己甚，壬癸大汗，气逆则戊己死。刺足少阴、太阳。诸汗者，至其所胜日汗出也。

肝热病者，左颊先赤；心热病者，颜先赤；脾热病者，鼻先赤；肺热病者，右颊先赤；肾热病者，颐先赤。病虽未发，见赤色者刺之，名曰治未病。热病从部所起者，至期而已；其刺之反者，三周而已；重逆则死。诸当汗者，至其所胜日，汗大出也。

——《素问·刺热篇》

【提要】 五脏热病，不同于外感热病，通常认为指的是五脏的内伤性发热疾病。本论依据不同脏腑的疾病，对五脏的内伤热病进行归纳，属于脏腑辨证方法的运用。

钱 乙 五脏所主

心主惊。实则叫哭发热，饮水，面摇（聚珍本作"搐"）。虚则卧而悸动不安。

肝主风。实则目直，大叫，呵欠，项急，顿闷。虚则咬牙，多欠气。热则外生气，湿则内生气。

脾主困。实则困睡，身热，饮水。虚则吐泻，生风。

肺主喘。实则闷乱喘促，有饮水者，有不饮水者。虚则哽气，长出气。

肾主虚，无实也。惟疮疹，肾实则变黑陷。

更当别虚实证。假如肺病又见肝证，咬牙多呵欠者，易治，肝虚不能胜肺故也。若目直、大叫哭、项急、顿闷者，难治。盖肺久病则虚冷，肝强实而反胜肺也。视病之新久虚实，虚则补母，实则泻子。

——宋·钱乙《小儿药证直诀·卷上：脉证治法·五脏所主》

【提要】 本论阐述儿科五脏虚实辨证的基本内容，主张在病情复杂、演变无常的病变进程中，抓住突出的主症，参之以相随的兼症加以辨证治疗，删繁就简。因此，金元以后的学者，如张元素、李东垣、王好古、楼英、薛己、万全以及叶桂、王孟英等无不受其脏腑辨证思想影响。

杨士瀛 五脏病证虚实论

五脏各有所主，至其病证，莫不随所主而见焉。

面赤喜笑，舌破口干，烦躁掌热，心痛而哕，脐上有动气者，心家病也。面青多怒，胁下痛硬，咳逆目眩，肢节挛急，转筋溲难，脐左有动气者，肝家病也。（肝乘脾挟水气，故咳逆。足厥阴下终于阴器，故溲难。）面黑而恐，呵欠呻吟，齿痛骨痿，耳鸣精泄，足胫寒，腰脊痛，小腹急疼，瘕泄而里急后重，脐下有动气者，肾家病也。面白善嚏，忧愁欲哭，喘嗽气逆，咽喉不利，洒淅恶寒，时作寒热，脐右有动气者，肺家病也。面黄、善思、善噫、善嗜，中脘胀满，饮食不消，身体肿重，肢节酸疼，怠惰嗜卧，四肢不收，当脐动气，是非脾家之病乎？东莱先生有曰：肝受病则目不能视，肾受病则耳不能听，脾受病则口不能食，心受病则舌不能举。五脏病证，以此观之，不待智者而后知矣。

然而，心之恶热者何？热则脉溃浊也。肝之恶风者何？风则筋燥急也。肾何以恶燥？燥则精涸竭也。肺何以恶寒？寒则气留滞也。脾何以恶湿？湿伤肌肉，肉伤则痿肿也。五脏之病，推原及本，安有不从所受中来哉？是以脏气有余谓之实，脏气不足谓之虚。心实之候：口干，喜笑，身热，汗血，痛满乎胛、胁、膺、背之间。肝实之候：目赤，多怒，头眩，耳聋，痛引乎两胁小腹之下。肾实之候：腹膨，体肿，少气不言，骨痛，飧泄而小便黄。肺实之候：喘促咳嗽，上气鼻张，胫股肩疼而胸中满。脾气一实，必至肢体重着而不举，腹胀，尿秘而苦饥。故曰"脏气有余谓之实"者，此也。心虚则恍惚，多惊，忧烦，少色，咳唾，舌强，腰背酸疼。肝虚则眼昏，胸痛，筋胁拘挛，恐惧面青，如人将捕。肾虚则心悬如饥，胸痛引脊，厥逆，溲变，胁冷，耳鸣。肺虚则呼吸少气，鼻涕，嗌干，肺中声鸣，喘之咳血。（唾中有红缕者，此肺损，为热气所伤也。若胁下痛而唾鲜血者，此热气伤肝也。）其或吐逆泄利，饮食不消，腹胀肠鸣，四肢无力，则脾虚之证生焉。故曰"脏气不足谓之虚"者，此也。

大抵实者泻之，虚者补之，无过不及，以平为期。否则实实虚虚，损不足而益有余。如东坡先生所谓"至虚有盛势，大实有羸状"。差之毫厘，疑似之间，便有死生祸福之畏。吁！何畏哉？至若心病而直视，面黧，肝病而舌卷、囊缩，肾病而腰折、骨枯，肺病而毛焦、气出，脾病而脐突、唇反，此则五脏之气绝也。绝者无复生之理，脱遇岐、扁亦未如之何。虽然，病亦有虚实之证不同耳。邪气盛则实，精气夺则虚。脉盛、皮热、腹胀、前后不通，曰五实；脉细、皮寒、气少、前后泄利、饮食不进，曰五虚。诸病出者为虚，入者为实；阴出乘阳，阳入乘阴。言者为虚，不言者为实；缓者为虚，急者为实（阴主静则缓，阳主躁则急）；濡者为虚，坚者为实；痒者为虚，痛者为实。外痛内快者，外实内虚；外快内痛者，外虚内实。其有心腹、皮肤内外俱痛，则按之而止者虚也，按之而痛者实也。《经》所谓：皮虚则热，脉虚则惊，肉虚则重，筋虚则急，骨虚则痛，髓虚则堕，肠虚则溏泄。三阳实三阴虚，汗不出；三阴实三阳虚，汗不止。与夫脉浮而缓，自汗恶风，法当解肌；脉浮而紧，无汗恶寒，法当发汗，此表病之一虚一实。脉伏而牢，腹痛秘结，法当下之；脉沉而弱，厥冷自利，法当温之，此里病之一实一虚。内实之证，心下牢强，腹中痛满，前后不通，干呕而无物出者，死。内虚之证，厥逆烦躁而吐，利不止者，亡。是又不可不知也。故并及之。

——宋·杨士瀛《仁斋直指方论·卷一：总论·五脏病证虚实论》

【提要】 本论阐述五脏所主病证、五脏虚实临床表现之鉴别、五脏气绝的表现和诊查五脏虚实的要点。

朱丹溪 五脏虚实

肝

虚：胁下坚胀，寒热，腹满不食，如人将捕，目暗黑花，筋挛节痛，爪枯青色，善恐，脉沉细而滑。

实：胁下痛，寒热，心下坚满，气逆，头晕，颈直，背强筋急，目赤，颊肿，耳聋，善怒，脉浮大而数。

中风：左部浮弦；中寒，左关紧弦。胀水，恶血。胆主呕汁，肝主胀。

心

虚：心腹暴痛，心膈胀满，时唾清涎，多惊悲恍惚，少颜色。舌本强。脉浮虚。

实：心神烦乱，面赤，身热，口舌生疮，咽燥，头痛，手心热，衄血，喜笑，脉洪实。

中风：中风本位浮洪，中寒本位洪紧。小肠胀水主宿食胀，忧思。

脾

虚：四肢不举，饮食不化，吞酸或不下食，食则呕吐，腹痛肠鸣，溏泄，脉沉细软弱。

实：心胸烦闷，口干身热，颊肿，体重，腹胀寒饥，舌根肿，四肢怠堕，泄，下利，脉紧急实。

中风：中风本位浮迟，中寒本位沉紧细。胀水，醉饱，胃主癖胀。

肺

虚：语嘶，用力棹颤，少气不足，咽中干无津液，咳喘鼻流清涕，恐怖耳聋，脉沉缓。

实：胸膈满，上气喘逆，咽中不利，鼻赤口张，饮食无度，痰粘，肩背痛，脉不上不下。

中风：中风本位浮涩短，中寒本位紧涩。胀水，大肠主宿食、胀、溏泄。

肾

虚：腰背切痛，不得俯仰，足腿酸，手足冷，呼吸少气，骨节痛，腹结痛，面黑，耳鸣，小便数，脉浮细而数。

实：舌燥咽干肿，心烦，胸膈时痛，喘嗽，小腹满，腰强痛，体重，骨节下热，小便黄，腹腰肿，盗汗，胀泄。

中风：中风本位浮滑，中寒本位沉紧而滑。冷湿，房劳，胀水。

膀胱

虚：面赤色无液，尿多，寐中不觉，小腹气痛，攻冲腹胁。

实：小便不通，或涩，尿血，淋闭，茎中痛，脉沉濡滑。

六腑

虚：水谷不化，肠鸣泄利，吐逆，手足冷。

实：粪结，皮肤瘙痒，致厕艰难。

——元·朱丹溪《丹溪手镜·卷上·五脏虚实》

【提要】 本论列举了五脏虚实所患病证的证候特点，及五脏实证中风与中寒的脉象。

 唐容川 论辨证须知脏腑*

脏腑各有主气，各有经脉，各有部分。故其主病，亦各有见证之不同。有一脏为病，而不兼别脏之病者，单治一脏而愈。有一脏为病，而兼别脏之病者，兼治别脏而愈。业医不知脏腑，则病原莫辨，用药无方，乌睹其能治病哉？

——清·唐容川《血证论·卷一·脏腑病机论》

【提要】　本论阐述辨证须知脏腑的观点，有单独一脏为病者，也有一脏兼别脏之病者，二者治法不同。

3.1　肝胆病辨证

巢元方　肝病候※*

肝气盛，为血有余，则病目赤，两胁下痛引小腹，善怒。气逆则头眩，耳聋不聪，颊肿，是肝气之实也，则宜泻之。肝气不足，则病目不明，两胁拘急，筋挛，不得太息，爪甲枯，面青，善悲恐，如人将捕之，是肝气之虚也，则宜补之。

——隋·巢元方《诸病源候论·卷之十五·五脏六腑病诸候·肝病候》

【提要】　本论阐述肝病的证候特点。

巢元方　胆病候※*

胆象木，旺于春。足少阳其经也，肝之腑也，决断出焉。诸腑脏皆取决断于胆。其气盛为有余，则病腹内冒冒不安，身躯躯习习，是为胆气之实也，则宜泻之。胆气不足，其气上溢而口苦，善太息，呕宿汁，心下澹澹，如人将捕之，嗌中介介，数唾，是为胆气之虚也，则宜补之。

——隋·巢元方《诸病源候论·卷之十五·五脏六腑病诸候·胆病候》

【提要】　本论阐述胆病的证候特点。

孙思邈　论肝气虚实辨证※*

肝气虚则恐，实则怒；肝气虚，则梦见园苑生草得其时，梦伏树下不敢起；肝气盛，则梦怒；厥气客于肝，则梦山林树木。

——唐·孙思邈《备急千金要方·卷第十一：肝脏·肝脏脉论》

【提要】　本论阐述肝气虚实病机不同，临床表现也各异。

严用和　肝胆虚实论治

夫肝者，足厥阴之经，位居东方，属乎甲乙木，开窍于目，候于左胁。其政变动，病发惊骇，藏魂养筋者是也。与足少阳胆之经相为表里。谋虑过制，喜怒不节，疲劳之极，扰乱其经，因其虚实，由是寒热见焉。方其虚也，虚则生寒，寒苦胁下坚胀，时作寒热，腹满不食，悒悒不乐，如人将捕，眼生黑花，视物不明，口苦头痛，关节不和，筋脉挛缩，爪甲干枯，喜怒悲恐，不得太息，诊其脉沉细而滑者，皆虚寒之候也。及其实也，实则生热，热者心下坚满，两胁下痛，痛引小腹，令人善怒气逆，头晕，眦赤，恒恒，先寒后热，颈直背强，筋急不得屈伸，诊其脉浮大而数者，皆实热之候也。脉来弦而长，乃不病之脉；脉来弦而涩，或急而益劲如新张弓弦，或脉至中外急，急如循刀刃，啧啧然如按琴瑟弦者，此皆肝死矣。治之之法，当分虚实冷热而调之，以平为期。

——宋·严用和《严氏济生方·五脏门·肝胆虚实论治》

【提要】　本论分别阐述肝胆病虚证与实证的证候特点。

张元素　论肝胆病辨证※*

肝藏血，属木，胆火寄于中，主血，主目，主筋，主呼，主怒。

本病：诸风眩运，僵卧强直，惊痫，两胁肿痛，胸胁满痛，呕血，小腹疝痛，癥瘕，女人经病。

标病：寒热疟，头痛吐涎，目赤面青，多怒，耳闭，颊肿，筋挛，卵缩，丈夫癫疝，女人少腹肿痛，阴病。

胆属木，为少阳胆火，发生万物，为决断之官，十一脏取决于此。

本病：口苦，呕苦汁，善太息，心中澹澹，如人将捕之，目昏，不眠。

标病：寒热往来，痎疟，胸胁痛，头额痛，耳痛鸣聋，瘰疬结核马刀，足小趾次指不用。

——金·张元素《脏腑标本药式》

【提要】　本论阐述肝、胆的生理功能和标、本病证候特点。

唐容川　论肝胆病证※*

肝为风木之脏，胆寄其间。胆为相火，木生火也。肝主藏血，血生于心，下行胞中，是为血海。凡周身之血，总视血海为治乱。血海不扰，则周身之血无不随之而安。肝经主其部分，故肝主藏血焉。至其所以能藏之故，则以肝属木，木气冲和条达，不致遏郁，则血脉得畅。设木郁为火，则血不和。火发为怒，则血横决，吐血、错经、血痛诸证作焉。怒太甚则狂，火太甚则颊肿面青，目赤头痛。木火克土，则口燥泄痢，饥不能食，回食逆满，皆系木郁为火之见证也。若木挟水邪上攻，又为子借母势，肆虐脾经，痰饮、泄泻、呕吐、头痛之病又作矣。木之性主于疏泄，食气入胃，全赖肝木之气以疏泄之，而水谷乃化。设肝之清阳不升，则不能疏泄水谷，渗泻、中满之证在所不免。肝之清阳，即魂气也，故又主藏魂。血不养肝，火扰其魂，则梦遗不寐。肝又主筋，癥疝囊缩，皆属肝病。分部于季胁少腹之间，凡季胁、少腹疝痛皆责于肝。其经名为厥阴，谓阴之尽也。阴极则变阳，故病至此。厥深热亦深，厥微热亦微。血分不和，尤多寒热并见。与少阳相表里，故肝病及胆，亦能吐酸呕苦，耳聋目眩。于位居左，多病左胁痛。又左胁有动气，肝之主病。大略如此。

胆与肝连，司相火。胆汁味苦，即火味也。相火之宣布在三焦，而寄居则在胆腑。胆火不旺，则虚怯惊悸。胆火太亢，则口苦呕逆，目眩耳聋，其经绕耳故也。界居身侧，风火交煽，

N

则身不可转侧，手足抽掣。以表里言，则少阳之气内行三焦，外行腠理，为荣卫之枢机。逆其枢机，则呕吐胸满，邪客腠理。入与阴争则热，出与阳争则寒。故疟疾少阳主之，虚劳骨蒸亦属少阳。以荣卫腠理之间不和，而相火炽甚故也。相火挟痰则为癫痫，相火不戢则肝魂亦不宁，故烦梦遗精。且胆中相火，如不亢烈，则为清阳之木气，上升于胃，胃土得其疏达，故水谷化。亢烈则清阳遏郁，脾胃不和，胸胁之间骨尽处，乃少阳之分，病则其分多痛，经行身之侧，痛则不利屈伸。此胆经主病之大略也。

——清·唐容川《血证论·卷一·脏腑病机论》

【提要】 本论阐述肝胆的功能及其相应的证候特点。

3.2 心与小肠病辨证

巢元方 心病候*

心为脏，而主里。心气盛，为神有余，则病胸内痛，胁支满，胁下痛，膺、背、髆胛间痛，两臂内痛，喜笑不休，是心气之实也，则宜泻之。心气不足，则胸腹大，胁下与腰背相引痛，惊悸，恍惚，少颜色，舌本强，善忧悲，是为心气之虚也，则宜补之。

——隋·巢元方《诸病源候论·卷之十五·五脏六腑病诸候·心病候》

【提要】 本论阐述心病的证候特点。

巢元方 小肠病候※

小肠象火，旺于夏。手太阳其经也，心之腑也。水液之下行为溲便者，流于小肠。其气盛为有余，则病小肠热，焦竭干涩，小肠䐜胀，是为小肠之气实也，则宜泻之。小肠不足，则寒气客之，肠病惊跳不言，乍来乍去，是为小肠气之虚也，则宜补之。

——隋·巢元方《诸病源候论·卷之十五·五脏六腑病诸候·小肠病候》

【提要】 本论阐述小肠病虚实证候的不同特点。

孙思邈 论心气虚实辨证※*

心气虚则悲不已，实则笑不休。心气虚则梦救火，阳物得其时则梦燔灼；心气盛则梦喜笑及恐畏，厥气客于心则梦丘山烟火。

——唐·孙思邈《备急千金要方·卷第十三：心脏·心脏脉论》

【提要】 本论阐述心气虚实病机不同，临床表现也各异。

严用和　心小肠虚实论治*

夫心者，手少阴之经，位居南方，属乎丙丁火，为形之君，外应于舌，主宰一身，统摄诸脏血脉，灌溉溪谷，内润五脏，外卫腠理，与手太阳小肠之经相为表里。若忧愁思虑伤之，因其虚实，由是寒热见焉。方其虚也，虚则生寒，寒则血脉虚少，时多恐畏，情绪不乐，心腹暴痛，时唾清涎，心膈胀满，好忘多惊，梦寐飞扬，精神离散，其脉浮而虚者，是虚寒之候也。及其实也，实则生热，热则心神烦乱，面赤身热，口舌生疮，咽燥头痛，喜笑恐悸，手心烦热，汗出衄血，其脉洪实者，是实热之候也。诊其脉浮大而散，是不病之脉；反得浮涩而短，或前曲后倨，如操带钩，此皆心死矣。治之之法，热则清之，寒则温之，又当审其所自焉。

——宋·严用和《严氏济生方·五脏门·心小肠虚实论治》

【提要】　本论分别阐述心病虚证与实证的证候特点。

张元素　论心与小肠病辨证※*

心藏神，为君火，包络为相火，代君行令，主血，主言，主汗，主笑。
本病：诸热瞀瘛，惊惑谵妄烦乱，啼笑詈骂，怔忡健忘，自汗，诸痛痒疮疡。
标病：肌热，畏寒战栗，舌不能言，面赤目黄，手心烦热，胸胁满，痛引腰背胛肘臂。
小肠主分泌水谷，为受盛之官。
本病：大便水谷利，小便短，小便闭，小便血，小便自利，大便后血，小肠气痛，宿食，夜热旦止。
标病：身热恶寒，嗌痛颔肿，口糜，耳聋。

——金·张元素《脏腑标本药式》

【提要】　本论阐述心、小肠的生理功能和标、本病证候特点。

唐容川　论心病证※*

心者，君主之官，神明出焉。盖心为火脏，烛照事物，故司神明。神有名而无物，即心中之火气也。然此气非虚悬无着，切而指之，乃心中一点血液，湛然朗润，以含此气。故其气时有精光发见，即为神明。心之能事，又主生血。而心窍中数点血液，则又血中之最精微者，乃生血之源泉，亦出神之渊海。血虚则神不安而怔忡，有瘀血亦怔忡。火扰其血则懊侬，神不清明，则虚烦不眠。动悸惊惕，水饮克火，心亦动悸。血攻心则昏迷，痛欲死。痰入心则癫，火乱心则狂。与小肠相为表里，遗热于小肠，则小便赤涩。火不下交于肾，则神浮梦遗。心之脉上挟咽喉，络于舌本。实火上壅为喉痹，虚火上升，则舌强不能言。分部于胸前，火结则为结胸，为痞，为火痛，火不宣发则为胸痹。心之积曰伏梁，在心下大如臂，病则脐上有动气。此心经主病之大旨也。包络者，心之外卫。心为君主之官，包络即为臣。故心称君火，包络称相火，相心经宣布火化。凡心之能事，皆包络为之。见证治法，亦如心脏。

——清·唐容川《血证论·卷一·脏腑病机论》

【提要】　本论阐述心的功能及其相应的证候特点。

3.3　脾胃病辨证

巢元方　脾病候^{※*}

脾为脏，主里。脾气盛，为形有余，则病腹胀，溲不利，身重苦饥，足痿不收，胻善瘈，脚下痛，是为脾气之实也，则宜泻之；脾气不足，则四肢不用，后泄，食不化，呕逆，腹胀，肠鸣，是为脾气之虚也，则宜补之。

——隋·巢元方《诸病源候论·卷之十五·五脏六腑病诸候·脾病候》

【提要】　本论阐述脾病的证候特点。

巢元方　胃病候^{※*}

胃象土，旺于长夏。足阳明其经也，脾之腑也，为水谷之海。诸脏腑皆受水谷之气于胃。其气盛为有余，则病腹膜胀，气满，是为胃气之实也，则宜泻之。胃气不足，则饥而不受水谷，飧泄呕逆，是为胃气之虚也，则宜补之。

——隋·巢元方《诸病源候论·卷之十五·五脏六腑病诸候·胃病候》

【提要】　本论阐述胃病的证候特点。

孙思邈　论脾气虚实辨证^{※*}

脾气虚则四肢不用，五脏不安；实则腹胀，泾溲不利。脾气虚，则梦饮食不足；得其时，则梦筑垣盖屋。脾气盛，则梦歌乐，体重，手足不举。厥气客于脾，则梦丘陵大泽，坏屋风雨。

——唐·孙思邈《备急千金要方·卷第十五：脾脏·脾脏脉论》

【提要】　本论阐述脾气虚实病机不同，临床表现也各异。

严用和　脾胃虚实论治

夫脾胃者，足太阴之经，位居中央，属乎戊己土，主于中州，候身肌肉，与足阳明胃之经相为表里。表里温和，水谷易于腐熟，运化精微，灌溉诸经。若饮食不节，或伤生冷，或思虑过度，冲和失布，因其虚实，由是寒热见焉。方其虚也，虚则生寒，寒则四肢不举，食饮不化，喜噫吞酸，或食即呕吐，或卒食不下，腹痛肠鸣，时自溏泄，四肢沉重，常多思虑，不欲闻人声，梦见饮食不足，脉来沉细软弱者，皆虚寒之候也。及其实也，实则生热，热者心胸烦闷，唇焦口干，身热频痛，体重腹胀，善饥善瘦，甚则舌根肿强，口内生疮，梦见歌乐，四肢怠堕，脉来紧实者，是实热之候也。况土旺四季各十八日，脉来常欲中缓而短，乃不病之脉也。如乌之喙，如鸟之啄，如屋之漏，如水之溜，此皆脾死矣。

——宋·严用和《严氏济生方·五脏门·脾胃虚实论治》

【提要】　本论分别阐述脾病虚证与实证的证候特点。

张元素　论脾与胃病辨证

脾藏意，属土，为万物之母，主营卫，主味，主肌肉，主四肢。

本病：诸湿肿胀，痞满，噫气，大小便闭，黄疸，痰饮，吐泻，霍乱，心腹痛，饮食不化。

标病：身体胕肿，重困嗜卧，四肢不举，舌本强痛，足大趾不用，九窍不通，诸痉项强。

胃属土，主容受，为水谷之海。

本病：噎膈，反胃，中满，肿胀，呕吐，泻痢，霍乱，腹痛，消中善饥，不消食，伤饮食，胃管当心痛，支两胁。

标病：发热蒸蒸，身前热，身后寒，发狂，谵语，咽痹，上齿痛，口眼㖞斜，鼻痛，鼽衄赤髓。

——金·张元素《脏腑标本药式》

【提要】　本论阐述脾、胃的生理功能和标、本病证候特点。

唐容川　论脾病证

脾称湿土，土湿则滋生万物，脾润则长养脏腑。胃土以燥纳物，脾土以湿化气。脾气不布，则胃燥而不能食。食少而不能化，譬如釜中无水，不能熟物也。故病隔食，大便难，口燥唇焦。不能生血，血虚火旺，发热盗汗。若湿气太甚，则谷亦不化，痰饮、泄泻、肿胀、腹痛之证作焉。湿气挟热，则发黄发痢，腹痛壮热，手足不仁，小水赤涩。脾积名曰痞气，在心下如盘。脾病则当脐有动气，居于中州，主灌四旁，外合肌肉。邪在肌肉，则手足蒸热汗出，或肌肉不仁。其体阴而其用阳，不得命门之火以生土，则土寒而不化，食少虚羸。土虚而不运，不能升达津液，以奉心化血，渗灌诸经。《经》云：脾统血。血之运行上下，全赖乎脾。脾阳虚则不能统血，脾阴虚又不能滋生血脉。血虚津少，则肺不得润养，是为土不生金。盖土之生金，全在津液以滋之。脾土之义有如是者。

——清·唐容川《血证论·卷一·脏腑病机论》

【提要】　本论阐述脾的功能及其相应的证候特点。

唐容川　论胃病证

胃者，仓廪之官，主纳水谷。胃火不足，则不思食。食入不化，良久仍然吐出。水停胸膈，寒客胃中，皆能呕吐不止。胃火炎上，则饥不能食，拒隔不纳，食入即吐。津液枯竭，则成隔食，粪如羊屎，火甚则结硬。胃家实则谵语，手足出汗，肌肉潮热，以四肢肌肉，皆中宫所主故也。其经行身之前，至面上，表证目痛鼻干，发痓不能仰。开窍于口，口干咽痛，气逆则哕。又与脾相表里，遗热于脾，则从湿化，发为黄瘅。胃实脾虚，则能食而不消化。主燥气，故病阳明，总系燥热。独水泛水结，有心下如盘等证，乃为寒病。胃之大略，其病如此。

——清·唐容川《血证论·卷一·脏腑病机论》

【提要】 本论阐述胃的功能及其相应的证候特点。

3.4 肺与大肠病辨证

巢元方 肺病证候[※*]

肺为脏，主里。肺气盛，为气有余，则病喘咳上气，肩背痛，汗出，尻、阴、股、膝、踹、胫、足皆痛，是为肺气之实也，则宜泻之；肺气不足，则少气不能报息，耳聋，嗌干，是为肺气之虚也，则宜补之。

——隋·巢元方《诸病源候论·卷之十五·五脏六腑病诸候·肺病候》

【提要】 本论阐述肺病的证候特点。

巢元方 大肠病候[※*]

大肠象金，旺于秋。手阳明其经也，肺之腑也，为传导之官，变化糟粕出焉。其气盛为有余，则病肠内切痛，如锥刀刺，无休息，腰背寒痹，挛急，是为大肠气之实，则宜泻之。大肠气不足，则寒气客之，善泄，是大肠之气虚也，则宜补之。

——隋·巢元方《诸病源候论·卷之十五·五脏六腑病诸候·大肠病候》

【提要】 本论阐述大肠病虚实证候的不同特点。

孙思邈 论肺气虚实辨证[※*]

肺气虚则鼻息利少气，实则喘喝胸凭仰息。肺气虚则梦见白物，见人斩血藉藉，得其时则梦见兵战；肺气盛则梦恐惧哭泣。厥气客于肺，则梦飞扬，见金铁之器及奇物。

——唐·孙思邈《备急千金要方·卷第十七：肺脏·肺脏脉论》

【提要】 本论阐述肺气虚实病机不同，临床表现也各异。

严用和 肺大肠虚实论治*

夫肺者，手太阳之经，位居西方，属乎庚辛金，为五脏之华盖，其气象天，其候胸中之气，布清气于皮肤，其政凉，其令肃，其主魄，是肺之司化也，与手阳明大肠之经相为表里。贵无偏胜之患，或因叫呼，或过食煎煿，或饮酒过度，或饥饱失宜，因其虚实，由是寒热见焉。方其虚也，虚则生寒，寒则声嘶，语言用力，颤掉缓弱，少气不足，咽中干无津液，虚寒乏气，恐怖不乐，咳嗽及喘，鼻有清涕，皮毛焦枯，诊其脉沉缓者，是肺虚之候也。及其实也，实则生热，热则胸膈满，鼻赤口张，饮水无度，上气咳逆，咽中不利，肩背生疮，尻、阴、股、膝、髀、腨、胻、足皆痛。脉来浮涩而短者，是不病之脉也。脉来不上不下，如循鸡羽，曰病；按之消索如风吹毛，曰死。

——宋·严用和《严氏济生方·五脏门·肺大肠虚实论治》

【提要】 本论分别阐述肺病虚证与实证的证候特点。

张元素 论肺与大肠病辨证**

肺藏魄，属金，总摄一身元气，主闻，主哭，主皮毛。

本病：诸气膹郁，诸痿喘呕，气短，咳嗽上逆，咳唾脓血，不得卧，小便数而欠，遗失不禁。

标病：洒淅寒热，伤风自汗，肩背痛冷，臑臂前廉痛。

大肠属金，主变化，为传送之官。

本病：大便闭结，泄痢下血，里急后重，疽痔脱肛，肠鸣而痛。

标病：齿痛喉痹，颈肿口干，咽中如梗，鼽衄，目黄，手大指次指痛，宿食发热，寒栗。

——金·张元素《脏腑标本药式》

【提要】 本论阐述肺与大肠的生理功能和标、本病证候特点。

吴 澄 论肺虚证**

肺虚者，肺家元气自虚也。惟其自虚则腠理不密，故外则无风而畏风，外则无寒而怯寒，内则气怯息短，力弱神虚，面白神羸，情志郁结，嗜卧懒言，遗精自汗，饮食减少，咳嗽无力，痰涎清薄，六脉虚微而涩弱，按之无神。此为阳虚脉症，宜大补元气，则嗽不治而自愈。若专于消热消痰以止嗽，未有不速其死也。

——清·吴澄《不居集·上集卷之十五·各种咳嗽·肺虚咳嗽》

【提要】 本论阐述肺病虚证的临床表现、治疗原则和禁忌。

唐容川 论肺病证**

肺为乾金，象天之体，又名华盖，五脏六腑，受其覆冒。凡五脏六腑之气，皆能上熏于肺以为病，故于寸口肺脉，可以诊知五脏。肺之令主行制节，以其居高，清肃下行，天道下际而光明，故五脏六腑，皆润利而气不亢，莫不受其制节也。肺中常有津液，润养其金，故金清火伏。若津液伤，则口渴气喘，痹痿咳嗽。水源不清，而小便涩。遗热大肠，而大便难。金不制木，则肝火旺。火盛刑金，则蒸热喘咳，吐血痨瘵并作。皮毛者，肺之合也。故凡肤表受邪，皆属于肺。风寒袭之，则皮毛洒淅。客于肺中，则为肺胀，为水饮冲肺。以其为娇脏，故畏火，亦畏寒。肺开窍于鼻，主呼吸，为气之总司。盖气根于肾，乃先天水中之阳。上出鼻，肺司其出纳。肾为水，肺为天，金水相生，天水循环。肾为生水之原，肺即为制气之主也。凡气喘咳息，故皆主于肺。位在胸中，胸中痛属于肺。主右胁，积曰息贲，病则右胁有动气。肺为之义，大率如是。

——清·唐容川《血证论·卷一·脏腑病机论》

【提要】 本论阐述肺的功能及其相应的证候特点。

3.5 肾与膀胱病辨证

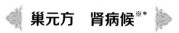

巢元方 肾病候※*

肾为脏主里。肾气盛，为志有余，则病腹胀，飧泄，体肿，喘咳，汗出，憎风，面目黑，小便黄，是为肾气之实也，则宜泻之；肾气不足则厥，腰背冷，胸内痛，耳鸣苦聋，是为肾气之虚也，则宜补之。

——隋·巢元方《诸病源候论·卷之十五·五脏六腑病诸候·肾病候》

【提要】 本论阐述肾病的证候特点。

巢元方 膀胱病候※*

膀胱象水，旺于冬。足太阳其经也，肾之腑也。五谷五味之津液悉归于膀胱，气化分入血脉，以成骨髓也；而津液之余者，入胞则为小便。其气盛为有余，则病热，胞涩，小便不通，小腹偏肿痛，是为膀胱气之实也，则宜泻之。膀胱气不足，则寒气客之，胞滑，小便数而多也，面色黑，是膀胱气之虚也，则宜补之。

——隋·巢元方《诸病源候论·卷之十五·五脏六腑病诸候·膀胱病候》

【提要】 本论阐述膀胱病的证候特点。

孙思邈 论肾气虚实辨证※*

肾气虚则厥逆，实则胀满，四肢正黑。虚则使人梦见舟船溺人，得其时梦伏水中，若有畏怖；肾气盛，则梦腰脊两解不相属。厥气客于肾，则梦临渊没居水中。

——唐·孙思邈《备急千金要方·卷第十九：肾脏·肾脏脉论》

【提要】 本论阐述肾气病机虚实不同，临床表现也各异。

严用和 肾膀胱虚实论治

夫肾者，足少阴之经，位居北方，属乎壬癸水，左为肾，右为命门，与足太阳膀胱之经相为表里。肾精贵乎专涩，膀胱常欲气化者也。若快情纵欲，失志伤肾，过投丹石，因其虚实，由是寒热见焉。方其虚也，虚则生寒，寒则腰背切痛，不能俯仰，足胫酸弱，多恶风寒，手足厥冷，呼吸少气，骨节烦疼，脐腹结痛，面色黧黑，两耳虚鸣，肌骨干枯，小便滑数，诊其脉浮细而数者，是肾虚之候也。及其实也，实则生热，热则舌燥咽肿，心烦咽干，胸胁时痛，喘嗽汗出，小腹胀满，腰背拘急，体重骨热，小便赤黄，足下热痛，诊其脉浮紧者，是肾实之候也。脉沉濡而滑者，不病之脉也；脉来如引葛，按之益坚者肾病，至坚而沉，如弹石辟辟然者，死。

——宋·严用和《严氏济生方·五脏门·肾膀胱虚实论治》

【提要】 本论分别阐述肾与膀胱病虚、实证的证候特点。

张元素 论肾与膀胱病辨证※※

肾藏志，属水，为天一之源，主听，主骨，主二阴。

本病：诸寒厥逆，骨痿腰痛，腰冷如冰，足胕肿寒，少腹满急疝瘕，大便闭泄，吐利腥秽，水液澄澈，清冷不禁，消渴引饮。

标病：发热不恶热，头眩头痛，咽痛舌燥，脊股后廉痛。

膀胱主津液，为胞之府，气化乃能出，号为州都之官，诸病皆干之。

本病：小便淋沥，或短数，或黄赤，或白，或遗矢，或气痛。

标病：发热恶寒，头痛，腰脊强，鼻塞，足小趾不用。

——金·张元素《脏腑标本药式》

【提要】 本论阐述肾、膀胱的生理功能和标、本病证候特点。

4

经络辨证论

《灵枢》 论十二经脉病辨证^{※*}

肺手太阴之脉……是动则病肺胀满，膨膨而喘咳，缺盆中痛，甚则交两手而瞀，此为臂厥。是主肺所生病者，咳，上气喘喝，烦心胸满，臑臂内前廉痛厥，掌中热。气盛有余，则肩背痛，风寒，汗出，中风，小便数而欠。气虚则肩背痛寒，少气不足以息，溺色变。

大肠手阳明之脉……是动则病齿痛颈肿。是主津液所生病者，目黄口干，鼽衄，喉痹，肩前臑痛，大指次指痛不用。气有余则当脉所过者热肿，虚则寒栗不复。

胃足阳明之脉……是动则病洒洒振寒，善呻数欠，颜黑，病至则恶人与火，闻木声则惕然而惊，心欲动，独闭户塞牖而处，甚则欲上高而歌，弃衣而走，贲响腹胀，是为骭厥。是主血所生病者，狂疟温淫汗出，鼽衄，口㖞唇胗，颈肿喉痹，大腹水肿，膝膑肿痛，循膺、乳、气街、股、伏兔、骭外廉、足跗上皆痛，中指不用。气盛则身以前皆热，其有余于胃，则消谷善饥，溺色黄。气不足则身以前皆寒栗，胃中寒则胀满。

脾足太阴之脉……是动则病舌本强，食则呕，胃脘痛，腹胀善噫，得后与气，则快然如衰，身体皆重。是主脾所生病者，舌本痛，体不能动摇，食不下，烦心，心下急痛，溏、瘕泄、水闭、黄疸，不能卧，强立股膝内肿厥，足大趾不用。

心手少阴之脉……是动则病嗌干心痛，渴而欲饮，是为臂厥。是主心所生病者，目黄胁痛，臑臂内后廉痛厥，掌中热痛。

小肠手太阳之脉……是动则病嗌痛颔肿，不可以顾，肩似拔，臑似折。是主液所生病者，耳聋、目黄、颊肿，颈、颔、肩、臑、肘、臂外后廉痛。

膀胱足太阳之脉……是动则病冲头痛，目似脱，项如拔，脊痛，腰似折，髀不可以曲，腘如结，踹如裂，是为踝厥。是主筋所生病者，痔、疟、狂、癫疾，头囟项痛，目黄、泪出，鼽衄，项、背、腰、尻、腘、踹、脚皆痛，小指不用。

肾足少阴之脉……是动则病饥不欲食，面如漆柴，咳唾则有血，喝喝而喘，坐而欲起，目肮肮如无所见，心如悬若饥状，气不足则善恐，心惕惕如人将捕之，是为骨厥。是主肾所生病者，口热舌干，咽肿上气，嗌干及痛，烦心心痛，黄疸，肠澼，脊股内后廉痛，痿厥嗜卧，足下热而痛。

心主手厥阴之脉……是动则病手心热，臂肘挛急，腋肿，甚则胸胁支满，心中憺憺大动，面赤目黄，喜笑不休。是主脉所生病者，烦心心痛，掌中热。

三焦手少阳之脉……是动则病耳聋浑浑焞焞，嗌肿喉痹。是主气所生病者，汗出，目锐眦痛，颊痛，耳后、肩、臑、肘、臂外皆痛，小指次指不用。

胆足少阳之脉……是动则病口苦，善太息，心胁痛不能转侧，甚则面微有尘，体无膏泽，足外反热，是为阳厥。是主骨所生病者，头痛，颔痛，目锐眦痛，缺盆中肿痛，腋下肿，马刀侠瘿，汗出振寒，疟，胸、胁、肋、髀、膝外至胫、绝骨外踝前及诸节皆痛，小指次指不用。

肝足厥阴之脉……是动则病腰痛不可以俯仰，丈夫㿉疝，妇人少腹肿，甚则嗌干，面尘脱色。是主肝所生病者，胸满、呕逆、飧泄、狐疝、遗溺、闭癃。

——《灵枢·经脉》

【提要】　经络辨证，是以经络学说为理论依据，对病人的若干症状体征进行分析综合，以判断病属何经、何脏、何腑，从而进一步确定发病原因，病变性质、病机机转的一种辨证方法。经络辨证的方法在《内经》中就已有论述，《灵枢·经脉》曰："经脉者，所以能决死生，处百病，调虚实，不可不通。"十二经病证是指手、足三阴与三阳经脉循行部位及相关脏腑功能发生失调的病变与证候。十二经脉的病机特点以十二经经脉循行部位及所属脏腑功能失调为主。其临床表现有三个特点：一是经脉受邪，经气不利，出现的病证多与其循行部位有关，如足太阳膀胱经受邪，可见项背、腰脊、腘窝、足跟等处疼痛；二是脏腑病候与经脉所属部位的症状相兼，如手太阴肺经病证可见咳喘气逆、胸满、臑臂内侧前缘疼痛等；三是一经受邪可影响其他经脉，表现多经合病的症状，如脾经有病可见胃脘疼痛，食后作呕等胃经病证。

《灵枢》　十二经筋病辨证^{※※}

足太阳之筋……其病小趾支，跟肿痛，腘挛，脊反折，项筋急，肩不举，腋支，缺盆中纽痛，不可左右摇。治在燔针劫刺，以知为数，以痛为输，名曰仲春痹也。

足少阳之筋……其病小趾次趾支，转筋，引膝外转筋，膝不可屈伸，腘筋急，前引髀，后引尻，即上乘䏚季胁痛，上引缺盆、膺乳、颈维筋急。从左之右，右目不开，上过右角，并跷脉而行，左络于右，故伤左角，右足不用，命曰维筋相交。治在燔针劫刺，以知为数，以痛为输，名曰孟春痹也。

足阳明之筋……其病足中趾支，胫转筋，脚跳坚，伏兔转筋，髀前踵，㿉疝，腹筋急，引缺盆及颊，卒口僻；急者目不合，热则筋纵，目不开。颊筋有寒，则急引颊移口；有热则筋弛纵缓，不胜收故僻。治之以马膏，膏其急者，以白酒和桂，以涂其缓者，以桑钩钩之，即以生桑炭置之坎中，高下以坐等，以膏熨急颊，且饮美酒，啖美炙肉，不饮酒者，自强也，为之三拊而已。治在燔针劫刺，以知为数，以痛为输，名曰季春痹也。

足太阴之筋……其病足大趾支，内踝痛，转筋痛，膝内辅骨痛，阴股引髀而痛，阴器纽痛，上引脐两胁痛，引膺中脊内痛。治在燔针劫刺，以知为数，以痛为输，命曰仲秋痹也。

足少阴之筋……其病足下转筋，及所过而结者皆痛及转筋。病在此者，主痫瘛及痉，在外者不能俯，在内者不能仰。故阳病者腰反折不能俯，阴病者不能仰。治在燔针劫刺，以知为数，以痛为输。在内者熨引饮药，此筋折纽，纽发数甚者，死不治，名曰孟秋痹也。

足厥阴之筋……其病足大趾支，内踝之前痛，内辅痛，阴股痛转筋，阴器不用，伤于内则不起，伤于寒则阴缩入，伤于热则纵挺不收，治在行水清阴气。其病转筋者，治在燔针劫刺，以知为数，以痛为输，命曰季秋痹也。

手太阳之筋……其病小指支，肘内锐骨后廉痛，循臂阴入腋下，腋下痛，腋后廉痛，绕肩胛引颈而痛，应耳中鸣痛，引颔目瞑，良久乃得视，颈筋急则为筋瘘颈肿。寒热在颈者。治在燔针劫刺之，以知为数，以痛为输，其为肿者，复而锐之。本支者，上曲牙，循耳前，属目外眦，上颔，结于角。其痛当所过者支转筋。治在燔针劫刺，以知为数，以痛为输，名曰仲夏痹也。

手少阳之筋……其病当所过者即支转筋，舌卷。治在燔针劫刺，以知为数，以痛为输，名曰季夏痹也。

手阳明之筋……其病当所过者支痛及转筋，肩不举，颈不可左右视。治在燔针劫刺，以知为数，以痛为输，名曰孟夏痹也。

手太阴之筋……其病当所过者支转筋痛，甚成息贲，胁急吐血。治在燔针劫刺，以知为数，以痛为输，名曰仲冬痹也。

手心主之筋……其病当所过者支转筋，及胸痛息贲。治在燔针劫刺，以知为数，以痛为输，名曰孟冬痹也。

手少阴之筋……其病当所过者支转筋，筋痛。治在燔针劫刺，以知为数，以痛为输。其成伏梁唾血脓者，死不治。经筋之病，寒则筋急，热则筋弛纵不收，阴痿不用。阳急则反折，阴急则俯不伸。焠刺者，刺寒急也，热则筋纵不收，无用燔针。名曰季冬痹也。

足之阳明，手之太阳，筋急则口目为僻，目眦急不能卒视，治皆如右方也。

——《灵枢·经筋》

【提要】　本论阐述十二经筋病证分别的临床表现与针刺治疗原则。

王叔和　平奇经八脉病[※]

奇经之为病何如？然。阳维维于阳，阴维维于阴。阴阳不能相维，怅然失志，容容不能自收持。阳维为病，苦寒热；阴维为病，苦心痛。阴跷为病，阳缓而阴急；阳跷为病，阴缓而阳急。冲之为病，逆气而里急。督之为病，脊强而厥。任之为病，其内苦结，男子为七疝，女子为瘕聚。带之为病，苦腹满，腰容容若坐水中状。此奇经八脉之为病也。

——晋·王叔和《脉经·卷二·平奇经八脉病》

【提要】　本论阐述八脉为病的临床表现。阳维为病，苦寒热；阴维为病，苦心痛。阴跷为病，阳缓而阴急；阳跷为病，阴缓而阳急。冲之为病，逆气而里急。督之为病，脊强而厥。任之为病，其内苦结，男子为七疝，女子为瘕聚。带之为病，苦腹满，腰容容。

陈无择　心痛诸经辨证[※]

足厥阴心痛，两胁急，引小腹连阴股相引痛。手心主心痛，彻背，心烦，掌中热，咽干，目黄赤，胁满。足太阴心痛，腹胀满，涩涩然大便不利，膈闷咽塞。手太阴心痛，短气不足以息，季胁空痛，遗失无度，胸满烦心。足少阴心痛，烦剧面黑，心悬若饥，胸满，腰脊痛。背输诸经心痛，心与背相引，心痛彻背，背痛彻心。诸腑心痛，难以俯仰，小腹上冲，卒不知人，呕吐泄泻，此皆诸经、诸俞、诸腑涉邪所致病，属外所因。

——宋·陈无择《三因极一病证方论·卷之九·外所因心痛证治》

【提要】　本论阐述外邪循不同经络入里，内犯于心而致心痛的临床表现。

朱丹溪　十二经见证

足太阳膀胱经见证：头苦痛，目似脱，头两边痛，泪出，脐反出，下肿、便脓血，肌肉痿，项似拔，小腹胀痛，按之欲小便不得。

足阳明胃经见证：恶与火，闻木声则惊，狂，上登而歌，弃衣而走，颜黑，不能言，唇肿，呕，呵欠，消谷，善饮。颈肿，膺乳、气衝、肥肉、伏兔、胻外廉、足跗皆痛，胸傍过乳痛，口喎，腹大水肿，奔响腹胀，跗内廉胕痛，髀不可转，腘似结，腨似裂，膝膑肿痛，遗溺矢气，善伸数欠，癫疾，湿浸心欲动，则闭户独处，惊，身前热，身后寒粟。

足少阳胆经见证：口苦，马刀挟瘿，胸中、胁肋、髀、膝外至胻绝骨外踝前诸节痛，足外热，寝寒憎风，体无膏泽，善太息。

手太阳小肠经见证：面白，耳前热，苦寒，颊颔肿不可转，腰似折，肩、臑、肘、臂、外后廉肿痛，臑臂内前廉痛。

手阳明大肠经见证：手大指次指难用，耳聋辉辉焞焞，耳鸣嘈嘈，耳后、肩、臑、肘、臂外背痛，气满，皮肤壳壳然，坚而不痛。

足太阴脾经见证：五泄注下五色，大小便不通，面黄，舌木强痛，口疮，食即吐，食不下咽，怠惰嗜卧，抢心，善饥善味，不嗜食，不化食，尻、阴、股、膝、臑、胻、足背痛，烦闷，心下急痛，有动痛，按之若牢，痛当脐，心下若痞，腹胀肠鸣，飧泄不化，足不收，行善瘈，脚下痛，九窍不通，溏泄，水下后，出余气则快然，饮发中满，食减，善噫，形醉，皮肤润而短气，肉痛，身体不能动摇，足胻肿若水。

足少阴肾经见证：面如漆，肶中清，面黑如炭，咳唾多血，渴，脐左、胁下、背、肩、髀间痛，胸中满，大小腹痛，大便难，饥不欲食，心中如饥，腹大，颈肿，喘嗽，脊、臀、股后痛，脊中痛，脊股内后廉痛，腰冷如冰及肿，足痿厥，脐下气逆，小腹急痛，泄，下肿，足胻寒而逆，肠澼，阴下湿，四指正黑，手指清厥，足下热，嗜卧，坐而欲起，冻疮，下痢，善思，善恐，四肢不收，四肢不举。

足厥阴肝经见证：头痛，脱色善洁，耳无闻，颊肿，肝逆颊肿，面青，目赤肿痛，两胁下痛引小腹，胸痛，背下则两胁肿痛，妇人小腹肿，腰痛不可俯仰，四肢满闷，挺长热，呕逆，血，肿睪，疝，暴痒，足逆寒，胻善瘈，节时肿，遗沥，淋溲，便难，癃，狐疝，洞泄，大人癞疝，眩冒，转筋，阴缩，两筋挛，善恐，胸中喘，骂詈，血在胁下，喘。

手太阴肺经见证：善嚏，缺盆中痛，脐上、肩痛，肩背痛，脐右、小腹胀引腹痛，小便数，溏泄，皮肤痛及麻木，喘，少气，颊上气见，交两手而瞀，悲愁欲哭，洒淅寒热。

手少阴心经见证：消渴，两肾内痛，后廉、腰背痛，浸淫，善笑，善恐，善忘，上咳吐，下气泄，眩仆，身热而腹痛，悲。

手厥阴别脉经见证（心主）：笑不休，手心热，心中大热，面黄目赤，心中动。

手足阴阳经合生见证：头项痛，足太阳、手少阴。黄疸，足太阴、少阴。面赤，手少阴、厥阴，手足阳明。目黄，手阳明、少阴、太阳、厥阴，足太阳。耳聋，手太阳、阳明、少阳、太阴，足少阳。喉痹，手足阳明、手少阳。鼻衄衊，手足阳明、太阳。目䀮䀮无所见，足少阴、厥阴。目瞳仁痛，足厥阴。面尘，足厥阴、少阴。咽肿，足少阴、厥阴。嗌干，手太阴、足少阴、厥阴，手少阴、太阳。哕，手少阳、足太阴。膈咽不通不食，足阳明、太阴。胸满，手太阴、足厥阴、手厥阴。胸支满，手厥阴、少阴。腋肿，手厥阴、足少阳。胁痛，手少阴、足少阳。胸中痛，手少阴、足少阳。善呕苦汁，足少阳、足阳明。逆，少气，咳嗽，喘喝上气，手太阴、足少阴。喘，手阳明、足少阴、手太阴。臂外痛，手太阳、少阳。掌中热，手太阳、阳明、厥阴。肘挛急，手厥阴、太阴。肠满胀，足阳明、太阴。心痛，手少阴、厥阴，足少阴。痔，足太阳、手足太阴。热，凄然振寒，足阳明、少阳。如人将捕，足少阴、厥阴。疟，足太阴、足三阳。汗出，手太阳、少阴，足阳明、少阳。身体重，手太阴、少阴。

——元·朱丹溪、明·程充《丹溪心法·十二经见证》

【提要】　本论阐述十二经脉病证的临床表现。尤其是其中所列"手足阴阳经合生见证"，列出各种临床常见症状，并逐一推断其病位所在何经，具有一定临床应用价值。

朱丹溪　痛疽当分经络论

六阳经、六阴经之分布周身，有多气少血者，有少气多血者，有多气多血者，不可一概论也。若夫要害处，近虚怯薄处，前哲已曾论及，惟分经之言未闻也。何则？诸经惟少阳、厥阴经之生痈疽，理宜预防，以其多气少血，其血本少，肌肉难长，疮久未合，必成死证。其有不思本经少血，遽用驱毒利药，以伐其阴分之血，祸不旋踵矣！

——元·朱丹溪《格致余论·痛疽当分经络论》

【提要】　本论阐述外科痈疽病证当分经络论治，尤其是少阳、厥阴两经所生之痈疽，由于其多气少血，因此肌肉难长，疮久未合，容易出现危险的证候，应加强预防。

5

气血津液
辨证论

❦ 张仲景　四饮之辨※ ❧

问曰：夫饮有四，何谓也？师曰：有痰饮，有悬饮，有溢饮，有支饮。

问曰：四饮何以为异？师曰：其人素盛今瘦，水走肠间，沥沥有声，谓之痰饮；饮后水流在胁下，咳唾引痛，谓之悬饮；饮水流行，归于四肢，当汗出而不汗出，身体疼痛重，谓之溢饮；咳逆倚息，短气不得卧，其形如肿，谓之支饮。

——汉·张仲景《金匮要略·卷中·痰饮咳嗽病脉证治》

【提要】　本论阐述根据临床表现推测水饮停留部位加以辨证的方法，提出阴症分为痰饮、悬饮、溢饮、支饮四类，并分述其症状特点。

❦ 杨士瀛　血营气卫论 ❧

人之一身，所以得全其性命者，气与血也。盖气取诸阳，血取诸阴。人生之初，具此阴阳，则亦具此血气，血气者，其人身之根本乎。血何以为营？营行脉中，滋营之义也。气何以为卫？卫行脉外，护卫之意也。然则营与卫岂独无所自来哉？曰：人受谷气于胃，胃为水谷之海，灌溉经络，长养百骸，而五脏六腑皆取其气。故清者为营，浊者为卫。营卫二气周流不息，一日一夜脉行五十度，平旦以来复会于肺口。所谓阴阳相贯，如环之无端，则是二气者，常相随而不相离也。

夫惟血营气卫常相流通，则于人何病之有？一窒碍焉，百病由此而生矣。故气之作恙，发而为寒热，患、怒、喜、忧、愁；聚而为积、痞、疝、瘕、癥、痃、癖。上为头旋，中为五膈，下为脐间动气，或喘促，或咳噎。聚则中满，逆则足寒。凡此者，气使之然也。血之为患，其妄行则吐衄，其衰涸则虚劳。蓄之在上，其人忘；蓄之在下，其人狂。逢寒则筋不营而挛急，挟热则毒内淤而发黄。在小便者，为淋痛；在大便者，为肠风。其于妇人，月事进退，漏下崩中，病犹不一。凡此者，血使之然也。夫血譬则水也，气譬则风也，风行水上，有血气之象焉。盖气者，血之帅也，气行则血行，气止则血止，气温则血滑，气寒则血凝，气有一息之不运，则血有一息之不行。病出于血，调其气犹可以导达病源；于气，区区调血何加焉？故人之一身调气为上，调血次之，是亦先阳后阴之意也。若夫血有败，瘀滞泥乎诸经，则气之道路未免有所壅遏，又当审所先而决去之。《经》所谓"先去其血，而后调之"，又不可不通其变矣。

　　然而调气之剂，以之调血而两得；调血之剂，以之调气而乖张。如木香，如官桂，如细辛，如厚朴，以至乌药、香附、莪术、三棱之类，治气可也，治血亦可也。若以当归、地黄辈论之，施之血证无以逾此。然其性缠滞，每于胃气有亏焉。胃气既亏，则五脏六腑之气亦馁矣。善用药者，其间剂量而佐助之。（大凡治病，当识本末。假如呕吐痰涎，胃虚不食，以致发热，若与凉剂退热，则胃气愈虚，热愈不退。惟先以助胃止吐为本，其热自退。纵热不退，但得胃气已正，亦可旋与解热之剂。又有伤寒发大热，屡经寒凉疏转，其热仍前，但用和调胃气，自然无事。）

　　虽然，心为血之主，肝为血之脏，肺为气之主，肾为气之脏，诚哉是言也！学人苟知血之出于心，而不知血之纳于肝；知气之出于肺，而不知气之纳于肾。用药模棱，往往南辕而北辙矣。假如血痢作恙，以五苓、门冬等剂行其心，以巴豆、大黄等剂逐其积，而其痛独存者，血之所藏无以养也，必佐以川芎或芎归汤辈，则其痛止。假如喘嗽气鸣，以姜、橘、枳、梗、苏、桂调其气，以南星、半夏、细辛豁其痰，而终不下降者，气之所藏无以收也，必佐以补骨脂或安肾丸辈，则其气归元。病有标本，治有后先，纲举而目斯张矣。噫！此传心吃紧之法也。耳目所接，敢不本卫生之家共之。（《经》云：肾间动气，五脏六腑之本，十二经脉之根，呼吸之门，生气之源也。）

——宋·杨士瀛《仁斋直指方论·卷之一·总论·血营气卫论》

　　【提要】　本论基于人体气血之间的关系，阐述气血郁滞产生疾病的机理，并进一步辨析了所患疾病的证候特点，强调了治气当在治血之先的治疗原则；且本于脏腑之间关系，对临床用药标本先后的策略等进行了探讨。

❀ 徐彦纯　论痰证有五 ❀

　　子和云：凡人病痰者有五：一曰风痰，二曰热痰，三曰湿痰，四曰酒痰，五曰食痰。盖风痰者，形寒饮冷。热痰者，火盛制金。湿痰者，停饮不散、酒痰者，饮食过伤所致。

　　按：痰乃积饮所化，故《原病式》列于"太阴湿土"之条。又子和有"五痰"之说，盖其实一出于湿，而所挟所因有五者之异。故王隐君之方书论痰有五：曰风痰、寒痰、热痰、气痰、味痰。夫味痰者，因饮食、酒醴厚味而然也。气痰者，因事逆意而然也。热痰者，因饮食辛辣炙爆、重裀厚服而然也。寒痰者，因冒寒凉而然也。风痰者，因感风而发，或风热拂郁而然也。此皆素抱痰气，因风、寒、气、热、味而作，非别有此五种之痰也。愚谓：治法当以疾为本，以所挟之气为标也。

——明·徐彦纯、刘纯《玉机微义·卷之四·论痰证有五》

　　【提要】　本论阐述张子和与王珪将痰分为五类的辨证思路。痰证尽管同出于湿，但所兼夹的邪气和病患体质不同，故痰证分为五类，在治疗时需要分清标本而论治。

❀ 王　纶　丹溪治病不出乎气血痰郁* ❀

　　丹溪先生治病，不出乎气血痰。故用药之要有三：气用四君子汤，血用四物汤，痰用二陈汤。又云：久病属郁，立治郁之方，曰越鞠丸。盖气、血、痰三病，多有兼郁者，或郁久而生病，或病久而生郁，或误药杂乱而成郁，故余每用此方治病，时以郁法参之。气病兼郁，则用四君子加开郁药，血病、痰病皆然。故四法者，治病用药之大要也。丹溪又云：近世治病，多不知分气血，但见虚病，便用参、芪，属气虚者固宜矣，若是血虚，岂不助气而反耗阴血耶？是谓血病治气，则血愈虚耗，甚而至于气血俱虚。故治病用药，须要分别气血明白，不可混淆！

愚按：《经》云：脾胃为气血之本。若阳气虚弱而不能生阴血者，宜用六君子汤；阳气虚寒而不能生阴血者，亦用前汤加炮姜；若胃土燥热而不能生阴血者，宜用四物汤；若脾胃虚寒而不能生阴血者，宜用八味丸。其余当更推五脏互相生克而调补之。

——明·王纶《明医杂著·卷之一·丹溪治病不出乎气血痰郁》

【提要】　作者对丹溪学说深有体会，指出气、血、痰三病多有兼郁而作者，主张抓住前三病的主要病机，参以治郁之法，加以辨证治疗。

张介宾　论治血需察虚实**

血本阴精，不宜动也，而动则为病；血主营气，不宜损也，而损则为病。盖动者多由于火，火逼血而妄行；损者多由于气，气伤则无以存。故有以七情而动火者，有以七情而伤气者；有以劳倦色欲而动火者，有以劳倦色欲而伤阴者；或外邪不解，而热郁于经；或纵饮不节，而火动于胃；或中气虚寒，则不能收摄，而注陷于下；或阴盛格阳，则火不归原，而泛溢于上，是皆动血之因也。故妄行于上，则见于七窍；流注于下，则出乎二阴；或壅瘀经络，则发为痈疽脓血；或郁结于肠脏，则留为血块血癥；或乘风热，则为斑为疹；或滞阴寒，则为痛为痹，此皆血病之症也。若七情劳倦不知节，潜消暗铄不知养，生意本亏而耗伤弗觉，则为营气之羸，为形体之敝，此以真阴不迨，亦无非血病也。故凡治血者，当察虚实，是固然矣。实中有虚，则于疼痛处有不宜攻击者，此似实非实也；热中有寒，则于火症中有速宜温补者，此似热非热也。夫正者正治，谁不得而知之？反者反治，则吾未见有知之者。矧反证甚多，不可置之勿略也。

——明·张介宾《景岳全书·三十卷·杂证谟·血证·论证》

【提要】本论阐述了血证病机有虚实两端，动血之因应当仔细审察，或由于火动，或由于气伤或由于真阴亏耗，临床需要刻意留心。

张介宾　治血求其源**

失血于口者，有咽、喉之异。盖上焦出纳之门户，惟咽、喉二窍而已。咽为胃之上窍，故由于咽者，必出于胃。喉为肺之上窍，故由于喉者，必出于肺。然喉连于肺，而实总五脏之清道。咽连于胃，而实总六腑之浊道。此其出于肺者，人知病在五脏，而不知其血出于胃者，亦多有由乎脏者也。何也？观《内经》曰：五脏者，皆禀气于胃，胃者五脏之本气也。然则五脏之气，皆禀于胃，而五脏之病，独不及于胃乎？今见吐血之症，古人云：呕血出于胃，而岂知其亦由乎五脏也。盖凡胃火盛而大吐者，此本家之病，无待言也。至若怒则气逆，甚则呕血者，亦必出于胃脘。此气逆在肝，木邪乘胃而然也。又如欲火上炎，甚则呕血者，亦出于胃脘。此火发源泉，阴乘胃而然也。由此观之，则凡五志之火，皆能及胃，而出血于咽者，岂止胃家之病？但咳而出者，必出于喉，出于喉者，当察五脏。呕咯而出者，必出于咽，出于咽者，则五脏六腑皆能及之。且胃为水谷之海，故为多气多血之腑，而实为冲任血海之源。故凡血枯经闭者，当求生血之源，源在胃也。而呕血吐血者，当求动血之源，源在脏也。于此不明，济者鲜矣。

——明·张介宾《景岳全书·三十卷·杂证谟·血证·论证》

【提要】本论阐述了辨治血证徐分清出血的部位和渠道，或出于胃，或出于五脏，其病机有所不同，临床需要注意分别。

张介宾　治血当分轻重※*

吐血之病，当分轻重。凡偶有所伤，而根本未摇者，轻而易治。但随其所伤，而宜清则清，宜养则养，随药可愈，无足虑也。惟积劳积损，以致元气大虚，真阴不守者，乃为危症。此惟不慎其初，所以致病于前，倘病已及身，而犹不知慎，则未有能善其终者。凡患此者，非加意慎重，而徒博药力以求免者，难矣。

——明·张介宾《景岳全书·三十卷·杂证谟·血证·吐血论治》

【提要】本论阐述了治疗血症时，需分清病情轻重缓急和有无宿疾。

李用粹　论血证四证五法※*

血症有四：曰虚、曰瘀、曰热、曰寒。治血之法有五：曰补、曰下、曰破、曰凉、曰温。血虚者，其症朝凉暮热，手足心热，皮肤干涩甲错，唇白，或女子月事前后不调，脉细无力，法宜补之。血瘀者，其症在上则烦躁，嗽水不咽；在下则如狂谵语，发黄，舌黑，小腹满，小便自长，大便黑而少，法宜下之。在女子则停经腹痛，产后小腹胀痛，手不可按，法宜破之。血热者，其症吐、衄、咳、咯、溺血，午后发热，女子月事先期而来，脉弦而数，法宜凉之；血寒者，其症麻木疲软，皮肤不泽，手足清冷，心腹怕寒，腹有块痛，得热则止，在女子则月事后期而痛，脉细而缓，法宜温之。又有吐、衄、便血，久而不止，因血不能附气，而失于归经者，当温脾、肾二经。脾虚不能摄血，用姜、附以温中焦。肾虚不能归经者，用桂、附以温命门，皆温之之法也。（《六要》）

——清·李用粹《证治汇补·卷之二·内因门·血症章·总治》

【提要】本论阐述了临床所见血证根据病机可以分为四类，即虚、瘀、热、寒，同时针对性地提出了补、下与破、凉和温五种治疗方法，可供临床参考。本文出处待考。

何梦瑶　气之病证

《内经》列九气为病。

一曰怒则气上，甚则呕血（暴怒伤阴，血随气逆、飧泄，完谷而出也。怒气上冲则呕血，下郁则飧泄，气郁不运，则水谷不分也），或血菀于上（不呕，则郁积于上焦），形气绝（卒然倒毙），名薄厥（薄，迫也。谓血气厥逆，迫于上焦）。或胸满胁痛，食则气逆而不下。

一曰喜则气缓。志气通畅和缓，本无病。然过于喜，则心神散荡而不藏，为笑不休，为气不收，甚则为狂。有喜极气暴脱而死者，必其人素虚，气浮无根也（所谓暴喜伤阳）。

一曰悲则气消。心志摧抑沮丧，则气亦因之消索。以怒则气盛而张反观之，可见悲则气衰而敛矣。为目昏（悲泣多则目昏），为筋挛，为阴缩（皆有降无升，肝木受克所致也），为酸鼻辛频、为少气不能报息（报，接续意），为下血（气不能摄血也），为泣则臂麻。

一曰恐则气下。精却（肾精方欲化气而上，因恐则却而退下也。王太仆谓：恐则伤精，却而上，不下流，下焦阴气亦回环而不散，故聚而胀。未妥），气还，下焦胀，为阴痿骨酸，精时自下。

一曰惊则气乱。心无所倚，神无所归，虑无所定，为痴痫（惊则神不守舍，痰涎入心所致），为不省人事，为僵仆。

一曰思则气结。心有所存，神有所归，正气留而不行，为不眠，为中痞，三焦闭塞，为不嗜食，为昏瞀，为得后（即大便）与气（嗳气，或屁。气郁下陷之屁，不若伤食之屁臭甚），则快然而衰（结气得通而滞减也）。

一曰寒则气收。腠理闭，气不行，上下所出水液，澄澈清冷。

一曰热则气泄。腠理开，汗大泄，喘呕吐酸，暴迫下注，所谓"壮火食气"，又曰"热伤气"也。（气乘风则飘，遇火则散，火主发泄，一夜热作而身顿怯，可见。）

一曰劳则气耗。喘息汗出，内外皆越，精神竭绝（《经》曰：静则神藏，躁则消亡），为促乏，为嗽血，为腰痛骨痿，为高骨坏，为煎厥（五心烦热，如煎熬而厥逆也）。男为少精，女为不月。

按：七情皆生于心，以悲则气下，故属之肺；怒则气上，故属之肝；恐则怯而欲藏匿，故属于肾；思则无所不通，故属之脾耳，此义宜知（惊属心肝气动，故风火交煽，则病发惊骇）。清气在下，则生飧泄，浊气在上，则生膜胀。《经》谓：清浊相干，为乱气（水谷之清气注五脏，浊气注六腑，清气上升，浊气下行，反之则乱也）。予谓：邪正相干亦然（此如卦画之交错，阴阳揉杂）。于此想见霍乱情状。

气滞必痛。《经》云：诸痛皆因于气。又云：气伤痛，形伤肿。先痛后肿者，气伤形也；先肿后痛者，形伤气也。丹溪谓：气有余便是火。自觉冷气自下而上者，非真冷也，火极似水耳，不治其火，则气不降（火极似水，犹云热证似寒，气为火所冲突，飘忽若风，故冷也）。气本清，滞而痰凝血瘀，则浊矣。不治其痰血，则气不行。

——清·何梦瑶《医碥·卷之一·杂症·气之病证》

【提要】　本论所述，是为对《内经》"九气为病"的深入解读，继而说明气之病证的辨证思路。所谓"九气为病"，主要说明了气类病证与情志过极、寒热偏胜、劳累虚损等因素有密切的关系。

华岫云　辨气滞证

郁则气滞。其滞或在形躯，或在脏腑，必有不舒之现症。盖气本无形，郁则气聚，聚则似有形而实无质,如胸膈似阻,心下虚痞胁胀背胀,脘闷不食,气瘕攻冲,筋脉不舒。医家不察,误认有形之滞,放胆用破气攻削,迫至愈治愈剧,转方又属呆补,此不死于病,而死于药矣。不知情志之郁,由于隐情曲意不伸。故气之升降开阖枢机不利,虽《内经》有泄折达发夺五郁之治,犹虑难获全功。

——清·叶天士《临证指南医案·卷六·郁》

【提要】 本论阐述气滞证的证候特点与治疗原则,认为气滞症状似有形而实无质,不同于有形之滞,治疗应有所区别,不能随意破气攻削。

汪必昌 痰生百病八证辨

痰因风而生者:病在肝,其面青,四肢满闷,便溺秘涩,心多躁怒。变生病为瘫痪,为喎僻,为掉眩呕吐,为暗风闷乱,为风痫搐搦。

痰因热而生者:病在心,其而赤,烦热心痛,唇口干燥,多喜笑。变生病为头风,为烦躁,烂眼,怔仲,懊侬,惊悸,癫厥,喉闭咽肿,口疮舌糜,重舌木舌,耳作鼓声,牙痛腐烂。

痰因湿而生者:病在脾,其而黄,肢体沉重,嗜卧,四肢不收,腹胀而食不消。变生病胁下注痛,四肢不举,恶心呕吐。

痰因气而生者:病在肺,其面白,气上喘促,悲愁不乐,洒淅寒热。变生病头痛眩晕,身疼走注攻刺,咳嗽哮喘。

痰因寒而生者:病在肾,其面黑,小便急痛,足冷,心下多恐怖。变生病为骨痹,四肢不举,气凝刺痛,心头冷痛,背冷一块痛。

痰因惊而生者:病在心胆,时惊骇,心包络痛。变生病为惊痫,惊狂,癫厥。

痰因酒食而生者:病在脾胃,饮酒即吐,腹满不食,口出臭气。

痰因脾虚而生者:食不美,反胃呕吐。

——清·汪必昌《聊复集·卷二·医阶辨证·痰生百病八证辨》

【提要】 本论阐述痰证的八种不同证候,分别为痰因风而生者、热而生者、湿而生者、气而生者、寒而生者、惊而生者、酒食而生者及脾虚而生者。

汪必昌 饮生诸病五证辨

饮留于上:喘咳短气,不得卧,时呕清水,或酸,或苦,头目眩晕,面目胕肿,胸中结满。

饮留于中:喘不得卧,卧则喘,胸满呕吐,肠鸣有声,渴饮,入即吐,胸中瘱,食易消。

饮留于下:脚胕肿,阴囊肿大如斗。

饮留于外:身肿注痛,咳唾引胁痛,通身洪肿,水壅皮肤,聂聂而动,行则濯濯有声,喘咳不定。

饮留于内:腹中满而肿大,四肢亦肿,按之凹。

——清·汪必昌《聊复集·卷二·医阶辨证·饮生诸病五证辨》

【提要】　本论阐述饮证的五种不同证候，分别为饮留于上、饮留于中、饮留于下、饮留于外、饮留于内。

朱时进　论因痰火致腹内窄狭*

腹中窄狭，须用苍术。肥人自觉腹中窄狭，乃是湿痰流注脏腑，不能升降，用苍术、香附以燥饮行气；瘦人自觉腹中窄狭，是热气熏脏腑，用苍术、黄连，以开郁清热。

——清·朱时进《一见能医·卷之六·腹内窄狭兮痰火各别》

【提要】　本论阐述腹内狭窄，当从痰与热两端辨别和论治。

周学海　论痰饮分别**

饮者，水也，清而不粘，化汗、化小便而未成者也；痰者，稠而极粘，化液、化血而未成者也。饮之生也，由于三焦气化之失运；三焦之失运，由于命火之不足。《经》曰：三焦者，决渎之官，水道出焉。膀胱者，州都之官，津液藏焉，气化则能出矣。盖水入于胃，脾气散精，上输于肺，此即津也。其渣滓注于三焦，为热气蒸动，则不待传为小便，即外泄而为汗，故汗多则小便少也。下行入于膀胱，而膀胱有上口，无下口，仍借三焦之气化，始能下出，故曰：气化则能出矣。其在三焦则曰水，在膀胱则曰津液者，水在三焦，质清味淡，外泄为汗则味咸，下泄为溺则气臊，皆受人气之变化，而非复清淡之本质矣。故汗与小便，皆可谓之津液，其实皆水也。火力不运，水停中焦，上射于肺。治之之法，补火理气，是治本也；发汗利小便，是治标也。

痰则无论为燥痰、为湿痰，皆由于脾气之不足，不能健运而成者也。盖水谷精微，由脾气传化，达于肌肉而为血，以润其枯燥；达于筋骨而为液，以利其屈伸。今脾气不足，土不生金，膻中怯弱，则力不能达于肌肉，而停于肠胃，蕴而成痰矣；已达于皮膜者，又或力不能运达于筋骨，故有皮里膜外之痰也。又多痰者，血必少，而骨属屈伸，时或不利，此其故也。治之之法，健脾仍兼疏理三焦，以助其气之升降运化，是治本也；宣郁破瘀，是治标也。燥痰则兼清热生津，痰乃有所载而出矣。所以必用破瘀者，痰为血类，停痰与瘀血同治也。治痰不得补火，更不得利水；补水、利火，即湿痰亦因火热郁蒸，愈见胶固滋长，而不可拔矣。此痰饮分治之大义也。

至于患饮之人，必兼有痰；患痰之人，亦或有饮，二证每每错出，此古人治法所以不别也。不知病各有所本，证各有所重。患饮兼痰者，治其饮而痰自消；痰重者，即兼用治痰法可也因痰生饮者，治其痰而饮自去；饮重者，即兼用治饮法可也。

——清·周学海《读医随笔·卷三·证治类·痰饮分治说》

【提要】　本论阐述痰、饮二证的形成与变化、痰饮合病的病机与表现，以及治疗原则。饮为水，清而不粘，是化汗、化小便而未成者；痰，其性稠而极粘，是化液、化血而未成者。饮的产生，多由于三焦气化之失运；痰之形成，多源于脾气不能健运。因此，在治疗方面，饮证常用补火理气治本，发汗利尿治标；痰证常以健脾理气治本，宣郁破瘀治标。

◆ 唐容川 辨瘀血证※*

吐衄便漏，其血无不离经。凡系离经之血，与荣养周身之血，已睽绝而不合。其已入胃中者，听其吐下可也；其在经脉中而未入于胃者，急宜用药消除，或化从小便出，或逐从大便出，务使不留，则无余邪为患。此血在身，不能加于好血，而反阻新血之化机。故凡血证，总以去瘀为要。世谓血块为瘀，清血非瘀，黑色为瘀，鲜血非瘀，此论不确。盖血初离经，清血也，鲜血也。然既是离经之血，虽清血鲜血，亦是瘀血。离经既久，则其血变作紫血。譬如皮肤被杖，血初被伤，其色红肿，可知血初离经，仍是鲜血。被杖数日，色变青黑，可知离经既久，其血变作紫黑也。此血在经络之中，虽已紫黑，仍是清血，非血块也。是以能随气运行，走入肠胃，吐下而出。设在经络之中，即是血块，如何能走入肠胃耶。至于血块乃血入肠胃，停留片时，立即凝结。观宰割猪羊，滴血盆中，即时凝结，便可知矣。故凡吐衄，无论清凝、鲜黑，总以去瘀为先。且既有瘀血，便有瘀血之证，医者按证治之，无庸畏阻。

瘀血攻心，心痛头晕，神气昏迷，不省人事。无论产妇及吐衄家，有此证者，乃为危候。急降其血而保其心，用归芎失笑散，加琥珀、朱砂、麝香治之。或归芎汤，调血竭、乳香末，亦佳。瘀血乘肺，咳逆喘促，鼻起烟煤，口目黑色，用参苏饮，保肺去瘀。此皆危急之候。凡吐血即时毙命者，多是瘀血乘肺，壅塞气道。肺虚气促者，此方最稳。若肺实气塞者，不须再补其肺，但去其瘀，使气不阻塞，斯得生矣。葶苈大枣汤，加苏木、蒲黄、五灵脂、童便治之。

瘀血在经络脏腑之间，则周身作痛，以其堵塞气之往来，故滞碍而痛，所谓"痛则不通"也。佛手散加桃仁、红花、血竭、续断、秦艽、柴胡、竹茹、甘草酒引。或用小柴胡加归、芍、丹皮、桃仁、荆芥。尤通治内外之方，义较稳。

瘀血在上焦，或发脱不生，或骨膊、胸膈顽硬刺痛，目不了了，通窍活血汤治之。小柴胡汤，加归、芍、桃仁、红花、大蓟，亦治之。瘀血在中焦，则腹痛、胁痛、腰脐间刺痛着滞，血府逐瘀汤治之，小柴胡汤加香附、姜黄、桃仁、大黄，亦治之。瘀血在下焦，则季胁少腹胀满刺痛，大便黑色，失笑散加醋军、桃仁治之。膈下逐瘀汤，亦稳。

瘀血在里则口渴，所以然者，血与气本不相离，内有瘀血，故气不得通，不能载水津上升，是以发渴，名曰血渴，瘀血去则不渴矣。四物汤，加枣仁、丹皮、蒲黄、三七、花粉、云苓、枳壳、甘草；小柴胡汤，加桃仁、丹皮、牛膝，皆治之。温经汤以温药去瘀，乃能治积久之瘀。数方皆在酌宜而用。

瘀血在腠理则荣卫不和，发热恶寒。腠理在半表半里之间，为气血往来之路。瘀血在此，伤荣气则恶寒，伤卫气则恶热，是以寒热如疟之状。小柴胡汤，加桃仁、红花、当归、荆芥治之。

瘀血在肌肉则翕翕发热，自汗盗汗。肌肉为阳明所主。以阳明之燥气，而瘀血和蒸郁，故其证象白虎，犀骨地黄汤加桃仁、红花治之。血府逐瘀汤，加醋炒大黄，亦可治之也。

瘀血在经络、脏腑之间则结为癥瘕。瘕者或聚或散，气为血滞，则聚而成形；血随气散，则没而不见。方其既聚，宜以散气为解血之法，九气丸治之。在胸膈上者，加桔梗、枳壳、瓜蒌、生姜、甘草。在右者，加苏子、桑皮、陈皮。在左者，加青皮、牡蛎、当归。在中焦大腹者，加厚朴、枳壳、防己、白芍、甘草。在小腹下者，加橘核、小茴、荔核、槟榔、川楝子、五灵脂。气散则血随而散，自不至于结聚矣。至其既散之后，则又恐其复聚，宜以调血为和气之法。此时瘕气既散，处于血分之中，但一调血则气自和，而不复聚矣。逍遥散，加丹皮、香附治之。归脾汤，加柴胡、郁金子亦治之。癥者常聚不散，血多气少，气不胜血故不散。或纯是血质，或血中裹水，或血积既久，亦能化为痰水。水即气也，癥之为病，总是气与血胶结而成。须破血行气，以推除之，元恶大憝，万无姑容。即虚人久积，不便攻治者，亦宜攻补兼施，以求克敌。攻血质宜抵当汤、下瘀血汤、代抵当丸，攻痰水宜十枣汤。若水血兼攻则宜大黄甘遂汤，或秘方化气丸。外治法，贴观音救苦膏。

瘀血在经络脏腑之间与气相战斗，则郁蒸腐化而变为脓。另详"吐脓便脓疮脓门"。兹不再赘。

瘀血在经络脏腑之间，被气火煎熬，则为干血。气者，肾中之阳。阴虚阳亢，则其气上合心火，是以气盛即是火盛。瘀血凝滞为火气所熏，则为干血。其证必见骨蒸痨热，肌肤甲错，皮起面屑，名为干血痨。病至此者，十治二三，仲景大黄䗪虫丸治之。盖既系干血，便与气化隔绝，非寻常行血之品所能治也。故用诸虫啮血之物，以消蚀干血，瘀血不去，新血且无生机。况是干血不去，则新血断无生理。故此时虽诸虚毕见，总以去干血为主也。如胆识不及，可以滋补之药送下此丸，亦调停之一术。

瘀血在经络脏腑之间，被风气变化，则生痨虫。气者，肾水之所化也，故气动即为湿。风者，肝阳之所生也。故风动即为热，湿蒸热煽，将瘀血变化为虫，是为痨虫。此犹之草腐为萤，谷飞为虫也。其辨法，面色乍赤乍白、乍青乍黄，唇口生疮，声嗄咽痒，烦梦不宁，遗精白浊，发焦舌燥，寒热盗汗，口出秽气，不知香味，喜见人过，常怀忿怒，梦见亡先，惊悸咳逆，或腹中有块，或脑后两边有小结核，或食豆而香。又用乳香熏其手背，帕覆手心，须臾毛长至寸许。每日平旦精神尚好，日午向后，四肢微热，面无颜色，皆是痨虫之候也。月华丸主之。多食鳗鱼肉，既有滋补，又善杀痨虫。或用鳗鱼骨烧黑，鳖甲炒为末，煎人参、当归、白芍、白薇汤送下。补虚杀虫，相辅而行。若专事杀虫，金蟾丸亦可间服。金线蛙烧服亦妙。黑猫杀取肝，焙干为末，月初五更空心服，大能杀除痨虫，可代獭肝、獭爪，为末酒下。痨虫居肺叶间，咯血声嘶者，皆能治之。

痨虫乃血化之虫，最为灵异。其人死后，虫为妖孽，传染家人，为传尸痨。杀三人者，其虫不治。传尸之证，与其所感之病人无异。《金鉴》谓：宜服传尸将军丸，方载《丹溪心法》中。今查《丹溪心法》不载此方。然以将军名丸，其主用大黄可知。夫传尸虫孽，袭染人身，亟宜除去，故主攻下，亦如仲景攻干血法，以免留邪为患也。此虫一传人身，便能聚积人身之血以为窠囊，食息生育，变化无穷。吾谓可用移尸灭怪汤，杀其虫而夺其血，斯无遗留之邪矣。

——清·唐容川《血证论·卷五·瘀血》

【提要】　本论阐述瘀血证的基本病机和治疗以"祛瘀"为主的原则，论中详细说明瘀血攻心、瘀血在上焦、在里、在腠理、在肌肉、瘀结癥瘕的不同临床表现、治疗思路与方药。

6

外感内伤
辨证论

❧ 李 梴 内外伤辨 ❧

人身以胃气为主，凡言阳气、元气、谷气、荣气、清气、卫气、春升之气，皆胃气之别名耳。脾胃一伤，中气不足，谷气不能上行以滋养心肺，乃下流而乘肝肾（痿厥气逆之渐也），肾受脾湿，闭塞其下，致肾间阴火上冲心肺。心肺者，天之气，是无形之气受病，故饮食劳役失节，为内伤不足之证。肝肾者，地之气，是有形之质受病，故风寒邪侵筋骨（风伤肝筋，寒伤肾骨），为外伤有余之证。

《经》曰：天之邪气感则害人五脏，水谷寒热感则害人六腑。又曰：犯贼风虚邪者，阳受之；饮食不节起居不时者，阴受之。阳受之则入六腑，阴受之则入五脏。两说似反而实不反也。盖内外之伤，脏腑皆尝受之，但随其所从所发之处而为病耳。《经》曰：东风入肝，西风入肺，南心北肾，西南则舍于脾。观此则天之邪气，固伤五脏矣。然虚邪中人，从皮肤而入络脉，而经而输，伏冲之脉以至于肠胃。又曰：东北风伤人，内舍于大肠，西北舍于小肠，东南舍于胃。则天之邪气，又岂不伤六腑乎？《经》曰：饮食自倍，肠胃乃伤。则水谷寒热，固伤六腑矣。又曰：形寒饮冷伤肺，饮食劳倦伤脾。亦未尝不伤五脏也。至于地湿，亦未必专害皮肉筋脉，而不能害脏腑。邪气水谷，亦未必专害脏腑，而不能害皮肉筋脉也。但以邪气无形，脏主藏精气，故以类相从而多伤脏。水谷有形，腑主传化物，故因其所由而多伤腑。湿气浸润，其性缓慢，故从下而上，从浅而深，而多伤于皮肉筋脉耳。孰谓湿气全无及于脏腑之理哉！观此则知伤寒、温暑、内伤、杂病，阴阳虚实之理，一而已矣。仲景、东垣、丹溪、河间，又岂有优劣哉！

有余者泻，不足者补，补泻一差，生死立判。其所以疑而似者，为百病皆起于恶寒、恶风、发热、头疼等证。（杂病，亦有六经所见之证，外科亦然，所以世俗混而无别。）其最易辨者，伤寒恶寒，猛火不除；内伤恶寒（元气下流，心肺无所禀受，皮肤间无阳以护，但见风寒便恶，非常常有之无间断也），稍就温暖即止。伤风恶风，不耐一切风寒；内伤恶风，偏恶些小贼风（避居密室，则不恶矣）。外伤恶热，无有休歇，日晡转剧，直待汗下方退；内伤发热，亦似伤寒及中暍之证，但烦躁时止时作，或自袒裸亦便清凉。（凡体弱食少过劳，及常斋胃薄之人，因劳役得疾，皆与阳明中暍相似，误服白虎必死。但中暍日晡热甚，或作谵语；内伤日晡病减，为阳明气旺故耳。）外伤筋骨疼痛，不自支持便着床枕；内伤倦怠，有似伤寒及中湿之证，但四肢不收，无力嗜卧而已。间有脾为热乘，则骨消筋缓，亦非得病即显是证。

内伤寒热，间作而不齐（或因口吸风寒之气，郁其阴火，使咽膈不通，其吸入之气欲入也，为膈上冲脉之火所拒，使阴气不得入；其胸中之气，为外风寒所遏而不得伸，令人口开眼瞪，极则声发于内，气不能上下，塞于咽中而气欲绝。又或因哕、因呕、因吐而燥热发，必有所因，方有此证。其表虚恶风寒之证复见矣，表虚之弱为阴火所乘，燥发须臾而过；其表虚无阳不任风寒复见矣，是表虚无阳常常有之，其燥热则间而有之。此二者不齐，燥作寒已，寒作燥已，非如外伤之寒热齐作，无有间断也）；外伤寒热，齐作而不间。内伤头痛，时止时作；外伤头痛。非发散直传入里方罢，然岂特初证似太阳可辨哉！内伤则元气不足，神思昏怠，语言倦懒，先重而后轻；外伤则邪气有余，神思猛壮，语言强健，先轻而后重。内伤则手心热而手背不热；外伤则手背热而手心不热。内伤邪在血脉中有余则不渴（间有渴者，心火克肺，乃伤之重者也），外伤邪气传里则大渴。内伤证显在口，虽食亦不知味，多唾涎沫，鼻息不调或有清涕；外伤证显在鼻，伤寒鼻塞，伤风流涕，虽不能食而亦知味。内伤气口脉大，外伤人迎浮紧（外感风寒，则人迎脉缓或紧，而大于气口一倍或两三倍。内伤饮食，则气口脉大于人迎一倍，伤之重者，过在少阴则两倍，太阴则三倍，此内伤饮食之脉。若劳役过甚，心脉变见于气口，是心火刑肺，其肝木挟心火之势，亦来薄肺，故气口脉急大而数，时一代而涩也。涩者，肺之本脉；代者，元气不相接，脾胃不及之脉；洪大而数者，心脉刑肺也；急者，肝木挟心火而反克肺金也。若不甚劳役，唯右关脉数而独大于五脉，数中显缓，时一代也。如饮食不节，寒暑失所，则先右关胃脉损弱，甚则隐而不见，唯内显脾脉之大数微缓，时一代也。宿食不消，则独右关脉沉而滑）。

若显内证多者，则是内伤重而外感轻，宜以补养为先。若显外证多者，则是外感重而内伤轻，宜以发散为急。此医之大关键也。奈何业者，不学妄行，凡病莫分内外，专以发散为先，实实虚虚，可胜叹哉！

——明·李梴《医学入门·卷三·内伤·内外伤辨》

【提要】　本论阐述内伤与外伤病证在病机与症状表现上的差别。作者认为，无形之气受病，饮食劳役失节，为内伤不足之证；有形之质受病，风寒邪侵筋骨，为外伤有余之证。其内伤与外伤症状，又各有不同。内伤重而外感轻者，多表现为里证，宜先补养；外感重而内伤轻者，多表现为表证，宜先发散。

李　梴　内伤辨

内伤劳倦饮食之证，固与风寒暑湿之病不同矣。然劳倦伤与饮食伤，又岂无可辨者哉！以劳倦言之。《经》云：阴虚生内热。又云：有所劳倦，形气衰少，谷气不盛，上焦不行，下脘不通，胃气热熏胸中，故内热。此内伤之原也。然人身阴阳，有以表里言者，有以上下之分言者，有以升降呼吸之气言者。此所谓阴虚之阴（盖劳过则气化为火，水谷之味因而少入，是故阳愈盛，阴愈衰也），盖指身中之阴气，与水谷之味耳。（夫劳倦饮食损伤气分，既有阴气阳气之分，则思虑色欲损伤血分，又岂无有阴血阳血之异乎？以此见，血阴气阳者，分阴分阳之义也；气血各自有阴阳者，阴阳互为其根之理也。大法阳气虚者，宜桂、附、兼参、芪峻补；阴气虚者，参、术、甘草缓而益之；阴分血虚者，生地、玄参、龟板、知母、黄柏补之；阳分血虚者，茯苓、参、归、远志之类补之。论至于此，东垣、丹溪之功大矣哉。）或以下焦阴分为言，或以肾水真阴为言，皆非也。夫有所劳倦者，过动属火也；形气衰少者，壮火食气也；谷气不盛者，劳伤元气则少食而气衰也；上焦不行者，清阳不升也；下脘不通者，浊阴不降也。

夫胃受水谷，惟阳升阴降，而后变化出入，以滋荣一身。今胃不善纳而气衰少，则清无升浊无降矣。故曰：上焦不行，下脘不通。然非谓绝不行不通也，但比之平人则谓之不行不通耳。上不行下不通则郁矣，郁则少火皆成壮火，而胃居上焦下脘两者之间，故胃气热，热则上炎，故熏胸中而为内热也。（内伤始病热中，末传寒中，阴盛生寒中，多因调治差误，或妄下之所致。遇寒则四肢厥冷，心胃绞痛，冷汗自出，乃胃之脾胃虚也，宜辛热温药理中下二焦。）劳则气耗气短，喘且汗出，内外皆越，故气耗矣。气耗则火旺，火旺则乘其脾土，脾主四肢，烦热无力，懒于语言，动作喘乏，表热或表虚恶寒，心烦不眠。（劳役初病，少食，小便赤黄，大便或闭或结或虚坐，只见些少白脓，时有下气，或泄白或黄如糜，苦心下痞塞，或加胃脘当心而痛，如刀割之状，有时上支两胁痛，必脐下相火上行，使阳明经气逆胸中，甚则高喘，但病每互出不并作，与外感异耳。）宜安心静养（心之意即真土，意虑不宁，则脾劳矣），以甘寒泻其热火，以酸味收其散气，以甘温补其中。《经》言"劳者温之，损者益之"是也。（平人脉大为劳脉，极虚亦为劳。夫劳之为病，其脉浮大，手足烦热，春夏剧秋冬瘥。脉大者，热邪也；极虚者，气损也；春夏剧者，时助邪也；秋冬瘥者，时胜邪也。以建中补中治之，亦温之之意也。《经》曰："温能除大热"是也。）

虽然，劳倦亦有二焉，劳力纯乎伤气而无汗者，补中益气之旨也。（夫脾胃虚者，因饮食劳倦，心火亢甚而乘其土位，其次肺气受邪。须用黄芪最多，人参、甘草次之。脾胃一虚，肺气先绝。故用黄芪以益皮毛而闭腠理，不令自汗上喘气短；损其元气，人参以补之；心火乘脾，炙甘草之甘温以泻火热，而补脾胃中元气。若脾胃急痛，腹中急缩者，宜多用之。《经》曰：急者缓之。白术苦甘温，除胃中热，利腰脐间血。胃中清气在下，升麻、柴胡以引之，引黄芪、甘草甘温之气味上升，能补卫气之散解而实其表也。又缓带脉之缩急，二味苦平，味之薄者，阴中之阳，引清气上升也。气乱于胸中，为清浊相干，用陈皮以理之，又能助阳气之升，以散滞气，助诸甘辛为用也。脾胃气虚，不能升浮，为阴伤其生发之气，荣血大亏，营气不荣，阴火炽盛，是血中伏火日渐煎熬，气血日减。心主血，血减则心无所养，致使心乱而烦，病名曰悗。悗者，心惑而烦闷不安也。故加辛甘微温之剂生阳气，阳旺则能生阴血，更以当归和之。伤之重者，一日连进二服，得阴阳和而汗自出，病可已矣。然非发散之谓也。）劳心兼伤乎血，而有汗者，黄芪建中之义。心力俱劳，气血俱伤者，双和散之所由名也。（凡诸益气汤、保元汤之类，皆自补中、建中而推之也。凡归脾汤、养心汤，及节斋新立二方之类，皆自双和而推之也。）又房劳伤肾，证与劳倦相似。（均一内伤发热证也，劳倦因阳气之下陷，宜补其气以升提之；房劳因阳火之上升，宜滋其阴以降下之。一升一降，迥然不同矣。）七情动气，脉与饮食无二。（盖饮食七情，俱能闭塞三焦，熏蒸肺胃，清道肺为气主，由是而失其宣化之常，所以气口独紧且盛，其证呕泄痞满腹痛，亦太相似。但伤食恶食，七情虽作饱亦不恶食，临时消息问察。）俱不可不细辨之。兹述其略，尚当于各类融会而贯通之可也。以饮食伤者言之，《经》云：因而大饮，则气逆。因而饱食，筋脉横解，则肠澼为痔。盖饮者，无形之气，伤之则宜发汗，利小便，使上下分消其湿，解酲汤、五苓散之类是也。（酒之气味俱阳，若以大热大寒之药下之，是无形之气受伤，而反下有形阴血，致损真水，阳毒太旺，愈增阴火冲上，元气消亡，七神何根据？虽不即死，而虚损之病成矣。所以酒疸不许下，下之久久成黑疸，盖以此也。）食者，有形之物，伤之则宜损其谷，其次莫若消导，丁香烂饭丸、枳术丸之类主之；稍重则攻化，三棱消积丸、木香见晛丸之类主之；尤重者，则或吐或下，瓜蒂散、备急丸之类主之，此大法也。条分缕析，其间有大饥伤饱而无停滞者，或饮食不调之后加之劳力，或劳力过度之后继以不调，皆谓之不足，而当补益者也。有自己喜食，或与人斗食而停滞者，此为有余，而当消导者也。又有伤生冷硬物者，有伤辛辣热物者，或热物多而寒物少，或寒物多而热物少，或先食热物而后食冷物，以致前食热物亦不消化，所伤之不同如此，安可以执一乎？况人之气禀盛衰，每每相反，有物滞气伤，必补益消导兼行者；有物暂滞而气不甚伤，宜消导独行不须补益者；有既停滞而复自化，不须消导，但当补益，或亦不须补益者。洁古、东垣枳术丸之类，虽曰消导，固有补益之意存乎其间。（方以白术甘苦温，甘温补脾之元气，苦味除胃中之湿热，利腰脐间血，故先补脾胃之弱，过于枳实克化之药一倍。枳实味苦寒，泄心下之痞闷，消化胃中所伤。此药下胃，其所伤不能即去，须待一、两时辰许则消化，是先补其虚，而后化其所伤，则不峻利矣。荷叶中空象震，震者，动也，人感之生。足少阳甲胆者，风也，生化万物之根蒂也。《内经》云：立端于始，序则不愆。人之饮食入胃，营气上行，即少阳甲胆之气也。其手少阳三焦经之司，胃气、谷气、元气，甲胆上升之气一也。荷叶空青而象风木，食药感此气之化，胃气何由不上升乎？更以烧饭和药，与白术协力滋养，令胃浓再不至内伤。若伤热用丁香、巴豆热药，伤冷用大黄、牵牛寒药，不但遗留药毒，重泻元气，又且饮食伤中焦，而反泻上焦清气，暗损人寿，不得终其天年，但人不自觉耳。）其他如木香分气丸、导气枳实丸、大枳壳丸之类，虽无补益，然施之于物暂滞，气不甚伤者，岂不可哉！但不宜视为通行之药尔。且所滞之物，非枳术丸之力所能去者，亦安可泥于消导而弗之变乎？故备急丸、瓜蒂散等之推逐者，亦未尝委之而弗用也。故善用兵者，攻亦当，守亦当；不善者，则宜攻而守，宜守而攻。其败也，非兵之罪，用兵者之罪耳。观乎此，则知消导补益推逐之理矣。吁！均一内伤也，劳倦不足一而已矣。饮食有有余不足之分焉，误用补益，则甘温助湿生痰，变生呕泻胀满危证；误用推逐，重伤元气，脱下而死。利害匪轻如此，故妄缀之为内伤辨。

——明·李梴《医学入门·卷三·内伤·内伤辨（新纂）》

【提要】　本论阐述饮食劳倦内伤，根据其病因病机的不同，又可分为多种不同情况。作者认为，劳倦为过动属火，壮火食气，劳伤元气则少食而气衰，脾胃功能受损，上下焦气机不同，则气郁化火，往往表现为内热之证，治疗应依据《内经》"劳者温之、损者益之"的原则，以甘寒泻热、甘温补虚之法治疗。饮食内伤则又分伤饮与伤食，饮为无形之物，可通过发汗利小便的上下分消法治疗；伤食则为有形之物，积滞轻者可用消谷或消导之法，重者用攻化或吐、下之法；如有正气损伤则还应兼用补益之法治疗。

李　梴　辨内外之火※＊

外因邪郁经络，积热脏腑，此为有余之火；内因饮食情欲，气盛似火，此为有余中不足，阴虚火动，乃不足之火。大要以脉弦数无力为虚火，实大有力为实火。

——明·李梴《医学入门·卷四·杂病提纲·外感·火》

【提要】　本论阐述对火邪为病的鉴别。作者认为火邪有二，一为外因之火，外邪郁阻经络，脏腑积热为火；二为内因之火，饮食情欲过度，阴虚火动，气盛化火。辨火之虚实，脉弦数无力为虚火，脉实大有力为实火。

顾松园 论外感内伤之别

外感则人迎脉大，内伤则气口脉大。外感恶寒，虽近烈火不除；内伤恶寒，得就温暖即解。外感鼻气不利，内伤口不知味。外感邪气有余，故发言壮厉；内伤元气不足，故出言懒怯。外感头痛，常痛不休；内伤头痛，时作时止。外感手背热，内伤手心热。

——清·顾松园《顾松园医镜·辨证大纲》

【提要】 本论阐述外感病与内伤病所表现出不同的症状，以资临床鉴别参考。

程国彭 伤寒主治四字论

伤寒主治四字者，表、里、寒、热也。太阳、阳明为表，太阴、少阴、厥阴为里，少阳居表里之间，谓之半表半里。凡伤寒，自阳经传入者，为热邪。不由阳经传入，而直入阴经者，谓之中寒，则为寒邪。此皆前人要旨也。而予更即表、里、寒、热四字，举八言以晰之，任伤寒千变万化，总不出此。

夫伤寒症，有表寒，有里寒，有表热，有里热，有表里皆热，有表里皆寒，有表寒里热，有表热里寒。

何谓表寒？伤寒初客太阳，头痛、发热而恶寒者，名曰外感。《经》所谓"体若燔炭，汗出而散"者是也。阳明解肌，少阳和解，其理一也。

何谓里寒？凡伤寒，不由阳经传入，而直入阴经，手足厥冷，脉微细，下利清谷者，名曰中寒。仲景所谓"急温之，宜四逆汤"者是也。

何谓表热？凡人冬不藏精，微寒袭于肌肉之间，酝酿成热，至春感温气而发者，曰温病；至夏感热气而发者，曰热病。其症头痛发热，与正伤寒同，但不恶寒而口渴，与正伤寒异耳。《伤寒赋》云：温热发于春夏，务须柴葛以解肌。言病邪在表，故用柴、葛，肌肉蕴热，故用黄芩、知母以佐之，此活法也。

何谓里热？凡伤寒，渐次传里，与夫春温、夏热之症，热邪入里，皆为里热。其在太阴，则津液少，少阴则咽干口燥，厥阴则消渴。仲景所谓"急下之，而用大柴胡、三承气"者是也。

何谓表里皆热？如伤寒阳明证，传于本腑，外而肌肉，内而胃腑，热气熏蒸，口渴谵语，此散漫之热，邪未结聚。治用白虎汤，外透肌肤，内清腑脏，俾表里两解，不比邪热结实，专在肠胃，可下而愈也。正伤寒有此，而温热之病，更多有此，不可不察。

何谓表里皆寒？凡伤寒，表受寒邪，更兼直中于里，此为两感寒证。仲景用麻黄附子细辛汤是也。

何谓表寒里热？如两感热证，一日太阳与少阴同病，二日阳明与太阴同病，三日少阳与厥阴同病。三阳为寒，三阴已成热证，岂非表寒而里热乎？亦有火郁在内，而加以外感，亦为表寒里热之候。更有火亢已极，反兼水化，内热闭结，而外有恶寒之状者，其表似寒而里实热，误投热剂，下咽即败矣。

何谓表热里寒？如人本体虚寒，而外感温热之邪，此为标热本寒，清剂不宜太过。更有阴寒在下，逼其无根失守之火，发扬于上，肌肤大热，欲坐卧泥水之中，其表似热，其里实寒，误投寒剂，入胃即危矣。

伤寒变证，万有不齐，而总不外乎表、里、寒、热四字。其表里寒热，变化莫测，而总不出此人言以为纲领。予寝食于兹者，三十年矣。得之于心，应之于手，今特指出而发明之，学人其可不尽心乎！

——清·程国彭《医学心悟·卷一·伤寒主治四字论》

【提要】　本论阐述伤寒病辨证应重视表、里、寒、热的区别。其中，太阳、阳明为表，太阴、少阴、厥阴为里，少阳居表里之间，谓之半表半里；凡伤寒自阳经传入者，为热邪，不由阳经传入，而直入阴经者谓之中寒，则为寒邪。因此，程国彭在此提出"伤寒变证，万有不齐，而总不外乎表、里、寒、热四字"。

徐灵胎　内伤外感论

七情所病，谓之内伤；六淫所侵，谓之外感。自《内经》《难经》以及唐宋诸书，无不言之深切著明矣。二者之病，有病形同而病因异者；亦有病因同而病形异者；又有全乎外感，全乎内伤者；更有内伤兼外感，外感兼内伤者。则因与病，又互相出入，参错杂乱，治法迥殊。盖内伤由于神志，外感起于经络。轻重浅深，先后缓急，或分或合，一或有误，为害非轻。能熟于《内经》及仲景诸书，细心体认，则虽其病万殊，其中条理井然，毫无疑似，出入变化，无有不效。否则彷徨疑虑，杂药乱投，全无法纪，屡试不验。更无把握，不咎己之审病不明，反咎药之治病不应。如此死者，医杀之耳！

——清·徐灵胎《医学源流论·卷上·病·内伤外感论》

【提要】　本论阐述内伤病和外感病的辨别。七情所病，谓之内伤；六淫所袭，谓之外感。在临床辨识病因时需要注意，有临床表现相似而并因不同者，有病因相同而临床表现不同者；在病因的特殊性方面，有专属外感病者，也有专属内伤病者。同时还需要注意分辨先有内伤病后兼外感者，以及先有外感病后兼内伤者。

江涵暾　内伤外感杂治说

前言表里、虚实、寒热六字，病已尽在其中矣。而表里之中，又有内伤、外感之治焉。内伤者，里症也，而有气、血、痰、郁四字之分；外感者，表症也，而有风、寒、暑、湿、燥、火六字之别。再详其治法，医无余蕴矣。

内伤：一曰气。气虚者，四君子汤。若气实而滞者，宜香苏散、平胃散。二曰血。血虚者，四物汤。若血实而凝者，宜手拈散。三曰痰。痰轻者，二陈汤、六君子。若顽痰胶固，变生怪症，或停饮膈间，宜滚痰丸、小半夏加茯苓汤之类。四曰郁。凡喜怒忧思悲恐惊皆能致郁，郁小者越鞠丸、逍遥散。若五郁互结，腹膨肿满，二便不通，宜神佑丸、承气汤之类。此内伤之治也。

外感：一曰风，真中风是也，非表治中之偶感风寒也。风有中腑、中脏、中血脉之殊。中腑者与伤寒同，太阳用加味香苏散，阳明用葛根汤，少阳用小柴胡汤；中脏者眩仆昏冒，痰声如锯，内有热风、寒风二种，热闭则先用搐鼻散，次以牛黄丸灌之，便结胀用三花汤，冷脱则汗珠头摇，以附子理中汤急救之，或三生饮；中血脉者，口眼㖞斜，半身不遂，大秦艽汤加竹沥、姜汁、钩藤。二曰寒，伤寒是也。寒在表，则与风之中腑治同；寒入里，用附子理中汤法，详《伤寒论》三曰暑。暑轻者，但烦渴，益元散足矣；暑重者，汗喘昏闷，消暑丸灌之；寒包暑者，头痛恶寒而烦渴，四味香薷饮加荆芥、秦艽；若暑天受湿而霍乱，霍香正气散主之；更有干霍乱症，吐泻不得，俗名绞肠痧，粥饮入口即败，危症也，陈香丸煎汤救之。四曰湿。或受潮，或食冷，面黄身重，平胃散治之；若黄疸则目溺色黄，茵陈大黄汤、茵陈五苓散、茵陈姜附汤；若发肿，五苓散、五皮饮；若渗入筋络，肩背臂痛，用秦艽天麻汤、蠲痹汤。五曰燥。此症惟秋冬时久晴有之，而嗜鸦片者更易犯，其症鼻干口渴咽痛，舌燥目火，便秘干热，不宜发表，宜用生地、天冬、麦冬、花粉、沙参、元参、归身、梨藕蔗汁之类以润之。六曰火。治法详于前热治中，更审其脏腑，投凉则得矣。然中寒则暴痛，中暑则猝闷，中湿则痰塞，中火则窍闭，皆能猝然昏倒，非中风而似中风，谓之类中，勿概作中风治。此外感之治也。

——清·江涵暾《笔花医镜·卷一·内伤外感杂治说》

【提要】 本论阐述内伤与外感病证的辨证思路。作者提出，疾病分为内伤、外感两类，其中内伤病为里证，可根据其病机与症状表现，分为气、血、痰、郁四类病证；外感病为表证，可根据感受六淫外邪，分为风、寒、暑、湿、燥、火六类病证。可以此作为内伤与外感病证辨证的基本框架。

石寿棠 辨内伤大要[※]

《内经》论内伤，首言七情。曰：怒伤肝，悲胜怒（金胜木）；喜伤心，恐胜喜（水胜火）；思伤脾，怒胜思（木胜土）；悲伤肺，喜胜悲（火胜金）；恐伤肾，思胜恐（土胜水）。此七情之病，还以七情治之也。又曰：百病皆生于气，怒则气上（怒则气逆，甚则呕血及飧泄，故气上），喜则气缓（喜则气和志达，营卫通利，故气缓。若喜失之太过，则心气又涣散不收矣），悲则气消（悲则心系急，肺布叶举，上焦不通，营卫不散，热气在胸中，故气消），恐则气下（恐则精却，却则上焦闭，闭则气还，还则下焦胀，故气下），惊则气乱（惊则心无所倚，神无所归，虑无所定，故气乱），劳则气耗（劳则喘息、汗出，内外皆越，故气耗），思则气结（思则心有所存，神有所归，正气留而不行，故气结），寒则气收，热则气泄（寒则腠理闭，气不行，故气收。热则腠理开，营卫通，汗大泄，故气泄。指外感言）。治法：不外急者缓之（甘），散者收之（酸），抑者散之（辛），惊者平之（酸、甘镇摄），劳者温之（甘温），损者益之（甘平），结者散之（辛润），寒者热之，热者寒之之类。《难经》论五劳，谓自上损下者，一损肺（咳嗽），二损心（盗汗），三损胃（食减便溏），四损肝（善怒、筋缓），五损肾（淋漏），过胃则不治；自下损上者，一损肾（遗浊、经闭），二损肝（胁痛），三损脾（食减、胀、泻、肌消），四损心（惊悸、不寐），五损肺（咳喘），过脾则不治。又曰：损其肺者，益其气；损其心者，调其营卫；损其脾者，调其饮食，适其寒温；损其肝者，缓其中；损其肾者，益其精。《金匮》谓：肺劳损气，心劳损神，脾劳损食，肝劳损血，肾劳损精。与《难经》同义。后人又于五劳推为六极。六极者，数转筋，指甲痛，为筋极；牙疼，踵痛，足痿不耐久立，为骨极；面无华色，头发堕落，为血极；肤如虫行，体肉干黑，为肉极；肌无膏泽，目无精光，羸瘦肌痒，搔则为疮，为精极。然则内伤首言七情者，原病之所由起也；分言五劳者，明病之所由起、所由传也；推言六极者，穷病之所至极也。一言以蔽之，不外精、气、神三者而已矣。且夫精也、气也，人身之一阴一阳也；神者，又贯乎阴阳之中，相为交纽者也。

　　请征诸天地。天一生水，水降于下，其浊者凝而为土以成地，地所生之草木为地毛，石为地骨，金为石之君，亦地骨之类，火虽生于地，实即天之阳气蕴蓄于地中者。是天地者，太极一气之所化也。水为天之精，火为天之气，而水火默运于天地之间，时行物生，终而复始，又为天地之神。是天地者，亦精气神一气之所生生化化者也。天之神气，依地以为基；人之神气，依形体以为归宿。故朱子谓：太极为阴含阳；邵子谓：阳为阴之父，阴为阳之母。凡此皆言根阴根阳，相为交纽，而不可须臾离者也。以人言之，人身囫囵一个形躯，禀父母之精血凝结而成，犹水之澄清在下，其浊者凝聚为土以成地体。水为天一之原，水即人之天也。金为水源，水天本一气也，故天与水隔则为讼，水行天上则为需。水之浊者凝而为地，是地本水之渣滓，凝结而成。故人后天生于先天，其形质皆为水类，内外百体，皆赖水养，而火即寓于水之内。包地之内外，皆天气也；包人之内外，皆阳气也。天之阳气，蕴蓄于地中；人之阳气，蕴蓄于肾中。天之阳气，天心默运于宇宙之间；人之阳气，人心默运于形体之间。人具百体，心生最先（西学谓：妊胎二十日，心已成模）；百体先死，心死最后。心本血结而成，血为水类。肾为先天，心尤为先天。心于卦为离，离即先天之乾，乾为天，心即天也。夫人形体皆属阴物，祇有心中一点真阳，得之有生之始，以为本性之灵，明生生之化机。所谓真阳者，心之神也。《经》虽有心藏神、肺藏魄、肝藏魂、脾藏意、肾藏智（水性活泼，故主智）之分，而要皆心之所之而有所主者也；虽有喜伤心、悲伤肺、怒伤肝、思伤脾、恐伤肾之分，而要皆心之动而有所累者也。（观《大学》"心有所忿懥"云云便知）古歌云：别有些儿奇又奇，心肾原来非坎离。此以身为坎为地，以心之神气为离为天。春山先生曰：夫人日间为人事纷扰，神气外用，不能内交心身，是为否。否者，疲也，否则为未济。夜间安寐，如万物归根，神气来复，内交心身，是为泰。泰者，安也，安则为既济，是为外坎离。人能动静交相养，使神气常交于心身，则真阳之气依形躯之阴以为归宿，心身之坎离交，而心肾之坎离自断无不交之理！阴阳交则平，不交则病，相离则死。故曰：内伤百病，不外精、气、神三者而已矣；精、气、神三者，又不外神气与精交与不交二者而已矣。

　　请析言之。劳力者伤气，《经》所谓"汗出喘息，内外皆越"，"劳则气耗"是也。气耗则阳虚，阳虚必生内寒，内寒必生内湿。虚则气浮，脉多浮虚豁大，又或阳虚气陷，按之不鼓，沉细无力，故仲景谓：脉虚为劳，脉大亦为劳。见证多怯寒，少气，自汗，喘乏，头眩，心悸，食减无味，腹胀飧泄，吞酸嗳腐，面黄而浮，反不觉瘦，或蒸蒸发热，必兼体倦，自汗，甚至中虚不运，不能砥柱中流，虚热上浮，吐血成碗，面黄，舌淡，而无热象。此等虚热，用劳者温之之法，如建中、保元、归脾之类，分轻重用之，所谓"形不足者，补之以气"是也。尤须息劳静养，复其耗散之气，自可就痊。否则阳虚不复，伤及真阳，阳痿精寒，寒精自滑，吸短偏卧，又须加温润甘平及血肉有情诸品，如枸杞、沙苑、菟丝、芦巴、制首乌、山药、扁豆、破故、鹿胶、羊肾、淡菜、海参之类，填补阴中之阳，以固脾胃；又或阳伤及阴，气不化精，湿转为燥，脉变短数，潮热，骨痛，上咳，下利。此自上损下，由肺及肾者也。若过胃泄泻，则治疗难矣。另有一种劳力伤气之病，因一时负重，偶然伤力，气逆于上，胸胁疼痛，甚则呼吸亦痛，咳嗽带红。此等伤气，宜用结者散之之法，如蒌皮、大贝、紫菀、杏仁、枇杷叶，轻降肺中逆气。吐红加苏子、三七汁、郁金汁、怀牛膝、丹参、藕汁之类，辛润以化之，与肺劳损气治法不同。

　　若劳心者伤神，又重于劳力伤气者也。或卷牍烦剧，或百计图谋，心神无片刻之静，心体无安养之时，由是君火内沸，销烁真阴，不但伤神，并能伤精，阳不依阴，自阴不潜阳，阴虚必生内热，内热必化内燥，脉多细涩，甚而数涩，或浮弦搏指，皆阴虚化刚之象。见证多惊悸、怔忡、心热、盗汗、虚烦不寐，甚则君火引动相火，伤及真阴，干咳，吐血，遗滑，淋浊，骨蒸潮热，诸证丛生。此亦自上损下，由心及肾者也。治法必以甘凉育阴，及血肉诸品，填补精液，如补心、固本、复脉、生脉、三才、六味、二至、二仙、五阴之类，随其轻重用之，所谓"精不足者，补之以味是"也。尤须安心静养，以后天真阴招摄先天真阳，俾心阳下交于肾，肾阴上交于心，阴平阳秘，乃克有济。

更有七情伤神之辈，为害尤甚。尝见情志怫郁，悲忧思虑过度，心阳郁结，而肝、脾、肺之气亦因之郁结。肝叶撑张，则为胀为痛，多怒多烦；脾不输精，肺不行水，则生痰生饮，嗳腐吞酸，食减化迟，大便作燥，不燥则泻。在初起时，宜用抑者散之之法。夫散非发散之谓，亦非辛香破耗之谓。如逍遥散法，不用散而用汤，减去白术，借柴胡之微辛以达之，酌加蒌皮、薤白、贝母、杏仁、柏子仁、当归、酸枣仁、远志、生谷芽之类，辛润以开之。诸仁皆阴中含阳，生机内寓，最能调畅心神。或再佐牡蛎、决明、龟板、鳖甲之类，咸柔以软之；桑叶、钗斛之类，微苦以清之。稍久则气结者血亦结，或纳谷不顺，或大便燥结，或咽中作梗（俗名梅核气）。此噎膈将成之候，又须加阿胶、肉苁蓉、枸杞、蔗汁、梨藕汁、牛乳、白蜜、韭汁、姜汁之类，甘润、辛润、咸润以流畅之。尤须怡情静养，庶可获效。乃世俗治法，往往见其气结，即用香附、元胡、木香、砂仁、青皮、厚朴、乌药诸燥药，以为辛香流气。不知此无形之结，由于太虚之体默运无权，遂至窒碍不通，岂有用辛香破耗之药，重伤气血而能转为流畅之理？且结则营卫涩滞，气不运水，必然生痰生饮，或虽见自利，而艰涩不爽。此皆因结而燥，因燥而湿之见证，与阳虚化湿者有霄壤之分，又岂有用温燥之药而能治因燥致湿之理？往往愈治愈结，胀痛日增，气血益虚，默运之权益窒，由是成膈、成蛊、成劳，不治者多。不观诸《内经》乎！曰：二阳之病发心脾，有不得隐曲，女子不月，其传为风消，传为息贲者，死不治。夫二阳，胃也。发心脾者，谓二阳之病，发于心脾者也。思为脾志，实本于心，故张鸡峰谓：噎膈为神思间病。心脾气结，饮食渐减，病及二阳。阳明为多血之经，血乃水谷之精气，赖脾气以散输，奉心君而化赤。今心神受伤，困及其子，饮食不嗜，生化无资；冲脉上隶阳明，阳明虚则血海（冲为血海）干涩，是以不月。观女子不月，而男子少精可知。血虚则生热，热烁则化燥，肌肉干瘦，如风消物，故曰风消。心火无制，上烁肺金，金燥则不能运布水精以归正化，津液留于胸中，变为痰饮，咳嗽不已，传为息贲（气奔迫而为喘也），何治之有？此郁损心脾化燥之一端也。若悲怒恐惊，更易耗伤心肾肝胆精血，尤宜大剂润养，佐以镇摄神志，最忌耗散破削，致之不救。又见悲忧思虑过度，郁损心神。心主血，诸脉皆属于心，心气结而诸脉中营气自不能循其常度，将见始也气结，既也血结，结则隧道拘挛，往往腹中有硬块成形之患，肝胆经脉所过部位，有瘰疬成串之患，甚有生乳岩、结核、内疽、附骨、对口、发背等证。体干，故坚硬；内附筋骨，故不红肿；血燥，故溃后少脓；肌肉坚硬，故溃后生管，甚则成硬弦多骨之类，皆刚象也，皆燥征也，与湿热凝于肌肉，外生痈肿，易溃而多脓水者不同。凡人膈膜以上属天气，头为诸阳之会，背为阳中之太阳。凡对口、发背、偏枯、痿痹之类，多属燥病。推原其故，多由郁损心神，耗及肝脾肾阴所致；又或因吸受天之燥邪而发，或因贪食煎煿及金石桂附诸燥药而发。《经》曰：热中、消中不可服膏粱、芳草、石药。石药发癫，芳草发狂，不可不知。以上诸证，皆当以养营润燥为主，佐辛润以流气，参咸柔以软坚，投剂即安，履验不爽。勿以脉络拘结为癥瘕，妄用攻坚破积；勿以瘰疬为痰核，妄用行气消痰；勿以内疽为阴寒证，妄用辛燥破削。夫古人阴疽之称，谓其结于血分也，非谓其为阴寒也。或曰：寒则凝滞，冬月水泽腹坚，非寒结乎？曰：必水少而腹始坚，未有长江大河而腹坚者。且寒与燥同源，严寒干结之气，即是燥邪，故冬月地多坚白坼裂。坚为刚象，而非柔象，此固理之显见者也。试观王洪绪《外科全生集》中阳和二方，以大剂熟地、鹿胶润补为主，佐芥子之辛润，流通营气；熟地与麻黄并用，麻黄仅用十分之一，借以轻达卫气；因血结日久，阳气不得行于其间，故稍佐姜、桂之温。姜、桂气温热而体微润，在其人无热证者，服之神效。若稍见热证，则又宜速去姜、桂矣。凡此皆郁损心神，由气及血，化成燥证，散见于内外者也。若是者，心为君主之官，顾不重哉！

　　若劳、色伤精之辈，更有甚焉者。先动心以伤神，既劳力以伤气，终纵情以伤精。伤精则阴亏，阴亏则易动相火，愈动愈伤，一旦精、神、气三者皆耗，多致不起。脉证较劳心伤神者更重。治法亦不外填补真阴。但久则阴虚不复，真阴不能招摄真阳，真阳即不能归附真阴，由是龙火上炎，一火兴而五火炽，满腔皆虚阳充塞，而见颧红、面赤、喉干、咽痛、咳喘、音哑、五心如烙、筋急酸疼、骨痛如折、上咳、下利，种种危证。古法往往见龙雷飞越，用知、柏苦寒直折，非徒无益于真阴，而又戕害乎脾胃。春山先生曰：龙雷为水中之火，春夏湿升水旺之时，龙雷多动，雨势愈大，电光愈腾，必得西方风起，天之燥气下降，龙雷乃藏。介类禀乾金之燥气，得坎水之阴精，滋阴潜阳，较胜于丹溪用知、柏多多矣。古法又有用桂附六味，以为导龙归海，在阴不甚虚者，或阴虚夹寒湿者，暂用有效。若阴液大亏之人，再以刚燥耗阴，受其害者多矣。或曰：景岳先生云：丹田暖则火就燥，下元固则气归精，甘温能除大热，又何不可用之乎？曰：是也。夫阴中之阳，如温泉之气。试观温泉之气，其为燥阳之气乎？抑为雾露之溉乎？春日阳从地起，太和元气，且温且润，故草木得之含液而萌芽，肾气亦犹是也。知此则当拣体质温润者用之，质润属阴，气温属阳，方与肾之本体相合。许学士云：补肾不若补脾。夫补脾非燥脾之谓，凡甘平、甘淡，皆能补脾。孙真人云：补脾不若补肾。夫补肾非凉肾之谓，凡清润、温润、平润而味甘者，皆能补肾中之脾胃。补脾、补肾，原两不相碍也。草木有汁则长青而不枯，人有液则长濡而不燥。欲作长明灯，须识添油法。古人岂欺我哉！此治内伤大法也。

　　然内伤藉资药石，以无情之草木，疗有情之形躯，犹落下乘。古称真心为大药，又有以心医心之法，乃是最妙上乘。盖七情、五劳，惟劳力伤气者，由辛苦而成；高年亏损者，由衰老所致。此外无不由心火妄动，耗散真阴而起。《经》曰"君火以明"，谓其无形无质，寂然不动，感而遂通也；"相火以位"谓宜安其位而不出也。火生于天而成于地，金、木、水、土中皆有之，但静则不见，动之则生。静中之火，自然之火，能生万物，《经》故曰"少火生气"动中之火，搏击之火，能害万物，《经》故曰"壮火食气"。相火安位则不病，心君引动则为病。不独房劳能引动，一切人事烦劳，皆能引动。动则心病，心病则神病，神病则形病。人身一个囫囵形躯，百脉相通，内外贯彻，断无此虚彼实之理，不过略有先后轻重之分，故神、形每相继为病。心肾真阴即被煎熬，而津、精、涕、唾、气、血、液七般阴物，以及形体之阴，无一不被煎熬。阴伤则病，阴尽则亡，相火无所归附，随君火同去而死矣。悲夫！世之患内伤者，趁此阴阳未离，早用养心功夫。孟子曰：养心莫善于寡欲。盖寡欲则心虚，虚则灵，灵则生神，神生气，气生精，精生形。常人由形生精，精生气，气生神，赖后天之真阴，招摄先天之真阳。此由神生气，气生精，精生形，本先天之真阳，以复后天之真阴，盖返还之道也。尝见养之日久，神与形交，坎离既济，遍身骨节历历有声，百脉既通，百病自愈，一息尚存，皆可复命，不独内病全消，即外邪亦不为患。一心疗万病，不假药多方。古人之言，洵足信也！

或曰：孩提之童，亦有不足之病，岂亦由心生乎？然赤子虽无心，良由父母气质薄弱，胎元早已有亏；况今元会气薄，少年知识早开，往往童子之病，亦多自心始。（汪讱庵先生云：小儿喜怒悲恐，较之成人更专且笃，不可不察。）人果能寡欲清心，喜怒哀乐，情不妄发，由是致中致和，天地位而万物育，岂徒为一身却病延年计乎？圣贤诚意正心学问在此，修身俟命功夫亦在此，然则养心之学，其所系岂浅鲜哉！

——清·石寿棠《医原·卷中·内伤大要论》

【提要】　本论详述内伤病辨证之大要。内伤诸病为劳力伤气、劳心伤神、七情伤神、劳色伤精等病因所致，并分别概述其治则治法与常用药物。作者还进一步创造性地提出，内伤病"以心医心"的治疗方法，认为对于内伤病，除"劳力伤气者由辛苦而成，高年亏损者由衰老所致"外，起于七情、五劳致病，"无不由心火妄动，耗散真阴而起"，故应以"寡欲"而养心，"养之日久，神与形交"，则可"百脉既通，百病自愈，一息尚存，皆可复命，不独内病全消，即外邪亦不为患"。

郑钦安　外感说

夫病而曰外感者，病邪由外而入内也。外者何？风、寒、暑、湿、燥、火六淫之气也。人若调养失宜，阴阳偶乖，六邪即得而干之。六气首重伤寒，因寒居正冬子令，冬至一阳生，一年之气机，俱从子时始起。故仲景先师，首重伤寒，提出六经大纲，病气挨次传递，始太阳而终厥阴。论伤寒，而暑、湿、燥、火、风俱括于内；论六日传经，而一年之节令已寓于中。真是仙眼仙心，窥透乾坤之秘；立方立法，实为万世之师。学者欲入精微，即在伤寒六经提纲病情方法上探求，不必他书上追索。须知伤寒论阳明，而燥症之外感已寓其方；论太阴，而湿症之外感可推其药。他如言少阳、少阴、厥阴，而风、火之外感，亦莫不具其法也。世之论外感者，务宜于仲景伤寒书上求之可也。病之浅深轻重，固是不同，总不外乎六经。六经各有提纲病情，昭然如日月之经天，丝毫莫混。学者只要刻刻将提纲病情，熟记胸中，再玩后之六经定法贯解，细心领会，便得步步规矩，头头是道之妙，方可以为世之良医也。

——清·郑钦安《医理真传·卷一·外感说》

【提要】　本论阐述辨外感病的基本思路。论中认为，张仲景虽然首重"伤寒"但其余诸气致病在《伤寒论》也已有成法。如在阳明病中，已包括了燥症的治疗；太阴病中，则包括了湿症的治疗；其余如少阳、少阴、厥阴病中，风、火之外感也已有成法。故作者谓："学者欲入精微，即在伤寒六经提纲病情方法上探求，不必他书上追索"。

郑钦安　内伤说

内伤之论多矣，诸书统以七情赅之。喜盛伤心，怒盛伤肝，恐惧伤肾，忧思伤脾，悲哀伤肺，是就五脏之性情而论也。而余则统以一心括之。夫心者，神之主也。凡视听言动，及五劳等情，莫不由心感召。人若心体泰然，喜怒不能役其神，忧思不能夺其柄，心阳不亏，何内伤之有乎？凡属内伤者，皆心气先夺，神无所主，不能镇定百官，诸症于是蜂起矣。此等症，往往发热咳嗽，少气懒言，身重喜卧，不思饮食，心中若有不胜其愁苦之境者，是皆心君之阳气弱。阳气弱一分，阴自盛一分，此一定之至理也。阳气过衰（即不能制阴），阴气过盛（势必上干），而阴中一线之元阳，势必随阴气而上行，便有牙疼、腮肿、耳肿、喉痛之症，粗工不识，鲜不以为阴虚火旺也。不知病由君火之弱，不能消尽群阴，阴气上腾，故牙疼诸症作矣。再观于地气上腾，而为黑云，遮蔽日光，雨水便降，即此可悟虚火之症，而知为阳虚阴盛无疑矣。古人有称"痨"字从火者，即是内伤之主脑，惜乎言之未畅，而说之未当也。余故反复推明虚火之由，以为将来告。

——清·郑钦安《医理真传·卷一·内伤说》

【提要】　本论阐述内伤病从心辨治的思路，认为心为神之主，因而"凡视听言动，及五劳等情"皆属于心，因此凡内伤之病，皆"心气先夺，神无所主"所致。其中，由于心阳衰弱而致之阴气上干，元阳随着上浮而生的种种虚火证候，尤易被认为是阴虚火旺，而以滋阴降火之方去治，往往适得其反。故治内伤病，必须从阴阳气血全面审察，而应特别重视心阳的作用。

费伯雄　论内外之火※*

　　外因之病，风为最多；内因之病，火为最烈。风者天之气，火者人之气也。火之为物，本无形质，不能孤立，必与一物相为附丽，而始得常存。故方其静也，金中有火，而金不销也；木中有火，而木不焚也；水中有火，而水不沸也；土中有火，而土不焦也；但见有金、有木、有水、有土，而不见火也。五行各有其用，五行惟火无体；火之体，即以金木水土之体为之体也。及其发而莫可遏也，销金烁石，焚岗燎原，而炎威乃不可响迩矣。人身之火，何独不然？方其静也，肺气肃而大肠润，金不销也；肝气平而胆气清，木不焚也；肾气充而膀胱通，水不沸也；脾气健而胃气和，土不焦也。一经激发，则金销水涸，木毁土焦，而百病丛生矣。其因于风者为风火，因于湿者为湿火，因于痰者为痰火，阳亢者为实火，劳伤者为虚火，血虚者为燥火，遏抑者为郁火，酒色受伤者为邪火，疮疡蕴结者为毒火。又有一种无名之火，不归经络，不主病症，暴猝举发，莫能自制，则气血偏胜所致也。种种火症，或由本经自发，或由他经侵克，或有数经合病，必察其所以致病之由，方能对病施治，业医者尚慎旃哉！

——清·费伯雄《医醇賸义·卷二·火》

【提要】　本论阐述因火致病的机理和临床证候表现。作者指出，外因之病，由风所致者多；内因之病，由火所致者多。静则火不妄动，一经激发，百病丛生。因于风为风火，因于湿为湿火，因于痰为痰火；阳亢者为实火，劳伤者为虚火，血虚者为燥火，郁滞者为郁火，酒色伤者为邪火，疮疡者为毒火。临床诊治须分清火邪的来源、侵犯部位、兼夹邪气等，方能对症用药。

7
伤寒六经
辨证论

❧ 张仲景　辨六经证※* ❧

太阳之为病，脉浮，头项强痛而恶寒。

太阳病，发热，汗出，恶风，脉缓者，名为中风。

太阳病，或已发热，或未发热，必恶寒，体痛，呕逆，脉阴阳俱紧者，名曰伤寒。

太阳病，发热而渴，不恶寒者，为温病。若发汗已，身灼热者，名曰风温。

阳明之为病，胃家实是也。

问曰：何缘得阳明病？答曰：太阳病发汗，若下、若利小便，此亡津液，胃中干燥，因转属阳明。不更衣，内实，大便难者，此名阳明也。

问曰：阳明病，外证云何？答曰：身热，汗自出，不恶寒，反恶热也。

本太阳初得病时，发其汗，汗先出不彻，因转属阳明也。伤寒发热无汗，呕不能食，而反汗出濈濈然者，是转属阳明也。

少阳之为病，口苦、咽干、目眩也。

少阳中风，两耳无所闻，目赤，胸中满而烦者，不可吐下，吐下则悸而惊。

伤寒五六日，中风，往来寒热，胸胁苦满，默默不欲饮食，心烦喜呕，或胸中烦而呕，或渴，或腹中痛，或胁下痞鞕，或心下悸，小便不利，或不渴，身有微热或咳者，小柴胡汤主之。

伤寒，脉弦细，头痛发热者，属少阳。少阳不可发汗，发汗则谵语，此属胃，胃和则愈，胃不和，则烦而悸。

太阴之为病，腹满而吐，食不下，自利益甚，时腹自痛。若下之，必胸下结硬。

自利不渴者，属太阴，以其脏有寒故也。当温之，宜服四逆辈。

伤寒脉浮而缓，手足自温者，系在太阴。太阴当发身黄；若小便自利者，不能发黄。至七八日，虽暴烦，下利日十余行，必自止，以脾家实，腐秽去故也。

太阴为病脉弱，其人续自便利，设当行大黄芍药者，宜减之，以其人胃气弱，易动故也。

少阴之为病，脉微细，但欲寐也。

少阴病，欲吐不吐，心烦，但欲寐，五六日，自利而渴者，属少阴也，虚故引水自救。若小便色白者，少阴病形悉具。小便白者，以下焦虚有寒，不能制水，故令色白也。

病人脉阴阳俱紧，反汗出者，亡阳也，此属少阴，法当咽痛，而复吐利。

厥阴之为病，消渴，气上撞心，心中疼热，饥而不欲食，食则吐蛔，下之利不止。

凡厥者，阴阳气不相顺接，便为厥。厥者，手足逆冷是也。

——汉·张仲景《伤寒论》

【提要】 伤寒六经辨证，始见于《伤寒论》，是东汉医学家张仲景在《素问·热论》等篇的基础上，结合伤寒病证的传变特点所创立的一种论治外感病的辨证方法。它以六经（太阳经、阳明经、少阳经、太阴经、少阴经、厥阴经）为纲，将外感病演变过程中所表现的各种证候，总结归纳为三阳病（太阳病、阳明病、少阳病），三阴病（太阴病、少阴病、厥阴病）六类，分别从邪正盛衰，病变部位，病势进退及其相互传变等方面，阐述外感病各阶段的病变特点。六经辨证在《伤寒论》中虽贯穿于全书，但其内容则散见于各篇，张仲景并没有将其系统总结起来，本论是综合了《伤寒论》各篇集中论述辨证之提纲。

陈无择 伤寒证治*

足太阳膀胱经伤寒，头项强，腰脊痛，无汗恶寒。其经络流注去处，与伤风同，但脉浮、洪、紧、数为异耳。惟足太阳寒水，为诸阳主气，故寒先伤之……

足阳明胃经伤寒，身热，目痛而鼻干，不得卧，不恶寒，腹满，咽干，口燥而渴。其脉流注，与伤风同。以阳明主肉，故次传之……

足少阳胆经伤寒，胸胁痛，耳聋，口苦咽干，往来寒热，目眩干呕。其脉流注，与伤风同。以少阳主胆，属半表半里，故三传之……

足太阴脾经伤寒，手足温，自利不渴，腹满时痛，咽干。其脉流注，与伤风同。治之各有正方……

足少阴肾经伤寒，口燥，舌干而渴，背恶寒，反发热倦怠。其脉流注，与伤风同……

足厥阴肝经伤寒，烦满，发热恶寒，往来如疟，或囊缩，小腹急痛。其脉流注，与伤风同……

——宋·陈无择《三因极一病证方论·卷之四·伤寒证治》

【提要】 本论阐述了伤寒六经病的特征性症状，是作者从经络辨证视角对伤寒病的病机与症状的归纳总结，原文各条文后附有治疗方剂。

张介宾 六经证

太阳经病，头项痛，腰脊强，发热恶寒，身体痛，无汗，脉浮紧。以太阳经脉由脊背连风府，故为此证，此三阳之表也。

阳明经病，为身热，目疼，鼻干，不眠，脉洪而长。以阳明主肌肉，其脉挟鼻络于目，故为此证，此三阳之里也。

少阳经病，为胸胁痛，耳聋，寒热，呕而口苦，咽干目眩，脉弦而数。以少阳之脉循胁肋，终于耳，故为此证。此二阳三阴之间也。由此渐入三阴，故为半表半里之经。

太阴经病，为腹满而吐，食不下，嗌干，手足自温，或自利腹痛不渴，脉沉而细。以太阴之脉布胃中，络于嗌，故为此证。

少阴经病，为舌干口燥，或自利而渴，或欲吐不吐，或引衣蜷卧，心烦，但欲寐，其脉沉。

以少阴之脉贯肾，络于肺，系舌本，故为此证。

厥阴经病，为烦满囊缩，或气上撞心，心中疼热，消渴，饥而不欲食，食即吐蛔，下之利不止，脉沉而弦。以厥阴之脉循阴器，而络于肝，故为此证。

成无己曰：热邪自太阳传至太阴，则腹满而嗌干，未成渴也。传至少阴，则口燥舌干而渴，未成消也。传至厥阴而成消渴者，热甚能消水故也。凡饮水多而小便少者，谓之消渴。肝居下部，而邪居之，则木火相犯，所以邪上撞心。木邪乘土，则脾气受伤，所以饥不欲食，食即吐蛔。脾土既伤，而复下之，则脾气愈虚，所以痢不止。

正阳明腑病者，由表而传里，由经而入腑也。邪气既深，故为潮热自汗，谵语发渴，不恶寒，反恶热，揭去衣被，扬手掷足，或发斑黄狂乱，五六日不大便，脉滑而实。此实热已传于内，乃可下之。若其脉弱无神，或内无痞满实坚等证，又不可妄行攻下。

仲景曰：尺寸俱浮者，太阳受病也，当一二日发。尺寸俱长者，阳明受病也，当二三日发。尺寸俱弦者，少阳受病也，当三四日发。此三阳皆受病，未入于腑者，可汗而已。尺寸俱沉细者，太阴受病也，当四五日发。尺寸俱沉者，少阴受病也，当五六日发。尺寸俱微缓者，厥阴受病也，当六七日发。此三阴俱受病，已入于腑者，可下而已。

成无己注曰：三阳受邪，为病在表，法当汗解。然三阳亦有便入腑者，入腑则宜下。故云：未入于腑者，可汗而已。三阴受邪，为病在里，于法当下。然三阴亦有在经者，在经则宜汗，故云：已入于腑者，可下而已。

太阳证似少阴者，以其发热恶寒，而脉反沉也。少阴证似太阳者，以其恶寒脉沉，而反发热也。仲景曰：太阳病，发热头痛，脉反沉，身体疼痛，若不瘥者，当救其里，宜四逆汤。少阴病，始得之，反发热，脉沉者，宜麻黄附子细辛汤。

按此二证，谓病在太阳，其脉当浮，而反沉者，因正气衰弱，里虚而然，故当用四逆汤，此里虚不得不救也。病在少阴，证当无热，而反热者，因寒邪在表，犹未传里，故当用麻黄附子细辛汤，此表邪不得不散也。此二证者，均属脉沉发热，但其有头疼，故为太阳病，无头疼，故为少阴病。

第在少阴而反发热者，以表邪浮浅，可以汗解，其反犹轻；在太阳而反脉沉者，以正气衰微，难施汗下，其反为重。由此观之，可见阳经有当温里者，故以生附配干姜，补中自有散意；阴经有当发表者，故以熟附配麻黄，发中亦有补焉。此仲景求本之治，其他从可知矣。

——明·张介宾《景岳全书·七卷·伤寒典（上）·六经证》

【提要】 本论阐述伤寒六经病证的辨别。作者认为，六经是经络，伤寒六经病证状之不同，实际上是由经络循行部位不同所致。此外，在本论中还深入分析了阳明腑证、太阳证似少阴者、少阴证似太阳者等多种特殊证候。

李 梴 论六经正病*

太阳则头疼、身热、脊强。（此太阳正病也。以后凡言太阳证，即头疼身热脊强也。凡言表证者，亦即太阳证也，各经仿此。阳从下起，三阳之长曰太阳。脉尺寸俱浮，浮紧伤寒，浮缓伤风。太阳受病，当一二日发。以其脉上连风府，故头项背腰脊强。头者，诸阳之会，气病则麻，血病则痛。身热者，寒客皮毛，郁闭其阳，而后发热，阳虽人身正气，郁则为邪、为热。

热虽甚不死，盖伤寒始于寒而终成于热也。惟不发热而但恶寒者，邪发于阴也。或热多寒少、或不大便而泉清频数、或热结膀胱溺涩、或汗多溺难、或汗后不解、或汗漏不止、或过经不解、或蓄血发黄、或喘、或呕，皆太阳所主。）

　　阳明则目痛、鼻干、不眠。（阳为明，夹于二阳之中，阳气盛极，故曰阳明。脉尺寸俱长，长而微洪经病，长而沉数腑病。太阳脉静则不传，如脉数急欲吐者，此寒邪变热，传于阳明，当二三日发。以其经中客邪，故目痛鼻干。身热者，阳明主肌肉，邪甚则身前皆热。不眠者，烦盛津干，胃气不和也。太阳未罢者，发热恶寒。太阳已罢者，不恶寒而反恶热，烦渴作呕，津干便硬，或即狂言，谓之正阳明。少阳阳明，胁满不大便而呕。或瘀血发黄，或下血谵语，或胸烦懊，皆此经所主。然亦有里寒下利，或寒气结积而为痼瘕者，不可不知。）

　　少阳耳聋、胁痛、寒热、呕而口为之苦。（少，初也。阳气初嫩，亚于阳明，故曰少阳。脉尺寸俱弦，弦而滑数者，阳极发厥；弦而和者，病欲散。少阳受病，当三四日发。以其脉循胁络于耳，故风热上壅不利，则耳聋胁痛、寒热往来、不食、呕而口苦干、目眩。若不呕吐而能食者，为三阴不受邪也。若身无大热、燥闷者，阳去入阴无疑矣。似疟，妇人血结，皆此经所主。）

　　太阴腹满、自利、尺寸沉而津不到咽。（阴从天降，首曰太阴。在阳为表，在阴为里，邪在表则见阳脉，邪在里则见阴脉，故尺寸俱沉，沉实有力当下，沉细无力当温。太阴受病，当四五日发。以其脉布胃中，络于咽溢，故腹满或痛，而嗌喉下干燥。或大便不通，小便如常；或自利，手足温而渴者，为传经腑热。或自利不渴，手足冷者，为直中阴证。或因内伤饮食，冷气入脾，必腹痛胸膈不快。然太阴乃三阳之终，三阴之始，阳经表证未尽宜汗，半表里胸满多痰宜吐，传经里热宜下，直中阴经宜温。调脾胜邪，正在此关。）

　　少阴舌干、口燥。（次于太阴，故曰少阴。脉尺寸俱沉，沉实有力当下，沉微无力当温。少阴受病，当五六日发。以其脉起于足心，贯肾络于肺系，故舌干口燥而渴。或自利清水，心痛腹胀；或大便闭硬，不欲厚衣者，皆热入里之深也。苦厥逆畏寒，欲吐不吐，腹痛自利，小便白色，或干呕，亡阳咽痛，脉微欲寐者，乃阴毒入脏之深也。或下利体痛，咳呕者，水气也。或饭食入口则吐，脉弦迟，厥逆，心下实者，不可下也，宜吐之。或脉沉发热者，汗之。盖有初得病直攻少阴，不先自太阳传次而入也。）

　　厥阴烦满囊拳。（厥阴者，阴尽则变而厥逆生。盖传经至此已尽，无复可传，再传则逆于手经矣。脉尺寸俱沉，沉实有力当下，沉迟无力当温，浮缓者病自愈。厥阴受病，当六七日发。以其脉循阴器，络于肝，故唇青舌卷。或烦满者，胸中气满急也；或囊拳者，阴囊缩也；在女子则阴户急痛引小腹，此传经厥阴，风热毒深于内也。肝木移热克脾，脾受贼邪，五脏六腑皆困，荣卫不通，耳聋囊缩而厥，水浆不入，不知人则死，速下以救，五死一生。或下利谵语者，内有燥屎也，仍宜下之；或呕而发热者和之；或发热恶寒如疟，囊不缩，脉微浮微缓，胃之脉，脾气既全，不受贼邪，荣卫将复，水升火降，寒热作而大汗解矣；或下利腹胀，身疼者，当先救表，而后温里；若下利清谷，大汗出而厥，四肢疼，小腹拘急；或干呕吐沫，或气冲心痛，发热消渴吐蛔，皆厥阴寒证也，宜温之。）

　　　　　　——明·李梴《医学入门·卷之三·外感·仲景张先生伤寒纂要·论六经正病》

　　【提要】　本论详细阐述伤寒六经病证的典型临床表现、病机特征及治疗原则。

叶天士 辨六经之要*

伤寒之病，不外六经，欲明六经，当知其要。要者何？定其名，分其经，审其症，察其脉，识阴阳，明表里，度虚实，知标本者是也。定其名者，是定其正伤寒，或感冒与风温、温毒之类也。分其经者，是分其阳经、阴经、直中之类。审其症者，是审其阳症阴症、表症里症、虚症实症、寒症热症之原。察其脉者，是察其有力、无力及浮沉、迟数、弦滑之类也。识阴阳者，谓识其阳病阴病、阳虚阴虚之候。明表里者，是明其在表在里，或在半表半里之间。度虚实者，是度其表虚里虚、表实里实之病耳。知标本者，欲知其一经之中而有标病、本病之类也。诚能若是，可谓知其要矣。既知其要，则仲景三百九十七法、一百一十三方，不出握中矣。

——清·叶天士《叶氏医效秘传·卷一·要书说》

【提要】 本论阐述辨伤寒六经的基本步骤，分为定其名、分其经、审其症、察其脉、识阴阳、明表里、度虚实、知标本八步，并分别进行解释。

陈修园 论六经提纲**

六经之为病，仲景各有提纲，太阳以"脉浮、头痛、项强、恶寒"八字提纲，阳明以"胃家实"三字提纲，少阳以"口苦咽干目眩"六字提纲，太阴以"腹满而吐，食不下，自利益甚，腹益自痛，若下之必胸下结鞕"二十三字提纲，少阴以"脉微细，但欲寐"六字提纲，厥阴以"消渴，气上撞心，心中疼热，饥而不欲食，食则吐蛔，下之利不止"二十四字提纲。以提纲为主，参以论中兼见之证，斯无遁情矣。

——清·陈修园《伤寒论浅注补正·读法》

【提要】 本论从《伤寒论》中摘录了张仲景对六经病最基本的描述，并将之称为六经"提纲"。

程国彭 合病并病

合并病者，伤寒传经之别名也。或两经同病，或三经同病，名曰合病；若一经病未已，复连及一经，名曰并病。伤寒书云：三阳有合病，有并病，三阴无合病，无并病。果尔则太阴必不与少阴同病乎？少阴必不与厥阴同病乎？且太阴病未瘥，必不至并于少阴，少阴病未瘥，必不至并于厥阴乎？若然，则三阴之证，何以相兼而并见乎？又何以三阳三阴之邪，互相交错而为病乎？是知合病、并病，有合于阳者，即有合于阴者，有并于阳者，即有并于阴者。仲景谓：三阳合病，闭目则汗，面垢、谵语、遗尿，治用白虎汤。此外合三阳之经，内合阳明之腑，故用辛凉和解之。若不入腑，白虎将焉用乎？治法不论三阳、三阴。凡两经合病，则用两经药同治之，三经合病，则用三经药同治之。若一经病未瘥，复并一经，则相其先后、缓急、轻重而药之，斯无弊耳。然则合、并病者，岂非伤寒传经之别名欤！

——清·程国彭《医学心悟·卷二·合病并病》

【提要】 本论阐述伤寒合病、并病的概念与特点，提出两经或三经同病为"合病"；若一经病未已复连及一经为"并病"。

吴坤安 六经本病

按伤寒断无日传一经之理。仲景既无明文，其说始于误解经义。《素问·热论》篇云：伤寒一日，巨阳受之，故头项痛，腰背强；二日阳明受之，故身热目痛，鼻干不得眠；三日少阳受之，故胸胁痛而耳聋。此言三阳受邪发病之期，有浅深先后之次序，非谓传经之日期也。故下文云：七日巨阳病衰，头痛少愈；八日阳明病衰，身热少愈；九日少阳病衰，耳聋微闻。此言病之向愈，大约以七日为期，以七日始行尽本经也。故太阳病至七日始衰，而头痛少愈，则六日内只在本经，非传至厥阴明矣。注疏者，以六日为传经已尽，以七日巨阳病衰为再传经释之，致后人皆以日传一经为常例，不知六气之伤人无常，或入于阳，或入于阴。《灵枢》云：中于面，则下阳明；中于项，则下太阳；中于颊，则下少阳。以此可知三阳各自受邪，非必从太阳传入也。则太阳受病一日发，阳明受病二日发，其义显然。故伤寒非必始太阳而终厥阴，亦非一经止病一日，亦非一经独病相传。大抵今之伤寒，无不兼经而病，即古人所称合病、并病之症。后学不解此旨，而欲拘拘于六经传次印证今病，宜无一症合其式矣。

——清·吴坤安《伤寒指掌·卷一·六经本病》

【提要】 本论辨析了伤寒六经传变的含义。作者认为，《素问·热论》中记载的伤寒"日传一经"之说，只是为说明六经病受邪发病的深浅与先后次序，而并非治具体的日期。在临床上，伤寒病并没有表现为"日传一经"的规律，而更多地表现为合病与并病之证候。

张锡纯 六经总论

伤寒治法以六经分篇，然手足各有六经，实则十二经也。手足之经既有十二，而《伤寒论》但分为六经者何也？按《内经》之论十二经也，凡言某经而不明言其为手经、足经者皆系足经，至言手经则必明言其为手某经。盖人之足经长、手经短，足经大、手经小，足经原可以统手经，但言足经而手经亦恒寓其中矣。《伤寒论》之以六经分篇，此遵《内经》定例，寓手经于足经中也。彼解《伤寒论》者，谓其所言之六经皆系足经，是犹未明仲景著伤寒之深意也。

经者，气血流通之处也。人之脏腑与某经相通，即为某经之府，其流通之气血原由府发出，而外感之内侵遂多以府为归宿。今将手足十二经及手足十二经之府详列于下。

手足虽有十二经，其名则分为六经，因手足经之名原相同也。其经有阴有阳，其阳经分太阳、阳明、少阳，其阴经分太阴、少阴、厥阴。其阴阳之经原互相表里，太阳与少阴为表里，阳明与太阴为表里，少阳与厥阴为表里。凡互为表里者，因其阴阳之经并行，其阳行于表，阴行于里也。至于经之分属于府者，足太阳经之府在膀胱，足少阴经之府在肾，足阳明经之府在胃，足太阴经之府在脾，足少阳经之府在胆，足厥阴经之府在肝，此足之三阴、三阳经与府也。手之太阳经其府在小肠，手之少阴经其府在心，手之阳明经其府在大肠，手之太阴经其府在肺，手之少阳经其府在三焦，手之厥阴经其府在心胞，此手之三阴、三阳经与府也。

阳经为阴经之表，而太阳经又为表中之表。其经之大都会在背，而实则为周身之外廓，周身之营血卫气，皆赖其卫护保合，且具有充分之热力，为营卫御外感之内侵，是以《内经》名之为巨阳。推原其热力之由来，不外君、相二火。君火生于心之血脉与肺相循环，而散热于胸中大气（一名宗气），以外通于营卫。此如日丽中天有阳光下济之热也，是以其经名为太阳。相火生于肾中命门。肾原属水，中藏相火，其水火蒸热之气，由膀胱连三焦之脂膜，以透达于身之外表，此犹地心水火之气（地中心有水火之气），应春令上透地面以生热也。为其热力发于水中，故太阳之经又名太阳寒水之经也。为太阳经之热力生于君、相二火，是以其经不但以膀胱为府，而亦以胸中为府，观《伤寒论》陷胸诸汤、丸及泻心诸汤，皆列于太阳篇中可知也。

至于人病伤寒，其六经相传之次第，详于《素问·热论》篇，谓：人之伤于寒也，则为病热。一日巨阳受之，故头项痛、腰脊强；二日阳明受之，阳明主肌肉，其脉侠（同夹）鼻络于目，故身热目疼，而鼻干不得卧也；三日少阳受之，少阳主胆，其脉循胁络于耳，故胸胁痛而耳聋；三阳经络皆受其病而未入于脏者，故可汗而已；四日太阴受之，太阴脉布胃中，络于嗌（咽喉），故腹满而嗌干；五日少阴受之，少阴脉贯肾络于肺，系舌本，故口燥舌干而渴，六日厥阴受之，厥阴之脉循阴器而络于肝，故烦满而囊缩。经络受病入于府者，故可下而已，此《内经》论六经相传之次第也。至《伤寒论》六经之次序，皆以《内经》为法，而未明言其日传一经，至愚生平临证之实验，见有伤寒至旬日，病犹在太阳之府者，至他经相传之日期，亦无一定。盖《内经》言其常，而病情之变化，恒有出于常例之外者，至传至某经即现某经之病状，此又不尽然。推原其所以然之故，且加以生平临证之实验，知传至某经即现某经之病状者，多系因其经先有内伤也。若无内伤，则传至某经恒有不即现某经之病时，此在临证者细心体察耳。

至于六经之命名，手足皆同，然有因手经发源之府而命名者，有因足经发源之府而命名者。如太阳经名为太阳寒水之经，此原因足太阳之府命名，而手太阳亦名太阳寒水之经者，是以足经而连带其手经也。他如阳明经名为阳明燥金之经，是因手阳明之府命名（手阳明府大肠属金，其互为表里之肺亦属金），而足阳明经亦名阳明燥金之经者，是以手经而连带其足经也。少阳经名为少阳相火之经，此因足少阳之府命名（胆中寄有相火），而手少阳经亦名为少阳相火之经者，是以足经而连带其手经也。太阴经名为太阴湿土之经，此因足太阴之府命名（脾为湿土），而手太阴经亦名太阴湿土之经者，是以足经而连带其手经也。少阴经名为少阴君火之经，此因手少阴之府命名（心为君火），而足少阴经亦名少阴君火之经者，是以手经而连带其足经也。厥阴经名为厥阴风木之经，此因足厥阴之府命名（肝属木而主风），而手厥阴经亦名厥阴风木之经者，是以足经而连带其手经也。此手足十二经可并为六经之义也。

——民国·张锡纯《医学衷中参西录·第七期·第一卷·六经总论》

【提要】 本论阐述伤寒六经与手足十二经的关系。作者认为，伤寒六经并非仅指足六经而言，而是手足十二经脉连带。具体而言，太阳、少阳、太阴三经是由足经连带手经，而阳明、少阴、厥阴三经是由手经连带足经。

潘澄濂 六经辨证学说的意义和作用

六经辨证，是用以将各种疾病过程中，从四诊所得的临床表现加以分析归纳，特别是选择比较突出的证候，而突出六个不同类型的基本症候（主症主脉），再结合其他一般症状和体征，借以辨别其表、里、寒、热、虚、实不同的属性，作为治疗依据的一种逻辑法。

各种疾病对机体所引起的反映，有因人、因时、因地等不同，故其所出现的症状和体征，在某些表现是共同，在另一表现上，就有各殊。六经辨证法，就是从这些各殊的症状和体征上，来辨别其不同的属性。譬如发热，是多种外感病的共有症状，在这个共有症状上，是很难辨别其属性，必须要参考精神状态、舌苔、脉象，及其他一些症状，才能作出结论。所以六经辨证，对疾病的各种临床表现，既要有分析，又要有归纳。这样方能确定其表、里、寒、热、虚、实的属性。

《伤寒论》说："病有发热恶寒者，发于阳也；无热恶寒者，发于阴也。"这是仲景举例以说明各种疾病的临床表现，有阳性症征和阴性症征的不同。阳性症征是正邪两气势均力敌的现象，阴性症征是正虚不能敌邪的现象。阳性症征和阴性症征（简称阴阳），是六经辨证大纲中的总纲；也就是说，阴阳是贯穿在表、里、寒、热、虚、实各纲中的一个总纲。

同一阳性症征和阴性症征里面，它所表现的寒热虚实，在程度上必有轻重的不等。因此，三阴三阳分为太少阳明和厥阴。这就是用以表达这六个不同类型的综合症征。其中寒热虚实的程度还有轻重不等的差异，所以古人用三阴三阳的命名来表达，而不以第一型、第二型等数字来代替，它的涵义是很深远。如果不理解这一点，对六经辨证运用三阴三阳的命名，可能会产生不正确的看法。

表里，是标志着病候的深浅；寒热，是象征着机体机能活动状态的兴奋和抑制；虚实，是表示正气和邪气作斗争的胜负。中医就是根据这些规律，来处理疾病，所以有同病异治、异病同治等多种方法。这些症状，哪些属表，哪些属里，哪些属寒，哪些属热等等，仲景在《伤寒论》里有了具体的论述，下面有专章讨论。

但是各种疾病在发生和发展过程中，它的临床表现，是不断地在演变着的。特别是外感六淫病（急性传染病），它的症候演变，虽然是有一定的规律，但六经证候，有合有并，有传有变，寒热虚实的属性，有相对的或交替的出现。因此，辨证方法，既要重视现实的客观症候，而又要了解既往的情况，这样才能正确地作出诊断，选择适应的方剂去治疗，和正确地推断疾病的预后。

六经证候，在《伤寒论》所论述的如"太阳之为病""阳明之为病""太阴之为病""少阴之为病"等，后代医家认为是"揭首""提纲""纲领"，总的说，是六经的基本证候。正如徐灵胎所说的，"仲景六经，各有提纲一条，犹大将建旗鼓，使人知所向，故必择本经至当之脉证标之，学者须从其提纲以审病之所在。"他们所谓"至当之脉证"，就是指这些必然出现，而且是特殊性的证候，如太阳病的脉浮，头项强痛，恶寒；阳明病的胃家实等等，是六经辨证的主症主脉。因此，我们称它为基本证候。

但是与基本证候必须要相互参照的证候是很复杂的，如太阳病若附加"脉缓、发热、汗出"的为中风，若附加"脉紧、发热、无汗"的为伤寒。如阳明病，发热、汗出、脉洪大、口烦渴、无大便不通及腹鞕满者，为经证；潮热、不大便、腹鞕满者，为府证。假使没有这些证候附加在基本证候上去，相互分析归纳，辨别表里寒热虚实，就有一定困难。因此称这些证候为附加证候。总的来说，基本证候和附加证候，必须要相互结合，特别是基本证候中的一个证候，是不可或缺，否则就不能成某经基本证候。例如恶寒、头项、强痛而脉反沉，就不成为太阳病了。是其中（不论基本证候或附加证候）假使有一个重要症状，如脉象、神识、舌苔等，若有变化，则其属性可能就有不同，所以基本证候和附加证候，在辨证上有着同等的重要性。不过基本证候的掌握，认识它是属六经中的某一经，或某经和某经的合病或并病，初步可以做到心中有数。然必须要有附加证候的结合，才能分别寒热，审察虚实。所以六经证候分为这样两类不同性质的症状来论述，就是这个关系。

——潘澄濂《潘澄濂医论集·理论探讨·六经辨证的探讨·二、六经辨证学说的意义和作用》

【提要】 本论阐述六经辨证学说的意义和作用。作者认为，六经辨证，是从四诊所得的临床表现加以分析归纳，选择比较突出六个不同类型的基本症候（主症主脉），借以辨别其表、里、寒、热、虚、实不同的属性，作为治疗依据的一种逻辑法。其中，阳性症征是正邪两气势均力敌的现象；阴性症征是正虚不能敌邪的现象，由于其所表现的寒热虚实，在程度上必有轻重的不等，故分为三阴三阳。表里，是标志着病候的深浅，寒热，是象征着机体机能活动状态的兴奋和抑制；虚实，是表示正气和邪气作斗争的胜负。六经证候，有基本证候与附加证候，必须要相互结合，在辨证上有着同等的重要性。

8

温病瘟疫辨证论

叶天士　卫气营血看法

大凡看法：卫之后方言气，营之后方言血。在卫汗之可也；到气才宜清气；乍入营分，犹可透热，仍转气分而解，如犀角、元参、羚羊等物是也；至入于血，则恐耗血动血，直须凉血散血，如生地、丹皮、阿胶、赤芍等物是也。若不循缓急之法，虑其动手便错耳。

——清·叶天士《温热论》

【提要】　卫气营血辨证是温病辨证方法之一，由叶天士创立。即将外感温病由浅入深或由轻而重的发病过程分为卫分、气分、营分、血分四个阶段，各有其相应的证候特点。卫分为邪入轻浅阶段，应鉴别不同的病因；气分为热盛阶段，应区别热邪是否结聚，如属湿热，则应区分热和湿的轻重；病邪深陷营、血分为伤阴引致内闭或出血的阶段，并须明辨心、肝、肾等脏的病变。由此从病因、阶段、部位、传变及病变程度确立温病辨证的内容。

余　霖　论疫与伤寒似同而异

伤寒初起，先发热而后恶寒；疫证初起，先恶寒后发热。一两日后，但热不恶寒。此寒热同而先后异也。有似伤寒太阳、阳明者，然太阳、阳明头痛不至如破，而疫则头痛如劈，沉不能举；伤寒无汗，而疫则下身无汗，上身有汗，惟头汗更盛。头为诸阳之首，火性炎上，毒火盘踞于内，五液受其煎熬，热气上腾，如笼上熏蒸之露，故头汗独多。此又痛虽同而汗独异也。有似少阳而呕者，有似太阴自利者。少阳之呕，胁必痛，疫证之呕胁不痛，耳不聋，因内有伏毒，邪火干胃，毒气上冲，频频而作。太阴自利，腹必满；疫证自利，腹不满。大肠为传送之官，热注大肠，有下恶垢者，有旁流清水者，有日及数十度者。此又证异而病同也。种种分别是疫，奈何犹执伤寒治哉？

——清·余霖《疫疹一得·卷上·论疫与伤寒似同而异》

【提要】　本论阐述疫病与伤寒貌似相同，但其实症状、病因、病机均有差异。如疫之头痛较伤寒更为剧烈；伤寒无汗，疫则毒火盘踞，头汗独多；疫证之呕与自利和伤寒症状与病机不同。

刘松峰　疫症繁多论

余于疫症，既分三种，曰瘟疫，曰寒疫，曰杂疫，三者具而疫症全矣。然犹未也。忆某年，一冬无雪，天气温和，至□□春不雨，入夏大旱，春杪即疫疠盛行。正瘟疫殊少，而杂疫颇多，有小儿发疹者，有大人发疹者，有小儿疹后而患痢、患泄泻者，有大人患痢、患泄泻者，有先泻而后痢者，有先痢而后泻者，有泻痢而兼腹胀痛者，有胀痛而不泻痢者，有泻痢既愈，迟之又久而复作者，有瘟症既愈，迟之又久而复作者，有复作而与前不同者，有腹胀而不痛者，有痛而不胀者，有不思饮食者，有单发热者，有先瘟症而后不语者，有肿头面者，有周身长疖者，有长疥者，有霍乱者，有身痒者，有患瘟症而兼泄泻者，城市乡井，缘门阖户皆同。此岂达原饮一方所能疗欤！其治法亦与平常患泻痢、胀痛等疾亦异。此皆杂疫之类也。要之，杂疫无病不有，惟无咽膈、梦遗之为疫病者耳。

——清·刘松峰《松峰说疫·卷之二·论治·疫症繁多论》

【提要】　本论阐述疫病可分为三类：瘟疫、寒疫、杂疫。其中，尤以杂疫为多，并列举了多种杂疫的症状。

吴鞠通　论伤寒温病之辨※

二、凡病温者，始于上焦，在手太阴。

伤寒由毛窍而入，自下而上，始足太阳。足太阳膀胱属水，寒即水之气，同类相从，故病始于此。古来但言膀胱主表，殆未尽其义。肺者，皮毛之合也，独不主表乎。（按人身一脏一腑主表之理，人皆习焉不察。以三才大道言之，天为万物之大表，天属金；人之肺亦属金，肺主皮毛，《经》曰"皮应天"。天一生水，地支始于子，而亥为天门，乃贞元之会，人之膀胱为寒水之腑。故俱同天气，而俱主表也。）治法必以仲景六经次传为祖法。温病由口鼻而入，自上而下，鼻通于肺，始手太阴。太阴金也，温者火之气，风者火之母，火未有不克金者，故病始于此，必从河间三焦定论。再寒为阴邪，虽《伤寒论》中亦言中风，此风从西北方来，乃触发之寒风也，最善收引，阴盛必伤阳，故首郁遏太阳经中之阳气，而为头痛、身热等证。太阳阳腑也，伤寒阴邪也，阴盛伤人之阳也。温为阳邪，此论中亦言伤风。此风从东方来，乃解冻之温风也，最善发泄，阳盛必伤阴，故首郁遏太阴经中之阴气，而为咳嗽、自汗、口渴、头痛、身热、尺热等证。太阴阴脏也，温热阳邪也，阳盛伤人之阴也。阴阳两大法门之辨，可了然于心目间矣。

夫大明生于东，月生于西。举凡万物，莫不由此少阳、少阴之气以为生成，故万物皆可名之曰东西。人乃万物之统领也，得东西之气最全，乃与天地东西之气相应；其病也，亦不能不与天地东西之气相应。东西者，阴阳之道路也。由东而往，为木、为风、为湿、为火、为热，湿土居中，与火交而成暑，火也者，南也。由西而往，为金、为燥、为水、为寒，水也者，北也。水火者，阴阳之征兆也；南北者，阴阳之极致也。天地营运此阴阳，以化生万物，故曰：天之无恩而大恩生。天地营运之阴阳和平，人生之阴阳亦和平，安有所谓病也矣！天地与人之阴阳，一有所偏，即为病也。偏之浅者病浅，偏之深者病深；偏于火者病温、病热，偏于水者病清、病寒。此水火两大法门之辨，医者不可不知。烛其为水之病也，而温之热之；烛其为火之病也，而凉之寒之，各救其偏，以抵于平和而已。非如鉴之空，一尘不染，如衡之平，毫无倚着，不能暗合道妙，岂可各立门户，专主于寒热温凉一家之论而已哉! 瑭因辨寒病之原于水，温病之原于火也，而并及之。

————清·吴鞠通《温病条辨·卷一：上焦篇·风温、温热、温疫、温毒、冬温》

【提要】　本论阐述伤寒与温病病机之不同，临床辨识的要点各异。作者明确指出，温病自口鼻而入，自上而下，首先侵犯人的上焦。

吴鞠通　论太阴温病初起寒温之辨[※]

四、太阴风温、温热、温疫、冬温，初起恶风寒者，桂枝汤主之；但热不恶寒而渴者，辛凉平剂银翘散主之。温毒、暑温、湿温、温疟，不在此例。

按：仲景《伤寒论》原文，太阳病（谓如太阳证，即上文头痛、身热、恶风、自汗也），但恶热不恶寒而渴者，名曰温病，桂枝汤主之。盖温病忌汗，最喜解肌，桂枝本为解肌，且桂枝芳香化浊，芍药收阴敛液，甘草败毒和中，姜、枣调和营卫，温病初起，原可用之。此处却变易前法，恶风寒者主以桂枝，不恶风寒主以辛凉者，非敢擅违古训也。仲景所云不恶风寒者，非全不恶风寒也，其先亦恶风寒，迨既热之后，乃不恶风寒耳。古文简、质，且对太阳中风热时亦恶风寒言之，故不暇详耳。盖寒水之病，冬气也，非辛温春夏之气，不足以解之。虽曰温病，既恶风寒，明是温自内发，风寒从外搏，成内热外寒之证。故仍旧用桂枝辛温解肌法，俾得微汗，而寒热之邪皆解矣。温热之邪，春夏气也，不恶风寒，则不兼寒风可知，此非辛凉秋金之气，不足以解之。桂枝辛温，以之治温，是以火济火也，故改从《内经》"风淫于内，治以辛凉，佐以苦甘"法。

————清·吴鞠通《温病条辨·卷一：上焦篇·风温、温热、温疫、温毒、冬温》

【提要】　本论阐释太阴温病之辨别要点，认为温自内发是共同的病机基础，初起是否恶风寒是决定辨证用药的关键。

吴鞠通　论太阴温病轻重之辨[※]

太阴风温、温热、温疫、冬温，初起恶风寒者，桂枝汤主之；但热不恶寒而渴者，辛凉平剂银翘散主之。温毒、暑温、湿温、温疟，不在此例。

太阴温病，恶风寒，服桂枝汤已，恶寒解，余病不解者，银翘散主之。余证悉减者，减其制。

太阴风温，但咳，身不甚热，微渴者，辛凉轻剂桑菊饮主之。

太阴温病，脉浮洪，舌黄，渴甚，大汗，面赤，恶热者，辛凉重剂白虎汤主之。

————清·吴鞠通《温病条辨·卷一：上焦篇·风温、温热、温疫、温毒、冬温》

【提要】　本论阐述太阴温病病情轻重不同的辨析，分别采用辛凉轻剂银翘散，主温病初起，纯然清肃上焦，不犯中下，无开门揖盗之弊，有轻以去实之能；辛凉平剂桑菊饮，主热伤肺络，身热不甚，微苦以降，辛凉以平；辛凉重剂白虎汤，主邪在肺经气分，热深津伤，邪重非力不举，虎啸生风，金飚退热。

吴鞠通 论暑温与伤寒之辨

二二、形似伤寒，但右脉洪大而数，左脉反小于右，口渴甚，面赤，汗大出者，名曰暑温，在手太阴，白虎汤主之；脉芤甚者，白虎加人参汤主之。

此标暑温之大纲也。按温者热之渐，热者温之极也。温盛为热，木生火也。热极湿动，火生土也。上热下湿，人居其中而暑成矣。若纯热不兼湿者，仍归前条温热例，不得混入暑也。形似伤寒者，谓头痛、身痛、发热恶寒也。水火极不同性，各造其偏之极，反相同也。故《经》谓：水极而似火也，火极而似水也。伤寒，伤于水气之寒，故先恶寒而后发热，寒郁人身卫阳之气而为热也。故仲景《伤寒论》中，有已发热或未发热之文。若伤暑则先发热，热极而后恶寒，盖火盛必克金，肺性本寒，而复恶寒也。然则伤暑之发热恶寒虽与伤寒相似，其所以然之故实不同也。学人诚能究心于此，思过半矣。脉洪大而数，甚则芤，对伤寒之脉浮紧而言也。独见于右手者，对伤寒之左脉大而言也；右手主上焦气分，且火克金也；暑从上而下，不比伤寒从下而上，左手主下焦血分也，故伤暑之左脉反小于右。口渴甚面赤者，对伤寒太阳证面不赤，口不渴而言也；火烁津液，故口渴；火甚未有不烦者，面赤者，烦也，烦字从火后页，谓火现于面也。汗大出者，对伤寒汗不出而言也。首白虎例者，盖白虎乃秋金之气，所以退烦暑，白虎为暑温之正例也。

——清·吴鞠通《温病条辨·卷一：上焦篇·暑温》

【提要】 本论阐述伤暑与伤寒之辨别。伤暑与伤寒二者临床均可见到头痛、身痛、发热、恶寒。不同之处在于，伤寒是伤于水气之寒，故先恶寒而后发热，寒郁人身卫阳之气而为热；伤暑则先发热，热极而后恶寒，火盛必克金，肺性本寒，而复恶寒。此外，伤寒脉浮紧，伤暑脉洪大数、芤；伤寒面不红、口不渴、汗不出，伤暑面赤、口渴、烦躁、汗出，也是鉴别的关键。

吴鞠通 论暑温与湿温之辨

三五、暑兼湿热，偏于暑之热者为暑温，多手太阴证而宜清；偏于暑之湿者为湿温，多足太阴证而宜温；温热平等者两解之。各宜分晓，不可混也。

此承上启下之文。按暑温、湿温，古来方法最多精妙，不比前条温病毫无尺度，本论原可不必再议，特以《内经》有"先夏至为病温、后夏至为病暑"之明文，是暑与温，流虽异而源则同，不得言温而遗暑，言暑而遗湿。又以历代名家，悉有蒙混之弊。盖夏日三气杂感，本难条分缕析，惟叶氏心灵手巧，精思过人，案中治法，丝丝入扣，可谓汇众善以为长者，惜时人不能知其一二。然其法散见于案中，章程未定，浅学人读之，有望洋之叹，无怪乎后人之无阶而升也。故本论撷拾其大概，粗定规模，俾学人有路可寻，精妙甚多，不及备录，学人仍当参考名家，细绎叶案，而后可以深造。

再按：张洁古云：静而得之为中暑，动而得之为中热；中暑者阴证，中热者阳证。呜呼！洁古笔下如是不了了，后人奉以为规矩准绳，此医道之所以难言也。试思中暑，竟无动而得之者乎？中热，竟无静而得之者乎？似难以动静二字分暑热。又云"中暑者阴证"，暑字从日，日岂阴物乎？暑中有火，火岂阴邪乎？暑中有阴耳，湿是也，非纯阴邪也。"中热者阳证"，斯语诚然，要知热中亦兼秽浊，秽浊亦阴类也，是中热非纯无阴也。盖洁古所指之中暑，即本论后文之湿温也；其所指之中热，即本论前条之温热也。张景岳又细分阴暑，阳暑。所谓阴暑者，即暑之偏于湿，而成足太阴之里证也；阳暑者，即暑之偏于热，而成手太阴之表证也。学人非目无全牛，不能批隙中窾。宋元以来之名医，多自以为是，而不求之自然之法象。无怪乎道之常不明，而时人之随手杀人也，可胜慨哉！

——清·吴鞠通《温病条辨·卷一：上焦篇·伏暑》

【提要】　本论阐述暑温偏热与湿温偏湿为二者辨证之要点。此外，还对张元素"以动静分暑热"和张介宾"分阴暑阳暑"的观点进行辨析。

吴鞠通　论阳明温病表里之辨**

一、面目俱赤，语声重浊，呼吸俱粗，大便闭，小便涩，舌苔老黄，甚则黑有芒刺，但恶热，不恶寒，日晡益甚者，传至中焦，阳明温病也。脉浮洪躁甚者，白虎汤主之；脉沉数有力，甚则脉体反小而实者，大承气汤主之。暑温、湿温、温疟，不在此例。

阳明之脉荣于面，《伤寒论》谓阳明病"面缘缘正赤"，火盛必克金，故目白睛亦赤也。语声重浊，金受火刑而音不清也。呼吸俱粗，谓鼻息来去俱粗，其粗也平等，方是实证；若来粗去不粗，去粗来不粗，或竟不粗，则非阳明实证，当细辨之，粗则喘之渐也。大便闭，阳明实也。小便涩，火腑不通，而阴气不化也。口燥渴，火烁津也。舌苔老黄，肺受胃浊，气不化津也。（按《灵枢》论诸脏温病，独肺温病有舌苔之明文，余则无有。可见舌苔乃胃中浊气，熏蒸肺脏，肺气不化而然。）甚则黑者，黑，水色也，火极而似水也；又水胜火，大凡五行之极盛，必兼胜己之形。芒刺，苔久不化，热极而起坚硬之刺也；倘刺软者，非实证也。不恶寒但恶热者，传至中焦，已无肺证。阳明者，两阳合明也。温邪之热，与阳明之热相搏，故但恶热也。或用白虎，或用承气者，证同而脉异也。浮洪躁甚，邪气近表，脉浮者不可下。凡逐邪者，随其所在，就近而逐之，脉浮则出表为顺，故以白虎之金飙以退烦热。若沉小有力，病纯在里，则非下夺不可矣，故主以大承气。按吴又可《温疫论》中云"舌苔边白但见中微黄者，即加大黄"，甚不可从。虽云伤寒重在误下，温病重在误汗，即误下不似伤寒之逆之甚，究竟承气非可轻尝之品。故云：舌苔老黄，甚则黑有芒刺，脉体沉实，的系燥结痞满，方可用之。

——清·吴鞠通《温病条辨·卷二：中焦篇·风温、温热、温疫、温毒、冬温》

【提要】　本论阐述温病中焦诸病的辨别。作者认为，温病传至中焦即为阳明温病，表现为实热证，并对白虎、承气二法的使用指征进行了详细介绍。

吴鞠通　论三焦辨证**

或问：子言温病以手经主治，力辟用足经药之非，今亦云阳明证者何？阳明特非足经乎？曰：阳明如市，胃为十二经之海，土者万物之所归也，诸病未有不过此者。前人云"伤寒传足不传手"，误也，一人不能分为两截。总之，伤寒由毛窍而溪，溪，肉之分理之小者；由溪而谷，谷，肉之分理之大者；由谷而孙络，孙络，络之至细者；由孙络而大络，由大络而经，此经即太阳经也。始太阳，终厥阴，伤寒以足经为主，未始不关手经也。温病由口鼻而入，鼻气通于肺，口气通于胃，肺病逆传则为心包；上焦病不治，则传中焦，胃与脾也；中焦病不治，即传下焦，肝与肾也。终上焦，始下焦，温病以手经为主，未始不关足经也；但初受之时，断不可以辛温发其阳耳。盖伤寒伤人身之阳，故喜辛温、甘温、苦热，以救其阳；温病伤人身之阴，故喜辛凉、甘寒、甘咸，以救其阴。彼此对勘，自可了然于心目中矣。

——清·吴鞠通《温病条辨·卷二：中焦篇·风温、温热、温疫、温毒、冬温》

【提要】 三焦辨证是温病辨证方法之一。是吴鞠通根据前人经验，按温热病传变情况，自上而下划分为上焦、中焦、下焦三个阶段，并作为辨证施治的提纲。初期属上焦肺、心包病变。手太阴肺病有发热恶寒、头痛、汗出而咳等。手厥阴心包病有神昏谵语，或舌謇肢厥、舌质红绛。高热极期属中焦脾、胃病变。足阳明胃经有发热不恶寒、汗出口渴、脉大。足太阴脾病有发热不扬、体痛且重、胸闷呕恶、苔腻脉缓等。末期属下焦肝、肾病变。足少阴肾病有身热面赤、手足心热、心烦不寐、唇裂舌燥。足厥阴肝病有热深厥深、心中憺憺大动、手足蠕动、抽搐等。

吴鞠通 论阳明温病下清之辨※

九、阳明温病，下利谵语，阳明脉实，或滑疾者，小承气汤主之；脉不实者，牛黄丸主之，紫雪丹亦主之。

下利谵语，柯氏谓"肠虚胃实"，故取大黄之濡胃，无庸芒硝之润肠。本论有脉实、脉滑疾、脉不实之辨，恐心包络之谵语，而误以承气下之也，仍主芳香开窍法。

——清·吴鞠通《温病条辨·卷二：中焦篇·风温、温热、温疫、温毒、冬温》

【提要】 本论阐述阳明温病邪在胃肠与包络之不同。前者脉见实、滑疾，说明内热已实；后者脉见不实，说明邪气无形。故治法各异。

吴鞠通 论温病中焦湿证总纲※

四三、湿之入中焦，有寒湿，有热湿，有自表传来，有水谷内蕴，有内外相合。其中伤也，有伤脾阳，有伤脾阴，有伤胃阳，有伤胃阴，有两伤脾胃。伤脾胃之阳者十常八、九，伤脾胃之阴者十居一、二。彼此混淆，治不中窾，遗患无穷，临证细推，不可泛论。

此统言中焦湿证之总纲也。寒湿者，湿与寒水之气相搏也。盖湿水同类，其在天之阳时为雨露，阴时为霜雪，在江河为水，在土中为湿，体本一源，易于相合，最损人之阳气。热湿者，在天时长夏之际，盛热蒸动湿气流行也。在人身湿郁，本身阳气久而生热也，兼损人之阴液。自表传来，一由经络而脏腑，一由肺而脾胃。水谷内蕴，肺虚不能化气，脾虚不能散津，或形寒饮冷，或酒客中虚。内外相合，客邪既从表入，而伏邪又从内发也。伤脾阳，在中则不运痞满，传下则洞泄腹痛。伤胃阳，则呕逆不食，膈胀胸痛。两伤脾胃，既有脾证，又有胃证也。其伤脾胃之阴若何？湿久生热，热必伤阴，古称"湿火"者是也。伤胃阴，则口渴不饥。伤脾阴，则舌先灰滑，后反黄燥，大便坚结。湿为阴邪，其伤人之阳也，得理之正，故多而常见。其伤人之阴也，乃势之变，故罕而少见。治湿者，必须审在何经何脏，兼寒兼热，气分血分，而出辛凉、辛温、甘温、苦温、淡渗、苦渗之治，庶所投必效。若脾病治胃，胃病治脾，兼下焦者，单治中焦，或笼统混治，脾胃不分，阴阳寒热不辨，将见肿胀、黄疸、洞泄、衄血、便血、诸证蜂起矣。惟在临证者细心推求，下手有准的耳。盖土为杂气，兼证甚多，最难分析，岂可泛论湿气而已哉！

———清·吴鞠通《温病条辨·卷二：中焦篇·寒湿》

【提要】　本论阐释温病中寒湿、湿温临床表现、病因病机和治法的差异，并指出湿蕴中焦有伤脾、伤胃和脾胃两伤不同情况，而此三证又分伤阴和伤阳两类病性。

吴鞠通　论温病下焦证※*

一、风温、温热、温疫、温毒、冬温，邪在阳明久羁，或已下，或未下，身热面赤，口干舌燥，甚则齿黑唇裂，脉沉实者，仍可下之；脉虚大，手足心热甚于手足背者，加减复脉汤主之。

温邪久羁中焦，阳明阳土，未有不克少阴癸水者，或已下而阴伤，或未下而阴竭。若实证居多，正气未至溃败，脉来沉实有力，尚可假手于一下，即《伤寒论》中"急下以存津液"之谓。若中无结粪，邪热少而虚热多，其人脉必虚，手足心主里，其热必甚于手足背之主表也。

———清·吴鞠通《温病条辨·卷三：下焦篇·风温、温热、温疫、温毒、冬温》

【提要】　本论阐述温病下焦诸病辨证。作者认为，阳明温病日久，可侵袭下焦而伤阴，表现为实热与虚热夹杂两类证候，并指出二者的不同。

吴鞠通　论温病下焦证热甚阴亏之辨※

下后大便溏甚，周十二时三、四行，脉仍数者，未可与复脉汤，一甲煎主之；服一二日，大便不溏者，可与一甲复脉汤。

下焦温病，但大便溏者，即与一甲复脉汤。

热邪深入下焦，脉沉数，舌干齿黑，手指但觉蠕动，急防痉厥，二甲复脉汤主之。

下焦温病，热深厥甚，脉细促，心中憺憺大动，甚则心中痛者，三甲复脉汤主之。

———清·吴鞠通《温病条辨·卷三：下焦篇·风温、温热、温疫、温毒、冬温》

【提要】　本论阐释热邪深入下焦，伤阴程度不同，病机证候不同，则采用的治法亦不同。

吴鞠通　论暑邪深入少阴厥阴之辨※

三十六、暑邪深入少阴，消渴者，连梅汤主之；入厥阴，麻痹者，连梅汤主之；心热、烦躁、神迷甚者，先与紫雪丹，再与连梅汤。

肾主五液而恶燥，暑先入心，助心火独亢于上，肾液不供，故消渴也。再心与肾均为少阴主火，暑为火邪，以火从火，二火相搏，水难为济，不消渴得乎！以黄连泻壮火，使不烁津，以乌梅之酸以生津，合黄连酸苦为阴；以色黑沉降之阿胶救肾水，麦冬、生地合乌梅酸甘化阴，庶消渴可止也。

肝主筋而受液于肾，热邪伤阴，筋经无所秉受，故麻痹也。再包络与肝均为厥阴，主风木。暑先入心，包络代受，风火相搏，不麻痹得乎！以黄连泻克水之火，以乌梅得木气之先，补肝之正，阿胶增液而熄肝风，冬、地补水以柔木，庶麻痹可止也。心热烦躁神迷甚者，开暑邪之出路，俾梅、连有入路也。

——清·吴鞠通《温病条辨·卷三·下焦篇·暑温、伏暑》

【提要】 本论对暑热邪气深入下焦之入心、入肝和入心包之不同，进行症状辨别并提出相应方药。

雷　丰　温、瘟不同论

温者，温热也；瘟者，瘟疫也；其音同而其病实属不同。又可《瘟疫论》中，谓后人省彳加广为瘟，瘟即温也。鞠通《温病条辨》，统风温、温热、温疫、温毒、冬温为一例。两家皆以温、瘟为一病。殊不知温热本四时之常气，瘟疫乃天地之厉气，岂可同年而语哉！夫四时有温热，非瘟疫之可比。如春令之春温、风温，夏令之温病、热病，长夏之暑温，夏末秋初之湿温，冬令之冬温，以上诸温，是书皆已备述，可弗重赘。而鞠通先生之书，其实为治诸温病而设也。至于瘟疫之病，自唐宋以来，皆未详细辨论。迨至明末年间，正值凶荒交迫，处处瘟疫，惨不堪言，吴又可先生所以著《瘟疫论》一书。所谓邪从口鼻而入，则其所客，内不在脏腑，外不在经络，舍于伏脊之内，去表不远，附近于胃，乃表里之分界，是为半表半里，即《针经》所谓"横连膜原"是也。其初起先憎寒而后发热，日后但热而无憎寒。初得之二、三日，其脉不浮不沉而数，头痛身疼，昼夜发热，日晡益甚者，宜达原饮治之。咸丰八载，至同治纪元，吾衢大兵之后，继以凶年，沿门合境，尽患瘟疫。其时丰父子诊治用方，皆宗又可之法也，更有头面颈项，颊腮并肿者，为大头瘟。发块如瘤，遍身流走者，为疙瘩瘟。胸高胁起，呕汁如血者，为瓜瓤瘟。喉痛颈大，寒热便秘者，为虾蟆瘟（一名捻颈瘟）。两腮肿胀，憎寒恶热者，为鸬鹚瘟。遍身紫块，发出霉疮者，为杨梅瘟。小儿邪郁皮肤，结成大小青紫斑点者，为葡萄瘟。此皆瘟疫之证，与温病因时之证之药，相去径庭，决不能温、瘟混同而论也。因忆又可著书，正崇祯离乱之凶年；鞠通立论，际乾嘉升平之盛世；一为瘟疫，一为温热，时不同而病亦异。由是观之，温病之书，不能治瘟疫；瘟疫之书，不能治温病。故凡春温、风温、温病、暑温、湿温、冬温，字必从彳。瘟疫、大头、疙瘩、瓜瓤、虾蟆、鸬鹚、杨梅、葡萄等瘟，字又从广。温、瘟两字，判然不同，而况病乎！知我者，幸弗以丰言为河汉也。

——清·雷丰《时病论·附论·温瘟不同论》

【提要】 本论辨析了温热病与瘟疫的区别。作者认为，温热病是感受四时之常气所致，瘟疫是感受天地之厉气所致，二者"时不同而病亦异"。吴鞠通的《温病条辨》是针对温热病而作，吴又可的《温疫论》是针对瘟疫而作，二书的辨证与治疗方法不能混同。

孔伯华　论卫气营血辨证、三焦辨证为辨病情深浅

余览《温热经纬·外感温热篇》王孟英氏注云："凡温病初感发热而微恶寒者，邪在卫分；不恶寒而恶热，小便色黄，已入气分矣；若脉数舌绛，邪入营分；若舌深绛，烦扰不寐，或夜有谵语，已入血分矣。"于此可知叶氏所指营卫气血，乃是说明外感温病轻重时期之不同，病势浅深之不同，其意并非病邪真入营、入卫、入气、入血也，要在示人以辨明表、里、浅、深及治疗缓、急、先、后之门径耳。

此外，吴鞠通氏之三焦论治，乃将一切温病分属于三焦，自谓："伤寒六经由表入里，由浅及深，须横看……"彼之三焦论治是"由上及下，亦由浅入深，须竖看，与《伤寒论》为对待文字，有一纵一横之妙"。惟察《温病条辨》内容，概指心肺属上焦，脾胃属中焦，肝肾属下焦。就其辨证用药而细析之，其所指之上焦温病、中焦温病、下焦温病者，亦不过是说明温病之轻重深浅而已，非病邪果真严格据于上焦、中焦、下焦也。观夫上焦所现之症，中焦亦有之，中焦所用之药，下亦用之，界限之混淆不清，可以知之矣，此等处必灵活着眼，参机应变，勿拘执也。

——孔伯华《孔伯华医集·医论选粹·论湿温病·论温热病之传变》

【提要】　本论阐述作者对卫气营血辨证和三焦辨证的认识。论中认为，两种辨证方法都是为分析病情发展阶段而制定，并非如一般所认为的，病邪真入营、入卫、入气、入血，或者上焦只论心肺，中焦只论脾胃，下焦只论肝肾。论中指出，卫气营血辨证和三焦辨证的实质，旨在说明温病之轻重深浅而已。

潘澄濂　卫气营血辨证在温热病学上的作用和意义

"营卫"两字，一在古典文学上，如《尔雅》"营卫守固，昏在外垂"，似有外捍内固的保卫意义。《内经》中有"积寒留舍，营卫不居""邪溢气壅，脉热肉败，营卫不行，必将为脓""营卫稽留，卫散营溢，气竭血著"等记载，这是医学方面运用"营卫"，来代替机体内某些内外屏障机构的先例。张仲景的《伤寒杂病论》，也有引用营卫，分两字来解释某些发病机制，例如"太阳病，发热汗出者，此为营弱卫强……"又如"病常自汗出者，此为荣气和，荣气和者，外不谐，以卫气不共荣气谐和故尔。"这是以"营卫"代替机体内某些调节体温装置的例子。但是也有很多人认为"营即为血，卫即为气"。

到了清代，叶香岩《外感温热篇》倡"温邪上受，首先犯肺，逆传心包。肺主气属卫，心主血属营。"又曰："大凡看法，卫之后方言气，营之后方言血。在卫汗之可也；到气才可清气；入营犹可透热转气，如犀角、元参、羚羊角等物；入血就恐耗血动血，直须凉血散血，如生地、丹皮、阿胶、赤芍等物。否则前后不循缓急之法，虑其动手便错，反致慌张矣。"这时"营卫"在医学上的作用和意义，和《内经》《伤寒论》等，有了改变。

过去一般"以营为血，以卫为气"，自叶香岩倡温邪入营入卫学说后，因此，很多人就将入卫说作病原毒素伤害在气分；将入营认为是病原毒素窜入血液循环系统。究竟是怎样一回事，还是疑问。

古代（指周秦以迄唐宋）对一般急性热性传染病，都概括地称为"伤寒"，所以《内经》有"今夫热病者，皆伤寒之类也"。《难经》有"伤寒有五：有中风，有伤寒，有湿温，有热病，有温病。"仲景著《伤寒论》，也以当时通行的名称，作为书名。《千金方》引《小品》曰："伤寒雅士之辞，云天行瘟疫，是田舍间号耳。"许仁则论天行病曰："此病方家呼为伤寒。"金元以降，医学在原有的理论和方法的基础上，有了发展。自秦景明创江南无正伤寒之说后，温热派日益盛行，不仅在治疗方面有了新的成就，而温病的名称，也更加地广泛和普遍，大有将前此的广义伤寒取而代之的现象，对一般急性热性传染病，总称为温病了。

现在，根据急性热性传染病的致病因素来说，急性热性传染病的发作，是取决于病原体在机体内生存的适应力和机体对病原作用所产生的反应。所以不论是病原体的内毒素或外毒素，毒血症或菌血症，它所引起的病变，能影响了整个机体的生理机能，特别是毒素在血液中的游离。譬如疟疾，其疟原虫以人体的红血球为其生活场所——也有些血球外型，生息在网状系统内。临床上一般征候表现是：寒热往来，呕吐，消化不良，体疼，脾肿，舌苔白腻或者是黄腻，但是也有独热不寒，舌光绛，神识昏迷的脑症状。又如肠热病（肠伤寒），一般在第一病周时，有轻度的恶寒和发热，口渴，或渴不引饮，舌苔薄白，或黄腻，皮肤间现蔷薇疹。到了第二病周，或第二病周末，由于病势的进展，体温稽留在中等度以上，舌苔转变而呈焦燥，或者光绛而干，甚者神昏谵语，大便秘结或下痢。照上面这两种疾病的发展过程来说，例如疟疾的一般症候，和肠热症第一病周时的临床象征，是否就为病邪（毒素）在卫分或者在气分，等到发现舌光绛而干，神昏谵语，那时是邪入营分或者血分。就中医的学说而言，确是这样。如果以西医的理论来说，很难理解，而且也说不通。

据我个人认识，叶香岩《外感温热篇》所说的"卫气营血"，不是指某些病毒损害某些器官和组织，而是将各种急性传染病的发展过程中所表现的证候，以综合和辨证的方法，划分为"卫气营血"四种不同类型的证候群，作为治疗的标志，也是在仲景"六经"辨证的基础上，演变出来的同一体系的辨证治疗法则。

《伤寒论》的六经与温热家的卫气营血的辨证，其异同点是：六经定证，其特点重在诊脉，参之以其他的证候，来观察心机能之强弱，故太阳病之脉浮，少阴病之脉微细，分阴阳表里为大纲。温热家的卫气营血，其特点主在望舌，参合脉证，以审津液之润涸，故曰"温病以救阴为主"。但是这两种的辨证方法，须相互并重，不宜偏废。中医对各种传染病在各个不同阶段所表现的各种不同症候，除归纳在六经的范畴外，并可结合"卫气营血"的标志，以审辨津液（包括组织液、血液）的质和量的变化，借此以探测病势的进展或消退，并决定治疗的方针。这种辨证治疗的法则，确有它一定的规律性和完整性。

《外感温热篇》指出，在卫可发汗，可渗湿。卫分阶段，津液一般未受耗伤，故可发汗，或利尿；"到气才可清气"，这时病势已进入发展阶段，有劫津耗液的可能，治以"清"法为主，有湿尚可化湿。"入营"，是津液已受耗灼，同时神经系统也遭受了威胁，其表现是：舌光绛而干，唇焦齿垢，神识不清，谵语；如果再有心力衰竭征候出现，便是进入极期。这一时期的疗法，以滋润养阴外，还要顾虑到心脑机能的衰竭，适当地采用至宝丹、安宫牛黄丸、紫雪丹等，以防止痉厥，也是必要。"入血，就恐耗血动血"，这时，血毒症象已很严重，除了发现上面入营证候外，可能还有各种出血的倾向同时出现，必须以大剂的凉血解毒。这些是温热病学上辨别卫气营血病型和治疗方法大概情况。

温病的证候，既然有卫气营血的分类，治疗所应用的药物，大致也有卫气之药和营血之药的区别。一般说来，凡具有芳香辛辣气味者，如桑叶、菊花、豆豉、薄荷、厚朴、藿香之类，为气卫之药。此外，如石膏、知母、黄连、黄芩、连翘为清气之药。具有甘寒或咸寒的性味，而富于黏液质或成胶质者，如生地、元参、麦冬、阿胶、龟板之类，为营分药。另外，如紫草、丹皮、赤芍……为血分药。如果对"卫气营血"证候的鉴别混乱，见卫证而投营药，见营证而投卫药，都可能造成错误，招致不良的后果。

中医虽则没有病原生物学的知识，也没有实验诊断方法，而能治疗各种急性传染病，就是依靠这些在临床实践中所创造出来的逻辑辨证法，来处理疾病。石家庄和北京市的中医治疗乙型脑炎，获得的效果，就是运用这种方法的事实证明。

——潘澄濂《潘澄濂医论集·卫气营血辨证在温热病学上的作用和意义》

【提要】　本论阐述卫气营血辨证与伤寒六经辨证的联系与区别，以及卫气营血辨证的证候特点。作者认为，对一般急性热性传染病在唐宋之前一般称为"伤寒"，金元之后随着温病学说的发展，"温病"的概念逐渐取代了广义伤寒。伤寒六经辨证的特点重在诊脉，参之以其他的证候，来观察心之机能强弱；卫气营血辨证的特点主在望舌，参合脉证，以审津液之润涸，故曰"温病以救阴为主"。两种辨证方法，须相互并重，不宜偏废。

潘澄濂　温病卫气营血辨证的传变规律

叶氏在吸取前人的经验基础上，结合自己的临床实践，感到《伤寒论》六经辨证尚有不足之处，因而，他在六经辨证的基础上创造了温病学的卫气营血辨证，直到现在仍有指导临床的意义。

叶氏说："大凡看法，卫之后方言气，营之后方言血。在卫汗之可也，到气才可清气，入营犹可透热转气，如犀角、元参、羚羊角等物，入血就恐耗血动血，直须凉血散血，如生地、丹皮、阿胶、赤芍等物。否则前后不循缓急之法，虑其动手便错，反致慌张矣。"这是概括性地指出温病演变的一般规律，并指出入营犹可透热转气，说明转气是病变好转的表现。

知其常始能知其变。由于温邪的毒性有轻重之不同，各人的抗病力和敏感性有强弱之差异，因而它的病情传变，可有不循一般常规，而是在卫证时突现神昏痉厥的邪入心包证。叶氏说："温邪上受，首先犯肺，逆传心包。"这里所说的逆传，就是指不循一般规律而突变的症征而言，为病势危重的表现。它与吴又可《温疫论》里的"一日三变，急证急攻"有着类似的性质。用"逆传"二字意味着是突变。王孟英说："邪从气分下行为顺，邪入营分内陷为逆也。苟无其顺，何以为逆？"这个见解，颇有道理。同时以"逆传"二字还可以引起人们对这种突变危证的警惕，使能予以积极救治，或可转危为安，寓意颇深。

但是卫气营血的见证，各证在临床上具体的病程中可单独出现，但较多病例出现气营并见，或营血两燔之证。所以对卫气营血的四证不能机械地割裂，必须根据病情，辨其主次轻重。

战汗，是疾病的转归。叶氏说："若其邪始终在气分流连者，可冀其战汗透邪，法宜益胃，令邪与汗并，热达腠开，邪从汗出。解后胃气空虚，当肤冷一昼夜，待气还自温暖如常矣。盖战汗而解，邪退正虚，阳从汗泄，故渐肤冷，未必即成脱证。此时宜令病者安舒静卧，以养阳气来复，旁人切勿惊惶，频频呼唤，扰其元神，使其烦躁。但诊其脉，若虚软和缓，虽倦卧不语，汗出肤冷，却非脱证；若脉急疾，躁扰不卧，肤冷汗出，便为气脱之证矣。更有邪盛正虚，不能一战而解，停一二日再战汗而愈者，不可不知。"叶氏将战汗的临床表现、病机及处理方法，作了阐述。值得注意的，就是战汗，多为邪在气分流连，可冀发汗，如营分证突发寒战，肢厥脉伏，或爪甲青紫，非中毒性休克，即为循环衰竭，需与战汗严格区别，细致观察。魏柳洲说："脉象忽然双伏或单伏，而四肢厥冷，或爪甲青紫，欲战汗也，宜熟记之。"个人经验，战汗以神清脉匀最为重要。

——潘澄濂《潘澄濂医论集·对叶天士温病学说的探讨·（一）
温病卫气营血辨证的传变规律》

【提要】　本论阐述卫气营血辨证的传变规律。作者认为卫→气→营→血的顺序是概括性地指出温病演变的一般规律，并指出入营犹可透热转气，说明转气是病变好转的表现。卫气营血的见证，在临床上具体的病程中可单独出现，但较多病例出现气营并见，或营血两燔之证，必须根据病情，辨其主次轻重。而战汗，是疾病的转归。作者认为，战汗向愈的特征，在于神清脉匀。否则，应严格关注病情变化，随机应治。

9
辨 症 状

张仲景　论疾病症状分类※*

问曰：阳病十八何谓也？师曰：头痛、项、腰、脊、臂、脚掣痛。阴病十八，何谓也？师曰：咳、上气、喘、哕、咽、肠鸣、胀满、心痛、拘急。五脏病各有十八，合为九十病；人又有六微，微有十八病，合为一百八病，五劳、七伤、六极、妇人三十六病，不在其中。

——汉·张仲景《金匮要略·卷上·脏腑经络先后病脉证》

【提要】　本论阐述疾病症状分类的方法，作者认为疾病可分为阳病与阴病，阳病多表现为体表经络症状，阴病则多表现为体内脏腑症状。

陈自明　论口干与渴证不同*

仆尝治疽疾既安之后，或未安之际，口中干燥，舌上坚硬如鸡内金者，非渴之所能比，非水之所能润。此乃亦是肾水枯竭，而搬运不上，致令心火上炎故也。此证最恶，非惟有疽疾之人，见此可虑，每见寻常不问男女、无疾之人见之，亦且危矣。诸家方论，未尝载此，古人云"玉华池竭七朝亡"者，此也。多见庸医不究其原，各立新说，自出己见，投之丹药，为镇坠心火，以升肾水，病家不晓，信而服之，祸如反掌。殊不知肾水既竭，更投之以丹，遂令肾水愈涸。古人云：脾恶湿，肾恶燥。非滋润之药，不能疗之，所用加减八味丸正合其意，外有桑枝煎及五味子汤，并具于后。（自明谨跋）

——宋·陈自明《外科精要·卷下·论口干与渴证不同》

【提要】　本论阐述肾水竭而心火炎之口中干燥，与一般口渴症状之不同。

王　纶　发热论

世间发热症，类伤寒者数种，治各不同。外感、内伤乃大关键。张仲景论伤寒、伤风，此外感也。因风寒之邪感于外，自表入里，故宜发表以解散之，此麻黄、桂枝之义也。以其感于冬春之时寒冷之月，即时发病，故谓之伤寒，而药用辛热以胜寒；若时非寒冷，则药当有变矣。如春温之月，则当变以辛凉之药：如夏暑之月，则当变以甘苦寒之药。故云：冬伤寒不即病，至春变温，至夏变热，而其治法，必因时而有异也。又有一种冬温之病，谓之非其时而有其气。盖冬寒时也，而反病温焉，此天时不正，阳气反泄，用药不可温热。又有一种时行寒疫，却在温暖之时，时行温暖，而寒反为病，此亦天时不正，阴气反逆，用药不可寒凉。又有一种天行温疫热病，多发于春夏之间，沿门阖境相同者，此天地之疠气，当随时令参气运而施治，宜用刘河间辛凉甘苦寒之药，以清热解毒。以上诸症，皆外感天地之邪者。

若夫饮食、劳倦，为内伤元气；此则真阳下陷，内生虚热。故东垣发补中益气之论，用人参、黄芪等甘温之药，大补其气而提其下陷；此用气药以补气之不足者也。又若劳心好色，内伤真阴，阴血既伤，则阳气偏胜而变为火矣。是谓阴虚火旺劳瘵之症，故丹溪发阳有余阴不足之论，用四物加黄柏、知母，补其阴而火自降，此用血药以补血之不足者也。益气补阴，皆内伤症也。一则因阳气之下陷，而补其气以升提之；一则因阳火之上升，而滋其阴以降下之。一升一降，迥然不同矣。

又有夏月伤暑之病，虽属外感，却类内伤，与伤寒大异。盖寒伤形，寒邪客表，有余之症，故宜汗之；暑伤气，元气为热所伤而耗散，不足之症，故宜补之，东垣所谓清暑益气者是也。又有因时暑热，而过食冷物以伤其内，或过取凉风以伤其外，此则非暑伤人，乃因暑而自致之之病，治宜辛热解表，或辛温理中之药，却与伤寒治法相类者也。凡此数症，外形相似，而实有不同，治法多端而不可或谬。故必审其果为伤寒、伤风及寒疫也，则用仲景法；果为温病及瘟疫也，则用河间法；果为气虚也，则用东垣法；果为阴虚也，则用丹溪法。如是则庶无差误以害人矣。

今人但见发热之证，一皆认作伤寒外感，率用汗药以发其表；汗后不解，又用表药以凉其肌。设是虚证，岂不死哉？间有颇知发热属虚而用补药，则又不知气血之分，或气病而补血，或血病而补气，误人多矣。故外感之与内伤，寒病之与热病，气虚之与血虚，如冰炭相反，治之若差，则轻病必重，重病必死矣。可不畏哉！凡酒色过度，损伤脾肾真阴，咳嗽吐痰、衄血、吐血、咳血、咯血等症，误服参、芪等甘温之药，则病日增，服之过多则不可治。盖甘温助气，气属阳，阳旺则阴愈消。前项病症，乃阴血虚而阳火旺，宜服苦甘寒之药，以生血降火。世人不识，往往服参、芪以为补，予见服此而死者多矣。

——明·王纶《明医杂著·卷之一·发热论》

【提要】　发热为疾病的常见症状，根据其病因不同，大致可分为外感发热与内伤发热两大类。外感发热，由感受外邪、正邪相争所致，可用发汗解表法治疗。根据天时不同，用药也应有所不同，如冬季寒冷之月，药用辛热以胜寒；春温之月，当用辛凉之药；夏暑之月，当用甘苦寒之药。又有冬温、时行寒疫、天行温疫热病等，根据具体情况用药又有不同。饮食、劳倦等病因引起的内伤发热，多属虚证，则多用益气、补阴等补法治疗。此外，夏月伤暑之病，虽属外感，但由于元气为热所伤而耗散不足，也应注意补气。由此可知，发热之证，有实证也有虚证，又有气病、血病之分，治疗时应特别注意辨证之准确。

李中梓　疑似之症须辨论

天下皆轻谈医，医者辄以长自许。且临疑似之症，若处云雾，不辨东西，几微之间，瞬眼生杀矣。夫虚者补之，实者泻之，寒者温之，热者清之，虽在庸浅，当不大谬。至如至实有赢状，误补益疾，至虚有盛候，反泻含冤。阴症似乎阳，清之必毙；阳症似乎阴，温之转伤。当斯时也，非察于天地阴阳之故，气运经脉之微，鲜不误者。

盖积聚在中，实也。甚则嘿嘿不欲语，肢体不欲动，或眩运昏花，或泄泻不实，皆大实有赢状也。正如食而过饱，反倦怠嗜卧也。脾胃损伤，虚也。甚则胀满而食不得入，气不得舒，便不得利，皆至虚者有盛候也。正如饥而过时，反不思食也。脾肾虚寒，真阴症也。阴盛之极，往往格阳，面目红赤，口舌裂破，手扬足掷，语言错妄，有似乎阳也。正如严冬惨肃，而水泽腹坚，坚为阳刚之象也。邪热未解，真阳症也。阳盛之极，往往发厥，厥则口鼻无气，手足逆冷，有似乎阴也。正如盛夏炎灼，而林木流津，津为阴柔之象也。

诸凡疑似之症，不可更仆数。一隅三反，是有望乎智者。大抵症之不足凭，当参之脉理；脉又不足凭，当取之沉候。彼假症之发现，皆在表也，故浮取脉而脉亦假焉；真病之隐伏，皆在里也，故沉候脉而脉可辨耳。脉辨已真，犹未敢恃。更察禀之厚薄，症之久新，医之误否，夫然后济以汤丸，可以十全。使诸疑似之症，濒于死而复生之，何莫非仁人君子之遗泽耶！

——明·李中梓《医宗必读·卷之一·疑似之症须辨论》

【提要】 本论阐述临床诊察应注意分辨疑似症状，诸诊合参，避免因医者粗心疏漏造成难以挽回的后果。

冯兆张 别症论

凡治适病者易，治失病者难。今工者尽难，盖知虚实之变幻，寒热假真之不齐也。庸者反易，盖不知虚虚实实之利害，阴阳造化之深微，常多一时之偶中也。况千端万绪，宁能悉诸简编，即载藉极博，尤必赖乎灵敏，丹溪曰：医者，临机应变，如对敌之将、操舟之工，自非随时取中，宁无愧乎？洁古云：运气不齐，古今易辙，旧方新病，难相符合。许学士云：予读仲景书，守仲景法，未尝守仲景方，乃为得仲景心也。故医术之要，先寻大意，大意既晓，则条分缕析，脉络方明。《内经》曰：知其要者，一言而终；不知其要，流散无穷。

历观名论，皆以别症为先。嗟嗟！别症甚未易也。脉有雷同，症有疑似，水火亢制，阴阳相类。太实有赢状，误补益疾；至虚行盛势，反泻衔冤。阴症似乎阳，清之必毙；阳症似乎阴，温之转伤。盖积聚在中，实也，甚则嘿嘿不欲语，肢体不欲动，或眩晕眼花，或泄泻不实，皆大实有赢状，正如食而过饱，反倦怠嗜卧也。脾胃损伤，虚也，甚则胀满而食不得入，气不得舒，便不得利，皆至虚有盛候，正如饥而过时，反不思食也。脾肾虚寒，真阴症也，阴盛之极，往往格阳，面目红赤，口舌破裂，手扬足掷，语言错妄，有似乎阳，正如严冬惨肃，而水泽复坚，坚为阳刚之象也。邪热未解，真阳症也。阳盛之极，往往发厥，厥则口鼻无气，手足逆冷，有似乎阴，正如盛夏炎灼，而林木流津，津为阴柔之象也。

大抵症既不足凭，当参之脉理，脉又不足凭，当取诸沉候、久候。彼假症之发现，皆在表也，故浮取脉而脉亦假焉；真症之隐伏，皆在里也，故沉候脉而脉可辨耳。且脉之实者，终始不受；脉之虚者，乍大乍小，如与人初交，未得性情善恶之确，必知交既久，方能洞见情性善恶之真。适当乍大之时，便以为实；适当乍小之时，便以为虚，岂不误甚！必反复久候，则虚实之真假判然矣。

然脉辨已真，犹未敢恃，更察禀之厚薄，症之久新，医之误否，合参共究，自无遁情。且脏之发也，类于腑；血之变也，近于气。调气者，主阳而升；调血者，主阴而降。差之毫厘，失之千里。独不思人以生死寄我，我岂可以轻试图功！彼祸人者，无足论矣。即偶中者，讵可对刍影哉！然难明者，意；难尽者，言。惟愿有志仁寿者，读书之外，而于起居嗜卧，触类旁通。至于临症，即病机浅易，必审察昭昭，既标本彰明，必小心翼翼，明矣，慎矣！必以精详操独断之权，毋以疑惧起因循之弊，设有未确阙疑，务以脉候反复参详，宁可多从本处用力，要知医为司命，功专去病以长生，慎勿舍生而治病，犹徒宅亡身，标本何在！未大虚而过加温补，所误不至伤生，继以寒凉投之，其功愈效。若不足误加苦寒克削，犹死者不复生，断者不可续，纵加温补，莫可挽回。试思古云：阳气一分不尽，则不死，诚然也。

——清·冯兆张《冯氏锦囊秘录·杂症大小合参·卷一·别症论》

【提要】 本论阐述阴阳、虚实等各类证候相应的鉴别原则与方法，与前李中梓文多有相似。作者提出"脉有雷同，症有疑似"的认识，强调了症状鉴别的重要性，尤其重视辨脉与辨证合参；重点探讨了"大实有羸状""至虚行盛势""阴症似乎阳""阳症似乎阴"四种假症的证候特征，提出"假症"的表现在"表"，而"真症"隐伏在"里"；强调了辨脉与辨证合参诊的重要性，认为诊脉须"沉候""久候"才可确诊；此外，还阐明"察禀之厚薄，症之久新，医之误否"等相关因素。此外，论中提到"独不思人以生死寄我，我岂可以轻试图功"，对医者具有重要的警示和激励作用。

❧ 徐灵胎 脉症与病相反论 ❧

症者，病之发现者也。病热则症热，病寒则症寒，此一定之理。然症竟有与病相反者，最易误治，此不可不知者也。如冒寒之病，反身热而恶热。伤暑之病，反身寒而恶寒。本伤食也，而反易饥能食。本伤饮也，而反大渴口干。此等之病，尤当细考，一或有误，而从症用药，即死生判矣。此其中盖有故焉。或一时病势未定，如伤寒本当发热，其归尚未发热，将来必至于发热，此先后之不同也。或内外异情，如外虽寒而内仍热是也。或有名无实，如欲食好饮，及至少进即止，饮食之后，又不易化是也。或有别症相杂，误认此症为彼症是也。或此人旧有他病，新病方发，旧病亦现是也。至于脉之相反，亦各不同。或其人本体之脉，与常人不同。或轻病未现于脉。或痰气阻塞，营气不利，脉象乖其所之。或一时为邪所闭，脉似危险，气通即复。或其人本有他症，仍其旧症之脉。凡此之类，非一端所能尽，总宜潜心体认，审其真实，然后不为脉症所惑。否则徒执一端之见，用药愈真而愈误矣。然苟非辨症极精，脉理素明，鲜有不惑者也。

——清·徐灵胎《医学源流论·卷上·脉·脉症与病相反论》

【提要】 本论阐述病性与症状属性可能出现相异或相反的情况。作者认为，症状是疾病的外在表现。一般来说，热性的疾病就会表现为热性的症状，寒性的疾病就会表现为寒性的症状，但也有部分疾病出现寒热相反的表现。这是由于病势未定，或内外异情，或别症相杂，或旧有他病等原因导致的，脉象也有类似的情况。对于这一类疾病的辨证应格外仔细，潜心体认，才能不为其外在假象所迷惑。

❧ 徐灵胎 病症不同论 ❧

凡病之总者谓之病，而一病必有数症。如太阳伤风是病也，其恶风、身热、自汗、头痛，是症也，合之而成其为太阳病，此乃太阳病之本症也。若太阳病而又兼泄泻、不寐、心烦、痞闷，则又为太阳病之兼症矣。如疟，病也；往来寒热、呕吐、畏风、口苦，是症也。合之而成为疟，此乃疟之本症也。若疟而兼头痛、胀满、嗽逆、便闭，则又为疟疾之兼症矣。若疟而又下痢数十行，则又不得谓之兼症，谓之兼病。盖疟为一病，痢又为一病，而二病又各有本症，各有兼症，不可胜举。以此类推，则病之与症，其分并何啻千万，不可不求其端而分其绪也。而治之法，或当合治，或当分治，或当先治，或当后治，或当专治，或当不治，尤在视其轻重缓急，而次第奏功。一或倒行逆施，杂乱无纪，则病变百出，虽良工不能挽回矣。

——清·徐灵胎《医学源流论·卷上·病·病症不同论》

【提要】　本论阐述同一疾病可有不同症状表现，若干核心症状共同组成了病的本症，本症之外又有兼症。此外又有兼病，兼病则又有本症、兼症。治疗时应根据病、症的轻重缓急，运用不同的方法治疗。

徐灵胎　知病必先知症论

凡一病必有数症。有病同症异者，有症同病异者，有症与病相因者，有症与病不相因者。盖合之则曰病，分之则曰症。古方以一药治一症，合数症而成病，即合数药而成方。其中亦有以一药治几症者，有合几药而治一症者，又有同此一症，因不同，用药亦异，变化无穷。其浅近易知者，如吐逆用黄连、半夏，不寐用枣仁、茯神之类，人皆知之。至于零杂之症，如《内经》所载，喘悗噫语，吞欠嚏呕，笑泣目瞑，嗌干，心悬善恐，涎下泣出，啮唇啮舌，善妄善怒，喜握多梦，呕酸魄汗等症，不可胜计。或由司天运气，或由脏腑生克，或由邪气传变，《内经》言之最详。后之医者，病之总名亦不能知，安能于一病之中，辨明众症之渊源？即使病者身受其苦，备细言之，而彼实茫然不知古人以何药为治，仍以泛常不切之品应命，并有用相反之药以益其疾者。此病者之所以无门可告也。学医者，当熟读《内经》，每症究其缘由，详其情状，辨其异同，审其真伪，然后遍考方书本草，详求古人治法。一遇其症，应手辄愈。不知者以为神奇，其实古圣皆有成法也。

——清·徐灵胎《医学源流论·卷下·治法·知病必先知症论》

【提要】　本论阐述疾病与症状的相互关系。症状是疾病的外在表现，二者之间有一定的相关性，但也有一定的差别。一方面，一种疾病可以表现出多个相互关联的不同症状，随着病程的发展，症状也会出现相应的演变；另一方面，同一个症状可由不同的病因引起，其病机也不尽相同，可见于不同的疾病和证候。作者注意到了疾病与症状两者的辨证关系，提出"合之则曰病，分之则曰症"的观点，并强调了症状鉴别的重要性。

汪必昌　辨脾胃肠病诸症[※]

伤食、食伤脾胃辨：伤食，食多停滞，膈塞呕逆，咽酸噫臭而恶食。伤脾胃，饥饱不匀所致，气倦畏食，口不知味。伤食者，食滞中脘，不能消化，则有膈塞呕逆等证。若因饥饱失时，损伤中气而为病，是胃脾受伤，而不能克化饮食而不食，故无膈塞噫臭诸证。

恶食、不能食、饥不欲食三证辨：恶食，心下痞满，见食恶食，甚则恶闻食臭。不能食，心下不痞满，自不能食。饥不欲食，心下自不嗜食，若饥状。

黄肿、疳黄、血黄辨：黄肿，身面黄而胕肿，俗曰黄胖。血黄，脱血面黄，枯萎无血也。疳黄，身面黄而不肿，痿弱，腹内有虫，即食劳发黄。

消渴、口渴、嗌干辨：消渴，渴而欲饮，饮多而渴不解。口渴，欲饮，饮则解。嗌干，不欲饮，饮不解。

泄、痢辨：泄泻者，大便注下，水谷一并向后出也。有腹满、腹痛、肠鸣、食下则泄之证。所下有泡水、黄赤汁、白物、完谷不化之异、不里急后重，与痢别。但有大瘕泄，亦里急后重，如痢状，却无脓血稠黏之症。痢即滞下，经名肠癖，其状大便频利，腹痛，里急后重，逼迫恼人。所下或赤或白，或脓血稠黏，或肠垢，或清水，或如豆汁之不同。

大便燥、大便难、大便实、大便秘辨：大便燥，因汗多亡津液，大肠枯燥，此当润下之证。大便难下，直肠干结而难出，此当外导之证。大便实，按之肠内坚实而不得下，此当攻下之证。大便秘，日多闭塞而不行，此当与大攻大下之证。

——清·汪必昌《聊复集·卷二·医阶辨证》

【提要】 本论阐述脾胃肠疾病相关症状鉴别，包括伤食食伤脾胃辨、恶食不能食饥不欲食三证辨、黄肿疳黄血黄辨、消渴口渴嗌干辨、泄痢辨、大便燥大便难大便实大便秘辨。

汪必昌 辨肺病诸症

喘、哮、短气三证辨：喘，但呼而不能吸，出而不纳也。哮，呼吸不能自由，出纳留滞也。短气，下气不上续，能吸而不能呼，纳而不出也。

喘、上气二证辨：喘之状，促促气急，喝喝痰声，甚者张口抬肩、摇身撷肚而不能自已是也。气上冲之状，咽不得息，喘息有声，不得卧者是也。喘由肺气上壅，气上冲由冲脉厥逆。

短气、少气二证辨：短气，气短而不能接续，作呻吟声。少气，气少而不足以言以动。

息奔、息积辨：息奔，在右胁下，大如覆杯，气逆背痛。息积，右胁下满，气逆息难。息奔，已成积也；息积，未成形也。二者皆肺气成病。

——清·汪必昌《聊复集·卷二·医阶辨证》

【提要】 本论阐述肺病相关症状鉴别，包括喘哮短气三证辨、喘上气二证辨、短气少气二证辨、息奔息积辨。

汪必昌 辨心病诸症

嘈杂、懊侬、烦躁三证辨：嘈杂之状，心下扰扰不安，思食，得食暂止。懊侬之状，心下热如火灼不宁，得吐则止。烦躁之状，心中扰乱而愤激，兀兀不安，得吐则止。嘈杂，由肝木乘土，得食以御之；懊侬、烦躁，由邪热内陷，心火不宁，得吐以安之。

心下痞、胸痹、胸痛三证辨：心下痞，心下满而不痛。胸痹，胸中满而痛。胸痛，胸中痛而不满。

心痛、心包络痛、胃痛、脾痛、胸痛、膈痛辨：真心痛，手足青过节，手足冷厥，死不治。心包络痛，痛彻背，寒热皆痛。胃痛，胃脘当心处痛，其因多端。脾痛，脾脉络心，痛不下食。胸痛，心之俞，胆之络脉，引痛背胁。膈痛，心胃之间横满而痛。

——清·汪必昌《聊复集·卷二·医阶辨证》

【提要】　本论阐述心病相关症状鉴别，包括嘈杂懊恼烦躁三证辨、心下痞胸痹胸痛三证辨、心痛心包络痛胃痛脾痛胸痛膈痛辨。

汪必昌　辨肾与膀胱病诸症※

水肿、气肿二证辨：水肿之状，肿而胕，按之有深凹，怔忡喘息，皮薄色泽，四肢胸腹皆肿。气肿之状，腹独肿，按之不成凹，皮厚色苍，胸胁膨胀，四肢瘦削。

癃、淋辨：癃，少腹满，小便秘而不痛。淋，小便淋沥，茎中痛。

溺秘、转胞辨：溺秘，小便不通，小腹满急不痛，为胞痹。转胞，胞系反戾，小便不得通，少腹痛。

小便秘、小便少、小便难、小便淋沥辨：小便秘，小水全不出，少腹满，膀胱燥。小便少，小水出而不多，津液少。小便难，小水点滴而难出，茎中却不痛。小便淋沥，小水点滴而淋沥，或痛。

膏淋、白浊辨：膏淋，败精凝结而为痛，溺窍塞，出不快，故痛。白浊，败精流溢而不痛，肾气虚脱，故不痛。

气淋、胞痹辨：气淋，浊有余沥，少腹满而痛，脐下妨闷。胞痹，小便不通，少腹满而痛，又名膀胱气。

小便不禁、遗溺辨：小便不禁，日夜溺自出，不能固禁。遗溺，夜卧遗溺，日能自禁。

梦遗、漏精辨：梦遗，是梦与鬼交而遗，因而惊觉。漏精，是夜不梦与鬼交，而精自出，觉乃知。

——清·汪必昌《聊复集·卷二·医阶辨证》

【提要】　本论阐述肾与膀胱疾病相关症状鉴别，包括嘈水肿气肿二证辨、癃淋辨、溺秘转胞辨、小便秘小便少小便难小便淋沥辨、膏淋白浊辨、气淋胞痹辨、小便不禁遗溺辨、梦遗漏精辨。临床中遇见小溲不利症状者，亦常从肺、小肠膀胱等脏腑考虑。

汪必昌　辨肢体痉疼活动不利诸症※

风、寒、湿、热四痹辨：风痹，即行痹，走注痛，俗称为"流火"。寒痹，即痛痹，痛甚苦楚，俗名"痛风"。湿痹，即着痹，麻木不仁，俗名"麻痹"。热痹，即上三痹之郁病，肌肉变色，唇口反张。

行痹、支饮痹辨：行痹，肢节走注痛。支饮作痹，腹、胁、肩、背流注痛。

脚气、脚肿辨：脚气，足胫顽麻肿痛，《经》曰：痹厥。水肿，脚胫虚胕而肿，不痛。

痉、项强二证辨：痉，身强直，颈项强急，甚者头摇口噤，角弓反张。项强，但颈项强直、急，无诸证。

瘛疭诸证辨：痉病，身强直而瘛疭。痫病，眩仆而瘛疭。破伤风病，筋挛急、面瘛疭是也。暑风病，汗大出而瘛疭。

鹤膝风、筋挛、脚气三证辨：鹤膝风，两膝肿大而痛，足胫枯细。筋挛，手足拘曲而不伸。脚气，脚胫顽麻，肿痛，亦有不肿但痛。

——清·汪必昌《聊复集·卷二·医阶辨证》

【提要】 本论阐述肢体痉疼活动不利等症状鉴别，包括风寒湿热四痹辨、行痹支饮痹辨、脚气脚肿辨、痉项强二证辨、瘛疭诸证辨、鹤膝风筋挛脚气三证辨。

汪必昌 辨寒热虚实真假诸症※

真热、假热辨：伤寒内传阳明，燥热渴饮，舌胎黄，或焦黑有芒刺，脉洪盛。内伤血虚，肌热烦热，困渴引饮，目赤而红，脉大而虚，按之全无。内伤阴虚，发热，烦渴引饮，面目赤，舌生芒刺，唇黑裂，喉间如烟火上冲，手足心如火燎，痰壅喘息，脉洪数无伦次，按之微弱。三者之证相似，但阳明热实之证，脉洪大，按之有力；而血虚之脉虽洪大，按之全无；阴虚之脉虽洪热，按之微弱。实虚之辨在此。

恶寒、反恶寒辨：伤寒，恶寒而无汗。郁火，反恶寒而有汗。寒邪在表则表实，故无汗。火郁于内，则里热而表虚，故有汗。

——清·汪必昌《聊复集·卷二·医阶辨证》

【提要】 本论阐述寒热虚实真假疾病相关症状鉴别，包括真热假热辨、恶寒反恶寒辨。

汪必昌 辨呕吐噎膈反胃诸症※

吐食、反胃二证辨：吐食，食入即吐，食刹即吐。反胃，朝食暮吐，暮食朝吐，再食而吐出前物。

呕、吐、哕三证辨：呕，有声有物，所出是痰水。吐，有物无声，所出是食物。哕：即干呕，有声无物。

嗳气、呃逆二证辨：嗳气，即噫气，胸中气郁而不伸，嗳而出之。呃逆，即吃忒，其气自下而上，反而作声。

噎、膈、膈咽不通三证辨：食不得下咽曰噎；食不下膈曰膈；膈咽之间，阴阳之气不得升降，曰膈咽不通。

噎、膈、反胃三证辨：食入咽即反出曰噎；食下咽入膈，少顷反出曰膈；食下膈入胃不反，乃再食、三食而反出，曰反胃。

——清·汪必昌《聊复集·卷二·医阶辨证》

【提要】 本论阐述呕吐噎膈反胃疾病相关症状鉴别，包括吐食反胃二证辨、呕吐哕三证辨、嗳气呃逆二证辨、噎膈膈咽不通三证辨、噎膈反胃三证辨。

汪必昌　辨气血津液病诸症※

阳厥、阴厥、热厥、寒厥辨：阳厥，内热外寒，手足虽冷而指甲温。阴厥，内外皆寒，厥逆。热厥，热从足下起，上至膝。寒厥，寒从足下起，上至膝。阳厥、阴厥，在外皆冷。厥，逆冷也。热厥是热，寒厥是寒。厥，下气上逆也。

郁、痞证辨：郁者，胸中滞而不通，由脏气不平，六腑传化失常而然。痞者，心下痞而不通泰，由脾之湿上乘于心，与热合而为痞。

痰、饮、涎、沫辨：稠浊为痰，津液凝聚；清稀为饮，水饮留积；绵缠为涎，风热，津唾所结；清沫为寒，气虚液不行。

水胀、气胀、血胀、谷胀四证辨：水胀，腹大，四肢渐肿，皮肤内漉漉有声，怔忡喘息。气胀，腹独大，四肢不肿，胸胁满，频叹气。血胀，腹内有形块，外有青紫筋，小便自利。谷胀，内有形块，痞闷停酸，早食暮不能食。水胀，水饮流溢而成胀，即肤胀也；气胀，七气膹郁而成胀，即鼓胀也；血胀，妇人经血不行，夹水而成胀，即血分也；谷胀，饮食留积，渐大而成胀，即食积也。

癥、瘕、疝、癖四证辨：食癥，腹内坚实，按之应手。血瘕，在少腹及左胁下，假物成形，无常处。气疝，在脐左右肌肉间，条长，紧、急、痛。痰癖、饮癖，侧在两胁隐僻处，不可见。盖此四证，内伤气血，痰食留着而成积也。

积、聚二证辨：积者，停积不散，按之坚而不移。聚者，忽聚忽散，推之移动不定。积，即癥、瘕、疝、癖之为积也；聚，气聚而未成积也。

新血、衄血、蓄血辨：新血，血出新鲜。衄血，血出污蔑。蓄血，血蓄胸腹，内结满痛。

溲血、淋血辨：溲血，溺出血，利而不痛。淋血，溺出血，痛而不利。

有汗、无汗、阳汗、阴汗辨：风暑病自汗，寒湿病无汗。表虚有汗，表实无汗。内热蒸而多汗，内虚燥而少汗。心之阳虚，自汗发厥；肾之阴虚，盗汗发热。

发汗、自汗、盗汗辨：发汗者，以汗药发其汗。自汗者，不用发汗，而自然出汗。盗汗者，睡熟汗出，醒而敛收。自汗者，不分寤寐而皆汗出。

头汗、手足汗辨：头汗者，齐颈而还，下却无汗。手足汗者，手足偏多，余无汗出。

——清·汪必昌《聊复集·卷二·医阶辨证》

【提要】　本论阐述气血津液疾病相关症状鉴别，包括阳厥阴厥热厥寒厥辨、郁痞证辨、痰饮涎沫辨、水胀气胀血胀谷胀四证辨、癥瘕疝癖四证辨、积聚二证辨、新血衄血蓄血辨、溲血淋血辨、有汗无汗阳汗阴汗辨、发汗自汗盗汗辨、头汗手足汗辨。

汪必昌　辨大头瘟雷头风※

大头瘟，头而肿大而痛；雷头风，头起核块而不甚痛。

——清·汪必昌《聊复集·卷二·医阶辨证》

【提要】 本论阐述瘟疫中大头瘟与雷头风的症状鉴别。

汪必昌 辨神志异常诸症※

眩晕、郁冒、昏冒三证辨：眩晕，是目黑而头旋，犹知人，但不欲开目，视物皆黑者为眩，转者为晕。郁冒，是一时火郁于上，不知人。昏冒，是风中脏，猝仆昏迷不知人。

癫、狂、痫、谵妄四证辨：癫者，神识不清，语言颠倒，俗指为"痰迷心孔"者是。狂者，猖狂刚暴，语不经见，俗为"著神"。痫者，猝仆不醒，口作畜声，俗曰"羊颠风""猪癫病"。谵妄，妄言妄见，俗曰心风。

谵妄、谵语辨：谵妄，语不经见，言鬼言神，久而不已，有曰中于恶气。谵语，狂言妄语，邪热内入阳明，心热神乱，伤寒病及风邪入于血室者有之。

惊、恐二证辨：惊者，外有所触，而心因动惕不安。恐者，外无所触，而心常恐惧，不能独宿、独处。

寐、瞑、卧、安四证辨：不寐，夜常长寤也；阴虚，神清不寐；痰扰，神昏不寐。不瞑，夜目不闭也。卫气不入于阴，目不瞑；阳邪入于阴，烦躁不得瞑；汗下后虚烦不得瞑。不得卧，身不得卧也。水气，卧则喘，喘故不得卧。卧不安，反侧不得安卧也，邪热在阳明。

多卧、嗜卧、但欲寐三证辨：多卧，早夜皆卧也。卫气久留于阴，故多瞑。嗜卧，身怠惰也。湿胜嗜卧，阳虚嗜卧。但欲寐，不能寐也。寒中少阴，阴气胜，故但欲寐。

——清·汪必昌《聊复集·卷二·医阶辨证》

【提要】 本论阐述神志异常相关症状鉴别，包括眩晕郁冒昏冒三证辨、癫狂痫谵妄四证辨、谵妄谵语辨、惊恐二证辨、寐瞑卧安四证辨、多卧嗜卧但欲寐三证辨。

汪必昌 辨目鼻齿喉耳病诸症※

内障、外障、青盲辨：外障，由翳膜遮睛，障在外。内障，睛内隐隐有云气遮掩，障在内。青盲，无内外障，瞳神如故，只自不见，是元府抑遏，不能发此灵明。

目昏、目暗、目眩辨：目昏，是视物不明，如在云雾中行，或如隔缣（绢也）视物。目暗，是眊眊无所见，神水变色。目眩，是目睛掉眩，一时眼黑不见物。

耳聋、耳闭辨：耳聋，耳不鸣，只不能听，是肾气不上通于耳。耳闭，耳中鸣，或痒或气满不能听，是外声不得入。

鼻鼽、鼻渊、脑漏辨：鼻鼽，鼻流清涕，由寒伤脑。鼻渊，鼻流浊涕不已，由风伤脑。脑漏，鼻流下如鱼脑状，由胃中湿热上蒸伤脑。

牙齿出脓四证辨：䘌齿，牙龈虫蛀痛，腐烂出脓汁。龋齿，齿黑烂，出脓血。齿挺出，肉消出脓汁。牙宣，牙齿宣露出脓血。

喉痹、喉闭、咽肿、咽嗌痛辨：喉痹，喉中痛，且麻且痒，而肿透于外，又名"缠喉风"。喉闭，喉痛而瘖，呼吸不通，语言不出。咽肿，咽门肿痛，一边肿，名"乳蛾"；两边肿，名"双蛾"，饮食难入。咽嗌痛，内痛而外不肿，咽唾与食皆痛。

咽痛、喉疮辨：咽痛，咽中痛。伤寒少阴病阳热，咽痛而心烦满；阴寒，咽痛而厥逆下利。虚劳阴火游行，咽痛而瘖。喉疮，喉内生疮痛，伤寒、虚劳皆有之。伤寒为实热，虚劳为虚火。

——清·汪必昌《聊复集·卷二·医阶辨证》

【提要】 本论阐述目鼻齿喉耳疾病相关症状鉴别，包括内障外障青盲辨、目昏目暗目眩辨、耳聋耳闭辨、衄鼻渊脑漏辨、牙齿出脓四证辨、喉痹喉闭咽肿咽嗌痛辨、咽痛喉疮辨。

汪必昌 辨妇科病诸症※

经水淋漓、崩、漏辨：经水淋沥，经行数日不断。漏下，少妇经水一月数行。崩中，老妇经断复下不止。

错经妄行、血溢辨：错经者，当经时而血上出于口，为错经妄行。血溢者，不当经期而血上出于口，为血上溢。

产后郁冒、眩晕辨：郁冒，是恶露挟火上冲，令神昏不知人。眩晕，是痰挟火上行，令头旋目黑，自能知人。

肠覃、疝瘕辨：肠覃，冷气结积在小肠之外，按之则坚，推之不移，月事以时下。疝瘕，冷气结于少腹，究热而痛。

郁、风、血三痛辨：郁气痛，其状胸膈满闷，气不得升降，痛在气分。血气痛，经行腹内痛，产后少腹痛，痛在血分。血风痛，发寒热，恶风自汗，经产时得之，痛在筋骨肌肉，不已则成劳。

——清·汪必昌《聊复集·卷二·医阶辨证》

【提要】 本论阐述妇科疾病相关症状鉴别，包括经水淋漓崩漏辨、错经妄行血溢辨、产后郁冒眩晕辨、肠覃疝瘕辨、郁风血三痛辨。

吴鞠通 看病须察兼症论

余前著《温病条辨》中，言外感交互有一千二百九十六条之多，见者必以为怪，惟深明《易》理者知之。要知一千二百九十六条，但指外感之自为交互而然，未及内伤也。若兼内伤，则靡可纪极矣。如《伤寒论》中，酒客不可与桂枝汤；凡人大便旧微溏者，不可与栀子豉汤；疮家禁汗，亡血家禁汗；腹中有动气不可下之类，皆兼症之禁也。今人治病，一气且辨之不清，何况兼症。

按兼症，有外感兼外感者，如燥金气运，虽在夏月，亦多腹胁疼痛、呕恶、气上阻胸等症，脉弦紧短涩，或泄泻不止，或竟大便十数日不通，烦躁不安，反口渴思凉，饮冷则腹愈痛，得温热药乃解。盖金克木之症，必用火克金也；及燥未尽解，忽加暑症。叶氏有"秋后伏暑内发，新凉外加"之明文。考暑症，热一气，湿一气，湿热交而成暑又一气，已有三气，再加新凉燥气，是四气矣。万一病者，本有肝郁、疝瘕、动气、便血等症，所兼愈多，医者岂可不条分缕析而细察之哉？刑名家定案，只举其罪名之至重者定之，故曰：除轻罪不议。为医者异是，一有遗漏，必有后患。如时文家作理搭题，不敢蹴空驾御，必须层层还到，方可全愈。而兼症，又当辨明何者为新病？何者为旧病？定法先治新病。仲景云先治新病，谓旧病当后治也。即同为新病，亦有次第，如仲景《伤寒论》中表急"急当救表"，里急"急当救里"是也。遗漏固不是，而缓急有先后，断不可案也。

——清·吴鞠通《医医病书·九、看病须察兼症论》

【提要】 本论详细辨析了主症与兼症的关系，认为医家对于兼症必须"条分缕析而细察之""一有遗漏，必有后患"。而对于兼症治疗的原则应先治新病，后治新病；同为新病，则表急先当救表，里急先当救里。

◆ 雷 丰 夹证兼证论 ◆

人皆谓夹证与兼证难治，丰独曰无难也。曷为夹证？譬如受风便是伤风，宜桂枝汤之属；受寒便是伤寒，宜麻黄汤之属；倘风寒两伤者，即为夹证也。盖风宜散，寒宜温，温散之方，宜桂麻各半汤之属。倘或暑邪夹湿，湿宜利，暑宜清，清利之方，宜天水散之属。倘或燥气夹火，火宜凉，燥宜润，凉润之方，宜清燥救肺汤之属。其余风暑、风湿、风燥、风火，皆系夹证，其治法皆可仿此。至于兼证奈何？假如少壮遗精，当分梦之有无，有者宜坎离既济汤之类，无者金锁固精丸之类，此定法也。或被湿热所触者，便为兼证，利湿必伤其阴，补阴必滞其湿，思利湿而不伤阴者，如猪苓汤、六味丸之类；若湿邪甚者，又当先治其湿，湿邪一化，再涩其精可也。又如老年虚损，当分证之浅深，浅者宜六君、四物之类；深者宜固本、大造之类，此定法也。倘被风邪所客者，便为兼证，散风益虚其正，补正必关其邪，思散邪而不损正者，如参苏饮、补中益气之类；若风邪甚者，又当先散其风，风邪一解，再补其损可也。又如女子经事当行，必审其或先或后，先则为血热，宜丹栀四物之流；后则为血寒，宜香砂四物之流，此为定法。或被寒邪所触者，即兼证也，考诸方能散寒且能调经，如香苏饮之流；若过盛者，必须先散其寒，再调其经则可矣。又如妇人产后发热，必辨其属虚属实，虚则宜补益，如加味四物之流；实则宜破瘀，如生化、失笑之流，此为定法。设被暑邪所感者，即兼证也，考诸方能清暑且治产后，如竹皮大丸之流；若过盛者，必须先清其暑，再治产后则可矣。医者能于如此圆变，则治夹证兼证，何难之有！

——清·雷丰《时病论·附论·夹证兼证论》

【提要】 本论阐述夹证与兼证的概念定义与差别，及其临床实践中的治疗原则。夹证相对简单，多指同时感受两种不同病邪，以致两种病证相互夹杂，风寒两伤、暑邪夹湿、燥气夹火等，对这类病证应同时兼顾病机两方面的治疗。兼证则是指在疾病主证的基础之上兼见其他证候，这类症状往往并非疾病主证所固有，而是由于某些原因而出现了病机的变化，故而原本治疗的成方定法此时已不再适用，而是要根据临床具体情况加以调整。

◆ 朱时进 辨脾胃病诸症※ ◆

痞满、结胸辨：痞满为虚邪，必居胸胁，不在中也，虽满而不痛。结胸为实邪，正在胸中，痛不可近者，为大结胸。按之方痛者，为小结胸。

下利清水、漏底辨：热邪传里，燥屎内结，小腹硬痛，谵语恶热，渴饮水浆，而利下旁流，纯清臭水，为热结利。若下利清谷，腹痛喜按者，为内寒。又夹食伤寒，因本虚不化，不结而自利，或因误用消导及攻下，遂利不止者，俗名"漏底"也。

哕与干呕辨：哕为胃虚，误攻其热，或饮冰水所致，其声浊恶而长。干呕则似吐而无物出，胃中热与谷气相并，及水逆痰气所致，非恶候也。

呕、吐、哕辨：呕属阳明，气血居多之乡，故有声有物，气血俱病也。吐属太阴，多血少气之所，故有物无声，血病也。哕属少阳，多气少血之部，故有声无物，气病也。

噎膈、翻胃辨：饮食入于噎间，不能下噎，随即吐出，自噎而转，故曰噎。膈是膈膜之膈，非隔截之谓也。饮食下噎，至于膈间，不能下膈，乃徐吐出，自膈而转，故曰膈。翻胃是饮食已入胃中，不能运化而下脘，有燥结不通，朝食而暮吐，暮食而朝吐，明其自胃中而倒出，故曰翻胃也，均一吐也，而有上、中、下之分类。数千年间，惟洁古老人，治吐而有上、中、下论，曰：上焦吐者主于气，中焦吐者主于积，下焦吐者主于寒。故令今人有用香燥而治愈者，实寒气使然也。

吞吐各别辨：吐酸者，吐出酸水，平时津液上升之气，郁滞清道，温中生热，故从火化，遂作酸味，如谷肉在器，得热则易酸也。吞酸者，郁滞日久，不能自涌而出，伏于肺胃之间，咯不得上，咽不得下。

——清·朱时进《一见能医·卷之三·辨症上》

【提要】 本论阐述脾胃疾病相关症状鉴别，包括痞满与结胸辨、各种下利证候、呕吐哕、噎膈与翻胃、吐酸与吞酸等。

❧ 朱时进 辨神志异常诸症※ ❧

如狂、发狂辨：伤寒初起无热，狂言烦躁不安，精采不与人相当，此因热结膀胱也。又有当汗不汗，五六日后，小便利，大便黑，此蓄血如狂也。若阳明内热，发必妄言谵语，欲登高弃衣，此躁结失下而致也，是谓发狂。

谵语、狂言辨：谵语有虚有实，热入胃腑，水涸燥结者，阳邪内实也，可下之。若大劫取汗，谵语者，神明扰乱也，宜和之。下利纯清水而谵语者，阳邪暴虐，有似阴寒也，急下之。若狂言不能食者，是失志也，为肾绝，不治。

——清·朱时进《一见能医·卷之三·辨症上·谵语狂言辨》

【提要】 本论阐述神志疾病相关症状鉴别，包括如狂发狂辨与谵语狂言辨。

❧ 朱时进 辨肺与大肠病诸症※ ❧

短气、发喘辨：呼吸短促，而反盛者，为短气，此失于汗下所致，宜分表里汗下之。若气息虚微不续，为少气，此汗下太过所致，宜生津兼和营卫。若里气逆上，张口抬肩者，为发喘，此因水饮伤肺，宜疏表邪、散水饮为首务。若夫真阳不归，而卫气逆上者，又当从事桂、附，然多难救也。

疫痢、漏底辨：疫痢乃是冬时伏气，因春夏多雨，火邪复为湿伏，延至秋时，真阳内入，其邪内不能容，外不得泄，古人以败毒散加陈仓米治之，误与攻积利水必死。若漏底，则因肾气素亏，或夹冷食，而见外热里寒之症，其脉必尺中微弱，当以夹阴例治之。亦有热邪传里而下利秽积者，又当以传经热症治之。

——清·朱时进《一见能医·卷之三·辨症上·疫痢漏底辨》

【提要】 本论阐述肺与大肠疾病相关症状鉴别，包括短气发喘辨与疫痢漏底辨。

朱时进 辨寒热虚实真假诸症※

虚火、实火辨：大约实火之热，日夜无间，口渴能饮，大便坚闭。然实火亦有日晡潮热者，如外感阳明里症是也；亦有大便泄泻者，如暑湿气食之症也。虚火之热，向夜潮热，口燥不饮，大便不闭。然虚火亦有昼夜俱热者，如气血两虚之证也。亦有大便干燥者，如产后、病后及劳弱，血枯便燥是也。当合兼症脉息辨之。

火升有三辨：气从左边起者，肝火也。气从脐下起者，阴火也。气从涌泉穴起者，虚之甚也。要知上升之气，自肝而出，中挟相火，自觉冷者，非真冷也，乃火极似水耳。

虚火有五辨：有劳倦内伤，身热无力，为气虚火者。有失血之后，阴分转剧，为血虚火者。有遇事烦冗，心火焦灼，为阳强病者。有房室过度，肾水不足，阳光上亢，为阴虚火者。有劳弱病后，吐泻脱元，上热下寒，为阳虚火者。

郁火有三辨：有平素内热，外感风寒，腠理闭塞而为郁热者。有恚怒不发，谋虑不遂，肝风屈曲而为郁火者。有胃虚食冷，抑遏阳气于脾土之中，四肢发热，扪之烙手而为火郁症者。

昼热、夜热辨：昼则发热，夜则安静，是阳气偏胜于阳分也。昼则安静，夜则发热，是阳气下陷于阴中也。昼则发烦热燥，夜亦发热烦躁，是重阳无阴也。更有昼热阳虚，口中无味，病责之胃，宜甘温补气。暮热阴虚，口中有味，病责之肾，宜甘寒滋阴。

气热血热辨：气分虚热者，用甘温以除热。盖大热在上，大寒必伏于内，用甘温以助地气，使真气旺而邪火息熄。血分虚热者，用甘寒以胜热。盖阴火浮于外，必真阴竭于内，用甘寒以补肾，使真水充而虚焰潜灭也。

真热假热辨：真热则发热恶寒，脉数有力，按之有实，烦躁口渴，大便燥，小便赤涩，或利臭积，发言壮厉，不欲近衣者是也。在表者散之，在里者泻之，假热亦发热，恶寒而足必不热，脉大而虚，按之微弱，身虽炽热而不燥不渴，或见虚狂而项之即止，终不及高声詈骂者也。《经》曰：寒热有真假，治法有逆从，此之谓也。

假热有二辨：如大热而甚，寒之不寒，是无水也。热去复来，昼见夜伏，夜见昼止，时节而动，是无火也。热动复止，倏往倏来，时作时止，是无水也，当助其肾。又寒之不寒，责肾之虚，寒之不入，责肾之少火。有治热以寒，寒之而谷食不入，此为气不疏通，壅而为实也。有病热脉数，按之不鼓，击于指下者，此阴盛格阳，内真寒而外假热，阴症似阳也。病热忽寒，手足俱冷，按之脉来鼓击于指下，有者此阳盛拒阴，外假寒而内实热，阳症似阴也。（从脉不从症。）

——清·朱时进《一见能医·卷之三·辨症上》

【提要】 本论阐述寒热虚实真假疾病相关症状鉴别，包括虚火实火辨、火升有三辨、虚火有五辨、郁火有三辨、昼热夜热辨、气热血热辨、真热假热辨、假热有二辨。

朱时进　辨气血津液病诸症※

饮与痰辨：饮者，蓄水之名，自外而入。痰者，肠胃之液，自内而生。其初各别，其后同归，故积饮不散，亦能变痰，是饮为痰之渐，痰为饮之化也。若其外出，则饮形清稀，痰形稠浊，又不同也。

吐衄、咳咯血辨：吐血出于胃，吐行浊道；衄血出于经，衄行清道，喉与咽二者不同也。盖经者走经之血，走而不守，随气而行，火性急速，故随经直犯清道而出于鼻，其不出于鼻者，则挟火凌金，渗入肺窍而出于咽，为咳咯也。胃者守营之血，守而不走，存于胃中，胃气有伤，不能摄血，故令人呕吐，从呕而出于口也。

癥瘕各别辨：癥者，征也。以其有所征验也。腹中坚硬，按之应手不能移动。瘕者，假也。假物而成，蠢动之形，如血鳖之类，中虽硬而聚散无常，且有活性，故或上或下，或左或右。癥因伤食，瘕是血生，二症多见于脐下。

疝、癖、痞异辨：疝在腹内，贴进脐旁，左右一条，筋脉急痛，有时而见。癖居两肋，有时而痛，外不可见。痞居心下，满闷壅塞，按之不痛，而无形迹。

——清·朱时进《一见能医·卷之三·辨症上》

【提要】　本论阐述气血津液疾病相关症状鉴别，包括饮与痰辨、吐衄咳咯血辨、癥瘕各别辨、疝癖痞异辨。

10
辨　预　后

❖ 张仲景　厥阴寒证预后辨※ ❖

厥阴病，渴欲饮水者，少少与之愈。

下利，有微热而渴，脉弱者，今自愈。

下利脉数，有微热汗出，今自愈。设复紧，为未解。

——汉·张仲景《伤寒论·卷六·辨厥阴病脉证并治》

【提要】　本论阐述微渴欲饮水、脉数是厥阴寒证，邪退阳复的征象。

❖ 张仲景　厥阴虚寒证死候辨※ ❖

伤寒六七日，脉微，手足厥冷，烦躁，灸厥阴，厥不还，死。

伤寒发热，下利，厥逆，躁不得卧者，死。

伤寒发热，下利至甚，厥不止者，死。

伤寒六七日，便发热而利，其人汗出不止者，死。有阴无阳故也。

下利，手足厥冷，无脉者，灸之。不温，若脉不还，反微喘者，死。少阴负趺阳者，为顺也。

下利后脉绝，手足厥冷，晬时脉还，手足温者生，脉不还者死。

伤寒，下利，日十余行，脉反实者，死。

——汉·张仲景《伤寒论·卷六·辨厥阴病脉证并治》

【提要】　本论阐述厥阴病阳微阴盛阶段的疾病发展与转归，以及预后判断的依据。

❖ 《中藏经》　生死要论 ❖

凡不病而五行绝者死，不病而性变者死，不病而暴语妄者死，不病而暴不语者死，不病而暴喘促者死，不病而暴强厥者死，不病而暴目盲者死，不病而暴耳聋者死，不病而暴痿缓者死，不病而暴肿满者死，不病而暴大小便结者死，不病而暴无脉者死，不病而暴昏冒如醉者死。此皆内气先尽故也。逆者即死，顺者二年，无有生者也。

——六朝·佚名氏《中藏经·卷上·生死要论》

【提要】　本论举例阐述临床判断生死的若干种特殊情况，指出正气已衰，预后多不良。

《中藏经》　脉病外内证决论

病风人，脉紧、数、浮、沉，有汗出不止。呼吸有声者死，不然则生。

病气人，一身悉肿，四肢不收，喘无时，厥逆不温，脉候沉小者死，浮大者生。

病劳人，脱肛，骨肉相失，声散，呕血，阳事不禁，梦寐交侵。呼吸不相从，昼凉夜热者死，吐脓血者亦死；其脉不数，有根蒂者及颊不赤者生。

病肠澼者，下脓血，病人脉急，皮热，食不入，腹胀目瞪者死；或一身厥冷，脉沉细而不生者亦死；食如故，脉沉浮有力而不绝者生。

病热人，四肢厥，脉弱，不欲见人，食不入，利下不止者死；食入，四肢温，脉大，语狂，无睡者生。

病寒人，狂言不寐，身冷。脉数，喘息目直者死；脉有力而不喘者生。

阳病人，精神颠倒，寐而不惺，言语失次，脉候浮沉有力者生；无力及食不入胃，下利不定者死。

久病人，脉大身瘦，食不充肠，言如不病，坐卧困顿者死；若饮食进退，脉小而有力，言语轻嘶，额无黑气，大便结涩者生。

大凡阳病阴证，阴病阳证，身瘦脉大，肥人脉衰，上下交变，阴阳颠倒，冷热相乘，皆属不吉。从者生，逆者死。治疗之法，宜深消息。

——六朝·佚名氏《中藏经·卷上·脉病外内证决论》

【提要】　本论列举临床常见的风、气、劳、肠澼、热、寒、阳盛及久病等患者的临床表现，阐述预后吉凶的鉴别要点。论中认为，病与证、形与脉、阴与阳、上与下、冷与热等属性相从为顺，否则为逆，预后多不佳。

冯兆张　验生死症诀大小总论

《灵枢》曰：腹胀，身热，脉大，是一逆也。腹鸣而满，四肢清，泄，其脉大，是二逆也。衄而不止，脉大，是三逆也。咳则溲血，脱形，其脉小劲，是四逆也。咳，脱形，身热，脉小以疾，是谓五逆也。如是者，不过十五日而死矣。其腹大胀，四末清，脱形泄甚，是一逆也。腹胀便血，其脉大时绝，是二逆也。咳溲血，形肉脱，脉搏，是三逆也。呕血，胸满引背，脉小而疾，是四逆也。咳呕腹胀，且飧泄，其脉绝，是五逆也。如是者，不过一时而死矣。

凡面目俱黄而泽者，面黄目赤者，目睛光明彩润者，诸热神清安静者，虚证受补能食者，病势难危。太冲有脉，补气不脱，囟门不陷，颜色爪甲，皆不昏黯者，皆为可治。若目睛无光，瞳仁不转，爪甲唇背俱黑，啼哭无泪，不哭下泪，吃乳不收，舌出口外，汗出如珠者；唇不盖齿，口无津液，四肢垂冷，下泻黑血者，口作鸦声，喉中声嘶，口鼻干黑，手足口鼻皆冷者；面黑咬人，鼻黑身热，气喘不回，瞳仁中陷，鼻孔如煤，眼眶青色，脚直肚大而现青筋者；耳轮廓黑，唇青黑色，或如枯骨，赤贯瞳仁，囟突及陷，鱼口舒舌，不能啼哭，啼哭无声，胸陷及突，吐出蛔虫者；身主青黑等斑，遍体不暖，长嘘出气者；伤寒连剂无汗，诸病天柱骨倒者；小儿百日内外发搐，愈而复作，面黑神昏者；目白面黑，或面目俱赤卒叫者；面青唇黑，或面黑目直视者；手掌无纹，口唇满反，人中无痕，寻衣摸缝，汗出不流，而舌卷者；阴结阳结，目无精光恍惚者；遗泄不觉，牙齿黑色，妄语错乱者；卒肿面苍色黑者；手足爪甲肌肉俱黑者；热吐目赤，泻如屋漏水者；按脉无根，阴囊俱肿者；面目俱白，神色枯槁者；面无精光，不能饮食，身有尸臭气者；面黄目黑，面赤目黑，口不能闭，呻吟不止者；病久而身有印疮点子起者；发直如麻，舌肿发惊，肉无面色者；发搐目斜，唇口俱动，脚面上直，手如抱头之状，身不知痛痒者；撮口如囊，泻粪赤黑，头汗肢冷，舌唇或紫肿者；头皮冷而按爪不起者；非时弄色，面色如妆者；汤水药食入喉，腹中随有响声者，汗出发润，其身如洗者；青色从眉入目，青色连目入耳，青色入口鼻者；黑色多绕口鼻，青色从眉绕耳，鼻上青色腹痛，耳目口鼻起黑色或白色者；汗不出，出不止，热病得汗而热不去，久不食，忽食之而倍常者；及诸病大肉脱去，虎口三关，纹色通度者；发际一路青筋，或紫青筋如乱纹者；目胞上下青紫乱纹，或紫黑色者；自尾一条青黑筋直入鬓者；面色如死鸡肝，或如蓝色而无血润者；口鼻耳舌如土，目睛下陷不光者；鼻孔紫黑，其舌短缩，而唇焦黄或黑者；目白忽如火赤，后脑赤肿如鸡卵者；唇口目鼻，常常青黑者；鼻额向上，生青黑筋如罗纹无数者，并为不治。其克日之诀，以耳属肾，鼻属肺，唇属脾，舌属心，目属肝。肝部见此，忌庚辛日时；肺部见此，忌丙丁日时；心部见此，忌壬癸日时；脾部见此，忌甲乙日时；肾部见此，忌戊己日时。此推五行中绝以验者，然候甚繁，各载本门。

——清·冯兆张《冯氏锦囊秘录·杂症大小合参·卷三·验生死症诀大小总论合参》

【提要】 本论阐述从临床表现之症状与体征，辨析疾病生死预后的内容。

徐灵胎 病有不愈不死虽愈必死论

能愈病之非难，知病之必愈、必不愈为难。夫人之得病，非皆死症也。庸医治之，非必皆与病相反也。外感内伤，皆有现病，约略治之，自能向愈。况病情轻者，虽不服药，亦能渐痊。即病势危迫，医者苟无大误，邪气渐退，亦自能向安。故愈病非医者之能事也。惟不论轻重之疾，一见即能决其死生难易，百无一失，此则学问之极功，而非浅尝者所能知也。夫病轻而预知其愈，病重而预知其死，此犹为易知者。惟病象甚轻而能决其必死，病势甚重而能断其必生，乃为难耳。更有病已愈而不久必死者，盖邪气虽去，而其人之元气与病俱亡，一时虽若粗安，真气不可复续，如两虎相角，其一虽胜，而力已脱尽，虽良工亦不能救也。又有病不愈而人亦不死者，盖邪气盛而元气坚固，邪气与元气相并，大攻则恐伤其正，小攻则病不为动，如油入面，一合则不可复分，而又不至于伤生。此二者，皆人所不知者也。其大端，则病气入脏腑者，病与人俱尽者为多；病在经络骨脉者，病与人俱存者为多。此乃内外、轻重之别也。斯二者，方其病之始形，必有可征之端，良工知之，自有防微之法。既不使之与病俱亡，亦不使之终身愈，此非深通经义之人，必不能穷源极流，挽回于人所不见之地也。

——清·徐灵胎《医学源流论·卷上·病·病有不愈不死虽愈必死论》

【提要】 本论阐述疾病生死预后的部分辨证要点和病机解释，指出判断患者预后时需要重点关注元气的存亡与状态，邪气在脏腑或是在经络骨脉，以此为据，方可明断。

唐容川　脉证死生论

　　医者，所以治人之生者也。未知死，焉知生。知死之无可救药，则凡稍有一毫之生机，自宜多方调治，以挽回之。欲辨死生，惟明脉证。高士宗以吐血多者为络血，吐血少者为经血；谓吐多者病轻，吐少者病重。而其实经散为络，络散为孙络，如干发为枝，枝又有枝，要皆统于一本也。以经络之血分轻重，实则分无可分。《医旨》又谓：外感吐血易治，内伤吐血难疗。《三指禅》谓：齿衄最轻，鼻衄次之，呕吐稍重，咳咯唾血为最重。谓其病皆发于五脏，而其血之来最深，不似呕吐之血，其来出于胃间，犹浅近也。此如仲景近血、远血之义。以此分轻重，于理尚不差谬。第鼻衄呕吐血，虽近而轻，而吐衄不止，亦有气随血脱，登时即死者。咳咯、唾血虽远而重，亦有一哈便出，微带数口，不药可愈者，仍不可执以定死生矣。

　　夫载气者，血也；而运血者，气也。人之生也，全赖乎气。血脱而气不脱，虽危犹生。一线之气不绝，则血可徐生，复还其故。血未伤而气先脱，虽安必死。以血为魄，而气为魂，魄未绝而魂先绝，未有不死者也。故吾谓：定血证之死生者，全在观气之平否。吐血而不发热者，易愈。以荣虽病而卫不病，阳和则阴易守也。发热者难治，以血病气亦蒸，则交相为虐矣。吐血而不咳逆者，易愈。咳为气呛，血伤而气不呛，是肾中之水能纳其气以归根，故易愈。若咳不止，是血伤火灼，肾水枯竭，无以含此真气，故上气咳逆为难治。再加喘促，则阳无所附矣。大便不溏者，犹有转机，可用滋阴之药，以养其阳。若大便溏，则上越下脱，有死无生。再验其脉。脉不数者，易治。以其气尚平；脉数者难治，以其气太疾。浮、大、革、数而无根者，虚阳无依；沉、细、涩、数而不缓者，真阴损失，皆为难治。若有一丝缓象，尚可挽回。若无缓象，或兼代散，死不治矣。凡此之类，皆是阴血受伤，而阳气无归，故主不治。若阴血伤，而阳气不浮越者，脉虽虚、微、迟、弱，亦不难治。但用温补，无不回生。盖阳虚气弱者易治，惟阴虚气不附者为难治。所谓"血伤而气不伤"者，即以气之不伤，而知其血尚未尽损。故气犹有所归附，而易愈也。气之原委，吾于"水火血气论"已详言之，参看自见。

——清·唐容川《血证论·卷一·脉证死生论》

　　【提要】　　本论通过对血证临床表现和脉象的辨识，分析疾病预后之善恶。作者认为，血证预后判断的关键在于人体之气的盛衰，即"定血证之死生者，全在观气之平否"。

第六篇

防治论

概　要

【防治论】　防，是指"治未病"，是中医预防思想的集中体现，其实质为"握机于病象之先"（《瘦吟医赘》）。包括四项涵义，即未病先防、欲病救萌、既病防变和病愈防复。治，包括"治则论"和"治法论"两部分。治则是中医治疗疾病时必须遵循的基本原则，对临床具体立法、处方和用药具有普遍的指导意义。"治则论"包括治病求本、调整阴阳、扶正祛邪、补虚泻实、标本缓急、三因制宜、治有逆从、因势利导，以及同病异治和异病同治等。治法是在一定治疗原则指导下，针对不同病证病机所采用的治疗方法和措施，是临床遣方用药的主要依据。治法比较具体、针对性强，且相对复杂、灵活多样。"治法论"所涵括的具体治法有解表法、补益法、固涩法、温阳法、理气法、理血法、和解法、消导法、祛痰饮法、祛湿法、涌吐法、泻下法、治风法、清热法、润燥法、开窍法和其他治法等。

1
治未病论

《灵枢》 论治未病*

　　黄帝问于伯高曰：余闻气有逆顺，脉有盛衰，刺有大约，可得闻乎？伯高曰：气之逆顺者，所以应天地、阴阳、四时、五行也。脉之盛衰者，所以候血气之虚实有余不足也。刺之大约者，必明知病之可刺，与其未可刺，与其已不可刺也。

　　黄帝曰：候之奈何？伯高曰：《兵法》曰：无迎逢逢之气，无击堂堂之阵。《刺法》曰：无刺熇熇之热，无刺漉漉之汗，无刺浑浑之脉，无刺病与脉相逆者。黄帝曰：候其可刺奈何？伯高曰：上工，刺其未生者也。其次，刺其未盛者也。其次，刺其已衰者也。下工，刺其方袭者也，与其形之盛者也，与其病之与脉相逆者也。故曰：方其盛也，勿敢毁伤，刺其已衰，事必大昌。故曰：上工治未病，不治已病。此之谓也。

——《灵枢·逆顺》

　　【提要】　本论阐述未病早防，欲病救萌。《黄帝内经》首先提出了"治未病"的概念，并从未病先防、欲病救萌、既病防变等多个角度进行论述，体现了中医学防重于治的思想。

《难经》 论治未病*

　　《经》言"上工治未病，中工治已病"者，何谓也？然。所谓治未病者，见肝之病，则知肝当传之于脾，故先实其脾气，无令得受肝之邪，故曰治未病焉。中工治已病者，见肝之病，不晓相传，但一心治肝，故曰治已病也。

——《难经·七十七难》

　　【提要】　本论基于五行生克学说，阐述先安未病之脏腑，既病防变的措施。肝属木而主疏泄，脾属土而主运化。脾运健旺有赖肝气的正常疏泄。肝失疏泄，则横逆犯脾，造成"肝脾不和"的病证。木能克土，肝病最易传至脾脏。所以治肝之时，首先考虑补脾，以防肝病传脾。

张仲景 论治未病※*

　　问曰：上工治未病，何也？师曰：夫治未病者，见肝之病，知肝传脾，当先实脾。四季脾王不受邪，即勿补之。中工不晓相传，见肝之病，不解实脾，惟治肝也。

夫肝之病，补用酸，助用焦苦，益用甘味之药调之。酸入肝，焦苦入心，甘入脾。脾能伤肾，肾气微弱，则水不行，水不行，则心火气盛，则伤肺；肺被伤，则金气不行；金气不行，则肝气盛。故实脾，则肝自愈。此治肝补脾之要妙也。肝虚则用此法，实则不在用之。

《经》曰"虚虚实实，补不足，损有余"，是其义也。余脏准此。

——汉·张仲景《金匮要略·卷上·脏腑经络先后病脉证》

【提要】　本论从人体内部脏腑相关的整体观念出发，论述治未病即杂病的防治法则。首先说明了脏腑之间，具有相互资生、互相制约的关系，一脏有病可影响他脏；其次，以肝病为例，说明了治病当分虚实；最后用引文对虚实治法做出结论。

罗天益　病宜早治

仲景《伤寒论》曰：凡人有疾，不时即治。隐忍冀差，以成痼疾。小儿女子，益以滋甚。时气不和，便当早言。若不早治，真气失所。邪方萌动，无惮劬劳，不避晨夜而即治之，则药饵、针艾之效，必易为之。不然，患人忍之，数日乃说，邪气极盛而病极，成而后施治，必难为力。《内经》曰：其善治者治皮毛，其次治肌肤，其次治六腑，其次治五脏。治五脏者，半死半生矣。正以谓此。昔桓侯怠以皮肤之微疾，以至骨髓之病，虽悔何及？戊午春，桃李始华，雨雪厚寸许，一园叟遽令举家执杖击树，尽堕其雪。又焚束草于其下以散其寒，使冲和之气未伤而复。是年他家果皆不成熟，独此园大熟。嘻！果木之病，治之尚有不损，况人之有病，可不早治乎？故《金匮玉函》云：生候长存，形色未病，未入腠理，针药及时，脉浮调节，委以良医。病无不愈者矣！

——元·罗天益《卫生宝鉴·卷二十四·病宜早治》

【提要】　本论阐述未病先防、欲病救萌的道理。作者引张仲景及《内经》对治未病的论述，并结合扁鹊治蔡桓公、园叟冬日护树的故事，从顾护正气和即病早治两方面进行讲解，认为治未病应该是医患双方都需要秉承的理念。

朱丹溪　不治已病治未病

与其救疗于有疾之后，不若摄养于无疾之先。盖疾成而后药者，徒劳而已。是故已病而不治，所以为医家之法；未病而先治，所以明摄生之理。夫如是则思患而预防之者，何患之有哉？此圣人"不治已病治未病"之意也。尝谓备土以防水之者，何患之有哉？此圣人不治已病治未病之意也。尝谓备土以防水也，苟不以闭塞其涓涓之流，则滔天之势不能遏；备水以防火也，若不以扑灭其荧荧之光，则燎原之焰不能止。其水火既盛，尚不能止遏，况病之已成，岂能治欤？故宜夜卧早起于发陈之春，早起夜卧于蕃秀之夏，以之缓形无怒而遂其志，以之食凉食寒而养其阴，圣人春夏治未病者如此；与鸡俱兴于容平之秋，必待日光于闭藏之冬，以之敛神匿志而私其意，以之食温食热而养其阴，圣人秋冬治未病者如此。

或曰：见肝之病，先实其脾脏之虚，则木邪不能传；见右颊之赤，先泻其肺经之热，则金邪不能盛。此乃治未病之法。今以顺四时，调养神志，而为治未病者，是何意邪？盖保身长全者，所以为圣人之道；治病十全者，所以为上工术。"不治已病治未病"之说，著于《四气调神大论》，厥有旨哉！昔黄帝与天师难疑答问之书，未尝不以摄养为先，始论乎天真，次论乎调神。既以法于阴阳，而继之以调于四气；既曰食饮有节，而又继之以起居有常。谆谆然以养生为急务者，意欲治未然之病，无使至于已病难图也。厥后秦缓达乎此，见晋候病在膏肓，语之曰：不可为也；扁鹊明乎此，视齐候病在骨髓，断之曰：不可救也。噫！惜齐、晋之侯，不知治未病之理。

——元·朱丹溪、明·程充《丹溪心法·不治已病治未病》

【提要】　本论是对《素问》"不治已病治未病"思想的发挥。疾病已成而后图治，往往良机已失，徒劳无功；无病之时，若能谨于摄养，则益寿有期。因此朱丹溪提倡通过顺四时、调养神志等养生来治未病。不治已病，并非主张临病袖手，坐以待亡，而是说明病入膏肓，则医生也无回天之术。如秦缓之治晋公，扁鹊之治齐侯，莫不如此。治未病，并非指人本无病而妄加药治，而是说明平时注意养生，防病于未然，一旦有病，则早作治疗，不至于病重而束手无策。

张介宾　病宜速治

凡人有感冒外邪者，当不时即治，速为调理。若犹豫隐忍，数日乃说，致使邪气入深，则难为力矣。惟小儿女子，则为尤甚。凡伤寒之病，皆自风寒得之，邪气在表，未有温覆而不消散者。若待入里，必致延久。一人不愈，而亲属之切近者，日就其气，气从鼻入，必将传染，此其病之微甚，亦在乎治之迟早耳。故凡作汤液，不可避晨夜，觉病须臾，即宜速治，则易愈矣。仲景曰：凡发汗温服汤药，其方虽言日三服。若病剧不解，当促之，可半日中尽三服，即速治之意也。其或药病稍见不投，但有所觉，便可改易。若其势重，当一日一夜，晬时观之，一剂未退，即当复进一剂。最难者不过三剂，必当汗解。其有汗不得出者，即凶候也。

——明·张介宾《景岳全书·七卷：伤寒典（上）·病宜速治》

【提要】　本论以感冒外邪者的治疗为例，阐述了欲病救萌之理。作者论述了感冒外邪者应速治的原因，除了邪气入深不易消散，会迁延日久，还指出不及时治疗，容易造成传染。进而，又以仲景用药法为例，指出速治之法，如加快服药频次，"一剂未退，即当复进一剂"。

吴又可　论客邪贵乎早治※*

温疫可下者，约三十余证，不必悉具，但见舌黄、心腹痞满，便于达原饮加大黄下之。设邪在膜原者，已有行动之机，欲离未离之际，得大黄促之而下，实为开门祛贼之法，即使未愈，邪亦不能久羁。二三日后，余邪入胃，仍用小承气彻其余毒。大凡客邪贵乎早治，乘人气血未乱，肌肉未消，津液未耗，病人不至危殆，投剂不至掣肘，愈后亦易平复。欲为万全之策者，不过知邪之所在，早拔去病根为要耳。但要谅人之虚实，度邪之轻重，察病之缓急，揣邪气离膜原之多寡，然后药不空投，投药无太过不及之弊。是以仲景自大柴胡以下，立三承气，多与少与，自有轻重之殊。勿拘于下不厌迟之说，应下之证，见下无结粪，以为下之早，或以为不应下之证，误投下药，殊不知承气本为逐邪而设，非专为结粪而设也。必俟其粪结，血液为热所搏，变证迭起，是犹养虎遗患，医之咎也。况多有溏粪失下，但蒸作极臭如败酱，或如藕泥，临死不结者，但得秽恶一去，邪毒从此而消，脉证从此而退，岂徒孜孜粪结而后行哉！假如经枯血燥之人，或老人血液衰少，多生燥结；或病后血气未复，亦多燥结。在经所谓不更衣十日无所苦，有何妨害？是知燥结不致损人，邪毒之为殒命也。要知因邪热致燥结，非燥结而致邪热也。但有病久失下，燥结为之壅闭，瘀邪郁热，益难得泄，结粪一行，气通而邪热乃泄，此又前后之不同。总之，邪为本，热为标，结粪又其标也。能早去其邪，安患燥结耶！

——明·吴又可《温疫论·注意逐邪勿拘结粪》

【提要】　本论提倡温疫及早治疗，主张"大凡客邪贵乎早治""知邪之所在，早拔去病根为要"。这也是治未病思想的体现，与《素问·阴阳应象大论》"善治者治皮毛"之说异曲同工。同时，作者对其应用法则进行了丰富完善，指出要针对人之虚实、邪之轻重、病之缓急，以及邪气离膜原之多寡，进行权衡，选择合适的剂量来用药。

徐灵胎　防微论

病之始生，浅则易治，久而深入则难治。《内经》云：圣人不治已病治未病。夫病已成而药之，譬犹渴而穿井，斗而铸兵，不亦晚乎！《伤寒论》序云：时气不和，便当早言，寻其邪由，及在腠理，以时治之，罕有不愈？患人忍之，数日乃说，邪气入脏，则难可制。昔扁鹊见齐桓公云，病在腠理，三见之后，则已入脏，不可治疗而逃矣。历圣相传，如同一辙。盖病之始入，风寒既浅，气血脏腑未伤，自然治之甚易；至于邪气深入，则邪气与正气相乱，欲攻邪则碍正；欲扶正则助邪，即使邪渐去，而正气已不支矣。若夫得病之后，更或劳动感风，伤气伤食，谓之病后加病，尤极危殆。所以人之患病，在客馆道途得者，往往难治。非所得之平凡独重也，乃既病之后，不能如在家之安适，而及早治之；又复劳动感冒，致病深入而难治也。故凡人少有不适，必当即时调治，断不可忽为小病，以致渐深；更不可勉强支持，使病更增，以贻无穷之害。此则凡人所当深省，而医者亦必询明其得病之故，更加意体察也。

——清·徐灵胎《医学源流论·卷下·治法·防微论》

【提要】　本论基于疾病进程中正邪消长变化关系，阐述既病防变的重要性。病始则邪浅正未伤，易治。邪气深入后，治疗则有攻邪碍正、扶正助邪之虑。加之得病之后，调护不当，又有病后加病之忧。所以患病应及早调治，不令其延误至病深。

韦协梦　养身当却病于未形

《诗》曰：迨天之未阴雨，彻彼桑土，绸缪牖户。故治身当绝恶于未萌，养身当却病于未形。《内经》云：久视伤血，久卧伤气，久坐伤肉，久立伤骨，久行伤筋。此五劳之所伤也。又云：怒伤肝，喜伤心，思伤脾，忧伤肺，恐伤肾。此七情之所伤也。果能一志凝神，修身立命，得所养而戒所伤，勿溺情于声色，勿役志于名利，素位而行，不愿乎外，以正吾心，以诚吾意，以养吾浩然之气，晬然见于面，盎于背，心广体胖，何疾病之有？即或偶婴微疴，节饮食，慎风寒，自勿药而有喜，又何必乞灵于枯草，而授命于庸医也哉？

——清·韦协梦《医论三十篇·养身当却病于未形》

【提要】 本论从保形体和宁神志两个方面，阐述养身却病方法，提示治未病的重要性。

陆懋修 论治未病*

疾、病二字，世每连称。然今人之所谓病，于古但称为疾。必其疾之加甚，始谓之病。病可通言疾，疾不可遽言病也。子之所慎者疾，疾者未至于病。及子路请祷，又欲使门人为臣，则曰"子疾病"。《左传》于魏颗辅氏之役，述其父武子疾，既而曰"疾病"。又陈文子召无宇于莱，亦曰"无宇之母疾病"。此皆以病字别为一句。病之为言困也，谓疾至此困甚也。故《内经·四气调神论》曰：圣人不治已病治未病。病已成而后药之，譬犹渴而掘井，斗而铸兵，不亦晚乎？《经》盖谓人于已疾之后未病之先，即当早为之药。乃后人以疾为病，认作服药于未疾时，反谓药以治病。未病何以药为？不知《经》言未病，正言已疾。疾而不治，日以加甚。《仪礼·既夕记》：疾病，外内皆埽。郑注：疾甚曰病。郑于"丧大记"首句义同，并足取以证。《说文》：疾，病也。病，疾加也。两义再证以《周礼》"疾医"，贾疏引《汉书·艺文志》"有病不治，恒得中医"，则谓药不中病，不如勿药，非谓既病而可弗药也。汇而观之，可见病甚而药，药已无及。未至于病即宜药之，此则《内经》未病之旨，岂谓投药于无疾之人哉？夫病必使之去，不可使之留。《内经》最恶留病，故曰：百病之始生也，必先于皮毛。留而不去，传入于府，廪于肠胃。又曰：风寒客于人，病入舍于肺。弗治，病即传而行之肝。弗治，肝传之脾，脾传之肾，肾传之心。满十日法当死。故又谓：善治者治皮毛，其次治肌肤，治筋骨，治六腑，治五脏。治五脏者，半死半生也。然则如《经》所云，邪之新客，未有定处，推之则前，引之则止。时顾可留其病而弗使去乎？医以能治大病为上，医正以不使病大为能。人之言曰：不使病大则病家并不信。《内经》十日以后事，即此十日内不速去之病为之，故病愈而不谢，病愈之速而更不谢，曲突徙薪者必无恩泽也。虽然病而不愈必大，惟其愈之能速，而凡后此传变皆消弭于无形，所以有此人不及知而己独知之之妙。余只问其病之愈不愈，遑计人之知不知哉。今录诸方存之，即名之曰《不谢方》云。

——清·陆懋修《不谢方·世补斋不谢方小引》

【提要】 本论阐述疾、病二字的区别，病为疾加。因此，"治未病"不可望文生义，认为是给健康人用药治疗，而应是指在没有发展到大病的时候就早期干预，予以治疗。能治大病固然高明，不让小病发展到大病，更体现医生的能力。

郭谦亨 预防种种话扶正

"世咸嘉生而恶死"，故延年益寿，无病寿终，是人类一直探求的理想愿望。人在生活的年月里，虽难保一生不病，但病是可以预防的。早在公元前 11 世纪，就有"预防"这个词。如《周易》"下经"中说："君子思患而预防之。"《内经》云："圣人不治已病，治未病。"《淮南子》也认为："治无病之病"，而使人不患病者，为"良医"。这些思想，是在长期生活体验中形成的真理。

对于防病，不仅有上述一些思想，而且认为人之患病，多由于阴阳偏颇，正气不足，又不知休养调摄，适时趋避之故。为此，《素问》指出："邪之所凑，其气必虚""精神内守，病安从来。"对于贼风、毒气，必须"避之有时"，并强调要"法阴阳、和术数"，以保养"天真"。顺四气，调精神以摄生延年。这可说是祖国医学中关于固正强身、避邪防病的重要原则。

几千年来，在上述思想指导下，创造出志闲少欲、心安气和的精神修养；导引吐纳，"五禽""太极"的动静锻炼；洁净室寓，通竣沟渠的清洁环境；饭食有节，"秽""馁"勿用的饮食卫生，以及隔离、免疫等极为丰富的预防方法。

惟用药防病多从疫病、温病类着眼。其法在汉前很少文字记载。从晋、唐以后，才见于方书，由《肘后方》《千金方》之二十余方，到《松峰说疫》已辑有 69 方。其中有的外用、有的内服。外用有"流金散"之室内燃熏、"莹火丸"之门户悬挂、"避瘟方"之井内投放、"熏衣香"之衣服消毒、"粉身散"之固肤防邪、"雄酒"涂鼻、香粉佩带等等消毒除邪，积极防卫之法。

至于口服，古时多以乌头、附子、白术、细辛之辛温扶阳（如神明白散）预防，后世则以大黄、金银花、连翘、绿豆、甘草之清热解毒（如避瘟常服方）为主。前者虽本《内经》固正之旨，但性偏辛热，阳虚之质为宜；后者重在攻邪，身已感邪者有益。若用于内无邪淫，阴阳有偏之体，则不只不能防病，反而戕伐无辜，徒伤胃气，有违经旨。

疫、温之因，为阳热毒邪。《内经》云："阴虚者，阳必凑之。"《医学辑要》云："易热为病者，阴气素虚。"《素问》云："藏于精者，春不病温。"据此，邪着虚处，因发知受，即从病程中出现热盛津伤、毒害营阴之病理，知其素体阴虚是受染的内在根据。研究预防就必须从病变反应之果，求出发病前体质状态之因——阴阳孰偏。依此，阴虚者，予以扶正养阴，使阴平阳秘，精气内固，邪气无从侵入，方可达预防之目的。我对"流行性出血热"预防的研究，就是从这一原理求出该病发病前体质为阴虚，创制出扶正养阴的预防药片，通过数年 2 万余人的亲身验证，取得控制传染发病的显著效果，更证实《内经》预防理论的可贵。

——孙继芬《黄河医话·预防种种话扶正》

【提要】　本论阐述古代的预防思想，以及疫病、温病等疾病的古代预防用药，并指出辛温扶阳及清热解毒两类口服防疫用药应当辨证使用。此外，根据"因发知受"原理，可预先推测发病前体质的阴阳偏颇情况，继而可针对性地扶正，达到预防控制传染与发病的效果。

2

治 则 论

2.1 治 则 统 论

◆《素问》 论治则※※

寒者热之，热者寒之，微者逆之，甚者从之，坚者削之，客者除之，劳者温之，结者散之，留者攻之，燥者濡之，急者缓之，散者收之，损者温之，逸者行之，惊者平之，上之下之，摩之浴之，薄之劫之，开之发之，适事为故。

——《素问·至真要大论》

【提要】 本论阐述疾病防治过程中的若干基本治则。如寒病用热法，热病用寒法，病轻者逆其病气而治，病重者从其病气而治等。总之，要以适应临床遇到的实际情况为准则。

◆《素问》 论内外治则※※

帝曰：善。病之中外何如？岐伯曰：从内之外者，调其内；从外之内者，治其外；从内之外而盛于外者，先调其内而后治于外；从外之内而盛于内者，先治其外而后调其内；中外不相及，则治主病。

——《素问·至真要大论》

【提要】 本论阐述治病需分内外的基本原则，也可以和标本先后的治则结合起来看，即疾病内外相传，当治其原发病。此外，还谈到"中外不相及，则治主病"，也就是内外之病并无互相影响，则针对主病来治疗。

◆《素问》 论治当求属※※

帝曰：论言治寒以热，治热以寒，而方士不能废绳墨而更其道也。有病热者寒之而热，有病寒者热之而寒，二者皆在，新病复起，奈何治？岐伯曰：诸寒之而热者取之阴，热之而寒者取之阳，所谓求其属也。帝曰：善。服寒而反热，服热而反寒，其故何也？岐伯曰：治其王气，是以反也。帝曰：不治王而然者何也？岐伯曰：悉乎哉问也！不治五味属也。夫五味入胃，各归所喜，故酸先入肝，苦先入心，甘先入脾，辛先入肺，咸先入肾，久而增气，物化之常也。气增而久，夭之由也。

——《素问·至真要大论》

【提要】　本论阐述治病求属的治则，提示临床实践过程中，遵循了上述"寒者热之""热者寒之"之类的原则，仍然可能会出现没有效果，甚至病情加重的情况。此时，就需要透过表面现象，不能治其表现出的"王气"，而应抓住病机。

缪希雍　论制方和剂治疗大法

夫虚实者，诸病之根本也；补泻者，治疗之纲纪也。何谓虚？五脏六腑虚所生病也。何谓实？五脏六腑实所生病也。《经》曰：真气夺则虚，邪气胜则实。虚则补之，实则泻之。此万世之常经也。以补为泻，是补中有泻也；以泻为补，是泻中有补也。譬夫参、芪、甘草之退劳倦气虚发热；地黄、黄柏之滋水坚肾，以除阴虚潮热，是补中之泻也。桑根白皮之泻肺火，车前子之利小便除湿，是泻中之补也。举斯为例，余可类推矣。

升降者，病机之要最也。升为春气，为风化，为木象，故升有散之之义；降为秋气，为燥化、为金象，故降有敛之之义。饮食劳倦，则阳气下陷，宜升阳益气。泻利不止，宜升阳益胃。郁火内伏，宜升阳散火。滞下不休，宜升阳解毒。因湿洞泄，宜升阳除湿。肝木郁于地中，以致少腹作胀、作痛，宜升阳调气。此病宜升之类也。阴虚则水不足以制火，火空则发而炎上，其为证也，为咳嗽、为多痰、为吐血、为鼻衄、为齿衄、为头痛、为齿痛、为眼痛、为头眩、为晕、为眼花、为恶心、为呕吐、为口苦舌干、为不眠、为寒热、为骨蒸，是为上盛下虚之候。宜用苏子、枇杷叶、麦门冬、白芍药、五味子之属以降气，气降则火自降，而气自归元。而又益之以滋水添精之药，以救其本，则诸证自瘳。此病宜降之类也。设宜降而妄升，当升而反降，将使轻变为重，重必毙矣。

——明·缪希雍《神农本草经疏·卷一·〈续序例〉上·论制方和剂治疗大法》

【提要】　本论阐述治疗应以补虚泻实、恢复气机升降为根本法则。其以补泻作为治疗之纲纪，强调了有以补为泻、以泻为补的治法，实际是指扶正以祛邪、邪去则正安之法。又指出升降为病机之要最，论述了升、降之法。升有散之之义，包括升阳益气、升阳益胃、升阳解毒、升阳除湿、升阳调气等法。降有敛之之义，阴虚火旺诸证，可用降气、养阴、酸敛之药来治疗。作者提出"气降则火自降"，这与其论述治吐血三法时所论的"宜降气不宜降火"的观点是一致的。

张介宾　论治篇

凡看病施治，贵乎精一。盖天下之病，变态虽多，其本则一；天下之方，活法虽多，对证则一。故凡治病之道，必确知为寒，则竟散其寒；确知为热，则竟清其热。一拔其本，诸证尽除矣。故《内经》曰：治病必求其本。是以凡诊病者，必须先探病本，然后用药。若见有未的，宁为少待，再加详察。既得其要，但用一味二味便可拔之；即或深固，则五六味七八味亦已多矣。然虽用至七八味，亦不过帮助之，导引之，而其意则一也，方为高手。今之医者，凡遇一证，便若观海望洋，茫无定见，则势有不得不为杂乱，而用广络原野之术。盖其意谓虚而补之，则恐补之为害，而复制之以消；意谓实而消之，又恐消之为害，而复制之以补。其有最可哂者，则每以不寒不热，兼补兼泻之剂，确然投之，极称稳当，此何以补其偏而救其弊乎？又有以治风、治火、治痰、治食之剂兼而用之，甚称周备，此何以从其本而从其标乎？若此者，所谓以药治药尚未遑，又安望其及于病耶？即使偶愈，亦不知其补之之力、攻之之功也。使其不愈，亦不知其补之为害、消之为害也。是以白头圭匕，而庸庸没齿者，其咎在于无定见，而用治之不精也。使其病浅，犹无大害；若安危在举动之间，即用药虽善，若无胆量勇敢而药不及病，亦犹杯水车薪，尚恐弗济，矧可以执两端而药有妄投者，其害又将何如？耽误民生，皆此辈也，任医者不可不深察焉。故凡施治之要，必须精一不杂，斯为至善。与其制补以消，孰若少用纯补，以渐而进之为愈也；与其制攻以补，孰若微用纯攻自一而再之为愈也。故用补之法，贵乎先轻后重，务在成功；用攻之法，必须先缓后峻，及病则已。若用制不精，则补不可以治虚，攻不可以去实，鲜有不误人者矣。余为是言，知必有以为迂阔而讥之者，曰：古人用药每多至一二十味，何为精一？岂古人之不尔若耶？是不知相制相使之妙者也，是执一不通而不知东垣之法者也。余曰：夫相制者，制其毒也。譬欲用人奇异之才，而又虑其太过之害，故必预有以防其微，总欲得其中而已。然此特遇不得已之势，间一有之，初未有以显见寻常之法用得其贤，而复又自掣其肘者也。至若相佐相使，则恐其独力难成，而用以助之者，亦非为欲进退牵制而自相矛盾者也。观仲景之方，精简不杂，至多不过数味。圣贤之心，自可概见。若必不得已而用行中之补，补中之行，是亦势所当然。如《伤寒论》之小柴胡汤以人参、柴胡并用，陶氏之黄龙汤以大黄、人参并用，此正精专妙处，非若今医之混用也。能悟此理，方是真见中活泼工夫。至若东垣之方，有十余味及二十余味者，此其用多之道，诚自有意。学者欲效其法，必须总会其一方之味，总计其一方之性。如某者多、某者少、某者为专主、某者为佐使，合其气用，自成一局之性，使能会其一局之意，斯得东垣之心矣。若欲见头治头，见脚治脚，甚有执其三四端而一概混用，以冀夫侥幸者，尚敢曰我学东垣者哉。虽然，东垣之法非不善也，然余则宁师仲景，不敢宗东垣者，正恐未得其清，先得其隘，其失者岂止一方剂也哉，明者宜辨之。

《内经》治法。岐伯曰：高者抑之，下者举之，温者清之，清者温之，散者收之，抑者散之，燥者润之，急者缓之，坚者软之，脆者坚之，衰者补之，强者泻之，佐以所利，和以所宜，各安其气，必清必静，则病气衰去，归其所宗，此治之大体。岐伯曰：寒者热之，热者寒之，微者逆之，甚者从之，坚者削之，客者除之，劳者温之，结者散之，留者攻之，燥者濡之，急者缓之，散者收之，损者益之，溢者行之，惊者平之，上之下之，摩之浴之，薄者劫之，开者发之，适事为故。帝曰：何谓逆从？岐伯曰：逆者正治，从者反治，从少从多，观其事也。帝曰：反治何谓？岐伯曰：热因寒用，寒因热用，塞因塞用，通因通用，必伏其所主，而先其所因，其始则同，其终则异。岐伯曰：病生于内者，先治其阴，后治其阳，反者益甚。病生于阳者，先治其外，后治其内，反者益甚。

治病用药，本贵精专，尤宜勇敢。凡久远之病，则当要其终始，治从乎缓，此宜然也。若新暴之病，虚实既得其真，即当以峻剂直攻其本，拔之甚易，若逗留畏缩，养成深固之势，则死生系之，谁其罪也。故凡真见里实则以凉膈、承气，真见里虚则以理中、十全，表虚则芪、术、建中，表实则麻黄、柴、桂之类。但用一味为君，二三味为佐使，大剂进之，多多益善。夫用多之道何在？在乎必赖其力而料无害者，即放胆用之。性缓者可用数两，性急者亦可数钱。若三五七分之说，亦不过点名具数，儿戏而已，解纷治剧之才，举动固如是乎。

治病之则，当知邪正，当权重轻。凡治实者，譬如耘禾，禾中生稗，禾之贼也。有一去一，有二去二，耘之善者也。若有一去二，伤一禾矣，有二去四，伤二禾矣。若识禾不的，俱认为稗，而计图尽之，则无禾矣。此用攻之法，贵乎察得其真，不可过也。凡治虚者，譬之给饷，一人一升，十人一斗，日饷足矣。若百人一斗，千人一斛，而三军之众，又岂担石之粮所能活哉？一饷不继，将并前饷而弃之，而况于从中克减乎。此用补之法，贵乎轻重有度，难从简也。

虚实之治，大抵实能受寒，虚能受热，所以补必兼温。泻必兼凉者，盖凉为秋气，阴主杀也，万物逢之，便无生长，欲补元气，故非所宜。凉且不利于补，寒者益可知矣。即有火盛气虚，宜补以凉者，亦不过因火暂用，火去即止，终非治虚之法也。又或有以苦寒之物谓其能补阴者，则《内经》有曰：形不足者，温之以气；精不足者，补之以味。夫气味之相宜于人者，谓之曰补可也。未闻以味苦气劣而不相宜于人者，亦可谓之补也。虽《内经》有曰"水位之主，其泻以咸，其补以苦"等论，然此特以五行岁气之味，据理而言耳。矧其又云"麦、羊肉、杏、薤皆苦"之类，是则苦而补者也，岂若大黄、黄柏之类，气味苦劣若此而谓之能补，无是理也。尝闻之王应震曰：一点真阳寄坎宫，固根须用味甘温，甘温有益寒无补，堪笑庸医错用功。此一言蔽之也，不可不察。

补泻之法，补亦治病，泻亦治病，但当知其要也。如以新暴之病而少壮者，乃可攻之泻之。攻但可用于暂，未有衰久之病而屡攻可以无害者，故攻不可以收缓功。延久之病而虚弱者，理宜温之补之。补乃可用于常，未有根本既伤而舍补可以复元者，故补不可以求速效。然犹有其要，则凡临证治病，不必论其有虚证无虚证，但无实证可据而为病者，便当兼补，以调营卫精血之气；亦不必论其有火证无火证，但无热证可据而为病者，便当兼温，以培命门、脾胃之气。此补泻之要领，苟不知此，未有不至决裂败事者。

治法有逆从，以寒热有假真也，此《内经》之旨也。《经》曰：逆者正治，从者反治。夫以寒治热，以热治寒，此正治也，正即逆也。以热治热，以寒治寒，此反治也，反即从也。如以热药治寒病而寒不去者，是无火也。当治命门，以参、熟、桂、附之类，此王太仆所谓"益火之源，以消阴翳"，是亦正治之法也。又如热药治寒病而寒不退，反用寒凉而愈者，此正假寒之病，以寒从治之法也。又如以寒药治热病而热不除者，是无水也。治当在肾，以六味丸之类，此王太仆所谓"壮水之主，以镇阳光"，是亦正治之法也。又有寒药治热病而热不愈，反用参、姜、桂、附、八味丸之属而愈者，此即假热之病，以热从治之法也，亦所谓"甘温除大热"也。第今人之虚者多、实者少，故真寒假热之病为极多，而真热假寒之病则仅见耳。

探病之法，不可不知。如当局临证，或虚实有难明，寒热有难辨，病在疑似之间，补泻之意未定者，即当先用此法。若疑其为虚，意欲用补而未决，则以轻浅消导之剂，纯用数味，先以探之，消而不投，即知为真虚矣。疑其为实，意欲用攻而未决，则以甘温纯补之剂，轻用数味，先以探之，补而觉滞，即知有实邪也。假寒者，略温之必见躁烦；假热者，略寒之必加呕恶，探得其情，意自定矣。《经》曰：有者求之，无者求之。又曰：假者反之。此之谓也。但用探之法，极宜精简，不可杂乱。精简则真伪立辨，杂乱则是非难凭。此疑似中之活法，必有不得已而用之可也。

《医诊治法》有曰：见痰休治痰，见血休治血，无汗不发汗，有热莫攻热，喘生休耗气，精遗不涩泄，明得个中趣，方是医中杰。行医不识气，治病从何据？堪笑道中人，未到知音处。观其诗意，皆言不治之治，正《内经》求本之理耳，诚格言也。至于"行医不识气，治病从何据"一联，亦甚有理。夫天地之道，阳主气，先天也；阴成形，后天也。故凡上下之升降，寒热之往来，晦明之变易，风水之留行，无不因气以为动静。而人之于气，亦由是也。凡有余之病，由气之实；不足之病，因气之虚。如风寒积滞，痰饮瘀血之属，气不行则邪不除，此气之实也。虚劳遗漏，亡阳失血之属，气不固则元不复，此气之虚也。虽曰泻火，实所以降气也。虽曰补阴，实所以生气也。气聚则生，气散则死，此之谓也。所以病之生也，不离乎气，而医之治病也，亦不离乎气，但所贵者，在知气之虚实，及气所从生耳。近见有浅辈者，凡一临证，不曰内伤外感，则曰痰逆气滞。呵！呵！此医家八字诀也。有此八字，何必八阵？又何必端本澄源以求迂阔哉？第人受其害，恐不无可畏也。

——明·张介宾《景岳全书·一卷·传忠录（上）·论治篇》

【提要】 本论系统阐述了临床诊疗思路与治则治法。论中主要阐述了 8 个问题：一、看病施治，贵乎精一。精一表现在抓准病机，组方用药精炼。二、治病用药，本贵精专，尤宜勇敢。即胆大心细，见证用药，不失毫厘。三、治病之则，当知邪正，当权重轻。即分清虚实缓急，辨明正邪轻重。四、补必兼温，泻必兼凉，提示补泻治法用药法度。五、补泻之法，补亦治病，泻亦治病，但当知其要。六、临床表现寒热有真有假，故治法需察逆从。七、复杂难辨之病证，可以先用精简之探病法。八、强调调理气机、气化对于治疗的临床意义。

徐灵胎 治病必分经络脏腑论

病之从内出者，必由于脏腑；病之从外入者，必由于经络。其病之情状，必有凿凿可征者。如怔忡、惊悸为心之病，泄泻、膨胀为肠胃之病，此易知者。又有同一寒热而六经各殊，同一疼痛而筋骨皮肉各别。又有脏腑有病而反现于肢节，肢节有病而反现于脏腑。若不究其病根所在，而漫然治之，则此之寒热非彼之寒热，此之痒痛非彼之痛痒，病之所在全不关著，无病之处反以药攻之。《内经》所谓"诛伐无过，则故病未已，新病复起"，医者以其反增他病，又复治其所增之病，复不知病之所从来，杂药乱投，愈治而病愈深矣。故治病者，必先分经络脏腑之所在，而又知其七情六淫所受何因，然后择何经何脏对病之药，本于古圣何方之法，分毫不爽，而后治之，自然一剂而即见效矣。今之治病不效者，不咎己药之不当，而反咎病之不应药，此理终身不悟也。

——清·徐灵胎《医学源流论·卷上·治病必分经络脏腑论》

【提要】 本论阐述治病必分经络脏腑在诊疗过程中的重要性。从发病而言，内生之病由于脏腑，外入之病由于经络。从症状而言，不同病位所发疾病有其典型症状，同一症状也会因病位不同而有差异。若不明确病位，则容易误治而增新病。因此，论中主张明确病位后，针对受病的经络、脏腑选择相应的药物来治疗。

徐灵胎 治病不必分经络脏腑论

病之分经络脏腑,夫人知之。于是天下遂有因经络脏腑之说,而拘泥附会,又或误认穿凿,并有借此神其说以欺人者。盖治病之法多端,有必求经络脏腑者,有不必求经络脏腑者。盖人之气血,无所不通,而药性之寒热温凉,有毒无毒,其性亦一定不移,入于人身,其功能亦无所不到。岂有其药止入某经之理?即如参芪之类,无所不补;砒鸩之类,无所不毒,并不专于一处也。所以古人有现成通治之方,如紫金锭、至宝丹之类,所治之病甚多,皆有奇效。盖通气者,无气不通;解毒者,无毒不解;消痰者,无痰不消。其中不过略有专宜耳。至张洁古辈,则每药注定云独入某经,皆属附会之谈,不足征也。曰:然则用药竟不必分经络脏腑耶?曰:此不然也。盖人之病,各有所现之处;而药之治病必有专长之功。如此胡治寒热往来,能愈少阳之病;桂枝治畏寒发热,能愈太阳之病;葛根治肢体大热,能愈阳明之病。盖其止寒热,已畏寒,除大热,此乃柴胡、桂枝、葛根专长之事。因其能治何经之病,后人即指为何经之药。孰知其功能,实不仅入少阳、太阳、阳明也。显然者尚如此,余则更无影响矣。故以某药为能治某经之病则可,以某药为独治某经则不可。谓某经之病,当用某药则可;谓某药不复入他经则不可。故不知经络而用药,其失也泛,必无捷效;执经络而用药,其失也泥,反能致害。总之,变化不一,神而明之,存乎其人也。

——清·徐灵胎《医学源流论·卷上·治病不必分经络脏腑论》

【提要】 本论是对前一论的补充,指出治病不必拘泥于药物的入脏归经。治法方药的确立应取决于病机,而把握病机需要明确病因、病位、病性、传变等因素,因此"分经络脏腑"是必须的,它是诊疗过程中的一个重要环节。因病机不一定拘泥具体病位,那么在用药这个环节就"不必分经络脏腑"。亦即前一论强调的是诊断环节,后一论强调的是用药环节,论题看似矛盾,实则互相补充。

吴鞠通 治病法论

治外感如将(兵贵神速,机圆法活,去邪务尽,善后务细,盖早平一日,则人少受一日之害);治内伤如相(坐镇从容,神机默运,无功可言,无德可见,而人登寿域)。治上焦如羽(非轻不举),治中焦如衡(非平不安),治下焦如权(非重不沉)。

——清·吴鞠通《温病条辨·卷四:杂说·治病法论》

【提要】 本论以比喻的方式,形象地勾勒了外感内伤病证治疗、上中下三焦病证治疗的原则和特点。论中三焦泛指人体上中下三个部位之划分。上焦部位最高而近于表,所以治上焦之病,宜用轻清升乳之品。中焦为升降之枢纽,故用药宜不偏不倚,平和中正。下焦部位最低而偏于里,用药须滋润潜降。

周学海 用药须使邪有出路

吴又可谓:黄连性寒不泄,只能制热,不能泄实;若内有实邪,必资大黄以泄之。否则畏大黄之峻，而徒以黄连清之，反将热邪遏住，内伏益深，攻治益难。此义甚精。凡治病，总宜使邪有出路。宜下出者，不泄之不得下也；宜外出者，不散之不得外也。近时于温热证，喜寒清而畏寒泄；于寒湿证，喜温补而畏温通。曾闻有患痰饮者，久服附子，化为胕肿，是不用茯苓、猪苓之苦降淡渗以导邪，而专益其阳，阳气充旺，遂鼓激痰水四溢矣，即补而不泄之过也。张子和变化于汗、吐、下之三法，以治百病。盖治病非三法不可也，病去调理，乃可专补，补非所以治病也。且出路又不可差也。近时治病，好用利水，不拘何病，皆兼利小便，此误会前人治病以小便通利为捷径之说也。尝有患痰饮而胕肿者，医以真武、五苓合与之，不效。余曰：此因三焦阳气不得宣通于表，表气郁而里气始急也。虽有痰饮，并不胀满，宜以温补合辛散，不得合淡渗也。治之果汗出而愈，渗之是益伤其里矣。当时有谓"须泄虚其里，使表水退返于里以泄之，而后可愈"者，是真杀之也。前人有用此法者，是邪伏里膜，非在肤表也。虚其肠胃，俟里膜之邪复聚于肠胃，然后从而竭之。如吴又可所谓"俟膜原热邪复淤到胃，再用下法"是也。盖肿，表证也，为风，为寒湿，其证动而后喘，法宜散之；胀，里证也，为湿热里盛，脾实肝滞，木郁土中，其证不待动而自喘，法宜泄之；肿胀兼有，散之、泄之。未有肤肿而反泄之，使陷入于里者也。

——清·周学海《读医随笔·卷四：证治类·用药须使邪有出路》

【提要】 本论阐述治病总宜使邪有出路。其途径包括：泄之使邪下出和散之使邪外出，并对时人喜温补而畏泻下的陋习提出批评。

李济仁 中医治则契要※

"治病求本"与"标本缓急"：治病求本是指在治疗疾病过程中必须研究分析出疾病的本质，给予针对性治疗。如水肿病人，若出现腰痛肢冷，神倦畏寒，面色灰黯，舌质胖，苔白滑润，脉沉细者，其病本在于肾阳衰弱，治宜温暖肾阳、化气行水，可用真武汤；若出现脘腹闷胀，纳减便溏，神倦肢冷，舌淡苔滑，脉沉缓者，其病本在于脾阳不振，治宜温运脾阳、化湿行水，用实脾饮等。解决了水肿的根本原因，则可达到水退肿消的目的。

而在标本缓急治则指导下，治疗虽然并不一定首先治本，但先治标的目的却在于为治本创造条件，赢得时间。因在某种情况下标病较急，危及人体生命，既可加重"本"病，又可影响治"本"措施的实行，故此时宜治标而不宜治本，或标本同治。再以水肿为例，若水肿较甚，严重影响机体生理活动及治本方药作用的发挥，临床则宜急用利水消肿法，使水肿暂时减轻，而后再温肾或健脾，采用治"本"法。可见标本缓急是根据临床具体情况具体对待的原则，体现治病求本之精神。二者既有联系，又有区别，既不矛盾，又不重叠，故可作为治则共存。

"寓防于治"：此条治则主要指早期治疗与治疗过程中终止病情恶化与传变的内容，不包括无病预防。因所谓治则，即治疗时应遵循的法则，而治疗是在发病之后进行的医疗活动，以针对机体病变的性质、部位、程度而采取相应措施为基本内容。无病何以称"治"呢？预防疾病属于预防医学、流行病学、公共卫生范畴，与治疗学不同，二者不可混淆。之所以不用"治未病"作治则而用"寓防于治"，意即在于局限"防"的含义，强调治疗疾病过程中的"防"。"寓防于治"治则的理论是：人是一个不可分割的整体，某脏腑病变可通过人体整体联系，对机体其他脏腑组织产生影响。这种影响有一定的趋向性和规律性。如外感疾病有循着机体组织的不同层次逐渐深入的传变趋向，这种传变一方面可能由于疾病自然发展所致，一方面由于误治所致。早期及时正确的施治可能阻止病变的深入与恶化，此即"寓防于治"治则的内容。姜春华老大夫"截断扭转"法，以及《金匮要略》"见肝之病，知肝传脾，当先实脾"的传统治法等，即属其临床常用之例。

"病证合参"：辨病与辨证相结合已成为当今中医临床经常采用的诊治方式。当然，此处所言之病不仅指西医概念之病，也指中医概念之病。盖疾病与证候，为反映该病本质内容之一花两叶也。辨证治疗时兼顾其病，往往较舍病施治疗效要高，因此在临床治疗中一般不宜无视疾病特征。即使采用同病异治、异病同治法则时也是如此。如异病同证时并不完全同治，而是同中有异，此异即异在对"病"的治疗上。如哮喘、慢性肠炎、心力衰竭等病变，可能均有肾阳虚的证候，临床可以温补肾阳为共同疗法。但是哮喘尚应纳气，肠炎尚须固涩，心衰宜温心阳，此为因病不同而同中有异。同样在同病异证时，根据不同证候采用不同治法，也因证系同病之证，治疗亦异中有同，此同也同在"病"上。如寄生虫病患者临床上可表现为不同证型，寄生虫为主要矛盾，因此在治疗上需综合驱虫杀虫与辨证论治，此为因病相同而异中有同。

——李济仁、张舜华《中国百年百名中医临床家丛书：李济仁、张舜华·中医治则契要》

【提要】 作者阐述中医学的基本治则有7类：治病求本、标本缓急、补虚泻实、正治反治、三因制宜、寓防于治、病证合参；并对其中的治病求本、标本缓急、寓防于治、病证合参进行了阐释。

申旭德 治病方法要精※

古人尝谓"用药如用兵"，系指作战中根据敌情而决定用什么军队和武器，治病亦需根据病情确立治法，选用药物。

今人治病多喜繁杂，用药常为复方大方，动辄十余味药，多者竟达二十、三十味。更有甚者，药包之大，竟无法从发药窗口拿出。冀图此药不效有彼药，彼药不应有它药，总可中病。其实不然。有的药物之间，互相牵制，常难见功。昔日李时珍（编者按：据《本草纲目》卷十三所举案例，当为李时珍父李言闻引用李东垣方）仿东垣治肺热，只用一味黄芩名曰黄芩汤，效如桴鼓。

本人从事针灸工作二十余年，熟视针灸界治病方法，亦是杂乱无章，遇一病人既针又灸，针刺又有毫针、电针、温针、梅花针、三棱针，甚而还加上穴位注射，穴位埋线或结扎，如此繁多之治法，同用于一人一病，指望病能速愈，结果欲速则不达，愈治愈瘥。

……

故大凡治病，治法要精，取穴要准，恰到好处，病即可愈。

——夏洪生《北方医话·治病方法要精》

【提要】 本论阐述临床滥用大方之弊，提倡治病方法要精，并以其临床经验为证。《普济本事方·卷第三·积聚凝滞五噎膈气》谈到积聚治疗用药时说："若用群队之药，分其势则难取效。许嗣宗所谓譬犹猎不知兔，广络原野，冀一人获之，术亦疏矣。"亦是此理。

2.2　治　病　求　本

◈ 王　冰　论治求其属* ◈

有无求之，虚盛责之，言悉由也。夫如大寒而甚，热之不热，是无火也；热来复去，昼见夜伏，夜发昼止，时节而动是无火也，当助其心。又如，大热而甚，寒之不寒，是无水也；热动复止，倏乎往来，时动时止，是无水也，当助其肾。内格呕逆，食不得入，是有火也。病呕而吐，食久反出，是无火也。暴速注下，食不及化，是无水也。溏泄而久，止发无恒，是无火也。故心盛则生热，肾盛则生寒。肾虚则寒动于中，心虚则热收于内。又热不得寒是无水也，寒不得热是无火也。夫寒之不寒，责其无水；热之不热，责其无火。热之不久，责心之虚；寒之不久，责肾之少。有者泻之，无者补之；虚者补之，盛者泻之。适其中外，疏其壅塞，令上下无碍，气血通调，则寒热自和，阴阳调达矣。是以方有治热以寒，寒之而水食不入；攻寒以热，热之而昏躁以生，此气不疏通，壅而为是也。纪于水火，余气可知。故曰：有者求之，无者求之，盛者责之，虚者责之，令气通调，妙之道也。

——唐·王冰《黄帝内经素问注·至真要大论》

【提要】　本论阐述治病应求病机所属和通调气机壅塞的基本原则。

◈ 王　冰　求属论治* ◈

言益火之源，以消阴翳，壮水之主，以制阳光，故曰求其属也。夫粗工褊浅，学未精深，以热攻寒，以寒疗热；治热未已而冷疾已生，攻寒日深而热病更起；热起而中寒尚在，寒生而外热不除；欲攻寒则惧热不前，欲疗热则思寒又止，进退交战，危亟已臻；岂知脏腑之源，有寒热温凉之主哉。取心者不必齐以热，取肾者不必齐以寒；但益心之阳，寒亦通行；强肾之阴，热之犹可。观斯之故。或治热以热，治寒以寒，万举万全，孰知其意，思方智极，理尽辞穷。呜呼！人之死者，岂谓命，不谓方士愚昧而杀之耶！

——唐·王冰《黄帝内经素问注·至真要大论》

【提要】　本论举例若干，从反面阐述了治求其属的重要性。

◈ 《圣济总录》　治神 ◈

《内经》曰：心者，君主之官，神明出焉。又曰：心者生之本，神之变也。"四气调神"于起居动作之间，每以志意顺四时为急务。迨其感疾，亦察精神志意存亡得失以为治法。盖谓有生之本，营卫气血也。诸血皆属于心，气之升降舒结，又因乎喜怒悲忧恐之变。病有至于持久不释，精气弛坏，荣泣卫除者，岂特外邪之伤哉？神不自许也。是以黄帝论气之行著，必分勇怯；论病之苦乐，必异形志；论芳草石药，必察缓心和人。至于贵贱贫富异居，男女离合异情，又以不知为粗工之戒。故扁鹊、华佗治病，忌神明之失守；叔和论脉，辨性气之缓急；孙思邈之用药，则以精神未散为必活；褚澄之问证，则以苦乐荣悴为异品。治目多矣，而张湛以减思虑、专内视，为治目之神方。至若陈藏器草木之论，又以和养志，以禳去祟，以言笑畅情怀，以无为驱滞着，岂专于药石针艾之间哉。盖上古恬淡，治病之法，祝由而已。迫夫忧患既攻，巧诈复起，邪之感人也深，医之用功也倍。专恃毒药而不问其情，则精神不进，志意不治，故病不可愈。《内经》所以有"闭户塞牖，数问其情"，《针经》所以有"临病人问所便"者，不治其形，治使其形者也。且以病之一二言之，隔塞闭绝，气窒之病也。原其本则得于暴忧，不治其气而释其忧可也。女子不月，血滞之病也。原其本则得于心气不得下通，不治其血而通其心可也。劳极惊悸者，过伤之病也，每本于心气之不足，使心气内和，则精神莫得而动也。颈瘿者，风毒之病也，每得于愁忧思虑之不止，使志意和适，则气血莫得而逆也。然则阳盛梦火，阴盛梦水，五脏虚实皆形于梦寐之先，而后病从之。凡以形体之乖和，神先受之。则凡治病之术，不先致其所欲，正其所念，去其所恶，损其所恐，未有能愈者也。

——宋·赵佶《圣济总录·卷第四：治法·治神》

【提要】 本论基于《内经》思想，阐述治神先于治形的重要性。作者提出了情志致病，应以"致其所欲，正其所念，去其所恶，损其所恐"作为治本之法。

《圣济总录》 治病需察阴阳之本*

治寒以热，治热以寒，工所共知也。治寒以热而寒弥甚，治热以寒而热弥炽，殆未察五脏有阴阳之性，各因其类而取之耳。《经》不云乎"寒之而热者取之阴，热之而寒者取之阳"。假有病热，施以寒剂，其热甚者，当益其肾。肾水既滋，热将自除。人有病寒，施以热剂，其寒甚者，当益其心。心火既壮，寒将自已。此所谓察阴阳之性，因其类而取之也。

《经》又曰：有者求之，无者求之。盛者责之，虚者责之。于有无言求，于盛虚言责，何耶？夫求者，求其所以治，与夫所以致益也。责者，责其所当泻，与夫所宜补也。假有或热或寒，治须汗下。此所谓"有者求之"。寒甚而热之，或不热则致益其心；热甚而寒之，或不寒则致益其肾。此所谓"无者求之"。假有心实生热，必泻其心；肾强生寒，必泻其肾。此所谓"盛者责之"。假有心虚多寒，必补其心；肾虚多热，必补其肾。此所谓"虚者责之"。大抵五行之理，互有盛衰，而补泻消长，在通其伦类而已。

——宋·赵佶《圣济总录·卷第四：治法·通类》

【提要】 本论阐述临床应顺随阴阳之本而治的原则，包括了正治和反治等内容。特别是强调了求属的治法，反映了《内经》的治本精神。

朱丹溪 治病必求其本论

病之有本，犹草之有根也。去叶不去根，草犹在也。治病犹去草，病在脏而治腑，病在表而攻里，非惟戕贼胃气，抑且资助病邪，医云乎哉！族叔祖年七十，禀甚壮，形甚瘦，夏末患泄利至深秋，百方不应。予视之曰：病虽久而神不悴，小便涩少而不赤，两手脉俱涩而颇弦。自言膈微闷，食亦减，因悟曰：此必多年沉积，僻在胃肠。询其平生喜食何物，曰：我喜食鲤鱼，三年无一日缺。予曰：积痰在肺。肺为大肠之脏，宜大肠之本不固也，当与澄其源而流自清。以茱萸、陈皮、青葱、麓首根、生姜煎浓汤，和以砂糖，饮一碗许，自以指探喉中，至半时辰，吐痰半升许，如胶，是夜减半。次早又饮，又吐半升而利止。又与平胃散加白术、黄连，旬日而安。

东阳王仲延遇诸途，来告曰：我每日食物必屈曲自膈而下，且硬涩作微痛，它无所苦，此何病？脉之，右甚涩而关尤沉，左却和，予曰：污血在胃脘之口，气因郁而为痰，此必食物所致。明以告我，彼亦不自觉。予又曰：汝去腊食何物为多？曰：我每日必早饮点剁酒二三盏，逼寒气。为制一方，用韭汁半银盏，冷饮细呷之，尽韭菜半斤而病安。已而果然。

又一邻人年三十余，性狡而躁，素患下疳疮，或作或止。夏初患自利，膈上微闷，医与治中汤二帖，昏闷若死，片时而苏。予脉之，两手皆涩，重取略弦似数。予曰：此下疳疮之深重者。与当归龙荟丸去麝，四帖而利减，又与小柴胡去半夏，加黄连、芍药、川芎、生姜煎，五六帖而安。

彼三人者，俱是涩脉，或弦或不弦，而治法迥别，不求其本，何以议药？

——元·朱丹溪《格致余论·治病必求其本论》

【提要】　本论以三个脉象相似但病证治法不同的医案为例，说明治病必求其本，强调了辨别在脏在腑、在表在里的重要性。此处之本，指病因而言。

朱丹溪　治病必求于本

将以施其疗疾之法，当以穷其受病之源。盖疾疢之原，不离于阴阳之二邪也，穷此而疗之，厥疾弗瘳者鲜矣。良工知其然，谓夫风热火之病，所以属乎阳邪之所客。病既本于阳，苟不求其本而治之，则阳邪滋蔓而难制。湿燥寒之病，所以属乎阴邪之所客。病既本于阴，苟不求其本而治之，则阴邪滋蔓而难图。诚能穷原疗疾，各得其法，万举万全之功，可坐而致也。治病必求于本，见于《素问·阴阳应象大论》者如此。

夫邪气之基，久而传化，其变证不胜其众也。譬如水之有本，故能游至汪洋浩瀚，派而趋下以渐大，草之有本，故能荐生茎叶实秀，而在上以渐蕃。若病之有本，变化无穷。苟非必求其本而治之，欲去深感之患，不可得也。今夫厥阴为标，风木为本，其风邪伤于人也，掉摇而眩转，眴动而瘛疭，卒暴强直之病生矣；少阴为标，君火为本，其热邪伤于人也，疮疡而痛痒，暴注而下迫，水液浑混之病生矣；少阳为标，相火为本，其火邪伤于人也，为热而瞀瘛，躁扰而狂越，如丧神守之病生矣。善为治者，风淫所胜，平以辛凉；热淫所胜，平以咸寒；火淫所胜，平以咸冷。以其病本于阳，必求于阳而疗之。病之不愈者，未之有也。太阴为标，湿土为本，其湿邪伤于人也，腹满而身肿，按之而没指，诸痉强直之病生矣；阳明为标，燥金为本，其燥邪伤于人也，气滞而膹郁，皮肤以皱揭，诸涩枯涸之病生矣；太阳为标，寒水为本，其寒邪伤于人也，吐利而腥秽，水液以清冷，诸寒收引之病生矣。善为治者，湿淫所胜，平以苦热；燥淫所胜，平以苦温；寒淫所胜，平以辛热。以其病本于阴，必求其阴而治之。病之不愈者，未之有也。

岂非将以疗疾之法，当以穷其受病之源者哉？抑尝论之，邪气为病，各有其候；治之之法，各有其要。亦岂止于一端而已。其在皮者，汗而发之；其入里者，下而夺之；其在高者，因而越之，谓可吐也；慓悍者，按而收之，谓按摩也；脏寒虚夺者，治以灸焫；脉病挛痹者，治以针刺；血实蓄结肿热者，治以砭石；气滞、痿厥、寒热者，治以导引；经络不通，病生于不仁者，治以醪醴；血气凝泣，病生于筋脉者，治以熨药。始焉求其受病之本，终焉蠲其为病之邪者，无出于此也。

噫！昔黄帝处于法宫之中，坐于明堂之上，受业于岐伯，传道于雷公，曰：阴阳者，天地之道也，纲纪万物，变化生杀之妙。盖有不测之神，斡旋宰制于其间也。人或受邪生病，不离于阴阳也。病既本于此，为工者岂可他求哉！必求于阴阳可也。《至真要大论》曰：有者求之，无者求之。此求其病机之说，与夫求于本，其理一也。

——元·朱丹溪、明·程充《丹溪心法·治病必求于本》

【提要】 本论阐述治病必求本的原因，以及具体的治疗方法。作者提出："将以施其疗疾之法，当以穷其受病之源。"其结合运气六气的标本，以及"病机十九条"中求病机之说，指出治病必求于本，即求病机。

汪 宦 论火证求本并治*

夫火者，明曜燔灼者也。其性升燥，其气郁蒸，其色为赤，其声为鸣，其味为苦，其始为温，其变为寒，其为害也，十二经络脏腑无所不至。（诸书以心为君火，以黄连泻之。右肾命门为相火，以黄柏制之。以君相二火限于心肾，非也。）随其所寓而名之君火相火之说，始于运气诸篇，而近世诸书继之曰：实火、虚火、人火、龙火、肾肝阴火、五志之火之类。其意虽各有所指，而天人外内之未莹，则亦犹有惑也。

夫外者，火邪自天，气血感之而为病也；内者，人之调养失宜，正气自伤而为病也。外内之因不同，补泻之治自别。以外君相言之，《经》有六节之序，始于风木，终于寒水。自春分至小满为二气君火，其令热；自小满至大暑为三气相火，其令暑。夫风火暑湿寒燥之六气，迭相盛衰，以应六六之节，而君相当其二焉。君相云者，乃热暑微甚之分耳。应则为平，变则为病，当其时则微，非其时则甚（如非时而有大热，则为瘟疫之病矣）。如君火之化热，人感之则手少阴心、太阳小肠脏腑主之；相火之化暑，人感之则手厥阴膻中、少阳三焦脏腑主之。

夫君火少阴也，而心又主血，血属阴，为病主静。相火少阳也，而膻中又主气，气属阳，为病主动。故凡静者，皆君火之症也。如痛痒疮疡，痈疽瘤气，结核红肿，鼻塞衄嚏，吐酸瞀郁，血溢血泄，笑悲谵妄，恶寒战栗，身热转筋，腹胀有声，小便浑浊，淋秘，暴注下迫（旧有霍乱吐下太阴之症，今去之）之类，皆君火使之然也。凡动者，皆相火之症也。如瞀瘛，暴喑，冒昧，躁扰，狂越，詈骂，惊骇，呕涌，溢食，气逆上冲，诸禁鼓栗，如丧神守，喉痹，耳鸣，耳聋，暴注，悍瘛，胕肿疼酸，暴病暴死之类，皆相火使之然也。

夫君相之火，俱主于热，宜用寒凉正治，但热微甚之不同耳。其在表者发之，在里者泻之、利之、下之，半表半里者和之。如柴胡、黄芩泻肝胆之火，黄连泻心火，木通泻小肠火，芍药泻脾火，石膏泻胃火，黄芩泻肺火与大肠火，知母泻肾火，黄柏泻膀胱火，此外君相之症治者也。内之君相者，正气自伤为病，有似火邪所发而实非也，如诸书所谓"实火可泻，虚火可补"之类。夫实者，正气之有余也；虚者，正气之不足也。盖人之气生发于胃，聚于膻中。膻中者，乃心前空虚之位，名曰气海，又曰宗气。其气之余，由肺运于一身，通调水道，下输膀胱，水精四布，五经并行，以为生生不息之运用。若夫起居动静调养失宜，过于劳倦、房事、醉饱、耽食肥甘辛辣厚味之属，以致经络脏腑因之受伤，则夫膻中之气，随其所寓郁滞而为病。气之有余则为实火，气之不足则为虚火。故曰：君火者，犹人火也，可以水灭，可以正治，惟黄连之苦泻之；相火者，犹龙火也，不以水灭，不以正治，顺其性而折之，惟黄柏之辛制之。又曰：实火可泻，黄连解毒之属；虚火可补，参、术、生甘草之属，兼泻兼缓。故内之君火者，实火也，犹人火也，宜用寒凉之味泻之。如肝脏素热，复加酒热上行，而为目赤肿痛者，治用柴胡、黄芩、龙胆草之属。又有肝经素有湿热，又复感淫秽，以致肝经热郁而为下疳者，治用龙胆泻肝汤之属；或为便毒者，治用大消毒散之属；或为杨梅疮者，治用防风通圣散之属。又有胆瘅，因于谋虑不决，故胆虚气上溢而为口苦者，治以胆募俞。又如小儿因闻异声，内激胆热而为惊搐者，治用泻青丸之属。又如过食膏粱之味，热积于心，而为痈疽者，治用黄连解毒汤之属。《经》曰：膏粱之变，足（足，充足也）生大疔。又醉以入房，或临房忍精，以致小肠、膀胱热郁不散，而为淋浊者，治用黄柏、知母、木通、栀子之属。又如有因劳动热起于脾，而为痰涎带血者，治用黄连、芍药之属。又如过食肥甘而为消中，或为中满等症，治用三补丸之属。《经》曰：肥者令人内热，甘者令人中满。又曰：消中热中，皆富贵人也。又如醉以入房，酒热郁于脾胃，而为热厥者，治宜解酒散热，间服滋阴之剂。岐伯言：热厥者，此人必醉饱以入房，酒聚于脾胃不得散，酒气与谷气相薄，热盛于中云云。肾气日衰，阳气独盛，故手足为之热也。又有因于饱食，热积大肠而为痔漏下血者，治用黄连、枳壳之属。《经》曰：因于饱食，筋脉横解，肠澼为痔。又如食滞，肠胃郁热不散，而为下痢赤白者，治用大承气汤之属。《经》曰：通因通用者此也。又如色欲不遂，肾热内炽，而为遗精者，治用珍珠丸加椿根皮之属。内之君火之大意盖如是。内之相火者，虚火也，犹龙火也，宜分气血而用甘温之味补之。有因久视伤血，以致肝热上腾，而为目赤肿痛者，治用四物汤加黄连、黄芩、柴胡之属。又有肝血内虚而为发热者，治用四物汤加黄柏、知母之属。又有胆府虚热，而为不寐者，治用酸枣仁、竹叶之属。又有少阳胆经血枯，不足以配阳气，则气郁为热，而为瘰疬者，治用四物汤，生地、柴胡、黄芩、连翘、玄参、夏枯草之属。或为耳鸣者，治用清气化痰丸之属。又有劳心过度，以致神不守舍，而为惊悸不寐等症，治用八物汤加酸枣仁、远志，间服朱砂安神丸之属。又有因于失志，心神受伤，而为癫风者，治用四物汤，间服朱砂安神丸之属。又有抑郁伤心，而为痈疽不起者，治用人参、黄芪、白术、附子之属。又有内伤心之元阳，而为恶寒者，治用人参、附子、赤石脂之属。王太仆云：益火之源，以消阴翳之类是也。又有小肠膀胱气虚，不能运化小便而为淋秘者，治用参、芪、术、茯、木通之属。《经》曰：膀胱者，州都之官，津液藏焉，气化则能出矣。又有劳倦伤脾而为大热、气喘、虚烦者，治用补中益气汤之属。《经》曰：有所劳倦，形气衰少，谷气不盛，上焦不行，下脘不通，胃气热，热气熏胸中，故内热。又有劳倦伤脾，症现头痛发热，误食寒凉之药过多，而增谵语、郑声，脉数不鼓者，治用参、芪、白术、当归、附子、干姜之属。又有劳伤脾胃，阳气不能上荣，而为头痛，耳鸣，鼻塞，口淡等症，治用补中益气汤加蔓荆子之属。《经》曰：头痛耳鸣，九窍不利，肠胃之所生也。又有饮食失节，与夫素斋，内伤脾胃，而脉虚身热、咳嗽、腹胀、泄泻等症，补中益气汤加减治之。又有内伤胃腑，胃气大虚而为呕吐者，治用参、芪、白术、砂仁、石菖蒲之属。或为消谷善饥者，治用参、芪、甘草之属。或为吐血者，治用参、术、附子之属。或为左齿痛者，治用参、芪、术、归、白芷、升麻之属。或为腹胀者，治用参、芪、白术、砂仁、木香之属。《经》曰"塞因塞用"之类是也。又有过欲肾虚，火炎于肺，而为喘嗽等症，治用六味地黄丸，加黄柏、知母、贝母、麦冬、五味之属。又有肺气内虚，不能运行，而为喘嗽膹郁等症，治用参、芪、术、附、麦冬、五味、款冬花之属。又有大肠气虚，不能传送，而为里急后重，或为虚秘等症，治用补中益气汤之属。又有过欲伤肾，阴火内炽，而为耳鸣者，治用清上实下之剂。或为口鼻血溢者，治用四物汤加茅根，大小蓟、阿胶之属。或为骨蒸者，治用当归、生地黄、胡黄连、知母、地骨皮之属。或为热从脐下起者，或为热从足上起者，治用四物加黄柏、知母，间服六味地黄丸之属。或为午后发热者，治用当归、地黄、枸杞、龟板之属。王太仆云"壮水之主，以制阳光"之类是已。内之相火之大意盖如是。此外，犹有五志之火，亦属正气自伤，但因五志所发之不同耳。《经》曰：人有五志，以生喜怒悲思恐。若夫五志过度，则火发于中而为病耳。怒则气上，喜则气缓，悲则气消，思则气结，恐则气下之类。夫五志过伤，非药可治，乃以所胜治之。悲胜怒，喜胜悲，恐胜喜，怒胜思，思胜恐之类是已。夫悲可以胜怒，以凄恻苦楚之言感之；喜可以胜悲，以浪谑亵狎之言娱之；恐可以胜喜，以迫遽死亡之言怖之；怒可以胜思，以污辱欺罔之言触之；思可以胜恐，以虑彼亡此之言夺之之类是也。夫五志所伤未甚，正气未虚，或可以药治者有之。如青皮以泻怒气之逆，参、芪以补悲气之消，香附以开思气之结，升、柴以举恐气之降。惟夫喜则气和志达，虽病亦微，不治可也。此五志之症治者也。又有内外两伤之火，正气自伤，复加火邪外伤，而为倦怠少气，自汗身热，失于视听，脉虚等症，治用清暑益气汤之属。《经》曰"阳气者，烦劳则张，精绝，辟积于夏，使人煎厥，目盲不可以视，耳聋不可以听"之类是也。又如元气素虚，遇夏外热伤气，而为倦怠无力，头疼，口淡等症，俗谓之"注夏"，治用参、芪、白术、麦冬、五味、黄芩之类。又如足之太阳经气不足，感受暑气，而为恶寒发热，身重疼痛，手足逆冷，小便已洒然毛耸，小有劳身即热，口开，前板齿燥，脉弦细芤迟，仲景所谓"中暍"是也，治用白虎加人参汤之类。又有劳倦复感暑气，而为身热、神昏、溺涩等症，治用辰砂五苓散之类。又如胃气内虚，因感暑气，而为头疼、身热、泄泻、脉洪而实者，治用柴苓散之类。又如远行劳倦，逢大热而渴，渴则热舍于肾，而为足不任身、骨痿者，治用人参、黄芪之类。《经》曰：骨痿者，生于大热也。又如肾虚阴火上炎，而为劳热咳嗽等症，复感夏暑伤之，其气益甚，治用滋阴降火之剂。《经》曰"春夏剧，秋冬瘥"之类是也。又如内有痰火，外感暑气，鼓激痰饮，塞碍心窍，而为卒倒，手足不知动踯者，俗谓之"暑风"是也。二陈汤加黄连、香薷主之。又如冬月过于房劳，精气内竭，至春则无发生之气，而为瘟疫者，治宜补中加以辛凉解表之剂。《经》曰：冬不藏精，春必病温。又如冬月伤寒，寒邪未发，至春复感热气，而为大热、头疼、口渴、心躁、脉浮紧者，防风通圣散主之。《经》曰：冬伤于寒，春必病温。此皆内外两伤症治，并行而不悖焉者也。

是知君相二火，以外言之，有春热，夏暑，阳动，阴静之分也。以内言之，有实泻虚补，五志胜治，药治之分也。以外内两伤言之，有表里、邪正、补泻兼施之分也。是故内外君相，医之广用者也。其为道甚大，其为说甚杂，其为病甚多，其为变也甚速，其御也甚难，非一方一法所可尽也。能明乎此，医之为道，思过半矣。

——明·孙一奎《赤水玄珠·卷一·火热门·外内君相篇》

【提要】 本论阐述君、相二火为病的基本病机和临床表现，又列举了各类疾病及其治疗方法，火病证治概要可见一斑。作者指出，临床辨治火热类病证，需要明确区分君相、外内之不同，才能准确运用补虚泻实，解表清里等治疗方法。论中对于君相二火的理解及其病机治法的论述，可谓详而且实，要而不繁。

张介宾　论治病求本※*

本者，原也，始也，万事万物之所以然也。世未有无源之流，无根之木。澄其源而流自清，灌其根而枝乃茂，无非求本之道。故黄帝曰：治病必求于本。孔子曰：其本乱而末治者，否矣。此神圣心传出乎一贯。可见随几应变，必不可忽于根本，而于疾病尤所当先，察得其本，无余义矣。惟是本之一字，合之则惟一，分之则无穷。所谓合之惟一者，即本篇所谓阴阳也，未有不明阴阳而能知事理者，亦未有不明阴阳而能知疾病者。此天地万物之大本，必不可不知也。所谓分之无穷者，有变必有象，有象必有本，凡事有必不可不顾者，即本之所在也。姑举其略曰：死以生为本，欲救其死，勿伤其生；邪以正为本，欲攻其邪，必顾其正；阴以阳为本，阳存则生，阳尽则死；静以动为本，有动则活，无动则止；血以气为本，气来则行，气去则凝；证以脉为本，脉吉则吉，脉凶则凶；先者后之本，从此来者，须从此去；急者缓之本，孰急可忧，孰缓无虑；内者外之本，外实者何伤，中败者堪畏；下者上之本，滋苗者先固其根，伐下者必枯其上；虚者实之本，有余者拔之无难，不足者攻之何忍；真者假之本，浅陋者只知见在，精妙者疑似独明。至若医家之本在学力，学力不到，安能格物致知？而尤忌者，不畏难而自足。病家之本在知医，遇士无礼，不可以得贤，而尤忌者，好杂用而自专。凡此者。虽未足以尽求本之妙，而一隅三反，从可类推。总之求本之道无他也，求勿伤其生而已。《列子》曰：圣人不察存亡，而察其所以然。《淮南子》曰：所以贵扁鹊者，知病之所从生也。所以贵圣人者，知乱之所由起也。王应震曰：见痰休治痰，见血休治血，无汗不发汗，有热莫攻热，喘生休耗气，精遗不涩泄，明得个中趣，方是医中杰。行医不识气，治法从何据，堪笑道中人，未到知音处。此真知本之言也，学者当知省之。

——明·张介宾《类经·十二卷：论治类·一、治病必求于本》

【提要】　本论主要解析《内经》中"治病必求于本"的论断，指出其原义是本于阴阳。而在实际情况中，又可扩展对"本"的理解，将其与病机、证候联系起来。在气血、脉证、内外、上下、虚实、真假等的对应关系中，均可求其本。

张介宾　求本论

万事皆有本，而治病之法，尤惟求本为首务。所谓本者，唯一而无两也。盖或因外感者，本于表也。或因内伤者，本于里也。或病热者，本于火也。或病冷者，本于寒也。邪有余者，本于实也。正不足者，本于虚也。但察其因何而起，起病之因，便是病本。万病之本，只此表里、寒热、虚实六者而已。知此六者，则表有表证，里有里证，寒热虚实，无不皆然。六者相为对待，则冰炭不同，辨之亦异。凡初病不即治，及有误治不愈者，必致病变日多，无不皆从病本生出，最不可逐件猜摸，短觑目前。《经》曰：众脉不见，众凶弗闻，外内相得，无以形先。是诚求本之至要也。苟不知此，必庸流耳。故明者独知所因，而直取其本，则所生诸病，无不随本皆退矣。

至若六者之中，多有兼见而病者，则其中亦自有源有流，无弗可察。然唯于虚、实二字总贯乎前之四者，尤为紧要当辨也。盖虚者本乎元气，实者由乎邪气。元气若虚，则虽有邪气不可攻，而邪不能解，则又有不得不攻者，此处最难下手。但当察其能胜攻与不能胜攻，或宜以攻为补，或宜以补为攻，而得其补泻于微甚可否之间，斯尽善矣。且常见有偶感微疾者，病原不甚，斯时也，但知拔本，则一药可愈，而庸者值之，非痰曰痰，非火曰火，四路兜拿，茫无真见，而反遗其本。多致轻者日重，重者日危，而殃人祸人，总在不知本末耳。甚矣！医之贵神，神奚远哉！予故曰：医有慧眼，眼在局外；医有慧心，心在兆前。使果能洞能烛，知几知微，此而曰医，医云乎哉？他无所谓大医王矣。

——明·张介宾《景岳全书·二卷：传忠录（中）·求本论》

【提要】 本论阐述治病求本之"本"为病因，即表里、寒热、虚实六者，尤以虚、实二者为紧要，虚实杂类者尤需分辨清晰。所论治病求本，实指把握病机而言。

李中梓 论治必求本*

自人心不古，胶泥药性，拘惑成方，而化源之义，废而不讲久矣。夫不取化源而逐病求疗，譬犹草木将菱，枝叶蜷挛，不知固其根蒂，灌其本源，而仅仅润其枝叶。虽欲不槁，焉可得也。人第知枝叶蜷，而救枝叶者之近而切，救根荄者之远而迂，亦曾知根荄泽而枝叶靡不向荣，根戕而枝叶靡不受悴乎。《阴阳应象大论》曰：治病必求于本。《至真要大论》曰：诸寒之而热者取之阴，热之而寒者取之阳。所谓求其属也。《六元正纪大论》曰：资其化源。训诂谆谆，光如日月，罔非重源本耳。苟舍本从标，不惟不胜治，终亦不可治，故曰：识得标，只取本，治千人，无一损。如脾土虚者，必温燥以益火之源；肝木虚者，必濡湿以壮水之主；肺金虚者，必甘缓以培土之基；心火虚者，必酸收以滋木之宰；肾水虚者，必辛润以保金之宗。此治虚之本也。木欲实，金当平之；火欲实，水当平之；土欲实，木当平之；金欲实，火当平之；水欲实，土当平之。此治实之本也。金为火制，泻心在保肺之先；木受金残，平肺在补肝之先；土当木贼，损肝在生脾之先；水被土乘，清脾在滋肾之先；火承水克，抑肾在养心之先。此治邪之本也。金太过，则木不胜而金亦虚，火来为母复仇；木太过，则土不胜而木亦虚，金来为母复仇；水太过，则火不胜而水亦虚，土来为母复仇；火太过，则金不胜而火亦虚，水来为母复仇，皆亢而承制，法当平其所复，扶其不胜。《经》曰：无翼其胜，无赞其复。此治复之本也。得其本则生生之本不阒而化，化之源无穷，谨道如法，万举万全，气血正平，长有天命。不然者，胶药执方，用之不疑，一旦败伤，动辄委命，叩以循环相制之微，惘然自失，犹为遁词以欺世，良可慨矣！

——明·李中梓《删补颐生微论·卷之二·化源论》

【提要】 本论阐述治病求本的重要性，作者将治病求本分为四个方面：治虚之本、治实之本、治邪之本和治复之本，充分体现了作者脏腑之间生克制化关系的深刻理解和丰富的临证经验。

冯兆张 诸病求源论

人之有生，初生两肾，渐及脏腑，五脏内备，各得其职，五象外布，而成五官，为筋、为骨、为肌肉皮毛、为耳目口鼻、躯身形骸。然究其源，皆此一点精气，神递变而凝成之也。犹之混沌未分，纯一水也，水之凝成处，为土、为石、为金，皆此一气化源，故水为万物之源，土为万物之母。然无阳则阴无以生，故生人之本，火在水之先也。无阴则阳无以化，故生人之本，水济火之次也。《经》所谓"阳生阴长"，而火更为万物之父者，此耳。是以维持一身，长养百骸者，脏腑之精气主之。充足脏腑，固注元气者，两肾主之。其为两肾之用，生生不尽，上奉无穷者，惟此真阴真阳二气而已。二气充足，其人多寿；二气衰弱，其人多夭；二气和平，其人无病；二气偏胜，其人多病；二气绝灭，其人则死。可见真阴真阳者，所以为先天之本，后天之命，两肾之根，疾病安危，皆在乎此。学者仅知外袭，而不知乘乎内虚；仅知治邪，而不知调其本气；仅知本气，而不知究其脏腑；仅知脏腑，而不知根乎两肾；即知两肾，而不知由乎二气，是尚未知求本者也。何况仅以躯壳为事，头疼救头，脚疼救脚，而不知头脚之根，在脏腑者，何以掌司命之任，而体好生之道欤？真犹缘木求鱼者也。故先哲曰：见痰休治痰，见血休治血，无汗不发汗，有热莫攻热，喘生毋耗气，遗精勿涩泄。明得个中趣，方是医中杰，真求本之谓也。

——清·冯兆张《冯氏锦囊秘录·杂症大小合参卷一·诸病求源论》

【提要】 本论阐述治病当求其本原。作者认为人体源于一点精气化生的真阴、真阳二气。真阴、真阳是人的先天之本、后天之命、两肾之根，二气的强弱盛衰是决定人的疾病安危之关键。故医家治病当求其根本。邪正之间，以正为本，即"本气"；本气又以脏腑内虚为本，脏腑则根乎两肾，两肾又以真阴真阳二气为本。

李熙和 论治病求本*

王应震曰：见痰休治痰，见血休治血，无汗不发汗，有热莫攻热，喘生无耗气，精遗不涩泄，明得个中理，方是医中杰。旨哉！诚医病之大关键，用药之妙诀也，不明此理，动辄误人矣。惜乎忽而不察者多耳，愚今不揣浅陋，略分晰之。

何以见痰休治痰也？夫脾为生痰之源，盖饮食入胃，脾主为胃行其津液者也。脾气健旺，薰蒸化腐，清中之清者，为各经之精气。清中之浊者，则下渗为小便；浊中之浊者，传送大肠；浊中之清者，又上升为津液。是以气血通畅，二便如常，而无痰唾涌塞之害矣。若脾气虚寒，不能运化，则下而泄泻，上为痰饮。是以饮食不为肌肤，而形体削弱羸瘦不堪矣。俗云"肉化为痰"者，决无此理也。故健脾则痰自不生矣。如见痰而以贝母、南星等药治之，止能治痰之标。至用海石、代赭等为坠痰之剂，即能坠已成之痰，能保其继此之不生耶？故见痰休治痰也。

何以见血休治血也？经云：阴阳两虚，惟补其阳，阳生而阴长；血气俱病，只调其气，气行而血随。今见血而以止血之药治之，亦急则治标之意。然多用寒凉，则血凝气滞；且血药伤脾，甚非所宜。故必兼用顺气之药，使纳气归元，则血亦归经矣。故见血休治血也。

何以无汗不发汗也？《经》云：人之汗，以天地之雨名之。阴阳和而后雨泽降，必天气下降，地气上升，二气相交，而后甘霖下沛。人之身脾胃属土，犹地也。脾气不薰蒸，犹密云四布，而地不发潮湿，则空雷无雨矣。但使脾气温和则津液四射，腠理开而毫窍泄矣。所谓"寒伤营则无汗"，又云"发汗不远热"者，其明征也。且汗乃血液，不当汗而强汗之，必动其血，每致变生险症，尤可虞也。言"无汗不发汗"者，非谓外感不应以汗解也，但和解其阴阳，而汗自泄矣。何必轻用麻黄、紫苏、葛根重剂，以伤元气耶？故云：无汗不发汗也。

何以有热莫攻热也？盈天地间阴阳二气而已。阳为热，阴为寒。然阳中有阴，阴中有阳。朱子所谓"不杂乎阴阳，亦不离乎阴阳"也。故阴阳和平，无寒无热；阴阳偏胜，有寒有热矣。故阴胜于内，必格阳于外，内愈寒而外愈热者，往往然也，非热因热用不愈也。倘有热而即以寒药攻之，是以水济水，未有不误者。惟阳症见阳脉，察其表里俱热者，而后可用寒药攻之。然尚宜辨其实热虚热，或泻火，或滋阴，亦不得概用芩连也。故曰：有热莫攻热也。

何以喘生无耗气也？盖气喘之症，皆由上盛下虚，气不归元之故。若再加破气，是谓重虚，祸不旋踵矣。然遽以补气之药治之，必致胸膈胀满，反增闭塞矣。惟用宽胸利气之药，以治其标，兼用补肾益阳之药，以固其本，使气得周流无滞而喘息已。故云：喘生无耗气也。

何以精遗不塞泄也？夫肾藏精，泄精由肾气之不固矣。然《经》云：脾气不清，浊气下流，多致带下。何也？不观《阴阳大论》云"味归形，形归气，气归精，精归化"，可见人身之精，多由饮食之精所化，惟脾气衰弱不能传送入肾，直注下流，遂成滑泄之症。所以杨士瀛谓"浊淋不止，腰背酸疼，宜用苍术以敛脾精"，亦以精生于谷故耳。许学士谓"补肾必先补脾"，正为此也。然此犹治其标也。若论其本，人身中心火下降，肾水上升，既济交泰，方无疾病。若心火上炎，则肾水必下流矣。是平日清心寡欲，尤治泄之要诀也。若以塞精之药治之，谚云"当出不出，化为脓血"，其害不可胜言矣。故云：精遗不塞泄也。

此愚管窥之见，强解未为详切著明者，幸高明采择而裁正焉可也。

——清·李熙和《医经允中·卷之十六·附录 王应震治病格言》

【提要】 本论对王应震所论"见痰休治痰，见血休治血，无汗不发汗，有热莫攻热，喘生无耗气，精遗不涩泄"，从治病求本的角度进行了阐发。其指出，健脾则痰自不生，所以"见痰休治痰"；血病应气血同调，必兼用顺气之药，所以"见血休治血"；无汗固然应该解表，但和解其阴阳而汗自泄，未必要用重剂解表药来发汗；热证宜辨其实热虚热，或泻火，或滋阴，未必使寒药攻之；气喘之症，皆由上盛下虚，气不归元之故，不宜再耗气，应用宽胸利气之药，以治其标，兼用补肾益阳之药，以固其本；遗精治疗，应首先清心寡欲治本，敛脾精以治标，而不宜用塞精之药。

徐灵胎 出奇制病论

病有经有纬，有常有变，有纯有杂，有正有反，有整有乱。并有从医书所之病，历来无治法者，而其病又实可愈。既无陈法可守，是必熟寻《内经》《难经》等书，审其经络脏受病之处，及七情六气相感之因，与夫内外分合，气血聚散之形，必有凿凿可征者，而后立为治法。或先或后，或并或分，或上或下，或前或后，取药极当，立方极正。而寓以巧思奇法，深入病机，不使扞格。如疱丁之解牛，虽筋骨关节之间，亦游刃有余。然后天下之病，千绪万端，而我之设法亦千变化，全在平于极难极险之处参悟通澈，而后能临事不眩。否则一遇疑难，即束手无措，冒昧施治，动辄得咎，误人不少矣！

——清·徐灵胎《医学源流论·卷下·治法·出奇制病论》

【提要】 本论阐述疾病变化多端，应当审其经络脏腑受病之处，分析内伤外感病因，深入把握病机，此亦治病求本之义。

韦协梦 见血休治血，见痰休治痰

见血休治血，见痰休治痰，非不治血治痰也，自有所以治之。肝藏血，脾统血，心主血，果血海有余而得其所归，安有衄血、唾血之患？惟血为热郁，或为寒凝，或为气滞，不能循经络以布周身，遂逆行而溢于口鼻。譬若导河入海，尾闾淤塞，泛滥崩溃，必先疏其下流使有归宿，瀹其支派使有分消，然后筹畚锸，督畚锸，堤防完而功绪奏。否则朝筑暮决，此筑彼决，徒用治末塞流，苟且一时之计，于事何益？今之治血者，动用止血之剂，欺人于俄顷，究之血暂止而瘀转增，或逾时仍发，或别症叠生，治血之法固如是乎？痰生于湿，湿生于脾，脾不健，故饮食不化精而化痰，今不补脾胃以资健运，而但用消痰之剂，痰日消而日生，究之痰未净而气已伤。譬若沮洳之区，因地居洼下，众流所归，不思截上游以塞其水，而惟以灰洒之，以土堙之，亦岂久安之策？其与治血者何异？木偶之诮土偶，悲夫！

——清·韦协梦《医论三十篇·见血休治血，见痰休治痰》

【提要】 本论以治血、治痰为例，说明治病求本的重要性。

余国佩 行气活血求本论

古人治病必求其本。求本者，察其致病之源也。盖人之气血，自相营卫，依附流通，如天地之风水，本来畅达；其不畅达而瘀塞者，必有所因，求其致病之因，治之自效。因于外感者，燥邪润之，湿邪燥之，寒邪温之，热邪清之，其邪解散，营卫自通，气血仍然流畅。内伤情志不遂，怒动相火，惟有怡情静养，再以言语开导，病者或能感悟，立时舒泰。人心本来清静，气血融和，因情志怫郁，太虚之体遂致窒碍不通。然此无形之滞塞，欲其气行血活，岂有用辛香破耗之药重伤气血而能却病之理？往往愈治愈结，更增胀痛、中满、噎嗝、疮疡诸累。殊不知气血散则愈虚，默运之权更塞，日渐亏虚，致成不治之症者多矣。女子血海常虚，肝肠多沸，易于嗔怒，往往多有胀痛、气血凝滞之症，甚者血虚内燥，肠腑多有结块成形之处。古人皆以血气滞积为治，有癥瘕之名，常用破坚削积终不能去，遂致形消腹大而危，贻误千古，医不知悔。伤哉！伤哉！古法多用行气之药，如香附、木香、乌药、砂、蔻、枳壳之类，以治胀痛积聚诸病，谓气为血帅，行气即是活血。见治不效，务加破血，如红花、赤芍、元胡、丹皮、桃仁之类，甚则三棱、莪术、硝、黄诸品，终年服之，总不能销坚去块，皆由未明血虚化燥，隧道拘挛似积非积之理。人知气为血帅，不知血实为气航。天地之运，无形全藉有形，无阴则阳无以化，故天一先生水以为基，地二生火以为配，血行则气自行，血载气而运化也。造物之理，先阴后阳，故曰阴阳。医书少载，独张景岳先生于产后儿枕痛谓是"血虚空痛"之理，补古人未发，有功于世。医家体会此理，可悟治诸痛之法。又近来多有湿热伤阴化燥痹痛之病，医引《内经》风寒湿三气杂合为病，多用温散，以致伤耗阴液，内风窃动，遍身窜痛，引"治风先治血，血行风自灭"之句，或用四物加羌独活、桂枝、防风、秦艽之类，以为活血去风，有致酿成痿废者比比。未审血虚内热生风非同外感，虽有风名，其实即虚阳走窜为患，但用育阴潜阳或少佐清热，其痛自愈，遇此虚风诸病，当易之曰"治风先养血，血充风自灭"，殊胜于古歌所云也。惟跌打损伤，血凝气滞，非关内伤外感，可用行气活血之品，依外科诸方内外同治。如去血已多而致诸症，甚则痉厥，俗称破伤风，妄用发散必危。此亦血虚内风窃动，竣用补血自愈，已载《外科燥湿分治论》中矣。

——清·余国佩《医理·行气活血求本论》

【提要】 本论阐述治病求本的重要性，以行气活血法为例加以辨析。作者认为，气血郁滞诸病需要辨证看待，如气机阻滞、血运不畅，则当以行气活血法加以治疗；如气虚血瘀，则应以补气活血法治疗；如气血均不足，气不行血，血不载气，此时应以补气养血为主，滥用行气活血就会造成不良后果。尤其强调，血虚内热生风者，实为虚阳走窜，应育阴潜阳或少佐清热，故提出"治风先养血，血充风自灭"的说法，具有一定的新意。

孔伯华 论治病必求其本

《素问·阴阳应象大论》曰："治病必求于本"，此乃善为医者之圭也臬也。所谓本者，乃根也、源也，故曰："治病必求于本"，为坚守不可移易之法规。世上未闻有无根之木，无源之流，浚其源而流自清，溉其根而枝乃茂，此自然之理。人之有本，犹树木之有根，水流之有源，一旦遇疾，"求其本"而治之，其支流末疾，将不治而自治矣。倘不求其本，不知病之所在，模棱两可而治之，恐轻则虽有治病之名，永无必愈之效，重则病未必除而命先尽。

人之一身，其本有二，先天之本在于肾，后天之本在于脾；先天之本以生之，后天之本以养之；故肾为生气之原，脾为运化之主。先天之本，禀受系之；后天之本，肌体形之。肾又为五脏之本，由此可知，肾为本中之本也。肾中有阴有阳，阴阳即是水火。肾阴曰真阴，真阴即真精；肾阳曰真阳，真阳即真气。二者完实，则阴平阳秘，精神乃治；二者损伤，则阴阳离决，精神乃绝。故肾不可伤，伤则失守而阴虚，阴虚则无气，无气则死矣。脾亦不可伤，伤则中虚而气败，气败则百药难施焉。治先天之本，则有水火之分。水不足者，养阴滋液，壮水之主以制阳光；火有余者，清凉退热，益火之源以消阴翳。治后天之本，则有脾胃之别。脾之劳倦伤者，扶脾益气，勿忘化湿；思虑伤者，实脾养血，勿忘缓结。胃之饮食伤者，消积导滞而不伤正；胃之寒热伤者，温寒清热，各适其中。此外，"安谷则昌，绝谷则亡"是辨胃气之真谛。著之脉曰"有胃气则生，无胃气则死"，是指不论任何脉象，皆应一种"和缓悠扬"，但得"真脏脉"是无胃气。如《素问·平人气象论》有云："平人之常气禀于胃，胃者平人之常气也。人无胃气口逆，逆者死。"本之为言，推而广之，如《素问·六节脏象论》中所言："心者，生之本，神之变也……肺者，气之本，魄之处也……肾者，主蛰封藏之本，精之处也……肝者，罢极之本，魂之居也……脾大肠小肠三焦膀胱者，仓廪之本，营之居也……"此皆人资之以为生者，盖五脏协调而血生，六腑安和而气至，故亦皆为求本之所当详察者也。

——孔伯华《孔伯华医集·医论选粹·论临证要则·论治病必求其本》

【提要】 本论阐述"治病必求其本"之"本"在于肾与脾，尤以肾为本中之本；而治后天之本，则有脾胃之别。

李斯炽 治病求本

"治病必求于本"，这是中国医学在治疗学上最关紧要的一句话，也就是中国医学的独特精神。病有千般，然而它总有一个发病根源和因素，既病之后，它总要表现出一定的症状和脉象，从脉症上去追寻它的根源和病所，经过详细的辨证分析，就不至于走错路和走弯路，也不会头痛治头，足痛治足。因为病人一身的气血有多少，体质有上下，脏腑有内外，时月有远近，形志有苦乐，肌肤有肥瘠，标本有先后，年龄有老幼，居处有五方，时令有四时，尽管是同一个病因，而由于有上列一些不同之点，用药处方必须条分缕析，使之铢两悉称。某经用某药，某药治某病，谁宜正治，谁宜反治，何药为主，何药为次，因之这一个"本"字包括极广，绝不是一般医家泛指阴阳脏腑而已。

病之有本，犹草之有根也，去叶不去根，草犹在也，治病犹去草。病在脏而治腑，病在表而攻里，非惟戕贼胃气，抑且资助病邪，医云乎哉。

——李斯炽《中国百年百名中医临床家丛书：李斯炽·治病求本》

【提要】 本论阐述由于患者和病证的复杂多样性，临床治病求本需要观其脉证，推测其所犯何逆，继而抓住病本。同一病因致病者，因为有患者气血、体质、脏腑、形志、肌肤、标本先后、年龄、居处、时令等的不同，用药也不同。"本"字包括极广，绝不是一般医家泛指阴阳脏腑而已。

2.3 调 整 阴 阳

《素问》 论阴阳为治病之本※*

阴阳者，天地之道也，万物之纲纪，变化之父母，生杀之本始，神明之府也，治病必求于本。

——《素问·阴阳应象大论》

【提要】 本论阐述阴阳是"天地之道"，人类生于阴阳之运化，疾患源于阴阳之不和，故调整阴阳是治疗疾病的最根本原则。

《灵枢》 论调整阴阳※*

用针之要，在于知调阴与阳。调阴与阳，精气乃光，合形与气，使神内藏。

——《灵枢·根结》

【提要】 本论从针刺治疗的角度，阐述调整阴阳是治病要领。通过治疗使得阴阳恢复平衡，精气才会充沛，形体与神气互相维系，神气得以内藏不泄。

李东垣 阴病治阳阳病治阴

《阴阳应象论》云：审其阴阳，以别柔刚，阳病治阴，阴病治阳，定其血气，各守其乡，血实宜决之，气虚宜掣引之。

夫阴病在阳者，是天外风寒之邪乘中而外入，在人之背上腑腧、脏腧，是人之受天外客邪。亦有二说：

中于阳则流于经。此病始于外寒，终归外热。故以治风寒之邪，治其各脏之腧，非止风寒而已。六淫湿、暑、燥、火，皆五脏所受，乃筋骨血脉受邪，各有背上五脏腧以除之。伤寒一说从仲景；中八风者，有风论；中暑者，治在背上小肠腧；中湿者，治在胃腧；中燥者，治在大肠腧。此皆六淫客邪有余之病，皆泻在背之腑腧。若病久传变，有虚有实，各随病之传变，补泻不定，只治在背腑腧。

另有上热下寒。《经》曰：阴病在阳，当从阳引阴，必须先去络脉经隧之血。若阴中火旺，上腾于天，致六阳反不衰而上充者，先去五脏之血络，引而下行。天气降下，则下寒之病自去矣，慎勿独泻其六阳。此病阳亢，乃阴火之邪滋之，只去阴火，只损血络经隧之邪，勿误也。

阳病在阴者，病从阴引阳。是水谷之寒热，感则害人六腑。又曰：饮食失节，及劳役形质，阴火乘于坤土之中，致谷气、营气、清气、胃气、元气不得上升，滋于六腑之阳气，是五阳之气先绝于外，外者天也，下流伏于坤土阴火之中。皆先由喜、怒、悲、忧、恐，为五贼所伤；而后胃气不行，劳役饮食不节继之，则元气乃伤。当从胃合三里穴中推而扬之，以伸元气。故曰从阴引阳。

若元气愈不足，治在腹上诸腑之募穴。若传在五脏，为九窍不通，随各窍之病，治其各脏之募穴于腹。故曰：五脏不平，乃六腑元气闭塞之所生也。又曰：五脏不和，九窍不通，皆气不足，阴气有余，故曰阳不胜其阴。凡治腹之募，皆为元气不足，从阴引阳勿误也。若错补四末之腧，错泻四末之余，错泻者，差尤甚矣。按岐伯所说，况取穴于天上，天上者，人之背上五脏六腑之腧，岂有生者乎？兴言及此，寒心彻骨。若六淫客邪及上热下寒，筋骨皮肉血脉之病，错取穴于胃之合，及诸腹之募者必危。亦岐伯之言下工，岂可不慎哉。

——金·李东垣《脾胃论·卷中·阴病治阳阳病治阴》

【提要】　本论结合临床，对《内经》中的"阳病治阴，阴病治阳"进行注解。作者就阴病治阳，举三种情况为例：如外感风寒，病邪为阴，由背俞而入流于经脉，是病位在阳，而治疗当治其各脏之俞，是治在阳。而六淫伤人，"皆五脏所受"，五脏为阴，"乃筋骨血脉受邪"，受邪部位为阳，各有背上五脏俞以除之，是治在阳。上热下寒，病机为"阴中火旺，上腾于天，致六阳反不衰而上充"，也是阴病在阳，当从阳引阴，先去五脏之血络，引而下行，泻阴火而下寒自去。阳病治阴，是存在阳病在阴的情况，例如内伤饮食而伤腑，元气不足，"当从胃合三里穴中推而扬之"，或治在腹之诸腑募穴，以伸元气，故曰从阴引阳。

陆晋笙　治病不外阴阳

治病不外乎阴阳二气。剂者，齐也。阴阳贵剂以和平，言虚实者非言虚实也，一阴一阳也；言寒热者非言寒热也，一阴一阳也；言燥湿者非言燥湿也，一阴一阳也；言表里者非言表里也，一阴一阳也；言上下者非言上下也，一阴一阳也。人生清阳在上，浊阴在下，阳摄于阴，阴抱于阳。阴阳不和，浊阴上干阳位，清阳下堕阴分，以是成病，至阴阳反，作病斯重矣。十二经脉为津液流行之气隧，皆直行流行，滞则津液结而为痰浊，十二血脉其血液随经气以流行，多斜行，多横行，血行滞则留结而为瘀，亦一阴一阳也。冲脉为阳髓之海，任脉为阴髓之海，一胜则一负，亦一阴一阳也。学者宜于此三致意焉。气为生气，血为呆物，自可悟流通经气之理矣。

——民国·陆晋笙《景景室医稿杂存·治病不外阴阳》

【提要】本论阐述了辨证论治首重阴阳的必要性。

陆懋修 论阴阳偏胜治法不同*

人身之阴阳，得其平则不病，偏胜则病。故有阴虚之病，其甚者火且旺；有阳虚之病，其甚者水且泛。有阴盛之病，其甚者且格阳；有阳盛之病，其甚者且格阴。人之言曰：阴虚者补阴而阴不虚，阳虚者补阳而阳不虚；阴盛者补阳而阴不盛，阳盛者补阴而阳不盛。阴阳有对待之观，治阴阳者自当作平列之势。余则以为，阴虚而致火旺，阳虚而致水泛，自应平列其治。独至阴盛、阳盛两证，则其势有不能平列者。盖阴盛之病，阴不自为病也。凡阴所见病之处，必其阳所不到之处。故阴盛无消阴之法，而但有补阳以破阴之法，补其阳始足以敌其阴也。若于阳盛之病，则有不能补阴以敌阳者矣。盖阳而伤阴，必先令阳退而阴乃保。凡在补阴之药，无不腻滞而满中，滋阴则不足，助阳则有余。故阳盛无补阴之法，而但有伐阳以保阴之法。伐其阳，始足以存其阴也。于何征之？征之于仲景方而已。仲之治阴盛也，有真武、四逆之姜、附焉；仲景之治阳盛也，有白虎、承气之膏、黄焉。试观一百十三方，何绝无养阴以退阳者？乃即以仲景之不养阴以退阳，而别制仲景法外之剂，岂知仲景于少、厥之阳盛尚有承气、白虎之法，而况其为阳明之阳盛乎？推原其故，则以世之目为阳盛者，乃阴盛而格阳。看似阳盛，实是阴盛。又其所谓补阴而阳不盛者，乃阴虚而阳亢。看似阳盛，实是阴虚。至以阴盛阴虚两证皆目之为阳盛，而遇真是阳盛之病，遂皆作阴盛阴虚观，且置阴盛不言，而但作阴虚观矣。故欲明阳盛之治，必先将阴虚阳亢、阴盛格阳之近似乎阳盛者别而出之，然后阳盛之真面目乃见。见得阳盛之真面目，而尚疑阳盛之亦可补阴养阴、之亦可退阳者，未之有也。阴阳偏胜，其治法之不同，有如此者。

再以阴虚阳亢、阴盛格阳两证观之，而歧之中又有歧焉。阳之亢、阳之格，从其外而观之，不知者方以为皆是阳病，其知者亦仅谓皆是阴病。然其病也，一由阴虚而来，一由阴盛而来。阴虽同，而阴之虚盛则相反。故凡阴盛格阳之病，仍作阴虚阳亢治之，不补阳而反补阴，鲜不殆者。若更以阴虚作阳盛，更以阴盛作阳盛，尚足与论阴阳哉？况复指阴作血，不识阴阳皆以气言，所以补阴之药大半皆补血之药，因更以补血之药认作可以退阳之药。口中言阴，意中实是血也。医者言血病者，实是气也。如之何？如之何？至于何等药是养阴，何等药可以退阳，何等病可讲养阴，何等病必先退阳者，则惟问诸仲景可耳。

——清·陆懋修《文十六卷·卷十五·文十五：阴阳偏胜治法不同示云依》

【提要】本论阐述了阴阳盛虚的基本治疗原则，重点对针对阳盛病机的治则做出辨析，认为阳气偏盛不可采用补阴的方法，而应利用削弱阳盛的思路，希冀阳退而阴存。此外，还对阴虚阳亢和阴盛格阳两种情况作了对比，指出治则的不同。

2.4 扶正祛邪

朱丹溪 病邪虽实胃气伤者勿使攻击论[※]

凡言治国者，多借医为喻。仁哉斯言也。真气，民也；病邪，贼盗也。或有盗贼，势须剪除而后已。良相良将，必先审度兵食之虚实，与时势之可否，然后动。动涉轻妄，则吾民先困于盗，次困于兵，民困而国弱矣。行险侥幸，小人所为。万象森罗，果报昭显。其可不究心乎……大凡攻击之药，有病则病受之，病邪轻而药力重，则胃气受伤。夫胃气者，清纯冲和之气也。惟与谷肉菜果相宜。盖药石皆是偏胜之气，虽参、芪辈为性亦偏，况攻击之药乎！

——元·朱丹溪《格致余论·病邪虽实胃气伤者勿使攻击论》

【提要】 本论阐述病邪侵犯人体，若患者胃气先伤则勿使攻击，治疗过程中需顾护胃气的道理。其指出，大凡攻击之药，有病则病受之，若病邪轻而药力重，则胃气受伤。胃气所宜是谷、肉、菜、果之类，而药石皆是偏胜之气，虽参、芪辈为性亦偏，何况攻击之药。因此其病案中虽是实证，但均用补脾胃之药顾护胃气，待胃气一盛自能祛邪外出。

刘 纯 论养正积自除

《卫生宝鉴》曰：洁古云：养正积自除。譬如满座皆君子，纵有一小人，自无容地而出。令其真气实，胃气强，积自消矣。洁古之言，岂欺我哉。《内经》曰：大积大聚，衰其太半而止。满实中有积气，大毒之剂尚不可过，况虚中有积者乎？此乃治积之一端也，邪正虚实宜详审焉。

按：或云积非下之不可，今言养正而后积除，将以待正气而除乎？将以待药力而除乎？然人之有积，则皆为身中之邪气，若君子座中之有小人也。惟其调正气，则真气运行不失其常，而积自除。夫君子众而正直在位，其小人自然退避矣。不然，则正气虚而真气乖，致积增膜膈，胃乱真正，气绝而死矣。亦若小人得志，则政乱法坏，而君子有所不能制焉。且夫养正者，非为饮食起居之间也，盖积既成矣，形渐悴矣，必用调养使荣卫充实而积自除。余有坚而不去者，方可亟下之。此先补后攻，期于邪去正复而后已。然除之不以渐，则必有颠覆之害矣。若昔之武氏，斫丧唐宗，几于改物，尚赖狄、张诸公匡扶之力，渐除党与，兴复丕祚。惜乎中宗不鉴前辙之失，而留三思，驯致韦氏之祸。其犹积余之尚在者，而不亟下之，更不慎守禁戒，遂纵口嗜欲，病证复起而不可制，其有不丧身者，未之有也。

——明·徐彦纯、刘纯《玉机微义·卷之二十·论养正积自除》

【提要】 本论援引罗天益《卫生宝鉴》中关于"养正积自除"的论述，并做了进一步发挥。作者认为，正气已虚，邪气必凑；正气存内且运行正常，则邪气自除。同时还强调，在正气恢复之后，应当转而彻底清除邪气，以免病情反复。

徐春甫　攻邪补正有先后之序

《经》曰：留者攻之。此积之所以当攻者也。然留积既久，蒂固根深，若不攻夺之，岂能自去？则传所谓"若药不瞑眩，厥疾不瘳"，其亦理势之不容已也。凡正气实而积固不能为殃，正如小人潜以伺其君子之隙，而遂乘以侮之，惟积亦然。但正气稍虚，积必为害，所以不可不攻也。既攻之后，尤当扶养正气，而不致扰乱之虞。正气不足，必先养正以自固，正既固，然后由渐而攻邪，积自渐削而不能留也，故曰攻补有序。

——明·徐春甫《古今医统大全·卷之三十三：积聚门·治法·攻邪补正有先后之序》

【提要】　本论阐述攻邪补正有先后之序。在正气实而有留积的情况下，应先攻邪，后抚养正气。在正气不足又有邪的情况下，先养正自固，然后由渐而攻邪。

张介宾　论虚实攻补之法*

又如虚实之治，实则泻之，虚则补之，此不易之法也。然至虚有盛候，则有假实矣；大实有羸状，则有假虚矣。总之，虚者正气虚也，为色惨形疲，为神衰气怯，或自汗不收，或二便失禁，或梦遗精滑，或呕吐隔塞，或病久攻多，或气短似喘，或劳伤过度，或暴困失志，虽外证似实而脉弱无神者，皆虚证之当补也。实者邪气实也，或外闭于经络，或内结于脏腑，或气壅而不行，或血留而凝滞，必脉病俱盛者，乃实证之当攻也。然而虚实之间，最多疑似，有不可不辨其真耳。如《通评虚实论》曰：邪气盛则实，精气夺则虚。此虚实之大法也。设有人焉，正已夺而邪方盛者，将顾其正而补之乎？抑先其邪而攻之乎？见有不的，则死生系之，此其所以宜慎也。夫正者本也，邪者标也。若正气既虚，则邪气虽盛，亦不可攻，盖恐邪未去而正先脱，呼吸变生，则措手无及。故治虚邪者，当先顾正气，正气存则不致于害。且补中自有攻意，盖补阴即所以攻热，补阳即所以攻寒，世未有正气复而邪不退者，亦未有正气竭而命不倾者。如必不得已，亦当酌量缓急，暂从权宜，从少从多，寓战于守斯可矣。此治虚之道也。若正气无损者，邪气虽微，自不宜补。盖补之则正无与而邪反盛，适足以借寇兵而资盗粮。故治实证者，当直去其邪，邪去则身安，但法贵精专，便臻速效，此治实之道也。要之，能胜攻者，方是实证，实者可攻，何虑之有？不能胜攻者，便是虚证，气去不返，可不寒心。此邪正之本末，有不可不知也。惟是假虚之证不多见，而假实之证最多也；假寒之证不难治，而假热之治多误也。然实者多热，虚者多寒。如丹溪曰：气有余，便是火，故实能受寒。而余续之曰：气不足，便是寒，故虚能受热。世有不明真假本末而曰知医者，余则未敢许也。

——明·张介宾《类经·十二卷：论治类·四、气味方制治法逆从》

【提要】　本论阐述在虚实夹杂的情况下，攻邪与扶正宜加权衡。若正气既虚，则邪气虽盛，亦不可攻，当先顾正气，且补中自有攻意。如必不得已用攻，亦当酌量缓急，暂从权宜，从少从多，寓战于守。若正气无损者，邪气虽微，自不宜补，当直去其邪，但法贵精专。其指出，是否能胜攻，也可用于虚实证的鉴别。临床上多见假实证，又多误治假热证，张介宾所说"气不足，便是寒，故虚能受热"，可供临床参考，以鉴别虚实寒热、用攻补之法。

周学海　新病兼补久病专攻

凡病皆宜攻也，而有时兼补者，以其内虚也。内虚之义有二：一为内之正气自虚也；一为邪气在表，其表为实，邪未入里，其内尚虚也。新病邪浅，加补气血药于攻病剂中，故病去而无余患；若久病正气受伤，邪已内陷，一加补药，便与邪值，而攻药不能尽其所长矣。故华元化、张仲景、孙真人书中，治久病诸方，反重用攻击，不佐以补者，为邪气在里故也。此法率以丸而不以汤者，急药缓服也。待至攻去其邪，里邪势杀，而后以补药尽其余焰，故效捷而亦无余患也。后人识力不及，每谓风寒初起，正气未亏，无庸兼补，更有谓邪气在表，兼补即引邪入里者，往往攻药不得补药之力，邪气纠缠不尽，或攻伤正气，邪转内陷者，其弊由于不识古人急补之义也。及治久病，邪气胶固，反夹杂补药，更有专补不攻，谓正气充足，病自渐瘳者，殊不知邪气盘踞于里，补药性力皆走里而守中，其气正与邪气相值，不能与正气相接也，往往使邪气根株愈牢，坚不可拔，迁延不救者，其弊由于不识古人急攻之义也。大凡攻补兼施者，须详虚处有邪无邪，为第一要义；虚处有邪，则补虚之药，不免固邪矣。此施治之最棘手者。古人"补母泻子"之法，殆起于此。如肺气既虚，而又有风热或痰饮之实邪，此宜补脾而攻肺，不得补肺与攻肺并用也。

——清·周学海《读医随笔·卷四：证治类·新病兼补久病专攻》

【提要】　本论阐述攻补兼施的治疗原则与方法。作者认为，凡病都需要先攻邪气，但新病有内虚时可以攻中兼补；若久病运用攻法时则不可兼用补法，以防助邪。其指出，若虚处有邪，往往使医者陷入攻邪则益虚、补虚则固邪的两难境地。此时可以采取通过"补母泻子"的原则来实施攻补兼施的方法。

孔伯华　论祛邪与扶正

邪之与正，二者并重，扶正可以祛邪，祛邪亦即安正，是互为因果者也。孰先孰后，必须因人、因地、因时而施，不可光有主见。固然经有"邪气盛则实，精气夺则虚"之明训，示人正气之虚，是由于被邪劫夺，倘不被劫夺，正气无由致虚。其所以被劫夺者，系由于邪气之盛，主要原因在于病邪。若直捣巢穴，扫灭邪氛，使病邪不再劫夺正气，其病自愈，亦即祛邪为重也。初病急病，诚可以一扫而痊；但久病缓病，其人虚象毕露，则当顾其正气，所谓"养正邪自除"，亦即扶正当先也。盖病有久暂不同，缓急之异，则祛邪与扶正之治，须在灵活，有宜急祛其邪而后调其正者，有宜先固其正而后徐退其邪者，有宜寓攻于补者，有宜攻补兼施者，似此轻重先后，当随证制宜。凡病皆应如此，则可不致拘执有偏耳。

——孔伯华《孔伯华医集·医论选粹·论临证要则·论祛邪与扶正》

【提要】　本论阐述祛邪与扶正两类治法不可拘泥看待，当根据病情、病性、病势等情况分清久暂、缓急处治。

袁世华　祛邪三要

实邪在身，务须及早清除。除邪之法甚多，举其要者有三：

　　一要因势利导，即要顺应事物的发展趋势加以推动引导。春秋时大儒家孟子云："虽有知慧，不如乘势。"同时代的大军事家孙武曾将此法作为战术列入《孙子兵法》，云："善战者，因其势而利导之。"稍后的汉代大医学家张仲景将其作为攻邪之法用于临床，千百年来的医疗实践证明，这是一种事半功倍的好方法。邪气一旦进入人体，正气便会自动起来与之抗争，此时便要顺应机体的抗病趋势，促使当去不去，或欲去不能的邪气得以完全彻底地排除，而决不能倒行逆施。否则，非但邪气不能除，正气反被大伤。张仲景曾告诫："病人欲吐者，不可下之""酒疸心中热，欲吐者，吐之愈"，即是此理。他如宿食，如停于上脘，泛泛欲吐者，自然以涌吐为最便捷；停于肠中，而有便意者，则又以下法取效最快，亦为明证。

　　二要开门逐邪，即设法为邪气的排除找到出路。实邪排出的途径很多，或从玄府随汗而解，或从口腔吐出，或从尿道随小便利出，或从肛门随大便排出。搐鼻法则可使邪气随涕嚏流出或喷出。总之，要想邪气去，必须给邪气以出路，如有阻碍邪气排除之路者，必先予以清除。如《金匮》溢饮为饮停皮肤肌腠，本可随汗而解，但因风寒外束，"当汗出而不汗出"，故用大青龙汤先祛其风寒，而后饮随汗泄。

　　三要就近除邪，就是在距病位最近之处为邪气找到出路。邪气侵入人体，总要停在特定的部位。因邪气种类各异，疾病发展阶段不同，邪气停留的部位亦有表里、上下、经络、脏腑之异，只有就近除邪，才能使邪去速，而正不伤。前述之宿食在上脘者，吐之，即《内经》所述"其高者，因而越之"。宿食在肠者，下之，就是"其下者，引而竭之"。如反其道行之，不仅祛邪之路过于迂远，难以生效，且可使生理机能受到干扰。又如《金匮要略》有"腰以下肿，当利小便；腰以上肿，当发汗乃愈"，亦是就近除邪之法。腰以下肿，病在下在里，故利之最宜；而腰以上肿，则为在上在表，则以汗法最速，即《内经》所云"其在皮者，汗而发之"。

　　上述三法既有不同，又有联系。如就近除邪亦属因势利导之法，只不过就近除邪主要考虑邪正交争之形势，因势利导主要考虑正气抗邪之趋势，上述均为审时度势之法也。

——夏洪生《北方医话·祛邪三要》

　　【提要】　本论阐述祛邪法有三种方式，即因势利导、开门逐邪、就近除邪。上述三法均为审时度势之法，从不同角度，对祛邪的原则与步骤进行了细化解析。祛邪之法虽多，汗、吐、下、消等等不一而足，但总以邪气不致停留于体内为目标。

2.5 补虚泻实

《难经》　论虚者补之，实者泻之，不虚不实，以经取之*

　　《经》言：虚者补之，实者泻之，不虚不实，以经取之。何谓也？然。虚者补其母，实者泻其子，当先补之，然后泻之。不虚不实以经取之者，是正经自生病，不中他邪也，当自取其经，故言以经取之。

——《难经·六十九难》

【提要】　"虚者补之，实者泻之，不虚不实，以经取之"也见于《灵枢·经脉》，本论对其进行了解释和阐述，指出对经脉虚实的病症，除了选用本经的腧穴进行补泻外，根据具体情况，也可以通过对其他经脉的补泻加以调治。本论所谓补泻，既指针刺的作用，又指具体的操作方法。补虚泻实的原则亦被普遍运用于药物治疗方面。

《难经》　论东方实，西方虚，泻南方，补北方*

《经》言：东方实，西方虚，泻南方，补北方。何谓也？然。金木水火土，当更相平。东方木也，西方金也。木欲实，金当平之；火欲实，水当平之；土欲实，木当平之；金欲实，火当平之；水欲实，土当平之。东方肝也，则知肝实；西方肺也，则知肺虚。泻南方火，补北方水。南方火，火者木之子也；北方水，水者木之母也。水胜火，子能令母实，母能令子虚。故泻火补水，欲令金不得平木也。《经》曰：不能治其虚，何问其余。此之谓也。

——《难经·七十五难》

【提要】　本论运用五行生克规律，讨论五脏虚实病证的调治方法。其中的机理是"子能令母实，母能令子虚"，因此可以采用实则泻其子，虚则补其母的方法。

《难经》　论损益*

《经》言：无实实虚虚，损不足而益有余。是寸口脉耶？将病自有虚实耶？其损益奈何？然。是病非谓寸口脉也，谓病自有虚实也。假令肝实而肺虚，肝者木也，肺者金也，金木当更相平，当知金平木。假令肺实而肝虚，微少气，用针不补其肝，而反重实其肺，故曰：实实虚虚，损不足而益有余。此者中工之所害也。

——《难经·八十一难》

【提要】　本论阐述虚实补泻的原则。虚者补之，当补其母；实者泻之，当泻其子。补和泻是中医治疗的两个重要原则。"补"是扶正，用于治疗虚证；"泻"是祛邪，用于治疗实证。

李东垣　说形气有余不足当补当泻之理*

夫形气者，气，谓口鼻中气息也；形，谓皮肤、筋骨、血脉也。形胜者为有余，清瘦者为不足。其气者，审口鼻中气，劳役如故，为气有余也；若喘息、气促、气短，或不足以息者，为不足也。故曰形气也，乃人之身形中气血也，当补当泻，全不在于此，只在病势潮作之时。病气增加者，是邪气胜也，急当泻之；如潮作之时，精神困弱，语言无力，及懒语者，是真气不足也，急当补之。若病人形气不足，病来潮作之时，病气亦不足，此乃阴阳俱不足也。禁用针，宜补之以甘药，不可以尽剂；不灸弗已，脐下一寸五分，气海穴是也。

凡用药，若不本四时，以顺为逆。四时者，是春升，夏浮，秋降，冬沉，乃天地之升浮化降沉（化者，脾土中造化也）。是为四时之宜也。但言补之以辛甘温热之剂，及味之薄者，诸风药是也，此助春夏之升浮者也，此便是泻秋收冬藏之药也，在人之身，乃肝心也；但言泻之以酸苦寒凉之剂，并淡味渗泄之药，此助秋冬之降沉者也，在人之身，是肺肾也。用药者，宜用此法度，慎毋忽焉！

——金·李东垣《内外伤辨惑论·卷下·说形气有余不足当补当泻之理》

【提要】　本论阐述治疗应从病气有余、不足来理解补泻，并从四时法象用药的角度，指出补泻用药之气味选择需本于四时气机升降特点。

王　履　泻南方补北方论

《难经·七十五篇》曰：《经》言：东方实，西方虚，泻南方，补北方。何谓也？然。金木水火土，当更相平。东方木也，西方金也。木欲实，金当平之；火欲实，水当平之；土欲实，木当平之；金欲实，火当平之；水欲实，土当平之；东方者肝也，则知肝实；西方者肺也，则知肺虚。泻南方火，补北方水。南方火，火者，木之子也。北方水，水者，木之母也。水胜火，子能令母实，母能令子虚，故泻火补水，欲令金不得平木也。《经》曰：不能治其虚，何问其余，此之谓也。余每读至此，未尝不叹夫越人之得经旨也，悼夫后人之失经旨也。先哲有言，凡读书不可先看注解，且将经文反覆而详味之，待自家有新意，却以注解参校，庶乎经意昭然，而不为他说所蔽；若先看注解，则被其说横吾胸中，自家竟无新意矣。余平生佩服此训，所益甚多，且如《难经》此篇，其言周备纯正，足以为万世法，后人纷纷之论，其可凭乎？

夫实则泻之，虚则补之，此常道也。实则泻其子，虚则补其母，亦常道也。人皆知之。今肝实肺虚，乃不泻肝而泻心，此则人亦知之。至于不补肺，补脾而补肾，此则人不能知，惟越人知之耳。夫子能令母实。母能令子虚，以常情观之，则曰：心火实，致肝木亦实，此子能令母实也。脾土虚，致肺金亦虚，此母能令子虚也。心火实，固由自旺；脾土虚，乃由肝木制之。法当泻心、补脾，则肝、肺皆平矣。越人则不然，其子能令母实，子谓火，母谓木，固与常情无异；其母能令子虚，母谓水，子谓木，则与常情不同矣。故曰：水者，木之母也。"子能令母实"一句，言病因也；"母能令子虚"一句，言治法。其意盖曰：火为木之子，子助其母，使之过分而为病矣。今将何以处之，惟有补水泻火之治而已。夫补水者，何谓也？盖水为木之母，若补水之虚，使力可胜火，火势退而水势亦退，此则"母能虚子"之义，所谓"不治之治"也。（此"虚"字与"精气夺则虚"之"虚"不同。彼"虚"谓耗其真而致虚。此"虚"谓抑其过而欲虚之也。）若曰不然，则"母能令子虚"一句，将归之于脾肺乎？既归于脾肺，今何不补脾乎？夫五行之道，其所畏者，畏所克耳。今火大旺，水大亏，火何畏乎？惟其无畏，则愈旺而莫能制，苟非滋水以求胜之，孰能胜也？"水胜火"三字，此越人寓意处，当细观之，勿轻忽也。

虽泻火、补水并言，然其要又在于补水耳。后人乃曰：独泻火而不用补水。又曰：泻火即是补水，得不大违越人与经之意乎？若果不用补水，《经》必不言补北方，越人必不言补水矣。虽然，水不虚而火独暴旺者，固不必补水亦可也；若先因水虚而致火旺者，不补水可乎？水虚火旺而不补水，则药至而暂息，药过而复作，将积年累月无有穷已。安能绝其根哉？虽苦寒之药，通为抑阳扶阴，不过泻火邪而已，终非肾脏本药，不能以滋养北方之真阴也。欲滋真阴。舍地黄、黄柏之属不可也。

且夫肝之实也，其因有二：心助肝，肝实之一因也。肺不能制肝，肝实之二因也。肺之虚也，其因亦有二：心克肺，肺虚之一因也。脾受肝克，而不能生肺，肺虚之二因也。今补水而泻火，火退则木气削，又金不受克而制木，东方不实矣；金气得平，又土不受克而生金，西方不虚矣。若以"虚则补母"言之，肺虚则当补脾，岂知肝势正盛，克土之深，虽每日补脾，安能敌其正盛之势哉？纵使土能生金，金受火克。亦所得不偿所失矣。此所以不补土而补水也。或疑木旺补水，恐水生木而木愈旺，故闻独泻火不补水之论，欣然而从之。殊不知木已旺矣，何待生乎？况水之虚，虽峻补尚不能复其本气，安有余力生木哉？若能生木，则能胜火矣。或又谓：补水者，欲其不食于母也，不食于母，则金气还矣。岂知火克金，土不生金，金之虚已极。尚不能自给，水虽欲食之，何所食乎。若如此，则金虚不由于火之克，土之不生，而由于水之食耳，岂理也哉？纵水不食金，金亦未必能复常也。"金不得平木"一句，多一"不"字。所以泻火补水者，正欲使金得平木也，"不"字当删去。

"不能治其虚。何问其余"，"虚"指肺虚而言也。泻火补水，使金得平木，正所谓能治其虚。不补土，不补金，乃泻火补水，使金自平，此法之巧而妙者。苟不能晓此法，而不能治此虚。则不须问其他，必是无能之人矣。故曰："不能治其虚，何问其余"。

若夫上文所谓"金木水火土更相平"之义，不劳解而自明，兹故弗具也。夫越人亚圣也，论至于此，敢不敛衽，但恨说者之瞍蚀之，故辨。

——元·王履《医经溯洄集·卷二·泻南方补北方论》

【提要】 本论阐述虚实补泻的原则。作者认为，后世对《难经·七十五难》的理解均未切当，指出火为木之子，子火既助母木而至肝气充实，故补水泻火，可使水胜火，火势退而木气自衰，这就是母能虚子之义。所谓虚，是抑其太过而使之衰也。补水泻火法，使火退则金不受克而制木，土又不受克而生金。因此，虽不补金，而金自受益，所谓"不治之治"，当深思其理。

冯兆张　治虚为去病之要※＊

《经》曰：精神内守，病安从来？又曰：邪之所凑，其正必虚。不治其虚，安问其余？可见，虚为百病之由，治虚为去病之要焉。故风寒外感，表气必虚；饮食内伤，中气必弱；易感寒者，真阳必亏；易伤热者，真阴必耗。正气旺者，虽有强邪，亦不能感，感亦必轻，故多无病，病亦易愈。正气弱者，虽即微邪，亦得易袭，袭则必重，故最多病，病亦难瘥。

治之者，明此标本轻重之道，以投顾主逐客之方，则重者轻，而轻者愈。要知精神内长于中，邪气自解于外，精神耗散于内，即我身之津液气血无所主宰，皆可内起为火、为痰而成邪，岂必待外因所致哉！倘不知此，徒知或从表以发散，或从里以克削，现在已有之虚，不为补救，未来无影之邪，妄肆祛除，有是病者，病受何妨？无是病者，正气益困，以致精神疲惫，性命昏沉。若不急为猛省，峻加挽救之功，何以续一息于垂绝！奈俗以虚极，不可大补，些小调益，何异深沉海底，轻扶一臂之力，以望援溺之功哉！况有复加峻削寒凉者，更似入井而反下石耳。

——清·冯兆张《冯氏锦囊秘录·杂症大小合参卷一·尊生救本篇》

【提要】 本论阐述虚为百病之由，治虚为去病之要。因"邪之所凑，其正必虚"，而"正气弱者，虽即微邪，亦得易袭，袭则必重"，所以若已有虚，则应及时补救。如果虚极，更应峻补。

徐灵胎　攻补寒热同用论

虚证宜补，实证宜泻，尽人而知之者。然或人虚而证实，如弱体之人，冒风伤食之类；或人实而证虚，如强壮之人，劳倦亡阳之类；或有人本不虚，而邪深难出；又有人已极虚，而外邪尚伏。种种不同。若纯用补，则邪气益固；纯用攻，则正气随脱。此病未愈，彼病益深，古方所以有攻补同用之法。

疑之者曰：两药异性，一水同煎，使其相制，则攻者不攻，补者不补，不如勿服。若或两药不相制，分途而往，则或反补其所当攻，攻其所当补，则不惟无益，而反有害，是不可不虑也。此正不然。盖药之性，各尽其能，攻者必攻强，补者必补弱，犹掘坎于地，水从高处流下，必先盈坎而后进，必不反向高处流也。如大黄与人参同用，大黄自能逐去是坚积，决不反伤正气；人参自能充益正气，决不反补邪气。盖古人制方之法，分经别脏，有神明之道焉。如疟疾之小柴胡汤，疟之寒热往来，乃邪在少阳，木邪侮土，中宫无主，故寒热无定。于是用柴胡以驱少阳之邪，柴胡必不犯脾胃；用人参以健中宫之气，人参必不入肝胆。则少阳之邪自去，而中土之气自旺，二药各归本经也。如桂枝汤，桂枝走卫以祛风，白芍走荣以止汗，亦各归本经也。以是而推，无不尽然。试以《神农本草》诸药主治之说细求之，自无不得矣。凡寒热兼用之法，亦同此义，故天下无难治之症。后世医者不明此理，药惟一途。若遇病情稍异，非顾此失彼，即游移浮泛，无往而非棘手之病矣。但此必本于古人制方成法，而神明之。若竟私心自用，攻补寒热，杂乱不伦，是又杀人之术也。

——清·徐灵胎《医学源流论·卷下·治法·攻补寒热同用论》

【提要】　本论阐述攻补寒热同用的必要性及原理。在人虚而证实、人实而证虚、人本不虚而邪深难出、人已极虚而外邪尚伏等情况下，纯用补则邪气益固，纯用攻则正气随脱，所以有必要攻补同用。因药性有各尽其能、各归本经的特点，攻者必攻强，补者必补弱，所以不用担心攻补之品相制而无用，或者反补其所当攻，攻其所当补。寒热兼用之法同理。但医者仍需遵循病机，治有章法，不可因此而制杂乱无伦之方，反而害人。

张子琳　补泻有法，勿失四宜

病种繁多，错综复杂，治疗应随证而变化。但万变不离其宗，病情千变万化，总不离祛邪与养正两种治法。凡邪实之病不宜补，补则邪滞。祛邪，必紧抓时机方能速效。正虚病人不可泻，泻则虚虚。正如《中藏经·论诸病治疗交错致于死候第四十七》所云："若实而不下，则使人心腹胀满，烦乱，鼓胀。若虚而不补，则使人气血消散，精神耗亡，肌肉脱失，志意昏迷。"久病正虚者，补之宜缓，要善于守法守方。勿论补或泻，应掌握补而不滞、泻不伤正的原则，忌讳补中用泻。

医生临床，不应怕病情复杂和病势波动反复。一治则愈者，常人亦可为医，医生有何用哉！辨证论治，是中医治病的精髓，有是证则施是药，病情再复杂，只要紧抓主症，明辨证型，对证下药，不难取效。顽固久病，波动反复，此为常事，不一定是医治中的失误。诸如慢性肾炎、肝炎以及癫痫等疾病，绝非一治即愈之病，只要坚持辨证论治法则，多能逐步取效，乃至痊愈。

治病应谨守"四宜"，即因人、因时、因地、因证制宜。因人制宜，乃因人之禀赋不同，体质各异，故对药物的反应亦有差别。曾有人将黄柏用至 15 克，无不良反应，但有人只用 6 克便引起腹痛。还有些虚不受补的病人，虽身疲乏力，但予补中益气汤时，反愈服愈软。故医生治病时，应针对病人的个体特性给以恰当治疗。因时制宜，是指医生治病时应随季节变化而采取相应措施。人体与外界环境适应（天人相应），身体安康，反之则疾病生。如春节前后，是冬春季节交替时期，常因机体不能很快适应急剧变化着的天气，稍一疏忽则疾病生焉。医生治病应随时令变化采取应变措施。因地制宜，指要注意人与地域的依存关系。地域不同，寒湿润燥各异，人的体质亦随之而有别。如北方之人多怕冷而耐热药，南方人则易伤阴而畏辛燥，水域之人多阳气不足。医生临证处方，尤需考虑地域因素。因证制宜的实质即辨证论治，于此从略。

人常说："医生愈老，胆量愈小。"这是教训使然。其本意不是老而无用，是愈老思考问题愈加精微。青年医生应效法老者的谨慎态度。

中药的疗效不在于剂量大小，也不在于药性之峻猛程度，而在于辨证准确，药证相合与思考对路。如此，药量虽小，药性平和，亦使病情好转；相反，药证不合，药量愈大或药性愈猛，对病人造成的损害也愈大。我用破气、攻下、逐水等药，即使在非用不可的情况下，也只暂用一二剂，绝不使病人常时服用。我本身不耐大寒、大热，无急躁暴戾之性，可能受自身体质与性格的影响，所以为患者选药时亦倾向于平和清淡之品。在治疗方法上，每个医生皆有各自之所长与各自之短缺，同道之间应取长补短，不应相互轻视。

——张子琳《中国百年百名中医临床家丛书：张子琳·补泻有法，勿失四宜》

【提要】　本论阐述补泻治则的一些注意事项。作者认为，治病不离祛邪与养正两种治法。邪实之病不宜补，正虚病人不可泻。久病正虚者，补之宜缓。补泻原则是补而不滞，泻不伤正，忌补中用泻。治病应谨守"四宜"，即因人、因时、因地、因证制宜。因证制宜的实质即辨证论治。无论病情如何复杂，只要紧抓主症，明辨证型，对证下药，不难取效。

2.6 标 本 缓 急

《素问》　论标本之治**

黄帝问曰：病有标本，刺有逆从，奈何？岐伯对曰：凡刺之方，必别阴阳，前后相应，逆从得施，标本相移，故曰：有其在标而求之于标，有其在本而求之于本，有其在本而求之于标，有其在标而求之于本；故治有取标而得者，有取本而得者，有逆取而得者，有从取而得者。故知逆与从，正行无问，知标本者，万举万当，不知标本，是谓妄行。夫阴阳逆从标本之为道也，小而大，言一而知百病之害。少而多，浅而博，可以言一而知百也。以浅而知深，察近而知远，言标与本，易而勿及。

治反为逆，治得为从。先病而后逆者治其本，先逆而后病者治其本；先寒而后生病者治其本，先病而后生寒者治其本；先热而后生病者治其本，先热而后生中满者治其标；先病而后泄者治其本，先泄而后生他病者治其本；必且调之，乃治其他病。先病而后生中满者治其标，先中满而后烦心者治其本。人有客气，有同气。小大不利治其标，小大利治其本。病发而有余，本而标之，先治其本，后治其标，病发而不足，标而本之，先治其标，后治其本。谨察间甚，以意调之，间者并行，甚者独行。先小大不利而后生病者治其本。

——《素问·标本病传论》

【提要】 本论阐述临床治疗从标、从本论治的基本原则。"标本"是相对的概念，论中标本代表病证先后、主次、病情的轻重缓急。治病求本是根本原则，而标病危急或是突出的主要矛盾时，当先治标。病情轻缓者可标本兼治，严重时则独治标病或独治本病。

张仲景 论表里同病治之先后缓急**

问曰：病有急当救里、救表者，何谓也？师曰：病，医下之，续得下利清谷不止，身体疼痛者，急当救里；后身体疼痛，清便自调者，急当救表也。夫病痼疾加以卒病，当先治其卒病，后乃治其痼疾也。

——汉·张仲景《金匮要略·卷上·脏腑经络先后病脉证》

【提要】 本论阐述表里同病时的先后缓急治则。一般情况，表里同病，应先解表，表解后方可治里，否则易致外邪内陷，造成变证。因此，先表后里的治法是治疗表里同病的常规之法。本论先里后表的治法，是治疗表里同病的变法。此外，有时表里同病，单解表则里证不去，单治里则外邪不解，且可互相产生不良影响，为了提高疗效，必须双方兼顾，这又是表里同治的方法。

《圣济总录》 论治有标本*

病有本标，治有缓急。知所先后，乃得其宜。凡言本标，其说有三：有气之本标，若六气为本，三阴三阳为标是也；有病之本标，若百病之生，或生于本，或生于标，或生于中气是也；有治之本标，若取本而得，取标而得是也。三者虽若不同，要之皆以所因为本，所应为标。是故有病伤寒者，因寒而得，即以寒为本。随其变传所在，或客于阳，或客于阴，即以阴证、阳证为标。以至风暑燥湿，饮食劳倦，喜怒忧恐，皆可类举。然邪气所伤，如风雨寒暑之类，本自外至；腑脏生病，如喜怒忧惧之类，本由内生。及病成而变，有先表后里者，治法皆当治其本。唯先病而后中满及大小不利之病，则治其标。此无他，以救里为急故也。故曰：病非其本，得标之病。治非其本，得标之方。审究逆从，以施药石。标本相得，邪气乃服。病者知此则病以许治为本，治者能此则治以适当为工。是以《内经》又言：病为本，工为标。

——宋·赵佶《圣济总录·卷第四：治法·本标》

【提要】 本论阐述临床辨证分别标本，及治法从本从标的基本原则。本标的含义有三：一为本气之本标，二为病之本标，三为治之本标。但总以病因为本，病象为标。医者在实践中应明辨标本，才能取得疗效。

杨士瀛　治病当先救急

治病如弈棋，当先救急。急者何？救其重而略其轻也。假如病人发热经日，服通利之剂，泄泻不止，呕吐大作，粥药不入，而热犹未已。治法略去发热一节，且以定呕进食为先。惟人参、生姜，入些炙甘草，煎汤调苏合香丸，咽下养正丹，斟酌丸数与之。进剂以还，呕吐自定，饮食渐进，泄泻亦自不作。是元气既正，纵有微热，特假热耳。人参、川芎、柴胡、甘草调理之。

——宋·杨士瀛《仁斋直指方论·卷之二：证治提纲·治病当先救急》

【提要】　本论阐述治病应先救急的基本原则，并举发热病程中出现泄泻、呕吐为例，指出保胃气为治病之先，避免元气化生无源。待胃气恢复之后，再相机治疗。

李东垣　标本阴阳论

天，阳，无，圆，气，上，外，升，生，浮，昼，动，轻，燥，六腑。
地，阴，有，方，血，下，内，降，杀，沉，夜，静，重，湿，五脏。
夫治病者，当知标本。以身论之，则外为标，内为本；阳为标，阴为本。故六腑属阳为标，五脏属阴为本，此脏腑之标本也。又五脏六腑在内为本，各脏腑之经络在外为标，此脏腑经络之标本也。更人身之脏腑、阴阳、气血、经络，各有标本也。以病论之，先受病为本，后传流病为标。凡治病者，必先治其本，后治其标。若先治其标，后治其本，邪气滋甚，其病益畜；若先治其本，后治其标，虽病有十数证皆去矣。谓如先生轻病，后滋生重病，亦先治轻病，后治重病，如是则邪气乃伏，盖先治本故也。若有中满，无问标本，先治中满，谓其急也。若中满后，有大小便不利，亦无问标本，先利大小便，次治中满，谓尤急也。除大、小便不利及中满三者之外，皆治其本，不可不慎也。

从前来者为实邪，从后来者为虚邪，此子能令母实，母能令子虚是也。治法云：虚则补其母，实则泻其子。假令肝受心火之邪，是从前来者，为实邪，当泻其子火也。然非直泻其火，十二经中各有金、水、木、火、土，当木之分，泻其火也。故《标本论》云：本而标之，先治其本，后治其标。即肝受火邪，先于肝经五穴中泻荥，肝行间穴是也；后治其标者，于心经五穴内泻荥，心少府穴是也。以药论之，入肝经药为之引，用泻心火药为君，是治实邪之病也。假令肝受肾邪，是从后来者，为虚邪，虚则补其母。故《标本论》云：标而本之，先治其标，后治其本。即肝受水邪，当先于肾经涌泉穴中补木，是先治其标；后于肝经曲泉穴中泻水，是后治其本。此先治其标者，推其至理，亦是先治其本也。以药论之，入肾经药为引，用补肝经药为君是也。

——金·李东垣《东垣试效方·卷一·药象门·标本阴阳论》

【提要】　本论阐述《内经》标本先后治疗原则，并以五脏子母关系为例，具体介绍了针刺和处方用药如何体现标本先后原则。

缪希雍　论治阴阳诸虚病皆当以保护胃气为急

夫胃气者，即后天元气也，以谷气为本。是故《经》曰：脉有胃气曰生，无胃气曰死。又曰：安谷则昌，绝谷则亡。可见先天之气，纵有未尽，而他脏不至尽伤。独胃气偶有伤败，以至于绝，则速死矣。谷气者，譬国家之饷道也。饷道一绝，则万众立散。胃气一败，则百药难施。若阴虚，若阳虚，或中风，或中暑，乃至泻利滞下、胎前产后、疔肿痈疽、痘疮、痧疹、惊疳，靡不以保护胃气、补养脾气为先务，本所当急也。故益阴宜远苦寒，益阳宜防泄气，祛风勿过燥散，消暑毋轻下通，泻利勿加消导；滞下之忌芒硝、巴豆、牵牛，胎前泄泻之忌当归，产后寒热之忌芩、连、栀子，疔肿痈疽之未溃忌当归，痘疹之不可妄下。其他内外诸病，应投药之中，凡与胃气相违者，概勿使用。投药之顷，宜加三思。

　　　　　　——明·缪希雍《神农本草经疏·卷一·论治阴阳诸虚病皆当以保护胃气为急》

【提要】　本论阐述治疗诸虚应注重保护胃气、补养脾气的观点。作者还指出，除了远苦寒之外，泄气、燥散、下通、消导之品也要谨慎使用。总之，用药时，凡与胃气相违者，概勿使用。

张介宾　论治之缓急有无[※*]

"邪气盛则实，精气夺则虚"二句为病治之大纲，其辞似显，其义甚微，最当详辨，而辨之有最难者何也？盖实言邪气，实宜泻也；虚言正气，虚宜补也。凡邪正相搏而为病，则邪实正虚，皆可言也。故主泻者则曰：邪盛则实，当泻也。主补者则曰：精夺则虚，当补也。各执一句，茫无确见，借口文饰，孰得言非？是以至精之训，反酿莫大之害。不知理之所在，有必不可移易者，奈时医不能察耳。余请析此为四，曰孰缓孰急，其有其无也。

　　所谓缓急者，察虚实之缓急也。无虚者急在邪气，去之不速，留则生变也；多虚者急在正气，培之不早，临期无济也。微虚微实者，亦治其实，可一扫而除也；甚虚甚实者，所畏在虚，但固守根本以先为己之不可胜，则邪无不退也。二虚一实者兼其实，开其一面也；二实一虚者兼其虚，防生不测也。总之实而误补，固必增邪，犹可解救，其祸小；虚而误攻，真气忽去，莫可挽回，其祸大。此虚实之缓急，不可不察也。

　　所谓有无者，察邪气之有无也。凡风、寒、暑、湿、火、燥，皆能为邪。邪之在表、在里、在腑、在脏，必有所居，求得其本则直取之，此所谓有，有则邪之实也；若无六气之邪而病出三阴，则惟情欲以伤内，劳倦以伤外，非邪似邪，非实似实，此所谓无，无则病在元气也。不明虚实有无之义，必至以逆为从，以标作本，绝人长命，损德多矣，可不惧且慎哉！

　　　　　　——明·张介宾《类经·十四卷：疾病类·十六、邪盛则实精夺则虚》

【提要】　本论阐述临证治疗应考虑正气与邪气孰为缓急、外感与内伤有无关联。所谓分别缓急，是通过判断邪正双方的力量对比，以确定采用或攻或补的治法；所谓厘清有无，是通过分别外感邪气之在表里脏腑，或内伤七情饮食之元气亏损状态，以确定相应的治法。

张介宾　标本论

病有标本者，本为病之源，标为病之变。病本惟一，隐而难明，病变甚多，显而易见。故今之治病者，多有不知本末，而惟据目前，则最为斯道之大病。且近闻时医有云"急则治其标，缓则治其本"，互相传诵，奉为格言，以为得其要矣。予闻此说而详察之，则本属不经而亦有可取。所谓不经者，谓其以治标治本对待为言，则或此或彼，乃可相参为用矣。若然，则《内经》曰"治病必求其本"，亦何谓耶？又《经》曰：夫阴阳逆从，标本之为道也。小而大，浅而博，可以言一而知百病之害也。以浅而知深，察近而知远，言标与本，易而勿及。又曰：先病而后逆者治其本，先逆而后病者治其本。先寒而后生病者治其本，先病而后生寒者治其本。先热而后生病者治其本，先病而后生热者治其本。先病而后泄者治其本，先泄而后生他病者治其本。先热而后生中满者治其标，先病而后生中满者治其标，先中满而后生烦心者治其本。小大不利治其标，小大利治其本，先小大不利而后生病者治其本。由此观之，则诸病皆当治本，而惟中满与小大不利两证当治标耳。盖中满则上焦不通，小大不利则下焦不通，此不得不为治标以开通道路，而为升降之所由。是则虽曰治标，而实亦所以治本也。自此以外，若以标本对待为言，则治标治本当相半矣。故予谓其为不经者此也。然亦谓其可取者，则在缓急二字，诚所当辨。然即中满及小大不利二证，亦各有缓急。盖急者不可从缓，缓者不可从急。此中亦自有标本之辨，万不可以误认而一概论也。今见时情，非但不知标本，而且不知缓急。不知标本，则但见其形，不见其情。不知缓急，则所急在病，而不知所急在命。故每致认标作本，认缓作急，而颠倒错乱，全失四者之大义，重命君子，不可不慎察于此。

——明·张介宾《景岳全书·二卷：传忠录（中）·标本论》

【提要】 本论阐述辨病之标本论治，认为本为病之源，标为病之变，并辨析了病之标本与缓急的关系。"标"与"本"，是中医治疗疾病时用以分析各种病证的矛盾，分清主次，解决主要矛盾的治疗理论。"标"即现象，"本"即本质。论中列举了治本与治标的不同情况，总结提出"诸病皆当治本，而惟中满与小大不利两证当治标"。除标本外，病情亦有缓急之分，对于危及生命的情况，必须优先处理。

王三尊 论治病当以人之元气盛衰为本病为标

人之生死全赖乎气，气聚则生，气壮则康，气衰则弱，气散则死，医者可不审人之元气盛衰以为治哉？夫元气之尽，不外乎阴阳两端。盖阴阳互根，不可偏胜，少偏则病，偏甚则死矣。如阳虚之甚者，先回其阳，继而渐加补阴之药，是无阴则阳无以化也。阴虚之甚者，先补其阴，继而渐加补阳之药，是无阳则阴无以生也。务使阴阳和平，水升火降，归于中庸之道而已，不可少有偏见也。有元气之盛者，虽犯五夺之后，而犹夹实症；有元气之弱者，虽犯外感，痢疟痘疡之初，而便夹虚症。又有平日最壮，而竟得虚症者；有平日最弱，而竟得实症者。此又不可不察也。以上所言之症，乃百中一二，然不细心体察，杀人正恐不少也。

——清·王三尊《医权初编·卷上·论治病当以人之元气盛衰为本病为标》

【提要】 本论阐述人以元气为本，临床制订治疗方案需要分析元气与疾病之缓急，辨证施治。

徐灵胎 治病缓急论

病有当急治者，有不当急治者。外感之邪，猛悍剽疾，内犯脏腑，则元气受伤，无以托疾于外，必乘其方起之时，邪入尚浅，与气血相乱，急驱而出之于外，则易而且速。若俟邪气已深，与气血相乱，然后施治，则元气大伤，此当急治者也。若夫病机未定，无所归著，急用峻攻，则邪气益横。如人之伤食，方在胃中，则必先用化食之药，使其食渐消，由中焦而达下焦，变成渣秽而出，自然渐愈。若即以硝黄峻药下之，则食尚在上焦，即使随药而下，乃皆未化之物，肠胃中脂膜与之全下，而人已大疲，病必生变，此不当急治者也。以此类推，余病可知。至于虚人与老少之疾，尤宜分别调护，使其元气渐转，则正复而邪退。医者不明此理，而求速效，则补其所不当补，攻其所不当攻。所服之药不验，又转求他法，无非诛伐无过。至当愈之时，其人已为药所伤，而不能与天地之生气相应矣。故虽有良药，用之非时，反能致害。缓急之理，可不讲哉？

——清·徐灵胎《医学源流论·卷下·治法·治病缓急论》

【提要】 本论阐述治病需分缓急不同而处治。外感病当乘其方起之时，趁其侵犯部位表浅，应及时加以治疗；病机未定者，则不可急攻；虚人与老少之疾，则宜缓养正气。

徐灵胎 治病分合论

一病而当分治者，如痢疾腹痛胀满，则或先治胀满，或先治腹痛。即胀满之中亦不同，或因食，或因气；或先治食，或先治气。腹痛之中亦不同，或因积，或因寒；或先去积，或先散寒。种种不同，皆当审其轻重而审察之。以此类推，则分治之法可知矣。有当合治者，如寒热腹痛，头疼，泄泻，厥冒，胸满，内外上下，无一不病，则当求其因何而起，先于诸症中择最甚者为主。而其余症，每症加专治之药一二味以成方，则一剂而诸症皆备。以此类推，则合治之法可知矣。若亦有分合焉，有一病而合数药以治之者，阅古圣人制方之法自知；有数病而一药治之者，阅本草之主治自知。为医者，无一病不穷究其因，无一方不洞悉其理，无一药不精通其性。庶几可以自信，而不枉杀人矣！

——清·徐灵胎《医学源流论·卷下·治法·治病分合论》

【提要】 本论阐述疾病有多个症状时，在治疗策略上有分治与合治之不同。病情相对简单时，需要分清症状轻重，先治病机最为关键者，此为分治之法。病情复杂时，先治疗诸症中表现最为突出者，兼及其他症状，当采用合治之法。

韦协梦 急则治其标

病有标有本，不可偏废，而危急之际则必先治其标。譬如草窃骤发，必缮甲兵，具卒乘，灭此朝食，聚族而歼，若拘拘于招携以礼，怀远以德，则姑息养奸，迂阔而远于事情。然此指中寒、中暑、中风、中恶以及痘毒、疮毒，外侮倏乘，迫不及待者而言。

若大吐、大泻或产后去血过多，以致口眼㖞斜，角弓反张，乃元气虚脱，似风非风，须重用人参补气生血，辅以群药，方能奏效。倘误认风症而以追风之药投之，祸不旋踵，危乎微乎，凛之慎之。

——清·韦协梦《医论三十篇·急则治其标》

【提要】　本论阐述治疗急症当根据证候实虚采用治标之法，可分为急祛其邪和急扶其正两类。

李翰卿　痼疾夹感新病治标重于治本※

有很多疾病，特别是严重疾病的日益恶化，是与新的病因有关的。这些病因大致有四：一，外感六淫；二，饮食积滞；三，七情所伤；四，错误用药。如果临床中不注意这四种因素，单纯认为是固有疾病的恶化，往往取不到满意的效果。例如一肺癌患者李某，突然左臂剧烈疼痛，家属及一些医生均认为是肺癌转移所致。邀李老会诊。李老通过反复了解病史和脉象的分析，认为系风寒所致，与肺癌毫无关系，但又考虑到治疗肩凝的药物大都对肺癌的治疗无益，于是建议采用针灸治疗，结果很快痛止而愈。又如一脑血栓形成后遗症的患者，李老先用补阳还五汤加减治疗，诸症均见好转。一日往诊，诸症均明显加剧，李老审视其脉症后云：此非痼疾之加剧，乃肝郁气滞之故耳。予逍遥散加减数剂，其症果减。为何用逍遥散？乃因其面色呈忧郁状，视其家属亦有不高兴状，且其两脉突见沉象，知其乃郁证所致也，故以逍遥散加减治之。

——王象礼、赵通理《中国百年百名中医临床家丛书：李翰卿·痼疾夹感新病治标重于治本》

【提要】　标本之别，其一义为故病、新病之分，以故病为本，新病为标。作者认为，外感六淫、饮食积滞、七情所伤及错误用药，可在故病基础上带来新病，不可误以为仅是故病的恶化。故其指出，痼疾夹感新病，则治标重于治本。

王启英　关于"治标""治本"之我见

祖国医学对疾病的治疗，前人曾有"治标""治本"之说，根据病情缓急之不同，采用标本分治之法，提出"急则治其标、缓则治其本"的论点，颇受一些医家的重视。但通过长期临床实践及考诸医林史料，凡临证之立法处方在实践中有显效者，多是采用标本同治之法，绝不能因其病急单纯治标，或因其病缓单纯治本。例如感受寒邪之痛经，其行经腹痛为标，血因寒凝为本，治宜温经散寒，活血止痛，可用少腹逐瘀汤（小茴香、干姜、元胡、五灵脂、蒲黄、没药、当归、川芎、赤芍、肉桂），是以温经散寒治其本，活血止痛治其标，此乃标、本同治之法。若单纯以止痛治其标，而不散寒治其本，其病必不愈。如热在血分之崩漏。其阴道下血为标，血热妄行为本，治且清热凉血，固摄止崩，可用清热固经汤（龟板、牡蛎、阿胶、生地、地骨皮、栀子、黄芩、地榆炭、棕榈炭、藕节炭、甘草），是以清热凉血治其本，固摄止崩治其标，此亦标、本同治之法。若单纯以止崩治其标，而不凉血治其本，其崩必不止。又如外感寒湿之头痛，其头部疼痛为标，寒湿阻络为本，治宜散寒除湿，通络止痛，可用川芎茶调散（羌活、防风、荆芥、薄荷、白芷、细辛、川芎、甘草），是以散寒除湿治其本，通络止痛治其标，此亦标、本同治之法。若仅以通络止痛治其标，而不散寒除湿治其本，其痛必不祛。似此证例，不胜枚举。盖标、本同治之法，不分病之缓急尽皆适用。《素问·阴阳应象大论》云："治病必求其本。"此乃千古不变之大法，医家应牢记之座右铭，舍本而逐末，非所宜焉。夫本者，病之因也。实践证明，若病因不除，其疾病能痊愈者，未之有也。

——夏洪生《北方医话·关于"治标""治本"之我见》

【提要】　本论阐述临床不能因其病急单纯治标，或因其病缓单纯治本，而应采用标本同治的办法；标本同治之法，不分病之缓急尽皆适用。需要注意的是，这是针对时人拘泥于"急则治标，缓则治本"的纠偏之论，标本同治可用于病之急、病之缓，但并非凡病皆治以标本同治，依然要注意其适用范围。

2.7　三　因　制　宜

2.7.1　因时制宜

吴　崑　奉天时

春宜吐，夏宜汗，秋宜下，药之奉天时也。春哎治络俞，夏哎治经俞，秋哎治六腑，冬则闭藏，用药而少针石，针之奉天时也。

——明·吴崑《针方六集·卷之四·奉天时》

【提要】　本论阐述处方用药有四时不同，针刺亦随四时而选取不同部位，且冬季不宜用针石。

缪希雍　脏气法时并四气所伤药随所感论

夫四时之气，行乎天地之间，人处气交之中，亦必因之而感者，其常也。春气生而升，夏气长而散，长夏之气化而软，秋气收而敛，冬气藏而沉。人身之气，自然相通。是故生者顺之，长者敷之，化者坚之，收者肃之，藏者固之。此药之顺乎天者也。春温夏热，元气外泄，阴精不足，药宜养阴；秋凉冬寒，阳气潜藏，勿轻开通，药宜养阳。此药之因时制用，补不足以和其气者也。

然而一气之中，初中末异；一日之内，寒燠或殊。假令大热之候，人多感暑；忽发冰雹，亦复感寒。由先而感则为暑病，由后而感则为寒病。病暑者投以暑药，病寒者投以寒药。此药之因时制宜，以合乎权，乃变中之常也。此时令不齐之所宜审也。假令阴虚之人，虽当隆冬，阴精亏竭，水既不足，不能制火，则阳无所依，外泄为热，或反汗出，药宜益阴，地黄、五味、鳖甲、枸杞之属是已；设从时令，误用辛温，势必立毙。假令阳虚之人，虽当盛夏，阳气不足，不能外卫其表，表虚不任风寒，洒淅战栗，思得热食，及御重裘，是虽天令之热，亦不足以敌其真阳之虚，病属虚寒，药宜温补，参、芪、桂、附之属是已；设从时令，误用苦寒，亦必立毙。此药之舍时从证者也。假令素病血虚之人，不利苦寒，恐其损胃伤血，一旦中暑，暴注霍乱，须用黄连、滑石以泄之；本不利升，须用葛根以散之。此药之舍证从时者也。从违之际，权其轻重耳。至于四气所伤，因而致病，则各从所由。是故《经》曰"春伤于风，夏生飧泄"，药宜升之、燥之，升麻、柴胡、羌活、防风之属是已。"夏伤于暑，秋必痎疟"，药宜清暑益气，以除寒热，石膏、知母、干葛、麦门冬、橘皮、参、苓、术之属是已。邪若内陷，必便脓血，药宜祛暑消滞，专保胃气，黄连、滑石、芍药、升麻、莲实、人参、扁豆、甘草之属是已。"秋伤于湿，冬生咳嗽"，药宜燥湿清热，和表降气保肺，桑白皮、石膏、薄荷、杏仁、甘草、桔梗、苏子、枇杷叶之属是已。"冬伤于寒，春必病温"，邪初在表，药宜辛寒、苦温、甘寒、苦寒，以解表邪，兼除内热，羌活、石膏、葛根、前胡、知母、竹叶、柴胡、麦门冬、荆芥、甘草之属是已。至夏变为热病，六经传变，药亦同前，散之贵早。治若后时，邪结于里，上则陷胸，中下承气，中病乃已，慎毋尽剂，勿懵勿忒，能事必矣。

以上皆四时六气所伤致病，并证重舍时，时重舍证，用药主治之大法，万世遵守之常经，圣哲复起，不可改已。所云六气者，即风寒暑湿燥火是也。过则为淫，故曰六淫。淫则为邪，以其为天之气，从外而入，故曰外邪。邪之所中，各有其地，在表治表，在里治里，表里之间，则从和解。病有是证，证有是药，各有司存，不相越也。此古人之定法，今人之轨则也。

——明·缪希雍《神农本草经疏·卷一·脏气法时并四气所伤药随所感论》

【提要】 本论阐述四气所伤产生病证以及因时、因人治疗的若干原则。作者认为，其一，用药顺四时之气，生者顺之，长者敷之，化者坚之，收者肃之，藏者固之。其二，春夏养阳，秋冬养阴，治当补不足以和其气。其三，时令不齐时，病暑者投以暑药，病寒者投以寒药，以合乎权。其四，阴虚之人冬季依然要滋阴，阳虚之人夏季依然要温阳，即舍时从证。其五，假令素病血虚之人，不利苦寒，恐其损胃伤血，一旦中暑，暴注霍乱，须用黄连、滑石以泄之；本不利升，须用葛根以散之。即为舍证从时之法。

余国佩 医法顺时论

时运迁改，则其气有变，大都总以偏干、偏湿为乖厉之气，故以燥湿为病之提纲，或兼寒兼热为变。若论常行之度，则以子到巳主湿，午到亥主燥。此是一年之更换，偏干则多燥病，偏雨则多湿病，年岁亦因水旱为灾。人为万物中之一物，既同处天地气交之中，亦随感其燥湿而为病，此理势所必然。医家能随其气而施治，自无错误。但二气之为害，水灾犹有可生之物；赤地千里，其害更甚，故人之感燥其病尤烈。如近年之转筋霍乱、烂喉痧毒，治不得法，经日辄毙；较缓如痘、疹、疟、痢、伏暑诸症，不知润燥之方，误事不少。况今大运已转燥火之时，百病均宜防其化燥。余《医案》补出燥病，皆自古未发明者，各立医法，以为治疗之式。宋时《柳子藏书》载医药云：古有古之天时人事，今有今之天时人事，治病不得一例而推，当随时立法制方。古人原有确论，奈时人未之察耳。

——清·余国佩《医理·医法顺时论》

【提要】 本论阐述自然气候异常变化，常常以燥湿二者最为明显；人在气交之中，故患病之机也之相应。其将春夏二季统于湿，秋冬二季统于燥，结合自然大运燥火之时段，认为医者也应顺天时以辨民病，随时变以立处方。

姚承济 因天时治外感有得

昆明地处亚热带季风性湿润气候，四围群山环抱，北有乌蒙山系，蜿蜒连绵，挡住南下昆明的寒流；西有玉案山，太华山麓为屏，强劲的西风至此已为强弩之末；东南以鸣凤山、梁王山为障，挡住南来的热浪；更有五百里滇池镶嵌其中调节寒热。这样特殊的地区环境使昆明地区形成了冬无严寒、夏无酷暑、四季如春的气候。

昆明老一辈医学家治疗表证的用药经验，春令多用薄荷、防风、紫苏梗、前胡、桑叶、桔梗等轻宣肺卫之品；夏季常有藿香正气散、三物香薷饮、清暑益气汤等芳香疏利之剂；秋季以玄参、麦冬、桑叶、杏仁益阴清化。冬季以葛根、桂枝、桑枝、独活等辛温疏利。这正是综合了昆明地区气候、地理特点以及人体秉赋强弱的独特用药规律。因此，"轻宣疏化"就成了昆明地区特有的四时祛邪大法。1984 年我们以"清宣疏化"作为感冒专病的医理设计，将我省名中医姚贞白老师的薄荷饮、藿曲平胃汤、玄麦桑杏汤、葛根防风饮等临床验方输入电脑，通过鉴定后投入临床使用，半年来诊治了二千余例不同证候的感冒病人，不仅疗效卓著，而且取得了良好的社会效益。

——詹文涛《长江医话·因天时治外感有得》

【提要】 本论通过分析昆明的气候特点，阐述"轻宣疏化"是昆明地区特有的四时祛邪大法，体现了因时制宜的特点。

2.7.2 因地制宜

《素问》 异法方宜论

黄帝问曰：医之治病也，一病而治各不同，皆愈。何也？岐伯对曰：地势使然也。故东方之域，天地之所始生也，鱼盐之地，海滨傍水。其民食鱼而嗜咸，皆安其处，美其食。鱼者使人热中，盐者胜血，故其民皆黑色疏理，其病皆为痈疡，其治宜砭石。故砭石者，亦从东方来。西方者，金玉之域，沙石之处，天地之所收引也。其民陵居而多风，水土刚强，其民不衣而褐荐，其民华食而脂肥，故邪不能伤其形体，其病生于内，其治宜毒药。故毒药者，亦从西方来。北方者，天地所闭藏之域也，其地高陵居，风寒冰冽。其民乐野处而乳食，脏寒生满病，其治宜灸焫。故灸焫者，亦从北方来。南方者，天地所长养，阳之所盛处也，其地下，水土弱，雾露之所聚也。其民嗜酸而食胕，故其民皆致理而赤色，其病挛痹，其治宜微针。故九针者，亦从南方来。中央者，其地平以湿，天地所以生万物也众。其民食杂而不劳，故其病多痿厥、寒热。其治宜导引按跷。故导引按跷者，亦从中央出也。故圣人杂合以治，各得其所宜。故治所以异而病皆愈者，得病之情，知治之大体也。

——《素问·异法方宜论》

【提要】 本论阐述因地制宜的治疗原则，即依据地域环境的不同，制定与之相适宜的治疗方法。我国国土辽阔，各地气候不同，人群的生活习惯和体质特点、发病情况亦有差异。如南方炎热多雨，地势卑湿，病人易出现湿热证候；北方少雨干燥，病人易出现燥证。故水土不同，治疗用药时应考虑地域因素。

《圣济总录》 治宜

人生天地中，随气受病；医之治病，从气所宜。统论之，阴阳殊化，有东南西北之异气，《内经》所谓"地有高下，气有温凉，高者气寒，下者气热"。故曰：气寒气凉，治以寒凉；气温气热，治以温热。又曰：东方之民，治宜砭石；西方之民，治宜毒药；北方之民，治宜灸焫；南方之民，治宜微针；中央之民，治宜导引、按跷。然则从气所宜而治之，固可知也。至如岭南多瘴，江湖多湿，山阴水野沙石之气，生病悉异。为治之方，安可一概？又况《内经》论一州之气，生化寿夭各不同，则知地有小大。小者小异，大者大异。唯圣人能杂合以治，各得其所宜。

——宋·赵佶《圣济总录·卷第四：治法·治宜》

【提要】 本论结合《内经》有关"异法方宜"的论述，从地域气候差异的角度进行阐述，强调了因地制宜的重要性。

徐灵胎 五方异治论

人禀天地之气以生，故其气体随地不同。西北之人，气深而厚，凡受风寒，难于透出，宜用疏通重剂。东南之人，气浮而薄，凡遇风寒，易于疏泄，宜用疏通轻剂。又西北地寒，当用温热之药，然或有邪蕴于中，而内反热，则用辛寒为宜。东南地温，当用清凉之品，然或有气邪随散，则易于亡阳，又当用辛温为宜。至交广之地，则汗出无度，亡阳尤易，附桂为常用之品。若中州之卑湿，山陕之高燥，皆当随地制宜。故入其境，必问水土风俗而细调之，不但各府各别，即一县之中，风气亦有迥殊者，并有所产之物、所出之泉，皆能致病，土人皆有极效之方，皆宜详审访察。若恃己之能，执己之见，治竟无功，反为土人所笑矣。

湖州长兴县有合溪，小儿饮此水，则腹中生痞。土人治法，用钱挂颈，以两头按乳头上，剪断，即将此线挂转，将两头向背脊上，一并拽齐。线头尽处将黑点记脊上，用艾灸之，或三壮，或七壮即消，永不再发。服药无效。

——清·徐灵胎《医学源流论·卷下·治法·五方异治论》

【提要】 本论阐述治病必须考虑到当地的水土风俗。一则人之"气体"随地不同，二则当地所产及饮食可能导致地方病，当地人常有效方可治。

2.7.3 因人制宜

李中梓 富贵贫贱治病有别论

尝读张子和《儒门事亲》，其所用药，惟大攻大伐，其于病也，所在神奇。又读薛立斋十六种，其所用药，惟大温大补，其于病也，亦所在神奇。何两公之用药相反，而收效若一耶？此其说在《内经·征四失论》曰：不适贫富贵贱之居，坐之薄厚，形之寒温，不适饮食之宜，不别人之勇怯，不知比类，足以自乱，不足以自明。大抵富贵之人多劳心，贫贱之人多劳力。

富贵者膏粱自奉，贫贱者藜藿苟充。富贵者曲房广厦，贫贱者陋巷茅茨。劳心则中虚而筋柔骨脆，劳力则中实而骨劲筋强。膏粱自奉者脏腑恒娇，藜藿苟充者脏腑恒固。曲房广厦者，玄府疏而六淫易客；茅茨陋巷者，腠理密而外邪难干。故富贵之疾，宜于补正；贫贱之疾，利于攻邪。易而为治，比之操刃。子和所疗多贫贱，故任受攻；立斋所疗多富贵，故任受补。子和一生岂无补剂成功，立斋一生宁无攻剂获效？但著书立言则不之及耳！有谓"子和北方宜然，立斋南方宜尔"，尚属偏见。虽然贫贱之家亦有宜补，但攻多而补少；富贵之家亦有宜攻，但攻少而补多。是又当以宜为辨，禀受为别，老壮为衡，虚实为度，不得胶于居养一途，而概为施治也。

——明·李中梓《医宗必读·卷之一·富贵贫贱治病有别论》

【提要】　本论阐述针对患者贫富贵贱不同生活条件和习惯而论治的原因，但也强调了攻、补之法应灵活运用，据病用药而不可拘泥于患者个体差异。

徐灵胎　病同人异论

天下有同此一病，而治此则效，治彼则不效，且不惟无效而反有大害者，何也？则以病同而人异也。夫七情六淫不感不殊，而受感之人各殊，或气体有强弱，质性有阴阳，生长有南北，性情有刚柔，筋骨有坚脆，肢体有劳逸，年力有老少，奉养有膏粱藜藿之殊，心境有忧劳和乐之别，更加天时有寒暖之不同，受病有深浅之各异。一概施治，则病情虽中，而于人之气体迥乎相反，则利害亦相反矣。故医者心细审其人之种种不同，而后轻重缓急、大小先后之法因之而定。《内经》言之极详，即针灸及外科之治法尽然。故凡病者，皆当如是审察也。

——清·徐灵胎《医学源流论·卷上·病同人异论》

【提要】　本论阐述治病时要细审患者个体差异，如人之气体有强弱，质性有阴阳，生长有南北，性情有刚柔，筋骨有坚脆，肢体有劳逸，年力有老少，奉养有膏粱藜藿之殊，心境有忧劳和乐之别，更加天时有寒暖之不同，受病有深浅之各异，治疗时据此而定轻重缓急、大小先后之法。

周学海　富贵贫贱攻补异宜其说有辨

前人皆谓：富贵之病利用补，贫贱之人利用攻。初未临诊之时，亦深以此语为数，乃至今而觉其非也。富贵之人，安居厚奉，脏腑经络，莫不痰涎胶固，气机凝滞，不能流通，故邪气据之而不得去者，非正气之不足，乃正气之不运也。治之宜重用攻散，且气血充裕，能任攻散者，正此辈也；若重之以补，是益之滞矣。贫贱之人，藜藿不充，败絮不暖，四时力作，汗液常泄，荣虚卫散，经脉枯槁。及至有病，初起隐忍，劳役不辍，势至重困，乃始求医，故其邪气之不去者，非正气之不运，实正气之不足也。治之须助正气，正气一充，其气机之流利，自能鼓舞驱邪，非似富贵安逸者之气滞，必待重施攻散也。吾每诊贫贱力食之人，病脉或粗大挺硬，或短弱细微，起伏总是无力，应指总是少神，求似富贵之脉之洪滑搏结者，殊不多觏也。盖富病属气血之郁滞，贫病属气血之匮乏。若谓筋骨柔脆与坚强之不同也，此在无病时则然耳！每治贫病，佐以参、术、归、地，其效甚捷。此无他故也，地瘠者易为溉，气滑者易为滋也。《内经》曰：形苦志乐，病生于筋，治之以熨引。是温助其气而运之，形已苦者，不得复开泄也。形乐志乐，病生于肉，治之以针石；形乐志苦，病生于脉，治之以灸刺。是形乐者，皆有血实决之之义也。若攻苦之士，家徒四壁，谋道谋食，百计经营，此又不得与膏粱醋豢者同论矣。故形苦志苦，病生于困竭，治之以甘药，谓表里荣卫俱不足也。形苦宜补，形乐宜泻，不校然可睹耶！

——清·周学海《读医随笔·卷四：证治类·富贵贫贱攻补异宜其说有辨》

【提要】 本论阐述治病需依据病人生活条件和习惯而处治的原则。作者认为，富贵之人病属气血之郁滞，治之宜重用攻散，且气血充裕，能任攻散；贫贱之人病属气血之匮乏，治之须助正气，因其气机之流利，自能鼓舞驱邪。这正与《内经》中"形苦宜补，形乐宜泻"的理论相合。

2.8 治有逆从

《素问》 论逆从※*

微者逆之，甚者从之……帝曰：何谓逆从？岐伯曰：逆者正治，从者反治，从少从多，观其事也。帝曰：反治何谓？岐伯曰：热因寒用，寒因热用，塞因塞用，通因通用，必伏其所主，而先其所因。其始则同，其终则异，可使破积，可使溃坚，可使气和，可使必已。帝曰：善。气调而得者何如？岐伯曰：逆之从之，逆而从之，从而逆之，疏气令调，则其道也。

——《素问·至真要大论》

【提要】 本论阐述逆治法和从治法的含义。逆治法就是正治法，即针对疾病的性质、病机，从正面治疗。如寒证用热药，热证用寒药，实证用攻法，虚证用补法等。因药性与病性相逆，故又称逆治。从治法就是反治法。反治法，指当疾病出现假象，或大寒证、大热证，对正治法发生格拒时所采用的治法。因治法与疾病的假象相从，故亦称从治。包括热因热用、寒因寒用、塞因塞用、通因通用等治法。

《中藏经》 论六腑病所喜治则*

病起于六腑者，阳之系也。阳之发也，或上或下，或内或外，或蓄在中。行之极也，有能歌笑者，有能悲泣者；有能奔走者，有能呻吟者；有自委曲者，有自高贤者；有寤而不寐者；有能食而不便利者，有不能食而便自利者；有能言而声清者，有不能言而声昧者。状各不同，皆生六腑也。

喜其通者，因以通之；喜其塞者，因以塞之；喜其水者，以水济之；喜其冰者，以冰助之。病者之乐，慎勿违背，亦不可强抑之也。如此从顺，则十生其十，百生其百，疾无不愈矣。

——六朝·佚名氏《中藏经·卷上·水法有六论》

【提要】　本论阐述病起于六腑者的临床表现、病因病机和治疗原则。本论结合《中藏经·卷上·火法有五论》对照来看，体现了阴阳治则。论中所说阳病起于六腑的理论，后世已有发展，不可拘泥。治疗时，依从患者所喜为原则，强调注意"病者之乐"，"如此从顺"。

《中藏经》　论五脏病所喜治则[*]

病起于五脏者，皆阴之属也。其发也，或偏枯，或痿躄；或外寒而内热，或外热而内寒；或心腹膨胀，或手足拳挛，或口眼不正，或皮肤不仁，或行步艰难；或身体强硬，或吐泻不息，或疼痛不宁，或暴无语，或久无音，绵绵默默，状若死人。如斯之候，备出于阴。

阴之盛也，阳必不足；阳之盛也，阴必不盈。故前论云：阳不足则助之以火精，阴不足则济之以水母者是也。故喜其汗者汗之，喜其温者温之，喜其热者热之，喜其火者火之，喜其汤者汤之。温热汤火，亦在其宜，慎勿强之。如是则万全其万。

水火之法，真阴阳也。治救之道，当详明矣。

——六朝·佚名氏《中藏经·卷上·火法有五论》

【提要】　本论阐述病起于五脏的临床表现、基本病机和治疗原则。此类患者总体来说应治以温热，而患者有喜汗、喜温、喜热、喜火、喜汤的不同，文中主张根据患者所喜而用，还引用了关于阳虚补火、阴虚补水的阴阳治则的论述。

王　冰　论治有逆从[*]

夫病之微小者，犹水火也。遇草而爇，得水而燔，可以湿伏，可以水灭，故逆其性气以折之攻之。病之大甚者，犹龙火也，得湿而焰，遇水而燔，不知其性以水湿折之，适足以光焰诣天，物穷方止矣；识其性者，反常之理，以火逐之，则燔灼自消，焰光扑灭。然逆之，谓以寒攻热，以热攻寒；从之，谓攻以寒热，虽从其性，用不必皆同。

——唐·王冰《黄帝内经素问注·至真要大论》

【提要】　本论阐述正治、反治的基本原理。

李东垣　病有逆从治有反正论

《至真要大论》云：病有逆从，治有反正。夫四反治者，是明四经各经之病源。一经说手足二经内之病证，便是八经，治法亦然。《内经》曰：上下同法。此之谓也。

手少阳三焦之经，治法曰通因通用。据病题止言手少阳三焦之经，便有足少阳胆之经。明见脉如筝弦无力，时时带数是也。大抵为手足经气血一般，更为所主者同，此则上下同法。余三反治仿此，不须再解也。夫圣人立通因通用之意，谓少阳，春也，生化万物之始也。金石草木羽毛鳞介，乃阴阳生化之端也。天将与之，谁能废之？故国有春分停刑之禁，十二经有取决于胆之戒。履端于始，序则不愆。故中风者，为百病之长，乃气血闭而不行，此最重疾。凡治风之药皆辛温，上通天气，以发散为体，是元气始出地之根蒂也。此手足少阳二经之病，治有三禁。不得发汗，为风证多自汗；不得下，下之则损阴，绝其生化之源；不得利小便，利之则使阳气下陷，反行阴道。实可戒也。

手少阴心之经，乃寒因热用。且少阴之经，真阴也。其心为根本，是真火也。故曰少阴经标寒本热。是内则心火为本，外则真阴为标。其脉沉细，按之洪大鼓甚而盛也。心火在内，则鼓甚洪大也；真阴为标，则脉得之沉细，寒水之体也。故仲景以大承气汤酒制大黄，煎成热吃之，以除标寒；用大黄、芒硝辛苦大寒之气味，以泻本热。以此用药，可以为万世法。

足太阳膀胱之经，乃热因寒用。且膀胱之本真寒，其经老阳也。太阳标，有阳之名，无阳之实，谓其将变阴也。其脉紧而数，按之不鼓而定虚，是外见虚阳而内有真寒也。故仲景以姜附汤久久热煎，不温服而顿服之，亦是寒也。姜、附气味俱阳，加之久久热煎，重阳之热，泻纯阴之寒，是治其本也。不温服而寒服，以此假寒，治太阳标之假阳也。故为真假相对之治法也。用药处治者，当按其脉之空虚，则内伏阴寒之气，外显热证。然大渴引饮，目赤口干，面赤身热，四肢热。知□阳将绝于外，则为寒所逐，而欲先绝。其躁曰阴躁，欲坐井中者也。

手太阴肺之经，乃塞因塞用。以岁气言之，主秋主收。又况内伤饮食，其物有形，亦属于阴也。所主内而不出，故物塞其中，以食药塞令下行也。但脾胃有痞气，仲景治痞九证，惟五药皆用黄连以泄之。兼伤之物有形质也，皆从阴物乃寒之类，亦以大黄、枳实阴寒之药下泄之。举斯二者，是塞因塞用，又寒因寒用，可以明知之矣。

以上四经反治之法，为标本相反而不同，为病逆而不顺也，故圣人立反治之法以应之。虽言四经，以其手足经同法，乃八经也。其病为从治之法，反治也。正治者，以寒治热，以热治寒，直折之也。

又《经》云：惟有阳明厥阴，不从标本，从乎中也。启玄子注：以厥阴司天，中见少阳。阳明司天，中见太阴。当从少阳、太阴处治。洁古老人云：殆不然也。四反治中，见有少阳、太阴二经。若举此，是重差也。夫厥阴者，为生化之源。其支在卯，二月之分。前为阳，后为阴。阳明者，为肃杀之司。其支在酉，八月之分。前为寒水，后为燥火。且二八月者，乃阴阳之门户，为在天地分阴分阳之际。《内经》谓其"分则气异"。不见病传之逆顺，不能立定法，故曰疑疑之间者，阳明、厥阴。知厥阴、阳明之体也。《至真要大论》云"两阳合明也，故曰阳明"，在辰巳之间，是生化之用也。"两阴交尽，故曰厥阴"，在戌亥之间，是殒杀之用也。其厥阴心包乃包络，十二经之总也。《经》曰"中有阳明，生杀之本"，足阳明为水谷之海。又《经》云"万物生于土而终于土"是也。标本俱阳，诸经中皆有之，故不能从其标，亦不能从其本。且手阳明喜热而恶清，足阳明喜清而恶热，足厥阴为生化之源，宜温而恶清；而手厥阴心包不系五行，是坤元一正之土，虽主生长，阴静阳躁，禀乎少阳元气，乃能生育也。若独阴不长，以此明之，是标本俱阴也。足厥阴肝，亦标本俱阴。肝为五脏之一也。受胆之气，乃能生长根荄芽甲于地中。其经，乃阴之尽也。故阳明纯阳，厥阴纯阴，此二者标本不相反也。故以寒治热，以热治寒，正治之法也。从少阳生化之用，其四经好恶不同。故圣人之法，为在疑疑之间，不能立定法也。临病斟酌，若热病以寒治，寒病以热治，故曰从其中也。今明正治，假令手阳明有余，足阳明不足，当以热治寒。若足阳明有余，手阳明不足，当以寒治热。故曰以寒治热，以热治寒谓之正治。言从中者，以从合宜酌中处用药也。手足厥阴二经仿此。通而论之，是手足同身十二经反正之治法也。启玄子作中外之中，非也。或作上中下之中，亦非也。此中之义，为在难立定法处，乃不定之辞也。临病斟酌于中道合宜之义。此理明白，易决断矣。然而此中字，是中庸所谓君子而时中之义也。

——金・李东垣《医学发明・卷一・病有逆从治有反正论》

【提要】　本论从经络的角度来讨论标本逆从，阐述正治反治之法。其指出有四经可反治，分别是：手少阳三焦经，通因通用；手少阴心经，寒因热用；足太阳膀胱经，热因寒用；手太阴肺经，塞因塞用。因手足经同法，实际是八经可以反治。对于经文"惟有阳明厥阴，不从标本，从乎中也"，作者也从经络角度进行了论述。

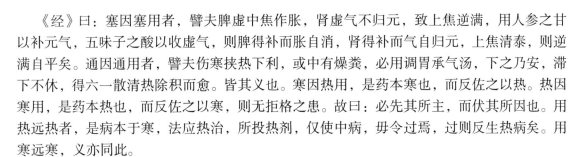

缪希雍　论塞因塞用、通因通用、寒因热用、热因寒用、用热远热、用寒远寒

《经》曰：塞因塞用者，譬夫脾虚中焦作胀，肾虚气不归元，致上焦逆满，用人参之甘以补元气，五味子之酸以收虚气，则脾得补而胀自消，肾得补而气自归元，上焦清泰，则逆满自平矣。通因通用者，譬夫伤寒挟热下利，或中有燥粪，必用调胃承气汤，下之乃安，滞下不休，得六一散清热除积而愈。皆其义也。寒因热用，是药本寒也，而反佐之以热。热因寒用，是药本热也，而反佐之以寒，则无拒格之患。故曰：必先其所主，而伏其所因也。用热远热者，是病本于寒，法应热治，所投热剂，仅使中病，毋令过焉，过则反生热病矣。用寒远寒，义亦同此。

——明・缪希雍《神农本草经疏・卷一・〈续序例〉上・论塞因塞用、通因通用、寒因热
用、热因寒用、用热远热、用寒远寒》

【提要】　本论列举临床病证，阐述塞因塞用、通因通用、寒因热用、热因寒用、用热远热、用寒远寒的涵义和临床使用方法。

张介宾　反佐论

用药处方有反佐之道者，此轩岐之法旨，治病之微权，有不可不明者。奈何后世医家，每多假借，以乱经常，不惟悖理于前，抑且遗害于后，是不可不辨也。观《内经》之论治曰：奇之不去则偶之，偶之不去则反佐以取之。所谓寒热温凉，反从其病也。此其义，盖言病有微甚，亦有真假，先从奇偶以正治，正治不愈，然后用反佐以取之，此不得不然而然也。又《经》曰：微者逆之，甚者从之。又曰：逆者正治，从者反治。此谓以寒治热，以热治寒，逆其病者，谓之正治；以寒治寒，以热治热，从其病者，谓之反治。如以热治寒而寒拒热，则反佐以寒而入之；以寒治热而热拒寒，则反佐以热而入之，是皆反佐之义，亦不得不然而然也。又《经》曰：热因寒用，寒因热用。王太仆注曰：热因寒用者，如大寒内结，当治以热，然寒甚格热，热不得前，则以热药冷服，下嗌之后，冷体既消，热性便发，情且不违，而致大益，此热因寒用之法也。寒因热用者，如大热在中，以寒攻治则不入，以热攻治则病增，乃以寒药热服，入腹之后，热气既消，寒性遂行，情且协和，而病以减，此寒因热用之法也。凡此数者，皆《内经》反佐之义。此外，如仲景治少阴之利，初用白通汤，正治也。继因有烦而用白通加猪胆汁汤，反佐也。其治霍乱吐痢，脉微欲绝者，初用四逆汤，正治也。继因汗出小烦，而用通脉四逆加猪胆汁汤，反佐也。又如薛立斋治韩州同之劳热，余尝治王蓬雀之喉痹，皆其法也。

若今诸家之所谓反佐者则不然，姑即时尚者道其一二以见之。如近代之所宗所法者，谓非丹溪之书乎？观丹溪之治吞酸证，必以炒黄连为君，而以吴茱萸佐之；其治心腹痛证，谓宜倍加山栀子而以炒干姜佐之。凡此之类，余不解也。夫既谓其热，寒之可也，而何以复用干姜、茱萸？既谓其寒，热之可也，而何以复用黄连、栀子？使其病轻而藉以行散，即或见效，岂曰尽无；使其病重，人则但见何以日甚，而不知犯寒犯热，自相矛盾，一左一右，动皆掣肘，能无误乎？矧作用如此，则其效与不效，必其莫知所因，而宜热宜寒，亦必从违奚辨。此其见有不真，故持两可，最是医家大病，所当自反而切戒者也。

或曰：以热导寒，以寒导热，此正得《内经》反佐之法。人服其善，子言其非。何其左也？余曰：此法最微，此用最妙，子亦愿闻其详乎？当为再悉之。夫反佐之法，即病治之权也。儒者有经权，医者亦有经权。经者，日用之常经，用经者，理之正也；权者，制宜之权变，用权者，事之暂也。此经权之用，各有所宜，诚于理势有不得不然，而难容假借者也。药中反佐之法，其亦用权之道，必于正经之外，方有权宜，亦因不得不然，而但宜于暂耳，岂果随病处方，即宜用乎？然则何者宜反？何者不宜反？盖正治不效者，宜反也。病能格药者，宜反也。火极似水者，宜反也。寒极反热者，宜反也。真以应真，假以应假，正反之道，妙用有如此也。设无格拒假证，自当正治，何以反为？不当权而用权，则悖理反常，不当反而佐反，则致邪失正。是乌可以混用耶？常观轩岐之反佐，为创经权之道也；后世之反佐，徒开杂乱之门也。至其变也，则泾渭不分者以之，模糊疑似者以之，寒热并用者以之，攻补兼施者以之，甚至广络妄投，十寒一暴，无所不谬，皆相藉口，此而不辨，医乎难矣。于戏！斯道失真，其来已久，安得愿闻精一者，与谈求本之道哉！是不能无望于后人也，因笔识其愚昧。以上仲景治法载《伤寒论》，薛立斋治韩州同按在虚损门，余治王蓬雀按在喉痹门。

——明·张介宾《景岳全书·二卷：传忠录（中）·反佐论》

【提要】 本论对反佐治法进行了论述。作者认为，反佐治法的适应证包括四种情况：正治不效者、病能格药者、火极似水者和寒极反热者。如果没有格拒假证，正治即可，不需反治、反佐。临床应避免不求其本而混用寒热、攻补之药，却称其为反佐的做法。

李中梓 用药须知《内经》之法论

用药之难，非顺用之难，逆用之难也；非逆用之难，逆用而与病情恰当之难也。今之医师，知以寒治热，以热治寒，以通治塞，以塞治通；热者热之无遗，寒者寒之无遗而已矣。独不闻诸《经》曰"塞因塞用，通因通用，寒因热用，热因寒用，用热远热，用寒远寒"，则又何以说也？盖塞因塞用者，若脾虚作胀，治以参术，脾得补而胀自消也。通因通用者，若伤寒挟热下利，或中有燥屎，用调胃承气汤下之乃安；滞下不休，用芍药汤通之而愈也。寒因热用者，药本寒也，而反佐之以热；热因寒用者，药本热也，而反佐之以寒。俾无拒格之患，所谓"先其所主，而伏其所因"也。用热远热，用寒远寒者，如寒病宜投热药，热病宜投寒药，仅使中病而已，勿过用焉，过用则反为药伤矣。

如前诸法，非通达者，乌足以语此？故曰：病无常形，医无常方，药无常品。顺逆进退，存乎其时；神圣工巧，存乎其人；君臣佐使，存乎其用。此长桑、卢扁能斡旋造化之偏，而嘘其枯萎；仲景、东垣诸君子之方，所向神奇，为世司命，岂偶然也者？彼庸夫俗子，心不存救济之思，目不阅轩岐之典，规尺寸之利以自肥，因而伤残于世比比也。嗟乎！安得读万卷夹灵奇者，与之商医事哉！

——明·李中梓《医宗必读·用药须知〈内经〉之法论》

【提要】 本论对《内经》中塞因塞用、通因通用、寒因热用、热因寒用、用热远热、用寒远寒的涵义进行了举例说明，阐述治病有逆有从，应以病情为准的观点。

韩葆贤 操与纵

清末太医李曰伦，于1959年曾在天津中医学院作关于"不寐"治疗的学术报告，从脏腑升降论述不寐病机，将治法归结为操、纵二字。他说："历代设方颇多，然尽为操法。岂不知《内经》已明'甚者从之''从者反治'之理。欲令安卧，操之不效，当遵经旨用反治，即纵法。"李曰伦老师列举数方，精析方义，证实诸方确属操法，不外养心安神、敛肝镇静之类。他在充分肯定前贤之后，又指出其不足。惟《伤寒论》桂甘龙牡汤及《韩氏医通》交泰丸敢于用辛燥之品，只惜仍未尽去清肃之药。虽合"从多从少，观其事也"之理，但终不能突破成规。于是李老师指出对久治不愈、症情甚重者当"三而不下，必更其道"，以纵求操。

铭记教诲，我曾按此法治一不寐病人，系六旬老妪，近月不寐，烦躁不甚，但入夜则精，昼则昏蒙。诊之脉细、舌淡。曾服安神丸、地黄丸之类方药，虽有大量龙、牡、枣仁诸药，终未获效。想起以纵求操之教，试通其阳，振奋其神，开出真武汤与四逆散合方，并加菖蒲、麝香。一方三帖，患者长睡通夜。此方绝无安敛，多所温烈，岂非抱薪救火？然此一纵反得十操之效，可见治病不可执一。

缘此，将操纵法扩展于其他疾病，也曾得到印证。曾治一心悸怔忡病人，心律持续在140次/分以上，数易处方，终于在补中益气汤中见效。补益未增其速，亦当属以纵求操也。

——夏洪生《北方医话·操与纵》

【提要】 本论所称操与纵，蕴含了治有逆从之理。作者在学习清末太医李曰伦有关操与纵理论的基础上，临床又有验证、发挥。操为正治，诸如养心安神、敛肝镇静之类；纵为反治，包括用辛燥药、通阳、振奋其神等。

周铭心 升因升用[*]

陷者举之，为升法之常；升因升用，当属升法之变。常法易用，变法难行，盖非躬亲经验，多不敢取法于变，或明知当用变法时，亦多先试之以常，以期万全。据我肤浅认识而论，使用变法的难处有三：一为审证不详；二为重"病"而轻"证"；三为被中西医两种理论不恰当对比的成见所束缚。我有两例病案，似可对升因升用的运用有所启迪。

其一是用补中益气法治呃逆……其二为用补中益气法治梅核气……

呃逆为气逆动膈的症状，梅核气为气火结聚于上，治用补中益气，为升举之法，是"升法"因"升病"而施，即升因升用。

谨就此谈几点体会：首先，凡呃逆、头痛、咽痛、发热、咳喘等病证，当其直接病机（直接引起该病证之病机）与根本病机（引起直接病机之上级病机）的气机趋向相反时，可用升因升用法。其次，当上述病证病史较长，屡投潜降而不效者，虽无明显脾虚气弱脉证，亦可使用本法。第三，使用补中益气汤重用黄芪，而不必因求全而杂以他药，以免扰乱药物阵营。第四，摒弃中西两法不恰当对比的某些成见，以解放辨证论治的手脚。注意此四点，则用升因升用法不难。

——夏洪生《北方医话·升因升用》

【提要】 从治之法，《内经》中示以塞因塞用、通因通用、热因热用、寒因寒用之例。本论从升降的角度，补充了升因升用，并论述了其概念及适用范围、注意事项。

尹锡泰 "通因通用"浅话

"通因通用"语出《素问·至真要大论》篇，乃从治法之一。原指"甚者从之"，即病情严重、证候复杂之时，方可运用此理此法。愚意临床所见"通因"而"通用"者殊多，大可不必囿于原义，致使精理妙法置之不用。

"通因"以言证情表现，"通用"以明治疗方法。寥寥四字，言简而意赅，文约而旨精，充分体现了中医辨证论治的特色，也反映了治病求本的基本要求和方法多样的灵活性。"通因"的证候都表现在人体之孔窍，上为眼鼻口，下为前后二阴，外为汗孔。"通用"的治疗方法，则并非完全专一于孔窍之治。或从上从表以宣其气，或从下从里以攻其积，总在用通法以去其致病之由为要务。这种立足病机，从整体着眼，采取因势利导，最后达到开门祛邪的目的，应该说是中医学的精华之一。

眼泪与鼻涕：麻疹将出未出之际，涕泪交流，或青少年时期眼睛迎风流泪，或一般人外感初起，鼻流清涕，是风邪外袭，气失布化，孔窍受扰，约束无权所致。上述诸症，治法细节虽各有特异，但辛散通泄，展气化以宣孔窍，祛风邪以止涕泪则是一致的。药如桔梗、牛蒡子、荆芥、防风、薄荷、麻黄之属。

口吐厚浊涎沫：为脾瘅病，乃湿热气聚于中，盈满而泛溢于上。一般用佩兰、藿香、石菖蒲、苍术、紫苏叶之类，芳化辛开以化湿浊。亦是通法之一格。

邪扰自汗：风寒客表，症见恶寒发热，汗出，头身疼痛，脉象浮缓，用桂枝汤以调和营卫，使毛脉合精，表证解而汗自止。再如表虚邪扰汗出，用玉屏风散，取防风以解表，配黄芪以实卫固表，白术化谷精以充卫气，意同桂枝汤啜热粥法。以上二法为扶正祛邪之复法。

泻痢：《伤寒论》"少阴病，自利清水，色纯青……"，后世所谓的"热结旁流"证，用大承气汤。泄泻症见粪色黄、气臭、质糜黏秽、肛门灼热，病属湿热挟滞，内阻胃肠。泻乃邪之出路，用消积导滞、清化湿热法，取枳实导滞汤。其中小承气汤，正以通下为用。痢疾初起，腹痛阵阵，里急后重，便下赤白黏冻，用芍药汤，取槟榔、枳壳、大黄并当归之滑润以行气降泄，通下湿热积滞。

小便：膀胱湿热气聚，症见小便艰涩灼热，或挟有沙石，尿急，尿频，治用清热利湿，寒滑去浊，取八正散。此为水道通法之一格。

遗精带浊：亦有属于湿热结滞下焦者，用泄湿热法，如龙胆泻肝汤；从寒化者，用萆薢分清饮。王应震有言："遗泄勿收涩"，即为此病机而鸣起的警钟。

崩漏或妇女经行不畅，挟有瘀块，少腹疼痛胀急，多用活血逐瘀法。药如桃仁、红花、牡丹皮、焦山楂、牛膝，大黄等加于所选方中。

通因通用，表现繁多，用法各异。如何掌握其基本规律呢？我以为应着重注意以下几个问题：其一是上焦清窍之所以"通"，病因重在一个风字。因为伤于风者，上先受之。其二是下焦浊寒之所以通，病因重在一个湿字。因为伤于湿者，下先受之。其三是无论在上在下，须别其属寒属热，在气在血，挟食挟瘀，各有见症。治风宜辛散，治湿宜清化或渗利，挟食宜消导，血分必活之、逐之。总之，通以祛其邪，邪祛则病自止。

——孙继芬《黄河医话·"通因通用"浅话》

【提要】　"通因通用"是反治法的一种，作者将其活用于以通法治窍病。上为眼鼻口，下为前后二阴，外为汗孔，能够运用通法以通祛其邪。因病位上下不同，在用药方面，部位偏上者需重视辛散治风，在下者应重视清化或渗利治湿。此外，还需考虑寒热气血及兼夹之不同，挟食宜消导，血分需活之、逐之。

2.9　因 势 利 导

《素问》　论因势利导[※*]

病之始起也，可刺而已；其盛，可待衰而已。故因其轻而扬之，因其重而减之，因其衰而彰之。形不足者，温之以气；精不足者，补之以味。其高者，因而越之；其下者，引而竭之；中满者，泻之于内；其有邪者，渍形以为汗；其在皮者，汗而发之；其慓悍者，按而收之；其实者，散而泻之。审其阴阳，以别柔刚，阳病治阴，阴病治阳。定其血气，各守其乡，血实宜决之，气虚宜掣引之。

——《素问·阴阳应象大论》

【提要】　本论阐述因势利导的治疗原则。因势利导就是审查病邪的趋势，采取相应的方法，使之从最简捷的途径，以最快的速度驱出病邪，不欲使之深入而损伤正气。在疾病的各个阶段，正邪的斗争都可能存在两种趋势，即正胜邪却疾病向愈与邪胜正衰疾病恶化。应该采取一定的方式方法，或祛除邪气，或扶助正气，或两者并用，审时度势，推动正邪斗争的矛盾向着邪去正复的方向转化。人体自身具备自我调节以祛除外邪的功能，这种功能在疾病过程中会表现为一种趋势或倾向，那就是机体的自我愈合能力，顺应这种趋势或倾向就是因势利导。顺应这些趋势而确立治疗法则，就是因势利导，其中包括趋势向外的宜宣散，趋势向上的宜上越和趋势向下的宜下泻等。

李东垣　重明木郁则达之之理

或曰：食盛填塞于胸中，胸中为之窒塞也，令吐以去其所伤之物，物去则安。胸中者，太阴肺之分野；木郁者，遏于厥阴肝木于下，故以吐伸之，以舒畅阳和风木之气也，此吐乃泻出太阴之塞。何谓木郁？请闻其说。答曰：此大神灵之问，非演说大道，不能及于此。

天地之间，六合之内，惟水与火耳！火者阳也，升浮之象也，在天为体，在地为用；水者阴也，降沉之象也，在地为体，在天为殒杀收藏之用也。其气上下交，则以成八卦矣。以医书言之，则是升浮降沉、温凉寒热四时也，以应八卦。若天火在上，地水在下，则是天地不交，阴阳不相辅也，是万物之道，大《易》之理绝灭矣，故《经》言独阳不生，独阴不长，天地阴阳何交会矣？故曰：阳本根于阴，阴本根于阳。若不明根源，是不明道。

故六阳之气生于地，则曰阳本根于阴。以人身言之，是六腑之气，生发长散于胃土之中也。既阳气鼓舞万象有形质之物于天，为浮散者也；物极必反，阳极变阴，既六阳升浮之力在天，其力尽，是阳道终矣，所以鼓舞六阴有形之阴水在天，在外也。上六无位，必归于下，此老阳变阴之象也，是五脏之源在于天者也。天者，人之肺以应之，故曰阴本源于阳，水出高源者是也。人之五脏，其源在肺，肺者背也，背在天也。故足太阳膀胱寒生长，其源在申，故阴寒自此而降，以成秋收气寒之渐也。降至于地下，以成冬藏，伏诸六阳在九泉之下者也。故五脏之气生于天，以人身，是五脏之气，收降藏沉之源出于肺气之上，其流下行，既阴气下行沉坠，万化有形质之物皆收藏于地，为降沉者也；物极必反，阴极变阳，既六阴降沉之力在地，其力既尽，是阴道终矣，是老阴变阳，乃初九无位，是一岁四时之气，终而复始，为上下者也，莫知其纪，如环无端。

且太阴者，肺金收降之气，当居下体，今反在于上，抑遏厥阴风木反居于下，是不得上升也，故曰木郁，故令其吐出窒塞有形土化之物，使太阴秋肺收于下体，复其本以衰之，始上升手足厥阴之木，元气以伸，其舒畅上升之志得其所矣。又况金能克木，以吐伐之，则金衰矣。金者，其道当降，是塞因塞用，归其本矣。居于上则遏其木，故以吐伸之，乃泻金以助木也。遍考《内经》中所说木郁则达之之义，止是食伤太阴有形之物，窒塞于胸中，克制厥阴木气伏潜于下，不得舒伸于上，止此耳，别无异说，以六淫有余运气中论之。仲景《伤寒论》云：懊憹烦躁不得眠，不经汗下，谓之实烦，瓜蒂散主之；曾经妄汗、妄吐、妄下，谓之虚烦者，栀子豉汤主之。

——金·李东垣《内外伤辨惑论·卷下·重明木郁则达之之理》

【提要】 本论基于《周易》和五运六气理论，对《内经》中的"木郁达之"的命题进行阐述。作者认为，木郁是食伤太阴导致有形之物窒塞于胸中，使木气不得舒畅上升，所以应采用吐法，令其吐出窒塞有形之物，则厥阴木气得以舒畅上升。

朱应皆 木郁达之论

《内经》云：木郁达之。古来注释者，以"达"为宣吐；又云：用柴胡、川芎条而达之。愚谓此不过随文训释，而于"达之"之意，犹有未尽然也。夫木郁者，即肝郁也。《素问》云：治病必求其本。而郁症之起，必有所因，当求所因而治之，则郁自解。郁者既解，而达自在其中矣。矧木郁之症，患于妇人者居多，妇人情性偏执，而肝病变幻多端，总宜从其性，适其宜，而致中和，即为达道。彼若吐、若升，止可以言实，未可以言虚也。今人柔脆者恒多，岂可概施升吐哉？其余火、土、金、水四郁，古人之注释，虽于《经》义未必有悖，然亦止可以言实，止可以言外因，未可以言虚，未可以言内因也。盖因郁致疾，不特外感六淫，而于情志为更多。

调治之法，亦当求其所因而治之，则郁自解，郁者既解，则发、夺、泄、折俱在其中矣。因者病之本，本之为言根也、源也，"君子务本，本立而道生"可师也。

——清·唐大烈《吴医汇讲·卷八·木郁达之论》

【提要】　本论阐述《内经》"五郁"的治法，以木郁达之为例，说明了治病求本顺势而治的基本治疗原则。

张正昭　漫谈因势利导

中医治病，立足于整体，主张因势利导。然而，究竟怎样才是"因势利导"，如何才能正确地掌握和运用这一方法，却未必人皆明晓。尝见有治食伤者，虽病人温温欲吐，却不思"因而越之"，反拘于"中满者泻之于内"，孜孜于降逆消导；治疗水气，不论有无表证，也一概采用利水之法，即使认为有"开鬼门"之证，需采用发表法，也往往非加几味沉降利渗之药不可；治疗表证发热，亦动辄使用灯心草、竹叶、石膏、金银花、连翘之类。这种从主观愿望出发，希冀药力使病邪按照医者的意志外达的治疗方法，并非因势利导，而是强攻硬夺，即使最终治好了病，也必给正气造成一定的挫伤。还有一些人，不是把《内经》中"其高者""其下者""其在皮者"看作是机体抗病的趋势所向，而是片面地理解为"病位"的高下深浅，往往以解剖病位之所在，决定"越之""竭之""发之"之治，并说这是"就近祛邪"。殊不知中医之所谓"病位"，多非指真正的解剖部位，特别是在外感病中，所谓表、里、半表半里之概念，完全是指机体当时对病邪的抵抗趋向和病理状态而言，非邪气当真在表或当真在里。况且，即使在杂病中，某一脏腑病位上的病变，在不同病体和不同阶段所反映出的病理趋势也不尽相同，甚至完全相反。譬如宿食，虽其病皆在胃肠，但有的却愠愠欲吐，其势向上；有的则腹泻肠鸣，势欲向下。这说明病位所在并不一定与病势所向相一致。且所谓"势"者，趋势也，病位并无什么"势"可言。可见，因势利导并非以解剖病位为依据，而是以其时的病势为出发点，应根据机体当时的反应状态和正气抗邪的自然趋势，来选择扶助利导的治疗方法。譬如表证，脉浮是气血趋向于表，发热是卫阳亢盛于外，表明正气此时有向上向外逐邪之势，故其治就应选择作用所向与正气抗病趋势相一致的药物。这就是解表剂皆宜辛散之品的道理。反之，若见发热，即投一派寒凉沉降之物，则必逆正气之势，不但于愈病无功，还将使正气受挫。因而《伤寒论》中屡屡告诫"外证未解，不可下之"。正因为脉浮发热之"表证"是正气抗邪于外的表现，所以仲景不但于太阳病脉浮者用桂枝汤，而且于阳明病中，只要还存在一分表证，亦必用麻黄、桂枝，而对其温热之性在所不忌。这是因为其性之温热虽于里热有碍，而其辛散之功却可使邪热向外透达，相反而可以相成也。后世于温热病之表证，创银翘散，变辛温为辛凉，是对解表剂的发展和完善。

正气驱邪之势，随着不同的疾病、不同的病情发展时期和不同的机体反应状态，有着不同的表现形式，故"利导"之法，亦须随"势"应变。譬如，宿食酒积于胃，欲吐者，则吐之，欲利者，则下之；水气痰饮之病，有外出之势者，则散之越之，有下夺之势者，则利之泻之。究以何法为宜，总要以其势之所向为根据，决不可凭医者之主观愿望，强攻硬夺。对此，仲景之书堪称典范，学者可于其中细细揣摩，研习效法。

——孙继芬《黄河医话·漫谈因势利导》

【提要】 本论阐释因势利导治法。作者指出，治疗时不能根据病位所在"就近祛邪"，而应依据病势所趋，祛邪扶正。

2.10 同病异治与异病同治

《素问》 论同病异治※*

帝曰：善。其病也，治之奈何？岐伯曰：西北之气，散而寒之，东南之气，收而温之，所谓同病异治也。

——《素问·五常政大论》

【提要】 本论阐述由于地域不同，为病虽然相同，但散收寒温之治法则不同。《素问·病能论》中亦有"同病异治"术语，但据语境分析，其义为采用针与石不同的治疗手段治疗同一种疾病。

张介宾 论同病异治※*

因方之制，因其可因者也。凡病有相同者，皆可按证而用之，是谓因方。如痈毒之起，肿可敷也；蛇虫之患，毒可解也；汤火伤其肌肤，热可散也；跌打伤其筋骨，断可续也，凡此之类，皆因证而可药者也。然因中有不可因者，又在乎证同而因不同耳。盖人之虚实寒热，各有不齐，表里阴阳，治当分类。故有宜于此而不宜于彼者，有同于表而不同于里者。所以病虽相类，而但涉内伤者，便当于血气中酌其可否之因，不可谓因方之类，尽可因之而用也。因之为用，有因标者，有因本者，勿因此因字而误认因方之义。

——明·张介宾《景岳全书·五十卷：新方八阵·新方八略引·因略》

【提要】 作者将方剂分为补、和、攻、散、寒、热、固、因"八阵"，本论重点对"因方"进行了阐述。凡病有相同者，皆可按证而用之，则称为因方。例如消痈肿方、解蛇虫毒方、治烫伤方、治跌打损伤方等，相当于是疾病通用方。

陈士铎 论异病同治*

天师曰：同治者，同是一方而同治数病也。如四物可治吐血，又可治下血；逍遥散可治木郁，又可治数郁；六君子汤可治饮食之伤，又可治痰气之积。然而方虽同，而用之轻重有别，加减有殊，未可执之以治一病，又即以治彼病耳。如吐血宜加麦冬、甘草，便血宜加地榆、黄芩之类于四物汤中也。如丹皮、栀子，宜加于木郁之中，黄连宜加火郁之中，黄芩、苏叶宜加于金郁之中，石膏、知母宜加于土郁之中，泽泻、猪苓宜加于水郁之中也。伤肉食，宜加山楂；伤米食，宜加麦芽、枳壳；伤面食；宜加萝卜子之类于六君子汤内也。同治之法，可不审乎。

张公曰：同治法不止三方，予再广之。归脾汤可治郁怒伤肝之人，又可治心虚不寐之症。小柴胡汤可治伤风初起之病，又可和伤寒已坏之病。参苏饮可治风邪之侵，又可治气郁之闷。补中益气汤可升提阳气，又可补益脾阴，兼且消食于初伤，祛邪于变后，疟症藉之以散邪，泻症资之以固脱也。四君子汤可以补气之不足，又可以泻火之有余，诸如此类，不可枚举，亦在人善悟之耳。

——清·陈士铎《石室秘录·卷三：射集·同治法》

【提要】 本论就异病同治常用方剂举例并解析，如四物汤、逍遥散、六君子汤、归脾汤、小柴胡汤、参苏饮、补中益气汤及四君子汤。其指出，同一个方治疗不同病证时，不可拘泥于原方，也要根据实际病情进行剂量及药味加减变化。

陈士铎　论同病异治*

天师曰：异治者，一病而异治之也。如人病中湿也，或用开鬼门之法，或用泄净府之法是也。虽同是水症，何以各施治法而皆效？盖开鬼门者，开人毫毛之孔窍也；泄净府者，泄大小之二便也。治法虽殊，而理归一致。其一致何也？盖水肿之症，原是土气之郁，土郁则水自壅滞而不流。开鬼门者，如开支河也，泄净府者，如开海口也，故异治之而皆效也。方已备载前文，兹不再谈。愿人即此以悟其余之异治耳。

张公曰：异治甚多，天师太略，予再广之。如人中暑也，或用热散，或用寒解；伤寒之法，或用桂枝汤，或用麻黄汤是也。桂枝与麻黄，寒热各殊，如何用之而皆效？盖二物总皆散药，风寒初入于营卫之间，热可散于初，寒可散于后。风寒初入于皮毛，将入胃经，则风邪尚寒，所以可用桂枝以热散。风寒既由皮毛而入营卫，则寒且变热矣。盖正气逃入于府而皮毛躯壳听邪外据，而成内热之症，所以可用麻黄而寒散之也。治法虽有不同，祛邪则一，故用之而皆效耳。

中暑，或用香薷以热散之，或用青蒿以凉散之。似乎有异，不知非异也。盖中暑之症，感夏令之热邪也。邪入脏腑，必须祛散。香薷与青蒿，同是祛暑热之圣物，性虽有寒热之分，而祛逐无彼此之异也。此异治之宜知耳。其余异治之法，不可因此以更通之哉。

——清·陈士铎《石室秘录·卷三：射集·异治法》

【提要】 本论阐述了同病异治的原理。作者认为，对于同一病证即使采用不同治法，其治疗思路必定相同。例如水肿由土气之郁而来，土郁则水壅滞而不流，所以治以开鬼门、泄净府，都是给水出路，皆有效。又如治外感，治法可有不同，但都旨在祛邪，所以同病异治能取效。

徐灵胎　病同因别论

凡人之所苦谓之病，所以致此病者谓之因。如同一身热也，有风、有寒、有痰、有食、有阴虚火升，有郁怒、忧思、劳怯、虫疰，此谓之因。知其因，则不得专以寒凉治热病矣。盖热同而所以致热者不同，则药亦迥异。凡病之因不同，而治各别者尽然，则一病而治法多端矣。而病又非止一症，必有兼症焉。如身热而腹痛，则腹又为一症，而腹痛之因，又复不同，有与身热相合者，有与身热各别者。如感寒而身热，其腹亦因寒而痛，此相合者也。如身热为寒，其腹痛又为伤食，则各别者也。又必审其食为何食，则以何药消之。其立方之法，必切中二者之病源而后定方，则一药而两病俱安矣。若不问其本病之何因，及兼病之何因，而徒曰某病以某方治之，其偶中者，则投之或愈；再以治他人，则不但不愈而反增病，必自疑曰何以治彼效而治此不效？并前此之何以愈？亦不知之。则幸中者甚少，而误治者甚多！终身治病，而终身不悟，历症愈多而愈惑矣。

——清·徐灵胎《医学源流论·卷上·病·病同因别论》

【提要】　本论对临床表现类似而病因不同的情况，进行理论分析。以身热为例，病因有风、寒、痰、食、阴虚火升、郁怒、忧思、劳怯、虫病之不同，所以治法多端。因为发热相同，但致热因素不同，所以不能简单地以寒治热，应辨明病因，按因施治。

3
治 法 论

3.1 治 法 统 论

杨士瀛　论治分寒湿热燥*

肥人气虚生寒,寒生湿,湿生痰。瘦人血虚生热,热生火,火生燥。故肥人多寒湿,瘦人多热燥也。夫以人形分寒湿热燥,此得之于外。然其中脏腑为病,亦有寒湿热燥之殊,不可不知。《玉匮金钥》曰:肝脏由来同火治,三焦包络都无异,脾胃常将湿处求,肺与大肠同湿类,肾与膀胱心小肠,寒热临时旋商议,恶寒表热小膀湿,发热表寒心肾炽;十二经最端的,四经属火四经湿,四经有热有寒时,攻里解表细消息,里热表寒宜越竭,表热表寒宜汗释;湿同寒、火同热,寒热到头无两说,六分分来火热寒,寒热中停真浪舌,热寒格拒病机深,亢则害兮承乃制,紧寒数热脉正邪,标本治之真妙诀;休治风,休治燥,治得火时风燥了,当解表时莫攻里,当攻里时莫解表,表里如或两可攻,后先内外分多少,治湿无过似决川,此个筌蹄最分晓,感谢轩岐万世恩,争奈醯鸡笑天小。

　　　　　　　　　　　　　——宋·杨士瀛《仁斋直指方论·卷一:总论·火湿分治论》

【提要】　本论阐述肥人多湿痰,瘦人多燥火,脏腑、经脉病亦有寒湿、热燥之殊,故临床需注意表里、寒热、标本分别进行论治。论中引用张从正《玉匮金钥》为例,进行深入解释。

张元素　治法纲要

《气交变论》云:五运太过不及。夫五运之政,犹权衡也,高者抑之,下者举之,化者应之,变者复之。此长、化、收、藏之运,气之常也;失常则天地四塞矣。

注云:失常之理,则天地四时之气,无所运行。故动必有静,胜必有复,乃天地阴阳之道也。以热治热法,《经》曰:病气热甚,而与寒药交争,则寒药难下;故反热服,顺其病势,热势既休,寒性乃发,病热除愈,则如承气汤寒药,反热服之者是也。病寒亦同法也。凡治病,必求其所在,病在上者治上,在下者治下,故中外、脏腑、经络皆然。病气热,则除其热;病气寒,则退其寒,六气同法。泻实补虚,除邪养正,平则守常,医之道也。

大法曰：前人方法，即当时对证之药也。后人用之，当体指下脉气，从而加减，否则不效。余非鄙乎前人而自用也，盖五行相制相兼，生化制承之体，一时之间，变乱无常，验脉处方，亦前人之法也。厥后通乎理者，当以余言为然。

——金·张元素《医学启源·卷下·用药备旨·治法纲要》

【提要】 本论阐述泻实补虚的治疗原则，以及具体治法的使用经验，同时指出今人用药，不可照搬古人成方，应根据患者的实际情况化裁运用。

张从正 汗下吐三法该尽治病诠

人身不过表里，气血不过虚实。表实者，里必虚；里实者，表必虚；经实者，络必虚；络实者，经必虚，病之常也。良工之治病者，先治其实，后治其虚，亦有不治其虚时。粗工之治病，或治其虚，或治其实，有时而幸中，有时而不中。谬工之治病，实实虚虚，其误人之迹常著，故可得而罪也。惟庸工之治病，纯补其虚，不敢治其实，举世皆曰平稳，误人而不见其迹。渠亦自不省其过，虽终老而不悔，且曰：吾用补药也，何罪焉？病人亦曰：彼以补药补我，彼何罪焉？虽死而亦不知觉。夫粗工之与谬工，非不误人，惟庸工误人最深，如鲧湮洪水，不知五行之道。夫补者人所喜，攻者人所恶。医者与其逆病人之心而不见用，不若顺病人之心而获利也，岂复计病者之死生乎？呜呼！世无真实，谁能别之？今余著此吐汗下三法之诠，所以该治病之法也，庶几来者有所凭藉耳。

夫病之一物，非人身素有之也。或自外而入，或由内而生，皆邪气也。邪气加诸身，速攻之可也，速去之可也。揽而留之，何也？虽愚夫愚妇，皆知其不可也。及其闻攻则不悦，闻补则乐之。今之医者曰：当先固其元气，元气实，邪自去。世间如此妄人，何其多也！夫邪之中人，轻则传久而自尽，颇甚则传久而难已，更甚则暴死。若先论固其元气，以补剂补之，真气未胜，而邪已交驰横骛而不可制矣。惟脉脱、下虚、无邪、无积之人，始可议补；其余有邪积之人而议补者，皆鲧湮洪水之徒也。今予论吐、汗、下三法，先论攻其邪，邪去而元气自复也。况予所论之法，谙练日久，至精至熟，有得无失，所以敢为来者言也。

天之六气，风、暑、火、湿、燥、寒；地之六气，雾、露、雨、雹、冰、泥；人之六味，酸、苦、甘、辛、咸、淡。故天邪发病多在乎上，地邪发病多在乎下，人邪发病多在乎中。此为发病之三也。处之者三，出之者亦三也。诸风寒之邪，结搏皮肤之间，藏于经络之内，留而不去，或发疼痛走注，麻痹不仁及四肢肿痒拘挛，可汗而出之。风痰宿食，在膈或上脘，可涌而出之。寒湿固冷，热客下焦，在下之病，可泄而出之。《内经》散论诸病，非一状也。流言治法，非一阶也。《至真要大论》等数篇，言运气所生诸病，各断以酸、苦、甘、辛、咸、淡以总括之。其言补，时见一二。然其补，非今之所谓补也，文具于"补论"条下。如辛补肝，咸补心，甘补肾，酸补脾，苦补肺。若此之补，乃所以发腠理，致津液，通血气。至其统论诸药，则曰：辛、甘、淡三味为阳，酸、苦、咸三味为阴。辛甘发散，淡渗泄，酸苦咸涌泄。发散者归于汗，涌者归于吐，泄者归于下。渗为解表归于汗，泄为利小溲归于下。殊不言补，乃知圣人止有三法，无第四法也。

然则圣人不言补乎？曰：盖汗下吐，以若草木治病者也。补者，以谷肉果菜养口体者也。夫谷肉果菜之属，犹君之德教也；汗下吐之属，犹君之刑罚也。故曰：德教，兴平之粱肉；刑罚，治乱之药石。若人无病，粱肉而已；及其有病，当先诛伐有过。病之去也，粱肉补之，如世已治矣，刑措而不用，岂可以药石为补哉？必欲去大病大瘵，非吐、汗、下未由也已。然今之医者，不得尽汗、下、吐法，各立门墙，谁肯屈己之高而一问哉？且予之三法，能兼众法，用药之时，有按有跷，有揃有导，有减有增，有续有止。今之医者，不得予之法，皆仰面傲笑曰：吐者，瓜蒂而已矣；汗者，麻黄、升麻而已矣；下者，巴豆、牵牛、朴硝、大黄、甘遂、芫花而已矣。既不得其术，从而诬之，予固难与之苦辩，故作此诠。

所谓三法可以兼众法者，如引涎、漉涎、嚏气、追泪，凡上行者，皆吐法也；炙、蒸、熏、渫、洗、熨、烙、针刺、砭射、导引、按摩，凡解表者，皆汗法也；催生下乳、磨积逐水、破经泄气，凡下行者，皆下法也。以余之法，所以该众法也。然予亦未尝以此三法，遂弃众法，各相其病之所宜而用之。以十分率之，此三法居其八、九，而众所当才一、二也。或言《内经》多论针，而少论药者，盖圣人欲明经络。岂知针之理，即所谓药之理。即今著吐汗下三篇，各条药之轻重寒温于左。仍于三法之外，别著《原补》一篇，使不预三法。恐后之医者泥于补，故置之三篇之末，使用药者知吐中有汗，下中有补，止有三法。《内经》曰：知其要者，一言而终。是之谓也。

——金·张从正《儒门事亲·卷二·汗下吐三法该尽治病诠》

【提要】　本论阐述治病用汗、吐、下三法的依据，介绍了三类大法的概念及所包含的各个具体治法。作者认为，病非人所素有，当为邪气自外而入，或由内而生。其将发病分为天、地、人类，部位分别对应人体上、下、中三部。相应地，为驱邪气外出，治法可分为汗、吐、下法。诸风寒之邪，结搏皮肤之间，藏于经络之内，留而不去，可用汗法。风痰宿食，在膈或上脘，可用吐法。寒湿固冷，热客下焦，在下之病，可用下法。作者强调，汗、吐、下三法可赅多法，并将其概念拓展为凡具有上行功效者，皆属于吐法；凡具有解表功效者，皆属于汗法；凡具有下行功效者，皆属于下法。

王好古　三法五治论

若五治不分，邪僻内作，工不能禁。夫治病之道有三法焉，初、中、末也。

初治之道，法当猛峻者，谓所用药势疾利猛峻也。缘病得之新、暴，感之轻、得之重，皆当以疾利猛峻之药急去之。

中治之道，法当宽猛相济。为病得之非新非久，当以缓疾得中之养正去邪，相兼济而治之。养正去邪者，假令如见邪气多、正气少，宜以去邪药多，正气药少。凡加减药法，如此之类，更以临时对证消息，增减用药，仍依时令行之无忌也。更加针灸，其效甚速。

末治之道，法当宽缓。宽者谓药性平善，广服无毒，惟能养血气安中。盖谓病证已久，邪气潜伏至深，而正气微少，故以善药广服，养正多而邪气自去。更加以针灸，其效必速。

夫疗病之道，有五治法焉，和、取、从、折、属也。一治曰和。假令小热之病，当以凉药和之。和之不已，次用取。二治曰取。为热势稍大，当以寒药取之。取之不已，次用从。三治曰从。为势既甚，当以温药从之。为药气温也，味随所为。或以寒因热用，味通所用，或寒以温用，或以发汗之。不已又用折。四治曰折。为病势极甚，当以逆制之。逆制之不已，当以下夺之。下夺之不已，又用属。五治曰属。为求其属以衰之。缘热深陷在骨髓间，无法可出，针药所不能及，故求其属以衰之。缘属之法，是同声相应，同气相求。《经》曰：陷下者衰之。夫衰热之法同前所云，火衰于戌，金衰于辰之类是也。如或又不已，当广其法而治之。譬如孙子之用兵，若在山谷则塞渊泉，在水陆则把渡口，在平川广野当清野千里。塞渊泉者，刺俞穴；把渡口者，夺病发时；清野千里者，如肌羸瘦弱，宜广服大药以养正。夫病有中外，治有缓急。在内者，以内治法和之；气微不和，以调气法调之；在外者，以外治法和之。其次大者，以平气法平之。盛甚不已则夺其气，令其衰也。故《经》曰：调气之方，必别阴阳，定其中外，各守其乡。

内者内治，外者外治。微者调治，其次平治。盛者夺之，汗者下之。

——元·王好古《此事难知·卷下·三法五治论》

【提要】 本论阐述治疗中运用"三法"之策略和"五治"之原则。三法，是指疾病发展过程中初起、中期、末期三个阶段应有不同的治法，即初治之道，法当猛峻；中治之道，法当宽猛相济；末治之道，法当宽缓。所谓五治，是五种治法，即和、取、从、折、属。和、取与折法，相当于正治法，从法相当于反治法，属法相当于求属之法。

汪 机 论治法

主客之气皆能致其疾，下是主气，上是客气。《经》曰：木位之主，其泻以酸，其补以辛；厥阴之客，以辛补之，以酸泻之，以甘缓之。火位之主，其泻以甘，其补以咸；少阴之客，以甘泻之，以酸软之；少阳之客，以咸补之，以甘泻之，以咸软之。土位之主，其泻以苦，其补以甘；太阴之客，以甘补之，以苦泻之，以甘缓之。金位之主，其泻以辛，其补以酸；阳明之客，以酸补之，以辛泻之，以苦缓之。水位之主，其泻以咸，其补以苦；太阳之客，以苦补之，以咸泻之，以苦坚之，以辛润之。此六气主客之补泻也。客胜则泻客补主，主胜则泻主补客，应随当缓当急以治之也。而本经又有六气司天在泉淫胜之治法，有司天在泉反胜之治法，有岁运上下所宜药食之治法。如是不一，各依疾苦，顺其运令，以药石五味调治之。为工者当明其岁令，察其形证，诊其脉急，别其阴阳，依经旨以拯救之，何患疾之不瘳耶？

五运之中，又有必折其郁气，先取化源之法。《玄珠》以为太阳司天，取九月泻水之源；阳明司天，取六月泻金之源；少阴少阳司天，取三月泻火之源；太阴司天，取五月泻土之源；厥阴司天，取年前十二月泻木之源，乃用针迎而取之之法也。故曰：无失天信，无逆气宜；无翼其胜，无赞其复，是谓主治者，此也。盖用药之制，有法存焉。然病有久新，方有大小、有毒无毒，而宜其制。此用之大法也。

或者以为岁运太角木旺土衰，迎取之当泻其肝经而益其脾胃。此非通论也，何哉？岂有人人脏腑皆同者？假如肝元素虚，脾气太盛，遇此太角之运，肝木稍实，脾气得平，方获安和。若便泻肝补脾，所谓实实虚虚，损不足而益有余，如此而死者，医杀之耳。是不察其误，反害人增疾尤甚也。何则？天下事物之理，益之则迟，而损之则速。若服一药取其效，则缓而微；若食一发病之物，俄顷而应。由是观之，成难毁易，可不谨哉！

——明·汪机《运气易览·卷之二·论治法》

【提要】 本论阐述依据五运六气所确立的治法。作者认为，六气主客之补泻，客胜则泻客补主，主胜则泻主补客，应随当缓当急以治之。六气司天在泉淫胜之治法、司天在泉反胜之治法、岁运上下所宜药食之治法等，则各依疾苦，顺其运令，以药石五味调治之。五运之中，又有必折其郁气，先取化源之法。论中引述了《玄珠密语》按不同时令用针迎而取之之法，并对太角泻肝补脾之说的拘泥态度进行批评，认为治病还应考虑因人制宜的基本原则。

 王应震　治法要诀※*

理：资生万物位坤宫，恶湿喜温益理中，气血源头多此化，先天化育损为宗。

固：一点真阳寄坎宫，固根须用味甘温，甘温有益寒无补，堪笑庸医错用功。夫先天真一之气藏于坎中，其气自下而上，与后天胃气相接而生，乃人人之宝。或因劳伤过度，损竭其精，以致精不能生气，气不能生神，使相火无有安宅，妄动飞腾。现出有余之症，实非有余，乃下元不足之气。故若用苦寒之味，真气愈亏，而邪火易炽。凡治此症，惟当温补于下，而火自归其位，而病自愈矣。

润：肺为华盖去皮毛，金体由来畏火销，便燥皮枯津液涸，滋营润燥有功劳。润燥之功，不出乎滋营润燥，流通气血。多因嗜欲无节，致肾水受伤，两火浮越，燥渴之疾生矣。或前后秘结，或痰在喉间干咳，此皆津液不足，而火动元伤，理宜补养肾中真阴，使金水相生，则升降出入，濡润宣通，何病之有？

涩：脾湿生痰滑泄，肾虚气弱多溏，遗精不禁是行藏，湿涩补方切当。涩治之要，不出乎温补脾。湿生痰，宜补脾，治在中。肾虚失禁，或溏泄，或多溺，或精泄，宜补肾，治在下。如妇人崩漏，脱而小腹作痛者，此经信时不谨，致血凝滞渐成瘕积，故有血崩之患。亦当验血光，察脉气，理应去其宿积，此通因通用之法。如崩不作痛者，此虚之盛也，大宜温补，切忌寒凉，当用血脱益气之法。二者不可不察。

通：痢疾泻痛通用因，验色明分辨久新，寒则当温热当下，有余不足妙如神。通治之法，不出泻痢二端。若暴痢后重，窘迫而疼，连去无度，则滞有不行，或身热色赤，此等宜下。如有不疼而泻，亦属积也。其泻者旁流而下，若用涩止药愈深愈疼，此等亦宜下之，俱有通因通用之法。若痢久红白不止，身冷脉弱，去虽无度，其腹微疼，切忌寒凉之剂，急用附子理中温补为主。此属气不能摄血，而统于诸经也。若泻久色如鸭溏，亦宜理中温补为要。古云：诸积诸疼，喜温而恶寒，诚不谬矣。

塞：塞因之法难传，疏启中间峻补兼，此理若能知得透，孰云医道不通仙。塞治之法，甚是骇人耳目，且气胀无治法，人皆惧之。殊不知下气虚乏，致中焦滞实。盖肾乃生气之源，若先天气乏，焉能与后天胃气相接，而喘胀之症生。故胸胁满甚，不若峻补于下，疏启于中，此王太仆之微言。且用补之法，少胀则资壅，多胀则宣通，下虚自实，中满自除，此塞因塞用之法也，粗疏者不足以语此。

清：清肺甘寒味最良，水金滋养此源长，若加辛燥纯凉剂，多使真元气自伤。肺为五脏华盖，而统摄诸气运行不息，乃至清之分，所畏者火之上逼耳。一或有伤，痰因火动，中焦之气必伤，而咳嗽吐痰吐血，且肺受火制，失其乾健之能，在变生百病。药宜甘寒滋养，使子母相生，不受火制，其气自清矣。若用辛燥纯凉之品，反伤真气。更当察脉之虚实，脉如不足，虽有痰血，亦当温补真元。

扬：外感风寒发嗽，身多寒热头痛，或兼火郁在诸经，发热发轻扬此定。外感天时不正之气，内因饮食失节，防碍真气，变生诸疾，惟轻扬疏气一法，应手而愈。

逆：人火分明势缓然，寒凉风伏药相兼，两须辨莫使，差讹至倒颠。《经》云：微者逆之。人火者，心火也。其势缓，可以水灭直折，黄连之属治也。

从：龙火飞腾太速，遇寒光焰滔天，惟其催折势难兼，邪退正随管见。《经》云：甚者从之。龙火者，相火也。其势速，不可以水直折，势当从其性而伏之，惟桂附之属可治之。

求：呕逆声频气有余，欲餐难入费踌躇，热因寒用无他技，姜制栀连倍竹茹。

责：寒动于中本肾虚，肾虚阳脱气难拘，惟其地户因劳闭，失禁终须丧厥躯。《经》云：虚者责之。肾虚则寒动乎中，又真阳脱而泻者，则不禁门户矣。脉存者生，脉脱者死，宜峻补于下，缓则不能斡旋矣。

竣：久而增气理悠长，缓滞中和物化常，脾胃相宜惟谷菜，药偏胜不为良皆。《经》云：久而增气，物化之常，气增而久，夭之由。夫胃者，清纯冲和之气，惟于谷药相宜。即参术亦有偏胜，况寒苦辛热之药乎！要在察其病新缓，急当重剂治之，病势缓以轻剂调之。苟或邪气已退，而正气未复，药宜间服，加以饮食调之。缓急之道，不可不知。若过于药，反伤中气，则病愈绵延不休。医者当临机应变，庶无偏胜之患。

峻：势急难施缓治，实虚剂重当为，理中承气斡旋分，用着验如神应。

探：初验难分真伪，欲施攻补狐疑，全凭调探虚实，此为医家上计。实能受寒，虚能受热。

兼：实虚相挟损元阳，攻补兼施用酌量，先理脾家为切效，气行无碍补无妨。兼治之法，攻补并行。倘为饮食所伤，致伤脾胃，或吐泻，或胸胁胀痛，或怒气挟食伤肝，皆损中气。虽劳伤等症，头痛发热，务先调理脾胃，宜温补加理气之品，使脾气运行，诸症平复，再授纯补之药。设有微邪，自然汗解而愈。古云：物滞气伤。补益兼行消导，此之谓也。

候：伤寒表实汗为难，火数如逢发等闲，历代明医无此诀，于今识破妙机关。外感有余之象，必身热头痛，恶寒无汗，乃邪郁腠理，表实之故。若发汗发不出，不宜强其汗，候逢火数，必发战汗出，亦有不战而汗者。若战汗时宜温补以助，要使正胜其邪，自然汗出而愈。如数未至，强发其汗，反伤真气，其病愈甚，此心得之妙。

夺：临症随机见识高，宜攻宜守在分毫，心存专主人司命，急夺乾坤造化标。

寒：恶寒战栗非寒症，阳元阴微济热深，莫使差毫谬千里，也须着意个中寻。真寒之症，宜大剂温之。热极甚而反恶寒者，脉必有力，症有别，宜承气下之。

热：恶热应非热，元虚气自伤，莫教从实治，须用补虚方。真热之症，其脉洪大有力，身热谵语，大便秘结，烦渴欲饮，得水不逆，此当急下无疑。如阴虚发热而渴者，须生熟地等药治之。

补：阴盛阳衰气薄，便温恶冷通情，医能识破个中情，起死回生有应。

泻：实病恒有汗下宜，脉应对症法当权，若将忽略轻生命，诀有言传出自然。

提：气虚下陷因何故，劳损伤神理必然，秘说两般无所据，全凭提固法当高。中虚者胃气，下虚者肾气，先天后天，二气相接，气血流通，运行不息，何病之有？一或有伤，病则生矣。致使肝肾之阴不能生，心肺之阳不能降，上下不利，正当用提固之法。如效，更当用温补真阳，其气自然通达。如妇人血脱虚寒带浊，并宜峻补兼提，并治下气虚脱泄泻等症。《经》云"出入废则神机化灭，升降息则气立孤危"，而化化生生亦由此一气耳。

越：食塞胃中气不调，越因越用法为高，食如呕出因无火，温补中宫积自消。

应：治法中间有四应，四应之处可回生，汗温吐下应无失，失却相应命必倾。

——明·王应震《王应震要诀·王应震先生四十四字要诀》

【提要】 本论选自44字要诀中前25字论治的部分，以歌诀附按语的形式论述了理中、固肾、润燥、收涩、通因通用之通下、塞因塞用之塞、清法、轻扬疏气、补、泻、升提、越（吐法）和寒证治法、热证治法，以及治法应用中的逆、从、求、责、缓、峻、探、兼、候、夺、应等。作者理论见解深刻，凝练总结精当，对临床实践具有启发。

缪希雍 治法提纲*

（阴阳寒热、脏腑经络、气血表里、标本先后、虚实缓急。）

病在于阴，毋犯其阳；病在于阳，毋犯其阴。犯之者，是谓诛伐无过。

病之热也，当察其源。火苟实也，苦寒、咸寒以折之；若其虚也，甘寒、酸寒以摄之。病之寒也，亦察其源。寒从外也，辛热、辛温以散之；动于内也，甘温以益之，辛热、辛温以佐之。

《经》曰：五脏者，藏精而不泻者也。故曰：满而不能实。是有补而无泻者，其常也。脏偶受邪，则泻其邪，邪尽即止。是泻其邪，非泻脏也。脏不受邪，毋轻犯也。世谓肝无补法，知其谬也。六腑者，传导化物糟粕者也。故曰：实而不能满。邪客之而为病，乃可攻也。中病乃已，毋尽剂也。

病在于经，则治其经；病流于络，则及其络。经直络横，相维辅也。

病从气分，则治其气。虚者温之，实者调之。病从血分，则治其血。虚则补肝、补脾、补心，实则为热、为瘀，热者清之，瘀者行之。因气病而及血者，先治其气；因血病而及气者，先治其血。因证互异，宜精别之。

病在于表，毋攻其里；病在于里，毋虚其表。邪之所在，攻必从之。

受邪为本，现证为标；五虚为本，五邪为标。譬夫腹胀由于湿者，其来必速，当利水除湿，则胀自止，是标急于本也，当先治其标。若因脾虚，渐成胀满，夜剧昼静，病属于阴，当补脾阴；夜静昼剧，病属于阳，当益脾气，是病从本生，本急于标也，当先治其本。举一为例，余可类推矣。

病属于虚，宜治以缓。虚者精气夺也。若属沉痼，亦必从缓。治虚无速法，亦无巧法。盖病已沉痼，凡欲施治，宜有次第，故亦无速法。病属于实，宜治以急。实者，邪气胜也。邪不速逐，则为害滋蔓，故治实无迟法，亦无巧法。此病机缓急一定之法也。

——明·缪希雍《神农本草经疏·卷一·〈续序例〉上·治法纲》

【提要】 本论阐述基本治疗原则，将阴阳放在首位，次则寒热病性，次则脏腑经络、气血表里的病位，再讨论标本先后、虚实缓急的问题。此处的虚实，实指邪正关系，并提出"治虚无速法""治实无迟法"，以确立治疗的缓急。

张介宾 治形论

老子曰：吾所以有大患者，为吾有身。使吾无身，吾有何患？余则曰：吾所以有大乐者，为吾有形。使吾无形，吾有何乐？是可见人之所有者唯吾，吾之所赖者唯形耳！无形则无吾矣，谓非人身之首务哉？第形之为义，其义甚微，如言动视听，非此形乎？俊丑美恶，非此形乎？勇怯愚智，非此形乎？死生安否，非此形乎？人事之交，以形交也；功业之建，以形建也。此形之为义，从可知也。奈人昧养形之道，不以情志伤其府舍之形，则以劳役伤其筋骨之形。内形伤则神气为之消靡，外形伤则肢体为之偏废，甚至肌肉尽削，其形可知，其形既败，其命可知。然则善养生者，可不先养此形，以为神明之宅；善治病者，可不先治此形，以为兴复之基乎。

虽治形之法，非止一端，而形以阴言，实唯精、血二字足以尽之。所以欲祛外邪，非从精血不能利而达；欲固中气，非从精血不能蓄而强。水中有真气，火中有真液，不从精血，何以使之降升？脾为五脏之根本，肾为五脏之化源，不从精血，何以使之灌溉？然则精血即形也，形即精血也。天一生水，水即形之祖也。故凡欲治病者，必以形体为主；欲治形者，必以精血为先。此实医家之大门路也。使能知此，则变化可以无方，神明自有莫测。

然用此之法，无逾药饵，而药饵之最切于此者，不过数味之间，其他如性有偏用者，唯堪佐使而已。亦犹饮食于人，凡可口者，孰无资益，求其纯正无损而最宜于胃气者，则惟谷食，类可见矣。或问余以所宜者，果属何物？余则难以显言之。盖善吾言者，必如醴如饴，而不善吾言者，必反借此为射的，以资口吻之基矣。余故不能显言之，姑发明此义，以俟有心者之自悟。

———明·张介宾《景岳全书·二卷：传忠录（中）·治形论》

【提要】　本论阐述治疗身形的基本思路。作者认为，形是神明之宅，善养生者应先养形；形是兴复之基，善治病者应先治形。形为阴，治形当从精血入手。即所谓"凡欲治病者，必以形体为主；欲治形者，必以精血为先"。

李中梓　明治论

医门之理，赜而难穷。莫先乎见其大意，大意见则条理在我，由此寻绎，究何难穷。粗工错缪，如盲人适野，不辨东西，又如罗雀于江，罾鱼于林，冀其幸而得之，岂理也哉？

夫三法四因、五治六淫、八要十失，最宜早辨。三法者，初、中、末也。一曰初法，当用峻猛，缘病新暴，感之轻，发之重，以峻猛之药亟去之。二曰中法，当用宽猛相济，缘病非新非久，须缓急得中，养正去邪，相兼治之。三曰末法，当用宽缓，药性平善，广服无毒，取其安中补益，缘病久邪去，正气日微也。

四因者，有始因气动而内有所成病者，积聚癥瘕之类；有始因气动而外有所成病者，痈疽疮疡掉瘈之类；有不因气动而内有所成病者，留饮宿食、喜怒想慕之类；有不因气动而外有所成病者，瘴气邪魅蛊毒、虫咬兽伤、堕坠刀斫、刺射捶扑之类。

五治者，和、取、从、折、属也。一曰和。假令小热之病，当以凉药和之，和之不已，次用取。二曰取。为热势稍大，当以寒药取之，取之不已，次用从。三曰从。为热势既甚，当以温药从之，从之不已，次用折。四曰折。为病势极甚，当以逆制之，制之不已，当以下夺之，下夺不已，次用属。五曰属。为求其属以衰之，如热陷骨髓，针药之所不及，故必求其属。属者，生克之本，王太仆所谓壮水之主，以制阳光是也。

六淫者，阴、阳、风、雨、晦、明也。阴淫寒疾则怯寒，此寒水太过，别浅深以温之。阳淫热疾则恶热，此相火太过，须审虚实以凉之。风淫末疾，末谓四肢也，必身强直，此风木太过，须和冷热以平治之。在阳则热，在阴则寒，寒则筋挛骨痛，热则委缓不收。雨淫腹疾，则湿气濡泄，此湿土太过，以平渗燥之，兼看冷热之候。晦淫惑疾，晦邪所干，精神惑乱，此燥金太过，当滋养之。明淫心疾，心气鼓动，狂邪谵妄，此君火太过，当镇以敛之。

八要者，虚实、冷热、邪正、内外也。一曰虚。脉细、皮寒、气少、泄泻、饮食不进，此为五虚。二曰实。脉盛、皮热、腹胀、前后不通、闷瞀，此为五实。三曰冷。阳气衰微，腑脏积冷。四曰热。阴气衰弱，腑脏积热。五曰邪。非脏腑正病也。六曰正。非外邪所干也。七曰内。情欲所伤，不在外也。八曰外。外物所伤，不在内也。

十失者，病在骄恣背理，不遵医戒，不自珍爱，一失也。轻身重财，治疗不早，诊视不勤，二失也。听从师巫，广行杀戮，不信医药，三失也。忧思想慕，怨天尤人，广生懊恼，四失也。讳疾忌医，言不由中，药不合症，五失也。不能择医，或信佞言，或凭龟卜，六失也。室家不和，处事乖戾，尽成荆棘，七失也。不明药理，且暮更医，杂剂妄投，八失也。但索速写方，药材滥恶，妄为加减，九失也。奉持匪人，煎丸失法，怠不精详，十失也。

工医者，不可不知此数则。物理论曰：古之圣医，知天地神祇之妙，性命吉凶之数，处虚实之分，定顺逆之节，贯微通幽，不失细少，然而虽高必以下为基，岂猎等可造，学者果有是志，请从此卑迩始。

——明·李中梓《删补颐生微论·卷之二·明治论》

【提要】 本论集成王冰、王好古等前人之说，系统阐述了诊疗实践过程中的三治、四因、五治、六淫、八要与十失。三治为初、中、末之治。五法为和、取、从、折、属。四因乃始因气动而内有所成病者，始因气动而外有所成病者，不因气动而内有所成病者，及不因气动外有所成病者。六淫指阴阳风雨晦明。八要为虚、实、冷、热、邪、正、内、外。十失主要描述了医患治疗各环节的错误行为和认识。理清和解决上述问题，是治疗取效的关键。

程国彭 医门八法※

论病之原，以内伤、外感四字括之，论病之情则以寒热、虚实、表里、阴阳八字统之，而论治病之方则又以汗、吐、下、消、和、清、温、补八法尽之。

——清·程国彭《医学心悟·卷一·医门八法》

【提要】 "八法"是最广为人知的治法分类，即出自本论。结合原文来看，八法实际是以法统方，对方剂进行分类的一种方法。八法的具体含义，见后文。同时，作者强调辨证论治，如此才能药无虚发，方必有功。

周学海 敛散升降四治说略

凡风、寒、湿、热，散漫于周身之腠理者，无聚歼之术也，则因其散而发之；痰、血、水、食，结积于胃与二肠、膀胱之内者，已属有形，势难消散，则因其聚而泄之、渗之；邪在上脘，愠愠欲吐，是欲升不遂也，则因而吐之；邪在大肠，里急后重，是欲下不畅也，则因而利之。此顺乎病之势而利导之之治也。

温热无形，散处于肠胃膜络之中，既不外越，又不内结，则以酸敛入泄剂，撮其邪而竭之；瘀血有形，结聚于肠胃膜络之中，其质凝滞，不能撮而去也，则以辛温入攻血剂，温其血而化之。肾气不纳，根本浮动，喘、呕、晕眩，酸咸重镇，高者抑之。中气虚陷，泄利无度，呼吸不及，固涩升补，下者举之。此矫乎病之势而挽回之之治也。

凡病误降者，欲救之，不可急升也；误升者，欲救之，不可急降也；误寒者，欲救之，不可急以大热也；误热者，欲救之，不可急以大寒也。寒、热犹或可急也，升、降断不可急也。尝见先以承气误下，中气下陷，急以参、芪升之，虚气上越，喘逼不能食而死矣。此当健中涩下，不可升提其上也。

——清·周学海《读医随笔·卷四：证治类·敛散升降四治说略》

【提要】 本论阐述敛、散、升、降之法的应用与病势有关，包括顺病势因势利导和矫病势而挽回两个方面；并强调误用升降寒热，不可急用相反治法，尤其是误下不可急用升陷，当以健中涩下逐渐加以扭转，否则易致不可挽回的失误。

周仲瑛 论复合立法[*]

治法是选方组药的依据，理应做到方随法定、药依证选，但因临床每见证候交叉复合，表里、寒热、虚实错杂，多脏传变并病，为此，有时还需学会复合立法，方能适应具体病情，取得较好的疗效。尤其对多病多证的患者，还应按辨证做到主次有别，在针对主病主证，采用某一主法的同时，又要把握其整体情况，注意兼病、兼证，复合立法，兼顾并治。

即使单一的证，有时也需通过复合立法，求得相互为用，以形成新的功效，如温下法、酸甘化阴法、苦辛通降法等。此外，还可借复法取得反佐从治，或监制缓和其副作用。实践证明，温与清的合用、通与补的兼施、气与血的并调、升与降的配伍等，确能进一步增强疗效，消除一法所致的弊端，如纯补滞气、寒热格拒等。

在应用复法时，势必随之形成大方、多药。按一般通常要求，方药应该精炼严谨，但在病绪多端，复合应用多法组方配药时，大方多药，又不应加以非议和排斥。大方为七方之首，药味多是其特点之一（还有药力猛、药量重等），适用于病有兼证，尤其是疑难杂症患者。但必须做到组方有序，主辅分明，选药应各有所属或一药可兼数功者，尽量组合好药物之间的相须、相使、相畏、相杀的关系，避免降低或丧失原有药效。切忌方不合法，主次不清，药多杂乱无章。

——周仲瑛《中国百年百名中医临床家丛书：周仲瑛·诊余琐话·重视复法的组合应用》

【提要】 本论阐述证候交叉复合时需复合立法，注意主次有别。即使相对单一的证候，有时也可复合立法，形成新的效用，或反佐从治，进一步增强疗效，消除一法所致的弊端。需要注意的是，应用复法时处方药味较多，须做到组方有序，主辅分明。

3.2 具 体 治 法

3.2.1 解表法

张仲景 论微发汗祛风湿※*

问曰：风湿相搏，一身尽疼痛，法当汗出而解，值天阴雨不止，医云：此可发汗，汗之病不愈者，何也？答曰：发其汗，汗大出者，但风气去，湿气在，是故不愈也。若治风湿者，发其汗，但微微似欲汗出者，风湿俱去也。

——汉·张仲景《伤寒论·辨痓湿暍脉证》

【提要】 本论阐述运用汗法治疗风湿邪气致病的注意事项，认为当微发其汗则风湿俱去。此外，桂枝汤治疗太阳中风，在取汗程度上，也与此类似，不可令其大汗，变生他证。

张仲景 论汗法宜忌※*

凡发汗，欲令手足俱周，时出以漐漐然，一时间许，亦佳。不可令如水流漓。若病不解，当重发汗。汗多必亡阳，阳虚，不得重发汗也。

——汉·张仲景《伤寒论·辨可发汗脉证并治》

【提要】 本论阐述了运用发汗法应达到微汗效果，强调运用此治法应注意不可过汗亡阳。

《圣济总录》 汗

《经》曰：其有邪者，渍形以为汗。其在皮者，汗而发之。又曰：体若燔炭，汗出而散。又曰：其未满三日，可汗而已。举是四者，盖其在表，不可使之深入，要当以汗去之。然汗有起于过用而为常者，有忽于畏护而为患者。有汗之太过遂漏不止者，阳气虚而表弱也。有汗之不及者，则邪气复与正气交争。昔人论汗出不彻，因转属阳明是也。如此则阴阳不得平均，荣卫不得调和矣。虽然，病有表里，汗有宜否。若不须汗而强与汗之者，将耗其津液；须汗而不与汗之者，使邪气深而经络传变，势如风雨，何可当也。载诸方籍类多矣。大概可汗之证，则身热脉浮，太阳与阳明证是也。其不可汗之证，在经则少阳与厥阴，在病则厥与逆，以至血衄、疮淋之属，皆为不可汗。或邪气在表而脉沉迟者，虽汗之亦不能解矣。非特此也，太阳固可汗也，有因发汗而为痉者，脉浮体痛，固当以汗解也。假令尺中脉迟，则亦不可汗，是又不可不知也。

——宋·赵佶《圣济总录·卷第四：治法·汗》

【提要】 本论阐述汗法的适应证以及禁忌，认为当汗则汗，病必可愈；不当汗则汗，变证百出；即使当汗，汗之太过，也会造成变生他病。

张从正　凡在表者皆可汗式※

风、寒、暑、湿之气，入于皮肤之间而未深，欲速去之，莫如发汗。圣人之刺热五十九刺，为无药而设也，皆所以开玄府而逐邪气，与汗同。然不若以药发之，使一毛一窍，无不启发之为速也。

然发汗亦有数种。世俗止知惟温热者为汗药，岂知寒凉亦能汗也，亦有熏渍而为汗者，亦有导引而为汗者。如桂枝汤、桂枝麻黄各半汤、五积散、败毒散，皆发汗甚热之药也。如升麻汤、葛根汤、解肌汤、逼毒散，皆辛温之药也。如大柴胡汤、小柴胡汤、柴胡饮子，苦寒之药也。如通圣散、双解散、当归散子，皆辛凉之药也。故外热内寒宜辛温，外寒内热宜辛凉。平准所谓导引而汗者，华元化之虎、鹿、熊、猴、鸟五禽之戏，使汗出如敷粉，百疾皆愈。所谓熏渍而汗者，如张苗治陈廪丘，烧地布桃叶蒸之，大汗立愈。又如许胤宗治许太后感风不能言，作防风汤数斛，置于床下，气如烟雾，如其言，遂愈能言。此皆前人用之有验者。

以《本草》校之，荆芥、香白芷、陈皮、半夏、细辛、苍术，其辛而温者乎；蜀椒、胡椒、茱萸、大蒜，其辛而大热者乎；生姜，其辛而微温者乎；天麻、葱白，其辛而平者乎；青皮、薄荷，其辛苦而温者乎；防己、秦艽，其辛而且苦者乎；麻黄、人参、大枣，其甘而温者乎；葛根、赤茯苓，其甘而平者乎；桑白皮，其甘而寒者乎；防风、当归，其甘辛而温者乎；附子，其甘辛而大热者乎；官桂、桂枝，其甘辛而大热者乎；厚朴，其苦而温者乎；桔梗，其苦而微温者乎；黄芩、知母、枳实、地骨皮，其苦而寒者乎；前胡、柴胡，其苦而微寒者乎；羌活，其苦辛而微温者乎；升麻，其苦甘且平者乎；芍药，其酸而微寒者乎；浮萍，其辛酸而寒者乎；凡此四十味，皆发散之属也。

惟不善择者，当寒而反热，当热而反寒，此病之所以变也。仲景曰：大法春夏宜汗。春夏阳气在外，人气亦在外，邪气亦在外，故宜发汗。然仲景举其略耳。设若秋冬得春夏之病，当不发汗乎？但春夏易汗而秋冬难耳。凡发汗欲周身漐漐然，不欲如水淋漓，欲令手足俱周遍，汗出一、二时为佳。若汗暴出，邪气多不出，则当重发汗，则使人亡阳。凡发汗中病则止，不必尽剂。要在剂当，不欲过也。此虽仲景调理伤寒之法，至于杂病，复何异哉？且如伤寒麻黄之类，为表实而设也；桂枝汤之类，为表虚而设也；承气汤，为阴虚而设也；四逆汤，为阳虚而设也。表里俱实者，所谓阳盛阴虚，下之则愈；表里俱虚者，所谓阴盛阳虚，汗之则愈也。所谓阳为表而阴为里也，如表虚亡阳，发汗则死。发汗之法，辨阴阳，别表里，定虚实，然后汗之，随治随应。

——金·张从正《儒门事亲·卷二·凡在表者皆可汗式》

【提要】　本论阐述汗法的适用范围、发汗方式、发汗药物及其性味、发汗注意事项等。风、寒、暑、湿之气入于皮肤之间而未深之时，运用汗法可开玄府而逐邪气。此外熏渍、导引等方法也可发汗。发汗未必用温药，寒凉也可发汗，列举发汗药物40种，味有辛、苦、甘、酸，性则寒热温凉平俱有。仲景有春夏宜汗之说，作者指出秋冬得春夏之病，也当发汗，只是春夏易汗而秋冬难。运用汗法需辨阴阳，别表里，定虚实，然后汗之。

张介宾　散略

用散者，散表证也。观仲景太阳证用麻黄汤，阳明证用升麻葛根汤，少阳证用小柴胡汤，此散表之准绳也。后世宗之，而复不能用之，在不得其意耳。盖麻黄之气，峻利而勇。凡太阳经阴邪在表者，寒毒既深，非此不达，故制用此方，非谓太阳经药必须麻黄也。设以麻黄治阳明、少阳之证，亦寒无不散，第恐性力太过，必反伤其气，岂谓某经某药必不可移易，亦不过分其轻重耳。故如阳明之升麻、干葛，未有不走太阳、少阳者。少阳之柴胡，亦未有不入太阳、阳明者。但用散之法，当知性力缓急，及气味寒温之辨，用得其宜，诸经无不妙也。如麻黄、桂枝，峻散者也；防风、荆芥、紫苏，平散者也；细辛、白芷、生姜，温散者也；柴胡、干葛、薄荷，凉散者也；羌活、苍术，能走经去湿而散者也；升麻、川芎，能举陷上行而散者也。第邪浅者，忌峻利之属；气弱者，忌雄悍之属；热多者，忌温燥之属；寒多者，忌清凉之属。凡热渴烦躁者喜干葛，而呕恶者忌之；寒热往来者宜柴胡，而泄泻者忌之；寒邪在上者，宜升麻、川芎，而内热炎升者忌之。此性用之宜忌，所当辨也。至于相配之法，则尤当知要，凡以平兼清，自成凉散；以平兼暖，亦可温经；宜大温者，以热济热；宜大凉者，以寒济寒。此其运用之权，则毫厘进退，自有伸缩之妙，又何必胶柱刻舟，以限无穷之病变哉！此无他，在不知仲景之意耳。

——明·张介宾《景岳全书·五十卷：新方八阵·新方八略引·散略》

【提要】　本论所论之散，是为散表证，相应于汗法或解表法。作者认为临床选药用方，不应拘泥于解表药的常用归经，而应关注其性力缓急及气味寒温。基于此，作者对解表药进行了分类，包括峻散、平散、温散、凉散，以及走经去湿而散者、举陷上行而散者。此外，作者还论述了散药的性用宜忌、相配之法。

张介宾　寒中亦能散表

夫寒中者所以清火，何以亦能散表？盖阳亢阴衰者，即水亏火盛也，水涸于经，安能作汗？譬之干锅赤裂，润自何来？但加以水，则郁蒸沛然，而气化四达。夫汗自水生，亦犹是也，如前论言补阳补阴者，宜助精气；此论言以水济火者，宜用寒凉也。盖补者，补中之不足；济者，制火之有余，凡此均能解表，其功若一，而宜寒宜暖，其用不侔，是有不可不辨。

——明·张介宾《景岳全书·七卷：伤寒典（上）·寒中亦能散表》

【提要】　本论阐述寒凉药物能以水济火，治疗水亏火盛而无源作汗者，可见其也能有助解表。

汪　昂　论发表法*

发者，升之、散之、汗之也；表者，对里而言也。三阳为表，三阴为里，而太阳为表之表，阳明为表之里，少阳为半表半里也。邪之伤人，先中于表，以渐而入于里，始自太阳，以及阳明、少阳，乃入阴经，由太阴、少阴以及厥阴，六经乃尽也。治病者，当及其在表而汗之、散之，使不至于传经入里，则病易已矣；若表邪未尽而遂下之，则表邪乘虚入里；或误补之，则内邪壅闭不出；变成坏证者多矣。《经》曰：善治者治皮毛，其次治肌肤，其次治筋脉，其次治六腑，其次治五脏。治五脏者，半死半生也。

——清·汪昂《医方集解·发表之剂》

【提要】 《医方集解》采用综合分类法来对方剂进行分类，结合以"因"统方和以"法"统方，分为补养、发表、涌吐、攻里、表里、和解、理气、理血、祛风、祛寒、清暑、利湿、润燥、泻火、除痰、消导、收涩、杀虫、明目、痈疡、经产及救急良方共22剂，完善了方剂分类体系。此后《成方切用》《医方论》《成方便读》乃至现代方剂学著作，都基本沿袭其综合分类的模式。本论综合前人所论表里传变、六经传变，指出应在邪在表时即用汗法治疗。若当汗不汗，如表邪未尽即用下法，或误用补法，都会变成坏证。

戴天章 汗法

时疫贵解其邪热，而邪热必有着落。方着落在肌表时，非汗则邪无出路，故汗法为治时疫之一大法也。但风寒汗不厌早，时疫汗不厌迟。风寒发汗，必兼辛温、辛热以宣阳；时疫发汗，必兼辛凉、辛寒以救阴。风寒发汗，治表不犯里；时疫发汗，治表必通里。其不同有如此，故方疫邪传变出表时，轻者亦可得表药而汗散；若重者，虽大剂麻黄、羌、葛，亦无汗也，以伏邪发而未尽之故。亦有不用表药而自汗淋漓，邪终不解者。盖此汗缘里热郁蒸而出，乃邪汗，非正汗也，必待伏邪尽发，表里全彻，然后或战汗，或狂汗而解。所谓汗不厌迟者，此也。辛凉发汗，则人参败毒散、荆防败毒散之类是；辛寒发汗，则大青龙，九味羌活、大羌活之类是；发表兼通里，则吴氏三消饮、六神通解散、防风通圣散之类是。

更有不求汗而自汗解者。如里热闭甚，用大承气以通其里，一不已而再，再不已而三，直待里邪逐尽，表里自和，多有战汗而解，此不求汗而自汗解者一。又如里热燥甚，病者思得凉水，久而不得，忽得痛饮，饮盏落枕而汗大出，汗出即解，此不求汗而自汗解者二。又如平素气虚，屡用汗药不得汗，后加人参于诸解表药中，覆杯立汗，凡不求汗而自汗解者三。又如阴虚及夺血，枯竭之极，用表药全然无汗，用大滋阴、润燥、生津药数剂而汗出如水，此不求汗而自汗解者四。

总之疫邪汗法，不专在乎升表，而在乎通其郁闭，和其阴阳。郁闭在表，辛凉、辛寒以通之；郁闭在里，苦寒攻利以通之。阳亢者，饮水以济其阴；阴竭者，滋润以回其燥。气滞者开导，血凝者消瘀。必察其表里无一毫阻滞，乃汗法之万全，此时疫汗法，理不同于风寒。

谨撮诸汗证，详列于下：发热，恶寒，无汗，头项痛，背痛，腰痛，肩臂痛，膝胫痛，周身肢节痛。

——清·戴天章《广瘟疫论·卷之四·汗法》

【提要】 本论阐述运用汗法治疗时疫的具体原则。从发汗时机来说，"风寒汗不厌早，时疫汗不厌迟"。疫邪汗法，不重发表，而重气机的通畅，阴阳的和调。郁闭在表，辛凉、辛寒以通之；郁闭在里，苦寒攻利以通之。阳亢者，滋其阴；阴竭者，滋其燥。气滞者宜开导，血凝者宜消瘀。需要指出的是，本论汗法包括而不囿于解表法，在疫病治疗中，汗法"不专在乎升表，而在乎通其郁闭，和其阴阳。"

程国彭 论汗法

汗者，散也。《经》云"邪在皮毛者，汗而发之"是也。又云"体若燔炭，汗出而散"是也。然有当汗不汗误人者；有不当汗而汗误人者；有当汗不可汗，而妄汗之误人者；有当汗不可汗，而又不可以不汗，汗之不得其道以误人者；有当汗而汗之不中其经，不辨其药，知发而不知敛以误人者。是不可以不审也。

何则？风寒初客于人也，头痛发热而恶寒，鼻塞声重而体痛，此皮毛受病，法当汗之。若失时不汗，或汗不如法，以致腠理闭塞，荣卫不通，病邪深入，流传经络者有之，此当汗不汗之过也。

亦有头痛发热与伤寒同，而其人倦怠无力，鼻不塞，声不重，脉来虚弱，此内伤元气不足之证。又有劳心好色，真阴亏损，内热、晡热、脉细数而无力者；又有伤食病，胸膈满闷、吞酸嗳腐、日晡潮热、气口脉紧者；又有寒痰厥逆，湿淫脚气，内痈、外痈，瘀血凝积，以及风温、湿温、中暑自汗诸症，皆有寒热，与外感风寒似同而实异。若误汗之，变证百出矣。所谓不当汗而汗者，此也。

若夫证在外感应汗之例，而其人脐之左右上下或有动气，则不可以汗。《经》云：动气在右，不可发汗，汗则衄而渴、心烦、饮水即吐。动气在左，不可发汗，汗则头眩、汗不止、筋惕肉瞤。动气在上，不可发汗，汗则气上冲，正在心中。动气在下，不可发汗，汗则无汗，心大烦、骨节疼、目运、食入则吐、舌不得前。又脉沉咽燥，病已入里，汗之则津液越出，大便难而谵语。又少阴证，但厥无汗，而强发之则动血，未知从何道出。或从耳目，或从口鼻出者，此为下厥上竭，为难治。又少阴中寒，不可发汗，汗则厥逆蜷卧，不能自温也。又寸脉弱者，不可发汗，汗则亡阳。尺脉弱者，不可发汗，汗则亡阴也。又诸亡血家不可汗，汗则直视、额上陷。淋家不可汗，汗则便血。疮家不可汗，汗则痉。又伤寒病在少阳，不可汗，汗则谵妄。又坏病、虚人及女人经水适来者，皆不可汗，若妄汗之，变证百出矣。所谓当汗不可汗，而妄汗误人者，此也。

夫病不可汗，而又不可以不汗，则将听之乎？是有道焉。《伤寒赋》云：动气理中去白术。是即于理中汤去术而加汗药，保元气而除病气也。又热邪入里而表未解者，仲景有麻黄、石膏之例，有葛根、黄连、黄芩之例，是清凉解表法也。又太阳证脉沉细，少阴证反发热者，有麻黄、附子细辛之例，是温中解表法也。又少阳中风，用柴胡汤加桂枝，是和解中兼表法也。又阳虚者，东垣用补中汤加表药。阴虚者，丹溪用芎归汤加表药，其法精且密矣。总而言之，凡一切阳虚者，皆宜补中发汗；一切阴虚者，皆宜养阴发汗；挟热者，皆宜清凉发汗；挟寒者，皆宜温经发汗；伤食者，则宜消导发汗。感重而体实者，汗之宜重，麻黄汤。感轻而体虚者，汗之宜轻，香苏散。

又东南之地，不比西北，隆冬开花，少霜雪，人禀常弱，腠理空疏，凡用汗药，只须对证，不必过重。予尝治伤寒初起，专用香苏散加荆、防、川芎、秦艽、蔓荆等药，一剂愈，甚则两服，无有不安。而麻黄峻剂，数十年来，不上两余。可见地土不同，用药迥别。其有阴虚、阳虚、挟寒、挟热、兼食而为病者，即按前法治之。但师古人用药之意，而未尝尽泥其方，随时随证，酌量处治，往往有验。此皆已试之成法，而与斯世共白之。所以拯灾救患者，莫切乎此。此汗之之道也。

且三阳之病，浅深不同，治有次第。假如证在太阳，而发散阳明，已隔一层。病在太阳阳明，而和解少阳，则引贼入门矣。假如病在二经，而专治一经，已遗一经。病在三经，而偏治一经，即遗二经矣。假如病在一经，而兼治二经，或兼治三经，则邪过经矣。况太阳无汗，麻黄为最；太阳有汗，桂枝可先。葛根专主阳明，柴胡专主少阳，皆的当不易之药。至于九味羌活，乃两感热证，三阳三阴并治之法，初非为太阳一经设也。又柴葛解肌汤，乃治春温夏热之证，自里达表，其证不恶寒而口渴，若新感风寒，恶寒而口不渴者，非所宜也。又伤风自汗，用桂枝汤，伤暑自汗，则不可用，若误用之，热邪愈盛而病必增剧。若于暑证而妄行发散，复伤津液，名曰重喝，多致不救。古人设为白术、防风例以治风，设益元散、香薷饮以治暑，俾不犯三阳禁忌者，良有以也。

又人知发汗退热之法，而不知敛汗退热之法。汗不出则散之，汗出多则敛之。敛也者，非五味、酸枣之谓，其谓致病有因，出汗有由，治得其宜，汗自敛耳。譬如风伤卫汗自出者，以桂枝汤和荣卫，祛风邪而汗自止。若热邪传里，令人汗出者，乃热气熏蒸，如釜中吹煮，水气旁流，非虚也，急用白虎汤清之。若邪已结聚，不大便者，则用承气汤下之，热气退而汗自收矣。此与伤暑自汗略同。但暑伤气，为虚邪，只有清补并行之一法。寒伤形，为实邪，则清热之外，更有攻下止汗之法也。复有发散太过，遂至汗多亡阳，身瞤动欲擗地者，宜用真武汤。此救逆之良药，与中寒冷汗自出者同类并称。又与热证汗出者大相径庭矣。其他少阳证，头微汗，或盗汗者，小柴胡汤。水气症，头汗出者，小半夏加茯苓汤。至于虚人自汗、盗汗等证，则归脾、补中、八珍、十全按法而用，委曲寻绎，各尽其妙，而后即安。所谓汗之必中其经，必得其药，知发而知敛者此也。嗟嗟！百病起于风寒，风寒必先客表，汗得其法，何病不除！汗法一差，夭枉随之矣。吁！汗岂易言哉！

——清·程国彭《医学心悟·卷一·医门八法·论汗法》

【提要】 本论阐述汗法适用于邪在表及热郁之证，并具体分析了"当汗不汗""当汗而汗""当汗不可汗而妄汗""当汗不可汗而又不可以不汗，汗之不得其道""当汗而汗之不中其经，不辨其药，知发而不知敛"等种种误治的情况，告诫后人掌握汗法实乃不易之事，值得引起重视。

吴鞠通 六气当汗不当汗论

六气六门，止有寒水一门，断不可不发汗者。伤寒脉紧无汗，用麻黄汤正条；风寒挟痰饮，用大小青龙一条。饮者，寒水也，水气无汗，用麻黄甘草、附子麻黄等汤。水者，寒水也，有汗者即与护阳。湿门亦有发汗之条，兼寒者也；其不兼寒而汗自出者，则多护阳之方。其他风温禁汗、暑门禁汗、亡血禁汗、疮家禁汗、禁汗之条颇多，前已言之矣。盖伤于寒者，必入太阳。寒邪与寒水一家，同类相从也。其不可不发者何？太阳本寒标热，寒邪内合寒水之气，止有寒水之本，而无标热之阳，不成其为太阳矣。水来克火，如一阳陷于二阴之中，故急用辛温发汗，提阳外出。欲提阳者，乌得不用辛温哉！若温暑伤手太阴，火克金也，太阴本燥标湿，若再用辛温，外助温暑之火，内助脏气之燥，两燥相合，而土之气化无从，不成其为太阴矣。津液消亡，不痉何待！故初用辛凉，以救本脏之燥，而外退温暑之热；继用甘润，内救本脏之湿，外敌温暑之火，而脏象化气，本来面目可不失矣。此温、暑之断不可发汗，即不发汗之辛甘，亦在所当禁也。且伤寒门中，兼风而自汗者，即禁汗，所谓有汗不得用麻黄。无奈近世以羌活代麻黄，不知羌活之更烈于麻黄也。盖麻黄之发汗，中空而通，色青而疏泄，生于内地，去节方发汗，不去节尚能通能留，其气味亦薄。若羌活乃羌地所生之独活，气味雄烈不可当。试以麻黄一两，煮于一室之内，两三人坐于其侧，无所苦也。以羌活一两，煮于一室内，两三人坐于其侧，则其气味之发泄，弱者即不能受矣。温暑门之用羌、防、柴、葛，产后亡血家之用当归、川芎、泽兰、炮姜，同一杀人利剑，有心者共筹之。

——清·吴鞠通《温病条辨·卷六：解儿难·六气当汗不当汗论》

【提要】 本论阐述伤寒、温病应用汗法的差异。作者认为，寒水为病必发汗，而温、暑禁汗，应初用辛凉，继用甘润。伤寒兼风而自汗者，即禁汗，所谓有汗不得用麻黄，并指出羌活较麻黄更烈。

蒲辅周 汗法：汗而勿伤※

汗法，是外感病初期有表证必用之法。邪在皮毛，汗而发之，"体若燔炭，汗出而散"。

《伤寒论·太阳病篇》重点就是讲汗法，具体而透彻。温病亦喜汗解，但是最忌辛温，温病学说充实了辛凉透表之法。湿温虽禁汗，但也要通阳利湿，不得微汗，病必难除。伏邪亦首贵透解。总之，热病虽有寒温之分，但外邪的侵袭，由表入里，治疗均宜表散，透邪外出，就是汗法的目的。

当汗而汗，病邪即随周身微汗出而解；不当汗而汗，为误汗；当汗不汗，则为失表。汗之不及固无功，汗之太过亦伤表。大汗必伤阳，过汗亦耗液。所谓误汗伤阳（外为阳，气为阳），汗而有伤，变症蜂起，是为医者失治之过。

汗法用药，要因时、因人、因病而异。春温、夏热、秋凉、冬寒，季节特点不同，症候特点也不同，用药亦宜有相应的变化，冬日多用麻黄，夏日多用香薷，是大家熟知的一般规律。亡血、淋家、疮家不可发汗，经期、产后亦当慎汗。寸脉弱为阳虚，不可发汗，汗之亡阳；尺脉迟或弱，不可发汗，发汗则亡阴。当表之症，也要具体分析。见一经之证，只用一经之表药；两经、三经合病，则用两经、三经的表药；表里合病，则表里合治；营卫俱病，则营卫合治。用药师古人之意，不可拘泥古人之方。劳倦内伤，头痛发热，形似伤寒而身不痛，只倦怠，鼻不塞，声不重，脉虚无力，不浮不紧，此属中气虚，宜中益气法，不可再表。阴虚，午后烦热，亦不可表。伤食、痈疮、痰饮、瘀凝、积聚，俱有寒热，必须结合四诊，一概发表则误人，不可粗心。

——蒲辅周《蒲辅周医疗经验·一、论述·（一）略谈辨证论治·3.八法运用》

【提要】 本论阐述汗法的适应证、基本病机、运用汗法的注意事项等，着重强调了运用汗法不可过度。

李翰卿 汗法小议

汗法是指运用辛温或辛凉药物促使人体发汗，使邪气从汗而解，从而解除表证的一种治法，又叫解表法。汗法在临床应用中，要掌握一个"度"的问题，以遍身絷絷微汗者为佳。假使汗出不能遍身，或大汗淋漓，皆非所宜。因为前者汗出不彻，则病邪不解；后者汗出太多，易使正气耗伤，严重地导致亡阳。另外，在汗法的应用中，会碰到一些问题，应该具体问题具体分析。

第一，当汗而汗不出是什么缘故？除药不对证当然不能出汗外，凡药已对证而汗不出者，其原因有以下几点：

药的质量，品种不纯。采集失时：如桂枝是肉桂的嫩枝，应于春季割取；若秋冬采集，则药效大减。炮制失当：如荆芥用于发汗解表宜生用，而制炭后则长于止血。麻黄生用发汗力强，而蜜炙后其发汗力缓而长于润肺平喘。日久变质：包括霉烂虫蛀等而失效。

药的数量，病重药轻。

煎法失当，煎时过久，药性挥发。汗法所用药物性质均较轻灵，久煎则药效减少。按：现代药理证明，汗法所用药物挥发油含量丰富，不耐高温，久煎则挥发。

服法违反常规，药液过冷。汗法所用药液宜温服。服药后未加温覆或临门当风而卧。服药后误服生冷或其他应忌食物，如油腻等物。

对患者具体情况了解不够彻底。温病阴分不足（阴虚），用辛凉解表药发汗则不能得汗。久患疮疡。

第二，汗出而表不解是什么缘故？表证是指恶寒发热、头痛身痛等症状。如果汗出后表证解，则为寒邪；汗出表不解，非风则湿。（参见《温病条辨》中焦篇第六十六条。）

第三，当汗不汗有什么害处？当汗是指有表证，而此时未用汗法解表，则邪不能去，表不得解。

第四，不当汗而汗有什么害处？不当汗有以下几种原因：邪不在表、亡血、疮疡和素体阴虚。以上情况本身即有阴分受伤，本不应发汗，若汗之，则更伤阴液。

上面谈到汗法是以发汗为手段，来达到解除表证的目的。那么有汗、无汗在临床上又有什么意义呢？

一般来说，这两种现象是正常的生理现象，但在某种情况下就成为诊断治疗的依据，因此成为主要的症状。例如，太阳病有汗就用桂枝汤，无汗就用麻黄汤；有汗就叫作中风，无汗就叫作伤寒。又如，阳明经病有汗就宜用白虎汤，无汗就不宜用白虎汤；夏月多汗、冬月无汗都是正常现象，反之就是病象。

——王象礼、赵通理《中国百年百名中医临床家丛书：李翰卿·汗法小议》

【提要】　本论阐述汗法应用的一些具体问题，如当汗而汗不出、汗出而表不解的原因、当汗不汗的害处、不当汗而汗的害处、有汗无汗的诊断意义等。作者还结合临床实践经验，对当汗而汗不出、药已对证而汗不出的情况，从药的质量、数量、煎法、服法及患者素体情况分析了原因。

陈景河　论汗法*

汗法亦称解表法，在临床上是比较常用的一种治疗法则。运用汗法，一要发散，二要清气，三要通络。汗法适用于一切外感疾病，或伏邪瘀著窍络从化为他病的，亦可根据"宣可决壅"的道理而用之，常可收一得之功。因为汗法能开发卫实，疏通腠理；若用于补虚、宣络、温经等药中，又能透发经隧筋骨之间的外邪凝滞之毒，从汗而解。

第一，汗法要发散。

外邪束表，气门闭塞，气的升降出入之道路不畅，根据"客者除之，表者散之"的道理，用汗法进行治疗，常用发散的方法，有以下几种：

发散风寒。属于风寒病因的，就要用辛温类药，开发腠理，驱除风寒，一汗而解，使客邪得除，气门通畅，皮毛之气与肺相通，太阳经脉自然委和。常用药物如麻黄、桂枝、羌活、防风、荆芥、薄荷等。麻黄开卫实，宣肺气，使风寒从毛窍而散；桂枝解肌达表，发其汗于卫间，又有宣散走络之能，助麻黄逐风寒从汗而解；羌、防、荆、薄虽是风药亦能散热，羌活气轻而雄，行卫分之表邪，治水湿之游风；防风发散风寒，防御外风，随引经药并行，得芎芷则上行，清头目之风，得羌独则下行，除腰膝之风；荆芥长于治风又兼治血，对风在皮里膜外者宜之；薄荷辛能散风，香能解郁，与诸退风寒类方药，如麻黄汤、桂枝汤、大青龙汤等方伍用得当，效果颇佳。唯对表虚自汗之人，切忌慎用。因汗为心液，过汗或不当汗而汗，则动心液，有伤津亡阳脱气之弊。

发散风热。风热乃阳邪，东垣书载："皮肤毛腠者，阳之分也"。阳盛则伤阴，故宜辛凉解表剂，发汗而已。常用药物如金银花、连翘、薄荷、菊花、桑叶、浮萍、苏叶、芦根等。金银花清热散毒疗风，连翘解诸经之毒，多用有发汗之功，同金银花同用相得益彰。薄荷辛香走散，菊花益肺开阖，皆有清散走表之效，以苏叶少许，辛温相助，散表邪，无残留之患。浮萍、桑叶、芦根皆能清热散风，而浮萍入肺达表，解毒利水，桑叶宣肺达表，共菊花有益阴之用，芦根升中有散，除客邪而清热。当以银翘散、桑菊饮、双解散等方，与病情相应者加减为宜。

发散风湿。盖风为阳邪，湿为阴邪，两邪相干，营卫行涩。故感受风湿，困着肌表，久则黏滞血脉或着于肌肉筋骨者，皆可选用发汗法，宣透风湿之毒。常用药物如羌活、独活、苍术、薏苡仁、桂枝、通草、防风、千年健、地枫皮、鸡血藤、麻黄、蜈蚣等。羌、独活皆能除风湿，羌活治卫分之游风，独活治营分之伏风。苍术、薏苡仁健脾燥湿，运消水气。千年健辛温，追地风味凉，一凉一温，避燥而伤阴。防风祛风而御风，防邪去复感为患。桂枝、通草宣络利湿。鸡血藤、蜈蚣温经通络，拔风湿于肌肉筋骨之间，使血活风自灭，取麻黄轻宣得温药相助，散阴凝寒滞之毒。方宜独活寄生汤、小续命汤类，若风湿郁而化热者，宜桂枝芍药知母汤加黄连、黄芩等。

第二，汗法要清气。

气在体内有抗病能力。《经》曰："正气存内，邪不可干。"一旦外邪侵袭肌表，莫不影响气机，卫外功能失调，腠理闭塞，玄府不通，所以用汗法时，必须注意清其气机。

清卫气。卫行脉外，有护卫肌表、抗御外邪等作用。客邪伤卫，皮肤开阖失调，气液不得宣泄。所以治疗表证要与清卫气的药相合。常用药物如蝉蜕、薄荷、芦根、柴胡等，入于发汗药中一二味便可。蝉蜕清热散风，薄荷辛香化浊，芦根升中有散，柴胡透表泄热，假其升发清阳之功，可清卫中之浊气，卫气平，而与营气和谐矣。

清肺气。《经》曰："肺之合皮也。"皮毛为外邪所伤，卫气闭而郁遏肺气，皮毛之气不得与肺相呼应。因而治疗外感病，都要与清肺气药相合。常用药物如桑叶、菊花、天花粉、杏仁、知母、竹叶、黄芩等。桑叶、菊花清宣肺气，散热止咳；杏仁、天花粉清肃肺气而消痰，知母润燥而清热；竹叶利水泄热，行肺气从三焦气化，引热从小便排出；黄芩清上焦之郁热，协同汗法中表药蠲除肺热，胸中大气得以斡旋，肺气自如矣。

清营气。营气为血之帅，邪之陷于营气者，行血功能为邪所干。因热者，易动血；因寒者，易凝血。热宜清营汤类方，清热凉血养阴；寒宜人参黄土汤，温化阴邪养阳。此温病养阴存津，汗解在后之意。若杂病，邪之入营，须温通经脉，应汗解在前。常用药物如鸡血藤、络石藤、海风藤、䗪虫、蜈蚣、山甲珠、附子、麻黄、泽泻等。鸡血藤温通经脉，有补血除风湿之效，与络石藤、海风藤、附子入营通络，除风湿黏滞血脉；蜈蚣、山甲珠善通经走窜，去伏邪残贼之隐匿，得麻黄宣散之力，透营外泄；因麻黄兼血药可得营中之汗，以泽泻少许助麻黄行水，从内外分消，一从汗解，一从尿解。

第三，汗法要通络。

邪客在卫、在气、在营者，都要在发散、清气的药中佐通络之品，在卫宜开发腠理，在气宜宣导气机，在营宜透邪外泄。因此，通络适宜多种疾病的治疗法则。

通络必通气。邪客肌表，首犯卫气，卫气病必波及肺气，而后陷入营血，都能影响气机不畅。卫气病，鬼门郁闭，气与水不得外泄，故利用汗法时，通络必通气，气通则邪易排出。常用药物如橘络、丝瓜络、佛手、甘松等。橘络、丝瓜络皆能通经宣络行气，而橘络走气分，丝瓜络入水分，佛手气清香而行气，性温和而舒郁，甘松开郁醒脾，舒畅气机，气香入经络而走体之内外，随诸表药选用少许，助气机通畅，推邪从汗排出。

通络必活血。邪客血脉，血脉凝泣，络脉受阻，血行迟滞，不活血而瘀不去，不通络气门难开。（此法亦适宜热性病后期，于大队养阴扶正药中，加少许生蒲黄或生茜草，易得透营转气之汗。）常用药物如当归、川芎、乳香、没药、红花、泽兰、益母草、姜黄等。当归补血养血，川芎活血行气，乳香、没药活血化瘀止痛，泽兰活血利水，姜黄外散风寒，内行气血。对伏邪久滞经脉的多种慢性病，在发汗药中加入此通络活血药二三味，起沉疴常获奇效。余曾治一老妪患头痛 30 年之久，久治不效，靠服止痛片维持，投以川芎茶调散取汗，一剂大效，三剂而愈。但对新感之病，通络宜桂枝，因桂枝透达营卫，解肌而邪去矣。

通络必化瘀，系指血瘀为患者，瘀化而经络无阻滞之邪。常用方药如小续命汤、活络效灵丹二方合用，根据病情可加蜈蚣、乌梢蛇等，增强走窜通经之力，驱伏邪从汗排出体外。其他郁证，欲通经隧、宣气血、化痰结，他方治之不效者，偶用汗法司启闭之功，于临床不无裨益矣。

汗法适宜表证，自不待言。唯用时，必须据病情施方遣药。不然同一表证患者，体实者，邪中之浅，不宜麻黄汤之大汗，防峻利而伤津液；体弱者，邪中之深，宜麻黄汗之，得峻利而疏导气机。同一表证，均是启玄府得汗而解，方药与剂量要切中病情。凡沉疴久治不效者，也有俟机待汗而解之时。因汗法能疏通经隧，宣导气血，引隐匿之伏邪从汗而解。至于取大汗、小汗、微汗，皆要根据病情而定。

——陈素云、陈素玉、陈知行《中国百年百名中医临床家丛书：陈景河·汗法的临床运用与体会》

【提要】 本论阐述汗法运用的要点，一要发散，二要清气，三要通络。发散包括发散风寒、发散风热、发散风湿。清气包括清卫气、清肺气、清营气。通络必通气、活血、化瘀。运用汗法时要据病情选择合适的方剂与剂量，斟酌取大汗、小汗还是微汗。

皮袭休 暑当与汗"皆"出勿止

吴鞠通《温病条辨·原病篇》第 4 条："凡病伤寒而成温者，先夏至日者为病温，后夏至日者为病暑，暑当与汗出，勿止"。对照《素问·热论篇》原文，脱落一个"皆"字。王孟英《温热经纬·〈内经〉伏气温热篇》引录此条，也漏掉了这个具有重要意义的"皆"字。二书都是温病学中具有代表性的著作，影响广泛，因何删去或脱漏此字？值得讨论。

按暑为热甚，其性类火而急速，最易伤气，且传变最速。故凡暑病初起，常直犯气分。又因暑邪性主升散，易致人体肌肤腠理开泄，表卫不固，而症见汗大出，但暑邪仍滞留于肌肉气分，并不随汗外泄，因而徒见热盛汗出伤津而邪不去。汗液本是人体内合阴津阳气蒸化而出，所以暑病的汗大出，虽先伤阴津，继亦重伤元气，终则成气阴两伤，甚至导致虚脱重证。故《素问·热论》篇特别指出"暑当与汗皆出"，这一"皆"字，在治法上实具有非常重要的临床意义。

历来医学家认为夏暑发自阳明气分，以白虎汤为主方。白虎汤为辛凉重剂，亦即辛甘寒法。一方面甘寒清润，善解肺胃气分燥热，以止汗保津；另一方面辛甘发散，解肌宣邪，使滞留于肌肉气分的暑邪得以随汗外出，从肤表卫分而解。这就是吴鞠通盛赞"白虎本为达热出表"的治剂，并指出"汗不出者，不可与也"的实质所在。

查"皆"字在古汉语中，其音义可与"偕"相通，有同步进行的意思，即在治法上用药（以辛甘淡寒的石膏为主药），使气分暑邪乘汗大出、肌表开疏的时候，偕同汗液一起外泄；暑邪既去，则因于暑邪的大汗出亦随之而止。故白虎汤的解肌宣邪，达热出表，实为解暑以止汗，绝非发汗疏邪。又特别指出，切勿因此证有汗大出而误用止汗的治法，反使暑邪不得去，壅遏于肌肉气分，甚或深入营血，内陷心包，加重病情。

若脱略了这一个"皆"字，为"暑当与汗出"，就有可能因辞害义，导致误解。如丹波元简《素问识》中所谓"按与，予也"，他引用《玉函经·总例》中的解释为例，认为是当使之得汗出而解，那就与《素问·热论》篇原文的本义相距太远，且与临床实际大相径庭。

——詹文涛《长江医话·暑当与汗"皆"出，勿止》

【提要】 本论通过对《素问·热论》"暑当与汗皆出"之"皆"字进行考证和理论分析，指出治暑应使气分暑邪乘肌表开疏，偕同汗液一起外泄。用药以辛甘淡寒的石膏为主药。

刘渡舟 "汗法"小议

"汗法"为治疗"八法"之一应包括两层意思在内：

一、指治疗的方法：当人感受了风寒邪气，邪正相持于表犹未入里，则见脉浮，头痛，发热，恶寒等证。这时应使用发汗之法，以解除在表之邪气。正如《素问·阴阳应象大论》所说的"其在皮者汗而发之"之义是也。发汗能把在表之邪祛除体外，而使阳气不郁，营卫谐调无阻，这种"因势利导"之治实有事半功倍的优点。

《素问·阴阳应象大论》又说："故善治者治皮毛。"因为皮毛之邪虽浅，然治不及时，从其发展来讲，则有入传脏腑之险。所以，汗法居于治先而具有寓防于治的积极意义。

二、"汗法"之"法"字，还具指导和监督发汗的定原则。因为在发汗之时，如果没有"法"的指导，也就没有正确的发汗方法……

风寒客表，使用麻桂等方则叫辛温解表之法。后世医家发展出来的羌活、防风、姜、豉、葱白等方药，虽无麻、桂，亦属于辛温发汗之范畴。辛温发汗是针对风寒之邪的一种治法，对于温病以及热邪伤阴等证则是绝对不能使用的。

温热病，古人认为是"中而即病者，名曰伤寒，不即病者，寒毒藏于肌肤，至春变为温病，至夏变为暑病"，由此可见，温病化热而有伤阴耗津的特点，所以只能用辛凉、甘寒之药，如误用辛温发汗，必然要助热伤阴而变证百出。

至于湿邪为病属于即病之例，所以可用辛温发汗，然而又有"治湿不利小便，非其治也"的说法。因此，发汗在湿证中，并不是唯一的方法。湿邪即使涉及汗法，也应在"法"的指导之下进行。如仲景云："若治风湿者，发其汗，但微微似欲汗出者，风湿俱去也。"又说："风湿相搏，身尽痛，法当汗出而解。值天阴雨不止，医云此可发汗，汗之病不愈者何也？答曰：

发其汗，汗大出者，但风气去，湿气在，是故不愈也。"以上规定了湿病发汗的时间与条件，指导临床使人有所遵循，也突出了"法"的指导意义。

总的来说，发汗为治表病之法，对风、寒、湿三气为病是一种先决的条件。然而，汗法对暑、燥、火所致之病则多不能使用。如不得已而使用汗法，亦应格外谨慎，不可掉以轻心。

《伤寒论》有"辨可发汗病脉证治"一文，其中可汗之证，列举40余条，然必以脉浮恶寒发热、无汗、身疼、头痛、项背几几等证为依据。其文为汗法之大纲，有提纲挈领之要，学伤寒者往往而不屑一顾，则亦未知其可。

夫天有六气而风寒为首，岁分四季而寒热以分。然有的医家只知有春夏而无秋冬，畏麻桂如蝎虎，并诋毁仲景之书为过时之作。于是，临床不分寒热而概用辛凉，以致银翘、桑菊等方大为流行。

——王庆国《刘渡舟医论医话100则·临证经验·"汗法"小议》

【提要】 本论阐述汗法具有两层含义：其一，指发汗类的治疗方法；其二，指运用汗法的法度，并列举伤寒、温病、湿病等为例加以说明。

3.2.2 补益法

《圣济总录》 补益

形不足者，温之以气。气为阳，天之所以食人者也。精不足者，补之以味。味为阴，地之所以食人者也。人受天地之中以生，阴阳不可偏胜。有偏胜斯有不足，于是有补养之法。然必适平而止，不可太过。过则复为有余，亦非中道一也。常人大情，知补养为益，而不知阴阳欲其平均。故言补者，必专以金石灸炳为务，名曰补之，适以燥之也。是岂知补虚扶羸之道哉！夫男子肾虚，水不足也。凡补虚多以燥药，是不知肾恶燥也。女子阴虚，血不足也。凡补虚多以阳剂，是不知阳胜而阴愈亏也。况补上欲其缓，补下欲其急。五脏之虚羸，其补必于其母；运气之主客，其补各有其味。非通乎天地阴阳消息盈虚之道者，未易语此。

——宋·赵佶《圣济总录·卷第四·治法补益》

【提要】 本论阐述补法及其运用的注意事项。作者指出，补法应以阴阳平均为目的；补益同时还需要兼顾脏腑的喜恶特性、运气条件等因素。

张子和 推原补法利害非轻说

《原补》一篇，不当作。由近论补者，与《内经》相违，不得不作耳。夫养生当论食补，治病当论药攻。然听者皆逆耳，以予言为怪。盖议者尝知补之为利，而不知补之为害也。论补者盖有六法：平补、峻补、温补、寒补、筋力之补、房室之补。以人参、黄芪之类为平补，以附子、硫黄之类为峻补，以豆蔻、官桂之类为温补，以天门冬、五加皮之类为寒补，以巴戟、肉苁蓉之类为筋力之补，以石燕、海马、起石、丹砂之类为房室之补。此六者，近代之所谓补者也。若施之治病，非徒功效疏阔，至其害不可胜言者。

《难经》言：东方实，西方虚，泻南方，补北方。此言肝木实而肺金虚，泻心火，补肾水也。以此论之，前所谓六补者，了不相涉。试举补之所以为害者：如疟，本夏伤于暑，议者以为脾寒而补之，温补之则危，峻补之则死。伤寒热病下之后，若以温辛之药补之，热当复作，甚则不救，泻血。血止之后，若温补之，血复热，小溲不利，或变水肿、霍乱、吐泻。本风湿暍合而为之，温补之则危，峻补之则死。小儿疮疱之后，有温补之，必发痈肿焮痛。妇人大产之后，心火未降，肾水未升，如黑神散补之，轻则危，甚则死。老人目暗耳聩，肾水衰而心火盛也；若峻补之，则肾水弥涸，心火弥盛。老人肾虚，腰脊痛，肾恶燥，腰者肾之府也，峻补之则肾愈虚矣。老人肾虚无力，夜多小溲，肾主足，肾水虚而火不下，故足痿；心火上乘肺而不入胻囊，故夜多小溲。若峻补之，则火益上行，胻囊亦寒矣。老人喘嗽，火乘肺也；若温补之则甚，峻补之则危。停饮之人不可补，补则痞闷转增。脚重之人不可补，补则胫膝转重。

男子二十上下而精不足，女人二十上下而血不流，皆二阳之病也。时人不识，便作积冷极怠治之，以温平补之。夫积温尚成热，而况燔针于脐下，火灸手足腕骨。《内经》本无劳证，由此变而为劳，烦渴、咳嗽涎痰、肌瘦、寒热往来、寝汗不止、日高则颜赤，皆以为传尸劳，不知本无此病，医者妄治而成之耳！夫二阳者，阳明也，胃之经也。心受之则血不流，脾受之则味不化。故男子少精，女子不月，皆由使内太过。故隐蔽委屈之事，各不能为也。惟深知涌泻之法者，能治之。又如春三月，风伤于荣，荣为血，故阴受之；温伤于卫，卫为气，故阳受之。初发之后，多与伤寒相似。头痛身热，口干潮热，数日不大便，仲景所谓"阴阳俱浮，自汗出，身重多眠睡，目不欲开"者是也。若以寒药下之，则伤脏气；若以温药补之，则火助风温，发黄发斑，温毒热增剧矣。风温外甚，则直视、潮热、谵语、寻衣撮空、惊惕而死者，温补之罪也。《内经》虽言"形不足者，温之以气；精不足者，补之以味。气属阳，天食人以五气；血属阴，地食人以五味"者，戒乎偏胜，非便以温为热也。又若《经》云："损者补之，劳者温之"此"温"乃温存之温也，岂以温为热哉？又如"虚则补其母，实则泻其子"者，此欲权衡之得其平也。又乌在燔针壮火，炼石烧砒，硫、姜、乌、附，然后为补哉？所谓"补上欲其缓，补下欲其急"者，亦焉在此等而为急哉？自有酸、苦、甘、辛、咸、淡、寒、凉、温、热、平，更相君、臣、佐、使耳。所谓平补者，使阴阳两停，是谓平补。奈时人往往恶寒喜温，甘受酷烈之毒，虽死而不悔也，可胜叹哉？

余用补法则不然。取其气之偏胜者，其不胜者自平矣。医之道，损有余，乃所以补其不足也。余尝曰：吐中自有汗，下中自有补，岂不信然！余尝用补法，必观病人之可补者，然后补之……盖邪未去而不可言补，补之则适足资寇。故病蹙之后，莫若以五谷养之，五果助之，五畜益之，五菜充之，相五脏所宜，毋使偏倾可也。凡药皆毒也，非止大毒、小毒谓之毒，虽甘草、苦参，不可不谓之毒，久服必有偏胜。气增而久，夭之由也。是以君子贵流不贵滞，贵平不贵强。卢氏云：强中生百病，其知言哉！人惟恃强，房劳之病作矣，何贵于补哉？以太宗、宪宗高明之资，犹陷于流俗之蔽，为方士燥药所误；以韩昌黎、元微之犹死于小溲不通、水肿。有服丹置数妾，而死于暴脱；有服草乌头、如圣丸，而死于须疮；有服乳石、硫黄，小溲不通；有习气求嗣，而死于精血；有嗜酒，而死于发狂见鬼；有好茶而为癖。乃知诸药皆不可久服，但可攻邪，邪去则已。近年运使张伯英病宿伤，服硫黄、姜、附数月，一日丧明；监察陈威卿病嗽，服钟乳粉数年，呕血而殒。呜呼！后之谈补者，尚监兹哉！

——金·张子和《儒门事亲·卷二·推原补法利害非轻说》

【提要】 本论阐述补法的分类及误用补法的例证，提出"损有余"即为补益的思想，主张"邪未去而不可言补""养生当论食补，治病当论药攻""君子贵流不贵滞，贵平不贵强"等学术观点。

李东垣 损其肾者益其精

肾有两枚，右为命门相火，左为肾水，同质而异事也。夫损者，当损何脏而治之？形不足者，温之以气，精不足者，补之以味。气化精生，味和形长。无阴则阳无以化，当以味补肾真阴之虚，而泻其火邪，以封髓丹、滋肾丸、地黄丸之类是也。阴本既固，阳气自生，化成精髓。若相火阳精不足，宜用辛温之剂。世之用辛热之药者，治寒甚之病，非补肾精也。

——金·李东垣《医学发明·卷七·损其肾者益其精》

【提要】 本论阐述《难经·十四难》"损其肾者，益其精"的含义，并论述了补肾益精的用药。作者认为，补肾应注意调理阴阳的匀平关系，提倡用滋阴泻火类来补益肾精，用辛温之剂以补益相火阳精不足。

刘 纯 论气无补法之误

丹溪曰：气无补法，俗论也。痞闷壅塞，似难于补。不思正气虚者，由七情内伤，六淫外侵，饮食不节，房劳致虚。脾土之阴受伤，转运之官失职，胃虽受谷，不能运化。故阳升阴降，而成天地不交之否。清浊相混，邪何由行？此等理宜补养，却厚味，断妄想，远音乐，无有不安。

谨按：气者，本腑脏天真之原也。虚由七情及劳伤等因所致，则正气原气不足也。故宜补之，则气实气化，病邪渐除。《经》曰"虚则补之"是也。此补者，补其不足也。非为病邪陷下，腑脏精气已惫，天真元气已绝，而施补乎？此等非虚也，非不足也，无补之法必矣。大抵世俗拘此，止谓治病攻邪，不审补虚养正之理，实实虚虚，误人生命，盖不思之甚矣。

——明·徐彦纯、刘纯《玉机微义·卷之十六·论气无补法之误》

【提要】 本论在朱丹溪驳"气无补法"之误的基础上，进一步加以阐发，强调了正气在疾病康复过程中的主导作用。

汪 机 补气论*

丹溪论阳有余阴不足，乃据理论人之禀赋也。盖天之日为阳，月为阴。人禀日之阳为身之阳而日不亏，禀月之阴为身之阴而月常缺。可见人身气常有余，血常不足矣。故女人必须积养十四五年，血方足而经行，仅及三十余年，血便衰而经断，阴之不足固可验矣。丹溪揭出而特论之，无非戒人保守阴气，不可妄耗损也。以人生天地间，营营于物，役役于事，未免久行伤筋，久立伤骨，久坐伤肾，久视伤神，久思伤意。凡此数伤，皆伤阴也。以难成易亏之阴，而日犯此数伤，欲其不夭枉也难矣。此丹溪所以立论垂戒于后也，非论治阴虚之病也。若遇有病气虚则补气，血虚则补血，未尝专主阴虚而论治。且治产后的属阴虚，丹溪则曰"右脉不足，补气药多于补血药；左脉不足，补血药多于补气药"，丹溪固不专主于血矣。何世人昧此，多以"阴常不足"之说横于胸中，凡百诸病，一切主于阴虚，而于甘温助阳之药一毫不敢轻用，岂理也哉？虽然，丹溪谓："气病补血，虽不中亦无害也；血病补气，则血愈虚散，是谓诛罚无过"，此指辛热燥烈之剂而言，亦将以戒人用药，宁可失于不及，不可失于太过。盖血药属阴而柔，气药属阳而刚，苟或认病不真，宁可药用柔和，不可过于刚烈也。《书》曰"罪疑惟轻，功疑惟重"、《本草》曰"与其毒也宁善，与其多也宁少"之意，正相合也。虽然，血虚补气固为有害，气虚补血亦不可谓无害。吾见胃虚气弱，不能运行，血越上窍者，多用四物汤凉血之药，反致胸腹痞闷，饮食少进，上吐下泻，气喘呕血，去死不远，岂可谓无害耶？是以医者贵乎识病真耳。

或又曰：人禀天之阳为身之阳，则阳常有余，无待于补，何方书尚有补阳之说？予曰：阳有余者，指卫气也。卫气固无待于补。而营之气，亦谓之阳。此气或虚或盈。虚而不补，则气愈虚怯矣。《经》曰"怯者着而成病"是也。况人于日用之间，不免劳则气耗，悲则气消，恐则气下，怒则气上，思则气结，喜则气缓。凡此数伤，皆伤气也。以有涯之气，而日犯此数伤，欲其不虚难矣。虚而不补，气何由行？

或问：丹溪曰"人身之虚，皆阳虚也。若果阳虚，则暴绝死矣"，是阳无益于补也；又曰"气无补法，世俗之言也。气虚不补，何由而行"，是气又待于补也。何言之皆背戾耶？予曰：《经》云"卫气者，水谷之悍气也"，慓疾不受诸邪，此则阳常有余，无益于补者也。朱子曰"天之阳气，健行不息，故阁得地在中间，一息或停，地即陷矣"，与丹溪所谓"阳虚则暴绝"同一意也，此固然矣。使阴气若虚，则阳亦无所依附而飞越矣。故曰：天依形，地附气。丹溪曰"阴先虚，而阳暴绝"，是知阳亦赖阴而有所依附也。此丹溪所以拳拳于补阴也。《经》曰"营气者，水谷之精气，入于脉内，与息数呼吸应"，此即所谓阴气不能无盈虚也，不能不待于补也。分而言之，卫气为阳，营气为阴；合而言之，营阴而不禀卫之阳，莫能营昼夜利关节矣。古人于"营"字下加一"气"字，可见卫固阳也，营亦阳也。故曰：血之与气，异名而同类。补阳者，补营之阳；补阴者，补营之阴。又况各经分受，有气多血少者，有血多气少者，倘或为邪所中，而无损益，则脏腑不平矣。此《内经》所以作，而医道所以兴也。譬如天之日月，皆在大气之中。分而言之，日为阳，月为阴。合而言之，月虽阴，而不禀日之阳，则不能光照而运行矣。故古人于"阴"字下加一"气"字，可见阳固此气，阴亦此气也。故曰：阴中有阳，阳中有阴，阴阳同一气也。周子曰"阴阳一太极"是也。然此气有亏有盈，如月有圆有缺也。圣人裁成辅相，即医家用药损益之义也。是知人参黄芪补气，亦补营之气，补营之气即补营也，补营即补阴也，可见人身之虚皆阴虚也。《经》曰"阴不足者，补之以味"，参芪味甘，甘能生血，非补阴而何？又曰"阳不足者，温之以气"，参芪气温，又能补阳，故仲景曰"气虚血弱，以人参补之"，可见参芪不惟补阳，而亦补阴。东垣曰"血脱益气"，仲景曰"阳生阴长"，义本诸此。世谓参芪补阳不补阴，特未之考耳。

予谓天之阳气，包括宇宙之外，即《易》所谓"天行健"、《内经》所谓"大气举之者"是也。此气如何得虚？虚则不能蓄住地矣。天之阴，聚而成形者，形者，乃地之坤也。故曰：天依形，地附气。可见人身之卫，即天之乾；人身之形，即地之坤。营运于脏腑之内者，营气也，即天地中发生之气也。故以气质言，卫气为阳，形质为阴；以内外言，卫气护卫于外为阳，营气营养于内为阴。细而分之，营中亦自有阴阳焉，所谓一阴一阳，互为其根者是也。若执以营为卫配，而以营为纯阴，则孤阴不长，安得营养于脏腑耶？《经》曰"营为血"，而血即水，朱子曰"水质阴，而性本阳"，可见营非纯阴矣。况气者，水之母。且天地间物有质者，不能无亏盈。既有质而亏盈，血中之气亦不免而亏盈矣。故丹溪以补阴为主，固为补营；东垣以补气为主，亦补营也，以营兼血气而然也。

——明·汪机《石山医案·卷之上·营卫论》

【提要】　本论阐述甘温补气助阳的思想。作者首先将朱丹溪的"阳有余阴不足"说，解释为专论"人之禀赋"，"而非论治阴虚之病"；然后，列举了朱丹溪关于气血的一些论述，指出丹溪"未尝专主阴虚而论治"，旨在对当时盛行的滥用滋阴风气进行纠偏，并提出其甘温补气助阳主张。作者提出了"营卫论"，说朱丹溪的"阳有余"是指卫气而言，"阴不足"是指营气而言，而将"阴不足"转换为"营不足"，这样就把朱丹溪的滋阴说引向了补营说。接着，作者又在营气的"气"字上大做文章，据《内经》论述进行发挥，提出了"营卫一气"论，又把他的"补营"巧妙地转成了补气。这样，他就可以用营气说来贯串朱丹溪的滋阴观和李东垣的补气观，并将阴、阳、营、卫、气、血归结为一个气字，补气也就成了最基本的原则。作者的营卫论，关键是对营气的阐述，更明确地说是"营气论"，创"营气论"的主要目的是要宣扬他的补气观。这是作者补气培元思想的立论基础。

王肯堂　补精忌凉

补精之药，固忌温热，然以天道验之，时非温热，则地气不能升而为云，天气不能降而为雨。人身之道，何莫异斯，然则肾虽寒补，实资温助，故昔人以苁蓉、巴戟、故纸、茴香之类，发扬肾气，使阴阳交蒸而生精。知此理也，自丹溪出而黄柏、知母为补肾之药，误人多矣。夫黄柏、知母虽禀北方寒水之气而生，然其性降而不升，杀而不生。暂用其寒，可以益水；久服其苦，反能助火。《经》不云乎，久而增气，物化之常也，气增而久，夭之由也。

——明·王肯堂《郁冈斋医学笔麈·卷上·补精忌凉》

【提要】　本论基于药性理论提出补精法的注意事项。作者指出，精有赖于阴阳交蒸生成，故补精不宜用黄柏、知母之类苦寒之药，而应用苁蓉、巴戟、故纸、茴香之类温助之药，发扬肾气。

王肯堂　脾虚补肾

今人只知脾胃虚则当补，补之不应则补其母，如是足矣；而不知更有妙处，补肾是也。脾土克肾水，不相为用，如何反补其所胜以滋肝木？曰：不然，此其妙正在相克处也。五行以相克为用，所以《尚书·大禹谟》说个水火金木土谷，惟修此圣人立言之妙。其说甚长，今且以水与土言之。水不得土，何处发生，何处安着，土不得水，却是一个燥岔物事，如何生出万物来。水土相滋，动植化生，此造化相克之妙。而医家所以谓"脾为太阴湿土"，"湿"之一字，分明土全赖水为用也。故曰：补脾必先补肾。至于肾精不足，则又须补之以味，古人以谓"补肾不若补脾"。二言各有妙理，不可偏废也。

——明·王肯堂《郁冈斋医学笔麈·卷上·脾虚补肾》

【提要】　本论从五行相克为用与日常实例等方面，阐述脾虚补肾的道理，指出补脾、补肾不可偏废。作者认为，对脾虚补肾的治法的理解，不应拘泥于五行生克关系，而应该着重从脏腑功能、药物功效来考虑。

 张介宾　论虚损治法※*

　　夫人之虚损，有先天不足者，有后天不足者。先天者由于禀受，宜倍加谨慎，急以后天人事培补之，庶可延年，使觉之不早而慢不为意，则未有不夭折者矣。后天者由于劳伤，宜速知警省，即以情性药食调摄之，使治之不早而迁延讳疾，则未有不噬脐者矣。凡劳伤之辨，劳者劳其神气，伤者伤其形体。如喜怒思虑则伤心，忧思悲哀则伤肺，是皆劳其神气也；饮食失度则伤脾，起居不慎则伤肝，色欲纵肆则伤肾，是皆伤其形体也。凡损其肺者伤其气，为皮焦而毛藁；损其心者伤其神，为血脉少而不营于脏腑。此自上而伤者也。损其肝者伤其筋，为筋缓不能自收持；损其肾者伤其精，为骨髓消减，痿弱不能起。此自下而伤者也。损其脾者伤其仓廪之本，为饮食不为肌肤。此自中而伤者也。夫心肺损而神色败，肝肾损而形体痿，脾胃损而饮食不化，感此病者，皆损之类也。《难经》曰：损其肺者益其气，损其心者调其营卫，损其脾者调其饮食、适其寒温，损其肝者缓其中，损其肾者益其精，此治损之法也。然所损虽分五脏，而五脏所藏则无非精与气耳。夫精为阴，人之水也；气为阳，人之火也。水火得其正，则为精为气；水火失其和，则为热为寒。此因偏损，所以致有偏胜。故水中不可无火，无火则阴胜而寒病生；火中不可无水，无水则阳胜而热病起。但当详辨阴阳，则虚损之治无余义矣。如水亏者，阴虚也，只宜大补真阴，切不可再伐阳气；火虚者，阳虚也，只宜大补元阳，切不可再伤阴气。盖阳既不足而复伐其阴，阴亦损矣；阴已不足而再伤其阳，阳亦亡矣。夫治虚治实本自不同，实者阴阳因有余，但去所余，则得其平；虚者阴阳有不足，再去所有，则两者俱败，其能生乎？故治虚之要，凡阴虚多热者，最嫌辛燥，恐助阳邪也；尤忌苦寒，恐伐生阳也；惟喜纯甘壮水之剂，补阴以配阳，则刚为柔制，虚火自降，而阳归乎阴矣。阳虚多寒者，最嫌凉润，恐助阴邪也；尤忌辛散，恐伤阴气也；只宜甘温益火之品，补阳以配阴，则柔得其主，沉寒自敛，而阴从乎阳矣。是以气虚者宜补其上，精虚者宜补其下，阳虚者宜补而兼暖，阴虚者宜补而兼清，此固阴阳之治辨也。其有气因精而虚者，自当补精以化气；精因气而虚者，自当补气以生精。又如阳失阴而离者，非补阴何以收散亡之气？水失火而败者，非补火何以苏随寂之阴？此又阴阳相济之妙用也。故善补阳者，必于阴中求阳，则阳得阴助而生化无穷；善补阴者，必于阳中求阴，则阴得阳升而泉源不竭。故以精气分阴阳，则阴阳不可离；以寒热分阴阳，则阴阳不可混。此又阴阳邪正之离合也。知阴阳邪正之治，则阴阳和而生道得矣。《经》曰：不能治其虚，何问其余？即此之谓。

——明·张介宾《类经·十四卷：疾病类·二十二、五实五虚死》

【提要】　本论阐述虚损类病证采用补法进行治疗的原理和思路。阴阳平和人即无病，阴阳偏胜或偏衰，人体即会发病。在治疗方面，阴阳、水火、精气在生理和治疗方面的互根互用，据此提出了补益阴阳的根本原则，"故善补阳者，必于阴中求阳，则阳得阴助而生化无穷；善补阴者，必于阳中求阴，则阴得阳升而泉源不竭"。

张介宾 补略

补方之制，补其虚也。凡气虚者，宜补其上，人参、黄芪之属是也。精虚者，宜补其下，熟地、枸杞之属是也。阳虚者，宜补而兼暖，桂、附、干姜之属是也。阴虚者，宜补而兼清，门冬、芍药、生地之属是也。此固阴阳之治辨也。其有气因精而虚者，自当补精以化气；精因气而虚者，自当补气以生精。又有阳失阴而离者，不补阴何以收散亡之气？水失火而败者，不补火何以苏垂寂之阴？此又阴阳相济之妙用也。故善补阳者，必于阴中求阳，则阳得阴助，而生化无穷；善补阴者，必于阳中求阴，则阴得阳升，而源泉不竭。余故曰：以精气分阴阳，则阴阳不可离；以寒热分阴阳，则阴阳不可混。此又阴阳邪正之离合也。故凡阳虚多寒者，宜补以甘温，而清润之品非所宜；阴虚多热者，宜补以甘凉，而辛燥之类不可用。知宜知避，则不惟用补，而八方之制，皆可得而贯通矣。

——明·张介宾《景岳全书·五十卷：新方八阵·新方八略引·补略》

【提要】 本论阐述关于补益阴、阳、精、气之虚的理论认识及其用药。临床实践中，应注意阴阳，精气的相互关系，阴阳互生互助，精气互长互养。

张介宾 小儿补肾论

观王节斋曰：小儿无补肾法。盖小儿禀父精而生，男至十六而肾始充满，既满之后，妄用亏损，则可用药补之。若受胎之时，禀之不足则无可补，禀之原足，又何待于补耶？呜呼，此言之谬，谬亦甚矣！

夫二五之精，妙合而凝，精合而形始成，此形即精也，精即形也，治精即所以治形，治形即所以治精也。第时有初中，则精有衰盛。故小儿于初生之时，形体虽成而精气未裕，所以女必十四，男必十六，而后天癸至。天癸既至，精之将盛也。天癸未至，精之未盛也。兹以其未盛而遽谓其无精也，可乎？且精以至阴之液，本于十二脏之生化，不过藏之于肾，原非独出于肾也。观《上古天真论》曰：肾者主水，受五脏六腑之精而藏之。此精之所源，其不止于肾也可知矣。王节斋止知在肾而不知在五脏。若谓肾精未泄不必补肾，则五脏之精，其有禀赋之亏、人事之伤者，岂因其未泄而总皆不必补耶？夫小儿之精气未盛，后天之阴不足也；父母之多欲水亏，先天之阴不足也。阴虚不知治本，又何藉于人为以调其元、赞其化乎？此本原之理，有当深察者如此。

再以小儿之病气论之。凡小儿之病最多者，惟惊风之属。而惊风之作，则必见反张戴眼，斜视抽搐等证。此其为故，总由筋急而然。盖血不养筋，所以筋急。真阴亏损，所以血虚，此非水衰之明验乎？夫肾主五液，而谓血不属肾，吾不信也。肝肾之病同一治，今筋病如此，而欲舍肾水以滋肝木，吾亦不信也。且太阳、少阴相为表里，其经行于脊背而为目之上网。今以反折戴眼之证偏多见于小儿，而谓非水脏阴虚之病，吾更不信也。矧以阳邪亢极，阴竭则危，脏气受伤，肾穷则死，此天根生息之基，尤于小儿为最切。然则小儿之病，其所关于肾气者非眇，而顾可谓小儿无补肾法耶？决不信！决不信！

——明·张介宾《景岳全书·二卷：传忠录（中）·小儿补肾论》

【提要】　本论批驳了小儿不可补肾的说法。从生理上说，小儿只是精未盛而非无精可补，且精的来源不止是肾，因此"禀之不足则无可补"之说不成立。精亏有先天后天之分，因此"肾精未泄不必补肾"之说也值得商榷。从疾病而言，惊风有筋急之症，须从肝肾论治，故小儿补肾当为临床常用治法。

张介宾　补中亦能散表

夫补者所以补中，何以亦能散表？盖阳虚者，即气虚也，气虚于中，安能达表，非补其气，肌能解乎？凡脉之微弱无力，或两寸短小而多寒者，即其证也，此阳虚伤寒也。阴虚者，即血虚也，血虚于里，安能化液，非补其精，汗能生乎？凡脉之浮芤不实，或两尺无根而多热者，即其证也，此阴虚伤寒也。然补则补矣，仍当酌其剂量，譬之饮酒者，能饮一勺而与一升，宜乎其至于困也；使能饮一斗而与一合，其真蚍蜉之撼大树耳。

——明·张介宾《景岳全书·七卷：伤寒典（上）·补中亦能散表》

【提要】　本论阐述虚人外感时可用补法以助解表。作者认为，伤寒兼有阴虚、阳虚者具备典型脉象。阳虚患者正虚，则无力解肌；阴血虚患者正虚，则无源生汗。临床中对运用补法解表的适应证应加以注意。

张介宾　论肝无补法

（凡一切疝癖、癥瘕、痞气、奔豚，腹中如杯如盘者，皆肝虚、金衰、木横之病，当滋肾水以救之，切不可用疏利伐肝之剂。）

足厥阴肝为风木之脏，喜条达而恶抑郁，故《经》云"木郁则达之"是也。然肝藏血，人夜卧则血归于肝，是肝之所赖以养者，血也。肝血虚，则肝火旺；肝火旺者，肝气逆也。肝气逆，则气实，为有余，有余则泻，举世尽曰伐肝，故谓"肝无补法"。不知肝气有余不可补，补则气滞而不舒，非云血之不可补也。肝血不足，则为筋挛，为角弓，为抽搐，为爪枯，为目眩，为头痛，为胁肋痛，为少腹痛，为疝痛诸症。凡此皆肝血不荣也，而可以不补乎？然补肝血，又莫如滋肾水。水者，木之母也，母旺则子强，是以当滋化源。若谓"肝无补法"，见肝之病者，尽以伐肝为事，愈疏而愈虚，病有不可胜言矣。故谓"肝无补法"者，以肝气之不可补，而非谓肝血之不可补也。

——明·张介宾《质疑录·论肝无补法》

【提要】　本论对"肝无补法"之说进行辨析，认为肝气有余，补则气滞；肝血不足，滋肾以补之。作者指出，不可因"肝无补法"之说而妄用伐肝之法，例如疝癖、癥瘕、痞气、奔豚，腹中如杯如盘者，皆肝虚、金衰、木横之病，当补肝血滋肾水以救之，而尤以后者为要，切不可用疏利伐肝之剂。

汪　昂　论补养法*

补者，补其所不足也；养者，栽培之、将护之，使得生遂条达，而不受戕贼之患也。人之气禀，罕得其平，有偏于阳而阴不足者，有偏于阴而阳不足者，故必假药以滋助之，而又须优游安舒，假之岁月，使气血归于和平，乃能形神俱茂，而疾病不生也。《经》曰：圣人不治已病治未病，不治已乱治未乱。夫病已成而后药之，乱已成而后治之，譬犹渴而穿井，斗而铸兵，不亦晚乎？故先补养。然补养非旦夕可效，故以丸剂居前，汤剂居后。

——清·汪昂《医方集解·补养之剂》

【提要】 本论阐述治法之补与养的概念，认为人的体质有偏颇，用补养之药平和其阴阳气血，舒畅其精神情志，即可以形神俱茂，达到治未病的作用。此外，补养是长期过程，在剂型上可选择丸剂缓补居先，而汤剂荡涤居后。

陈士铎　补泻阴阳篇

雷公问于岐伯曰：人身阴阳，分于气血，《内经》详之矣，请问其余。岐伯曰：气血之要，在气血有余、不足而已。气有余则阳旺阴消，血不足则阴旺阳消。雷公曰：治之奈何？岐伯曰：阳旺阴消者，当补其血；阴旺阳消者，当补其气。阳旺阴消者，宜泻其气；阴旺阳消者，宜泻其血。无不足，无有余，则阴阳平矣。雷公曰：补血则阴旺阳消，不必再泻其气；补气则阳旺阴消，不必重泻其血也。岐伯曰：补血以生阴者，言其常补阴也；泻气以益阴者，言其暂泻阳也。补气以助阳者，言其常补阳也；泻血以救阳者，言其暂泻阴也。故新病可泻，久病不可轻泻也。久病宜补，新病不可纯补也。雷公曰：治血必当理气乎？岐伯曰：治气亦宜理血也。气无形，血有形，无形生有形者，变也，有形生无形者，常也。雷公曰：何谓也？岐伯曰：变治急，常治缓。势急不可缓，亟补气以生血；势缓不可急，徐补血以生气。雷公曰：其故何也？岐伯曰：气血两相生长，非气能生血，血不能生气也。第气生血者其效速，血生气者其功迟。宜急而亟者，治失血之骤也；宜缓而徐者，治失血之后也。气生血，则血得气而安，无忧其沸腾也；血生气，则气得血而润，无虞其干燥也。苟血失补血，则气且脱矣；血安补气，则血反动矣。雷公曰：善。

陈士铎曰：气血俱可补也，当于补中寻其原，不可一味呆补为妙。

——清·陈士铎《外经微言·九卷·补泻阴阳篇》

【提要】 本论阐述气血阴阳补泻的法度。气属阳，血属阴，气血的补泻究属维持阴阳平衡稳定的一种办法。补泻的选择应用与疾病的久新有关，新病可泻，久病不可轻泻；久病宜补，新病不可纯补。因气血关系相辅相成，临床需要考虑气血两个方面同时兼顾。因气生血者其效速，血生气者其功迟，所以骤然失血的情况下，应亟补气以生血，若仅补血则气脱；失血之后，应徐补血以生气，若血已安而补气则动血。

冯兆张　补药得宜论

夫虚者宜补，然有不受补者，乃补之不得其当也。必须凭脉用药，不可问病执方。六脉一部，或大或小之间，便有生克胜负之别。一方分两，或加或减之中，便存重此轻彼之殊。

脉有真假，药有逆从。假如六脉洪大有力者，此真阴不足也，六味地黄汤。右寸更洪更大者，麦味地黄汤。如洪大而数者，人谓阴虚阳盛，而用知柏地黄汤则误矣。如果真阳盛实，则当济其光明之用，资始资生，而致脉有神，疾徐得次，以循其常经矣。惟其真阳不足，假阳乘之，如天日不彰，而乃龙雷之火妄炽，疾乱变常也，宜六味加五味子、肉桂，助天日之阳光，以逐龙雷之假火。若至弦数、细数，则更系真阴、真阳亏损，便当重用六味，少加桂、附，以火济火，类既可从，承乃可制，火既制而阴易长矣。况脉之微缓中和，胃之气也，不微而洪大，不缓而弦数，近乎无胃，用此既补真阳，以息假阳，复借真火，以保脾土，此补肾中真阴真阳之至论也。更有劳心运用太过，饥饱劳役失调，以致后天心脾气血亏损者，设以根本为论，徒事补肾，则元气反随下陷，化源既绝于上，肾气何由独足于下，纵下实而上更虚矣。理宜六脉浮大无力者，此中气不足，荣阴有亏，而失收摄元气之用，宜于温补气血之中，加以敛纳之味，如养荣汤用五味子，更宜减去陈皮是也。六脉沉细无力者，此元阳中气大虚，大宜培补中州，温补气血。盖脾胃既为气血之化源，而万物之滋补，亦必仗脾胃运行而始得，故古方诸剂，必用姜、枣，即此义也。况中气既虚，运行不健，故用辛温鼓舞，使药力自行，药力不劳于脾胃之转输，如归脾汤之剂木香、十全汤之用肉桂是也。如六脉迟缓甚微者，则元阳大虚，纯以挽救阳气为主，轻则人参理中汤，重则附子理中汤，不得杂一阴分之药。盖阳可生阴，阴能化阳耳。如六脉细数，久按无神者，此先天后天之阴阳并亏也，早服八味地黄丸，晚服人参养荣汤去陈皮，或十全大补汤去川芎、生地换熟地可也。如两寸洪大，两尺无力者，此上热下寒，上盛下虚也，宜八味地黄汤加牛膝、五味子，服至尺寸俱平而无力，则照前方，另煎参汤冲服。如两尺有力，两寸甚弱者，此元气下陷，下实上虚也，宜补中汤升举之。地既上升，天必下降，二气交通，乃成雨露，此气行而生气不竭矣。先天之阳虚补命门，后天之阳虚温胃气；先天之阴虚补肾水，后天之阴虚补心肝。盖心为血之主，而肝为血之脏也。然更重乎太阴，盖脾者，荣之本，化源之基，血之统也。且一方之中，与脉有宜、有禁，宜者加之，禁者去之。如应用十全大补汤，而肺脉洪大者，则芎、芪应去，而麦、味应加者也。盖芎味辛而升，芪味虽甘，气厚于味，故功专脾肺而走表也。六脉无力，则十全最宜，倘无力服参者，芪、术倍加，止用当归，勿用地、芍。盖重于补气，则归为阴中之阳，地、芍为阴中之阴耳。至于地黄一汤，依脉轻重变化，百病俱见神功。但六脉沉微，亡阳之症，暂所忌之。盖虽有桂、附之热，终属佐使，而地、茱一队阴药，乃系君臣，故能消阴翳之火也。其熟地重可加至二三两，山茱只可加至三四钱，盖酸味独厚，能掩诸药之长，况过酸强于吞服，便伤胃气矣。此（张）姑取数端，以证变化之无尽，学者类推之，而自得其神矣。

——清·冯兆张《冯氏锦囊秘录·卷一·补药得宜论》

【提要】 本论阐述补虚应凭脉用药的重要性，认为一方之中，与脉宜者加之，禁者去之，并列举真阴不足、真阳不足假阳乘之、真阴真阳亏损、心脾气血亏损、元阳中气大虚、元阳大虚、先天后天阴阳并亏、上热下寒上盛下虚、元气下陷下实上虚等证的脉象及用方为证。又提出先天之阳虚补命门，后天之阳虚温胃气，先天之阴虚补肾水，后天之阴虚补心肝等具体方药的应用方法。

冯兆张 论补须分气味缓急

夫药之五味，皆随五脏所属，以人而为补泻，不过因其性而调之。五味一定之性，本定而不可变。在人以五脏四时，迭相施用，行变化而补泻之。然药之形有形，其气味寒热则无形；

人之神无形，动而变，变而病，则有形。故以有形之药，而攻有形之病，更以无形之气味，而调无形之神气。大抵善攻克削之药，皆无神而与人气血无情，故可只为糟粕之需。善调元气之药必有神，而与人气血有情，故堪佐助神明之用。且五脏皆有精，五脏之精气充足，始能输归于肾，肾不过为聚会关司之所，故《经》曰：五脏盛乃能泻。设一脏之精气不足，则水谷日生之精，正堪消耗于本脏，焉有余力输归及肾哉！故补之之法，务调脏。脏平和，则肾水之化源自得。然轻清象天，《经》曰：形不足者，温之以气。浊阴象地，《经》曰：精不足者，补之以味。补者，谓彼中所少何物，我即以此补之，偿其不足也。味者，重浊厚味之谓，如地黄枸杞膏之类是也。奈何近用味药者，仅存其名，体重之药每同体轻者等分，或用钱许几分，是有名而无实效。且欲峻补肾家者，用牛膝、杜仲之类，下趋接引，尚虑不及，反加甘草缓中，药势难以趋下，泥滞中脘矣。至如血少者养血，归、地、芍药之类是也；气虚者益气，参、芪、苓、术之类是也；真阴亏者补真阴，地、萸、麦、味之类是也；真阳损者补真阳，桂、附之类是也。如饥者与食，渴者与水，无不响应得宜。其血脱补气者，虽谓阳旺能生阴血，究竟因当脱势危迫，而补血难期速效，故不得已为，从权救急之方。苟非命在须臾，还须对症调补，气虚补气，血虚补血，阴亏补阴，阳亏补阳，虚之甚者补之甚，虚之轻者补之轻。虚而欲脱者，补而还须接，所以有补、接二字，书未详明。盖脱势一来，时时可脱，今用大补之剂，挽回收摄，若药性少过，药力一缓，脱势便来。故峻补之药，必须接续，日夜勿间断也。俟元气渐生于中，药饵方可少缓于外。虚病受得浅者，根本壮盛者，少年血气未衰者，还元必快；衰败者，还元自迟，必须补足，不可中止。工夫一到，诸候霍然。向来所有之病，大病内可除；向来不足之躯，大病内可壮。故人不求无病，病中可去病，病后可知调理樽节也。

——清·冯兆张《冯氏锦囊秘录·卷一·论补须分气味缓急》

【提要】 本论阐述采用补法治疗疾病，须注意根据气、血、阴、阳不同状态选择不同方法，认为气能补形，味能益精；病势缓则缓为补之，病势疾则峻用补之且不可间断。

戴天章 补法

时疫本不当补，而有屡经汗、下、清解不退者，必待补而愈。此为病药所伤，当消息其所伤在阴、在阳，以施补阴、补阳之法。疫邪为热证，伤阴者多，然亦有用药太过而伤阳者，则补阴、补阳又当酌其轻重，不可偏废。凡屡经汗、下、清、和而烦热加甚者，当补阴以济阳。所谓"寒之不寒，责其无水"者是，六味、四物、生脉、养荣诸方酌用。屡经汗、下、清、和，热退而昏倦痞利不止者，当补阳。所谓"养正以却邪"者是，四君、异功、生脉、六君、理中、建中、附子等方酌用，诸证详后。

当补阴证：舌干无苔，舌黑无苔，耳聋，目直视，目不明，服清凉药渴不止，服清凉药烦热加甚，服攻下药舌苔愈长，服攻下药舌苔芒刺燥裂愈甚，服清凉药身热愈甚，身体枯瘦，用利水药小便愈不通，腰膝萎软，周身骨节痛不可移动，多睡。

当补阳证：多冷汗，汗出身冷经日不回，小便清而多，大便利清谷，呕吐用清热开导药愈甚，自利用清下药愈甚，痞满。

外此，更有四损、四不足、三复证当补，详见后。

——清·戴天章《广瘟疫论·卷之四·补法》

【提要】 本论阐述疫病运用补法的治疗思路和注意事项。作者指出，时疫本不当补，若为病、药所伤，则应根据阴阳虚实之病机采用补法，可辨证使用补阴养荣或补阳益气等法，养正以却邪。

程国彭 论补法

补者，补其虚也。《经》曰：不能治其虚，安问其余。又曰：邪之所凑，其气必虚。又曰：精气夺则虚。又曰：虚者补之。补之为义，大矣哉！然有当补不补误人者；有不当补而补误人者；亦有当补而不分气血，不辨寒热，不识开阖，不知缓急，不分五脏，不明根本，不深求调摄之方以误人者。是不可不讲也。

何谓当补不补？夫虚者，损之渐；损者，虚之积也。初时不觉，久则病成。假如阳虚不补，则气日消。阴虚不补，则血日耗。消且耗焉，则天真荣卫之气渐绝，而亏损成矣。虽欲补之，将何及矣。又有大虚之证，内实不足，外似有余，脉浮大而涩，面赤火炎，身浮头眩，烦躁不宁，此为出汗晕脱之机；更有精神浮散，彻夜不寐者，其祸尤速，法当养荣、归脾辈，加敛药以收摄元神。俾浮散之气，退藏于密，庶几可救。复有阴虚火亢，气逆上冲，不得眠者，法当滋水以制之，切忌苦寒泻火之药，反伤真气，若误清之，去生远矣。古人有言"至虚有盛候，反泻含冤"者，此也。此当补不补之误也。

然亦有不当补而补者何也？病有脉实证实，不能任补者，固无论矣。即其人本体素虚，而客邪初至，病势方张，若骤补之，未免闭门留寇。更有大实之证，积热在中，脉反细涩，神昏体倦，甚至憎寒振栗，欲着覆衣，酷肖虚寒之象，而其人必有唇焦口燥，便闭溺赤诸症，与真虚者相隔天渊，倘不明辨精切，误投补剂，陋矣。古人有言"大实有羸状，误补益疾"者，此也。此不当补而补之之误也。

然亦有当补而补之不分气血、不辨寒热者，何也？《经》曰：气主煦之，血主濡之。气用四君子汤，凡一切补气药，皆从此出也；血用四物汤，凡一切补血药，皆从此出也。然而少火者，生气之原；丹田者，出气之海，补气而不补火者非也。不思少火生气，而壮火即食气。譬如伤暑之人，四肢无力，湿热成痿，不能举动者，火伤气也。人知补火可以益气，而不知清火亦所以益气，补则同，而寒热不同也。又如血热之证，宜补血行血以清之；血寒之证，宜温经养血以和之。立斋治法，血热而吐者，谓之阳乘阴，热迫血而妄行也，治用四生丸、六味汤；血寒而吐者，谓之阴乘阳，如天寒地冻，水凝成冰也，治用理中汤加当归。医家常须识此，勿令误也。更有去血过多，成升斗者，无分寒热，皆当补益。所谓"血脱者益其气"，乃阳生阴长之至理。盖有形之血不能速生，无形之气所当急固。以无形生有形，先天造化，本如是耳。此气血、寒热之分也。

然又有补之而不识开阖、不知缓急者，何也？天地之理，有阖必有开；用药之机，有补必有泻。如补中汤用参芪，必用陈皮以开之；六味汤用熟地，即用泽泻以导之。古人用药，补正必兼泻邪，邪去则补自得力。又况虚中挟邪，正当开其一面，戢我人民，攻彼贼寇，或纵或擒，有收有放，庶几贼退民安，而国本坚固，更须酌其邪正之强弱，而用药多寡得宜，方为合法。是以古方中，有补散并行者，参苏饮、益气汤是也；有消补并行者，枳术丸、理中丸是也；有攻补并行者，泻心汤、硝石丸是也；有温补并行者，治中汤、参附汤是也；有清补并行者，参连饮、人参白虎汤是也；更有当峻补者、有当缓补者、有当平补者，如极虚之人，垂危之病，非大剂汤液不能挽回。予尝用参附煎膏，日服数两，而救阳微将脱之证。又尝用参麦煎膏，服至数两，而救津液将枯之证。亦有无力服参，而以芪、术代之者。随时处治，往往有功。至于病邪未尽，元气虽虚，不任重补，则从容和缓以补之。相其机宜，循序渐进，脉证相安，渐为减药，谷肉果菜，食养尽之，以底于平康。其有体质素虚，别无大寒大热之证，欲服丸散以葆真元者，则用平和之药，调理气血，不敢妄使偏僻之方，久而争胜，反有伤也。此开阖缓急之意也。

然又有补之而不分五脏者，何也？夫五脏有正补之法，有相生而补之之法。《难经》曰：损其肺者，益其气；损其心者，和其荣卫；损其脾者，调其饮食、适其寒温；损其肝者，缓其中；损其肾者，益其精。此正补也。又如肺虚者补脾，土生金也；脾虚者补命门，火生土也；心虚者补肝，木生火也；肝虚者补肾，水生木也；肾虚者补肺，金生水也。此相生而补之也。而予更有根本之说焉，胚胎始兆，形骸未成，先生两肾。肾者，先天之根本也。囤地一声，一事未知，先求乳食，是脾者，后天之根本也。然而先天之中，有水有火，水曰真阴，火曰真阳。名之曰真，则非气非血，而为气血之母，生身生命，全赖乎此。周子曰：无极之真，二五之精，妙合而凝，凝然不动，感而遂通。随吾神以为往来者此也。古人深知此理，用六味滋水，八味补火，十补、斑龙，水火兼济。法非不善矣，然而以假补真，必其真者未曾尽丧，庶几有效。若先天祖气，荡然无存，虽有灵芝，亦难续命，而况庶草乎。至于后天根本，尤当培养，不可忽视。《经》曰：安谷则昌，绝谷则危。又云：粥浆入胃，则虚者活。古人诊脉，必曰胃气，制方则曰补中。又曰归脾、健脾者，良有以也。夫饮食入胃，分布五脏，灌溉周身，如兵家之粮饷，民间之烟火，一有不继，兵民离散矣。然而因饿致病者固多，而因伤致病者，亦复不少。过嗜肥甘则痰生，过嗜醇酿则饮积，瓜果乳酥，湿从内受，发为肿满泻利。五味偏啖，久而增气，皆令夭殃，可不慎哉！是知脾肾两脏，皆为根本，不可偏废。古人或谓"补脾不如补肾"者，以命门之火，可生脾土也。或谓"补肾不如补脾"者，以饮食之精，自能下注于肾也。须知脾弱而肾不虚者，则补脾为亟；肾弱而脾不虚者，则补肾为先；若脾肾两虚，则并补之。药既补矣，更加摄养有方，斯为善道。

谚有之曰：药补不如食补。我则曰：食补不如精补，精补不如神补。节饮食，惜精神，用药得宜，病有不痊焉者寡矣！

——清·程国彭《医学心悟·卷一·医门八法·论补法》

【提要】 本论阐述补法是"虚则补之"之法，运用补法需要注意避免"当补不补误人，不当补而补误人"等误治，应分气血、辨寒热、识开合、知缓急、别五脏进行补益，作者还分别进行了理论说明和方药举例。

韦协梦 用补须识其经，须得其法

虚者补之，此理之显而易见者，然补有效有不效，何也？一在补之不识其经，一在补之不得其法。

何谓不识其经？病在于此而药补于彼。甚至金虚而误补其火，火烁金而金益破；水虚而误补其土，土塞水而水益涸。痿躄，肺热症也，肺经受热，其叶焦垂，不能统摄一身之气，故四肢软弱而成痿。法宜滋阴清热，实其子而泻其仇，则肺振而气复。譬如大旱之时，苗槁头垂，时雨骤沛，勃然而兴。乃误认为阳亏之症，恣用桂附热药，火益炽而金破矣。噎膈，胃槁症也，血液衰耗，胃脘干槁。槁在上者水饮可行，食物难入，名曰噎塞；槁在下者食虽可入，良久复出，名曰反胃。法宜养荣散瘀，则胃液生而槁可通。譬如河浅泥淤，舟滞难行，引渠导源，以济往来。乃误认为脾虚之症，恣用术芪燥药，土益旺而水涸矣。

何谓不得其法？病重而药轻，杯水难救车薪之火；病轻而药重，真气不能运行而药尽化痰，谚云"胶多不黏"是也。更有以温为补，以清为补，而补中兼散，补中兼消，必须斟酌病情，不失铢累，方为上工。

至若虚不受补，则元阳已败，命如累卵，虽有扁鹊，亦未如之何也已矣。

——清·韦协梦《医论三十篇·用补不识其经，不得其法》

【提要】　本论阐述补法的运用须注意两个方面的问题：其一，针对病位准确运用补益；其二，补益的程度与病机之轻重相适应。

吴鞠通　补虚先去实论

虚损有应补者，先查有无实症，碍手与否。如有实症碍手，必当先除其实。不然，虚未能补，而实症滋长矣。古谓：病有三虚一实者，先治其实，后治其虚。盖谓虚多实少，犹当先治实症也。如浇灌嘉禾，必先薅除稂莠；抚恤灾民，必先屏除盗贼；房破当修，损症也，必先除去碎砖、破瓦、积土、陈灰，而后可以安线。此理甚明，举世不知，何昧昧耶！

——清·吴鞠通《医医病书·二十五、补虚先去实论》

【提要】　本论阐述运用补虚治法的注意事项。作者认为，如果患有虚损病证，应当首先辨析患者是否有实邪，如痰饮、瘀血、水湿等存于体内，在补虚之前必须先除其实。

吴鞠通　俗传虚不受补论

俗传虚不受补，便束手无策，以为可告无愧，盖曰：非我之不会补，彼不受也。不知虚不受补之症有三：一者，湿热盘踞中焦；二者，肝木横穿土位；三者，前医误用呆腻，闭塞胃气而然。湿热者，宣其湿而即受补；肝木横者，宣肝络，使不克土即受补；误伤胃气者，先和胃气，即受补矣。和胃有阴阳之别、寒热之分。胃阳受伤，和以橘、半之类；胃阴受伤，和以鲜果汁、甘凉药品之类。随症类推，惟胃气绝者不受补，则不可救矣。

——清·吴鞠通《医医病书·二十六、俗传虚不受补论》

【提要】　本论进一步阐述了所谓"虚不受补"的原因和治疗原则。作者指出，湿热盘踞中焦，肝木横穿土位，以及前医误用呆腻闭塞胃气是为常见病机，并针对性地提出宣畅湿气、宣通肝络、和调胃气的原则以作调整。

周学海　病后调补须兼散气破血

东垣谓：参、术补脾，非以防风、白芷行之，则补药之力不能到。慎斋谓：调理脾胃，须加羌活，以散肝结。此皆发表散气之品也，是能运补药之力于周身，又能开通三焦与经络之滞气也。此外尚有川芎、乌药、香附、降香、白檀香、郁金，皆可选用，以皆芳香，有通气之功也。防风、秦艽，尤为散中之润。若味辛者，不可混用，味辛则燥，能耗津液矣。

滑伯仁谓：每加行血药于补剂中，其效倍捷。行血之药，如红花、桃仁、茜草、归须、茺蔚子、三棱、莪术之属皆是也。叶天士亦谓：热病用凉药，须佐以活血之品，始不致有冰伏之虞。盖凡大寒、大热病后，脉络之中必有推荡不尽之瘀血，若不驱除，新生之血不能流通，元气终不能复，甚有传为劳损者。又有久病气虚，痰涎结于肠胃，此宜加涤痰之品，如蒌皮、焦楂、蒲黄、刺蒺藜、煅牡蛎、海蛤粉、海浮石、青黛、煅石膏，皆可随寒热而施之。行血之药，以水蛭为上，虻虫、䗪虫、蛴螬次之；坏痰之药，以硼砂为上，礞石、皂荚次之。今人已不敢用矣。痰本血液，非津水之类也，世以茯苓、泽泻利之；血属有形，瘀积膜络曲折之处，非潜搜默剔不济也，世以大黄、芒硝下之。大谬！著有《痰饮分治说》《仲景抵当汤丸解》，具在集中，可以互览。

——清·周学海《读医随笔·卷四：证治类·病后调补须兼散气破血》

【提要】　本论阐述疾病痊愈之后的调补须兼散气、破血之法。作者认为，其一，应用发表散气之品，能运补药之力于周身，又能开通三焦与经络之滞气，但注意不要用味辛者，否则耗津液。其二，大寒、大热病后，脉络之中必有推荡不尽之瘀血，所以须佐活血之品。其三，久病气虚，痰涎结于肠胃，宜加涤痰之品。

周学海　发明欲补先泻夹泻于补之义

孙真人曰：凡欲服五石诸大汤丸补益者，先服利汤，以荡涤肠胃痰涎蓄水也。初亦赞此法之善，乃今益有味乎其言也。凡人服人参、白术、黄芪、地黄而中满者，皆为中有邪气也。盖服此药之人，总因虚弱。虚弱之人，中气不运，肠胃必积有湿热痰水，格拒正气，使不流通；补药性缓守中，入腹适与邪气相值，不能辟易邪气，以与正气相接也，故反助邪为患矣。故凡服补益者，必先重服利汤，以攘辟其邪，以开补药资养之路也；或间攻于补，必须攻力胜于补力，此非坏补药之性也。如人参、白术，合槟榔、厚朴用，即初力大损，合黄柏、茯苓、桃仁、木香用，乃分道扬镳，清湿热以资正气者也。抑又有要焉，胃中痰水，不先涤去，遽行健脾补气，气力充壮，将鼓激痰水四溢，窜入经络，为患更大。每见有服补药，反见遍身骨节疼痛；或有块大如桃李，行走作痛；或肢节忽然不便；或皮肤一块胕肿麻木，冷痛如冰，如刺如割；或脉伏结不调。人以为补药将痰补住，非也，是补药将痰鼓出也。张石顽谓：有一种肥盛多痰之人，终日劳动，不知困倦，及静息，反困倦身痛者，是劳动之时气鼓痰行，静息即痰凝阻其气血也。夫痰饮既已窜入经络，断不能复化精微，从此败痰流注，久郁腐坏，而痈痿、瘫缓、痹痛、偏枯不遂之根基此矣。不知者，以为补药之祸，非也，不肯攻泄之祸也。喻嘉言亦谓：痰盛之人，常须静息，使经络之痰退返于胃，乃有出路。不宜贪服辛热之剂，反致激痰四溃，莫由通泄也。然但禁辛热，不如用苦涩沉降之剂，轻轻频服，以吸摄膜络之浊恶，挟之而俱下，斯胃中常时空净，而可受温补，亦不妨辛热矣。凡药味辛麻者，最能循筋而行，亦最能引痰入络也。

——清·周学海《读医随笔·卷四：证治类·发明欲补先泻夹泻于补之义》

【提要】 本论阐述服用补益药前宜先服用"利汤"，或夹泻于补，以攘辟其邪，开补药资养之路；并指出如果有痰不先除去，补药会鼓激痰水窜入经络，为患更大。药味辛麻者最容易引痰入络，建议用苦涩沉降之剂除痰。此论与前文吴鞠通补虚先去邪的观点，都属于补法应用的注意事项。今冬令进补膏方者，医生常以开路药三五付嘱以调理肠胃，即是此法的实际应用。

蒲辅周 补法：补而勿滞※※

虚为正气衰，虚则补之，补其不足也。有因虚而病的，也有因病而虚的。并有渐虚与顿虚之分，渐虚是少年至老年，或因病慢慢损伤；顿虚指突然大病，上吐下泻，或突然大出血。虚的范围很宽，有先天后天之别，有阴、阳、气、血、津液虚之分，五脏各有虚证。有当补而不补，不当补而补之误；有虚在上中而补下，有不足于下而误补于中上，古人所谓"漫补"。

形不足者，温之以气；精不足者，补之以味。气主煦之，血主濡之，气虚以四君为主，血虚以四物为主。假如阳虚不补，则气日消；阴虚不补，则血日耗。补者，助也，扶持也。损其肺者，益其气；损其心者，和其营卫；损其脾者，调其饮食、适其寒温；损其肝者，缓其中；损其肾者，益其精。此正补法。

阴阳脏腑之间的生理、病理关系是相互影响的，临床有肺虚补脾，脾虚补命门火，肝虚补肾，血脱益气，有形之血不能速生，无形之气所当急固。此皆谓间接补法。

虚有新久，补有缓急。垂危之病，非峻补之法，不足以挽救；如病邪未净，元气虽伤，不可急补，宜从容和缓之法补之，即补而勿骤。

温热伏火之证，本不当用补益法，但每有屡经汗、下、清而不退者，必待补益而始愈。此由本体素虚，或因有内伤，或为药物所戕，自当消息其气血阴阳，以施补益之法，或攻补兼施。温热之病虽伤阴居多，而补气补阳亦不可废。

大虚似实之证，内实不足，外似有余，面赤额红，身浮头眩，烦躁不宁，脉浮大而涩，此为欲脱之兆。若精神浮散，彻夜不寐者，其祸尤速。此至虚有盛候，急宜收摄元神，俾浮散之元气归于藏密，法当养营益气兼摄纳。如归脾、六味、右归加龙、牡、龟板、阿胶、磁石、淡菜之类。阴虚火亢，虚烦不得眠，盗汗，目赤，口苦，潮热无表里证者，法当滋水，切忌苦寒降火之药。产后血虚发热，证似白虎，而脉象不同，更无大渴，舌淡而润，宜当归补血汤，要重用黄芪。

"气以通为补，血以和为补"，这是我的临床体会。补并非开几味补气补血的药就行了，必须注意使气机通调，血行流畅。还有用泻法来得到补的目的。如《金匮·虚劳篇》立有"大黄䗪虫丸"一法，去瘀才能生新。

病去则食养之，以冀康复，五谷为养，五畜为益，五菜为充，五果为助，此贮补法。前人指出，药能治病，未可能补人也。

从方药来说，补药的堆积，难达到补的效果。中医的滋补方，大都补中有通，如人参养荣丸、补中益气汤有陈皮，六味地黄丸有泽泻、茯苓，更有消补兼施的如枳术丸、参苏丸。中医过去的补药皆从口入，要通过脾胃吸收运化。不论阴虚或阳虚，对形瘦食少者，必须顾到脾胃，脾胃生气受戕，则损怯难复，并要切实掌握，不虚者勿补之，虚而补之。

——蒲辅周《蒲辅周医疗经验·一、论述·（一）略谈辨证论治·3.八法运用》

【提要】　本论阐述补法的适应证、基本病机、运用补法的基本规律和注意事项等。临床运用补法，必须做到辨证精准，即患病之机是否适合采用补益之法，需要考虑补益哪些方面，补益与祛邪的辨证关系，补益与通滞的关系等。

叶心清　理虚大法贵在养阴清热*

虚证十之八九，此言不过。历代医家疗虚之法各异，其说纷纭，其争不断……先师主张，虚证为杂病之首，其要在肾亏，其理在阴损，其征在虚热，正如《经》言："阴虚则内热。"故理虚大法，贵在养阴清热。养阴者必滋肾，知柏地黄最适宜，清热者用银柴胡、地骨皮、青蒿、白薇最对证。先师用养阴清热法，不仅针对典型的阴虚内热见证，如日晡潮热、颧红骨蒸、五心烦热、虚烦不寐等，就是在哮喘、肝炎、再生障碍性贫血、风湿热、痹证，以致妇科崩漏诸多病种，只要见有虚象，也屡投此法而奏效。因此"养阴清热"成为先师理虚的善长。

——沈绍功等《中国百年百名中医临床家丛书：叶心清·理虚大法贵在养阴清热》

【提要】　本论阐述虚证为杂病之首，其要在肾亏，其理在阴损，其征在虚热，所以提出"理虚大法贵在养阴清热"。其临床主张以养阴清热理虚，来治疗多种疾病有虚象者。方药选用知柏地黄及银柴胡、地骨皮、青蒿、白薇等。

孙润斋　升陷须助真气*

"陷者举之"，医之大法也。陷者，气虚下陷者是也；举之乃其治法。东垣一生，注重脾胃，责气虚下陷者指中气，制补中益气汤以奠升陷方之基。近人张氏锡纯对气陷者，阐述为大气下陷，定升陷四方，治法更臻完备，足为临证借鉴。然病有常变，效无死方，临证多有陷者举之不应，乃医者弃本求末所误。不知一身之气，皆发源于肾。肾间动气，自下而上，达于周身，激发推动，诸气由生。至于中州所化水谷精气，乃培补而已。今气陷之不应，非参、术、芪助气不足，实为肾气式微，鼓动无力所致，故需加补肾之品，可奏全功。

——夏洪生《北方医话·升陷须助真气》

【提要】　《素问·气交变大论》及《素问·至真要大论》均有"下者举之"之说，后世发展为升陷之法，李东垣、张锡纯进行了理论论述并创制新方。本论指出，临证若有陷者举之不应者，可加补肾之品。因为一身之气发源于肾，若补气不应，可以从肾气鼓动无力考虑。孙氏此说，是对升陷法的理论发挥。

于沧江　补血必兼益气

1964 年我在吉林船营医院临床实习时，见吉林名老中医刘裕老师治疗血虚头痛每用补中益气汤加四子（枸杞子、菟丝子、蔓荆子、决明子），皆获良效。我惑而请教，刘老曰："脾胃为后天之本，主运化水谷精微，为气血生化之源。《经》云：'中焦受气取汁，变化而赤是为血。'故健脾即为益血之源，补气增强功能可促血化生。且气为血帅，气行则血行，中气得健，清阳得升，则能帅血上荣于头，头得血养而自不痛矣。若单纯补血，因补血之药多滋腻之品，易使胃纳呆滞，血未及生而中焦已困，生化乏源，是欲速则不达也。故补气可不补血，补血必兼益气，当以调动病人自身功能为主，治病必须时时注意顾护胃气。至于方中加枸杞子、菟丝子，是补肾以助生血；加蔓荆子、决明子，是引药上达于头，且有清头明目之功。但蔓荆子不可多用，以防辛燥耗阴。"

我铭记斯言，毕业后在临床上凡遇血虚头痛病人，则遵师教而以此方加减治之，亦皆获良效。不但头痛得愈，而且治疗前血常规检查有血红蛋白和红细胞数偏低者，也逐渐恢复正常。今笔之于书，以志不忘刘裕老师教导。

——夏洪生《北方医话·补血必兼益气》

【提要】　本论阐述补血与益气相兼治疗血虚头痛的原理。健脾为益血之源；中气得健，清阳得升，则能帅血上荣于头。作者传承前人经验，治血虚头痛用补中益气汤加四子（枸杞子、菟丝子、蔓荆子、决明子）加减，皆获良效。

匡调元　小儿补肾论

对小儿时期能否补肾问题历来亦有争论。如王节斋《明医杂著》说："小儿无补肾法"，盖小儿禀父精而生，男至十六而肾始充满，既满之后，妄用亏损，则可用药补之；若受胎之时，禀之不足，则无可补；禀之原足，又何待于补耶？但《幼科发挥》称："诸虚不足，胎禀怯弱者，皆肾之本脏病也"，钱乙曰："肾主虚，即胎禀不足之病也。按《经》云：肾在骨，骨会大杼，大杼以上喉骨也。项者头之茎，茎弱则头倾矣。大杼以下脊骨也，脊者身之柱，脊弱则身曲矣。脊之下，尻骨也，尻骨不成，则儿生迟矣。尻骨之下，则胯骨也，胯骨弱，则不能立矣。胯之下膝骨也，膝骨弱则不能行矣。齿者骨之余，骨气不足，则齿生迟矣。发者血之余，肾之主血，血不足则发不生矣。皆胎察不足之病也，谓之五软。此儿难养，并宜六味丸加当归、牛膝、川断主之"。这是小儿有肾虚见证而宜补肾之说。

《景岳全书·传忠录》对小儿补肾问题发表了卓越的见解，并对王节斋之论点深表异议，说："第时有初中则精有衰盛，故小儿于初生之时，形体虽成而精力未裕，所以女必十四，男必十六而后天癸至。天癸既至，精之将盛也；天癸未至，精之未盛也。兹以其未盛而速谓其无精也，可乎？且精以至阴之液，本于十二脏之生化，不过藏之于肾，原非独出于肾也，观《上古天真论》曰：肾者主水，受五脏六腑之精而藏之。此精之所源，其不止于肾也可知矣。王节斋止知在肾，而不知在五脏。若谓肾精未泄不必补肾，则五脏之精原有禀赋之亏，人事之伤者，岂因其未泄而总皆不必补耶？夫小儿之精气未盛，后天之阴不足也；父母之多欲水亏，先天之阴不足也。阴虚不知治本，又何藉于人为以调其元、赞其化乎？其本原之理有当深察者如此。"事实上，我们临床所见小儿体质有亏损者，并不少见，或为阴不足，或为阳不足，或为气血两虚。因此，我们认为不仅有虚当补，有偏宜纠，而且因小儿正处于生长发育时期，多培其后天，增强以后天补先天，有利于体质，这是极为重要的一环。肾气是小儿发育十分重要的内在因素,与小儿体质之形成与发育至关重要。所以我们说"小儿尤需补肾"。至于补肾之法,当视其偏盛偏衰而补之;即使并无偏差,补以饮食,以利肾气,亦属正当。当然,盲目误补则有害无益。

——匡调元《中医体质病理学·第三章:体质生理学·一、年龄体质学》

【提要】　本论辨析了小儿应不应当补肾的两种观点,从临床实际出发,论中认为因小儿肾气对本发育和体质形成具有重要作用,故作者认为"小儿尤需补肾"。至于治疗方法,肾虚明显时宜用补肾法,肾虚不显时,多宜培补后天,以利肾气发挥作用。

3.2.3　固涩法

周之干　涩

脾湿生痰滑泄,肾虚气弱多溏,遗精失禁便不藏,温涩相投切当。

涩治之法,其理不出温补,健脾行湿。凡脾湿生痰,以二陈加参、术、香、砂之类。肾虚失禁,或溏泄,或多溺,俱宜温补于下。但下虚滑泄之证,非独健理坤位,亦宜固守坎宫。盖肾为胃关,关门紧固,则二便分调,自无不藏之患矣。(王胥山曰:大便滑泄,亦有因脾湿生痰所致者,宜以二陈治之。若下元虚弱者,舍温补更无别法矣,故分别言之。慎斋以温补为涩字元机注脚,盖以脾肾两固则二便均调,启闭有节,自无鹜溏、峻泻、关门不禁之患。涩治之要,莫尚于此,与世医之专用芡实、金樱子、粟壳之类为涩药者,相去远矣。)

——明·周之干《周慎斋遗书·卷三·二十六字元机·涩》

【提要】　本论以脾湿生痰滑泄和肾虚遗精、失禁、溏泄、多溺的治疗为例,指出涩法多用温补,治以健脾行湿与固肾。脾肾两固则二便均调,启闭有节。这与单纯使用固涩药的治法有所不同。

张介宾　固略

固方之制,固其泄也。如久嗽为喘,而气泄于上者,宜固其肺。久遗成淋,而精脱于下者,宜固其肾。小水不禁者,宜固其膀胱。大便不禁者,宜固其肠脏。汗泄不止者,宜固其皮毛。血泄不止者,宜固其营卫。凡因寒而泄者,当固之以热;因热而泄者,当固之以寒。总之,在上者在表者,皆宜固气,气主在肺也;在下者在里者,皆宜固精,精主在肾也。然虚者可固,实者不可固;久者可固,暴者不可固。当固不固,则沧海亦将竭;不当固而固,则闭门延寇也。二者俱当详酌之。

——明·张介宾《景岳全书·五十卷:新方八阵·新方八略引·固略》

【提要】　本论阐述了固法的涵义和临床运用。作者根据泄之病机病位,将固法分为固肺、固肾、固膀胱、固肠、固皮毛、固营卫等。大体在上者在表者,皆宜固肺、固气;在下者在里者,皆宜固肾、固精。固法可用于虚证、久病,不可用于实证、暴病,否则易致闭门留寇。

汪　昂　论收涩法*

滑则气脱，脱则散而不收，必得酸涩之药，敛其耗散，而后发者可返，脱者可收也。如汗出亡阳，精滑不禁，泄痢不止，大便不固，小便自遗，久嗽亡津，此气脱也。若亡血不已，崩中暴下，诸大吐衄，此血脱也。《十剂》曰：涩可去脱，牡蛎、龙骨之属是也。气脱兼以气药，血脱兼以血药，亦兼气药。气者，血之帅也。阳脱者见鬼，阴脱者目盲，此神脱也。当补阳助阴，非涩剂所能收也。

——清·汪昂《医方集解·收涩之剂》

【提要】　本论阐述收涩法是应用酸涩之药敛其耗散，适用范围为气脱和血脱。气脱包括汗出亡阳、精滑不禁、泄痢不止、大便不固、小便自遗及久嗽亡津。血脱包括亡血不已、崩中暴下和诸大吐衄。而阳脱、阴脱多为神脱，需要补阳助阴，不属于应用收涩法的范畴。

黄宫绣　温涩*

收者，收其外散之意。涩者，涩其下脱之义。如发汗过多，汗当收矣；虚寒上浮，阳当收矣；久嗽亡津，津当收矣，此皆收也。泄痢不止，泄当固矣；小便自遗，遗当固矣；精滑不禁，精当固矣，固即涩也。《十剂》篇云：涩可去脱，牡蛎、龙骨之属是也。凡人气血有损，或上升而浮，下泄而脱，非不收敛涩固，无以收其亡脱之势。第人病有不同，治有各异。阳旺者阴必竭，故脱多在于阴；阴盛者阳必衰，故脱多在于阳。阳病多燥，其药当用以寒；阴病多寒，其药当用以温。此定理耳。又按：温以治寒，涩以固脱。理虽不易，然亦须分脏腑以治。

——清·黄宫绣《本草求真·上编·卷二、收涩·温涩》

【提要】　本论阐述收与涩的概念、所治病证及用药特点。收是收外散，涩是涩下脱。亡脱之症当用此法，临床用药需分阴阳寒热。此外，运用温涩法还需区别脏腑病位，辨证施治。

张秉成　论收涩*

收者，收其耗散也。涩者，涩其滑脱也。凡一切外感、内伤有余之病，治表、治里之法，皆已论之于前。若夫正虚之中，又有气脱、血脱，或表阳不固，或里阴下竭，即以五脏论之。如肺气耗散，则咳嗽不止，心神不足则惊悸、怔忡，脾虚之泻痢，肾虚之遗泄，肝虚则魂无所附，夜卧不宁。诸如此类，莫不皆赖酸敛收涩之剂固之、摄之。至如女科之血崩、经漏、淋带诸病，宜固摄者为尤多。以及小儿之遗尿、脱肛，大人之吐血、衄血、自汗、盗汗，种种虚脱之证，难以枚举。故古人立方，补偏救弊，《十剂》中有"涩可固脱"一法。

——清·张秉成《成方便读·卷四·收涩之剂》

【提要】　本论阐述收、涩的概念及所治病证。收是收其耗散，涩是涩其滑脱，气、血、阴、阳、五脏皆有可涩之症，临床应辨证施用。

3.2.4　温阳法

杨士瀛　论温法*

寒者，严凝杀厉之气也。人以肾为根本，惟肾则受寒，惟寒则伤肾。肾气一虚，寒邪交作，急痛拘挛，战掉强直，昏迷厥冷，口噤失音，此中寒也。无汗恶寒，头疼面惨，发热拘急，手足微寒，此伤寒也。霍乱转筋，洞泄下痢，干呕吐逆，积饮停痰，此寒邪入肠胃。以至为咳嗽、为虚劳、为疝瘕、为脚气、为带漏、为遗精、为痎疟、为诸痛，寒亦主之。人惟肾气不充，疏于谨护，非特霜凝冰冱之谓寒，或者炎天暑月，当风取凉，卧地受冷，使寒邪之气自皮肤而达经络，自经络而入脏腑，如前数证，皆得以恣睢四出矣。温肾御寒，如干姜、附子、川乌、天雄辈，佐之以养正、灵砂，此固药笼中物。然寒伤营气，徒知温肾而不知温血，恐未必有十全之功，是则官桂、当归又温血之上药也。不然，古人何以致意于"寒泣血"云。

——宋·杨士瀛《仁斋直指方论·卷三：寒·中寒方论》

【提要】　本论阐述寒邪致病的临床表现、基本病机，以及温肾御寒与温血和营的两种治法。

张介宾　热略

热方之制，为除寒也。夫寒之为病，有寒邪犯于肌表者，有生冷伤于脾胃者，有阴寒中于脏腑者，此皆外来之寒，去所从来，则其治也，是皆人所易知者。至于本来之寒，生于无形无响之间，初无所感，莫测其因，人之病此者最多，人之知此者最少。果何谓哉？观丹溪曰：气有余便是火。余续之曰：气不足便是寒。夫今人之气有余者，能十中之几？其有或因禀受，或因丧败，以致阳气不足者，多见寒从中生，而阳衰之病，无所不致。第其由来者渐，形见者微，当其未觉也，孰为之意？及其既甚也，始知治难。矧庸医多有不识，每以假热为真火，因复毙于无形无响者，又不知其几许也。故惟高明见道之士，常以阳衰根本为忧，此热方之不可不预也。

凡用热之法，如干姜能温中，亦能散表，呕恶无汗者宜之。肉桂能行血，善达四肢，血滞多痛者宜之。吴茱萸善暖下焦，腹痛泄泻者极妙。肉豆蔻可温脾肾，飧泄滑利者最奇。胡椒温胃和中，其类近于荜拨。丁香止呕行气，其暖过于豆仁。补骨脂性降而散闭，故能纳气定喘，止带浊泄泻。制附子性行如酒，故无处不到，能救急回阳。至若半夏、南星、细辛、乌药、良姜、香附、木香、茴香、仙茅、巴戟之属，皆性温之当辨者。然用热之法，尚有其要。以散兼温者，散寒邪也；以行兼温者，行寒滞也；以补兼温者，补虚寒也。第多汗者忌姜，姜能散也；失血者忌桂，桂动血也。气短气怯者忌故纸，故纸降气也。大凡气香者，皆不利于气虚证；味辛者，多不利于见血证，所当慎也。是用热之概也。

至于附子之辨，凡今之用者，必待势不可为，不得已然后用之，不知回阳之功，当用于阳气将去之际，便当渐用，以望挽回。若用于既去之后，死灰不可复然矣，尚何益于事哉？但附子性悍，独任为难，必得大甘之品如人参、熟地、炙甘草之类，皆足以制其刚而济其勇，以补倍之，无往不利矣。此壶天中大将军也，可置之无用之地乎？但知之真而用之善，斯足称将将之手矣。

——明·张介宾《景岳全书·五十卷：新方八阵·新方八略引·热略》

【提要】 本论阐述热法的涵义和临床应用。作者认为，气不足便是寒，指出"阳气不足者，多见寒从中生，而阳衰之病，无所不致"。因此，其总结温阳之法有三类：散兼温者，散寒邪也；行兼温者，行寒滞也；补兼温者，补虚寒也。此外，作者还对运用温补类药物的宜忌进行论述。

汪 昂 论祛寒法*

寒中于表宜汗，寒中于里宜温。盖人之一身，以阳气为主。《经》曰：阳气者，若天与日，失其所，则折寿而不彰。寒者，阴惨肃杀之气也。阴盛则阳衰，迨至阳竭阴绝则死矣。仲景著书，先从伤寒以立论，诚欲以寒病为纲，而明其例也。其在三阳者，则用桂、麻、柴、葛之辛温以散之；其在三阴者，非假姜、附、桂、萸之辛热，参、术、甘草之甘温，则无以祛其阴冷之邪沴，而复其若天与日之元阳也。诸伤寒湿者，皆视此为治矣。

——清·汪昂《医方集解·祛寒之剂》

【提要】 本论阐述祛寒应包括祛表寒和祛里寒，祛表寒归于汗法，祛里寒归于温法。作者从寒伤阳气、伤寒六经论治，介绍了祛表里之寒的理论。

程国彭 论温法

温者，温其中也。脏受寒侵，必须温剂。《经》云"寒者热之"是已。然有当温不温误人者，即有不当温而温以误人者，有当温而温之不得其法以误人者，有当温而温之不量其人、不量其证与其时以误人者，是不可不审也。

天地杀厉之气，莫甚于伤寒，其自表而入者，初时即行温散，则病自除。若不由表入，而直中阴经者，名曰中寒。其证恶寒厥逆，口鼻气冷，或冷汗自出，呕吐泻利，或腹中急痛，厥逆无脉，下利清谷，种种寒证并见，法当温之。又或寒湿侵淫，四肢拘急，发为痛痹，亦宜温散。此当温而温者也。

然又有不当温而温者，何也？如伤寒邪热传里，口燥咽干，便闭谵语，以及斑、黄、狂乱、衄、吐、便血诸证，其不可温，固无论矣。若乃病热已深，厥逆渐进，舌则干枯，反不知渴，又或挟热下利，神昏气弱，或脉来涩滞，反不应指，色似烟熏，形如槁木，近之无声，望之似脱，甚至血液衰耗，筋脉拘挛，但唇、口、齿、舌干燥而不可解者，此为真热假寒之候。世俗未明"亢害承制"之理，误投热剂，下咽即败矣。更有郁热内蓄，身反恶寒，湿热胀满，皮肤反冷，中暑烦心，脉虚自汗，燥气焚金，痿软无力者，皆不可温。又有阴虚脉细数，阳乘阴而吐血者，亦不可温，温之则为逆候，此所谓不当温而温者也。

然又有当温而温之不得其法者，何也？假如冬令伤寒，则温而散之。冬令伤风，则温而解之。寒痰壅闭，则温而开之。冷食所伤，则温而消之。至若中寒暴痛，大便反硬，温药不止者，则以热剂下之。时当暑月，而纳凉饮冷，暴受寒侵者，亦当温之。体虚挟寒者，温而补之。寒客中焦，理中汤温之。寒客下焦，四逆汤温之。又有阴盛格阳于外，温药不效者，则以白通汤加人尿、猪胆汁反佐以取之，《经》云"热因寒用"是已。复有真虚挟寒，命门火衰者，必须补其真阳。太仆有言：大寒而盛，热之不热，是无火也，当补其心。此心字，指命门而言，《仙经》所谓"七节之旁，中有小心"是也，《书》曰"益心之阳，寒亦通行，滋肾之阴，热之犹可"是也。然而医家有温热之温，有温存之温。参、芪、归、术，和平之性，温存之温也，春日煦煦是也。附子、姜、桂，辛辣之性，温热之温也，夏日烈烈是也。和煦之日，人人可近；燥烈之日，非积雪凝寒，开冰解冻不可近也。更有表里皆寒之证，始用温药，里寒顿除，表邪未散，复传经络，以致始为寒中，而其后转变为热中者，容或有之。借非斟酌时宜，对证投剂，是先以温药救之者，继以温药贼之矣。亦有三阴直中，初无表邪，而温剂太过，遂令寒退热生，初终异辙，是不可以不谨。所谓温之贵得其法者此也。

然又有温之不量其人者，何也？夫以气虚无火之人，阳气素微，一旦客寒乘之，则温剂宜重，且多服亦可无伤。若其人平素火旺，不喜辛温，或曾有阴虚失血之证，不能用温者，即中新寒，温药不宜太过，病退则止，不必尽剂，斯为克当其人矣。

若论其证，寒之重者，微热不除，寒之轻者，过热则亢。且温之与补，有相兼者，有不必相兼者。虚而且寒，则兼用之，若寒而不虚，即专以温药主之。丹溪云：客寒暴痛，兼有积食者，可用桂、附，不可遽用人参，盖温即是补。予遵其法，先用姜、桂温之，审其果虚，然后以参、术辅之，是以屡用屡验，无有差忒。此温之贵量其证也。

若论其时，盛夏之月，温剂宜轻，时值隆冬，温剂宜重。然亦有时当盛暑，而得虚寒极重之证，曾用参、附煎膏而治愈者，此舍时从证法也。譬如霜降以后，禁用白虎，然亦有阳明证，蒸热自汗，谵语烦躁，口渴饮冷者，虽当雨雪飘摇之际，亦曾用白虎治之而痊安，但不宜太过耳。此温之贵量其时，而清剂可类推已。

迩时医者，群尚温补，痛戒寒凉，且曰：阳为君子，阴为小人。又曰：阳明君子，苟有过，人必知之，诚以知之而即为补救，犹可言也。不思药以疗病，及转而疗药，则病必增剧而成危险之候，又况桂枝下咽，阳盛则殆；承气入胃，阴盛以败。安危之机，祸如反掌，每多救援弗及之处，仁者鉴此，顾不痛欤！吾愿医者，精思审处，晰理不差于毫厘，用药悉归于中正，俾偏阴偏阳之药，无往不底于中和，斯为善治。噫！可不勉哉！

——清·程国彭《医学心悟·卷一·医门八法·论温法》

【提要】　本论阐述温法适用于治疗寒邪致病。作者分析了"当温不温""不当温而温""当温而温之不得其法""当温而温之不量其人，不量其症与其时"等几种误治的情况，告诫后人，温药之用，贵得其法。具体治法有温而散之、温而解之、温而开之、温而消之、热剂下之、温暑月之寒、温而补之、温中焦、温下焦等。临床中遇到阴盛格阳，可采用"热因寒用"以反佐取之。

蒲辅周　温法：温而勿燥※＊

"阴盛则寒""阳虚则寒"。形寒饮冷：形寒，指风寒所袭；饮冷，指伤于生冷食物。说明寒有内外之伤不同，而冷水沐浴亦为外伤寒。寒邪入脏，名曰中寒。而阳虚生寒，则为虚寒，临床要具体分析，虚在何脏。温法就是"寒者温之"。有温散，温热，温补等。既有参、芪、术、草平和之温；也有附、姜、桂燥热之温。邪热深入，厥逆渐进，脉细涩或沉伏，舌干苔燥，反不知渴，或挟热下痢，但小便赤，形如枯木，唇齿干燥，筋脉拘挛，望之似脱，要透过现象看本质，此真热假寒，切不可温，误投温热下咽即危；又有真寒假热，阴盛格阳，要用白通汤加童便、猪胆汁反佐温之。寒痰壅闭，神昏不醒者，温而开之，如苏合香丸。

温法要掌握尺度。药既要对症，用也必须适中，药过病所，温热药的刚燥之性就难免有伤阴之弊。临床见到个别处方，砂、蔻、木香用数钱，这类药物辛温香燥，少用化湿悦脾，舒气开胃，用之太过则耗胃液而伤气。丁香亦有用五钱者，其味何能入口？马勃有用一两者，药锅如何盛放？从医者尝药、识药、制药，都是必要的。

——蒲辅周《蒲辅周医疗经验·一、论述·（一）略谈辨证论治·3.八法运用》

【提要】 本论阐述温法的适应证、基本病机、运用温法基本规律和注意事项等。

陈苏生 温阳四法*

先生曾师事之祝味菊，乃山阴名医，善用温阳药，世有"祝附子"之称。先生在祝氏心传的基础上，积累了丰富的经验。

先生认为"阴平阳秘"是衡量正常人（平人）的生理标准。阴代表物质，物质以平为度，并非多多益善；阳代表功能，以秘为要，故忌兴奋妄用。当平人之中阳不衰时，固不妨滋阴润泽，及其既病，或病而既久，则当首重阳用。因阳衰一分则病进一分，阳复一分则邪却一分。为此，先生在治病时，十分重视温阳，在温阳时所常用的则是附子，认为附子是中医传统之良药，举凡须回阳救逆、温阳固脱，以及益火之源以消阴翳之际，附子均属首选。然而附子有毒，若使用不当，可导致中毒，因此时人有"乌附毒药，非危症不用"之偏见，畏而不敢轻试。而先生则以为只要辨证确切，配伍恰当，煎煮得法，绝无中毒之虞，大可放胆用之。如在配伍上，可与甘草、磁石等解毒或监制药同用。煎煮方法上，先用开水浸，煎时水量充足，慢火先煎2～3小时，然后再加入其他药同煎。对从未服过附子的初诊患者，可先从小剂量开始，逐步加量等。

下面所介绍之先生常用的温阳四种方法，均以附子为主，而针对不同的病症，选用不同的配伍，或温中有滋，或佐以清泄，或辅以潜阳。由于切中病机，非但不见其偏，反而起到了不同的药理作用。

第一，温潜法。所谓温潜法，是指温阳药与潜镇药同用的。本法温阳药用量较少，潜镇药用量偏大，有引火归元、导龙入海的作用。根据"甚者从之"的原则，以温阳药如附、桂、姜、椒之属为主，从其性而伏其所主。用潜镇药如三甲（牡蛎、鳖甲、龟板）、磁石之属为辅，潜其阳而制其虚亢。适用于阳浮于上、上盛下虚之类病症。

……

第二，温滋法。所谓温滋法，是指温阳药与滋阴药同用。适用于阳衰而阴亦不足，证见虚烦懊憹、失眠、怔忡、肢节酸楚者。凡阳用不彰而阴质亦亏，可勿论其见症，病机相合，用之咸宜，收效亦佳。

……

第三，温通法。温通法即温阳药与通利药同用，临床常用来治疗痰饮诸症。因为痰饮为阴邪，最易伤人阳气，正因阳气不足，所以召致阴邪凝聚。苟患者阳用彰明，何致产生饮症？《金匮》云："病痰饮者，当以温药和之。"此治饮大法，实际上仍然是扶持阳用的一法。

……

第四，温泄法。即温阳药与解毒泄浊药同用。此常用于阳气衰微，秽浊凝聚诸症，一方面是阳气之不足，一方面是阴霾之凝滞，故益火温阳与解毒泄浊同用，扶正而不助邪，祛邪而不伤正，有相辅相成之功。至于在临床中，温阳与泄浊，孰轻孰重？谁先谁后？当根据病人体质，病邪轻重等标本缓急的原则，辨证用药。

——陈煜《中国百年百名中医临床家丛书：陈苏生·温阳四法》

【提要】 本论阐述具有温阳作用的四种常用治法。陈苏生临床用药以附子为主，而针对不同的病症，选用不同的配伍，或温中有滋，或佐以清泄，或辅以潜阳，形成温潜、温滋、温通、温泄四法，其用药思路是温阳药分别与潜镇药、滋阴药、通利药、解毒泄浊药结合使用，能够发挥不同的临床作用。

3.2.5 理气法

吴 崐 以气为主

用药以气为主，曰益气、曰正气、曰流气、曰清气、曰化气、曰降气，纷纷以气名汤者，气能统血，气治而血亦治也。用针者亦以气为主，曰候气、曰见气、曰引气、曰致气、曰行气，谆谆以气立法者，气能运血，气和而血亦和也。故胃气绝者，药亦无功；候气不至者，针亦无所用也。

——明·吴崐《针方六集·卷之四·以气为主》

【提要】 本论阐述临床治病当以调气为先，用药应顾护胃气，用针须候其脉气。

缪希雍 论治气三法药各不同

第一，补气。气虚宜补之，如人参、黄芪、羊肉、小麦、糯米之属是已。

第二，降气、调气。降气者，即下气也。虚则气升，故法宜降。其药之轻者，如紫苏子、橘皮、麦门冬、枇杷叶、芦根汁、甘蔗。其重者，如番降香、郁金、槟榔之属。调者，和也。逆则宜和，和则调也。其药如木香、沉水香、白豆蔻、缩砂蜜、香附、橘皮、乌药之属。

第三，破气。破者，损也。实则宜破，如少壮人暴怒气壅之类，然亦可暂不可久。其药如枳实、青皮、枳壳、牵牛之属。

盖气分之病，不出三端，治之法，及所主之药，皆不可混滥也，误则使病转剧。世多不察，故表而出之。

——明·缪希雍《神农本草经疏·卷一·〈续序例〉上·论治气三法药各不同》

【提要】 本论阐述治疗气分病证的三法，即补气、降气调气与破气，并对其适应证和用药进行了阐述。

汪 昂 论理气法*

《经》曰：诸气膹郁，皆属于肺。又曰：怒则气上，喜则气缓，悲则气消，恐则气下，寒则气收，热则气泄，惊则气乱，劳则气耗，思则气结。九气不同，百病皆生于气也。夫人身之所恃以生者，此气耳。源出中焦，总统于肺，外护于表，内行于里，周流一身，顷刻无间，出入升降，昼夜有常，曷尝病于人哉。及至七情交攻，五志妄发，乖戾失常，清者化而为浊，行者阻而不通，表失护卫而不和，里失营运而弗顺，气本属阳，及胜则为火矣，河间所谓"五志过极皆为火"，丹溪所谓"气有余便是火"也。人身有宗气、营气、卫气、中气、元气、胃气、冲和之气、上升之气，而宗气尤为主；及其为病，则为冷气、泄气、上气、逆气、气虚诸变证矣。无病之时，宜保之养之，和之顺之；病作之时，当审其何经何证，寒热虚实而补泻之。

——清·汪昂《医方集解·理气之剂》

【提要】　本论阐述气的作用、分类及气之为病，指出无病之时，宜保之养之，和之顺之；病作之时，当审其何经何证，寒热虚实而补泻之。

叶心清　调肝健脾乃治法之首

《素问·灵兰秘典论》云："肝者，将军之官，谋虑出焉""脾胃者，仓廪之官，五味出焉"。先师常说：人身五脏六腑中肝、脾尤为重要。肝者主谋虑，影响人体的七情六欲；肝又主一身生发之气，是气机功能的重要环节。脾者主五味，影响人体的饮食，关系人体的消化吸收。中医的病因学中有三因学说——外因、内因和不内外因。外因是外感六淫，所谓风、寒、暑、湿、燥、火，风者百病之长，肝为风脏，外风之感同肝也有一定关连。内因中以七情——喜、怒、忧、思、悲、恐、惊和饮食失节为主。七情同肝则有直接联系。肝主木、脾主土、木与土、肝与脾又密不可分。一者肝气郁结，横逆脾土，致脾失健运；二者脾虚失健，木乘侮土，促进肝郁。因此，饮食失节同肝也有关系，临床审证求因决不可忽视肝脾。

由于先师认为肝脾失调是诸病之源，故调肝健脾常常作为治疗多种疾病的首选治法。如他治妇科经带诸病，多从调肝健脾入手而奏效。盖肝为血海，脾主升清，又为生化之源。妇科经带常有七情之因，首先肝郁不畅，影响脾主升清和健运消谷；血海失调，生化乏源，经期紊乱，烦而痛经；清气不升，浊阴下注，则带下不止，秽浊腥臭。调肝即调血止痛，健脾即升清止带，这是先师治疗妇科经带病的特殊之处。故他常提醒后辈："调肝健脾乃治法之首。"

——沈绍功等《中国百年百名中医临床家丛书：叶心清·调肝健脾乃治法之首》

【提要】　本论阐述肝调达畅通而致肝脾失调是诸病之源，故临证多以调肝健脾法入手。作者认为，外感之中，风与肝有关；内伤之中，七情、饮食失节等因素均同肝有联系。所以调肝健脾常常作为治疗多种疾病的首选治法。治妇科经带诸病，亦常用调肝健脾而奏效。

3.2.6　理血法

缪希雍　论治血三法药各不同

血虚宜补之。虚则发热、内热。法宜甘寒、甘平、酸寒、酸温，以益荣血。其药为熟地黄、白芍药、牛膝、炙甘草、酸枣仁、龙眼肉、鹿角胶、肉苁蓉、甘枸杞子、甘菊花、人乳之属。

血热宜清之、凉之。热则为痈肿疮疖、为鼻衄、为齿衄、为牙龈肿、为舌上出血、为舌肿、为血崩、为赤淋、为月事先期、为热入血室、为赤游丹、为眼暴赤痛。法宜酸寒、苦寒、咸寒、辛凉，以除实热。其药为童便、牡丹皮、赤芍药、生地黄、黄芩、犀角、地榆、大小蓟、茜草、黄连、山栀、大黄、青黛、天门冬、玄参、荆芥之属。

血瘀宜通之。瘀必发热发黄，作痛作肿，及作结块癖积。法宜辛温、辛热、辛平、辛寒、甘温以入血通行，佐以咸寒，乃可软坚。其药为当归、红花、桃仁、苏木、桂、五灵脂、蒲黄、姜黄、郁金、京三棱、延胡索、花蕊石、没药、䗪虫、干漆、自然铜、韭汁、童便、牡蛎、芒硝之属。

盖血为荣阴也，有形可见，有色可察，有证可审者也。病既不同，药亦各异，治之之法，要在合宜。倘失其宜，为厉不浅，差剧之门，可不谨乎。

——明·缪希雍《神农本草经疏·卷一·〈续序例〉上·论治血三法药各不同》

【提要】　本论阐述治血三法，即血虚宜补之，血热宜清之、凉之，血瘀宜通之，并对其适应证及组方用药进行了详细论述。

缪希雍　论治吐血三要

宜降气，不宜降火。气有余，即是火，气降则火降，火降则气不上升，血随气行，无溢出上窍之患矣。降火必用寒凉之剂，反伤胃气。胃气伤则脾不能统血，血愈不能归经矣。今之疗吐血者，大患有二：一则专用寒凉之味，如芩、连、山栀、青黛、柿饼灰、四物汤、黄柏、知母之类，往往伤脾作泄，以致不救；一则专用人参，肺热还伤肺，咳逆愈甚；亦有用参而愈，此是气虚喘嗽，气属阳，不由阴虚火炽所致，然亦百不一二也。宜以白芍药、炙甘草制肝；枇杷叶、麦门冬、薄荷、橘红、贝母清肺；薏苡仁、怀山药养脾；韭菜、番降香、真苏子下气；青蒿、鳖甲、银柴胡、牡丹皮、地骨皮补阴清热；酸枣仁、白茯神养心；山茱萸、枸杞子、牛膝补肾。此累试辄验之方，然阴无骤补之法，非多服药不效。病家欲速其功，医者张皇无主，百药杂试，以致殒命，覆辙相寻而不悟。悲夫！

宜行血，不宜止血。血不循经络者，气逆上壅也。夫血得热则行，得寒则凝，故降气行血，则血循经络，不求其止而自止矣。止之则血凝，血凝必发热恶食，及胸胁痛，病日沉痼矣。

宜补肝，不宜伐肝。《经》曰：五脏者，藏精气而不泻者也。肝为将军之官，主藏血。吐血者，肝失其职也。养肝则肝气平而血有所归，伐之则肝不能藏血，血愈不止矣。

——明·缪希雍《神农本草经疏·卷一·〈续序例〉上·论治吐血三要》

【提要】　本论阐述治吐血三要，即宜降气，不宜降火；宜行血，不宜止血；宜补肝，不宜伐肝。此法对后世血证治疗理论与临床实践的影响较大。

汪　昂　论理血法*

人身之中，气为卫、血为营。《经》曰：营者，水谷之精也；调和五脏，洒陈于六腑，乃能入于脉也；生化于脾，总统于心，藏受于肝，宣布于肺，施泄于肾，溉灌一身；目得之而能视，耳得之而能听，手得之而能摄，掌得之而能握，足得之而能步，脏得之而能液，腑得之而能气，出入升降，濡润宣通，靡不由此也。饮食日滋，故能阳生阴长，取汁变化而赤为血也；注之于脉，充则实，少则涩，生旺则诸经恃此长养，衰竭则百脉由此空虚。血盛则形盛，血弱则形衰。血者难成而易亏，可不谨养乎。阴气一伤，诸变立至。妄行于上则吐衄，妄行于下则肠风；衰涸于内则虚劳，枯槁于外则消瘦；移热膀胱则溺血，阴虚阳搏则崩中，湿蒸热瘀则血痢；火极似水则色黑，热胜于阴，发为疮疡；湿滞于血则为瘾疹，凝涩于皮肤则为冷痹；蓄血在上则善忘，蓄血在下则如狂；跌仆损伤则瘀血内聚。此皆失于摄养，变为诸病也。

——清·汪昂《医方集解·理血之剂》

【提要】　本论阐述理血法的适用范围及主治病证。作者认为，血之为病，如吐衄、肠风、虚劳、消瘦、溺血、崩中、血痢、疮疡、瘾疹、冷痹，以及蓄血所致善忘、如狂，跌仆损伤所致瘀血内聚等，均可用理血法进行治疗。

程履新　论治血八法※*

一曰降气。缘上盛下虚，气升不降，血随气上，越出上窍。法以苏子、沉香之类顺其气，气降则血自归经矣。

一曰导瘀。缘上膈壅热，积瘀紫黑成块，胸中满痛。法以熟地、桃仁、丹皮、枳壳之类，导之使下，则转逆为顺矣。

一曰温中。缘衣冷食寒，渗入血分，血得寒则凝，不归经络而妄行，血出黯黑，色夭身凉。法以炮姜、肉桂之类，温中和气，气温和则血自归经矣。

一曰温散。倘衣冷感寒，色黯发热，身痛头痛。法以姜、桂、芎、苏之类，温中散寒，寒去则血自归经矣。

一曰补气。缘人经气素亏，精神疲惫，阴阳不相为守，卫气虚散，营亦妄行。法以大剂参、附之类以补元气，则气自能摄血矣。

一曰补益。凡失血人阴分亏损，法于四物汤中，取一二味以为主药，或人参养荣汤、十全大补汤以培养之，则自阳生阴长矣。

一曰阻遏。血色红赤，逢黑则止，水克火之义。久而不止，法以百草霜、京墨、十灰散之类以控抑之，或花蕊石以消化之，庶不令上溢矣。

一曰升阳。缘阳气不升，血乃下漏。法以升、柴、荆、防之类升之，则血自安于故道矣。

澄按：血循气行，气升则升，气降则降。火气上升，逼于火则血上溢。湿气不行，滞于湿则血下渗。故治上溢无如降气，治下渗无如升阳。若瘀则消之，寒则温之，虚则补之，热则清之，大过则阻遏之，而总以甘温收补，调理脾胃，此大法也。

——清·吴澄《不居集·上集·卷之十三·治血分八法》

【提要】本论阐述了治血具体方法可分为八种，并分别阐述了各自的病机和用药。本文见于清代医家程履新撰《程氏易简方论》，吴澄在《不居集》中加以引用评按，认为出血类疾病总以甘温收补、调理脾胃为根本方法。

❧ 吴鞠通 治血论 ❧

人之血，即天地之水也，在卦为坎（坎为血卦）。治水者，不求之水之所以治，而但曰治水，吾未见其能治也。盖善治水者，不治水而治气。坎之上下两阴爻，水也；坎之中阳，气也；其原分自乾之中阳。乾之上下两阳，臣与民也；乾之中阳，在上为君，在下为师；天下有君师各行其道于天下，而彝伦不叙者乎？天下有彝伦攸叙，而水不治者乎？此《洪范》所以归本皇极，而与《禹贡》相为表里者也。故善治血者，不求之有形之血，而求之无形之气。盖阳能统阴，阴不能统阳；气能生血，血不能生气。至于治之之法，上焦之血，责之肺气或心气；中焦之血，责之胃气或脾气；下焦之血，责之肝气、肾气、八脉之气。治水与血之法，间亦有用通者，开支河也；有用塞者，崇堤防也。然皆已病之后，不得不与治其末；而非未病之先，专治其本之道也。

——清·吴鞠通《温病条辨·卷四：杂说·治血论》

【提要】 本论阐述"善治血者，不求之有形之血，而求之无形之气"的观点。具体治疗当分辨三焦而治，上焦之血从肺气或心气论治，中焦之血从胃气或脾气论治，下焦之血从肝气、肾气及八脉之气论治。

❧ 颜德馨 衡法学说※* ❧

瘀血是产生气血不和的重要因素，血液循经而行，环流不息，周而复始，濡养全身，若因各种原因（气滞、寒邪、热邪、出血、外伤、久病、生活失宜等）而出现血行不畅，或血液瘀滞，或血不循经而外溢，均可形成血瘀。瘀阻脉道内外，既可影响血液正常流行，又可干扰气机升降出入，以致机体阴阳气血失衡，疾病丛生。活血化瘀法能够疏通气血，调整阴阳，平衡气血，其作用已远远超过"通行血脉，消除瘀血"的含义，既不是"攻法"，又有异于"补法"，所以可以称其为"衡法"。所谓衡者，具有平衡和权衡之义，能较全面反映活血化瘀法的疏通气血、平衡阴阳作用。衡法的组成，以活血化瘀药为主，配以具有行气、益气等作用的药物组合而成，能够调畅气血，平衡阴阳，发挥扶正祛邪、固本清源的作用，适用于阴、阳、表、里、虚、实、寒、热等多种疾病。

——颜德馨《中国百年百名中医临床家丛书：颜德馨·疑难病辨治心法·四、论治以"疏其血气，令其条达而致和平"为大法·创立"衡法学说"》

【提要】 本论阐述活血化瘀法具有疏通气血，调整阴阳，平衡气血的作用，已远远超过"通行血脉，消除瘀血"的含义，既不是"攻法"，又有异于"补法"，所以可以称其为"衡法"。衡法组方以活血化瘀药为主，配以具有行气、益气等作用的药物组合而成。

❧ 肖永林 凉血法作用辨 ❧

凉血法的主要作用，在于清解血分之热而凉血止血，又有解毒化斑，清心安神等作用。主要适用于热邪深入血分的血分证。

至于有的文献将养阴、散血（活血通络化瘀）等作用也归之于凉血法中，未免欠妥。其所以将养阴、散血等作用归于凉血法中，可能是由于血分证除具有血分热盛的各种证候外，又有阴液耗损与血分瘀滞等表现。而治疗血分证的方药，如犀角地黄汤，就是除具有清热凉血的作用外，又有养阴和散血的功能。但如果我们对血分证的各种临床表现和治疗血分证方药的作用稍进行分析，就会发现这种看法是不正确的。在血分证的各种症情中，血分热炽是血分证的主要病机所在，而阴液耗伤和血络瘀阻则是血分热炽的结果。这是血分证中的三种病理变化。因而对于血分证的治疗，或采用凉血法以清其炽盛之热，或用养阴法以滋其耗伤之阴，或用散血法以化其血络瘀阻，或其中两法兼用，或同时三法合用。如犀角地黄汤一方，其主要作用是清热凉血，但同时又具有养阴和散血的作用。该方所以能成为世所公认的血分证的主方，就在于它比较全面地照顾到了血分证中的各种病理变化而有较为确实的疗效。这实际上是一方而备三法，一方有三种作用，而不是凉血法一法能赅三法，一法有三种作用。这些都是浅显易明的道理。我们不妨再举《外台秘要》的黄连解毒汤，该方是由芩、连、栀、柏等苦寒清热泻火药组成，可治疗热邪迫血妄行的吐、衄、便血、发斑以及昏狂谵妄等症，也是血分证中行之有效的方剂之一。它虽然缺乏养阴和散血的作用，对于血分证不如犀角地黄汤那样面面俱到，但其清热凉血之功并不因此而稍逊，所以仍不失为凉血法中之一主方。

　　另外，还应看到，如凉血药中之生地、玄参等，又具有养阴作用；赤芍、丹皮、郁金、丹参等又具有散血作用。正由于一药兼功，对血分证有利而无弊，因而成为血分证中较常用的药物。但决不可因此而将其所具有的两种作用——凉血与养阴、凉血与散血混为一谈。在中药中，一药具有多种作用是非常之多的，如大黄，既能泻下，又能祛瘀。如果用于下焦蓄血证，当然是一举两得，再好不过的了。但决不可因大黄能活血祛瘀，就说泻下法有活血化瘀的作用；同样也不能因大黄能泻下，就说活血化瘀法有泻下作用。因而凉血法的作用只能是清解血分之热而凉血止血，适用于血分热炽而致之失血、发斑，以及心烦躁扰，狂乱谵语等症，而不应将养阴与散血等作用归之于凉血法中。

——夏洪生《北方医话·凉血法作用辨》

　　【提要】　本论阐述凉血法的概念，对他人将养阴、散血也归入凉血法的错误理解进行辨析。作者认为，治疗血分证时常需凉血与养阴、散血合用，凉血药中也往往兼有养阴、散血之功；但从概念上来说，凉血法的作用只能是清解血分之热而凉血止血，而不应将养阴与散血等作用归之于凉血法中。

3.2.7　和解法

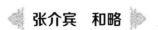

张介宾　和略

　　和方之制，和其不和者也。凡病兼虚者，补而和之；兼滞者，行而和之；兼寒者，温而和之；兼热者，凉而和之。和之为义广矣。亦犹土兼四气，其于补泻温凉之用，无所不及，务在调平元气，不失中和之为贵也。故凡阴虚于下而精血亏损者，忌利小水，如四苓、通草汤之属是也。阴虚于上而肺热干咳者，忌用辛燥，如半夏、苍术、细辛、香附、芎、归、白术之属是也。阳虚于上，忌消耗，如陈皮、砂仁、木香、槟榔之属是也。阳虚于下者，忌沉寒，如黄柏、知母、栀子、木通之属是也。大便溏泄者，忌滑利，如二冬、牛膝、苁蓉、当归、柴胡、童便之属是也。表邪未解者，忌收敛，如五味、枣仁、地榆、文蛤之属是也。气滞者，忌闭塞，如黄芪、白术、薯蓣、甘草之属是也。经滞者，忌寒凝，如门冬、生地、石斛、芩、连之属是也。凡邪火在上者不宜升，火得升而愈炽矣；沉寒在下者不宜降，阴被降而愈亡矣。诸动者不宜再动，如火动者忌温暖，血动者忌辛香，汗动者忌苏散，神动者忌耗伤。凡性味之不静者皆所当慎，其于刚暴更甚者，则又在不言可知也。诸静者不宜再静，如沉微细弱者，脉之静也；神昏气怯者，阳之静也；肌体清寒者，表之静也；口腹畏寒者，里之静也。凡性味之阴柔者，皆所当慎，其于沉寒更甚者，又在不言可知也。夫阳主动，以动济动，火上添油也。不焦烂乎？阴主静，以静益静，雪上加霜也。不寂灭乎？凡前所论，论其略耳，而书不尽言，言不尽意，能因类而广之，则存夫其人矣。不知此义，又何和剂之足云。

——明·张介宾《景岳全书·五十卷：新方八阵·新方八略引·和略》

【提要】　本论阐述和法的涵义和临床应用。作者认为，和法的作用是"和其不和"，此为广义的和法。病虚者，补而和之；气滞者，行而和之；寒者，温而和之；热者，凉而和之。此外，凡治病应重视"调平元气，不失中和"之法，辨析阴阳寒热虚实之性，勿犯"虚虚实实"之戒。

汪　昂　论和解法*

邪在表宜汗，在上宜吐，在里宜下；若在半表半里，则从中治，宜和解。故仲景于少阳证，而以汗、吐、下三者为戒也。昔贤云：或热病脉躁盛而不得汗者，阳脉之极也，死。然有当和解之证，汗之不得汗，和解之力到，汗自出而解，慎勿错认作死证也。由是观之，和解之剂，用以分理阴阳、调和营卫，顾不重欤。

——清·汪昂《医方集解·和解之剂》

【提要】　本论阐述和解法的适用范围，主要用于治疗半表半里之症，并指出和解法具有分理阴阳、调和营卫的作用。

戴天章　和法

寒热并用之谓和，补泻合剂之谓和，表里双解之谓和，平其亢厉之谓和。所谓寒热并用者，因时疫之热夹有他邪之寒，故用此法以和之也。凡方中有黄连与生姜同用，黄芩与半夏同用，石膏与苍术同用，知母与草果同用者皆是。所谓补泻合用者，因时疫之邪气实，人之正气虚，故用此法以和之。凡方中有参、芪、归、芍与硝、黄、枳、朴同用者是。所谓表里双解者，因疫邪既有表证，复有里证，故用此法以和之。凡方中有麻、葛、羌、防、柴、前与硝、黄、栀、芩、苓、泽、枳、朴合用者是。所谓平其亢厉者，因时疫之大势已去，而余邪未解，故用此法以和之，或用下法而小其剂料，缓其时日；或用清法而变其汤剂，易为丸散者皆是。凡此和法，虽名为和，实寓有汗、下、清、补之意，疫邪尤有宜和者。

凡热不清，用清凉药不效，即当察其热之所附丽。盖无所附丽之热，为虚而无形之气。如盛夏炎蒸，遇风雨即解，故人身之热，气清即退。有所附丽之热，为实而有物。如洪炉柴炭，虽沃以水，尤有沸腾之忧，必撤去柴炭而热始退。凡热之所附丽，非痰即滞，非滞即血，径清其热，不去其物，未能有效；必视其附丽何物，于清热诸方加入何药，效始能捷。此和法之精微神变者也。

宜和之证，详列于下。寒热往来，盗汗，口苦，咽干，头眩，舌强，渴，胸胁满，耳聋，小便黄，呕吐下利而心下痛，口干舌强而恶寒，大小便闭而寒热，痞满而悸，二便自利而舌苔，形体瘦损而舌苔。凡此表、里、虚、实、寒、热相兼者，不可枚举。引此数端，可以类推，其有似和而实非和证者，详后辨似条。

——清·戴天章《广瘟疫论·卷之四·和法》

【提要】 本论阐述广义和法的范围。作者认为，和法可包括寒热并用、补泻合剂、表里双解及平其亢厉，适用于表、里、虚、实、寒、热相兼之证。和法寓有汗、下、清、补之意，疫邪尤有宜和者。

程国彭 论和法

伤寒在表者可汗，在里者可下，其在半表半里者，惟有和之一法焉，仲景用小柴胡汤加减是已。然有当和不和误人者；有不当和而和以误人者；有当和而和，而不知寒热之多寡，禀质之虚实，脏腑之燥湿，邪气之兼并以误人者。是不可不辨也。

夫病当耳聋胁痛，寒热往来之际，应用柴胡汤和解之，而或以麻黄、桂枝发表，误矣；或以大黄、芒硝攻里，则尤误矣。又或因其胸满胁痛而吐之，则亦误矣。盖病在少阳，有三禁焉，汗、吐、下是也。且非惟汗、吐、下有所当禁，即舍此三法而妄用他药，均为无益而反有害。古人有言：少阳胆为清净之府，无出入之路，只有和解一法，柴胡一方最为切当。何其所见明确，而立法精微，亦至此乎？此所谓当和而和者也。

然亦有不当和而和者。如病邪在表，未入少阳，误用柴胡，谓之引贼入门，轻则为疟，重则传入心胞，渐变神昏不语之候。亦有邪已入里，燥渴、谵语诸症丛集，而医者仅以柴胡汤治之，则病不解。至于内伤劳倦、内伤饮食、气虚、血虚、痈肿、瘀血诸证，皆令寒热往来，似疟非疟，均非柴胡汤所能去者。若不辨明证候，切实用药，而借此平稳之法，巧为藏拙，误人非浅。所谓不当和而和者此也。

然亦有当和而和，而不知寒热之多寡者，何也？夫伤寒之邪，在表为寒，在里为热，在半表半里则为寒热交界之所。然有偏于表者则寒多，偏于里者则热多，而用药须与之相称，庶阴阳和平而邪气顿解。否则寒多而益其寒，热多而助其热，药既不平，病益增剧。此非不和也，和之而不得寒热多寡之宜者也。

然又有当和而和，而不知禀质之虚实者何也？夫客邪在表，譬如贼甫入门，岂敢遽登吾堂而入吾室，必窥其堂奥空虚，乃乘隙而进。是以小柴胡用人参者，所以补正气，使正气旺则邪无所容，自然得汗而解。盖由是门入，复由是门出也。亦有表邪失汗，腠理致密，贼无出路，由此而传入少阳，热气渐盛，此不关本气之虚，故有不用人参而和解自愈者，是知病有虚实，法在变通，不可误也。

然又有当和而和，而不知脏腑之燥湿者何也？如病在少阳，而口不渴，大便如常，是津液未伤，清润之药不宜太过，而半夏、生姜皆可用也。若口大渴，大便渐结，是邪气将入于阴，津液渐少，则辛燥之药可除，而花粉、瓜蒌有必用矣。所谓脏腑有燥湿之不同者此也。

然又有当和而和，而不知邪之兼并者何也？假如邪在少阳，而太阳阳明证未罢，是少阳兼表邪也。小柴胡中须加表药，仲景有柴胡加桂枝之例矣。又如邪在少阳，而兼里热，则便闭、谵语、燥渴之症生，小柴胡中须兼里药，仲景有柴胡加芒硝之例矣。又三阳合病，合目则汗、面垢、谵语、遗尿者，用白虎汤和解之。盖三阳同病必连胃腑，故以辛凉之药，内清本腑，外彻肌肤，令三经之邪一同解散，是又专以清剂为和矣。所谓邪有兼并者此也。

由是推之，有清而和者，有温而和者，有消而和者，有补而和者，有燥而和者，有润而和者，有兼表而和者，有兼攻而和者。和之义则一，而和之法变化无穷焉。知斯意者，则温热之治，瘟疫之方，时行痎疟，皆从此推广之，不难应手而愈矣。世人漫曰和解，而不能尽其和之法，将有增气助邪，而益其争、坚其病者，和云乎哉！

——清·程国彭《医学心悟·卷一·医门八法·论和法》

【提要】 本论认为伤寒之邪在半表半里者，治疗惟有和之一法，仲景则用小柴胡汤加减治之。邪居半表半里，则为寒热交界之所，偏于表者则寒多，偏于里者则热多，加之患者禀质有虚实、脏腑有燥湿、所感之邪有兼并，论治之法须与之相应，才能使阴阳和平，邪气顿解。因此，和法应包括：清而和者、温而和者、消而和者、补而和者、燥而和者、润而和者、兼表而和者、兼攻而和者等无穷变法。作者进而分析了"当和不和""不当和而和""当和而和，而不知寒热之多寡，禀质之虚实，脏腑之燥湿，邪气之兼并"等几种误治的情况，告诫后人漫曰和解，而不能尽其和之法，终是助纣为虐，病益增剧。

周学海 和解法说

和解者，合汗、下之法，而缓用之者也。伤寒以小柴胡为和解之方，后人不求和解之义，囫囵读过，随口称道，昧者更以果子药当之。窃思凡用和解之法者，必其邪气之极杂者也。寒者、热者、燥者、湿者，结于一处而不得通，则宜开其结而解之；升者、降者、敛者、散者，积于一偏而不相洽，则宜平其积而和之。故方中往往寒热并用，燥湿并用，升降敛散并用，非杂乱而无法也，正法之至妙也。揆其大旨，总是缓撑微降之法居多，缓撑则结者解，微降则偏者和矣。且撑正以活其降之机，降正以助其撑之力。何者？杂合之邪之交纽而不已也，其气必郁而多逆，故开郁降逆，即是和解，无汗、下之用，而隐寓汗下之旨矣。若但清降之，则清降而已耳，非和解也；但疏散之，则疏散而已耳，非和解也。和解之方，多是偶方、复方，即或间有奇方，亦方之大者也。何者？以其有相反而相用者也。相反者，寒与热也，燥与湿也，升与降也，敛与散也。

——清·周学海《读医随笔·卷四：证治类·和解法说》

【提要】 本论阐述和解法的运用机理。和解法针对的病机常为性质相互矛盾的多组病机要素并存的状况，所以用药也往往寒热、燥湿、升降、敛散并用。其中，以缓撑微降之法居多，以解寒热燥湿之结，以和升降敛散之偏。依据和解法所制订的方剂，多为偶方与复方。

蒲辅周 和法：和而勿泛※*

和解之法，具有缓和疏解之意，使表里寒热虚实的复杂证候，脏腑阴阳气血的偏盛偏衰，归于平复。寒热并用，补泻合剂，表里双解，苦辛分消，调和气血，皆谓和解。伤寒邪在少阳半表半里，汗、吐、下三法，俱不能用，则用和法，即小柴胡汤之例。若有表者，和而兼汗，有里和而兼下。和法尚有和而兼温，和而兼消，和而兼补；温疫邪伏膜原，吴又可立达原饮以和之。伤寒温病、杂病，使用和法皆甚广，知其意者，灵通变化，不和者使之和，不平者使之平，不难应手而效。但和法范围虽广，亦当和而有据，勿使之过泛，避免当攻邪而用和解之法，贻误病机。

——蒲辅周《蒲辅周医疗经验·一、论述·（一）略谈辨证论治·3.八法运用》

【提要】　本论阐述和法的适应证、基本病机、运用和法基本规律与注意事项等。

3.2.8　消导法

汪　昂　论消导法*

消者，散其积也；导者，行其气也。脾虚不运，则气不流行；气不流行，则停滞而为积。或作泻痢，或成癥痞，以致饮食减少，五脏无所资禀，血气日以虚衰，因致危困者多矣。故必消而导之。轻则用和解之常剂，重必假峻下之汤丸。盖浊阴不降，则清阳不升；客垢不除，则真元不复。如戡定祸乱，然后可以致太平也。峻剂见"攻里门"。兹集缓攻平治、消补兼施者，为消导之剂。

——清·汪昂《医方集解·消导之剂》

【提要】　本论阐述了消与导的概念、适应病证及主要作用。消，指散积；导，指行气。气滞成积，轻者用消导，重者则需峻下攻里。

秦之桢　宜消导论

消导一法，《伤寒》未有条目，然细玩之，有云胸中邪气，胃中有燥粪五六枚，又以川连泻心汤消痞满，以栀子、豆豉加枳壳治食复。比例而推，则伤寒夹食者，亦可拟以消导之治矣。余尝治外感兼有食滞者，用发表之药，汗不出，表不解，后用消导之法而汗出病愈者。又尝用清里之药而里热不除，后用消导而热退者。又尝治谵妄，用清热之味不效，后用消导而热退谵妄止者。更有癥瘀内伏，连用升提而不出，用消导而癥现邪解者。癥瘀不化，服化癥凉解之药，愈见昏沉，用消导而癥化神清者。如是则外感门汗、下、和解、温、清之外，余又不得不补消导一法。仲景有下法，治下部大肠之实。余今补消导法，治上部胃家之实。夫大肠之实，在下部，行之即是消之。胃家之实，在上部，消之即是行之也。总之，发热不解，胸前饱闷，右关脉滑，宜消导；谵妄，口不干渴，不消水，脉大不数者，此食滞中焦也，宜消导；发狂奔走，强壮有力者，宜消导；口噤不语，如醉如痴，脉滑不数，口不干渴，此痰饮食滞也，宜消导。然消导之法，必要详明所伤何物，如谷食则用神曲、麦芽，肉食则用楂肉、三棱，面食用莱菔子；气食相凝，多加枳实；甘寒停食，平胃保和散加白豆蔻等，辛温以散之。

——清·秦之桢《伤寒大白·宜消导论》

【提要】 本论阐述临床运用汗、下、和解、温、清等法不效时，需注意审察是否有食积存在，选择使用消导法，用于治上部胃家之实，并根据伤食种类及兼夹邪气情况选择用药。其消导之意，应指消食导滞而言。

❧ 程国彭 论消法 ❧

消者，去其壅也。脏腑、筋络、肌肉之间，本无此物而忽有之，必为消散，乃得其平。《经》云"坚者削之"是已。然有当消不消误人者，有不当消而消误人者，有当消而消之不得其法以误人者，有消之而不明部分以误人者，有消之而不辨夫积聚之原，有气、血、积食、停痰、蓄水、痈脓、虫蛊、劳瘵与夫疝癖、癥瘕、七疝、胞痹、肠覃、石瘕，以及前后二阴诸疾以误人者，是不可不审也。

凡人起居有常，饮食有节，和平恬淡，气血周流，谷神充畅，病安从来。惟夫一有不慎，则六淫外侵，七情内动，饮食停滞，邪日留止，则诸证生焉。法当及时消导，俾其速散，气行则愈耳。倘迁延日久，积气盘踞坚牢，日渐强大，有欲拔不能之势，虽有智者，亦难为力。此当消不消之过也。

然亦有不当消而消者，何也？假如气虚中满，名之曰鼓，腹皮膨急，中空无物，取其形如鼓之状，而因以名之。此为败证，必须填实，庶乎可消，与蛊证之为虫为血，内实而有物者，大相径庭。又如脾虚水肿，土衰不能制水也，非补土不可。真阳大亏，火衰不能生土者，非温暖命门不可。又有脾虚食不消者，气虚不能运化而生痰者，肾虚水泛为痰者，血枯而经水断绝者，皆非消导所可行，而或妄用之，误人多矣。所谓不当消而消者此也。

然又有当消而消之不得其法者，何也？夫积聚、癥瘕之证，有初、中、末之三法焉。当其邪气初客，所积未坚，则先消之而后和之。及其所积日久，气郁渐深，湿热相生，块因渐大，法从中治，当祛湿热之邪，削之软之，以底于平。但邪气久客，正气必虚，须以补泻叠相为用，如薛立斋用归脾汤送下芦荟丸。予亦尝用五味异功散佐以和中丸，皆攻补并行，中治之道也。若夫块消及半，便从末治，不使攻击，但补其气，调其血，导达其经脉，俾荣卫流通而块自消矣。凡攻病之药，皆损气血，不可过也，此消之之法也。

然又有消之而不明部分者，何也？心、肝、脾、肺、肾，分布五方，胃、大肠、小肠、膀胱、三焦、胆与膻中皆附丽有常所，而皮毛、肌肉、筋骨各有浅深。凡用汤、丸、膏、散，必须按其部分，而君、臣、佐、使驾驭有方，使不得移，则病处当之，不至诛伐无过矣。此医门第一义也，而于消法为尤要。不明乎此，而妄行克削，则病未消而元气已消，其害可胜言哉！

况乎积聚之原，有气、血、食积、停痰、蓄水、痈脓、虫蛊、劳瘵，与夫疝癖、癥瘕、七疝、胞痹、肠覃、石瘕，以及前后二阴诸疾，各各不同，若不明辨，为害非轻。予因约略而指数之。夫积者，成于五脏，推之不移者也。聚者，成于六腑，推之则移者也。其忽聚忽散者，气也。痛有定处而不散者，血也。得食则痛，嗳腐吞酸者，食积也。腹有块，按之而软者，痰也。先足肿，后及腹者，水也。先腹满，后及四肢者，胀也。痛引两胁，咳而吐涎者，停饮也。咳而胸痛，吐脓腥臭者，肺痈也。当胃而痛，呕而吐脓者，胃脘痈也。当脐而痛，小便如淋，转侧作水声者，肠痈也。憎寒壮热，饮食如常，身有痛，偏着一处者，外痈也。病人嗜食甘甜或异物，饥时则痛，唇之上下有白斑点者，虫也。虫有九，湿热所生，而为蛇、为鳖，则血之所成也。胡以知为蛇鳖？腹中如有物，动而痛不可忍，吃血故也。又岭南之地，以蛊害人，施于饮食，他方之蛊，多因近池饮冷，阴受蛇、虺之毒也。病人咳嗽痰红，抑抑不乐，畏见人，喉痒而咳剧者，劳瘵生虫也。疝如弓弦，筋病也。癖则隐癖，附骨之病也。癥则有块可征，积之类也。瘕者或有或无，痞气之类也。少腹如汤沃，小便涩者，胞痹也。痛引睾丸，疝也。女人经水自行而腹块渐大，如怀子者，肠覃也。经水不行，而腹块渐大，并非妊者，石瘕也。有妊无妊，可于脉之滑涩辨之也。至于湿热下坠，则为阴菌、阴蚀、阴挺下脱、阴茎肿烂之类。而虚火内烁庚金，则为痔漏、为悬痈、为脏毒，种种见证，不一而足，务在明辨证候，按法而消之也。

医者以一消字视为泛常，而不知其变化曲折，较他法为尤难，则奈何不详稽博考，以尽济时之仁术也耶。

——清·程国彭《医学心悟·卷一·医门八法·论消法》

【提要】 本论阐述的消法是指"去其壅也。脏腑、筋络、肌肉之间，本无此物而忽有之，必为消散，乃得其平"。作者具体分析了"当消不消者；有不当消而消者；有当消而消之不得其法者；有消之而不明部分者；有消之而不辨夫积聚之原，有气、血、积食、停痰、蓄水、痈脓、虫蛊、劳瘵与夫痞癖、癥瘕、七疝、胞痹、肠覃、石瘕，以及前后二阴诸疾者"等种种误治的情况，告诫后人消法变化曲折，较他法为尤难，值得引起重视。

吴化林 软坚散结法小议※

软坚散结法是使人体的肿物、癥块消散或软化的方法，属八法中的消法。凡气郁血积的肿物、瘿瘤、癥块、瘰疬等，都应结合软坚散结法治疗。清医程钟龄所创之消瘰丸可谓此法的代表方剂。近年来随着对肿瘤疾病的研究，软坚散结法成为攻治癌症的重要方法。

具有软坚散结作用的中药，首选鳖甲和牡蛎。鳖甲味咸平，能滋阴清热，软坚散结；牡蛎味亦咸平，有敛阴潜阳、止汗涩精、化痰软坚之功。其次如连翘、公英、天葵、半枝莲、蜈蚣、全蝎、马钱子能解毒散结；瓦楞子、海蛤壳、半夏、白附子、海浮石等能化痰散结；还有的药物可行气散结，如青皮、枳实、橘核、荔枝核等；而芒硝、元参、大贝能清热散结。尤以独角莲具有解毒散结、消瘰之功，能治毒蛇咬伤、瘰疬、跌打损伤。独角莲膏外敷，对肝炎、肝硬化、癌肿初起均有可观疗效。其次，山慈菇、猫爪草、硇砂、黄药子均有不同的软坚散结和解毒作用。

瘿瘤，癥块的产生有因风火热毒壅遏而成，有因气滞血瘀凝聚而生，也有因痰气凝结郁阻而致。故软坚散结应针对疾病产生的原因，采用相应的治法，以图其本。除常用鳖甲、牡蛎外，常有以下几种配伍。

疏散风热、软坚散结：用于上焦风热挟痰而成之痰核。经常配伍牛蒡、薄荷、柴胡、连翘等药。

清热解毒、软坚散结：用于热毒内壅，痈肿疮毒之初期。常配伍天葵、公英、独角莲、连翘、白花蛇舌草、元参等药。

理气化痰、软坚散结：用于气郁挟痰、流注肌肤而成之瘰疬、痰核，常伍以昆布、青皮、夏枯草、橘核、白芥子等药。

活血化瘀、软坚散结：适用于瘀血停滞之乳痈、癥瘕痞块、癌肿等，可配伍穿山甲、麝香、乳香、没药、三七、赤芍等。

上述诸法，应针对病机，或两法同用，或数法联合……开展对软坚散结法的研究，对攻克肿瘤难关，保障人民身体健康将大有裨益。

——夏洪生《北方医话·软坚散结法小议》

【提要】 本论对软坚散结法的概念、分类、用药、配伍进行了系统论述。软坚散结属八法中的消法，凡气郁血积的肿物、瘿瘤、症块、瘰疬等，都可采用软坚散结法治疗。软坚散结中药中，作者首推鳖甲与牡蛎，临床上可针对瘿瘤、癥块形成的病机，合用其他治法来治疗。

3.2.9 祛痰饮法

◆ 徐彦纯 论治痰理气之说 ◆

严氏云：人之气道贵乎顺，顺则津液流通，决无痰饮之患。古方治饮，用汗、下、温、利之法，愚见不若以顺气为先，分导次之。气顺则津液流通，痰饮运下，自小便中出矣。

按：严氏谓"气顺则痰自下"之说，盖以人之七情郁结，气滞生涎，聚为痰饮。治者，能使气道通利，则痰自降下也。然有病人元有痰积，其气因痰而结滞者，岂但理气而痰能自行耶。必先逐去痰结，则滞气自行，岂可专主一说。又云：人身无倒上之痰，天下无逆流之水，此乃齐东之语。夫水性润下，搏而跃之，则可使过颡。痰性顺下，被火泛上，亦可至巅。今庸医莫察其义，又每口诵以语人，良可悲夫。

——明·徐彦纯、刘纯《玉机微义·卷之四·论治痰理气之说》

【提要】 本论阐述运用治痰理气法，需考虑病机中痰阻和气滞的因果先后。如果是气滞生痰则顺气可下痰；如果是先有痰结而致气滞，则应逐去痰结，而滞气自行。此外，作者还对"无倒上之痰"的说法进行了辨正，认为痰由火挟，即可袭扰巅顶。

◆ 缪希雍 论痰饮药宜分治 ◆

夫痰之生也，其由非一；其为治也，药亦不同。由于阴虚火炎，上迫乎肺，肺气热则煎熬津液，凝结为痰，是为阴虚痰火。痰在乎肺而本乎肾，治宜降气清热，益阴滋水。法忌辛温燥热、补气等药。由于脾胃寒湿生痰，或兼饮啖过度，好食油面猪脂，以致脾气不利，壅滞为痰，浓厚胶固，甚至流于经络，及皮里膜外，或结为大块，或不思食，或彻夜不眠，或卒尔眩仆，不省人事，或发癫痫，或昔肥今瘦，或叫呼异常，或身重腹胀，不便行走，或泄泻不止，及成瘫痪，种种怪证，皆痰所为。故昔人云：怪病多属痰。暴病多属火。有以夫！此病在脾胃，无关肺肾，治宜燥脾行气，散结软坚。法忌滞泥、苦寒、湿润等药，及诸厚味。由于风寒郁闭，热气在肺，而成痰嗽齁喘，病亦在肺，治宜豁痰除肺热药中，加辛热、辛温，如麻黄、生干姜之属，以散外寒，则药无格拒之患。法忌温补、酸收等药。病因不齐，药亦宜异，利润利燥，及利发散，各有攸当，非可混施也。

世以痰饮混称，药亦混投。殊不知痰之与饮，其由自别，其状亦殊。痰质稠黏，饮惟清水，特其色有异，或青或黄，或绿或黑，或如酸浆，或伏于肠胃，或上支胸胁，刺痛难忍，或流于经络四肢，则关节不利，支饮上攻为心痛，为中脘痛，甚则汗出，为呕吐酸水、苦黄水等，种种各异，或发寒热，不思饮食，及不得眠，皆其候也。此证皆因酒后过饮茶汤，则水浆与肠胃饮食湿热之气，凝而为饮；或因情抱抑郁，饮食停滞，不得以时消散，亦能成饮。总之必由脾胃有湿，或脾胃本虚，又感饮食之湿，则停而不消，此饮之大略也。治宜燥湿利水，行气健脾，乃为得也。其药大都以半夏、茯苓、参、术为君；佐以猪苓、泽泻以渗泄之；白豆蔻、橘皮以开散之；苏梗、旋覆花以通畅之。东垣五饮丸中有人参，其旨概可见矣。

——明·缪希雍《神农本草经疏·卷一·〈续序例〉上·论痰饮药宜分治》

【提要】 本论阐述痰与饮的病因不同，故治法迥异。痰，病在脾胃，无关肺肾，治宜燥脾行气，散结软坚。法忌滞泥、苦寒、湿润等药，及诸厚味。饮，必由脾胃有湿，或脾胃本虚，又感饮食之湿而成，治宜燥湿利水，行气健脾。

尤在泾 治痰七法*

一曰攻逐。古云：治痰先补脾，脾复健运之常，而痰自化。然停积既甚，譬如沟渠瘀壅，久则倒流逆上，污浊臭秽，无所不有。若不决而去之，而欲澄治已壅之水而使之清，无是理也。故须攻逐之剂……

二曰消导。凡病痰饮未盛，或虽盛而未至坚顽者，不可攻之，但宜消导而已。消者，损而尽之；导者，引而去之也……

三曰和。始因虚而生痰，继因痰而成实。补之则痰益固，攻之则正不支。惟寓攻于补，庶正复而痰不滋；或寓补于攻，斯痰去而正无损。是在辨其虚实多寡而施之……

四曰补。夫痰即水也，其本在肾；痰即液也，其本在脾。在肾者气虚水泛，在脾者土虚不化。攻之则弥盛，补之则潜消。自非圣知，罕能得其故也……

五曰温。凡痰饮停凝心膈上下，或痞、或呕、或利，久而不去，或虽去而复生者，法当温之。盖痰本于脾，温则能健；痰生于湿，温则易行也……

六曰清。或因热而生痰，或因痰而生热，交结不解，相助为疟。是以欲去其痰，必先清其热。昔人所谓痰因火盛逆上者，治火为先也。其证咽喉干燥，或塞或壅，头目昏重，或咳吐稠黏，面目赤热……

七曰润。肺虚阴涸，枯燥日至，气不化而成火，津以结而成痰。是不可以辛散，不可以燥夺。清之则气自化，润之则痰自消。

——清·尤在泾《金匮翼·卷二·痰饮·治痰七法》

【提要】 本论滥觞于张仲景《金匮要略·痰饮咳嗽病脉证治》，广泛汲取了历代医家论治痰饮临证经验，又结合自己长期实践心得体会，归纳提炼而成"治痰七法"。七法曰：攻逐、消导、和、补、温、清、润。值得指出的是，本论未将痰与饮作截然划分。

周学海 痰饮分治说

（缪仲淳、柯韵伯俱有此说，而未畅未确，今为伸其说如下。）

饮者，水也，清而不黏，化汗、化小便而未成者也；痰者，稠而极黏，化液、化血而未成者也。饮之生也，由于三焦气化之失运；三焦之失运，由于命火之不足。《经》曰：三焦者，决渎之官，水道出焉。膀胱者，州都之官，津液藏焉，气化则能出矣。盖水入于胃，脾气散精，上输于肺，此即津也。其渣滓注于三焦，为热气蒸动，则不待传为小便，即外泄而为汗，故汗多则小便少也。下行入于膀胱，而膀胱有上口，无下口，仍借三焦之气化，始能下出，故曰气化则能出矣。其在三焦则曰水，在膀胱则曰津液者，水在三焦，质清味淡，外泄为汗则味咸，下泄为溺则气臊，皆受人气之变化，而非复清淡之本质矣。故汗与小便，皆可谓之津液，其实皆水也。火力不运，水停中焦，上射于肺。治之之法，补火理气，是治本也；发汗利小便，是治标也。痰则无论为燥痰、为湿痰，皆由于脾气之不足，不能健运而成者也。盖水谷精微，由脾气传化，达于肌肉而为血，以润其枯燥；达于筋骨而为液，以利其屈伸。今脾气不足，土不生金，膻中怯弱，则力不能达于肌肉，而停于肠胃，蕴而成痰矣；已达于皮膜者，又或力不能运达于筋骨，故有皮里膜外之痰也。又多痰者，血必少，而骨属屈伸，时或不利，此其故也。治之之法，健脾仍兼疏理三焦，以助其气之升降运化，是治本也；宣郁破瘀，是治标也。燥痰则兼清热生津，痰乃有所载而出矣。所以必用破瘀者，痰为血类，停痰与瘀血同治也。治痰不得补火，更不得利水；补水、利火，即湿痰亦因火热郁蒸，愈见胶固滋长，而不可拔矣。此痰饮分治之大义也。至于患饮之人，必兼有痰；患痰之人，亦或有饮，二证每每错出，此古人治法所以不别也。不知病各有所本，证各有所重。患饮兼痰者，治其饮而痰自消；痰重者，即兼用治痰法可也。因痰生饮者，治其痰而饮自去；饮重者，即兼用治饮法可也。

——清·周学海《读医随笔·卷三：证治类·痰饮分治说》

【提要】　本论阐述饮为命火不足，三焦气化失运而生，治疗以补火理气治本，发汗利小便治标；痰为水谷精微由于脾气之不足不能健运而成，所以痰应与血同治。治痰以健脾兼疏理三焦以治本，以宣郁破瘀治标，而燥痰则兼治以清热生津。治痰不得补火，更不得利水。痰饮同时出现时，明确何者为本病，治疗本病，兼证重时兼治即可。

3.2.10　祛湿法

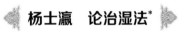

杨士瀛　论治湿法[*]

天气下降，地气上腾，二气熏蒸，此即湿也。岂必水流湿，而后为湿哉？且风之撼动，人知其为风；寒之严凝，人知其为寒；暑之炎热，人知其为暑。惟湿之入人，行住坐卧，实熏染于冥冥之中，人居、戴、履，受湿最多；况夫湿能伤脾，脾土一亏，百病根源发轫于此矣。滞而为喘嗽，渍而为呕吐，渗而为泄泻，溢而为浮肿。湿瘀热则发黄，湿遍体则重着，湿入关节则一身尽痛，湿聚痰涎则昏不知人。至于为身热，为鼻塞，为直视，为郑声，为虚汗，为脚气，为腹中胀、脐下坚，为小便难、大便自利，皆其证也。

湿家不可汗，汗之则发痉，热而痉者，毙。又不可下，下之则额汗，胸满微喘而哕，小便淋闭，难以有瘳。治湿之法，通利小便为上，益脾顺气次之，半夏、茯苓、苍术、白术、官桂、干姜皆要药耳。其若小便挟热不利，则赤茯苓、防己辈，自有奇功。大抵湿之为病，易至沉深，渐润之余，沦肌浃髓于斯时也，须以术、附、姜、桂作大剂与之药力相接，病当渐解，不可以旦暮而责效焉。要之，治湿莫若生附、苍术为快。

——宋·杨士瀛《仁斋直指方论·卷三·湿·中湿论》

【提要】　本论阐述湿邪致病的病机和临床表现，强调治湿之法以通利小便为上，益脾顺气次之。同时指出，湿病不可采用汗下的办法进行治疗。

朱丹溪　泄泻从湿治有多法

泄泻者，水泻所为也。由湿本土，土乃脾胃之气也。得此证者，或因于内伤，或感于外邪，皆能动乎脾湿。脾病则升举之气下陷，湿变注并出大肠之道，以胃与大肠同乎阳明一经也。云湿可成泄，垂教治湿大意而言。后世方论泥云：治湿不利小便，非其治也。故凡泄泻之药，多用淡渗之剂利之。下久不止，不分所得之因，遂以为寒，而用紧涩热药兜之。夫泄有五：飧泄者，水谷不化而完出，湿兼风也；溏泄者，所下汁积粘垢，湿兼热也；鹜泄者，所下澄澈清冷，小便清白，湿兼寒也；濡泄者，体重软弱，泄下多水，湿自甚也；滑泄者，久下不能禁固，湿胜气脱也。若此有寒热虚实之不同，举治不可执一而言。谨书数法于后。夫泄有宜汗解者，《经》言：春伤于风，夏必飧泄。又云：久风为飧泄。若《保命集》云，用苍术、麻黄、防风之属是也。有宜下而保安者，若长沙言，下痢脉滑而数者，有宿食也，当下之。下利已瘥至其时复发者，此为下未尽更下之安，悉用大承气汤加减之剂。有宣化而得安者，《格致余论》：夏月患泄，百方不效，视之，久病而神亦瘁，小便少而赤，脉滑而颇弦，格闷食减。因悟此久积所为，积湿成痰留于肺中，宜大肠之不固也。清其源则流自清。以茱萸等作汤，温服一碗许，探喉中，一吐痰半升，如利减半，次早晨饮，吐半升而利止。有以补养而愈者，若《脾胃论》言：脉弦、气弱、自汗，四肢发热，大便泄泻，从黄芪建中汤。有宜调和脾湿而得止者，若洁古言曰：四肢懒倦，小便不利，大便走泄，沉困，饮食减少，以白术、芍药、茯苓，加减治之。有宜升举而安者，若《试效方》言：胃中湿脾弱，不能运行，食下则为泄，助甲胆风胜以克之。以升阳之药羌活、独活、升麻、防风、炙甘草之属。有宜燥湿而后除者，若《脾胃论》言：上湿有余，脉缓，怠惰嗜卧，四肢不收，大便泄泻，从平胃散。有宜寒凉而愈者，若长沙言：协热自利者，黄芩汤主之。举其湿热之相宜者，若长沙言，下利脉迟紧，痛未欲止，当温之；下利心痛，急当救里；下利清白，水液澄澈，可与理中、四逆汤辈。究其利小便之相宜者，河间言：湿胜则濡泄。小便不利者，可与五苓散、益元散分导之。以其收敛之相宜者，东垣言：寒滑气泄不固，制诃子散涩之。以上诸法，各有所主，宜独利小便而湿动也。岂独病因寒，必待龙骨、石脂紧重燥毒之属涩之。治者又当审择其说，一途取利，约而不博可乎。

——元·朱丹溪《金匮钩玄·附录·泄泻从湿治有多法》

【提要】　本论阐述泄泻从湿论治，但不可拘泥于"治湿不利小便，非其治也"，仅以淡渗之剂利之。本论列举五种泄泻，分别与湿兼风、湿兼热、湿兼寒、湿自甚以及湿胜气脱有关。作者指出，泄泻治疗有汗、下、宣化、补养、调和脾湿、升举、燥湿、寒凉、温热、利小便、收敛诸法。

贾真孙 治湿大法

贾真孙曰：湿为土气，火热能生湿土，故夏热则万物湿润，秋凉则万物干燥。湿病本不自生，因热而怫郁，不能宣行水道，故停滞而生湿也。况脾土脆弱之人，易为感冒，岂必水不流而后为湿哉？人只知风寒之威严，不知暑湿之炎暄，感人于冥冥之中也。《病式》云：诸痉强直、积饮等证，皆属于湿。或胕肿体寒而有水气，里必小便赤少不通，或渴，是蓄热入里极深，非病寒也。大抵治法宜理脾清热，利小便为上，故治湿不利小便，非其治也。宜桂苓甘露、木香、葶苈、木通治之。守真师曰：葶苈木香散下神芎丸，此药下水湿，消肿胀，利小便，理脾胃，无出乎此也。腹胀、脚肿甚者，舟车丸下之。湿热内深发黄，茵陈汤下之，或佐以防己、黄芪。一身尽肿痛，或无汗，是湿流关节，邪气在表，宜五苓散加官桂、苍术，微汗之，不可大汗。若自汗出多，热燥津液，内水不利，切勿利之，重损津液也，宜防风白术甘草汤主之。其湿证有二，湿热证多，湿寒证少，当以脉证明辨之。如脉滑数，小便赤涩，引饮，为湿热证。若小便清白，大便泻痢，身疼自汗，为寒湿证，治之宜五苓散加生附、苍术、木瓜主之。

——明·徐彦纯、刘纯《玉机微义·卷之十二·治湿大法》

【提要】 本论阐述湿证之火热怫郁和水气凝聚两类病机，侧重对湿热证治进行详细讲解，认为其根本治法是理脾清热、利小便。

汪 昂 论利湿法*

湿为阴邪。《经》曰：地之湿气盛，则害皮肉筋脉。又曰：诸湿肿满，皆属于脾。湿者，土之气；土者，火之子。故湿每能生热，热亦能生湿，如夏热则万物润溽也。湿有自外感得者，坐卧卑湿，身受水雨也；有自内伤得者，生冷酒曲，纵欲无度，又脾虚肾虚，不能防制也。有伤风湿者，有伤热湿者，有伤寒湿者，有伤暑湿者，有中湿而喎斜不遂、舌强语涩、昏不知人、状类中风者。湿在表在上，宜发汗；在里在下，宜渗泄；里虚者，宜实脾；挟风而外感者，宜解肌；挟寒而在半表半里者，宜温散。凡中湿者，不可作中风治。

——清·汪昂《医方集解·利湿之剂》

【提要】 本论阐释湿的邪气性质、来源、分类及治法。根据湿的来源及其所犯部位，若湿在表在上，宜发汗；若在里在下，宜渗泄；若里虚而生湿，宜实脾。根据湿邪的兼夹，挟风而外感者，宜解肌；挟寒而在半表半里者，宜温散。

余国佩 治湿法

古谓"开鬼门"者，在经之湿宜微汗之，邪从汗解；"洁净府"者，在里之湿宜利下之，从小便去。寒湿宜温中宫脾胃，或宣太阳膀胱；热湿必清肺胃兼厥阴肝。相火寄体于肝，湿热往往同相火升而为病也。相火，情志皆能触动，又作肝家独发。火炎上，木主升，以体言也。丹溪治法最是。春夏湿热升腾，多由雷震，故雨大则雷愈迅，相因而至也。湿温病初见，多足冷、寒热，身痛而酸重，甚者头痛，脉遏不利，口干不能饮，上身多汗，舌必有胎。胎白者，邪在气分未化，用半夏、厚朴、苍术、陈皮、白蔻、藿香、杏仁、滑石、通草、萎皮、芦根、苡仁、细辛之类；表邪未清，羌活、防己、桂枝、茵陈、葛根、秦艽之类均可佐用。如渐黄或底白罩黄，邪初化热，前法必加苦寒，姜汁炒木通最妙，表里两彻，可得汗解。口干，俱宜知母、南沙参以救阴液，虚者必用北沙参、麦冬、玉竹之类，此种药养液而不滞。地黄极能壅滞，非湿家所喜，然阴液大亏之人亦必须用，法用开水浸透捣千百余下，再入药煎，藉人力以流通也。热甚者，取汁和服。如龟板、鳖甲、牡蛎、石决明均能养阴去湿，鲜石斛清热养阴，燕窝清金润燥，体虚者均宜择用。庶乎邪去而正不乏，可无内陷之虞。如邪已入里，须分别三焦究治。胸痞气逆，或神识不清、谵语、咳嗽诸症，瓜蒌、薤白、半夏、滑石、杏仁、南沙参、知母、姜汁炒木通、芩、连之类均可用，此上焦之症。中焦痞满，或胀或痛，舌或焦黄少津，或腻，耳聋口渴，半夏泻心法最妙，实症承气汤。以北沙参代人参，姜汁炒芩连代干姜，去甘草、姜、枣加芦根、知母。虚痞不甚热者，依原方亦可。邪入下焦，小便痛涩，小腹胀满甚者，调胃用承气汤加养阴法，莫妙于桂苓甘露饮最稳。予常用归尾、滑石、茵陈、木通、猪苓、桂枝、芦根、知母、鲜石斛之类，甚者加寒水石，取其咸寒走血，往往获效。三焦之治，大抵如此，然其通变又当临症酌宜。

——清·余国佩《医理·治湿法》

【提要】　本论阐述湿证分为寒湿与湿热两类，并分别对湿热证之外感湿邪和内伤湿热类病证进行辨析。

任继学　治湿几法浅见

湿虽为邪气之称，但亦不能一概而论，因有生理之湿和邪气之湿。所谓生理之湿，系指精、水、津、液、血、营气。内而滋润脏腑，外而濡养经络，皮毛、肌肉、筋骨，否则为燥病。所谓邪气之湿，则为毒。因无毒不伤人，故古人云："邪者，毒之名也"。然湿之为邪有内外之分。外湿者，系因霉雨太过，或雾露之气，或卑下之域而成。又有清湿和浊湿之别。清湿多伤上，由呼吸而入；浊湿多伤下，由皮肤、肌肉、经络、筋骨入侵。内湿者，多因饮食不节，生冷硬食，瓜果乳酪之品，以及七情内郁，脾胃受损，损则表里不温，使脾气虚而不运，胃虚不化，引起中州气化之机不利，水津不布，内停聚而为湿。故内外之湿邪浸及于外者，则皮腠、筋骨、肌肉、经络为病。伤及于内者，则脏腑、气血为患。然湿邪为病，有轻重、深浅之异，因而治法不尽相同。

湿邪微而致病者，正虽虚而祛邪乏力，法宜渗湿为主。渗湿是指药力甘淡之味，有淡渗和开达气机之能，以导湿邪从皮毛、水道缓缓而去。药用通草、土茯苓、茯苓、竹叶、薏米，五苓散之类。

湿邪盛而毒轻致病者，正虽伤而能与之相持者，法宜利湿为主。利湿药味多重浊，势虽猛而不烈，有开上启下之功、通达水湿之能，使湿从小便而去。药用泽泻、木通、车前子、防己、地肤子、猪苓、滑石，实脾饮、茯苓导水汤之类。

湿邪内甚毒盛而致病者，壅闭三焦、经络、水道，正气不支，法宜逐湿，也谓泻水为主。逐湿者，是指药味厚、极苦、极辛、极咸，极寒、极热，有决渎之能，夺关将军之力，荡涤性猛不缓之势，使湿速去，则正得复。药用大戟、芫花、甘遂、商陆、葶苈、续随子、十枣汤、子龙丸之类。

——夏洪生《北方医话·治湿几法浅见》

【提要】 本论阐述湿分为生理之湿和邪气之湿；邪气之湿又分内、外、清、浊。因湿邪为病，有轻重、深浅之异，据此分为渗湿、利湿与逐湿三法。湿邪微而致病者，正虽虚而祛邪乏力，法宜渗湿为主。湿邪盛而毒轻致病者，正虽伤而能与之相持者，法宜利湿为主。湿邪内甚毒盛而致病者，壅闭三焦、经络、水道，正气不支，法宜逐湿，也谓泻水为主。论中对治湿三法之用药也分别进行了介绍。

3.2.11 涌吐法

《圣济总录》 吐

三焦为决渎之官，升降冲气而不息者也。病在胸中，上焦气壅，必因其高而越之，所以去邪实而导正气也。况上脘之病，上而未下，务在速去。不涌而出之，则深入肠胃，播传诸经，可胜治哉？故若宿食有可吐者，未入于肠胃者也。痰疟有可吐者，停蓄于胸隔者也。食毒忤气可吐者，恐其邪久而滋甚也。肺痈、酒疸可吐者，为其胸满而心闷也。大抵胸中邪实，攻之不能散，达之不能通，必以酸苦之药涌之，故得胃气不伤而病易以愈。古人大法，春宜吐，盖以春气高而在上，上实下虚，其治宜高故也。又以寸口脉浮之类可吐，盖以病在膈上，气不下通，其脉浮故也。审此二者，则吐法之用，不可妄施。

——宋·赵佶《圣济总录·卷第四：治法·吐》

【提要】 本论阐述吐法适用于上焦气壅的原理，并对吐法的诸多适应证进行了介绍。

张从正 凡在上者皆可吐式

夫吐者，人之所畏。且顺而下之，尚犹不乐，况逆而上之，不说者多矣。然自胸以上，大满大实，痰如胶粥，微丸微散，皆儿戏也。非吐，病安能出？仲景之言曰：大法，春宜吐。盖春时阳气在上，人气与邪气亦在上，故宜吐也。涌吐之药，或丸或散，中病则止，不必尽剂，过则伤人。然则四时有急吐者，不必直待春时也。但仲景言其大法耳。

今人不得此法，遂废而不行。试以名方所记者略数之。如仲景《伤寒论》中，以葱根白豆豉汤，以吐头痛；栀子厚朴汤，以吐懊侬；瓜蒂散，以吐伤寒六、七日，因下后腹满，无汗而喘者。如此三方，岂有杀人者乎？何今议予好涌者多也？又如孙氏《千金方》风论中数方，往往皆效。近代《本事方》中稀涎散，吐膈实中满、痰厥失音、牙关紧闭、如丧神守。《万全方》以郁金散吐头痛、眩运、头风、恶心、沐浴风。近代《普济方》以吐风散、追风散，吐口噤不开、不省人事；以皂角散吐涎潮。《总录》方中，以常山散吐疟。孙尚方以三圣散吐发狂，神验方吐舌不正。《补亡篇》以远志去心，春分前服之，预吐瘟疫。此皆前人所用之药也，皆有效者，何今之议予好涌者多也？

惟《养生必用方》言：如吐其涎，令人跛躄。《校正方》已引风门中碧霞丹为证，予不须辨也。但《内经》明言"高者越之"，然《名医录》中，惟见太仓公、华元化、徐文伯能明律用之，自余无闻，乃知此法废之久矣。今予骤用于千载寂寥之后，宜其惊且骇也。惜乎黄帝、岐伯之书，伊挚、仲景之论，弃为闲物，纵有用者，指为山野无韵之人，岂不谬哉？予之用此吐法，非偶然也。曾见病之在上者，诸医尽其技而不效。余反思之，投以涌剂，少少用之，颇获征应。既久，乃广访多求，渐臻精妙，过则能止，少则能加。一吐之中，变态无穷，屡用屡验，以至不疑。

故凡可吐，令条达者，非徒木郁然。凡在上者，皆宜吐之。且仲景之论，胸上诸实郁，而痛不能愈，使人按之，及有涎唾，下痢十余行，其脉沉迟，寸口脉微滑者，此可吐之，吐之则止。仲景所谓"胸上诸实，按之及有涎唾"者，皆邪气在上也。《内经》曰"下痢，脉迟而滑者，内实也；寸口脉微滑者，上实也"，皆可吐之。王冰曰：上盛不已，吐而夺之。仲景曰：宿食在上脘，当吐之。又如宿饮酒积在上脘者，亦当吐之。在中脘者，当下而去之。仲景曰：病人手足厥冷，两手脉乍结，以客气在胸中，心下满而烦，欲食不能食者，知病在胸中，当吐之。余尝用吐方，皆是仲景方，用瓜蒂散，吐伤寒头痛；用葱根白豆豉汤，以吐杂病头痛；或单瓜蒂名独圣，加茶末少许，以吐痰饮食；加全蝎梢，以吐两胁肋刺痛、濯濯水声者。《内经》所谓"湿在上，以苦吐之"者，其是谓欤！

今人亦有窃予之法者，然终非口授，或中或否，或涌而不能出，或出而不能止。岂知上涌之法，名曰撩痰。"撩"之一字，自有擒纵卷舒。顷有一工，吐陈下一妇人，半月不止，涎至数斗，命悬须臾，仓皇失计，求予解之。予使煎麝香汤，下咽立止。或问：麝香何能止吐？予谓之曰：瓜苗闻麝香即死。吐者，瓜蒂也，所以立解。如藜芦吐者不止，以葱白汤解之；以石药吐者不止，以甘草、贯众解之；诸草木吐者，可以麝香解之。以《本草》考之，吐药之苦寒者，有豆豉、瓜蒂、茶末、栀子、黄连、苦参、大黄、黄芩；辛苦而寒者，有郁金、常山、藜芦；甘苦而寒者，有地黄汁；苦而温者，有木香、远志、厚朴；辛苦而温者，有薄荷、芫花；辛而温者，有谷精草、葱根须；辛而寒者，有轻粉；辛甘而温者，有乌头、附子尖；酸而寒者，有晋矾、绿矾、齑汁；酸而平者，有铜绿；甘酸而平者，有赤小豆；酸而温者，有饭浆；酸辛而寒者，有胆矾；酸而寒者，有青盐、白米饮；辛咸而温者，有皂角；甚咸而寒者，有沧盐；甘而寒者，有牙硝；甘而微温且寒者，有参芦头；甘辛而热者，有蝎梢。凡此三十六味，惟常山、胆矾、瓜蒂有小毒，藜芦、芫花、轻粉、乌附尖有大毒，外二十六味，皆吐药之无毒者。各对证擢而用之。此法宜先小服，不满，积渐加之。

余之撩痰者，以钗股、鸡羽探引；不出，以齑投之；投之不吐，再投之；且投且探，无不出者。吐至昏眩，慎勿惊疑。《书》曰：若药不瞑眩，厥疾弗瘳。如发头眩，可饮冰水立解。如无冰时，新汲水亦可。强者可一吐而安，弱者可作三次吐之，庶无损也。吐之次日，有顿快者，有转甚者，盖饮之而吐未平也。俟数日，当再涌之。如觉渴者，冰水、新水、瓜、梨、柿及凉物，皆不禁，惟禁贪食过饱硬物、干脯难化之物。心火既降，中脘冲和，阴道必强，大禁房劳、大忧、悲思。病人既不自责，众议因而噪之，归罪于吐法，起谤其由此也。故性行刚暴、好怒喜淫之人，不可吐；左右多嘈杂之言，不可吐；病人颇读医书，实非深解者，不可吐；主病者不能辨邪正之说，不可吐；病人无正性，妄言妄从，反复不定者，不可吐；病势巇危、老弱气衰者，不可吐；自吐不止，亡阳血虚者，不可吐；诸吐血、呕血、咯血、衄血、嗽血、崩血、失血者，皆不可吐。吐则转生他病，浸成不救，反起谤端。虽恳切求，慎勿强从，恐有一失，愈令后世不信此法，以小不善，累大善也。必标本相得，彼此相信，真知此理，不听浮言，审明某经某络，某脏某腑，某气某血，某邪某病，决可吐者，然后吐之。是予之所望于后之君子也，庶几不使此道湮微，以新传新耳！

——金·张从正《儒门事亲·卷二·凡在上者皆可吐式》

【提要】 本论通过对前人运用吐法的系统梳理与分析，提出吐法的应用原理、适应证候和使用禁忌，归纳了具有涌吐效用的药物并予以分类。此外，还介绍了撩痰之法。必须指出，吐法治疗，自张氏以后，历代医家很少运用，有濒临失传的危险，有待于今后进一步挖掘和继承。

徐春甫 吐法治喉痹最效

凡喉痹甚者、重者，宜用吐法，或用桐油，或灯油脚，以鹅翎探吐之。轻者用新取园中李实根煎汤噙之，更研烂敷顶上。（本草有云：李实根治喉痹。）或用射干，捣逆流水吐之。缠喉急证，皆属痰热，又宜探吐之。白矾、胆矾吹入喉中，吐痰极速。喉痹，微者以酸软之，甚者以辛散之；痰结者吐之，甚而急者砭出血之；人火以凉治之，龙火以火逐之。（凉剂热服是也。）

——明·徐春甫《古今医统大全·卷之六十五：咽喉门·治法·吐法治喉痹最效》

【提要】 本论阐述用探吐法治疗喉痹重症。喉痹病机属痰热、痰结者可用吐法，除探吐之外，也可用白矾、胆矾吹喉。本论还介绍了喉痹的其他治法方药。

徐春甫 治哽用吐法最妙

凡物哽者，盖以食入喉而物不顺，致物刺住而不能下。推之以理，反而上出则为顺焉。为治者，即当涌吐，乘其饮食之出而上送，此其顺而易为，如拔刺之法也。若刺之深者，必欲推下，非惟理势不能延迟，日久则咽喉渐肿，其刺愈深，腹中饮食消尽，虽欲涌吐而无推送之物矣。欲食而不能下，如此因循，多致不救。

——明·徐春甫《古今医统大全·卷之六十五：咽喉门·治法·治哽用吐法最妙》

【提要】 本论阐述运用吐法治疗咽喉异物梗阻。作者指出，治哽宜用吐法，能够使其与食物一起涌吐而出。

张介宾 吐法

凡伤寒宜吐者，必其上焦有滞，或食或痰，结聚胸膈，而邪不得散者，当吐也；或寒邪浊气内陷膈间，而为痞为痛者，当吐也，盖吐中自有发散之意。若中气虚寒，脉弱无力，及气短虚烦不宁者，皆不可吐。凡用吐药，中病即止，不必尽剂。

古方吐法多用独圣散及茶调散，凡上焦邪滞皆可用之，然不若新吐法为更捷也。又凡诸药皆可吐，只随证用药，煎汤服，少顷，探而吐之，则轻重可酌，标本可兼，尤其善也。

——明·张介宾《景岳全书·十三卷：杂证谟·瘟疫·吐法》

【提要】　本论阐述吐法适应的病机和使用禁忌。作者认为，伤寒用吐法的适应证是上焦有滞；禁忌证是中气虚寒，脉弱无力，及气短虚烦不宁者。运用时注意中病即止。

◆ 程国彭　论吐法 ◆

吐者，治上焦也。胸次之间，咽喉之地，或有痰食、痈脓，法当吐之。《经》曰"其高者因而越之"是已。然有当吐不吐误人者，有不当吐而吐以误人者，有当吐不可吐而妄吐之以误人者，亦有当吐不可吐而又不可以不吐，吐之不得其法以误人者，是不可不辨也。

即如缠喉、锁喉诸证，皆风痰郁火壅塞其间，不急吐之，则胀闭难忍矣。又或食停胸膈，消化弗及，无由转输，胀满疼痛者，必须吐之，否则胸高满闷，变证莫测矣。又有停痰蓄饮，阻塞清道，日久生变，或妨碍饮食，或头眩心悸，或吞酸嗳腐，手足麻痹，种种不齐，宜用吐法导祛其痰，诸症如失。又有胃脘痈，呕吐脓血者，《经》云：呕家有脓不须治，呕脓尽自愈。凡此皆当吐而吐者也。

然亦有不当吐而吐者何也？如少阳中风，胸满而烦，此邪气而非有物，不可吐，吐则惊悸也。又少阴病，始得之，手足厥冷，饮食入口则吐，此膈上有寒饮，不可吐也。病在太阳，不可吐，吐之则不能食，反生内烦。虽曰吐中有散，然邪气不除，已为小逆也。此不当吐而吐者也。

然又有当吐不可吐者何也？盖凡病用吐，必察其病之虚实，因人取吐，先察其人之性情，不可误也。夫病在上焦可吐之证，而其人病势危笃，或老弱气衰者，或体质素虚，脉息微弱者，妇人新产者，自吐不止者，诸亡血者，有动气者，四肢厥冷、冷汗自出者，皆不可吐，吐之则为逆候，此因其虚而禁吐也。若夫病久之人，宿积已深，一行吐法，心火自降，相火必强，设犯房劳，转生虚证，反难救药。更须戒怒凝神，调息静养，越三旬而出户，方为合法。若其人性气刚暴，好怒喜淫，不守禁忌，将何恃以无恐？此又因性情而禁吐也。所谓当吐不可吐者此也。

然有不可吐，而又不得不吐者何也？病人脉滑大，胸膈停痰，胃脘积食，非吐不除，食用瓜蒂散与橘红淡盐汤，痰以二陈汤，用指探喉中而出之。体质极虚者，或以桔梗煎汤代之，斯为稳当。而予更有法焉，予尝治寒痰闭塞，厥逆昏沉者，用半夏、橘红各八钱，浓煎半杯，和姜汁成一杯，频频灌之，痰随药出则拭之，随灌随吐，随吐随灌，少顷痰开药下，其人即苏。如此者甚众。又尝治风邪中脏将脱之证，其人张口痰鸣，声如曳锯，溲便自遗者，更难任吐，而稀涎、皂角等药，既不可用，亦不暇用。因以大剂参、附、姜、夏，浓煎灌之，药随痰出则拭之，随灌随吐，随吐随灌。久之药力下咽，胸膈流通，参附大进，立至数两，其人渐苏，一月之间，参药数斤，遂至平复，如此者又众。又尝治风痰热闭之证，以牛黄丸，灌如前法。颈疽内攻，药不得入者，以苏合香丸，灌如前法。风热不语者，以解语丹，灌如前法。中暑不醒者，以消暑丸，灌如前法。中恶不醒者，以前项橘、半、姜汁，灌如前法。魇梦不醒者，以莲须、葱白煎酒，灌如前法。自缢不醒者，以肉桂三钱煎水，灌如前法。喉闭、喉风，以杜牛膝捣汁，雄黄丸等，灌如前法。俱获全安，如此者又众。更有牙关紧急，闭塞不通者，以搐鼻散吹鼻取嚏，嚏出牙开，或痰或食，随吐而出，其人遂苏，如此者尤众。盖因证用药，随药取吐，不吐之吐，其意更深。此皆古人之成法，而予稍为变通者也。昔仲景治胸痛不能食，按之反有涎吐，下利日数十行，吐之利则止，是以吐痰止利也。丹溪治妊妇转胞，小便不通，用补中益气汤，随服而探吐之，往往有验，是以吐法通小便也。华佗以醋、蒜吐蛇，河间以狗油、雄黄同瓜蒂以吐虫而通膈，丹溪又以韭汁去瘀血以治前证。由此观之，症在危疑之际，古人恒以涌剂，尽其神化莫测之用，况于显然易见者乎！则甚矣！吐法之宜讲也。

近世医者，每将此法置之高阁，亦似汗下之外，并无吐法，以致病中常有自呕、自吐而为顺证者，见者惊，闻者骇，医家亦不论虚实而亟亟止之，反成坏病，害人多矣。吁，可不畏哉！

——清·程国彭《医学心悟·卷一·医门八法·论吐法》

【提要】 本论阐述吐法的适应证、禁忌证及后世应用情况，认为危急之症只要辨证准确，可以放胆使用涌剂治疗。

蒲辅周 吐法：吐而勿缓※*

吐法是治病邪在上焦胸膈之间，或咽喉之处，或痰、食、痛、脓。"其高者因而越之"，古人治危急之证，常用吐法，如瓜蒂散，吐膈上之痰。朱丹溪治妊妇转胞尿闭，用补中益气汤探吐；张子和用双解散探吐。外邪郁闭在表，先服一点对症药而引吐，吐法似有汗法的作用，其效尤速。缠喉、锁喉诸证，属风痰郁火壅塞，不急吐之，则喘闭难忍。我在农村先用七宝散吹入喉中，吐出脓血而见轻，再服雄黄解毒丸，其效满意。食停胸膈，不能转输消化，胀满而痛，必须吐之。中风不语，痰饮壅盛，阻塞清道，亦必用吐法。总之，所谓吐而勿缓，意味着抓住时机，急击勿失，以获疗效。

——蒲辅周《蒲辅周医疗经验·一、论述·（一）略谈辨证论治·3.八法运用》

【提要】 本论阐述吐法的适应证、基本病机、运用吐法的基本规律和注意事项等。

刘海涵 以吐治急

吐法是中医治病八法中的一种，简便易行，经济实用，倘能证辨清、法用对，确能立竿见影，起死回生。临床上我每次采用赤盐探吐法，均获卓效。所谓赤盐探吐法，又称烧盐探吐法，适用于位在上焦胸膈、胃脘等部位的痰涎、宿食、食入毒物等症，尤对宿食不消者更佳。其法：将食盐适量（约60g）放置于切菜刀上炒至色呈红褐，用开水3碗（约1500ml）将炒好的食盐淬入水内，调匀扬温，令患者服1碗，服后用一根洁净的鹅毛探喉助吐，不尽者，再服再吐，以吐尽为度……按：赤盐探吐法，全赖其味极咸，饮之入胃，激而涌越，吐出病邪。《成方切用》云："咸能下气。过咸则引涎水聚于膈上，涌吐以泄之也。咸能润下软坚，能破积聚，又能宣涌，使不化之食物从上而出，则塞者通矣。"咸入肾、能润下软坚，此乃食盐性味之常。但任何事物都有其两面性，通常情况下，食盐以其味咸、下行入肾，而在变常情况下，它又能涌越上走。盐汤探吐，正是取食盐激越变常之性，以为临床效用。

食盐药性平和，药源广泛，方法简便，易行易用，且功效可靠，正像《医方集解》所谓"方极简易而有回生之功"，不可忽视。尤其在地处边远农村、山野之际，更不失为捷效良方。

食滞胃脘，膜胀欲绝，有形之积不去，则病难愈复。要去谷道积滞，惟上下两端，若从下去，则因积滞在上，下行要经过多个曲折回环，更因谷道挛急，就难达目的，且有使病情加重之危机。因而只有从上去邪之一途，也就是病在上因而越之法……此法用吐与病机正合，取极咸涌越之盐汤顿饮，更以鹅翎探喉助吐，使积滞除正气复，法简效捷，经济实用，不失为救急之良方。有志趣于此者，不妨一试。

——孙继芬《黄河医话·以吐救急》

【提要】 本论阐述作者使用盐汤探吐法的经验，指出食滞胃脘，膜胀欲绝，欲急去积滞，吐法较下法更宜。此法综合应用了涌痰法和撩痰法，法简效捷，经济实用，不失为救急之良方。文中详细介绍了剂量和使用方法，便于学习与操作。

3.2.12 泻下法

《圣济总录》 下法*

昔人论治疗，每以实实虚虚为戒。诚能察此，则可下不可下之理，岂不较然？大抵可下之法，当以里实为先。谓如伤寒之病，其满三日者，下之而愈，为病在里故也。又大法秋宜下，亦人气在里也。故《经》曰：中满者，泻之于内。又曰：实则泻之，坚者削之，留者攻之。不知审此，是益其有余者也。且下之法多矣，有以汤液荡涤者，有以丸药者。近世又有蜡和剂者，皆随其缓急浅深而导利之尔。诸病之中，若水病之人，百脉俱实；脚弱之疾，气不欲上，是二者尤宜于利下，不可不知也。

——宋·赵佶《圣济总录·卷第四：治法·下》

【提要】 本论阐述里实证当用下法的原因，并介绍了下法的剂型和适应证。

张从正 凡在下者皆可下式

下之攻病，人亦所恶闻也。然积聚陈莝于中，留结寒热于内，留之则是耶？逐之则是耶？《内经》一书，惟以气血通流为贵。世俗庸工，惟以闭塞为贵。又止知下之为泻，又岂知《内经》之所谓下者，乃所谓补也。陈莝去而肠胃洁，癥瘕尽而荣卫昌。不补之中，有真补者存焉。然俗不信下之为补者，盖庸工妄投下药，当寒反热，当热反寒，未见微功，转成大害，使聪明之士，亦复不信者此也。

所以谓寒药下者，调胃承气汤，泄热之上药也；大、小、桃仁承气，次也；陷胸汤，又其次也；大柴胡，又其次也。以凉药下者，八正散，泄热兼利小溲；洗心散，抽热兼治头目；黄连解毒散，治内外上下蓄热而不泄者；四物汤，凉血而行经者也；神芎丸，解上下蓄热而泄者也。以温药而下者，无忧散，下诸积之上药也；十枣汤，下诸水之上药也。以热药下者，煮黄丸、缠金丸之类也，急则用汤，缓则用丸，或以汤送丸。量病之微甚，中病即止，不必尽剂，过而生愆。

仲景曰：大法秋宜泻。谓秋则阳气在下，人气与邪气亦在下，故宜下。此仲景言其大概耳。设若春夏有可下之疾，当不下乎？此世上之庸工局蹐迁延，误人大病者也。皆曰：夏月岂敢用过药泻脱胃气？呜呼！何不达造化之甚也？《内经》称：土火之郁，发四时之气。以五月先取化源，泻土补水。又曰：土郁则夺之。王太仆注曰：夺，谓下之，令无壅碍也。然则于五月先防土壅之发，令人下夺，《素问》之言非欤？然随证不必下夺，在良工消息之也。予所以言此者，矫世俗期不误大病暴病耳。故土郁之为夺，虽大承气汤亦无害也。试举大承气之药论。大黄苦寒，通九窍，利大、小便，除五脏六腑积热；芒硝咸寒，破痰散热润肠胃；枳实苦寒为佐使，散滞气，消痞满，除腹胀；厚朴辛温，和脾胃，宽中通气。此四味虽为下药，有泄有补，卓然有奇功。刘河间又加甘草以为三一承气，以甘和其中，最得仲景之秘也。余尝以大承气改作调中汤，加以姜、枣煎之。俗见姜、枣以为补脾胃而喜服，不知其中有大黄、芒硝也。恶寒喜暖取补，故自古及今，天下皆然。此《内经》之法抑屈而不伸也。此药治中满痞气不大便者，下五、七行，殊不困乏，次日必神清气快，膈空食进。《内经》曰：脾为之使，胃为之市。人之食饮酸咸甘苦百种之味，杂凑于此，壅而不行，荡其旧而新之，亦脾胃之所望也。况中州之人食杂而不劳者乎？中州土也，兼载四象，木金水火，皆聚此中。故脾胃之病，奈何中州之医，不善扫除仓廪，使陈莝积而不能去也。犹曰：我善补。大罪也。此药有奇功，皆谓服之，便成伤败，乃好丹而非素者也……

以《本草》考之：下之寒者，有戎盐之咸，犀角之酸咸，沧盐、泽泻之甘咸，枳实之苦酸，腻粉之辛，泽漆之苦辛，杏仁之苦甘；下之之微寒者，有猪胆之苦；下之大寒者，有牙硝之甘、大黄、瓜蒂、牵牛、苦瓠子、兰汁、牛胆、羊蹄苗根之苦，大戟、甘遂之苦甘，朴硝、芒硝之苦辛；下之温者，有槟榔之辛，芫花之苦辛，石蜜之甘，皂角之辛咸；下之热者，有巴豆之辛；下之辛凉者，有猪羊血之咸；下之平者，有郁李仁之酸，桃花萼之苦。上三十味，惟牵牛、大戟、芫花、皂角、羊蹄苗根、苦瓠子、瓜蒂有小毒，巴豆、甘遂、腻粉、杏仁之有大毒，余皆无毒。

设若疫气，冒风中酒，小儿疮疹，及产后潮热，中满败血，勿用银粉、杏仁大毒之药，下之必死，不死即危。且如槟榔、犀角、皂角皆温平，可以杀虫，透关节，除肠中风火燥结；大黄、芒硝、朴硝等咸寒，可以治伤寒热病，时气瘟毒，发斑泻血，燥热发狂，大作汤剂，以荡涤积热；泽泻、羊蹄苗根、牛胆、兰叶汁、苦瓠子亦苦寒，可以治水肿遍身，腹大如鼓，大、小便不利，及目黄、湿毒、九疸、食痨、痔虫、食土生米等物，分利水湿，通利大小便，荡涤肠胃间宿谷相搏。又若备急丸，以巴豆、干姜、大黄三味，蜜和丸之，亦是下药。然止可施于辛苦劳力，贫食粗辣之辈，或心腹胀满，胁肋刺痛，暴痛不住，服五、七丸，或十丸，泻五、七行以救急。若施之富贵城郭之人则非矣，此药用砒石治疟相类，止可施之于贫食之人。若备急丸，治伤寒风温，中酒冒风，及小儿疮疹，产后满闷，用之下膈，不死则危。及夫城郭之人，富贵之家，用此下药，亦不死则危矣！奈何庸人畏大黄而不畏巴豆，粗工喜巴豆而不喜大黄？盖庸人以巴豆性热而不畏，以大黄性寒而畏之，粗工以巴豆剂小而喜，以大黄剂大而不喜，皆不知理而至是也。岂知诸毒中，惟巴豆为甚。去油匮之蜡，犹能下后，使人津液涸竭，留毒不去，胸热口燥，他病转生，故下药以巴豆为禁。

余尝用前十余药，如身之使臂，臂之使手。然诸洞泄寒中者，不可下，俗谓休息痢也。伤寒脉浮者，不可下。表里俱虚者，不宜下。《内经》中五痞心证，不宜下。厥而唇青，手足冷，内热深者，宜下。寒者，不宜下，以脉别之。小儿内泻，转生慢惊，及两目直视，鱼口出气者，亦不宜下。若十二经败甚，亦不宜下，止宜调养，温以和之，如下则必误人病耳！若其余大积大聚，大病大秘，大涸大坚，下药乃补药也。余尝曰：泻法兼补法，良以此夫。

——金·张从正《儒门事亲·卷二·凡在下者皆可下式》

【提要】 本论阐述下法的原理、使用宜忌、下法所用药物及其分类。作者指出对于大积大聚、大病大秘、大涸大坚等情况来说，下药就相当于补药，即泻法兼有补法的作用，同时也认为如果经络败甚则不宜采用下法，而应该加以调养，温以和之。

汪 昂 论攻里法*

邪在表宜汗，邪入里宜下。人之一身，元气周流，不能容纤芥之邪。稍有滞碍则壅塞经络，隔遏阴阳而为病矣。或寒或热，或气或血，或痰或食，为证不一。轻则消而导之，重必攻而下之，使垢瘀尽去，而后正气可复。譬之寇盗不剿，境内终不得安平也。然攻下之剂，须适事为宜，如邪盛而剂轻则邪不服，邪轻而剂重则伤元气，不可不审也。其攻而不峻者，另见"消导门"。

——清·汪昂《医方集解·攻里之剂》

【提要】 本论阐述攻里法的适应病证、运用方法，以及消导与攻里剂的区别。作者指出，攻下须适度，如邪盛而剂轻，则邪不服；邪轻而剂重，则伤元气。

戴天章 下法

时疫下法与伤寒不同。伤寒下不厌迟，时疫下不厌早；伤寒在下其燥结，时疫在下其郁热；伤寒里证当下，必待表证全罢；时疫不论表邪罢与不罢，但兼里证即下；伤寒上焦有邪不可下，必待结在中、下二焦，方可下；时疫上焦有邪亦可下，若必待结至中、下二焦始下，则有下之不通而死者；伤寒一下即已，仲景承气诸方多不过三剂；时疫用下药至少三剂，多则有一二十剂者。

时疫下法有六。结邪在胸上，贝母下之，贝母本非下药，用至两许即解；结邪在胸及心下，小陷胸下之；结邪在胸胁连心下，大柴胡汤下之；结邪在脐上，小承气汤下之；结邪在当脐及脐下，调胃承气汤下之；痞满燥实，三焦俱结，大承气汤下之。此外又有本质素虚，或老人，久病，或屡汗、屡下后，下证虽具而不任峻攻者，则麻仁丸、蜜煎导法、猪胆导法为妙。

下法之轻、重、缓、急，总以见证为主，详列于后。

急下证：舌干，舌卷，舌短，舌生芒刺，舌黑，齿燥，鼻如烟煤，胸腹满痛，狂，昏沉，发热汗多，身冷，呃逆。

当下证：舌黄，谵语，善忘，多言，协热利，头胀痛，烦，躁。

缓下证：舌淡黄苔，微渴，大便闭，小便黄赤，潮热，齿燥。

以上诸证，缓下者不下，则必渐重而为当下证。当下者缓下，则必加重而为急下证。急下者失下，则虽下之多不通，而致结热自下逆上，胀满直至心下，又逆上透过膈膜，有至胸满如石，咽喉锯响，目直视反白，或睛盲、瞳散，耳聋，九窍不通，虽有神丹，莫之能救矣。外更有蓄血、蓄水诸下法，前已散见诸条，兹再详列，以便翻阅。

蓄水证：小便不利，大便微利。

蓄血证：小便自利，大便黑。

他若蓄水、蓄血在胸胁，不当下者，此不赘。

——清·戴天章《广瘟疫论·卷之四·下法》

【提要】　本论阐述时疫下法与伤寒下法的区别，将时疫下法分为六类进行论述，归纳了下法之轻、重、缓、急所适用的急下证、当下证、缓下证，并附可下之蓄水证及蓄血证。

程国彭　论下法

下者，攻也，攻其邪也。病在表，则汗之；在半表半里，则和之；病在里，则下之而已。然有当下不下误人者；有不当下而下误人者；有当下不可下，而妄下之误人者；有当下不可下，而又不可以不下，下之不得其法以误人者；有当下而下之不知浅深，不分便溺与蓄血，不论汤丸以误人者；又杂症中，不别寒热、积滞、痰水、虫血、痈脓以误人者。是不可不察也。

何谓当下不下？仲景云：少阴病，得之二三日，口燥咽干者，急下之；少阴病，六七日，腹满不大便者，急下之；下利，脉滑数，不欲食，按之心下硬者，有宿食也，急下之；阳明病，谵语，不能食，胃中有燥屎也，可下之；阳明病，发热汗多者，急下之；少阴病，下利清水，色纯青，心下必痛，口干燥者，急下之；伤寒六七日，目中不了了，睛不和，无表证，大便难者，急下之。此皆在当下之例。若失时不下，则津液枯竭，身如槁木，势难挽回矣。

然又有不当下而下者何也？如伤寒表证未罢，病在阳也，下之则成结胸。病邪虽已入里，而散漫于三阴经络之间，尚未结实，若遽下之，亦成痞气。况有阴结之证，大便反硬，得温则行，如开冰解冻之象。又杂证中，有高年血燥不行者，有新产血枯不行者，有病后亡津液者，有亡血者，有日久不更衣，腹无所苦，别无他症者。若误下之，变证蜂起矣。所谓不当下而下者此也。

然又有当下不可下者何也？病有热邪传里，已成可下之证，而其人脐之上下左右或有动气，则不可以下。《经》云：动气在右，不可下，下之则津液内竭，咽燥鼻干，头眩心悸也。动气在左，不可下，下之则腹内拘急，食不下，动气更剧，虽有身热，卧则欲蜷。动气在上，不可下，下之则掌握烦热，身浮汗泄，欲得水自灌。动气在下，不可下，下之则腹满头眩，食则清谷，心下痞也。又咽中闭塞者不可下，下之则下轻上重，水浆不入，蜷卧身疼，下利日数十行。又脉微弱者不可下。脉浮大按之无力者不可下，脉迟者不可下；喘而胸满者不可下，欲吐欲呕者不可下；病人阳气素微者不可下，下之则呃；病人平素胃弱，不能食者不可下；病中能食，胃无燥屎也，不可下；小便清者不可下；病人腹满时减，复如故者不可下。若误下之，变证百出矣。所谓当下不可下而妄下误人者此也。

然有当下不可下，而又不得不下者何也？夫以羸弱之人，虚细之脉，一旦而热邪乘之，是为正虚邪盛，最难措手。古人有清法焉，有润法焉，有导法焉，有少少微和之法焉，有先补后攻、先攻后补之法焉，有攻补并行之法焉，不可不讲也。如三黄解毒，清之也。麻仁梨汁，润之也。蜜煎、猪胆汁、土瓜根，导之也。凉膈散、大柴胡，少少和之也。更有脉虚体弱不能胜任者，则先补而后攻之，或暂攻之而随补之，或以人参汤送下三黄枳术丸。又或以人参、瓜蒌、枳实，攻补并行而不相悖。盖峻剂一投，即以参、术、归、芍维持调护于其中，俾邪气潜消而正气安固，不愧为王者之师矣。又有杂证中，大便不通，其用药之法可相参者。如老人、久病人、新产妇人，每多大便闭结之症，丹溪用四物汤，东垣用通幽汤，予尝合而酌之，而加以苁蓉、枸杞、柏子仁、芝麻、松子仁、人乳、梨汁、蜂蜜之类，随手取效。又尝于四物加升麻及前滋润药，治老人血枯，数至圊而不能便者，往往有验，此皆委曲疏通之法。若果人虚，虽传经热邪，不妨借用。宁得猛然一往，败坏真元，至成洞泻，虽曰天命，岂非人事哉！所谓下之贵得其法者此也。

　　然又有当下而下，而不知浅深，不分便溺与蓄血，不论汤丸以误人者何也？如仲景大承气汤，必痞、满、燥、实兼全者，乃可用之。若仅痞满而未燥实者，仲景只用泻心汤。痞满兼燥而未实者，仲景只用小承气汤，除去芒硝，恐伤下焦阴血也。燥实在下而痞满轻者，仲景只用调胃承气汤，除去枳、朴，恐伤上焦阳气也。又有太阳伤风证，误下而传太阴以致腹痛者，则用桂枝汤加芍药，大实痛者，桂枝汤加大黄，是解表之中兼攻里也。又有邪从少阳来，寒热未除，则用大柴胡汤，是和解之中兼攻里也。又结胸证，项背强，从胸至腹硬满而痛，手不可近者，仲景用大陷胸汤、丸。若不按不痛者，只用小陷胸汤。若寒食结胸，用三白散热药攻之。又水结胸，头出汗者，用小半夏加茯苓汤。水停胁下，痛不可忍者，则用十枣汤。凡结胸阴阳二证，服药罔效，《活人》俱用枳实理中丸，应手而愈。又《河间三书》云：郁热蓄甚，神昏厥逆，脉反滞涩，有微细欲绝之象，世俗未明造化之理，投以温药，则不可救。或者妄行攻下，致残阴暴绝，势大可危。不下亦危，宜用凉膈散合解毒汤，养阴退阳，积热借以宣散，则心胸和畅，而脉渐以生。此皆用药浅深之次第也。又如太阳证未罢，口渴，小便短涩，大便如常，此为溺涩不通之证，治用五苓散。又太阳传本，热结膀胱，其人如狂，少腹硬满而痛，小便自利者，此为蓄血下焦，宜抵当汤、丸。若蓄血轻微，但少腹急结，未至硬满者，则用桃核承气汤。或用生地四物汤，加酒洗大黄各半下之，尤为稳当。盖溺涩证大便如常，燥粪证小便不利，蓄血证小便自利、大便色黑也。此便溺、蓄血之所由分也。血结膀胱，病势最急，则用抵当汤，稍轻者，抵当丸。结胸恶证悉具，则用大陷胸汤；稍轻者，大陷胸丸。其他荡涤肠胃、推陈致新之法，则皆汤。古人有言：凡用下药攻邪气，汤剂胜丸散。诚以热淫于内，用汤液涤除之，为清净耳。此汤、丸之别也。

　　然又有杂证中，不别寒热、积滞、痰水、虫血、痈脓以误人者何也？东垣治伤食证，腹痛、便闭、拒按者，因于冷食，用见睍丸；因于热食，用三黄枳术丸；若冷热互伤，则以二丸酌其所食之多寡而互用之，应手取效。又实热老痰，滚痰丸；水肿实证，神佑丸；虫积，剪红丸；血积，花蕊丹、失笑丸；肠痈，牡丹皮散。随证立方，各有攸宜。此杂证攻下之良法也。

　　近世庸家，不讲于法，每视下药为畏途，病者亦视下药为砒鸩，致令热证垂危，袖手旁观，委之天数，大可悲耳。昔张子和《儒门事亲》三法，即以下法为补，谓下去其邪而正气自复，谷肉果菜无往而非补养之物。虽其说未合时宜，而于治病攻邪之法正未可缺。吾愿学者仰而思之，平心而察之，得其要领，以施救济之方，将以跻斯民于寿域不难矣。

——清·程国彭《医学心悟·卷一·医门八法·论下法》

　　【提要】　本论阐述下法的含义、应用原则、使用禁忌等。此外，作者还认为下法不应偏废，在适合条件下，准确应用，往往收效颇佳。值得医者研究应用。

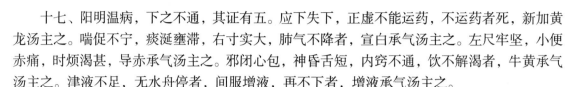

吴鞠通 论阳明温病下之不通五证※※

十七、阳明温病，下之不通，其证有五。应下失下，正虚不能运药，不运药者死，新加黄龙汤主之。喘促不宁，痰涎壅滞，右寸实大，肺气不降者，宣白承气汤主之。左尺牢坚，小便赤痛，时烦渴甚，导赤承气汤主之。邪闭心包，神昏舌短，内窍不通，饮不解渴者，牛黄承气汤主之。津液不足，无水舟停者，间服增液，再不下者，增液承气汤主之。

《经》谓：下不通者死。盖下而至于不通，其为危险可知。不忍因其危险难治而遂弃之，兹按温病中下之不通者共有五因。其因正虚不运药者，正气既虚，邪气复实，勉拟黄龙法，以人参补正，以大黄逐邪，以冬、地增液，邪退正存一线，即可以大队补阴而生，此邪正合治法也。其因肺气不降，而里证又实者，必喘促寸实，则以杏仁、石膏宣肺气之痹，以大黄逐肠胃之结，此脏腑合治法也。其因火腑不通，左尺必现牢坚之脉（左尺，小肠脉也，俗候于左寸者非，细考《内经》自知）。小肠热盛，下注膀胱、小便必涓滴赤且痛也。则以导赤去淡通之阳药，加连、柏之苦通火腑，大黄、芒硝承胃气而通大肠，此二肠同治法也。其因邪闭心包，内窍不通者，前第五条已有先与牛黄丸，再与承气之法。此条系已下而不通，舌短神昏，闭已甚矣，饮不解渴，消亦甚矣。较前条仅仅谵语，则更急而又急，立刻有闭脱之虞。阳明大实不通，有消亡肾液之虞，其势不可少缓须臾，则以牛黄丸开手少阴之闭，以承气急泻阳明，救足少阴之消，此两少阴合治法也。再此条亦系三焦俱急，当与前第九条用承气、陷胸合法者参看。其因阳明太热，津液枯燥，水不足以行舟，而结粪不下者，非增液不可。服增液两剂，法当自下，其或脏燥太甚之人，竟有不下者，则以增液合调胃承气汤，缓缓与服，约二时服半杯沃之。此一腑中气血合治法也。

——清·吴鞠通《温病条辨·卷二：中焦篇·风温、温热、温疫、温毒、冬温》

【提要】 本论阐述阳明温病运用下法却未见通泻的五种情况。一为正气不足，不能运药；二为肺气不降，里气又实；三为火腑热盛，下移膀胱；四为邪闭心包，内窍不通；五为津液枯燥，水不行舟。同时，作者又对此五种情况分别提示了治疗方法，提示医者应全面考虑病情而辨证治疗。

蒲辅周 下法：下而勿损※※

下法，就是攻法，病邪在里则下之。下法也是急性热病常用之法。伤寒的阳明里热结实，温病在气分的热结肠胃，都要攻下，并有急下、可下、失下、误下之说。慢性杂病，有里实者，亦需攻下。应下失下，会造成严重后果；而表邪郁闭误下，则导致邪陷入里，延误病程，致伤正气，是为下而有损的后果，尚须警戒。攻下的目的，多是攻逐肠胃邪热结实，亦有泻水、逐痰，攻逐瘀血之用。

病情不同，下法用药各异，有寒下、温下、润下和攻补兼施。毒火宜急下，风火宜疏下，燥火宜润下，食积宜消下，瘀血宜通下，水火互结宜导下。以上均需辨证分析。

——蒲辅周《蒲辅周医疗经验·一、论述·（一）略谈辨证论治·3.八法运用》

【提要】 本论阐述下法的适应证、基本病机、运用下法的基本规律和注意事项等。

韦文贵 "眼科釜底抽薪"法*

临床上常有这样的情况，即不少急性外眼病，用下法治疗常常收到满意的效果。这说明外眼病属于实火热毒者甚多，临床上要首先考虑是否适用于下法。如果病人兼有烦躁不宁、大便秘结的症状，或无大便秘结而眼部属于热毒交炽者，只要病人体质壮实，均可用下法直折其势。待病人畅泄多次，其眼部红肿疼痛、畏光羞明等症状，常可立即减轻，而收到立竿见影之效。就好比抽去锅底正在燃烧的柴草，以降低锅内的温度，是一种十分迅速、灵验的退热方法，故名"釜底抽薪"法。

眼目虽然居于头面，但其通过经络的联系，和五脏六腑有着十分密切的关系。如胃之经脉，起于目下，入齿、环唇，循咽喉，下膈、属胃。胃肠积热，可直接通过其经脉上干目窍。泻其肠胃之热，则能直折其上炎之火势，使目赤胞肿、虬脉纵横、热泪如汤、翳膜遮睛、头痛如劈，甚或目珠灌脓等眼病急性症状，均能得以迅速控制。

眼科疾病，特别是外眼病，常常是由实火热毒所致。金代名医张子和说过："目不因火则不病。"这种说法虽不免过于片面，却说明了眼病属实热邪毒为害者甚多。而"釜底抽薪"属于寒下法，是用寒性而有泻下作用的药物通泄大便，从而泻出体内实热的治法。此法不但能清除肠内的宿食燥屎，还能荡涤实邪热毒从大便而出。所以说"釜底抽薪"是治疗外眼病重要的方法之一。

——韦文贵《中国百年百名中医临床家丛书：韦文贵韦玉英·浅淡"釜底抽薪"法》

【提要】 本论阐述运用寒下法治疗眼科疾病的若干理论问题。作者认为，眼目虽然居于头面，但其通过经络的联系，与五脏六腑有着十分密切的关系。眼科疾病，特别是外眼病，常常是由实火热毒所致。因此，用寒下法"釜底抽薪"是治疗外眼病重要的方法之一。如果病人兼有烦躁不宁、大便秘结的症状，或无大便秘结而眼部属于热毒交炽者，只要病人体质壮实，均可用下法直折其势。

李翰卿 下法在伤寒和温病中的不同应用

下法，是中医治疗八法之一，具有荡涤肠胃的作用，可以使停留于肠胃的宿食、燥屎、冷积、瘀血、结痰、停水等从下窍而出。然而在伤寒和温病中，下法的应用又各具特点，分辨清楚才能应用得当。

伤寒的下法具有以下特点。伤寒下不嫌迟，早下恐表邪内陷，所以有一分表证，仍宜表之，故下不嫌迟。伤寒是下其结滞，故多用枳、朴之品（但也有不用者，如调胃承气汤证）。伤寒用下法必待表证全解而后用之。伤寒上焦有邪不可下。伤寒一下即止，需连下者甚少。伤寒为阴邪，未尝传腑化热，最虑邪气下陷，故有早下之戒。

对照而言，温病的下法具有以下特点。温病下不嫌早。温病是下其郁热，故忌用苦燥，如枳、朴之类，而用硝、黄。（也有兼用者，但比较少些。使用大小承气汤者较少，使用调胃承气汤者较多。）温病不论表邪罢与不罢，但见里证，即可攻下。温病只要具备可下之证，虽上焦有邪也可下。温病往往再三用下，甚者有多至一二十剂者。温为阳邪，火必克金，故先犯肺，火性炎上，难得下行，用下法，移其热由腑出，正是病的去路。

——王象礼、赵通理《中国百年百名中医临床家丛书：李翰卿·下法在伤寒和温病中的不同应用》

【提要】　本论从伤寒与温病的病机特点出发，阐述下法在伤寒和温病中的应用差异。

陈国信　上病下治，便通衄止

衄指鼻衄，即鼻出血，是临床常见症之一。便指大便，便通即是疏通大便，言其治法。引起鼻衄的原因很多，其治法往往以凉血止血为先。但是，余在诊治鼻衄，特别是大出血（经注射止血剂，肾上腺素棉片填塞，ET棉片、明胶海绵压迫止血无效者），往往与大便有一定关系。这类病人，大便多燥结，治疗时常以承气汤类通其便，便通则衄止，收到满意的效果。

通便何以能止血呢？盖大便燥结，为实热蕴结大肠所致。大肠与肺互为表里，脏腑相关，鼻为肺窍，手阳明大肠经分支循鼻旁，大肠实热，腑病及脏，热移于肺，通过经络反应于鼻。热迫血妄行，伤于阳络，则为鼻衄。鼻衄乃急症，病位虽居上，然其根源为大肠热结，病机在下，故以泻热通便，釜底抽薪之法，便通热去，热去血安，故鼻衄告愈。

——刘尚义《南方医话·上病下治，便通衄止》

【提要】　上病下治是一种与病气上下相反的治法，指病证的表现、部位偏于上，从临床主证所在部位以下的脏腑或体表，用药物或针灸进行治疗。作者将此思想用于鼻衄的治疗，指出鼻衄也可以泄热通便之法治疗。这也启示我们下法的应用范围不仅限于以腑实便秘、积滞、蓄水、下焦瘀血等为主证者，除了因势利导治疗下部病变之外，也可釜底抽薪治疗上部病变。

庄步兴　下中寓有补意[※]

通降胃气是治疗升降失常的重要手段，能直接除癥结、挫病势，颇有直捣黄龙之快。如急性胰腺炎，根据"六腑以通为顺"之理，用大承气汤合金铃子散加味，每获良效……一般认为，下法会损体液，却不知邪实为患，下中自有补意。凡胃气郁滞者，即使未有结粪，亦可通降，可以舌苔厚腻为使用指征；舌根部苔厚者，尤可重用通降。如服药后下利，仍宜续服，不可见利停药，直至根部渐转苔白，才可改变治法。若唯结粪是务，则秽浊内蒸，变证迭起，坐失时机，无异养虎贻患。由于胃主纳主降，故通利后即可少量进食，日渐增多。如此有降有纳，上下通畅。倘执"饥渴疗法"，则有碍脾胃生化之源，势必延误病程。

——刘尚义《南方医话·下中寓有补意》

【提要】　本论阐述作者据舌苔运用下法的心得，指出不必待有结粪方用下法，凡胃气郁滞者，舌苔厚腻即可下之。舌根部苔厚者，尤可重用通降。服药后下利，仍宜续服，不可见利停药，直至根部渐转苔白，才可改变治法。此外，其用大承气汤合金铃子散加味治疗急性胰腺炎，令患者通利后即可少量进食，使其生化有源，也是其应用下法的独到经验。

牟全胜　"伤寒下不嫌迟，温病下不厌早"小议

"伤寒下不嫌迟，温病下不厌早"是清代戴天章之语。戴氏以此说明伤寒与温病在下法运用上迥别，对后世医者影响颇大。

何以伤寒下不嫌迟？戴氏认为，伤寒之邪由表入里，化热过程较长，表邪未解或腑证未成者，均不可下之。过早应用下法，易于引邪入里，故在《伤寒论》中论述不可下和因误下而致的变证不下数十条。伤寒的下法必须是在表邪已罢，阳明腑证已成，方可用之。否则，用之过早，会变证蜂起，贻害匪浅。当然在《伤寒论》中还有阳明三急下、少阴三急下，但与此亦不矛盾。"不嫌迟"是指寒热入阳明尚未实、热、燥相结成实或表邪未尽，此时用之"嫌早"，俟其成实下之即"不迟"。"三急下"的目的是"存阴"。

所谓"温病下不厌早"，则是因温病起病急骤，传变迅速，温热之邪极易化燥伤津，为了保存津液，宜及早逐邪于外。所以戴氏说"不论表邪罢与不罢，但兼里证即下"；如待痞满燥实俱全，则阴液消亡即在倾刻，故下不可缓。这里的下法是以温病里热炽盛为指征，目的不是为了"荡实"，而是为了"存阴、保津"。同时，温病下法所用的方剂和伤寒亦不尽同，它重在除热而用硝、黄，不用厚朴、枳实等温燥之品以避伤津之嫌。伤寒则用枳、朴以取承气之义。

"伤寒下不嫌迟，温病下不厌早"只不过是戴氏对伤寒、温病在下法运用的时间上，提出的相对的"早"与"迟"，不等于临床上见伤寒就可迟下，见温病就可早下。余以为还要针对病人的具体情况，伤寒必待已构成阳明腑实，表证已尽，方可下之；温病必须是里热炽盛而便秘者应用下法，否则慎用，尤其对湿温病者更不宜轻投。汪切庵说："滋阴不厌频繁，攻下切须慎重"，即是此理。总之，下法运用得"早"与"迟"，要依据辨证，依法循规，既要得其时，又要得其法。不可将戴氏一语之谈奉为准则而妄图下法，致病生变，棘手难瘥。若下之不当，以医误病矣。

——夏洪生《北方医话·"伤寒下不嫌迟，温病下不厌早"小议》

【提要】 本论围绕清代戴天章提出的"伤寒下不嫌迟，温病下不厌早"，对伤寒与温病中下法应用的时机进行讨论。作者认为，早与迟的时机是相对的，并非临床上见伤寒就可迟下，见温病就可早下；临床需要针对病人的具体情况，伤寒必待已构成阳明腑实，表证已尽，方可下之；温病必须是里热炽盛而便秘者应用下法，否则就应慎用，尤其对湿温病者更不宜轻投。此外，伤寒与温病应用下法目的不同，用药也有区别。温病用下法目的，不是为了"荡实"，而是为了"存阴、保津"，所以重在除热而用硝、黄，而不用厚朴、枳实等温燥之品以避伤津之嫌。

姚树锦 因"世"制宜话通补

笔者以往崇尚东垣学术，重视补中益气之法。近年来却动辄枳实、大黄、龙胆草、半夏，而疗效较之往昔，亦有过之而无不及。

回首窃思，确非有意弃东垣而效子和，欲以攻下派自诩，实乃时世不同，使余不得不改弦更张。简言之，因"世"制宜而然。

欣逢盛世，国富民殷。人民生活水平迅速提高，饮食成分显著改变。肉蛋乳酪日见增加，粗粮野菜无人问津。饮食习惯的变化已经导致病证类型发生改变，为医者自不能充耳不闻，熟视无睹，胶柱鼓瑟，作茧自缚。

近年来，恣食厚味所致的食滞中阻、郁热内伏、痰浊壅塞，比比皆是。由于气机升降受阻，常见胆胃不降之口苦、呕恶，中焦壅滞之胀满痞痛，腑气不通之烦扰便结等症。此与现代医学之胆胃疾病关系密切。

六腑以降为和，以通为补。上述病症之治自宜通降。以泻促降，以降达升，清升浊降，六腑自和。

通降之法，有辛开苦降、通里攻下、消痞散结、导滞涤痰、利胆疏肝、理气解郁、活血化瘀之异，临床若运用得当，自可事半功倍。笔者因"世"制宜，本通补治腑之法，与西安国药厂合作研制成胆胃通降片。经临床 320 例验证，对胆胃等消化系疾病总有效率达 99.6%。该药已通过技术鉴定，投放市场。临床效果证明了通补治腑之法于今世的确具有旺盛的生命力。

——孙继芬《黄河医话·因"世"制宜话通补》

【提要】 本论指出，人民生活水平迅速提高，饮食成分显著改变，临床常见胆胃不降之口苦、呕恶，中焦壅滞之胀满痞痛，腑气不通之烦扰便结等病证。因六腑以通为补，所以倡导应用辛开苦降、通里攻下、消痞散结、导滞涤痰、利胆疏肝、理气解郁、活血化瘀等通降之法进行治疗。这也启示我们，因时代变迁而带来病证变化，要做到因"世"制宜。

3.2.13 治风法

《圣济总录》 补虚治风

论曰：风者百病之始，清净则肉腠闭拒，虽有大风苛毒，弗之能害。体虚之人，本脏亏耗，风邪易乘，其证或心神惊悸，手足颤掉，筋脉拘急。凡此之类，皆因虚挟风所致，法宜于补药中，加以治风之剂。

——宋·赵佶《圣济总录·卷第一百八十六·补虚治风》

【提要】 本论阐述了虚人则易为风邪易乘的原因，并提出因虚挟风的治法，即于补药中，加以治风之剂。

杨士瀛 论治风*

气血痰水，受病于内者也；风寒暑湿，致寇于外者也。人之一身，血气既虚，阴阳不守。饮食居处，嗜欲无节，冲风卧地，调护不加，于是经络空疏，腠理开彻，风邪乘其虚而入之，中风、诸风皆是物耳。

风之为病，善行数变，其中人也猝，其眩人也晕，激人之涎浮，昏人之神乱。挟热则瘫惰缓弛，挟寒则急痛拘挛。自其邪气之入人也，邪气反缓，正气反急，正气引邪为㖞僻、为窜视、为掣纵、为搐搦、为瘫痪、为反张。在于阳则皮肤缓，在于阴则腹里急。缓则四肢不能收，急则一身不能仰。皆随其邪气所至表里浅深而有证也。种类虽多，大要有四。血气偏虚，半身不遂，肌肉枯瘦，骨间疼痛，谓之偏枯。神智不乱，身体无痛，四肢不举，一臂不随，谓之风痱（能言则可治）。忽然迷仆，舌强不语，喉中窒塞，噫噫有声，谓之风懿（身软有汗则生）。风寒湿三气合而为痹，其人肉厚，身顽不知痛痒，风多则走注，寒多则疼痛，湿多则重着，在筋则筋屈而不伸，在脉则血凝而不流，在肉则不仁，在骨则癃重，夫是之谓风痹。

伤风一证，发热烦躁，头疼面光，恶风自汗，盖风能散气，故有汗也。风家脉浮者，病在表；脉实者，病在里；脉虚者，病在脏；脉促者，病在上。浮则发散，实则疏导，虚则温之。促于上而病人壮盛，胸喉澎湃者，瓜蒂散少少吐之。俗谓热则生风，大纲然尔。多有胃虚、气虚、血虚，虚极而生风者。若诸虚证候，天雄、附子、官桂、川乌又不可缺。

治法大要，尽以消痰顺气为先。顺气用南木香、苏合香丸辈；消痰用南星、半夏、细辛、僵蚕辈。如石绿、铁焰、水银、轻粉、铅霜、朴硝等剂，谨勿妄施。寒毒入胃，则血脉凝涩，真气消烁，不旋踵而废人。

治风良剂，小续命汤为上，排风汤次之。然二药主风不主气，须以人参顺气散、乌药顺气散佐助其间。气一流行，则风亦疏散矣。至若口开手散，泻血遗尿，眼合不开，汗出不流，吐沫气粗，声如鼾睡，面绯面黑，发直头摇，手足口鼻清冷，口噤而脉急数，皆为不治之证。其余诸风种类，余于《婴儿惊风指要》备论之。

——宋·杨士瀛《仁斋直指方论·卷之三：诸风·风论》

【提要】　本论从风邪为病的机理、种类、脉证、方药和禁忌等系统阐述治风之法。作者指出，诸风证治大要，尽以消痰顺气为先，强调气一流行，风亦疏散，有治痰先理气的蕴意。

汪　昂　论祛风法*

六淫，风、寒、暑、湿、燥、火也。六者之中，风淫为首，故《经》曰：风者，百病之长也。至其变化，乃为他病，无常方，然致自风气也。又曰：风者，善行而数变。腠里开则洒然寒，闭则热而闷；其寒也则衰饮食，其热也则消肌肉。盖天地间惟风无所不入，人受之者，轻为感冒，重则为伤，又重则为中。然必其真气先虚，营卫空疏，然后外邪乘虚而入。《经》所谓"邪之所凑，其气必虚"是也。

故中风之证，河间以为将息失宜，心火暴甚；丹溪以为湿生痰，痰生热，热生风；东垣以为本气自病。若以风为虚象者，所以治之有清热、化痰、养血、顺气之不同，而不专用祛风之药也。按：《内经·风论》《痿论》《痹论》分为三篇，病原不同，治法亦异。丹溪尝著论辨之。然岐伯曰：中风大法有四，风痹其一也。故治痹诸方，亦次本门。

——清·汪昂《医方集解·祛风之剂》

【提要】　风为百病之长，作者依据患者受风的轻重不同程度，将病证分为感冒、伤风和中风。中风的治法有清热、化痰、养血、顺气之不同，并非专用祛风之药。书中所收相应病证有中风、痉、瘿瘕、风热上攻头目、皮肤瘙痒、肠风、痹、惊风等，所论以祛除内风为主。因为祛外风实际也是解表，而作者另设有解表之剂，所以在祛风之剂中，祛外风仅收消风散与胃风汤两方。

张锡纯　论镇肝熄风法**

风名内中，言风自内生，非风自外来也。《内经》谓"诸风掉眩，皆属于肝"。盖肝为木脏，于卦为巽，巽原主风，且中寄相火，征之事实木火炽盛，亦自有风。此因肝木失和，风自肝起。又加以肺气不降，肾气不摄，冲气胃气又复上逆。于斯，脏腑之气化皆上升太过，而血之上注于脑者，亦因之太过，致充塞其血管而累及神经。其甚者，致令神经失其所司，至昏厥不省人事。西医名为脑充血证，诚由剖解实验而得也。是以方中重用牛膝以引血下行，此为治标之主药。而复深究病之本源，用龙骨、牡蛎、龟板、芍药以镇熄肝风，赭石以降胃降冲，玄参、天冬以清肺气，肺中清肃之气下行，自能镇制肝木。至其脉之两尺虚者，当系肾脏真阴虚损，不能与真阳相维系。其真阳脱而上奔，并挟气血以上冲脑部，故又加熟地、萸肉以补肾敛肾。从前所拟之方，原止此数味。后因用此方效者固多，间有初次将药服下转觉气血上攻而病加剧者，于斯加生麦芽、茵陈、川楝子即无斯弊。盖肝为将军之官，其性刚果，若但用药强制，或转激发其反动之力。茵陈为青蒿之嫩者，得初春少阳生发之气，与肝木同气相求，泻肝热兼舒肝郁，实能将顺肝木之性。麦芽为谷之萌芽，生用之亦善将顺肝木之性使不抑郁。川楝子善引肝气下达，又能折其反动之力。方中加此三味，而后用此方者，自无他虞也。心中热甚者，当有外感，伏气化热，故加石膏。有痰者，恐痰阻气化之升降，故加胆星也。

——民国·张锡纯《医学衷中参西录·一、医方·（十二）治内外中风方·5.镇肝熄风汤》

【提要】　本论阐述论治内风之法。作者认为，内中风的病机是肝木失和风自肝起，又加以肺气不降，肾气不摄，冲气胃气又复上逆，脏腑之气化上升太过，而血之上注于脑，导致脑充血。因此，镇肝熄风汤重用牛膝以引血下行以治标，再以镇熄肝风、降胃降冲、清肺气以镇制肝木、补肾敛肾以治上奔之真阳等法来治本。在此基础上，加生麦芽、茵陈顺肝木之性，川楝子引肝气下达，"折其反动之力"，则无反而气血上攻之弊。心中热甚者加石膏，有痰者加胆星。

张山雷　论肝阳宜于潜镇

猝暴昏仆之症，首在审定其为闭、为脱，而分别论治，则入手之初，固已握定南针，烛照数计，而无误入歧途之虑矣。然无论其或闭、或脱，而所以致此猝然之变者，岂痰热之自能壅塞，及元气之倾刻涣亡耶？其闭者，则木火猖狂，煽风上激，而扰乱清空之窍；其脱者，则龙雷奔迅，僭越飞扬，而离其安宅之乡。盖木焰之鸱张，固肝胆之肆虐，而龙雷之暴动，亦肝肾之浮阳也。故闭与脱之分歧，虽自有一实一虚，其来源固截然不侔，且形态亦显分畛域。而闭与脱之合辙，则无论为肝为肾，皆相火之不安于窟宅，斯潜藏为急要之良图。

潜阳之法，莫如介类为第一良药。池有龟鳖而鱼不飞腾，否则大雾迷漫之时，跃于渊者，无不起于陆。此固造化自然之妙用，其吸引之力，有莫知其所以然者。当夫浮阳上越，蒙蔽灵府之时，正如云雾漫空，天地为之晦塞，非得沉潜之力收摄阴霾，将何以扫荡浮埃、廓清宇宙？此真珠母、石决明、玳瑁、牡蛎、贝齿、龟板、鳖甲数者，所以为潜阳之无上妙剂，而石类中之磁石、龙骨具有吸力者，其用亦同。虽药品亦甚寻常，而呈效最为敏捷，断推此病之无等等咒。若金石类之黑铅、铁落、赭石、辰砂等，惟以镇坠见长，而不能吸引者次之。然惟痰火上壅，体质犹实者为宜，而虚脱者又当知所顾忌。其余如石英、浮石、玄精石、寒水石等，力量较薄，可为辅佐，非专阃材矣。（批：物理自然之性，以入药剂，无不如鼓应桴。古今本草，皆无此体察物理之真切发明也！）

近人治痰热，多用猴枣，是西藏及印度产品。藏产者，颗粒甚小，而色青黑；印产者，大如鸡卵，而色纯青。考此物不见于古书，按其形状物质，盖亦牛黄之属，是气血有情，精神所聚，所以安神降逆，清热开痰，颇有捷验。而藏产者，质地尤其坚实，其力差胜。颐谓其色青而黑，正与肝肾二脏相合，故能摄纳龙雷之火。而产于西陲，独禀庚辛金气，是以力能平木，以治肝胆横逆，正合其用。故闭证之痰热壅塞，得之足以泄降，而脱证之虚痰上壅，亦可藉以摄纳，并不虑其镇坠之猛。（批：说明物理之学，是真能格物致知者，岂附会五行气运者所可梦见？）

寿颐按：近人之治痰塞，每以珍珠为无上要药，其实亦止是介类潜阳之品。虽曰阴精所聚，未尝无清热摄纳之功，然按之实在效力，不过与牡蛎、决明、贝齿相似。而俗人宝之者，徒见其价贵兼金，耳食者固不辨真味也。寿颐窃谓数分珠粉之效用，远不如龙牡盈两之煎剂，且研之不细，留滞肠胃，尚足贻害。在富贵有力之家，消耗金钱，视之殊不足惜，固亦无害，而在中人之产，又何能用财如粪土？医者笔下，可以造福，而亦极易造孽。尚望行道者随时留意，万勿蹈此恶习，费而不惠。（批：珍珠本是贵重之物，而以药理言之，性情功效，不过如斯。若在赛珍会上，得毋大杀风景？然作者寓意，乃是爱惜物力，又非愤世嫉俗、焚琴煮鹤者，所可引为同调。）

惟闭证犹近于实，则开关之初，即用大队潜降，镇定其逆上之势，而重坠劫痰，亦所不忌。以其泛溢之气焰，尚是有余，而本根虽虚，犹未先拨，则青铅、铁落之重，亦勘酌用。而脱证纯属于虚，则入手之始，即须固液恋阴，参合此潜阳之品，而金石重坠，不容妄试。以其垂绝之真元，所存无几，而千钧一发，暴绝堪虞，则五味、首乌等之可以收摄真元者，又必并行不悖矣。此则同是潜藏龙相、摄纳肾肝之大法，第证情有虚实之不同，即辅佐之品，随之而变，然其为柔和肝木之恣肆，敛藏上泛之浮阳，固无以异也。若其肝火之炽盛者，则气火嚣张，声色俱厉，脉必弦劲实大，症必气粗息高，或则扬手掷足，或则暴怒躁烦、耳胀头鸣、顶巅俱痛，则非羚羊角之柔肝抑木、神化通灵者，不能驾驭其方张之势焰，抑遏其奋迅之波澜。而古方如龙胆泻肝汤、当归龙荟丸、抑青丸等，皆是伐木之利器，亦可因时制宜，随证择用。此则与潜降之意微有不同，惟在临证时相度机宜，知所审择，固非片言之所能尽者。要知凡百病变，肝阳最多，而潜镇柔肝之治，收效亦最奇捷。果能善驯其肝，使不横逆，以治百病，胥有事半功倍之效。近贤王氏孟英治案，每以极平淡之药味，治人不能治之危疑大病，其生平所最得力者，大约多在此"柔肝泄化"四字之中，神而明之，会而通之，用处极多，固不仅治此眩晕昏瞀者之第一捷诀也。（批：触类旁通，益人智慧不少。）昔喻嘉言之论中风，尝谓表里之邪，大禁金石，盖犹以肝木内动之风，误认为外来之邪袭于表里，惟恐金石镇坠，引之深入。岂知风自内生，苟非镇摄而安定之，万不能靖狂飙而熄浮焰。试读《千金》《外台》中风各方，金石之品，久已习见，即如《金匮》所附之风引汤一方，既用龙牡，而又复用石药六种，清热镇重。盖已有见于风自内动，须用潜降之意。独惜古人不能明言其为肝风自动而设，则读者亦莫知其用药之精义。此中条理，尚非喻嘉言之所能知，更何论乎自桧以下？若时下医家之治此病，亦颇尚清热之法，然仅知清热，终觉药力薄弱，不能胜任，远不如潜降之速效。此惟洄溪老人尝一露其端倪，今得伯龙氏而始大畅其旨，可谓二千年来医学中乍辟鸿濛之大觉悟矣。

——民国·张山雷《中风斠诠·卷第二·内风暴动之脉因证治·论肝阳宜于潜镇》

【提要】 本论阐述猝暴昏仆者，无论闭与脱，无论在肝在肾，皆相火之不安，应治以潜阳之法，并对潜阳之药进行了点评，认为以介类为第一良药。潜阳宜用介类中真珠母、石决明、玳瑁、牡蛎、贝齿、龟板、鳖甲等，及石类中之磁石、龙骨。金石类中黑铅、铁落、赭石、辰砂等，惟以镇坠见长，效果次之，适合用于痰火上壅，体质犹实者忌用于虚脱者。

3.2.14　清热法

虞抟　燥热湿热不同论

病有燥热、有湿热，夫热一也，而有燥与湿之不同。何哉？《易》曰：水流湿，火就燥。然则燥湿之义，其来远矣。今按燥热多属心火而成，湿热多属脾湿而致。河间曰：将息失宜，心火暴盛。然暴盛之后，虽或眩仆，而暴盛之势横行，肠胃津液消亡，遂成秘结。兹时也，芩连栀柏百剂何补必也？其润之乎？故轻则通幽汤、润肠丸，重则三一承气汤，不一二剂而即愈矣。丹溪曰：湿生痰，痰生热。热在肠胃之外，湿在肠胃之中，故大便稀溏，而后重下迫。兹时也，八物、十全百剂无益必也，其燥之乎？故轻则茯苓渗湿汤，倍加苍术、羌活，重则羌活胜湿汤，倍加芩、连、栀子，亦可数服而愈矣。

由是观之，则知燥者润之，譬火燔盛而有水以制之也；湿者燥之，譬水濡渗而有土以制之也。五行之理不精，别之可乎？虽然燥者润之固也，不有养血以为之本乎？盖养血则阴日生，阳不独旺；血液流行，肠胃滋润，何燥结之有哉？湿者燥之固也，不有健脾以为之本乎？益健脾则宗气日举，荣卫流通，热化为汗，湿化为溺，又何湿热之有哉？

——明·虞抟《苍生司命·卷二·湿证·燥热湿热不同论》

【提要】　本论阐述燥热与湿热致病之差异。作者指出，热有燥热与湿热之分，燥热多属心火而成，湿热多属脾湿而致。燥者润之，养血则阴生，肠胃滋润，秘结去，燥热除；湿者燥之，健脾则宗气足，荣卫流通，热化为汗，湿化为溺，则湿热去。

张介宾　寒略

寒方之制，为清火也，为除热也。夫火有阴阳，热分上下。据古方书，咸谓黄连清心，黄芩清肺，石斛、芍药清脾，龙胆清肝，黄柏清肾。今之用者，多守此法，是亦胶柱法也。大凡寒凉之物，皆能泻火，岂有凉此而不凉彼者，但当分其轻清重浊，性力微甚，用得其宜则善矣。夫轻清者，宜以清上，如黄芩、石斛、连翘、天花之属是也。重浊者，宜于清下，如栀子、黄柏、龙胆、滑石之属也。性力之厚者，能清大热，如石膏、黄连、芦荟、苦参、山豆根之属也。性力之缓者，能清微热，如地骨皮、玄参、贝母、石斛、童便之属也。以攻而用者，去实郁之热，如大黄、芒硝之属也。以利而用者，去癃闭之热，如木通、茵陈、猪苓、泽泻之属也。以补而用者，去阴虚枯燥之热，如生地、二冬、芍药、梨浆、细甘草之属也。方书之分经用药者，意正在此，但不能明言其意耳。然火之甚者，在上亦宜重浊；火之微者，在下亦可轻清。夫宜凉之热，皆实热也。实热在下，自宜清利；实热在上，不可升提。盖火本属阳，宜从阴治，从阴者宜降，升则反从其阳矣。《经》曰：高者抑之，义可知也。外如东垣有升阳散火之法，此以表邪生热者设，不得与伏火内炎者并论。

——明·张介宾《景岳全书·五十卷：新方八阵·新方八略引·寒略》

【提要】　本论阐述寒法的涵义和临床应用。作者认为，寒凉药物，皆能泻火，但须分其轻清重浊，性力微甚。轻清者，宜以清上；重浊者，宜于清下。性力之厚者，能清大热；性力之缓者，能清微热。以攻而用者，去实郁之热；以利而用者，去壅闭之热；以补而用者，去阴虚枯燥之热。火之甚者，在上亦宜重浊；火之微者，在下亦可轻清。此外，作者指出实热在上，不可升提。升阳散火之法是为表邪生热者设，不得与伏火内炎者并论。

🦋 汪　昂　论泻火法*

　　火者，气之不得其平者也。五脏六腑，各得其平，则荣卫冲和，经脉调畅，何火之有？一失其常度，则冲射搏击而为火矣。故丹溪曰：气有余便是火也。有本经自病者，如忿怒生肝火，劳倦生脾火之类是也；有五行相克者，如心火太盛，必克肺金，肝火太盛，必克脾土之类是也；有脏腑相移者，如肝移热于胆则口苦，心移热于小肠则淋闷之类是也；又有他经相移者，有数经合病者。相火起于肝肾，虚火由于劳损，实火生于亢害，燥火本乎血虚，湿火因于湿热，郁火出于遏抑；又有无名之火，无经络可寻，无脉证可辨，致有暴病、暴死者。诸病之中，火病为多，不可以不加察。有以泻为泻者，大黄、芒硝、连、栀、柏之类是也；有以散为泻者，羌、防、柴、葛升阳散火之类是也；有以滋为泻者，地黄、天冬、玄参、知母之类，壮水之主、以制阳气是也；有以补为泻者，参、芪、甘草泻火之圣药是也。

——清·汪昂《医方集解·泻火之剂》

【提要】　本论基于火的来源、火病分类及病机，阐述泻火法的分类及用药。作者认为，泻火法实际是治疗火病之法，所以分为以泻为泻者、以散为泻者、以滋为泻者、以补为泻者，即清热泻火、升阳散火、滋阴泻火、甘温除热。

🦋 戴天章　清法

　　时疫为热证，未有不当清者也。其在表宜汗，使热从汗泄，汗法亦清法也；在里宜下，使热从下泄，下法亦清法也。若在表已得汗而热不退，在里已下而热不解，或本来有热无结，则惟以寒凉直折，以清其热而已。故清法可济汗、下之不逮，三者之用，可合而亦可分。时疫当清者十之六、七，则清法不可不细讲也。

　　凡清热之要，在视热邪之浅、深。热之浅者在营卫，以石膏、黄芩为主，柴胡、葛根为辅；热之深者在胸膈，花粉、知母、蒌仁、栀子、豆豉为主。热在肠胃者，当用下法，不用清法，或下而兼清亦可。热入心包者，黄连、犀角、羚羊角为主。热直入心脏，则难救矣，用牛黄犹可十中救一，须用至钱许，少则无济，非若小儿惊风诸方，每用分许即可有效。

　　当清诸证，详列于下：

　　热在营卫证：身热汗自出，不恶寒反恶热，身重，头面项红肿，周身红肿，斑疹，鼻孔干，唇燥，烦躁，遗尿，舌苔白。

　　热在胸膈证：身热反减，渴，呕，咳，咽干，谵语，多言，胸前红肿，舌苔厚白。

　　热在肠胃证：便血，便脓血。余悉见下证条中。

热在心包及心证：狂，昏沉，多睡，舌黑。

——清·戴天章《广瘟疫论·卷之四·清法》

【提要】 本论阐述清法是时疫常用治法。从广义而论，由于时疫是热证，以汗、下之法泄热也可以视作清法。狭义而言，清法常用于治疗汗、下而热不解，或本来有热无结，是以寒凉直折以清其热。清法针对的病机有热在营卫、热在胸膈、热在肠胃、热在心包及心。应用清法，需要分热邪所在的部位，而选择不同的清热药，有时还需兼用他法。

程国彭 论清法

清者，清其热也。脏腑有热则清之，《经》云"热者寒之"是已。然有当清不清误人者，有不当清而清误人者，有当清而清之不分内伤、外感以误人者，有当清而清之不量其人、不量其证以误人者，是不可不察也。

夫六淫之邪，除中寒、寒湿外，皆不免于病热。热气熏蒸，或见于口舌、唇齿之间，或见于口渴、便溺之际，灼知其热而不清，则斑黄狂乱，厥逆吐衄，诸证丛生，不一而足。此当清不清之误也。

然又有不当清而清者，何也？有如劳力辛苦之人，中气大虚，发热倦怠，心烦溺赤，名曰虚火。盖春生之令不行，无阳以护其荣卫，与外感热证，相隔霄壤。又有阴虚劳瘵之证，日晡潮热，与夫产后血虚，发热烦躁，证象白虎，误服白虎者难救。更有命门火衰，浮阳上泛，有似于火者。又有阴盛隔阳，假热之证，其人面赤狂躁，欲坐卧泥水中，或数日不大便，或舌黑而润，或脉反洪大，峥峥然鼓击于指下，按之豁然而空者，或口渴欲得冷饮而不能下，或因下元虚冷，频饮热汤以自救，世俗不识，误投凉药，下咽即危矣。此不当清而清之误也。

然又有清之而不分内伤外感者，何也？盖风寒闭火，则散而清之，《经》云"火郁发之"是也。暑热伤气，则补而清之，东垣清暑益气汤是也。湿热之火，则或散、或渗、或下而清之，开鬼门、清净府、除陈莝是也。燥热之火，则润而清之，通大便也。伤食积热，则消而清之，食去火自平也。惟夫伤寒传入胃腑，热势如蒸，自汗口渴，饮冷而能消水者，藉非白虎汤之类鲜克有济也。更有阳盛拒阴之证，清药不入，到口随吐，则以姜汁些少为引，或姜制黄连反佐以取之，所谓寒因热用是也。此外感实火之清法也。

若夫七情气结，喜、怒、忧、思、悲、恐、惊，互相感触，火从内发，丹溪治以越鞠丸，开六郁也。立斋主以逍遥散，调肝气也，意以一方治木郁，而诸郁皆解也。然《经》云：怒则气上，喜则气缓，悲则气消，恐则气下，惊则气乱，思则气结。逍遥一方，以之治气上、气结者，固为相宜，而于气缓、气消、气乱、气下之证，恐犹未合。盖气虚者，必补其气。血虚者，必滋其血。气旺血充而七情之火悠焉以平。至若真阴不足，而火上炎者，壮水之主，以镇阳光。真阳不足，而火上炎者，引火归原，以导龙入海。此内伤虚火之治法也。

或者曰：病因于火而以热药治之，何也？不知外感之火，邪火也，人火也；有形之火，后天之火也，得水则灭，故可以水折。内伤之火，虚火也，龙雷之火也；无形之火，先天之火也，得水则炎，故不可以水折。譬如龙得水而愈奋飞，雷因雨而益震动，阴蒙沉晦之气，光焰烛天，必俟云收日出而龙雷各归其宅耳。是以虚火可补而不可泻也。其有专用参芪而不用八味者，因其穴宅无寒也。其有专用六味而不用桂附者，因其穴宅无水也。补则同，而引之者稍不同耳。

盖外感之火，以凉为清，内伤之火，以补为清也。

　　然又有清之而不量其人者何也？夫以壮实之人，而患实热之病，清之稍重，尚为无碍。若本体素虚，脏腑本寒，饮食素少，肠胃虚滑，或产后、病后、房室之后，即有热证，亦宜少用之，宁可不足，不使有余。或余热未清，即以轻药代之，庶几病去人安。倘清剂过多，则疗热未已而寒生矣。此清之贵量其人也。

　　然又有清之不量其证者何也？夫以大热之证，而清剂太微则病不除，微热之证，而清剂太过则寒证即至，但不及犹可再清，太过则将医药矣。且凡病清之而不去者，犹有法焉，壮水是也。王太仆云：大热而甚，寒之不寒，是无水也，当滋其肾。肾水者，天真之水也，取我天真之水以制外邪，何邪不服？何热不除？而又何必沾沾于寒凉以滋罪戾乎！由是观之，外感之火，尚当滋水以制之，而内伤者更可知矣。大抵清火之药，不可久恃，必归本于滋阴。滋阴之法，又不能开胃扶脾，以恢复元气，则参、苓、芪、术，亦当酌量而用。非曰清后必补，但元气无亏者，可以不补，元气有亏，必须补之。俟其饮食渐进，精神爽慧，然后止药可也。此清之贵量其证也。

　　总而言之，有外感之火，有内伤之火，外感为实，内伤为虚，来路不同，治法迥别，宁曰热者寒之，遂足以毕医家之能事也乎？

　　　　　　　　　　　　　　　　——清·程国彭《医学心悟·卷一·医门八法·论清法》

　　【提要】　本论阐述了清法的主要作用是清热。由于热证有外感、内伤的不同，因此治法迥别。作者深入分析了"当清不清""不当清而清""当清而清之不分内伤外感""当清而清之不量其人，不量其证"等几种误治的情况。告诫后人，临床须辨清外感与内伤之火来源差异，若清之而不得其法，则易致变症丛生。

蒲辅周　清法：寒而勿凝※*

　　"阳盛则热"，热之极为火。有表热、里热、实热、实火、郁热、郁火。而"阴虚则热"则为虚热；劳倦内伤发热"烦劳则张"亦为虚热。清法就是"热者清之"，清之、泻之皆指实热、实火而言。虚火宜补，阳虚假热之证，面赤、狂躁、欲坐卧泥水中、或数日不大便，舌黑而润，脉反洪大拍拍然，应指按之豁然而空，或口渴，思冷饮而不能下咽，或饮热汤以自救，应以温补，若误用苦寒撤热，甘寒清热则危矣。命门火衰，虚阳上浮，急宜引火归源，误用清法，祸不旋踵。

　　清法是外感热病常用之法。表证发热者，宜散而清之，即"火郁发之"。"体若燔炭，汗出而散"，表邪郁闭，不能用寒凉退热，以冰伏其邪。清里热要根据病情，到气才能清气，清气不可寒滞，如生地、玄参之类，若用之反使邪不外达而内闭；若为白虎证，亦不可在白虎汤中加上三黄解毒泻火，这样方的性质，由辛凉变为苦寒，就成了"死白虎"，反不能清透其热，或导致由"热中"变"寒中"。里热结实，下夺以清之，以承气撤热，亦是清法。热入营分，宜清营泄热，透热转气。热在血分，凉血散血。急性病若表里气血不分，用药就没有准则。若狂躁脉实，阳盛拒阴，凉药入口即吐，则在适用之凉药中，佐以少许生姜汁为引，或用姜汁炒黄连，反佐以利药能入胃。

　　若七情气结，郁火内发，症状复杂，或胸闷胁痛胀满，口苦，头晕，耳鸣，大便不爽，小便黄，越鞠丸、逍遥散、火郁汤可选用之。然七情五志之火，多属脏气不调兼阴虚。"阴平阳秘，精神乃治"，不可概用清法，必调气和血，养阴抑阳，或引火归源，或壮水之主，或补土伏火，或滋肝以温胆，或泄火补水。不平者，使之平，不和者，调而使之和，这是治病用药的大法，临床灵活酌用。

凡用清法，就须考虑脾胃，必须凉而勿伤，寒而勿凝。体质弱者，宁可再剂，不可重剂，避免热证未已，寒证即起之戒。

——蒲辅周《蒲辅周医疗经验·一、论述·（一）略谈辨证论治·3.八法运用》

【提要】　本论阐述清法的适应证、基本病机、运用清法基本规律和注意事项等。凡用清法，须时刻固护脾胃，必须凉而勿伤，寒而勿凝。

孟澍江　论清法*

在外感热病的治疗中，清法是祛除邪热的主要治法。但这不意味着一见发热，便一概投用清法。对邪热的治疗，首先应区分其性质。如邪热有无形与有形之别，若邪热已与有形实邪如燥屎、痰湿、食滞、瘀血等相结，就非得祛除其有形之邪不可，当分别投以攻下、祛痰化湿、消食化滞、活血化瘀等法，如徒用清法，则邪热必不得去。此外，邪热又有因阴虚或虚阳外浮所致者，此时当分别投用养阴或温阳之法，更非清法所宜。可见，把清法等同于退热法是不恰当的。对外感热病发热的治疗，除了清法外，汗、吐、下、和、消，甚至温、补等法都有退热作用。另一方面，清法的作用也并非只限于退热。据现代药理研究，清热方药有抗病原微生物、抗毒、调整机体免疫功能、消炎、改善微循环和血凝机制等多方面的作用，祛除邪热则是以上多种作用综合起来的效果。

运用清法还必须辨别邪热所在的部位，除了分清脏腑外，最重要的是按邪热在卫、气、营、血的不同而用不同的清法。邪热在卫分时，当以解表为主，对于表热之证，临床时每配合清热之品，但严格说来，此时仍为辛凉解表之法，属"汗法"范畴。如邪热在气分，当主以清法为主，此时应注意区别热势的外浮与内郁两种趋向，二者的病机、症状不同，治法各别，不可混淆。

如属热势浮盛于外，患者多表现肌表热势壮盛，面目红赤，汗多，口渴引饮，脉洪数。其治疗以辛寒之法为主，如滥用苦寒之剂，甚易化燥伤阴，遏抑邪毒。白虎汤是辛寒清热法的代表方，其作用在于以辛寒之性因势利导，使浮盛之邪热透达肌表而外解。历代医家都强调白虎汤的适应证应具有"四大"症（大热、大渴、大汗、脉洪大）表现，吴鞠通在《温病条辨》中提出："若其人脉浮弦而细者，不可与也；脉沉者，不可与也；不渴者，不可与也；汗不出者，不可与也。"前人提出"四大"见症，是为了强调该病证属于邪热浮盛于外而有向外泄越之势，然而在临床运用时就不必拘于"四大"症俱备。孟教授在临证时，对见有肌肤壮热、大渴引饮、脉洪大有力者，若肌表干燥无汗，亦诊断为阳明无形邪热亢盛，其无汗是由表气郁闭所致，故仍投用白虎汤。对这类病证每在服白虎汤后即见汗大出，热势则随之而减，这正是白虎汤"透热出表"的作用。如病人身无汗而凛凛恶寒，可仿俞根初新加白虎汤之意，加入薄荷 3g，荷叶 10g 以助开腠达表之力；如病人兼见腹满、便秘、舌苔焦黄而燥，则可加入大黄、芒硝，即为白虎承气汤之意。白虎汤中的石膏当生用。

对于邪热在气分而热势内郁有化火之势者，多属热毒内盛，患者每表现口苦心烦、尿黄赤、舌红赤、苔黄燥、脉滑数。其治疗以苦寒之法为主，如投用辛寒之剂，甚易导致邪势张扬而难以扑灭。若用苦寒之品，一般不主张盲目重投，勿使过量。特别是黄连，不仅其药源较紧张，而且如用量稍大，每可造成败胃或化燥伤阴等不良后果，所以孟教授一般只用 3~5g。此外，在临床上孟教授所用的清热解毒之品，多选择连翘、竹叶、板蓝根、大青叶、虎杖、黄芩、栀子等苦寒之性较为平缓者。当然，对于阳明经热，已酿成火热之毒，甚至有内迫营血之势者，辛寒、苦寒两法当并用，如阴液受伤较甚者，还可配合甘寒、咸寒之品。

如邪热已深入营血分，当用清营凉血法。作为清营凉血主药的犀角，目前极其难得，且已不再允许作为药用，在临床上虽然可用大剂水牛角代之，但其清热凉血之力似不够理想。孟教授一般以大剂生地（鲜生地尤佳）配伍水牛角，其凉血之作用似可显著加强。邪热进入营血分后，每每同时存在明显的阴伤与血液瘀滞，因此其治疗不可仅着眼于清法，而应注意配合滋养阴液与活血化瘀。临床实践及动物实验都证明，治疗营血分热证，适当地配伍滋养阴液和活血化瘀，不仅可以加强清法方药的作用，而且有助于保护组织，减轻病理损害，改善凝血机制，减轻或阻止血管内弥漫性凝血的形成。

　　　　　　　　　——孟澍江《中国百年百名中医临床家丛书：孟澍江·清法的临床运用与体会》

　　【提要】　本论系统地阐述清法的临床运用。作者认为，清法是祛除邪热的主要治法，但清法不等于退热法，其作用也并非只限于退热。对外感热病发热的治疗，除了清法外，汗、吐、下、和、消，甚至温、补等法都有退热作用。运用清法必须辨别邪热所在的部位，除了分清脏腑外，关键是按邪热在卫、气、营、血之不同，而采用相应的方法。

3.2.15　润燥法

徐春甫　治燥以滋阴养血为本

《经》曰：手得血而能握，足得血而能步。夫燥之为病，皆由血液衰少，肾水不充。故诸膹郁病痿，皆属肺金燥气之化也。夫秋深火热，火行物燥，甚则木叶萎落，故治法当以甘寒滋润之剂，能生血胜热。阴得滋而火得制，液能润而燥能除。源泉下降，精血上荣，如是则气液宣通，内神茂而外色泽矣。《经》云"燥者润之"，非滋阴血之谓欤？《经》曰"东方实，西方虚，泻南方，补北方"，则滋阴养血治燥之意也。

　　　　　　　　　——明·徐春甫《古今医统大全·卷之十九：燥证门·治燥以滋阴养血为本》

　　【提要】　本论阐述燥证当以滋养精血为主要治法。燥由血虚、肾水不充所致，所以主张治燥以滋阴养血为本，药用甘寒滋润之剂。

汪　昂　论润燥法*

《经》曰"诸涩枯涸，干劲皴揭，皆属于燥"，乃肺与大肠阳明燥金之气也。金为生水之源，寒水生化之源绝，不能溉灌周身、荣养百骸，故枯槁而无润泽也。或因汗下亡津，或因房劳虚竭，或因服饵金石，或因浓酒厚味，皆能助狂火而损真阴也。燥在外则皮肤皲揭，在内则津少烦渴，在上则咽焦鼻干，在下则肠枯便秘，在手足则痿弱无力，在脉则细涩而微，皆阴血为火热所伤也。治宜甘寒滋润之剂，甘能生血，寒能胜热，润能去燥，使金旺而水生，则火平而燥退矣。《素问》曰：燥乃阳明秋金之化。《经》曰：金水者，生成之终始。又曰：水位之下，金气承之。盖物之化从于生，物之成从于杀，造化之道，生杀之气，犹权衡之不可轻重也。生之重，杀之轻，则气殚散而不收；杀之重，生之轻，则气敛涩而不通。敛涩则伤其分布之政，不惟生气不得升，而杀气亦不得降。《经》曰：逆秋气则太阴不收，肺气焦满。

——清·汪昂《医方集解·润燥之剂》

【提要】　本论基于燥邪产生和临床表现，阐述燥乃阳明秋金之化，治燥宜甘寒滋润之剂，甘能生血，寒能胜热，润能去燥，使金旺而水生，则火平而燥退。

余国佩　寒与燥同治论

冬月大地寒冰，若非燥火内济，万物均僵冷而死矣。坎卦一阳居二阴之内以成，冬寒虽属水，冬至初交，湿土之气尚在地中极微未著，惟燥气最旺。燥乃干象，不但草枯木凋，雨化雪，露化霜，水化冰，两间皆燥气盘结。人感其邪，治以温润最妙，惟张景岳之理阴煎、柴胡饮皆用润药，再佐辛温，切于时用。润能胜燥，辛又行水以润燥，景岳虽未言及，实与燥之未化热者适相符合。但辛热之品不可多投，六气皆从火化，寒最易化火者，寒月即燥火正旺之时也。今时伤寒症极少，吴又可《瘟疫论》云之，伤寒症千百人中一人而已，阴症又在千百伤寒中之一症，诚哉至论。叶氏《指南》亦少寒症之治。此二公已窥破伤寒之误，且论治皆以口鼻吸入，深居募原，由里达表方解；论治在里者，不外三焦立法，全与伤寒治法迥别，诚补千古之未发。江白仙之《温热论》治法立论皆妙，治湿诸法最精，但燥邪俱混在热症门中，未能分别。盖燥与热似同而实别，燥邪未辨寒热之际，但用平润为治，兼寒时须用温润，及化热方投凉润。治湿亦然。但治湿须用燥，治燥须用湿耳。阳邪以"燥"字为纲，阴邪以"湿"字为领，余故曰：六气以燥湿二气为纲领也。疫症即湿热之甚者，湿从地升，为浊邪，汗出必臭。湿邪易走营分，故有攻下涤荡之法，浊由浊解，里气一通，清邪仍从汗出。惟今人多阴亏，间有可下之症，必佐养营以防邪去正空之虞，叶氏用芳香化浊，余用清金化浊最妙。肺在人身为天，天气既降，浊邪焉有不解之理？苟可不用攻下，切勿妄投，诛伐无过，致生他变。夫治阳以阴，治阴以阳，知其要者，一言而毕，纷纷议论反能炫人耳目，故医家必须返博为约，既得纲领，胸中自有成见。今世注《伤寒》书者不下数十家，均未参透仲景心法，是以不切时用。惟柯韵伯能括伤寒、杂病为一家，六经见症与诸病同治，非专为伤寒而设，其诸方论，某方治某症，亦非独治伤寒，议论高出千古。中亦间有发明燥邪处，论痉症非湿属燥，实补前人所未发，真仲景之功臣也。伤寒同燥治，柯氏虽未全体揭出，已露一斑，余补论之以为将来之法。

——清·余国佩《医理·寒与燥同治论》

【提要】　作者从自然界的物候变化，推论、阐述了寒与燥同治的观点。作者认为，燥为阳气为阴气郁滞痞隔之象，故治标燥以温润，治本寒以辛温，故谓"寒与燥同治"。此外，作者还对湿邪为患的特点和治疗时的注意事项进行了介绍。

张秉成 论润燥*

燥者，有金燥，有火燥。金燥为六淫之邪，不为重病，故《经》无"秋伤于燥"之文，但云：西方生燥，燥生金。又云：神在天为燥，在地为金。又云：清气大来，燥之胜也。夫金在气则天，苍苍悠悠，星汉光明而不变也；在质则金，坚强莹洁，万古而不磨灭也；在位则西，东作而西成也；在时则秋，春华而秋实也；在病则毛发苍陨等疾，犹秋叶之摇落，而根干精华内蕴也。譬之盛夏之时，百草繁茂，林木流津，一至秋风肃杀，万物催枯，其于人也亦然。此金气主成功，燥不为重病，故《内经》诸篇皆以"秋伤于湿"为病，不言"秋伤于燥"者是也。至于火燥者，皆阴亏液涸而致，《易》曰：火就燥。又云：燥万物者，莫熯乎火。其为病，燥于外则皮肤皱揭，燥于中则精血枯涸，燥于上则咽鼻焦干，燥于下则便溺闭结。此皆言火气之燥也。燥万物之不燥，就万物之已燥，火也；不待火而自燥，火不能就之燥，金也。金则自燥，不能燥物，火不止燥能燥；万物皆可湿，金不可湿，此金燥与万物之燥所以不同也。

——清·张秉成《成方便读·卷三·润燥之剂》

【提要】 本论阐述燥分金燥与火燥，并探讨了相应的治疗方法。金燥为六淫之邪，不引起重病；而火燥是阴亏液涸所致，是润燥之剂所治之燥。

3.2.16 开窍法

尤在泾 论开关法※*

卒然口噤目张，两手握固，痰壅气塞，无门下药，此为闭证。闭则宜开，不开则死。搐鼻、揩齿、探吐，皆开法也。

——清·尤在泾《金匮翼·卷一·中风统论·卒中八法·一曰开关》

【提要】 本论阐述治疗中风有开关、固脱、泄大邪、转大气、逐痰涎、除风热、通窍隧、灸俞穴八法，其中开关法是治疗闭证的治法。作者指出搐鼻、揩齿、探吐都属于开法的范畴。

何廉臣 开透法

凡能芳香开窍，辛凉透络，强壮心机，兴奋神经等方，皆谓之开透法，惟一则去实透邪，一则补虚提陷为异耳，此为治温热伏邪，内陷神昏，蒙闭厥脱等危症之要法，急救非此不可。此等危症，虽由于心、肺、包络，及胃、肝、内肾、冲、督等之结邪，而无不关于脑与脑系（脑系，西医曰脑筋，东医曰神经）。盖以脑为元神之府，心为藏神之脏，心之神明，所得乎脑而虚灵不昧，开智识而省人事，具众理而应万机。但为邪热所蒸，痰湿所迷，瘀热所蔽，血毒所攻，则心灵有时而昏，甚至昏狂、昏颠、昏蒙、昏闭、昏痉、昏厥，而全不省人事矣；厥而不返，亦必内闭而外脱矣。何则？人之神在心，而心之灵以气，苟脑气衰弱，肺气虚脱，则心脏必麻痹而死；故东西医生理学，以心、肺、脑为人身三大要经，洵精确不磨也。治宜先其所因，解其所结，补其所虚，提其所陷，以复心主之神明，此开透法之所以出死入生，而为最紧要最珍贵之良法也。

甲、开窍透络者，叶天士所谓清络热必兼芳香，开里窍以清神识是也。里窍即神所出入之清窍，属心与脑。因神以心为宅，以囟为门（《六书精蕴》说），而其所出入之窍，得以外见者惟目，因心脉上连目系，而目系上通于脑。故瞳神散大者心神虚散，目不了了者脑被火烁，目眶陷下者脑气虚脱，目睛直视者脑髓无气，瞳神停而不轮，舌强不语者，脑与心神气俱脱，故昏厥如尸。王清任《医林改错》曰：脑髓中一时无气，不但无灵机，必死一时。洵足发明厥闭之精义也。络者络脉（即西医所云回血管），有阴络阳络之分。阳络即胃之大络，阴络即肺、脾、心包、肝、肾、冲、督之内络也，内络之间，尤多孙络（即西医所云微丝血管），介于脉络之间，为交通经络之细血管。其在脏腑者，则以心包络与肝、冲为最多。以心包主血亦主脉，横通四布；肝主藏血，亦主四合回管，上通脑而后贯督；冲为血海，导气而上，导血而下，丽于胃而通于胞中者也。观此，则邪热内陷入络，不仅心包一症，即药之清透络热者，亦各有所主不同；然总以犀羚、西黄、龙脑、蟾酥、玳瑁，西瓜硝等为最有效用，而麝香尤为开窍透络、壮脑提神之主药。故凡治邪热内陷，里络壅闭，堵其神气出入之窍而神识昏迷者，不问蒙闭痉厥，首推瓜霜紫雪（方省庵方）、犀珀至宝丹（廉臣验方）二方为前锋，安宫牛黄丸（鞠通《条辨》方）、新定牛黄清心丸（王孟英方）、《局方》紫雪（《医通》更定方）次之，牛黄膏（《河间六书》方）、厥症返魂丹（《准绳》类方）又次之，而以《局方》妙香丸、《局方》来复丹为后劲。总之，热陷神昏，必先辨其陷入之淡深，别其轻重以定方。如热初蒸及心之经，心烦多言，间有糊涂语，其邪虽陷，尚浅而轻，但须丹溪清心汤去硝黄，以泄卫透营可也。迨陷入心包，妄言妄见，疑鬼疑神，其邪陷渐深而重，先以茶竹灯心汤（细芽茶五分，卷心竹叶三十片，灯心两小帚）调下万氏牛黄丸一颗至二颗，每多奏效。若服后犹不清醒，反昏厥不语，全不省人事者，则邪热直陷心脏，极深而重，急用新定牛黄清心丸或安宫牛黄丸，甚或瓜霜紫雪丹调入石氏犀地汤剂中以开透之，犹可十全一二；或用加减服蛮煎（祝春渠《歌方集论》方）调入厥症返魂丹四五丸，亦可幸全十中之一；如或不应，必至内闭外脱而毙；此热陷浅深之次第，用药轻重之方法也。然昏沉虽系热深，却有夹痰浊、夹湿秽、夹胃实、夹血结、夹毒攻、夹冲逆之分，而无不关系于神经。其分布于心、肺、胃三经者，即第十对迷走神经，主心、肺、胃之知觉运动，凡结邪在此神经，其人知觉即昏迷，即肝肾冲督，亦有交感神经反射之作用。由是推之，肺主气，气闭而神昏迷者，由于痰浊迷漫神经也，故曰痰迷，亦曰痰厥。治宜先用卧龙丹（西黄、金箔各四分，梅冰、荆芥、闹羊花各二钱，麝香、辰砂各五分，猪牙皂角钱半，细辛一钱，灯心灰二钱五分，共研细末）搐鼻取嚏，以通肺窍；次用导痰开关散（过玉书《治疗汇要》方）开水调服一钱，以吐稠痰；若痰虽吐而神犹不醒，急用犀角三汁饮（犀角汁五匙，生萝卜汁半碗，梨汁三瓢，雪水三煎沸，和入三汁即服）调入炼雄丹（明雄黄一分，牙硝六分，研细同入铜勺内，微火熔化拨匀，俟如水时，急滤清者于碗内，俟其将凝，即印成锭）三厘或五厘，徐徐冷灌，一日三服，每见有吐出清痰粘涎数碗而神识全清；终以枇杷叶饮子（《外台》方）调入岩制川贝（顾松园方）一二方，去余痰以肃清肺气，或用二陈汤善其后；此治痰厥重症之方法也。若势轻者，加味导痰汤（《感症宝筏》方）亦效。其夹湿秽而神昏迷者，由于湿热郁蒸过极，迷蒙神经也，故曰湿蒙。治以芳香辟秽，辛淡开闭，藿朴夏苓汤去蔻朴，加细辛三分，白芥子八分，芦根一两，滑石五钱，煎汤代水，乘热即饮，蒙闭即开，屡验不爽；甚则调入太乙紫金丹一丸，投无不效。若热势稍重者，宜以清凉透热，芳烈宣窍，清芳透邪汤（鲜石菖蒲叶钱半，泽兰叶二钱，薄荷叶八分，青蒿脑钱半，鲜茅根四十支，水芦根一两，解毒万病丹一锭，即紫金锭加雄黄、琥珀各五钱。徐洄溪验方）亦屡投辄验，樊师每用藿朴二陈汤亦屡验，或去本方中紫金片，磨冲苏合香丸一颗，尤效。若夹胃实而神昏迷者，多属胃热蒸脑，脑筋起炎，神即昏蒙，头摇目瞪矣；延及脊脑筋亦发炎，则手足发痉，甚则角弓反张矣。盖胃为五脏六腑之海，其清气上注于目，其悍气上冲于头，循咽喉，上走空窍，循眼系，入络脑，脑为元神之府，所以胃热蒸脑，无不发现神经诸病也，此为温热病最多之候，方法已详载攻里篇，兹不赘。其夹血结而神昏迷者，蓄血迷乱神经也，蓄血在上焦者属心包络，症必脉细肢厥，胸痹痛厥，故曰血结胸。法宜横开旁达，加味桂枝红花汤（叶氏《温病论》方）、四逆散合白薇汤（廉臣验方）二方最效，甚则调入厥症返魂丹五粒，屡验，蓄血在中焦者属脾络，症必脘痛串胁，脉涩肢厥，胀痛在左胁者居多，故名脾胀。和血逐邪汤（鳖血柴胡、荆芥穗、制香附、嫩苏梗、秦艽各钱半，川朴、枳壳各一钱，抚芎八分，益母草、泽兰各三钱，绛通一钱，生姜皮二分。沈月光验方）甚效，五枝松针汤（紫苏旁枝钱半，川桂枝五分，樟树嫩枝、桃树嫩枝各五寸，酒炒嫩桑枝二尺，青松针八钱煎汤代水。廉臣验方）亦验，重则加鳖甲煎丸（张仲景方）四五钱，或加宽膨散（叶氏验方）一钱，奏功最捷，蓄血在下焦者属肝络冲脉，症必左脉弦涩，手足厥冷，大便溏黑，小便自利，神昏如狂。治宜宣气解结，透络通瘀，叶氏加减小柴胡汤（天士论温二十则方）、舒氏增损小柴胡汤（驰远《伤寒集注》方）、四逆散合白薇汤。三方酌用。延久必变肝胀血蛊，治宜开郁通络，如新加绛复汤（徐氏《医学举要》方）、开郁通络饮（薛瘦吟《医赘》方）、开郁正元散（《金鉴妇科心法》方）、当归活血汤（《医通》方）、代抵当丸（《寒温条辨》方）、无极丸（《本草纲目》方）、回生至宝丹（《华氏妇科》验方）、桃仁承气合逍遥散加味（王馥原验方）之类，临时对症选用可也。若夹毒攻而神昏迷者，血毒攻心也，名曰血闭，其症有三：一为温毒烁血，血毒攻心，法宜峻下，已详前攻里篇；一为产后结瘀，血毒攻心，回生至宝丹最灵，黑神丸（洄溪验方）最稳而效；一为溺毒入血，血毒攻心，甚或血毒上脑，其症极危，急宜通窍开闭，利溺逐毒，导赤泻心汤（陶节庵《伤寒六书》方）调入犀珀至宝丹，或导赤散合加味虎杖散（廉臣验方）调入局方来复丹二三钱，尚可幸全一二。此皆治实症之开透法也。若夹冲逆而神昏痉厥者，症属阴虚火亢，法宜镇摄，不在此例。

乙、强心提神法，为温热病已经汗下清透后，内伤气血精神，而其人由倦而渐昏，由昏而渐沉，乃大虚将脱之危症，急宜强壮心机，兴奋神经，不得不于开透法中筹一特开生面之峻补提陷法，庶几九死者尚可一生，此与普通调补法迥殊。其法有四：

一为强壮心脑，如参归鹿茸汤（聂久吾方）冲入葡萄酒（东西医用以壮脑提神近已盛行）一瓢，人参养荣汤（《和剂局方》）冲入鹿茸酒一瓢，补中益气汤加鹿茸血片三分（程祖植《医学新报》方）之类，能治脑气衰弱心神虚散者，惟此三方最力大而效速，为急救大虚昏沉之峻剂。

二为急救阴阳，如陶氏回阳急救汤（黑附块、安边桂、川姜各五分，别直参、湖广术、辰茯神各一钱，姜半夏、炒橘白各七分，炙甘草五分，五味子三分，麝香三厘冲）最妙。凡治温热病凉泻太过，克伐元阳而阳虚神散者多效，此为节庵老名医得意之方，妙在参、附、桂与麝香同用，世俗皆知麝香为散气通窍之药，而不知其实为壮脑补神之要药，阅过丁氏实验化学新本草及曹氏麝香辨者皆深悉之，惜吾医界多茫茫耳。次如冯氏全真一气汤（别直参二钱，提麦冬五钱，北五味三分，大熟地五七钱至一两，江西术三钱，淡附片一钱，酒蒸怀牛膝二钱）亦佳，凡治湿热症劫伤太甚，阴损及阳而神沉不语者颇验，此为楚瞻锦囊中得意之方，功在于一派滋养阴液之中，得参附气化，俾上能散津于肺，下能输精于肾，且附子得牛膝引火下行，不为食气之壮火，而为生气之少火，大有云腾致雨之妙，故救阴最速。陶冯二方虽同为急救阴阳之良剂，而一则注重阳气，一则注重阴气，临症用方时务宜注意。

三为复脉振神，如复脉汤冲入参桂养荣酒一瓢奏功最速，其次千金生脉散煎汤冲鹿茸酒一瓢亦灵。二方之效，效在酒能提神，刺激血液之循环，以强壮心机而复经脉之运行，庶几脉无息止而神亦因之清醒矣。

四为开闭固脱，其症有二：一内闭而外脱，内闭者络闭，外脱者气脱。叶天士云：平时心虚有痰，外热一陷，里络就闭，人即昏厥发痉。若不急开其闭，或开闭不得其法，必致心气与肺气不相顺接，而其人肤冷汗出，躁扰不卧，脉细而急疾，便为气脱之症矣。此时急救之法，急宜开其内闭，固其外脱，如叶氏加减复脉汤去芑仁、枇杷叶，加绵芪皮钱半，北五味廿粒，调入牛黄清心丸；甚则陶氏回阳急救汤，调入叶氏神犀丹，尚可幸全十中之一二。一外闭而内脱，外闭者，邪束阳郁之谓也；内脱者，阳盛阴涸之谓也。多由温热病兼风兼寒之候，不先祛风散寒以解表，早用苦寒直降，致表不解而邪陷入内。此时仍以轻扬发表者解其外而外不闭，如邵氏热郁汤、五叶芦根汤之类，以撤热存阴者救其内而内不脱，如竹叶石膏汤、加减竹叶石膏汤之类，皆可酌用以奏功。一方并治，如《外台》三黄石膏汤、杨氏增损三黄石膏汤之类。若胸腹胀满，痛而拒按，大便不通者，急宜下之，法详"攻里篇"。此皆补虚提陷之法也。与开透法虽迥异，而用意则同。

惟治外闭内脱，则不在此例。谨述宜于开透及提陷诸症如下：

邪热初蒸心经之候：心神不安，睡多梦语，醒时自清，甚则心神渐烦而多言，然所言皆日用常行之事，无糊涂语，夜间或有一二谵语，然犹清白语居多，舌红苔粘，小便黄赤，里热重而表热反轻，胸闷不舒。

邪陷心包，热深厥深之候：神昏谵语，言多妄见妄闻，甚至疑鬼疑神，人所未见未闻，然对而呼之犹省人语，舌色绛而尚有黏腻似苔非苔，望之若干，手扪之尚有津液，两目大小眦赤，唇红耳聋，心中热痛，拒按而软，四肢厥冷，指甲青紫，大便溏黑极臭，或下鲜血，小便黄赤涩痛。

邪热深入心脏之候：神昏不语，不省人事，如痴如醉，形若尸厥，面有笑容，目瞪直视，舌硬或卷短，舌苔红中有黑点、黑中有红点，身冷肢厥，胸中独热按之灼手，神气虽醒似睡，时作鼾睡声，齿龈结瓣，紫如干漆。

按：此等见证，虽脏气将绝之候，若囊不缩，面不青，息不高，喉颡不直，鼻不扇，耳不焦，不鱼目，不鸦口，尚有一线生机，大剂急救，频频灌服，药能下咽至胃者，犹可幸全十中之一。如目珠不轮，瞳神散大，舌色淡灰无神，遗溺自汗者，必死不治。

热陷痰迷之候：终日神昏嗜睡，似寐非寐，或烦躁狂言，或错语呻吟，或独语如见鬼，或喉中有水鸡声，不语如尸厥，口吐黏涎，胸虽满痛，按之则软，鼻扇气急，舌绛而润，扪之黏腻，或舌虽欲伸出口，而抵齿难骤伸者，甚或闷乱搐搦，状如惊痫。

热陷湿蒙之候：胸膈痞满，心烦懊憹，两眼欲闭，神昏谵语，舌苔白滑甚或黄腻，小便短涩黄热，大便溏而不爽，面色油腻，口气秽浊，耳聋干呕。

热陷血厥之候：神昏如醉，呼之即觉，与之言亦知人事，若任其自睡而心放，即神昏谵语，甚或昏厥不语，身重胸痛，四肢厥逆，粪虽硬而大便反易，色紫黑，小便自利，舌色紫暗而润。

邪热结瘀，血毒攻心之候：神昏如狂，或如惊痫，喜笑怒骂，见人欲啮，舌紫而暗，口噤难开，或手足发痉。

溺毒入血，血毒上脑之候：头痛而晕，视力蒙眬，耳鸣耳聋，恶心呕吐，呼气带有溺臭，间或猝发癫痫状，甚或神昏痉厥，不省人事，循衣摸床撮空，舌苔起腐，间有黑点。

汗下清消后，大虚将脱之候：神由倦而渐昏，由昏而渐沉，或郑声错语，或独语如见鬼，声颤无力，语不接续，如痴如迷，喜向里睡，似寐非寐，似寤非寤，呼之不应；四肢厥冷，面色苍白，眼珠现青白色，冷汗自出，气少息促，二便清利，循衣摸床撮空；舌色淡晦少神，或阔大胖嫩，或淡红圆厚。

按：诊治以上诸症，不论其脉，速用强壮心脑，急救阴阳，复脉振神等方，对症发药，庶可幸全一二，稍缓则不及救矣。医家病家，幸毋迟疑贻误。

邪陷正虚，内闭外脱之候：神昏谵语，甚则昏厥发痉，不语如尸，或妄笑如痴，目闭舌强，欲伸而不得伸，气短息促，扬手踯足，躁不得卧，手足厥逆，冷汗自出，在男子则囊缩，在妇人则乳缩，舌苔焦紫起刺，或色绛而胖嫩。

热深阳郁，外闭内脱之候：目眦赤，或眼白现红丝，鼻孔干，唇红燥，耳聋心烦，渴喜凉饮；舌苔黄黑而燥，起刺如锋；小便黄赤涩痛，大便黄黑稠黏，或溏泻而极臭，或下鲜血，下时肛门热痛；胸至少腹热甚，按之灼手，一身肌表反不发热，虽热亦微，恶寒无汗，反欲拥被向火，甚则四肢厥冷，指甲青紫。

——民国·何廉臣《重订广温热论·第二卷·验方妙用·开透法》

【提要】 本论系统阐述开透法的概念、分类、作用、所治病证和相关方药。指出凡能芳香开窍，辛凉透络，强壮心机，兴奋神经等方，皆谓之开透法，包括去实透邪和补虚提陷类，主要用于温热伏邪，内陷神昏，蒙闭厥脱等危重症的急救。

张山雷 开关之方※

闭证宜开，开其关窍，决其痰塞，使得纳药也。古书之治卒中者，恒用苏合香丸、牛黄清心丸、至宝丹等，以脑、麝为开窍必需之物。不知此病是肝阳之上扰，芳香疏散，反以开泄之，则气火愈浮，为害更烈。于闭证之痰塞者，尚如矛戟，而脱证则更以耗散其垂尽之真元，其祸可知矣。故卒中痰壅而误投大香大开之药，未有不速其毙者。惟尤在泾《金匮翼》治卒中八法第一开关，止录开痰数方，而绝不杂入龙脑、麝香一味，最是识透此层玄奥。寿颐于此，不录苏合、至宝诸方者，承在泾意也。喻氏《医门法律》中风篇，谓卒中灌药，宜用辛香，大谬！

——民国·张山雷《中风斠诠·卷第三·古方平议·第二节开关之方》

【提要】 本论阐述开窍法用于治疗闭证，不可用于脱证，又提出卒中为肝阳上扰所致，临床应用龙脑、麝香等芳香开窍药需注意有气火愈浮之弊。

3.2.17 其他治法

缪希雍 论心病从心医*

夫喜、怒、忧、思、悲、恐、惊七者，皆发于情者也。情即神识，有知不定，无迹可寻，触境乃发，滞而难通。药石无知，焉能消其妄执？纵通其已滞之气，活其已伤之血。其默默绵绵之意，物而不化者，能保无将来复结之病乎？只宜以识遣识，以理遣情，此即"心病还将心药医"之谓也。如是庶可使滞者通，结者化，情与境离，不为所转，当处寂然，心君泰定，其何七情之为累哉！

——明·缪希雍《神农本草经疏·卷一·论疟痢宜从六淫例治·论病由七情生者只应养性
怡神发舒志气以解之，不宜全仗药石攻治》

【提要】　本论阐述了病由七情所生者，往往触景生情而发作，用药物来治疗，虽然能够调整当下的气血，但心结不解仍有复发的可能。所以治疗七情所生之病，不能全靠药物治疗，心病必须要有心药来医，应该以识遣识，以理遣情，使患者养性怡神，发舒志气。

张介宾　攻略

攻方之制，攻其实也。凡攻气者攻其聚，聚可散也。攻血者攻其瘀，瘀可通也。攻积者攻其坚，在脏者可破、可培，在经者可针、可灸也。攻痰者攻其急，真实者暂宜解标，多虚者只宜求本也。但诸病之实有微甚，用攻之法分重轻。大实者，攻之未及，可以再加；微实者，攻之太过，每因致害，所当慎也。凡病在阳者，不可攻阴；病在胸者，不可攻脏。若此者，邪必乘虚内陷，所谓引贼入寇也。病在阴者，勿攻其阳；病在里者；勿攻其表。若此者，病必因误而甚，所谓自撤藩蔽也。大都治宜用攻，必其邪之甚者也。其若实邪果甚，自与攻药相宜，不必杂之补剂。盖实不嫌攻，若但略加甘滞，便相牵制；虚不嫌补，若但略加消耗，偏觉相妨。所以寒实者最不喜清，热实者最不喜暖。然实而误补，不过增病，病增者可解；虚而误攻，必先脱元，元脱者，无治矣。是皆攻法之要也。其或虚中有实，实中有虚，此又当酌其权宜，不在急宜攻、急宜补者之例。虽然，凡用攻之法，所以除凶剪暴也，亦犹乱世之兵，必不可无，然惟必不得已乃可用之。若或有疑，宁加详慎。盖攻虽去邪，无弗伤气，受益者四，受损者六。故攻之一法，实自古仁人所深忌者，正恐其成之难，败之易耳。倘任意不思，此其人可知矣。

——明·张介宾《景岳全书·五十卷：新方八阵·新方八略引·攻略》

【提要】　本论阐述攻法的涵义和临床应用。作者认为，攻法即攻实之法，与补法相对，并系统论述了攻法的分类与宜忌。运用攻法应由轻而重，避免攻之太过。若实邪甚者，用攻法也不应夹杂补法，以免牵制。若虚实夹杂者，攻补可以权宜应用。同时，作者主张慎用攻法，若虚而误攻，后果更严重。

吴鞠通　治内伤须祝由论

按"祝由"二字，出自《素问》。祝，告也；由，病之所以出也。后世以巫家为祝由科，并列于十三科之中。《内经》谓：信巫不信医，不治。巫岂可列之医科中哉？吾谓凡治内伤者，必先祝由。详告以病之所由来，使病人知之而不敢犯，又必细体变风变雅，曲察劳人思妇之隐情，婉言以开导之，庄言以惊觉之，危言以悚惧之，必使之心悦情服，而后可以奏效。予一生得力于此不少，有必不可治之病，如单腹胀、木乘土、干血痨、噎食、反胃、癫狂之类，不可枚举。叶氏案中谓：无情之草木，不能治有情之病，亦此义也。俗语云：有四等难治之人，老僧、寡妇、室女、童男是也；有四等难治之病，酒、色、财、气是也。难治之人，难治之病，须凭三寸不烂之舌以治之。此救人之苦心，敢以质之同志。

——清·吴鞠通《医医病书·十七、治内伤须祝由论》

【提要】 本论阐述祝由在内伤病治疗中的作用，其所述祝由实际上是讲解病情，根据患者心理进行开导，并使患者建立信任感、增强依从性的过程。

张珍玉 通法俚言※

第一，通法与通剂。

通法为常用治疗方法之一，虽然清·程国彭《医学心悟》论"医门八法"中未曾论及，但本法为历代医家所重视。方与法有密切关系，方由法立，方有十剂，通剂为其一种。十剂原为药物功效的一种分类，见于北齐徐之才《药对》，据药物性能而分为宣、通、补、泻、轻、重、滑、涩、燥、湿十类。日人丹波元坚说："乃药之大体，而不是合和之义。"至宋《圣济经》始添一剂字，成无己《伤寒明理论》称为十剂，与七方配成体用关系，阐发了十剂应用的理论，他说："制方之体，宣、通、补、泻、轻、重、滑、涩、燥、湿十剂是也；制方之用，大、小、缓、急、奇、偶、复七方是也。是以制方之体欲成七方之用者，必本于气味生成而制成焉。其寒热温凉四气者，生乎天；酸苦辛咸甘淡六味者，成乎地。生成而阴阳造化之机存焉。是以一物之内气味兼有，一药之中理性具矣，主对治疗由是而出，斟酌其宜参合为用。"通法由通剂而体现，徐之才说："通可去滞。"刘完素也说："留而不行为滞，必通剂而行之。"故通剂是以疏通积滞为目的，方药的配伍须据病情从而达到通法的要求。

辨证论治是理法方药的临床验证。只有在医学理论指导下，根据病情而定法，从而遣方用药。方又称方剂，它是根据配伍原则所组成，是治法的体现；法是治法，依辨证而定，故方据法成，法以证立。刘完素说："方有七，剂有十；故方不七，不足以尽方之变；剂不十，不足以尽剂之用。方不对病，非方也，剂不蠲疾，非剂也。"刘氏将七方与十剂的结合应用，体现了方与法的关系，方是剂的目的，剂是方的要求。方与剂是为法服务的。

第二，通之蕴义。

通可去滞，即用通利之药，祛除邪壅气滞之证。就通而言，除治法外，有生理之通，病理之通。前者为正常之通，后者则为异常之通。生理之通，系指人体气血津液畅行无阻，《灵枢·本脏》说："经脉者，所以行血气而营阴阳。"血在脉中有秩序的循行，须赖气的推动。《素问·平人气象论》说："人一呼脉再动，一吸脉亦再动，呼吸定息，脉五动……命曰平人。"脉的跳动标志血的循脉流行，故有"气为血帅"之说。唐容川说："其气冲和，则气为血之帅，血随之而运行；血为气之守，气得之而静谧。气结则血凝，气虚则血脱。"唐氏不但指出气与血在生理上的关系，同时还强调血病由于气。五脏对气血的生成和运行起着重要作用，其所藏之精气津液亦贵流通。六腑在饮食消化过程中，亦不得停留而不运，《素问·五脏别论》说："六腑者，传化物而不藏，故实而不能满也。""六腑以通为顺"之说，即指此而言。

病理之通，由各种因素所致之气机紊乱，血不归经，阴阳失调等，从而出现呕吐、泻利、自汗、盗汗、多尿、遗精、崩漏、带下等，虽然病因不同，病位各异，病机不一，脏腑各别，但都属于病证之通。故有"以通为补"之说，但这是不够全面的。

治疗之通，是针对邪气留滞，气血瘀阻而设，应"伏其所主，先其所因"而通之。李时珍说："滞，留滞也。湿热之邪，留于气分而为痛痹，宜淡味之药，上助肺气下降，通其小便，而泻气中之滞，木通、猪苓之类是也；湿热之邪，留于血分，而痹痛肿注，二便不通者，宜苦寒之药下引，通其前后，而泻血中之滞，防己之类是也。《经》曰：味薄则通。故淡味之药，谓之通剂。"李氏对通法和通剂作了说明，虽不够全面，但还是有一定的参考价值。

第三，通法的分类及运用。

通法的运用，是根据病情而定方药，由于病证的不同，因而有温通、寒通、宣通、润通、补通、泻通等不同。程国彭说："论病之情，则以寒、热、虚、实、表、里、阴、阳八字统之，而论治病之方（法），则为汗、吐、下、和、温、清、补、消八法尽之。"程氏所谓"八法尽之"未免过于武断，虽未论及通法，但他认为八法的制定，是以八纲为基础，而八法的运用，同样以八纲辨证为依据，通法也不例外。通法在八纲辨证的基础上运用导滞、祛瘀、活血、理气、催吐、通利大小便等，都属通法范围。此外，在治疗上为了达到正常生理之通，故在补虚、泻实中都具有通的含义。由此可知，通法是运用一定原则配伍方药，从而达到生理正常之通。

诚然，生理上六腑以通为顺，但在病理上有通之太过与通之不及之分。太过者，如泻利、多尿；不及者，如便结、癃闭等。若有积滞而表现通之太过者，如痢疾初起，热结旁流，瘀血崩漏等，当"通因通用"。张子和说："陈莝去而肠胃洁，癥瘕尽而营卫昌，不补之中有真补存焉。"张氏此言含有祛瘀生新之意，针对邪正关系而言，祛邪与扶正虽都有通的含义，在某种意义上说，祛邪是为了扶正，扶正也可祛邪，但祛邪和扶正毕竟不同，由于祛邪之品并非扶正之药，扶正之方也非祛邪之药，"邪气盛则实"，当祛邪为务，"精气夺则虚"，应补虚为先，补虚泻实截然两途，虽有虚实相兼，亦当遵"无实实、无虚虚"，勿"损其不足而益有余"。此为医者切记。

通法是针对邪壅气滞，致使气血津液不得正常运行而设，若因气血津液不足而运行无力者，当补其虚促使其正常运行。因此说，通法虽运用于实证，但补虚亦含有通意。从这个意义上说，通法似有泻通与补通两大类。前者指方药具有通滞功效而言，后者则为扶正作用而论，两者殊途同归，故药物之升降浮沉、寒热温凉在通法中俱可用之。方以法立，方与法建立在辨证求因、审因论治的基础上，谨守病机，各司其属，有者求之，无者求之，才能达到理法方药的一致。此外，通法与下法，有时混通，由于下有通意，通未必下，以此别耳。

——迟华基、魏凤琴《中国百年百名中医临床家丛书：张珍玉·通法俚言》

【提要】 本论阐述通法之"通"，可分为三个角度的不同含义，即生理之通、病理之通、治疗之通。生理之通指人体气血津液畅行无阻，是为正常之通；病理之通是指由各种致病因素所致之气机紊乱，血不归经，阴阳失调等，具体表现有通之太过与不及之别；治疗之通，即通法，是针对邪气留滞气血瘀阻而设。通法的运用，应辨证分析。如从病证分虚、实两端而言，则通法有补通与泻通之别；从具体方药的功用角度而言，则又有温通、寒通、宣通、润通、补通、泻通之分。此外，还应注意通法与下法的区别。

刘炳凡 论通络法*

通络法，是运用祖国医学理论与疾病作斗争的优秀遗产之一。早在古典医籍《灵枢·百病始生》篇中就有"阳络伤则血外溢,阴络伤则血内溢"的记载;《难经·二十二难》有"气主煦之,血主濡之,气留而不行者为气先病,血壅而不濡者为血后病"的记载。《伤寒论》《金匮要略》中用当归四逆汤、旋覆花汤、鳖甲煎丸、大黄蛰虫丸,分别为辛温通络、辛润通络、虫类通络创出了范例。清代叶天士以自己的医疗实践,在前人经验的基础上扩大了活络的范围。他认为人身"经络皆统气血",疾病的规律"初为气结在经,久则血伤入络",并提出"久病入络""久痛入络"的著名论断。民间传说"风、痨、臌、膈"为难治之病,叶氏常用"化瘀通络"法治疗癥瘕、痞块、鼓胀、噎膈、偏瘫、久痛、经闭等病,取得了满意的疗效,均散见于叶氏《临证指南医案》。

近年来医刊杂志报道,经现代医学检查诊断为血管性头痛、冻结肩、心绞痛、慢性肝炎、慢性阑尾炎、手术后肠粘连、子宫出血等内外各科多种疾患以及部分肿瘤等顽固性疾病,中医诊察认为"血瘀络阻"是这些病的共同病机,均采取"异病同治"的通络方法。同时,必须重视和强调整体观念及络病特点,进行辨证论治。"久病入络"要注意一个"瘀"字,如肌肤不仁(麻木感)、肌肤甲错(皮肤如鳞甲)、两目黯黑(营养障碍)、白睛赤脉、舌边青紫、爪甲乌紫等,这是"瘀"的表现;络伤出血、络瘀风动、络阻痰凝、络阻气结等,这是"瘀"的病机。至于"久痛入络",则以"痛"字为主,有隐痛、胀痛、钝痛、刺痛、抽掣痛、痉挛痛之殊,这是痛的性质;局限一处多为络实证,游走不定多为络虚证,痛无休止为实,痛有间歇为虚,痛而拒按为实,痛而喜按为虚,得凉稍解为热,得温痛缓为寒,这是"痛"的病机。两者均病史较长,病情迁延,常常连结在一起,"痛"又是络阻的一个重要症征,故叶天士说:"痛则不通,'通'字须究气血阴阳,便是诊察要旨。"

治络的方法,不能千篇一律,在异病同治的过程中贯穿着个体的特殊性,要分析同中之异、异中之同以及络病的合并症。病有标本,治有缓急,但应该注意的是治络与治经不同。经长而络短,经直而络横,经深而络浅,经粗而络细。治经病重在五味归经,引经报使,如桂枝入太阳,葛根入阳明,柴胡入少阳之类。治络病不论虚实寒热以"通"为主。但经病与络病也不能截然分开,如当归四逆汤既可温通经脉,又可辛温通络。经病与络病相互之间虽关系密切,但两者又有一定的区别。

尝考叶天士在络病的辨证方面,必注意虚实寒热,气血阴阳。

络实证:"积伤入络,气血尽瘀","络中气血不行,遂致凝塞为痛",法宜辛香通络或虫类缓攻;络虚证:"络虚则痛"、"络虚则胀","此络虚留邪","久则色夺脉衰",法宜辛润通络;络虚寒证:"络脉牵掣"或"收引而痛","浊阴气聚成痕"或"阴邪留络,着而不移",法宜辛温或温润通络;络虚热证:"阴亏气燥,化热入络"或"络伤失血,心悸晡热",法宜清润通络。

叶氏通络法,强调方药灵活,应避免刚燥劫液,辛燥耗气,又认为苦寒阻遏,也与络病不宜,尤恐苦寒伤胃致病增剧。这些实践经验给后人的启发很大,以之运用于临床,收效甚好,值得借鉴。

通络法虽是重要方法之一,但不能无的放矢,机械地运用,既要了解"矛盾的普遍性即寓于矛盾的特殊性之中",又要明确"用不同的方法去解决不同的矛盾"。根据实际情况活用原则,这才能做到"避免了机械唯物论,坚持了辩证唯物论"。

——刘炳凡《中国百年百名中医临床家丛书:刘炳凡·通络法在临床上的运用》

【提要】　本论阐述通络法的历史沿革及现代应用，指出必须重视和强调整体观念及络病特点，进行辨证论治。"久病入络"要注意瘀的表现和病机，"久痛入络"需注意痛的性质和病机。作者指出治络与治经的区别与联系，治经病重在五味归经，引经报使，治络病不论虚实寒热以"通"为主。

孔庆余　简议"阳用为重"

治病必求于本，本于阴阳，当以阳用为重。仲景曰："有阴无阳者死，从阴出阳者生。"故医家当以保护阳气为本。尤拙吾曰："阳明津涸，舌干口燥，不足虞也。若并亡其阳，则殆矣。"良工治病，不息津之伤，而患阳之亡，所以然者，阳能生阴也。是故阴津之盈亏，阳气实左右之。关于维护阳用之治法，约而言之，不外乎升阳、温阳、通阳、养阳、潜阳五法。兹分述如下：

第一，升阳重在升脾阳。升发乃阳气之本性，不升便是病态。升发脾胃中阳之气，东垣学说在《脾胃论》里颇有阐发，认为脾胃是元气之本，元气是健康之本，脾胃伤则元气衰，元气衰则疾病所由生，并认为只有谷气上升，脾气升发，元气才能充沛，生机才能洋溢活跃，阴火才能戢敛潜藏。又说"脾胃气虚则下流于肾，阴火得以乘其土位。"因此，其在理论上就非常重视升发脾胃之阳，在治疗上就着重于升阳补气的药物。虽然有时也用苦降之法，但只不过是一时权宜之计。其所创制的补中益气汤，就是这一指导思想的代表方剂，认为内伤是不足，应用补益法，但必须认清确属内伤才可使用，还应领悟在升阳补气药中，若单补脾胃而不升阳气，此"补"不足为用，单用升药而不补脾胃，此"升"只是无根之升而无升阳补益之功。葛根、柴胡、升麻一类药，善用之则升阳气，不善用之则竭胃液劫肝阴。叶香岩说："东垣大升阳气，其治在脾。"即是指出升阳气药应须与补脾胃药结合运用，才能发挥补中益气升阳的应有功效。阳气不升之证，临床所见甚多，"上气不足，脑为之不满，耳为之苦鸣，头为之苦倾，目为之眩"，以头为诸阳之会，清阳出上窍，阳气不升而受干扰，首当其冲也。"中气不足，溲便为之变，肠为之苦鸣"，也有出现胸闷气促等症。以胸中之清阳不升，则浊阴不降也。升清降浊，益气泻火，也是东垣在治疗用药上的一种变法。如升阳汤治"膈咽不利，逆气里急，大便不行"的病变，方中以黄芪、升麻为君，生熟地、当归、黄柏、苍术为臣，佐以青皮、槐子、桃仁，和以甘草。此方重在升发阳气，因为逆气里急诸证是由于清阳不升，以致浊阴不降的结果，方中归、地、黄柏、苍术等以滋阴和营燥湿泻火，也是为了照顾元气，同升阳益气药配伍，有相反相成的作用，主要是为了维护人体本身的阳用功能而达到"扶正祛邪"的目的。

第二，温阳常在温肾阳。温阳主要用于回阳救逆，治疗心肾阳气衰竭的阴寒重症，即将亡阳虚脱之证。如《伤寒论》中的四逆汤证、通脉四逆汤证等方药，均以干姜、附子为君，配以人参、甘草温阳益气，诚为正治不易之法。然虽得挽救，已属焦头烂额。张景岳说："阳衰者，即阳之渐也。"与其焦头烂额于亡阳之时，何如未雨绸缪于阳衰之候。《伤寒论》提示"脉微细，但欲寐也"，即属少阴心、肾之病，就当温其阳而治。这一精神是应该深刻领会的。因此，要在临床诊治中见有脉沉细或微弱，形神虚衰气阳不足之证，不论其为何病证，就当温阳益气，以增强本身之抗病功能，为缩短病程、及早康复、提高疗效创造有利条件，确是治本之法。

第三，通阳者有四。通阳与温阳既有联系，又有区别。通阳之药多取其性辛温之品，其目的不但是"温"而更在于"通"。温阳用附子为主，通阳则用桂枝。论其作用有四：①通达卫阳，能治风寒表证，配麻黄可促使发汗解表，配芍药则调和营卫。②温通经脉，配川乌、羌活、防风等，能治风寒湿阻痹痛；配当归、川芎、桃仁、益母草等，能治妇女因气血寒滞所引起的经闭腹痛。③通阳化阴，对阴寒遏阻阳气，津液不能运行输布，因而水湿停滞形成的痰饮病，常与茯苓、白术、半夏等配伍应用；若下焦膀胱气化失司，以致小便不利者，可配猪苓、泽泻、车前子等，以通阳化气而利小便，所谓"下阳非桂不化"。④温通心阳，配茯神、酸枣仁、炙甘草、远志等，以治心悸怔忡，配瓜蒌、薤白、丹参、白檀香等，以治心阳不振所致的胸痹心痛。

第四，养阳当温且柔。养阳用于虚劳。虚劳主要是精血不足，中阳气虚，多为慢性久病，治宜护摄养生。古有"理虚二统，治劳三禁"之说，阴虚者统之于肺，阳虚者统之于脾；一禁燥烈，二禁伐气，三禁苦寒。肾为水（阴精）火（命火）之藏，乃生命之根本，所宜呕固，是故肺、脾、肾实为治虚劳之三本；然而脾胃尤为重要，所谓"上损及下，下损及上，损不过中，过中则死。"所以补脾益气甘温养阳，诚为治疗虚劳病之唯一大法。《经》曰："劳者温之"，盖亦甘温养阳补脾益气之义。要知养阳与温阳不同，急救温阳之药宜刚，补益养阳之品宜柔。药如参、芪、苓、术、归、芍、熟地、枣仁、萸肉、淮山药、杞子、苁蓉、菟丝、巴戟、炙甘草等，皆性温而柔润，均可适当配合选用。还有血肉有情之品，如龟板、鳖甲、鹿茸、鹿角胶、紫河车之类，既可填精亦能养阳；所谓"味归精，精归化""精化气、气化神""形不足者温之以气，精不足者补之以味"，两者是相互联系，相互为用的。

第五，潜阳宜重平肝，尚需参合他法。阳气本宜升发，但亢阳无制，又宜镇潜。如肝阳上亢，出现头痛眩晕，耳鸣耳聋，肢体麻木不仁或震颤等症，治用金石介类重镇之品，如龙骨、牡蛎、磁石、代赭石、石决明、珍珠母等，以镇潜亢阳之害，并常与平肝滋阴等法同用。但有些病证，既有肝阳上亢，又有脾虚清阳不升之证。例如某高血压病人兼脘腹胀疼、肠鸣、便溏等症，这时，柴胡、葛根、党参、黄芪、苓、术、淮山药、神曲等药，不妨与龙骨、牡蛎、白芍等潜阳敛阴药同时配用；升者升其清阳，潜者潜其肝阳，可以并行而不悖。又者病少阴伤寒，出现四肢厥逆，神昏、谵妄时，治可用参、附、干姜、枣仁、甘草等配伍磁石、龙齿、牡蛎等药同用，一以强心壮阳，一以潜摄镇静，不使虚阳浮越。这又是温阳与潜阳并用的治疗方法。升阳、温阳与潜阳，本来是相反的两个治法，但在一定的条件下，相反可以相成，这是事物发展变化的辩证法。只要辨证准确、用之恰当，是能取得良好效果的。

——刘尚义《南方医话·简议"阳用为重"》

【提要】　本论阐述维护阳气的五种治法，即升阳、温阳、通阳、养阳与潜阳。升阳重在升脾阳；温阳常在温肾阳；通阳包括通达卫阳、温通经脉、通阳化阴和温通心阳；养阳用于虚劳，用药当温且柔；潜阳宜重平肝，尚需参合他法。升阳、温阳与潜阳，在一定的条件下，相反可以相成。

汤年光　论轻可去实※*

临证中，遇到复杂而又迂回曲折的证候时，如何才能找出既不伤正气，又不助邪，不犯"毋虚虚，毋实实"之戒呢？如果病未重实，治疗用重实对付，则是以刚济刚，不仅无济于事，还常增加病势的发展。惟有轻清宣泄，才能邪去病却，这就是"轻可去实"治法之一。还有正气已虚，邪留不解，既不能补，又不能表。然邪不去则正愈伤，正不补体更虚，在这种攻补两难的情况下，宜先用轻清宣泄的方浊，先祛其邪为上策，使邪去正存。

——刘尚义《南方医话·"轻可去实"治腑实》

【提要】 轻可去实，一般指用轻清疏解的药物，可以解除外感表实证；在虚实夹杂的情况下，要做到既不伤正，又不助邪，这也是一种途径。

葛武生 "补""宣"兼用可疗痼疾※

"补可去弱"，是指用补益之剂以治虚弱之证；"宣可去壅"，是指用宣散之药以除壅郁之疾。两者一补一散，似乎是水火不能相容，认为补益之剂可阻塞气机，对壅郁之疾不利；宣散之药能散气耗血，对虚弱之证有损。故二法常多单独应用，兼用者鲜见。余早年随父临证，常见父亲多以"补宣"兼用治疗痼疾，并收到良好的治疗效果。余临证二十余载，反复运用亦每收奇效，细细玩味，其理甚妙。宣散之药易耗正气，补益之剂易增壅郁，二者同用实有相辅相成之效，补益剂与宣散药相伍，可使补而不滞，宣散药与补益剂相配，宣散而不耗正气，用于气虚兼壅之证，可使虚损得补，壅滞得散，取效甚捷，相得益彰。

——夏洪生《北方医话·"补""宣"兼用可疗痼疾》

【提要】 一般认为，补益之剂可阻塞气机，对壅郁之疾不利；宣散之药能散气耗血，对虚弱之证有损，因此补与宣鲜见兼用。但作者根据其父与自己的临证经验，认为补宣亦可兼用，适于气虚兼壅之证，可使虚损得补，壅滞得散。

贾卜斋 脾贵在调，胃贵在养

"脾为后天之本""民以食为天"。盖脾居中州，是升降之枢纽，阴明胃土是气血生化之源，五脏六腑借此生养。脾胃伤败，岂有得生；中气旺，则气血充盛，升降有序，脏腑和谐，病安从来？目前，国泰民安，一般生活富裕，营养充足，饮食不节，损伤脾胃者多。据我所见，现今法当补益者十只一二，法当调理者十具八九。余在临床治疗中，十分重视脾胃，不论何疾均以调脾胃为先，逢沉疴痼疾，证情复杂者，则用"上下交病治其中"之法，但多用调养的办法。

脾贵在调，缘因脾性升而恶湿，体阴而用阳，最易湿阻。《经》言："脾苦湿，急食苦以燥之""脾欲缓，急食甘以缓之，用苦泻之，甘补之。"这是治疗脾病的原则。单讲脾病，从理论上讲有虚实之分，但临证中，总是虚和实羁滞在一起。寒湿、湿热之邪外侵（邪气盛则实）引起湿困脾阳，阳气不运（正气不得伸展、功能减弱属虚），同时外邪直中和正气不足是相联的，故薛生白有"中气虚则病在太阴"之说。反之，脾阳虚（虚证），脾失健运，水湿内停，或为水或为痰，作为新的病邪又可困脾凌心阻肺（实）。所以，脾阳不运，不管是原因还是结果，总伴有湿，治脾离不开祛湿。据余经验，益脾最忌峻补，以防壅塞气机；祛湿最忌燥烈，以防耗散气机。治脾应当调理，以恢复脾运。调理的方法可有调、益、温、化，往往两法或三法并用。余在临床调中理脾多用苏梗；益脾多用扁豆、焦术；温阳多用干姜；化湿多用陈皮、半夏。一般不妄投参芪及燥烈之品。

胃贵在养，"保得一分胃气，便有一分生机"。然胃何以伤，何以养，往往不为医家深究。常见有医者临证冥思苦想，辨证精微，但不重调食养胃，结果"胃气一败，百药难施"。胃气伤败，一责于食，二责于医。若贪生务饱，瘀塞难消，气机不畅，病体难复，责之于食也。药有偏胜，既可治病，亦可致病，凡中虚之体，药量宜轻，苦寒克削、滋腻峻补均弊多利少，伤败胃气，此责之于医也。故有"食伤人易知，药伤医多不识"之说。养护胃气，则在食不在药。余临证处方中虽多加神曲、麦芽、内金和胃消食，但始终注意对患者进行饮食指导，强调贵在能节，保冲和而顺颐养。节美食，务不饱甚，则每餐必无伤，食物皆为益。在疾病基本痊愈后，则调节饮食，适当增加营养，采用食补，巩固疗效，以溲便有时、消化完善为度。切忌乱投补药善后。在辨证用药治疗时，尽量不施尽剂，不伤胃气，遇有病情危急或病旷日久，胃气已败的，"保命留病"专以养胃，往往胃气一复，病可望转。

——夏洪生《北方医话·脾贵在调，胃贵在养》

【提要】　本论根据脾胃的生理特点不同，提出脾贵在调，胃贵在养。作者认为，脾贵在调，缘因脾性升而恶湿，体阴而用阳，最易湿阻；益脾最忌峻补，以防壅塞气机；祛湿最忌燥烈，以防耗散气机；治脾应当调理，以恢复脾运。调理的方法可有调、益、温、化，往往两法或三法并用。胃贵在养，养护胃气，则在食不在药，要注意对患者进行饮食指导，强调贵在能节，保冲和而顺颐养。

赵川荣　调太阴以理阳明

叶天士《临证指南医案·肠痹门》列医案凡八则十三诊。其中八诊使用杏仁、枇杷叶、瓜蒌皮、紫菀诸味。先生曰："丹溪每治肠痹必开肺气，谓表里相应治法。"又曰："《内经》谓：肺主一身气化。天气降，斯云雾清而诸窍皆为通利。"肺与大肠相表里，肺气主降，大肠主传导亦赖气机之通降；肺又主一身之气，故降肺气亦通肠痹之证。《书录题解》曾记史堪医案一则：蔡元长苦大便秘，医不能通。堪诊已曰：请求二十钱。元长曰：何为？曰：欲市紫菀。末紫菀以进，须臾遂通。元长大惊，堪曰：大肠，肺之传送。今之秘无他，紫菀清肺气，此所以通也。

史堪，字载之，北宋蜀人。因治愈蔡元长便秘而名噪一时。天士治肠痹私淑丹溪，实史堪之有降肺通便之法于前。《内经》言："肺合大肠。大肠者，传导之腑。"然善用者寡。如史堪、丹溪、天士皆可谓灵机活泼、聪明善思之士。前人曾曰："人苟读古人之书，通古人之意，以洞究乎今人之病；无不可读之书，无不可治之病。"诚哉斯言。

现代苏州名医黄一峰亦善用宣肺气以振脾胃之法。黄老认为诸气膹郁，皆属于肺。故宣泄肺气，伸其治节，是调升降、运枢机的一个方面。人身气贵流行，百病皆由愆滞。设明此义，则平易之药、清淡之方亦可每愈重病。故其治疗脾胃病常用紫菀、桔梗等宣泄肺气之品。

天士治肠痹，取降肺通肠之法，故所用药如紫菀、杏仁、枇杷叶、瓜蒌皮之辈皆有降无升。黄老治脾胃则重在调理气机。脾胃为气机升降之枢机，升降息则气立孤危。故以桔梗之升开提肺气以助脾气之升，紫菀之通降肺气以助胃气之降，脾胃升降得宜，诸症皆可因之而愈。脾、胃、大肠同为仓廪之本、营之居，调理太阴肺气，既助大肠传化，又助脾升胃降。先贤后哲，其揆一者，以理本同一，触类引申故也。

——孙继芬《黄河医话·调太阴以理阳明》

【提要】 本论阐释运用调肺理大肠的方法治疗大便难。作者除了论及从肺论治大肠之病，如肠痹、便秘等之外，还论及从肺而治脾胃。治大肠者，用降肺之品。调脾者，宣肺助脾气之升；调胃者，降肺助胃气之降。

王成德 阴虚宜调脾

阴虚之证，为医所重视者，莫过于肾阴；为医所忽视者，莫过于脾阴。

余谓阴虚之证，脾阴至关重要。脾为五脏之母，三阴之长，统阴血而舍营，主运化而散精，为津液、阴血生化之源。脾阴充足，则五脏之阴得以灌溉；脾阴若虚，则五脏之阴随之皆虚。诚如陈修园指出："脾为太阴，乃三阴之长。故治阴虚者，当以滋脾阴为主。脾阴足，自能灌溉脏腑也。"

脾阴不足，分营血不足与津液亏损两种情况。故治当分补养营血与滋阴增液两法。

补养营血，主要用于脾之化源不足，营血亏损诸证。如食少无味、身倦肌瘦，毛发脱落，惊悸健忘，盗汗身热等。可用人参养荣汤化裁治之。若因忧思过度，或误施攻伐，损伤脾阴，脾虚不能摄血致大便脱血，或妇人崩漏者，可用寿脾煎（一名摄营煎）加味治之。

滋阴增液，若热病伤津者，治在胃。慢性病耗伤津液者，治在脾。脾脏阴亏津少，多见口舌干燥，甚则唇舌生疮，消渴，多食易饥，或少食腹胀，噎膈，嘈杂，尿赤，肌瘦，倦怠，舌红少苔，脉象细数等症。一般可用沙参麦冬汤化裁治之。

总之，脾居中州，能使心肺之阳降，肝肾之阴升，而成天地之泰。脾乃后天之本，生化之源，补后天之阴可济先天。故阴虚勿忘调脾。

——孙继芬《黄河医话·阴虚宜调脾》

【提要】 本论阐述脾阴的重要性及脾阴不足的治疗方法。一般论及阴虚，人们常重视肾阴而忽视脾阴。而作者认为，脾居中州，能使心肺之阳降，肝肾之阴升，而成天地之泰；脾乃后天之本，生化之源，补后天之阴可济先天。脾阴不足，分营血不足与津液亏损两种情况，治疗分补养营血与滋阴增液两法。

魏雅君 柔肝小议

肝藏血，为风木之脏，内寄相火，体阴而用阳，主动，主升。为病多刚暴横逆，挟火挟风，是以柔肝一法为医者所常用。然何以柔之？

一曰：养血以柔肝。盖肝藏血，血少则肝急血燥则生热，血虚则风动，养肝血即补肝体。当归、白芍、柏子仁、生地、枸杞子、女贞子、制首乌等可选用。

二曰：滋阴以柔肝。芍药甘草汤酸甘化阴，益阴荣筋，缓急止痛为常用之方。然滋阴之中当再分两层：一层为壮水制阳，以治肝火上亢，补水即所以制火，可选用归、芍、地、黄，杞菊地黄之属；一层为滋阴补精。肝肾乙癸同源，精血互生，肝阴亏虚日久，可予滋补肾精，方如大补阴丸、加味一贯煎之属，即虚则补其母之义，其间殊当审谛。

三曰：通络以柔肝。若肝失疏泄，肝络痹阻为痛为聚，治以疏肝活血通络，如茜草、泽兰、旋覆、归须、木瓜、红花、赤芍等可随证选用。叶天士为擅用通络柔肝之大师，其《临证指南医案》用之多验。

四曰：软坚以柔肝。肝阳有余，故需牡蛎、龟板等类以潜阳，肝之痞痛坚硬，亦须咸寒以软坚。仲景擅用柴胡、牡蛎治胁痛痞满，实为后世垂法。

人皆谓木喜条达，多以疏肝理气为治。然久用香燥，每易暗耗肝阴，不可不慎。

总之肝为刚脏，全赖肾水以滋之，血液以濡之，用药不宜刚而宜柔，不宜伐而宜和，当于甘凉、辛润、酸降、柔静中求之。

——夏洪生《北方医话·柔肝小议》

【提要】　柔肝是临床治肝病的常用治法。本论论述了柔肝四法，即养血以柔肝、滋阴以柔肝、通络以柔肝、软坚以柔肝；以及柔肝的用药原则，即不宜刚而宜柔，不宜伐而宜和，当于甘凉、辛润、酸降、柔静中求之。其中滋阴柔肝的滋阴之法，包括壮水制阳及滋阴补精两类。

马继嗣　疏利三焦之谈※

北方地区昼夜温差大，气温变化急骤，尤其是秋冬季节，邪犯少阳者颇多。此证体虚年老及久卧病榻者易得之，如仲师所云："血弱气尽，腠理开，邪气因入，与正气相搏，结于胁下。"

邪犯少阳见症复杂且变化不定，病情常有兼挟。余认为此证重在三焦受病。三焦主持诸气，总司人体气化作用，为元气、水谷运行的道路。少阳受病，枢机不得运转，水火气机不得升降，正气虽有抗邪之力，而无施展之途径。少阳枢机一日不运，虽少许贼邪，也可久羁，耗伤正气。

邪犯少阳，胆火上炎，能使脾胃不和。根据临床观察，很多患者食物不进，而能饮水，尚不要紧；倘若连水饮也不下咽，病势就会急转直下。若辨证准确，以柴胡剂疏利三焦，条达上下，宣通内外，和畅气机，每可获得显效。很多病证，只要三焦通利，能够饮水，很快就有转机。一些久病、痼疾，或久卧病榻者，外邪最易犯其少阳，医者必须明辨。余曾遇到几例胃癌、食管癌患者，因外邪侵犯少阳，饮食之后即行呕吐，医者则判其数日内毙命，拒绝治疗。余曾以小柴胡汤酌加石斛、竹茹等使呕吐止，延长存活期……若三焦通利，有呕吐症状也易治，如大柴胡汤证、小柴胡汤证、柴胡桂枝汤证、柴胡加芒硝汤证、黄芩加半夏生姜汤证均有呕吐之见症，只要方证相符，皆有效验。

临床上无论肝胆、脾胃及一些水液阻滞之证（如现代医学之胆囊炎、胆结石、胃炎、胰腺炎及泌尿系疾患），皆可以疏利三焦之法治之而收效，只要三焦通畅，枢机运转，水火气机得以升降，而能上焦如雾，中焦如沤，下焦如渎，各有所司，则正气通达，就能邪去正安。

——孙继芬《黄河医话·疏利三焦之谈》

【提要】　本论阐述肝胆、脾胃及一些水液阻滞之证（如现代医学之胆囊炎、胆结石、胃炎、胰腺炎及泌尿系疾患），皆可以疏利三焦之法治之而收效。作者常用柴胡剂疏利三焦，条达上下，宣通内外，和畅气机。

张太康 谈宣肺与肃肺二法

宣肺与肃肺二法，可调畅肺气，相辅为用，但须严格区别，不能混淆乱施。宣肺法是用具有辛散宣发、开泄肺气的药物，宣发肺气，促使卫气充肤温肉以卫其外，熏肤泽毛以散其邪。如麻黄、荆芥、紫苏叶、桑叶、牛蒡子、桔梗之类。多用于表邪郁闭之肺卫不宣之证。

肃肺法是用具有清肃下降肺气作用的药物，促使肺中津气下行而行肃降之权；或取降泄下行以祛痰下气，调畅气机升降之枢。如桑白皮、紫苏子、莱菔子、葶苈子、枇杷叶、杏仁、厚朴之类。此法多用于肺失清肃、气逆于上之证。

宣肺与肃肺之法各有不同的功能和适用范围。例如同一咳嗽，若初病风邪束肺，卫气被遏，肺气不宣，则忌过早施用肃肺降泄之法。若投之则咳嗽不能速愈，反能恋邪，或引邪入里为害。若病久咳，肺失清肃，或痰浊内阻，肺气壅塞，清肃之令不行，又忌用宣肺之法，误投则气逆痰浊不降，反耗伤肺气，咳嗽必甚。由此可见，宣肺与肃肺二法是针对两种不同的病机而运用，切不可混而乱用。二者又是相辅相成的。宣能促降，降能助宣，宣肃相济，肺气得畅。假若宣发不能，则肃降失司；肃降受挫，则宣发无权。故二者有因果关系，在临床中宣肺与肃肺常须配合应用。例如外邪束肺，肺卫失宣，内有痰浊阻滞之证。初起表证为重，则宜宣肺为主，少佐肃肺。如麻黄汤中的麻黄、桂枝佐以杏仁，杏苏散中紫苏叶、前胡、桔梗佐以杏仁、枳壳。若因痰浊壅肺，肃降无权，肺气上逆，宣发不能，则应以肃肺为主，兼以宣肺。如定喘汤中，紫苏子、杏仁、半夏、桑白皮佐以麻黄。总之宣肺与肃肺二法之运用，首当辨清病机，分别主次，配合恰当，方能使肺气调畅。

——孙继芬《黄河医话·谈宣肺与肃肺二法》

【提要】 本论阐述宣肺与肃肺二法，可调畅肺气，相辅为用，但须严格区别，不能混淆乱施。在临床中宣肺与肃肺常须配合应用。例如外邪束肺，肺卫失宣，内有痰浊阻滞之证。初起表证为重，则宜宣肺为主，少佐肃肺。若因痰浊壅肺，肃降无权，肺气上逆，宣发不能，则应以肃肺为主，兼以宣肺。

董胡兴 利机枢，治虚损

"利机枢"是浙江会稽晚清时医家章楠（字虚谷），在其著《医门棒喝（初集医论）·虚损论》中所提出的一种治虚损妙法。其法以疏利肝胆，佐以凉润；温健脾胃，佐以滋润为主。章氏根据"虚损之人，气血既亏，阴阳运行不能循度，动多窒滞"的病理特点和人体清气出肝胆、资源发脾胃的道理。强调"欲培其根本，必先利机枢"，肝胆脾胃乃是关键。现就临证管见，谈谈应用其法的要领。

第一，掌握适应病证。利机枢法具有能使人身气机调畅、升降有节、气血生化有源的作用，主要适用于虚损患者中补之不受、攻之不耐之虚中挟实诸证。虚损日久，因呆补而致胀满或泄泻者，用之颇宜。若系肝胆郁滞，脾胃虚弱，本法更为适中。笔者曾用四逆散合六君子汤加减，治疗久病或老年虚弱患者之食欲不振，体质渐衰症，对于增进饮食和改善体质，均有明显的效果。肺病、肝病日久伤及脾者，亦可酌用。若肝阴亏虚者，单用疏利，即犯虚虚之戒；当阳气欲脱，阴气将竭之时，施以疏利，更伤其气，施以温健，则耗其津。

第二，权衡升降动静。利机枢法虽有调节气机的作用，但应注意权衡升降动静，以令其适度，方能维持脏腑的正常功能。如补养精血过于滋腻，则易碍脾胃升降之机；疏利气机过于辛窜，反耗伤阴血。升补中气应防虚阳浮越，平降逆气当虑阳气沉陷。在大队滋补品中佐理气，在辛香理气品中佐敛阴可使动静平衡。升提佐和降，降逆佐轻升。古代制方与现代用方都如此，切不可拘泥，顾此失彼，但要分清主次，同时注意时令特点。

第三，坚持随证设法。章楠利机枢法的运用，还要求医者"随证设法"，以防"正虚夹邪，执用补法，则锢其邪，执用攻法，则正气脱"。所谓随证以设法。如肝经郁滞当分寒热，寒滞宜疏利而兼温；湿热郁滞宜疏利而兼清。肝阳上亢因火郁当用清降，因阴虚当用滋降。脾胃虚寒，可施温健；脾胃湿热则宜清泄。虚损兼感，邪轻用补托，邪重急去邪，以防内外相合，使病势加重。对兼有瘀血、痰饮、宿食者，当酌用化瘀、消痰、导滞法治之，可使正气尽快恢复。

——詹文涛《长江医话·利机枢，治虚损》

【提要】　本论系统阐述清代章楠提出"利机枢"治虚损法之临床应用，其法以疏利肝胆，佐以凉润；温健脾胃，佐以滋润为主。适用于虚损患者补之不受、攻之不耐之虚中挟实诸证，应用时要掌握适应病证和禁忌事项。

孙润斋　短话意治法

医者，意也。在《石室秘录·意治法》中陈士铎别出心裁地提出"意治三法"，谓："因病人之意而用之，一法也；因病症之意而用之，又一法也；因药味之意而用之，又一法也。"余反复思虑，其理诚然。

因病人之意而用，即据病者喜温、喜凉、喜按等所喜不同，而分投顺其性之药。如喜温者，投以温药；喜凉者，投以凉药。此法多逆其病，不违得益。余曾治室女刘某，月事来前，胸闷烦躁，夜卧不安，渴喜冷饮。余以意治从病人之喜，月事前投以养阴清热之生地、麦冬、黄连、山栀等，获愈。凡此类例，数之不尽。此观病人所喜，是体必由所需，故以病者意，补其不足，伐其太过而收效。

因病症之意而用，即详察症状，使病机彰明。然后，或以医者口劝解之，或投以药石除之。此由症之意，悟出病机，给予治疗，此功昭然。余曾遇一少妇，因患咽中如物梗塞，吞咽不得下，三载未愈。自疑噎膈不治之证，心情忧虑重重。久而久之，日形消瘦，身渐乏力，精神忧郁，疑虑更加严重。余察知病由，诊无他疾，乃行口劝破解之法，将该病原由机理，息节食忌等等，详述于病者。虽未投药石，患者病逐减，体渐复。此从病症之意而用，审证明因，乃治本之法也。

因药味之意而用，乃药物配伍之法，组方遣药之妙。此众贤皆晓，不复赘述。

——夏洪生《北方医话·短话意治法》

【提要】　本论围绕陈士铎《石室秘录·意治法》提出的"意治三法"展开论述。三法，即一为因病人之意而用，即据病者喜温、喜凉、喜按等所喜不同，而分投顺其性之药；二为因病症之意而用，即审证明因，乃治本之法；三为因药味之意而用，为药物配伍之法，以组方遣药。

余瀛鳌 临证"法治"与"意治"

中医临证，要求在辨病和辨证的基础上"立法处方"。余老认为，当对每一个患者具体问题具体分析时，就会涉及"法治"与"意治"的问题。

所谓"法治"，一般是在辨证之后，论治、处方之前必当确立的治疗原则和方法。试以便秘而言，如症见阳明胃实、燥渴谵语，属实闭，立法宜泻实通腑；老弱之人精血既乏或产妇气血不足，以致肠胃失润，为虚闭，当以养血润肠为法；口燥唇焦，舌苔黄，小便黄赤，喜冷恶热，为热闭，立法宜清热导滞；唇淡口和，舌苔白，小便清，喜热恶寒，此属冷闭，治当以温润为法。掌握辨证和立法，是作为一个临床医生所必备的基本素质。

所谓"意治"，亦即注重在诊疗中体现"医者意也"之真谛。求"意"的关键是"在人思虑"，亦即注重辨证和考虑问题的细致全面，求取治疗之意理、掌握变通之治法。所以说"医者意也"，是指医生在精细分析病因病机的前提下，经过认真思辨而获得证治概念和处治活法。今仍以便秘为例谈治案。宋代权奸蔡京苦于便秘，请名医多人治疗均无效，蔡某又不愿服大黄通下，更使医者束手，史载之往诊，切脉后，嘱以二十文钱购买紫菀，研末冲服，"须臾大便遂通，元长（即蔡京）惊异，问其故。曰：大肠，肺之传道，今之秘结无它，以肺气浊耳。紫菀能清肺气，是以通也。自此医名大进，元长深敬服之"。这种便秘治法，可谓灵变，属于"意治"的范畴，突出了医者在诊疗上的活法巧治。

又以腰痛为例，一般医生根据"腰为肾之府"的理论，多从益肾施治，或据外感风、寒、湿等情况予以祛邪。而《先醒斋医学广笔记》载述缪仲淳治先安人因亡女，忽患腰痛，艰于转侧，甚则影响张口受食。前医或从肾虚论治，或从湿痰论治，均无效。缪氏细询因证指出非肾虚所致。处方以白芍、制香附、橘红、白芷、肉桂、炙草、乳香、没药，加灯心草共研细末，"一剂，腰痛脱然，觉遍体痛……再煎滓服，立起。予骇问故，仲淳曰：此在《素问》'木郁则达之'，顾诸君不识耳"，认为此腰痛为肝郁所致，此例腰痛治法，与通常医籍所载迥异，同样说明缪氏长于"意治"，治法通权达变的特点。

但我们从事临床的同志，又不能一味地去追摹"意治"。关键是，须有坚实的学术、临床基础，须运用科学、辩证的思维方法，并应理解"法治"与"意治"的密切关联。即"意治"不能脱离"法治"；"法治"在一定的辨证条件下，须以"意治"来加以体现，明·冯嘉会指出："夫天下意与法原自相持，意缘法以行，而后驭之精；法传意以出，而后垂之永。"（《仁文书院集验方·序》）这是对"意治"与"法治"关系的精辟见解。

上述的"意治"案例，还启发医生在辨证中不可忽视"审因"。蔡京之便秘，因于肺气浊；李夫人之腰痛，因于亡女，肝木抑郁。故前者清肺气之浊而用紫菀末；后者达肝木之郁，故着重用疏郁缓痛治法。明代名医卢之颐指出，医生于临证中应防止"审因者略证，局证者昧因；知常而不及变，循变而反舍常"之偏向。意谓医生在辨证中须注意审因，审因中又当具体辨析临床所表现之不同证候。在治法上，既应"知常"（这是对医生诊疗的基本要求），又能"循变"（对医生在证治方面的较高要求），而所谓"循变"并非唾手可得，它是在熟悉常法、思虑精审的基础上产生的。

——李鸿涛《余瀛鳌通治方验案按·第五章、临证"法治"与"意治"》

【提要】 本论阐述临床常规治法和循意治法的适用前提和注意事项，提醒医者在辨证中应善于发现患者表现之常和变，脱离常规诊疗思路，拘泥套用"意治"之法。

3.3　治疗禁忌

李东垣　用药宜禁论

凡治病服药，必知时禁、经禁、病禁、药禁。

夫时禁者，必本四时升降之理，汗、下、吐、利之宜。大法：春宜吐，象万物之发生，耕、耨、科、斫，使阳气之郁者易达也；夏宜汗，象万物之浮而有余也；秋宜下，象万物之收成，推陈致新，而使阳气易收也；冬周密，象万物之闭藏，使阳气不动也。《经》云：夫四时阴阳者，与万物浮沉于生长之门，逆其根，伐其本，坏其真矣。又云：用温远温，用热远热，用凉远凉，用寒远寒，无翼其胜也。故冬不用白虎，夏不用青龙，春夏不服桂枝，秋冬不服麻黄，不失气宜。如春夏而下，秋冬而汗，是失天信，伐天和也。有病则从权，过则更之。

经禁者，足太阳膀胱经为诸阳之首，行于背，表之表，风寒所伤则宜汗，传入本则宜利小便。若下之太早，必变证百出，此一禁也。足阳明胃经，行身之前，主腹满胀，大便难，宜下之。盖阳明化燥火，津液不能停，禁发汗、利小便，为重损津液，此二禁也。足少阳胆经，行身之侧，在太阳、阳明之间，病则往来寒热，口苦胸胁痛，只宜和解。且胆者无出无入，又主发生之气，下则犯太阳，汗则犯阳明，利小便则使生发之气反陷入阴中，此三禁也。三阴非胃实不当下，为三阴无传本，须胃实得下也。分经用药，有所据焉。

病禁者，如阳气不足，阴气有余之病，则凡饮食及药忌助阴泻阳，诸淡食及淡味之药泻升发以助收敛也。诸苦药皆沉，泻阳气之散浮；诸姜、附、官桂辛热之药，及湿面、酒、大料物之类，助火而泻元气；生冷、硬物损阳气，皆所当禁也。如阴火欲衰而退，以三焦元气未盛，必口淡，如咸物亦所当禁。

药禁者，如胃气不行，内亡津液而干涸，求汤饮以自救，非渴也，乃口干也；非温胜也，乃血病也。当以辛酸益之，而淡渗五苓之类，则所当禁也。汗多禁利小便，小便多禁发汗。咽痛，禁发汗利小便。若大便快利，不得更利。大便秘涩，以当归、桃仁、麻子仁、郁李仁、皂角仁，和血润肠，如燥药则所当禁者。吐多，不得复吐；如吐而大便虚软者，此土气壅滞，以姜、橘之属宣之；吐而大便不通，则利大便，上药则所当禁也。诸病恶疮及小儿癍后，大便实者，亦当下之，而姜、橘之类，则所当禁也。又如脉弦而服平胃散，脉缓而服黄芪建中汤，乃实实虚虚，皆所当禁也。

人禀天之湿化而生胃也，胃之与湿，其名虽二，其实一也。湿能滋养于胃，胃湿有余，亦当泻湿之太过也。胃之不足，惟湿物能滋养。仲景云：胃胜思汤饼。而胃虚食汤饼者，往往增剧。湿能助火，火旺郁而不通，主大热。初病火旺，不可食以助火也。察其时，辨其经，审其病，而后用药，四者不失其宜则善矣。

——金·李东垣《脾胃论·卷上·用药宜禁论》

【提要】　本论阐述临床治疗的若干禁忌，指出治病服药必知时禁、经禁、病禁、药禁。时禁如四时用药寒温之禁。经禁如足太阳膀胱经病禁下之太早等。病禁是针对病性，用药与饮食的禁忌。如阳虚阴盛之病，忌助阴泻阳之药食。药禁是根据脉、症和已服之药的情况的用药和饮食禁忌。

李东垣 六经禁忌

足太阳膀胱经，太阳为诸阳之首，此老阳也。禁下之太早。太阳寒水所伤，伤人之表。下之，则去其里邪。里邪者，肠胃中实热是也。膀胱者，主小便，无滓秽。滓秽者，血病也。宜下之。膀胱主小便者，气也。治气与血各异。总以六经言之，非胃实，不当下。胃实者，里实也。不大便，日晡潮热，大渴引饮，谵语，发热恶热，乃可下也。诸经皆然。仲景云：病发于阳，下之太早，则为结胸，治之以陷胸汤、陷胸丸之类是也。病发于阴，下之太早，则为痞气。其证有九种，治之以五个泻心汤是也。夫太阳者，其病在经则头项痛，腰脊强，䐃如结，腨如裂，腰屈不得伸。此伤风伤寒，须有此证。若脉浮缓，发热恶风自汗，乃病发于阳。表证未罢，不作里实。下之，则成结胸。何故结于胸中？盖风邪伤卫。卫者，固皮毛之元气是也。皮毛，肺之标也。下之，则邪入于本。故邪结胸中，肺之部也。若已成结胸，表证尚在，不可便用陷胸汤等攻之，当先解表，表解乃可攻也。痞气亦然。太阳证，头项痛，腰脊强，䐃如结，腨如裂，腰屈不得伸，病发于阴。脉浮紧，发热恶寒无汗，未传入里。下之，则成痞气。痞气者，邪结心下。何故邪结心下？盖寒邪伤荣。此荣者，亦太阳所管，血之别名也，心主所主，表邪陷入于本，故心下为痞也。此太阳证不止禁下，细禁尤多。今略陈本经中一禁。若邪气在经，未渴，小便清，知邪气未入于本，只宜解表，若与五苓散利小便，谓之唤贼入家，不可与之。若已渴而表证罢，知谷消水去形亡，将传入阳明，当急与五苓散利其小便而撤其邪气，使不传阳明而愈矣。仲景曰：汗家不得重发汗。为重亡津液，必成血结膀胱。若头痛恶寒脉浮紧者，是表未解也。表证全在，虽数十汗而不为逆也。咽干者，不得发汗，为津液已亡，恐重亡津液，则必成蓄血。若有小便，不得更利小便。或已有下证者，不大便，谵语，日晡所发潮热，大渴引饮者，亦禁之。若无此证，只在太阳经之本，小便黄色者，宜利之。若小便黄而迟不利之，必成小便闭塞，发为黄也。

足阳明胃之经，有二禁。尺寸脉俱长，身热目病，鼻干不得卧，不得发汗，不得利小便。夫胃者，血也，不主小便。此经得之时，戊癸化燥火，津液不得停，燥热必生。发汗利小便者，是重损津液。故禁之。

足少阳胆之经，胸胁痛而耳聋，口苦舌干，往来寒热而呕。有三禁：禁发汗，禁利小便，禁下。何故？盖经行太阳阳明水火之间，下之犯太阳，汗之、利小便亦犯阳明，故为三禁。且胆者，无出无入。若犯此禁，必变成凶证，必得瘸疾，犯生发之气故也。此经治法，当通因通用，热因热用。为天地俱生，不可伐也。为生气之源，不可犯此禁也。仲景之法，惟宜小柴胡汤和解之。柴胡证不必悉具，但有一证，皆柴胡证也。

足太阴脾之经，尺寸脉俱沉细，腹满而嗌干，禁下之。足少阴肾之经，尺寸俱沉，其病口燥咽干而渴，禁发汗。谓病在里，脉沉细故也。脉涩而弱者，不得下。少阴病，始得之，反发热脉沉者，麻黄细辛附子汤。三阴，非胃实不可下。此三阴无传经，止胃实得下也。

——金·李东垣《医学发明·卷一·六经禁忌》

【提要】 本论阐述六经病治疗禁忌。足太阳膀胱经病，禁下之太早。足阳明胃经病，禁发汗，禁利小便，否则重损津液。足少阳胆经病，禁发汗，禁利小便，禁下。足太阴脾经病，禁下。足少阴肾经病，禁发汗。三阴病，非胃实不可下。

徐春甫 治燥用风热药不可太过

燥病虽为风热之化，施治当审轻重之分，以养血润燥为主，加佐辛凉可也。若或纯用辛凉驱风，苦寒泄热，不无逐末而忘本，世多此弊而燥愈增。

丹溪云：皮肤皱揭坼裂，血出大痛；或肌肤燥痒，皆火烁肺金，燥之甚也。宜以四物汤去川芎加麦门冬、人参、天花粉、黄柏、五味子之类治之。

——明·徐春甫《古今医统大全·卷之十九：燥证门·治燥用风热药不可太过》

【提要】 本论阐述治燥应以养血润燥为主，辛凉药只可作为佐药，不可过用；并引丹溪之言，建议用四物汤加减来治皮肤之燥。去川芎者，因燥证患者多阴分不足，川芎可走散行气之故。

张介宾 论苦寒补阴之误

凡物之死生，本由乎阳气。顾今人病阴虚者，十尝八九。不知此"阴"字，正阳气之根也。阴不可无阳，阳不可无阴。故物之生也，生于阳；而物之成也，成于阴。则补阴者，当先补阳。自河间主火之说行，而丹溪以苦寒为补阴之神丹，举世宗之。尽以热证明显，人多易见；寒证隐微，人或不知；且虚火、实火之间，尤为难辨。孰知实热为病者，十不过三四；而虚火为患者，十尝有六也。实热者，邪火也。邪火之盛，元气本无所伤，故可以苦寒折之，亦不可过剂，过则必伤元气。虚火者，真阴之亏也。真阴不足，岂苦寒可以填补？人徒知滋阴之可以降火，而不知补阳之可以生水。吾故曰：使刘、朱之言不息，则轩岐之道不著。

——明·张介宾《质疑录·论苦寒补阴之误》

【提要】 本论阐述后人学习朱丹溪苦寒补阴，不加辨证的片面性。作者认为，苦寒用于清实火，并不能补阴；滋阴可以降火，并非降火就能滋阴；主张从阳中求阴，通过补阳来生阴。

张介宾 论诸痛不宜补气

《灵枢》云：病痛者，阴也。又云：无形而痛者，阴之类也。其阳完而阴伤之也，急治其阳，无攻其阴。夫阳者，气也，是痛病当先治气。顾气有虚有实。实者，邪气实。虚者，正气虚。邪实者，以手按之而痛，痛则宜通。正虚者，以手按之则止，止则宜补。丹溪猥云：诸痛不宜补气。夫实者，固不宜补，岂有虚者而亦不宜补乎？故凡痛而胀闭者多实，不胀不闭者多虚；痛而喜寒者多实热，喜热者多虚寒；饱而甚者多实，饥则甚者多虚；脉实气粗者多实，脉虚气少者多虚；新病壮年者多实，愈攻愈剧者多虚。痛在经者脉弦大，痛在脏者脉沉微，兼脉症以参之，而虚实自辨。是以治表虚痛者，阳不足也，非温经不可；里虚痛者，阴不足也，非养荣不可；上虚而痛者，心脾受伤也，非补中不可；下虚而痛者，脱泄亡阴也，非速救脾肾温补命门不可。凡属诸痛之虚者，不可以不补也。有曰"通则不痛"，又曰"痛随利减"。人皆以为不易之法，不知此为治实痛者言也。故王海藏解"痛利"二字，不可以"利"为"下"，宜作"通"字训。此说甚善。明哲如丹溪徒曰："诸痛不可补气"，则失矣。

——明·张介宾《质疑录·论诸痛不宜补气》

【提要】 本论阐述朱丹溪所言"诸痛不宜补气"适用于实证，不可以偏概全；虚性痛证，正当采用补法。因为痛病当先治气，而气有虚有实。表、里、上、下，皆有因虚而痛者，自然应该补虚。不可补气者，是指实痛而言。

徐灵胎　病不可轻汗论

治病之法，不外汗、下二端而已。下之害人，其危立见，故医者病者，皆不敢轻投。至于汗多亡阳而死者，十有二三，虽死而人不觉也。何则？凡人患风寒之疾，必相戒以为宁暖无凉，病者亦重加覆护，医者亦云服药必须汗出而解。故病人之求得汗，人人以为当然也。秋冬之时，过暖尚无大害。至于盛夏初秋，天时暑燥，卫气开而易泄，更加闭户重衾，复投发散之剂，必至大汗不止而阳亡矣。又外感之疾，汗未出之时，必烦闷恶热。及汗大出之后，卫气尽泄，必阳衰而畏寒。始之暖覆，犹属勉强，至此时虽欲不覆而不能，愈覆愈汗，愈汗愈寒，直至汗出如油，手足厥冷，而病不可为矣。其死也，神气甚清，亦无痛苦。病者医者，及旁观人，皆不解其何故而忽死，惟有相顾噩然而已。我见甚多，不可不察也。总之有病之人，不可过凉，亦不宜太暖，无事不可令汗出，惟服药之时，宜令小汗。仲景服桂枝汤法云：服汤已，温覆令微似汗，不可如水淋漓。此其法也。至于亡阳未剧，尤可挽回，《伤寒论》中真武、理中、四逆等法可考。若已脱尽，无可补救矣。又盛暑之时，病者或居楼上，或卧近灶之所。无病之人，一立其处，汗出如雨，患病者必至时时出汗，既不亡阳，亦必阴竭而死。虽无移徙之处，必择一席稍凉之地而处之，否则神丹不救也。

——清·徐灵胎《医学源流论·卷下·治法·病不可轻汗论》

【提要】 本论阐述治病不可轻易用汗法，以致有过汗亡阳的危险。作者提示尤其暑燥气候，不可轻易采用闭户重衾的方法取汗。治疗时主张发微汗，且汗后调护应在稍凉之地，以免因再致汗出过多。

徐灵胎　发汗不用燥药论

驱邪之法，惟发表、攻里二端而已。发表所以开其毛孔，令邪从汗出也。当用至轻至淡，芳香清冽之品，使邪气缓缓从皮毛透出，无犯中焦，无伤津液，仲景麻黄、桂枝等汤是也。然犹恐其营中阴气，为风火所煽，而消耗于内，不能滋润和泽，以托邪于外。于是又啜薄粥，以助胃气，以益津液，此服桂枝汤之良法。主发汗之方，皆可类推。汗之必资于津液如此。后世不知，凡用发汗之方，每专用厚朴、葛根、羌活、白芷、苍术、豆蔻等温燥之药，即使其人津液不亏，内既为风火所熬，又复为燥药所燥，则汗从何生？汗不能生，则邪无所附而出，不但不出，邪气反为燥药鼓动，益复横肆，与正气相乱，邪火四布，津液益伤，而舌焦唇干，便闭目赤，种种火象自生，则身愈热，神渐昏，恶症百出。若再发汗，则阳火盛极，动其真阳，肾水来救，元阳从之，大汗上泄，亡阳之危症生矣。轻者亦成痉症，遂属坏病难治。故用燥药发汗而杀人者，不知凡几也。此其端开于李东垣，其所著书立方，皆治湿邪之法，与伤寒杂感无涉。而后人宗其说，以治一切外感之症，其害至今益甚。况治湿邪之法，亦以淡渗为主，如猪苓、五苓之类，亦无以燥胜之者。盖湿亦外感之邪，总宜驱之外出，而兼以燥湿之品，断不可专用胜湿之药，使之内攻，致邪与正争，而伤元气也。至于中寒之证，亦先以发表为主，无竟用热药以胜寒之理，必其寒气乘虚陷入，而无出路，然后以姜附回其阳，此仲景用理中之法也。今乃以燥药发杂感之汗，不但非古圣之法，并误用东垣之法。医道失传，只此浅近之理不知，何况深微者乎？

——清·徐灵胎《医学源流论·卷下·治法·发汗不用燥药论》

【提要】 本论阐述发汗不可妄用温燥之药，易造成津液为燥药所燥，不足以生汗的问题。如此，则不仅难以驱邪外出，而且会产生不良后果。

李翰卿 滋阴法的禁忌证

滋阴法是利用甘寒滋润的药品滋补津液的方法。因为温为阳邪，最易耗伤津液，故滋阴法在温病治疗中为常用方法，但需要注意的是，在以下四种情况出现时，滋阴法是不宜应用的：

第一，湿邪未尽、阴液未伤者不可用，用之则湿邪留恋，病深难解。

第二，病在气分，虽高热而津液未伤者不可用，用之则引邪深入营血，而使病情加剧。

第三，温邪乍入营分，气分之邪未尽者不可用，因为此时当透营泄热，转出气分而解，早投滋阴反致病邪难透。

第四，阳虚病人绝不可用，恐阳气愈虚，阴阳离决，引起脱变也。

——王象礼、赵通理《中国百年百名中医临床家丛书：李翰卿·滋阴法的禁忌证》

【提要】 本论阐述滋阴法运用于温病治疗，有四类禁忌证：湿邪未尽、阴液未伤者；病在气分，虽高热而津液未伤者；温邪乍入营分，气分之邪未尽者；阳虚患者。作者着重说明了滋阴法的使用时机，认为气分之邪未尽不可滋阴，时机掌握不当会引邪深入营血。

袁今奇 小议大病后暂不宜峻补[※]

《经》曰："虚则补之""损者益之""形不足者，温之以气，精不足者，补之以味"，此皆虚候当用补益耳。俗说小虚稍补，大虚大补，重虚峻补。然大病后暂不宜峻补，乃因大病后正与邪、功能和物质仍有偏颇也。一则胃阴匮乏，濡降失司；二则脾失健运，输转无力；三则余邪未尽，惟恐闭门留寇。凡此三端，于大病后急于峻补，安能纳之、运之、收之？甚或病情反复，变生他证。

——夏洪生《北方医话·小议大病后暂不宜峻补》

【提要】 本论阐述大病后暂不宜峻补的原因，一方面是脾胃受纳、健运无力，一方面是有闭门留寇之忧。

李孔定 补不宜滞

"虚者补之",是千古不易之法。但须补而不滞,才能充分发挥补药的效果,达到治疗的目的。治疗慢性虚损,尤其应加注意。因补药壅滞,纯补峻补,虚损之脏常难使之运化,故在治疗时,常把补、消两法合在一方之内,使补药补人体之虚,消药消补药之滞。异曲同工,各尽其妙。薯蓣丸、磁朱丸均用神曲,补中益气汤、五味异功散均用陈皮,小建中汤之用生姜、桂枝,归脾汤之用木香等,就是以这种思想为指导,而于补剂中稍佐消散药的。我法前人处方之意,在治疗脾胃虚寒之证时,常于温补方中加入陈皮或神曲;在治疗肺肾虚寒之证时,常于温补方中加入小茴香或肉桂;在治疗脾胃虚热之证时,常于清润方中加入川楝子或谷芽;在治疗肺肾虚热之证时,常于清润方中加入木蝴蝶或橘核;肝虚施补,常加吴茱萸;心虚施补,常加远志,均每能获效。

如不能变通,滥施蛮补,常可出现胀满不饥,或食欲不振诸症,从而导致食量减少,气血之资源不足,纵使参茸杞地丘积于前,也是难免"求全之毁"的。

所谓"补而不滞",系指补药不碍脾之运化,胃之受纳而言。补剂中佐以行气或消导之药,是用来调畅气机、醒脾开胃的。如此,可使药物和较多的食物营养,共同来充实身体的匮乏,则消散药实际是间接的补药了。

然而,虚损毕竟当补,行气或消导药参与补剂之中,仅是防止补药可能出现的不良反应或兼治他症而已,不能直接治疗虚损,故消散药在补剂中所占的比例,一般不应超过1/3,否则,会犯虚虚之戒,导致不良后果。

——詹文涛《长江医话·补不宜滞》

【提要】 本论阐述运用补法而不可呆补壅滞的理论、方法及常用药。因补药壅滞,纯补峻补,虚损之脏常难使之运化,故在治疗时,常把补、消两法合在一方之内,使补药补人体之虚,消药消补药之滞。

冯怀坪 肝病不可妄用疏散

"木郁达之"是治疗肝病之大法,然而如何"达之",历代论述颇多。目前医者习用的是疏散一法。盖医者仅顾目下之效,以致滥用柴胡、青皮、香附之类,使病者贪图一时之快。偶遇肝郁气滞初起用之而痊愈者,就自诩其功。倘若不效,则曰:"病久矣,非三五剂可以收功。"因此,守疏散一法为治肝之常法,认为肝主疏泄治以疏散,万无一失。

果真是万无一失吗?非也。临床上仅守疏散一法而统治肝病,引起变证者屡见不鲜。由于大剂量或长时间使用疏散之品,造成的弊端甚多。有伤残脾土,致使腹胀纳呆长期不能消除者;有耗损正气,造成气短乏力,逐渐消瘦者;有暗伤阴血,导致阴虚内热的变局者……诸如此类,不胜枚举。

肝脏能否发挥其正常的疏泄功能,主要取决于肝之体。肝之体用之间,存在着本和标的关系,未有其体伤而用存、体虚而用全的道理。肝体阴而用阳,肝的生理功能,依赖肝血的濡养,才能发挥其作用,肝属刚脏,非柔润不能趋于正常。苟执疏泄一法,妄劫肝阴,损其体而用废,变证生矣。

那么肝病究竟应如何施治呢？本着"木郁达之"的原则，应该从三个方面着手，一曰疏利，二曰实脾，三曰养肝之体。

疏利一法适应于肝病初起阶段。此时正气旺盛，肝体未伤，仅有情志抑郁或气机不畅表现，治宜疏肝解郁、调畅气机，方用逍遥散之类。

实脾一法，应贯穿肝病证治的始终，也是治疗肝病的关键所在。脾实则无土壅木郁之虑，脾实则气血化源充足，肝体得其滋养而其用自调。在这方面，张机早就谆谆告诫："见肝之病，知肝传脾，当先实脾。"

补肝体一法，是治本之大法。适用于肝病日久，体质虚弱的患者。《内经》所谓"肝虚补用酸，助用焦苦，益以甘味之药调之"的治法，为我们立下了治疗肝虚病的规范。补肝体又包括滋补肝之阴血和调补肝气肝阳两个方面。如著名方剂一贯煎即是滋补肝阴、佐以疏肝的代表方剂。

此外，由于瘀血、湿热、寒滞肝脉等不同原因引起的肝病又当在此基础上，适当加减用药，不可以上法拘之。

——孙继芬《黄河医话·肝病不可妄用疏散》

【提要】 本论阐述肝病妄用疏散，有伤残脾土、耗损正气、暗伤阴血等弊端。基于"木郁达之"的治疗原则，论中认为肝病治疗应从三个方面入手，一曰疏利，二曰实脾，三曰养肝之体。疏利一法适应于肝病初起阶段。实脾一法，应贯穿肝病证治的始终，也是治疗肝病的关键所在。补肝体一法，是治本之大法，包括滋补肝之阴血和调补肝气肝阳两个方面，适用于肝病日久，体质虚弱的患者。此外，由于瘀血、湿热、寒滞肝脉等不同原因引起的肝病，又当在此基础上针对性加减用药。

吴立文 青壮之年慎补阳

青壮年乃肾气盛实之令，由于正处于发育的旺盛时期，其对阴精之需求更为迫切，供给不及或耗之有过，临床上尤以阴精亏损、阳热偏盛之证较为多见。以青壮年常出现的遗精、阳痿来说，有的患者服用温阳药后，遗泄次数反而增多；更见有的患者，过用鹿茸等温阳药后，竟致七窍出血，濒于危急之境；亦有的患者因长期用温肾之品，出现口干、喜饮、烘热等症，虽经长期滋阴治疗，其症顽固难除。可见，温肾壮阳药用于某些青壮年人，不但未收健身愈疾之益，反而助火伤阴动血，故温阳之用，不可不慎。如以梦遗来说，遗而较频者，原因较多，但多由相火偏盛所致，选用知柏地黄汤、封髓丹等方加味，宁心志、清相火，常可取效。对于阳痿，有人不加细辨，一开就是阳起石、巴戟天、海狗肾之类。而青壮年患此病者，或因不良习惯，或系纵欲妄为，致精伤过度，由是阴虚及阳而病。因其以阴精亏损为本，若单事温阳，虽可起痿于一时，常易耗精而复谢。若善用温润平补，如五子衍宗丸等方，效虽迟而持久。更有以知柏地黄汤加味而取效者，说明治此证要注重于养阴。何况阳痿之致，除肾虚外，因于湿热、肝郁者亦不少见，更不能以温阳之法概括之。又如慢性肾炎，青年患者较为常见，临床上亦多表现为阴虚兼湿热稽留。有些患者虽有畏寒、手足不温等阳虚见症，但递进温阳之后，又很易出现手足心热、舌红、干渴等阴虚内热之象。是知肾虚久病，或阴虚及阳，或阳虚及阴，虽有时表现以阳虚为主，但从本质上来说，多属于阴阳两虚之证。若不细加辨析，就会出现偏颇之弊，故青壮年要慎用温阳之品。

——孙继芬《黄河医话·青壮之年慎补阳》

【提要】 本论基于青年人生理特征，认为不可妄用温补。作者认为，青壮年乃肾气盛实之令，由于正处于发育的旺盛时期，其对阴精之需求更为迫切，供给不及或耗之有过，临床上尤以阴精亏损、阳热偏盛之证较为多见。温肾壮阳药用于某些青壮年人，不但未收健身愈疾之益，反而助火伤阴动血，不可见阳痿、遗精即补肾阳。例如阳痿病因，除肾虚外，因于湿热、肝郁者亦不少见，而补肾也应注重养阴。又如慢性肾炎，青壮年患者亦多表现为阴虚兼湿热稽留，虽有时有以阳虚为主的表现，但从本质上来说，多属于阴阳两虚之证。

孙继芬 食补也能致病

张子和主张治病需用药攻，补虚则用食补，非大虚大损证不可用药补。这一见解，虽然有一定的片面性，但也不是全无道理。张机的指导思想是防止"留邪""闭寇"，认为用食补安全可靠。然而，无论攻邪祛病还是补虚扶正，都要适宜，不应有过，过则为害。《内经》早有五味过则伤脏的戒训，药物与食物均无例外，食补可以医病，不当也可致病……人参鸡汤大补元气，且血肉有情，气味俱厚，长期食用则腻滞生痰，痰浊上乘致头晕头痛，病生于过食补品，幸未蕴成湿痰重疾，故停食人参鸡汤，进清淡素食，痰浊不生而病除。以此观之，食补也需辨证施用，孟浪投之，也可致病。

——孙继芬《黄河医话·食补也能致病》

【提要】 本论阐释了食补不当亦能致病的道理。古人虽有食补比药补安全可靠的说法，但《内经》早有五味过则伤脏的戒训，药物与食物均无例外，食补可以医病，不当也可致病。例如过食补品而腻滞生痰，痰浊上乘可致头晕头痛。所以，食补也需辨证施用，不能因为不是药品就滥用。

参考文献

专论引用文献

[1] 黄帝内经素问[M]. 北京：人民卫生出版社，2005.

[2] 灵枢经[M]. 北京：人民卫生出版社，2005.

[3] 凌耀星. 难经校注[M]. 北京：人民卫生出版社，1991.

[4] 〔汉〕华佗. 华氏中藏经[M]. 〔清〕孙星衍校. 北京：人民卫生出版社，1963.

[5] 〔汉〕张机. 金匮要略方论[M]. 北京：人民卫生出版社，1956.

[6] 〔汉〕张机. 伤寒论[M]. 重庆：重庆人民出版社，1955.

[7] 〔晋〕王叔和. 脉经[M]. 贾君，郭君双，整理. 北京：人民卫生出版社，2007.

[8] 许敬生. 褚氏遗书校注[M]. 郑州：河南科学技术出版社，2014.

[9] 〔南朝梁〕陶弘景. 养性延命录[M]. 上海：上海古籍出版社，1990.

[10] 〔隋〕巢元方，等. 诸病源候论[M]. 北京：人民卫生出版社，1955.

[11] 〔唐〕孙思邈. 备急千金要方[M]. 高文柱，沈澍农，校注. 北京：华夏出版社，2008.

[12] 〔唐〕王冰. 重广补注黄帝内经素问[M]. 〔清〕薛福辰，批阅句读. 孙国中，点校. 影宋本. 北京：学苑出版社，2011.

[13] 〔宋〕王怀隐，等. 太平圣惠方[M]. 北京：人民卫生出版社，1959.

[14] 〔宋〕唐慎微. 重修政和经史证类备用本草[M]. 北京：人民卫生出版社，1982.

[15] 〔宋〕刘温舒. 素问入式运气论奥[M]//张继禹，主编. 中华道藏（第20册）. 北京：华夏出版社，2004.

[16] 〔宋〕朱肱. 活人书[M]. 万有生，等，点校. 北京：人民卫生出版社，1993.

[17] 〔宋〕陈直. 寿亲养老新书[M]//张继禹，蒋力生，王成亚. 医道寿养精编. 北京：华夏出版社，2009.

[18] 〔宋〕庞安时. 伤寒总病论[M]. 邹德琛，刘华生点校. 北京：人民卫生出版社，1989.

[19] 〔宋〕赵佶. 圣济总录[M]. 北京：人民卫生出版社，1962.

[20] 〔宋〕寇宗奭. 本草衍义[M]. 颜正华，等，点校. 北京：人民卫生出版社，1990.

[21] 〔宋〕赵佶. 圣济经[M]. 〔宋〕吴禔，注. 刘淑清，点校. 北京：人民卫生出版社，1990.

[22] 〔宋〕钱乙. 小儿药证直诀[M]. 王萍芬，张克林，点注. 南京：江苏科学技术出版社，1983.

[23] 〔宋〕刘昉. 幼幼新书[M]. 北京：人民卫生出版社，1987.

[24] 〔宋〕成无己. 伤寒明理论[M]. 上海：上海科学技术出版社，1959.

[25] 〔金〕刘完素. 黄帝素问宣明论方[M]. //〔金〕刘完素. 河间医集. 孙洽熙，点校. 北京：人民卫生出版社，1998.

[26] 〔宋〕陈言. 三因极一病证方论[M]. 王咪咪，整理. 北京：人民卫生出版社，2007.

[27]〔金〕刘完素. 素问玄机原病式[M]. 孙洽熙, 孙峰, 整理. 北京: 人民卫生出版社, 2005.

[28]〔金〕刘完素. 素问病机气宜保命集[M]//〔金〕刘完素. 河间医集. 孙洽熙, 点校. 北京: 人民卫生出版社, 1998.

[29]〔金〕张元素. 医学启源[M]. 任应秋, 点校. 北京: 人民卫生出版社, 1978.

[30]〔金〕张元素. 脏腑标本药式[M]//郑洪新, 李敬林. 明清名医全书大成: 张元素医学全书. 北京: 中国中医药出版社, 1999.

[31]〔金〕刘完素. 三消论[M]//〔金〕张子和. 儒门事亲. 北京: 人民卫生出版社, 2005.

[32]〔金〕张从正. 儒门事亲[M]. 刘更生, 点校. 天津: 天津科学技术出版社, 1999.

[33]〔金〕李杲. 内外伤辨惑论[M]//〔金〕李杲. 东垣医集. 丁光迪, 等, 点校. 北京: 人民卫生出版社, 1993.

[34]〔宋〕陈自明. 妇人大全良方[M]. 余瀛鳌, 等, 点校. 北京: 人民卫生出版社, 1985.

[35]〔宋〕陈自明. 外科精要[M]. 〔明〕薛己, 校注. 北京: 人民卫生出版社, 1982.

[36]〔宋〕陈自明. 管见大全良方[M]//盛维忠. 唐宋金元名医全书大成: 陈自明医学全书. 北京: 中国中医药出版社, 2005.

[37]〔元〕王好古. 阴证略例[M]. 北京: 商务印书馆, 1956.

[38]〔金〕李杲. 脾胃论[M]//〔金〕李杲. 东垣医集. 丁光迪, 等, 点校. 北京: 人民卫生出版社, 1993.

[39]〔宋〕李杲. 医学发明[M]. 北京: 人民卫生出版社, 1959.

[40]〔宋〕严用和. 重订严氏济生方[M]. 浙江省中医研究所文献组, 湖州中医院, 整理. 北京: 人民卫生出版社, 1980.

[41]〔宋〕李璆, 张致远. 校注岭南卫生方[M]. 〔元〕释继洪, 纂修. 张效霞, 点校. 北京: 中医古籍出版社, 2012.

[42]〔宋〕杨士瀛. 仁斋直指方论[M]. 福州: 福建科学技术出版社, 1989.

[43]〔金〕李杲. 东垣试效方[M]. 上海: 上海科学技术出版社, 1984.

[44]〔宋〕朱佐. 类编朱氏集验医方[M]. 北京: 人民卫生出版社, 1983.

[45]〔金〕刘完素. 新刊图解素问要旨论[M]. 〔元〕马宗素, 编//宋乃光. 唐宋金元名医全书大成: 刘完素医学全书. 北京: 中国中医药出版社, 2006.

[46]〔元〕李杲. 兰室秘藏[M]. 北京: 中医古籍出版社, 1986.

[47]〔元〕罗天益. 卫生宝鉴[M]. 北京: 人民卫生出版社, 1963.

[48]〔元〕王好古. 此事难知[M]. 北京: 人民卫生出版社, 1956.

[49]〔元〕齐德之. 外科精义[M]. 徐福松, 校注. 南京: 江苏科学技术出版社, 1985.

[50]〔元〕王珪. 泰定养生主论[M]//张继禹, 蒋力生, 王成亚. 医道寿养精编. 北京: 华夏出版社, 2009.

[51]〔元〕危亦林. 世医得效方[M]. 上海: 上海科学技术出版社, 1964.

[52]〔元〕朱震亨. 格致余论[M]. 刘更生, 等, 点校. 天津: 天津科学技术出版社, 2000.

[53]〔元〕朱震亨. 金匮钩玄[M]. 戴元礼, 整理. 北京: 人民卫生出版社, 1993.

[54]〔元〕朱丹溪. 丹溪手镜[M]. 〔明〕吴尚默, 校正. 冷方南, 点校. 北京: 人民卫生出版社, 1982.

[55]〔元〕滑寿. 诊家枢要[M]. 蒋力生, 等, 校注//高文铸. 医经病源诊法名著集成. 北京: 华夏出版社, 1997.

[56]〔元〕王履. 医经溯洄集[M]. 北京: 人民卫生出版社, 1956.

[57]〔元〕倪维德. 原机启微[M]. 〔明〕薛己, 校补. 上海: 上海卫生出版社, 1958.

[58]〔明〕徐用诚. 玉机微义[M]. 〔明〕刘纯, 续增. 北京: 中国医药科技出版社, 2011.

[59]〔明〕朱橚, 等. 普济方[M]. 北京: 人民卫生出版社, 1982.

[60]〔明〕董宿. 奇效良方[M]. 〔明〕方贤, 续补. 可嘉, 校注. 北京: 中国中医药出版社, 1995.

[61]〔明〕程充. 丹溪心法[M]. 北京：人民卫生出版社，1993.

[62]〔明〕王纶. 明医杂著[M].〔明〕薛己，注. 王振国，董少萍整理. 北京：人民卫生出版社，2007.

[63]〔明〕虞抟. 苍生司命[M]. 王道瑞，申好真，校注. 北京：中国中医药出版社，2004.

[64]〔明〕汪机. 运气易览[M]//高尔鑫. 明清名医全书大成：汪石山医学全书. 北京：中国中医药出版社，1999.

[65]〔明〕汪机. 石山医案[M]//高尔鑫. 明清名医全书大成：汪石山医学全书. 北京：中国中医药出版社，1999.

[66]〔元〕戴启宗. 脉诀刊误集解[M].〔明〕汪机，补订. 上海：上海卫生出版社，1958.

[67]〔明〕徐春甫. 古今医统大全[M]. 崔仲平，王耀廷，主校. 北京：人民卫生出版社，1991.

[68]〔明〕佚名氏. 银海精微[M]. 郑金生，整理. 北京：人民卫生出版社，2006.

[69]〔明〕薛铠，薛己. 保婴撮要[M]. 北京：中国中医药出版社，2016.

[70]〔明〕李时珍. 濒湖脉学[M]. 陈辉，注释. 北京：学苑出版社，1997.

[71]〔明〕楼英. 医学纲目[M]. 北京：人民卫生出版社，1987.

[72]〔明〕李时珍. 奇经八脉考[M]//〔明〕李时珍. 本草纲目. 校点本. 北京：人民卫生出版社，1975.

[73]〔明〕孙一奎. 赤水玄珠全集[M]. 凌天翼点校. 北京：人民卫生出版社，1986.

[74]〔明〕周之干. 慎斋遗书[M]. 南京：江苏科学技术出版社，1987.

[75]〔明〕孙一奎. 医旨绪余[M]. 韩学杰，张印生，校注. 北京：中国中医药出版社，2008.

[76]〔明〕佚名氏. 秘传眼科龙木论[M]. 接传红，高健生，整理. 北京：人民卫生出版社，2006.

[77]〔明〕李梴. 医学入门[M]. 金嫣莉，等，点校. 北京：中国中医药出版社，1995.

[78]〔明〕刘全德. 考证病源[M]. 黄素英，点校. 上海：上海科学技术出版社，2004.

[79]〔明〕万全. 幼科发挥[M]. 北京：中国中医药出版社，2007.

[80]〔明〕万全. 片玉心书[M].//傅沛蕃，等. 明清名医全书大成：万密斋医学全书. 北京：中国中医药出版社，1999.

[81]〔明〕吴崑. 针方六集[M]//王乐匋. 新安医籍丛刊. 合肥：安徽科学技术出版社，1992.

[82]〔明〕吴崑. 脉语[M]//郭君双. 明清名医全书大成：吴崑医学全书. 北京：中国中医药出版社，1999.

[83]〔明〕王三才，〔明〕饶景曜. 医便[M]. 上海：上海古籍书店，1984.

[84]〔明〕王肯堂. 医学穷源集[M].//陆拯. 明清名医全书大成：王肯堂医学全书. 胎产证治[M]. 北京：中国中医药出版社，1999.

[85]〔明〕俞新宇. 胤产全书[M].〔明〕王肯堂，参订//陆拯. 明清名医全书大成：王肯堂医学全书. 北京：中国中医药出版社，1999.

[86]〔明〕王肯堂. 郁冈斋医学笔麈[M].//陆拯. 明清名医全书大成：王肯堂医学全书. 北京：中国中医药出版社，1999.

[87]〔明〕王肯堂. 证治准绳[M]. 倪和宪，等，点校. 北京：人民卫生出版社，1991～1993.

[88]〔明〕龚廷贤. 寿世保元[M]. 孙洽熙，等，点校. 北京：中国中医药出版社，1993.

[89]〔明〕赵献可. 医贯[M]. 北京：人民卫生出版社，1959.

[90]〔明〕武之望. 济阴纲目[M]. 李明廉，等，整理. 北京：人民卫生出版社，2006.

[91]〔明〕王肯堂. 医学穷源集[M].//陆拯. 明清名医全书大成：王肯堂医学全书. 北京：中国中医药出版社，1999.

[92]〔明〕王应震. 王应震要诀[M]. 包来发，点校. 潘朝曦，审定//全国古籍整理出版规划小组. 中医古籍珍稀抄本精选：拾伍. 上海：上海科学技术出版社，2004.

[93]〔明〕张介宾. 类经[M]. 北京：人民卫生出版社，1965.

[94]〔明〕张介宾. 类经图翼；类经附翼[M]. 北京：人民卫生出版社，1980.

[95]〔明〕张介宾. 质疑录[M]//李志庸. 明清名医全书大成：张景岳医学全书. 北京：中国中医药出版社，1999.

[96]〔明〕缪希雍. 神农本草经疏[M]. 郑金生，校注. 北京：中医古籍出版社，2002.

[97]〔明〕李盛春，等. 医学研悦[M]. 田思胜，等，校注. 北京：中国中医药出版社，1997.

[98]〔明〕龚居中. 痰火点雪[M]. 傅国治，王庆文，点校. 北京：人民卫生出版社，1996.

[99]〔明〕张介宾. 景岳全书[M]. 赵立勋，等，点校. 北京：人民卫生出版社，1991.

[100]〔明〕李中梓. 医宗必读[M]. 邹高祈，点校. 北京：人民卫生出版社，1995.

[101]〔明〕李中梓. 删补颐生微论[M]. 包来发，郑贤国，校注. 北京：中国中医药出版社，1998.

[102]〔明〕吴有性. 温疫论[M]. 张成博，等，点校. 天津：天津科学技术出版社，2003.

[103]〔明〕李中梓. 诊家正眼[M].//蒋力生，等，校注. 医经病源诊法名著集成. 北京：华夏出版社，1997.

[104]〔明〕袁班. 证治心传[M]//上海中医学院中医文献研究所，主编. 历代珍本医书集成. 上海：三联书店，1990.

[105]〔明〕汪绮石. 理虚元鉴[M]. 北京：人民卫生出版社，1988.

[106]〔明〕傅仁宇. 审视瑶函[M]. 郭君双，赵艳，整理. 北京：人民卫生出版社，2006.

[107]〔清〕喻昌. 尚论篇[M]. 北京：商务印书馆. 1957.

[108]〔清〕潘楫. 医灯续焰[M]. 何源，等，校注. 北京：中国中医药出版社，1997.

[109]〔清〕喻昌. 医门法律[M]. 徐复霖，点校. 上海：上海科学技术出版社，1983.

[110]〔清〕罗东逸. 内经博义[M]. 孙国中，方向红，点校. 北京：学苑出版社，2010.

[111]〔清〕李延昰. 脉诀汇辨[M]. 上海：上海科学技术出版社，1963.

[112]〔清〕张志聪. 侣山堂类辩[M]. 南京：江苏科学技术出版社，1981.

[113]〔清〕张登. 伤寒舌鉴[M]. 上海：上海科学技术出版社，1959.

[114]〔清〕蒋士吉. 望色启微[M]. 王咪咪，点校. 北京：学苑出版社，2010.

[115]〔清〕汪讱庵. 医方集解[M]. 叶显纯，点校. 上海：上海科学技术出版社，1991.

[116]〔清〕陈士铎. 辨证录[M]. 王永谦，等，点校. 北京：人民卫生出版社，1989.

[117]〔清〕陈士铎. 石室秘录[M]. 北京：北京科学技术出版社，1984.

[118]〔清〕李用粹. 证治汇补[M]. 北京：人民卫生出版社，2006.

[119]〔清〕张璐. 诊宗三昧[M]. 张成博，欧阳兵，点校. 天津：天津科学技术出版社，1999.

[120]〔清〕李熙和. 医经允中[M]. 朱辉，谷松，张红梅，等，校注. 北京：中国中医药出版社，2015.

[121]〔清〕冯兆张. 冯氏锦囊秘录[M]. 王新华等，点校. 北京：人民卫生出版社，1998.

[122]〔清〕张璐. 张氏医通[M]. 李静芳，等，点校. 北京：中国中医药出版社，1995.

[123]〔清〕陈士铎. 外经微言[M].//柳长华. 明清名医全书大成：陈士铎医学全书. 北京：中国中医药出版社，1999.

[124]〔清〕高世栻. 医学真传[M]. 宋咏梅，李圣兰，点校. 天津：天津科学技术出版社，2000.

[125]〔清〕秦之桢. 伤寒大白[M]. 北京：人民卫生出版社，1982.

[126]〔清〕顾靖远. 顾松园医镜[M]. 袁久林，校注. 北京：中国医药科技出版社，2014.

[127]〔清〕王三尊. 医权初编[M]//裘元庆. 珍本医书集成：第四册. 北京：中国中医药出版社，1999.

[128]〔清〕戴天章. 广瘟疫论[M]. 刘祖贻，唐承安，点校. 北京：人民卫生出版社，1992.

[129]〔清〕李潆. 身经通考[M]. 李生绍，等，点校. 北京：中医古籍出版社，1993.

[130]〔清〕林之翰. 四诊抉微[M]. 吴仕骥，点校. 天津：天津科学技术出版社，1993.

[131]〔清〕高鼓峰，等. 医宗己任编[M]. 上海：上海科学技术出版社，1958.

[132]〔清〕程国彭. 医学心悟[M]. 北京：人民卫生出版社，1963.

[133]〔清〕吴澄. 不居集[M]. 何传毅，等，点校. 北京：人民卫生出版社，1998.

[134]〔清〕尤怡. 医学读书记[M]. 王新华，点注. 南京：江苏科学技术出版社，1983.

[135]〔清〕叶天士. 叶氏医效秘传[M]//黄英志. 明清名医全书大成：叶天士医学全书. 北京：中国中医药出版
社，1999.

[136]〔清〕吴谦，等. 医宗金鉴[M]. 北京：人民卫生出版社，2001.

[137]〔清〕杨云峰. 临症验舌法[M]. 北京：人民卫生出版社，1960.

[138]〔清〕叶桂. 温热论[M]. 上海：上海科学技术出版社，1959.

[139]〔清〕叶天士. 叶选医衡[M]. 张明锐，注. 北京：人民军医出版社，2012.

[140]〔清〕黄元御. 金匮悬解[M]//〔清〕黄元御. 黄元御医书十一种：中. 马瑞亭，孙洽熙，徐淑凤，等，点
校. 北京：人民卫生出版社，1990.

[141]〔清〕陈复正. 幼幼集成[M]. 蔡景高，叶奕扬，点校. 北京：人民卫生出版社，1988.

[142]〔清〕何梦瑶. 医碥[M]. 上海：上海科学技术出版社，1982.

[143]〔清〕黄元御. 四圣心源[M]. 孙洽熙，校注. 北京：中国中医药出版社，2009.

[144]〔清〕黄元御. 素灵微蕴[M]//孙洽熙. 明清名医全书大成：黄元御医学全书. 北京：中国中医药出版社，
1999.

[145]〔清〕汪蕴谷. 杂症会心录[M]//裘吉生. 珍本医书集成：第二册. 北京：中国中医药出版社，1999.

[146]〔清〕徐大椿. 医学源流论[M]. 北京：人民卫生出版社，2007.

[147]〔清〕叶桂. 临证指南医案[M]. 上海：上海科学技术出版社，1959.

[148]〔清〕沈又彭. 沈氏女科辑要[M]. 陈丹华，点注. 南京：江苏科学技术出版社，1983.

[149]〔清〕陆晋笙. 景景室医稿杂存[M]//沈洪瑞，梁秀清. 中国历代名医医话大观. 太原：山西科学技术出版
社，1996.

[150]〔清〕尤怡. 金匮翼[M]. 上海：上海卫生出版社，1957.

[151]〔清〕郑梅涧. 重楼玉钥[M]. 北京：人民卫生出版社，1956.

[152]〔清〕黄宫绣. 本草求真[M]. 王淑民，校注. 北京：中国中医药出版社，1997.

[153]〔清〕朱时进. 一见能医[M]. 陈熠，郑雪君，点校. 上海：上海科学技术出版社，2004.

[154]〔清〕黄庭镜. 目经大成[M]. 李怀芝，郭君双，郑金生，整理. 北京：人民卫生出版社，2006.

[155]〔清〕俞根初. 通俗伤寒论[M]//徐荣斋. 重订通俗伤寒论. 北京：中国中医药出版社，2011.

[156]〔清〕杨璿. 伤寒温疫条辨[M]. 徐国仟，点校. 北京：人民卫生出版社，1986.

[157]〔清〕刘奎. 松峰说疫[M]. 北京：人民卫生出版社，1987.

[158]〔清〕余师愚. 疫疹一得[M]. 郭谦亨，孙守才，点校. 北京：人民卫生出版社，1996.

[159]〔清〕罗国纲. 罗氏会约医镜[M]. 北京：人民卫生出版社，1965.

[160]〔清〕唐笠山. 吴医汇讲[M]. 上海：上海科学技术出版社，1983.

[161]〔清〕吴坤安. 伤寒指掌[M].〔清〕邵仙根，评. 上海：上海科学技术出版社，1959.

[162]〔清〕吴瑭. 温病条辨[M]. 北京：人民卫生出版社，1963.

[163]〔清〕韦协梦. 医论三十篇[M]. 韩祖成，宋志超，张琳叶校注. 北京：中国中医药出版社，2015.

[164]〔清〕陈修园. 医医偶录[M]//裘吉生. 珍本医书集成：十四. 上海：上海科学技术出版社，1986.

[165]〔清〕顾锡. 银海指南[M]. 北京：中国中医药出版社，2017.

[166]〔清〕汪必昌. 聊复集[M]//王乐匋. 新安医籍丛刊：综合类：第一册. 合肥：安徽科学技术出版社，1990.

[167]〔清〕黄凯钧. 友渔斋医话[M]. 乔文彪，等，注释. 上海：上海中医药大学出版社，2011.

[168]〔清〕江涵暾. 笔花医镜[M]. 郭瑞华，点校. 天津：天津科学技术出版社，1990.

[169]〔清〕章楠. 灵素节注类编[M]. 方春阳，孙芝斋，点校. 杭州：浙江科学技术出版社，1986.

[170]〔清〕章楠. 医门棒喝[M]. 文杲，晋生，点校. 北京：中医古籍出版社，1987.

[171]〔清〕程杏轩. 医述[M]. 合肥：安徽科学技术出版社，1990.

[172]〔清〕周学霆. 三指禅[M]. 周乐道，等，点校. 北京：中国中医药出版社，1992.

[173]〔清〕王清任. 医林改错[M]. 北京：人民卫生出版社，1991.

[174]〔清〕吴鞠通. 医医病书[M]. 沈凤阁，校注. 南京：江苏科学技术出版社，1985.

[175]〔清〕林佩琴. 类证治裁[M]. 北京：中国中医药出版社，1997.

[176]〔清〕李冠仙. 知医必辨[M]. 王新华，点注. 南京：江苏科学技术出版社，1984.

[177]〔清〕莫枚士. 研经言[M]. 王绪鳌，毛雪静，点校. 北京：人民卫生出版社，1990.

[178]〔清〕余国佩. 医理[M]. 北京：中医古籍出版社，1987.

[179]〔清〕石寿棠. 医原[M]. 王新华，点注. 南京：江苏科学技术出版社，1983.

[180]〔清〕费伯雄. 医醇賸义[M]. 王新华，点校. 南京：江苏科学技术出版社，1982.

[181]〔清〕陆懋修. 不谢方[M]//王璟. 明清名医全书大成：陆懋修医学全书. 北京：中国中医药出版社，1999.

[182]〔清〕郑寿全. 医理真传[M]. 北京：中国中医药出版社，2004.

[183]〔清〕刘士廉. 医学集成[M]. 北京：中国中医药出版社，2015.

[184]〔清〕汪宏. 望诊遵经[M]//蒋力生，等，校注. 医经病源诊法名著集成. 北京：华夏出版社，1997.

[185]〔清〕梁子材. 不知医必要[M]//裘吉生编. 珍本医书集成：十. 上海：上海科学技术出版社，1986.

[186]〔清〕雷丰. 时病论[M]. 北京：人民卫生出版社，2012.

[187]〔清〕陆懋修. 文十六卷[M]//王璟. 明清名医全书大成：陆懋修医学全书. 北京：中国中医药出版社，1999.

[188]〔清〕唐容川. 血证论[M]. 魏武英，等，点校. 北京：人民卫生出版社，1990.

[189]〔清〕周学海. 脉简补义[M]//郑洪新，李敬林. 明清名医全书大成：周学海医学全书. 北京：中国中医药出版社，1999.

[190]〔清〕周学海. 脉义简摩[M]. 陆小左，注. 北京：中国中医药出版社，2017.

[191]〔清〕周学海. 重订诊家直诀[M]//郑洪新，李敬林. 明清名医全书大成：周学海医学全书. 北京：中国中医药出版社，1999.

[192]〔清〕陈修园. 伤寒浅注补正[M]. 〔清〕唐宗海补正//王咪咪，李林. 明清名医全书大成：唐容川医学全书. 北京：中国中医药出版社，1999.

[193]〔清〕唐宗海. 医易通说[M]. 北京：中国中医药出版社，1999.

[194]〔清〕唐宗海. 中西汇通医经精义[M]//王咪咪，李林. 明清名医全书大成：唐容川医学全书. 北京：中国中医药出版社，1999.

[195]〔清〕周学海. 形色外诊简摩[M]. 金一飞，校注. 南京：江苏科学技术出版社，1984.

[196]〔清〕张聿青. 张聿青医案[M]. 上海：上海科学技术出版社，1963.

[197]〔清〕刘恒瑞. 察舌辨证新法[M]//曹炳章. 中国医学大成：十二册. 上海：上海科学技术出版社，1990.

[198]〔清〕周学海. 读医随笔[M]. 阎志安，校注. 北京：中国中医药出版社，1997.

[199]〔清〕张秉成. 成方便读[M]. 李飞，瞿融点注. 南京：江苏科学技术出版社，1990.

[200]〔清〕张锡纯. 医学衷中参西录[M]. 石家庄：河北科学技术出版社，2002.

[201]〔民国〕彭子益. 圆运动的古中医学[M]. 李可，主校. 北京：中国中医药出版社，2007.

[202]〔民国〕何廉臣. 重订广温热论[M]. 福州：福建科学技术出版社，2007.

[203]〔民国〕彭逊之. 竹泉生女科集要[M]. 上海：艺海出版社，1931.

[204]〔民国〕张山雷. 中风斠诠[M]. 福州：福建科学技术出版社，2007.

[205]〔民国〕曹炳章. 辨舌指南[M]. 裘俭, 点校. 福州: 福建科学技术出版社, 2006.

[206]〔民国〕恽铁樵. 群经见智录[M]. 张家玮, 点校. 福州: 福建科学技术出版社, 2006.

[207]〔民国〕张生甫. 医学达变[M]//孙中堂. 张生甫医学全书. 天津: 天津科学技术出版社, 2009.

[208]〔民国〕张寿颐. 疡科纲要[M]. 上海: 上海卫生出版社, 1958.

[209]〔民国〕陈守真. 儿科萃精[M]//陆拯. 近代中医珍本集: 儿科分册. 杭州: 浙江科学技术出版社, 2003.

[210]〔日本〕长尾藻城. 先哲医话集[M]//〔民国〕陈存仁. 皇汉医学丛书: 第十三册. 上海: 上海中医学院出版社, 1993.

[211] 中医研究院. 蒲辅周医疗经验[M]. 北京: 人民卫生出版社, 1976.

[212] 浙江省中医研究所文献组. 潘澄濂医论集[M]. 北京: 人民卫生出版社, 2007.

[213] 焦树德. 从病例谈辨证论治[M]. 北京: 人民卫生出版社, 2006.

[214] 李今庸. 读古医书随笔[M]. 北京: 人民卫生出版社, 2006.

[215] 何高民. 傅青主男科重编考释[M]. 太原: 山西科学教育出版社, 1987.

[216] 夏洪生. 北方医话[M]. 北京: 北京科学技术出版社, 2015.

[217] 詹文涛. 长江医话[M]. 北京: 北京科学技术出版社, 1989.

[218] 刘尚义. 南方医话[M]. 北京: 北京科学技术出版社, 2015.

[219] 陈彤云. 燕山医话[M]. 北京: 北京科学技术出版社, 1992.

[220] 罗元恺. 罗元恺论医集[M]. 北京: 人民卫生出版社, 2012.

[221] 方药中. 医学承启集[M]. 北京: 人民卫生出版社, 2007.

[222] 干祖望. 干祖望医话[M]. 北京: 人民卫生出版社, 2012.

[223] 孙继芬. 黄河医话[M]. 北京: 北京科学技术出版社, 1996.

[224]《孔伯华医集》整理小组. 中国名医案: 孔伯华医集[M]. 北京: 北京出版社, 1997.

[225] 陈熠. 中国百年百名中医临床家丛书: 陈苏生[M]. 北京: 中国中医药出版社, 2001.

[226] 丁光迪. 中国百年百名中医临床家丛书: 丁光迪[M]. 北京: 中国中医药出版社, 2001.

[227] 王象礼, 赵通理. 中国百年百名中医临床家丛书: 李翰卿[M]. 北京: 中国中医药出版社, 2001.

[228] 李继明. 中国百年百名中医临床家丛书: 李斯炽[M]. 北京: 中国中医药出版社, 2001.

[229] 于作洋. 中国百年百名中医临床家丛书: 刘弼臣[M]. 北京: 中国中医药出版社, 2001.

[230] 刘炳凡. 中国百年百名中医临床家丛书: 刘炳凡[M]. 北京: 中国中医药出版社, 2001.

[231] 杨进, 孟静仪, 马健, 等. 中国百年百名中医临床家丛书: 孟澍江[M]. 北京: 中国中医药出版社, 2001.

[232] 颜德馨. 中国百年百名中医临床家丛书: 颜德馨[M]. 北京: 中国中医药出版社, 2001.

[233] 沈绍功, 叶成亮, 叶成鹄. 中国百年百名中医临床家丛书: 叶心清[M]. 北京: 中国中医药出版社, 2001.

[234] 迟华基, 魏凤琴. 中国百年百名中医临床家丛书: 张珍玉[M]. 北京: 中国中医药出版社, 2001.

[235] 赵尚华, 张俊卿. 中国百年百名中医临床家丛书: 张子琳[M]. 北京: 中国中医药出版社, 2001.

[236] 郑翔, 章汉明, 韩乐兵, 等. 中国百年百名中医临床家丛书: 章真如[M]. 北京: 中国中医药出版社, 2001.

[237] 朱良春. 中国百年百名中医临床家丛书: 朱良春[M]. 北京: 中国中医药出版社, 2001.

[238] 李寿山. 中国百年百名中医临床家丛书: 李寿山[M]. 北京: 中国中医药出版社, 2002.

[239] 韦企平, 沙凤桐. 中国百年百名中医临床家丛书: 韦文贵、韦玉英[M]. 北京: 中国中医药出版社, 2002.

[240] 周仲瑛, 周珉. 中国百年百名中医临床家丛书: 周筱斋[M]. 北京: 中国中医药出版社, 2003.

[241] 李梢. 中国百年百名中医临床家丛书: 李济仁、张舜华[M]. 北京: 中国中医药出版社, 2004.

[242] 赵向华, 赵晓立. 中国百年百名中医临床家丛书: 赵棻[M]. 北京: 中国中医药出版社, 2004.

[243] 周仲瑛. 中国百年百名中医临床家丛书: 周仲瑛[M]. 北京: 中国中医药出版社, 2004.

[244] 张效霞. 脏腑真原[M]. 北京：华夏出版社，2010.

[245] 匡调元. 中医体质病理学[M]. 上海：上海科学技术出版社，2000.

[246] 王琦. 中医体质学 2008[M]. 北京：人民卫生出版社，2009.

[247] 王庆国. 刘渡舟医论医话 100 则[M]. 北京：人民卫生出版社，2013.

[248] 李鸿涛. 余瀛鳌通治方验案按[M]. 北京：北京科学技术出版社，2017.

[249] 无锡市龙沙医学流派研究所. 五运六气：打开《黄帝内经》的钥匙[M]. 北京：北京科学技术出版社，2018.

提要参考文献

[1] 山东中医学院，河北医学院. 黄帝内经素问校释：上册[M]. 2 版. 北京：人民卫生出版社，2009.

[2] 山东中医学院，河北医学院. 黄帝内经素问校释：下册[M]. 2 版. 北京：人民卫生出版社，2009.

[3] 河北医学院. 灵枢经校释[M]. 2 版. 北京：人民卫生出版社，2009.

[4] 凌耀星. 难经语译[M]. 北京：人民卫生出版社，1990.

[5] 李聪甫. 中藏经校注[M]. 北京：人民卫生出版社，2013.

[6] 刘渡舟. 伤寒论校注[M]. 北京：人民卫生出版社，2013.

[7] 何任. 金匮要略校注[M]. 北京：人民卫生出版社，2013.

[8] 福州市人民医院. 脉经校释[M]. 2 版. 北京：人民卫生出版社，2017.

[9] 南京中医学院. 诸病源候论校释：上册[M]. 2 版. 北京：人民卫生出版社，2009.

[10] 南京中医学院. 诸病源候论校释：下册[M]. 2 版. 北京：人民卫生出版社，2009.

[11] 〔唐〕王冰. 重广补注黄帝内经素问[M]. 〔清〕薛福辰，批阅句读. 孙国中，点校. 影宋本. 北京：学苑出版社，2011.

[12] 〔隋〕杨上善. 黄帝内经太素[M]. 北京：人民卫生出版社，1965.

[13] 〔明〕张介宾. 类经[M]. 北京：人民卫生出版社，1965.

[14] 〔明〕吴崑. 黄帝内经素问吴注[M]. 孙国中，方向红，点校. 北京：学苑出版社，2001.

[15] 〔清〕张隐庵. 黄帝内经素问集[M]. 孙国中，方向红，点校. 北京：学苑出版社，2002.

[16] 〔清〕张志聪. 黄帝内经灵枢集注[M]. 孙国中，方向红，点校. 北京：学苑出版社，2006.

[17] 〔清〕姚止庵. 素问经注节解[M]. 北京：人民卫生出版社，1963.

[18] 〔明〕马莳. 黄帝素问注证发微[M]. 孙国中，方向红，点校. 北京：学苑出版社，2011.

[19] 〔明〕灵枢注证发微[M]. 孙国中，方向红，点校. 北京：学苑出版社，2007.

[20] 〔日本〕丹波元简. 素问识[M]. 北京：人民卫生出版社，1955.

[21] 〔日本〕丹波元简. 灵枢识[M]. 上海：上海科学技术出版社，1957.

[22] 〔日本〕多纪元简，〔日本〕多纪元坚，胡天雄. 素问三识[M]. 北京：中国中医药出版社，2011.

[23] 李培生，刘渡舟. 伤寒论讲义[M]. 上海：上海科学技术出版社，1985.

[24] 李克光. 金匮要略讲义[M]. 上海：上海科学技术出版社，1985.

[25] 王洪图. 中医药学高级丛书：内经[M]. 北京：人民卫生出版社，2000.

[26] 马继兴. 中医文献学[M]. 上海：上海科学技术出版社，1990.

[27] 严季澜，顾植山. 中医文献学[M]. 北京：中国中医药出版社，2002.

[28] 裘沛然. 中医历代各家学说[M]. 上海：上海科学技术出版社，1984.

[29] 任应秋. 中医各家学说[M]. 上海：上海科学技术出版社，1986.

[30] 潘桂娟. 中医历代名家学术研究集成[M]. 北京：北京科学技术出版社，2017.

[31] 吴敦序. 中医基础理论[M]. 上海：上海科学技术出版社，1995.

[32] 李德新，刘燕池. 中医药学高级丛书：中医基础理论[M]. 2 版. 北京：人民卫生出版社，2012.

[33] 苏颖. 中医运气学[M]. 北京：中国中医药出版社，2009.

[34] 罗元恺. 中医妇科学[M]. 上海：上海科学技术出版社，1986.

[35] 江育仁，王玉润. 中医儿科学[M]. 上海：上海科学技术出版社，1985.

[36] 陈大舜，周德生. 最好的中医名著公开课 名师解读历代名医临床必读医论[M]. 长沙：湖南科学技术出版社，2014.

[37] 王玉川. 运气探秘[M]. 北京：华夏出版社，1993.

[38] 邓铁涛. 实用中医诊断学[M]. 上海：上海科学技术出版社，1988.

[39] 任应秋，李庚韶，严季澜. 十部医经类编[M]. 北京：学苑出版社，2001.

[40] 严世芸. 中医医家学说与学术思想史[M]. 北京：中国中医药出版社，2004.

[41] 郑洪新. 中医基础理论专论[M]. 北京：中国中医药出版社，2016.

[42] 郭霞珍. 中医基础理论专论[M]. 2 版. 北京：人民卫生出版社，2018.

(R—9494.01)

ISBN 978-7-03-070775-8

定 价:368.00元

科学出版社互联网入口　　杏林书苑

中医药分社:(010)64037449　销售:(010)64031535
E-mail:caoliying@mail.sciencep.com